C. Focks (Hrsg.)

Atlas Akupunktur

Für meine Eltern Paula und Alfons Focks
– in Liebe und Dankbarkeit –
die mich und meine Geschwister immer darin unterstützt haben,
unseren eigenen Weg zu gehen.

Claudia Focks (Hrsg.)

Atlas Akupunktur

3. Auflage

Unter Mitarbeit von Dr. Ulrich März, Ulm und Dr. Ingolf Hosbach, Bochum

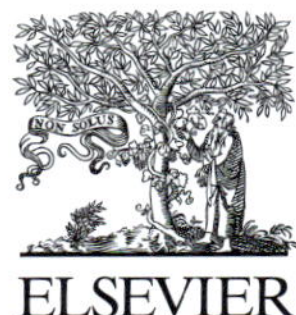

ELSEVIER

Elsevier GmbH, Bernhard-Wicki-Str. 5, 80636 München, Deutschland
Wir freuen uns über Ihr Feedback und Ihre Anregungen an kundendienst@elsevier.com

ISBN 978-3-437-55372-1
eISBN 978-3-437-18358-4

3. Auflage 2021

Wichtiger Hinweis für den Benutzer
Die medizinischen Wissenschaften unterliegen einem sehr schnellen Wissenszuwachs. Der stetige Wandel von Methoden, Wirkstoffen und Erkenntnissen ist allen an diesem Werk Beteiligten bewusst. Sowohl der Verlag als auch die Autorinnen und Autoren und alle, die an der Entstehung dieses Werkes beteiligt waren, haben große Sorgfalt darauf verwandt, dass die Angaben zu Methoden, Anweisungen, Produkten, Anwendungen oder Konzepten dem aktuellen Wissenstand zum Zeitpunkt der Fertigstellung des Werkes entsprechen.
Der Verlag kann jedoch keine Gewähr für Angaben zu Dosierung und Applikationsformen übernehmen. Es sollte stets eine unabhängige und sorgfältige Überprüfung von Diagnosen und Arzneimitteldosierungen sowie möglicher Kontraindikationen erfolgen. Jede Dosierung oder Applikation liegt in der Verantwortung der Anwenderin oder des Anwenders. Die Elsevier GmbH, die Autorinnen und Autoren und alle, die an der Entstehung des Werkes mitgewirkt haben, können keinerlei Haftung in Bezug auf jegliche Verletzung und/oder Schäden an Personen oder Eigentum, im Rahmen von Produkthaftung, Fahrlässigkeit oder anderweitig übernehmen.

Für die Vollständigkeit und Auswahl der aufgeführten Medikamente übernimmt der Verlag keine Gewähr.
Geschützte Warennamen (Warenzeichen) werden in der Regel besonders kenntlich gemacht (®). Aus dem Fehlen eines solchen Hinweises kann jedoch nicht automatisch geschlossen werden, dass es sich um einen freien Warennamen handelt.

Bibliografische Information der Deutschen Nationalbibliothek
Die Deutsche Nationalbibliothek verzeichnet diese Publikation in der Deutschen Nationalbibliografie; detaillierte bibliografische Daten sind im Internet über https://www.dnb.de abrufbar.

21 22 23 24 25 5 4 3 2 1

In ihren Veröffentlichungen verfolgt die Elsevier GmbH das Ziel, genderneutrale Formulierungen für Personengruppen zu verwenden. Um jedoch den Textfluss nicht zu stören sowie die gestalterische Freiheit nicht einzuschränken, wurden bisweilen Kompromisse eingegangen. Selbstverständlich sind **immer alle Geschlechter** gemeint.

Planung: Marko Schweizer, München
Projektmanagement: Martha Kürzl-Harrison, München
Redaktion: Christel Hämmerle, München
Bildredaktion und Rechteklärung: Andreas Rumpf, Adelsdorf
Herstellung: Renate Hausdorf, Gräfelfing
Satz: SPi Global, Puducherry/Indien
Druck und Bindung: Drukarnia Dimograf Sp. z o. o., Bielsko-Biała/Polen
Umschlaggestaltung: SpieszDesign, Neu-Ulm
Titelfotografie: Vordergrund @ Ji Zhou - stock.adobe.com; Hintergrund © 4X-image - istock.com
Aktuelle Informationen finden Sie im Internet unter www.elsevier.de.

Vorwort

Ziel des *Atlas Akupunktur* ist es, Therapeuten bei der Punktlokalisation zu unterstützen. Dazu wurden in dieser vollständig aktualisierten Auflage alle Abbildungen und Texte überarbeitet und die Darstellung unter didaktischen Aspekten optimiert.

Akupunkturpunkte weisen häufig Lagevarianten auf und sollen daher wie auch bei der Venen- oder Arterienpunktion individuell gesucht und angeregt werden. Wichtig für die Therapie sind dabei nicht nur Informationen zum einzelnen Punkt, sondern auch seine Einordnung in das Gesamtkonzept des Leitbahnsystems (Kapitel 1).

In den Kernkapiteln 4, 5 und 6 werden alle Leitbahnpunkte der Körperakupunktur sowie wichtige Extrapunkte in einem Punktporträt von jeweils einer Seite dargestellt. Diese Struktur macht auf einen Blick wichtige, klinisch relevante Informationen zu Punktsuche und -anwendung zugänglich. Durch Schritt-für-Schritt-Anweisungen wird der Therapeut über die Oberflächenanatomie zur korrekten Punktlokalisation geleitet. Ergänzende Abbildungen zu relevanten anatomischen Strukturen und Zeichnungen mit den durch die entsprechende Region verlaufenden Leitbahnen bieten zudem praktische Hilfe bei der Punktsuche. Die Rubrik „Hinweis" zeigt weitere, in der Nähe lokalisierte Akupunkturpunkte auf oder in vergleichbarer Position befindliche Punkte anderer topografischer Regionen. Dadurch wird die Aufmerksamkeit vom Einzelpunkt auf die übergeordnete anatomische Orientierung gelenkt und ein grundsätzliches Verständnis für die Punktlokalisation und sich daraus ableitende Punktwirkungen gefördert.

Das Kapitel 7 mit anatomischen Übersichtsabbildungen und Text- und Bild-Memos zu wichtigen Punkten unter regionalen Aspekten zeigt die Leitbahnpunkte in Beziehung zueinander und rundet damit dieses didaktische Konzept ab. Eine weitere Unterstützung bei der Punktsuche bieten das Kapitel 2 „Lokalisationsmethoden und Cun-Maße" und das Kapitel 3 „Anatomische Orientierung" mit bearbeiteten Abbildungen aus dem Sobotta-Atlas. Im Kapitel 8 werden die Punktkategorien und -kombinationen didaktisch und optisch aufbereitet dargestellt und zeigen die Punkte übergeordnet mit ihren Wirkungen in Bezug zur Leitbahnenergetik.

Das Kapitel 9 beinhaltet eine aktuelle wissenschaftliche Datenlage und Übersicht.

Ich hoffe, dass dieser Bild-Atlas weiterhin eine wertvolle Hilfe beim Erlernen und der praktischen Umsetzung der Akupunktur bietet und freue mich über konstruktive Kritik und Anregungen.

Rottweil, im Sommer 2021
Dr. Claudia Focks

Danksagung

Mein Dank gilt besonders der Fotografin Anja Doehring. Ihr feinfühliges fotografisches Geschick bildet die optische Grundlage dafür, dass der Atlas auch künstlerisch ein „Augenschmaus“ ist.
Bei der Grafikerin Henriette Rintelen möchte ich mich für die gelungene grafische Gestaltung und Umsetzung meiner Vorstellungen ins Bild bedanken.

Meinem Kollegen Herrn Ulrich März danke ich für die prägnante Bearbeitung des Kapitels zur Anatomischen Orientierung sowie für seine konstruktive Mitarbeit bei den Kernkapiteln. Bei meinem Kollegen Herrn Ingolf Hosbach bedanke ich mich für die Bearbeitung des Kapitels zur Wissenschaftlichen Datenlage sowie für die Idee der Piktogramme.

Allen beteiligten Mitarbeitern und Mitarbeiterinnen des Elsevier-Verlages möchte ich für die erneute produktive Zusammenarbeit danken, insbesondere Herrn Marko Schweizer und Frau Kürzl-Harrison, ebenso der Redakteurin Christel Hämmerle.

Mein tiefer Dank gilt meinen Lehrern und Lehrerinnen der Chinesischen Medizin. Bei meinen Patienten und Patientinnen bedanke ich mich dafür, dass sie sich mir anvertrauen und ich von ihnen lernen darf.

Besonders bedanken möchte ich bei meinem Partner Christoph Ranzinger und bei unseren Kindern Tabea und Lasse.

Rottweil, im Sommer 2021
Dr. Claudia Focks

Herausgeber und Autoren

Dr. med. Claudia Focks, Rottweil
Fachärztin für Anästhesie, ärztliche Zusatzbezeichnung Akupunktur, Naturheilverfahren, Homöopathie, Psychotherapie. Systemische Therapeutin (SG). Praxisschwerpunkt Chinesische Medizin und Psychotherapie. Weiterbildung in Chinesischer Medizin in China und Deutschland. Herausgeberin und Co-Autorin folgender Werke: *Leitfaden Chinesische Medizin*, *Leitfaden Akupunktur*, Lernkarten Körperakupunktur, Elsevier-Verlag, München.

Dr. med. Ulrich März, Ulm
Facharzt für Allgemeinmedizin, ärztliche Zusatzbezeichnung Akupunktur, Chirotherapie. Praxisschwerpunkt Chinesische Medizin und manuelle Therapieformen. Ausbildung in Chinesischer Medizin in China und Deutschland. Lehrbeauftragter der Universität Ulm für Akupunktur und TCM. Ausbildungsleiter der Weiterbildung Akupunktur und TCM an der Akademie für Wissenschaft, Wirtschaft und Technik an der Universität Ulm. Co-Autor „Leitfaden Akupunktur", Elsevier-Verlag, München.

Dr.med. Ingolf Hosbach, Bochum
Facharzt für Anästhesie, Zusatzbezeichnungen Schmerztherapie und Betriebsmedizin. Leitender Oberarzt und Betriebsarzt in der Universitätsklinik Bergmannsheil Bochum. Zwischenzeitlich niedergelassen mit Praxisschwerpunkt in Chinesischer Medizin. Aktuell klinische Forschung in Akutschmerzbehandlung unter Elektroakupunktur. Wissenschaftliche Publikationen und Vorträge im Bereich Schmerz-, Akupunktur- und TCM-Forschung. Vorstandsmitglied im Berufsverband Deutscher Akupunkturärzte e. V. Webmaster u. a. der Homepage; http://www.berufsverband-akupunktur.de

Abbildungsnachweis

Alle Fotos erstellt von Anja Döhring, Lübeck.
Alle Zeichnungen erstellt von Henriette Rintelen, Velbert.

Mit folgenden Ausnahmen:
Sobotta Atlas der Anatomie des Menschen: 3.2, 3.4, 3.5a, 3.7, 3.9, 3.11, 3.12, 3.13, 3.16, 3.18, 3.20, 3.21, 3.23, 3.24, 3.27, 3.29, 3.30, 3.31, 3.32, 3.34, 3.35, 3.37, 3.39, 3.41, 3.42, 3.43, 3.44, 3.47, 3.50, 3.52, 3.54a, 3.55, 3.57, 3.60, 3.63, 3.66, 3.67, 3.68, 3.71, 3.72, 3.74, 3.76, 3.77, 3.79, 3.81, sowie auf den Seiten 81, 82, 85, 87, 88, 89, 109, 112, 113, 114, 115, 116, 126, 129, 130, 131, 133, 135, 157, 159, 165, 177, 178, 203, 204, 206, 219, 221, 222, 223, 224, 227, 230, 232, 233, 244, 251, 252, 268, 271, 298, 299, 301, 303, 314, 315, 316, 319, 339, 349, 351, 368, 371, 372, 373, 375, 378, 380, 381, 390, 391, 393, 400, 408, 413, 415, 416, 419, 422, 442, 462, 475, 476, 479, 481, 482, 490, 503, 505, 506, 509, 530, 532, 542, 545, 579, 588, 596, 6000.
Gerda Raichle, Ulm: 1.1, 1.2, 1.3, 1.4, 1.5, 1.6, 1.7, 1.8, 1.9, 1.10, 1.11, 1.12, 1.13, 1.14, 1.15, 1.16, 1.17, 1.18, 1.19, 1.20, 1.21, 1.22, 1.23, 1.24, 1.25, 1.26, 1.27, 1.28, 1.29, 1.30, 2.2b, sowie alle Zeichnungen in Kapitel 8.
Ingolf Hosbach, Bochum: 9.1, 9.2.

Fehler gefunden?

An unsere Inhalte haben wir sehr hohe Ansprüche. Trotz aller Sorgfalt kann es jedoch passieren, dass sich ein Fehler einschleicht oder fachlich-inhaltliche Aktualisierungen notwendig geworden sind.

Sobald ein relevanter Fehler entdeckt wird, stellen wir eine Korrektur zur Verfügung. Mit diesem QR-Code gelingt der schnelle Zugriff.

Wir sind dankbar für jeden Hinweis, der uns hilft, dieses Werk zu verbessern. Bitte richten Sie Ihre Anregungen, Lob und Kritik an folgende E-Mailadresse: kundendienst@elsevier.com

https://else4.de/978-3-437-55372-1

Inhaltsverzeichnis

KAPITEL

1 *jing luo* (Leitbahn- und Netzgefäß-System)

Claudia Focks

1.1 Einführung

1.1.1 Zwei Modelle des Leitbahn-*qi*-Flusses – Geschichtliches

Es gibt zwei Sichtweisen im Hinblick auf die Richtung des *qi*-Flusses in den Leitbahnen, die jeweils auf einem unterschiedlichen Verständnis der *qi*-Bewegung innerhalb des Körpers beruhen. Beiden Modellen liegt die Vorstellung einer Person mit zum Himmel erhobenen Armen zugrunde (➤ Abb. 1.1, ➤ Abb. 1.2).

Zentripetales Zirkulations-Modell

Das Herz der klassischen chinesischen Kosmologie, das den Menschen als zwischen Himmel *(yang)* und Erde *(yin)* stehend beschreibt, beinhaltet die wechselseitige Beziehung, Beeinflussung und Abhängigkeit zwischen Kosmos und Mensch. Frühe Leitbahn-Aufzeichnungen[1] zeigen daher die (11/12) Leitbahnen als Wege, die jeweils immer an den Extremitäten beginnen, zum Körperinneren fließen und entweder am Kopf oder am Rumpf enden. Dies kennzeichnet das **zentripetale Zirkulationsmodell** (➤ Abb. 1.1).

Dieses Modell findet sich auch in der Theorie der 5-Transport-*shu*-Punkte (➤ 8.2.6) wieder. Danach dringt das makrokosmische *qi* über die Extremitäten in den Körper ein und ist dann vergleichbar mit einem Flusslauf, der dynamisch als Brunnen, Quelle und Bach beginnt, sich zu einem Fluss erweitert und in ein breites und tiefes Meer an Ellbogen und Knien mündet und dann weiter via Leitbahnen bis zu den inneren Organen fließt.

Die Funktionen der Leitbahnen sind nach dieser Vorstellung mit Antennen vergleichbar, die den kosmischen Einfluss empfangen und in den Körper leiten. Der Leitbahn-*qi*-Fluss richtet sich dabei immer von distal (von außen kommend, an den Akren eintretend) nach proximal (nach innen, zu den inneren Organen fließend).

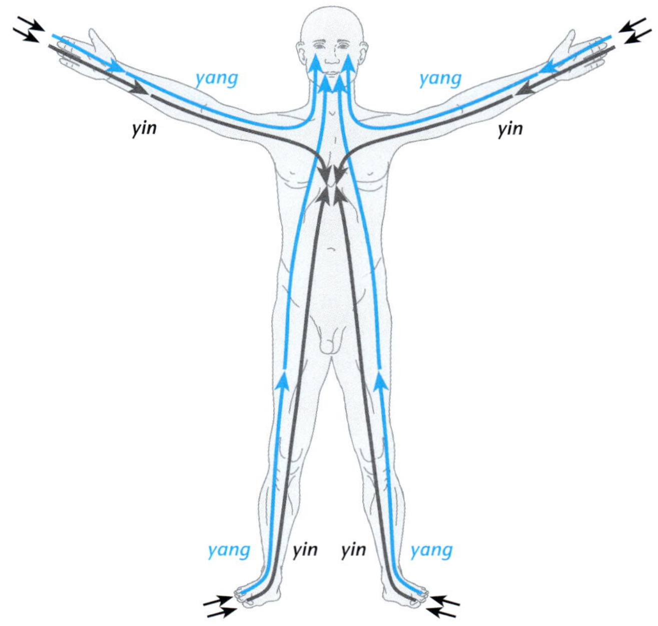

Abb. 1.1 Zentripetales Zirkulationsmodell

Dabei verbindet jede Leitbahn den Menschen mit einem anderen Teil des Kosmos, der jeweils durch eine numerologische Struktur identifiziert wurde. So wurden z. B. die acht außerordentlichen Gefäße mit den acht Trigrammen des *Yijing* in Beziehung gesetzt (➤ 1.7). Die Hauptleitbahnen reflektierten die zwölf Erdzweige und zehn Himmelsstämme. Da in den frühen Aufzeichnungen nur elf Leitbahnen beschrieben wurden[2], hat man sie folgendermaßen zusammengezählt: zehn Leitbahnen am Arm und zwölf an den Beinen. Später wurden die zwölf Hauptleitbahnen v. a. mit den zwölf Erdzweigen assoziiert. Die zehn Himmelstämme repräsentierten jedoch eher das 5-Wandlungsphasen-Modell, wobei sich die Erdzweige auch hier einordnen lassen.

Selbsterhaltendes Zirkulationsmodell

Im Zuge der Entwicklung der modernen chinesischen Gesellschaft hat sich die Vorstellung der engen Beziehung des Menschen zum Kosmos (als Himmel-Erde-Mensch-Modell) abgeschwächt. Das Leitbahn-System wurde zunehmend mit Phänomenen verglichen, die durch die Menschen selbst erschaffen wurden, wie z. B. mit **Kanälen** und **Entwässerungsgräben.** Die ursprüngliche Verbindung mit dem Kosmos trat in ihrer Bedeutung gegenüber Vorstellungen von Beziehungsgeflechten innerhalb der Gesellschaft zurück. Die chinesische Gesellschaft rückte zusammen und bildete eine nach außen hin geschlossene Einheit. Ebenso wurde das Konzept der Leitbahnen als Verbindung zum Makrokosmos teilweise verlassen und der Leitbahn-*qi*-Fluss als ein nach außen hin eher

[1] In der archäologischen Mawangdui-Grabstätte wurde ein auf das Jahr 169 vor Christus datiertes Manuskript gefunden mit dem Titel *yin yang sho yi mai jiu jing* (Abhandlung der *yin yang* 11-Gefäße Moxa). Das hier beschriebene, sehr einfache Leitbahnsystem bezieht sich eher auf Körperteile als auf innere Organe. Weder wird die Pe-Leitbahn (Hand-*jueyin*) noch die Kategorisierung in 3 *yin*- und 3 *yang*-Leitbahnen oder in das 5-Wandlungsphasen-Konzept erwähnt. Nach dem Kapitel 17 des *Ling Shu* und Kapitel 22 des *Nanjing* verläuft die Richtung aller Leitbahnen zentripetal von den Fingern und Zehen und nicht als geschlossener Kreislauf. Auch in Kapitel 5 des *Ling Shu*, wo die Leitbahn-„Wurzeln" und „Knoten" (➤ 1.2.3) beschrieben werden, verlaufen die Leitbahnen alle zentripetal. Im Kapitel 21 des *Su Wen* dagegen finden sich Hinweise auf ein weiteres frühes konzeptionelles Stadium der Leitbahntheorie. Hier werden nur Leitbahnkategorien aufgeführt,
- die Körperrückseite wird vom *taiyang* kontrolliert,
- die Vorderseite vom *yangming*,
- der laterale Aspekt vom *shaoyang* und
- der mediale Aspekt vom *taiyin.*

unabhängiger und in sich geschlossener Kreislauf dargestellt, das sich **selbsterhaltende Zirkulationsmodell** (➤ Abb. 1.2). Gemäß dieser Vorstellung kann das *qi* vor- und rückwärtsfließen, d. h. von den äußeren Extremitäten in das Innere des Körpers und wieder zurück von innen nach außen. Der *qi*-Fluss in den Hauptleitbahnen bewegt sich dabei sowohl in distaler wie auch in proximaler Richtung in Abhängigkeit von der *yin-yang*-Polarität der Leitbahn sowie von der jeweiligen Extremität.

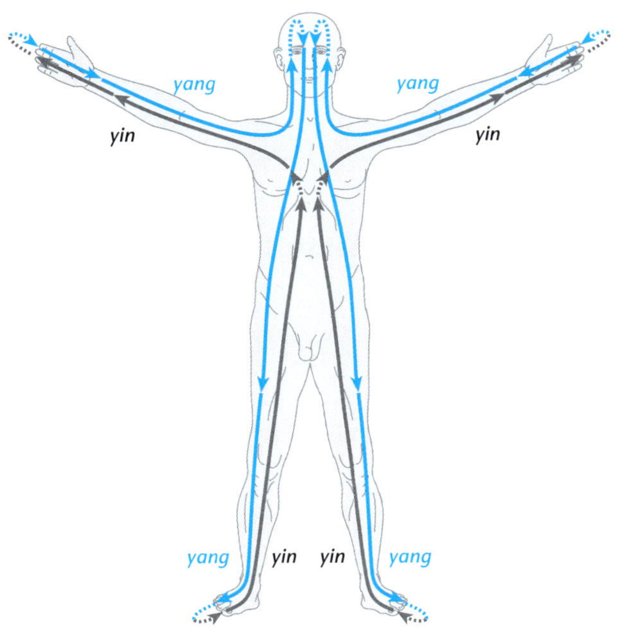

Abb. 1.2 Selbsterhaltendes Zirkulations-Modell

Nach diesem zweiten, historisch vermutlich später entstandenen Konzept[2] fließt das *qi* in einem **kontinuierlichen Kreislauf** durch den Körper: vom Thorax zur Hand, zum Kopf, zum Fuß und wieder zur Thoraxregion. Dieses Modell reflektiert die Entwicklung der chinesischen Zivilisation, des Ackerbaus und im Besonderen die **Kontrolle über das Wasser** und seine **Speicherung** durch z. B. Reservoire, Drainagekanäle und Gräben, auf der ein großer Teil der **Leitbahnvorstellungen als Wasserläufe** von *qi* und Blut basiert. Die Verbindungen zwischen den Leitbahnen wurden dabei als Anastomosen (➤ 1.2.2) betrachtet, die dafür sorgen, dass der *qi*-Fluss in einer ununterbrochenen, zirkulären Folge von Leitbahn zu Leitbahn fließen kann und jeweils im Austausch mit dem Inneren steht.

Das neue, sich **selbsterhaltende Zirkulationsmodell** stellt sich dementsprechend dar:

- Verlauf der Hand-*yin*-Leitbahnen vom Thorax zur Hand: **Lu, He, Pe**
- Verlauf der Hand-*yang*-Leitbahnen von der Hand zum Kopf: **Di, Dü, SJ**
- Verlauf der Fuß-*yang*-Leitbahnen vom Kopf zum Fuß: **Ma, Bl, Gb**
- Verlauf der Fuß-*yin*-Leitbahnen vom Fuß zum Thorax: **Mi, Ni, Le**

Diese Idee des Leitbahn-*qi*-Flusses wird in der westlichen Akupunkturtradition oft mehr beachtet, was zum Teil auch durch die im Westen übliche Nummerierungsmethode der Leitbahnpunkte bedingt ist. In China werden die Punkte durch Namen gekennzeichnet.

Allerdings war vermutlich auch dieses neuere Zirkulationssystem von seiner Struktur her zu starr, um bestimmte Akupunkturwirkungen ausreichend begründen zu können. Dies könnte nach Ansicht von Pirog (1996) erklären, warum die Sekundärleitbahnen, wie z. B. die tendinomuskulären (➤ 1.4) und divergenten Leitbahnen (➤ 1.3) mit ihren eher primitiveren Verläufen im Sinne einer **zentripetalen** Zirkulation in das *jing-luo*-System integriert wurden.

Vergleich der beiden Zirkulationsmodelle

Die Zirkulationsmodelle sind modifiziert nach Pirog 1996.

	Zentripetal	**Selbsterhaltend**
Qi-Fluss-Richtung	In jeder Leitbahn von distal nach proximal	Von proximal oder distal in Abhängigkeit von der jeweiligen Leitbahn und deren *yin-yang*-Polarität
Herkunft des *qi*	Von außerhalb des Körpers. Das distale Leitbahnende ist nach außen hin offen, um *qi* aus dem Kosmos zu empfangen	Von innen aus dem Körper. Das distale Ende der Leitbahnen ist verbunden mit der nächsten Leitbahn, die folgt
Funktion der Leitbahnen	Transport des *qi* vom äußeren Kosmos zum Inneren des Körpers. Unterstützung der Verbindung des Menschen mit Natur und Kosmos	Zirkulation des *qi* innerhalb des Körpers. Unterstützung der Verbindung des Menschen mit sich selbst

1.1.2 Übersicht über das *jing-luo*-System (Leitbahn-Netzgefäß-System)

Im *Huang Di Nei Jing Ling Shu,* 11. Kapitel, heißt es: „Der Mensch lebt, Krankheiten brechen aus … der Anfänger und der erfahrene Meister müssen stets mit den jing luo beginnen."

Nach der chinesischen Medizin sind die *jing luo* ein Netzsystem von Leitbahnen und Gefäßen, in denen *qi* und Blut-*xue* fließen. Sie haben Verbindungen zu den *zang-fu*-Organsystemen und „bewässern" den ganzen Organismus. Das bedeutet, sie versorgen ihn mit *qi* und *xue* an der Oberfläche (außen) und in der Tiefe (innen), sowohl oben als auch unten. Funktionell betrachtet sind die *jing luo* zuständig für die Verteilung von *qi* und Blut, regulieren *yin* und *yang* und schützen den Körper. Sie stellen aber auch mögliche Ausbreitungswege für Erkrankungen dar und auf ihnen zeigen sich Reaktionen auf körperliche Störungen. Dies können einerseits Störungen der Leitbahnen selbst sein. Andererseits reflektieren sie aber auch Erkrankungen der *zang-fu* nach außen. In der Therapie können die Leitbahnen und Gefäße dazu dienen, *qi* in die erkrankten Regionen zu leiten (Übersicht über die Klassifikation bzw. Nomenklatur des *jing-luo*-Systems ➤ Abb. 1.3).

---

[2] Die Kapitel 10 und 15 des *Ling Shu* beschreiben das Leitbahnsystem als einen kontinuierlichen Kreislauf in der Abfolge Lu → Di → Ma etc. Erst in späteren Werken wie dem *Shi Si Jing Fa Hui* (Erläuterung der 14 Leitbahnen, 1341 n. Chr.) finden sich standardmäßige Beschreibungen dieses erstmals in Kapitel 15 des *Ling Shu* angedeuteten Zirkulations-Modells. „Das *yang* nimmt ab, wenn das *yin* zunimmt" – von dieser Aussage der Klassiker wurde nach Manaka (1995) vermutlich irgendwann die Theorie abgeleitet, dass die *yin*-Leitbahnen aufsteigende *qi*-Ströme sind, die von den Zehen zum Stamm und vom Stamm zu den Fingern verlaufen. Ebenso postulierte man, dass die *yang*-Leitbahnen absteigende *qi*-Ströme sind, die von den Fingern zum Kopf und vom Kopf zu den Zehen verlaufen.

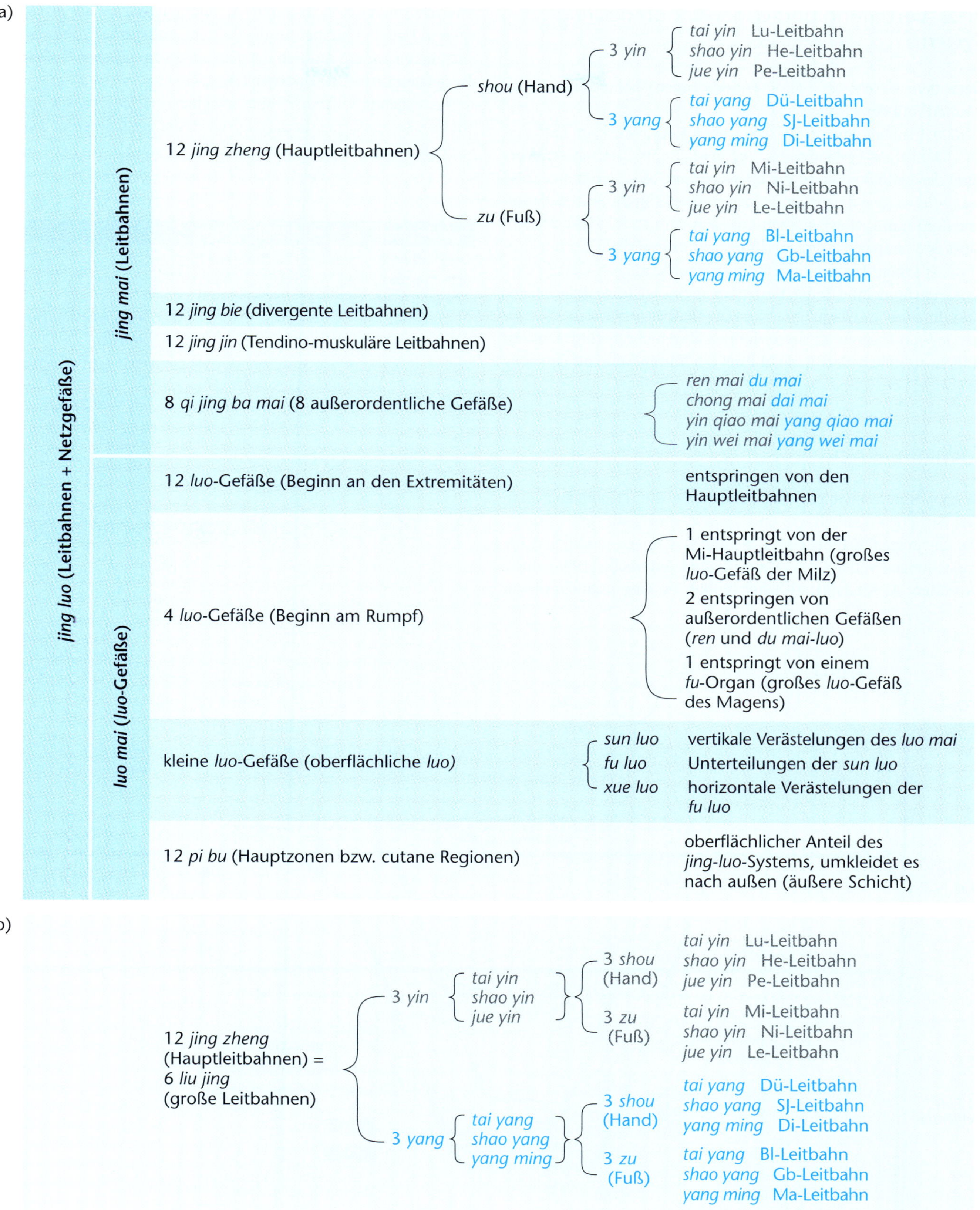

Abb. 1.3 Übersicht und Klassifikation des *jing-luo*-Systems (a); Anordnung und Aufschlüsselung der zwölf Hauptleitbahnen nach den 6 *liu jing* (b)

1.1.3 Verteilung und Organisation des *jing-luo*-Systems

Nach dem Gesetz des *biao-li* (Außen-Innen) kommuniziert das „Außen“ mit dem „Innen“.

Biao (Außen) entspricht dabei eher Haut, Muskeln und den oberflächlichen Verläufen des *jing-luo*-Systems. Die tieferen Verläufe der Leitbahnen und die Organsysteme bzw. Funktionskreise *(zang-fu)* werden dem *li* (Innen) zugeordnet. Um die *qi*-Zirkulation und Kommunikation zwischen Außen und Innen zu gewährleisten, muss es eine spezielle Organisationstruktur innerhalb des *jing-luo*-Systems geben. Hierbei haben die außerordentlichen Gefäße eine Sonderstellung inne. Ihnen kommt zwar eine wichtige Rolle bei der Koordination und Regulation der Hauptleitbahnen und des gesamten *jing-luo*-Systems zu. Sie verbinden aber nicht direkt Innen mit Außen, so stehen sie z. B. nicht direkt in Verbindung mit den *zang fu* (➤ 1.7, ➤ 5.1 bis ➤ 5.8).

Tiefenorganisation des *jing-luo*-Systems

Es gibt unterschiedliche Ansichten über die Tiefenlokalisation der einzelnen Leitbahnen und Gefäße innerhalb des Körpers. Die nachfolgende Tabelle und ➤ Abb. 1.4 zeigen modifiziert die Vorstellungen von Solinas, Mainville und Auteroche (1998) sowie Deadman, Al-Khafaji und Baker (2000). Im Gegensatz zu diesen Autorengruppen, welche die tiefen, inneren Verläufe der divergenten und Hauptleitbahnen als die tiefsten Leitbahnverläufe ansehen, postulieren andere Autoren die acht außerordentlichen Gefäße als die tiefsten Leitbahnstrukturen (➤ 1.7).

Die folgende Übersicht über mögliche Tiefenlokalisation des *jing-luo*-Systems zeigt die Zugehörigkeit der Leitbahnen und Gefäße zu den verschiedenen Schichten an.

Schichtebene	Leitbahnsystem
Oberflächliche Schichten (Haut und Muskeln)	• Zwölf kutane Regionen • Oberflächliche *luo*-Gefäße *(xue luo, fu luo, sun luo)* • Zwölf tendinomuskuläre Leitbahnen *(jing jin)*
Mittlere Schichten	• 15/16 *luo*-Gefäße *(luo mai)* • Äußere Verläufe der zwölf Hauptleitbahnen *(jing zheng)* • Äußere Verläufe der zwölf divergenten Leitbahnen *(jing bie)* • Acht außerordentlichen Gefäße
Tiefe Schicht *(zang fu)*	• Tiefe (innere) Verläufe der zwölf Hauptleitbahnen • Tiefe (innere) Verläufe der zwölf divergenten Leitbahnen

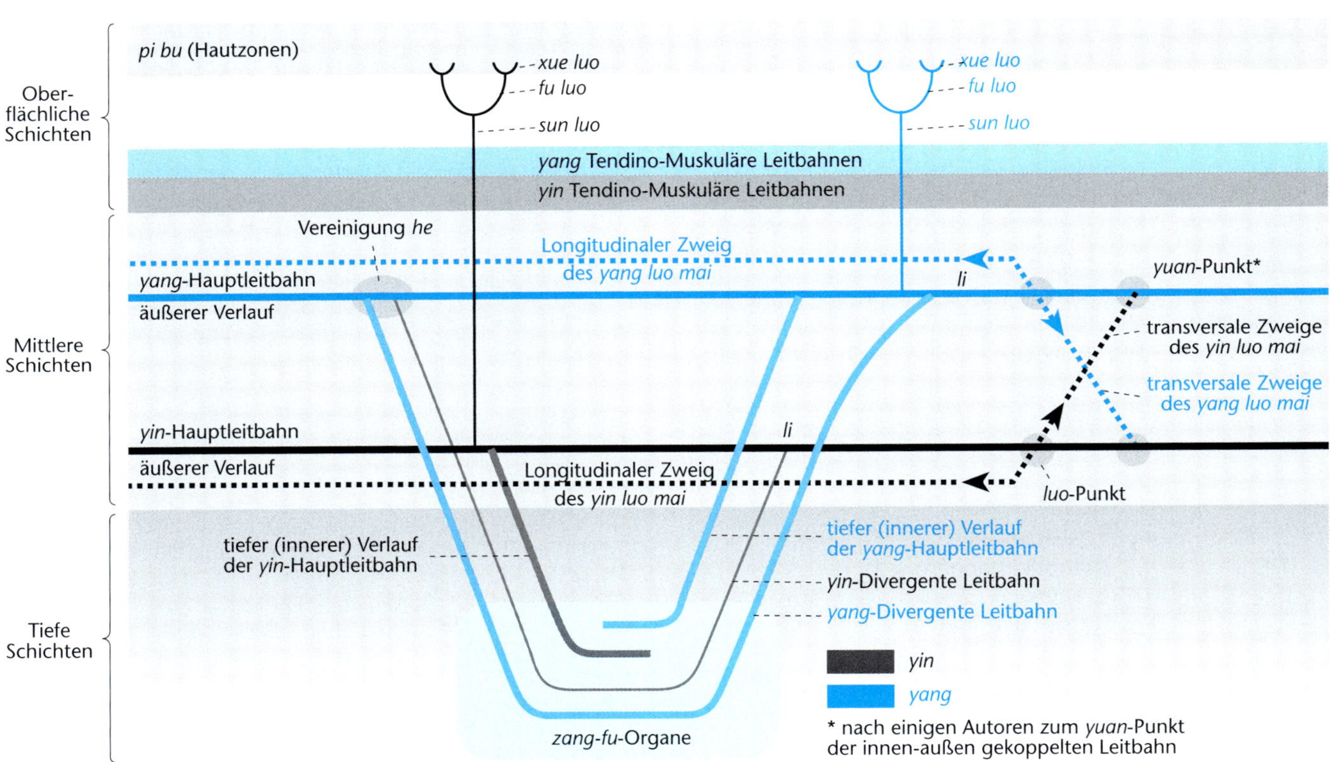

Abb. 1.4 Darstellung der möglichen Organisation des *jing-luo*-Systems

Leitbahnsysteme

Jede Hauptleitbahn bildet mit ihren zugehörigen „sekundären Leitbahnen“ eine komplexe, vielschichtige Organisation, ein „System“. Diese Systeme beinhalten einerseits verschiedene Beziehungen und Verbindungen untereinander, andererseits aber auch zu den acht außerordentlichen Gefäßen (➤ 1.7, ➤ 5) und unterstützen die harmonische Regulation innerhalb des Körpers.

Es werden zwölf Leitbahnsysteme unterschieden (z. B. Hand-*taiyin,* Hand-*yangming*). Zu jedem System gehören folgende Leitbahnen:

- **Hauptleitbahn** *(jing zheng)* (➤ 1.2) mit einem äußeren und einem inneren Verlauf, der unter anderem durch die jeweiligen zugehörigen *zang-fu*-Organe führt
- **Divergente Leitbahn** *(jing bie)* (➤ 1.3)
- **Tendinomuskuläre Leitbahn** *(jing jin)* (➤ 1.4)
- **Großes** *luo*-**Gefäß** *(luo mai)* (➤ 1.6).

Die **Hautzonen** *(pi bu)* (➤ 1.6) umkleiden das Leitbahnsystem insgesamt wie eine Hülle.

1.1.4 *qi*-Zirkulation und Leitbahnsystem

Was bewegt sich mit und in den Leitbahnen? Das Leitbahnsystem ist der „Weg für das *qi*“. Vielen Schulen zufolge arbeitet man in der Akupunktur mit dem **Wahren**-*zhen-qi,* das nach Maciocia (1994, 2008) das letzte Stadium eines *qi*-Verfeinerungs- und Transformationsprozesses ist. Das *zong-qi* wird durch die Katalysatorfunktion des *yuan-qi* in *zhen-qi* umgewandelt und zeigt sich in zwei Aspekten,

- als Abwehr-*wei-qi* und
- Nähr-*ying-qi.*

Nach Larre und Rochat de la Vallée (1986) gilt das *zhen-qi* als die **Summe aller** *qi*-**Mechanismen** bzw. -Formen im Körper. Das bedeutet, wenn alles in Balance ist und harmonisch durch die Bahnen fließt, wird es *zhen-qi* genannt und ist letztendlich das, was „hier und jetzt“ zirkuliert. Die Gesamtheit aller *qi*-Formen in ihrer Geradläufigkeit, d. h. in ihrer gesunden Ausrichtung, wird als **Aufrechtes**-*zheng-qi* bezeichnet und damit den „Schrägläufigkeiten“ gegenübergestellt“, z. B. den pathogenen Faktoren *(xie-qi)*, d. h. den eine Störung bzw. Erkrankung auslösenden Faktoren.

qi-Formen

jing-(qi)

Das *jing-(qi)* (auch Struktivpotential oder Essenz-*qi*), das innerhalb des Organismus agiert und einigen Autoren zufolge teilweise auch in den außerordentlichen Gefäßen (➤ 1.7) zirkuliert, ist die Kombination aus dem angeborenen **Vorhimmels**-*jing,* das nach vielen Schulen in den Nieren gespeichert wird und einen Bezug zum *mingmen* und dem **Nachhimmels**-*jing* aus dem mittleren *jiao* hat, die sich gegenseitig unterstützen und brauchen.

yuan-qi

Das *yuan-qi* wird oft als die **aktivierte Form des** *jing* angesehen, das in den Leitbahnen zirkuliert und sich mit Hilfe des *san jiao* im ganzen Organismus verbreitet. Es ist wie ein Katalysator die dynamische, treibende Kraft, welche die funktionelle Aktivität aller Organe und Strukturen erweckt und unterhält. Es hat eine vor- und nachgeburtliche Komponente, d. h. seine regelrechte Funktion ist auch abhängig von der Zufuhr durch das erworbene *qi* aus Wasser und Nahrung, das vom **mittleren** *jiao* bereitgestellt wird. Das *yuan-qi* kann direkt an den *yuan*-Punkten (➤ 8.2.1) oder an den Punkten **Ren 17** *(danzhong),* **Ren 12** *(zhongwan)* und **Ren 6** *(qihai)* erreicht und beeinflusst werden.

zong-qi

Das *zong-qi* wird nach Larre und Rochat de la Vallée (1986) im Zentrum des Thorax gebildet – im Moment des Aufeinandertreffens der Essenzen aus Atmung (Himmlisches *qi, da-qi*) und Nahrung (*shuigu* aus Nahrungs-*gu-qi* und Wasser) – und durch genuine Mechanismen durch den ersten Atemzug nach der Geburt in Gang gesetzt. Es gibt „wie ein Motor“ Rhythmus und Verteilung vor, kontrolliert die Atmung und reguliert den Herzschlag. Dabei zirkuliert es nicht selbst, sondern es ist wie ein „See des *qi*“, der sich in der Thoraxmitte hinter **Ren 17** *(danzhong)* „sammelt“. Der See erhält alles Wasser aus den Flüssen (z. B. Gefäßen) und ist wie ein unerschöpfliches Reservoir, ohne dabei zu überfluten und verteilt das Wasser wieder.

Abwehr-*wei-qi*

Das *wei-qi* ist das **Abwehr-*qi* des Körpers,** d. h. es verteidigt den Körper auf der Ebene von Haut, Faszien und Muskeln. In Relation zum *ying-qi* ist es eine „schlüpfrigere“ und „unreinere“ *qi*-Form. Es bewegt sich dynamisch und schnell als **Wachposten** durch den Körper. Seine Wurzel liegt im **unteren** *jiao,* d. h. es wird vom *mingmen*-Feuer erzeugt und hat dadurch eine erbliche bzw. konstitutionelle Komponente. *Jing* und *yuan-qi,* die im unteren *jiao* (nach vielen Schulen in der Niere) gespeichert und an der Bildung des *wei-qi* beteiligt sind, spielen daher auch eine Rolle bei der Abwehrkraft gegen äußere Pathogene. Zusätzlich ist es auf die aus Milz und Magen im **mittleren** *jiao* entstandene feine Nahrungsessenz angewiesen, aus der es ununterbrochen ergänzt wird. Es wird durch den **oberen** *jiao* im Körper verteilt. Eine regelrechte Funktion des *wei-qi* ist daher abhängig von allen drei *jiao.*

Nähr-*ying-qi*

Das *ying-qi* ist als Ergebnis eines Verfeinerungs- bzw. Destillationsprozesses von reiner, klarer Natur und eher *yin* in Relation zum Abwehr-*wei-qi.* Es **nährt** den ganzen Körper, gilt als seine **„Bausubstanz“** und wird deswegen auch als *qi*-Konstruktivum oder Bau-Energie übersetzt.

Zirkulation von *wei-qi* und *ying-qi*

Zirkulation des Abwehr-*wei qi*

Nach dem 43. Kapitel des *Su Wen* fließt das *wei-qi* „außerhalb der *mai*“, der Leitbahnen und Gefäße. Es zirkuliert aber zum Teil mit dem Verlauf der Leitbahnen und bewegt sich dabei in dem Raum zwischen Haut und Muskeln, im *cou li.*

Das *cou li,* oft unzureichend als „Poren“ übersetzt, sind die Striae bzw. Kompartimente zwischen Haut und Muskeln, die als Pforte für den Ein- und Austritt von *qi* und Flüssigkeiten und als Schutz vor dem Eindringen äußerer Pathogene dienen. Nach Larre und Rochat de la Vallée (1986) verbindet das *cou li* als äußerste der körperumfassenden Hüllen des *san jiao* die Körperoberfläche mit den inneren Organen. Dadurch erklärt sich die Wirkung von Akupunktur und manueller Therapie auf innere Störungen sowie die Reflektion von Erkrankungen der inneren Organe nach außen.

In den **oberflächlichen Körperschichten** zirkuliert das *wei-qi* durch die Haut und oberflächliche Muskulatur. Es durchwärmt, nährt und stärkt diese und unterstützt damit die Basisabwehr gegen äußere Pathogene. Hier befindet es sich v. a. im Bereich der tendinomuskulären Leitbahnen *(jing jin)* (➤ 1.4). In den **tiefen Schichten** des Körpers spielt es eine wichtige Rolle bei der Funktion des „Zwerchfells". Dieses wird nach Larre und Rochat de la Vallée (1986) nicht nur als Membran-Barriere zwischen Thorax und Abdomen verstanden, sondern als ein „Sack voller Membranen", der Peritoneum, Pleura und Perikard beinhaltet und sie miteinander verbindet. Nielsen (1995, 2000) sieht dieses „Höhlen-Netzwerk" als **inneren Aspekt** des *san jiao* an, das in Verbindung mit dem **äußeren Aspekt**, dem *cou li,* steht. Damit wäre das *wei-qi* auch an der **mesenterialen Abwehr** und dem Schutz der inneren Organe beteiligt.

Die **Zirkulation** des *wei-qi* verläuft nach dem 75. Kapitel des *Ling Shu* zyklisch, d. h. sie ändert sich von Tag zu Nacht und umgekehrt:

- Ist das *yin-qi* in der Morgendämmerung erschöpft, ergießt sich das *yang-qi* von den Augen aus und die Augen werden geöffnet. Dadurch steigt das *wei-qi* von der Ferse via außerordentliches Gefäß *(yin) qiao mai* nach kranial zum Auge zu **Bl 1** und überflutet wie ein Wasserfall den ganzen Körper, indem es den sechs großen *yang*-Leitbahnen folgt – „es bewegt sich 25-mal im *yang*".
- Ist dagegen das *yang-qi* in der Abenddämmerung erschöpft, dringt das *wei-qi* in das Innere des Körpers und bewegt sich „25-mal im *yin*" in der Ausbreitung des Kontrollzyklus (*ke*-Zyklus ➤ 8.3.5): von der Niere zum Herzen, vom Herzen zur Lunge, von der Lunge zur Leber, von der Leber zur Milz und dann wieder zur Niere.

Demnach hat das *wei-qi* einen Bezug zum Schlaf- bzw. Wachrhythmus. Während des Schlafes zieht es sich tief in den Körper zurück. Tagsüber hingegen zirkuliert es in den äußeren Körperschichten. Die beiden außerordentlichen Gefäße *yin qiao mai* und *yang qiao mai* (➤ 1.7, ➤ 5.7, ➤ 5.8) spielen dabei eine besondere Rolle, da bei einer Blockade ihres Kreislaufes die *wei-qi*-Zirkulation unterbrochen wird und Störungen entstehen. *Yin qiao mai* ist aufsteigend und *yang qiao mai* absteigend. Die beiden Gefäße treffen sich an den Augen bei **Bl 1** *(jingming).* Damit bilden sie einen Kreislauf, ähnlich wie der kleine himmlische Kreislauf von *ren* und *du mai.* Bei überschüssigem *yang-qi* leiten die Leitbahnen *yang-qi* in den *yang qiao mai* ab. In diesem Fall können sich die „Augen nicht schließen" – Schlafstörungen und Schlaflosigkeit entwickeln sich. Im Gegensatz dazu leiten die Leitbahnen bei überschüssigem *yin-qi* das *yin-qi* in den *yin qiao mai* ab. Dann können sich die „ Augen nicht öffnen" und es zeigt sich Somnolenz. Dabei entsteht jeweils ein **relatives** Ungleichgewicht der beiden Gegenspieler.

Zirkulation des Nähr-*ying-qi*

Das *ying-qi* zirkuliert in den *mai.* Die *mai* beinhalten dabei sowohl die *jing mai,* die sekundären Leitbahnen wie die *luo mai, sun luo,* die *jing bie,* die außerordentlichen Gefäße und die Blutgefäße. Überall, wo es Leitbahnen und Gefäße gibt, zirkuliert das *ying-qi.* Der Fluss des *ying-qi* nach dem Kapitel 16 und 18 des *Ling Shu* zeigt eine ständige und kontinuierliche Zirkulation.

Erste Zirkulation des *ying-qi*

(➤ Abb. 1.5)

Die erste Zirkulation des *ying-qi* läuft durch die **zwölf Hauptleitbahnen.** Ein Zirkulationsumlauf

- **beginnt** in der **Lu-Leitbahn** und
- **endet** bei der **Le-Leitbahn,**

die wiederum in die Lu-Leitbahn einfließt und so den Kreis schließt (➤ Abb. 1.5). Die **Verteilung** bzw. Einspeisung des *ying-qi* durch den Körper geht dabei letztlich vom **mittleren** *jiao* aus. Nach manchen Klassikern wird das *gu-qi* aus der Nahrung (das Getreide-*qi*) erst in der Lunge zu *ying-qi* transformiert und nicht bereits im mittleren *jiao.* Da der innere Verlauf der Lungenleitbahn auf der Ebene des mittleren *jiao* beginnt, widersprechen sich beide Aussagen aber prinzipiell nicht.

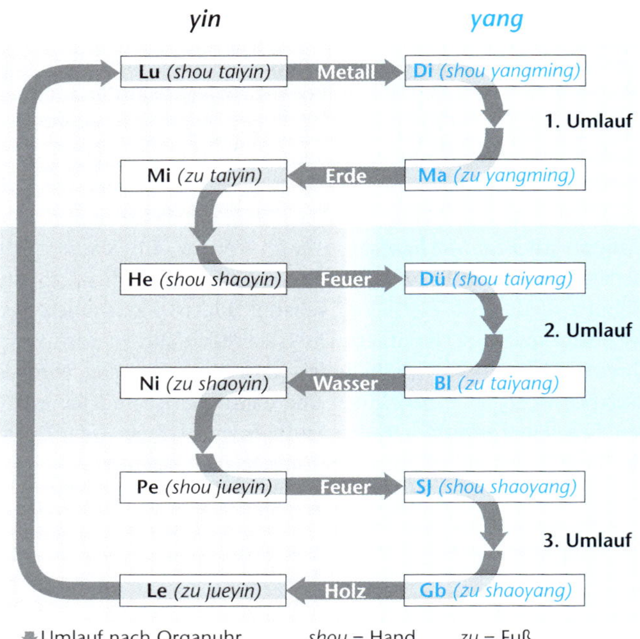

Abb. 1.5 Erste Zirkulation des *ying-qi*

Die *yin-/yang*-**Polarisationsänderungen** bzw. die Wechsel von einer *yin-* zur *yang-* und von einer *yang-* zur *yin*-Leitbahn finden immer in den **Hand- und Fußregionen** statt (➤ 1.2.2). So *steigt* z. B. das entsprechende Energiepotenzial *yang* von der *yin-* zur *yang*-Leitbahn an und fällt wieder von der *yang-* zur *yin*-Leitbahn ab und umgekehrt (➤ Abb. 1.6).

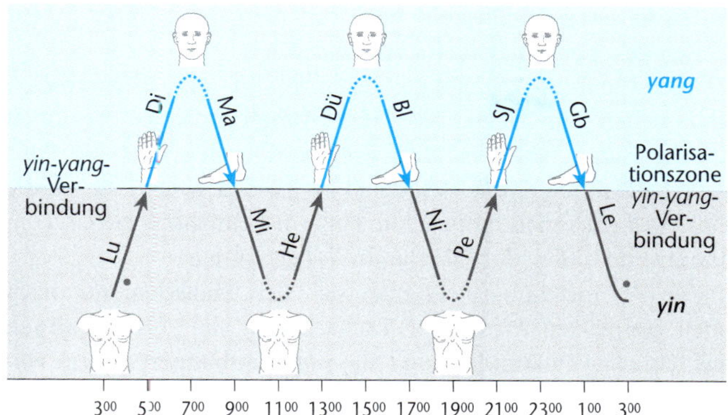

Abb. 1.6 Darstellung der Polarisationsänderungen der Zirkulation *(yin/yang)* als Sinuskurve

Erste Zirkulation des *ying-qi* und Organuhr

Der Kreislauf des *ying-qi* innerhalb der zwölf Hauptleitbahnen erfolgt in einem **zirkadianen Rhythmus von 24 Stunden** (➤ Abb. 1.7). Dabei korrespondiert die alte, jeweils mit dem Namen eines „Erdzweiges" bezeichnete **chinesische Stunde** mit zwei westlichen Stunden (erweiterte Organuhr ➤ Abb. 1.8). Diese bevorzugen jeweils eine spezielle Leitbahn, d. h. an zwei (westlichen) Stunden des Tages erhält jede Leitbahn einen **maximalen Energiedurchfluss,** in der das jeweilige Leitbahn-*qi* ansteigt und während der zwei nachfolgenden Stunden wieder abfällt. Dabei sinkt es aber nie unter ein bestimmtes Niveau ab, d. h. die Leitbahnen werden kontinuierlich von einem gewissen Anteil an Energie durchflossen.

Beispiel: Das Leitbahn-*qi* der Ma-Leitbahn beginnt „kräftiger" zu erscheinen, wenn das Di-Hauptleitbahn-*qi* stark ist. Daher ist seine „Flut-Zeit" in der Zeit von 5–7 Uhr, sein Maximum zwischen 7–9 Uhr und seine „Ebbe-Zeit" zwischen 9–11 Uhr.

Zum Zeitpunkt der Maximaldurchflusszeit der Leitbahn befindet sich die in der Organuhr gegenüberliegende Leitbahn in ihrer Minimaldurchflusszeit (➤ 8.4.7).

Beispiel: Befindet sich die Ma-Leitbahn in ihrer Maximalzeit, zeigt sich in der der Organuhr gegenüberliegenden Ni-Leitbahn die Minimaldurchflusszeit.

Die ➤ Abb. 1.8 zeigt die Organuhr in einer Erweiterung, d. h. der Ablauf der Zirkulation durch die zwölf Hauptleitbahnen innerhalb der 24 h eines Tages wird gleichzeitig in Bezug zu den Erdzweigen und den Hexagrammen des *yijing* angezeigt.

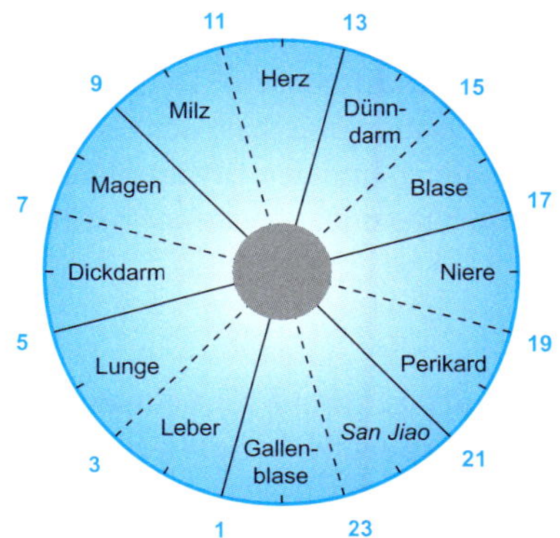

Abb. 1.7 Organuhr

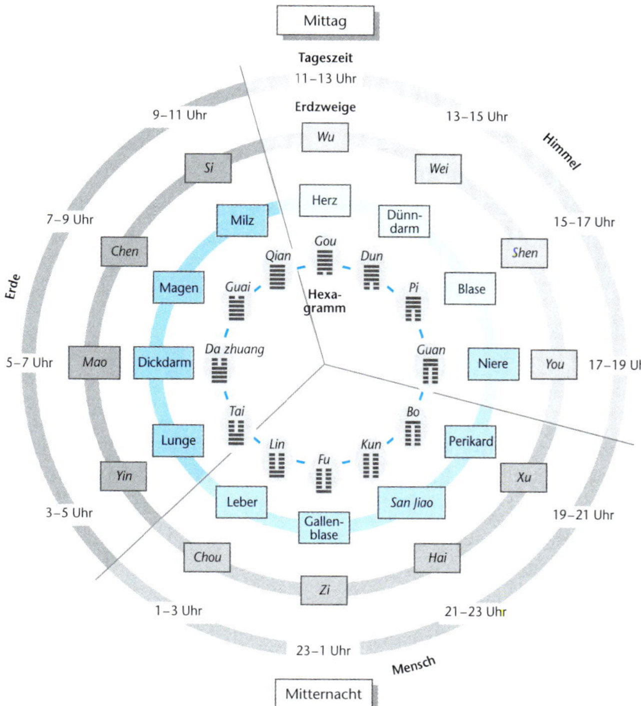

Abb. 1.8 Erweiterte Organuhr

Zweite Zirkulation des *ying-qi*

Nach dem 16. Kapitel des *Ling Shu* folgt das *ying-qi* nach dem Kreislauf durch die zwölf Hauptleitbahnen einem tiefen Weg der Le-Leitbahn, der ausgehend von **Le 14** *(qimen)* über die Lunge, den dorsalen Halsanteil und über die inneren Nasenöffnungen zu **Du 20** *(baihui)* zieht. Dann folgt er dem Weg des *du mai* entlang der Medianlinie des Rückens und des *ren mai* entlang der Medianlinie des Abdomens. Vermutlich in Höhe von **Ren 22** *(tiantu)* erreicht das *ying-qi* wieder die Lu-Leitbahn, die auf der Ebene der Fossa supraclavicularis bei **Ma 12** kreuzt. Hier beginnt die erneute Zirkulation (➤ Abb. 1.9) des *ying-qi* durch die zwölf Hauptleitbahnen mit dem Beginn bei der Lu-Leitbahn.

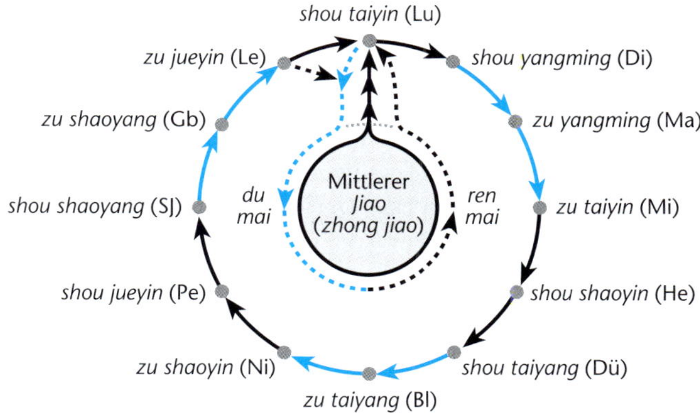

Abb. 1.9 Erste und zweite Zirkulation des *ying-qi* mit dem mittleren *jiao*

1.2 Die zwölf Hauptleitbahnen *(jing zheng)*

1.2.1 Wissenswertes

Synonyme und Schriftzeichen: Meridiane, reguläre Leitbahnen, *zheng* kann übersetzt werden als hauptsächlich (Hauptleitbahnen), beinhaltet aber auch Begriffe wie *gerade* und *direkt.*

Chinesische Namen der Leitbahnen

Bedeutungen

- *Tai* bedeutet größer oder Höchste. Die Polaritäts-Energie (*yang* bzw. *yin*) entwickelt sich und erreicht ihr Aktivitätsmaximum in den *taiyang*- bzw. *taiyin*-Leitbahnen. Hier wird das Maximum der jeweiligen Polarität erreicht und beginnt hier, wieder abzufallen.
- *Shao* bedeutet weniger oder jünger. Die Polaritäts-Energie *(yang* bzw. *yin)* in den *shaoyang*- bzw. *shaoyin*-Leitbahnen ist weniger als die in den *taiyang*- bzw. *taiyin*-Leitbahnen.
- *Ming* bedeutet klar, hell strahlend, leuchtend (➤ 1.2.3).
- *Jue* bedeutet absolut, am Ende, erschöpft, nach Wiseman, Feng Ye (1997) auch *inverted* im Sinne von *umkehren* bzw. *umdrehen*. Die Polaritäts-Energie (*yin*) in der *jueyin*-Leitbahn repräsentiert die Terminalphase des *yin,* hier folgt der Polarisationswechsel in das *yang.*

Zusammensetzung der Namen

Der Name der jeweiligen Hauptleitbahn setzt sich chinesisch zusammen aus

- der Natur bzw. **Polarität der Energie** (*yin* oder *yang*), die in der Leitbahn fließt,
- der **Qualität bzw. Intensität** *(tai, shao, jue, ming)* der *yin*- oder *yang*-Energie sowie
- der **Extremität,** wo die jeweilige Leitbahn beginnt oder endet.

So tragen die *yin*- oder *yang*-Leitbahnen, die an der **Hand** beginnen oder enden, den Namen der Hand-Hauptleitbahnen (*shou jing-zheng*). Die *yin*- und *yang*-Leitbahnen, die an den **Füßen** beginnen oder enden, tragen den Namen der Fuß-Hauptleitbahnen (*zu jing-zheng*) (➤ Abb. 1.2).

Zudem werden den Leitbahnen *zang*- bzw. *fu*-Organsysteme zugeordnet, mit denen die jeweilige Leitbahn kommuniziert, den *yin*-Leitbahnen jeweils ein *zang*-Organ, den *yang*-Leitbahnen ein *fu*-Organ.

1.2.2 Kommunikation und Verbindungen

Prinzip des Hauptleitbahnsystems

Die zwölf Hauptleitbahnen breiten sich **bilateral** über den Körper aus. Jede Leitbahn besitzt einen eigenen regulären Weg mit einem tiefen, **inneren** und einem oberflächlichen, **äußeren** Verlauf.

Man unterscheidet *yin*- und *yang*-Leitbahnen, die in einer Innen/Außen-Beziehung zueinander stehen. Jede Leitbahn ist durch innere Verläufe einerseits mit ihrem zugehörigen *zang-/fu*-Organ sowie andererseits auch mit dem Organ ihrer Innen/Außen-gekoppelten Leitbahn verbunden.

Alle Hand-*yin*-Leitbahnen beginnen in der Thoraxregion und ziehen zur Hand. Alle Hand-*yang*-Leitbahnen beginnen an der Hand, verlaufen zum Kopf und treffen dort die Fuß-*yang*-Leitbahnen. Diese steigen ab bis zu den Zehen, wo sie die Fuß-*yin*-Leitbahnen treffen. Alle Fuß-*yin*-Leitbahnen ziehen zum Thorax und treffen dort die Hand-*yin*-Leitbahnen.

Zur Vereinfachung stellt man sich den Menschen mit nach oben gestreckten Armen vor. Dann steigen alle *yin*-**Leitbahnen auf** (ein *yang*-**Phänomen**) und alle *yang*-**Leitbahnen ab** (ein *yin*-**Phänomen**) (➤ Abb. 1.10).

Jede Leitbahn hat ihre eigenen pathologischen Symptome und Zeichen, die als diagnostischer Wegweiser in der Akupunktur-Praxis dienen (zur Pathologie der Hauptleitbahnen ➤ 4.1 bis ➤ 4.12).

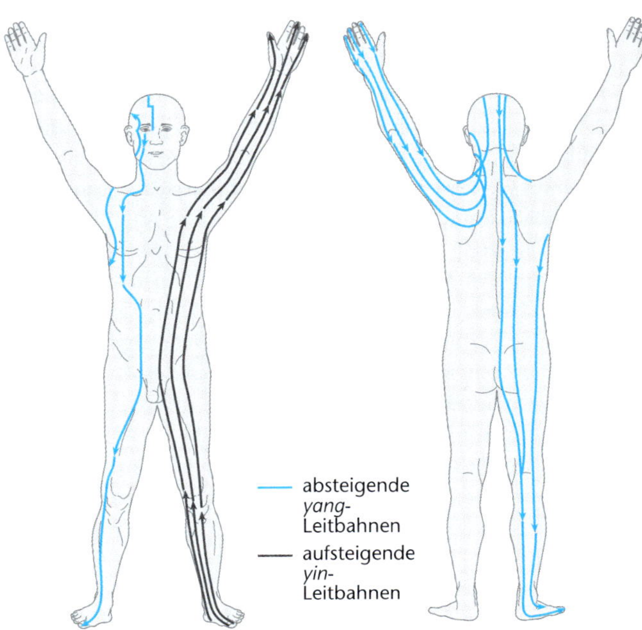

Abb. 1.10 Aufsteigende und absteigende Hauptleitbahnen

Kommunikation zwischen Leitbahnen und *zang-fu*

Die **Verbindungen (Anastomosen)** zwischen den Leitbahnen dienen der Kommunikation innerhalb des Leitbahnsystems sowie zwischen den Leitbahnen und den Organsystemen. Diese Außen/Innen *(biao/li)*-Beziehung umfasst folgende Aspekte:

Kommunikation von Innen nach Außen

- Der **innere Verlauf** einer **Hand-*yin*-Leitbahn** ist mit ihrem zugehörigen *zang*-Organ und dem *yin-yang*-gekoppelten *fu*-Organ verbunden. Sie ziehen von der Thoraxregion nach außen zur Hand und verbinden sich mit ihrer Innen/Außen gekoppelten *yang*-Leitbahn an der Fingerspitze bzw. in der Handregion (➤ Abb. 1.11a).

- Der **innere Verlauf** einer **Fuß-*yang*-Leitbahn** ist mit ihrem zugehörigen *fu*-Organ sowie mit dem *yin-yang*-gekoppelten *zang*-Organ verbunden. Sie ziehen dann vom Körperinneren nach außen zum Fuß und verbinden sich mit ihrer Innen/Außen gekoppelten *yin*-Leitbahn in der Fußregion (➤ Abb. 1.11b).

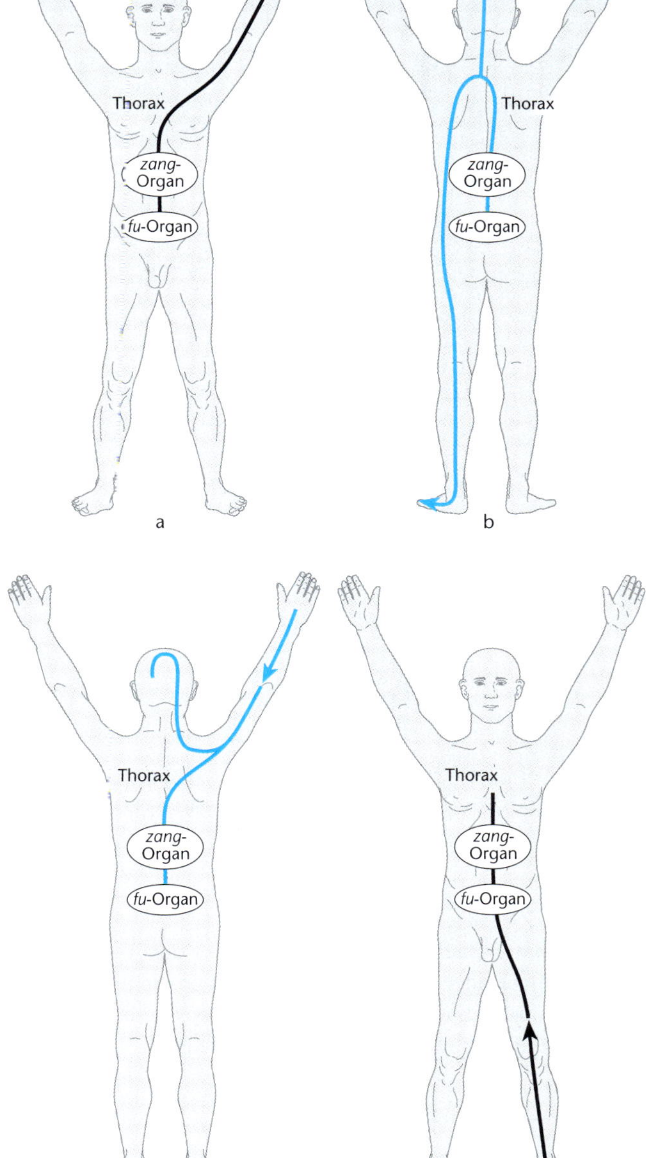

Abb. 1.11 Kommunikation Innen → Außen, Hand-*yin*-Leitbahnen (a). Kommunikation Innen → Außen, Fuß-*yang*-Leitbahnen (b). Kommunikation Außen → Innen, Hand-*yang*-Leitbahnen (c). Kommunikation Außen → Innen, Fuß-*yin*-Leitbahnen (d)

Kommunikation von außen nach innen

- Jede **Hand-*yang*-Leitbahn** beginnt in der Handregion, zieht zur Thoraxregion, durchdringt diese und verbindet sich im Körperinneren mit dem zugehörigen *fu*-Organ und dem *yin-yang*-gekoppelten *zang*-Organ (➤ Abb. 1.11c).
- Jede **Fuß-*yin*-Leitbahn** nimmt ihren Anfang in der Fußregion, durchdringt das Abdomen, erreicht im Körperinneren ihr zugehöriges *zang*-Organ und *yin-yang*-gekoppeltes *fu*-Organ (➤ Abb. 1.11d).

Leitbahnumläufe

Innerhalb des Hauptleitbahnsystems können drei Umläufe mit jeweils vier verschiedenen Hauptleitbahnen zusammengefasst werden.

Von den Leitbahnen eines Umlaufs verlaufen

- jeweils zwei auf der *yin*-Seite, d. h. innerhalb der eher ventralen Aspekte des Körpers (innen) und
- zwei auf der *yang*-Seite, d. h. innerhalb der eher dorsalen Aspekte des Körpers (außen).

Eine Ausnahme von dieser Regel bildet die Ma-Hauptleitbahn (Fuß-*yangming*, siehe auch ➤ 1.2.3), die zwar zu einem großen Teil auf der ventralen Seite des Körpers verläuft, aber zu den *yang*-Leitbahnen gehört (➤ Abb. 1.12, ➤ Abb. 1.13).

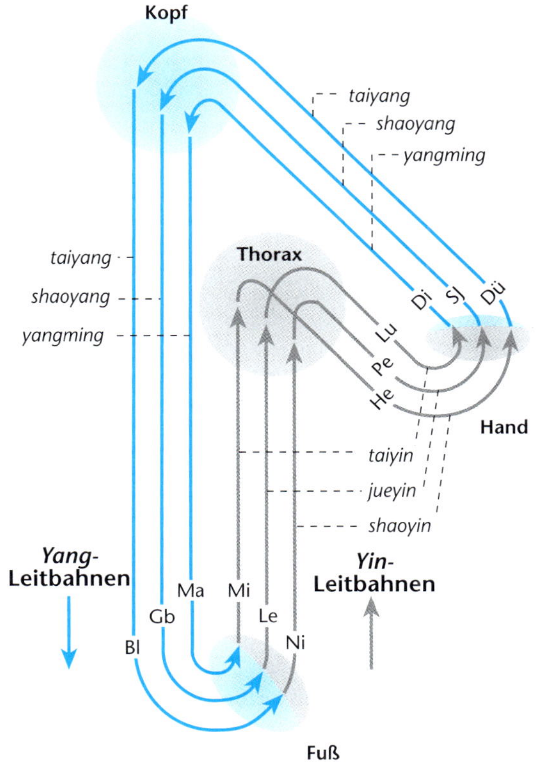

Abb. 1.12 Prinzip der Leitbahnumläufe

Leitbahn	Uhrzeit	Beginnt an	Endet an	Hand/Fuß	Leitbahnachse
1. Umlauf					
Lu	3–5 h	Thorax	Fingerspitzen	Hand *(shou)*	*taiyin*
Di	5–7 h	Fingerspitzen	Gesicht	Hand *(shou)*	*yangming*
Ma	7–9 h	Gesicht	Zehenspitzen	Fuß *(zu)*	*yangming*
Mi	9–11 h	Zehenspitzen	Thorax (Herz)	Fuß *(zu)*	*taiyin*
2. Umlauf					
He	11–13 h	Thorax	Fingerspitzen	Hand *(shou)*	*shaoyin*
Dü	13–15 h	Fingerspitzen	Gesicht	Hand *(shou)*	*taiyang*
Bl	15–17 h	Gesicht	Zehenspitzen	Fuß *(zu)*	*taiyang*
Ni	17–19 h	Zehenspitzen	Thorax (Perikard)	Fuß *(zu)*	*shaoyin*
3. Umlauf					
Pe	19–21 h	Thorax	Fingerspitzen	Hand *(shou)*	*jueyin*
SJ	21–23 h	Fingerspitzen	Gesicht	Hand *(shou)*	*shaoyang*
Gb	23–1 h	Gesicht	Zehenspitzen	Fuß *(zu)*	*shaoyang*
Le	1–3 h	Zehenspitzen	Thorax (Lunge)	Fuß *(zu)*	*jueyin*

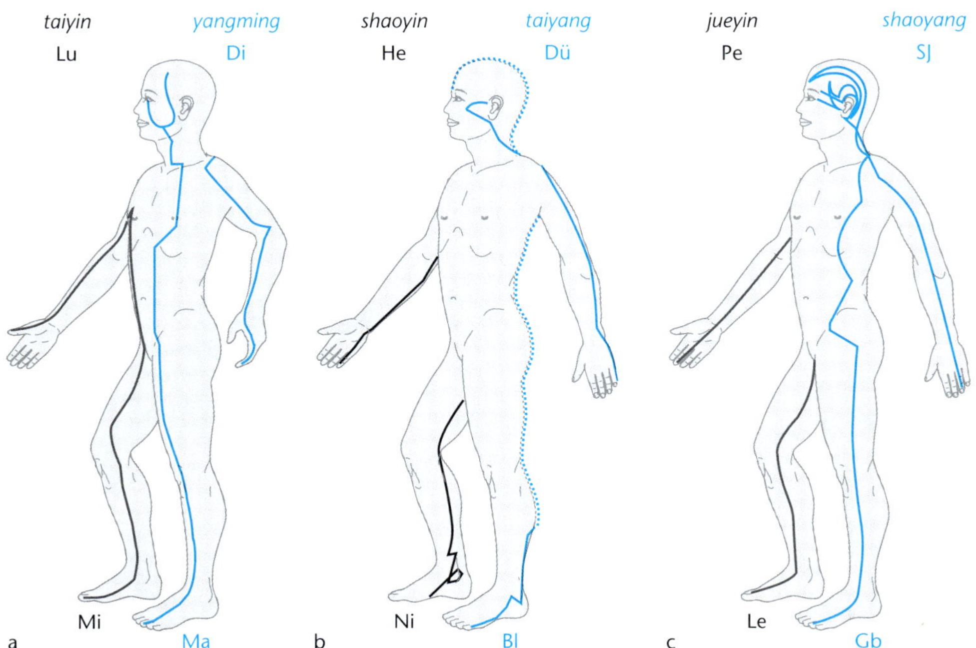

Abb. 1.13 Überblick über die Leitbahnumläufe

Verbindungen innerhalb der Hauptleitbahnen

Um die kontinuierliche Zirkulation (siehe auch ➤ 1.1.4) innerhalb des Hauptleitbahnsystems zu gewährleisten, muss es Verbindungen zwischen den verschiedenen Leitbahnen geben. Die ➤ Abb. 1.5 zeigt die Verbindungen zwischen den Leitbahnen in einer schematisierten, grafischen Übersicht.

Die Verbindung innerhalb der Hauptleitbahnen erfolgt nach einigen Schulen über sogenannte **Entry-/Exit-Punkte** bzw. **Eintritt-/Austritt-Punkte.** Darunter verstehen verschiedene Autoren wie z. B. Jarrett (2003), Pirog (1996) sowie Hicks, Hicks und Mole (2004) jeweils die Shunt- bzw. Verbindungspunkte zwischen den nach der Organuhr aufeinanderfolgenden Leitbahnen (➤ 8.2.16). Der **Exit(Austritt)-Punkt** kennzeichnet den Punkt einer Leitbahn, von dem aus der Fluss durch eine (innere) Verbindung zu einem Punkt der in der Organuhr nächstfolgenden Leitbahn fließt – zum **Entry(Eintritt)-Punkt** der nächstfolgenden Leitbahn.

Es gibt unterschiedliche Punktangaben bei den Verbindungsorten. Nachfolgender Text orientiert sich v. a. an die Angaben von Solinas, Mainville und Auteroche (1998), weist aber im jeweiligen Text auf die unterschiedlichen Punktangaben hin.

yin-yang-Verbindungen

Die Verbindungen bzw. Anastomosen zwischen den *yin-* und *yang*-Leitbahnen befinden sich in der Hand- bzw. Fußregion. Sie sind meist an den jeweiligen Endpunkten der Leitbahnen, teilweise aber auch durch Abzweigungen von einer Hauptleitbahn miteinander verbunden. Diese *yin-yang*-Verbindungen erlauben es dem *yin-* und *yang-qi,* sich ineinander zu transformieren. Um ein dynamisches Gleichgewicht zu erhalten, das die *qi*-Zirkulation erleichtert, kann das *qi* an diesen Stellen seine Polarität wechseln. *Yin* transformiert sich dann in *yang* und *yang* in *yin.* Die *yin-yang*-Verbindungen respektieren die Reihenfolge der Leit-

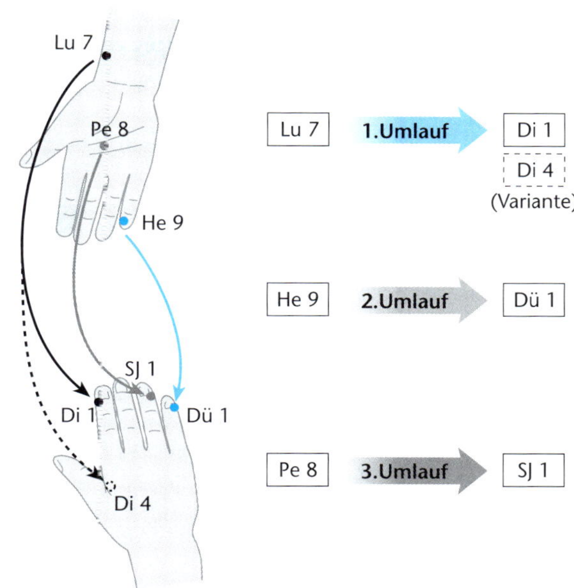

Abb. 1.14 Hand-*yin-yang*-Verbindungen der Hauptleitbahnen

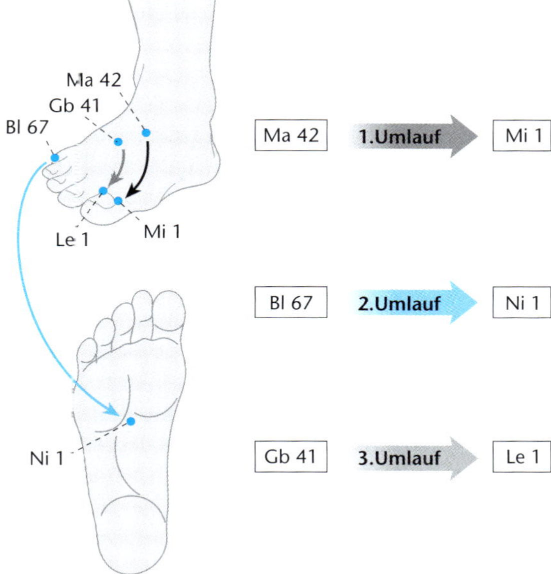

Abb. 1.15 Fuß-*yang-yin*-Verbindungen der Hauptleitbahnen

bahnen innerhalb der grundlegenden Struktur des zirkadianen (24-Stunden)-Zyklus.

Hand-*yin-yang*-Verbindungen Die **Hand-*yin*-Leitbahnen** (➤ Abb. 1.14) sind mit den **Hand-*yang*-Leitbahnen** an den Fingerspitzen bzw. in der Handregion über einen Zweig, der von den *yin*-Hauptleitbahnen abzweigt und zu den Hand-*yang*-Leitbahnen führt, verbunden:

- **1. Umlauf:**
  - Lu-Leitbahn *(shou taiyin)* zur Di-Leitbahn *(shou yangming)*
  - **Lu 7** *(lieque)* → **Di 1** *(shangyang)*
  - Ein Zweig der Lu-Hauptleitbahn zieht von **Lu 7** *(lieque)* zur Di-Hauptleitbahn bei **Di 1** *(shangyang). Anmerkung:* Bei Hicks, Hicks und Mole (2004, siehe Eintritt-/Austritt-Punkte ➤ 8.2.16) wird **Di 4** *(hegu)* als Entry(Eintritt)-Punkt angesehen.
- **2. Umlauf:**
  - He-Leitbahn *(shou shaoyin)* zur Dü-Leitbahn *(shou taiyang)*
  - **He 9** *(shaochong)* → **Dü 1** *(shaoze)*
- **3. Umlauf:**
  - Pe-Leitbahn *(shou jueyin)* zur SJ-Leitbahn *(shou shaoyang)*
  - **Pe 8** *(laogong)* → **SJ 1** *(guanchong)*

Fuß-*yang-yin*-Verbindungen Die **Fuß-*yang*-Leitbahnen** sind mit den **Fuß-*yin*-Leitbahnen** an den Zehen über einen Zweig, der jeweils von den *yang*-Hauptleitbahnen abzweigt und zu den Fuß-*yin*-Leitbahnen führt, verbunden (➤ Abb. 1.15):

- **1. Umlauf:**
  - Ma-Leitbahn *(zu yangming)* zur Mi-Leitbahn *(zu taiyin)*
  - **Ma 42** *(chongyang)* → **Mi 1** *(yinbai)*
  - Von **Ma 42** zieht ein Ast von der Ma-Hauptleitbahn zu **Mi 1**
- **2. Umlauf:**
  - Bl-Leitbahn *(zu taiyang)* zur Ni-Leitbahn *(zu shaoyin)*
  - **Bl 67** *(zhiyin)* → **Ni 1** *(yongquan)*
- **3. Umlauf:**
  - Gb-Leitbahn *(zu shaoyang)* zur Le-Leitbahn *(zu jueyin)*
  - **Gb 41** *(zulinqi)* → **Le 1** *(dadun)*
  - Ein Zweig der Gb-Leitbahn entspringt auf dem Fußrücken bei **Gb 41** und zieht zu **Le 1.**

yang-yang-Verbindungen

Die *yang-yang*-Verbindungen der Hauptleitbahnen befinden sich in der **Kopfregion** (➤ Abb. 1.16). Sie sind eher oberflächlich und respektieren die Reihenfolge der Leitbahnen innerhalb des **zirkadianen** Zyklus, d. h. nach der Organuhr (➤ Abb. 1.8). Diese Verbindungen unterstützen die Kommunikation in der Kopfregion zwischen Hand-*yang*- und Fuß-*yang*-Hauptleitbahnen, die das *qi* derselben Natur und Qualität vermitteln *(yangming, taiyang, shaoyang).* Sie kennzeichnen damit die *yang*-Achsen- bzw. Schichtverbindungen (➤ 1.2.3) der Leitbahnen und dienen als Bindeglied zwischen **oben** und **unten.**

- **Umlauf:**
  - Di-Leitbahn *(shou yangming)* zur Ma-Leitbahn *(zu yangming)*
  - **Di 20** *(yingxiang)* → **(Bl 1)** → **Ma 1** *(chengqi)*
- **2. Umlauf:**
  - Dü-Leitbahn *(shou taiyang)* zur Bl-Leitbahn *(zu taiyang)*
  - **Dü 18** *(quanliao)* → **Bl 1** *(jingming)*
- **3. Umlauf:**
  - SJ-Leitbahn *(shou shaoyang)* zur Gb-Leitbahn *(zu shaoyang)*

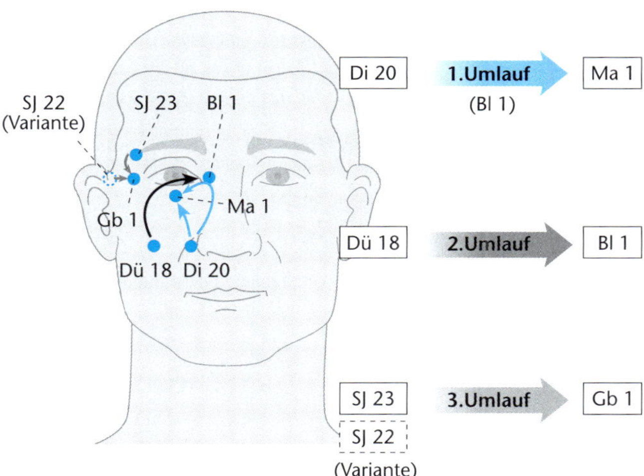

Abb. 1.16 *Yang-yang*-Verbindungen der Hauptleitbahnen

- **SJ 23** *(sizhukong)* → **Gb 1** *(tongziliao)*
  Anmerkung: Bei Hicks, Hicks und Mole (2004, siehe Eintritt-/Austritt-Punkte ➤ 8.1.16) wird **SJ 22** *(erheliao)* als Exit(Austritt)-Punkt angesehen.

yin-yin-Verbindungen

Die *yin-yin*-Verbindungen zwischen den Hauptleitbahnen sind in der **Thoraxregion** lokalisiert (➤ Abb. 1.17). Sie befinden sich im Gegensatz zu den *yang-yang*-Verbindungen eher in der Tiefe, im Inneren des Körpers (innerer Verlauf der Leitbahnen).

Es werden zwei verschiedene *yin-yin*-Verbindungen unterschieden, die

- *yin*-Achsen- bzw. Schichten-Verbindungen *(taiyin, jueyin, shaoyin)*, die **nicht zirkadian**, d. h. nicht nach der Organuhr verlaufen und die
- (tiefen) *yin-yin*-Verbindungen, die in ihrem *qi*-Fluss **zirkadian**, d. h. nach der Organuhr verlaufen.

yin-Achsen- bzw. Schichtverbindungen Diese *yin-yin*-Verbindungen unterstützen die Kommunikation zwischen den Hand-*yin*- und Fuß-*yin*-Leitbahnen, die das *qi* derselben Qualität vermitteln *(taiyin, jueyin, shaoyin)* und dienen als Bindeglied zwischen **oben** und **unten.** Sie verlaufen in ihrem *qi*-Fluss **nicht zirkadian,** d. h. sie richten sich nicht nach dem zyklischen Ablauf der Organuhr (➤ Abb. 1.17).

- **1. Umlauf:**
  - Mi-Leitbahn *(zu taiyin)* zur Lu-Leitbahn *(shou taiyin)*
  - **Mi 20** *(zhourong)* → **Lu 1** *(zhongfu)*
  - Solinas, Mainville und Auteroche (1998) zufolge verläuft ein oberflächlicher Zweig der Mi-Hauptleitbahn von **Mi 20** zur Lu-Hauptleitbahn bei **Lu 1.**
- **2. Umlauf:**
  - Le-Leitbahn *(zu jueyin)* zur Pe-Leitbahn *(shou jueyin)*
  - **Le** → **Pe**
  - Von der Leber zieht ein innerer Zweig der Le-Hauptleitbahn durch das Diaphragma und verbindet sich mit der Pe-Hauptleitbahn unter **Pe 1** *(tianchi).*
- **3. Umlauf:**
  - Ni-Leitbahn *(zu shaoyin)* zur He-Leitbahn *(shou shaoyin)*
  - **Ni** → **He**
  - Ein innerer Zweig der Ni-Hauptleitbahn zieht zur Leber, durchdringt das Diaphragma und verteilt sich in der Lunge. Von der Lunge geht ein Zweig zum Herzen, wo er sich mit der He-Hauptleitbahn verbindet. Viele Autoren geben als Ort der Verbindung **He 1** *(jiquan)* an.

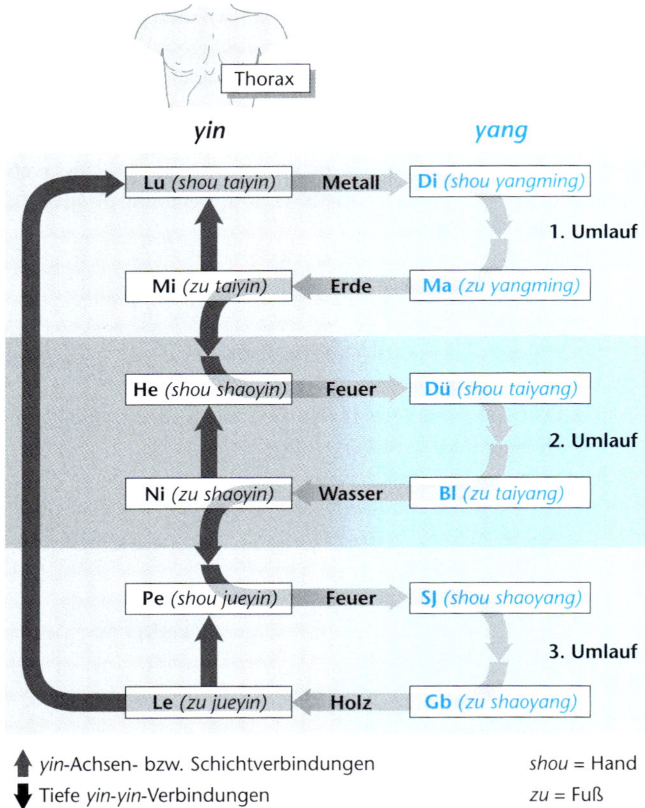

Abb. 1.17 Überblick über die *yin-yin*-Verbindungen der Hauptleitbahnen

Tiefe yin-yin-Verbindungen Diese *yin-yin*-Verbindungen ermöglichen den **zirkadianen** Zyklus nach der Organuhr und kennzeichnen die Übergänge der Leitbahn-Umläufe. Sie sind in der Tiefe der Thoraxregion auf der Ebene der *zang*-Organe lokalisiert.

- **Verbindung 1. Umlauf zum 2. Umlauf:**
  - Mi-Leitbahn *(zu taiyin)* zur He-Leitbahn *(shou shaoyin)*
  - **Mi** → **He**
  - Ein innerer Zweig der Mi-Hauptleitbahn verteilt sich im Herzen und verbindet sich mit der He-Leitbahn. *Anmerkung:* Bei Hicks, Hicks und Mole (2004, siehe Eintritt-/Austritt-Punkte ➤ 8.2.16) wird **Mi 21** als Exit(Austritt)-Punkt der Mi-Leitbahn und **He 1** als Eintritt-Punkt der He-Leitbahn angesehen.
- **Verbindung 2. Umlauf zum 3. Umlauf:**
  - Ni-Leitbahn *(zu shaoyin)* zur Pe-Leitbahn *(shou jueyin)*
  - **Ni** → **Pe**
  - Ein innerer, zur Niere verlaufender Ast der Ni-Hauptleitbahn zieht zur Leber, durchdringt das Zwerchfell und die Lunge, wo er sich verzweigt. Ausgehend von der Lunge verläuft ein innerer Zweig zum Herzen, wo er sich mit der Pe-Hauptleitbahn trifft und **Ren 17** *(danzhong)* erreicht. *Anmerkung:* Bei Hicks, Hicks und Mole (2004, siehe Eintritt-/Austritt-Punkte ➤ 8.2.16) wird **Ni 22** als Exit(Austritt)-Punkt der Ni-Leitbahn und **Pe 1** als Eintrittpunkt der Pe-Leitbahn angesehen.

- **Verbindung 3. Umlauf zum 1. Umlauf:**
  - Le-Leitbahn *(zu jueyin)* zur Lu-Leitbahn *(shou taiyin)*
  - **Le → Lu**
  - Ein innerer Zweig der Le-Leitbahn von der Leber passiert das Diaphragma und verzweigt sich in die Lunge, um sich dort mit der Lu-Hauptleitbahn zu vernetzen. *Anmerkung:* Bei Hicks, Hicks und Mole (2004, siehe Eintritt-/Austritt-Punkte ➢ 8.2.16) wird **Le 14** als (Exit)Austritt-Punkt der Le-Leitbahn und **Lu 1** als Eintrittpunkt der Lu-Leitbahn angesehen.

1.2.3 Die sechs großen Leitbahnen *(liu jing)*

Aufgrund der *yang-yang-* und der *yin-yin-***Verbindungen** (➢ 1.2.2, ➢ Abb. 1.16, ➢ Abb. 1.17) können die Hauptleitbahnen derselben Natur und Qualität in sechs große Leitbahnen *(liu jing)* bzw. Leitbahn-Schichten oder -Achsen eingeteilt werden. Synonym werden im deutschen Sprachraum die Ausdrücke **Oben-/ Unten-** bzw. **Achsen- oder Schichtverbindung** benutzt. Sie repräsentieren 3 große *yang*-Leitbahnen und 3 große *yin*-Leitbahnen (➢ Abb. 1.18).

Leitbahnen	**Ausbreitung**		**Quantität von *qi* und Blut-*xue***
Außen			
Yang-Leitbahnen bzw. -Schichten			
taiyang **(Dü, Bl)**	Lateroposteriorer Aspekt der vier Extremitäten, posteriorer Aspekt von Kopf und Körper	Innen *Yin* – Außen *Yang* vorne: Lu + Mi *taiyin* – Di + Ma *yangming* Mitte: Pe + Le *jueyin* – SJ + Gb *shaoyang* hinten: He + Ni *shaoyin* – Dü + Bl *taiyang* a	Weniger *qi*, mehr *xue* ***qi* < *xue***
shaoyang **(SJ, Gb)**	Lateraler Aspekt der vier Extremitäten und des Körpers	Innen *Yin* – Außen *Yang* vorne: Lu + Mi *taiyin* – Di + Ma *yangming* Mitte: Pe + Le *jueyin* – SJ + Gb *shaoyang* hinten: He + Ni *shaoyin* – Dü + Bl *taiyang* b	Viel *qi*, weniger *xue* ***qi* > *xue***
Yang-Leitbahnen bzw. -Schichten			
yangming **(Di, Ma)**	Lateroanteriorer Aspekt der vier Extremitäten, frontale Gesichts-/Stirnregion und ventraler Rumpf	Innen *Yin* – Außen *Yang* vorne: Lu + Mi *taiyin* – Di + Ma *yangming* Mitte: Pe + Le *jueyin* – SJ + Gb *shaoyang* hinten: He + Ni *shaoyin* – Dü + Bl *taiyang* c	Viel *qi*, viel *xue* ***qi* = *xue***
Yin-Leitbahnen bzw. -Schichten			

Abb. 1.18 Übersicht über die 6 großen Leitbahnen *(liu jing)*

taiyin **(Lu, Mi)**	Medioanteriorer Aspekt der vier Extremitäten sowie von Thorax und Abdomen	Innen *Yin* / Außen *Yang* vorne: Lu + Mi *taiyin* / Di + Ma *yangming* Mitte: Pe + Le *jueyin* / SJ + Gb *shaoyang* hinten: He + Ni *shaoyin* / Dü + Bl *taiyang* d	Viel *qi*, weniger *xue* ***qi* > *xue***
jueyin **(Pe, Le)**	Mitte des medialen Aspektes der vier Extremitäten sowie von Thorax und Abdomen	Innen *Yin* / Außen *Yang* vorne: Lu + Mi *taiyin* / Di + Ma *yangming* Mitte: Pe + Le *jueyin* / SJ + Gb *shaoyang* hinten: He + Ni *shaoyin* / Dü + Bl *taiyang* e	Wenig *qi*, viel *xue* ***qi* < *xue***
shaoyin **(He, Ni)**	Medioposteriorer Aspekt der vier Extremitäten sowie von Thorax und Abdomen	Innen *Yin* / Außen *Yang* vorne: Lu + Mi *taiyin* / Di + Ma *yangming* Mitte: Pe + Le *jueyin* / SJ + Gb *shaoyang* hinten: He + Ni *shaoyin* / Dü + Bl *taiyang* f	Viel *qi*, weniger *xue* ***qi* > *xue***
Innen			

Namen und Funktionen der sechs großen Leitbahnen *(liu jing)*

tai

tai bedeutet größer, höchster. Die Polaritätsenergie (*yang* oder *yin*) entwickelt sich und erreicht ihr Aktivitätsmaximum in den *taiyang*- und *taiyin*-Leitbahnen. Hier wird das **Maximum der jeweiligen Polarität** erreicht und fängt an, wieder abzufallen. Das „*taiyang* öffnet nach außen" bedeutet, dass es sich nach außen hin ausbreitet (siehe nachfolgende Ausführungen bei *yangming*, ➤ Abb. 1.19).

shao

shao bedeutet weniger oder jünger. Die Polaritätsenergie (*yang* oder *yin*) in den *shaoyang*- bzw. *shaoyin*-Leitbahnen ist weniger als die in den *taiyang*- bzw. *taiyin*-Leitbahnen. Zudem kennzeichnet dies ihre Lokalisation im Körper: Die *shaoyang*-Leitbahnen befinden sich in der Mitte zwischen **innen** bzw. ventral und **außen** bzw. dorsal. Sie agieren wie ein Scharnier. Nach Rochat de la Vallée (1986) sollte *shaoyang* als „junges *yang*" übersetzt werden und befindet sich ihrer Ansicht nach eher in der Position zwischen außen (den beiden anderen *yang*-Leitbahnen) und innen (den drei *yin*-Leitbahnen).

Die *shaoyin*-Leitbahnen werden je nach Interpretation zwischen *taiyin*- und *shaoyin*-Leitbahn oder als tiefste der sechs Leitbahnen im Körper lokalisiert und fungieren entsprechend entweder als Scharnier oder als fixer Angelpunkt (siehe Tiefenorganisation der sechs großen Leitbahnen).

ming

„*yangming* verschließt nach innen – *yangming* zieht sich nach innen zusammen." *ming* bedeutet klar, hell strahlend, leuchtend. Die *yangming*-Leitbahn zeigt einige Besonderheiten. So ist sie allein von ihrer Lokalisation her **nicht** „*yang*" im gleichen Sinne wie die anderen beiden *yang*-Leitbahnen, sondern sie entwickelt sich als *yang*-**Phänomen** innerhalb einer körperlichen *yin*-**Position** (teils ventraler Verlauf der Ma-Leitbahn).

Das Schriftzeichen *ming* setzt sich zusammen aus den Radikalen für Sonne und Mond. Ebenso enthält das Schriftzeichen *yang* das Sonnen-Radikal. Nach dem *Su Wen* befindet sich das *yangming* dort, wo die beiden *yang* zusammen scheinen. Die beiden Sonnen kann man symbolisch als eine Verdoppelung der *yang*-Energie deuten. *taiyang* und *shaoyang* sind schon aufgrund ihrer körperlichen Lokalisation her „*yang*", *yangming* jedoch ist *yang* aufgrund der in ihm gespeicherten Energie.

Hier stellt sich die Frage, warum die *yangming*-Leitbahn so voll ist, d. h. so viel *qi* und Blut in sich führt. Pirog (1996) erklärt dies anhand der Embryonalentwicklung. Das „Schließen" des *yangming* nach innen könnte gleichgesetzt werden mit dem Bild eines in sich zusammengekauerten **Embryos** (➤ Abb. 1.19). Wegen seiner nach innen abschließenden, sich kontrahierenden Position kann die Energie der *yangming*-Leitbahn daher mit dem zusammengepressten Dampf in einem Dampfdrucktopf verglichen werden. Der „*yin*-Prozess" der Kontraktion (des sich Zusammenziehens) hat ein *yang*-produzierendes Resultat, nämlich die Kompression. So bedeutet der Verschluss nach innen eine Kontraktion nach innen und nachfolgend die Kompression (der Energie) im Inneren.

Diese natürliche Kompressionsenergie wird in der Akupunkturtherapie genutzt. Die *yangming*-Leitbahnen, v. a. die Ma-Leitbahnen, können eingesetzt werden, um den Körper mit Energie zu versorgen, die durch das Anzapfen z. B. mittels Massage oder Akupunktur der hier akkumulierten, gespeicherten Energie freigesetzt werden kann. Auf der anderen Seite können die *yangming*-Leitbahnen, Di- und Ma-Leitbahnen, akupunktiert werden, um akkumulierte Fülle-Hitze auszuleiten. In diesem Fall ist der Effekt zu vergleichen mit dem sicheren Dampfablassen bei einem Dampfdrucktopf.

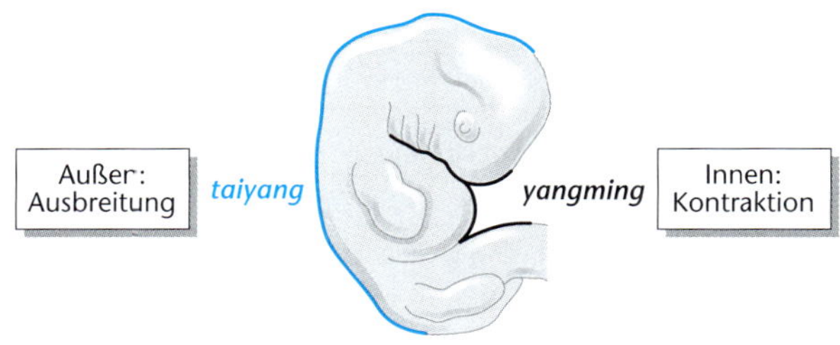

Abb. 1.19 Embryonale Entwicklung der *yangming*- und *taiyang*-Leitbahn (nach Pirog, 1996)

jue

jue bedeutet absolut, am Ende, erschöpft. Nach Wiseman, Feng Ye (1997) bedeutet *jue* auch inverted im Sinne von umkehren, umdrehen.

Die Polaritätsenergie *(yin)* in der *jueyin*-Leitbahn repräsentiert die Terminalphase des *yin*, hier folgt der Polarisationswechsel in das *yang* (siehe die Beschreibung unten).

Beziehungen und Tiefenorganisation der sechs großen Leitbahnen *(liu jing)*

Die systemische Einteilung in sechs Schichten bzw. Ebenen ist v. a. durch das *Shang Han Lun* bekannt. Diese kann nach Pirog (1996) aber auch als ein Paradigma der Akupunktur angesehen werden, da es fundamentale Ideen in Hinblick auf die Punkt- und Leitbahnwirkungen sowie auf die Beziehungen der Leitbahnen untereinander liefern kann. Das Modell beschreibt charakteristische Änderungen des Leitbahn-*qi*, je nachdem, in welcher Ebene es innerhalb des Körpers agiert. Die „Leitbahn-Schichten" türmen sich dabei übereinander wie die verschiedenen Schichten in einem Gesteinsbruch. Wie tief eine Leitbahn bzw. ein Punkt liegt, sagt auch etwas über seine Funktion und Bedeutung für den Körper aus. Denn, so das Postulat, je tiefer eine Leitbahn lokalisiert ist, desto tiefgreifendere Funktionen hat sie und desto tiefere Erkrankungen behandelt sie. Sie stellen dabei keine statischen, sondern lebendige Strukturen dar mit einer durch ihre körperliche Position bedingten, für sie spezifischen Aktivität als Öffner, Verschluss, Scharnier bzw. Angelpunkt (→ Bedeutung der chinesischen Namen). Eine Darstellung der sechs Leitbahnen zeigt die Anordnung der Leitbahnen bzw. Schichten von außen nach innen wie die Schalen einer Zwiebel (➤ Abb. 1.20).

Nguyen Van Nghi (1996) vergleicht die drei *yin*- bzw. drei *yang*-Leitbahnen mit Türen. Das Türblatt (*taiyang* bzw. *taiyin*) wird geschlossen, um den Zutritt unwillkommener Gäste, wie z. B. äußere pathogene Faktoren, zu verhindern. Die Tür kann

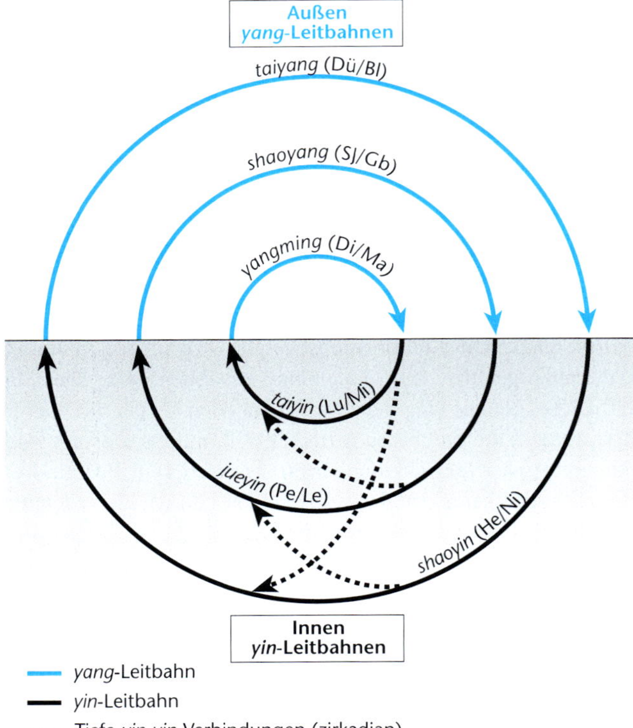

Abb. 1.20 Beziehungen der 3 *yin-* und 3 *yang*-Leitbahnen (nach Nguyen Van Nghi, 1996)

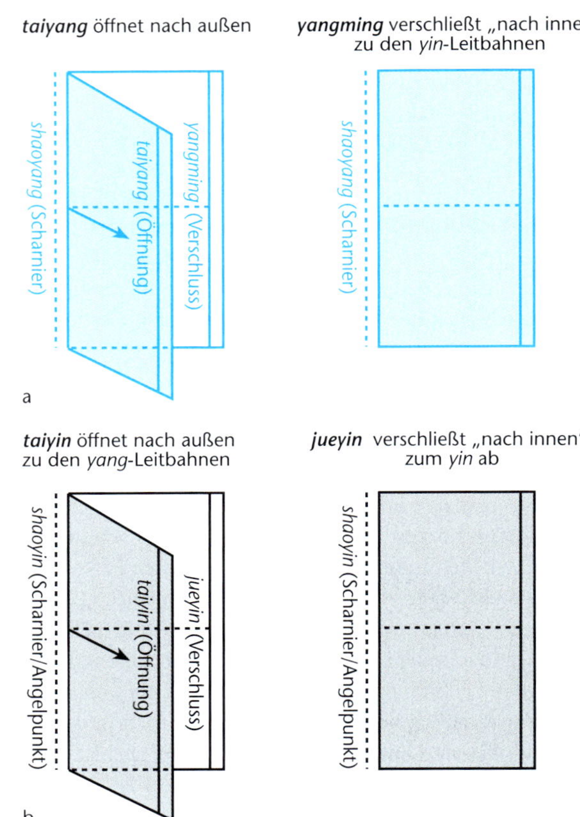

Abb. 1.21 Die 6 großen Leitbahnen als Öffner, Scharnier und Verschluss einer Tür (nach Nguyen Van Nghi, 1996)

aber auch geöffnet werden, um Freunde hereinzulassen. Ob dieses Öffnen und Schließen gut gelingt, hängt dabei im Wesentlichen von den Scharnieren ab (*shaoyang* bzw. *shaoyin*). Nur wenn diese funktionieren, kann die Energie adäquat zirkulieren. Der Türrahmen (bzw. Verschluss) (*yangming* bzw. *jueyin*) schließt nach innen ab, d. h. er beschützt und hält, was sich im Inneren befindet (➤ Abb. 1.21).

Es gibt Kontroversen darüber, ob die *shaoyin-* oder die *jueyin*-Leitbahnen als tiefste Leitbahnen der sechs großen Leitbahnen *(liu jing)* im Körper anzusehen sind. Pirog (1996) formuliert hierzu eine interessante These. Er postuliert die *shaoyin*-Leitbahnen als die am tiefsten liegenden Leitbahnen des Körpers. Die *shaoyin*-Leitbahnen liegen z. B. so medial (also innen), dass sie bei normaler Körperposition verdeckt werden und nicht direkt sichtbar sind. Das *shaoyin* funktioniert nach Pirog (1996) dabei nicht wie ein Tür-Scharnier, sondern stellt eher einen fixen Angelpunkt im Körper dar. Dieser sei wie die Achse im Inneren eines Mühlrades, das sich unbeweglich im Zentrum befindet, gleichzeitig aber die Bewegung verursacht. Wenn das *qi* im *shaoyin* bereits die tiefste Stelle erreicht hat und „das *yin* im *jueyin* erschöpft ist", muss es umkehren, d. h. wieder auf eine oberflächlichere Ebene, nach außen gehen bzw. sich in das *yang* transformieren. In diesem Sinne beginnen die Pe- und die Le-Leitbahnen wieder damit, den *qi*-Fluss zum *yang*, also von innen nach außen und von den unteren zu den oberen Körperanteilen hin zu bewegen (➤ Abb. 1.22).

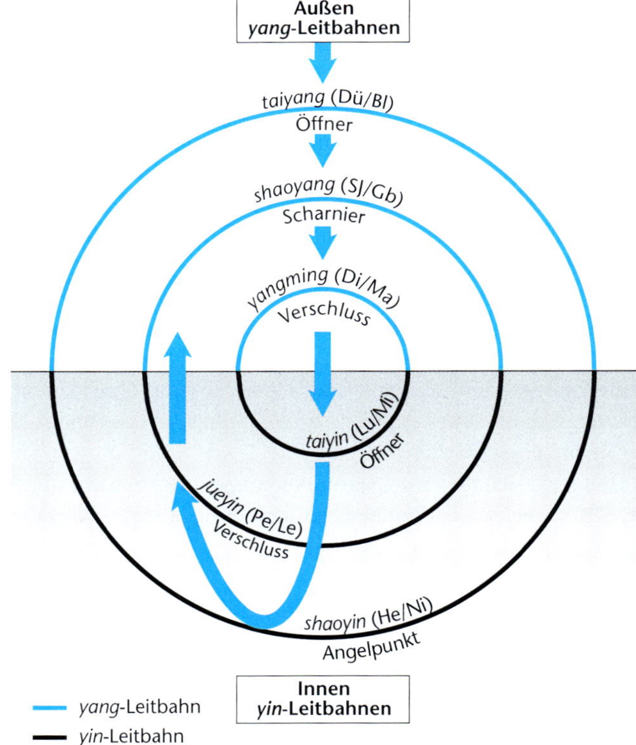

Abb. 1.22 Tiefenorganisation der 6 großen Leitbahnen (nach Pirog, 1996)

Vereinigungs- bzw. Verbindungs-Punkte der sechs großen Leitbahnen *liu jing*

Die *yin*-**Hauptleitbahnen** *(liu jing)* vereinigen sich in der **Thoraxregion** (→ *yin*-Achsen- bzw. Schichtverbindungen ➤ 1.2.2, ➤ Abb. 1.17). Dagegen verbinden sich die *yang*-**Hauptleitbahnen** in der **Kopfregion** (→ *yang*-Achsen- bzw. Schicht-Verbindungen ➤ 1.2.2, ➤ Abb. 1.16).

Viele Akupunktur-Schulen postulieren die Verbindung der Leitbahnen derselben Natur und Qualität durch folgende **sechs Vereinigungs-** bzw. **Verbindungs-Punkte:**

yin-Leitbahnen	**Lu 1** *(zhongfu)*, **Pe 1** *(tianchi)*, **He 1** *(jiquan)*
yang-Leitbahnen	**Bl 1** *(jingming)*, **Gb 1** *(tongziliao)*, **Ma 1** *(chengqi)*

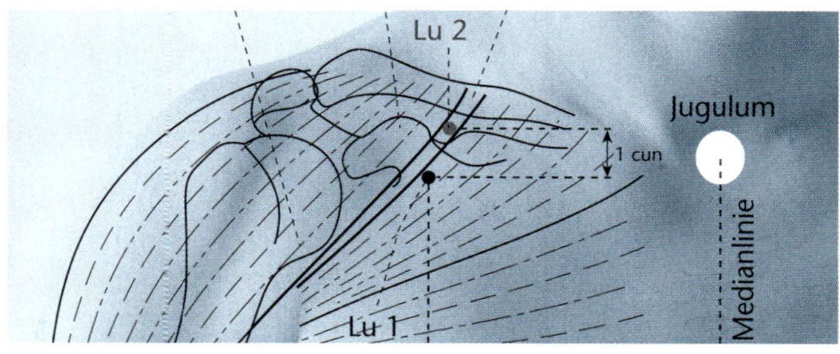

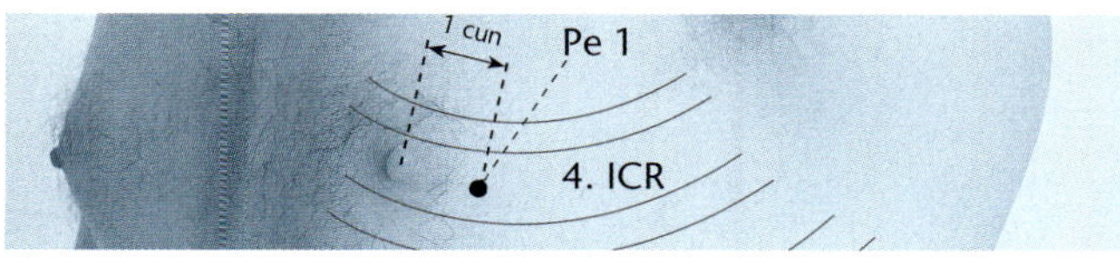

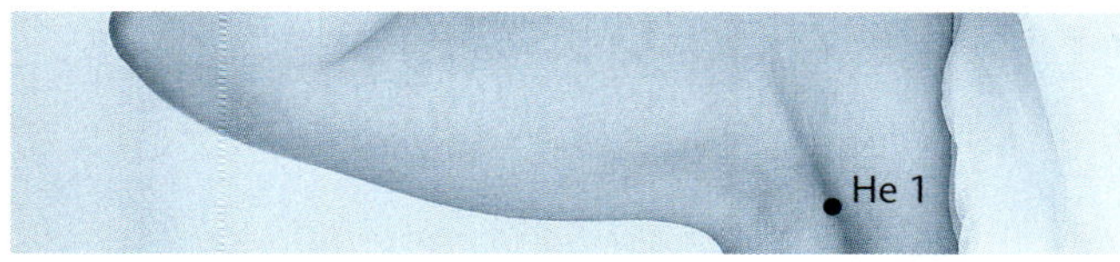

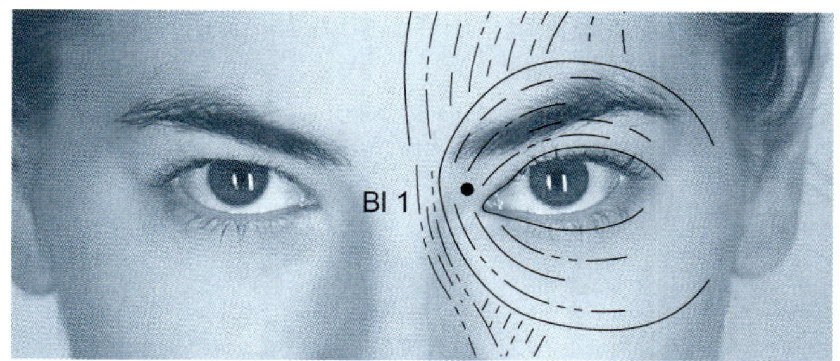

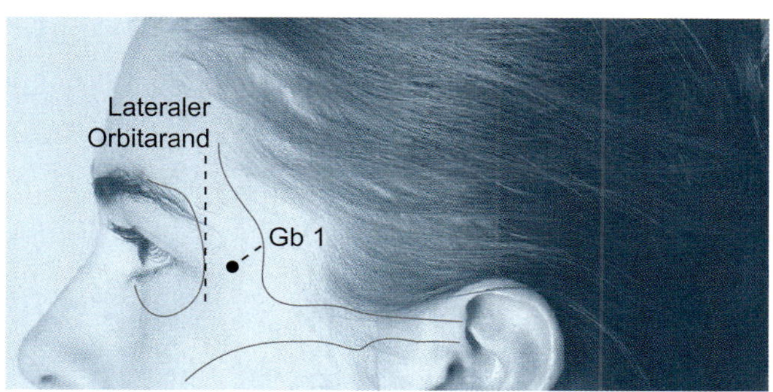

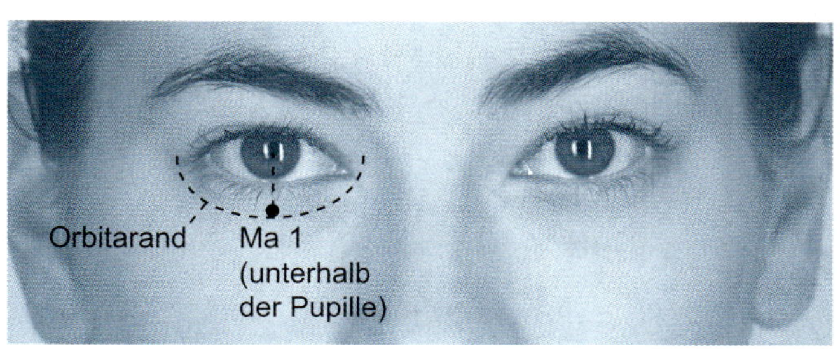

Anfangs- und Endpunkte der sechs großen Leitbahnen *liu jing*

➤ Abb. 1.23 zeigt die Anfangs- und Endpunkte der jeweiligen großen Leitbahnen in der Fuß- bzw. Handregion.

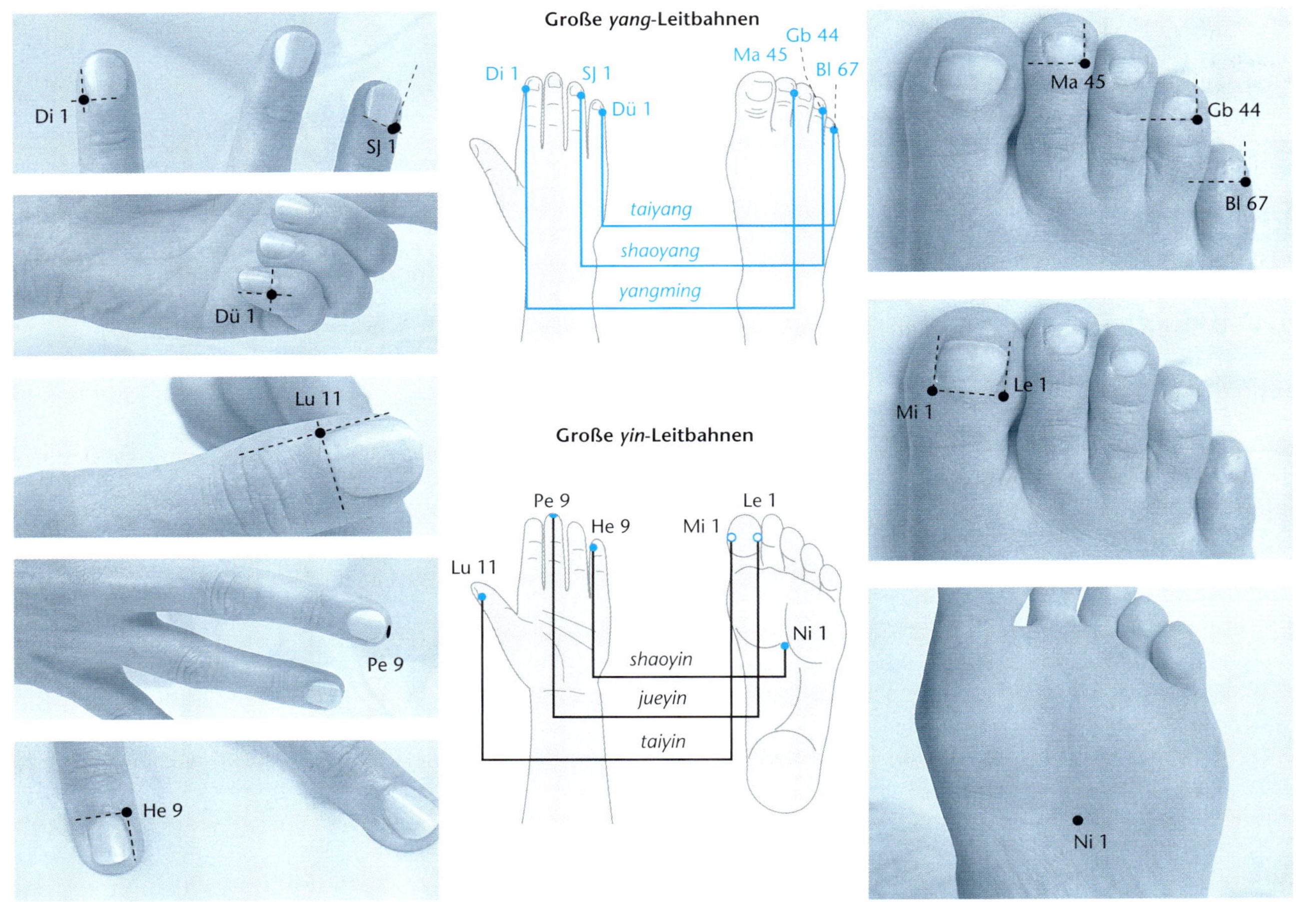

Abb. 1.23 Anfangs- und Endpunkte der *liu jing*

Wurzel- und Knotenpunkte der sechs großen Leitbahnen *liu jing*

Nach Kapitel 5 des Klassikers *Ling Shu* hat jede der 6 großen Leitbahnen *(liu jing)* einen „Wurzel-" *(gen)* und einen „Knotenpunkt" *(jie)*.

Wurzelpunkt *(gen)*

Der Wurzelpunkt ist der Punkt, an dem sich die Polarisationsenergie *(yin/yang)* der jeweiligen großen Leitbahn an ihrem Minimum befindet, das Ende des *yang* oder der Beginn des *yin*. Die Wurzelpunkte liegen dabei jeweils in der Fußregion (➤ Abb. 1.23).

Wurzel-Punkte der 3 *yang*-Leitbahnen Es handelt sich jeweils um die **letzten Punkte** einer jeden großen *yang*-Leitbahn (➤ Abb. 1.23).

taiyang (Dü → Bl)	**Bl 67** *(zhiyin)*
shaoyang (SJ → Gb)	**Gb 44** *(zuqiaoyin)*
yangming (Di → Ma)	**Ma 45** *(lidui)*

Wurzel-Punkte der 3 *yin*-Leitbahnen So bezeichnet werden die jeweils **ersten Punkte** einer jeden großen *yin*-Leitbahn (➤ Abb. 1.23).

taiying (Mi → Lu)	**Mi 1** *(yinbai)*
jueyin (Le → Pe)	**Le 1** *(dadun)*
shaoyin (Ni → He)	**Ni 1** *(yongquan)*

Knotenpunkt *(jie)*

Der Knotenpunkt ist der Punkt, an dem sich die Polarisationsenergie *(yin/yang)* der jeweiligen großen Leitbahn auf ihrem Maximum befindet. Dieser Punkt verbindet die Leitbahnen des Fußes und der Hand miteinander.

Knoten-Punkte der 3 *yang*-Leitbahnen Es sind jeweils die **Umschaltpunkte** einer großen *yang*-Leitbahn (Hand zu Fuß). Sie liegen in der **Kopfregion.**

taiyang (Dü → Bl)	**Bl 1** *(jingming)*
shaoyang (SJ → Gb)	**SJ 21** *(ermen)*[3]
yangming (Di → Ma)	**Ma 1** *(chengqi)*[4]

Knoten-Punkte der *yin*-Leitbahnen Bei den Knoten-Punkten handelt es sich jeweils um die **Umschaltpunkte** einer großen *yin*-Leitbahn (Fuß zu Hand). Sie liegen in der **Thorax-** bzw. **Abdomenregion.**

taiyin (Mi → Lu)	**Ren 12** *(zhongwan)*
jueyin (Le → Pe)	**Ren 18** *(yutang)*
shaoyin (Ni → He)	**Ren 23** *(lianqian)*

1.3 Die divergenten Leitbahnen *(jing bie)*

Synonyme und Schriftzeichen: Sonderleitbahnen, Sondermeridiane, divergierende Leitbahnen. *bie* bedeutet divergierend, separierend, abzweigend.

Die zwölf divergenten Leitbahnen sind in diesem Sinne Abzweigungen von den Hauptleitbahnen.

Allgemeiner Verlauf

(➤ Abb. 1 24)
Unterschieden werden **zwölf bilateral verlaufende** divergente Leitbahnen, die **keine eigenen Punkte** besitzen, nach den jeweiligen Hauptleitbahnen benannt werden und von diesen abhängig sind. Die divergenten Leitbahnen lassen sich zu **sechs großen** *yin-/yang-***Paaren** zusammenstellen und verfügen über ein eigenes System der sechs Vereinigungen bzw. Konfluenzen (Zusammenflüsse): Bl/Ni, Gb/Le, Ma/Mi, Dü/He, SJ/Pe, Di/Lu.

Dabei folgen die divergenten Leitbahnen nach Ramakers (2003) einem eigenen (nicht kosmischen) täglichen Biorhythmus: **Bl → Gb → Ma → Dü → SJ → Di → Ni → Le → Mi → He → Pe → Lu.**

Mit Ausnahme der divergenten SJ-Leitbahn (Kopfregion) trennen *(li)* sich alle divergenten Leitbahnen an den Extremitäten von ihrer jeweiligen Hauptleitbahn. Dabei vermuten viele Autoren bereits einen vor der jeweiligen Abzweigung beginnenden Verlauf. Nach dieser Vorstellung beginnen die divergenten Leitbahnen bereits am distalen Ende der Hauptleitbahnen und verlaufen zwar bis zu ihrem Abzweig mit diesen parallel, allerdings getrennt davon.

Die Zirkulation der divergenten Leitbahnen ist **zentripetal** (➤ 1.1.1), d. h. sie ziehen immer von distal in Richtung Körperstamm und Kopf. Nach Trennung von den Hauptleitbahnen treten sie in den Körper ein *(ru)* und tauchen nach dem inneren Verlauf wieder nahe der Körperoberfläche auf *(chu)*. Dabei laufen die *yin/yang* gekoppelten Paare der divergenten Leitbahnen durch das Körperinnere und fließen in der Nacken- bzw. Kopfregion gemeinsam in die gekoppelte *yang*-Hauptleitbahn ein *(he)*. Dieses gemeinsame Fließen (Zusammenfluss = Konfluenz) kennzeichnet den Begriff der sechs Zusammenflüsse bzw. Vereinigungen *(liu he)*.

3 Zuordnung nach Nguyen Van Nghi (1996). Solinas, Mainville und Auteroche (1998) geben **Gb 2** *(tinghui)* an.

4 Zuordnung nach Nguyen Van Nghi (1996). Solinas, Mainville und Auteroche (1998) geben **Ma 8** *(touwei)* an.

Verlauf der divergenten *yin*-Leitbahnen

Nach der Trennung von ihrer Hauptleitbahn verbinden sie sich mit dem zugehörigen *zang*-Organ, dann mit dem gekoppelten *fu*-Organ und fließen dann gemeinsam in der oberen Körperhälfte mit der divergenten *yang*-Leitbahn in die zugehörige *yang*-Hauptleitbahn ein. Im Gegensatz zur divergenten *yang*-Leitbahn kehrt die divergente *yin*-Leitbahn nach ihrem inneren Verlauf nicht wieder zu ihrer (ursprünglichen) Hauptleitbahn zurück (➤ Abb. 1.24).

Verlauf der divergenten *yang*-Leitbahnen

Nach der Trennung von ihrer Hauptleitbahn ziehen sie zum zugehörigen *fu*-Organ, dann zu ihrem gekoppelten *zang*-Organ und verbinden sich wieder in der oberen Körperhälfte mit ihrer zugehörigen Hauptleitbahn und der gekoppelten divergenten *yin*-Leitbahn (Schema, ➤ Abb. 1.24).

Divergente Leitbahnen und „Herz"

Alle divergenten Leitbahnen kreuzen die Thoraxregion bzw. das „Herz" mit Ausnahme der divergenten Leitbahnen von Lu, Di, Ni. Nach Ansicht von Shima und Chase (2001) zeigt dies an, dass alle divergenten Leitbahnen bei der Durchquerung des Thorax mit dem Wahren-*zhen-qi*, der Verbindung von *zong-* und *yuan-qi*, kommunizieren (➤ 1.1.4). Diese Hypothese spiegelt sich ihrer Meinung nach in allen derzeit zugänglichen Informationen über die *jing bie* wider und erklärt die Bedeutung der divergenten Leitbahnen bei der Therapie von Organerkrankungen ebenso wie bei Disharmonien des Abwehr-*wei-qi*. So gesehen fungieren die divergenten Leitbahnen als fundamentale Achse zwischen dem Innen des Körpers und dem Außen. Shima und Chase (2001) sehen somit die divergenten Leitbahnverläufe als eine unentbehrliche Verbindung zwischen Innen und Außen an, und zwar einerseits, um das hauptsächlich nach außen wirkende Abwehr-*wei-qi* in das Körperinnere zurückzuführen und andererseits, um den Fluss des fundamentalen inneren *yuan-qi* an die Peripherie zu ermöglichen. Das Ursprungs-*yang (yuan yang)* berührt damit nicht nur das Abwehr-*yang (wei-yang)*, sondern stärkt es auch.

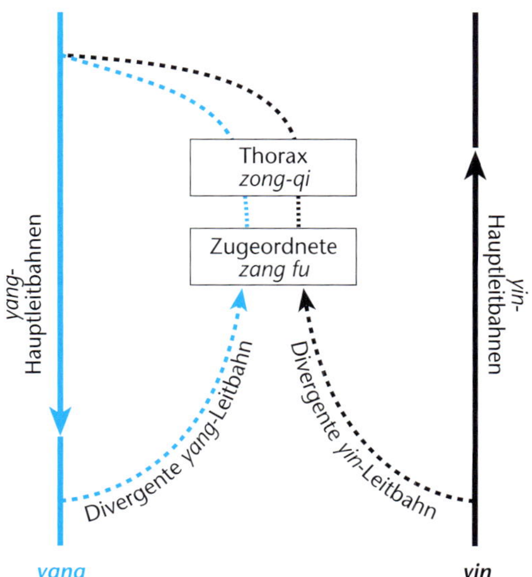

Abb. 1.24 Schema der Verläufe der divergenten Leitbahnen (nach Shima und Chase 2001)

Funktionen

Die divergenten Leitbahnen **verstärken** die **Zirkulation** und **Kommunikation** der Hauptleitbahnen **im Körperinneren.** Einerseits verstärken sie diese durch ihre Verbindung mit den *yang*-Hauptleitbahnen (siehe Verlauf). Ihre Organisationsstruktur ergänzt das System der Hauptleitbahnen funktionell, d.h., sie kontrollieren z.B. auch die von den jeweiligen Hauptleitbahnen nicht durchzogenen Körperareale. So haben Punkte der *yin*-Hauptleitbahnen einen Einfluss auf Kopf- und Gesichtsregion, obwohl ihr „äußerer" Verlauf in der Thoraxregion endet. Diese Wirkung kann dadurch erklärt werden, dass sich die jeweils von den *yin*-Hauptleitbahnen abzweigenden divergenten *yin*-Leitbahnen in der Hals- oder Gesichtsregion in die divergenten *yang*-Leitbahnen ergießen, die dann weiter zum Kopf ziehen. Ein tieferes Verständnis der Verläufe und Aufgaben der divergenten Leitbahnen kann dazu beitragen, die klinischen Wirkungen einiger häufig verwendeter Akupunkturpunkte zu erklären. Zusätzlich stärken sie, bedingt durch ihren Verlauf durch Herz- bzw. Thoraxregion die Verbindung zum Herzen (siehe Ausführungen oben). So können sie nach einigen Akupunkturschulen insbesondere bei psychosomatischen Störungen eingesetzt werden.

Bezüglich der Verläufe und Therapie der divergenten Leitbahnen gibt es viele unterschiedliche Interpretationen und Varianten in der Literatur (Shima und Chase, 2001).

1.4 Die zwölf tendinomuskulären Leitbahnen *(jing jin)*

Synonyme: Tendinomuskuläre Meridiane, TMM-Leitbahnen oder -Meridiane, Sehnenleitbahnen, muskulotendinäre Leitbahnen, Muskel-/Sehnenleitbahnen, die Muskulatur der Meridiane bzw. die Muskulatur in Abhängigkeit von den Meridianen (Rochat), Gefäßsehnen.

Prinzip des tendinomuskulären Leitbahnsystems

Die tendinomuskulären Leitbahnen repräsentieren im Wesentlichen Gruppen von Muskeln, Sehnen und Bändern, die sich entlang dem Verlauf der Hauptleitbahnen und ihrer zugehörigen *luo*-Gefäße projizieren. Sie haben keine eigenen Punkte und auch keine (direkte) Verbindung zu den *zang-/fu*-Organen. Es werden zwölf bilaterale tendinomuskuläre Leitbahnen unterschieden. Sie sind mit den Hauptleitbahnen verbunden und werden entsprechend nach ihnen benannt. Jede tendinomuskuläre Leitbahnen verfügt über einen eigenen **Verlauf,** der im Allgemeinen der Hauptleitbahn folgt. Die tendinomuskulären Leitbahnen beginnen, im Gegensatz zu den Hauptleitbahnen, immer an den Extremitäten. Dabei zweigen sie meist den Brunnen-*jing*-Punkten (➤ 8.2.6) ihrer Hauptleitbahn an den Finger- bzw. Zehenspitzen ab. Ihr Verlauf ist dabei stets von den Extremitäten ausgehend entweder bis zum Rumpf oder bis zum Kopf und Gesicht (zentripetale Zirkulation ➤ 1.1.1). Sie bedecken breitere Areale als die zugehörigen Hauptleitbahnen, sind bandartiger und verknoten sich *(jie)* wie Spindeln an den Gelenken oder anderen Körperarealen. Ihre Ausbreitung schließt auch bestimmte Regionen mit ein, die weder von den Hauptleitbahnen noch von den divergenten Leitbahnen durchlaufen werden. Durch diesen Verlauf können einige Punktwirkungen der mit ihnen verbundenen Hauptleitbahnen erst verstanden werden. Die tendinomuskulären Leitbahnen manifestieren sich unter pathologischen Bedingungen als sogenannte *ashi*-Punkte *(ashi xue)* oder Triggerpunkte.

Begriffe

Unter Knoten *(jie)* versteht man spezifische spindelartige Konzentrationen der tendinomuskulären Leitbahnen, die sich meist an den großen Muskeln und Gelenken finden (ausführlicher bei den einzelnen Leitbahnverläufen in ➤ Kapitel 4). Der Begriff *ju* **(Zusammenfluss bzw. Sammelstelle)** kennzeichnet Körperstellen, an denen zwei oder mehr tendinomuskuläre Leitbahnen gebündelt verlaufen. Unter dem Begriff *san* **(Verbreitung)** wird die Zerstreuung des *qi* in den großen Muskeln und ihre Unterteilung in kleinere Muskelgruppen verstanden. Die tendinomuskulären Leitbahnen **verbinden** *(luo)* die Muskeln, Sehnen und Ligamente mit den Gelenken, um die Beweglichkeit zu unterstützen.

Qi-Fluss-Rhythmus

Nach Ramakers (2003) haben die tendinomuskulären Leitbahnen einen eigenen täglichen *qi*-Fluss-Rhythmus: **Bl → Gb → Ma → Dü → SJ → Di → Mi → Lu → Le → Pe → Ni → He.**

Allgemeiner Verlauf der tendinomuskulären Leitbahnen (➤ Abb. 1.25)

- Die drei Hand-*yang*-tendinomuskulären Leitbahnen (Di/Dü/SJ) verlaufen von den Fingerspitzen in Richtung Skapula, steigen zur Ohrregion hinauf und kreuzen sich bei **Gb 13** *(benshen).*
- Die drei Fuß-*yang*-tendinomuskulären-Leitbahnen (Ma/Bl/Gb) verlaufen von den Zehenspitzen in Richtung Kopf, verbinden sich in der Wangenregion und kreuzen sich bei **Dü 18** *(quanliao).*
- Die drei Hand-*yin*-tendinomuskulären-Leitbahnen (He/Pe/Lu) verlaufen von den Fingerspitzen in Richtung Thorax, verbinden sich dort zu einem internen Wall der Thorakalmuskeln und kreuzen sich bei **Gb 22** *(yuanye).*

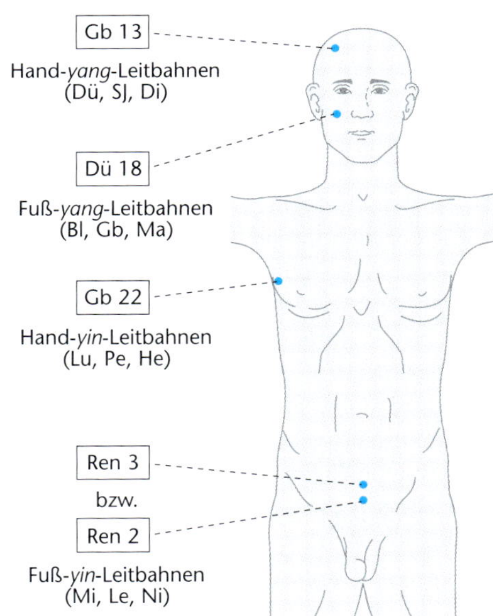

Abb. 1.25 Kreuzungs- bzw. Vereinigungspunkte der tendinomuskulären Leitbahnen

- Die drei Fuß-*yin*-tendinomuskulären-Leitbahnen (Le/Ni/Mi) verlaufen von den Fußspitzen in Richtung Thorax, verbinden sich in der Genitalregion und kreuzen sich den Angaben verschiedener Autoren zufolge in dem Areal von **Ren 2** *(qugu)* bzw. **Ren 3** *(zhongji)*.

Funktionen

Die Hauptaufgabe der tendinomuskulären Leitbahnen besteht darin, *qi* und *xue* über die **Körperoberfläche zu verteilen** sowie **Muskeln, Sehnen** und **Bänder** mit den **Gelenken** zu **verbinden.** Dabei verbinden sie Gruppen von synergistisch wirkenden Muskeln miteinander, unterstützen somit die Beweglichkeit und natürliche Bewegungsabläufe und integrieren die Körperoberfläche. Gleichzeitig schützen sie Knochen und Skelettgerüst und vernetzen die Körperstrukturen miteinander.

Die Muskelfunktionen sind abhängig von der Milz *(pi)* und der Leber *(gan)* und ganz spezifisch vom Blut-*xue* dieser zwei Funktionskreise. Der *yin*- bzw. der materielle Aspekt der Muskulatur, das „Fleisch", ist abhängig von der nährenden Funktion der Milz. Die Funktionalität der Muskeln und Sehnen, d. h. ihre Kontraktibilität, ist abhängig von der Leber. Die Leber ist aber auch verbunden mit den mesenchymalen Strukturen des Körpers, insbesondere jenen, die die Organe umgeben. Die tendinomuskulären Leitbahnen bestehen nicht nur aus muskulären Strukturen, sondern sie haben auch **mesenchymale Funktionen.** So sind sie nach Ansicht von Larre und Rochat de la Vallée (1996) an der Struktur des Diaphragmas sowie den thorako-abdominalen serösen Membranen, insbesondere von Pleura, Peritoneum und Perikardium beteiligt. Im Inneren des Körpers wirken sie durch die tiefen Muskelfaszien. Eine wichtige Hauptfunktion der tendinomuskulären Leitbahnen ist die eines **„Schutzmantels" des Körpers** vor äußeren Angriffen, wobei insbesondere das Abwehr-*wei-qi* (➤ 1.1.4) bedeutend ist. Die Muskelspindeln werden durch locker gewebte und diffuse *qi*-Ströme durchkreuzt, die *wei-qi* enthalten. Besonders an den äußeren Enden der Muskelspindeln findet sich jedoch auch das *ying-qi* (➤ 1.1.4).

Eine weitere Aufgabe der tendinomuskulären Leitbahnen ist es, den **Zugang** zu den tiefer liegenden Leitbahnen zu **versperren.** So kann eine tiefe Leitbahn nur erreicht werden, wenn sozusagen in einer pathologischen Situation der Widerstand der muskulären Schalen aufgebrochen werden kann. Ein wichtiges Ziel bei der Tuina-Therapie ist die Beseitigung von muskulären Verspannungen. Nach Larre und Rochat de la Vallée (1996) spielen die tendinomuskulären Leitbahnen demnach auch bei psychosomatischen Störungen eine Rolle, d. h. sie konstituieren sehr effektiv den muskulären Schutzpanzer. Die Autoren nehmen mit dieser Hypothese Bezug auf bioenergetische Deutungsmuster von muskulären Verspannungen.

Klinische Bedeutung und Therapie

Störungen der tendinomuskulären Leitbahnen zeigen sich entlang ihres Leitbahnverlaufs als folgende **Symptome:** Muskuläre Verspannungen, Schmerzen, Verkrampfungen, Spasmen, Steifigkeit, aber auch Lähmungen, Schwäche und Schwellungen der Muskeln, Sehnen und Bänder. Zusätzlich zeigt jegliche Form von **Bewegungseinschränkung** in den Gelenkregionen eine Mitbeteiligung der tendinomuskulären Leitbahnen an. Jede der tendinomuskulären Leitbahnen hat zudem ihre eigene Pathologie (jeweils ➤ Kapitel 4).

Folgende Faktoren können zu Störungen der tendinomuskulären Leitbahnen führen:

- *bi*-Syndrome (äußere Invasion von pathogenem Wind, Kälte, Feuchtigkeit oder Hitze)
- Traumatische Verletzungen
- Muskelverspannungen durch Überbeanspruchung
- Muskelverspannungen und Kontraktionen durch langstehenden emotionalen und mentalen Stress

Bei der **Therapie** über die tendinomuskulären Leitbahnen gibt es keine für sie spezifischen Punkte. Sie lassen sich aber durch eine Nadelung, v. a. an den *ashi*-Punkten wirkungsvoll beeinflussen ebenso wie durch relativ oberflächliche Techniken wie Schröpfen, Tuina-Massage, Pflaumenblütennadelung, Moxibustion und *gua-sha* (chinesische Schabetechnik). Bei Störungen der tendinomuskulären Leitbahnen können auch Fernpunkte (➤ 8.3.1) eingesetzt werden, bei traumatischen Verletzungen mit Bewegungseinschränkung auch mit Bewegungsübungen im betroffenen Gelenk.

Die Fernpunkte können nach korrespondierenden Arealen ausgewählt werden, wobei zunächst die betroffene Region untersucht und dann das mit dieser Region korrespondierende Areal auf der kontralateralen Seite genadelt wird. Als Beispiel wird bei einer Knieverletzung das betroffene Schmerzareal lokalisiert und dann im kontralateralen Ellbogenbereich die diesem Areal entsprechende Zone bzw. Punkt aufgesucht und dort genadelt oder massiert.

➤ Abb. 1.26 zeigt in der Praxis bewährte korrespondierende Areale, die auch als Reziproke bezeichnet werden. So ist z. B. das Kniegelenk als reziprokes Gelenk zum Ellenbogen anzusehen (Näheres siehe auch ➤ 8.2, ➤ 8.3).

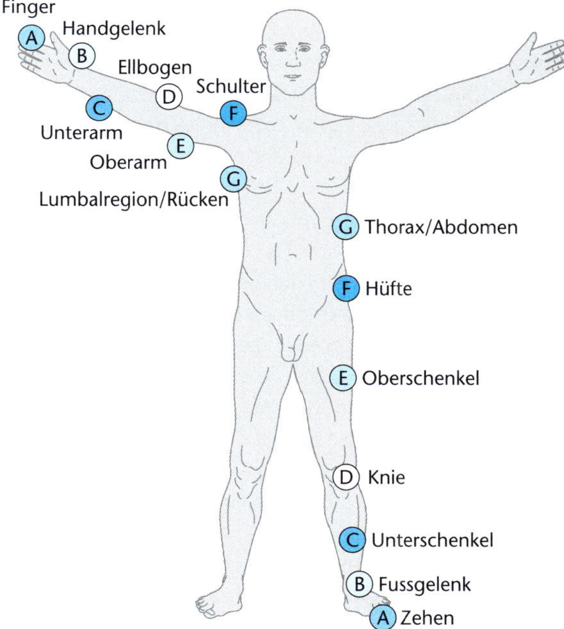

Abb. 1.26 Korrespondierende Körperareale

1.5 *luo*-Gefäße

Synonyme: Netzgefäße, Kollaterale.

Einteilung

Die *luo*-Gefäße werden in die 15/16 **großen** *luo*-Gefäße sowie in zahlreiche kleine und auch **oberflächliche** *luo*-Gefäße eingeteilt, die den Körper wie ein Netzwerk überziehen. Alle *luo*-Gefäße sind dabei mit dem Haupt-*luo*-Gefäß der Milz bei **Mi 21** verbunden, welches eine übergeordnete Rolle in der Vernetzung der *luo*-Gefäße spielt (*ling shu,* 10. Kapitel).

Gemeinsam mit dem übrigen Leitbahnsystem formen die *luo*-Gefäße das Leitbahn-Netzwerk, um *qi* und Blut sowohl im Körper als auch an der Körperoberfläche zu verteilen (➤ Abb. 1.3, ➤ Abb. 1.4).

Die 16 großen *luo*-Gefäße

Klassisch werden 15 *luo mai* unterschieden, zählt man jedoch das große *luo*-Gefäß des Magens (*wei zhi da luo* oder auch *xu li*) dazu, sind es 16.
Diese 16 *luo*-Gefäße setzen sich zusammen aus:

- 12 *luo mai,* die zu den zwölf Hauptleitbahnen gehören und an den **Extremitäten** beginnen
- 4 *luo mai,* die am **Thorax** beginnen
  - 2 *luo mai* von *du mai* und *ren mai*
  - 1 *luo mai* der Milz
  - 1 *luo mai* des Magens

Außer dem großen *luo*-Gefäß des Magens *(xu li),* das von einem *fu*-Organ, dem Magen, entspringt, beginnen die anderen 15 *luo*-Gefäße von einem spezifischen Punkt ihrer zugehörigen Leitbahn, den *luo*-Punkten (➤ 8.2.2). 13 *luo*-Punkte befinden sich auf einer Hauptleitbahn, zwei auf einem außerordentlichen Gefäß (*ren* und *du mai*). Die *luo*-Punkte liegen dabei in Körperzonen, an denen sich die *luo*-Gefäße verzweigen, welche die Innen/Außen gekoppelten *yin*- und *yang*-Leitbahnen miteinander verbinden. Die 15/16 großen *luo*-Gefäße stellen eine Leitungs- und Kontrollfunktion über die anderen *luo*-Gefäße des Körpers dar. Jedes der großen *luo*-Gefäße hat eine eigene Pathologie (siehe auch jeweilige Leitbahnanfangsseiten in ➤ Kapitel 4 und ➤ Kapitel 5).

Oberflächliche *luo*-Gefäße

Die kleinen oberflächlichen *luo*-Gefäße sind Unterverzweigungen der großen *luo*-Gefäße. Sie werden wiederum unterteilt in die *sun luo* als vertikale Verästelungen der *luo mai,* die auch als tertiäre Verzweigungen oder Enkel-Gefäße bezeichnet werden. Die *sun luo* verteilen sich sowohl über die gesamte Körperoberfläche als auch über den inneren Organen. Die *sun luo* verzweigen sich weiter in die *fu luo,* die damit oberflächlicher liegen. Die *fu luo* besitzen wiederum horizontale Verästelungen, die *xue luo* (Blutgefäß-Netzwerke) genannt werden.

Pathogene Faktoren dringen allgemein über die oberflächlichsten *luo*-Gefäße in den Körper ein. Auf der anderen Seite reflektieren z. B. die Blut-*luo-Gefäße (xue luo)* Störungen wie *qi*- und Blut-Stagnation der Leitbahn oder des Organs durch Zeichen auf der Haut wie z. B. Hautverfärbungen und Besenreiser.

Klinische Bedeutung

Luo-Gefäße können durch oberflächliche Nadel- und Hautreiztechniken gut beeinflusst werden wie z. B. durch das Pflaumenblütenhämmerchen, durch Blutenlassen, Schröpfen, die *gua-sha*-Methode und Moxibustion.

MERKE
Neue Krankheiten sind in den Leitbahnen lokalisiert, alte (chronische) stecken in den *luo*-Gefäßen fest.

1.6 Hautzonen *(pi bu)*

Kennzeichen

Die Hautzonen bilden die oberflächlichsten Anteile bzw. die Hülle des Leitbahnsystems (*pi* = Schale). Nach Ramakers (2003) sind sie wie eine „große Tüte, die alles zusammenhält" und nach den acht außerordentlichen Gefäßen das älteste Gewebe des Körpers, das aus dem äußeren Keimblatt, dem Ektoderm, entsteht. Dabei stellen sie selbst keine Leitbahnen dar, sondern es handelt sich eher um Hautregionen, die über dem Netzwerk der oberflächlichen Leitbahnen und Gefäße liegen und mit diesen verbunden sind. Sie werden nach den sechs großen Leitbahnen (*liu jing* ➤ 1.2.3) benannt (➤ Abb. 1.27).

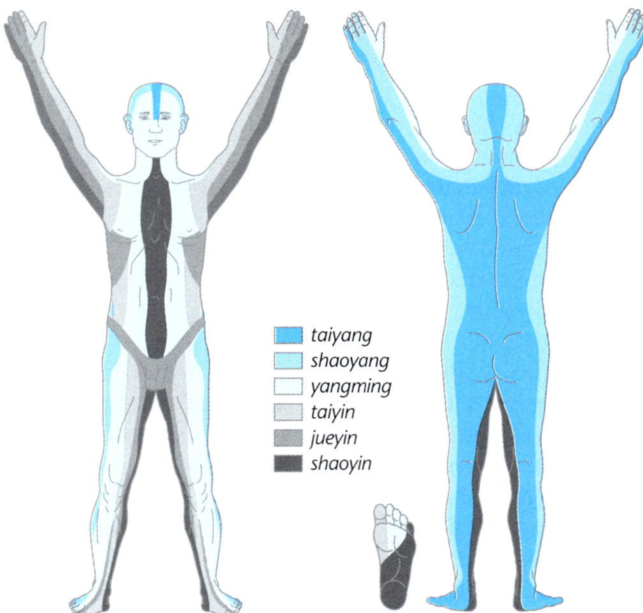

Abb. 1.27 Hautzonen (Vorder- und Rückenansicht)

Funktionen

In ihnen wird *qi* und Blut bewegt, insbesondere das Abwehr-*wei-qi* zur Körperoberfläche und sie regulieren die Hautfunktionen und die Poren. Dadurch **stärken** sie die **körperliche Abwehrkraft.** Ihre Funktionen sind direkt abhängig von einem gut funktionierenden Lungen-*qi,* das über Haut und *wei-qi* (➤ 1.1.4) regiert. Äußere pathogene Faktoren können über die Hautzonen in den Körper ein- und austreten.

Klinische Bedeutung

Die Hautzonen reflektieren pathologische Störungen der Hauptleitbahnen und ihrer zugehörigen *zang-/fu*-Organe nach außen z. B. durch pathologische Hautsensationen, -schäden oder -verfärbungen. So kann z. B. eine bläulich-grünliche Verfärbung auf Schmerzen und Blockaden hinweisen, eine rötliche Hautverfärbung kann Hitze anzeigen und eine blass-weißliche Tönung Leere und Kälte. Die Hautzonen geben damit Hinweise bei Hautkrankheiten oder Schmerzen, insbesondere bei chronischen Schmerzen. Die Therapie der Hautzonen kann über oberflächliche Akupunkturtechniken mit Hautnadeln, Pflaumenblütenhämmerchen sowie Schröpfen, Massage und *gua-sha* (chinesische Schabemethode) erfolgen. In der Praxis der Autorin hat sich v. a. bei chronischen Schmerzen auch eine Beeinflussung über die von Dr. *Zhang Xin Shu* entwickelten Somatotopien der Hand- und Fußgelenksakupunktur bewährt, die durch eine streng subkutane Nadelung letztlich auch die Hautzonen anspricht (Focks 2018).

1.7 Die acht außerordentlichen Gefäße *(qi jing ba mai)*

Synonyme: Wundermeridiane, Sondermeridiane.

Bedeutungen:

- *qi:* Wunderbar, außergewöhnlich, fremdartig, nicht gepaart, extra, außerordentlich
- *jing:* Leitbahnen (Meridiane)
- *ba:* Acht (erste Differenzierung)
- *mai:* Gefäße

Die außerordentlichen Gefäße sind keine Leitbahnen wie die *jing mai,* sondern „außergewöhnlich". In der Übersicht über das Leitbahnsystem (➤ Abb. 1.3) werden sie unter das Leitbahnsystem der *jing mai* eingeordnet, nehmen aber eine Sonderstellung ein.

1.7.1 Entstehungstheorien

Die acht Außerordentlichen Gefäße sind vielen Autoren zufolge die **tiefsten** und **ursprünglichsten Strukturen** innerhalb des Körpers und Leitbahnsystems und entwickeln sich schon früh in der Embryonalphase. Aus Sicht der chinesischen Medizin stehen die außerordentlichen Gefäße letztendlich „hinter allen Aktivitäten und Funktionen des Körpers" (Larre und Rochat de la Vallée 1986). Sie initiieren alle sekundären Funktionen, bleiben dabei selbst aber immer operativ tätig. Ihre pathologischen Manifestationen sind daher durch umfassende Symptomkomplexe charakterisiert und beinhalten z. B. auch prä- und postnatale *jing*-Probleme. Im Nanjing werden die acht außerordentlichen Gefäße zum ersten Mal als ein System abgehandelt, frühere Aufzeichnungen beschreiben die Gefäße nur einzeln nach individuellen Funktionen.

Entstehung aus dem *tai qi*

Die Manifestation eines Lebens kann sich nicht ohne eine Struktur im Körper entwickeln, die das *qi* und dessen Prozesse rhythmisch in Balance und in Bewegung hält. Im Nanjing wird das Konzept eines **energetischen Zentrums** im Körper postuliert, das zwischen den Nieren schlägt. Dieses „moving *qi*" wird oft in Bezug zum *mingmen* und *qihai dantian* gesetzt und unterliegt den Einflüssen des kosmischen sowie des prä- und postnatalen *qi.*

Nach Matsumoto und Birch (1996) ist das „moving *qi*" zwischen den Nieren das *tai ji* des Körpers, das große Eine, von dem *yin* und *yang* letztlich abstammen. Es gilt als die Wurzel und der Ursprung aller körperlichen Systeme und Strukturen und steht nach einigen Autoren in Beziehung zum *yuan-qi* (➤ 1.1.4). Der *chong mai* als ältestes Gefäß wird manchmal mit dem „moving *qi*" gleichgesetzt. *Ren* und *du mai* sind die fundamentalen Teilungen des *yin* und *yang* im Körper und stammen als *yin-yang*-Zweige von der Quelle des „moving *qi*" bzw. des *chong mai* ab. Bei der „Teilung" geht eine Bewegung zur Vorderseite des Körpers *(ren mai)* und eine Bewegung zur Rückseite *(du mai).*

So wie Himmel und Erde Mittag und Mitternacht haben, hat der Körper *ren* und *du mai* als polare Achsen. Obwohl *du mai, ren mai* und *chong mai* unterschiedliche Namen haben, bedeuten und sind sie letztendlich alle dasselbe: Der *chong mai* sichert so die Untrennbarkeit bzw. Einheit des *ren mai* und *du mai* bzw. von *yin* und *yang.* Bei dem Versuch, *yin* und *yang* zu trennen, müssen wir erkennen, dass sie ein „unzertrennliches Ganzes, eine Einheit" sind.

Auf diese Weise fungieren die außerordentlichen Gefäße als eine Art **Matrix,** aus der die **energetischen Funktionen** und **zellulären Teilungen** des Körpers entspringen. Diese Matrix ist ab dem Zeitpunkt der Konzeption präsent und organisiert die Strukturierung von den frühesten zellulären Stadien der embryonalen Entwicklung an.

Erläuterung der Zeichnung (➤ Abb. 1.28) nach Matsumoto und Birch: Zu Beginn steht **das große Eine, das** *tai ji* (1. Ebene). Auf der Ebene der Gestaltlosigkeit, des *„no-form"*, beginnt das große Eine sich zu separieren (2. Ebene). Es differenziert sich in zwei Teile, *yin* und *yang* (3. Ebene). Auf der 4. Ebene teilen sich *yin* und *yang* zweimal (zwei Zweige):

- Ein Zweig beschreitet auf der 4. Ebene die **Dreiteilung** des Körpers in die **3** *jiao (san jiao)* sowie in die mit ihnen verbundenen *qi*-Formen. In weiteren Differenzierungen entstehen die **6** großen Leitbahnen (*liu jing* ➤ 1.2), die **5** Wandlungsphasen und **ihr Ursprung** sowie nachfolgend die **zwölf** Hauptleitbahnen.
- Durch den anderen Zweig auf der 4. Ebene entstehen die **4** Körperareale (links/rechts/oben/unten) sowie nachfolgend die **acht** außerordentlichen Gefäße.

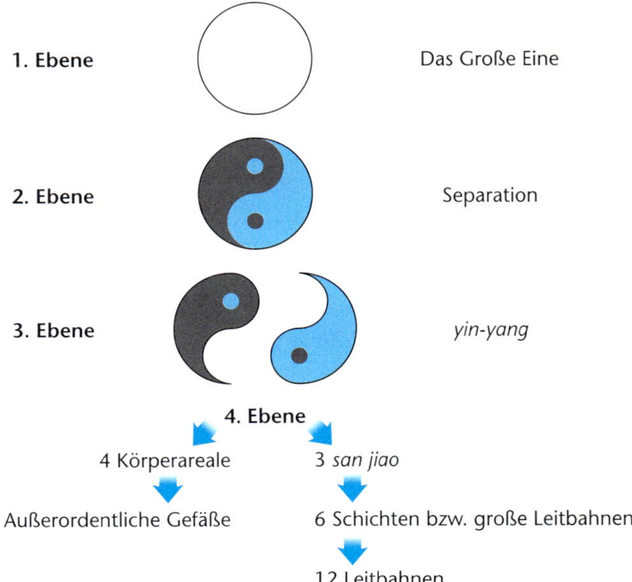

Abb. 1.28 Entstehung der Leitbahnen

Narben der ersten Zellteilung

Matsumoto und Birch (1986) kommentieren Manaka und andere Autoren, welche die außerordentlichen Gefäße in Bezug zur embryonalen Entwicklung interpretieren und diese sozusagen als die Narben bzw. „Trennlinien der ersten Zellteilungen" betrachten.

Durch die erste Zellteilung des befruchteten Eies entstehen *ren mai* und *du mai*, bei der zweiten Zellteilung der *dai mai*. Auf der Ebene der 2. Zellteilung ist der Embryo letztlich noch ein Torso. Erst bei den folgenden Zellteilungen kommt es zur Entwicklung der Extremitäten und damit auch der „peripheren" außerordentlichen Gefäße, dem *yin* und *yang qiao mai* sowie dem *yin* und *yang wei mai.*

Die acht außerordentlichen Gefäße in Bezug zur Körperstruktur

Nach Manaka, Itaya und Birch (1995, 2004) haben die acht außerordentlichen Gefäße einen engen Bezug zur Körperstruktur und -symmetrie:

- So symbolisieren der *ren mai* auf der Vorderseite und der *du mai* auf der Rückseite die **vertikale** Trennlinie zwischen **linker** und **rechter Körperhälfte.**
- Der *dai mai* als horizontal verlaufendes Gefäß umschließt sie in der Taille und bildet als **horizontale Achse** die Trennlinie zwischen **oben** und **unten** (➤ Abb. 1.29a).

In der Weiterentwicklung dieser Idee beschreibt Manaka die Aufteilung des Körpers in **acht Areale** bzw. in eine topologische Oktaeder-Struktur (➤ Abb. 1.29b). Die acht außerordentlichen Gefäße beziehen sich dann direkt auf diese acht Areale bzw. auf die „Trennlinien" des Oktaeders:

- Der *ren mai* und der *du mai* teilen den Körper durch ihre ventrale und dorsale Medianlage in **rechte** und **linke** Anteile.
- Der *dai mai* unterteilt ihn in **oben** und **unten.**
- Die **Gb-** und **SJ-Leitbahnen** als seitlich liegende Leitbahnen teilen den Körper in den vorderen und hinteren Anteil des *yang*-Aspekts.
- Die **Pe- und Mi-Leitbahnen** in den vorderen und hinteren Anteil des *yin*-Aspektes.

Die Öffnungspunkte der außerordentlichen Gefäße repräsentieren diese Aufteilung:

- **Pe 6** bzw. **SJ 5** sind die Öffnungspunkte des *yin wei mai* bzw. *yang wei mai,*
- **Mi 4** bzw. **Gb 41** die Öffnungspunkte des *chong mai* und *dai mai.*

Diese vier Leitbahnen teilen **vorn** und die **Seiten** des Körpers und verbinden **obere** und **untere** Körperteile und dementsprechend fungieren die mit ihnen verbundenen vier außerordentlichen Gefäße in dieser Weise. *yin qiao mai* und *yang qiao mai* besitzen durch ihre Verbindung zur Ni- und Bl-Leitbahn (Öffnungspunkte **Ni 6** bzw. **Bl 62**) eine enge Beziehung zum *ren mai* und *du mai.* Zudem ist der Verlauf der Ni-Leitbahn nahe des *ren mai* gelegen und der Verlauf der Bl-Leitbahn nahe des *du mai.*

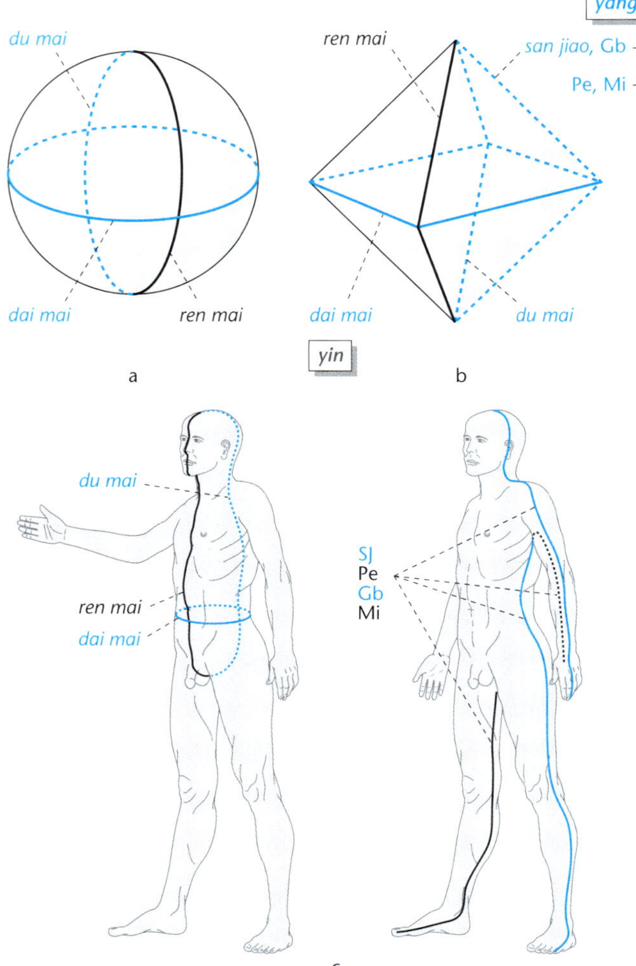

Abb. 1.29 Entwicklung der Oktaederstruktur der Körpersymmetrie nach Manaka, Itaya und Birch (1995, 2004)

1.7.2 Prinzip und Funktionen

„Die Hauptleitbahnen sind die Flüsse, die außerordentlichen Gefäße die Seen".

Die außerordentlichen Gefäße können nach einigen Klassikern verglichen werden mit **Reservoiren,** die **Überschüsse** an *yang, qi, yin* oder **Blut** aufnehmen und bei Bedarf wieder an das **Hauptleitbahnsystem abgeben** können. Mit Ausnahme des *ren mai* und *du mai* besitzen sie keine eigenen Punkte, sondern nutzen Punkte der regulären Hauptleitbahnen, die sie miteinander verbinden (Leitbahnverläufe im Einzelnen siehe ➤ 5).

Alle außerordentlichen Gefäße (außer der horizontal verlaufende *dai mai*) beginnen an den unteren Extremitäten oder in der unteren Rumpfregion und ziehen in die Kopfregion. Sie können durch die Nadelung ihrer Öffnungs- und Ankopplungspunkte aktiviert werden (differenzierte Therapie ➤ 8.2.8).

Reservoir- und Kompensationsfunktion

„Wenn die Gefäße (die Hauptleitbahnen) voll sind und überfließen, dann tritt ihr Inhalt in die außerordentlichen Gefäße und füllt sie"

(Nanjing, Übersetzung Unschuld 1986).

Das Nanjing vergleicht die außerordentlichen Gefäße mit Reservoiren, die in der Lage sind, übermäßiges *qi* und Blut aus den Hauptleitbahnen herauszunehmen und bei Mangelsituationen wieder zuzuführen. Dringen z. B. pathogene Faktoren in das Leitbahnsystem ein, kann diese Fülle von den außerordentlichen Gefäßen absorbiert werden, um zu gewährleisten, dass die *zang fu* unbeeinträchtigt bleiben. Den Gefäßen kommt in diesem Sinne eine regulierende Kompensationsfunktion zu.

Reproduktion und Fertilität

Insbesondere dem *chong mai* und *ren mai*, aber auch dem *du mai* kommt eine wichtige Rolle bei der Reproduktion und Fertilität zu.

Verbinden die Hauptleitbahnen

- Der *chong mai* wird als **See aller** zwölf **Hauptleitbahnen** angesehen. Er verbindet Ma- und Ni-Hauptleitbahnen und verstärkt ebenfalls die Verbindung zwischen *ren mai* und *du mai.*
- Der *ren mai* als **See des** *yin* verbindet alle *yin*-Leitbahnen.
- Der *du mai* als **See des** *yang* verbindet alle *yang*-Leitbahnen bei **Du 14** *(dazhui).*
- Der *dai mai* umläuft den Körper in der Hüftregion und verschnürt die vertikalen Verläufe der zwölf Hauptleitbahnen allgemein und des *chong mai,* des *ren mai* und der Leitbahnen der Ni, Le und Mi im Speziellen.
- Der *yin wei mai* **dominiert das Innere** des Körpers und verbindet die Ni-, Mi- und Le-Leitbahnen und den *ren mai.*
- Der *yang wei mai* **kontrolliert das Äußere** des Körpers und verbindet die Bl-, Gb-, SJ-, Dü- und Ma-Leitbahnen und den *du mai.*
- Der *yin qiao mai* verbindet Ni- und Bl-Leitbahn und kontrolliert die Ausgeglichenheit.
- Der *yang qiao mai* verbindet Bl-, Gb-, Dü-, Di- und Ma-Leitbahnen und kontrolliert die Aktivität.

Darüber hinaus gelten die acht außerordentlichen Gefäße als **Verbindungsleitbahnen für die außerordentlichen** ***fu*-Organe**

Schützen den Körper

Chong mai, ren mai und *du mai* bewegen das Abwehr-*wei-qi* durch den Thorax, das Abdomen und den Rücken und helfen damit, den Körper vor äußeren pathogenen Faktoren zu schützen. Zudem sind sie durch ihren Ursprung direkt mit der Niere bzw. dem Vorhimmels-*qi* und der konstitutionellen Kraft verbunden.

1.7.3 Vergleich der Acht außerordentlichen Gefäße mit den Hauptleitbahnen

	Hauptleitbahnen	Acht außerordentliche Gefäße
Punkte, Verlauf	Besitzen alle eigene Punkte, verlaufen bilateral	Nur *ren mai* und *du mai* besitzen eigene Punkte (und innere Verläufe), die anderen „leihen" sich Punkte von den Hauptleitbahnen, die 4 zentralen Gefäße verlaufen im allgemeinen unilateral (außer der *chong mai,* der auch einen Extremitätenverlauf hat), die 4 peripheren Gefäße bilateral
Zirkulation	Zirkulieren kontinuierlich *ying-qi* und Blut	Zirkulieren *jing-qi, ying-qi* und Abwehr-*wei-qi,* besitzen aber nach einigen Autoren keinen kontinuierlichen *qi*-Fluss (wie Altwasserarme)
Tiefe	Sie haben einen oberflächlichen, äußeren und einen tiefen, inneren Verlauf und eine **direkte Verbindung** zu den zugehörigen *zang-fu*-Organsystemen	Sie verlaufen im Vergleich mit dem inneren Verlauf der Hauptleitbahnen eher oberflächlicher, mit dem äußeren Verlauf der Hauptleitbahnen tiefer, haben **keine direkte Verbindung** zu den *zang-fu*-Organen, aber ihr Ursprung, insbesondere der 4 zentralen Gefäße, liegt tief im Körper
Verbindungen	Sie verbinden Innen und Außen (durch innere/äußere Verläufe und durch *yin-/yang*-Leitbahnen) sowie Oben und Unten (Achsen bzw. Schichten)	Sie verbinden nicht Innen mit Außen und auch nicht *yin* mit *yang*
Funktionen	Leiten Fülle in die acht außerordentlichen Gefäße bzw. andere Sonderleitbahnen ab	Reservoirfunktion: Fülle von *qi* und *xue* in den Hauptleitbahnen fließen zu den 8 Gefäßen ab und konzentrieren sich hier, wo sie gespeichert werden. Diese werden im Zustand des Mangels wieder in die Hauptleitbahnen zurückbefördert.
Diagnose	(*zang fu,* dann Puls und Zunge)	Diagnose durch eigene Symptomkomplexe und eigene Pulsbilder charakterisiert

1.7.4 Paar-Beziehungen und spezielle Funktionen

Die acht außerordentlichen Gefäße können zu verschiedenen Paaren zusammengefasst werden (➤ Abb. 1.30):

- Einerseits können jeweils die zentralen sowie peripheren Gefäße zu *yin-yang*-Paaren zusammengestellt werden.
- Andererseits wird jeweils ein zentrales mit einem peripheren Gefäß zu einem Paar zusammengefasst. Diese versorgen bestimmte Körperregionen und spielen eine große Rolle in der Akupunkturtherapie (Öffnungspunkte ➤ 8.2.8).

Paarbeziehungen nach *yin-yang*-Polarität

Im Folgenden werden die Paarbeziehungen der außerordentlichen Gefäße nach *yin-/yang*-Polarität dargestellt.

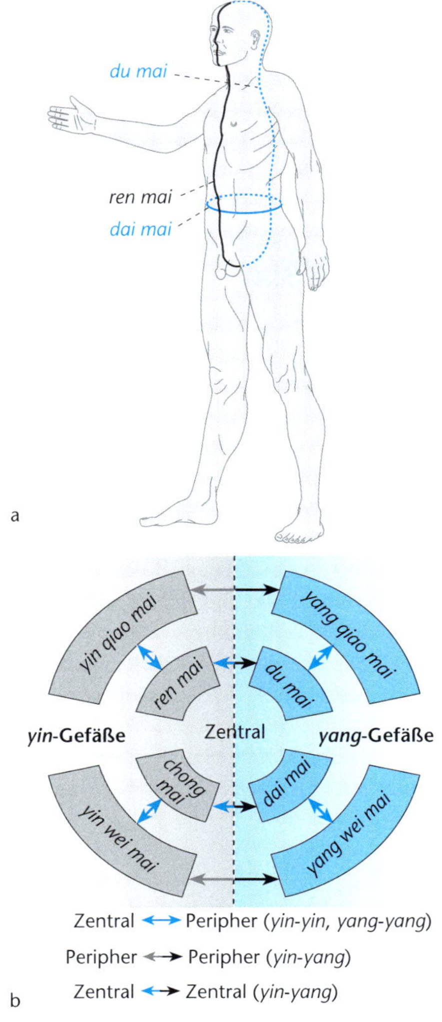

Abb. 1.30 Paarbeziehung der außerordentlichen Gefäße (b, grafische Übersicht modifiziert nach Pirog, 1996)

yin-Gefäße	*yang*-Gefäße	Funktionen als *yin-/yang*-Paar	Allgemeine Funktionen – zentral/peripher
Zentrale Gefäße (Verlauf am Rumpf und Kopf)			
ren mai	*du mai*	*du mai* kann als erste Ausführung des *qi* und *yang*, der *ren mai* als erste Ausführung und Struktur des Blut und *yin* angesehen werden. Das Paar **speichert** *yin-qi* **und** *yang-qi*.	**Funktionen:** Speicherung und Verteilung (von *yin* und *yang*) Fundament der 8 Außerordentlichen Gefäße, speichern *jing-qi*, sind verantwortlich für die Unterstützung der inneren Organe und Extra-*fu*-Organe sowie die fundamentale Körperstruktur
chong mai	*dai mai*	*chong mai* ist wie eine harmonische Verbindung von *yin* und *yang*, Ausdruck der Vitalität und Impulsgeber. *dai mai* umschließt, ist wie ein Behälter und bahnt die Zirkulation von *yin* und *yang*. Das Paar **zirkuliert** *jing* **und** *qi* **zwischen den** *yin-* **und** *yang*-**Regionen des Körpers.**	
Periphere Gefäße (Verlauf von den unteren Extremitäten zum Rumpf)			
yin qiao mai	*yang qiao mai*	Paar **gleicht zwischen** *yin* **und** *yang* **aus** (z. B. Ausgleich zwischen *jing* und *qi*, Blut und *qi*, links und rechts, *ying-qi* und *wei-qi*, auch im Außen – zwischen Tag und Nacht), kontrolliert und reguliert die aufsteigende *(yin qiao mai)* und absteigende Bewegung *(yang qiao mai)* im Körper, ist verantwortlich für die Balance und den Rhythmus zwischen *yin* und *yang*.	**Funktionen:** Ausgleich, Zirkulation und Verbindung (von *yin-* und *yang*-Aspekten) Stellen den Kontakt zwischen den distalen Körperregionen mit dem Rumpf und Kopf her
yin wei mai	*yang wei mai*	*yin wei mai* herrscht über das Innere *(li)*, es organisiert und verbindet innerhalb der *yin*-Aspekte des Körpers. *yang wei mai* herrscht über das Äußere *(biao)*, d. h. es organisiert innerhalb der *yang*-Aspekte. Das Paar **verbindet jeweils das** *yin* **bzw. das** *yang* **miteinander.** „Das, was sich zwischen allen *yin*-Leitbahnen bewegt und zirkuliert, ist *yin wei* – das, was sich zwischen allen *yang*-Leitbahnen bewegt, wird *yang wei* genannt."	

Zentral-periphere Paarbeziehungen

Es wird immer ein zentral verlaufendes Gefäß mit einem peripher verlaufenden Gefäß als Paar zusammengefasst. Diese Paarung bezieht sich vermutlich auf die Körperregionen, die sie durchlaufen und gemeinsam versorgen.

Im Folgenden werden die zentral-peripheren Paarbeziehungen der außerordentlichen Gefäße dargestellt.

Paare	Gefäß	Beziehung	Öffnungspunkt (Schlüsselpunkt)	Ankopplungspunkt	Gemeinsam versorgte Körperregionen
Paar 1	*chong mai*	Vater	Mi 4	Pe 6	Herz, Thorax, Magen
	yin wei mai	Mutter	Pe 6	Mi 4	
Paar 2	*du mai*	Ehemann	Dü 3	Bl 62	Innerer Augenwinkel, Nacken-, Schulter-Rückenregion, Dü- und Bl-Leitbahnen
	yang qiao mai	Ehefrau	Bl 62	Dü 3	
Paar 3	*dai mai*	Mann	Gb 41	SJ 5	Laterale Augen- und Schläfenregion Ohren, Wangen, Nacken und Schultern
	yang wei mai	Frau	SJ 5	Gb 41	
Paar 4	*ren mai*	Gastgeber	Lu 7	Ni 6	Gesicht, Kehle, Thorax, Lunge, Diaphragma, Abdomen
	yin qiao mai	Gast	Ni 6	Lu 7	

KAPITEL

2 Lokalisationsmethoden und cun-Maße

Claudia Focks

Voraussetzung für jede erfolgreiche Akupunkturbehandlung ist neben der differenzierten Diagnostik nach den Kriterien der chinesischen Medizin und der entsprechenden Punktauswahl auch die exakte Lokalisation der Punkte sowie deren korrekte Nadelung und Nadelmanipulation.

2.1 Lokalisationsmethoden in der Körperakupunktur

Akupunkturpunkte können nach verschiedenen Methoden wie folgt lokalisiert werden:

- **Anatomischer Bezug:** Viele Akupunkturpunkte liegen an anatomisch markanten Stellen, z. B. in Mulden, an Muskel- und Sehnenansätzen, in Hautrinnen, über Gelenkspalten, an Knochenvorsprüngen etc. Bei korrekter Lokalisation und entsprechender Übung kann der palpierende Finger diese Strukturen sicher ertasten. Verschiedene anatomische Orientierungszonen und -punkte bilden die Basis, um Akupunkturpunkte zu lokalisieren (siehe Kapitel 3).
  Einteilung in:
  - **Fixe Orientierungsmarker,** die sich durch unterschiedliche Körperhaltungen oder -bewegungen nicht verändern. Sie beinhalten Knochenmarker wie Mulden oder Prominenzen des knöchernen Skelettsystems, aber auch z. B. Nagelfalzwinkel, Mamillen, Bauchnabel. Die Körper-cun-Messung (➤ 2.2) bezieht sich v.a. auf die fixen Orientierungsmarker.
  - **Bewegliche Orientierungsmarker,** die sich durch eine spezifische Körperhaltung oder -bewegung finden oder besser darstellen lassen (➤ 2.3.2). Beispiele dafür sind die Ellbogenflexion zur eindeutigen Kennzeichnung der Ellenbeugefalte z. B. für die Lokalisation von **Di 11** oder die Zähne zusammenzubeißen zur Lokalisation von **Dü 18.** Außerdem können Punkte aufgrund veränderter Konsistenz der Haut, durch Druckschmerzhaftigkeit, Verquellung und Bremswirkung beim Übergleiten des palpierenden Fingers ertastet werden.
- **Proportionale Punktabstandsmessung:** Bei Punkten, die nicht unmittelbar an markanten Strukturen liegen, nutzt die Chinesische Medizin die individuelle Maßeinheit **cun** (➤ 2.2).
- **Elektrische Punktsuchgeräte:** Dabei wird der elektrische Hautwiderstand an den Punkten gemessen, der im Bereich der Akupunkturpunkte meist erniedrigt ist. Diese Lokalisationsmethode wird v. a. in der Ohrakupunktur eingesetzt, im Bereich der Körperakupunktur hat sie sich als nicht so praktikabel erwiesen.

2.2 cun-Maße am Körper

Die Chinesen verwenden als Maßeinheit für Entfernungen am Körper das cun. Im Gegensatz zum offiziellen chinesischen fixen cun (1 cun entspricht 2,5 cm) bezieht es sich in der Medizin als **relatives Maß** auf individuelle Körperproportionen.

Diese relative Maßeinheit ist durch Distanzen an den Fingern des jeweiligen Patienten (Finger-cun) oder durch Strecken zwischen bestimmten Körperabschnitten des Patienten (Körper- oder Strecken-cun) definiert.

MERKE

Bei den cun-Angaben handelt es sich um „ca."-Angaben, d. h. die Angaben führen dorthin, wo man den Punkt suchen sollte. Entscheidend für die Punktfindung ist jeweils die Palpation.

Zur Lokalisation vieler Punkte genügen die häufig in der Praxis angewendeten Messungen mit dem **Finger-cun** (➤ Abb. 2.1). Bei der Messung ist stets zu beachten, dass als Maßeinheit die **Finger** des **Patienten** und nicht die des Therapeuten gelten. Bei ungefährer Übereinstimmung der Fingerbreiten des Therapeuten mit denen des Patienten kann einfachheitshalber mit dem **Therapeuten-cun** gemessen werden. Ebenso können durch kleinere Abweichungen entsprechend dem Patienten-cun korrigiert werden – durch eine entsprechende Anpassung der Fingerabstände des Therapeuten, z. B. durch Weit- oder Engstellung der aneinandergelegten Querfinger oder einer gedachten Zugabe bei der Daumen-cun-Abmessung.

Das **Körper- oder Strecken-cun** berücksichtigt dagegen die Proportionen der einzelnen Körperabschnitte durch regionale Messstrecken (➤ Abb. 2.3). Diese werden dann in eine bestimmte Anzahl von Abschnitten eingeteilt. In der täglichen Praxis gestaltet sich diese differenzierte Unterteilung meist als zu aufwändig. Oft reicht die Handspanntechnik aus, um Strecken-Mittelpunkte (➤ 2.3.3) festzulegen, kombiniert mit der Finger-cun-Messung und der orientierenden Palpation zur korrekten Lokalisation. Zur Orientierung in der Bauchregion kann auch ein präpariertes Gummiband (➤ 2.3.1) eingesetzt werden.

2.2.1 Finger-cun

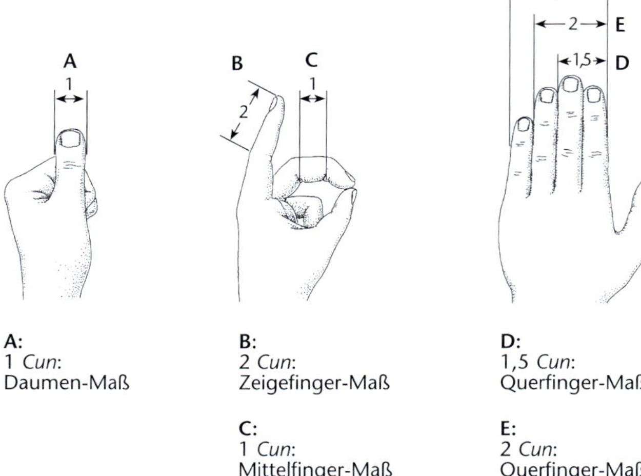

A:
1 *Cun*:
Daumen-Maß

B:
2 *Cun*:
Zeigefinger-Maß

C:
1 *Cun*:
Mittelfinger-Maß

D:
1,5 *Cun*:
Querfinger-Maß

E:
2 *Cun*:
Querfinger-Maß

Abb. 2.1

	Cun-Einheit	Körpermaß
A	1 cun als Daumen-Maß	Distales Daumenglied im breitesten Bereich
B	2 cun als Zeigefinger-Maß	Gesamte Länge des Mittel- und Endgliedes des Zeigefingers
C	1 cun als Mittelfinger-Maß	Der Abstand zwischen den beiden Beugefaltenenden des mittleren Gliedes des Mittelfingers, wenn die Mittelfingerkuppe auf die Daumenkuppe gelegt wird
D	1,5 cun als Querfinger-Maß	Breite der aneinandergelegten Mittel- und Zeigefinger in Höhe des 2. Interphalangealgelenks
E	2 cun als Querfinger-Maß	Breite der aneinandergelegten Mittel-, Zeige- und Ringfinger im Bereich der Endglieder
F	3 cun als Querfinger-Maß	Breite der aneinandergelegten Zeige-, Mittel-, Ring- und Kleinfinger in Höhe des 2. Interphalangealgelenks (= 1 Handbreite)

2.2.2 Körper- oder Strecken-cun

Findetipp für das Ende der **Achselfalte:** Die vordere (ventrale) bzw. hintere (dorsale) Axillarfalte kennzeichnet das Achselhöhlenende entweder im vorderen bzw. hinteren Hautansatzbereich des Armes am Thorax und dient der cun-Messung im Oberarmbereich (➤ Abb. 2.2a, ➤ Abb. 2.2b und **Lu 3** und **Lu 4**). Klemmt der Patient eine Handkante in die Achselhöhle ein, zeigt diese den Übergangsbereich an. Das Ende der Axillarfalte projiziert sich unterhalb des M. pectoralis, der hier unter den M. deltoideus zu seinem Ansatz am Humerus verläuft. Je nach Körperproportionen, Armstellung oder Muskelanspannung stellt sich das Ende der Achselfalte als äußerst variabel dar und sollte daher am besten in entspannter Haltung mit locker herabhängenden Armen individuell festgelegt werden.

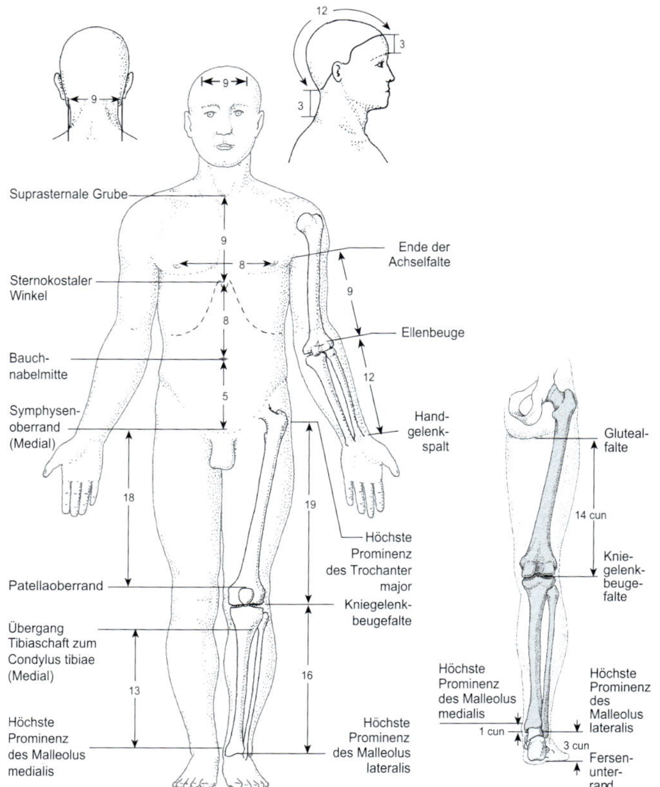

Abb. 2.2a

Rücken- und Lendenregion: Orientierungshilfen für die Punkte der Rücken- und Lendenregion sind die anatomischen Beziehungen zu den Wirbeldornfortsätzen sowie die Interkostalräume.

- **Sichere Orientierungspunkte** sind v.a. der Dornfortsatz von HWK 7, der lumbosakrale Übergang sowie die Spina iliaca posterior superior (SIPS) in Höhe von Dornfortsatz S 2 (oder Vertiefung des 2. Foramen sacrale) sowie der Hiatus sacralis.
- Als eher **unsichere Orientierungspunkte** gelten der Angulus skapulae (projiziert sich häufig in Höhe vom Dornfortsatz BWK 7), Beckenkammhöhe („Tuffier-Linie", meist in Höhe von Dornfortsatz LWK 4).

Beachte: Die Lagerungsposition (Stehen, Sitzen, Bauchlage) hat ebenso wie der individuelle Körperbau sowie die Wirbelsäulenstellung (z.B. Kyphose, Lordose) einen deutlichen Einfluss auf die Höhe der Wirbel in Beziehung zu anderen Körperstrukturen und kann daher individuell erheblich variieren. Zu genaueren Ausführungen ➤ 3.4.

Richtung	Cun-Einheit	Körpermaß
Kopf		
Longitudinal	12 cun	Von der Stirnhaaransatzlinie (➤ 3.1.1) bis zur Nackenhaaransatzlinie (➤ 3.1.5)
	3 cun	Von der Augenbrauenmitte bis zur Stirnhaaransatzlinie (➤ 3.1.1)
	3 cun	Vom Unterrand des Processus spinosus HWK 7 (➤ 3.4.1) bis zur Nackenhaaransatzlinie (➤ 3.1.5)
	18 cun	Von **Ex-HN 3** *(yintang)* bis zu **Du 14**
Horizontal	9 cun	Vom rechten zum linken Processus mastoideus (➤ 3.1.4)
	9 cun	Von **Ma 8** rechts bis **Ma 8** links
Thorax und Abdomen		
Longitudinal	9 cun	Von der suprasternalen Grube (**Ren 22**) bis zum sternokostalen Winkel (➤ 3.5, Synchondrosis xiphosternalis)
	8 cun	Vom sternokostalen Winkel (➤ 3.5, Synchondrosis xiphosternalis) bis zur Bauchnabelmitte
	5 cun	Von der Bauchnabelmitte bis zum Symphysenoberrand (➤ 3.5)
Horizontal	8 cun	Von der rechten Brustwarzenmitte bis zur linken Brustwarzenmitte
Seitlich longitudinal	12 cun	Vom Ende der Achselfalte bis zum freien Ende der 11. Rippe (**Le 13**)
Rücken- und Lendenregion (Orientierungshilfe s. u.)		
Longitudinal	30 cun	Vom Dornfortsatz BWK 1 bis zur Spitze des Os coccygis
Horizontal	3 cun	Vom medialen Skapularand bis zur Dornfortsatzlinie bei entspannter Schulterregion (Arme locker hängend)
Obere Extremität		
Lateral	9 cun	Vom ventralen Achselfaltenende bis zur Ellenbeugefalte
	12 cun	Von der Ellenbeugefalte bis zum Handgelenkspalt (➤ 3.3.3)
Untere Extremität		
Lateral	19 cun	Von der höchsten Prominenz des Trochanter major (➤ 3.6) bis zur Kniegelenkbeugefalte
	16 cun	Von der Kniegelenkbeugefalte bis zur höchsten Prominenz des Malleolus lateralis (➤ 3.6.2)
	14 cun	Von **Gb 34** (vor und unterhalb des Fibulaköpfchens) bis zur höchsten Prominenz des Malleolus lateralis (➤ 3.6.2)
	3 cun	Von der höchsten Prominenz des Malleolus lateralis (➤ 3.6.2) zum Fersenunterrand
Medial	18 cun	Vom Symphysenoberrand (➤ 3.5) bis zum Patellaoberrand (➤ 3.6.1)
	15 cun	Von der medialen Kniegelenkfalte bis zur höchsten Prominenz des Malleolus medialis (➤ 3.6.2)
	13 cun	Vom medialen Condylus tibiae (➤ 3.6.1, am Übergang zum Tibiaschaft) bis zur höchsten Prominenz des Malleolus medialis (➤ 3.6.2)
Dorsal	14 cun	Von der Glutealfalte bis zur Kniegelenkbeugefalte
Differenz zwischen Malleolus medialis und lateralis		
	1 cun	Differenz der Prominenzhöhe vom Malleolus medialis (➤ 3.6.2), zum Malleolus lateralis (➤ 3.6.2)

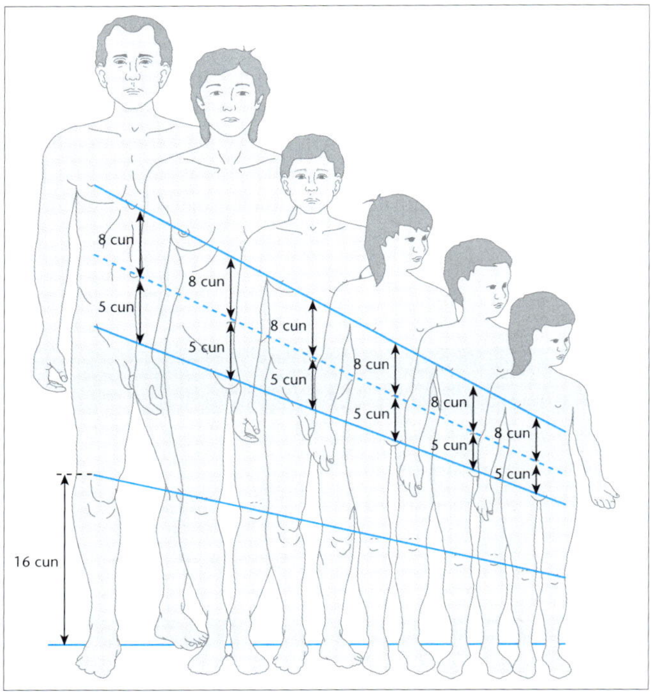

Abb. 2.2b

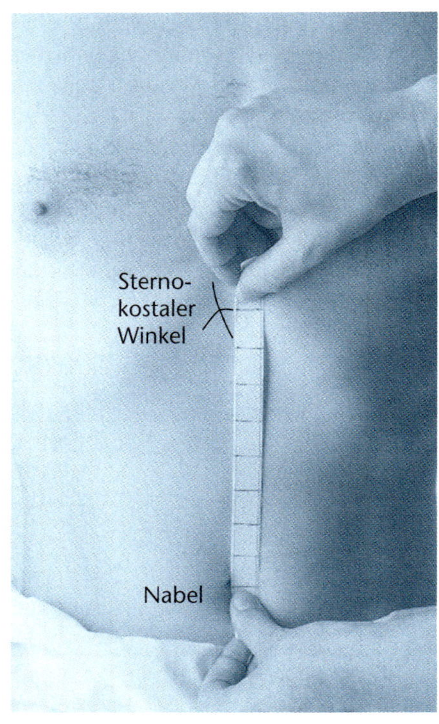

Abb. 2.3

2.3 Finde-Tipps

2.3.1 Gummiband

Zur Punktlokalisation insbesondere in der Bauchregion bei individuell unterschiedlich ausgeprägten Bauchformen kann auch ein entsprechend **präpariertes Gummiband** benutzt werden. Dafür ein z. B. 1–2 cm breites, 40 cm langes Wäschegummiband in gleichmäßigen Abständen von 2 cm kennzeichnen. Der Anfang des Bandes und die entsprechend vorgeschriebene cun-Zahl unter Zug an die jeweiligen Enden der Messstrecke anlegen. Dabei ergibt sich je nach Körperbau das relative Körper- oder Strecken-cun-Maß. Beispiele:

- Zur Punktlokalisation in der Oberbauchregion acht Abschnitte zwischen sternokostalem Winkel und Bauchnabel dehnen (➤ Abb. 2.3).
- Bei der Punktlokalisation in der Unterbauchregion fünf Abschnitte zwischen Bauchnabel und Symphysenoberrand dehnen (➤ Abb. 2.4).

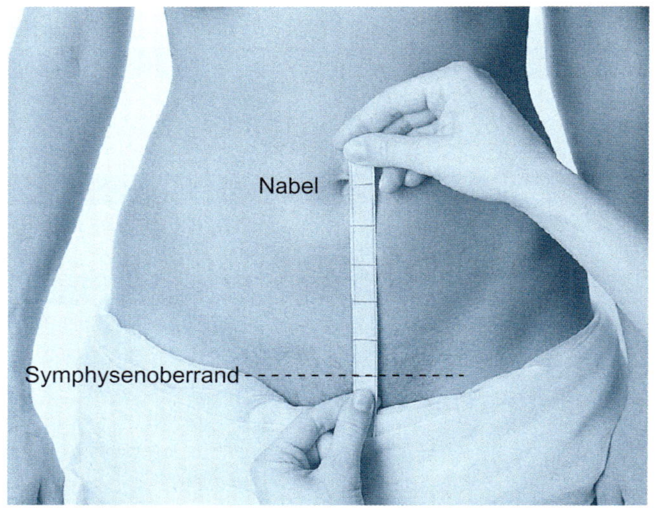

Abb. 2.4

2.3.2 Körperhaltungen und -bewegungen

Zur differenzierten Punktsuche können bestimmte Körperhaltungen eingenommen oder Körperbewegungen ausgeführt werden. Beispiele:

- Bessere Sehnendarstellung erfolgt durch kräftiges Ballen zur Faust zur Orientierung der **Pe**-Punkte im Unterarmbereich (➤ Abb. 2.5).
- Wird die Hand flach auf den Tisch gelegt und Daumen und Zeigefinger zusammengepresst, drückt der M. adductor pollicis den M. interosseus dorsalis nach oben. Auf dem höchsten Punkt des entstandenen Muskelwulstes **Di 4** lokalisieren (➤ Abb. 2.6).
- Den Finger auf den proximalen Teil des Processus styloideus ulnae (➤ 3.3.3) legen. Während der Handbewegung von der Pronations- zur halben Supinationsstellung lässt sich nun proximal des Processus styloideus ulnae eine rinnenförmige Vertiefung ertasten (Gleitfurche für die Sehne des M. extensor carpi ulnaris). In dieser Rinne **Dü 6** (➤ Abb. 2.7) lokalisieren.
- Bei Abduktion des Armes in die Horizontale entstehen am Übergang der Schulter zum Oberarm zwei flache Grübchen. In dem mehr ventral gelegenen Grübchen liegt der Punkt **Di 15,** in dem mehr dorsal gelegenen Grübchen liegt **SJ 14** (➤ Abb. 2.8).

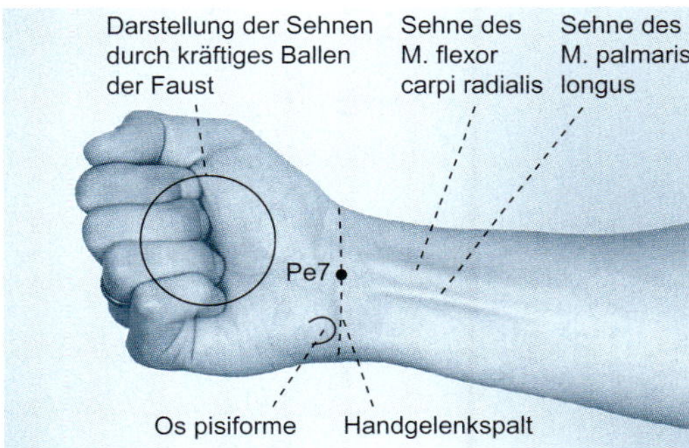

Abb. 2.5

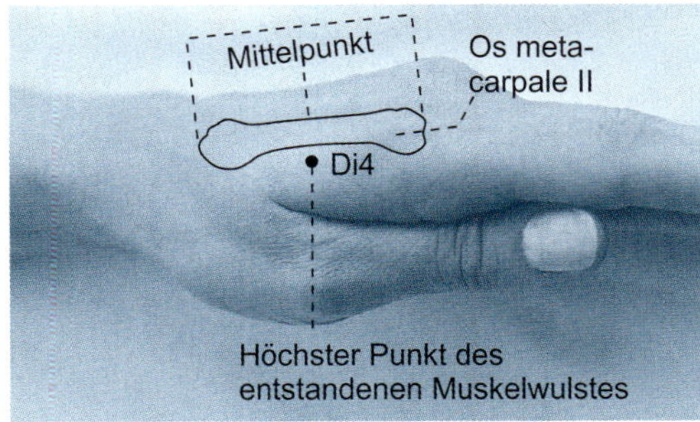

Abb. 2.6

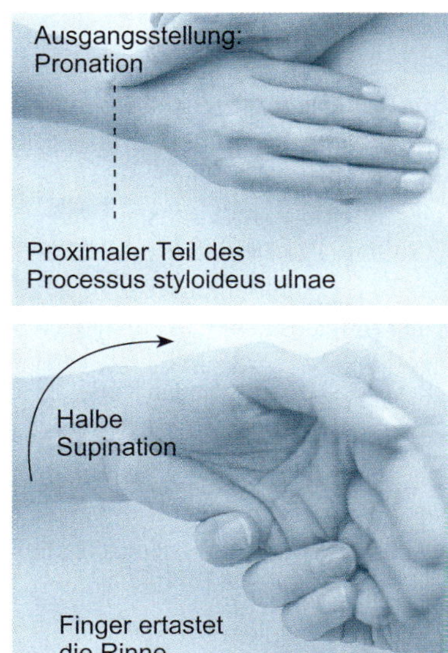

Abb. 2.7

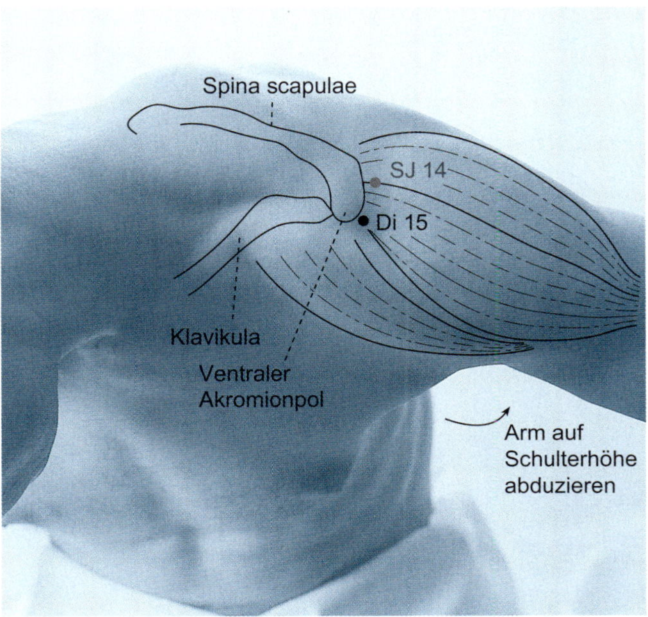

Abb. 2.8

2.3.3 Handspanntechnik

Die **Handspanntechnik** eignet sich insbesondere zur schnellen Festlegung von **Streckenmittelpunkten.** Hierzu die Kleinfinger beider Hände an die entsprechenden Endpunkte einer abzumessenden Strecke legen, wobei sich die Hände gleichmäßig auf die Strecke verteilen sollten. Die Daumen in der Mitte zusammenführen, sie zeigen den Streckenmittelpunkt an. Beispiele:

- Um den Streckenmittelpunkt der 16 cun langen Strecke zwischen Kniegelenkfalte zur Prominenz des Malleolus lateralis zu bestimmen, die beiden Kleinfinger jeweils auf die beiden Endpunkte legen (➤ Abb. 2.9).
- Um **Du 20** zu bestimmen, die beiden Hände links und rechts an die Kopfpartie des Patienten legen, wobei die beiden Kleinfinger jeweils eine Ohrspitze berühren. Die Daumen dann in der Schädeldachmittellinie zusammenführen, die auf **Du 20** (➤ Abb. 2.10) zeigen.

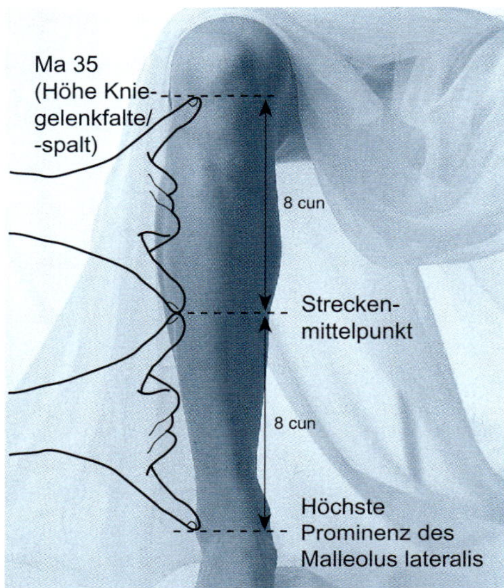

Abb. 2.9

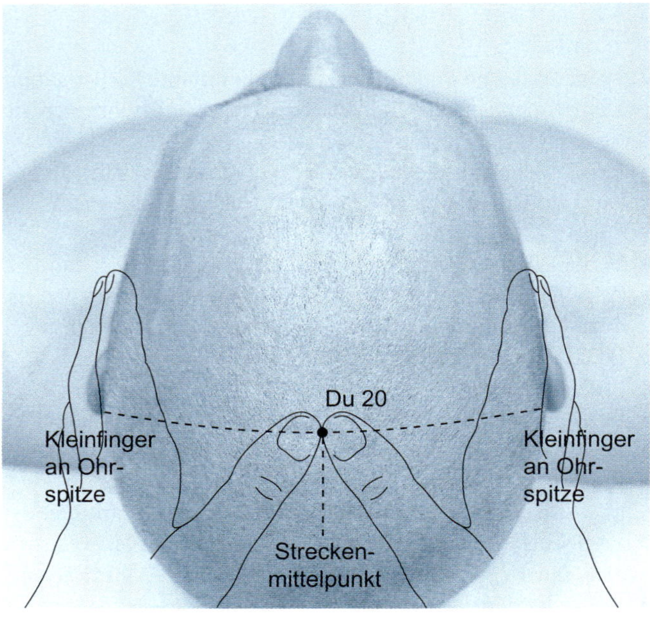

Abb. 2.10

KAPITEL

3 Anatomische Orientierung

Ulrich März

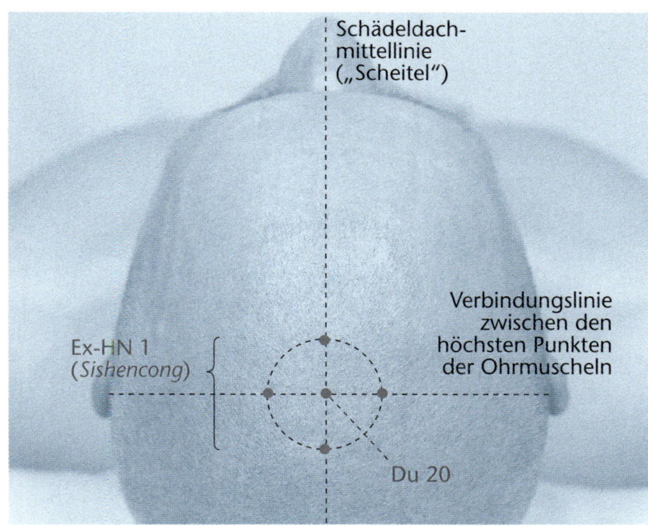

Abb. 3.1

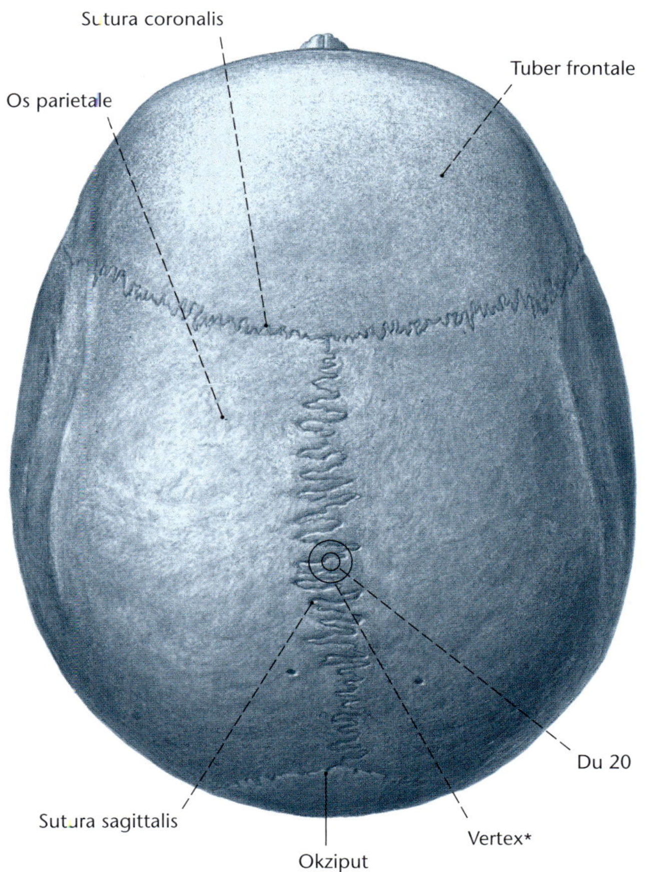

Abb. 3.2

3.1 Kopf

3.1.1 Scheitel, Stirn und obere Orbita

Scheitel

(➤ Abb. 3.1, ➤ Abb. 3.2)

Auf dem Kreuzungspunkt der Schädeldachmittellinie mit einer gedachten Linie, welche die beiden höchsten Punkte der Ohrmuscheln verbindet, liegt **Du 20** *(baihui)* in einer Entfernung von 7 cun zur hinteren und ca. 5 cun zur vorderen Haaransatzlinie. Er befindet sich auf dem höchsten Punkt des Schädels („Vertex").

Beachte: Beim Aufsuchen ist die Kopfhaltung des Patienten in aufrechter Position. Handspanntechnik: Der Therapeut legt seine Hände links und rechts an die seitliche Kopfpartie des Patienten. Dabei berühren die beiden Kleinfinger jeweils eine Ohrspitze. Die beiden Daumen werden dann in der Schädeldachmittellinie zusammengeführt und zeigen auf **Du 20** *(baihui)*.

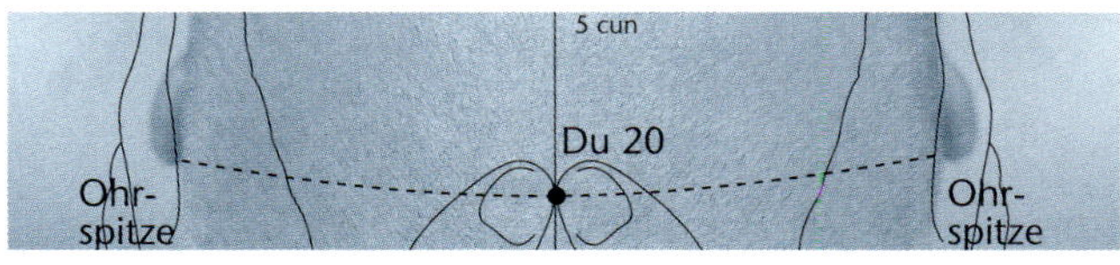

Vordere Haaransatzlinie

(➤ Abb. 3.3)
Die vordere Haaransatzlinie begrenzt die Stirn nach oben und kann individuell stark variieren. Als Haaransatzlinie gilt der Beginn der ursprünglichen Haarwachstumszone.
Da der tatsächlich bestehende Haaransatz besonders bei Männern aufgrund von Glatzenbildung schon frühzeitig zurückweichen kann, ist die ursprüngliche Haaransatzlinie häufig nicht identisch mit der aktuellen Kopfhaarbegrenzung, sondern sie befindet sich im unbehaarten Areal. In diesem Fall wird die ursprüngliche Haaransatzlinie durch die kraniale Stirnfaltenbegrenzung markiert, während der Patient die Stirn runzelt. Dies betrifft die Punkte **Du 20–Du 24, Bl 3–Bl 7, Gb 4–Gb 7, Gb 13–Gb 15, Ma 8.**

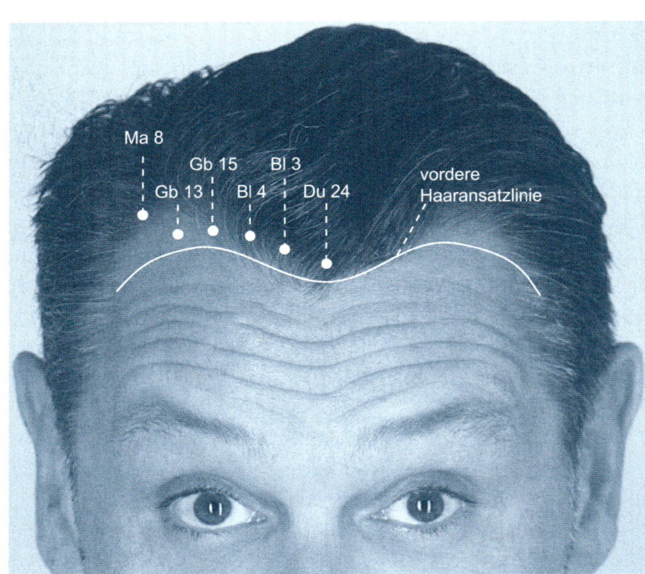

Abb. 3.3 a

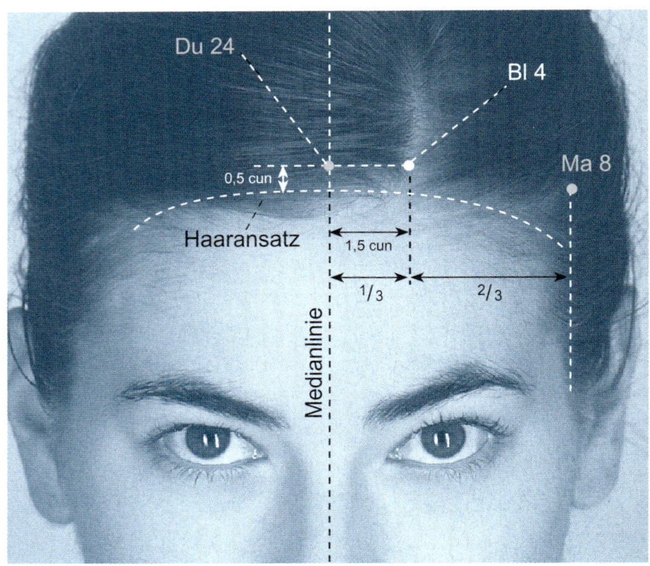

Abb. 3.3 b

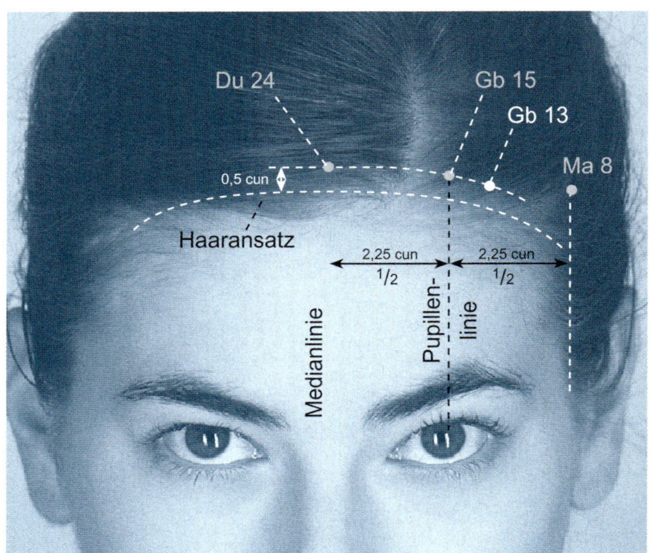

Abb. 3.3 c

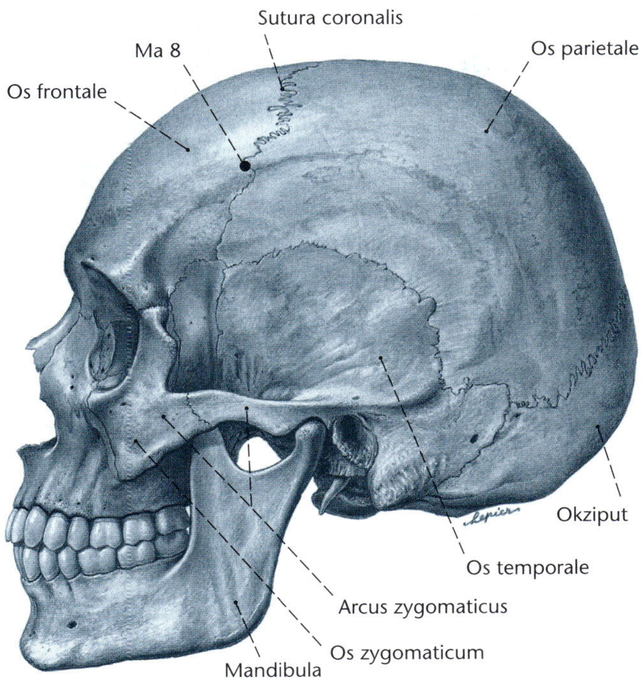

Abb. 3.4

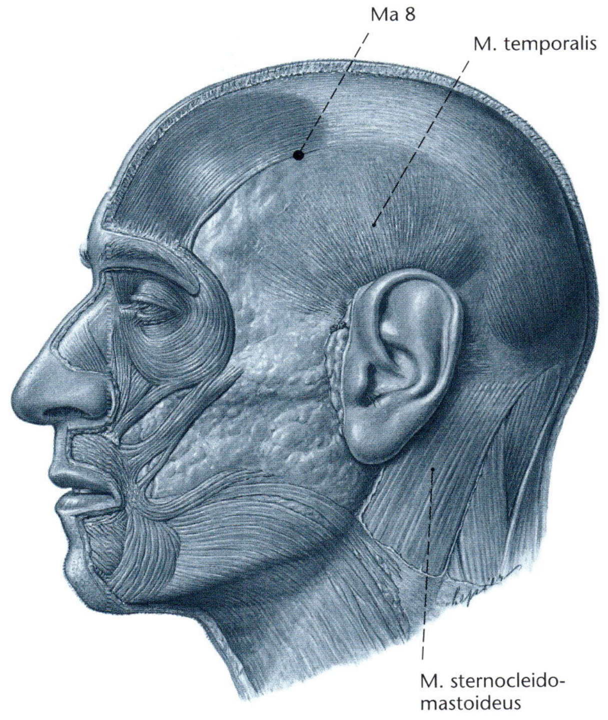

Abb. 3.5 a

Sutura coronalis und Stirn-Schläfen-Winkel

(➤ Abb. 3.4, ➤ Abb. 3.5)

Der Stirn-Schläfen-Winkel wird durch den Übergang der Schläfen-Haar-Grenze zur Stirn-Haar-Grenze gebildet und weicht bei beginnender Glatzenbildung zu den so genannten „Geheimratsecken" zurück.

Ma 8 am Übergang vom horizontalen Aspekt (Schädeldach) zum vertikalen Aspekt (seitlicher Schädel) in einer tastbaren Furche (Sutura coronalis) ein kleines Stück innerhalb des natürlichen Haaransatzes lokalisieren.

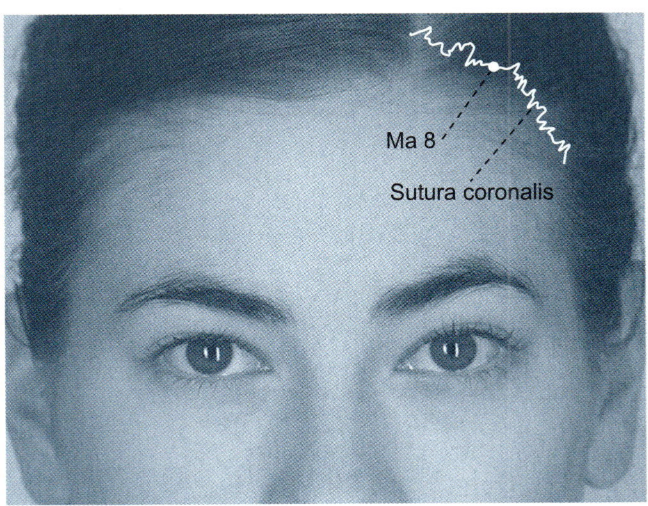

Abb. 3.5 b

Stirn

(➤ Abb. 3.6, ➤ Abb. 3.7)
Auf beiden Seiten der Stirn ist die mehr oder weniger deutliche Wölbung der Stirnhöcker (Tubera frontalia) tastbar. An ihrem unteren Rand liegt in einer flachen Mulde am Übergang zum Überaugenbogen (Arcus superciliaris) **Gb 14,** beim Geradeausblicken senkrecht oberhalb der Pupille. Der Abstand von **Gb 14** zum oberen Rand der Orbita beträgt ca. 1 cun.

Glabella, Überaugenbögen

(➤ Abb. 3.6, ➤ Abb. 3.7)
Die Glabella ist ein erhabenes, ebenes Feld oberhalb der Nasenwurzel und zwischen den Überaugenbögen (Arcus superciliares). Sie ist der zentrale knöcherne Orientierungspunkt im Stirnbereich. Im Mittelpunkt der Glabella befindet sich der Extra-Punkt **Ex-HN 3** *(yintang).* Entlang der Überaugenbögen liegen von medial nach lateral die Punkte **Bl 2, Ex-HN 4** *(yuyao)* und **SJ 23.**

MERKE
Bl 2 liegt oberhalb des inneren Augenwinkels im Bereich der Incisura frontalis (nicht supraorbitalis), wenn diese angelegt ist.

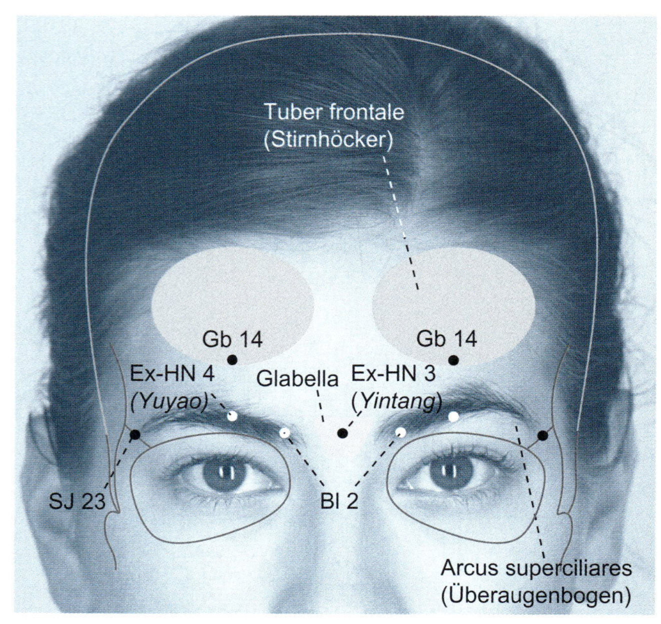

Abb. 3.6

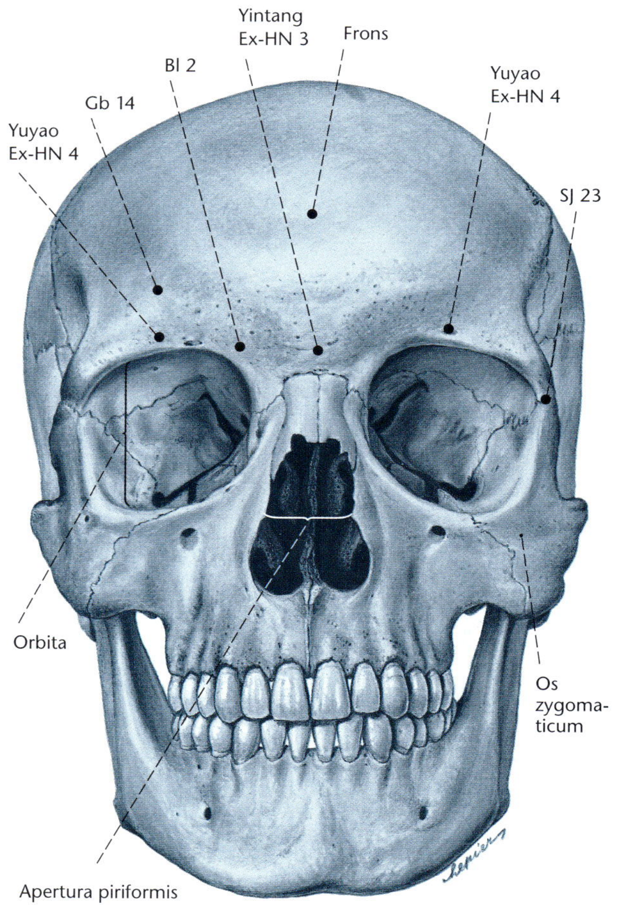

Abb. 3.7

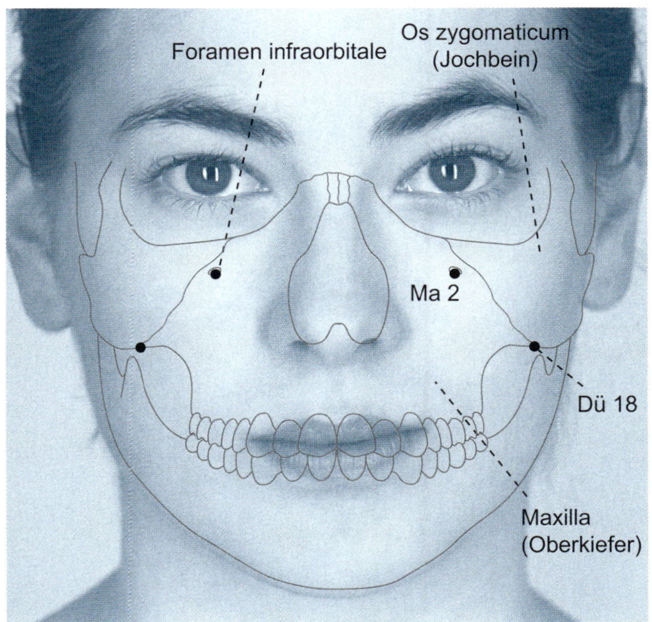

Abb. 3.8

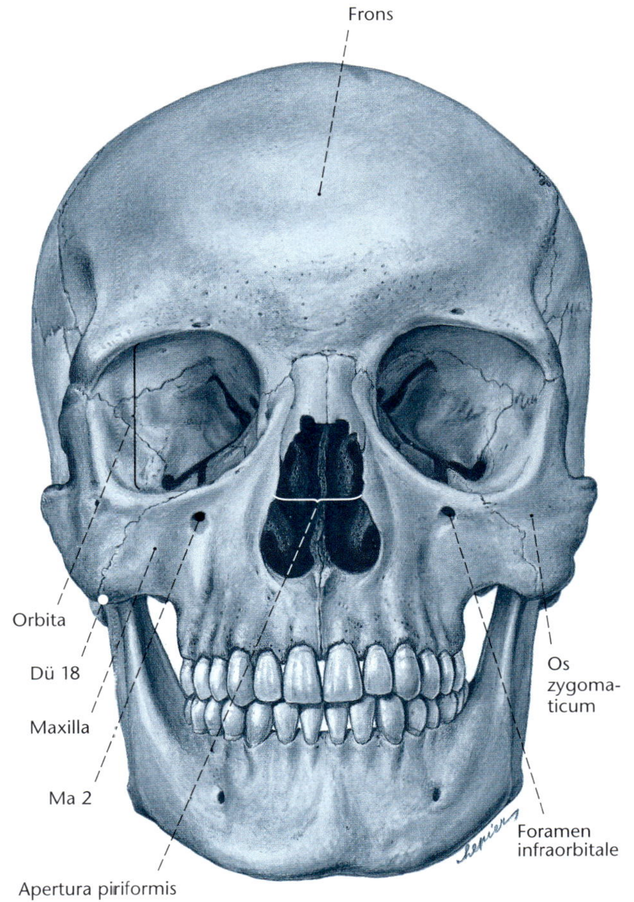

Abb. 3.9

3.1.2 Mittelgesicht und Nasenregion

Wangenknochen

(➤ Abb. 3.8, ➤ Abb. 3.9)
Unterhalb der Augen bildet der Oberkiefer (Maxilla) gemeinsam mit dem Jochbein (Os zygomaticum) die Wangenknochen. Wichtige anatomische Anhaltspunkte bilden hier das Foramen infraorbitale, der Jochbeinunterrand und der Jochbeinbogen des Os temporale.

Foramen infraorbitale

(➤ Abb. 3.8, ➤ Abb. 3.9)
Das Foramen infraorbitale mit **Ma 2** findet sich beim Geradeausblicken senkrecht unter der Pupille auf der Maxilla. Es liegt knapp 1 Querfinger unterhalb des wulstförmigen unteren Orbitarandes und ist bei Palpation vom Orbitarand aus nach kaudal unterhalb der maximalen Vorwölbung des Randes als kleine, druckdolente Vertiefung tastbar.

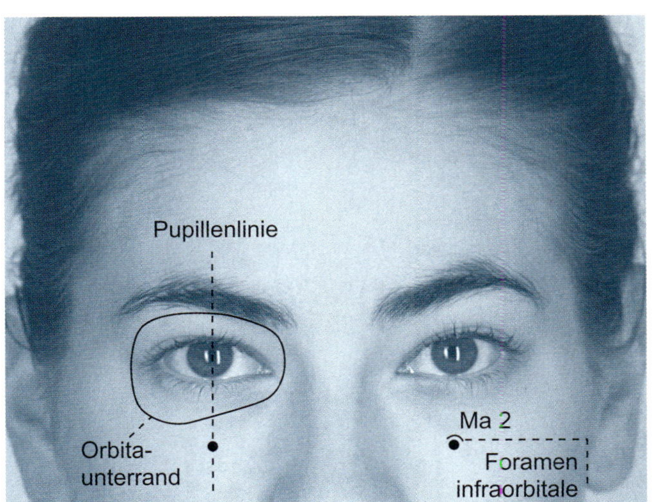

Jochbein (Os zygomaticum)

(➤ Abb. 3.10, ➤ Abb. 3.11)

Die knöchernen Strukturen unterhalb der lateralen Orbita werden vom Jochbein gebildet. Senkrecht unterhalb des lateralen Augenwinkels liegt am Unterrand des Jochbeins im Bereich seines Übergangs zur Maxilla **Dü 18** vor dem Rand des M. masseter (Untergesicht und Kinnregion).

Jochbeinbogen (Arcus zygomaticus des Os temporale)

(➤ Abb. 3.10, ➤ Abb. 3.11)

Das Jochbein geht nach lateral in den Jochbeinbogen und damit zum Os temporale über. Der Jochbeinbogen ist als etwa horizontal verlaufende knöcherne Struktur bis zum Ohr hin tastbar.

Am Oberrand des Jochbeinbogens finden sich **Gb 3** und **SJ 22,** am Unterrand **Ma 7** und **SJ 21.**

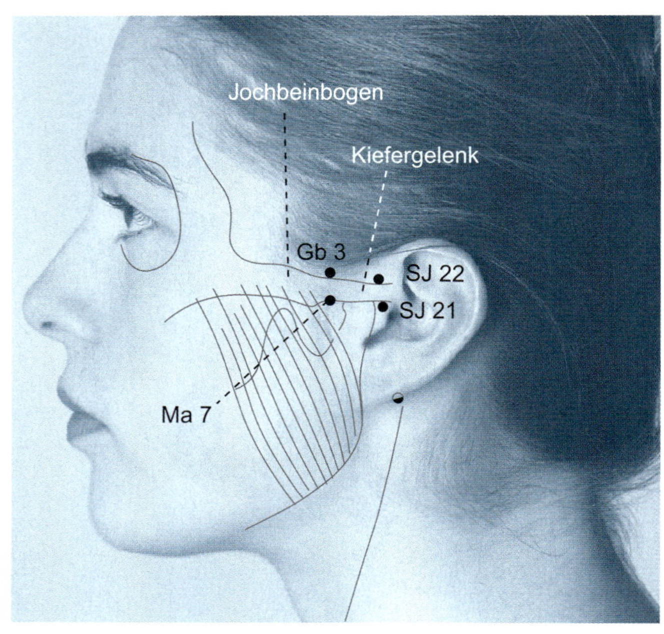

Abb. 3.10

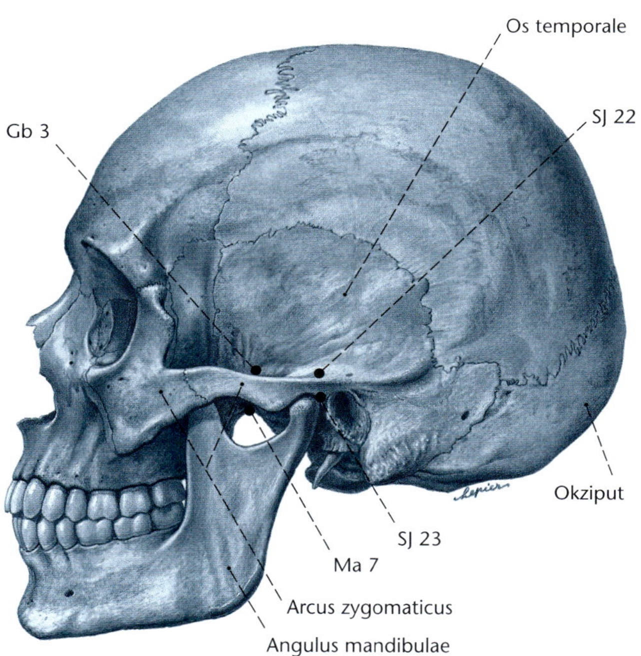

Abb. 3.11

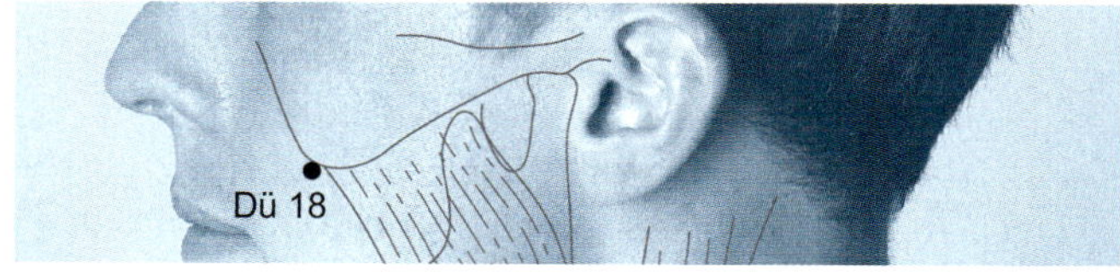

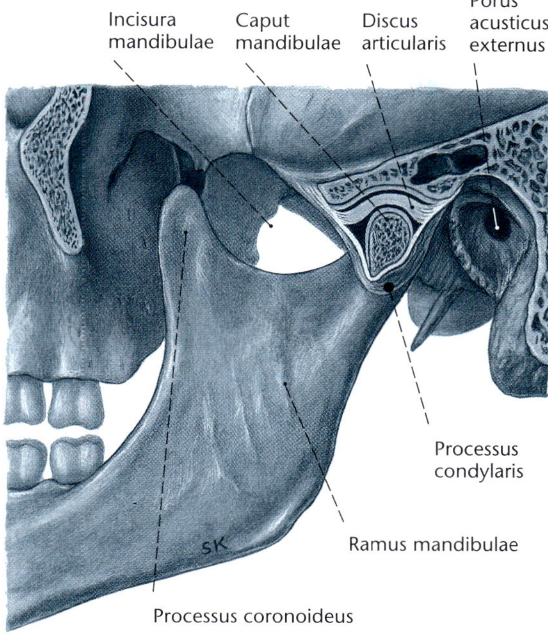

Abb. 3.12

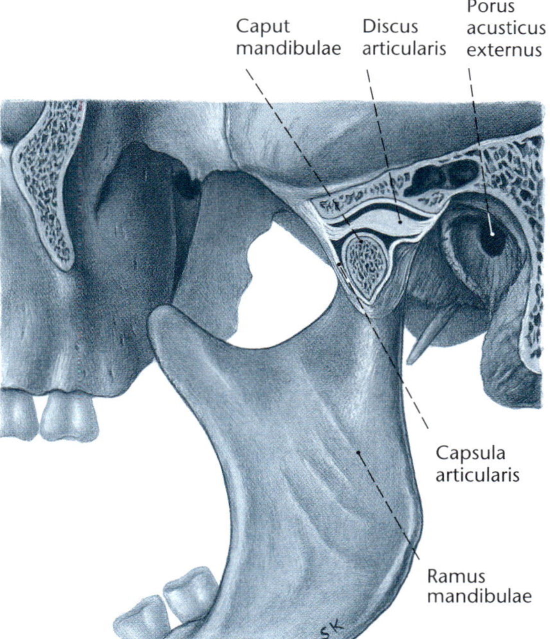

Abb. 3.13

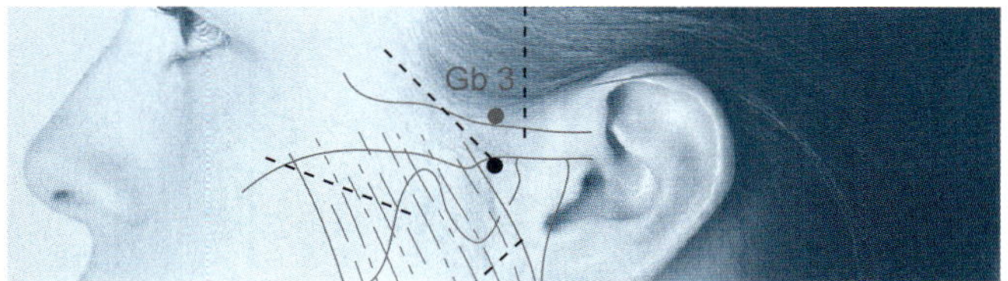

Kiefergelenk (Articulatio temporomandibularis)

(➢ Abb. 3.10, ➢ Abb. 3.12, ➢ Abb. 3.13)

Unterhalb des Jochbogens liegt vor dem Ohrtragus das Kiefergelenk, dessen Bewegung durch leichtes Öffnen und Schließen des Mundes ertastet werden kann. In einer Mulde vor dem Kiefergelenk und unmittelbar unter dem Rand des Jochbeinbogens befindet sich **Ma 7.** Diese Mulde liegt in der Incisura mandibulae, die durch den Processus coronoideus und den Processus condylaris der Mandibula gebildet wird. Bei weiter Mundöffnung wird der Tastfinger auf **Ma 7** durch den nach vorn gleitenden Processus condylaris der Mandibula aus der Mulde gehoben.

Nasolabialfalte oder Nasen-Lippen-Falte

(➤ Abb. 3.14)
Sie beginnt dort, wo an der seitlichen Nase oberhalb der Nasenflügel der knorpelige in den knöchernen Bereich übergeht und zieht von dort zu den Mundwinkeln. An ihrem oberen Ende liegt am Übergang vom Oberkiefer zur Nasenhöhle der Punkt **Ex-HN 8** *(shangyingxiang/bitong)*. **Di 20** liegt etwas unterhalb von **Ex-HN 8** zwischen dem äußersten Nasenflügelrand und der Nasolabialfalte.

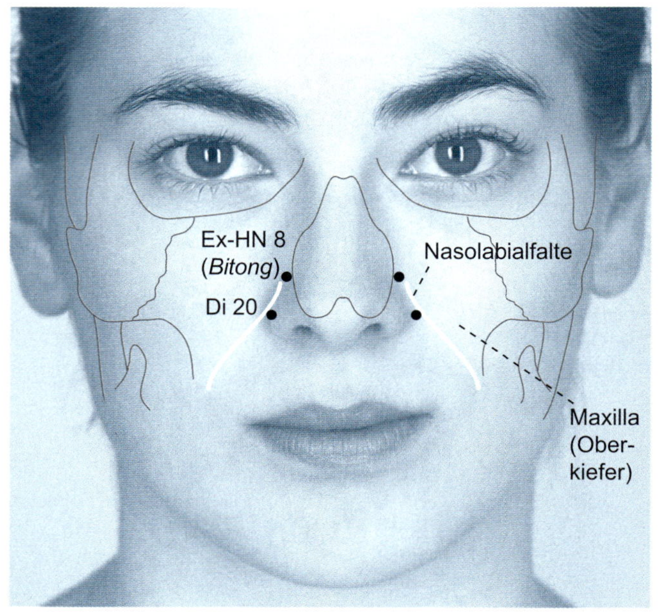

Abb. 3.14

3.1.3 Untergesicht und Kinnregion

Unterkieferwinkel (Angulus mandibulae)

(➤ Abb. 3.15)
Der Unterkieferwinkel entspricht dem Übergang des Unterkieferrandes aus der mehr horizontalen in eine vertikale Richtung und liegt deutlich unterhalb und etwas vor dem Ohrläppchen. Er markiert die Position von **Ma 6** (1 Fingerbreite vor und über dem Kieferwinkel) sowie von **Dü 17** und **SJ 16** (Höhe des Unterkieferwinkels).

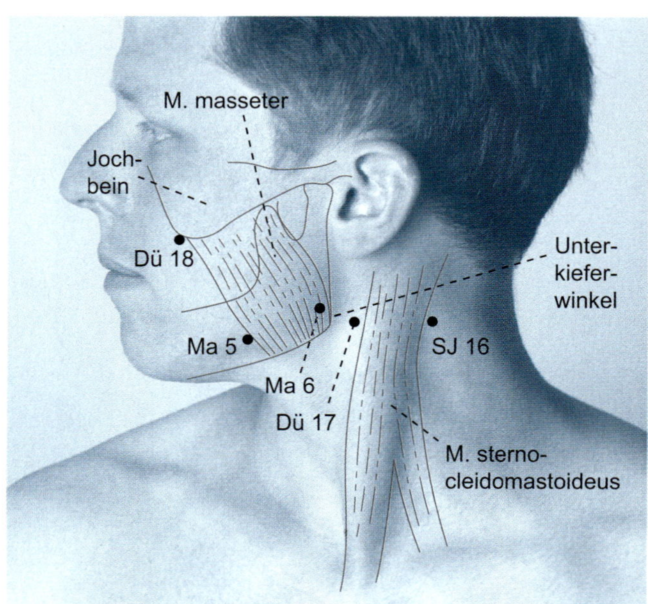

Abb. 3.15

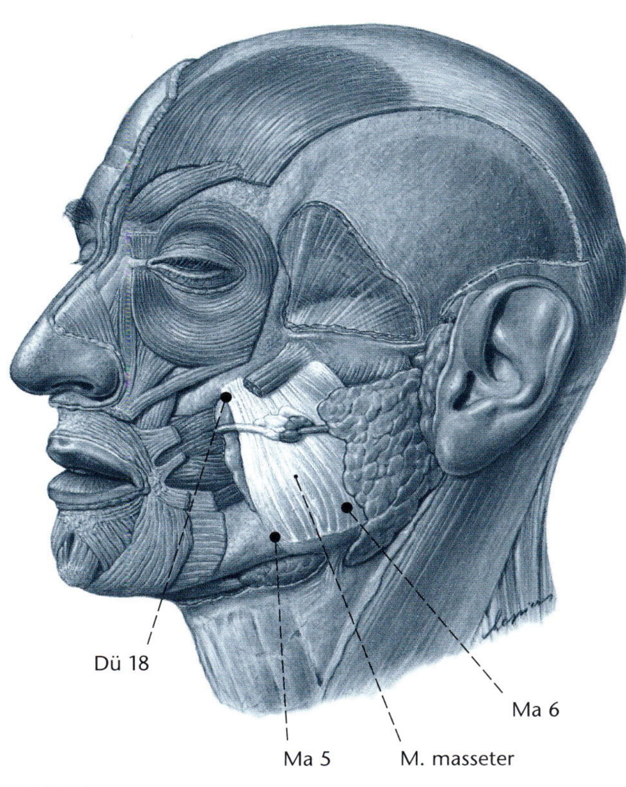

Abb. 3.16

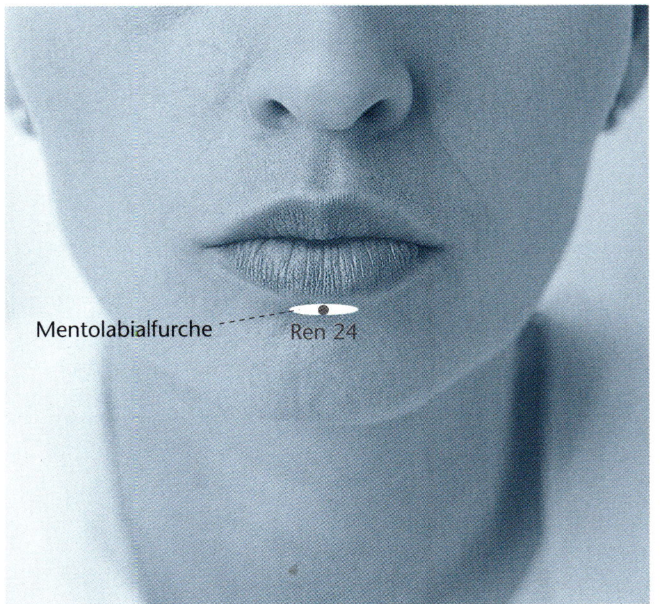

Abb. 3.17

M. masseter

(➢ Abb. 3.16)
Durch kräftiges Zusammenbeißen lässt sich die Kontur des M. masseter zwischen seitlichem Unterkiefer und Jochbein gut darstellen. Er entspringt am Arcus zygomaticus (➢ Abb. 3.10) und setzt im Bereich des Angulus mandibulae (➢ Abb. 3.15) an.

Mentolabialfurche

(➢ Abb. 3.17)
Sie bildet am Kinn eine quer verlaufende Rinne am Übergang zur Unterlippe. In ihrer Mitte befindet sich **Ren 24.**

3.1.4 Ohrregion

Anmerkung: Punkte der Ohrakupunktur werden hier nicht berücksichtigt.

Aufsteigende Helix (Ohrkrempe)

(➤ Abb. 3.18, ➤ Abb. 3.19)
Vor der aufsteigenden Helix, die die Ohrmuschel in ihrem oberen Bereich zum Gesicht hin begrenzt, liegt **SJ 22** oberhalb des Jochbeinbogens, etwa in derselben Höhe wie **Gb 3** (➤ Abb. 3.10, ➤ Abb. 3.11).

Incisura supratragica

(➤ Abb. 3.18, ➤ Abb. 3.19)
Die Incisura supratragica ist eine Einbuchtung der Ohrknorpel, sie trennt die aufsteigende Helix vom Tragus. Vor der Incisura supratragica liegt **SJ 21.**

Tragus (Ohrknöpfchen)

(➤ Abb. 3.18, ➤ Abb. 3.19)
Vor der Mitte des Tragus liegt **Dü 19.**

Incisura intertragica

(➤ Abb. 3.18, ➤ Abb. 3.19)
Die Incisura intertragica ist eine Einbuchtung der Ohrknorpel, sie trennt den Tragus vom Ohrläppchen und vom Antitragus. Vor der Incisura intertragica liegt **Gb 2.**

Lobulus (Ohrläppchen)

(➤ Abb. 3.18, ➤ Abb. 3.19)
Unter dem Ohrläppchen und unterhalb des Gehörgangs findet sich eine Vertiefung, die nach dorsal durch das Mastoid (Processus mastoideus) und nach ventral durch den Unterkiefer begrenzt ist. Nach unten hin ist diese Mulde durch den Processus transversus des 1. Halswirbels (Atlasquerfortsatz) begrenzt. In der Vertiefung liegt **SJ 17.**

Übergang von Ohrmuschel zu Gesicht

(➤ Abb. 3.19)
Der Übergang der Ohrmuschel zur Schläfen- und Wangenregion verläuft meist in etwa senkrecht und kann durch leichtes Vorklappen der Ohrmuschel bzw. des Tragus (Ohrknöpfchen) sichtbar gemacht werden.
Hier liegen in einer Reihe von kranial nach kaudal die Punkte **SJ 22, SJ 21, Dü 19, Gb 2.**

Mastoid (Processus mastoideus)

(➤ Abb. 3.19, ➤ Abb. 3.20)
An der Spitze des Mastoid, das hinter dem Ohr am Übergang des Schädels zum Hals als zapfenförmige Knochenstruktur tastbar ist, liegt **Gb 12,** am Übergang der Basis zum Okziput **Ex-HN** *(anmian)* und etwas weiter kaudal **Ex-HN 14** *(yiming).*

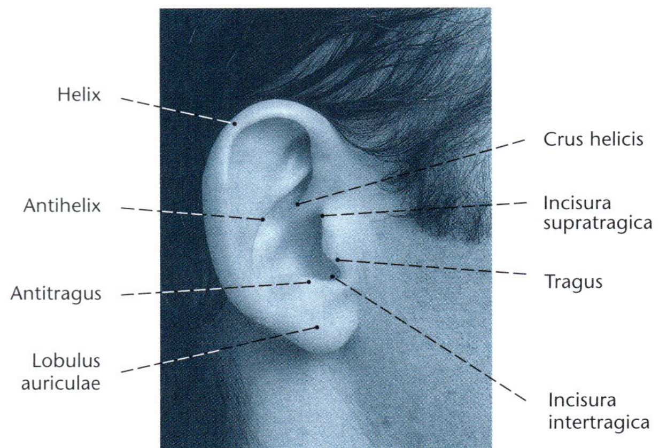

Abb. 3.18

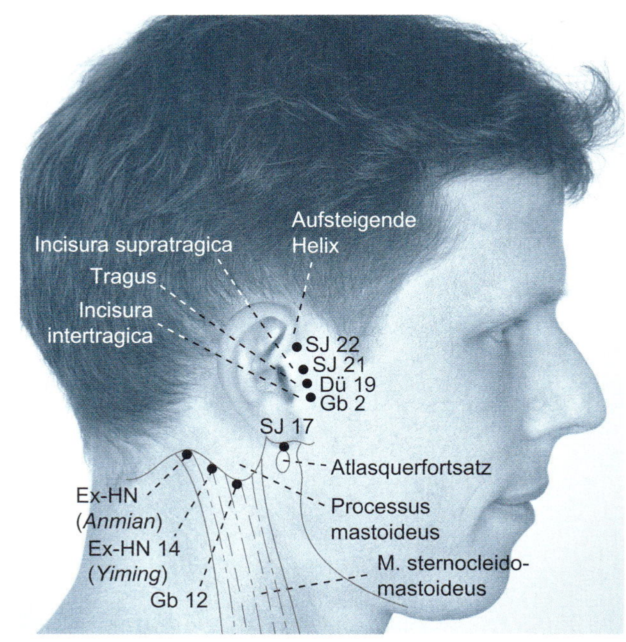

Abb. 3.19

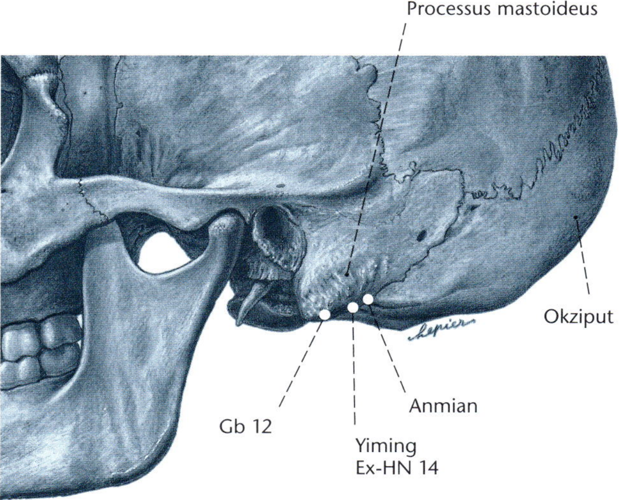

Abb. 3.20

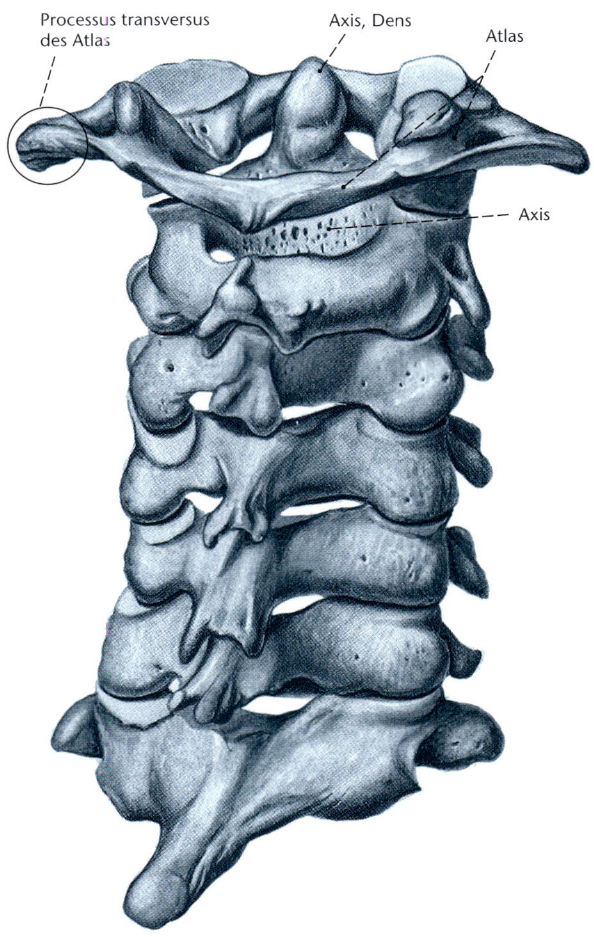

Abb. 3.21

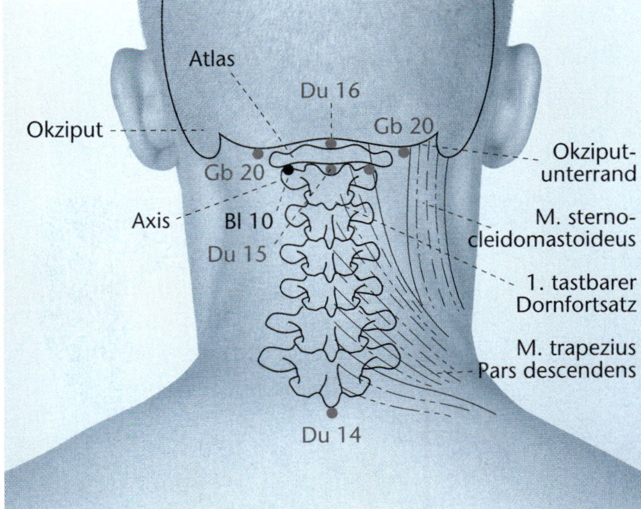

Processus transversus des 1. Halswirbels (Atlas)

(➤ Abb. 3.21)

Er ist unter dem Ohrläppchen als eine etwas weiter in der Tiefe liegende knöcherne Struktur zu tasten, die meist deutlich druckschmerzhaft ist.

3.1.5 Hinterkopf und oberer Nacken

Kraniozervikaler Übergang

(➤ Abb. 3.21, ➤ Abb. 3.22)
Der Übergang vom Kopf zum Hals wird hier durch das Mastoid (Processus mastoideus), die nach dorsal anschließenden Halsmuskeln und das Okziput gebildet. An diesem Übergang finden sich von lateral nach dorsal **Gb 12, Ex-HN 14** *(yiming),* **Ex-HN** *(anmian),* **Gb 20, Bl 10** und **Du 15** bzw. **Du 16.**

Protuberantia occipitalis externa

(➤ Abb. 3.22, ➤ Abb. 3.23)
Sie ist als flacher höckerartiger Vorsprung in der hinteren Medianlinie des Okziput, knapp über dem kraniozervikalen Übergang tastbar und definiert die Lage von **Du 16, Du 17** und **Bl 9.** In manchen Fällen, häufiger bei Frauen, ist dieser Vorsprung nur schwer oder gar nicht tastbar.

Hintere Haaransatzlinie

Diese wird als eine eher ungenaue Orientierungszone (variabel) bei der Punktsuche in der Hinterkopfregion und für Punkte der Schädelakupunktur benutzt.

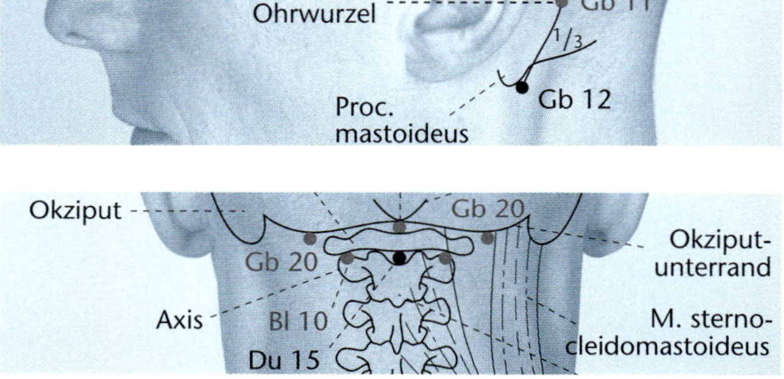

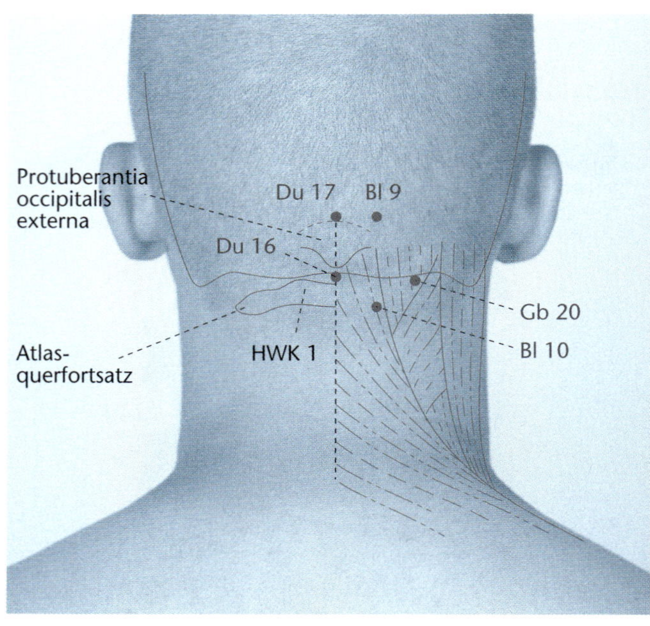

Abb. 3.22

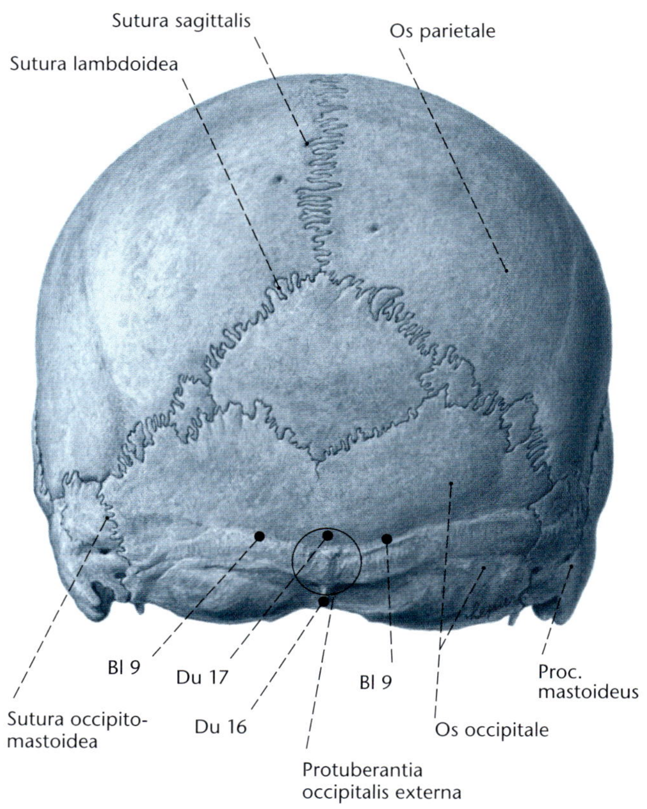

Abb. 3.23

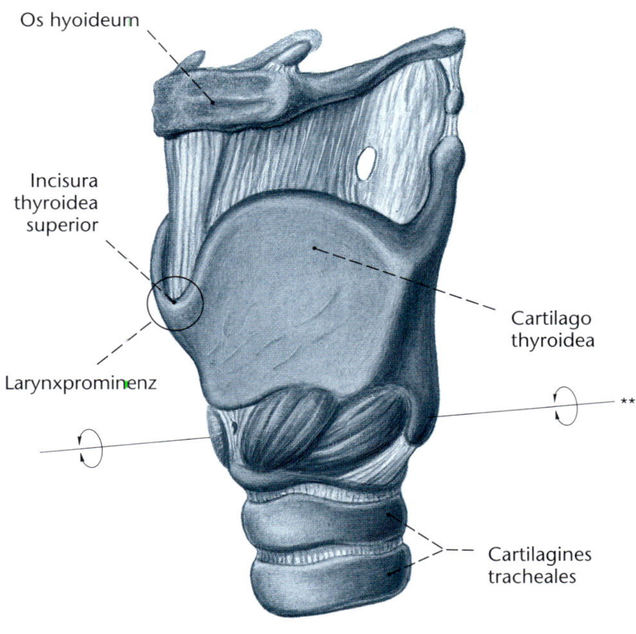

Abb. 3.24

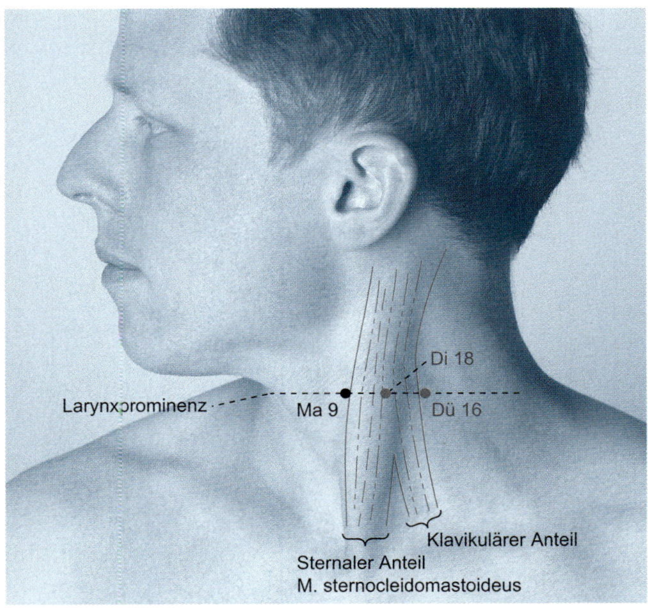

Abb. 3.25

3.2 Hals

3.2.1 Larynxprominenz

(➤ Abb. 3.24, ➤ Abb. 3.25)

Bei Männern ist die Larynxprominenz meist eindeutig als der am weitesten nach ventral vorspringende Punkt des Kehlkopfes („Adamsapfel") sicht- und tastbar. Bei Frauen ist die visuelle Identifikation oft schwieriger und muss dann durch Tastung der V-förmigen Öffnung (Incisura thyroidea superior) im kranialen Schildknorpelbereich in der Medianlinie des Kehlkopfes identifiziert werden. Auf Höhe der Larynxprominenz liegen **Ma 9, Di 18** und **Dü 16.**

3.2.2 M. sternocleidomastoideus

(➤ Abb. 3.26, ➤ Abb. 3.27)

Dieser Muskel bildet eine leicht identifizierbare anatomische Leitstruktur am ventralen und lateralen Hals, die durch Rotation des Kopfes zur Gegenseite sicht- und tastbar wird. Durch Anlegen eines Widerstandes gegen die Rotation (z. B. am Kinn) kann dies noch verstärkt werden. Der Muskel entspringt mit einem rundsehnigeren Kopf von der Ventralfläche des oberen Brustbeins (Manubrium sterni) und mit einem breiteren und flacheren Anteil vom sternalen Drittel des Schlüsselbeins (Klavikula), wobei er ein schmales Dreieck im Bereich des Sternoklavikulargelenks freilässt. Dort liegt **Ma 11.** Die beiden Köpfe des Muskels bleiben bis weit nach kranial unterscheidbar und setzen am hinteren Umfang des Processus mastoideus und an der lateralen Hälfte der Linea nuchae am Hinterkopf an. In seinem Verlauf finden sich außer **Ma 11** auch **Di 17, Di 18, Dü 16, Ma 9, Gb 12** und **Ex-HN** *(anmian).*

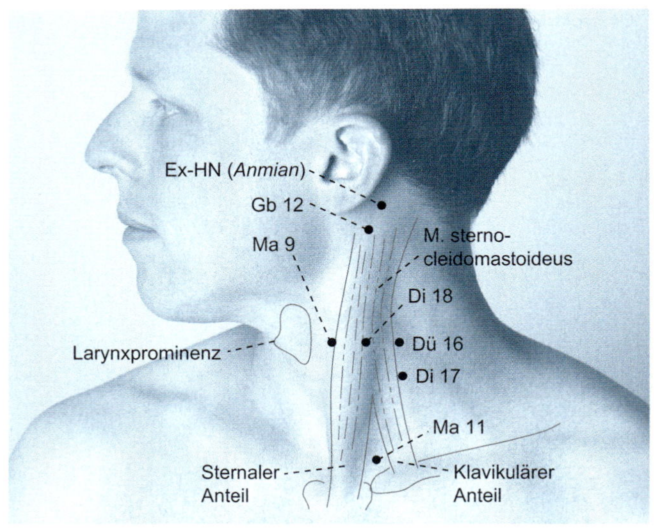

Abb. 3.26

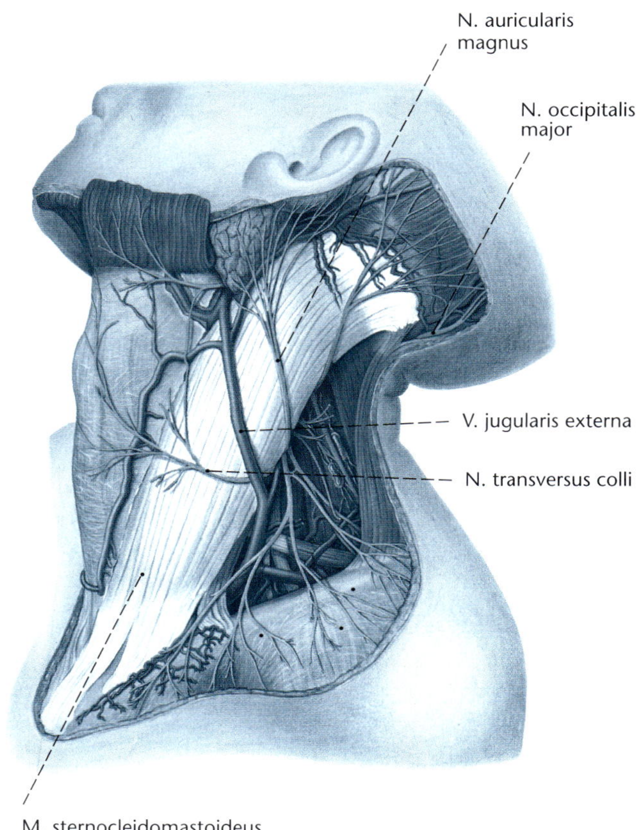

Abb. 3.27

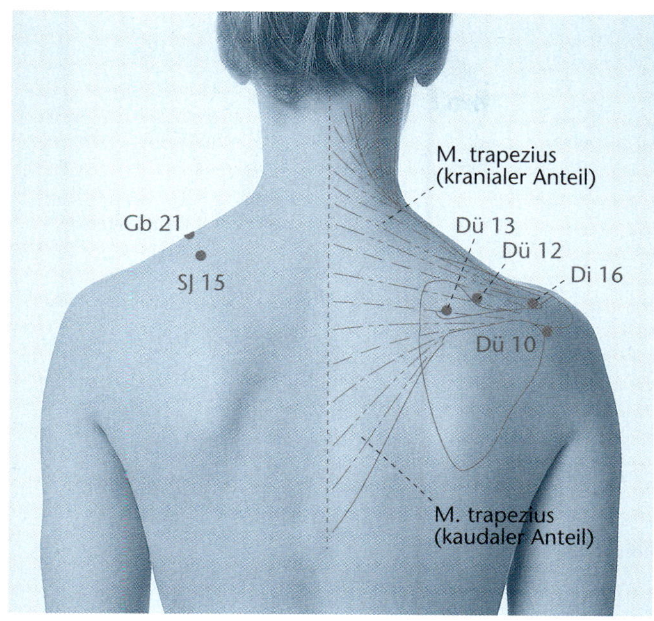

Abb. 3.28

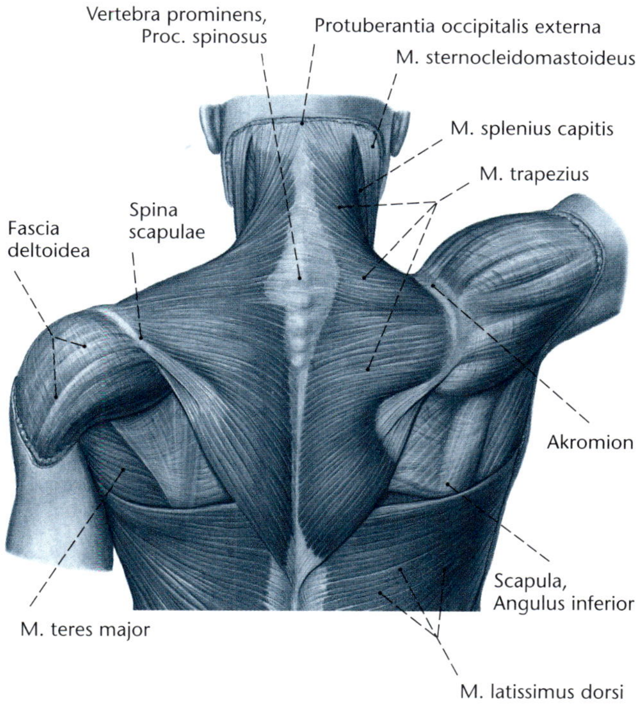

Abb. 3.29

3.3 Schultergürtel und obere Extremität

3.3.1 Schultergürtel und Oberarm

M. trapezius

(➤ Abb. 3.28, ➤ Abb. 3.29)
Dieser Muskel bildet die obere Begrenzung der Schulter und erstreckt sich in seinen kranialen Anteilen von der Halswirbelsäule bis zum Schulterblatt gehörenden Akromion. Auf dem kranialen Rand des Muskels liegt in der Mitte der Schulter **Gb 21,** etwas darunter **SJ 15.**

Akromion

(➤ Abb. 3.30, ➤ Abb. 3.31)
Das Akromion ist bei der Palpation des Schultergelenks von lateral als eine flache knöcherne Stufe oberhalb des etwas weiter nach lateral ragenden Humeruskopfes tastbar.

Spina scapulae

(➤ Abb. 3.29, ➤ Abb. 3.30, ➤ Abb. 3.31, ➤ Abb. 3.32)
Die schräg über das Schulterblatt verlaufende knöcherne Struktur entspringt dem Akromion und endet im Bereich des medialen Schulterblattrandes in einem flachen, nach oben offenen Bogen, hier liegt **Dü 13.** Im Winkel zwischen dem Ursprung der Spina scapulae am Akromion und dem mehr ventral liegenden Akromioklavikulargelenk über dem lateralsten Anteil der Mm. trapezius und supraspinatus liegt **Di 16.**

Humeruskopf, Schultergrübchen

(➤ Abb. 3.30, ➤ Abb. 3.32)
Der Humeruskopf liegt unter dem Akromion und ragt etwas weiter nach lateral. Bei Abduktion des Armes in die Horizontale entstehen am Übergang der Schulter zum Oberarm zwei flache Grübchen. In dem mehr ventral gelegenen Grübchen liegt **Di 15,** in dem mehr dorsal gelegenen Grübchen liegt **SJ 14.** Diese Grübchen markieren die Ränder des Tuberculum majus, eines nach lateral vorspringenden Knochenvorsprungs des proximalen Humerus, an dem der M. supraspinatus, der M. infraspinatus und der M. teres minor ansetzen.

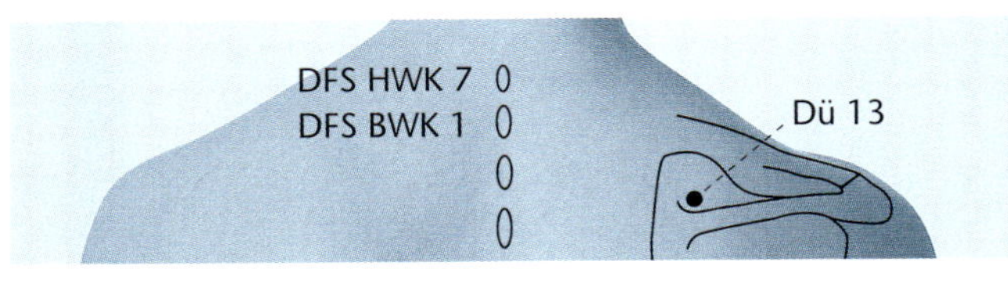

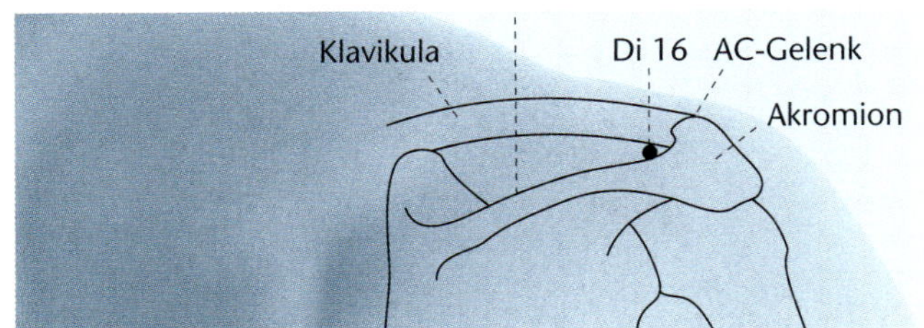

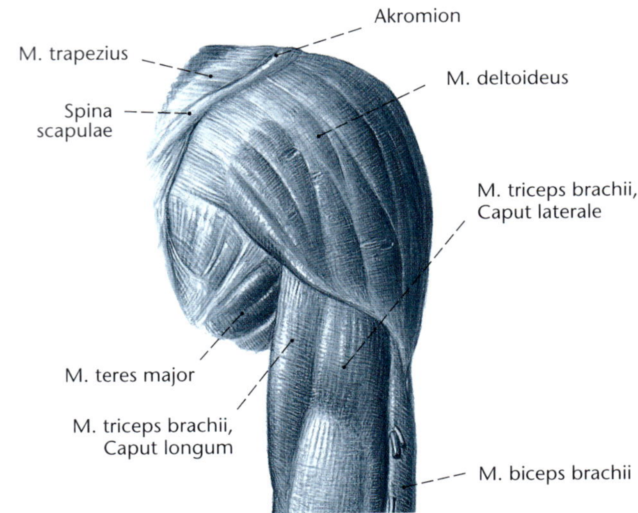

Abb. 3.30

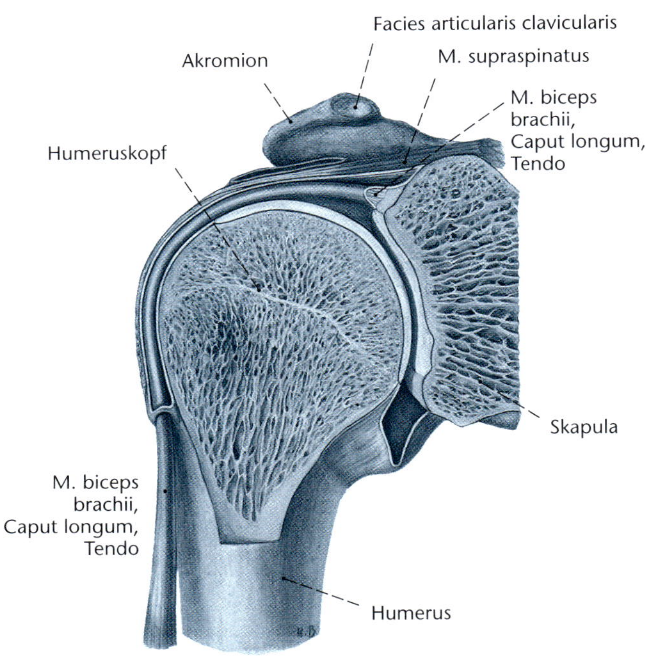

Abb. 3.31

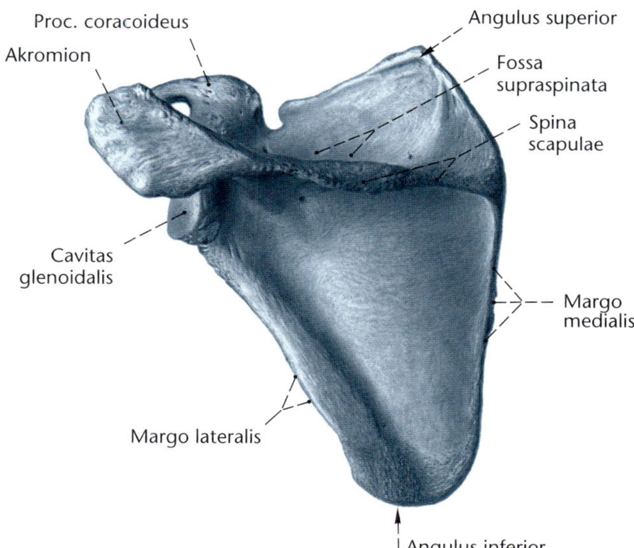

Abb. 3.32

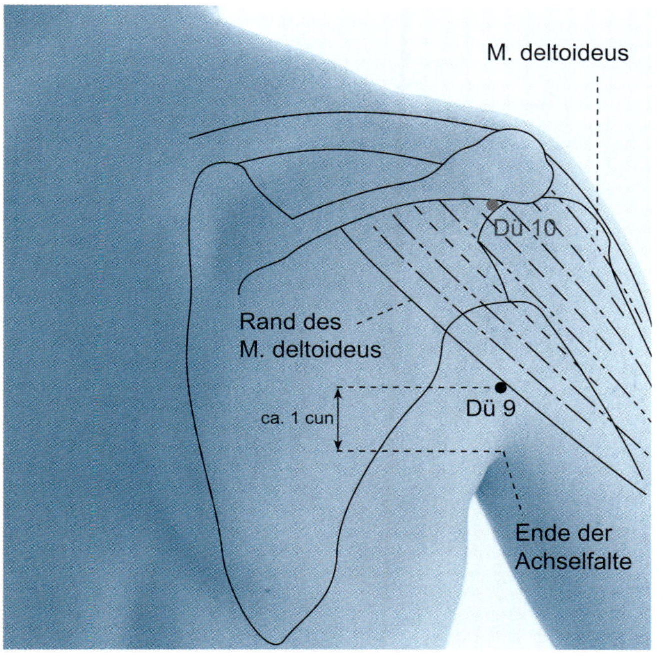

Abb. 3.33 a

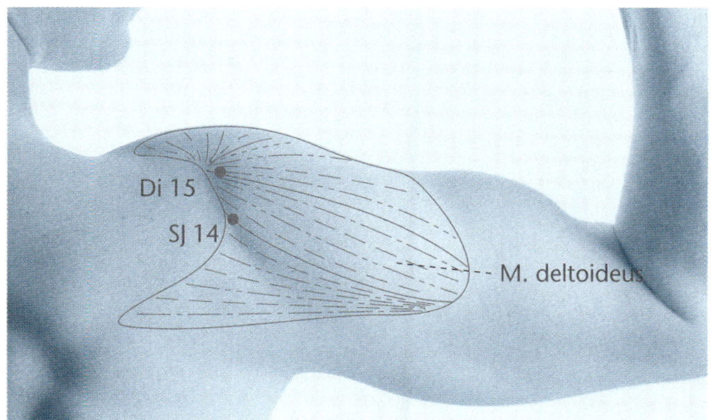

Abb. 3.33 b

M. deltoideus

(➤ Abb. 3.30, ➤ Abb. 3.33, ➤ Abb. 3.34, ➤ Abb. 3.35, ➤ Abb. 3.36, ➤ Abb. 3.37)

Dieser Muskel umhüllt den Humeruskopf von dorsal, lateral und ventral. Auf ihm oder an seinen Rändern liegen **Dü 9, Dü 10, S 14, Di 15, Ex-UE** *(jianquan)*, **Lu 1, Lu 2, Lu 3, Di 14.**

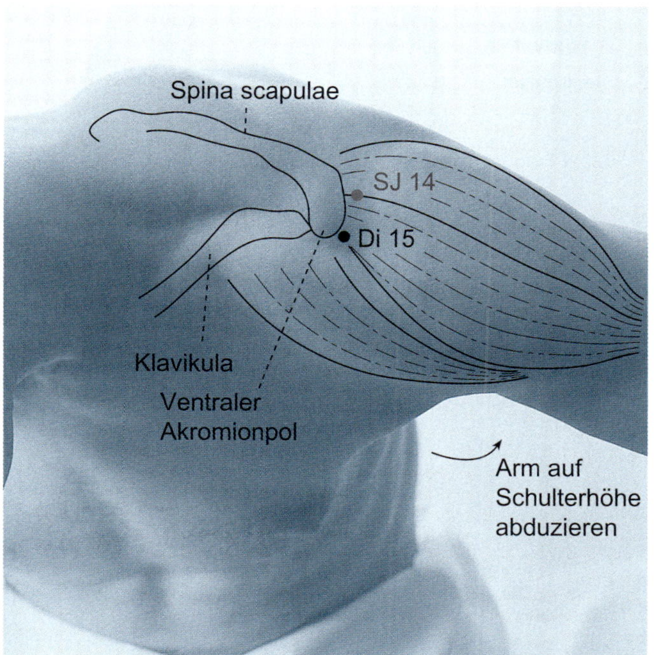

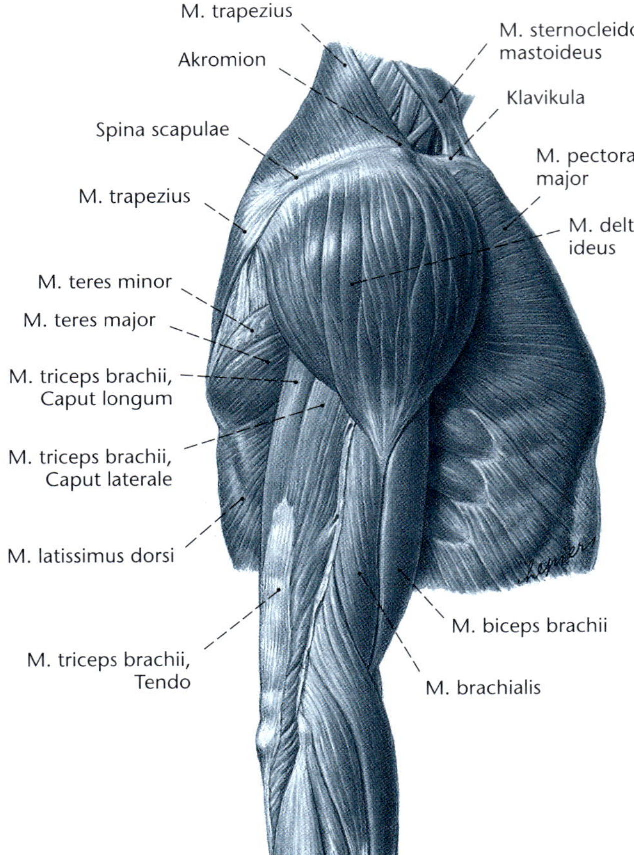

Abb. 3.34

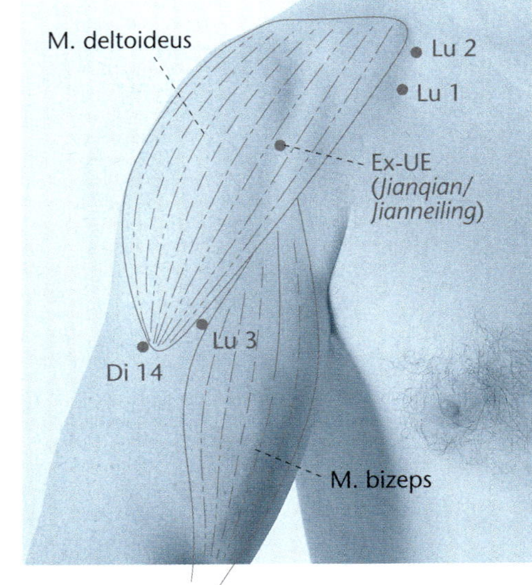

Abb. 3.36

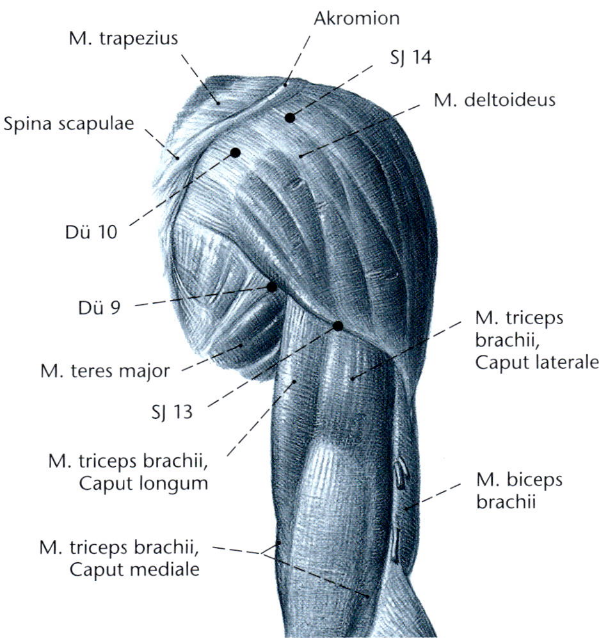

Abb. 3.35

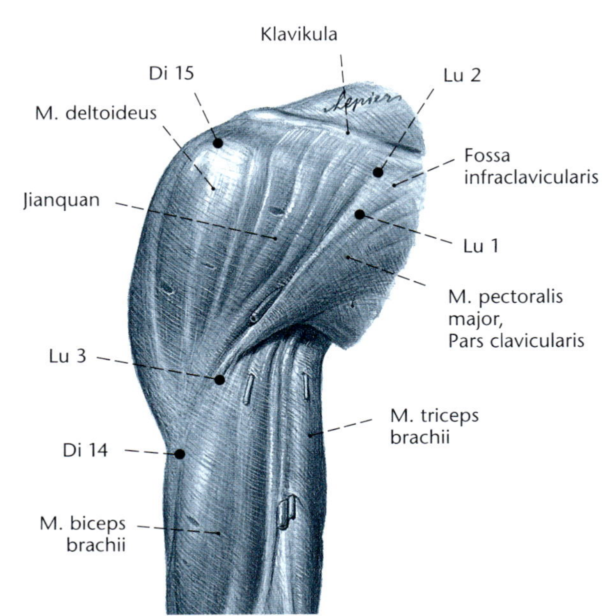

Abb. 3.37

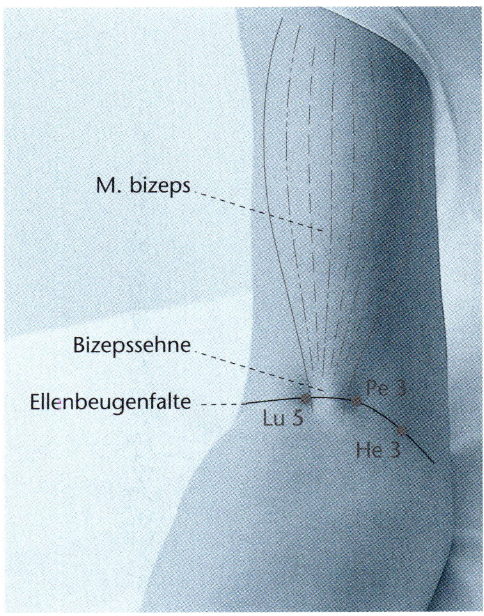

Abb. 3.38

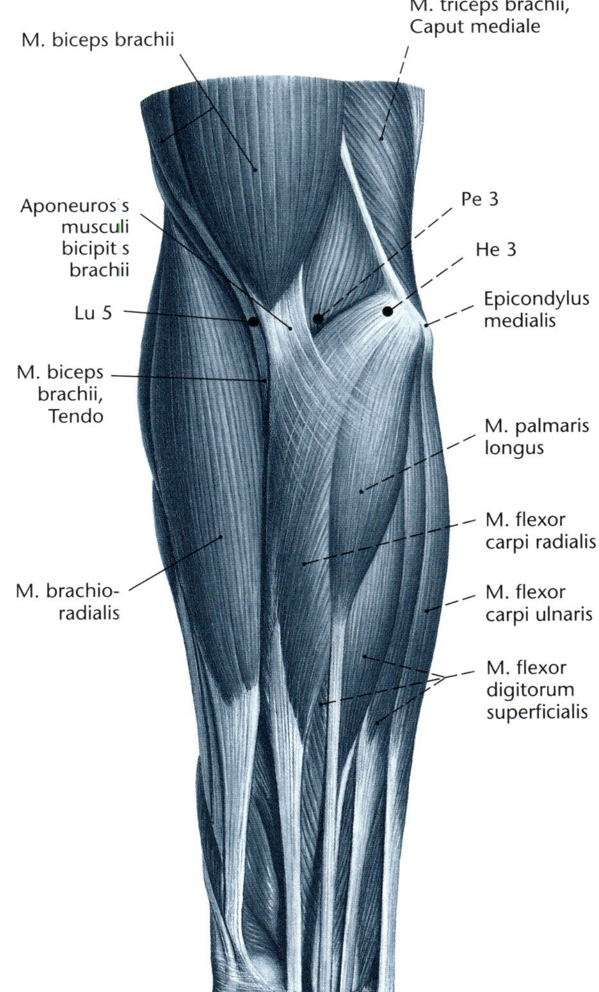

Abb. 3.39

3.3.2 Ellbogenbereich

Ellenbeuge, Bizepssehne

(➤ Abb. 3.38, ➤ Abb. 3.39)
Im ventralen Bereich des Ellbogens erstreckt sich die Ellenbeuge zwischen dem Epicondylus medialis und lateralis humeri. Sie wird geteilt durch die Beugersehnen. Hier finden sich **Di 11** und **Lu 5** lateral der Bizepssehne, sowie **Pe 3** und **He 3** medial der Bizepssehne.

Epicondylus humeri lateralis und medialis

(➤ Abb. 3.39, ➤ Abb. 3.40, ➤ Abb. 3.41)
Sie begrenzen die Ellenbeuge beidseits, im dorsalen Ellbogenbereich liegt zwischen ihnen das Olekranon. Vom Epicondylus lateralis entspringen die Streckermuskeln des Handgelenks, vom Epicondylus medialis dessen Beugermuskeln.

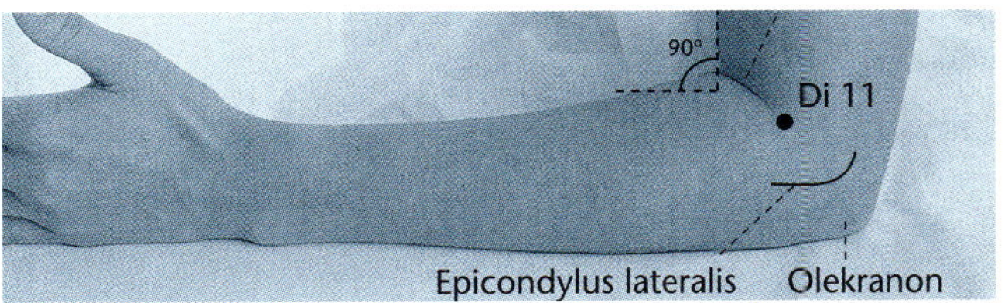

Olekranon

(➤ Abb. 3.40, ➤ Abb. 3.41)
Es bildet die Spitze des Ellbogens. Zwischen medialem Epicondylus und Olekranonspitze liegt **Dü 8** im Sulcus ulnaris, **SJ 10** ist in einer Grube proximal des Olekranon zu finden.

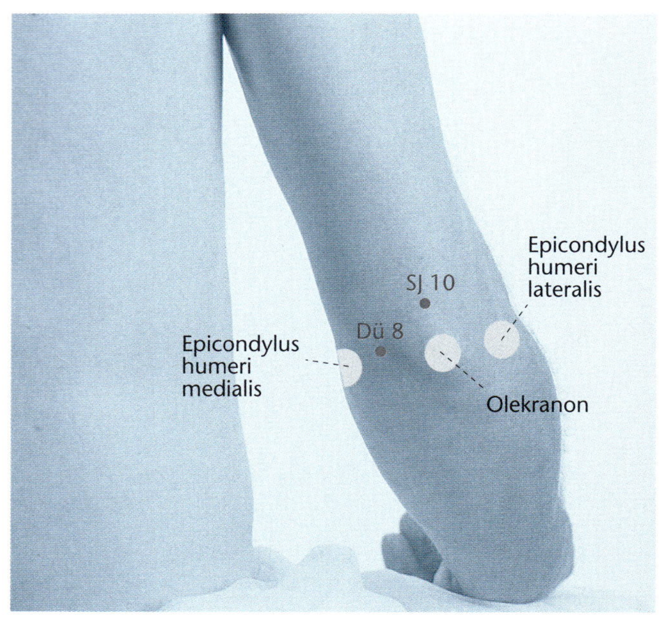

Abb. 3.40

3.3.3 Unterarm und Hand

Bei der Lokalisation der Akupunkturpunkte am Unterarm ist die unterschiedliche Hand- und Unterarmstellung in **Pronation** oder **Supination** zu beachten, da sich die relative Lage bei manchen Punkten dadurch entscheidend ändern kann (siehe Lokalisationsangaben bei den einzelnen Punkten). So verläuft z. B. die Verbindungslinie **Di 5–Di 11** in Supinationsstellung des Unterarmes entlang dem lateralen Unterarmrand, in Pronationsstellung jedoch quer über den Unterarm.

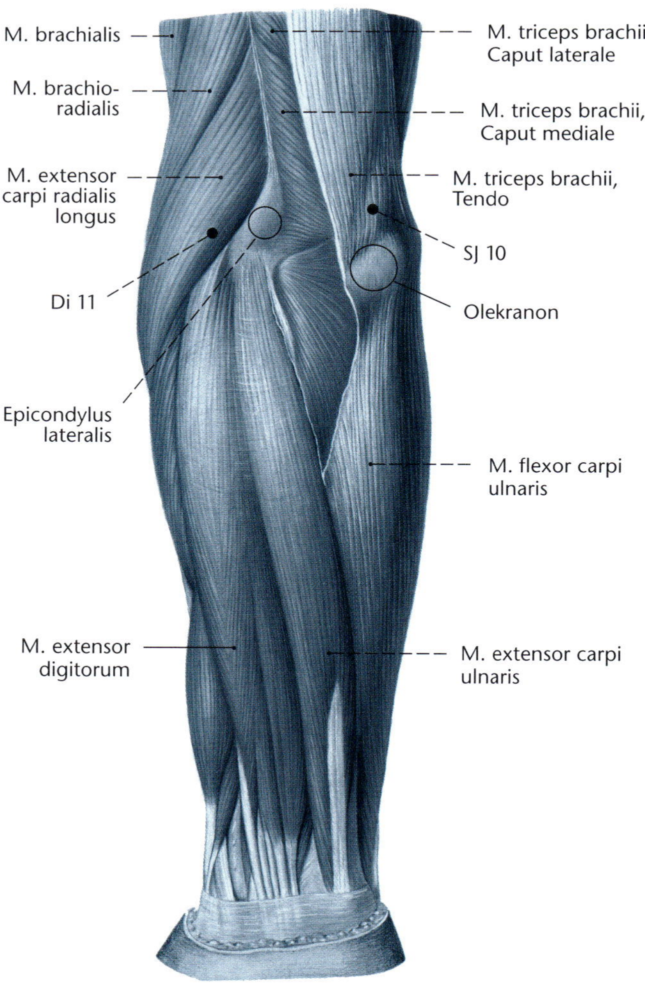

Abb. 3.41

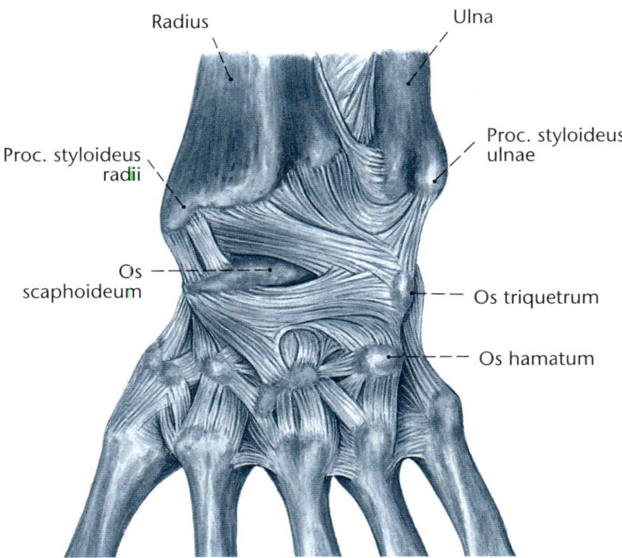

Abb. 3.42 Handgelenk dorsal

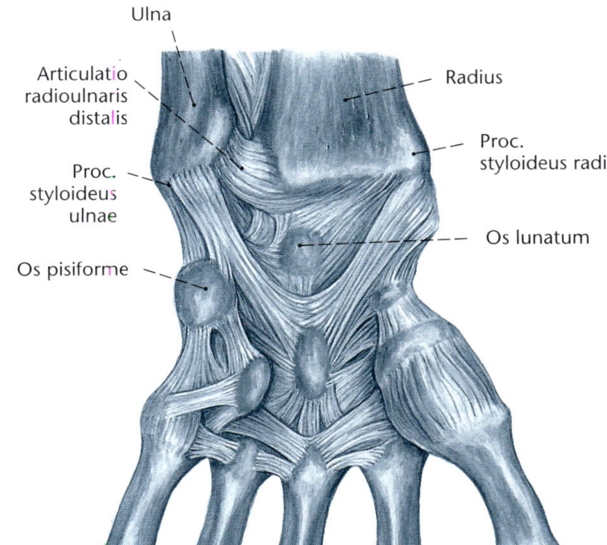

Abb. 3.43 Handgelenk ventral

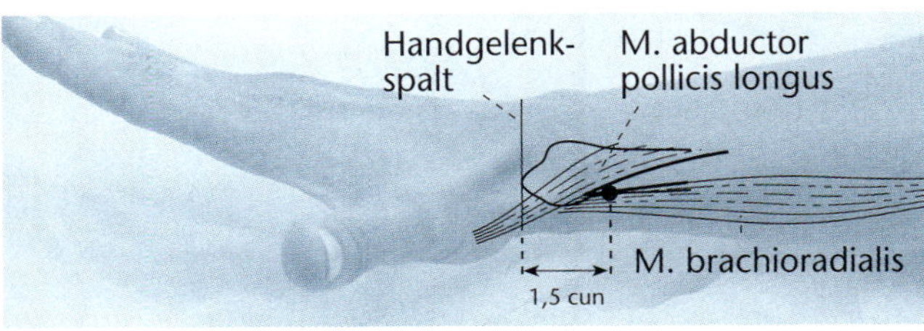

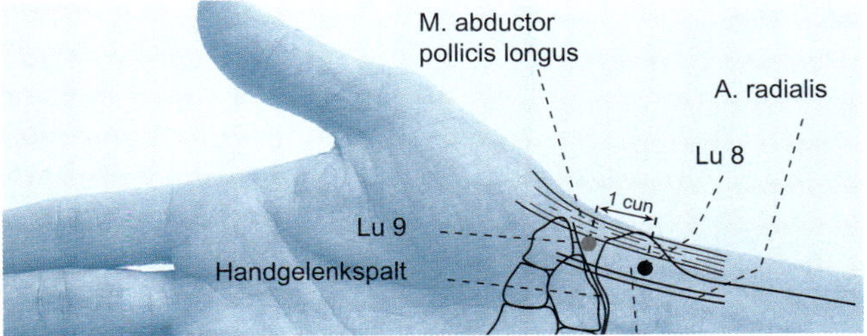

Processus styloideus radii

(➤ Abb. 3.42, ➤ Abb. 3.43)

Der Processus styloideus radii bildet am distalen Ende des Radius im ventralen und lateralen Bereich einen flachen Vorsprung. Am Übergang des Processus zum Radiusschaft ist im ventrolateralen Bereich eine schräg verlaufende Rinne zu tasten, hier liegt **Lu 7,** etwas weiter distal und ventral liegt vor dem Rand des Processus **Lu 8.**

Processus styloideus ulnae

(➤ Abb. 3.42, ➤ Abb. 3.43)

Der Processus styloideus ulnae bildet am distalen Ende der Ulna im dorsalen Bereich einen deutlichen Vorsprung. Bei Beugung im Ellbogen und Supination wird hier eine kleine Rille tastbar (Gleitfurche für die Sehne des M. extensor carpi ulnaris), hier liegt **Dü 6.**

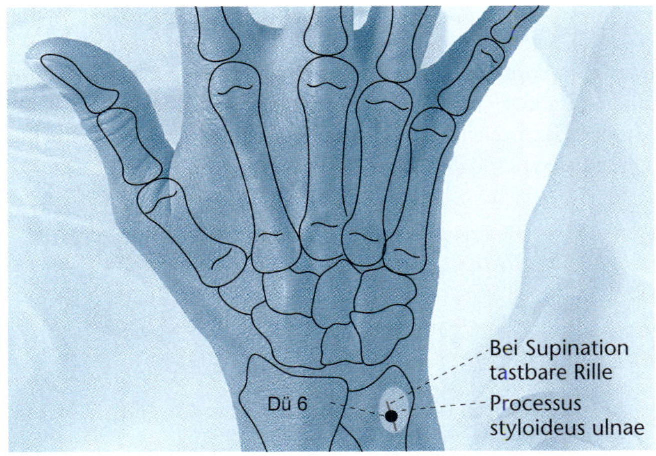

Ventraler Handgelenkspalt („distalste Handgelenkfalte")

(➤ Abb. 3.44, ➤ Abb. 3.45)
Chinesische Akupunkturbücher beschreiben die Lage vieler Punkte im Handgelenkbereich meist in Bezug auf die distalste Handgelenkfalte. Da die Falte jedoch variabel ist, sollte eine sichere Orientierung am Handgelenkspalt zwischen proximaler Handwurzelknochenreihe auf der einen und Radius mit Ulna auf der anderen Seite erfolgen. Durch lockere Bewegung der Hand kann der Gelenkspalt deutlich getastet werden.
Das prominente Os pisiforme, das ulnar die proximale Handwurzelreihe markiert, dient mit seiner proximalen Begrenzung als knöcherner Marker für den ventralen Gelenkspalt im ulnaren Bereich. Über dem ventralen Handgelenkspalt liegen **He 7, Pe 7** und **Lu 9.**

Os pisiforme und Sehne des M. flexor carpi ulnaris

(➤ Abb. 3.45a)
Das Os pisiforme ist ein wichtiger Orientierungspunkt am ventroulnaren Handgelenk. Die hier inserierende Sehne des M. flexor carpi ulnaris kennzeichnet die Lage einiger Punkte der Herz-Leitbahn: Am radialem Rand der Sehne sind **He 7–He 4** aufgereiht.

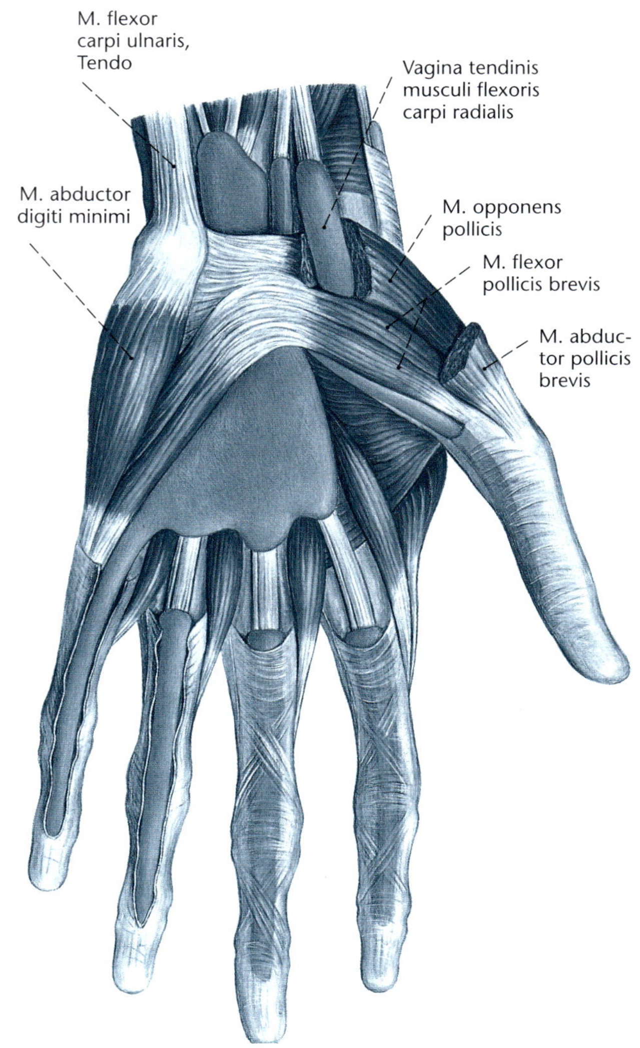

Abb. 3.44

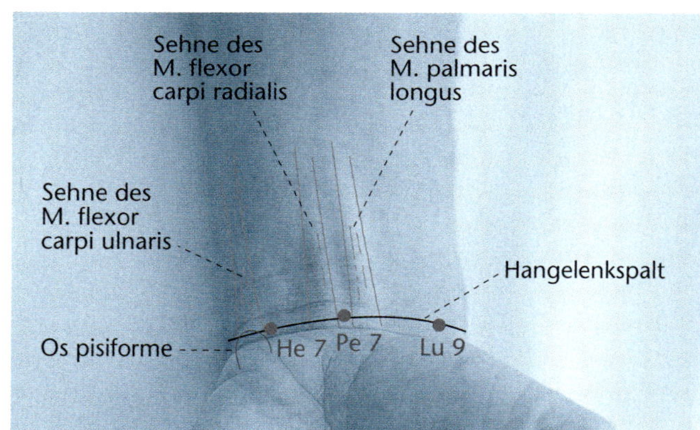

Abb. 3.45 a

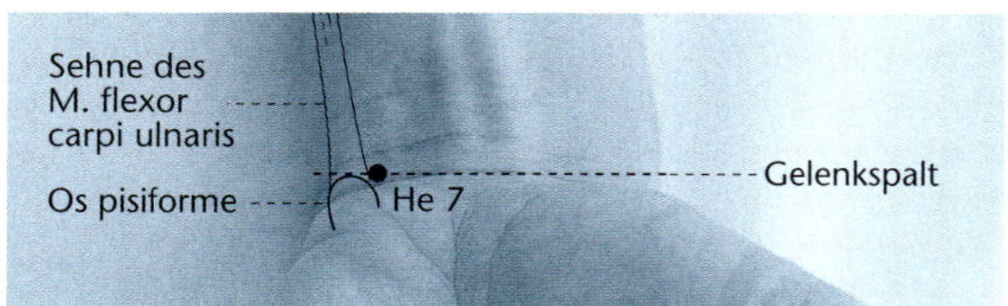

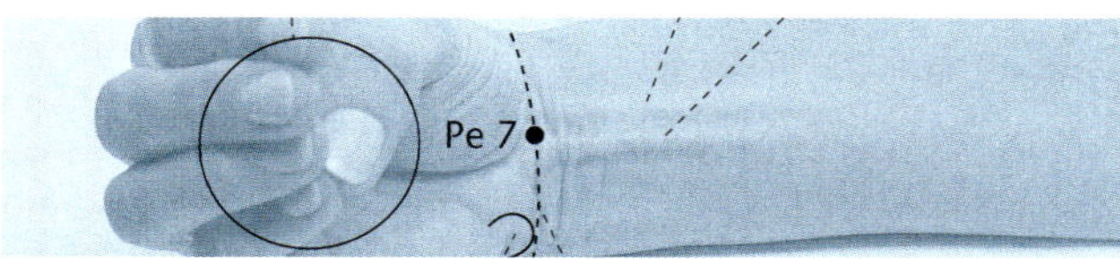

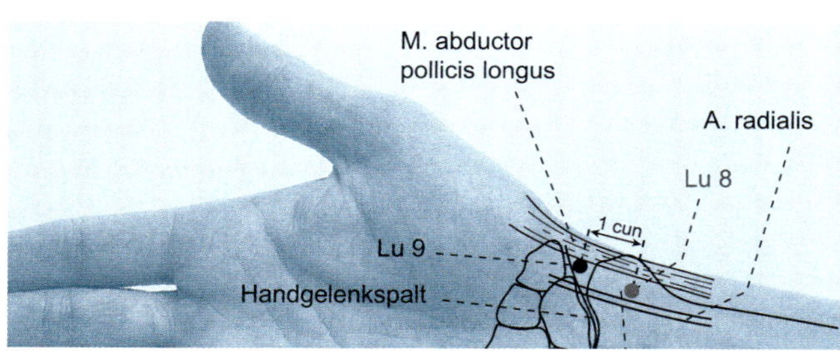

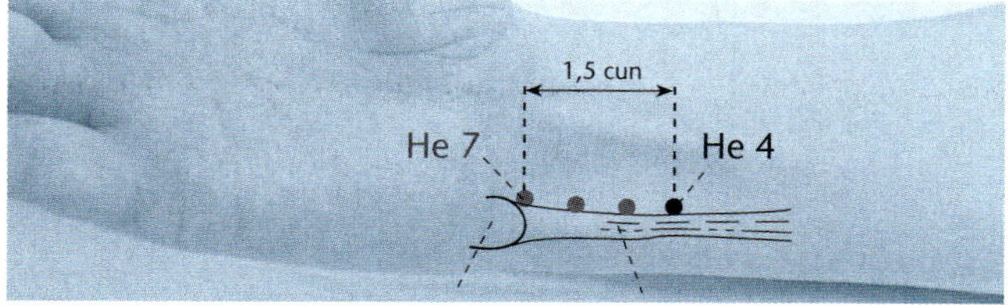

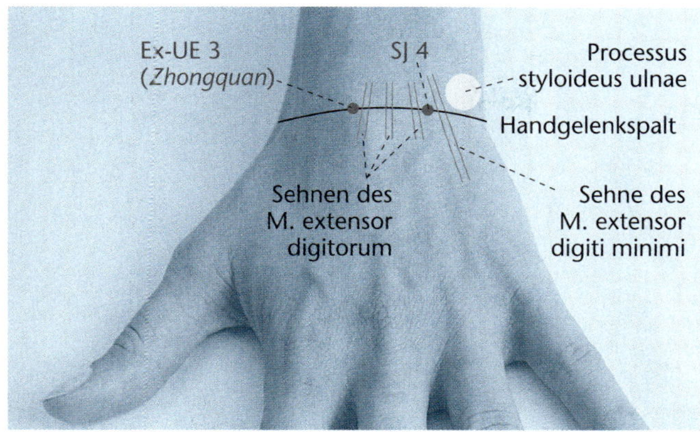

Abb. 3.45 b

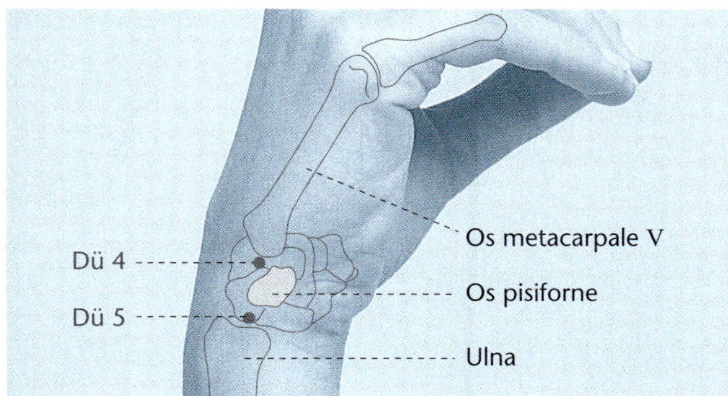

Abb. 3.45 c

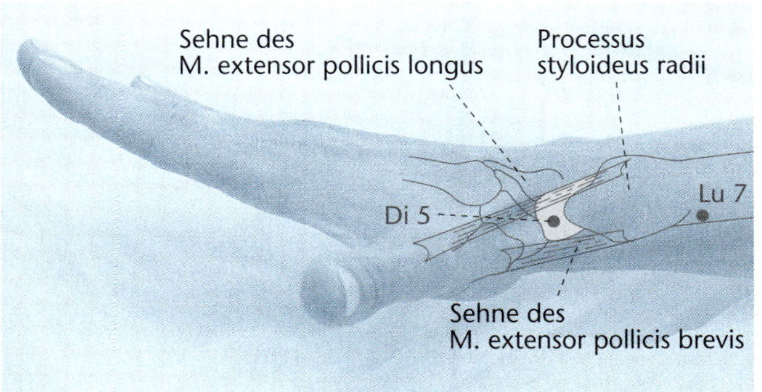

Abb. 3.45 d

Dorsaler Handgelenkspalt („dorsale Handgelenkfalte")

(➤ Abb. 3.45b)
Punkte auf der dorsalen Hand- und Unterarmseite orientieren sich nach chinesischen Büchern oft an der dorsalen Handgelenkfalte. Da die Falte jedoch variabel ist, sollte eine sichere Orientierung am Handgelenkspalt zwischen proximaler Handwurzelknochenreihe auf der einen und Radius mit Ulna auf der anderen Seite erfolgen. Durch lockere Bewegung der Hand kann der Gelenkspalt deutlich getastet werden. Hier liegen **SJ 4** und **Ex-UE 3** *(zhongquan).*

Os pisiforme im Bereich der Handkante

(➤ Abb. 3.45c)
Distal des ulnaren Handgelenkspalts bietet wieder das Os pisiforme im Bereich der Handkante eine Orientierung. Es ist als deutlicher Vorsprung zwischen dem Handgelenkspalt und dem proximalen Köpfchen des 5. Metatarsalknochens zu tasten und trennt die beiden Punkte **Dü 4** (distal) und **Dü 5** (proximal).

Tabatière

(➤ Abb. 3.45d)
Bei abduziertem Daumen bildet die „Tabatière" eine Grube über dem radialen Handgelenkspalt, die bei horizontaler Stellung der Handfläche zum Körper hinweist. Sie wird durch die Sehnen der Mm. Extensor pollicis longus und brevis begrenzt. In der Vertiefung der „Tabatière" liegt **Di 5.**

3.4 Wirbelsäule und Beckenübergang

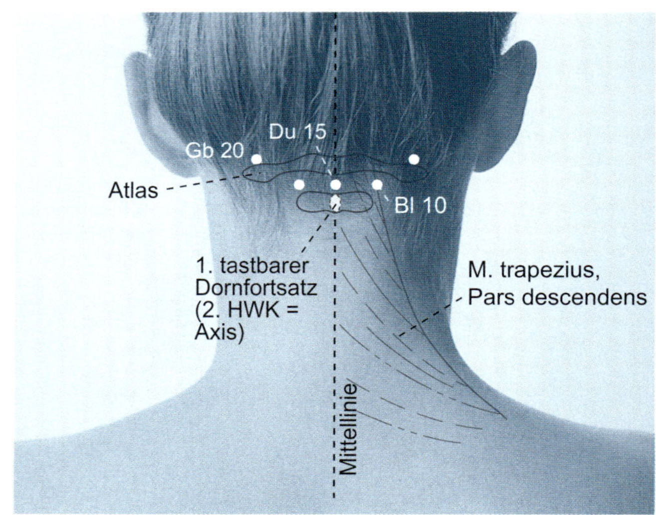

Abb. 3.46

Die Dornfortsätze der Spinalwirbel ermöglichen in der klinischen Praxis in den meisten Fällen eine gute anatomische Orientierung im Wirbelsäulenverlauf. Wichtig ist hierbei eine korrekte Positionierung bzw. Lagerung des Patienten, damit der Tastbefund nicht unnötig erschwert wird. Hilfreich ist dabei auch die orientierende Palpation der Dornfortsätze über den entsprechenden Zwischenwirbelräumen.

Dazu legt der Therapeut Zeige- und Mittelfinger der Tasthand links und rechts an einen zuvor genauer lokalisierten Wirbelkörper an und gleitet gleichmäßig mit beiden Fingern von Zwischenwirbelraum zu Zwischenwirbelraum. Dabei kann er sich anhand der palpierten Vertiefungen (Zwischenwirbelräume) entlang der Wirbelsäule orientieren, auch wenn z. B. bei adipösen Patienten keine markanten Dornfortsätze tastbar oder nur erschwert tastbar sind.

Anmerkung zu den Punkten des inneren Astes der Blasen-Leitbahn: In der klinischen Praxis werden die Punkte des inneren Blasen-Astes nicht auf allen Wirbelsäulenabschnitten in einem gleichmäßigen Abstand von 1,5 cun zur Medianlinie gestochen. Sie werden vielmehr auf dem höchsten Punkt der paraspinalen Muskulatur lokalisiert, sodass der Abstand zur Medianlinie im Bereich der unteren Brustwirbelsäule und der oberen Lendenwirbelsäule meist etwas größer ist.

Anmerkung zur Lagerung: Die Lagerungsposition kann einen deutlichen Einfluss auf die Höhe der Wirbel in Beziehung zu anderen anatomischen Strukturen wie Schulterblätter oder Becken haben (siehe Angaben bei Brustwirbelsäule, Lendenwirbelsäule).

3.4.1 Halswirbelsäule

Die Orientierung an der Halswirbelsäule erfolgt am besten am sitzenden (oder stehenden) Patienten, wobei auf eine neutrale Haltung des Kopfes zu achten ist.

Dornfortsatz des 2. Halswirbels (Axis)

(➤ Abb. 3.46, ➤ Abb. 3.47)

Der 1. Halswirbel (Atlas) hat keinen Dornfortsatz. Daher ist bei der von okzipital beginnenden Palpation in der dorsalen Medianlinie der erste palpable Dornfortsatz der des 2. Halswirbels (Axis). Oberhalb davon liegt **Du 15** in der Medianlinie.

Die Dornfortsätze von HWK 3, HWK 4 und HWK 5 sind oft nicht oder nicht deutlich zu tasten, während der Dornfortsatz von HWK 6 wieder deutlich tastbar ist (siehe Identifikation HWK 6 und 7).

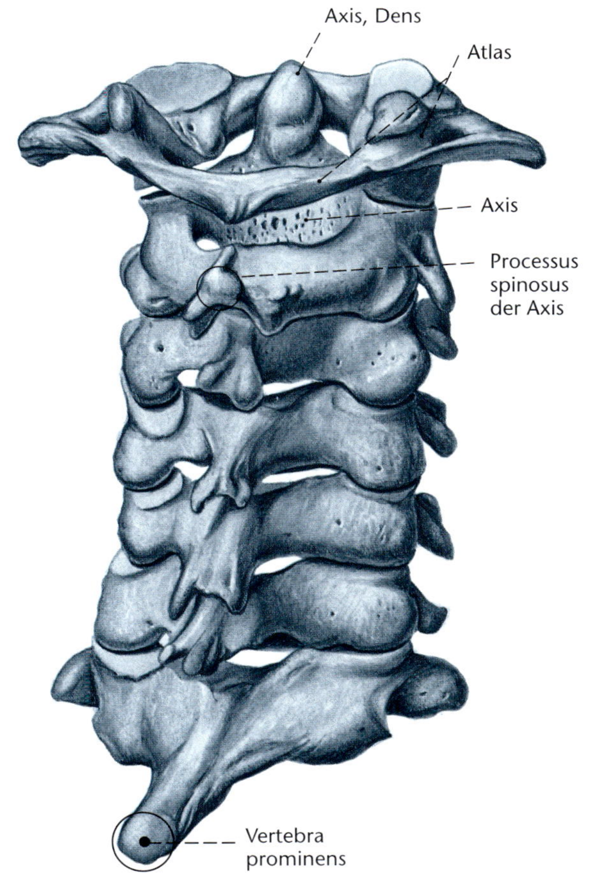

Abb. 3.47

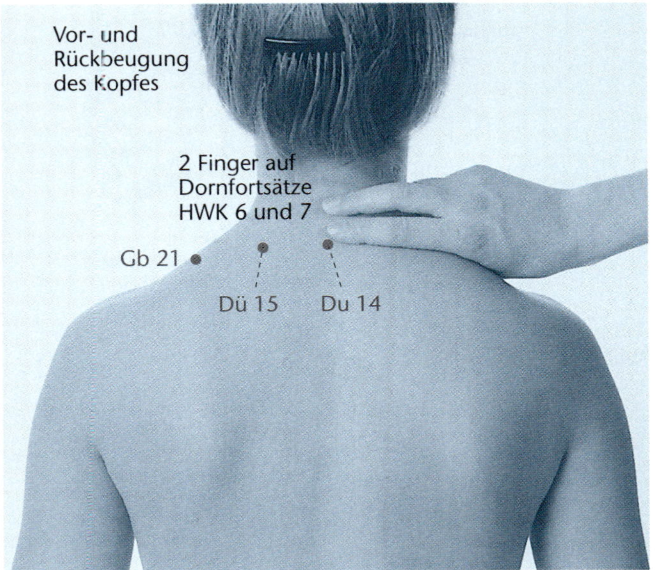

Abb. 3.48

Vertebra prominens (Dornfortsatz HWK 7)

(➤ Abb. 3.47, ➤ Abb. 3.48)

Man legt zwei Finger, z. B. Mittel- und Zeigefinger auf die vermuteten Dornfortsätze von HWK 6 und HWK 7 und bittet dann den Patienten, den Kopf vor- und zurückzubeugen (Flexion und Reklination). Bei einer funktionsfähigen Wirbelsäule spürt man schon bei einer leichten Reklination des Kopfes eine Gleitbewegung von HWK 6 nach ventral, im Gegensatz zu HWK 7, der unbeweglich stehenbleibt. Schließlich verschwindet bei weiterer Extension der Halswirbelsäule der Kontakt zu HWK 6 ganz, während HWK 7 weiterhin palpabel bleibt.

Spürt man unter dem oberen Finger eine Ventralbewegung, so liegen die beiden Fingerkuppen auf den Dornfortsätzen von HWK 6 und HWK 7. Bleibt der Wirbel unter dem oberen Finger aber (auch bei stärkerer Reklination) unbeweglich stehen, so liegen die Fingerkuppen in der Regel über HWK 7 und BWK 1.

Die korrekte Identifikation von HWK 6 ist wichtig, da HWK 7 durchaus nicht immer der „vertebra prominens" ist. Häufig ist der Dornfortsatz des ersten Brustwirbels (BWK 1) genauso lang oder sogar noch prominenter als der von HWK 7.

Unter der Spitze des Dornfortsatzes von HWK 7 liegt **Du 14.**

3.4.2 Brustwirbelsäule

Eine leichte Kyphosierung der Brustwirbelsäule kann bei der Palpation und Orientierung an den Brustwirbeln hilfreich sein. Etwa ab der Mitte der Brustwirbelsäule abwärts ist die Palpation der Dornfortsätze im Sitzen oder Stehen zunehmend erschwert. Hier ist die Bauchlage vorteilhafter. Dabei kann, besonders bei einer Hyperlordose der LWS, ein Kissen unter dem Abdomen des Patienten hilfreich sein. Auf diese Weise werden die Zwischenräume zwischen den Dornfortsätzen etwas breiter und sind dadurch besser palpabel.

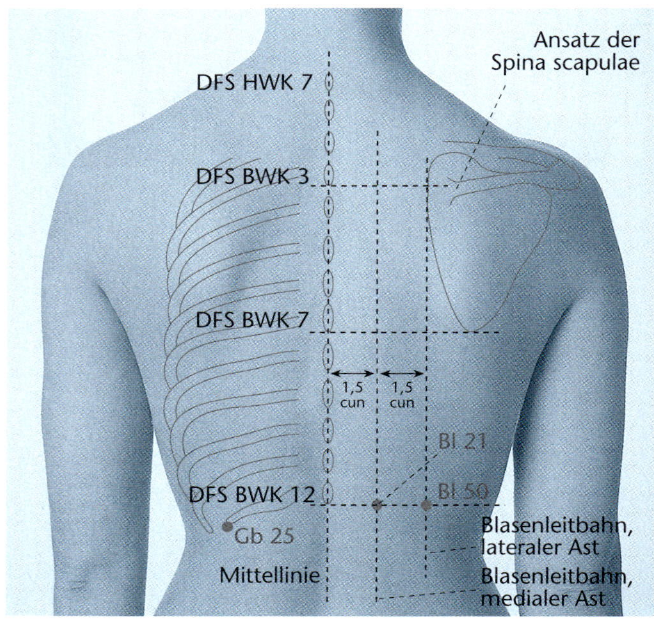

Abb. 3.49

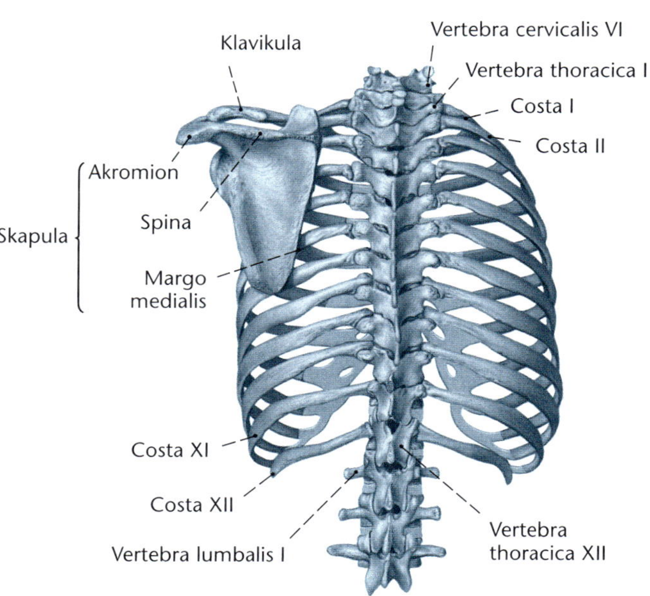

Abb. 3.50

Brustwirbel

Ausgehend von der Identifikation von HWK 6 und 7 (siehe untere Halswirbelsäule) werden die Brustwirbel von BWK 1 aus abwärts gezählt, wobei eine leichte Kyphosierung die Orientierung erleichtert (siehe Punkte der Blasen-Leitbahn und des *du mai* im BWS-Bereich).

Eine grobe Orientierung im BWS-Bereich ist auch am Schulterblatt möglich:

- Der mediale Skapularand im Bereich des Ansatzes der Spina scapulae projiziert sich etwa in Höhe des Dornfortsatzes von BWK 3 im Sitzen oder Stehen bei locker hängenden Armen.
- Der Unterrand des Schulterblatts (Angulus inferior) projiziert sich etwa in Höhe des Dornfortsatzes von BWK 7 im Sitzen oder Stehen bei locker hängenden Armen.

Cave: Die Stellung des Schulterblattes unterliegt starken Schwankungen, daher dient diese Methode nur der groben Orientierung und eignet sich eher nicht zur exakten Lokalisierung einzelner Wirbel.

Untere Brustwirbel

Die unteren Brustwirbel sind leichter von der Lendenwirbelsäule aus zu lokalisieren (siehe Lendenwirbelsäule).

12. Rippe

(➤ Abb. 3.49, ➤ Abb. 3.50)

Die von BWK 12 ausgehende 12. Rippe markiert die untere Begrenzung des dorsalen Thorax. Folgt man palpatorisch ihrem Verlauf, so gelangt man im lateralen Rückenbereich an ihr freies Ende, dort liegt **Gb 25.**

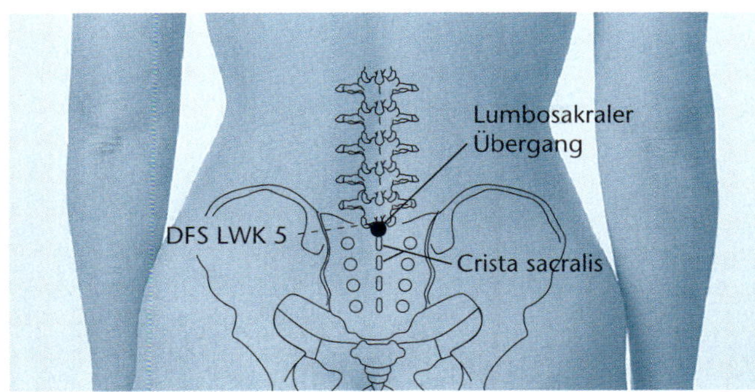

Abb. 3.51

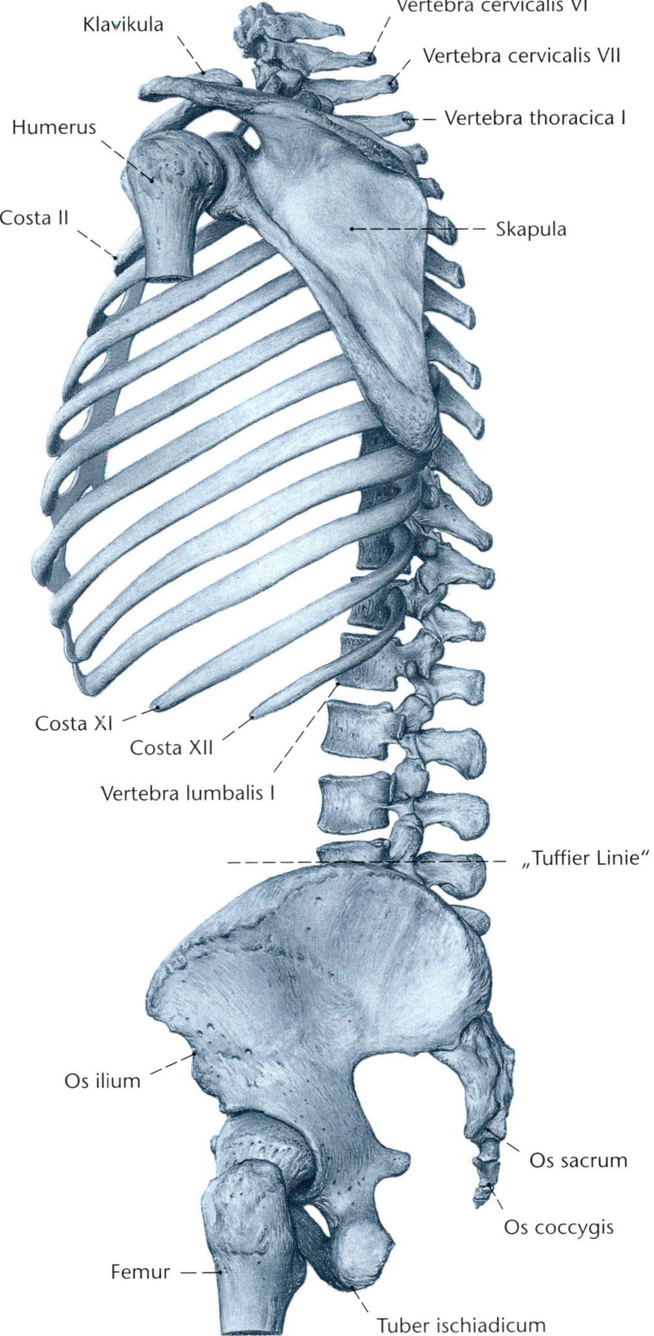

Abb. 3.52

3.4.3 Lendenwirbelsäule

Crista iliaca, „Tuffier-Linie“

(➤ Abb. 3.51, ➤ Abb. 3.52)
Zur Orientierung in der Lendenwirbelregion tastet man zunächst im Lendenbereich die Kämme der beiden Beckenschaufeln (Crista iliaca) und verfolgt deren Verlauf nach lateral bis zu ihrem jeweils höchsten Punkt. Die gedachte Linie zwischen beiden Punkten wird als Tuffier-Linie bezeichnet, ihr Schnittpunkt mit der Medianlinie gilt allgemein als Höhenangabe für den Dornfortsatz des 4. Lendenwirbels. Hierzu legt man in der Praxis beide Hände direkt oberhalb oder lateral neben die höchsten Beckenkammpunkte an und führt die beiden Daumen in der Mitte über der LWS zusammen. Dabei ist darauf zu achten, dass zwischen Hand und Crista iliaca keine Haut- und Muskelschichten zu liegen kommen, da hierdurch die Tuffier-Linie nach kranial verschoben wird.

Cave: Die Lagerungsposition (Stehen, Sitzen, Bauchlage) kann ebenso wie die individuelle Beckenstellung und die Stellung der LWS einen deutlichen Einfluss auf die Höhe der Wirbel in Beziehung zum Becken haben. So kann die Tuffier-Linie beispielsweise im Sitzen oder in Bauchlage die LWS in unterschiedlicher Höhe kreuzen, dasselbe gilt z. B. bei stehenden Patienten bei Hyperlordose der LWS mit Anteflexion des Beckens beziehungsweise bei einer Flachstellung der LWS mit dem Becken in Retroflexion bei verkürzter ischiocruraler Muskulatur. Eindeutiger ist es, sich in der **LWS-Region am lumbosakralen Übergang** zu orientieren.

Lumbosakraler Übergang

Nach der Orientierung in der LWS-Region mit Hilfe der Crista iliaca (siehe Crista iliaca) trifft man beim Abzählen der weiteren Dornfortsätze nach kaudal auf den lumbosakralen Übergang. Dieser ist in der Regel als deutlicher Knick oder Vertiefung tastbar, bevor daran anschließend kaudal die mit kleineren Knochenfortsätzen bestückte Vorwölbung der Crista sacralis beginnt. **Finden:** Zur eindeutigen Orientierung in der LWS-Region kann daher zunächst (am besten in Bauchlage) der lumbosakrale Übergang aufgesucht werden, indem man in der Mittellinie vom Sakrum her über die Fortsätze der Crista sacralis nach kranial palpiert, bis unterhalb des deutlich massiveren Dornfortsatzes von LWK 5 der lumbosakrale Übergang als Rinne tastbar ist.

Cave: Varianten (bis zu 15 % in der Literatur beschrieben): In einigen Fällen besteht eine Lumbalisation des 1. Sakralwirbels oder eine Sakralisation des 5. Lumbalwirbels. In diesen Fällen besteht die LWS dann aus 4 oder 6 Wirbeln.

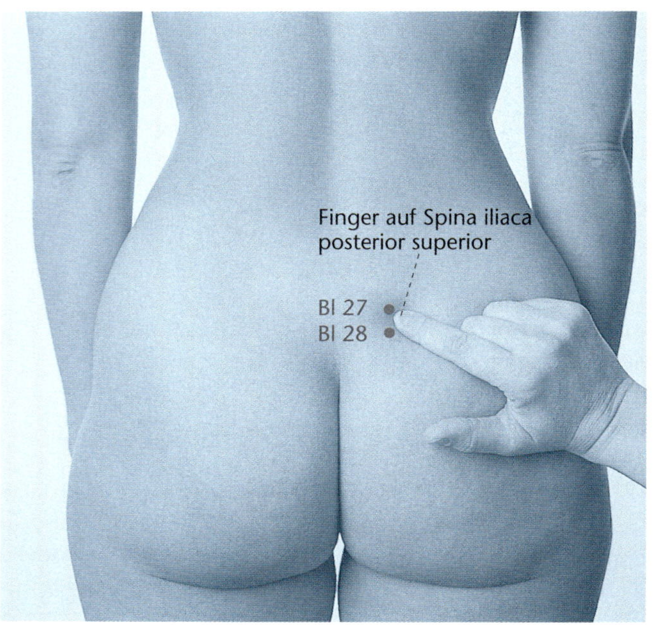

Abb. 3.53

Spina iliaca posterior superior (SIPS)

(➤ Abb. 3.53, ➤ Abb. 3.54)

Ein weiterer wichtiger Orientierungspunkt am unteren Rücken ist die Spina iliaca posterior superior (SIPS), die lateral der oberen Kreuzbeinregion beidseits das dorsale Ende der Crista iliaca bildet. Häufig findet sich über der SIPS eine oberflächlich sichtbare Hauteinziehung. Die Palpation erfolgt am besten von kaudal nach kranial. Falls keine Hauteinziehung sichtbar ist, tastet man vom kranialen Ende der Rima ani aus ca. 3 cun im Winkel von 45 ° nach lateral und kranial, bis ein deutlicher Knochenwulst tastbar ist.

In der Regel liegt die SIPS auf der Höhe zwischen dem ersten und zweiten Foramen sacrale, sodass **Bl 27** direkt medial oder etwas oberhalb-medial der SIPS liegt, während **Bl 28** unterhalb-medial der SIPS zu finden ist.

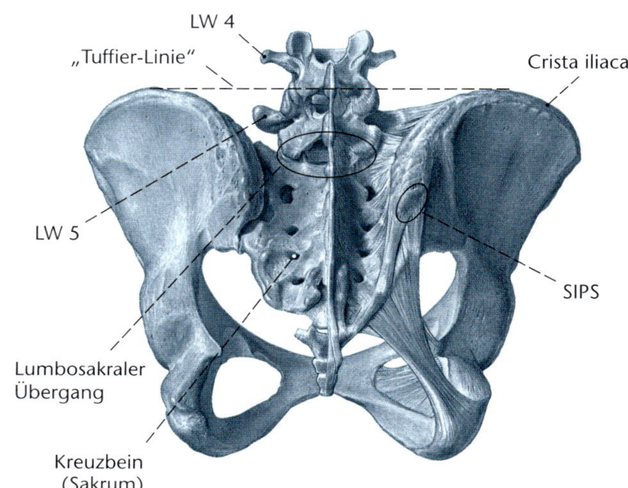

Abb. 3.54a

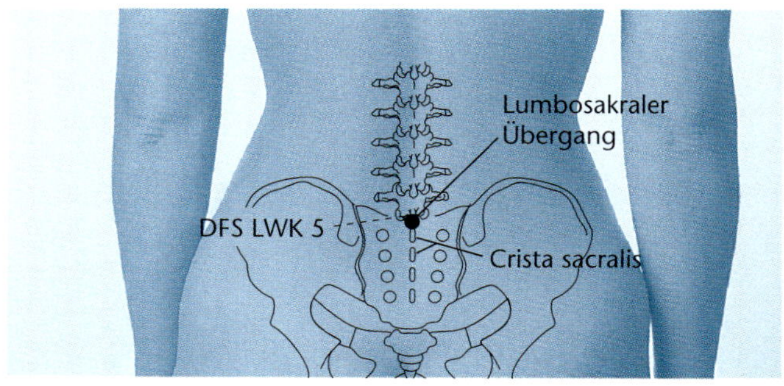

Abb. 3.54b

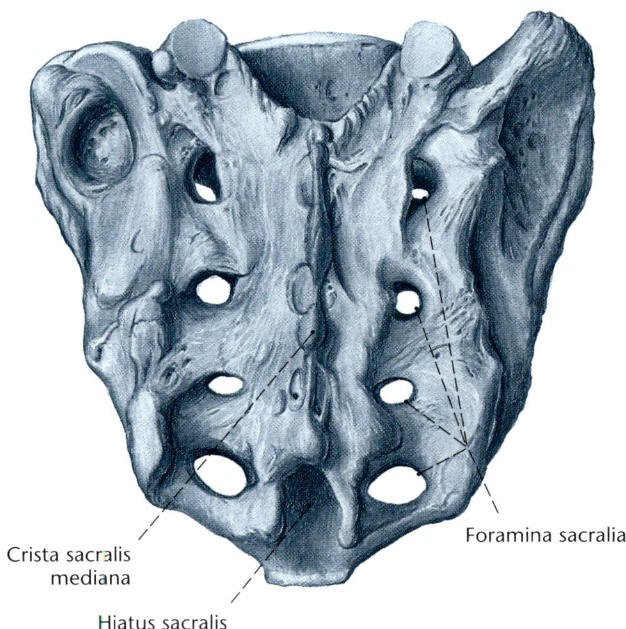

Abb. 3.55

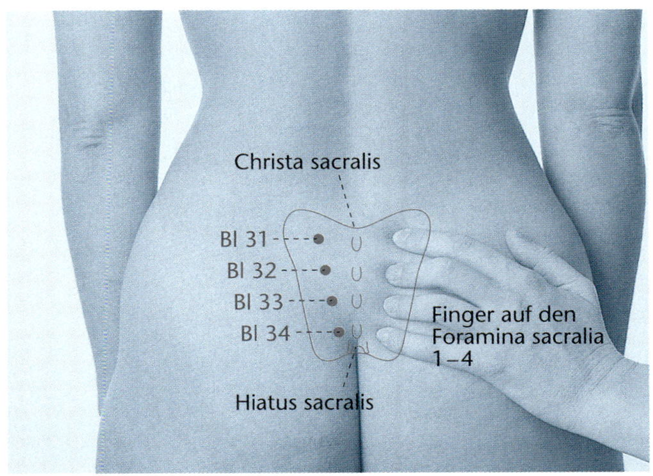

Abb. 3.56a

3.4.4 Kreuzbein und Beckenübergang

Kreuzbein

(➤ Abb. 3.55, ➤ Abb. 3.56)
Zur Orientierung auf dem Kreuzbein sollten in der Mittellinie die Crista sacralis und der Hiatus sacralis sowie im lateralen Bereich die Foramina sacralia palpiert werden.

Crista sacralis

(➤ Abb. 3.54, ➤ Abb. 3.55)
In der Mittellinie sind über dem Kreuzbein die schmalen, unregelmäßigen Dornfortsätze der Crista sacralis zu tasten.

Hiatus sacralis

(➤ Abb. 3.55, ➤ Abb. 3.56a)
Der Hiatus sacralis ist als eine nach unten offene, U-förmige Vertiefung am kaudalen Ende der Crista sacralis tastbar. Darunter liegt **Du 2** in der Medianlinie. Der Hiatus sacralis dient außerdem als Ausgangspunkt der Messstrecke zum Trochanter major (siehe untere Extremität), um **Gb 30** zu finden.

Foramina sacralia

(➤ Abb. 3.55, ➤ Abb. 3.56a)
Zwischen lumbosakralem Übergang und Hiatus sacralis liegen die häufig tastbaren vier Foramina sacralia in relativ gleichmäßigen Abständen etwa einen Querfinger beidseits der Mittellinie, wobei sie sich nach distal der Mittellinie zunehmend annähern. Sie definieren die Lage von **Bl 31–Bl 34.**

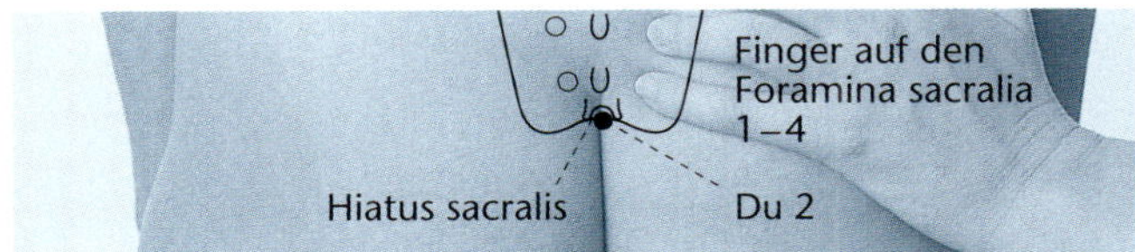

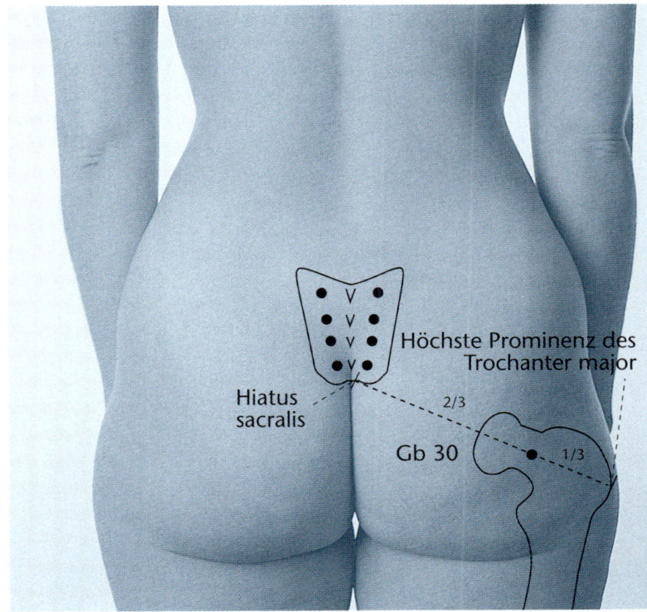

Iliosakralgelenk

(➤ Abb. 3.56, ➤ Abb. 3.57)
Das Iliosakralgelenk (ISG) ist beidseits als flache Rinne zwischen dem Kreuzbein und der SIPS (s. o.) und weiter kaudal gelegenen Strukturen der Darmbeine zu tasten. Im Bereich des ISG liegen **Bl 26–Bl 29.**

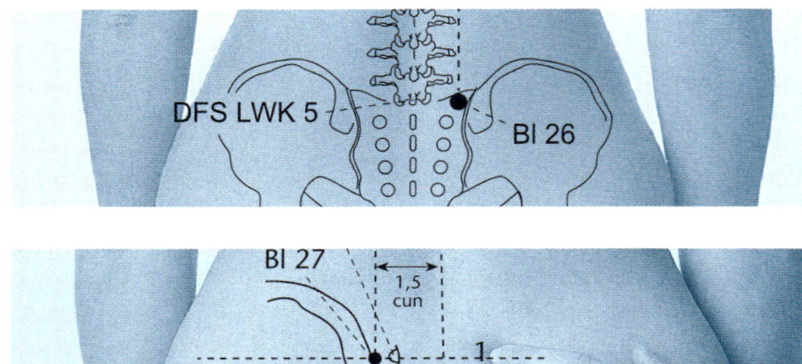

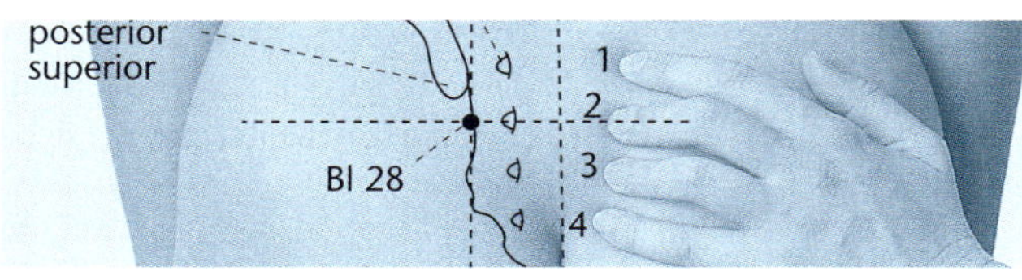

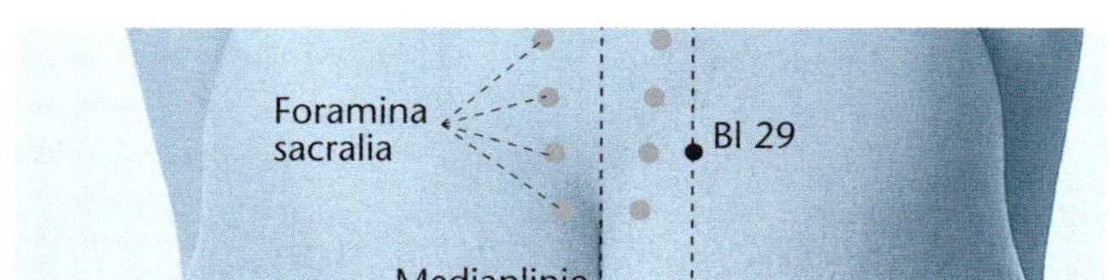

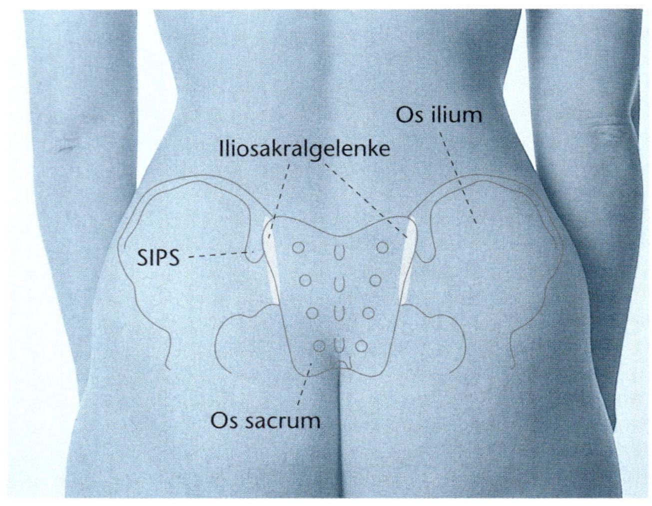

3.56b

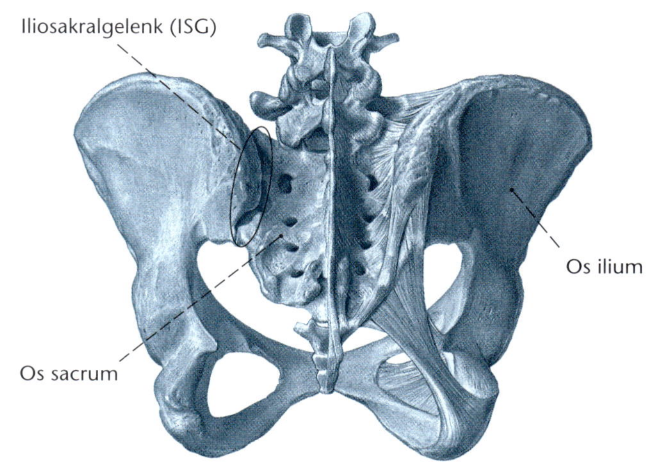

Abb. 3.57

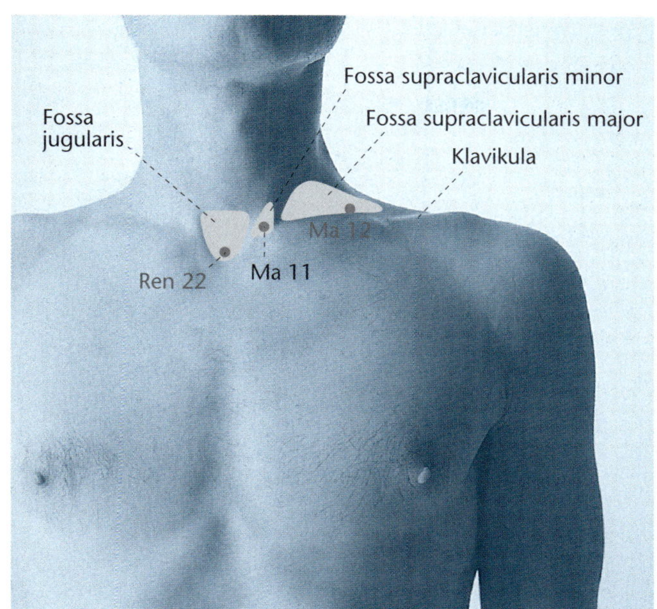

Abb. 3.58

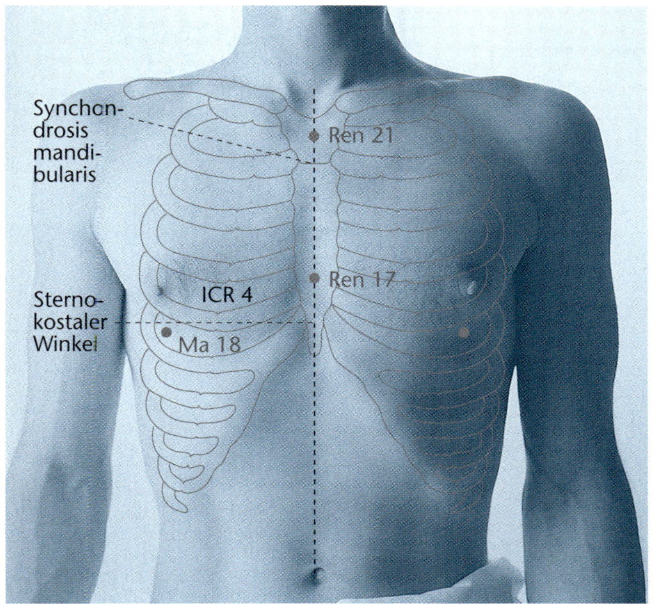

Abb. 3.59

3.5 Ventraler und lateraler Thorax und Abdomen

3.5.1 Klavikula

(➤ Abb. 3.58, ➤ Abb. 3.60)

Die Verbindung zwischen Schultergürtel und Thorax bildet das Schlüsselbein. Es trennt die oberhalb gelegenen Fossae supraclaviculares major und minor mit **Ma 11, Ma 12** und **Ex-HN** *(jingbi)* von den Rippen. Unter dem Rand des Schlüsselbeins liegen in seiner Mitte **Ma 13** und 2 cun lateral der Medianlinie **Ni 27.**

3.5.2 Fossa jugularis

(➤ Abb. 3.58)

Die Fossa jugularis bildet eine oberhalb des Sternums und zwischen den beiden Sternoklavikulargelenken gelegene Grube. Hier liegt **Ren 22.**

3.5.3 Rippen

(➤ Abb. 3.59, ➤ Abb. 3.60)

Die anatomische Orientierung anhand der Rippen beginnt im Bereich des medialen Abschnitts des Schlüsselbeins. Hier verläuft die erste Rippe in einem engen Bogen unter der Klavikula hindurch, um direkt unterhalb des Sternoklavikulargelenks am Manubrium sterni anzusetzen.

Beachte bei der **Rippen- und ICR-Palpation** sowie bei der **Zuordnung** der **regionalen Akupunkturpunkte:**

- Die Rippen verlaufen von ihrem Ansatz am Brustbein aus zunächst gerade oder leicht bogenförmig nach kaudal, um dann im lateralen Thoraxbereich schräg nach kranial zu verlaufen.
- Unterhalb des 4./5. ICR muss die Palpation weiter lateral stattfinden, da hier durch den schrägen Verlauf des Rippenbogens und durch Verschmelzungen der medialen Rippenanteile die ICR nicht so weit nach medial reichen.

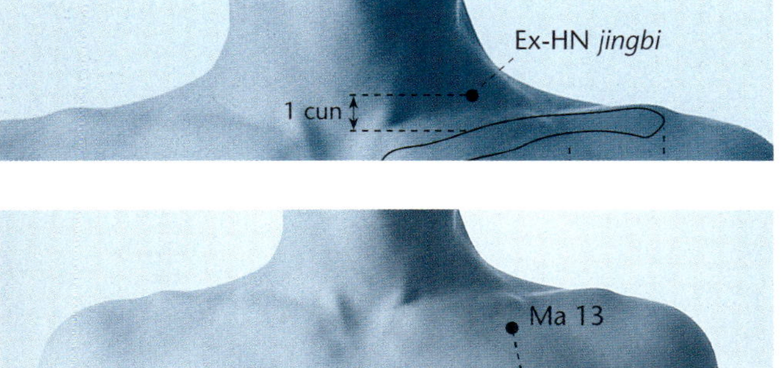

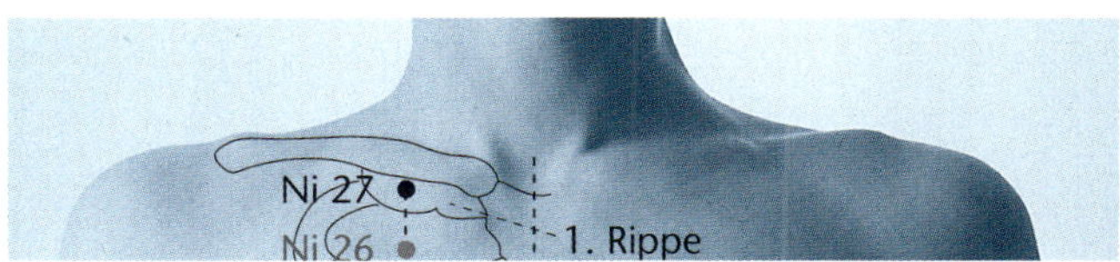

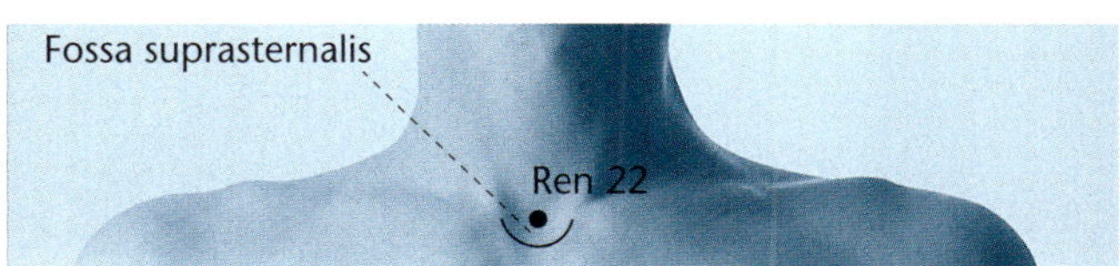

1. Rippe, 1. Interkostalraum (ICR)

(➤ Abb. 3.60)
Bei einer parasternalen Palpation von kranial nach kaudal tastet man meist unterhalb der Klavikula direkt die erste Rippe. Hier liegt 2 cun lateral der Medianlinie **Ni 27.** Es folgt nach kaudal der erste Interkostalraum (ICR), danach folgt durch Abzählung die zweite Rippe und so weiter. In der Medianlinie liegt auf Höhe des 1.ICR **Ren 20,** etwas darüber **Ren 21.**

2. Rippe, Synchondrosis manubriosternalis (Übergang des Manubrium sterni zum Corpus sterni)

(➤ Abb. 3.61)
Die Synchondrosis ist meist deutlich als quer verlaufende knöcherne Struktur auf dem kranialen Abschnitt des Sternum tastbar. Lateral davon befindet sich der Rippenknorpelansatz der 2. Rippe. Der ICR unterhalb davon ist der 2. ICR. Von hier ausgehend werden die weiteren Rippen und ICR durch Palpation abgezählt.

3.5.4 Kraniolateraler Thorax und Processus coracoideus

(➤ Abb. 3.61)
Im kraniolateralen Bereich wird der Thorax durch das Schlüsselbein und durch den M. deltoideus mit dem darunterliegenden Processus coracoideus begrenzt. Ausgehend vom Ende der vorderen Achselfalte palpiert man entlang dem Rand des M. deltoideus nach kranial in Richtung Schulter bis zum Unterrand der Klavikula. Hier liegt im Zentrum des deltoideo-pektoralen Dreiecks **Lu 2.** Nach lateral wird dieser Winkel durch eine deutlich tastbare Knochenstruktur, den Processus coracoideus, begrenzt. Anatomische Abgrenzung zum Tuberculum minus humeri: Bei Ellbogenflexion und Armaußenrotation bleibt der Processus unbeweglich, während sich das Tuberculum mitbewegt. **Lu 1** liegt unterhalb und etwas lateral von **Lu 2** und medial der unteren Begrenzung des Processus coracoideus.
Die Konturen des M. deltoideus und des deltoideo-pektoralen Dreiecks können durch Muskelanspannung, z. B. durch Zusammenpressen der Hände vor der Brust, verdeutlicht werden.

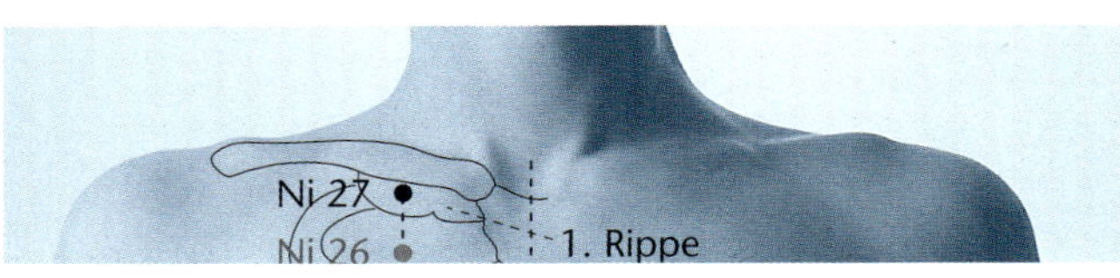

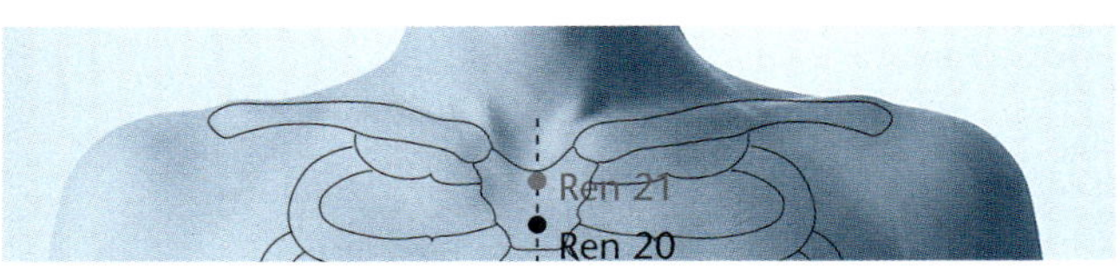

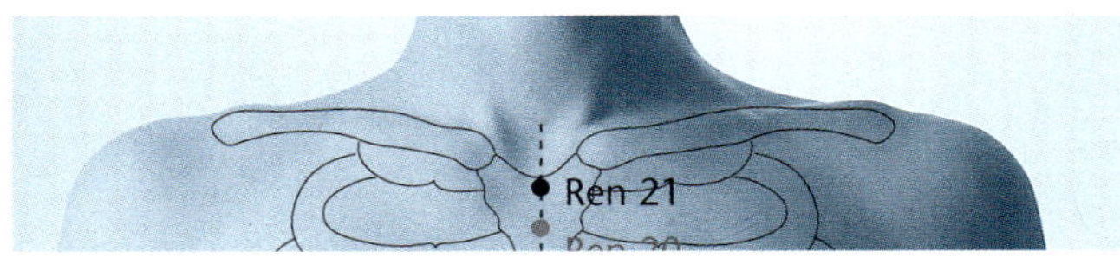

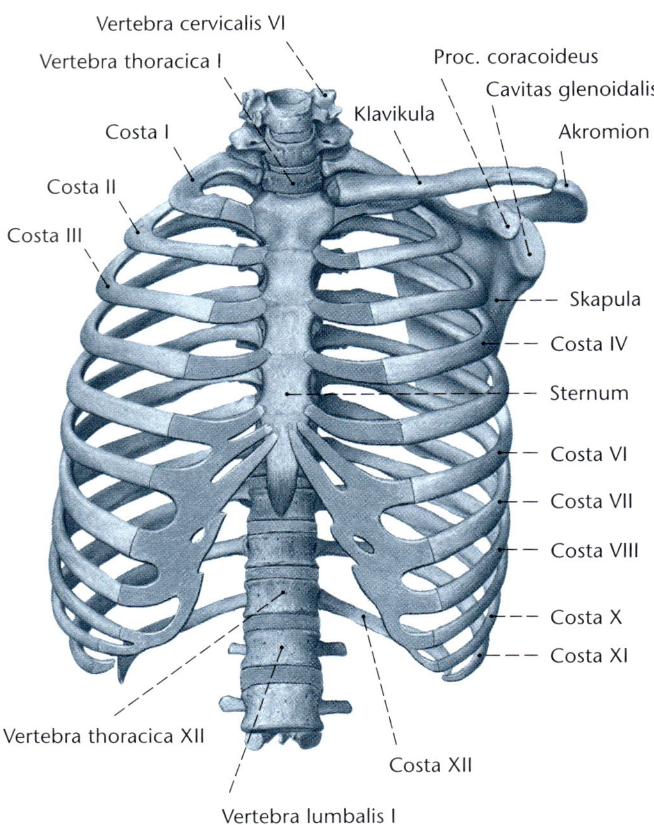

Abb. 3.60

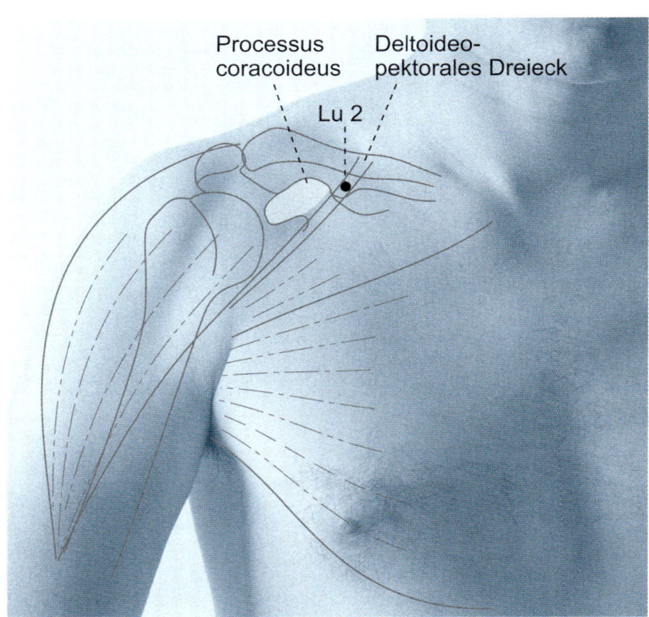

Abb. 3.61

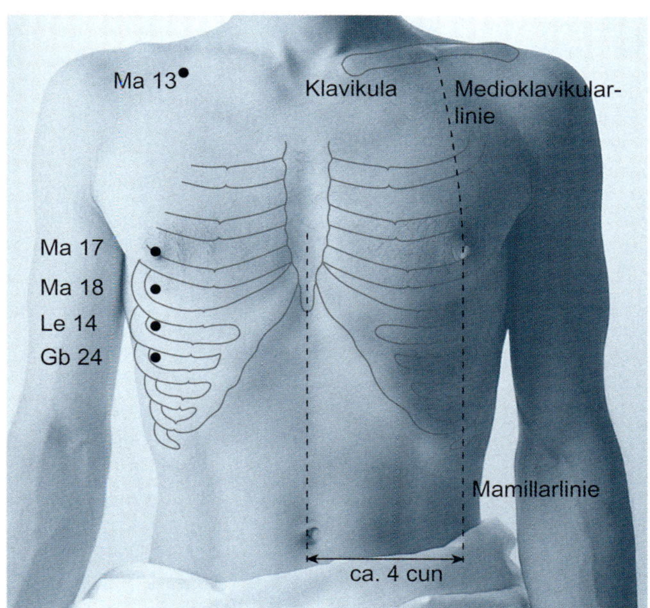

Abb. 3.62 a

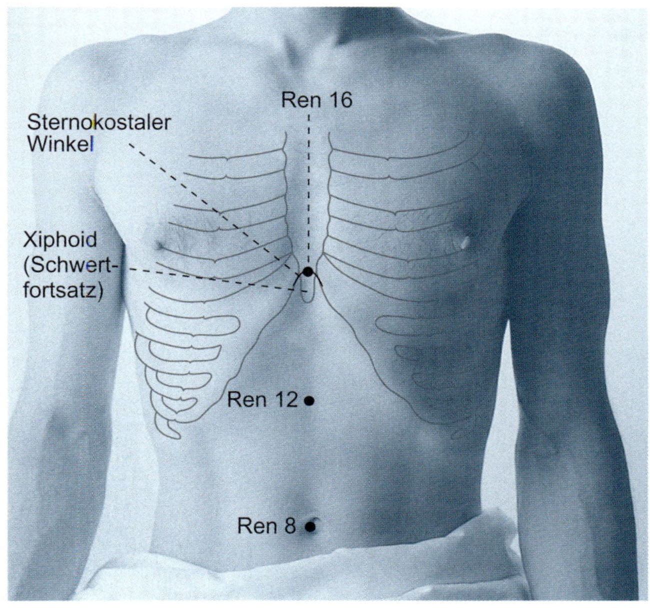

Abb. 3.62 b

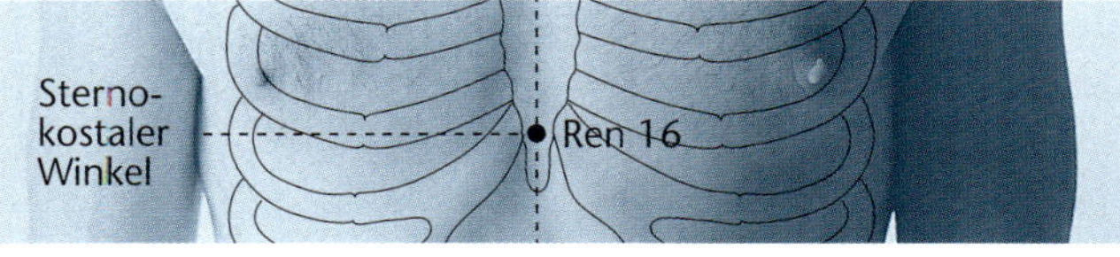

3.5.5 Medioklavikularlinie

(➤ Abb. 3.62)
Die Medioklavikularlinie bietet eine weitere Orientierung am oberen Thorax. Sie ist eine gedachte Linie von der Mitte des Schlüsselbeins zur Brustwarze (Mamille). Da die Mamillen in der Regel etwas weiter lateral liegen als die Mitte der Klavikula, verläuft die Medioklavikularlinie leicht schräg. Auf ihr liegen **Ma 13–Ma 16.**

3.5.6 Brustwarze (Mamille)

(➤ Abb. 3.62)
Die Brustwarze liegt bei Männern im 4. ICR lateral der Medianlinie. Bei Frauen kann die Lage je nach Form der Brust variieren. Auf der Mamille liegt **Ma 17.**

3.5.7 Mamillarlinie

(➤ Abb. 3.62)
Die Mamillarlinie ist eine gedachte Orientierungslinie im Bereich des mediolateralen Thorax und Abdomens und zieht von den Mamillen aus senkrecht nach kaudal. Auf dieser Linie liegen **Ma 18, Le 14** und **Gb 24.**

3.5.8 Sternokostaler Winkel, Xiphoid, Nabel

(➤ Abb. 3.62b, ➤ Abb. 3.63)
Die beiden Rippenbögen vereinigen sich im Bereich des unteren Sternumrandes zum sternokostalen Winkel, der gemeinsam mit dem Nabel als Orientierungszone für die Akupunkturpunkte der Oberbauchregion dient.
Cave: Es ist besonders darauf zu achten, dass der sternokostale Winkel nicht mit der Spitze des Schwertfortsatzes (Xiphoid) verwechselt wird. Er setzt im sternokostalen Winkel am Sternum an und ragt von dort je nach Länge mehr oder weniger weit nach kaudal ins Abdomen. Zur eindeutigen Differenzierung tastet man von kaudal kommend entlang der beiden unteren Rippenbögen in Richtung Sternum bis zu ihrer Vereinigung im sternokostalen Winkel. Hier liegt **Ren 16.**

3.5.9 Axillarlinie

(➤ Abb. 3.64)
Die Axillarlinie ist eine gedachte Orientierungslinie im Bereich des lateralen Thorax und Abdomens und zieht von der Mitte der Axilla senkrecht nach kaudal. Auf dieser Linie liegen **Gb 22** und **Mi 21.**

3.5.10 Freies Ende der 11. Rippe

(➤ Abb. 3.63, ➤ Abb. 3.64)
Nur wenig unterhalb des Rippenbogens tastet man am Übergang vom lateralen Thorax zum lateralen Abdomen das freie Ende der 11. Rippe. **Findehilfe:** Der Patient legt den 90° gebeugten Ellbogen an seinen seitlichen Thorax, die Olekranonspitze liegt dann häufig nahe am freien Ende der 11. Rippe. **Le 13** liegt am unteren vorderen Rand des freien Endes der 11. Rippe.

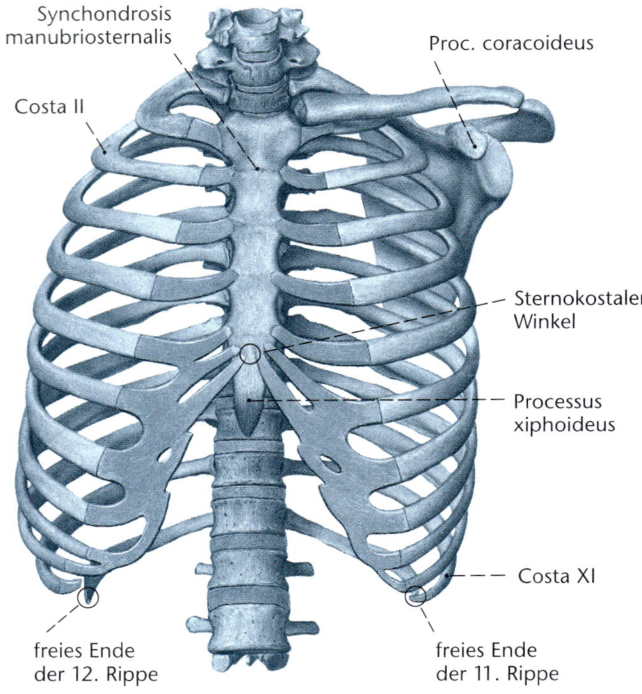

Abb. 3.63

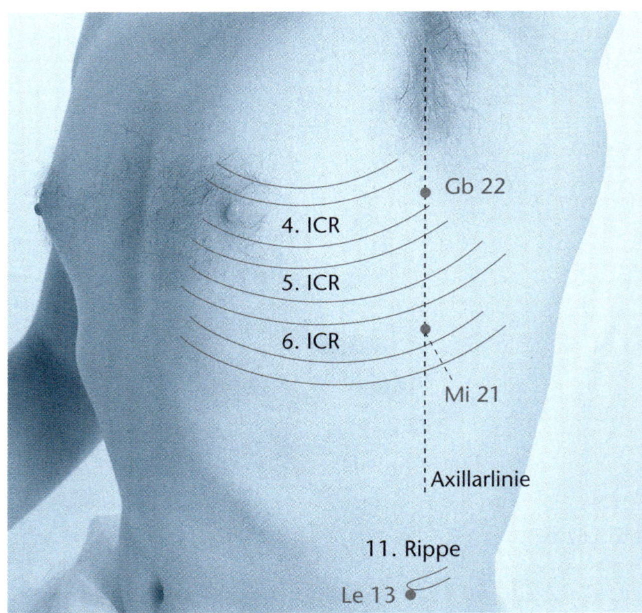

Abb. 3.64

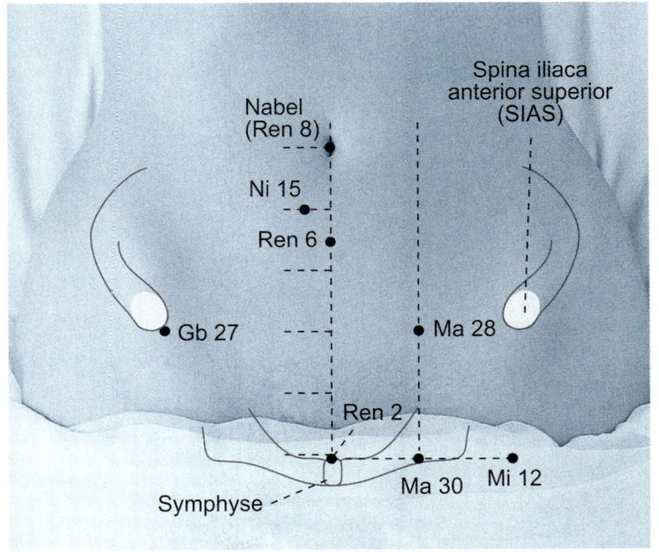

Abb. 3.65

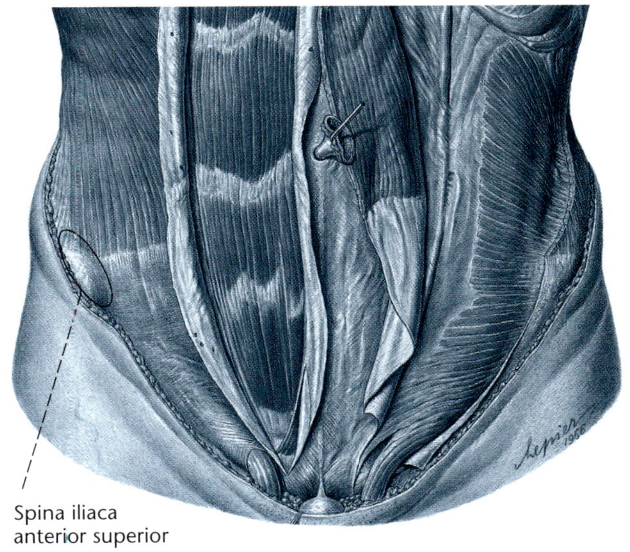

Abb. 3.66

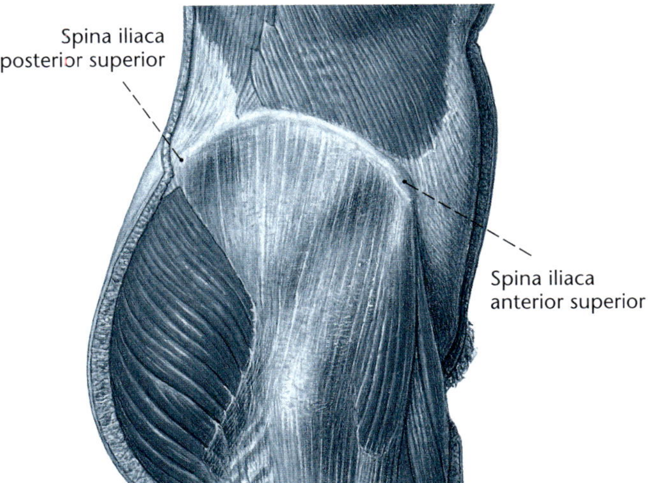

Abb. 3.67

3.5.11 Spina iliaca anterior superior (SIAS)

(➤ Abb. 3.65, ➤ Abb. 3.66, ➤ Abb. 3.67)
Folgt man dem oberen Rand der Beckenschaufeln (Crista iliaca) nach ventral und kaudal, so gelangt man am lateralen Ende der Leistenbeuge zur Spina ilica anterior superior (SIAS), die hier am lateralen Unterbauch als knöcherner Vorsprung zu tasten ist. Vor der SIAS liegt **Gb 27** und etwas weiter kaudal und medial **Gb 28.**

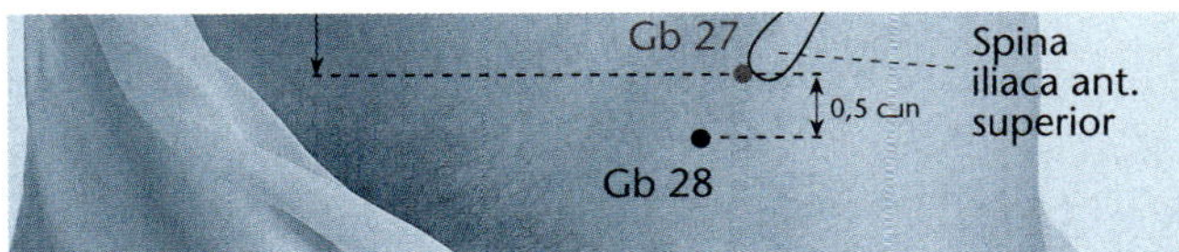

3.5.12 Symphyse, Nabel

(➢ Abb. 3.65, ➢ Abb. 3.68)
Am unteren Rand des Abdomens bildet der Oberrand der Symphyse eine wichtige Orientierungszone für die Akupunkturpunkte der Unterbauchregion. Die Strecke zwischen Nabelmitte und Symphysenoberrand wird in 5 Körper- oder Strecken-cun eingeteilt, die vom allgemeinen Finger-cun-Maß des jeweiligen Patienten deutlich abweichen können (siehe 1). Der normalerweise im Bereich der Pubes zu tastende Symphysenoberrand markiert in der Mittellinie die Position von **Ren 2.**

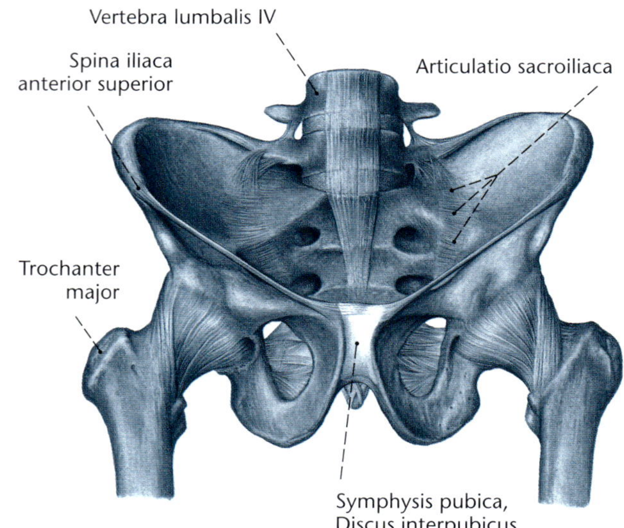

Abb. 3.68

3.6 Untere Extremität

3.6.1 Trochanter major

(➢ Abb. 3.69)
Die im Bereich des Hüftgelenks deutlich nach lateral vorspringende knöcherne Struktur dient als Orientierungspunkt für eine gedachte Verbindungslinie zum Hiatus sacralis. Auf dieser Linie liegt in 1/3-Abstand zum Trochanter major **Gb 30.** Eine weitere Verbindungslinie zur Spina iliaca anterior superior (SIAS) (siehe Abdomen) definiert die Lage von **Gb 29.**

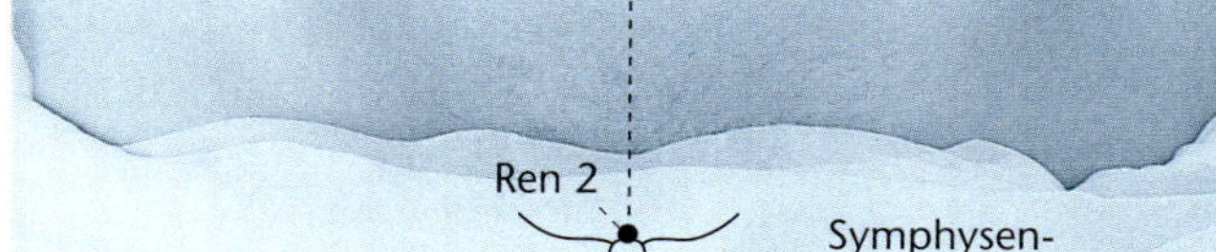

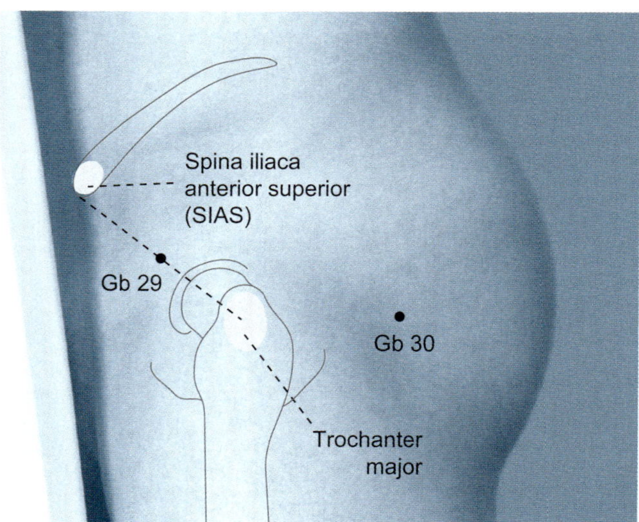

Abb. 3.69

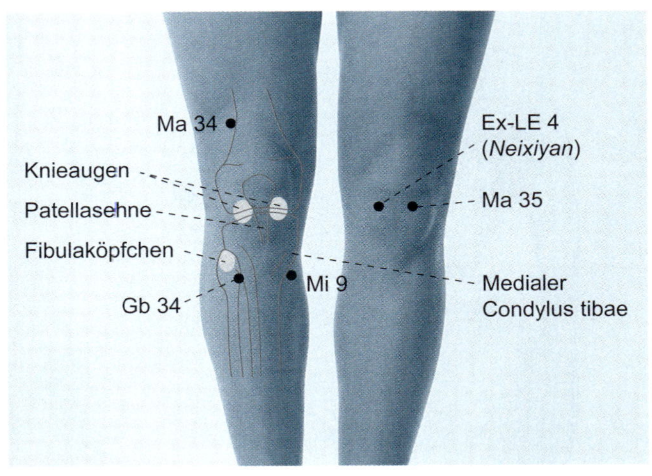

Abb. 3.70

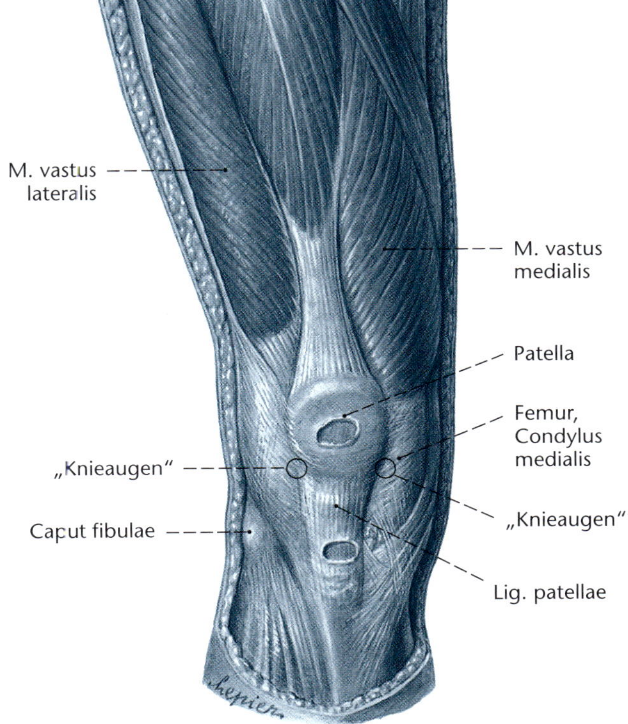

Abb. 3.71

3.6.2 Knieregion

Empfehlenswert für die Punktsuche und Nadelung in der Knieregion (außer Punkte im Kniekehlenbereich) ist die entspannte Lagerung in leichter Beugung mit Unterstützung durch eine Knierolle. Dadurch stellen sich die knöchernen Strukturen sowie die beiden „Knieaugen" besser dar. Zur Behandlung von Punkten im Kniekehlenbereich empfiehlt sich die Bauchlagerung mit Entlastung durch eine Fußrolle im Fußknöchelbereich.

Kniescheibe (Patella)

(➤ Abb. 3.70, ➤ Abb. 3.71)
Der Oberrand der Patella definiert die Lage von **Mi 10** sowie **Ma 32–Ma 34.**

Knieaugen

(➤ Abb. 3.70, ➤ Abb. 3.71)
Auf Höhe des Patellaunterrandes liegen an ihrem Übergang zur Patellarsehne beidseits die Vertiefungen der so genannten Knieaugen. Das laterale Knieauge entspricht **Ma 35,** das mediale dem Extra-Punkt **Ex-LE 4** *(neixiyan).*

Fibulaköpfchen

(➤ Abb. 3.70, ➤ Abb. 3.71)
Unterhalb des lateralen Kniegelenkes bildet das Fibulaköpfchen einen weiteren Orientierungspunkt. Zur Lokalisation von **Gb 34,** der in einer Vertiefung vor und unterhalb des Fibulaköpfchens liegt, das Fibulaköpfchen im Bereich der Hosennaht aufsuchen und es dann mit zwei Fingern umfassen. Von dort mit den beiden tastenden Fingern nach kaudal gleiten, der ventral gelegene Finger rutscht in die Vertiefung von **Gb 34.**

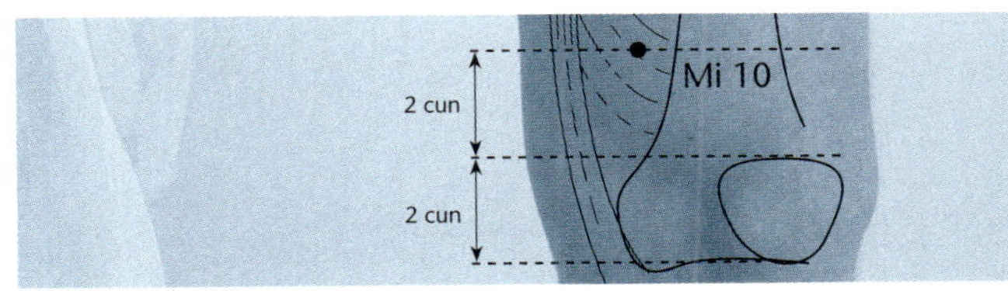

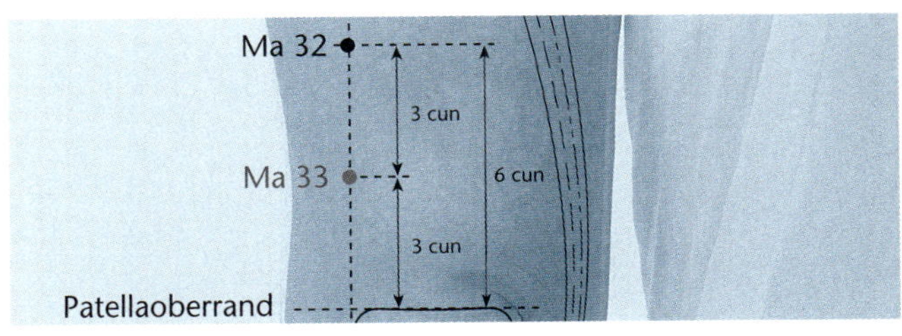

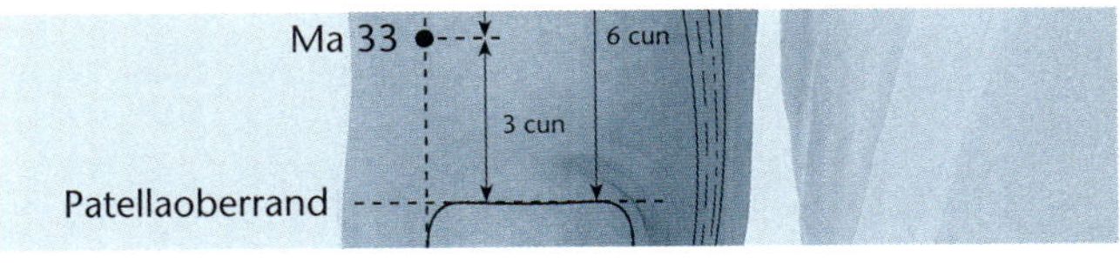

Übergang Tibiaschaft zum medialen Condylus tibiae

(➤ Abb. 3.72)
Unterhalb des medialen Kniegelenks markiert der Übergang des Condylus tibiae zum Tibiaschaft die Lage von **Mi 9.** Dieser Übergang ist am sichersten durch die Palpation vom medialen Tibiahinterrand aus in Richtung Tibiakopf nach proximal zu tasten. Hier ist darauf zu achten, dass durch eine Knierolle nicht die Weichteile der oberen Wade nach vorn gedrückt werden und die Palpation hierdurch erschwert wird.

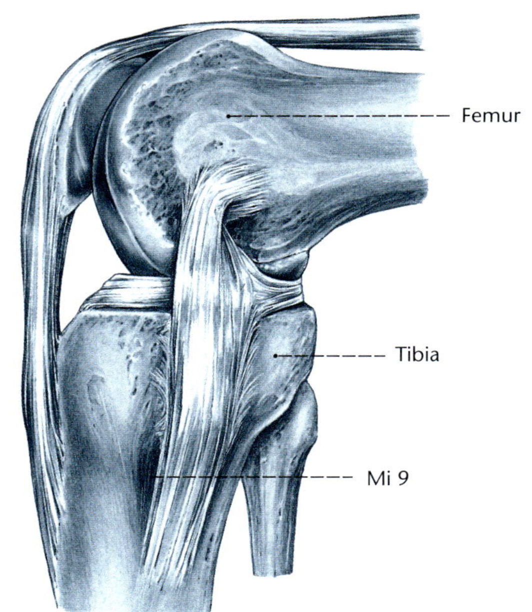

Abb. 3.72

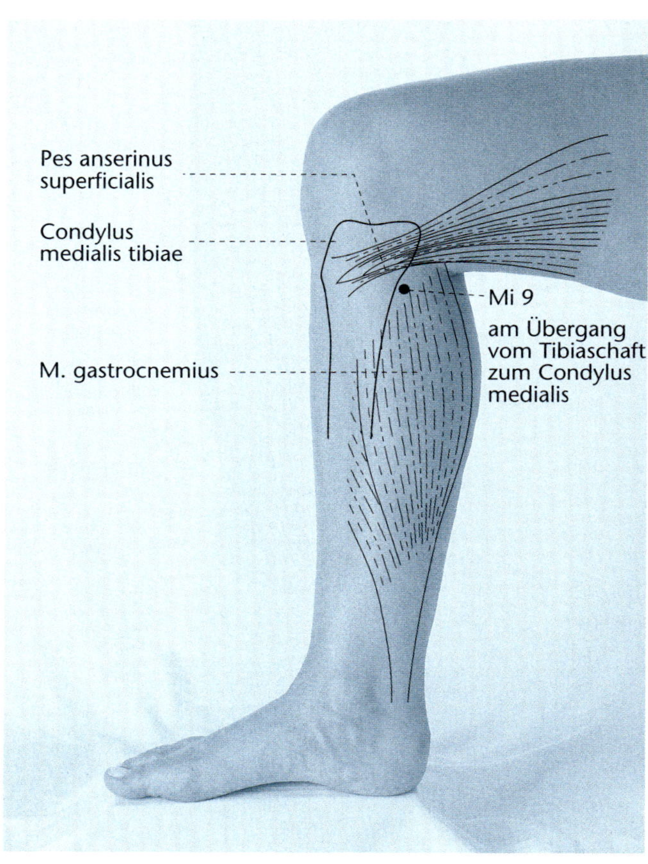

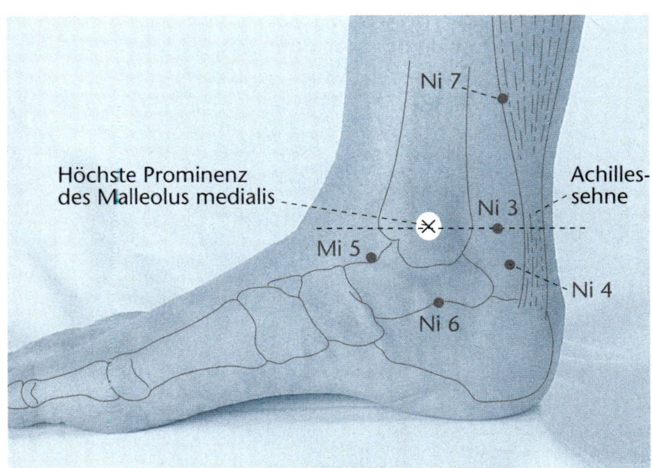

Abb. 3.73

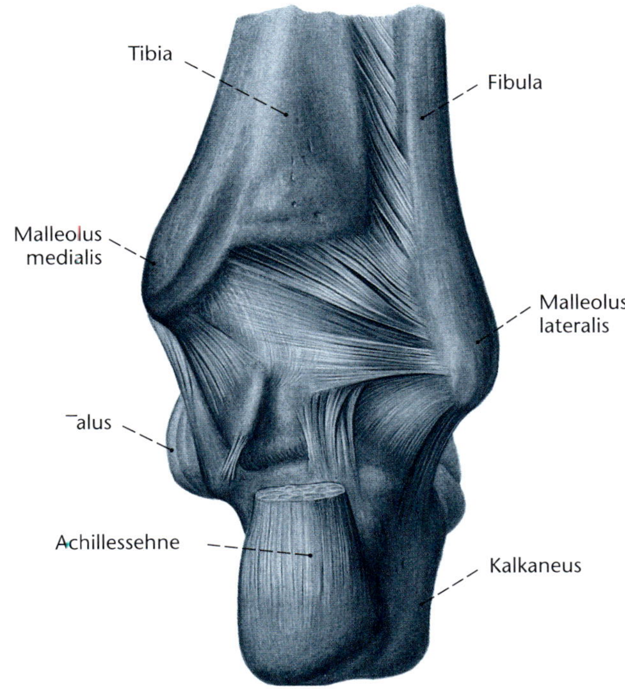

Abb. 3.74

3.6.3 Knöchel und Fuß

Maximale bzw. höchste Prominenz des Malleolus medialis oder lateralis

(➤ Abb. 3.73, ➤ Abb. 3.74)

Beachte: Bei der maximalen bzw. höchsten Prominenz („Knöchelspitze") der Knöchel handelt es sich nicht um den Unterrand der Knöchel, sondern um deren maximal nach medial bzw. lateral herausragende Gipfel. Diese bilden wichtige Bezugspunkte für die Punktsuche in der Unterschenkel- und der Fußknöchelregion. Auf der medialen Malleolusprominenz liegt **Ex-LE 8** *(neihuajian),* auf der lateralen Malleolusprominenz liegt **Ex-LE 9** *(waihuajian).*

Beachte außerdem: Die beiden Knöchelgipfel liegen entgegen den Aussagen einiger chinesischer Lehrbücher anatomisch nicht auf derselben Höhe, sondern es besteht ca. 1 cun Höhendifferenz zwischen ihnen (Körper- oder Strecken-cun ➤ Abb. 1.2). Somit liegen **Bl 60** und **Ni 3** auch nicht genau gegenüber, sondern nehmen lediglich eine vergleichbare Position ein.

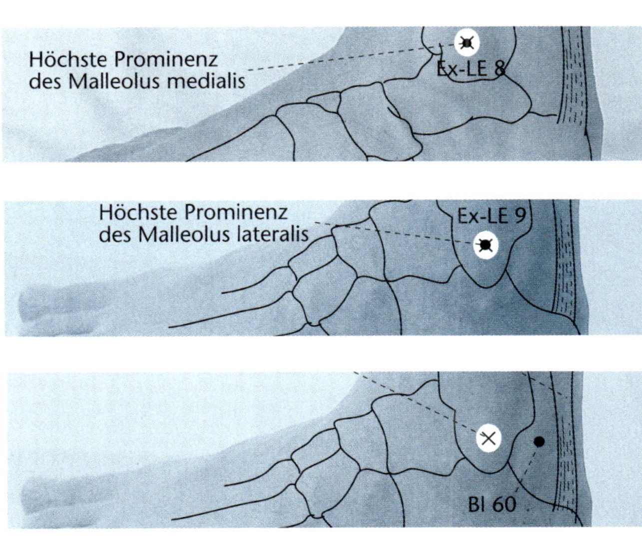

Gelenkspalt des oberen Sprunggelenks

(➤ Abb. 3.75, ➤ Abb. 3.76)
Der Gelenkspalt des oberen Sprunggelenks ist ventral zwischen den Knöcheln bei passiver Flexion/Extension des Fußes deutlich zu tasten. Hier liegen **Le 4** und **Ma 41.**

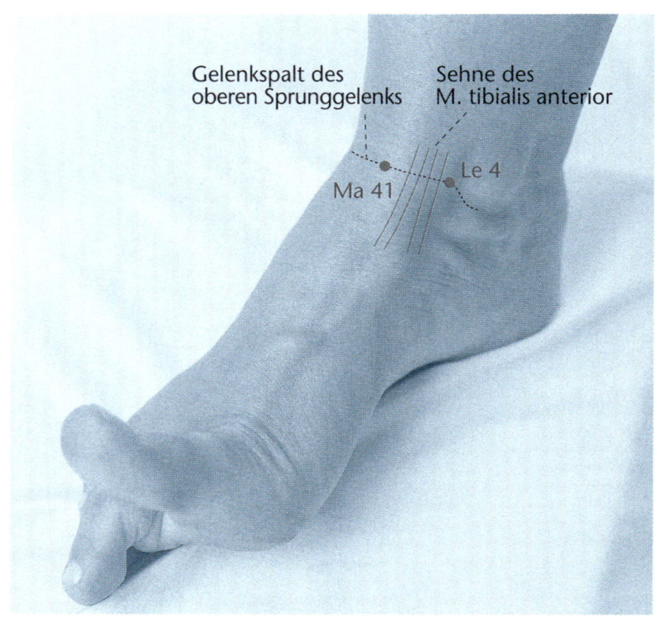

Abb. 3.75

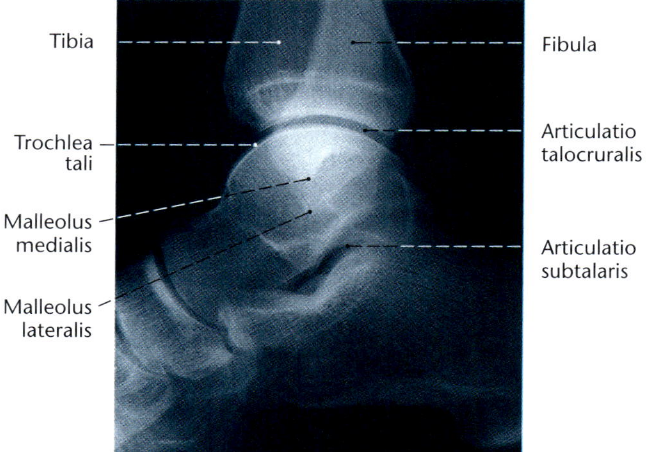

Abb. 3.76

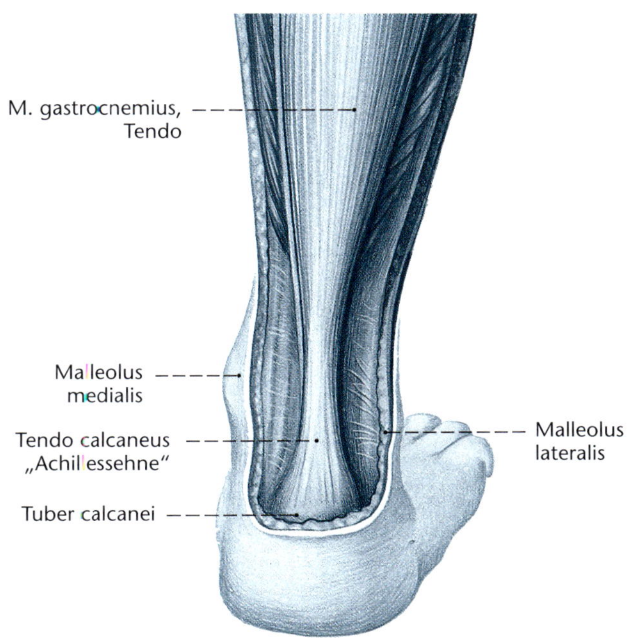

Abb. 3.77

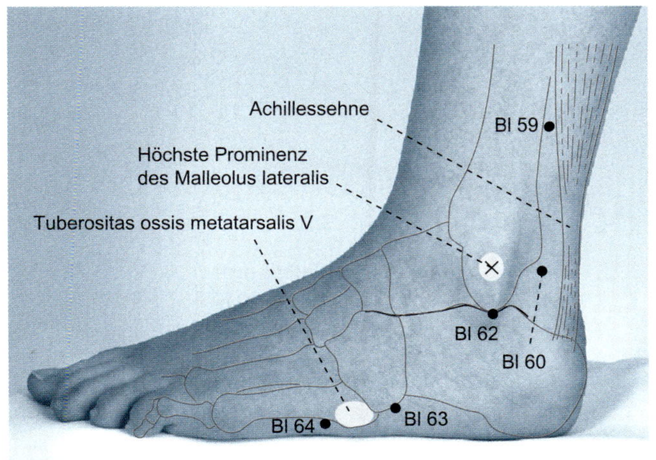

Abb. 3.78

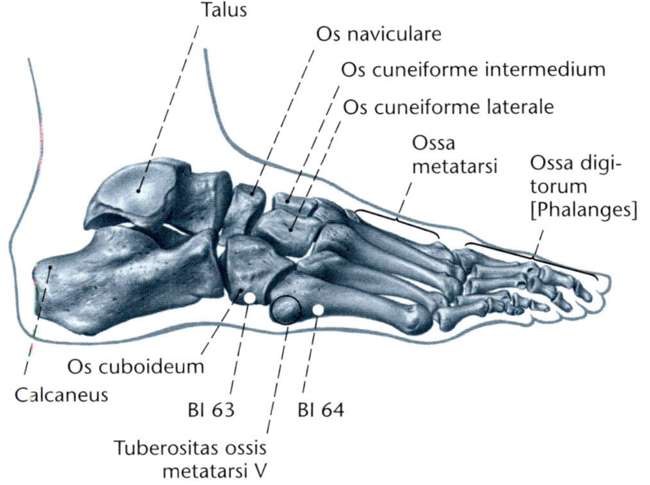

Abb. 3.79

Achillessehne

(➤ Abb. 3.77)
Die Achillessehne definiert in ihrem Verlauf am distalen Unterschenkel und an der Ferse die Lage der medial gelegenen Punkte **N 3, Ni 4, Ni 7** sowie der lateral gelegenen Punkte **Bl 59** und **Bl 60.**

Tuberositas der Basis des Os metatarsale V

(➤ Abb. 3.78, ➤ Abb. 3.79)
Am lateralen Mittelfußrand handelt es sich bei dem im mittleren Bereich gelegenen deutlichen Vorsprung um die Tuberositas der Basis (proximales Ende) des Os metatarsale V. In der Vertiefung proximal der Tuberositas liegt **Bl 63,** distal davon liegt am Übergang der Basis zum Schaft **Bl 64.**

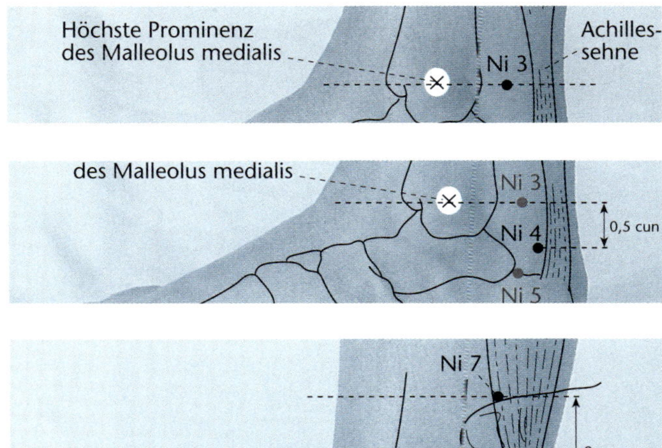

Basis des Os metatarsale I

(➤ Abb. 3.80, ➤ Abb. 3.81)
Bei der Palpation des medialen Mittelfußrandes von distal nach proximal bildet die Basis des Os metatarsale I (dessen proximales Ende) den ersten markanten Vorsprung. Distal dieses Vorsprungs liegt am Übergang vom Schaft zur Basis **Mi 4.**

Tuberositas des Os naviculare

(➤ Abb. 3.81)
Am medialen Fußrand ist bei der Palpation von **Mi 4** (Basis des Os metatarsale I) weiter nach proximal über das Gelenkköpfchen des Os metatarsale I hinweg als weiterer knöcherner Vorsprung die Tuberositas des Os naviculare zu tasten. Hier liegt **Ni 2.**

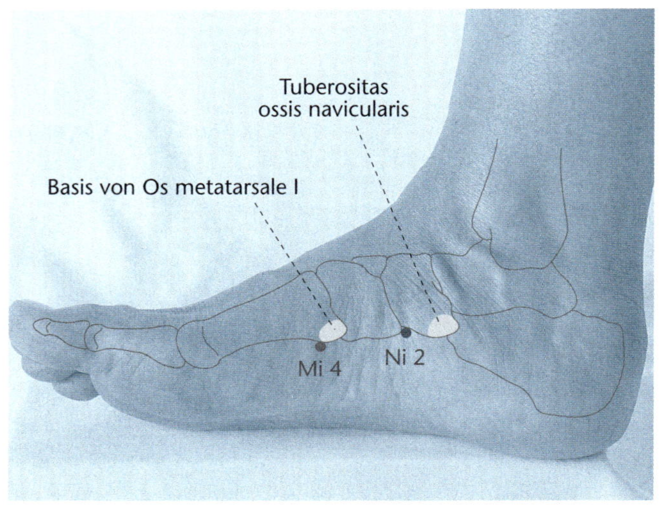

Abb. 3.80

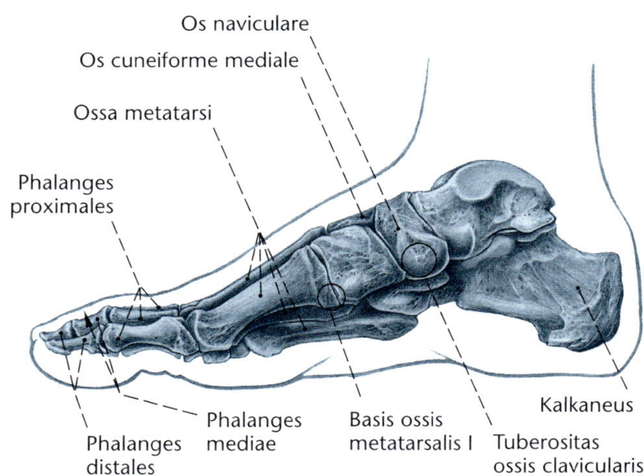

Abb. 3.81

KAPITEL

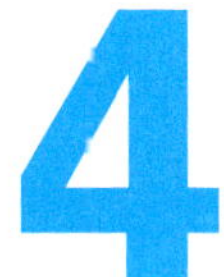

Claudia Focks, Ulrich März

Zwölf Leitbahnen mit Punkten

4.1 Lungen-Leitbahnsystem – Hand-*taiyin* *(shou taiyin jing luo)*

4.1.1 Lu-Hauptleitbahn *(shou taiyin jing)*

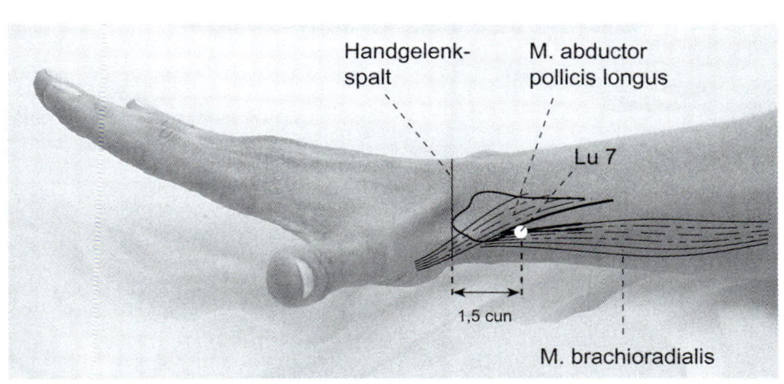

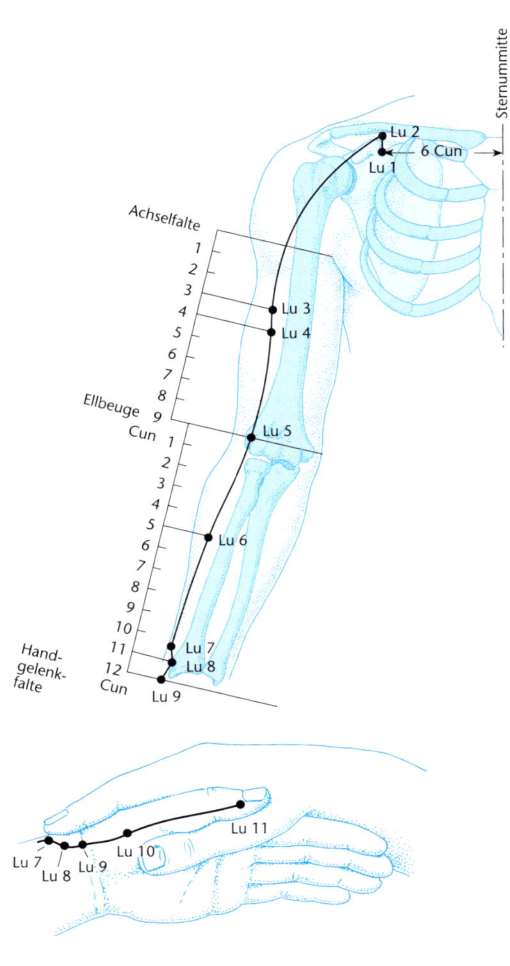

Verlauf

Die Lu-Hauptleitbahn entspringt mit ihrem **inneren** Verlauf im mittleren *jiao* in der Magenregion *(wei)* bei **Ren 12** *(zhongwan)*,

- ➡ zieht nach kaudal zum gekoppelten *fu*-Organ, dem Dickdarm *(da chang)* bei **Ma 25** *(tianshu)*,
- ➡ steigt von dort wieder in einem Bogen auf zum Magen *(wei)* bei **Ren 13** *(shangwan)*,
- ➡ durchdringt das Diaphragma und
- ➡ tritt in das zugehörige *zang*-Organ, die Lunge *(fei)* ein,
- ➡ verläuft dann in der Halsregion und
- ➡ zieht von dort in einem Bogen zur lateralen Thoraxregion.

An der lateralen Thoraxwand auf Höhe des 1. ICR bei **Lu 1** *(zhongfu)* beginnt die Lu-Hauptleitbahn mit ihrem **äußeren** Verlauf,

- ➡ zieht dann über den antero-lateralen Aspekt von Ober- und Unterarm,
- ➡ bis hin zum radialen Daumennagelfalzwinkel, wo sie bei **Lu 11** *(shaoshang)* endet.

Ein Ast teilt sich von der Hauptleitbahn bei **Lu 7** *(lieque)* am Processus styloideus und verläuft zur radialen Seite der Zeigefingerspitze, wo er Verbindung mit **Di 1** *(shangyang)* aufnimmt (Hand-*yin-yang*-Verbindung des 1. Umlaufs).

Cecil-Sterman (2012, 2018) beschreibt zusätzlich drei Zweige: Der erste Zweig zieht von **Lu 9** *(taiyuan)* zu **Di 1.** Der zweite Zweig beginnt bei **Lu 1** *(zhongfu)*, geht zu **Lu 2** *(yunmen)* und endet in der Axilla bei **He 1** *(jiquan)*. Der dritte Zweig beginnt bei **Lu 9** *(taiyuan)* zu **Lu 10** *(yuji)* und endet am Daumen.

Klinische Bedeutung (➤ 1.2)

Außen *(biao)* Fieber, Kälteaversion, nasale Obstruktion, Kopfschmerzen, Schmerzen in Thorax-, Schulter- und Rückenregion, Kälte-Schmerz entlang der Leitbahn.
Innen *(li)* **bzw. Organ** *(zang fu)* Husten, Asthma bronchiale, Keuchatmung, Dyspnoe, Kurzatmigkeit, thorakales Völle- und Beklemmungsgefühl, schleimiger Auswurf, Halstrockenheit, Farbänderung des Urins, Ärger, Hitze der Handflächen, abdominales Völle- und Distensionsgefühl, dünnflüssige Diarrhö.
Fülle *(shi)* Schulter- und Rückenschmerzen, Wind-Kälte-Angriff mit Spontanschweiß, häufigem Wasserlassen, Gähnen.
Leere *(xu)* Schulter- und Rückenschmerzen mit Kälteaversion, Kurzatmigkeit, Farbänderung des Urins.

Verbindungen der Lu-Hauptleitbahn zu den anderen Hauptleitbahnen (➤ 1.2)

Di-Hauptleitbahn *(shou yangming jing)*

Verbindung Hand-*yin-yang*-Verbindung des 1. Umlaufs.
Ort der Verbindung **Lu 7** → **Di 1** (Handregion). Zweig der Lu-Hauptleitbahn von **Lu 7** *(lieque)* zur Di-Hauptleitbahn bei **Di 1** *(shangyang)*, nach einigen Autoren auch zu **Di 4** *(hegu)*.
Zirkulation Zirkadian (nach Organ-Uhr).
Bedeutung Innen-Außen-Verbindung.

Mi-Hauptleitbahn *(zu taiyin jing)*

Verbindung *yin*-Achsen- bzw. Schichtverbindung des 1. Umlaufs: *taiyin.*
Ort der Verbindung **Mi 20** → **Lu 1** (Thoraxregion). Zweig der Mi-Hauptleitbahn von **Mi 20** *(zhourong)* zur Lu-Hauptleitbahn bei **Lu 1** *(zhongfu)*.
Zirkulation Nicht zirkadian (nicht nach der Organuhr).
Bedeutung Oben-Unten-Verbindung.

Le-Hauptleitbahn *(zu jueyin jing)*

Verbindung Tiefe *yin-yin*-Verbindung.
Ort der Verbindung Le → Lu (Thoraxregion). Von der Leber *(gan)* passiert ein innerer Zweig der Le-Hauptleitbahn das Diaphragma und verzweigt sich in die Lunge *(fei)*, um sich dort mit der Lu-Hauptleitbahn zu vernetzen.
Zirkulation Zirkadian (nach Organuhr).
Bedeutung Schließt den Kreis für die erste Zirkulation des *ying-qi* (➤ 1.1.4).

ren mai

Verbindung *ren mai* → Lu-Hauptleitbahn.
Bedeutung Schließt den Kreis für die zweite Zirkulation des *ying-qi* (➤ 1.1.4). Die Lu-Hauptleitbahn und damit der große Kreislauf (Zirkulation durch die 12 regulären Hauptleitbahnen) erhält *qi* aus dem kleinen Kreislauf *(ren mai–du mai)*.

Verbindungen der Lu-Hauptleitbahn zu den *zang-fu*-Organsystemen

Lunge ***(fei)*****, Dickdarm** ***(da chang)*****,** Magen ***(wei)*****.**

4.1.2 Divergente Lu-Leitbahn *(shou taiyin jing bie)*

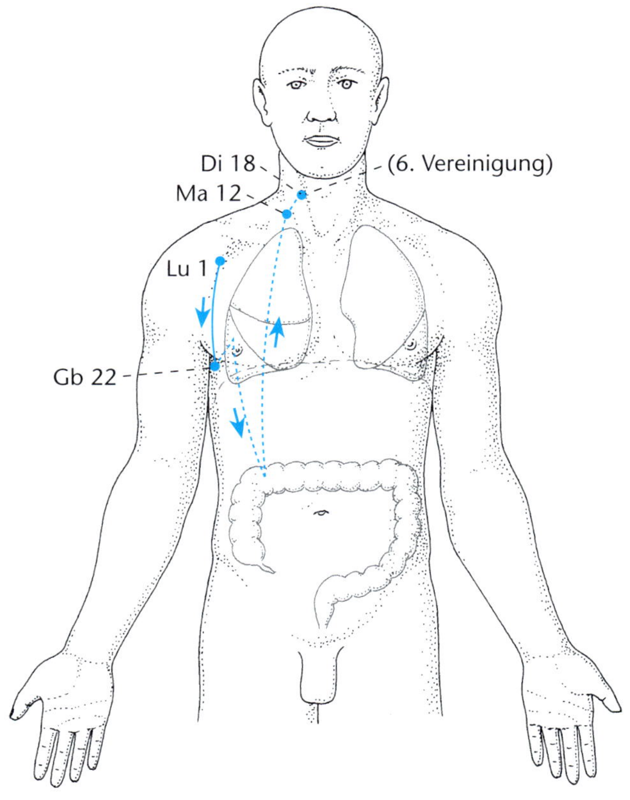

Verlauf

Die divergente Lu-Leitbahn zweigt in der vorderen Axillagegend von der Lu-Hauptleitbahn ab,

- ➡ verläuft nach anterior zu **Gb 22** *(yuanye)* in der mittleren Axillarlinie, 3 cun unterhalb der Axilla,
- ➡ dringt in die Thoraxregion ein,
- ➡ breitet sich in der Lunge *(fei)*, dem zugehörigen *zang*-Organ, aus und
- ➡ zieht zum Dickdarm (*da chang*), dem zugehörigen *fu*-Organ,
- ➡ steigt dann wieder auf und kommt im Bereich der supraklavikulären Grube bei **Ma 12** (*quepen*) an die Oberfläche,
- ➡ zieht dann durch die Halsregion nach kranial und verbindet sich mit der Di-Hauptleitbahn bei **Di 18** *(futu)* zu einer der 6 *he*-Vereinigungen[1] (Di/Lu als 6. Vereinigung, ➤ 1.3).

Es gibt Varianten bezüglich des Verlaufs je nach Schule aufgrund unterschiedlicher Interpretationen des *Ling Shu* (Solinas, Mainville und Auteroche, 1998).

---

[1] Einige Autoren geben an, dass die 6. Vereinigung bei **Ma 12** *(quepen)* lokalisiert ist.

Klinische Bedeutung

- Sie stärkt die Verbindung zwischen Lunge und Dickdarm (*zang-fu*-Organsysteme). Punkte der Di-Hauptleitbahn können daher Erkrankungen des Lungen-Funktionskreises und umgekehrt Punkte der Lu-Hauptleitbahn Erkrankungen des Dickdarm-Funktionskreises behandeln.
- Vernetzt die Lu-Hauptleitbahn und die Halsregion am Vereinigungspunkt **Di 18:** Einsatz von Lu-Punkten wie **Lu 10** oder **Lu 11** für die Halsregion.

4.1.3 Tendinomuskuläre Lu-Leitbahn *(shou taiyin jing jin)*

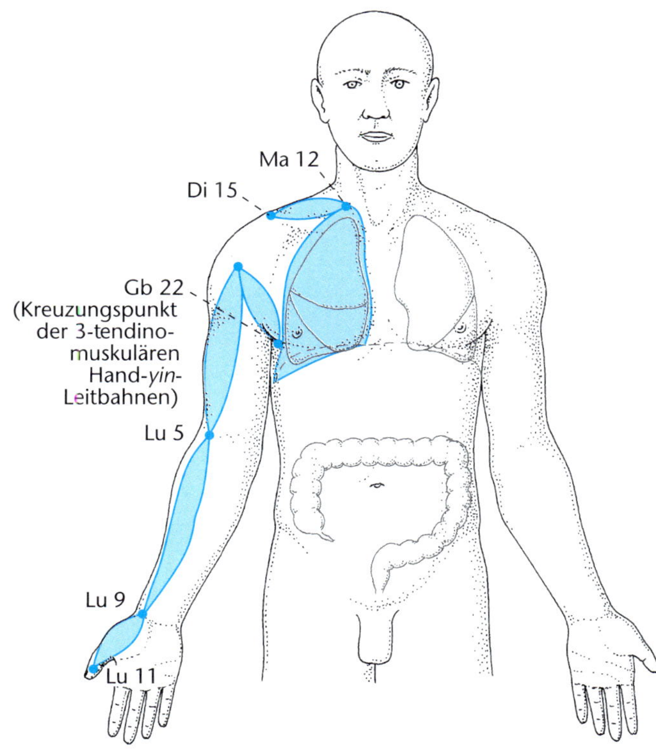

Verlauf

Die tendinomuskuläre Lu-Leitbahn

- ➡ beginnt bei **Lu 11** *(shaoshang)* am radialen Nagelfalzwinkel des Daumens,
- ➡ zieht radialseitig entlang dem Daumen und dem 1. Metakarpalknochen,
- ➡ trifft **Lu 9** *(taiyuan)* am radialen Handgelenkspalt, wo sie sich verknotet *(jie),*
- ➡ zieht nach proximal über den antero-lateralen Anteil des M. deltoideus,
- ➡ erreicht den Ellbogen bei **Lu 5** *(qize)* und verknotet *(jie)* sich an der Bizepssehne,
- ➡ folgt dem M. biceps brachii und dem vorderen Anteil des M. deltoideus,
- ➡ verknotet *(jie)* sich in der anterioren Schultergegend nahe dem Akromio-klavikulargelenk,
- ➡ zieht dann unter die Axilla und trifft bei **Gb 22** *(yuanye)* die anderen tendinomuskulären Hand-*yin*-Leitbahnen (Pe, He), wo sie sich verknotet *(jie),*
- ➡ verläuft weiter unter den M. pectoralis major, zieht bei **Ma 12** *(quepen)* in die Fossa supraclavicularis,
- ➡ zieht zu **Di 15** *(jianyu)* und wieder zurück zu **Ma 12** *(quepen),*
- ➡ durchdringt die Fossa supcraclavicularis und verzweigt sich in der Thorax- und Hypochondrialregion und dem Diaphragma (Abb.).

Klinische Bedeutung

Pathologie Steifigkeit, Krämpfe und Schmerz entlang dem Verlauf der tendinomuskulären Lu-Leitbahn. *xi fen:* Spasmus und Schmerz von Thorax und Hypchondrialregion. Bei starker Ausprägung Knotenbildungen unter der rechten lateralen Rippenregion und Spannungsgefühl entlang der lateralen Rippenregion.
Anwendung Hauptsächlich *bi*-Syndrom (schmerzhaftes Obstruktionssyndrom) entlang dem Verlauf der Lu-Leitbahn. Die Ausdehnung der tendinomuskulären Lu-Leitbahn, die breiter ist als die der Lu-Hauptleitbahn, erklärt und erweitert den klinischen Nutzen der Lu-Leitbahnpunkte auf Störungen und Erkrankungen in der Thorax- und Hypochondrialregion.

4.1.4 Lu-*luo*-Gefäß-System *(shou taiyin luo mai)*

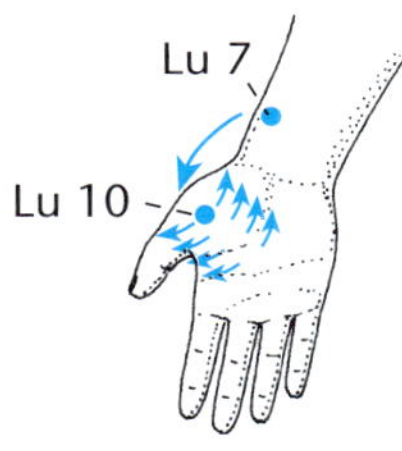

Verlauf

Das Lungen-*luo*-Gefäß-System zweigt von der Lu-Hauptleitbahn beim *luo*-Punkt **Lu 7** *(lieque)* ab (➤ 8.2.2), bildet ein dreidimensionales retikuläres Netzwerk und teilt sich in viele Verzweigungen und Unterverzweigungen *(sun luo, fu luo, xue luo* ➤ 1.5) in das umgebende Gewebe auf.

- ➡ Horizontal verlaufende Verzweigungen ziehen zu der Innen/Außen-gekoppelten Di-Hauptleitbahn, nach einigen Schulen (z. B. Nguyen Van Nghi 1989, 1991) als transversales Lu-*luo*-Gefäß zum *yuan*-Punkt **Di 4** *(hegu).*
- ➡ Eine longitudinal verlaufende Verzweigung verteilt sich in der Handfläche und dem Daumenballen.

Klinische Bedeutung

Pathologie (➤ 8.2.2)
Fülle *(shi)* Empfindungen von Hitze und Brennen in den Handflächen und -gelenken.
Leere *(xu)* Gähnen, Kurzatmigkeit, häufiges Wasserlassen, Enuresis.

4.1.5 Kutane Region *(taiyin pi bu)*

Siehe Beschreibung und Abbildungen ➤ 1.6.

4.1.6 Punkte der Lu-Leitbahn (Übersicht)

Spezifische Punkte nach ihrer Funktion

- *yuan*-**Punkt (**➤ 8.2.1**): Lu 9** *(taiyuan)*
- *luo*-**Punkt (**➤ 8.2.2**): Lu 7** *(lieque)*
- *xi*-**Punkt (**➤ 8.2.3**): Lu 6** *(kongzui)*
- **Rücken-***shu***-Punkt (**➤ 8.2.4**) der Lunge: Bl 13** *(feishu)*
- *mu*-**Punkt (**➤ 8.2.5**) der Lunge: Lu 1** *(zhongfu)*
- **Fünf Transport-***shu***-Punkte (**➤ 8.2.6**):**
  - Brunnen-*jing*-Punkt (Holz): **Lu 11** *(shaoshang)*
  - Quell-*ying*-Punkt (Feuer): **Lu 10** *(yuji)*
  - Bach-*shu*-Punkt (Erde), Tonisierungspunkt: **Lu 9** *(taiyuan)*
  - Fluss-*jing*-Punkt (Metall), *ben*-Punkt (Wandlungsphasen- oder Wurzel-Punkt): **Lu 8** *(jingqu)*
  - Meer-*he*-Punkt (Wasser), Sedierungspunkt: **Lu 5** *(chize)*
- **Einflussreicher-***hui***-Punkt (**➤ 8.2.7**) der Gefäße: Lu 9** *(taiyuan)*
- **Öffnungspunkt (**➤ 8.2.8**) des** *ren mai***: Lu 7** *(lieque)*
- **Kreuzungs-***jiaohui***-Punkte (**➤ 8.2.10**):** Mit der Mi-Leitbahn: **Lu 1** *(zhongfu)*
- *Gao-Wu*-**Kommandopunkt (Meisterpunkt) (**➤ 8.2.11**) für Nacken/Hinterkopf: Lu 7** *(lieque)*
- **Himmelsfensterpunkt (**➤ 8.2.12**): Lu 3** *(tianfu)*
- **Himmelssternpunkt nach** *Ma Dan Yang* **(**➤ 8.2.14**): Lu 7** *(lieque)*
- *Sun-Si-Miao*-**Geist-Punkt (**➤ 8.2.15**): Lu 11** *(shaoshang)*

Spezifische Punkte in Verlaufsrichtung (numerisch)

- **Lu 1** *(zhongfu): mu*-Punkt (➤ 8.2.5) der Lunge, Kreuzungs-*jiaohui*-Punkt mit der Mi-Leitbahn (➤ 8.2.10)
- **Lu 3** *(tianfu):* Himmelsfensterpunkt (➤ 8.2.12)
- **Lu 5** *(chize):* Meer-*he*-Punkt (Wasser) (➤ 8.2.6), Sedierungspunkt
- **Lu 6** *(kongzui): xi*-Punkt (➤ 8.2.3)
- **Lu 7** *(lieque): luo*-Punkt (➤ 8.2.2), Öffnungspunkt (➤ 8.2.8) des *ren mai*, *Gao-Wu*-Kommandopunkt (Meisterpunkt) (➤ 8.2.11) für Nacken und Hinterkopf, Himmelssternpunkt nach *Ma Dan Yang* (➤ 8.2.14)
- **Lu 8** *(jingqu):* Fluss-*jing*-Punkt (Metall) (➤ 8.2.6), *ben*-Punkt (Wandlungsphasenpunkt)
- **Lu 9** *(taiyuan): yuan*-Punkt (➤ 8.2.1), Einflussreicher-*hui*-Punkt (➤ 8.2.7) der Gefäße, Bach-*shu*-Punkt (Erde) (➤ 8.2.6), Tonisierungspunkt
- **Lu 10** *(yuji):* Quell-*ying*-Punkt (Feuer) (➤ 8.2.6)
- **Lu 11** *(shaoshang):* Brunnen-*jing*-Punkt (Holz) (➤ 8.2.6), *Sun-Si-Miao*-Geist-Punkt (➤ 8.2.15)

Residenz der Mitte *zhongfu*

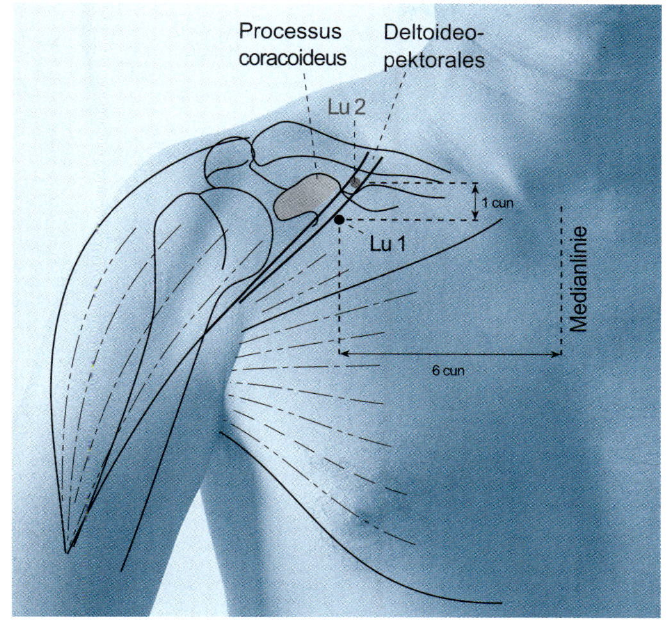

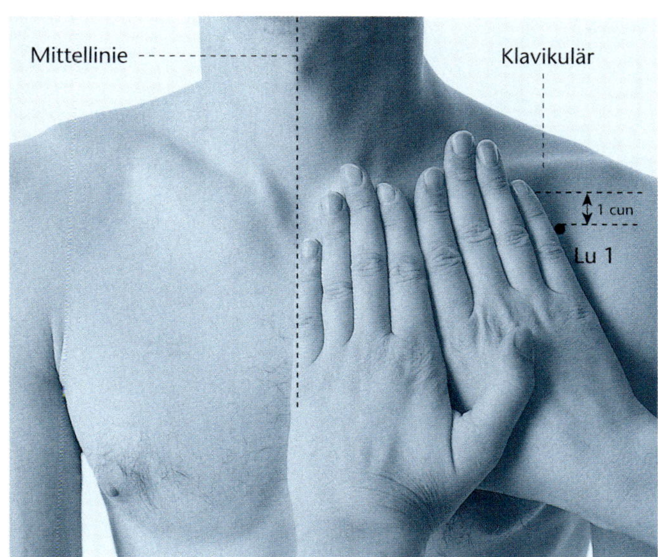

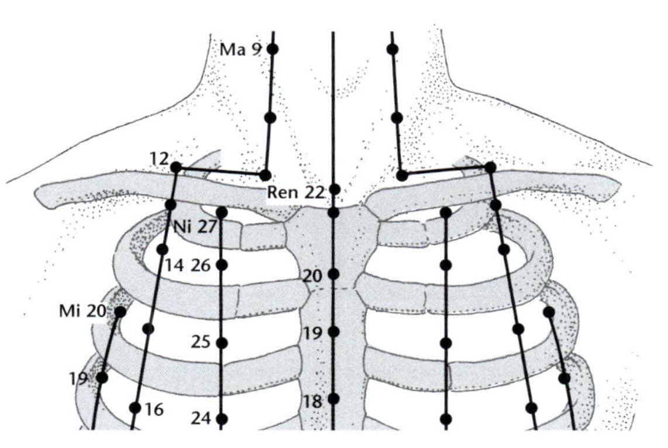

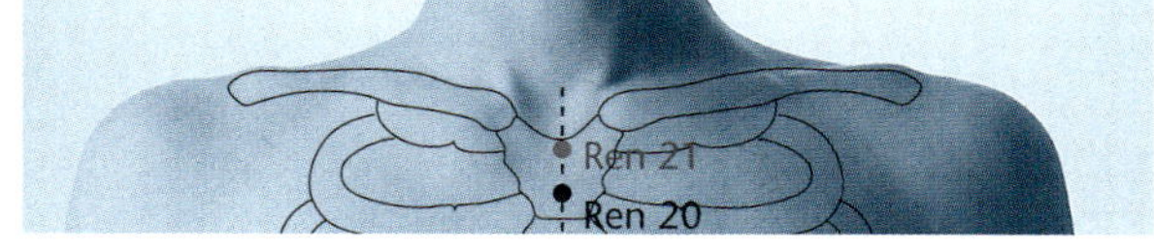

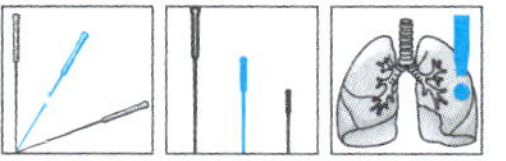

Lokalisation

6 cun lateral der ventralen Medianlinie und ca. 1 cun unterhalb von **Lu 2,** etwas medial der unteren Begrenzung des Proc. coracoideus und ca. auf Höhe des 1. ICR.

Finden

Orientierung von **Lu 2** aus, der im deltoideo-pektoralen Dreieck liegt, das nach kranial durch die Klavikula und nach lateral durch den (vom M. deltoideus überdeckten) knöchernen Proc. coracoideus begrenzt wird. Von dort aus 1 cun entlang dem Rand des M. deltoideus nach kaudal tasten und hier **Lu 1** etwas medial der unteren Begrenzung des M. deltoideus auf der Thoraxwand lokalisieren, etwa in einem Abstand von 6 cun zur Medianlinie.

Zur Orientierung: Der Proc. coracoideus bleibt bei leichter Außenrotation bei Ellbogenflexion unbeweglich stehen im Gegensatz zum Tuberculum minus humeri, das sich mitbewegt.

Hinweis: Ca. auf derselben Höhe (1. ICR) liegen **Ren 20** (Medianlinie) und **Ni 26/Ma 14** (2/4 cun lateral der Medianlinie). **Mi 20** liegt ebenfalls ca. 6 cun lateral der Medianlinie, allerdings unterhalb von **Lu 1** in Höhe des 2. ICR.

Punktion

Schräg (ca. 45°) nach latero-dorsal 0,5–0,8 cun in Richtung auf den Proc. coracoideus mit spürbarer Ausstrahlung in den Thorax. **Cave:** Pneumothorax, nie in medio-dorsale Richtung stechen.

Wirkung und wichtigste Indikationen

- **Reguliert Lungen-*qi* und senkt es ab, klärt Hitze vom oberen *jiao*, transformiert Schleim:** Erkrankungen des Respirationstrakts
- **Reguliert die Wasserwege:** Nasale Obstruktion, Gesichtsschwellung
- **Bewegt lokal *qi* und in tendinomuskulärer Leitbahn:** Beschwerden im Bereich der ventralen Schulterregion und lateralen Thoraxwand

Besonderheiten

mu-Punkt der Lunge, Kreuzungspunkt mit der Mi-Leitbahn, Entry(Eintritt)-Punkt. Wichtiger Punkt bei Atemwegserkrankungen.

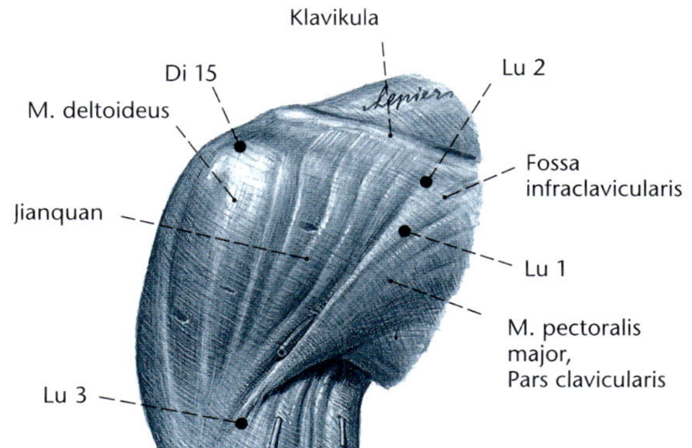

Lu 2

Wolkentor *yunmen*

Lokalisation

Ca. 6 cun lateral der ventralen Medianlinie unterhalb der Klavikula im Zentrum des deltoideo-pektoralen Dreiecks.

Finden

Den Winkel aufsuchen, den der laterale Unterrand der Klavikula mit dem vom M. deltoideus überdeckten, knöchernen Proc. coracoideus des Schulterblattes bildet. Hier, am Übergang der klavikulären Ansätze des M. deltoideus zum M. pectoralis (deltoideo-pektorales Dreieck) liegt **Lu 2** im Zentrum einer deutlich tastbaren Mulde auf der Thoraxwand in einem Abstand von ca. 6 cun zur Medianlinie. **Hinweis: Lu 1** liegt 1 cun unterhalb und meist etwas lateral von **Lu 2.** Etwa auf derselben Höhe (unterhalb der Klavikula) liegen **Ren 21** (Medianlinie), **Ni 27**/**Ma 13** (2/4 cun lateral der Medianlinie).

Punktion

Schräg nach latero-dorsal maximal 0,5–0,8 cun. **Cave:** Pneumothorax, nie in medio-dorsale Richtung stechen.

Wirkung und wichtigste Indikationen

- **Klärt Lungen-Hitze, senkt Lungen-*qi* ab:** Erkrankungen des Respirationstrakts wie Husten, Asthma bronchiale, Dyspnoe, thorakales Beklemmungsgefühl
- **Leitet Hitze aus den Extremitäten aus:** Missempfindungen mit persistierender Hitze (durch Kälte-Schädigung) in den Extremitäten („Knochendampferkrankung")
- **Macht die Leitbahn und tendinomuskuläre Leitbahn durchgängig:** Schmerzen der hinteren und seitlichen Thoraxregion, Schulterschmerz, „painful arc"

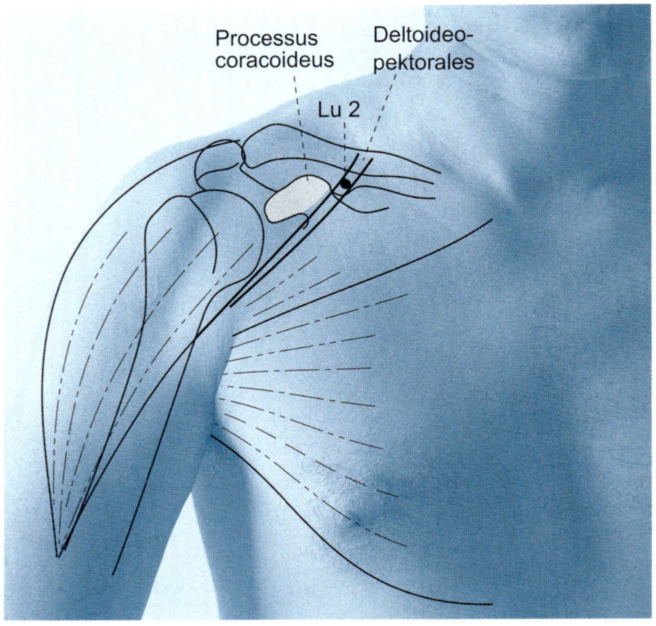

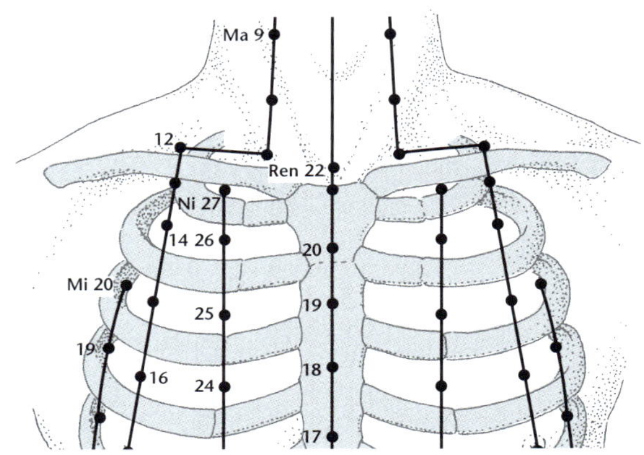

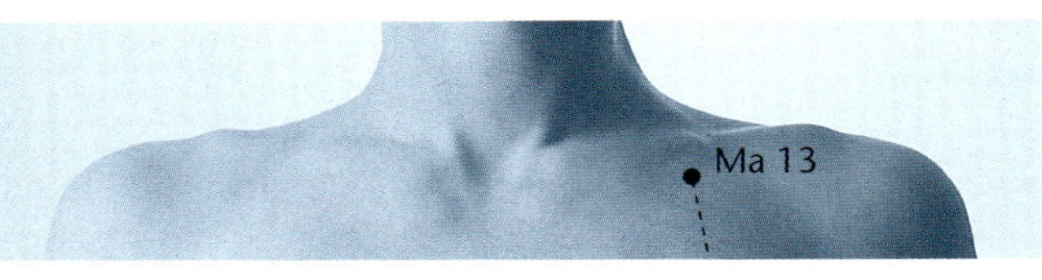

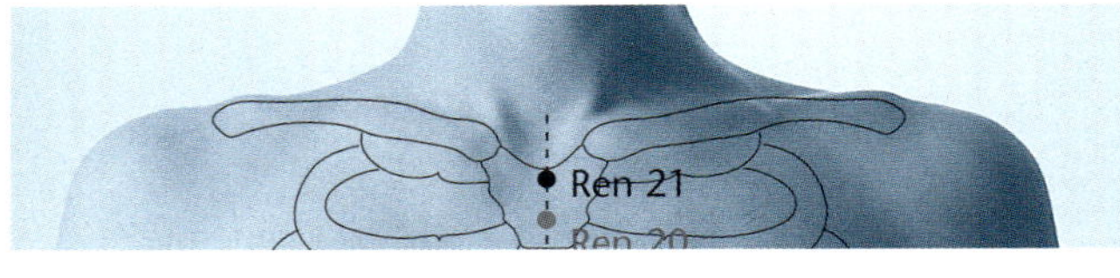

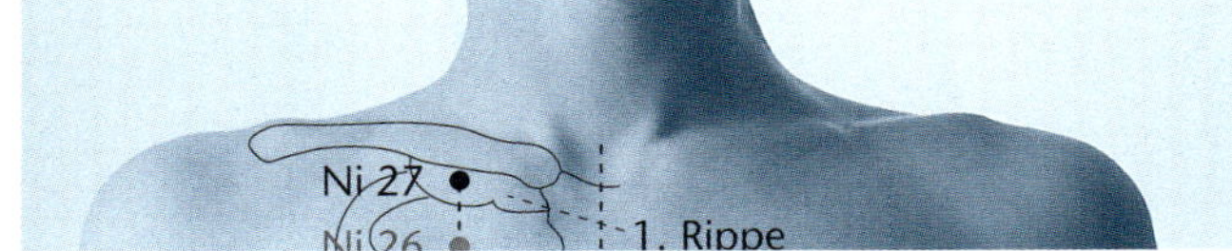

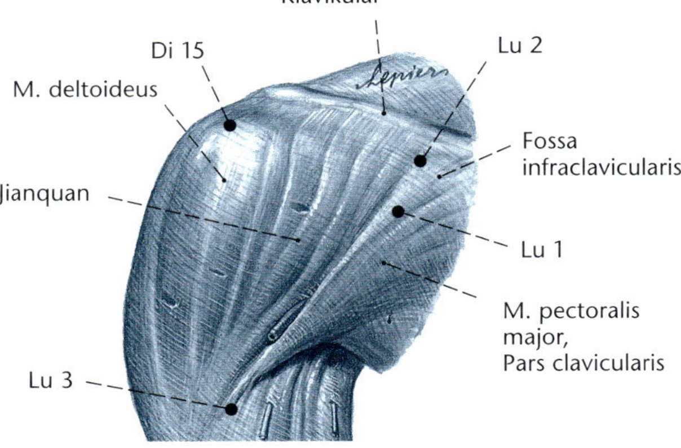

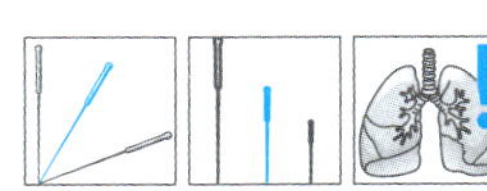

Himmels-Residenz *tianfu*

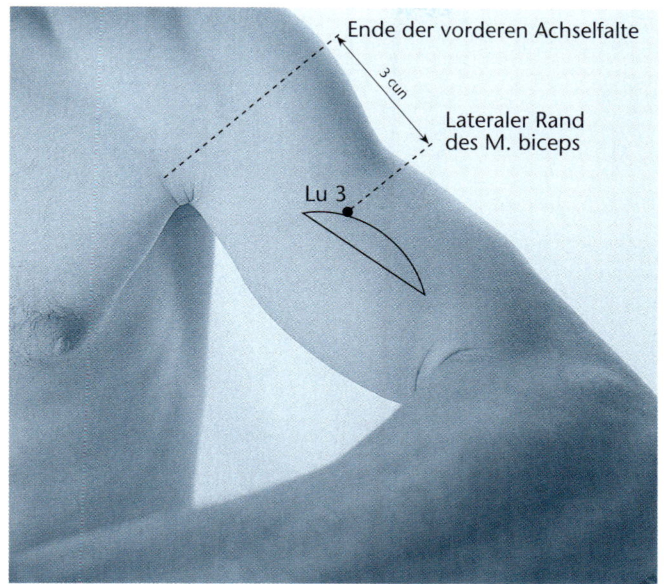

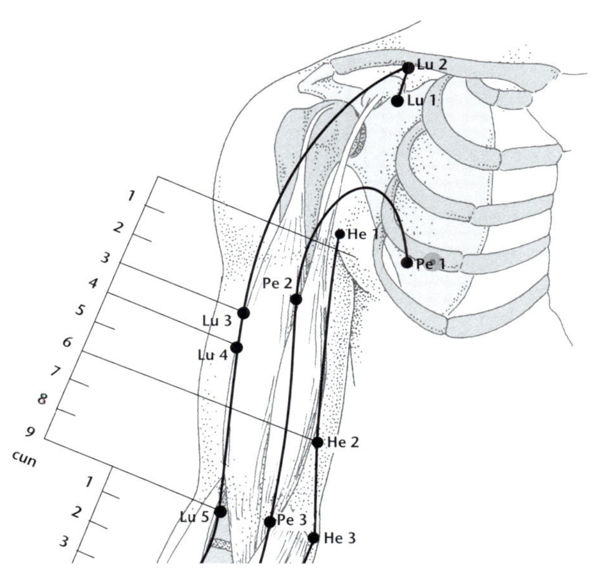

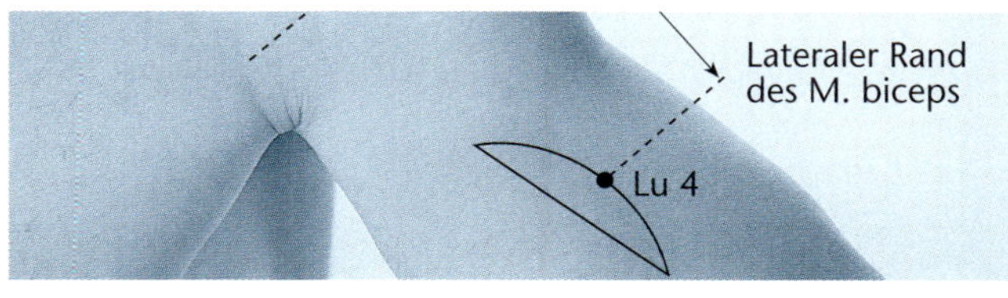

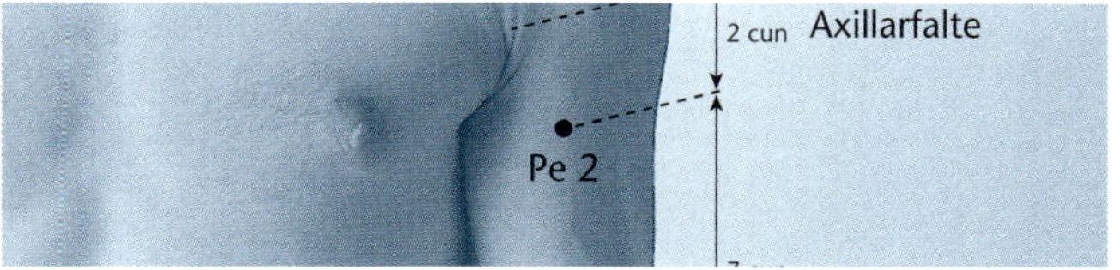

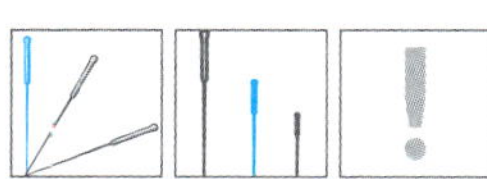

Lokalisation

Auf der Oberarminnenseite 3 cun distal vom ventralen Ende der Axillarfalte im Sulcus bicipitalis lateralis.

Finden

Gegen Widerstand den M. biceps anspannen lassen. 3 cun distal vom ventralen Achselfaltenende (➤ 2.2) **Lu 3** im Sulcus am lateralen Bizepsrand lokalisieren. Gelegentlich ist ein Puls (A. brachialis) tastbar. **Oder:** Strecke Axillarfalte–Ellenbeugefalte (Lage von **Lu 5**) entspricht 9 Körper-cun (➤ 2.2). **Lu 3** liegt am 1. Drittelabstandspunkt der Verbindungsstrecke von der Axillarfalte aus gesehen.

Hinweis: Lu 4 liegt 1 cun distal von **Lu 3** im Sulcus. **Pe 2** liegt 2 cun distal der Axillarfalte zwischen den beiden Köpfen des M. biceps brachii.

Punktion

Senkrecht 0,5–1 cun. Moxibustion nach einigen Texten kontraindiziert.

Wirkung und wichtigste Indikationen

- **Reguliert und senkt Lungen-*qi* ab:** Erkrankungen des Respirationstrakts wie Asthma bronchiale, Dyspnoe
- **Klärt Lungen-Hitze, kühlt das Blut, beendet Blutungen:** Husten mit gelbem und/oder blutigem Auswurf, Nasenbluten
- **Beruhigt *po* (Körper-Seele):** Schlafstörungen, Verwirrtheitszustände, inadäquate Traurigkeit
- **Macht die Leitbahn durchgängig und lindert Schmerzen:** Schmerzen, Schwellungen und Rötungen im Bereich des medialen Oberarms
- **Als Himmelsfensterpunkt:** Struma, Augenerkrankungen

Besonderheiten

Himmelsfensterpunkt.

Lu 4

Eingezwängtes Weiß *xiabai*

Lokalisation

Auf der Oberarminnenseite 4 cun distal vom ventralen Ende der Axillarfalte im Sulcus bicipitalis lateralis.

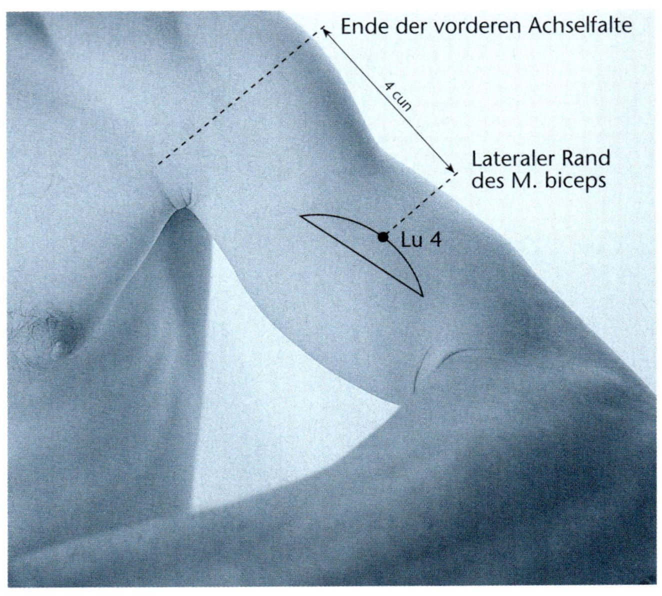

Finden

Gegen Widerstand den M. biceps anspannen lassen. 4 cun distal vom ventralen Achselfaltenende (➤ 2.2) **Lu 4** in der Vertiefung am lateralen Muskelrand (Sulcus bicipitalis lateralis) palpieren. Gelegentlich ist ein Puls (A. brachialis) tastbar.

Oder schnelles Finden: Handspanntechnik (➤ 2.3.3): Kleinfinger auf Axillarfalte und Ellenbeugefalte (Lage von **Lu 5**) legen. Diese Strecke entspricht 9 Körper-cun (➤ 2.2). Dann mit den Daumen den Streckenmittelpunkt bestimmen und ca. 0,5 cun proximal des Streckenmittelpunktes **Lu 4** im Sulcus am lateralen Bizepsrand lokalisieren.

Hinweis: Lu 3 liegt 1 cun proximaler von **Lu 4** im Sulcus.

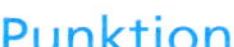

Punktion

Senkrecht 0,5–1 cun.

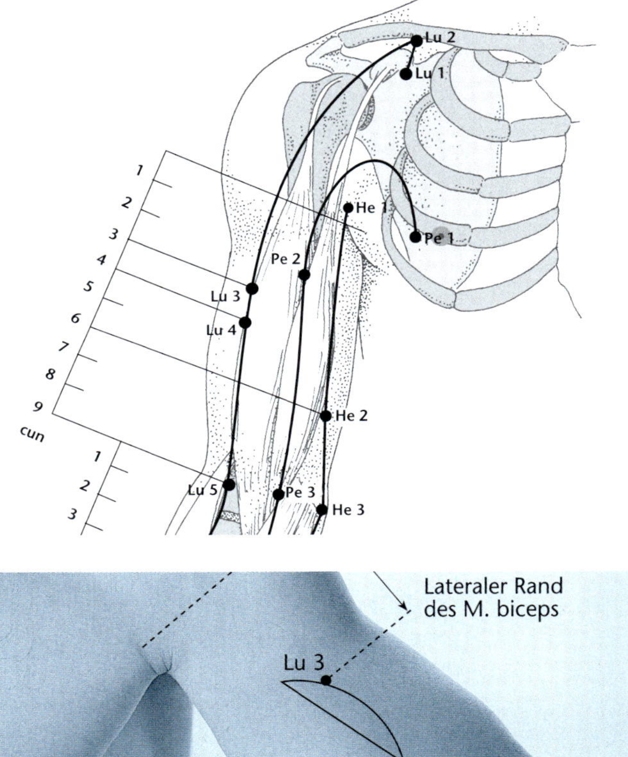

Wirkung und wichtigste Indikationen

- **Senkt Lungen-*qi* ab:** Erkrankungen des Respirationstrakts wie Asthma bronchiale, Dyspnoe
- **Reguliert und bewegt *qi* und Blut im Thorax:** Angina pectoris, Palpitationen, thorakales Beklemmungsgefühl und Agitiertheit
- **Macht die Leitbahn durchgängig:** Medialer Armschmerz

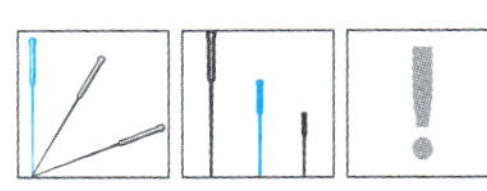

Ellenbeugen-Teich *chize*

Lu 5

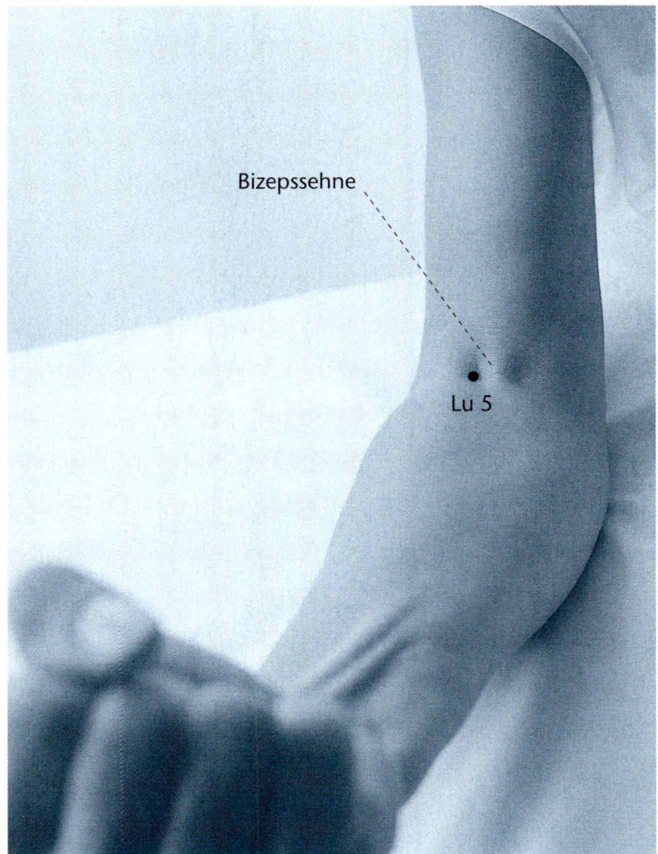

M. biceps brachii
M. triceps brachii, Caput mediale
Aponeurosis musculi bicipitis brachii
Pe 3
He 3
Lu 5
Epicondylus medialis
M. biceps brachii, Tendo
M. palmaris longus

Lokalisation

Radial der Bizepssehne in der Ellenbeugefalte.

Finden

Aufsuchen bei Ellbogenflexion und Supinationsstellung des Unterarms. Gegen Widerstand den M. biceps anspannen lassen. **Lu 5** liegt radial der Bizepssehne in der Ellenbeugefalte.

Hinweis: Ebenso im Bereich der Falte liegen **Pe 3** (ulnar der Bizepssehne), **He 3** (am ulnaren Faltenende bei voller Ellbogenflexion) und **Di 11** (zwischen radialem Faltenende und Epicondylus lateralis).

Punktion

Senkrecht 0,5–1 cun. Nadelung bei leichter Ellbogenflexion und in Supination empfohlen. Mikroaderlass bei Hitzezuständen. **Cave:** V. cubitalis.

Wirkung und wichtigste Indikationen

- **Klärt Hitze vom oberen** *jiao*, **senkt Lungen-*qi* ab:** Erkrankungen des Respirationstrakts wie Husten, Dyspnoe, Asthma bronchiale
- **Reguliert die Wasserwege:** Miktionsstörungen, Ödeme
- **Macht Leitbahn und *luo*-Gefäße durchgängig, entspannt die Sehnen, lindert Schmerzen:** Beschwerden der oberen Extremität im Leitbahnverlauf, Fernpunkt bei Knie- und LWS-Beschwerden

Besonderheiten

Meer-*he*-Punkt, Wasser-Punkt, Sedierungspunkt, Fernpunkt für die Lunge, Lokalpunkt für die Ellbogenregion.

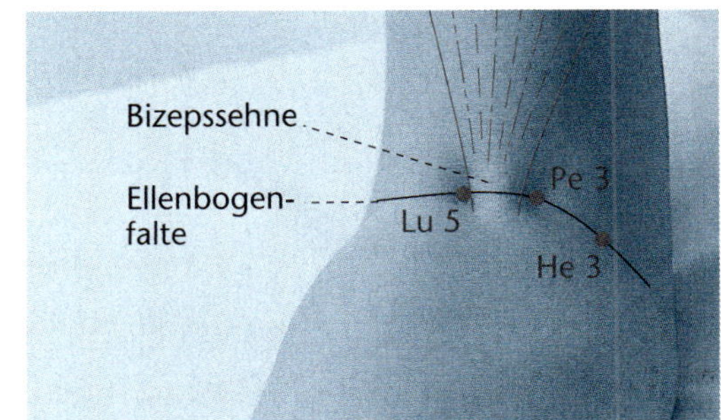

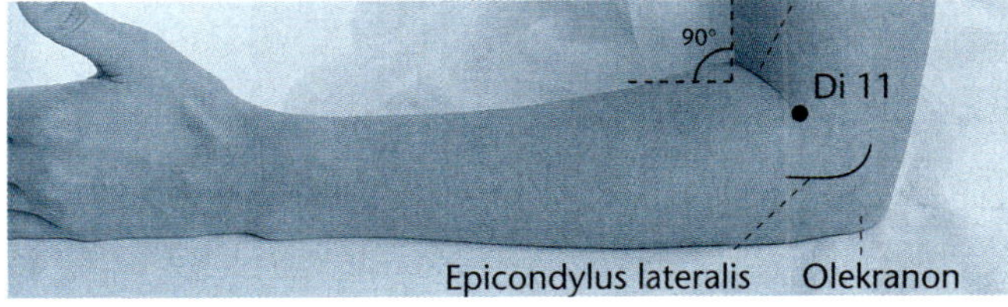

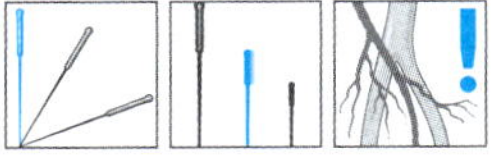

Lu 6 Größtes Loch *kongzui*

Lokalisation

Auf der Verbindungslinie zwischen **Lu 5** (Ellenbeugefalte) und **Lu 9** (Handgelenkspalt), 5 cun distal von **Lu 5** bzw. 7 cun proximal von **Lu 9.**

Finden

Handspanntechnik (➤ 2.3.3): Die Strecke zwischen **Lu 5** (radial der Bizepssehne in der Ellenbeugefalte) und **Lu 9** (radial der A. radialis im Handgelenkspalt) halbieren und **Lu 6** 1 cun proximal vom Streckenmittelpunkt lokalisieren.

Hinweis: Pe 4 liegt medialer (zwischen den Sehnen) und distaler (1 cun distal des Streckenmittelpunktes).

Punktion

Senkrecht 0,5–1 cun.

Wirkung und wichtigste Indikationen

- **Senkt Lungen-*qi* ab:** Husten, Dyspnoe, Asthma bronchiale
- **Klärt Hitze, befeuchtet die Lunge, beendet Blutungen, lindert akute Zustände:** Akuter Husten mit zähem gelbem und evtl. blutigem Auswurf, Tonsillitis, Laryngitis, akuter fieberhafter Infekt ohne Schwitzen (v. a. durch Angriff Wind-Hitze oder -Trockenheit)
- **Macht die Leitbahn durchgängig:** Beschwerden in Oberarm, Ellbogengelenk und Finger

Besonderheiten

xi-Punkt.

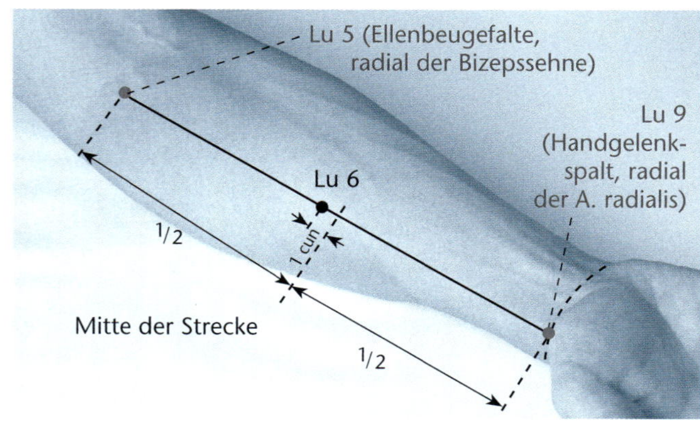

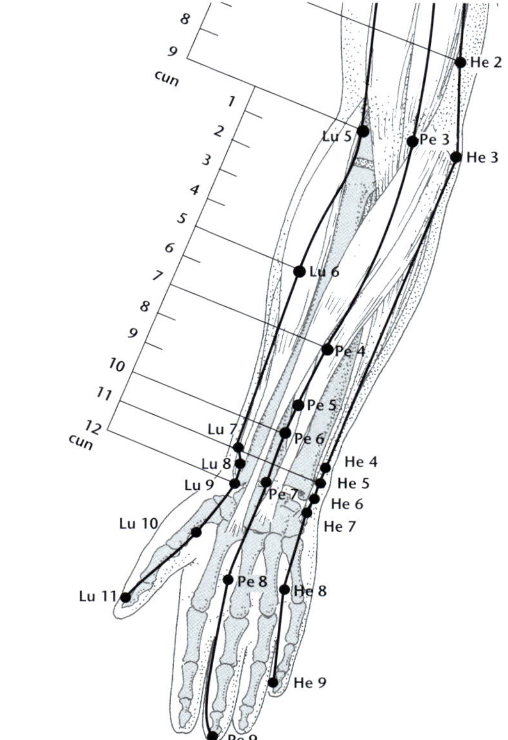

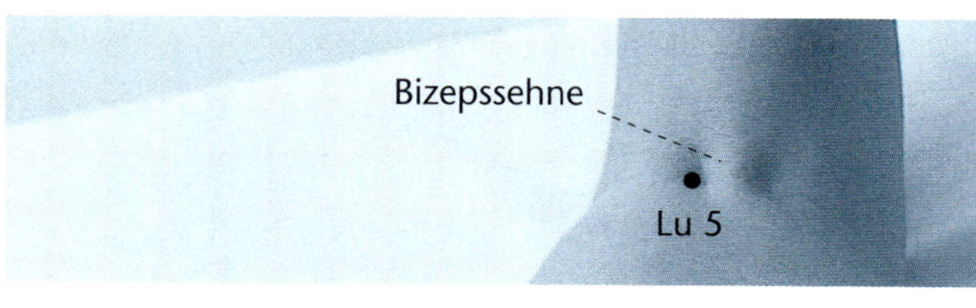

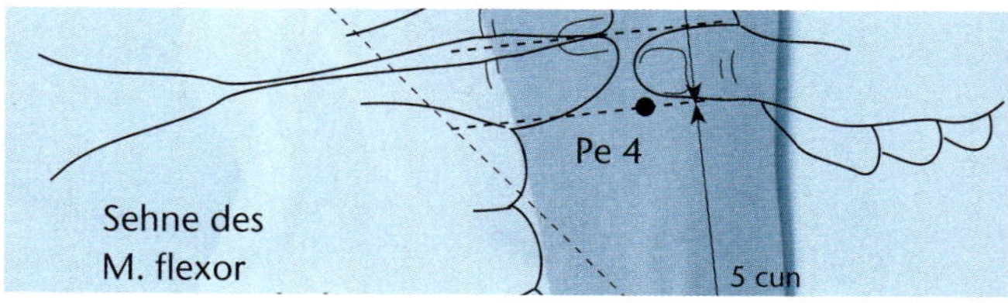

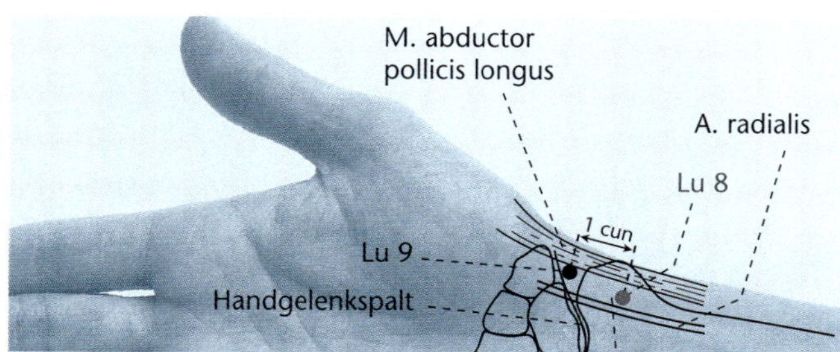

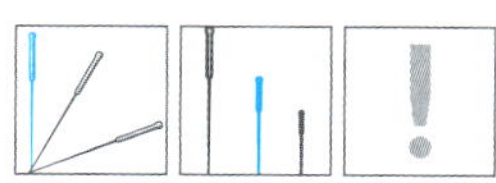

Lückenspalte *lieque*

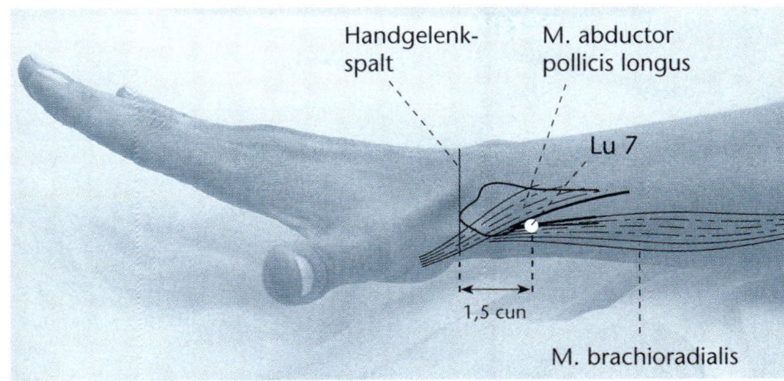

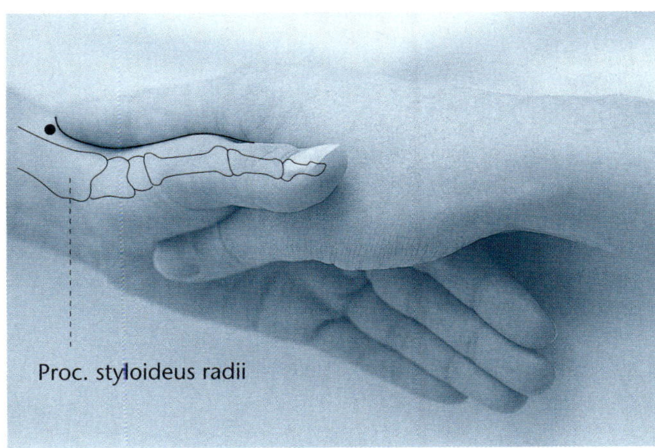

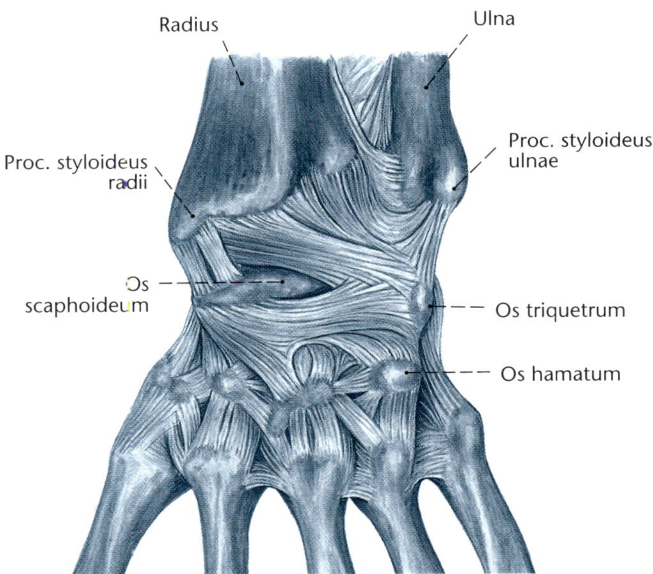

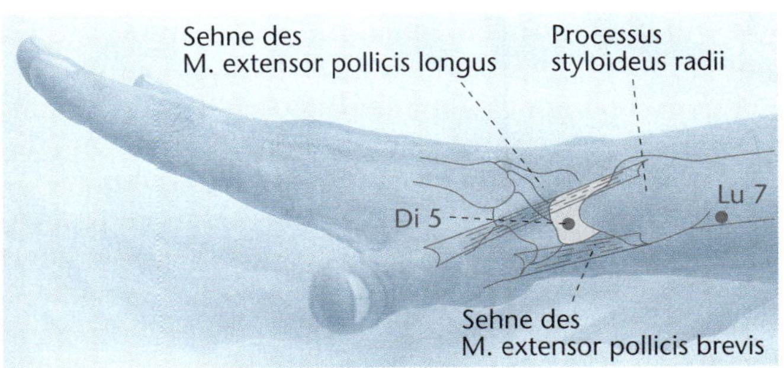

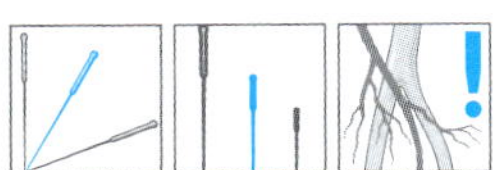

Lokalisation

Radialseitig am Unterarm, direkt über dem Processus styloideus radii ca. 1,5 cun proximal des Handgelenkspalts („Handgelenkfalte") in einer V-förmigen Rinne.

Finden

Palpation entlang dem Übergang vom radialen zum palmaren Aspekt des Radius, bis man die schrägverlaufende Rinne vor dem Processus styloideus tastet. Die Rinne wird gebildet durch die Sehnen von M. brachioradialis und M. abductor pollicis longus. In dieser Sehnenlücke **Lu 7** lokalisieren.

Punktion

Schräg 0,5–1 cun in Richtung Schulter oder in Richtung Handgelenk nadeln. **Cave:** V. cephalica.

Wirkung und wichtigste Indikationen

- **Unterstützt Nacken und Kopf:** HWS-, Kopf- und Nackenbeschwerden
- **Öffnet das Außen, leitet Wind aus, senkt Lungen-*qi* ab:** Fieberhafte Infekte, Erkrankungen des Respirationstrakts, Fazialisparese, Trigeminusneuralgie, Kopfschmerzen
- **Öffnet und reguliert den** *ren mai:* Z. B. Lochienretention, Genitalschmerzen
- **Reguliert die Wasserwege:** Harnwegserkrankungen
- **Macht Leitbahn und** *luo-***Gefäße durchgängig, lindert Schmerzen:** Beschwerden der oberen Extremität im Leitbahnverlauf
- **Als** *luo-***Punkt:** Psychische Störungen wie z. B. inadäquates Lachen, Vergesslichkeit

Besonderheiten

luo-Punkt, Öffnungspunkt des *ren mai,* Himmelssternpunkt nach *Ma Dan Yang, Gao-Wu*-Punkt (Meisterpunkt) für Nacken und Hinterkopf, Exit(Austritt)-Punkt.

Lu 8

Durchflossener Kanalgraben *jingqu*

Lokalisation

Radial der A. radialis 1 cun proximal vom palmaren Handgelenkspalt („distale Handgelenkbeugefalte").

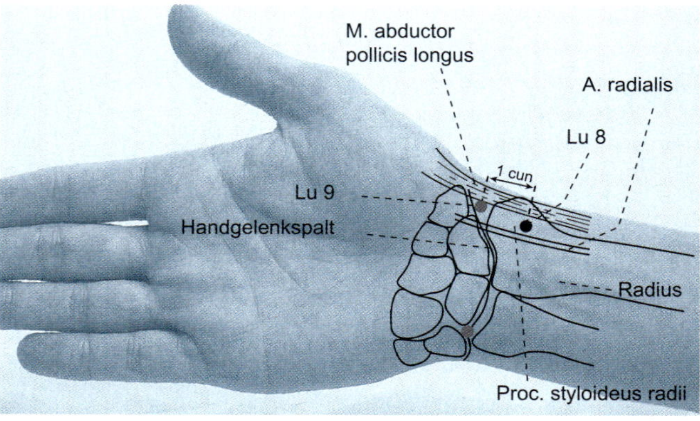

Finden

Der palmare Handgelenkspalt (➤ 3.3.3) kann durch lockere Handbewegungen deutlich getastet werden. Auf dieser Höhe den Radialispuls tasten, radial der Arterie befindet sich **Lu 9.** 1 cun proximal von **Lu 9** liegt **Lu 8.**

Hinweis: Di 5 liegt in der Nähe von **Lu 8,** aber auf der dorsalen Handgelenkseite in der Tabatière.

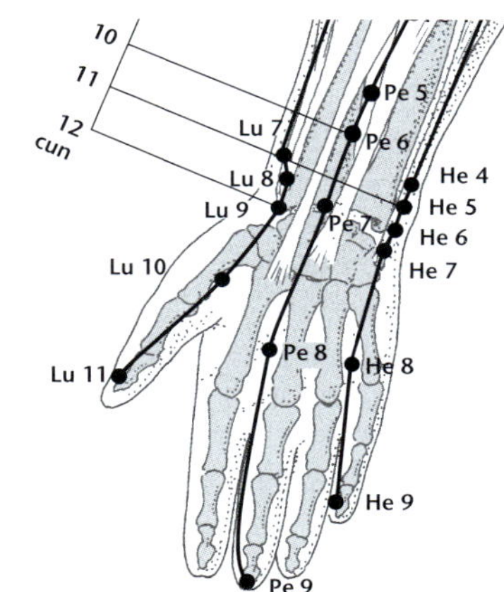

Punktion

Unter palpierender Lokalisation die A. radialis wegdrücken und an dieser vorbei schräg nach proximal oder senkrecht 0,2–0,5 cun nadeln. Moxibustion nach einigen Klassikern kontraindiziert.

Wirkung und wichtigste Indikationen

- **Senkt Lungen-*qi* ab, lindert Husten und Keuchen:** Erkrankungen des Respirationstrakts wie Husten, Asthma bronchiale, Dyspnoe, thorakales Völlegefühl, fieberhafte Infekte ohne Schweißbildung
- **Macht die Leitbahn durchgängig:** Handgelenkbeschwerden, als Fernpunkt auch für Schmerzen in der Region um **Ni 1.**

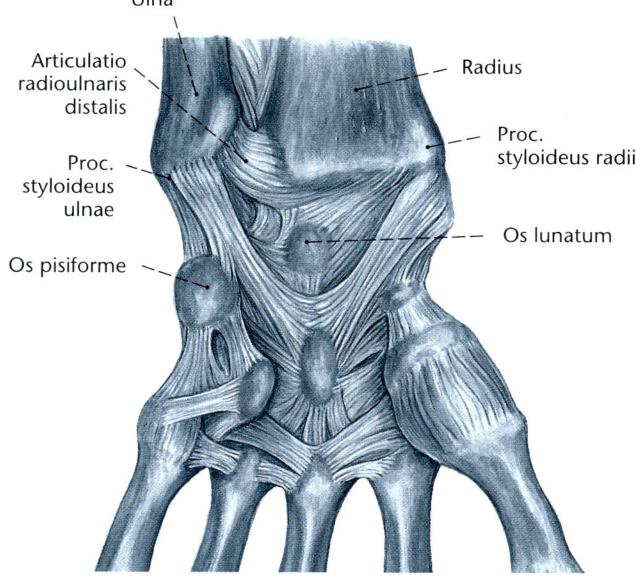

Besonderheiten

Fluss-*jing*-Punkt, Metall-Punkt, *ben*-Punkt (Wandlungsphasen- oder Wurzel-Punkt).

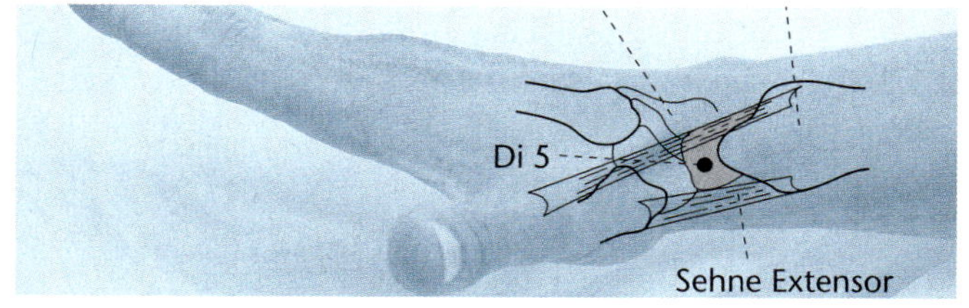

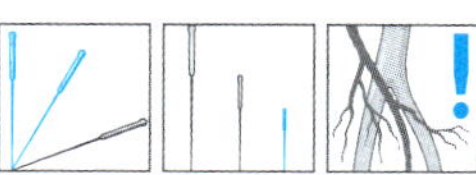

Großer Wasserschlund *taiyuan* Lu 9

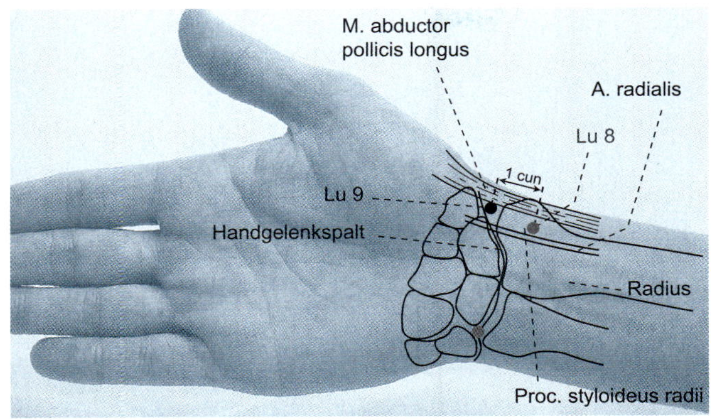

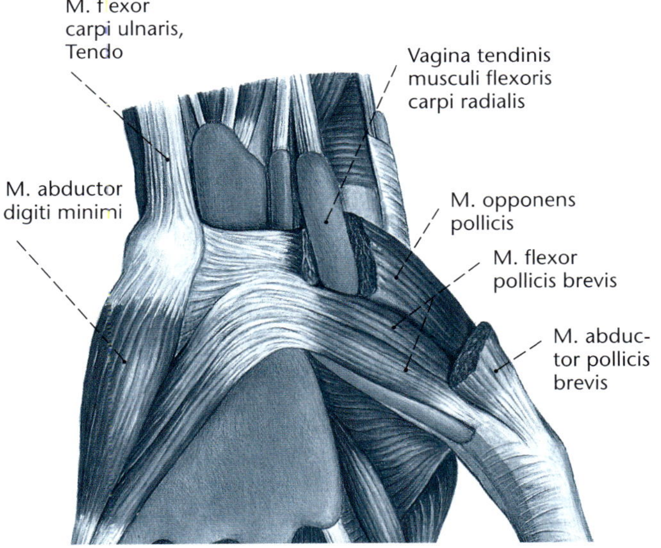

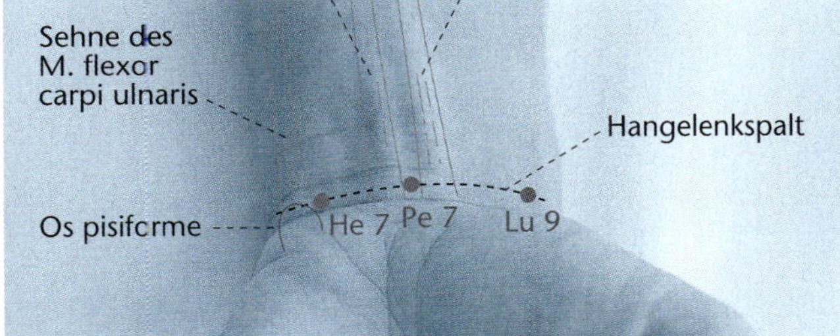

Lokalisation

Im palmaren Handgelenkspalt („distale Handgelenkbeugefalte"), radial der A. radialis und ulnar der Sehne des M. abductor pollicis longus.

Finden

Der palmare Handgelenkspalt (➤ 3.3.3) kann durch lockere Handbewegungen deutlich getastet werden. Auf Höhe des Gelenkspalts auf der radialen Seite die A. radialis (Pulsation) tasten und radial davon **Lu 9** lokalisieren.

Hinweis: Auf derselben Höhe im Handgelenkspalt liegt **Pe 7** (zwischen 2 Sehnen) sowie **He 7** (radial des Sehnenansatzes des M. flexor carpi ulnaris am Os pisiforme).

Punktion

Senkrecht 0,2–0,5 cun. **Cave:** Nadellage in Nähe der A. radialis. Bei Pulsationen der Nadel (erwünscht) keine Stimulationstechniken. Bei unbeabsichtigter Punktion ausreichende Kompression der Punktionsstelle.

Wirkung und wichtigste Indikationen

- **Stärkt die Lunge, transformiert Schleim, senkt Lungen-*qi* ab:** Erkrankungen des Respirationstrakts wie Husten, Dyspnoe
- **Reguliert und harmonisiert die Gefäße (harmonisiert die Beziehung *zong-qi* und Blutzirkulation):** Gefäßerkrankungen, indirekte Herzstärkung z. B. bei Palpitationen und Belastungsdyspnoe
- **Macht Leitbahn und *luo*-Gefäße durchgängig, lindert Schmerzen:** Beschwerden im Verlauf von Leitbahn und tendinomuskulärer Leitbahn.

Besonderheiten

yuan-Punkt, Bach-*shu*-Punkt, Erd-Punkt, Tonisierungspunkt, Einflussreicher-*hui*-Punkt (Meisterpunkt) der Gefäße. Wichtiger Punkt zur Tonisierung des Lungen-*qi* und -*yin*, v. a. bei chronischen Zuständen.

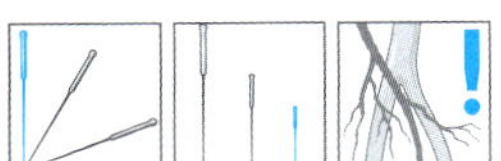

Lu 10

Fischbauchgrenze *yuji*

Lokalisation

Am palmaren Rand auf dem Daumenballen in der Mitte des Os metacarpale I.

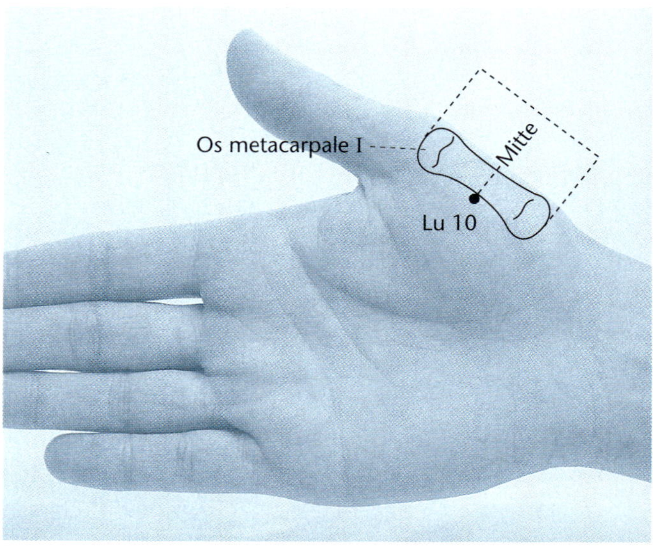

Finden

Bei entspanntem Daumen den „Bauch" des Daumenballens von palmar nach radial und dann den ersten Metakarpalknochen palpieren. In dessen Mitte und an seinem palmaren „Rand" **Lu 10** lokalisieren.

Hinweis: Di 4 liegt in der Mitte des dorsalen Daumenwulstes.

Punktion

Senkrecht 0,5–0,8 cun. **Cave:** Schmerzhaft.

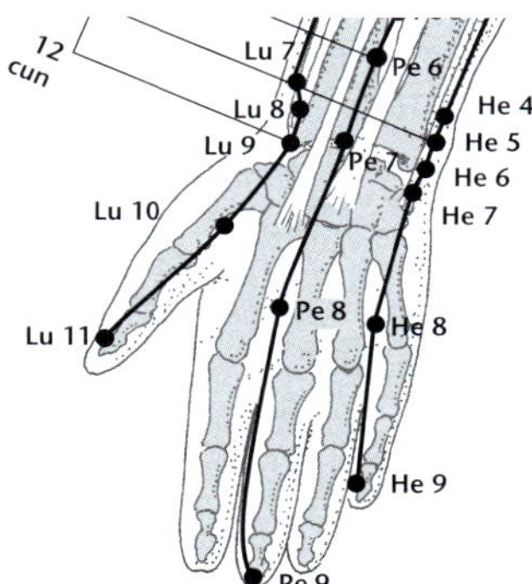

Wirkung und wichtigste Indikationen

- **Senkt Lungen *qi* ab:** Erkrankungen des Respirationstrakts wie Husten, Asthma bronchiale
- **Kühlt Lungen-Hitze:** Bluthusten
- **Unterstützt den Hals:** Laryngitis, Pharyngitis
- **Senkt gegenläufiges *qi* ab:** Aufstoßen, Singultus, Dyspnoe (v. a. Inspirationsstridor)
- **Harmonisiert Magen und Herz:** Dysphagie

Besonderheiten

Quell-*ying*-Punkt, Feuer-Punkt, wichtiger Fernpunkt bei Halsschmerzen durch Wind-Hitze und Hitze.

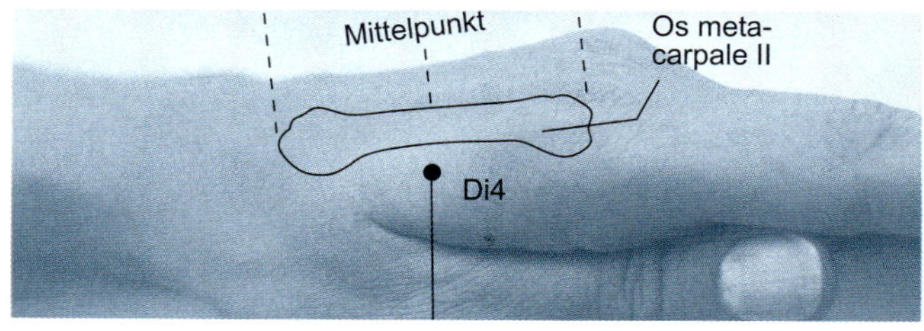

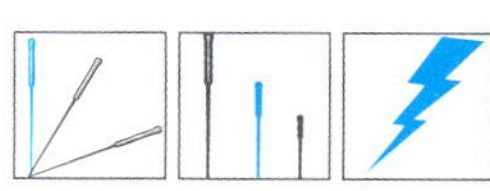

Junges Metall *shaoshang*

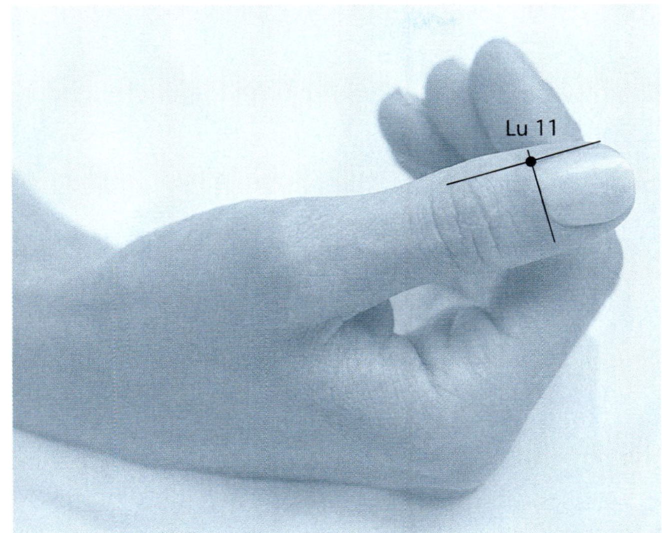

Lokalisation

0,1 cun proximal und lateral des radialen Nagelfalzwinkels des Daumens.

Finden

Der Punkt liegt am Schnittpunkt zweier Tangenten, die den radialen Daumennagel proximal und lateral begrenzen, ca. 0,1 cun vom eigentlichen Nagelrand entfernt.

Punktion

Senkrecht 0,1 cun oder schräg nach proximal. Nicht in den Nagelwall stechen. Bei akuten Beschwerden (Schmerz, Entzündung) Mikroaderlass. **Cave:** Schmerzhaft.

Wirkung und wichtigste Indikationen

- **Belebt die Sinne:** Bewusstlosigkeit, Kollaps, Apoplex, Epilepsie
- **Klärt Hitze, unterstützt den Hals:** Akute, fieberhafte Infekte, Halsentzündungen (Laryngitis, Pharyngitis, Tonsillitis), Husten, Unruhezustände
- **Macht die Leitbahn durchgängig, mildert Schmerz:** Daumenschmerzen und -krämpfe, Handgelenkbeschwerden

Besonderheiten

Brunnen-*jing*-Punkt, Holz-Punkt, *Sun Si Miao*-Geist-Punkt, Alternativname nach (Deadman, Al-Kafaji und Baker, 2000) *gui xin* (Geist-Glauben). Wichtiger Fernpunkt bei Halsschmerzen durch Wind-Hitze mit Mikroaderlass.

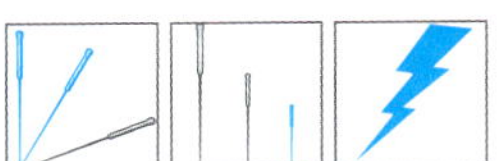

4.2 Dickdarm-Leitbahnsystem – Hand-*yangming* *(shou yangming jing luo)*

4.2.1 Di-Hauptleitbahn *(shou yangming jing)*

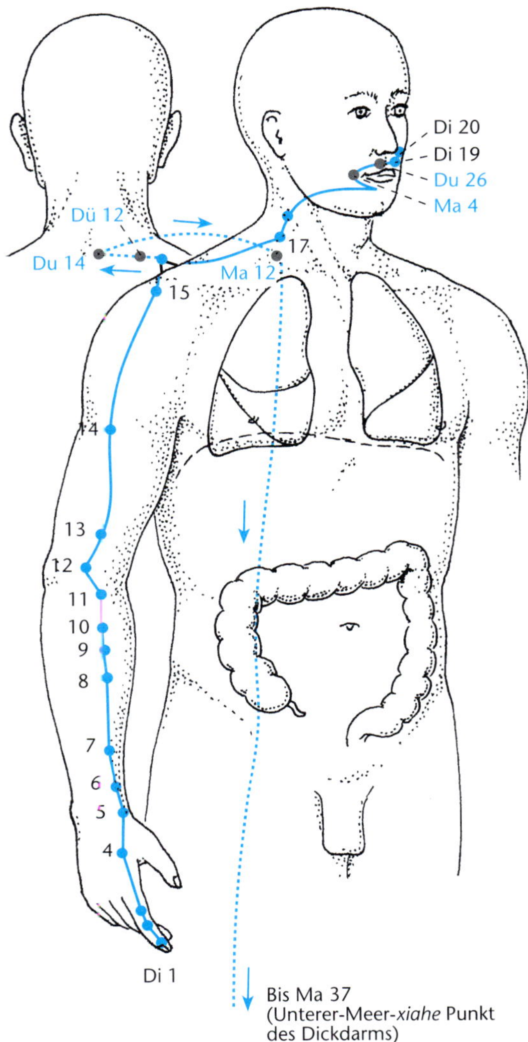

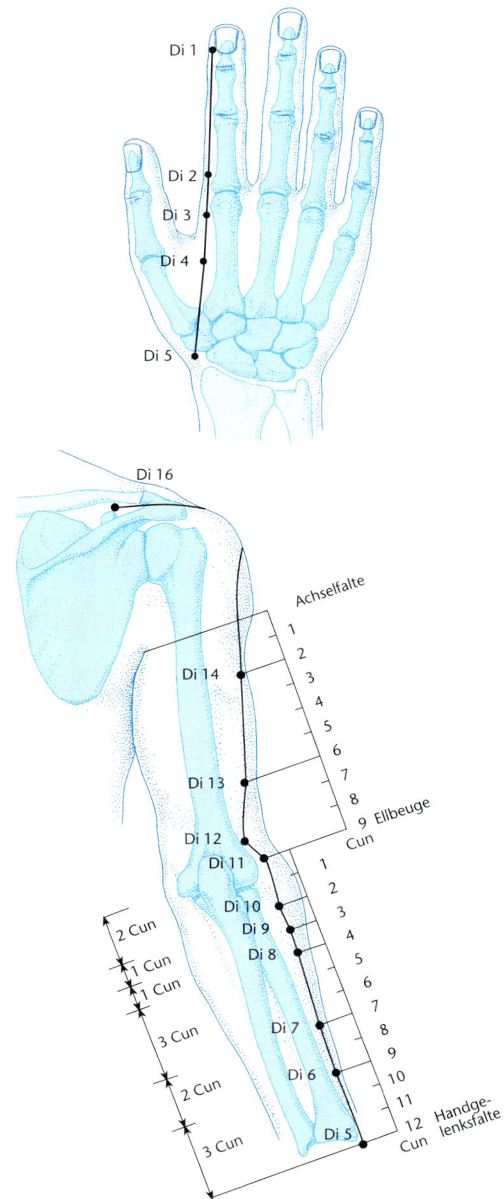

Verlauf

Die Di-Hauptleitbahn beginnt mit ihrem **äußeren** Verlauf am radialen Zeigefingernagelfalzwinkel bei **Di 1** *(shangyang).* Zu diesem Punkt zieht ein Ast, der sich von der Lu-Hauptleitbahn bei **Lu 7** *(lieque)* abzweigt (Hand-*yin-yang*-Verbindung des 1. Umlaufs).

Die Di-Hauptleitbahn verläuft zunächst zwischen dem 1. und 2. Metakarpalknochen,

- danach entlang dem radialen Unterarm zur Außenseite des Ellbogens,
- zieht von hier aus nach proximal entlang dem lateralen Oberarm zur Schulter,
- kreuzt die Dü-Hauptleitbahn bei **Dü 12** *(bingfeng)* in der Mitte der Fossa supraspinata,
- zieht dann zu **Du 14** *(dazhui)* unterhalb vom Dornfortsatz des 7. HWK, wo sie sich mit den anderen *yang*-Hauptleitbahnen trifft,
- verläuft über den Nacken und steigt ab zur Fossa supraclavicularis bei **Ma 12** *(quepen).*

Hier zweigt der **innere** Verlauf ab, der sich mit dem gekoppelten *zang*-Organ, der Lunge *(fei),* verbindet, das Diaphragma durchdringt und in das zugehörige *fu*-Organ, den Dickdarm *(da chang)* eintritt. Vom Dickdarm aus zieht ein **innerer** Ast nach distal zur lateralen Unterschenkelregion bis zu **Ma 37** *(shangjuxu),* dem unteren Meer-*xiahe*-Punkt des Dickdarms.

Der **äußere** Ast aus der Fossa supraclavicularis läuft weiter nach kranial entlang der Halsregion und zieht über die Wange.

- Von hier tritt ein weiterer **innerer** Zweig in das Zahnfleisch des Unterkiefers ein, der sich hier verzweigt.

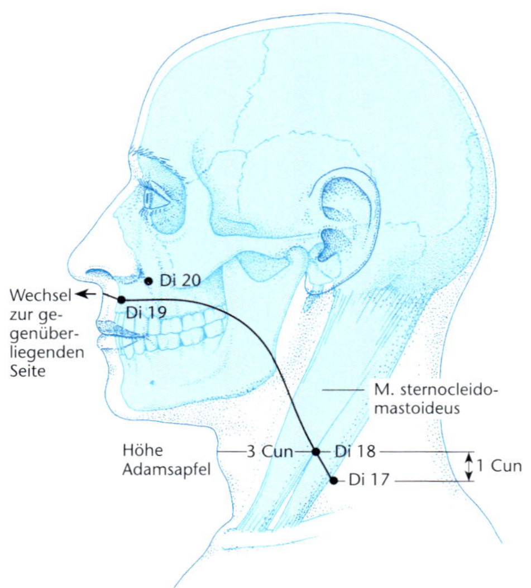

➡ Der **äußere** Verlauf der Leitbahn zieht bogenförmig durch **Ma 4** *(dicang)* zur Oberlippe und kreuzt laut mancher Texte auf die Gegenseite, wo sie das außerordentliche Gefäß *du mai* bei **Du 26** *(renzhong)* im Philtrumbereich trifft, auf der kontralateralen Seite durch den Punkt **Di 19** *(kouheliao)* verläuft und jeweils an der kontralateralen Nasenseite bei **Di 20** *(yingxiang)* endet.

Anmerkung: Deadman, Al-Kafaji und Baker (2000) geben als zusätzlichen Kreuzungspunkt **Ren 24** *(chengjiang)* an. Zudem erwähnen sie, dass **Gb 5** *(xuanlu)*, **Gb 6** *(xuanli)* und **Gb 14** *(yangbai)* klassisch als Kreuzungspunkte der Di-Hauptleitbahn gelten, aber nicht in Leitbahnabbildungen dargestellt werden.

Klinische Bedeutung (➢ 1.2)

Außen *(biao)* Fieber, Mundtrockenheit, Durst, Halsschmerzen und -schwellung, Nasenbluten, Zahnschmerzen, Augenrötung und -schmerzen, Fingersteifigkeit, schmerzende und kalte oder schmerzende und heiße Schwellungen von Oberarm und Schulter.
Innen *(li)* **bzw. Organ** *(zang fu)* Schmerzen im unteren Abdomen, Borborygmus, dünnflüssiger oder schleimiger und gelber Stuhl, Kurzatmigkeit, Dyspnoe.
Fülle *(shi)* Hitzegefühl entlang dem Leitbahnverlauf.
Leere *(xu)* Kälte und Frösteln entlang dem Leitbahnverlauf.

Verbindungen der Di-Hauptleitbahn zu den anderen Hauptleitbahnen

➢ 1.2

Lu-Hauptleitbahn *(shou taiyin jing)*

Verbindung Hand-*yin-yang*-Verbindung des 1. Umlaufs.
Ort der Verbindung **Lu 7** → **Di 1** (Handregion). Zweig der Lu-Hauptleitbahn von **Lu 7** *(lieque)* zur Di-Hauptleitbahn bei **Di 1** *(shangyang)*.
Zirkulation Zirkadian (nach Organuhr).
Bedeutung Innen-Außen-Verbindung.

Ma-Hauptleitbahn *(zu yangming jing)*

Verbindung *yang*-Achsen- bzw. Schichtverbindung des 1. Umlaufs: *yangming*.
Ort der Verbindung **Di 20** → **(Bl 1)** → **Ma 1** (Kopfregion).
Zirkulation Zirkadian (nach Organuhr).
Bedeutung Oben-Unten-Verbindung.

Verbindungen der Di-Hauptleitbahn zu den *zang-fu*

Lunge *(fei)*, **Dickdarm** *(da chang)*, Magen *(wei)*.

4.2.2 Divergente Di-Leitbahn *(shou yangming jing bie)*

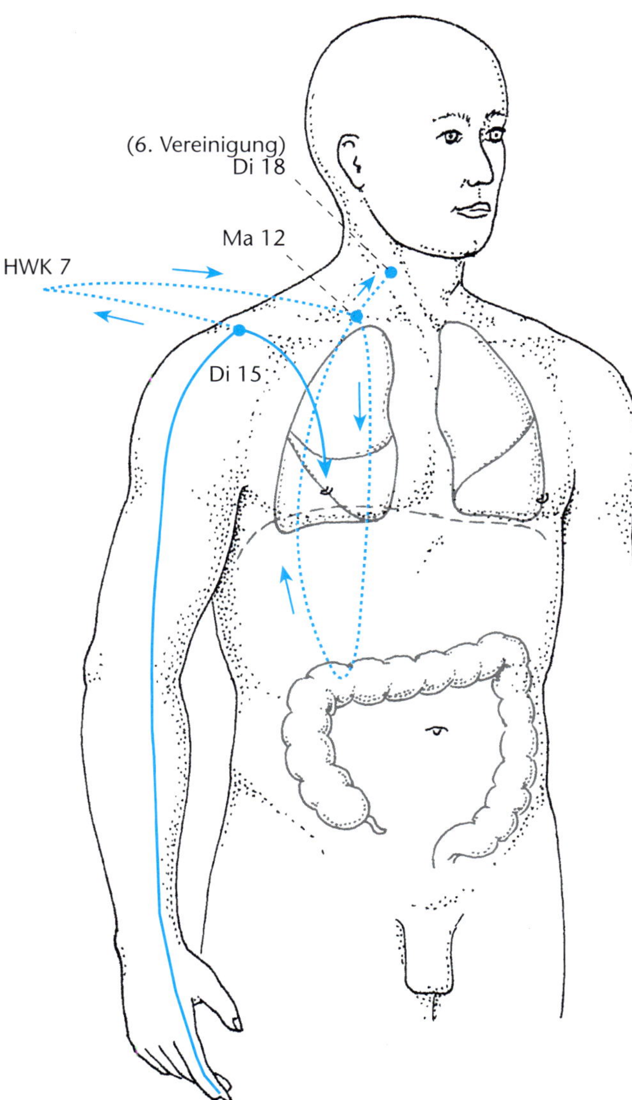

Verlauf

Die divergente Di-Leitbahn zweigt von der Di-Hauptleitbahn in der Handregion ab,

- verläuft entlang dem Arm in Richtung Schulter zu **Di 15** *(jianyu)*,
- von **Di 15** aus zieht **ein Ast** zum Thorax und verzweigt sich in die Mammae,
- ein **weiterer Ast** zieht zur Wirbelsäule bei HWK 7, kehrt dann wieder zurück zur Fossa supraclavicularis, steigt ab zum Dickdarm *(dachang)*, verläuft dann wieder zurück zur Lunge *(fei)* und tritt bei **Ma 12** *(quepen)* nach **außen**[2].

Er zieht dann entlang dem antero-lateralen Anteil der Halsregion, um sich mit der Di-Hauptleitbahn und der divergenten Lu-Leitbahn bei **Di 18** *(futu)* zu einer der 6 *he*-Vereinigungen[3] (hier: Di/Lu als 6. Vereinigung, ➤ 1.3) zu verbinden.

Klinische Bedeutung

- Sie stärkt die Verbindung zwischen Lunge und Dickdarm (*zang-fu*-Organe). Punkte der Di-Hauptleitbahn können daher Erkrankungen des Lungen-Funktionskreises und umgekehrt Punkte der Lu-Hauptleitbahn Erkrankungen des Dickdarm-Funktionskreises behandeln.
- Ein Zweig der divergenten Di-Leitbahn (von **Di 15** aus) verteilt sich über Thorax und Mammae. Dadurch erweitern sich die Punktwirkungen der Di-Hauptleitbahn auf Störungen in diesen Regionen z. B. bei Mastitis, Myalgien und Thoraxschmerzen.

---

[2] Einigen Autoren zufolge zieht die divergente Di-Leitbahn direkt von der Wirbelsäule zum Dickdarm, ohne **Ma 12** zu kreuzen.

[3] Einige Autoren geben an, dass die 6. Vereinigung bei **Ma 12** *(quepen)* lokalisiert ist.

4.2.3 Tendinomuskuläre Di-Leitbahn *(shou yangming jing jin)*

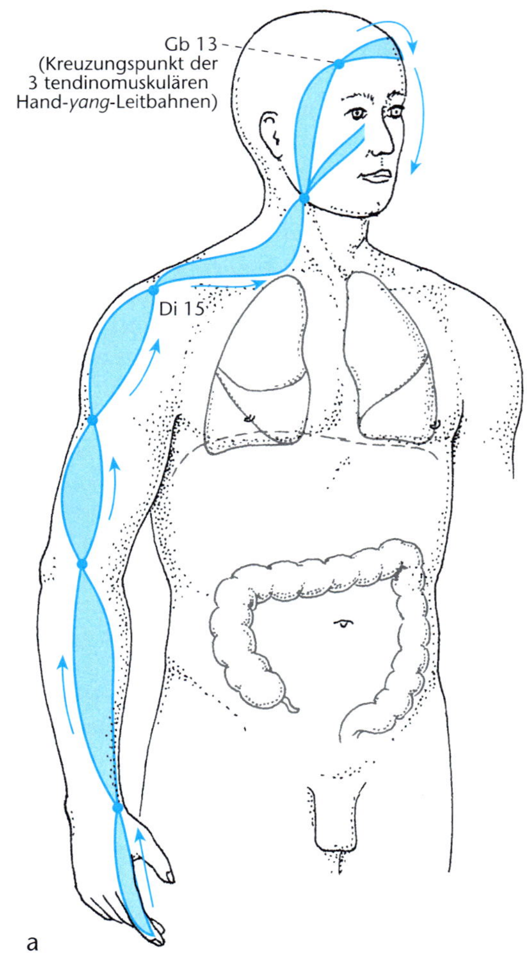

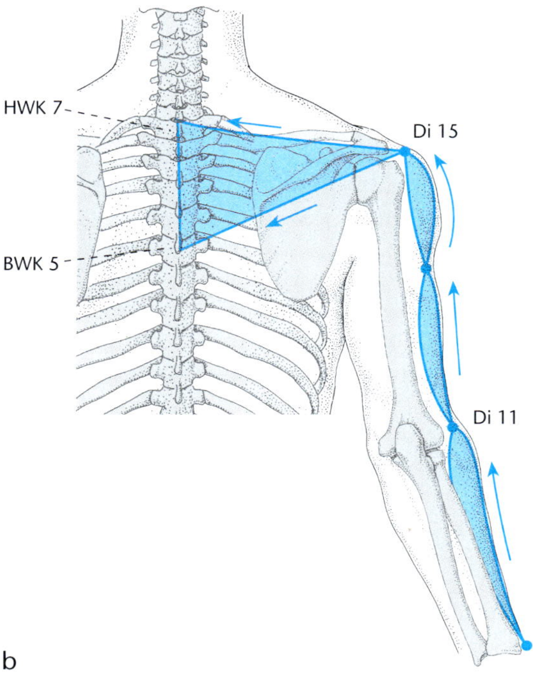

Verlauf

Die tendinomuskuläre Di-Leitbahn

- beginnt am Zeigefinger bei **Di 1** *(shangyang),*
- zieht entlang dem Zeigefinger und 2. Metakarpalknochen zu **Di 5** *(yangxi),* wo sie sich verknotet *(jie),*
- verläuft entlang dem postero-lateralen Unterarm-Anteil,
- erreicht den Ellenbogen bei **Di 11** *(quchi),* wo sie sich verknotet *(jie),*
- zieht dann entlang dem lateralen Oberarmanteil mit dem M. deltoideus zu **Di 15** *(jianyu),* wo sie sich verknotet *(jie),*
- von **Di 15** aus zieht ein sich über die Skapula verteilender **Ast** in Richtung Wirbelsäule und setzt dort von HWK 7 bis BWK 5 bzw. zwischen **Du 14** *(dazhui)* und **Du 11** *(shendao)* an.
- Der **Hauptast** von **Di 15** zieht nach kranial über die Fossa supraclavicularis und entlang der lateralen Halsregion zum Unterkieferwinkel, wo er sich verknotet *(jie).*

Hier teilt sie sich in zwei Zweige:

- **Ein Zweig** zieht über das Jochbein zur lateralen Nasenregion.
- **Der andere Zweig** verläuft über die laterale Gesichtsregion und trifft sich bei **Gb 13** *(benshen)* mit den anderen tendinomuskulären *yang*-Leitbahnen, zieht dann über den Kopf und endet in der Unterkieferwinkelregion der Gegenseite.

Anmerkung: Nach Solinas, Mainville und Auteroche (1998) wird das Ende der Leitbahn einigen Schulen zufolge bis zum Punkt **Di 17** *(tianding)* beschrieben.

Klinische Bedeutung

Pathologie Krämpfe, Schmerzen, ziehende Empfindungen und Steifigkeit entlang dem Verlauf der tendinomuskulären Di-Leitbahn. Bewegungseinschränkungen der oberen Extremität und der Schulter. Schmerzen, Steifigkeit und Bewegungseinschränkungen in der Nackenregion.

Anwendung Hauptsächlich *bi*-Syndrom (schmerzhaftes Obstruktionssyndrom) entlang dem Verlauf der Di-Leitbahn. Die Ausdehnung der tendinomuskulären Di-Leitbahn, die breiter ist als die der Di-Hauptleitbahn, erklärt und erweitert den klinischen Nutzen der Di-Leitbahnpunkte auf Störungen und Erkrankungen im Bereich der oberen Nacken- und BWS-Region sowie auf die gesamte Gesichtsregion (z. B. bei frontalen und seitlichen Kopfschmerzen).

4.2.4 Di-*luo*-Gefäß-System *(shou yangming luo mai)*

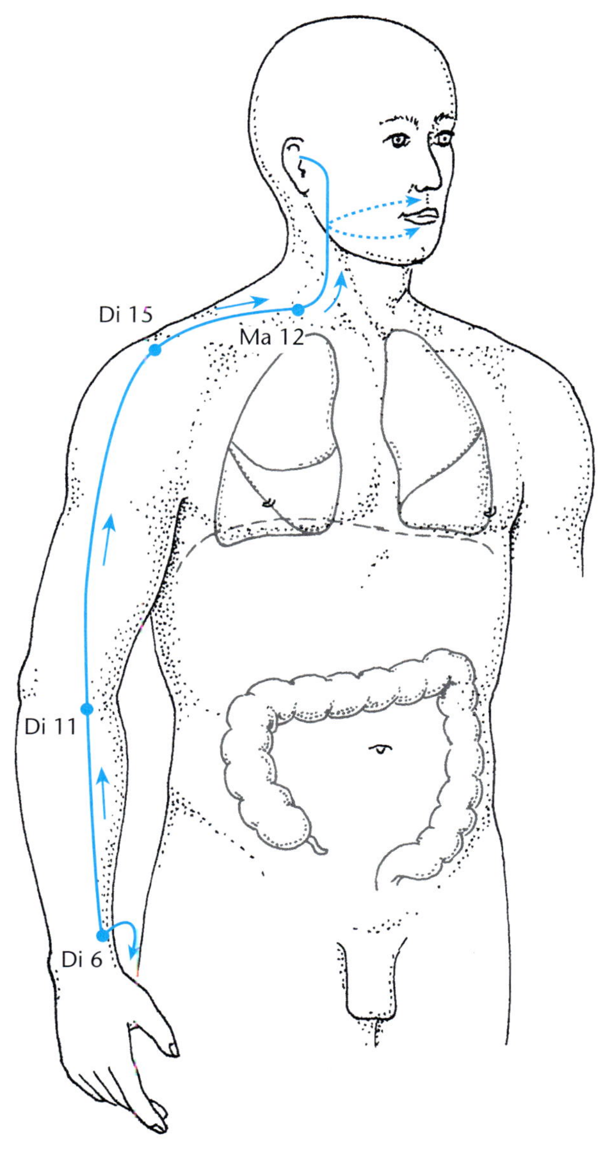

Verlauf

Das Dickdarm-*luo*-Gefäß-System zweigt von der Di-Hauptleitbahn beim *luo*-Punkt **Di 6** *(pianli)* ab (➤ 8.2.2), bildet ein dreidimensionales retikuläres Netzwerk und teilt sich in viele Verzweigungen und Unterverzweigungen (*sun luo, fu luo, xue luo* ➤ 1.5) in das umgebende Gewebe auf.

- ➡ Horizontal verlaufende Verzweigungen ziehen zur Innen/Außen gekoppelten Lu-Hauptleitbahn, nach einigen Schulen (z. B. Nguyen Van Nghi, 1989, 1991) als **transversales** Lu-*luo*-Gefäß zum *yuan*-Punkt **Lu 9** *(taiyuan).*
- ➡ Eine **longitudinal** verlaufende Verzweigung folgt der Di-Hauptleitbahn bis zu **Di 15** *(jianyu),* zieht dann über die Fossa supraclavicularis zu **Ma 12** *(quepen)* und entlang der Halsregion bis zum Unterkieferwinkel, wo sie sich verzweigt. **Ein Zweig** zieht zu den Zähnen, **ein anderer Zweig** erreicht das Ohr, wo er mit allen Leitbahnen, die das Ohr erreichen, kommuniziert.

Klinische Bedeutung

Pathologie (➤ 8.2.2)
Fülle *(shi)* Zahn- und Zahnfleischerkrankungen, Ohrerkrankungen.
Leere *(xu)* Sensibilitätsstörungen in der Zahnregion (z. B. Kälteempfindlichkeit), Beklemmungsgefühl in Thorax und Zwerchfell.

4.2.5 Kutane Region *(yangming pi bu)*

Siehe Beschreibung und Abbildungen ➤ 1.6.

4.2.6 Punkte der Di-Leitbahn (Übersicht)

Spezifische Punkte nach ihrer Funktion

- *yuan*-**Punkt (➤ 8.2.1): Di 4** *(hegu)*
- *luo*-**Punkt (➤ 8.2.2): Di 6** *(pianli)*
- *xi*-**Punkt (➤ 8.2.3): Di 7** *(wenliu)*
- **Rücken-*shu*-Punkt (➤ 8.2.4) des Dickdarms: Bl 25** *(dachangshu)*
- *mu*-**Punkt (➤ 8.2.5) des Dickdarms: Ma 25** *(tianshu)*
- **Fünf Transport-*shu*-Punkte (➤ 8.2.6):**
  - Brunnen-*jing*-Punkt (Metall), *ben*-Punkt (Wandlungsphasen- oder Wurzel-Punkt): **Di 1** *(shangyang)*
  - Quell-*ying*-Punkt (Wasser), Sedierungspunkt: **Di 2** *(erjian)*
  - Bach-*shu*-Punkt (Holz): **Di 3** *(sanjian)*
  - Fluss-*jing*-Punkt (Feuer): **Di 5** *(yangxi)*
  - Meer-*he*-Punkt (Erde), Tonisierungspunkt: **Di 11** *(quchi)*
- **Kreuzungs-*jiaohui*-Punkte (➤ 8.2.10):**
  - Di-Leitbahn mit der Dü-, Bl-Leitbahn, *yang wei mai:* **Di 14** *(binao)*[4]
  - Di-Leitbahn mit dem *yang qiao mai:* **Di 15** *(jianyu)*, **Di 16** *(jugu)*
  - Di-Leitbahn mit der Ma-Leitbahn: **Di 20** *(yingjiang)*
  - Anderer Leitbahnen mit der Di-Leitbahn: **Ma 4, Ma 12, Dü 12, Du 14, Du 26, Ren 24**[4]; einige Klassiker: **Gb 5, Gb 6, Gb 14**
- *Gao-Wu*-**Kommandopunkt (Meisterpunkt) (➤ 8.2.11) für die Gesichts- und Mundregion: Di 4** *(hegu)*
- **Himmelsfensterpunkt (➤ 8.2.12): Di 18** *(futu)*
- **Himmelssternpunkt nach** *Ma Dan Yang* (➤ 8.2.14)**: Di 4** *(hegu)*, **Di 11** *(quchi)*
- *Sun-Si-Miao*-**Geist-Punkt (➤ 8.2.15): Di 11** *(quchi)*

[4] Nur bei einigen Autoren genannt.

Spezifische Punkte in Verlaufsrichtung (numerisch)

- **Di 1** *(shangyang):* Brunnen-*jing*-Punkt (Metall ➤ 8.2.6), *ben*-Punkt (Wandlungsphasenpunkt)
- **Di 2** *(erjian):* Quell-*ying*-Punkt (Wasser ➤ 8.2.6), Sedierungspunkt
- **Di 3** *(sanjian):* Bach-*shu*-Punkt (Holz ➤ 8.2.6)
- **Di 4** *(hegu): yuan*-Punkt (➤ 8.2.1), Himmelssternpunkt nach *Ma Dan Yang* (➤ 8.2.14), *Gao-Wu*-Kommandopunkt (Meisterpunkt ➤ 8.2.11) für die Gesichts- und Mundregion
- **Di 5** *(yangxi):* Fluss-*jing*-Punkt (Feuer ➤ 8.2.6)
- **Di 6** *(pianli): luo*-Punkt (➤ 8.2.2)
- **Di 7** *(wenliu): xi*-Punkt (➤ 8.2.3)
- **Di 11** *(quchi): Sun-Si-Miao*-Geist-Punkt (➤ 8.2.15), Meer-*he*-Punkt (Erde ➤ 8.2.6), Tonisierungspunkt, Himmelssternpunkt nach *Ma Dan Yang*
- **Di 14** *(binao)*[4]: Kreuzungs-*jiaohui*-Punkt mit der Dü-, Bl-Leitbahn, *yang wei mai*[4] (➤ 8.2.10)
- **Di 15** *(jianyu)***:** Kreuzungs-*jiaohui*-Punkt mit dem *yang qiao mai* (➤ 8.2.10)
- **Di 16** *(jugu):* Kreuzungs-*jiaohui*-Punkt mit dem *yang qiao mai* (➤ 8.2.10)
- **Di 18** *(futu):* Himmelsfensterpunkt (➤ 8.2.12)
- **Di 20** *(yingyiang)***:** Kreuzungs-*jiaohui*-Punkt mit der Ma-Leitbahn (➤ 8.2.10)

Allgemeine Findetipps

- Der Verlauf der Verbindungslinie **Di 5–Di 11** (12-cun-Strecke am Unterarm) ändert sich in Abhängigkeit von der Supinations- oder Pronationsstellung vom Unterarm. Lokalisation daher möglichst in Unterarm-Mittelstellung und leichter Ellbogenflexion vornehmen.
- Die Di-Leitbahn kreuzt nach manchen Texten bei **Du 26** (Nasolabialfurche) auf die Gegenseite, daher Lokalisation von **Di 19** und **Di 20** auf der kontralateralen Seite.

[5] Nur bei einigen Autoren genannt.

yang der Wandlungsphase Metall *shangyang*

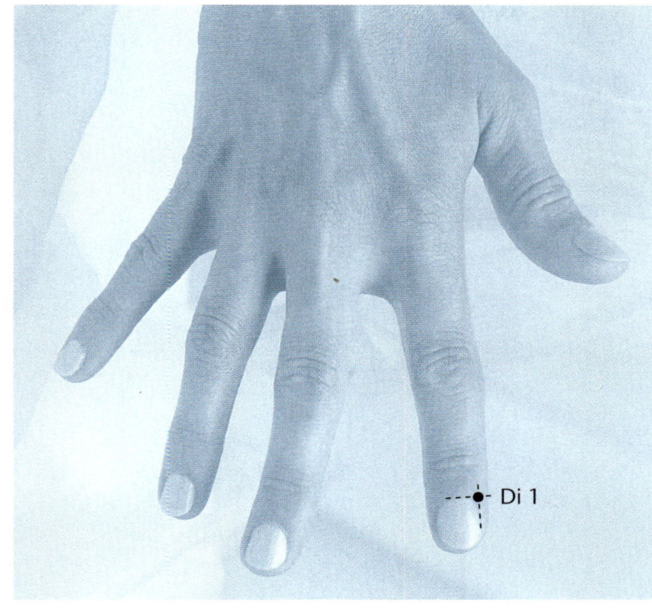

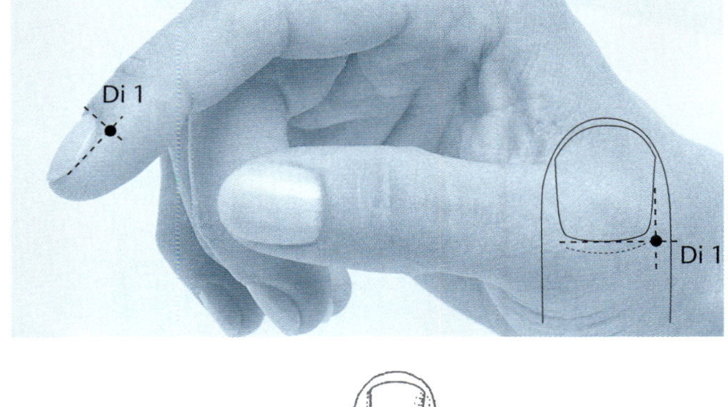

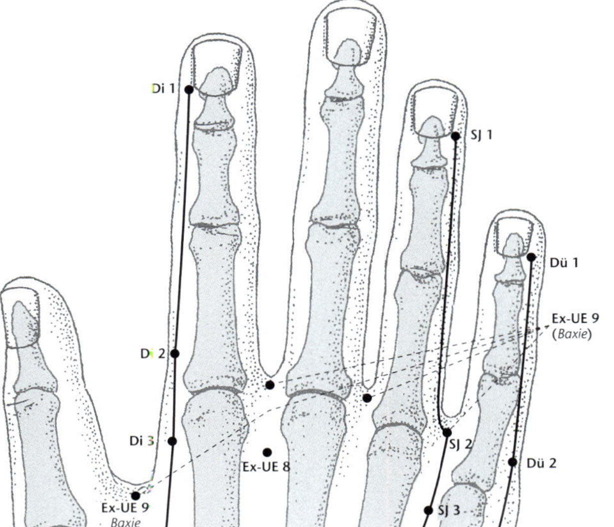

Lokalisation

0,1 cun proximal und radial des radialen Nagelfalzwinkels des Zeigefingers.

Finden

Der Punkt liegt am Schnittpunkt zweier Tangenten, die den Zeigefingernagel proximal und radial begrenzen, ca. 0,1 cun vom eigentlichen Nagelrand entfernt.

Punktion

Senkrecht 0,1 cun oder schräg nach proximal. Nicht in den Nagelwall stechen. Bei akuten Beschwerden (Schmerzen, Entzündung) Mikroaderlass. **Cave:** Schmerzhaft.

Wirkung und wichtigste Indikationen

- **Beseitigt Hitze,** mildert Schwellungen und Schmerzen: Halsschmerzen und -entzündung, Zahnschmerzen, Schwellung und Entzündung in der Unterkieferregion, akute fieberhafte Infekte, Ohrbeschwerden wie Tinnitus und Taubheit
- **Macht** die **Leitbahn durchgängig** (tendinomuskuläre Leitbahn): Nacken- und Schulterschmerzen mit Ausstrahlung in die Supraklavikulargrube, Taubheit der Finger
- **Befreit** die **Sinne:** Kollaps, Bewusstlosigkeit

Besonderheiten

Brunnen-*jing*-Punkt, Metall-Punkt, *ben*-Punkt (Wandlungsphasen- oder Wurzel-Punkt), nach einigen Autoren Entry(Eintritt)-Punkt.

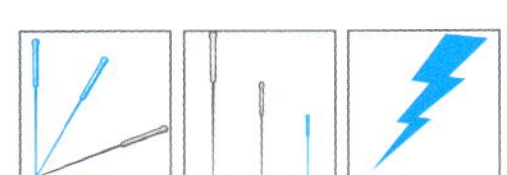

Di 2

Zweiter Zwischenraum *erjian*

Lokalisation

An der radialen Seite des Zeigefingers distal des Zeigefingergrundgelenks am Übergang vom Schaft zur Basis der proximalen Zeigefingerphalanx.

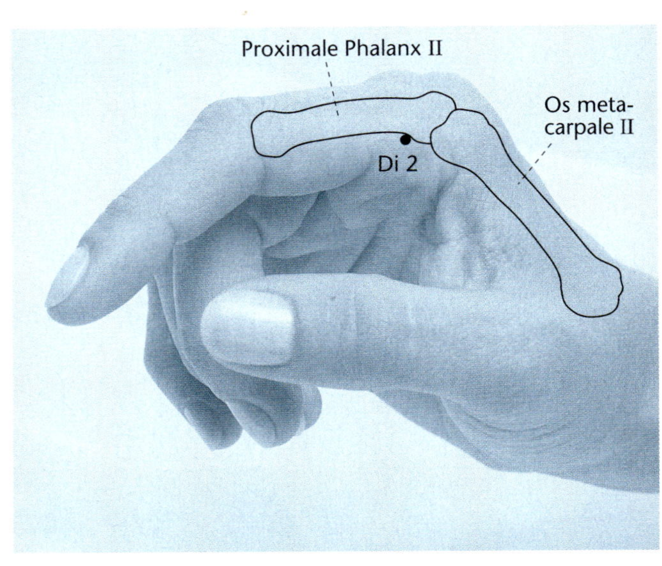

Finden

Bei entspannter Hand radialseitig an der Grenze von Felder- und Leistenhaut entlang dem Schaft der proximalen Zeigefingerphalanx in Richtung Grundgelenk tasten, bis der Winkel, den die Basis mit dem Schaft bildet, deutlich zu spüren ist. **Di 2** liegt am Übergang vom Schaft zur Basis und etwas unterhalb (palmar) der äußersten Wölbung des Knochens.

Hinweis: Dü 2 liegt an vergleichbarer Position an der proximalen Kleinfingerphalanx.

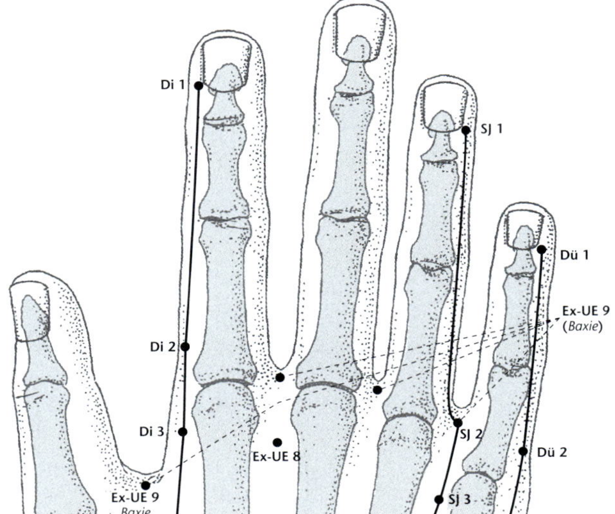

Punktion

Senkrecht oder schräg nach proximal oder distal sowie etwas nach palmar 0,2–0,5 cun.

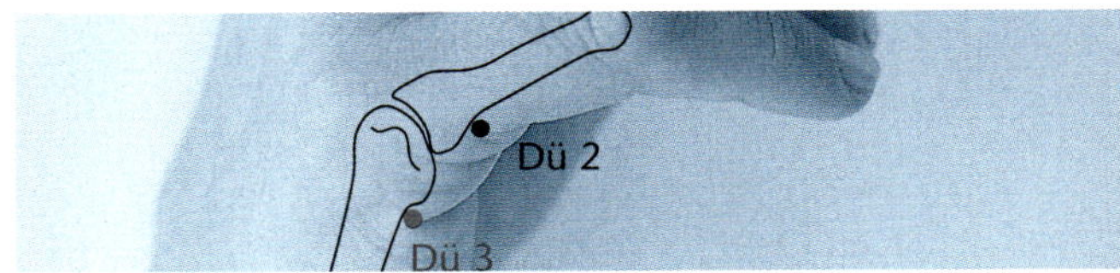

Wirkung und wichtigste Indikationen

Klärt Hitze, vertreibt Wind, mildert Schwellungen und Schmerzen: Zahnschmerzen, Mundtrockenheit, Nasenbluten, Halsentzündung (Laryngitis, Pharyngitis), Augenerkrankungen wie Konjunktivitis.

Besonderheiten

Quell-*ying*-Punkt, Wasser-Punkt, Sedierungspunkt. Fernpunkt für Mund und Zähne.

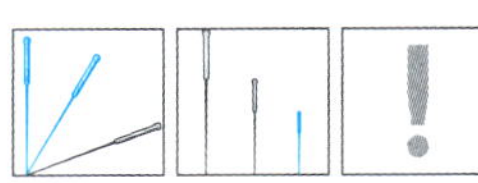

Dritter Zwischenraum *sanjian*

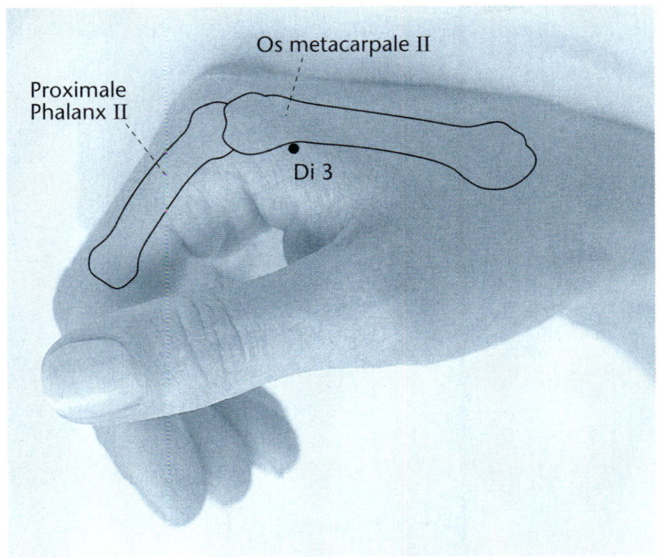

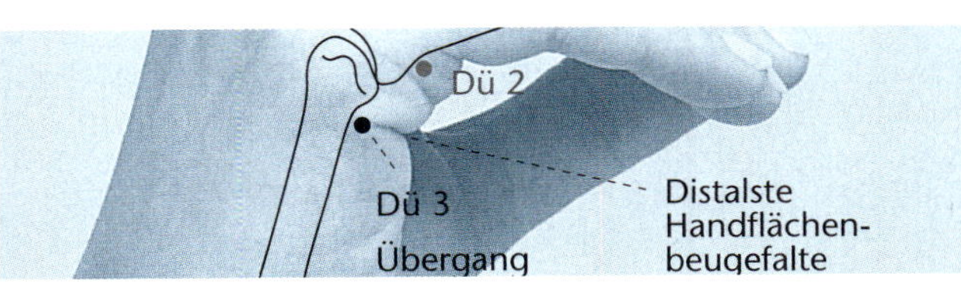

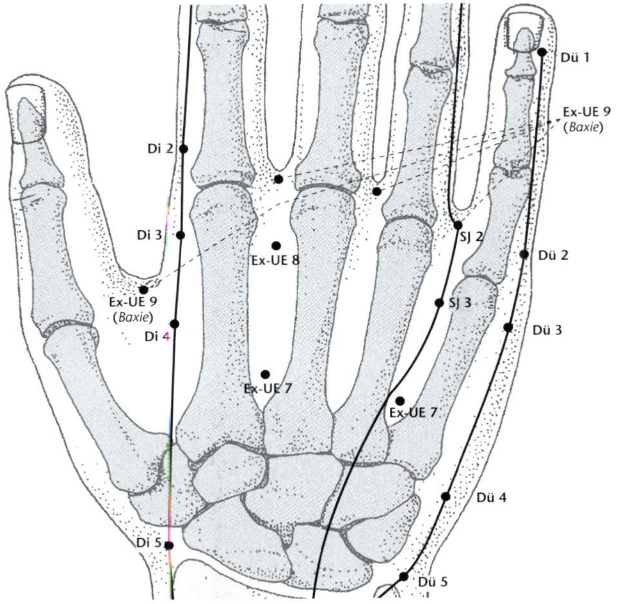

Lokalisation

An der radialen Seite des Zeigefingers proximal des Zeigefingergrundgelenks am Übergang vom Schaft zum Köpfchen des Os metacarpale II.

Finden

Bei entspannter Hand radialseitig an der Grenze von Felder- und Leistenhaut des Schaftes von Os metacarpale II nach distal tasten, bis der Winkel, den das Köpfchen mit dem Schaft bildet, deutlich zu spüren ist. Der Punkt liegt am Übergang vom Schaft zum Köpfchen und etwas unterhalb (palmar) der äußersten Wölbung des Mittelhandknochens.

Hinweis: Dü 3 liegt an vergleichbarer Position am Os metacarpale V ulnar (an der Handkante). In vergleichbarer Position an den Fußkanten liegen medial **Mi 3** und lateral **Bl 65.**

Punktion

Stichrichtung bei lockerem Faustschluss knapp unter den Unterrand des Mittelhandknochens senkrecht 0,3–0,8 cun in Richtung **Dü 3.**

Wirkung und wichtigste Indikationen

- **Vertreibt Wind, klärt Hitze, unterstützt Rachen und Zähne:** Entzündungen in der Gesichts- und Mundregion, Halsschmerzen, Zahnschmerzen, Nasenbluten, akute Augenschmerzen
- **Beseitigt Fülle, beendet Diarrhö:** Diarrhö, Borborygmen
- **Lokal:** Beschwerden von Finger und dorsaler Mittelhand mit Steifheit, Schwellung und Schmerz

Besonderheiten

Bach-*shu*-Punkt, Holz-Punkt. Wichtiger Punkt bei Finger- und Mittelhandschmerzen.

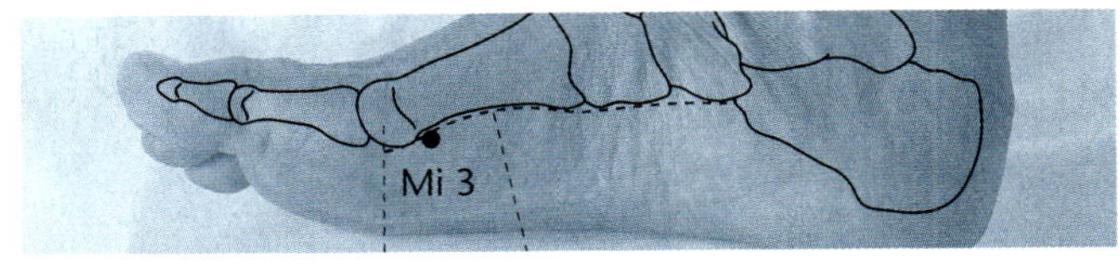

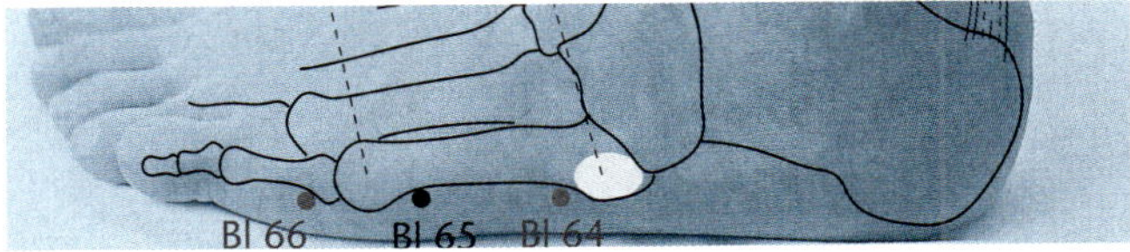

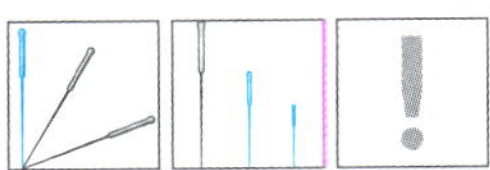

Di 4 Talverbindung *hegu*

Lokalisation

Auf der Radialseite zwischen den Ossa metacarpalia I und II (näher zu II) und etwa in der Mitte der Länge des Os metacarpale II.

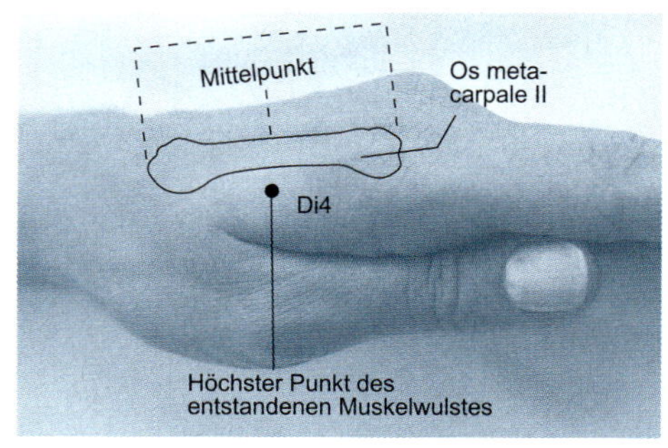

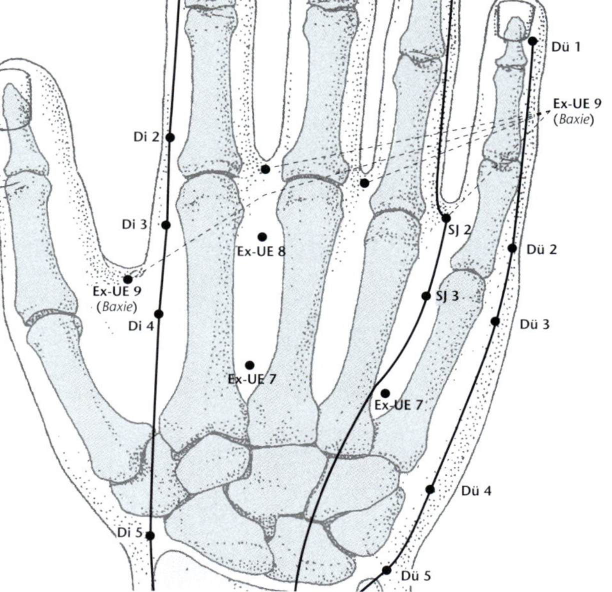

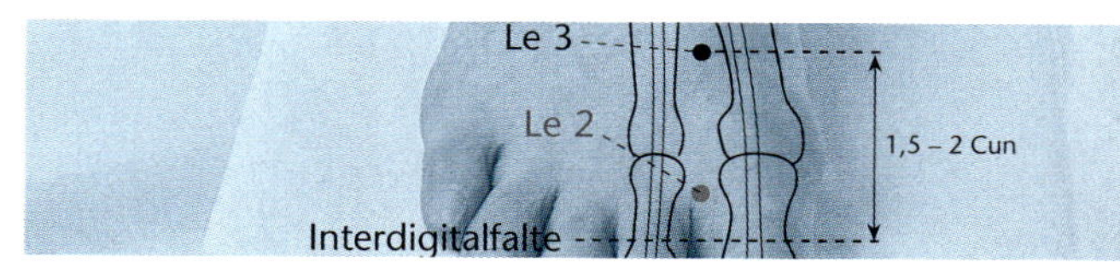

Finden

Werden die Hand flach auf den Tisch gelegt und Daumen und Zeigefinger zusammengepresst, drückt der M. adductor pollicis den M. interosseus dorsalis nach oben. Auf dem höchsten Punkt des entstandenen Muskelwulstes die Nadel einstechen und in Richtung der Unterfläche des zweiten Metakarpalknochens vorschieben.

Oder: Der Punkt liegt auf Höhe der Mitte des 2. Metakarpalknochens, bei abduziertem Daumen in dem entstehenden Weichteildreieck etwas näher am Os metacarpale II als an Os metacarpale I.

Punktion

Senkrecht oder leicht schräg nach proximal 0,5–1 cun. **Cave:** Ableitende Nadelung während der Schwangerschaft kontraindiziert, Ausnahme: Geburtserleichterung.

Wirkung und wichtigste Indikationen

- **Öffnet** das **Außen, vertreibt Wind:** Fieberhafter Infekt
- **Reguliert Gesicht** und **Kopf:** Beschwerden in Gesichts- und Kopfregion, Fazialisparese
- **Reguliert Abwehr-*wei-qi* und Schwitzen:** Zur Schweißregulation
- **Macht Leitbahn** und *luo*-**Gefäße durchgängig**, lindert Schmerzen: Beschwerden der oberen Extremität, Schmerz, Spasmen, allgemein zur Analgesie
- **Fördert** die **Wehenaktivität:** Zur Geburtserleichterung
- **Unterstützt** das *yang:* Kollaps, Bewusstlosigkeit, Apoplex

Besonderheiten

yuan-Punkt, *Gao-Wu*-Punkt (Meisterpunkt) für Mund- und Gesichtsregion, Himmelssternpunkt nach *Ma Dan Yang*, nach einigen Autoren der Entry(Eintritt)-Punkt. Wichtigster Analgesiepunkt, oft in bilateraler Kombination mit **Le 3** als *si guan* (Vier Tore).

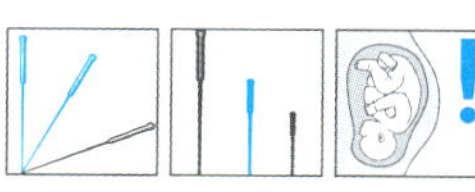

yang-Schlucht *yangxi* Di 5

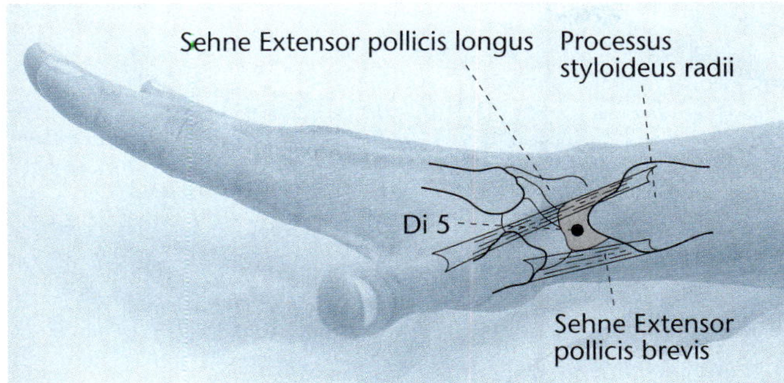

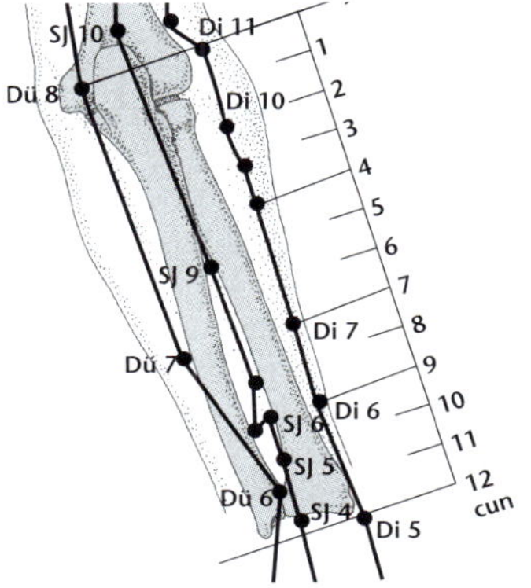

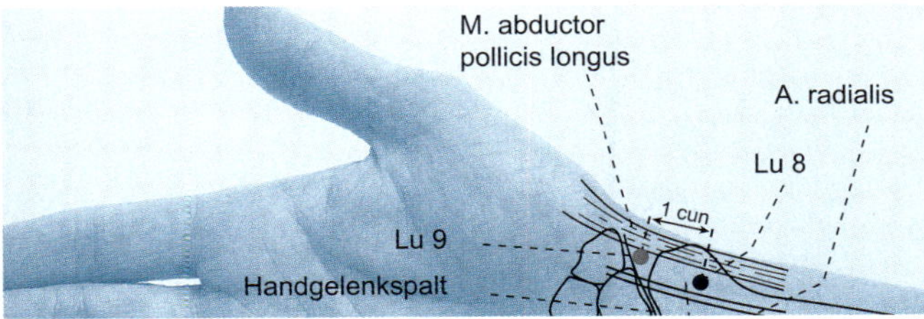

Lokalisation

An der radialen Seite des Handgelenks, bei abduziertem Daumen in der Vertiefung zwischen den Sehnen der Mm. extensores pollicis longus und brevis (Tabatière).

Finden

Bei abgespreiztem Daumen bildet die Tabatière eine an der radialen Seite des Handgelenks gelegene Grube, die bei horizontaler Stellung der Handfläche zum Körper hinweist. Der Punkt liegt über dem Handgelenkspalt.

Hinweis: Von **Di 5** aus über die kurze Sehne des M. extensor pollicis brevis hinweg nach ventral liegt **Lu 9** ebenfalls über dem Handgelenkspalt.

Punktion

Senkrecht 0,3–0,5 cun. **Cave:** Nicht in die oberflächlich verlaufende V. cephalica stechen.

Wirkung und wichtigste Indikationen

- **Unterstützt** das **Handgelenk:** Handgelenkbeschwerden, lokale Tendinosen
- **Klärt** *yangming*-**Feuer**, vertreibt **Wind** und beruhigt *shen:* Sinusitis, Nasenbluten, Augenentzündungen, Otitis, Halsentzündungen, Zahnschmerzen, psychische Störungen wie Unruhezustände bei Fieber, manische Zustände

Besonderheiten

Fluss-*jing*-Punkt, Feuer-Punkt. Wichtiger Lokalpunkt bei Handgelenkbeschwerden.

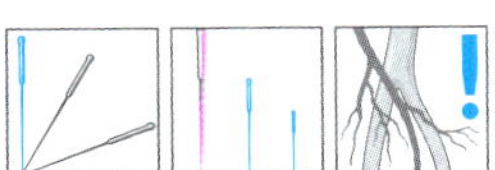

Di 6 Schräger Durchgang *pianli*

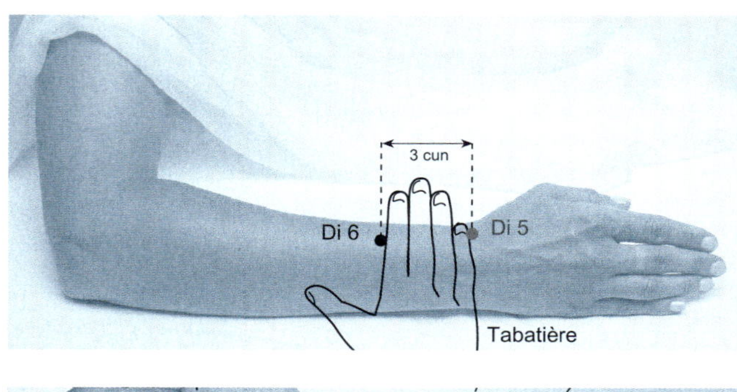

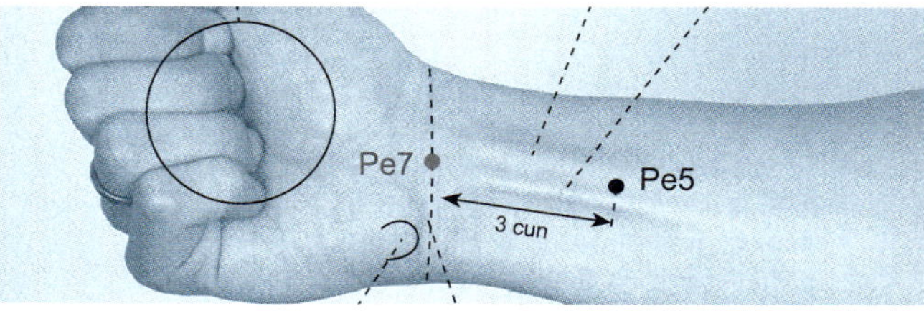

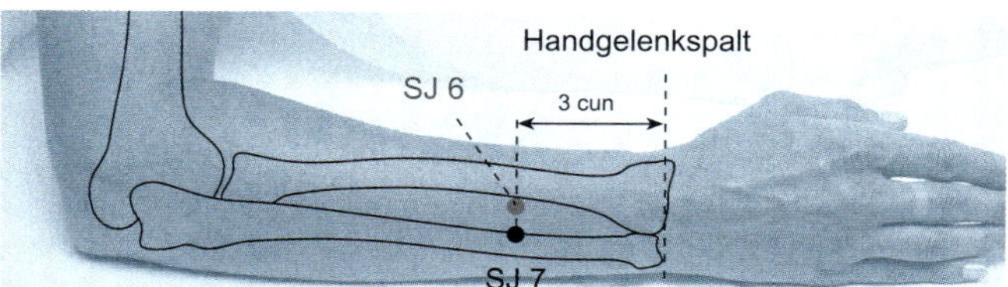

Lokalisation

3 cun proximal von **Di 5** (Mitte der Tabatière) auf der Verbindungslinie **Di 5–Di 11** zwischen dem M. abductor pollicis longus und dem M. extensor pollicis brevis auf der Höhe des Muskel-/Sehnen-Übergangs.

Finden

Beachte: Die Linie **Di 5–Di 11** verläuft in Supination entlang dem radialen Unterarmrand, in Pronation jedoch quer über den Unterarm. **Di 6** liegt über dem dorsalen Aspekt des Radius und wird am besten in Mittelstellung des Unterarms bei Ellbogenflexion lokalisiert. Von **Di 5** (Mitte der Tabatière) aus 3 cun (1 Handbreite) auf der Linie **Di 5–Di 11** nach proximal messen und hier **Di 6** lokalisieren.

Hinweis: Auf derselben Höhe (3 cun proximal vom Handgelenkspalt) liegen jeweils auf dem dorsalen Unterarm **SJ 6** (Vertiefung zwischen Radius und Muskel) und **SJ 7** (Vertiefung zwischen Ulna und Muskel) sowie auf dem ventralen Unterarm **Pe 5** zwischen den Sehnen.

Punktion

Schräg bis flach s. c. 0,5–1 cun.

Wirkung und wichtigste Indikationen

- **Beseitigt Wind, klärt Hitze** (v. a. in der Gesichtsregion): Zahnschmerzen, Kieferbeschwerden, Konjunktivitis, Rhinitis, (akute) Ohrerkrankungen
- **Reguliert** die **Wasserwege:** Ödeme, Miktionsstörungen, Borborygmen mit Ödemen
- **Macht** die **Leitbahn** und *luo*-**Gefäße durchgängig:** Beschwerden der oberen Extremität

Besonderheiten

luo-Punkt.

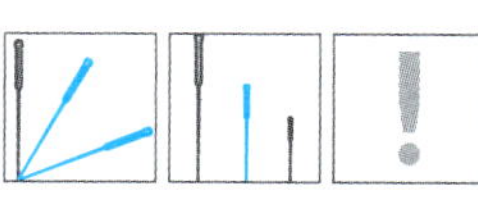

Warmer Strom *wenliu*

Di 7

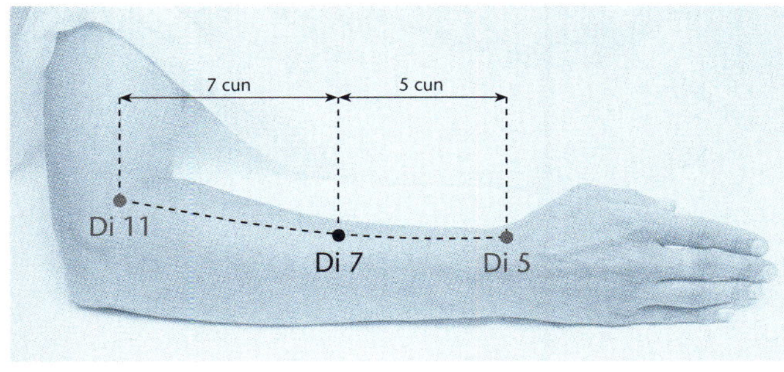

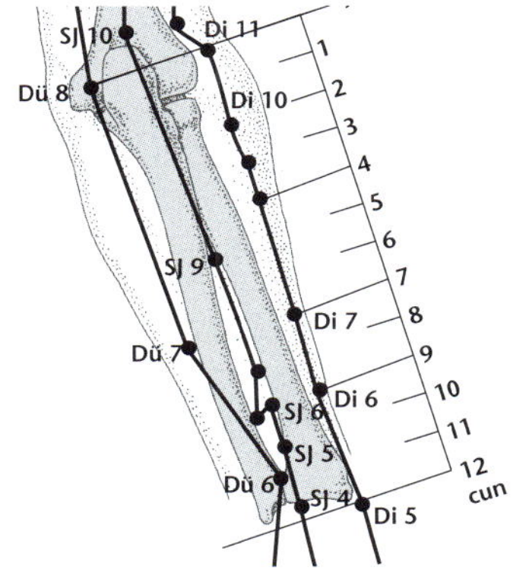

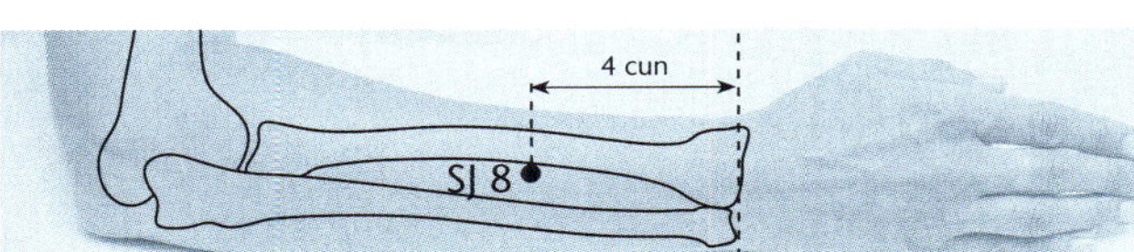

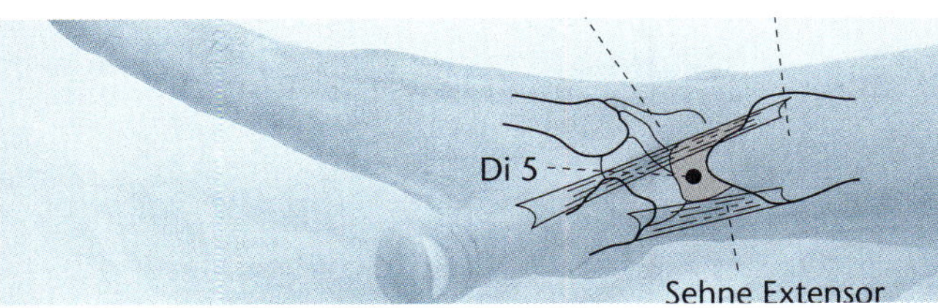

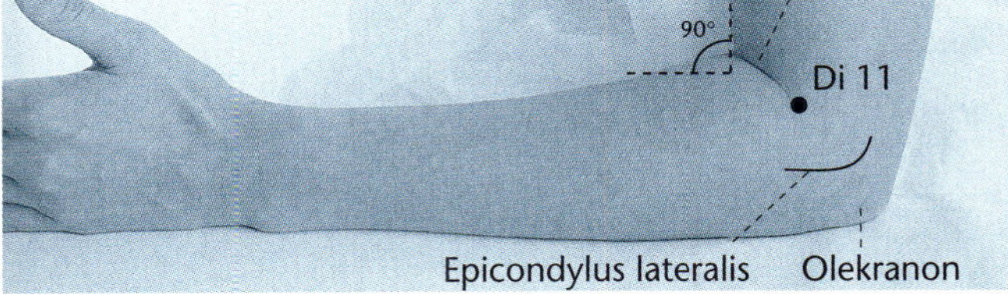

Lokalisation

5 cun proximal von **Di 5** (Mitte der Tabatière) in Richtung des lateralen Endes der Ellenbeugefalte bzw. 1 cun distal der Mitte der Strecke **Di 5–Di 11.**

Finden

Beachte: Die Linie **Di 5–Di 11** verläuft in Supination entlang dem radialen Unterarmrand, in Pronation jedoch quer über den Unterarm. **Di 7** liegt auf dem dorso-lateralen Aspekt des Radius und wird am besten in Mittelstellung des Unterarms und bei Ellbogenflexion lokalisiert. Durch z. B. Handspanntechnik (➤ 2.3.3) den Streckenmittelpunkt zwischen **Di 5** (Mitte der Tabatiere) und **Di 11** (Vertiefung zwischen Ellenbeugefalte und Epicondylus lateralis) bestimmen und von dort ausgehend 1 cun nach distal **Di 7** lokalisieren.

Hinweis: SJ 8 liegt 4 cun proximal vom dorsalen Handgelenkspalt zwischen Elle und Speiche, also 1 cun distal von **Di 7** in der Mitte des dorsalen Unterarms.

Punktion

Schräg bis flach s. c. 0,5–1 cun.

Wirkung und wichtigste Indikationen

- **Akute Beschwerden:** Schulter-Arm-Syndrom, Schmerzen und Entzündungen in der Gesichts- und Halsregion
- **Klärt Hitze** und **toxische Hitze:** Entzündungen in der Gesichtsregion, Karbunkel, Furunkel, Halsentzündung (Tonsillitis), Fazialisparese
- **Reguliert Magen** und **Darm:** Abdominalschmerzen, Meteorismus, Borborygmen

Besonderheiten

xi-Punkt.

Di 8

Unterer (Arm-)Vorsprung *xialian*

Lokalisation

4 cun distal des lateralen Endes der Ellenbeugefalte in Richtung **Di 5** (Mitte der Tabatière) auf der Verbindungslinie **Di 5–Di 11.**

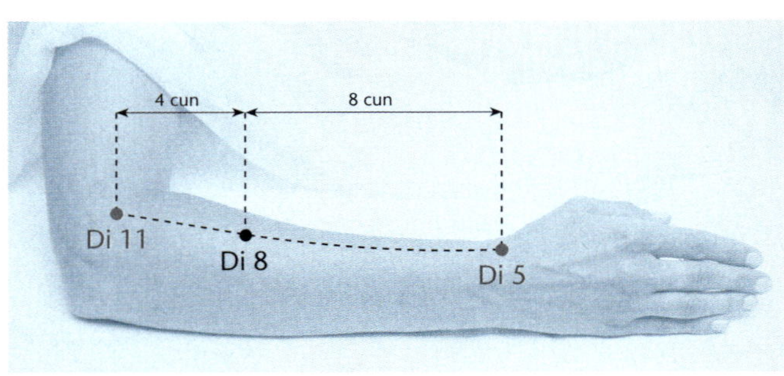

Finden

Beachte: Die Linie **Di 5–Di 11** verläuft in Supination entlang dem radialen Unterarmrand, in Pronation jedoch quer über den Unterarm. **Di 8** liegt über dem dorsalen Aspekt des Radius und wird am besten in Mittelstellung des Unterarms bei Ellbogenflexion lokalisiert. Auf dieser Linie **Di 8** 4 cun distal von **Di 11** lokalisieren. **Oder:** Durch z. B. Handspanntechnik (2.3.3) den Streckenmittelpunkt zwischen **Di 5–Di 11** bestimmen und davon ausgehend 2 cun nach proximal messen und hier **Di 8** lokalisieren.

Hinweis: SJ 9 liegt 5 cun distal des Olekranons zwischen Radius und Ulna, also etwa 1 cun distal von **Di 8** in der Mitte des dorsalen Unterarms.

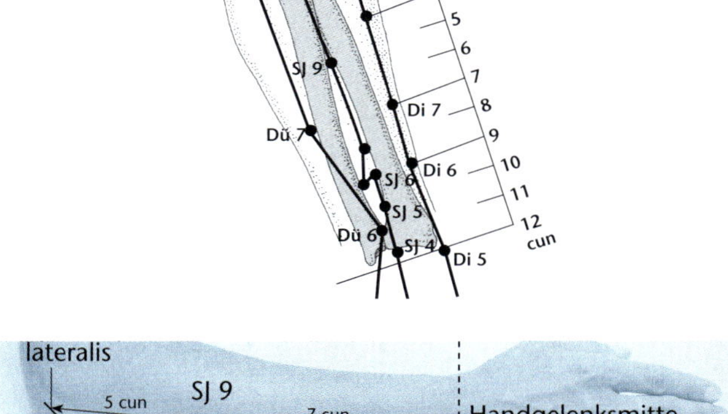

Punktion

Senkrecht oder schräg 0,5–1 cun.

Wirkung und wichtigste Indikationen

- **Macht** die **Leitbahn durchgängig, klärt Hitze, vertreibt Wind:** Schmerz, Entzündung, Parästhesien oder Lähmungen des Armes, Kopfschmerzen, über Di-Sonderleitbahn auch Mastitis
- **Harmonisiert** den **Dickdarm:** Abdominelles Völlegefühl, Bauchschmerzen
- **Klärt** *yangming*-**Feuer, beruhigt** *shen:* Unruhe, manische Zustände

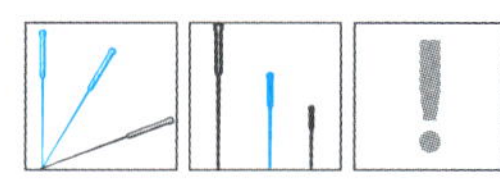

Oberer (Arm-)Vorsprung *shanglian*

Di 9

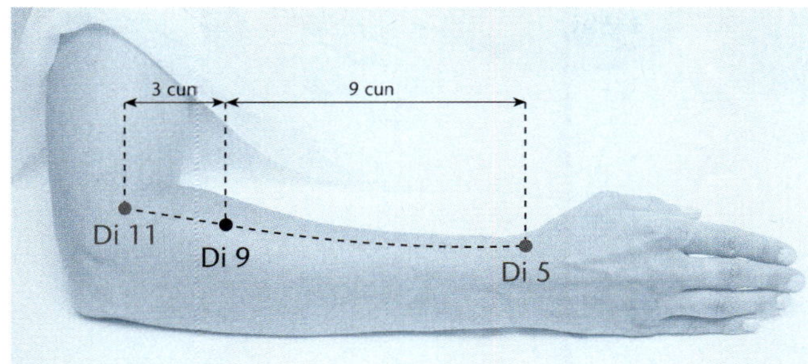

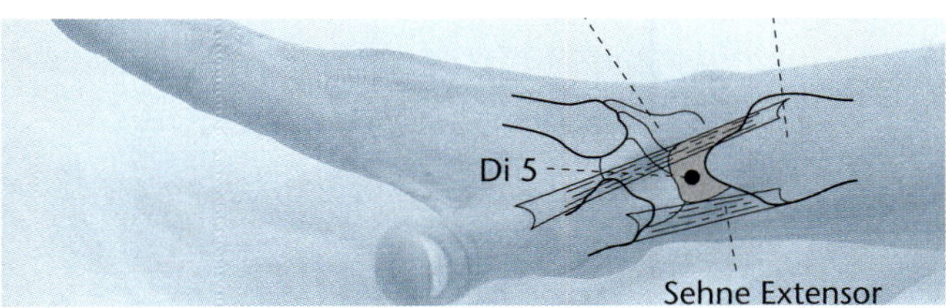

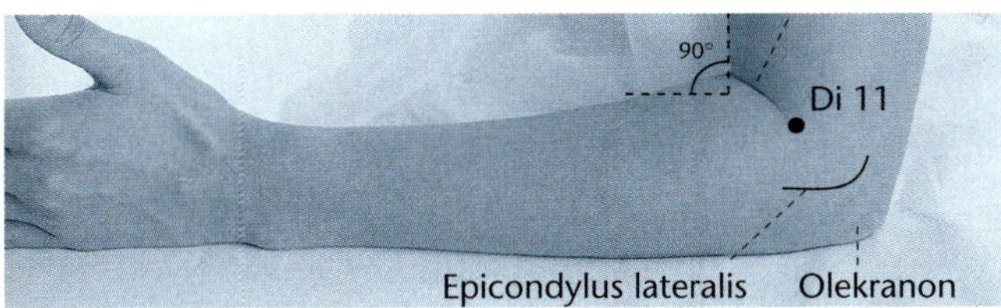

Lokalisation

3 cun distal des lateralen Endes der Ellenbeugefalte in Richtung **Di 5** (Mitte der Tabatière) auf der Verbindungslinie **Di 5–Di 11.**

Finden

Beachte: Die Linie **Di 5–Di 11** verläuft in Supination entlang dem radialen Unterarmrand, in Pronation jedoch quer über den Unterarm. **Di 9** liegt über dem dorsalen Aspekt des Radius und wird am besten in Mittelstellung des Unterarms bei Ellenbogenflexion lokalisiert. Auf dieser Linie von **Di 11** aus 3 cun nach distal messen und hier **Di 9** in einer gut tastbaren, oft druckdolenten Vertiefung zwischen zwei Muskelbäuchen lokalisieren.

Punktion

Senkrecht oder schräg 0,5–1 cun.

Wirkung und wichtigste Indikationen

- **Macht** die **Leitbahn durchgängig, mildert Schmerzen:** Schmerzen, Sensibilitätsstörungen, Parästhesien und Paresen der oberen Extremität, besonders in der Schulter- und Ellbogenregion
- **Harmonisiert** den **Dickdarm:** Borborygmen, Abdominalschmerz, Meteorismus, Diarrhö

Di 10

Drei Entfernungen am Arm *shousanli*

Lokalisation

2 cun distal von **Di 11** (Ellenbeugefalte) auf der Verbindungslinie **Di 5–Di 11** im M. extensor carpi radialis longus, bei tieferem Stich im M. supinator.

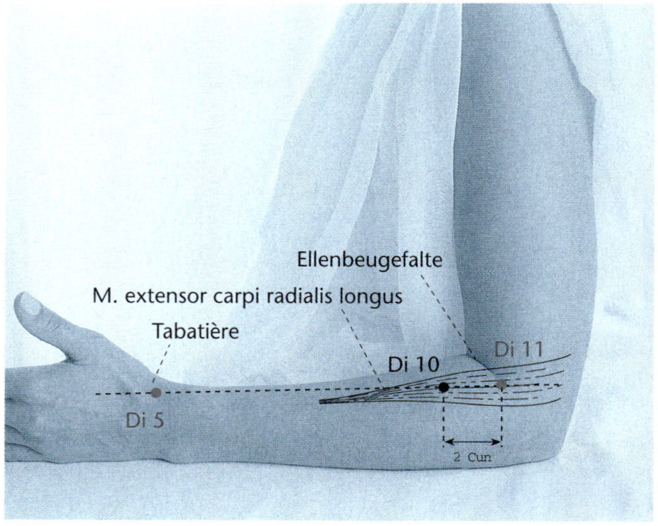

Finden

Beachte: Die Linie **Di 5–Di 11** verläuft in Supination entlang dem radialen Unterarmrand, in Pronation jedoch quer über den Unterarm. **Di 10** liegt über dem dorsalen Aspekt des Radius und wird am besten in Mittelstellung des Unterarms bei Ellbogenflexion lokalisiert. Auf dieser Linie von **Di 11** (in der Vertiefung lateral des radialen Endes der Ellenbeugefalte) aus 2 cun nach distal palpieren und hier den meist drucksensiblen **Di 10** lokalisieren.

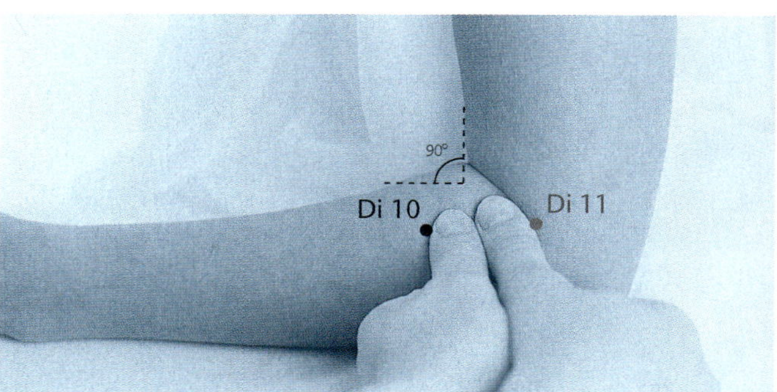

Punktion

Senkrecht oder schräg 0,5–1,5 cun.

Wirkung und wichtigste Indikationen

- **Reguliert** *qi* **und Blut,** macht die **Leitbahn durchgängig,** lindert Schmerzen: Parästhesien, Schmerzen und Paresen der oberen Extremität, LWS-Beschwerden (unfähig, sich hinzulegen), Zahnschmerzen in der Oberkieferregion, Fazialisparese
- **Reguliert Magen** und **Darm:** Störungen des Magen-Darm-Trakts (seltene Verwendung)

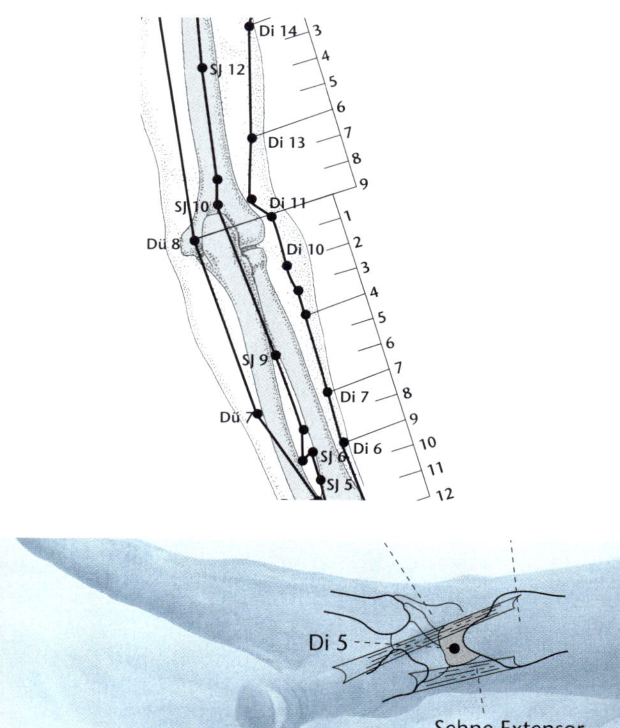

Besonderheiten

Wichtiger Lokalpunkt (bei Ellbogenbeschwerden alternierend zu **Di 11** zur Vermeidung einer Tachyphylaxie empfohlen), oft in Kettenschloss-Kombination mit weiteren Leitbahnpunkten.

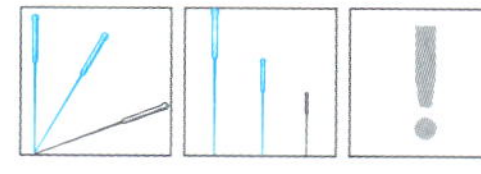

Gekrümmter Teich *quchi*

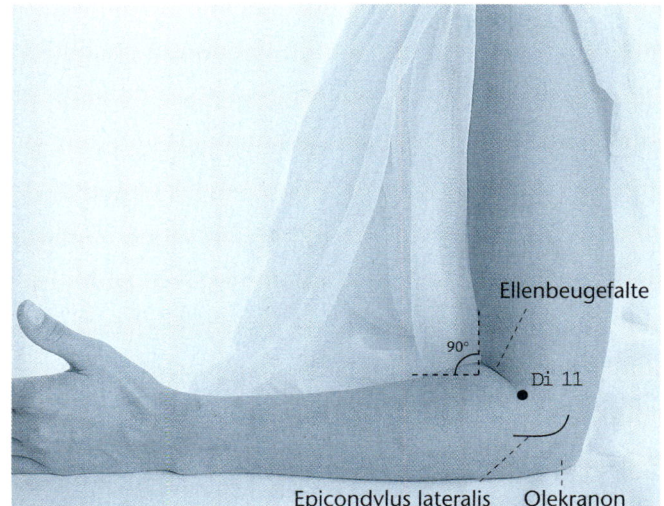

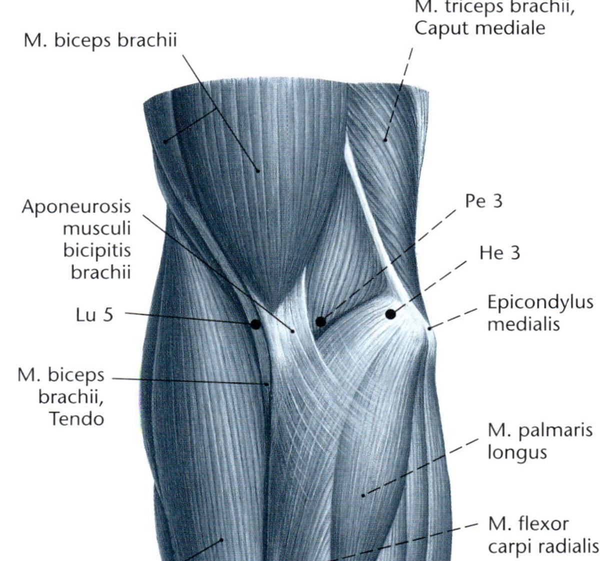

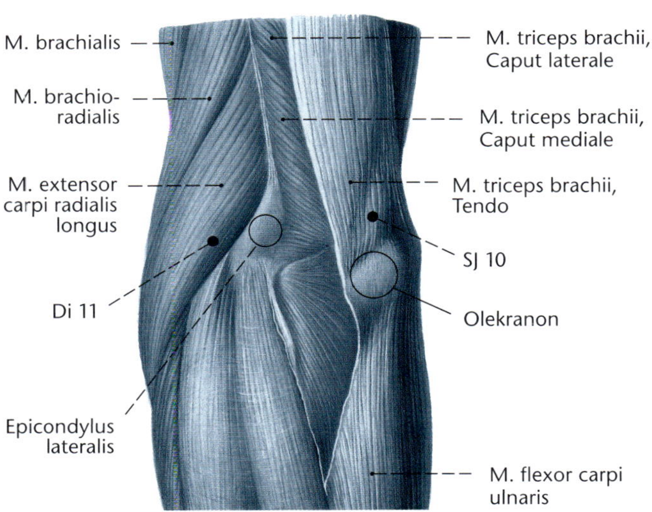

Lokalisation

Bei Ellenbogenflexion am lateralen Ende der Ellenbeugefalte in einer Vertiefung zwischen Faltenende und Epicondylus lateralis humeri im Bereich des M. extensor carpi radialis longus.

Finden

Zunächst bei maximaler Ellenbogenflexion das laterale Ende der Ellenbeugefalte aufsuchen. Dann in dieser Region bei einer Ellenbogenflexion von 90° eine druckdolente Vertiefung im Bereich des M. extensor carpi radialis longus tasten. Hier liegt **Di 11** nahe dem Rand des proximalen Radius.

Hinweis: Ebenfalls auf Faltenhöhe liegen **Lu 5**/**Pe 3** (radial/ulnar der Bizepssehne) sowie **He 3** (am medialen Faltenende bei maximaler Ellbogenflexion).

Punktion

Senkrecht 1–1,5 cun.

Wirkung und wichtigste Indikationen

- **Klärt Hitze, beseitigt** *yangming*-**Feuer:** (Hohes) Fieber, Entzündungen in Rachen- und Kopfregion, als *Sun-Si-Miao*-Geist-Punkt bei manischen Zuständen und Epilepsie
- **Kühlt Blut**, leitet **Feuchtigkeit** aus, vertreibt **Wind**, lindert Juckreiz: Hauterkrankungen wie z. B. Urtikaria, Erysipel, Herpes zoster
- **Macht** die **Leitbahn durchgängig**, mildert Schmerzen: Beschwerden der oberen Extremität besonders in der Ellbogenregion, als Fernpunkt bei Paresen der unteren Extremität und Beschwerden in der Sprunggelenkregion

Besonderheiten

Meer-*he*-Punkt, Erd-Punkt, Tonisierungspunkt, *Sun-Si-Miao*--Geist-Punkt, Alternativname nach Deadman, Al-Kafaji und Baker (2000) *gui tui* (Geist-Bein), Himmelssternpunkt nach *Ma Dan Yang*. Wichtiger Punkt bei Hitzezuständen und Beschwerden der oberen Extremität.

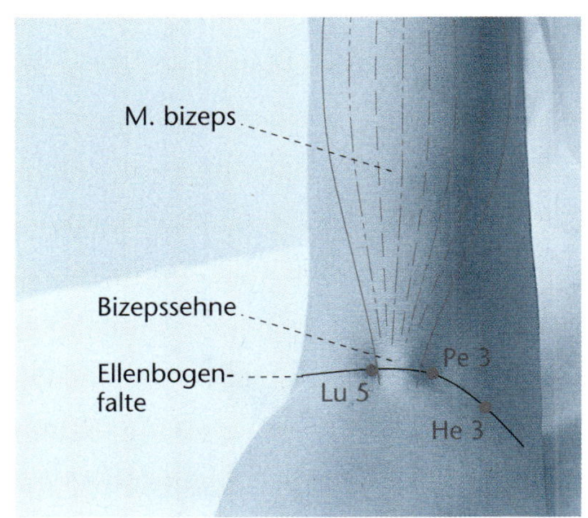

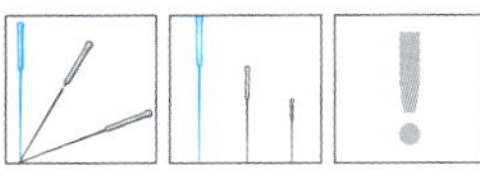

Di 12 Grube des Ellbogens *zhouliao*

Lokalisation

1 cun proximal des lateralen Endes der Ellenbeugefalte (Lage von **Di 11**) am ventralen Humerusrand.

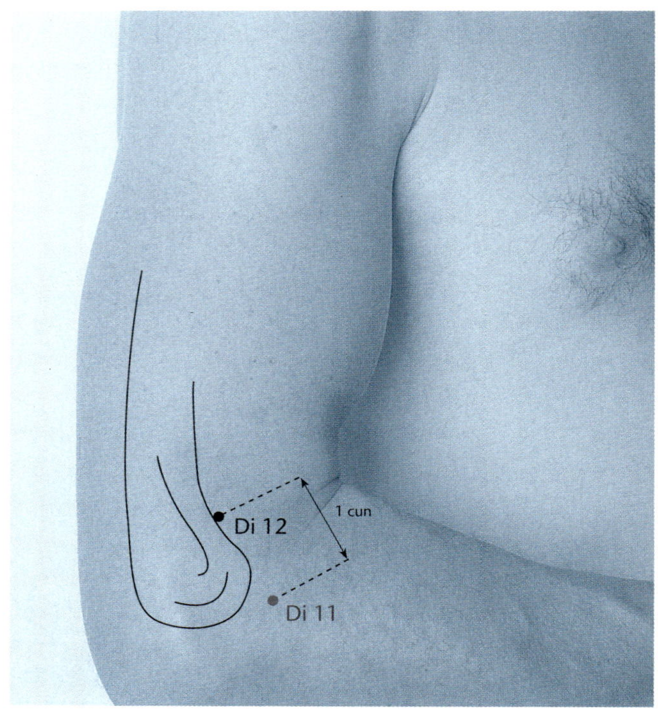

Finden

Di 12 am besten bei Ellbogenflexion von ca. 90° lokalisieren. Von **Di 11** (am lateralen Ende der Ellenbeugefalte) aus 1 cun nach proximal palpieren und dort den ventralen Humerusrand tasten. Hier liegt **Di 12** am Übergang vom Schaft zum lateralen Epicondylus des Humerus vor dem ventralen Knochenrand.

Punktion

Senkrecht 0,5–1 cun, Stichrichtung zwischen Knochenrand und Armbeugermuskulatur nach medial.

Wirkung und wichtigste Indikationen

Macht die **Leitbahn durchgängig,** unterstützt das **Ellbogengelenk**, mildert Schmerzen: Schmerzen, Parästhesien und Steifigkeit im Ellbogengelenk, Beschwerden in der Oberarmregion.

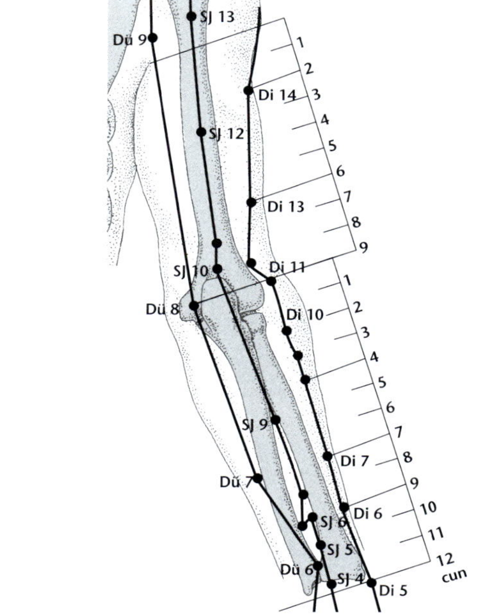

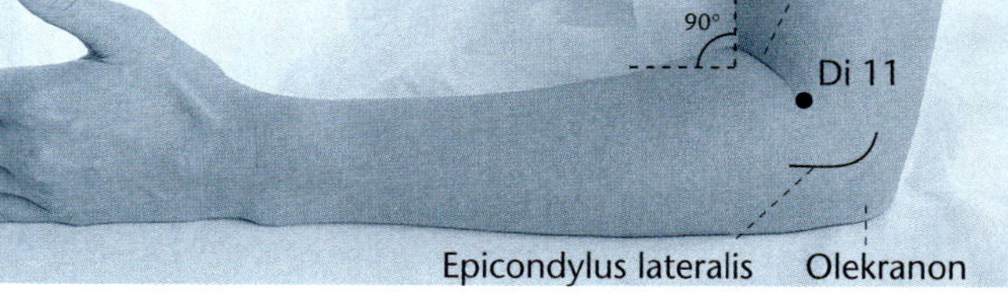

Fünf Entfernungen am Arm *shouwuli*

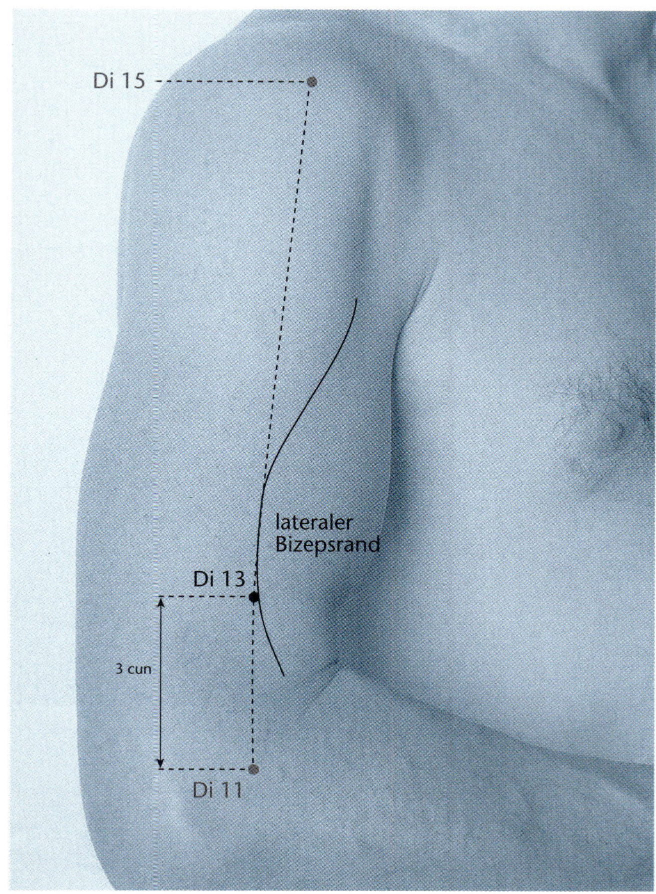

Lokalisation

Auf der Oberarmaußenseite 3 cun proximal des lateralen Endes der Ellenbeugefalte (Lage von **Di 11**) in Richtung Humeruskopf.

Finden

Lokalisation am besten bei Ellenbogenflexion und Bizeps-Anspannung zur besseren Darstellung des lateralen Bizepsrands. Der Punkt liegt auf der Verbindungslinie zwischen **Di 11** (laterales Ende der Ellenbeugefalte) und **Di 15** (ventrales Schultergrübchen). Auf dieser Linie von **Di 11** aus 3 cun nach proximal messen und **Di 13** am lateralen Bizepsrand bzw. in der Furche zwischen M. biceps und M. brachialis lokalisieren.

Punktion

Senkrecht 0,5–1 cun entlang dem ventralen Humerusrand nadeln.

Wirkung und wichtigste Indikationen

- **Macht** die **Leitbahn durchgängig**, mildert Schmerzen: Beschwerden in der Ellbogen-, Oberarm- und Schulterregion
- **Reguliert** ***qi*, beseitigt Feuchtigkeit,** transformiert **Schleim:** Skrofula (wie **Di 14**)
- **Beseitigt Husten:** Husten, Keuchatmung

Di 14 (Angespannter) Oberarmmuskel *binao*

Lokalisation

Auf der Oberarmaußenseite auf der Verbindungslinie **Di 11–Di 15,** 7 cun proximal von **Di 11** am unteren spitz zulaufenden Ansatz des M. deltoideus.

Finden

Lokalisation am besten bei Ellenbogenflexion und Anspannung des M. deltoideus z. B. gegen den Widerstand zur besseren Darstellung der äußeren Begrenzung des Muskelbauchs. **Di 14** liegt im unteren, spitz zulaufenden Ansatzbereich des M. deltoideus in einer Vertiefung. Zur Orientierung: Der Punkt liegt ca. 2 cun kaudal des ventralen Achselfaltenendes (➤ 2.2).

Punktion

Senkrecht 0,5–1 cun, bei Augenerkrankungen auch schräg nach proximal bis 1,5 cun in Richtung Schulter.

Wirkung und wichtigste Indikationen

- **Macht Leitbahn** und *luo*-**Gefäße durchgängig**, lindert Schmerzen: Beschwerden in der Schulterregion und oberen Extremität v. a. in der Ausstrahlung Schulter-Ellbogen
- **Unterstützt** die **Augen:** Augenerkrankungen (Rötung, Schwellung und Hitze)
- **Reguliert** *qi*, zerstreut **Schleimansammlungen:** Struma, Skrofula, thorakale Schmerzen (wie **Di 13, Di 15, Di 16**)

Besonderheiten

Wichtiger Lokalpunkt. Nach einigen Autoren Kreuzungspunkt mit der Dü-, Bl-Leitbahn und dem *yang wei mai*.

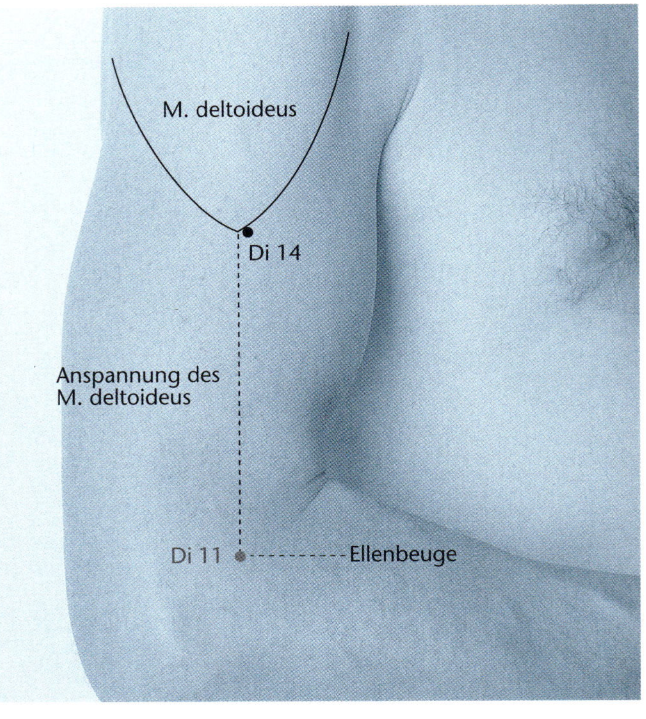

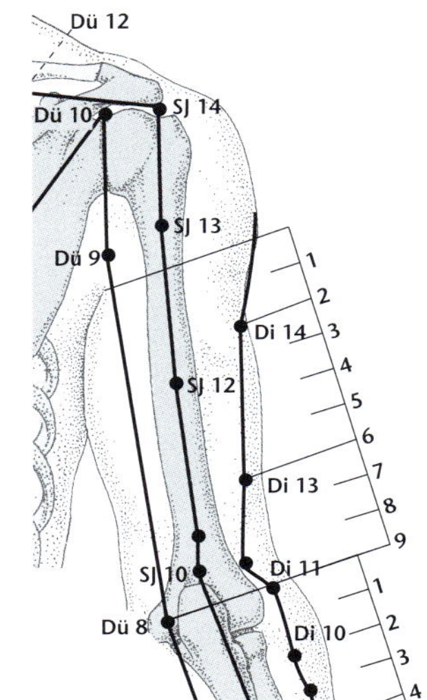

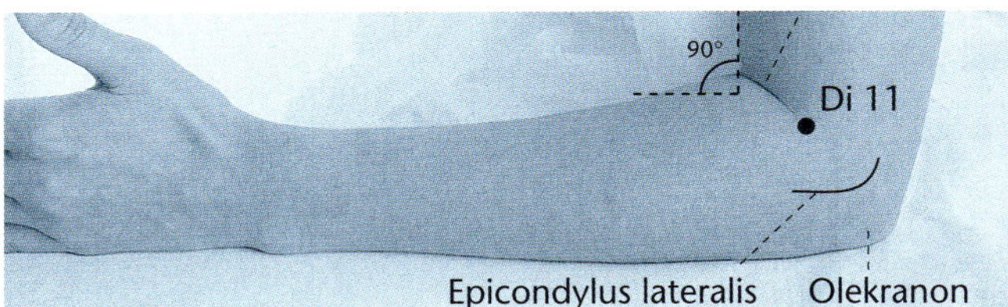

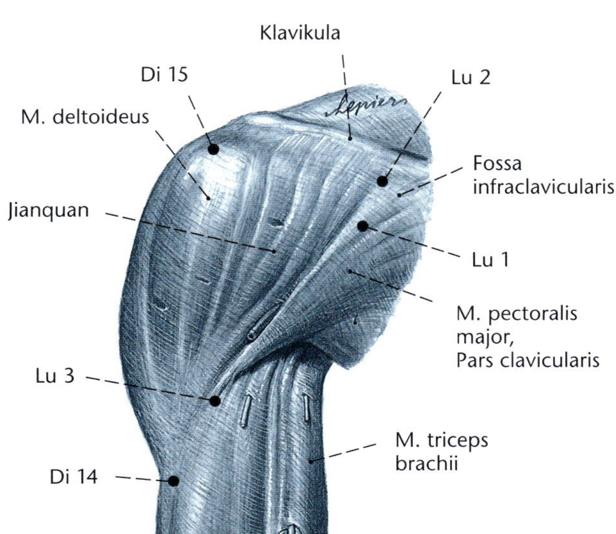

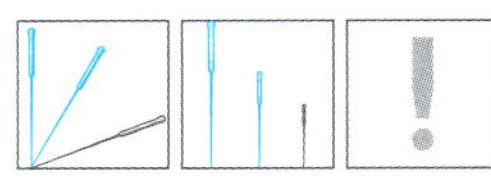

Eckpunkt der Schulter *jianyu*

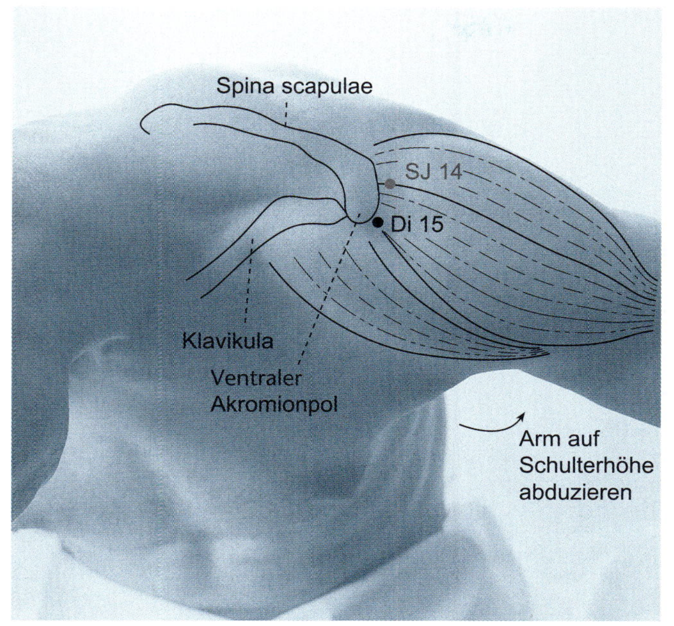

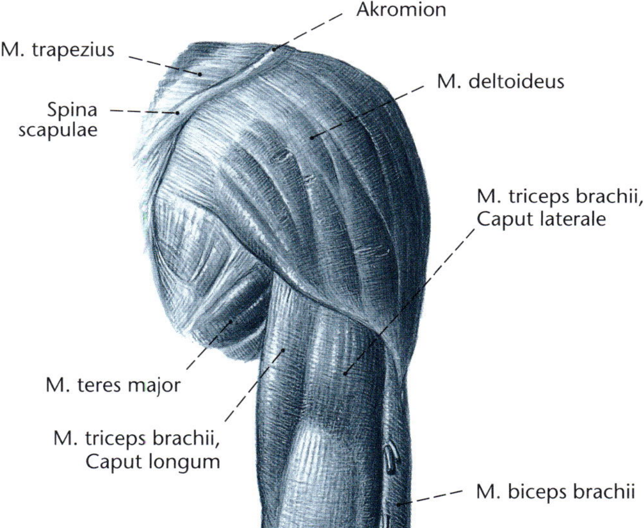

Lokalisation

In der Vertiefung lateral des Akromions auf dem Humeruskopf zwischen Tuberculum minus (ventral gelegen) und Tuberculum majus (lateral gelegen) im Sulcus intertubercularis.

Finden

Der Humeruskopf liegt unter dem Akromion und ragt weiter nach lateral und ventral. Bei Abduktion des Armes in die Horizontale entstehen am Übergang der Schulter zum Oberarm zwei flache Grübchen. In dem mehr ventral gelegenen Grübchen liegt **Di 15,** in dem mehr dorsal gelegenen Grübchen liegt **SJ 14.** Die Grübchen markieren die Ränder des Tuberculum majus, eines nach lateral vorspringenden Knochenvorsprunges des proximalen Humerus, der dem M. supraspinatus, dem M. infraspinatus und dem M. teres minor als Ansatzpunkt dient.

Punktion

Bei hängender Schulter-/Arm-Position senkrecht 0,5 cun oder schräg nach distal 1–1,5 cun. **Cave:** Schultergelenk.

Wirkung und wichtigste Indikationen

- **Vertreibt Wind-Feuchtigkeit,** macht die **Leitbahn durchgängig,** lindert Schmerzen, **unterstützt** die **Schulter:** Beschwerden in der Schulterregion und oberen Extremität
- **Beseitigt Wind, reguliert** *qi* und **Blut:** Urtikaria
- **Reguliert** *qi,* **zerstreut Schleimansammlungen:** Struma, Skrofula (wie **Di 13, Di 14, Di 16**)

Besonderheiten

Kreuzungspunkt mit dem *yang qiao mai* sowie ein wichtiger Lokalpunkt bei Schulterbeschwerden, oft in Kettenschloss-Kombination (➤ 8.4.6) mit weiteren Leitbahnpunkten bei Beschwerden der oberen Extremität.

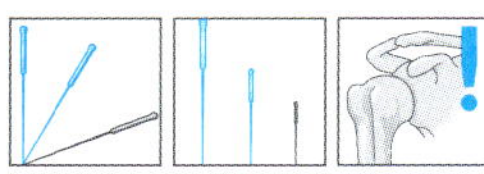

Di 16 Riesiger Knochen *jugu*

Lokalisation

In einer Vertiefung zwischen dem lateralen Ende der Klavikula und dem Übergang der Spina scapulae ins Akromion.

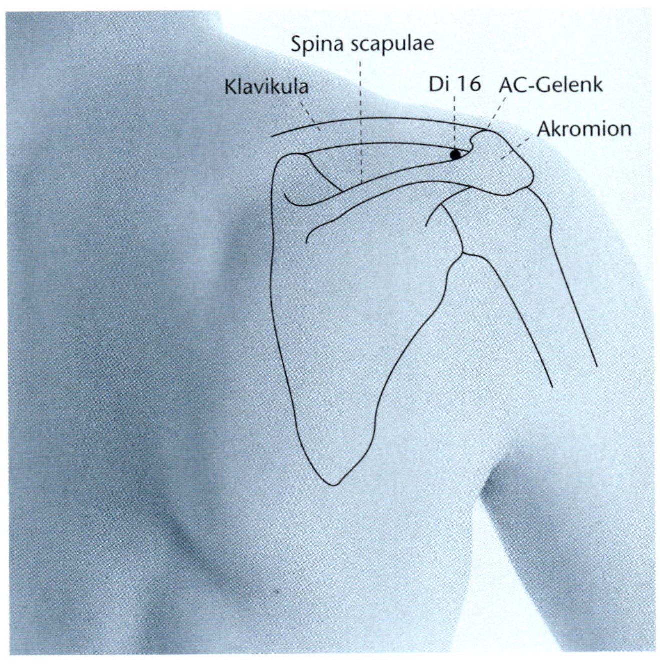

Finden

Der Punkt liegt auf der Schulter im Winkel zwischen dem Akromioklavikulargelenk und Spina scapulae-/Akromion-Übergang (➢ 3.3.1) über dem lateralen Anteil der Mm. trapezius und supraspinatus. Von dort aus tritt die Sehne des M. supraspinatus unter das Akromion, wo sie aufgrund der beengten anatomischen Verhältnisse oft Beschwerden auslöst (z. B. Impingement-Syndrom).

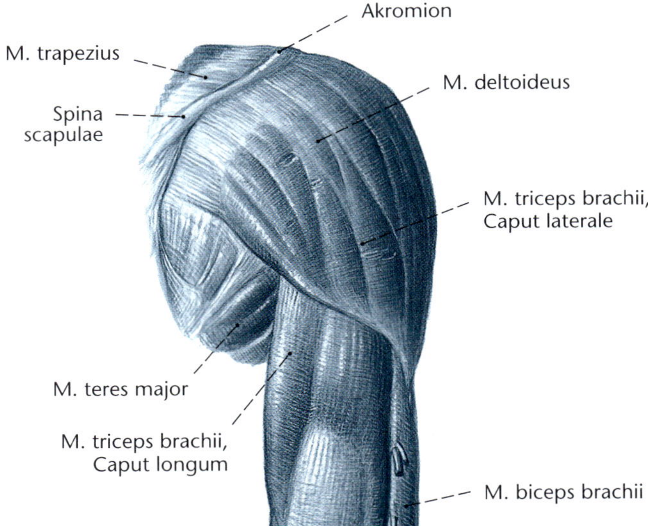

Punktion

Senkrecht oder schräg 0,5–1 cun. **Cave:** Pneumothorax.

Wirkung und wichtigste Indikationen

- **Macht** die **Leitbahn durchgängig**, mildert Schmerzen, unterstützt das **Schultergelenk:** Beschwerden im Schultergelenk wie z. B. Erkrankungen der Rotatorenmanschette, Supraspinatussyndrom, Impingement-Syndrom, Schulter-Arm-Syndrom
- **Reguliert** *qi* **und Blut**, zerstreut **Schleimansammlungen:** Blut-Stase thorakal und Bluterbrechen, Struma und Skrofula (wie **Di 13, Di 14, Di 15**)

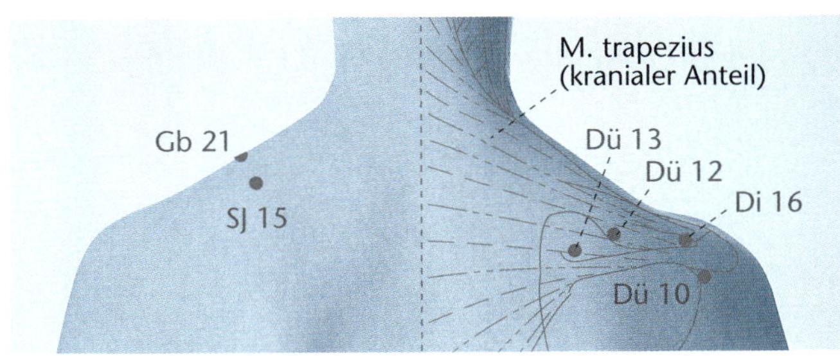

Besonderheiten

Kreuzungspunkt mit dem *yang qiao mai.*

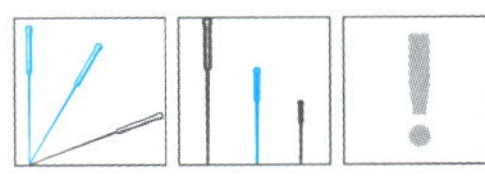

Himmels-Dreifuß *tianding*

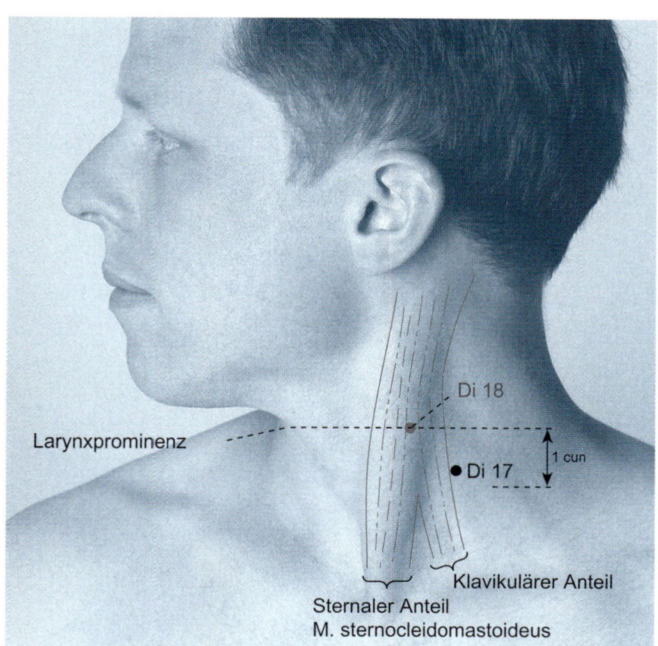

Lokalisation

Am Hinterrand des M. sternocleidomastiodeus, 1 cun kaudal von der Höhe der Larynx-Prominenz (➤ 3.2, Di 18).

Finden

Der Punkt liegt unmittelbar hinter dem Rand des Kopfnickermuskels auf der seitlichen Halsmuskulatur. Durch Rotation des Kopfes zur Gegenseite ist der Muskel besser sicht- und tastbar.

Hinweis: Di 18 liegt 1 cun kranialer von **Di 17** zwischen den beiden Köpfen des M. sternocleidomastoideus.

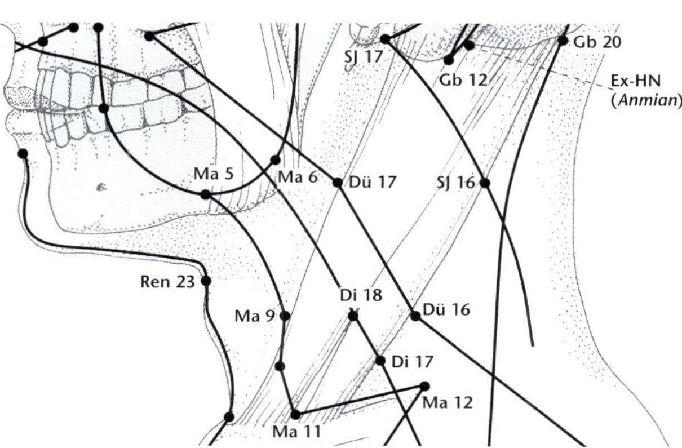

Punktion

Senkrecht 0,3–0,5 cun oder schräg bis zu 0,8 cun. Vor der Punktion den Kopf ggf. wieder zurückdrehen lassen. **Cave:** A. carotis, V. jugularis.

Wirkung und wichtigste Indikationen

Unterstützt den **Rachen** und **Kehlkopf:** Halsschmerzen und -entzündungen, Schluckbeschwerden, Heiserkeit, (akuter) Stimmverlust, Skrofula, Struma.

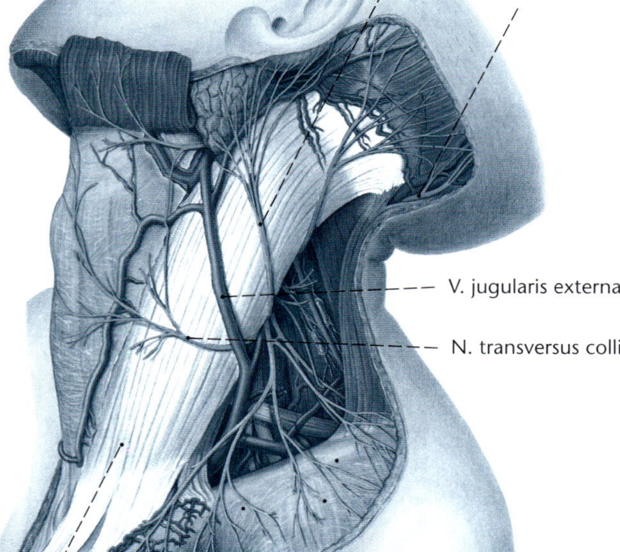

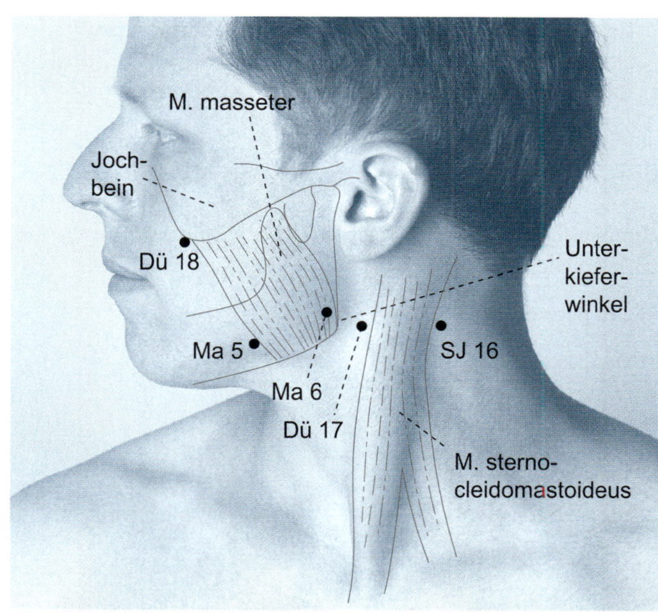

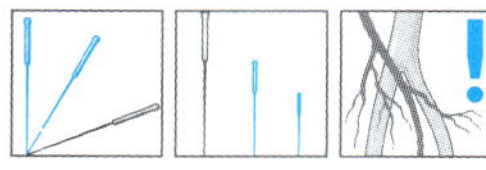

Di 18

Unterstützer der Vorwölbung *futu*

Lokalisation

Am seitlichen Hals auf Höhe der Larynxprominenz zwischen dem sternalen und klavikulären Kopf des M. sternocleidomastoideus (➤ 3.2).

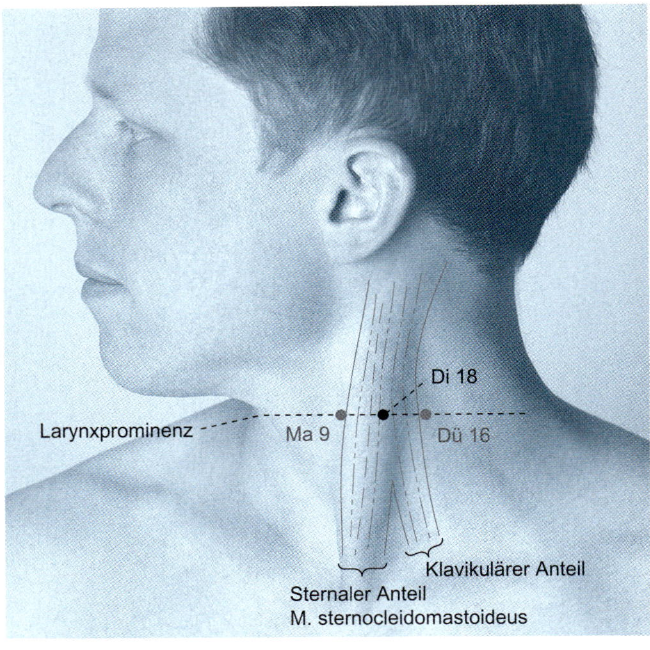

Finden

Von der Larynxprominenz (Spitze des Adamsapfels) aus eine Linie nach dorsal ziehen bis über den M. sternocleidomastoideus (Kopfnickermuskel). **Di 18** liegt zwischen den beiden Köpfen des Muskels, die bei der Rotation des Kopfes zur Gegenseite besser sicht- und tastbar sind.

Hinweis: Auf derselben Höhe liegen **Ma 9** (vor dem M. sternocleidomastoideus) und **Dü 16** (hinter dem Muskelrand).

Punktion

Senkrecht 0,3–0,5 cun oder schräg bis zu 0,8 cun. Vor der Punktion den Kopf ggf. wieder zurückdrehen lassen. **Cave:** A. carotis, V. jugularis.

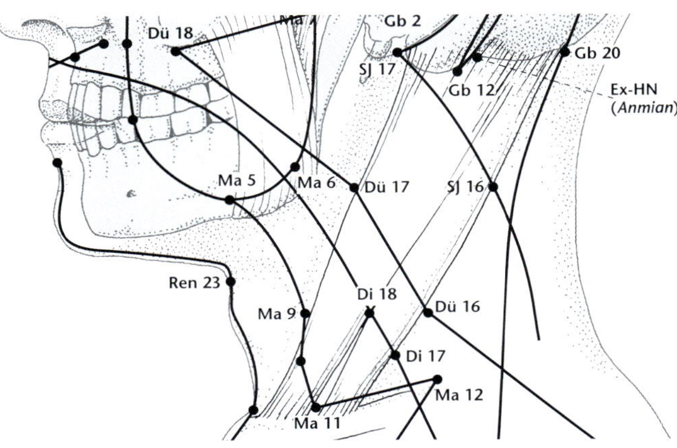

Wirkung und wichtigste Indikationen

- **Unterstützt Rachen** und **Kehlkopf:** Halsschmerzen und -entzündungen, Stimmverlust und Heiserkeit (akut und chronisch), Schluckbeschwerden, Stimmbandstörungen, Skrofula, Struma
- **Lindert Husten** und **Keuchen:** Husten, Keuchatmung

Besonderheiten

Himmelsfensterpunkt. Häufiger Einsatz bei Schluckstörungen, z. B. nach Apoplex.

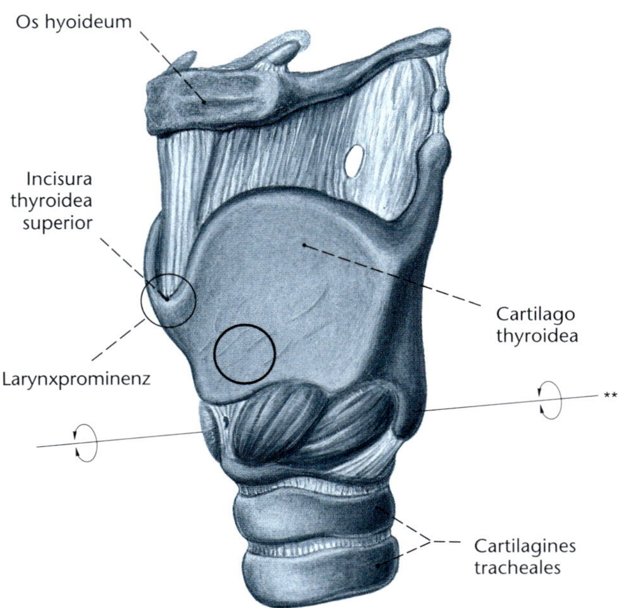

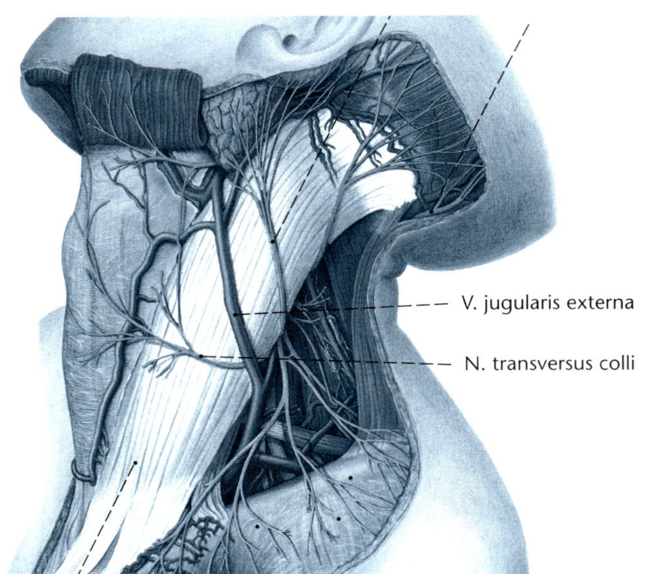

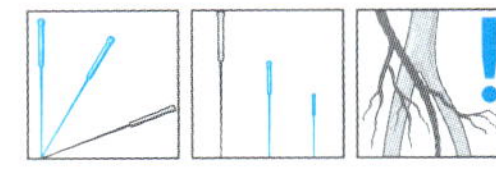

Körnchengrube *kouheliao* Di 19

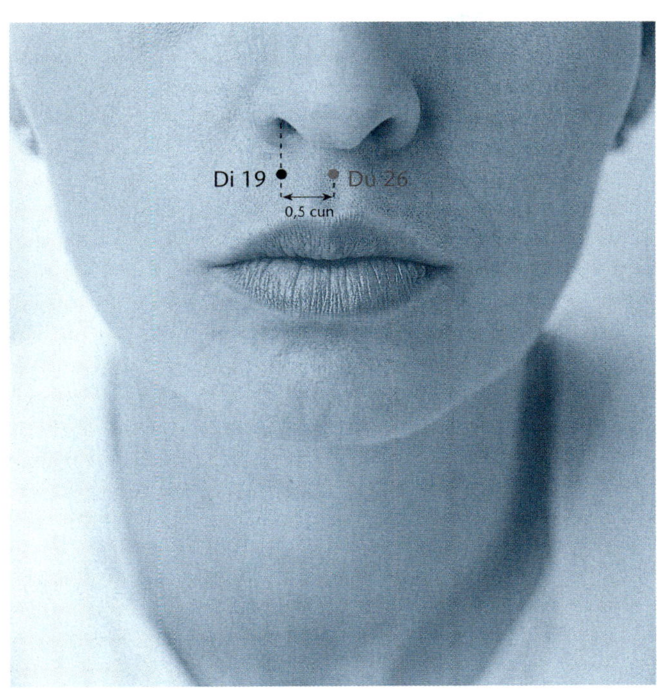

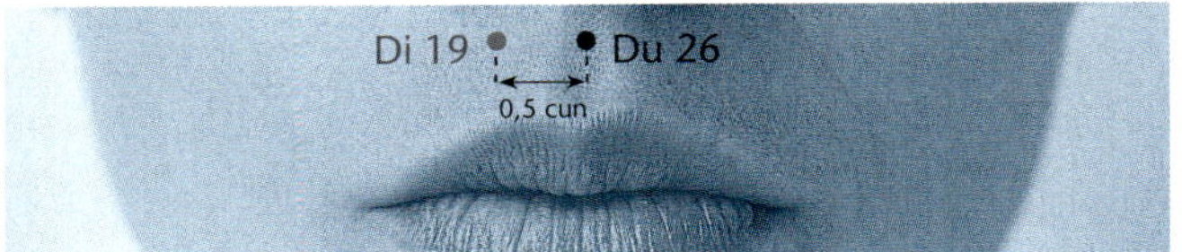

Lokalisation

Kaudal vom lateralen Nasenlochrand auf der Maxilla.

Finden

Bei der Aufteilung der Strecke zwischen dem lateralen Nasenlochrand und dem Rand der Oberlippe in drei Teile liegt **Di 19** am Übergang vom kranialen zum mittleren Drittel.

Hinweis: **Du 26** liegt auf derselben Höhe in der Medianlinie.

Punktion

Senkrecht oder schräg 0,3–0,5 cun. **Cave:** Schmerzhaft. Moxibustion nach einigen Texten kontraindiziert.

Wirkung und wichtigste Indikationen

Vertreibt Wind, öffnet die **Nase:** Rhinitis mit nasaler Kongestion, Geruchstörungen, Nasenpolypen, Fazialisparese mit Mund-Deviation, Trismus.

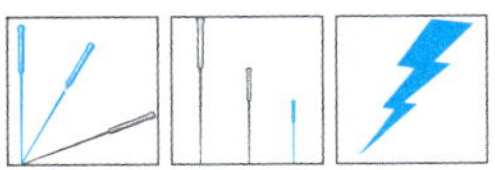

Di 20

Düfte empfangen *yingxiang*

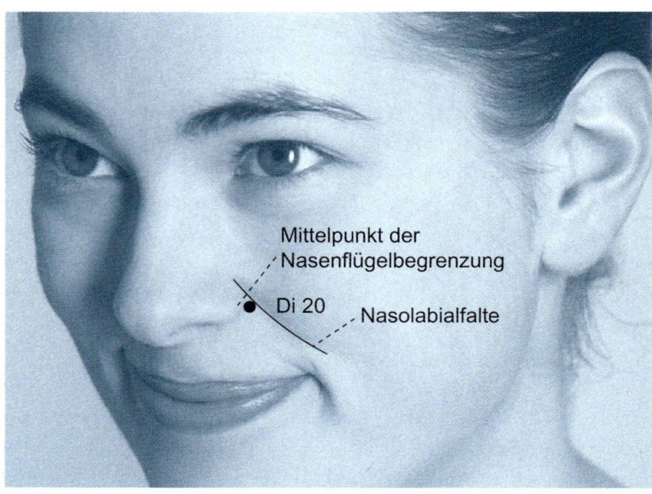

Lokalisation

Nahe der Nasolabialfalte auf Höhe des Mittelpunktes der seitlichen Nasenflügelbegrenzung.

Finden

Den Mittelpunkt der seitlichen Nasenflügelbegrenzung aufsuchen und zur Nasolabialfalte (➤ 3.1.2) hin verfolgen. Der Punkt ist am empfindlichsten und wirksamsten nicht direkt in der Nasolabialfalte, sondern in dem Delta zwischen Nasenflügelrand und -falte. Dort **Di 20** lokalisieren. **Tipp:** Die Nasolabialfalte stellt sich bei einem „Patientenlächeln" deutlicher dar.

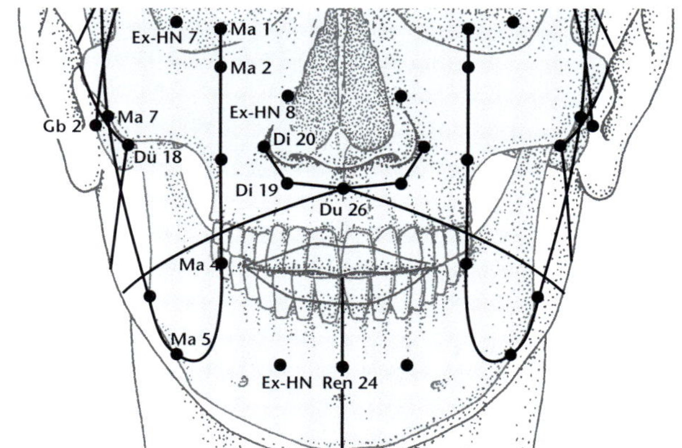

Punktion

Senkrecht oder schräg nach kranial in Richtung **Ex-HN 8** (*shangyingxiang/bitong*: Lage am oberen Ende der Nasolabialfalte am Knochen-/Knorpel-Übergang) oder flach s. c. 0,3–0,5 cun. **Cave:** Schmerzhaft. Moxibustion nach einigen Texten kontraindiziert.

Wirkung und wichtigste Indikationen

Befreit die **Nase, vertreibt Wind, klärt Hitze:** Nasenerkrankungen (Nasenbluten, -polypen, -schmerzen, Rhinitis, Sinusitis, Geruchstörungen), Beschwerden entlang der *yangming*-Leitbahnen (Di/Ma) im Gesicht sowie Fazialisparese und faziale Tic-Störung, Trigeminusneuralgie, Juckreiz, Schwellungen und Ödeme, Hauteffloreszenzen und Schmerzen in der Mund- und Nasenregion wie z. B. bei Akne vulgaris, Konjunktivitis

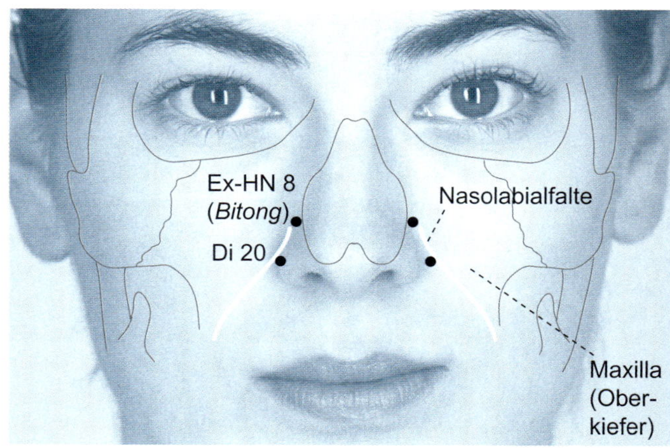

Besonderheiten

Kreuzungspunkt mit der Ma-Leitbahn, Exit(Austritt)-Punkt. Wichtigster Lokalpunkt bei Nasenerkrankungen.

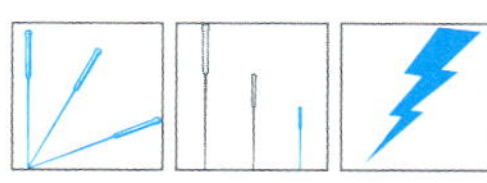

4.3 Magen-Leitbahnsystem – Fuß-*yangming (zu yangming jing luo)*

4.3.1 Ma-Hauptleitbahn *(zu yangming jing)*

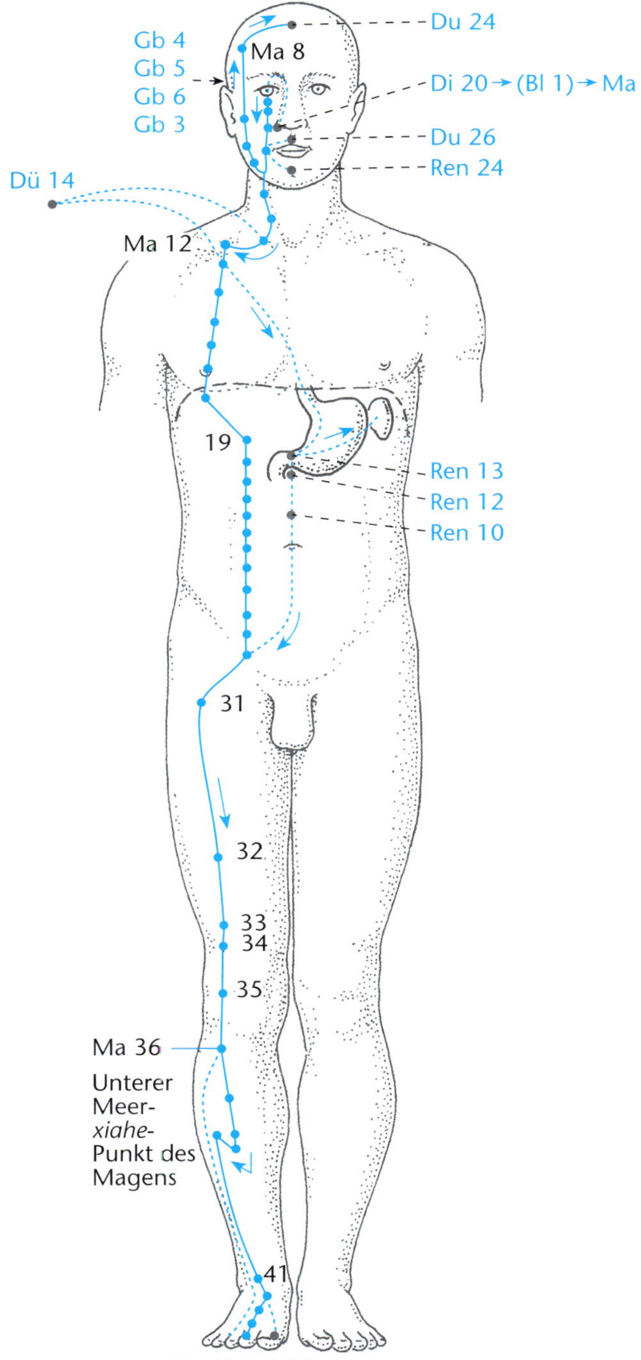

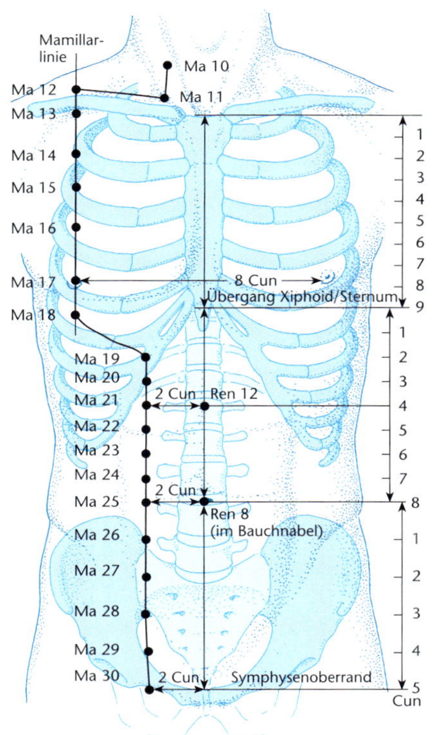

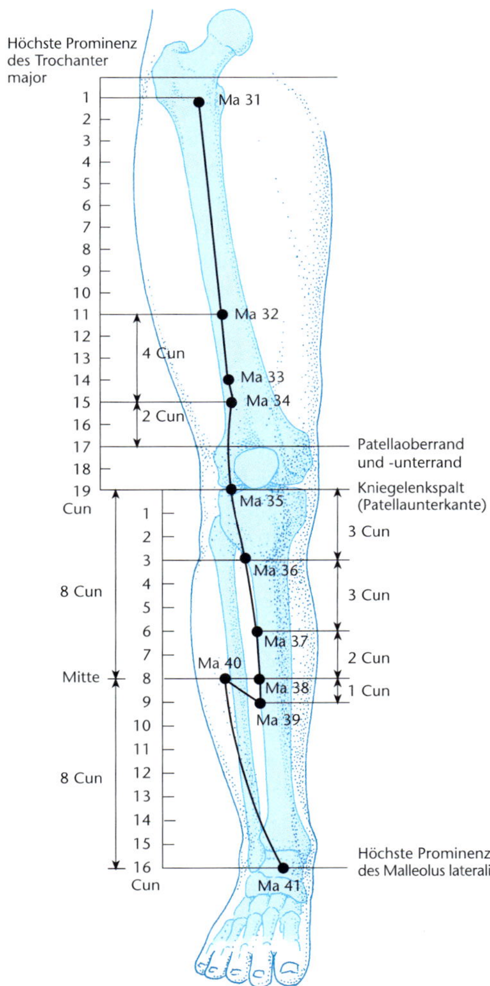

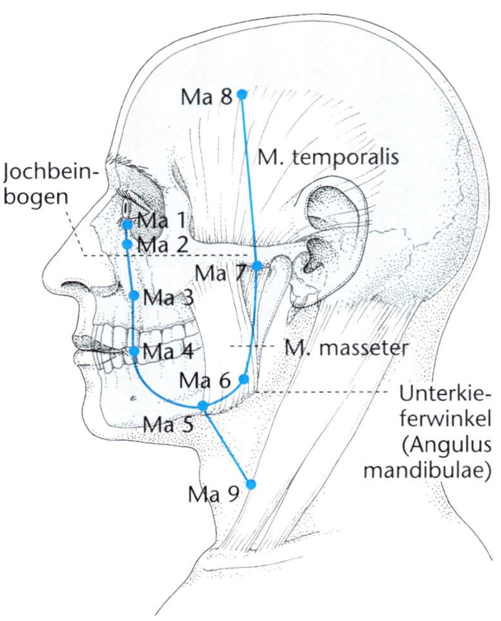

Verlauf

Die Ma-Hauptleitbahn beginnt mit einem **inneren** Zweig bei der *yang*-Achsen- bzw. Schichtverbindung des 1. Umlaufs *(yangming)*, dem Endpunkt der Di-Leitbahn lateral der Nasenflügel bei **Di 20** *(yingxiang)*,

- zieht **innen** bis zum medialen Augenwinkel bei **Bl 1** *(jingming)*,
- tritt dann auf dem Infraorbitalrand bei **Ma 1** *(chengqi)* an die Oberfläche, wo der **äußere** Leitbahn-Verlauf beginnt,
- von dort zieht sie lateral entlang der Nase und tritt, nach **innen** verlaufend, in das Zahnfleisch des Oberkiefers ein
- bei **Du 26** *(renzhong)*, wo sie die kontralaterale Ma-Hauptleitbahn und den *du mai* trifft, verläuft sie wieder nach **außen**,
- umkreist dann die Lippen bis zu **Ren 24** *(chengjiang)*, wo sie die kontralaterale Ma-Hauptleitbahn und den *ren mai* kreuzt,
- zieht über die untere Wangenregion und windet sich entlang dem Unterkieferwinkel.

  Von hier, bei **Ma 5** *(daying)*, **teilt** sich die **äußere** Leitbahn:
- **Ein Ast** steigt vor dem Ohr auf, kreuzt in seinem Verlauf die Punkte **Gb 3** *(shangguan)*, **Gb 6** *(xuanli)*, **Gb 5** *(xuanlu)* und **Gb 4** *(hanyan)* und zieht zum Stirn-Schläfen-Winkel bei **Ma 8** *(touwei)* und dann weiter bis zum Kreuzungspunkt **Du 24** *(shenting)*, wo er endet.
- Der **andere äußere Ast** zieht entlang der lateralen Halsregion zur Fossa supraclavicularis und verläuft über die Nackenregion zu **Du 14** *(dazhui)* unterhalb vom Dornfortsatz des 7. HWK, wo er sich mit den anderen *yang*-Hauptleitbahnen trifft.

Von der Fossa supraclavicularis entspringt ein **innerer** Ast, der das Diaphragma passiert, in das zugehörige *fu*-Organ, den Magen *(wei)*, eintritt und sich dann mit dem gekoppelten *zang*-Organ, der Milz *(pi)*, verbindet. Kleinere Verzweigungen der **inneren** Leitbahn kreuzen **Ren 13** *(shangwan)*, **Ren 12** *(zhongwan)* und **Ren 10** *(xiawan)*. Der innere Verlauf zieht dann nach kaudal und tritt etwas oberhalb der Leistenregion bei **Ma 30** *(qichong)* aus dem Körper aus und trifft den **äußeren** Ast wieder.

- Die **äußere** Leitbahn zieht von der Fossa supraclavicularis nach kaudal über die Mamillen und am Nabel vorbei, läuft dann in einem Bogen zu Bein und Knie, dann weiter abwärts entlang der Tibiavorderkante und dem Fußrücken und endet lateralseitig am zweiten Zehennagelfalzwinkel bei **Ma 45** *(lidui)*.
- Ein **innerer** Zweig entspringt unterhalb der Knieregion bei **Ma 36** *(zusanli)* und läuft bis zur lateralen Seite der mittleren Zehe.
- Ein weiterer Ast zweigt von der Hauptleitbahn am Fußrücken bei **Ma 42** *(chongyang)* ab und verbindet sich mit der gekoppelten Mi-Leitbahn an der medialen Seite der Großzehe bei **Mi 1** *(yinbai)* (Fuß-*yin-yang*-Verbindung des 1. Umlaufs).

Klinische Bedeutung
(➢ 1.2)

Außen *(biao)* Hohes Fieber, Malaria, Gesichtsflush, Schwitzen, Verwirrtheitszustände, Kälteaversion, Augenschmerzen, Nasentrockenheit, Nasenbluten, Lippen- und Mundtrockenheit, Lippen- und Mundläsionen, Halsschmerzen und -schwellung, Thoraxschmerzen, rote und geschwollene Beine.
Innen *(li)* **bzw. Organ** *(zang fu)* Abdominale Distension, Völlegefühl und Ödeme, Reizbarkeit während Aktivität oder Ruhe, Manie und Epilepsie, Hyperpepsie, ständiges Hungergefühl, gelber Urin.
Fülle *(shi)* Körperhitze vorne, ständiges Hungergefühl, gelber Urin.
Leere *(xu)* Körperkälte vorne, Frösteln, Magen-Kälte mit Distension und Völlegefühl.

Verbindungen der Ma-Hauptleitbahn zu den anderen Hauptleitbahnen
(➢ 1.2)

Mi-Hauptleitbahn *(zu taiyin jing)*

Verbindung Fuß-*yin-yang*-Verbindung des 1. Umlaufs.
Ort der Verbindung **Ma 42 → Mi 1** (Fußregion).
Zirkulation Zirkadian (nach Organ-Uhr).
Bedeutung Innen-Außen-Verbindung.

Di-Hauptleitbahn *(shou yangming jing)*

Verbindung *yang*-Achsen- bzw. Schichtverbindung des 1. Umlaufs: *yangming*.
Ort der Verbindung **Di 20 → (Bl 1) → Ma 1** (Kopfregion).
Zirkulation Zirkadian (nach Organ-Uhr).
Bedeutung Oben-Unten-Verbindung.

Verbindungen der Ma-Hauptleitbahn zu den *zang-fu*

Magen *(wei)*, **Milz** *(pi)*

4.3.2 Divergente Ma-Leitbahn *(zu yangming jing bie)*

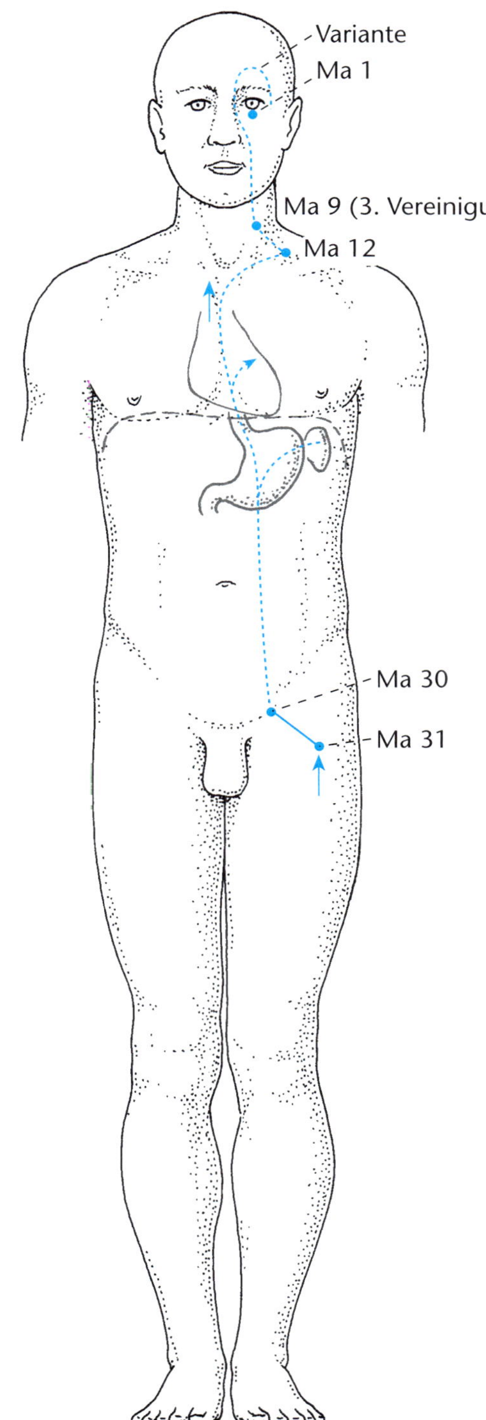

Verlauf

Die divergente Ma-Leitbahn zweigt von der Ma-Hauptleitbahn in der antero-lateralen Oberschenkelregion bei **Ma 31** *(biguan)* ab,

- ➡ dringt in die Inguinalregion bei **Ma 30** *(qichong)* in den Körper ein,
- ➡ verläuft zum Magen *(wei)* und verteilt sich in der Milz *(pi),*
- ➡ steigt auf und durchdringt das Herz *(xin),*
- ➡ zieht entlang dem Ösophagus zur Fossa suprasternalis und dann zur Fossa supraclavicularis bei **Ma 12** *(quepen).*

Von hier steigt sie entlang der vorderen Grenze des M. sternocleidomastoideus in der Halsregion auf und trifft ihre Hauptleitbahn sowie die divergente Mi-Leitbahn bei **Ma 9** *(renying),* wo sie sich zu einer der 6 *he*-Vereinigungen zusammenschließen (hier: Ma/Mi als dritte Vereinigung, ➤ 1.3).

Dann zieht sie in der Mundregion nach **außen,** verläuft entlang der Nase, erreicht den medialen Augenwinkel und das Augensystem, umrundet die Augenregion und endet bei **Ma 1** *(chengqi),* wo sie ihre Hauptleitbahn trifft (➤ Abb.).

Nach einigen Autoren endet und verbindet sie sich mit der Ma-Hauptleitbahn bei **Bl 1** (➤ Variante in nebenstehender Abbildung). Nach der Kreuzung von **Bl 1** könnte die Leitbahn in den Schädel eintreten, sich dort im Gehirn verzweigen und wieder nach außen zu **Ma 1** gelangen.

Klinische Bedeutung

- Stärkt die Verbindung zwischen Magen und Milz (*zang-fu*-Organsysteme). Punkte der Ma-Hauptleitbahn können daher Erkrankungen des Milz-Funktionskreises behandeln und umgekehrt, d. h. Mi-Punkte Erkrankungen des Magen-Funktionskreises.
- Verteilt *qi* zum Gesicht und den Sinnesorganen, viele Ma-Leitbahnpunkte behandeln Störungen der Kopf- und Gesichtsregion.
- Stärkt die Verbindung der Ma-Hauptleitbahn mit dem Augensystem: Hitze- und Füllezustände in dieser Region können über Ma-Punkte nach unten abgeleitet werden.

4.3.3 Tendinomuskuläre Ma-Leitbahn *(zu yangming jing jin)*

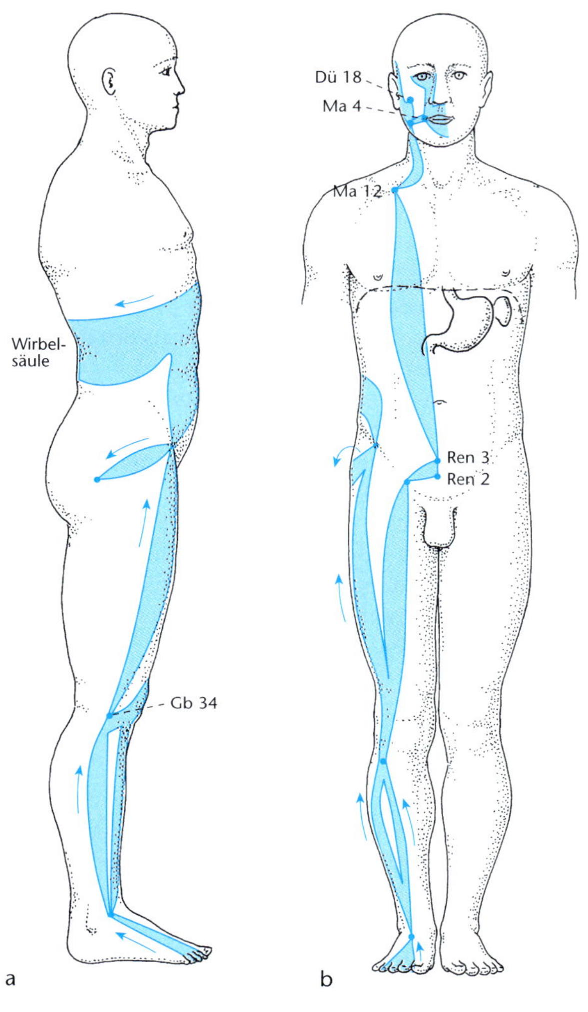

Verlauf

Die tendinomuskuläre Ma-Leitbahn beginnt breitflächig an der 2., 3. und 4. Zehe, zieht über den Fußrücken zur Tibiagrube, wo sie sich verknotet *(jie)* und sich hier in zwei Äste aufteilt:

- **Ein antero-lateral verlaufender Ast** zieht schräg über das Bein, verknotet *(jie)* sich an der lateralen Knieseite, zieht dann entlang dem antero-lateralen Anteil des Oberschenkels nach proximal und verknotet *(jie)* sich in der anterioren Hüftregion. Von hier sendet er **einen Zweig** in Richtung Trochanter major zu **Gb 30** *(huantiao)*. Von der anterioren Hüftregion aus zieht die Leitbahn weiter über das laterale Abdomen und verteilt sich über die unteren Rippen zur Wirbelsäule.
- **Ein anterior verlaufender Ast** folgt dem anterioren Unterschenkel-Anteil entlang der Tibia und verknotet sich auf Patellahöhe. Von hier zieht ein Zweig zum Fibulaköpfchen, wo er bei **Gb 34** *(yanglingquan)* die tendinomuskuläre Gb-Leitbahn trifft.
- Von der Patella aus zieht die Leitbahn weiter nach proximal entlang dem anterioren Oberschenkelanteil, verknotet *(jie)* sich in der Leistenregion, kreuzt **Ren 2** *(qugu)*, verknotet sich bei **Ren 3** *(zhongji)*, zieht dann kranialwärts über Abdomen- und Thoraxregion und erreicht die Fossa supraclavicularis bei **Ma 12** *(quepen)*, wo sie sich verknotet *(jie)* und dann entlang der antero-lateralen Halsregion aufwärts zieht bis zur Unterkieferwinkelregion, wo sie sich verknotet *(jie)*.

Vom Unterkieferwinkel aus teilt sich die Leitbahn in 3 Zweige:

- **Ein Zweig** endet vor dem Ohr.
- **Ein weiterer Zweig** zieht zum Jochbein und trifft dort bei **Dü 18** *(quanliao)* die anderen tendinomuskulären Fuß-*yang*-Leitbahnen.
- **Der dritte Zweig** umrundet den Mund und zieht von den Mundwinkeln zur oberen Nasenregion, wo er sich mit der tendinomuskulären Bl-Leitbahn verbindet und sich dann um das untere Augenlid verteilt, so dass er gemeinsam mit der sich um das obere Augenlid verlaufenden tendinomuskulären Bl-Leitbahn die Region um die Augen vernetzt.

Klinische Bedeutung

Pathologie Steifigkeit und ziehende Schmerzen der Zehen, Beinspasmen (M. gastrocnemius, M. quadriceps), Steifigkeit und Beschwerden auf dem Fußrücken (bei **Ma 41**), Schwellungen und Spannungsgefühl in der Inguinalregion, *shan*-Erkrankungen, Krämpfe der Abdominalregion und im Bereich von Fossa supraclavicularis und Gesicht, Fazialisparese, Augenheberschwäche und -paresen.

Anwendung Hauptsächlich *bi*-Syndrom (schmerzhaftes Obstuktionssyndrom) entlang dem Verlauf der Ma-Leitbahn. Die Ausdehnung der tendinomuskulären Ma-Leitbahn, die größer ist als die der Ma-Hauptleitbahn, erklärt und erweitert den klinischen Nutzen der Ma-Leitbahnpunkte auf Störungen und Erkrankungen der äußeren Genitalregion, bei Erkrankungen des Urogenitaltrakts wie Zystitis, Hernien, Orchitis oft in Kombination mit entsprechenden Le-Punkten sowie auf Erkrankungen der Augenlider und allen Sinnesorganen.

4.3.4 Magen-*luo*-Gefäß-System *(zu yangming luo mai)*

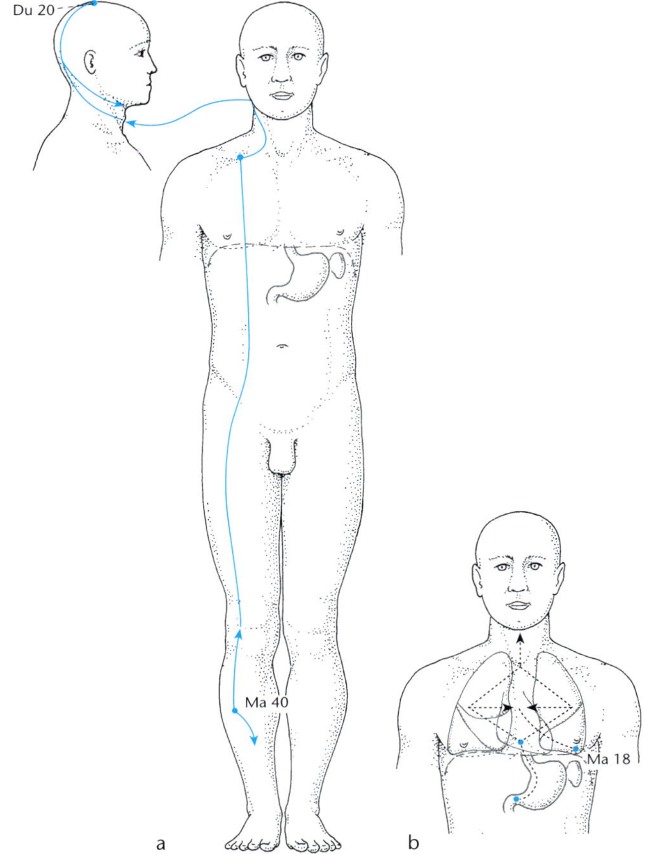

Verlauf

Das Magen-*luo*-Gefäß-System zweigt von der Ma-Hauptleitbahn beim *luo*-Punkt **Ma 40** *(fenglong)* ab (➤ 8.2.2), bildet ein dreidimensionales retikuläres Netzwerk und teilt sich in viele Verzweigungen und Unterverzweigungen (*sun luo, fu luo, xue luo* ➤ 1.5) in das umgebende Gewebe auf.

➡ Horizontal verlaufende Verzweigungen ziehen zur Innen/Außen-gekoppelten Mi-Hauptleitbahn, nach einigen Schulen als **transversales** Ma-*luo*-Gefäß zu dem *yuan*-Punkt **Mi 3** *(taibai).*

➡ Eine **longitudinal** verlaufende Verzweigung steigt entlang der antero-lateralen Beinregion auf, dann über den Rumpf und erreicht die laterale Halsregion (**Ma 12**), wo sie sich in zwei Äste teilt: Der **eine** zieht über die Halsregion, der **andere** zieht über den Nacken zum Kopf und erreicht **Du 20** *(baihui).*

Klinische Bedeutung

Pathologie (➤ 8.2.2)
Gegenläufiges *qi* Halsschwellung und -schmerzen, plötzlicher Stimmverlust, Halsenge.
Fülle *(shi)* Psychische Störungen, auch Epilepsie und Manie.
Leere *(xu)* *Wei*-Syndrome der Beine (Atrophie-Syndrome mit Muskelschwäche und Lähmungen).

Großes Magen-*luo*-Gefäß *(wei zhi dao luo oder xu li)*

Verlauf

Das große Magen-*luo*-Gefäß beginnt beim *fu*-Organ Magen *(wei)*, zieht durch das Diaphragma, kreuzt **Ren 17** *(danzhong)* und verteilt sich in Lunge *(fei)*, Trachea und Larynx. Von der Lunge zieht es zum Herzen *(xin)* und an der linken Thoraxseite in der Nähe von **Ma 18** *(rugen)* nach **außen.** Dieser befindet sich dort, wo der Herzschlag gesehen werden kann (➤ 8.2.2).

Klinische Bedeutung

Pathologie (➤ 8.2.2)
Fülle *(shi)* Dyspnoe.
Leere *(xu)* Thorakales Engegefühl z. B. bei Asthma, Husten, Angina pectoris.

4.3.5 Kutane Region *(yangming pi bu)*

Siehe Beschreibung und Abbildungen ➤ 1.6.

4.3.6 Punkte der Ma-Leitbahn (Übersicht)

Spezifische Punkte nach ihrer Funktion

- *yuan*-**Punkt** (➤ 8.2.1)**: Ma 42** *(chongyang)*
- *luo*-**Punkt** (➤ 8.2.2)**: Ma 40** *(fenglong)*
- *xi*-**Punkt** (➤ 8.2.3)**: Ma 34** *(liangqiu)*
- **Rücken-*shu*-Punkt** (➤ 8.2.4) **des Magens: Bl 21** *(weishu)*
- *mu*-**Punkt** (➤ 8.2.5) **des Magens: Ren 12** *(zhongwan)*
- **Fünf Transport-*shu*-Punkte** (➤ 8.2.6)**:**
  - Brunnen-*jing*-Punkt (Metall), Sedierungspunkt: **Ma 45** *(lidui)*
  - Quell-*ying*-Punkt (Wasser): **Ma 44** *(neiting)*
  - Bach-*shu*-Punkt (Holz): **Ma 43** *(xiangu)*
  - Fluss-*jing*-Punkt (Feuer), Tonisierungspunkt: **Ma 41** *(jiexi)*
  - Meer-*he*-Punkt (Erde), *ben*-Punkt (Wandlungsphasen- oder Wurzel-Punkt): **Ma 36** *(zusanli)*
- **Untere Meer-*xiahe*-Punkte** (➤ 8.2.9)**:**
  - Magen: **Ma 36** *(zusanli)*
  - Dickdarm: **Ma 37** *(shangjuxu)*
  - Dünndarm: **Ma 39** *(xiajushu)*
- **Kreuzungs-*jiaohui*-Punkte** (➤ 8.2.10)**:**
  - Ma-Leitbahn mit dem *ren mai, yang qiao mai, du mai*[1]: **Ma 1** *(chengqi)*
  - Ma-Leitbahn mit dem *yang qiao mai*[1]: **Ma 2** *(sibai)*
  - Ma-Leitbahn mit dem *yang qiao mai:* **Ma 3** *(juliao)*
  - Ma-Leitbahn mit der Di-Leitbahn, *yang qiao mai, du mai*[1], *ren mai*[1]: **Ma 4** *(dicang)*
  - Ma-Leitbahn mit der Gb-Leitbahn[1]: **Ma 5** *(daying),* **Ma 6** *(jiache)*

[1] Nur bei einigen Autoren genannt.

- Ma-Leitbahn mit der Gb-Leitbahn: **Ma 7** *(xiaguan)*, **Ma 9** *(renying)*
- Ma-Leitbahn mit der Gb-Leitbahn, *yang wei mai:* **Ma 8** *(touwei)*
- Ma-Leitbahn mit der Di-, Dü-, SJ-, Gb-Leitbahn: **Ma 12** *(quepen)*
- Ma-Leitbahn mit dem *chong mai*, Gb-Leitbahn[1]: **Ma 30** *(qichong)*
- Anderer Leitbahnen mit der Ma-Leitbahn: **Di 20, Bl 1, Gb 3; Gb 4, Gb 5, Gb 6; Du 14, Du 24; Du 26, Du 28; Ren 10**[1], **Ren 12, Ren 13, Ren 24; Gb 14**[1], **Gb 21**[1]

- *Gao-Wu*-**Kommandopunkt (Meisterpunkt) (➤ 8.2.11) für die Bauchregion: Ma 36** *(zusanli)*
- **Himmelsfensterpunkt (➤ 8.2.12): Ma 9** *(renying)*
- **Punkte der vier Meere (➤ 8.2.13):**
  - Punkt des Meeres des *qi:* **Ma 9** *(renying)*
  - Punkt des Meeres der Nahrung: **Ma 30** *(qichong)*, **Ma 36** *(zusanli)*
  - Punkt des Meeres des Blutes: **Ma 37** *(shangjuxu)*, **Ma 39** *(xiajushu)*
- **Himmelssternpunkt nach** *Ma Dan Yang* **(➤ 8.2.14): Ma 36** *(zusanli)*, **Ma 44** *(neiting)*
- *Sun-Si-Miao*-**Geist-Punkt (➤ 8.2.15): Ma 6** *(jiache)*
- **Weitere funktionelle Punkte:**
  - *mu*-Punkt des Dickdarms: **Ma 25** *(tianshu)*
  - Wichtigster Akupunktur-„Schleim"-Punkt: **Ma 40** *(fenglong)*

Spezifische Punkte in Verlaufsrichtung

(numerisch)

- **Ma 1** *(chengqi):* Kreuzungs-Punkt mit dem *ren mai, yang qiao mai, du mai*[1] (➤ 8.2.10)
- **Ma 2** *(sibai):* Kreuzungs-Punkt mit dem *yang qiao mai*[1] (➤ 8.2.10)
- **Ma 3** *(juliao):* Kreuzungs-Punkt mit dem *yang qiao mai* (➤ 8.2.10)
- **Ma 4** *(dicang):* Kreuzungs-Punkt mit der Di-Leitbahn, *yang qiao mai, du mai*[1], *ren mai*[1] (➤ 8.2.10)
- **Ma 5** *(daying):* Kreuzungspunkt mit der Gb-Leitbahn[1]
- **Ma 6** *(jiache): Sun-Si-Miao*-Geist-Punkt (➤ 8.2.15), Kreuzungspunkt mit der Gb-Leitbahn[1] (➤ 8.2.10)
- **Ma 7** *(xiaguan):* Kreuzungs-Punkt mit der Gb-Leitbahn (➤ 8.2.10)
- **Ma 8** *(touwei)*: Kreuzungs-Punkt mit der Gb-Leitbahn, *yang wei mai* (➤ 8.2.10)
- **Ma 9** *(renying):* Kreuzungs-Punkt mit der Gb-Leitbahn (➤ 8.2.10), Punkt des Meeres des *qi* (➤ 8.2.13), Himmelsfensterpunkt (➤ 8.2.12)
- **Ma 12** *(quepen):* Kreuzungs-Punkt mit Di-, Dü-, SJ-, Gb-Leitbahn (➤ 8.2.10)
- **Ma 21** *(liangmen):* Regionalpunkt für Milz, Magen, Gallenblase
- **Ma 25** *(tianshu)*: *mu*-Punkt des Dickdarms (➤ 8.2.5)
- **Ma 30** *(qichong):* Kreuzungs-Punkt mit dem *chong mai*, Gb-Leitbahn[1] (➤ 8.2.10), Punkt des Meeres der Nahrung (➤ 8.2.13)
- **Ma 34** *(liangqiu): xi*-Punkt (➤ 8.2.3)
- **Ma 36** *(zusanli):* Meer-*he*-Punkt (Erde), *ben*-Punkt (Wandlungsphasen-Punkt) (➤ 8.2.6); Unterer Meer-*xiahe*-Punkt des Magens (➤ 8.2.9), *Gao-Wu*-Kommandopunkt (Meisterpunkt) (➤ 8.2.11) für die Bauchregion, Punkt des Meeres der Nahrung (➤ 8.2.13), Himmelssternpunkt nach *Ma Dan Yang* (➤ 8.2.14)
- **Ma 37** *(shangjuxu):* Unterer Meer-*xiahe*-Punkt des Dickdarms (➤ 8.2.9), Punkt des Meeres des Blutes (➤ 8.2.13)
- **Ma 39** *(xiajushu):* Unterer Meer-*xiahe*-Punkt des Dünndarms (➤ 8.2.9), Punkt des Meeres des Blutes (➤ 8.2.13)
- **Ma 40** *(fenglong): luo*-Punkt (➤ 8.2.2)
- **Ma 41** *(jiexi)*: Fluss-*jing*-Punkt (Feuer) (➤ 8.2.6), Tonisierungspunkt
- **Ma 42** *(chongyang): yuan*-Punkt (➤ 8.2.1)
- **Ma 43** *(xiangu):* Bach-*shu*-Punkt (Holz) (➤ 8.2.6)
- **Ma 44** *(neiting)*: Quell-*ying*-Punkt (Wasser) (➤ 8.2.6), Himmelssternpunkt nach *Ma Dan Yang* (➤ 8.2.14)
- **Ma 45** *(lidui):* Brunnen-*jing*-Punkt (Metall) (➤ 8.2.6), Sedierungspunkt

Allgemeine Findetipps

- **Ma 1–Ma 4** projizieren sich auf die senkrechte Pupillenlinie (beim Geradeausblicken).
- **Ma 12–Ma 18** liegen jeweils 4 cun lateral der Medianlinie bzw. in der Medioklavikular-/Mamillarlinie:
  - **Ma 12:** Fossa supraclavicularis
  - **Ma 13:** Unterrand der Klavikula
  - **Ma 14–Ma 18:** im 1.–5. ICR
- **Ma 19–Ma 30** liegen jeweils 2 cun lateral der Medianlinie bzw. in der Hälfte der Strecke Medianlinie–Mamillarlinie:
  - **Ma 19–Ma 25** verteilen sich dabei auf die 8-cun-Strecke (➤ 2.2): Sternokostaler Winkel–Nabel (**Ma 19–Ma 25** in 1-cun-Schritten von 6 cun kranial vom Nabel bis auf Nabelhöhe)
  - **Ma 26–Ma 30** verteilen sich dabei auf die 5-cun-Strecke (➤ 2.2): Nabel–Symphysenoberrand (jeweils in 1 cun-Schritten von 4 cun kranial vom Symphysenoberrand bis auf Höhe des Symphysenoberrands).

[1] Nur bei einigen Autoren genannt.

Tränensammler *chengqi*

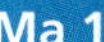

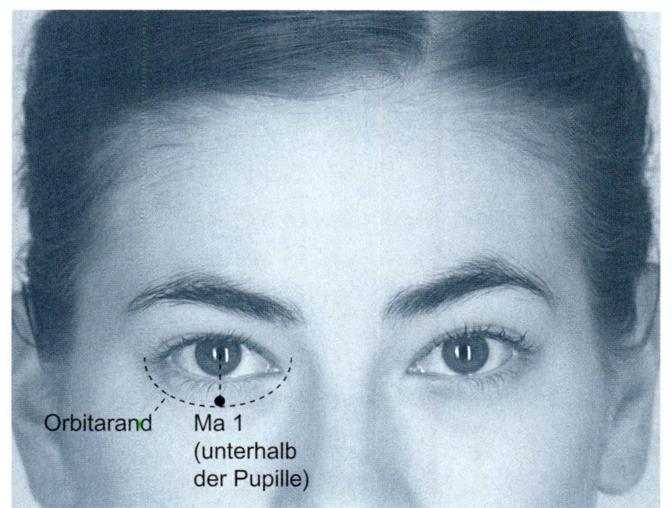

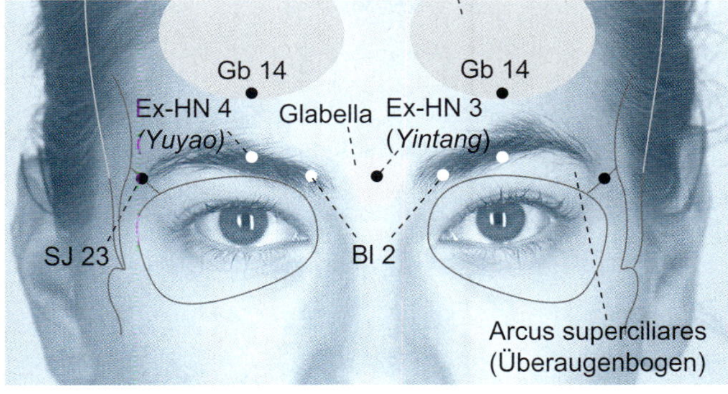

Lokalisation

Beim Geradeausblicken auf einer Senkrechten durch die Pupillenmitte zwischen Augapfel und unterem Orbitarand.

Finden

Die ersten vier Punkte der Ma-Leitbahn liegen auf der senkrechten „Pupillenlinie" beim Geradeausblicken des Patienten. Der untere Orbitarand imponiert im Bereich des Unterlides als deutlich tastbare Knochenkante. **Ma 1** liegt direkt oberhalb des unteren Orbitarands in der Pupillenlinie.

Punktion

Patient nach oben blicken lassen und den Augapfel vom Unterlid her sanft nach oben wegdrücken, Nadelung entlang dem Orbitarand senkrecht 0,5–1 cun nach dorsal. **Cave:** Venöser Plexus und Arterien an dieser Stelle, Augapfel und Periost nicht verletzen. Nadelung nur durch erfahrene Akupunkteure. Auf Nadelschmerz achten. Keine Nadelmanipulation. Nach Nadelentfernung die Einstichstelle komprimieren, Hämatomentstehung trotzdem möglich (Patienten aufklären). Moxibustion kontraindiziert. Komplikationsärmere Punkte bei Augenerkrankungen sind **Bl 2, SJ 21, Gb 1, Ma 2, Ex-HN 5** (*taiyang*), **Ex-HN 4** (*yuyao*).

Wirkung und wichtigste Indikationen

Vertreibt Wind, klärt Hitze, unterstützt die **Augen:** Augenerkrankungen jeglicher Genese, Tics, Fazialisparese.

Besonderheiten

Kreuzungspunkt mit dem *ren mai* und *yang qiao mai,* einigen Autoren zufolge auch mit dem *du mai,* Entry(Eintritt)-Punkt. Wichtiger Lokalpunkt bei Augenerkrankungen.

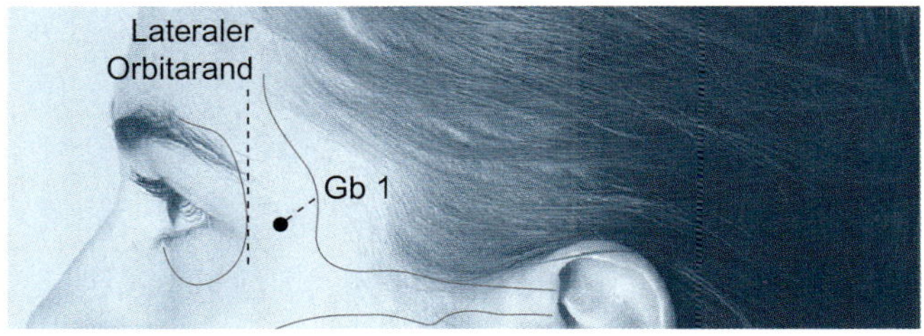

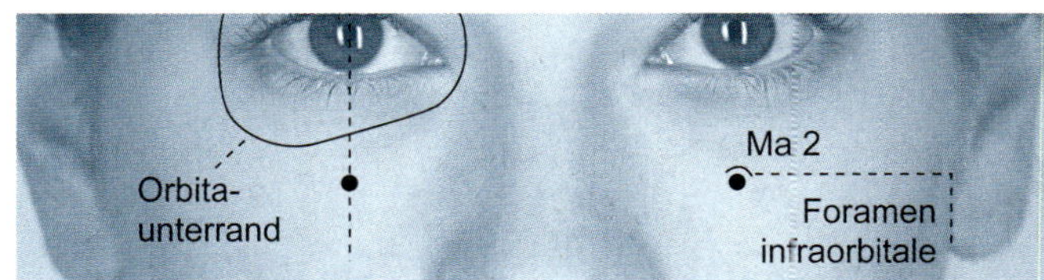

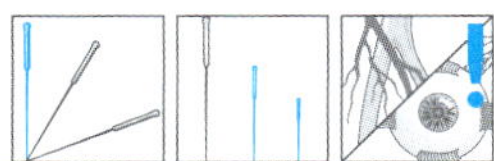

Ma 2

Klar in alle vier Richtungen *sibai*

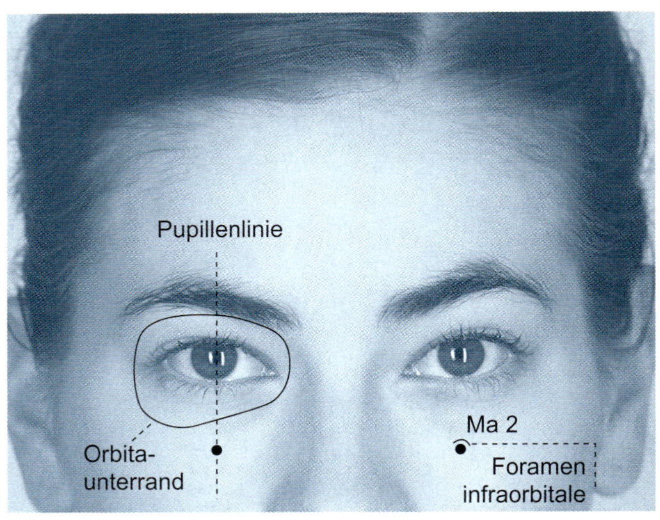

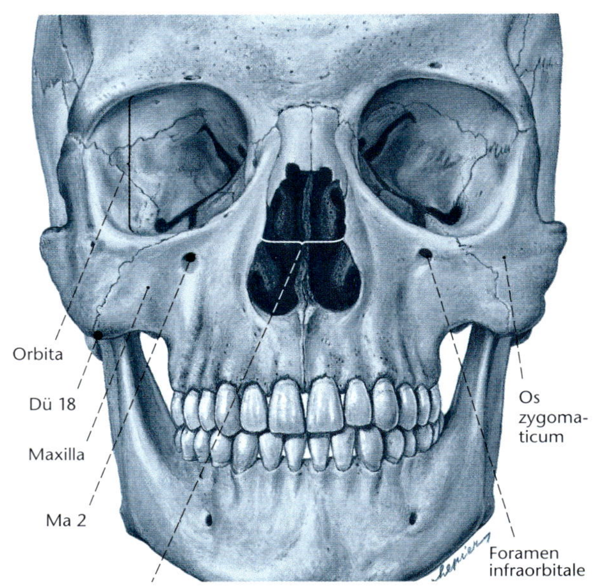

Lokalisation

Beim Geradeausblicken auf einer Senkrechten durch die Pupillenmitte in der Vertiefung des Foramen infraorbitale.

Finden

Die ersten vier Punkte der Ma-Leitbahn liegen auf der senkrechten „Pupillenlinie" beim Geradeausblicken des Patienten. Der Orbitaunterrand imponiert im Bereich des Unterlides als deutlich tastbare Knochenkante. Vom Orbitaunterrand ausgehend auf der Pupillenlinie nach kaudal bis zur Vertiefung des Foramen infraorbitale (➤ 3.1.2) tasten, die meist etwas medialer als die Pupillenlinie liegt und hier **Ma 2** lokalisieren.

Punktion

Senkrecht 0,2–0,3 cun oder flach s. c. in Richtung **Dü 18** oder **Di 20** (z. B. bei Fazialisparese). Tiefe Punktion (nach schräg kranial) kontraindiziert. **Cave:** N. infraorbitalis, Augenverletzung. Moxibustion nach einigen Texten kontraindiziert.

Wirkung und wichtigste Indikationen

Unterstützt die **Augen, klärt Hitze, vertreibt Wind:** Augenerkrankungen, Augenbeteiligung bei (allergischer) Rhinitis, Fazialisparese, Trigeminusneuralgie, Tics (Augenlider).

Besonderheiten

Einigen Autoren zufolge ein Kreuzungspunkt mit dem *yang qiao mai.* Wichtiger Lokalpunkt bei Augenerkrankungen sowie Schmerzen, Parästhesien und Paresen in der Gesichtsregion, risikoärmerer Ersatzpunkt für **Ma 1.**

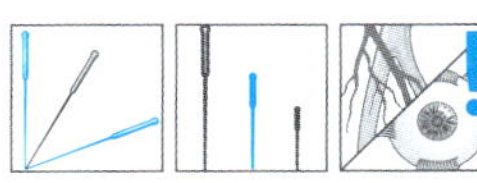

Großer Knochenspalt *juliao*

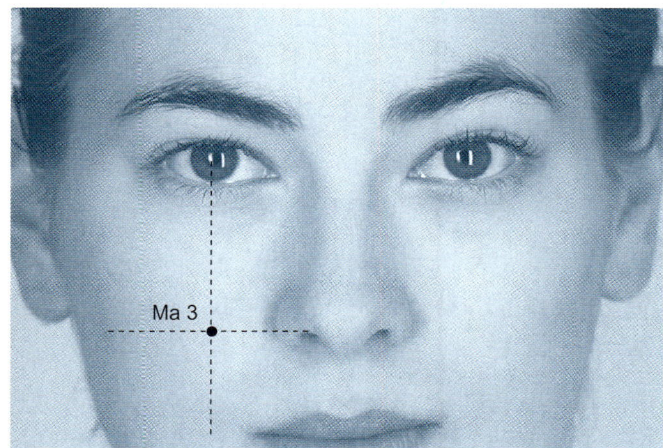

Lokalisation

Beim Geradeausblicken auf einer Senkrechten durch die Pupillenmitte auf Höhe des Nasenflügelunterrands.

Finden

Die ersten vier Punkte der Ma-Leitbahn liegen auf der senkrechten „Pupillenlinie" beim Geradeausblicken. **Ma 3** projiziert sich auf den Kreuzungspunkt der Pupillenlinie mit einer Horizontalen auf Höhe des Nasenflügelunterrands.

Punktion

Senkrecht 0,3–0,5 Cun oder flach s. c. in Richtung **Ma 4, Dü 18** etc.

Wirkung und wichtigste Indikationen

Vertreibt Wind, zerstreut Ansammlungen, macht die **Leitbahn durchgängig,** mildert Schmerzen: Lokale Schwellungen, Nasenbluten, Fazialisparese und faziale Tic-Störung, Gesichtsneuralgie, Zahnschmerzen, Kopfschmerzen.

Besonderheiten

Kreuzungspunkt mit dem *yang qiao mai.*

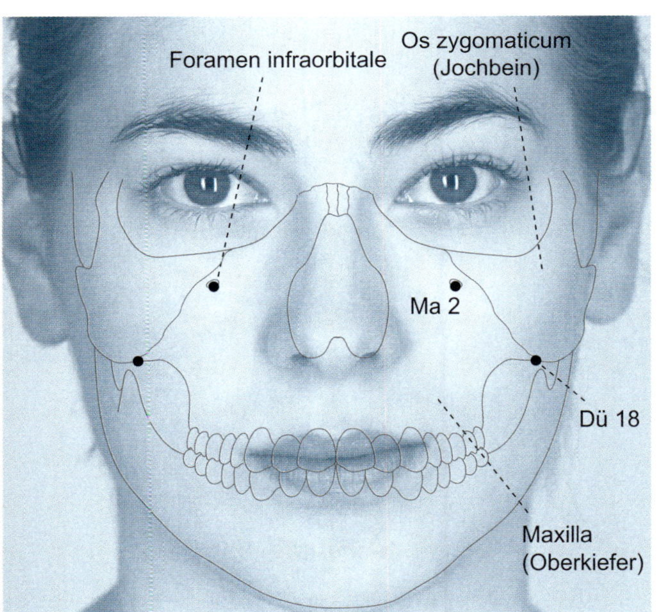

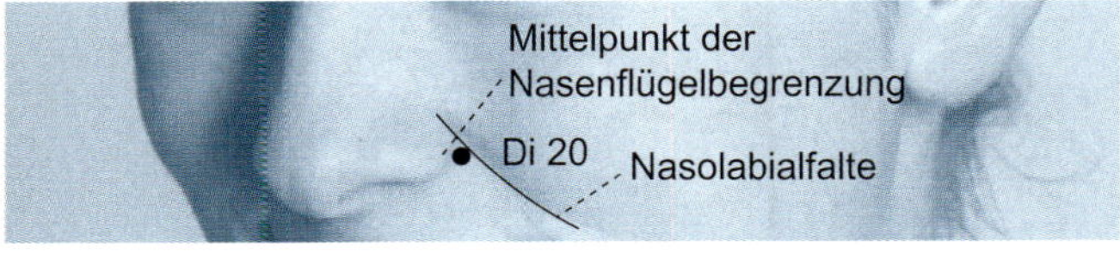

Ma 4 Getreidespeicher der Erde *dicang*

Lokalisation

Beim Geradeausblicken auf einer Senkrechten durch die Pupillenmitte ca. 0,4 cun lateral des Mundwinkels.

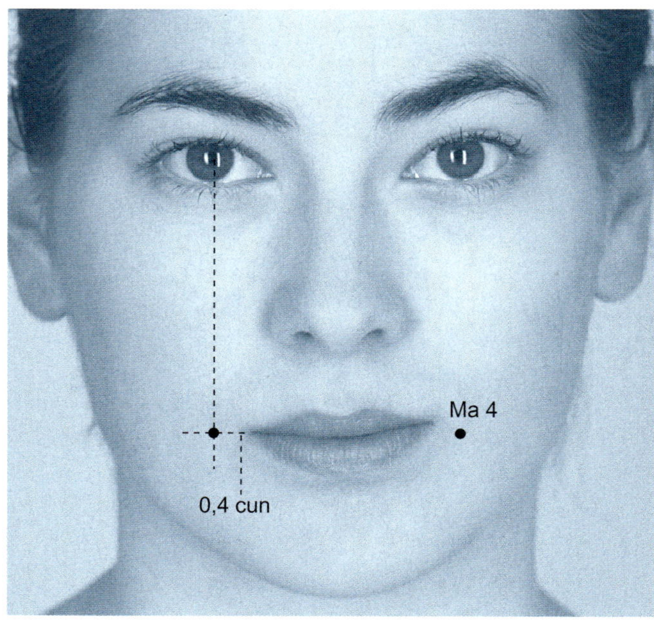

Finden

Die ersten vier Punkte der Ma-Leitbahn liegen auf der senkrechten „Pupillenlinie" beim Geradeausblicken des Patienten. **Ma 4** im Schnittpunkt zweier Linien lokalisieren, der horizontalen Verlängerung des Mundwinkels mit der senkrechten Pupillenlinie. Er liegt ca. 0,4 cun vom Mundwinkel entfernt in der Nasolabialfalte (➤ 3.1.2). Diese kann durch ein „Patientenlächeln" deutlicher markiert werden.

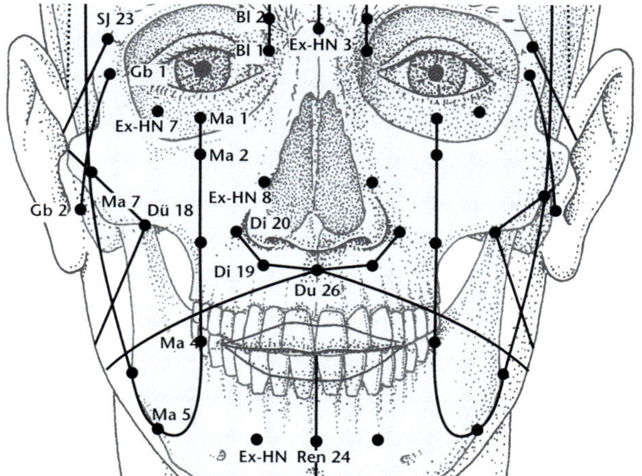

Punktion

Senkrecht oder schräg nach lateral 0,3–0,5 cun oder flach s. c. ca. 1–2 cun in Richtung **Ma 5**. **Cave:** A./V. facialis.

Wirkung und wichtigste Indikationen

- **Vertreibt Wind** (vom Gesicht), **macht** die **Leitbahn durchgängig,** mildert Schmerzen, entspannt die **Gesichtsmuskulatur:** Fazialisparese und faziale Tic-Störung in der Mund- und Wangenregion, Trigeminusneuralgie (3. Ast), Erkrankungen des Oberkiefers, Zahnschmerzen, Hypersalivation, motorische Aphasie, Anästhesie bei Zahnextraktionen in der Oberkieferregion
- **Als Fernpunkt (seltener):** Erkrankungen der unteren Extremität

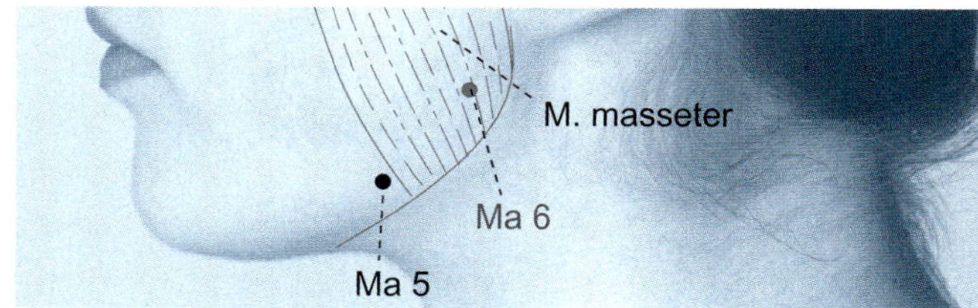

Besonderheiten

Kreuzungspunkt mit der Di-Leitbahn, dem *ren mai, yang qiao mai* sowie einigen Autoren zufolge auch mit dem *du mai.* Wichtiger Lokalpunkt bei Neuralgien und Paresen der Mund- und Wangenregion.

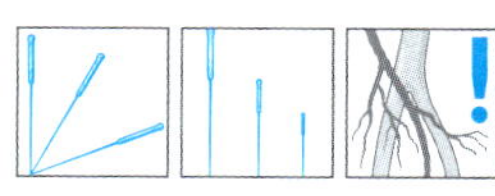

Großer Empfang *daying*

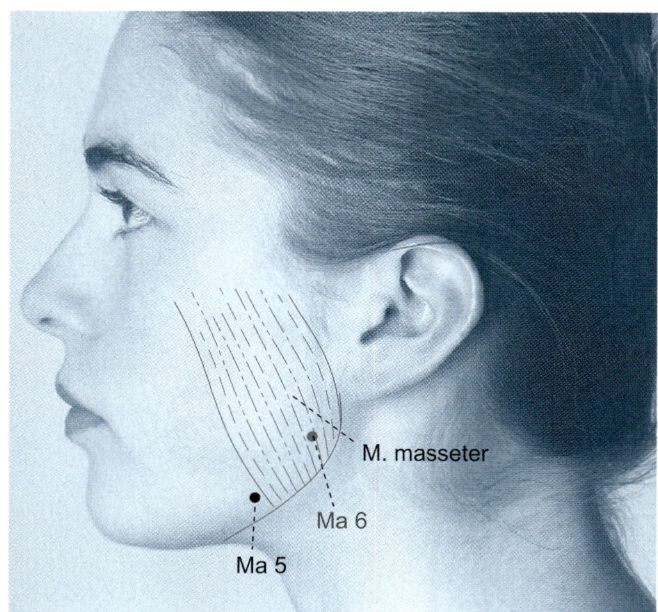

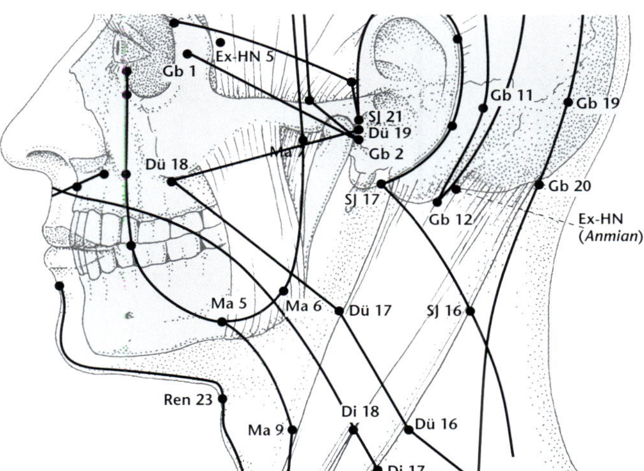

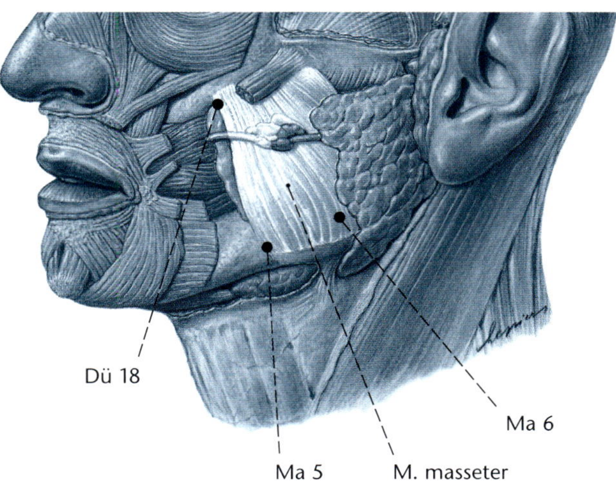

Lokalisation

Auf der lateralen Mandibula vor dem Rand des M. masseter.

Finden

Den Patienten bitten, die Zähne fest zusammenzubeißen, dann ist der vordere Masseterrand deutlich zu tasten. **Ma 5** liegt direkt vor dem Rand des Muskels in einer flachen Vertiefung auf der Mandibula, etwas oberhalb der Unterkieferkante. Die A. facialis ist hier palpabel.

Hinweis: Ma 6 liegt auf der höchsten Erhebung des Muskels beim Zubeißen, 1 cun vor und über dem Kieferwinkel.

Punktion

Schräg 0,3–0,5 cun oder flach s. c. in Richtung **Ma 6. Cave:** A./V. facialis.

Wirkung und wichtigste Indikationen

Vertreibt Wind, macht die Leitbahn durchgängig, lindert Schwellungen: Zahnschmerzen in der Unterkieferregion, lokale Schwellungen, Gesichtsneuralgie, Fazialisparese, Trismus, Lähmungen der Zunge.

Besonderheiten

Einigen Autoren zufolge Kreuzungspunkt mit der Gb-Leitbahn.

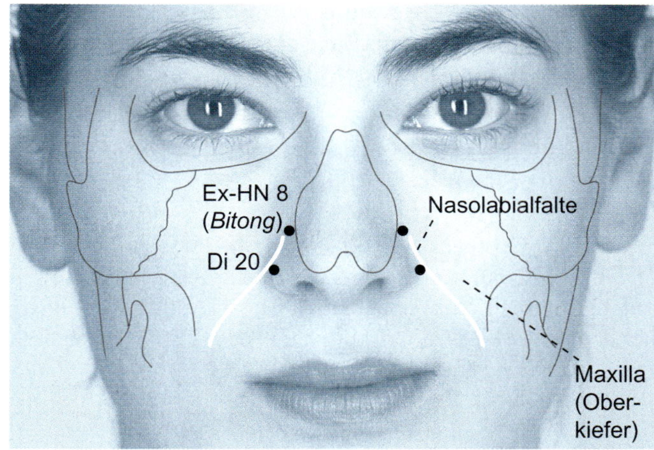

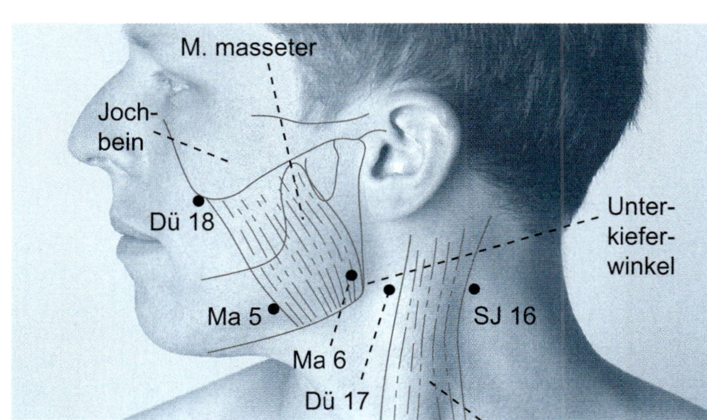

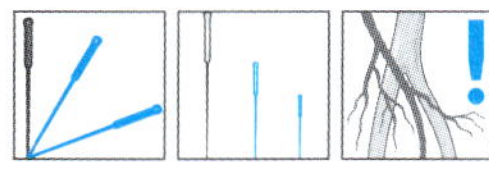

Ma 6

Kieferknochen *jiache*

Lokalisation

Bei starkem Kaudruck auf der höchsten Erhebung des M. masseter, ca. 1 Fingerbreite (Mittelfinger) vor und oberhalb des Unterkieferwinkels.

Finden

Den Patienten bitten, die Zähne fest zusammenzubeißen. Dabei stellt sich der Muskelwulst des M. masseter deutlich dar. **Ma 6** liegt dann auf der höchsten Vorwölbung des Muskelwulstes ein wenig vor und oberhalb des Unterkieferwinkels (Angulus mandibulae ➤ 3.1.3). Bei Kaubewegungen des Kiefers mit „Zubeißen und Lockern" spürt der Tastfinger beim „Lockern" die entsprechende Vertiefung.

Hinweis: Ma 5 liegt weiter medial in der Vertiefung am Vorderrand des M. masseter.

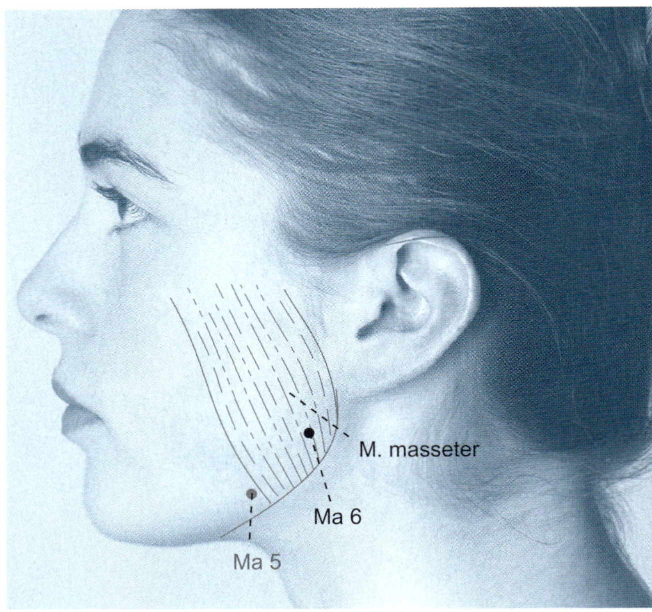

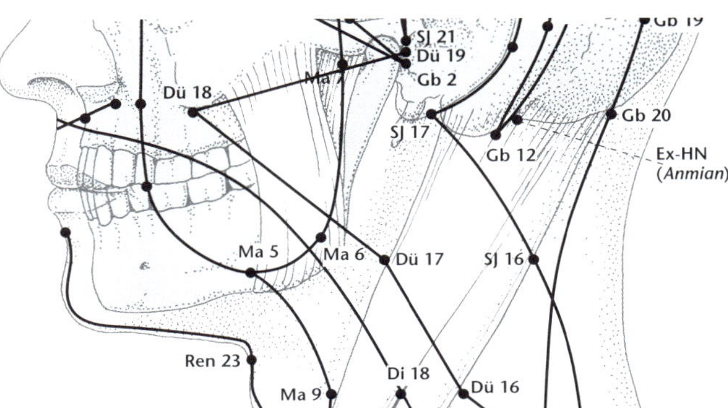

Punktion

Punktion bei leichter Mundöffnung (entspannter M. masseter). Senkrecht oder schräg 0,3–0,5 cun oder flach s. c. ca. 1–1,5 cun in Richtung **Ma 4, Ma 5, Ma 7** z. B. bei Fazialisparese.

Wirkung und wichtigste Indikationen

- **Beseitigt Wind,** unterstützt **Kiefer und Zähne,** macht **Leitbahn** und *luo*-**Gefäße durchgängig,** lindert Schmerzen: Beschwerden in der Zahn-, Mund-, Wangen- und Kieferregion
- Als *Sun Si Miao*-**Geistpunkt:** Evtl. zur Lockerung der Kiefersperre bei Epilepsie

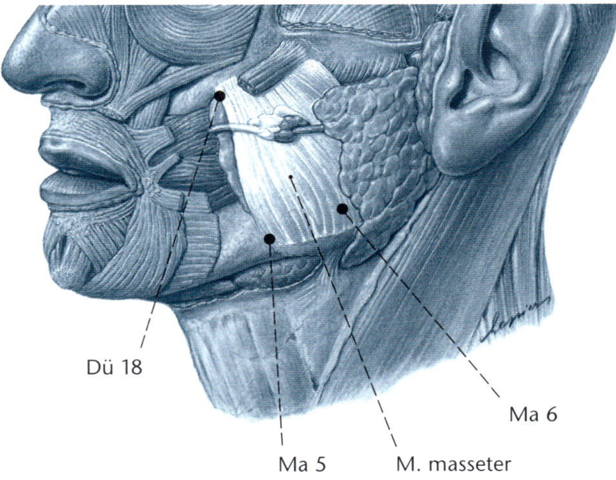

Besonderheiten

Sun-Si-Miao-Geistpunkt. Dieser wird nach Deadman, Al-Khafaji und Baker (2000) *gui chuang* (Geist-Bett) bezeichnet. Einigen Autoren zufolge Kreuzungspunkt mit der Gb-Leitbahn. Wichtiger Lokalpunkt der Kieferregion, seine Lage entspricht einem häufigen Triggerpunkt im M. masseter.

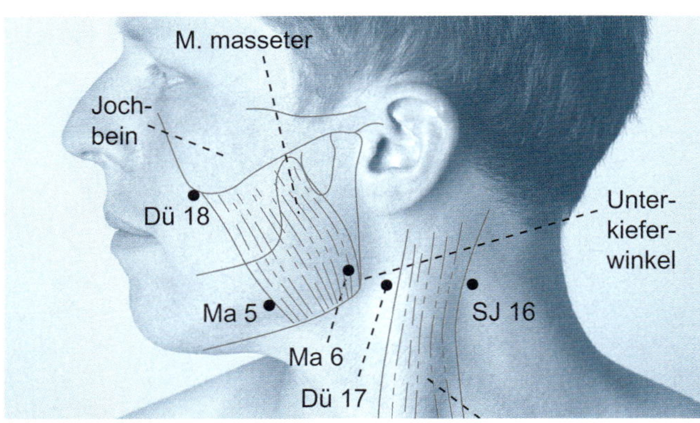

Unteres Grenztor *xiaguan*

Ma 7

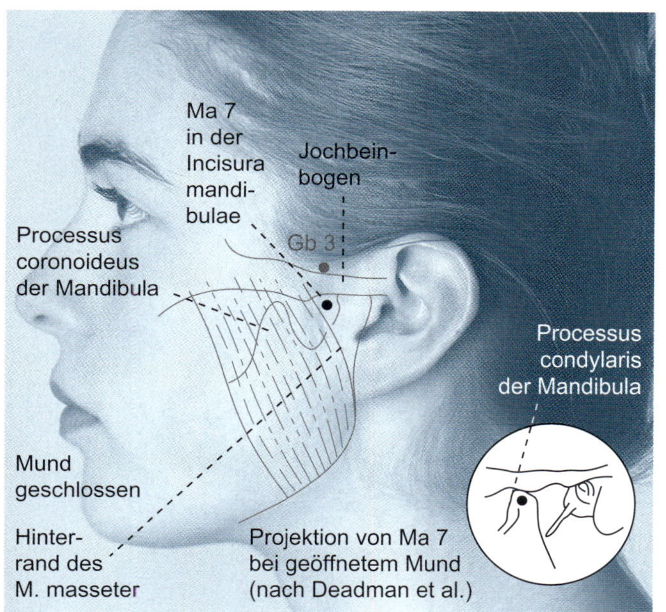

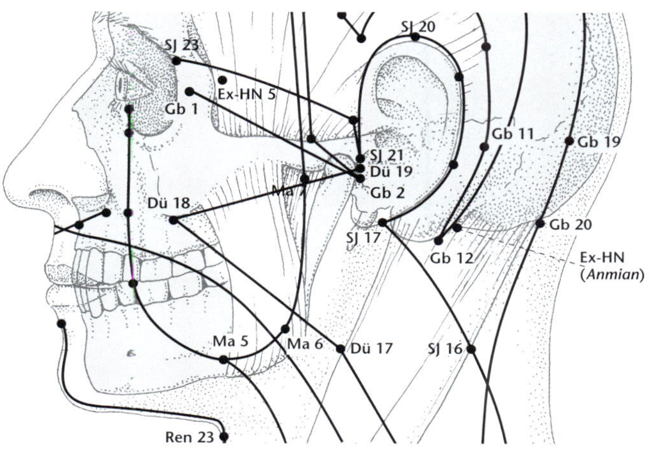

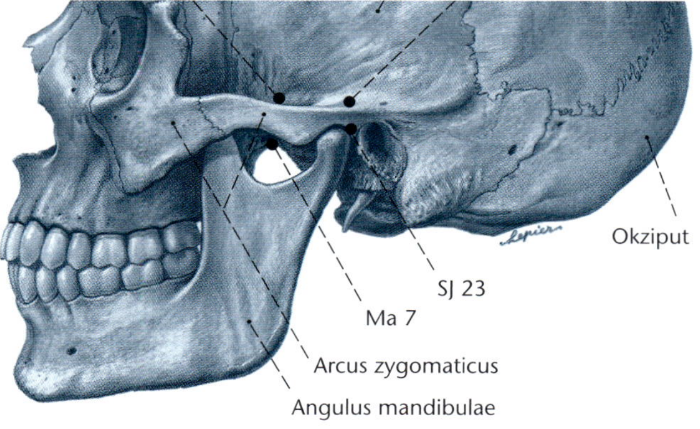

Lokalisation

Bei geschlossenem Mund unter dem Jochbeinbogen in der Mitte der Vertiefung der Incisura mandibulae zwischen dem Processus coronoideus und dem Processus condylaris der Mandibula.

Finden

Mit dem Tastfinger unter der Jochbeinbogenunterkante (Arcus zygomaticus ➤ 3.1.2) in Richtung Ohr entlanggleiten, bis der Finger kurz vor dem Kiefergelenk in eine deutlich tastbare Mulde gelangt. Dort liegt **Ma 7** hinter dem Rand des M. masseter (Zähne zusammenbeißen lassen). **Kontrolle:** Bei maximaler Mundöffnung gleitet der Processus condylaris des Unterkiefers nach vorn und die Mulde verschwindet.

Hinweis: Von **Ma 7** senkrecht nach kranial über den Jochbeinbogen hinweg liegt **Gb 3.**

Punktion

Die Punktion erfolgt bei geschlossenem Mund. Senkrecht 0,5–1 cun oder flach s. c. 1–1,5 cun in Richtung **Ma 6, Dü 19, Dü 18.**

Wirkung und wichtigste Indikationen

Macht die **Leitbahn durchgängig,** unterstützt **Zähne, Kiefer** und **Ohren,** lindert **Schmerzen:** Beschwerden in der Zahn-, Mund-, Wangen- und Kiefergelenkregion (v. a. Unterkieferregion), Trigeminusneuralgie, Ohrerkrankungen.

Besonderheiten

Kreuzungspunkt mit der Gb-Leitbahn. Wichtiger Lokalpunkt und häufiger Triggerpunkt.

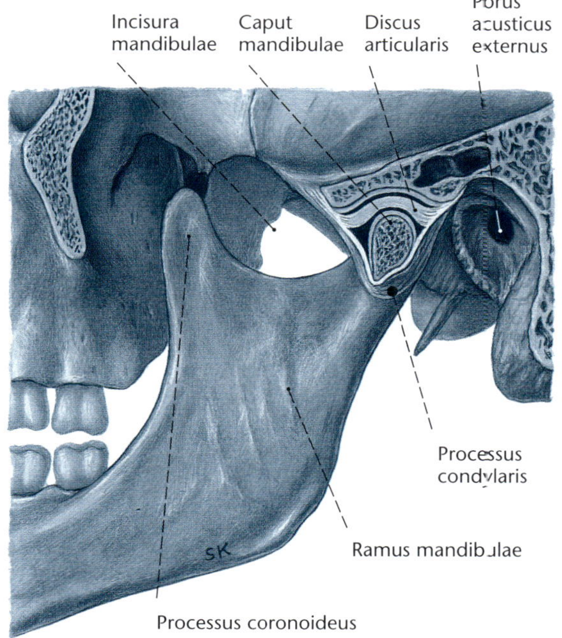

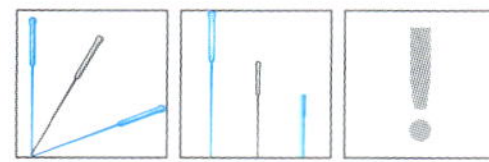

Ma 8 Kopf-Unterstützung *touwei*

Lokalisation

Im Stirn-/Schläfenwinkel in einer tastbaren Furche (Sutura coronalis) ein kleines Stück innerhalb des natürlichen Haaransatzes.

Finden

Ma 8 am Übergang vom horizontalen Aspekt (Schädeldach) zum vertikalen Aspekt (seitlicher Schädel) in einer tastbaren Furche (Sutura coronalis) ein kleines Stück innerhalb des natürlichen Haaransatzes lokalisieren.

Hinweis: Ebenso ca. 0,5 cun innerhalb der vorderen Haaransatzlinie liegen **Du 24** (Medianlinie),**Bl 3** (Augenbraue über medialem Augenwinkel),**Bl 4** (1,5 cun lateral der Medianlinie),**Gb 15** (Pupillenlinie) und **Gb 13** (3 cun lateral der Medianlinie). Die Abstände beziehen sich auf die Körper-cun-Strecke (➤ 2.2) **Du 24–Ma 8** = 4,5 cun. **Ma 8** markiert mit **Gb 7** (Vertiefung auf Höhe der Ohrspitze an der zirkumaurikulären Schläfenhaar-Grenze) eine bogenförmige Linie, auf der sich in gleichmäßigen Fünftel-Abständen die Punkte **Ma 8, Gb 4–7** verteilen.

Punktion

Flach s. c. 0,5–1 cun nach okzipital oder kaudal. Moxibustion nach einigen klassischen Texten verboten.

Wirkung und wichtigste Indikationen

Vertreibt (äußeren und inneren) **Wind aus Kopf- und Augenregion,** unterstützt die **Augen**, lindert **Schmerzen:** Kopfschmerzen, Migräne, Schwindel, Beschwerden in der Augenregion.

Besonderheiten

Kreuzungspunkt mit der Gb-Leitbahn und dem *yang wei mai*. Wichtiger Lokalpunkt bei Kopfschmerzen und Augenerkrankungen.

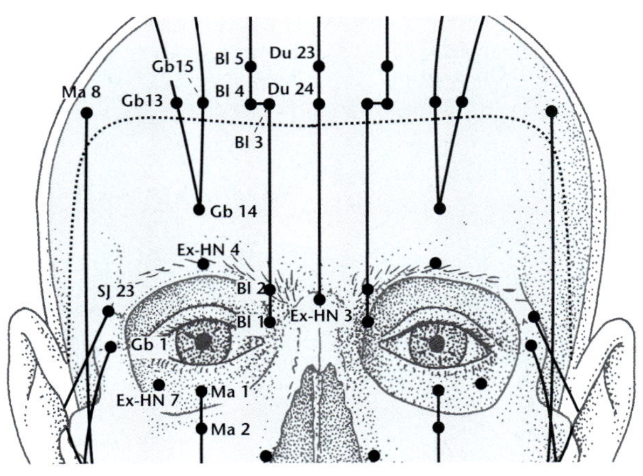

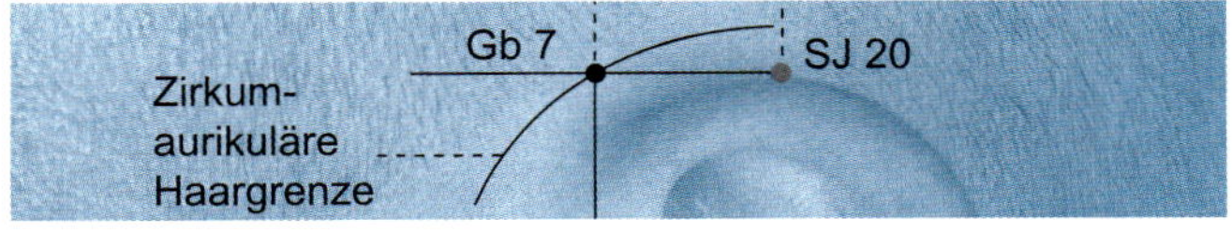

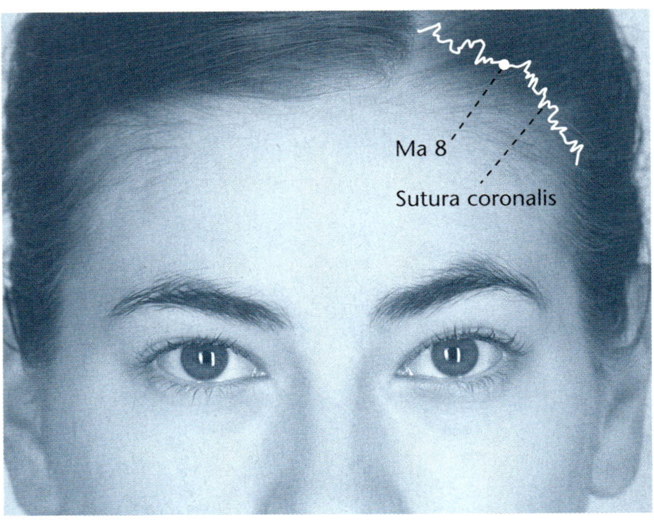

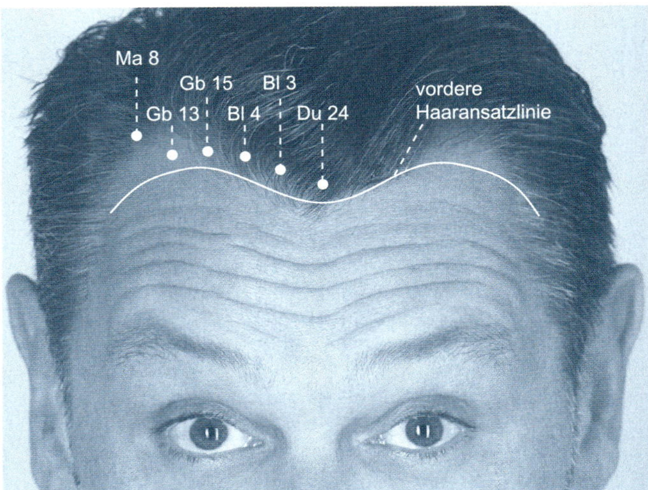

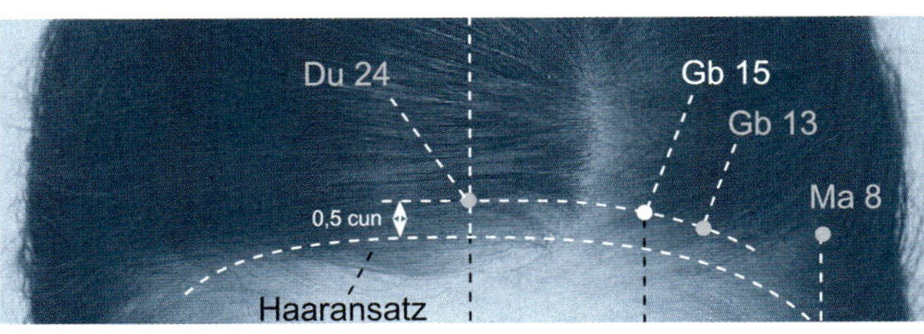

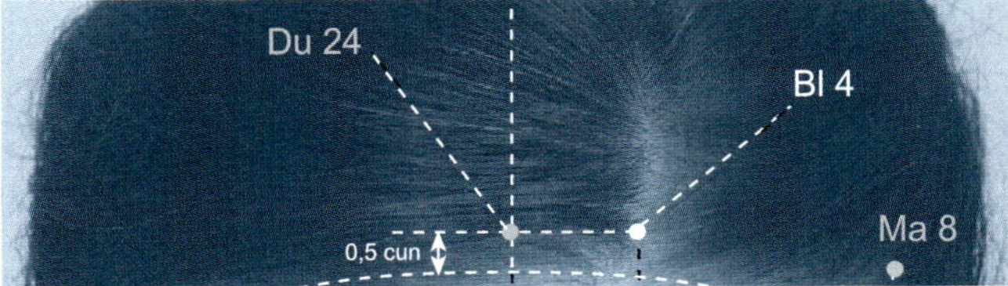

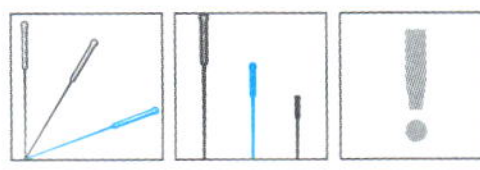

Willkommenheißen des Menschen *renying*

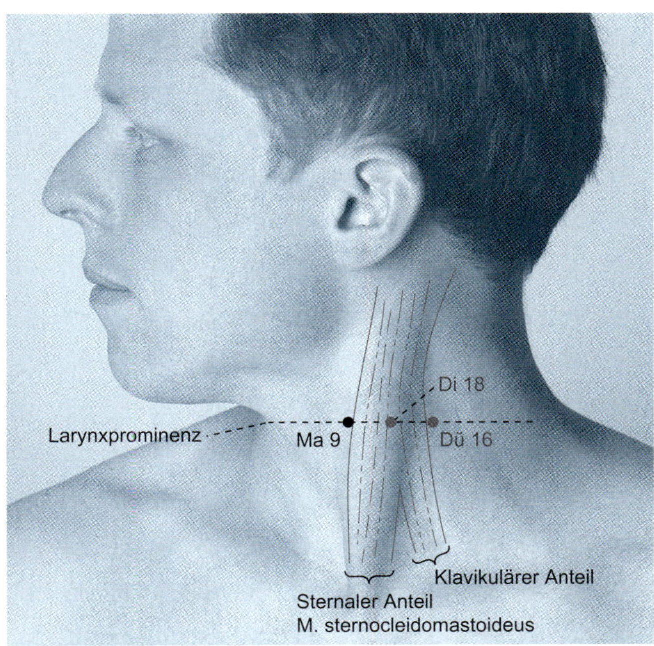

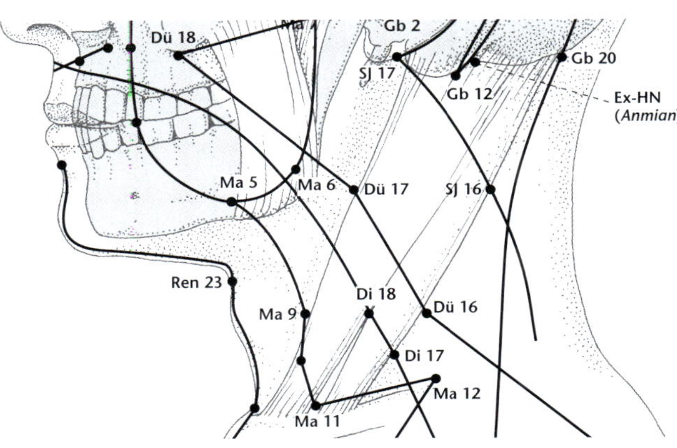

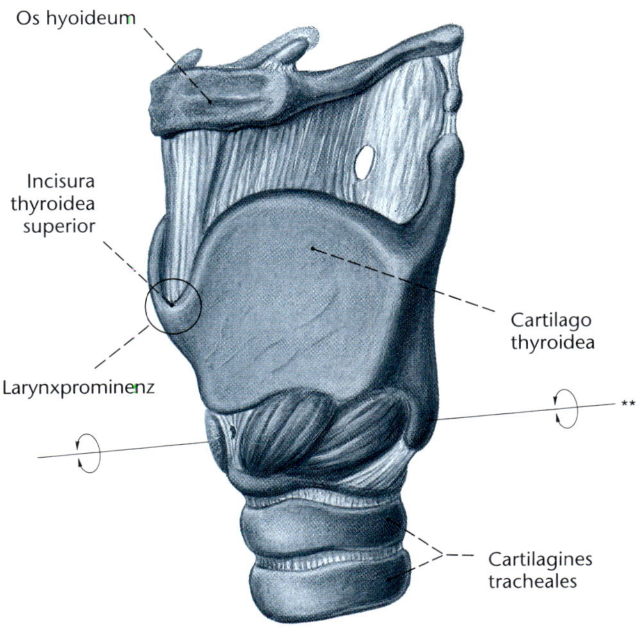

Lokalisation

1,5 cun lateral der ventralen Medianlinie auf Höhe der Larynxprominenz am Vorderrand des M. sternocleidomastoideus.

Finden

Von der Larynxprominenz eine Linie nach dorsal bis zum Vorderrand des Kopfnickermuskels (➤ 3.2) ziehen. **Ma 9** liegt vor dem Rand des Muskels, der bei Rotation des Kopfes zur Gegenseite besser sicht- und tastbar ist.

Hinweis: Auf derselben Höhe liegen **Dü 16** (hinter dem M. sternocleidomastoideus) und **Di 18** (zwischen den beiden Köpfen des Muskels).

Punktion

Vor der Punktion den Kopf ggf. wieder zurückdrehen lassen. Der Einstich erfolgt ventral der Karotispulsation, senkrecht 0,5–1 cun zwischen Arterie und Schildknorpel. **Cave:** A. carotis, Sinus caroticus (Gefahr von Blutdruckabfall und Bewusstlosigkeit), Vv. jugularis.

Wirkung und wichtigste Indikationen

- **Reguliert** *qi* und **Blut, senkt gegenläufiges** *qi* **ab:** Kopfschmerzen, Gesichtsflush, Schwindel, Hypertonus, Hypotonus, Kollaps, Husten, Keuchatmung, Dyspnoe, thorakales Völlegefühl mit Atemnot und Gesichtsröte, Erbrechen
- Macht die **Leitbahn durchgängig, mildert Schmerzen:** Lumbalschmerzen, LWS-Syndrom
- **Unterstützt** den **Hals:** Halsbeschwerden (Schwellung, Entzündung, Schmerz), Struma, Skrofula

Besonderheiten

Himmelsfensterpunkt, Punkt des „Meer des *qi*", Kreuzungspunkt mit der Gb-Leitbahn.

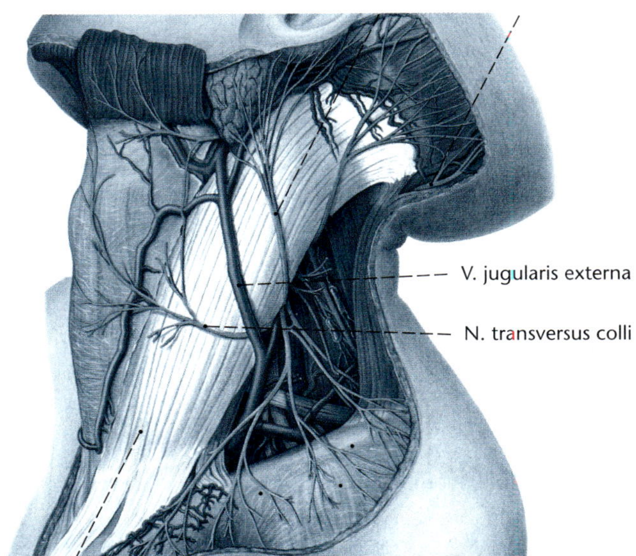

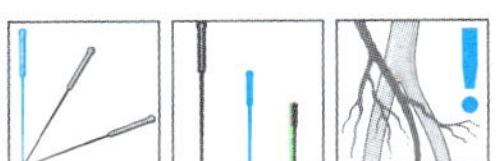

Ma 10

Hervorsprudelndes Wasser *shuitu*

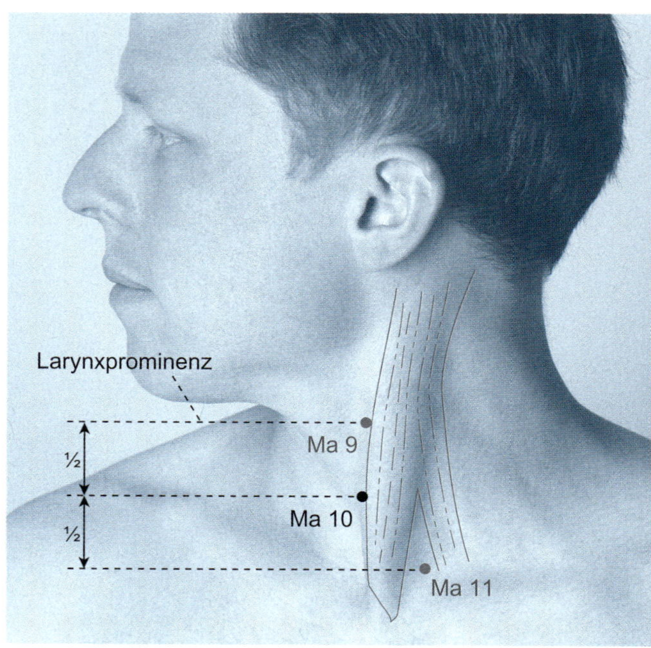

Lokalisation

Am Vorderrand des M. sternocleidomastoideus in der Mitte der Verbindungslinie **Ma 9–Ma 11.**

Finden

Ma 9 und **Ma 10** befinden sich vor dem Vorderrand des M. sternocleidomastoideus (➤ 3.2), **Ma 11** liegt hinter dem sternalen Muskelansatz. Den Mittelfinger der linken Hand auf **Ma 9** in Höhe Larynxprominenz legen, den Daumen auf **Ma 11** hinter den Ansatz des Muskels am Sternum. Der Punkt **Ma 10** findet sich in der Mitte zwischen den beiden Fingern. Der Muskel ist bei Rotation des Kopfes zur Gegenseite besser tast- und sichtbar.

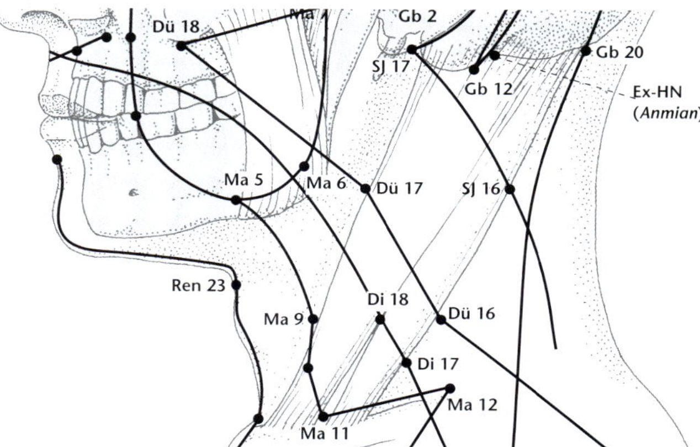

Punktion

Vor der Punktion den Kopf ggf. wieder zurückdrehen lassen. Die Punktion erfolgt schräg nach medial 0,5–1 cun, weg von der Arterie. **Cave:** A. carotis, Vv. jugularis.

Wirkung und wichtigste Indikationen

- **Reguliert** das **Lungen**-*qi:* Husten, Dyspnoe, Asthma bronchiale
- **Unterstützt** den **Hals:** Halsentzündungen wie Laryngitis und Pharyngitis, Skrofula, Struma

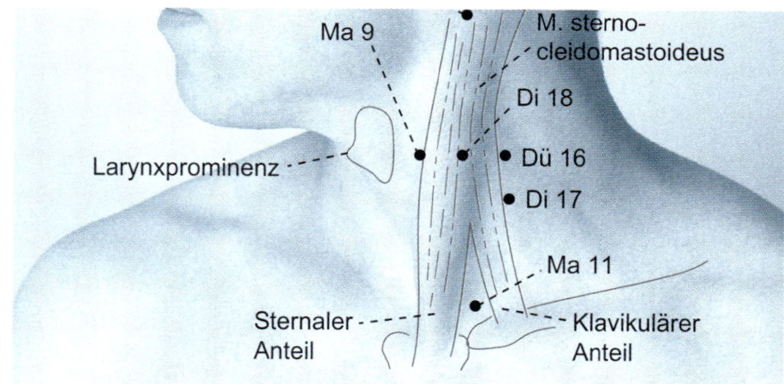

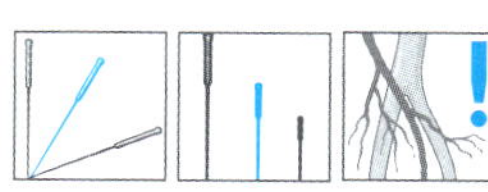

Haus des *qi qishe*

Ma 11

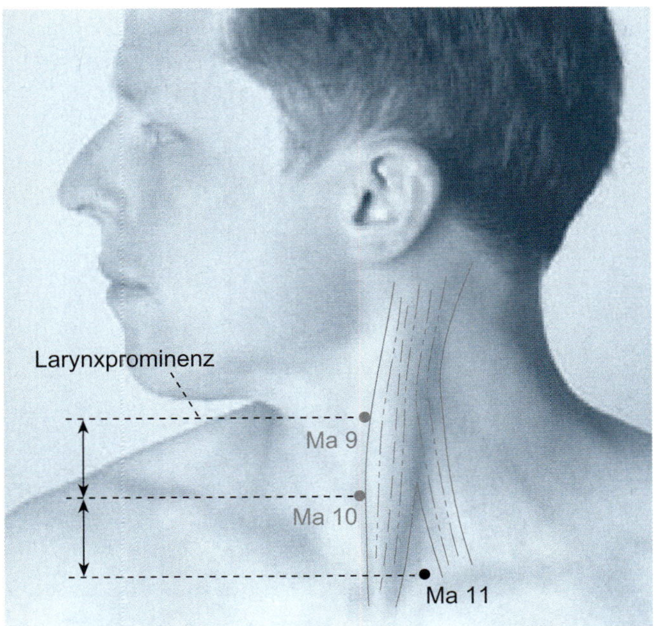

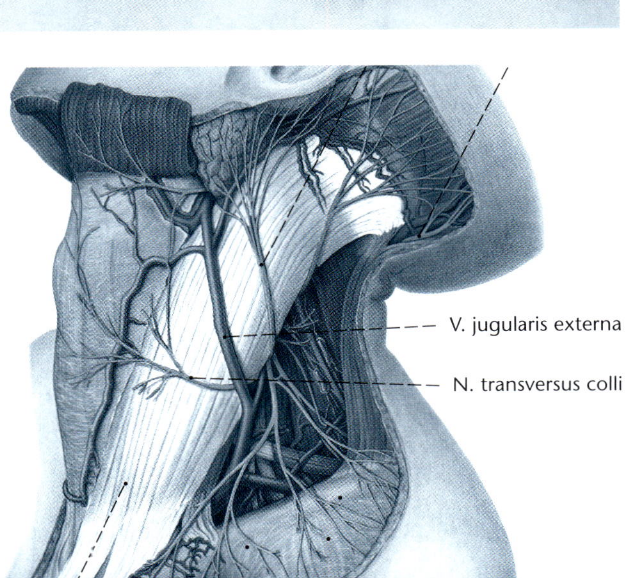

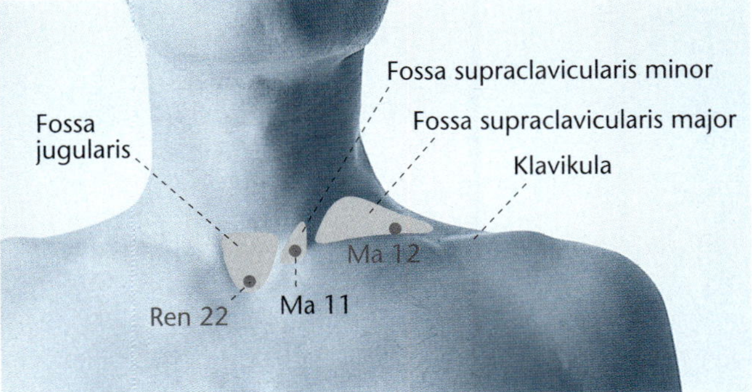

Lokalisation

Am Oberrand der Klavikula zwischen den beiden sehnigen Ansätzen des M. sternocleidomastoideus.

Finden

Der strangförmige sternale Ansatz des M. sternocleideomastoideus (➤ 3.2) tritt bei der Kopfrotation zur Gegenseite (besonders gegen Widerstand am Kinn) deutlich hervor. Direkt lateral davon ist eine flache Grube tastbar, ehe der mehr flächige Ansatz des klavikulären Muskel-Anteils beginnt. In dieser Grube, der Fossa supraclavicularis minor, liegt **Ma 11.**

Punktion

Senkrecht 0,3–0,5 Cun. **Cave:** Pneumothorax, Vv. jugularis.

Wirkung und wichtigste Indikationen

- **Unterstützt** den **Hals:** Halsentzündungen wie z. B. Pharyngitis und Laryngitis, Nackensteife (besonders bei Seitdrehung des Kopfes), Struma
- **Senkt** *qi* **ab:** Husten, Dyspnoe, Asthma bronchiale, Singultus

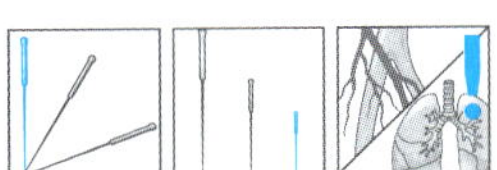

Ma 12 Leere Schale *quepen*

Lokalisation

In der Fossa supraclavicularis major über der Mitte der Klavikula, ca. 4 cun lateral der ventralen Medianlinie.

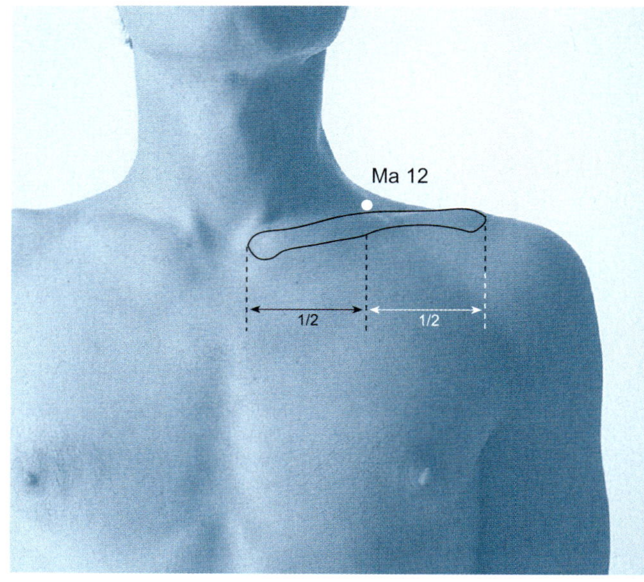

Finden

Von der ventralen Medianlinie aus ca. 4 cun nach lateral bis zur Mitte der Klavikula tasten. An dieser Stelle markiert eine gedachte Senkrechte die Medioklavikularlinie. Hier liegt hinter dem Oberrand der Klavikula **Ma 12** in der Fossa supraclavicularis major, lateral der Pars clavicularis des M. sternocleidomastoideus.

Punktion

Senkrecht 0,3–0,5 Cun. Nadel streng entlang dem Hinterrand der Klavikula führen. **Cave:** Pneumothorax, v. a. bei Emphysematikern, Aa. cervicalis superficialis und profunda. Laut einigen Autoren ist dieser Punkt kontraindiziert während der Schwangerschaft.

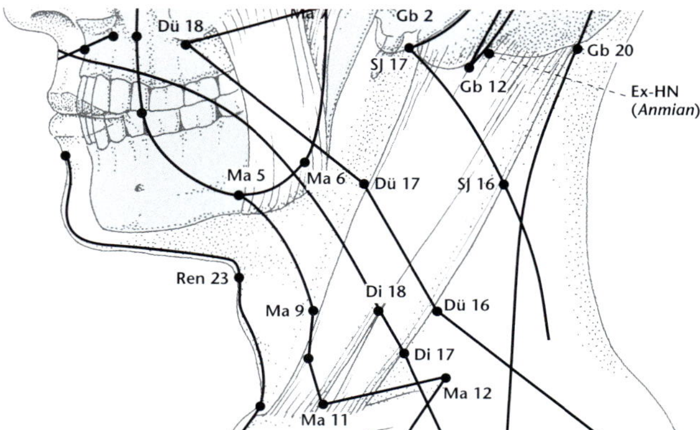

Wirkung und wichtigste Indikationen

- **Senkt Lungen-*qi* ab, klärt thorakale Hitze:** Husten, Dyspnoe, Asthma bronchiale, Halsentzündungen, Dysphagie
- Macht die **Leitbahn durchgängig, mildert Schmerzen:** Schmerzen in der Supraklavikular- und Schulterregion mit Ausstrahlung in die Halsregion, Beschwerden der oberen Extremität

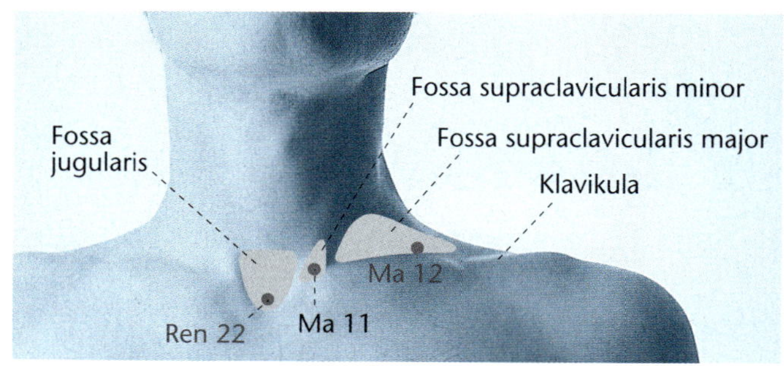

Besonderheiten

Kreuzungspunkt mit der Di-, Dü-, Gb- und SJ-Leitbahn.

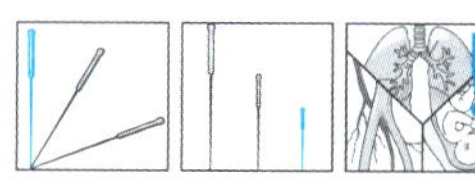

Tür des *qi qihu*

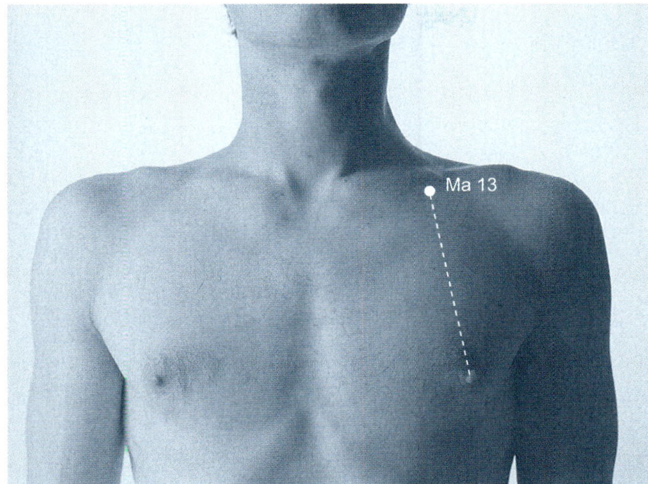

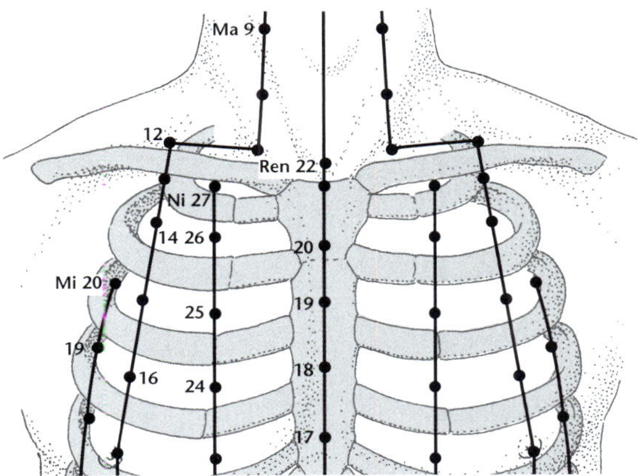

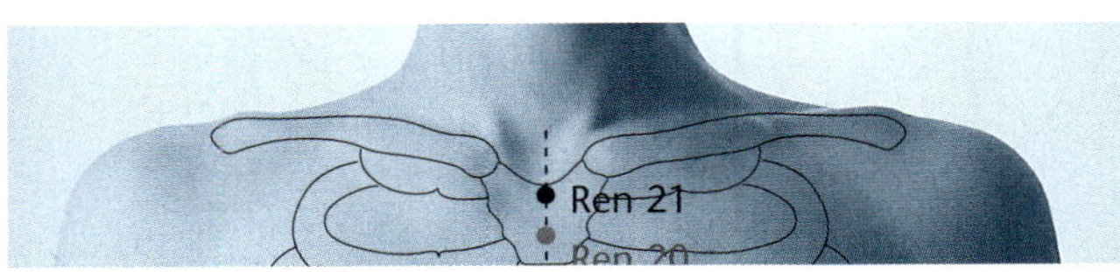

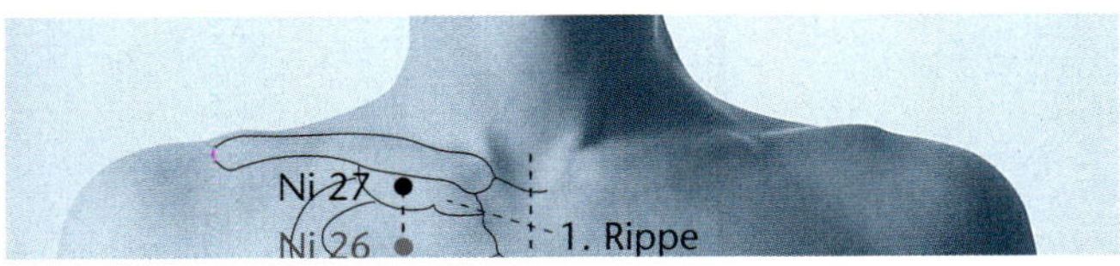

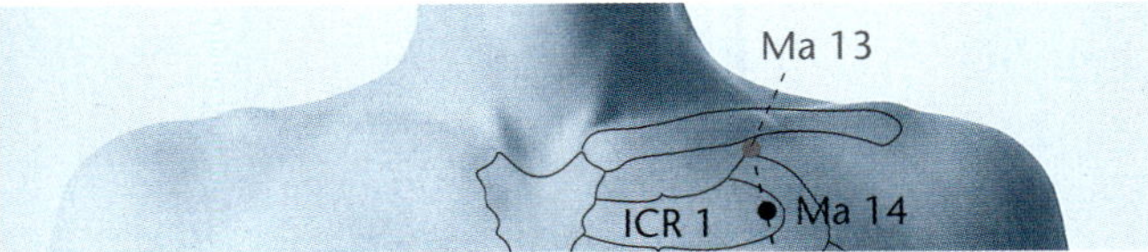

Lokalisation

In der Mitte und unter dem Unterrand der Klavikula, 4 cun lateral der ventralen Medianlinie.

Finden

Die Medioklavikularlinie (ca. 4 cun lateral der ventralen Medianlinie) verläuft in der oberen Thoraxregion leicht schräg von der Klavikulamitte zur meist etwas weiter lateral gelegenen Mamille. Den Mittelpunkt der Klavikula aufsuchen bzw. 4 cun lateral der vorderen Medianlinie messen und hier **Ma 13** unterhalb des Unterrands der Klavikula lokalisieren. Da die erste Rippe in kurzem Bogen nach dorsal verläuft, projiziert sich **Ma 13** in der Regel lateral der ersten Rippe.

Hinweis: Etwa auf derselben Höhe liegen **Ren 21** (Medianlinie), **Ni 27**/**Lu 2** (2/6 cun lateral der Medianlinie). **Ma 14** liegt nur wenig unterhalb von **Ma 13** auf Höhe des 1. ICR.

Punktion

Schräg nach lateral oder medial 0,3–0,5 Cun oder flach s. c. bis 0,8 cun im Leitbahnverlauf. **Cave:** Pneumothorax, A./V. subclavicularis.

Wirkung und wichtigste Indikationen

- **Senkt** *qi* **ab:** Husten, Dyspnoe, Singultus, Asthma bronchiale
- **Öffnet** den **Thorax:** Thorakales Druck- und Spannungsgefühl, Schulterschmerzen mit Ausstrahlung in die laterale Thorax- und Halsregion

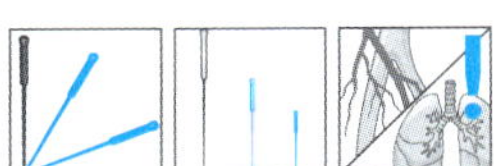

Ma 14

Schatzkammer *kufang*

Lokalisation

Im ersten ICR in der Medioklavikularlinie, 4 cun lateral der ventralen Medianlinie.

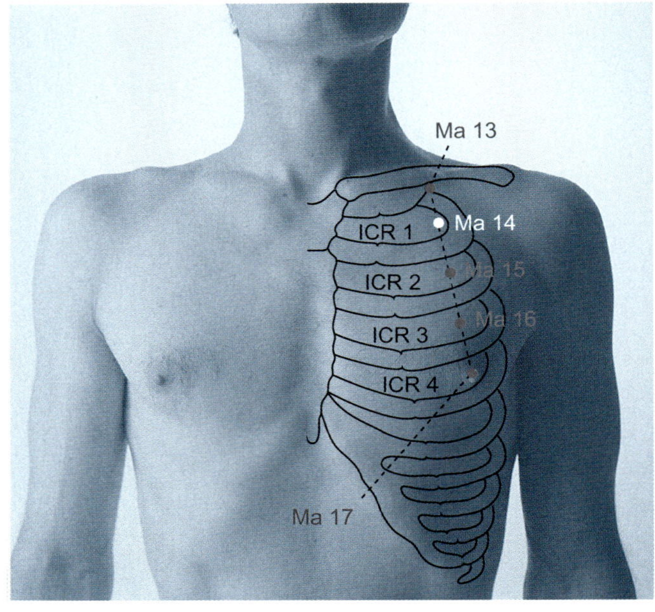

Finden

Die Medioklavikularlinie (ca. 4 cun lateral der ventralen Medianlinie) verläuft in der oberen Thoraxregion leicht schräg von der Klavikulamitte zur meist etwas weiter lateral gelegenen Mamille. Bei der parasternalen Palpation von kranial nach kaudal ist unterhalb der Klavikula in der Regel direkt die 1. Rippe zu tasten, die manchmal nahezu vollständig unter der Klavikula verborgen sein kann. Nach kaudal folgt dann der 1. ICR, auf dessen Höhe in der Medioklavikularlinie **Ma 14** liegt. Zur Orientierung im Interkostalbereich (➤ 3.5).

Hinweis: Ebenso auf Höhe des 1. ICR liegen **Ren 20** (Medianlinie), **Ni 26** (2 cun lateral der Medianlinie) und ca. **Lu 1** (6 cun lateral der Medianlinie). **Ma 13** liegt nur wenig oberhalb von **Ma 14** unter dem Klavikulaunterrand.

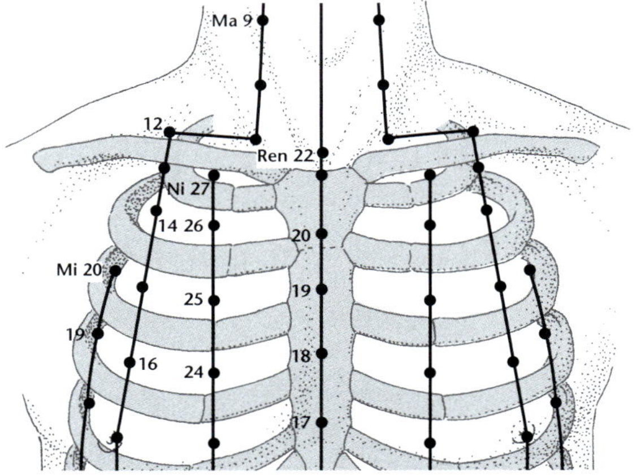

Punktion

Schräg nach medial 0,3–0,5 cun im ICR-Verlauf oder flach s. c. 0,5–0,8 cun im oder gegen den Leitbahnverlauf. **Cave:** Pneumothorax.

Wirkung und wichtigste Indikationen

- **Senkt gegenläufiges *qi* ab:** Husten, Dyspnoe
- **Öffnet** den **Thorax:** Schmerz und Druckgefühl in Thorax und lateraler Rippenregion

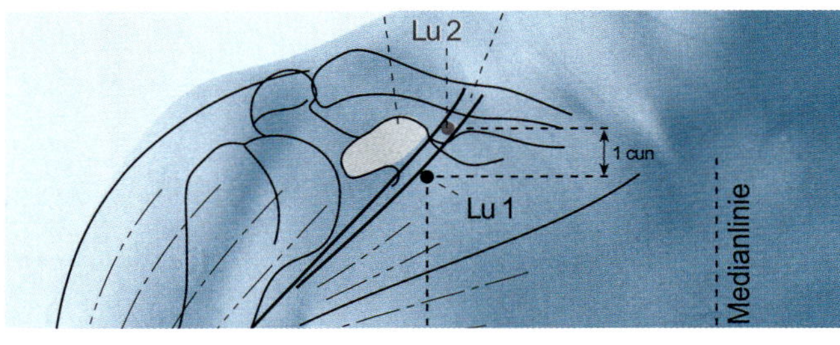

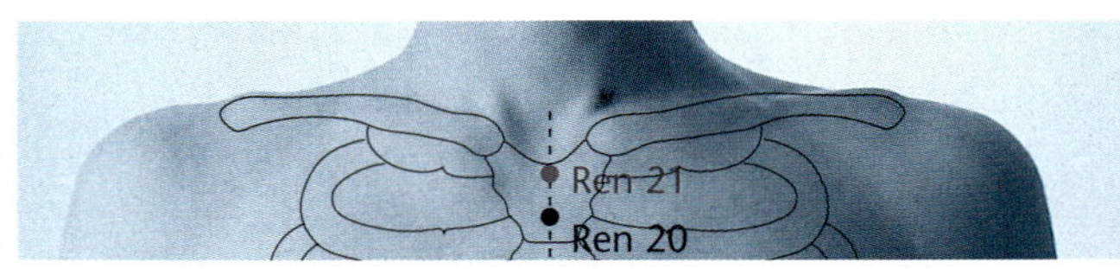

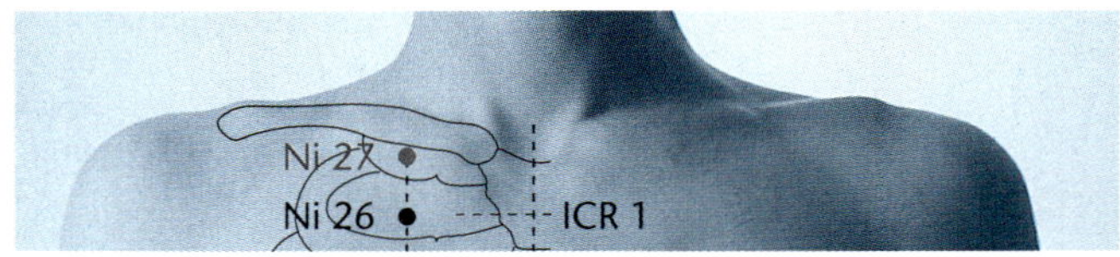

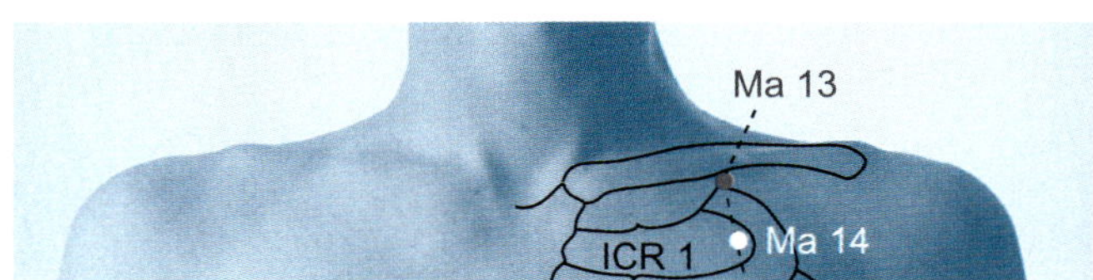

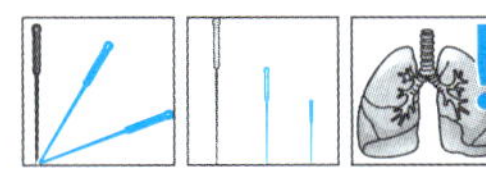

Zimmerschirm *wuyi* Ma 15

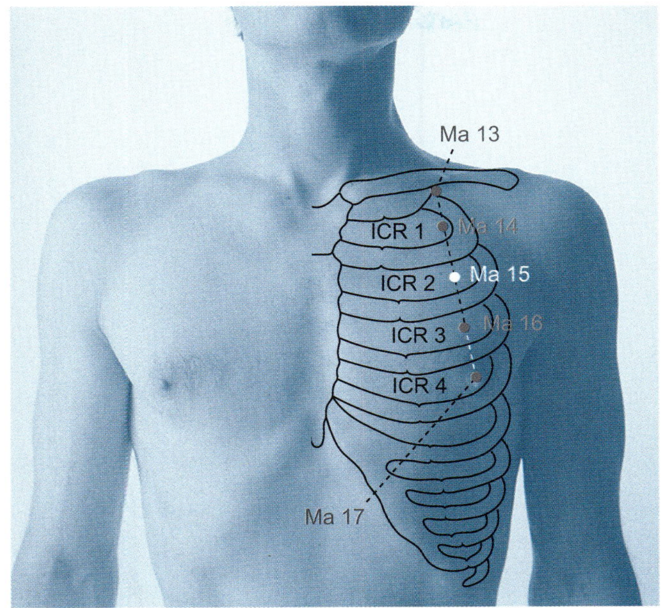
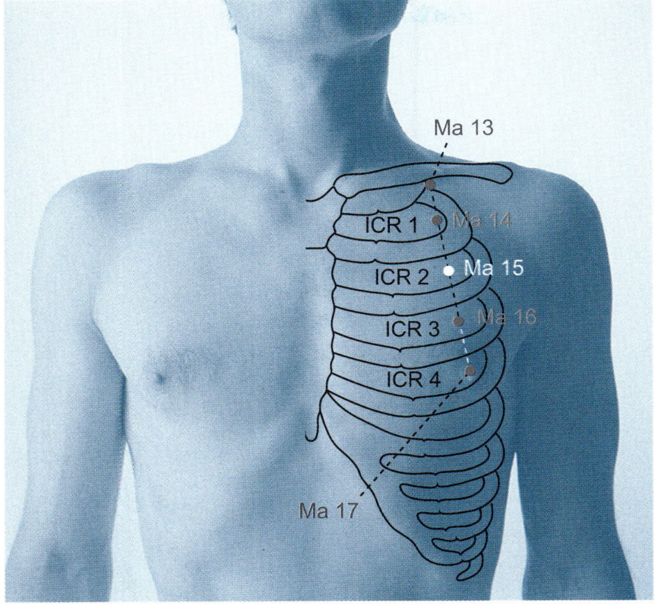

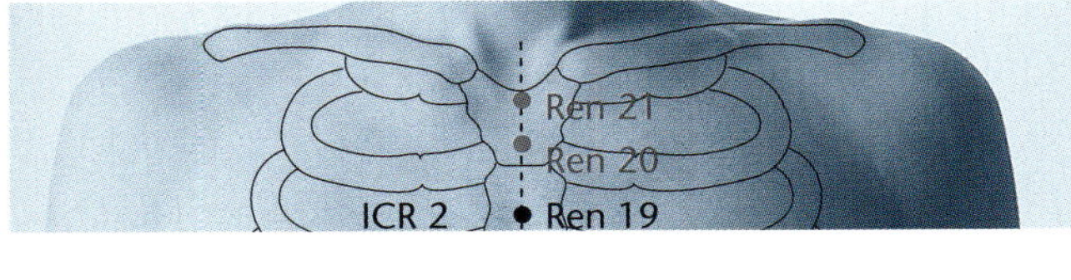

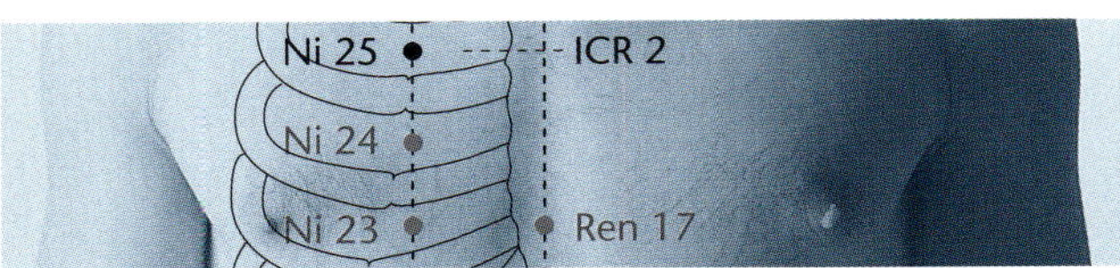

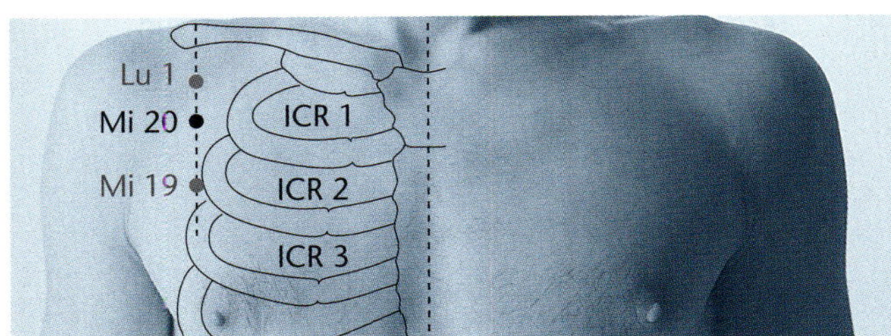

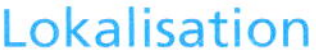

Lokalisation

Im zweiten ICR in der Medioklavikularlinie, 4 cun lateral der ventralen Medianlinie.

Finden

Die Medioklavikularlinie (ca. 4 cun lateral der ventralen Medianlinie) verläuft in der oberen Thoraxregion leicht schräg von der Klavikulamitte zur oft etwas weiter lateral gelegenen Mamille. Den 2. ICR entweder parasternal von der Klavikula oder von der Synchondrosis manubriosternalis (2. Rippe) aus abzählen (➤ 3.5). Dann dessen Verlauf bis zur Medioklavikularlinie folgen, hier liegt **Ma 15.** Ansteigenden Verlauf der ICR nach lateral beachten! Zur Orientierung im Interkostalbereich (➤ 3.5).

Hinweis: Ebenso auf Höhe des 2. ICR liegen **Ren 19** (Medianlinie), **Ni 25/Mi 20** (2/6 cun lateral der Medianlinie).

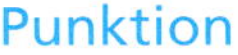

Punktion

Schräg nach medial 0,3–0,5 cun im ICR-Verlauf oder flach s. c. 0,5–0,8 cun im oder gegen den Leitbahnverlauf. **Cave:** Pneumothorax.

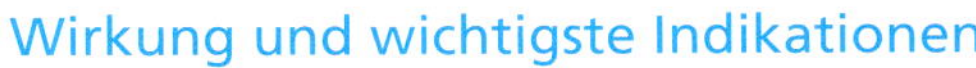

Wirkung und wichtigste Indikationen

- **Senkt gegenläufiges *qi* ab:** Husten, Dyspnoe, Asthma bronchiale
- **Öffnet** den **Thorax:** Schmerzen und Druckgefühl in Thorax und lateraler Rippenregion
- **Unterstützt die Mammae:** Mastitis, Mastopathie
- **Lindert Schmerzen** und **Hautjuckreiz:** Generalisierter Pruritus, Körperschwere und -schwellungen, Hautschmerzen

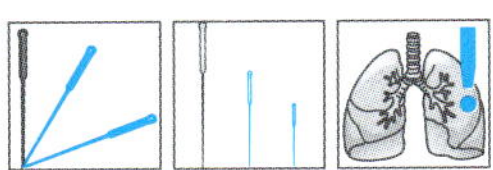

Ma 16

Brustfenster *yingchuang*

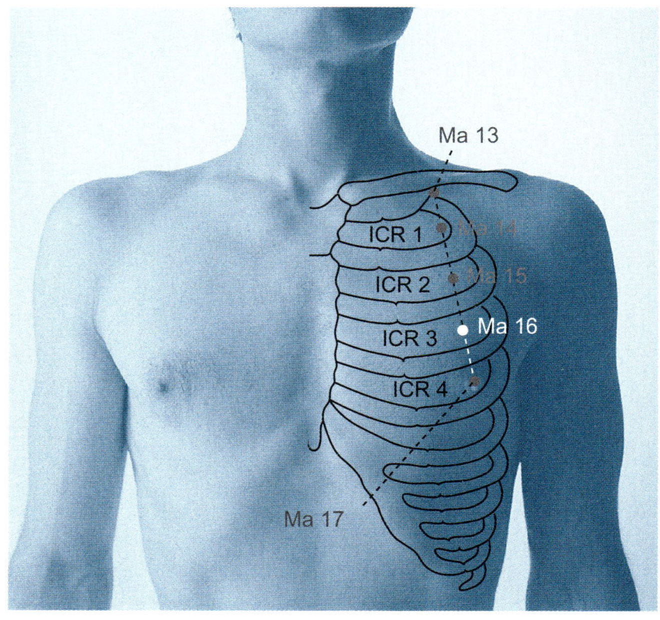

Lokalisation

Im 3. ICR in der Medioklavikularlinie, 4 cun lateral der ventralen Medianlinie.

Finden

Die Medioklavikularlinie (ca. 4 cun lateral der ventralen Medianlinie) verläuft in der oberen Thoraxregion leicht schräg von der Klavikulamitte zur oft etwas weiter lateral gelegenen Mamille. Den 3. ICR entweder parasternal von der Klavikula oder von der Synchondrosis manubriosternalis (2. Rippe) aus abzählen (➤ 3.5). Dann dessen Verlauf bis zur Medioklavikularlinie folgen, hier liegt **Ma 16.** Besonders bei Männern kann auch ein ICR ab Mammillenhöhe (4. ICR) nach kranial abgezählt werden. Ansteigenden Verlauf der ICR nach lateral beachten! Zur Orientierung im Interkostalbereich (➤ 3.5).

Hinweis: Auf derselben Höhe liegen **Ren 18** (Medianlinie), **Ni 24/Mi 19** (2/6 cun lateral der Medianlinie).

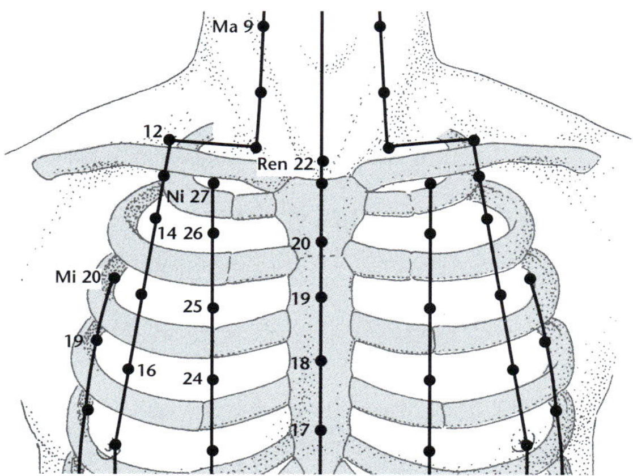

Punktion

Schräg nach medial 0,3–0,5 cun im ICR-Verlauf oder flach s. c. 0,5–0,8 im oder gegen den Leitbahnverlauf. **Cave:** Pneumothorax.

Wirkung und wichtigste Indikationen

- **Reguliert** *qi,* **lindert Husten** und **Keuchatmung, öffnet** den **Thorax:** Husten, Asthma bronchiale, Schmerz und Druckgefühl in Thorax und lateraler Rippenregion
- **Unterstützt** die **Mammae:** Mastitis, Mastopathie

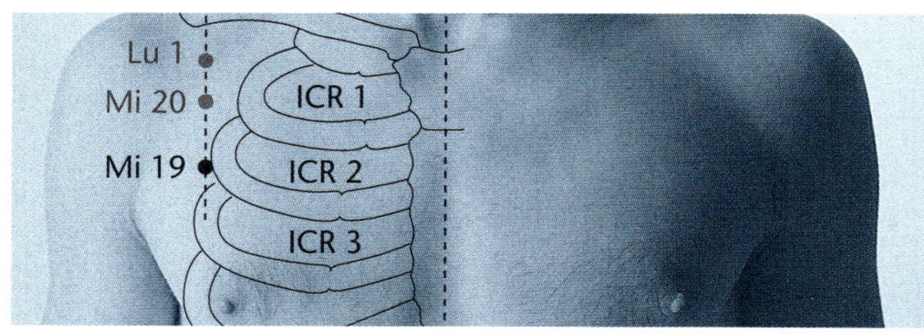

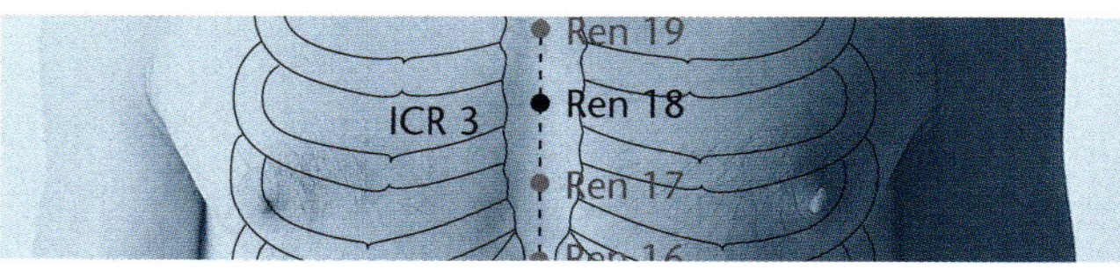

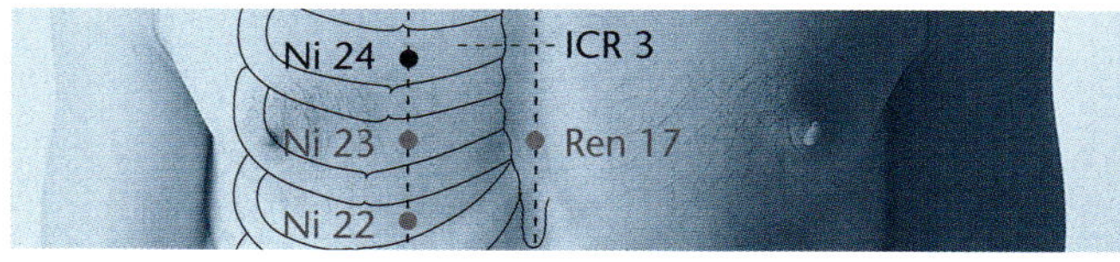

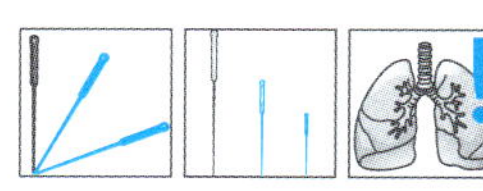

Brustmitte *ruzhong* Ma 17

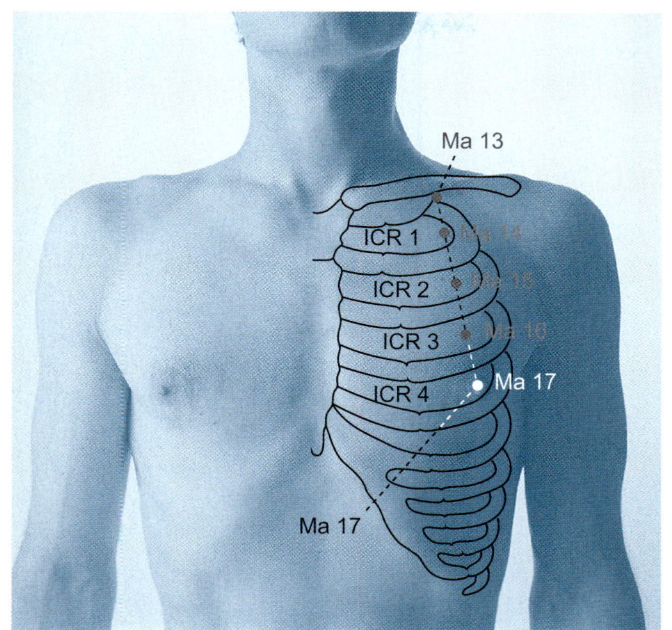

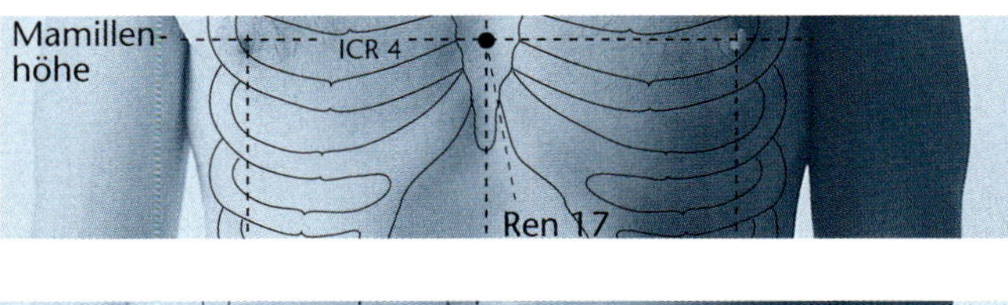

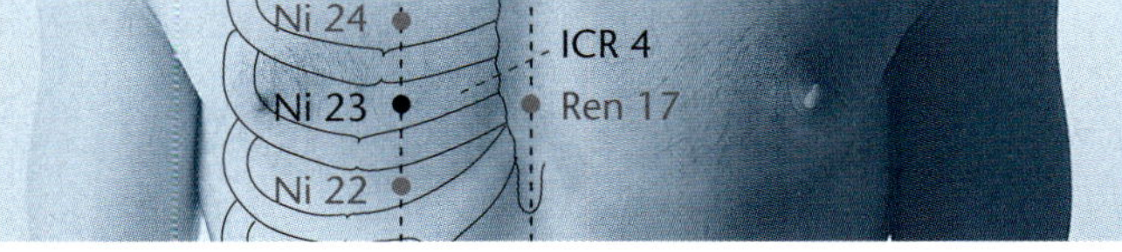

Lokalisation

Im Zentrum der Mamille.

Finden

Im Zentrum der Mamille. Diese projiziert sich bei Männern üblicherweise 4 cun lateral der ventralen Medianlinie und auf Höhe des 4. ICR und dient als Orientierungspunkt.

Hinweis: Ebenso auf Höhe des 4. ICR liegen **Ren 17** (Medianlinie), **Ni 23/Mi 18** (2/6 cun lateral der Medianlinie), **Pe 1** (1 cun lateral Mamille), **Gb 22** (mittlere Axillarlinie) und **Gb 23** (1 cun anterior von **Gb 22**). Bei Frauen variiert die Lage der Brustwarze stark und sollte daher nicht als Orientierungspunkt eingesetzt werden. Zur Orientierung im Interkostalbereich (➤ 3.5).

Punktion

Keine Therapie, der Punkt dient nur zur Orientierung.

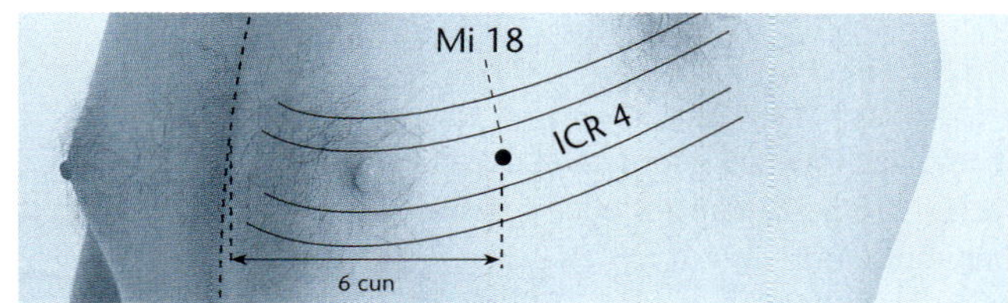

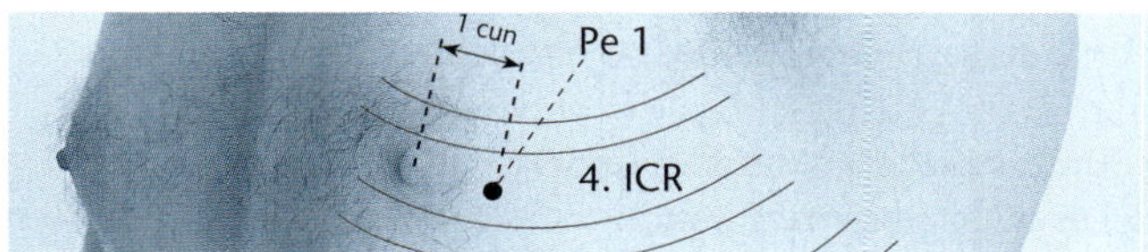

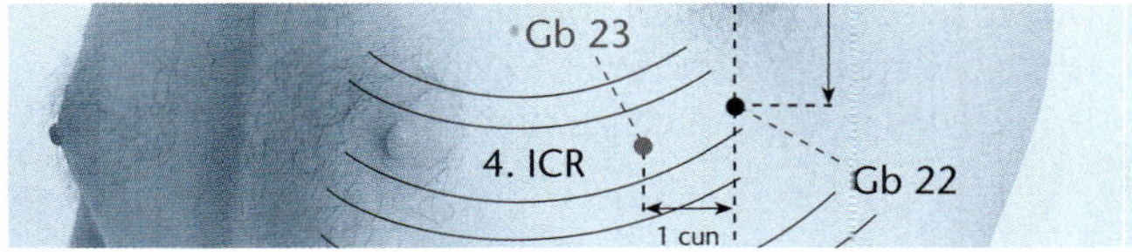

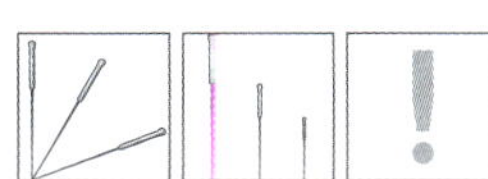

Ma 18

Wurzel der Brust *rugen*

Lokalisation

Im 5. ICR in der Mamillarlinie, 4 cun lateral der ventralen Medianlinie.

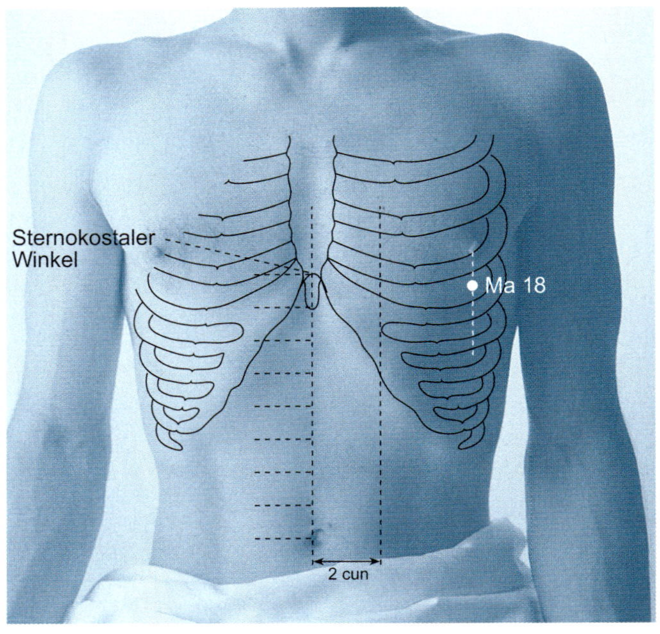

Finden

Die Mamillarlinie als senkrechte Hilfslinie zur Orientierung in der Thoraxregion liegt etwa 4 cun lateral der ventralen Medianlinie (➤ 3.5). Bei Männern liegt die Brustwarze meist auf Höhe des 4. ICR, ein ICR weiter nach kaudal liegt **Ma 18** in der Mamillarlinie. Der Punkt projiziert sich oft am Unterrand des M. pectoralis major, bei Frauen findet er sich am unteren Brustansatz. **Sichere Orientierung bei Frauen:** Den 5. ICR entweder parasternal von der Klavikula oder von der Synchondrosis manubriosternalis (2. Rippe) aus zählen (➤ 3.5). Dann dessen Verlauf bis zur Mamillarlinie folgen, hier liegt **Ma 18.** Ansteigenden Verlauf der ICR nach lateral beachten! Zur Orientierung im Interkostalbereich (➤ 3.5).

Hinweis: Auf derselben Höhe liegen **Ren 16** (Medianlinie), **Ni 22/Mi 17** (2/6 cun lateral der Medianlinie).

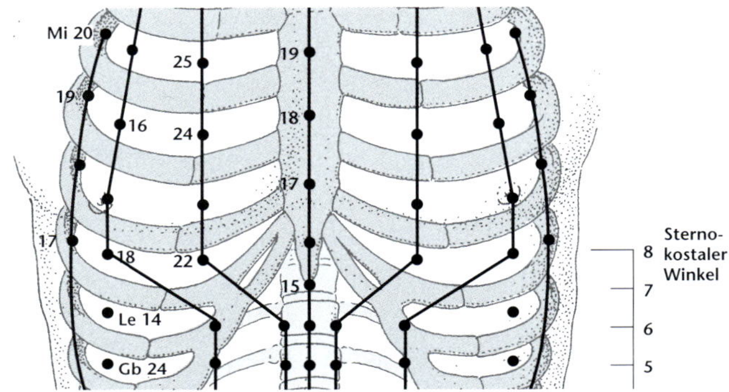

Punktion

Schräg nach medial oder lateral 0,3–0,5 cun im ICR-Verlauf oder flach s. c. 0,5–0,8 cun im oder gegen den Leitbahnverlauf. **Cave:** Pneumothorax.

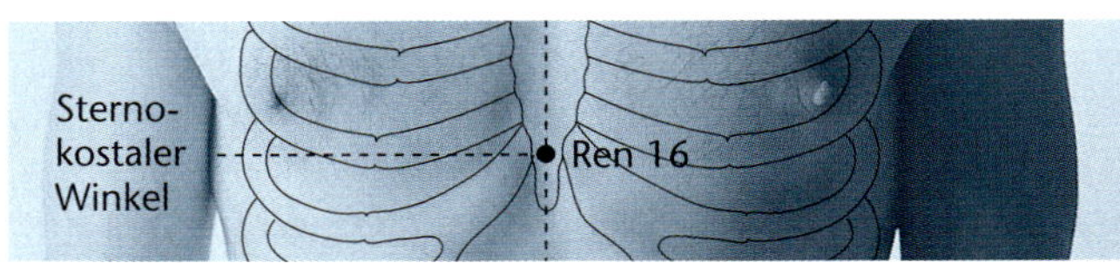

Wirkung und wichtigste Indikationen

- **Unterstützt** die **Mammae, lindert Schwellungen:** Laktationsstörungen, Mastitis, Mastopathie, nach einigen Autoren auch Wehenförderung
- **Öffnet** den **Thorax, lindert Husten** und **Keuchatmung:** Husten, Dyspnoe, Asthma bronchiale, Schmerz und Druckgefühl in Thorax und lateraler Rippenregion

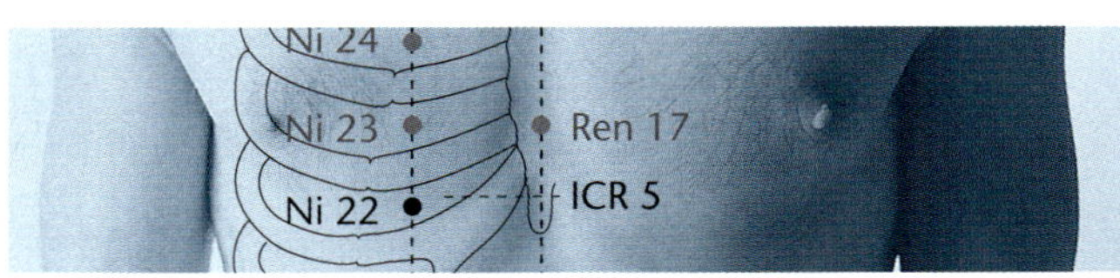

Besonderheiten

Wichtiger Lokalpunkt.

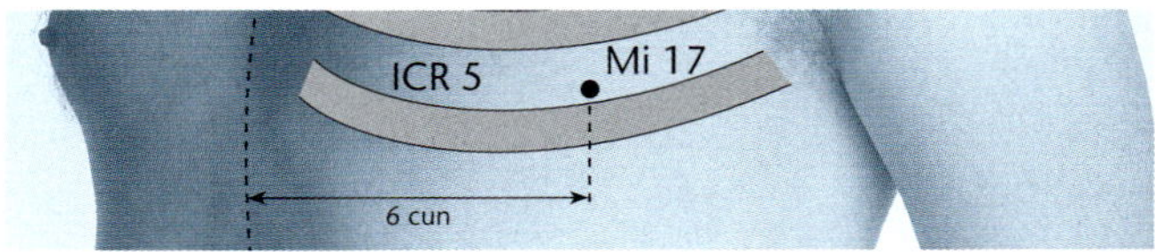

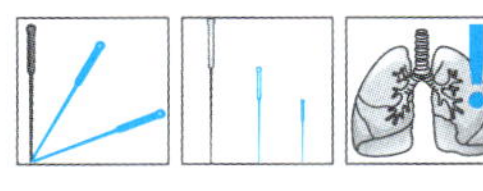

Nicht mehr fassen *burong*

Ma 19

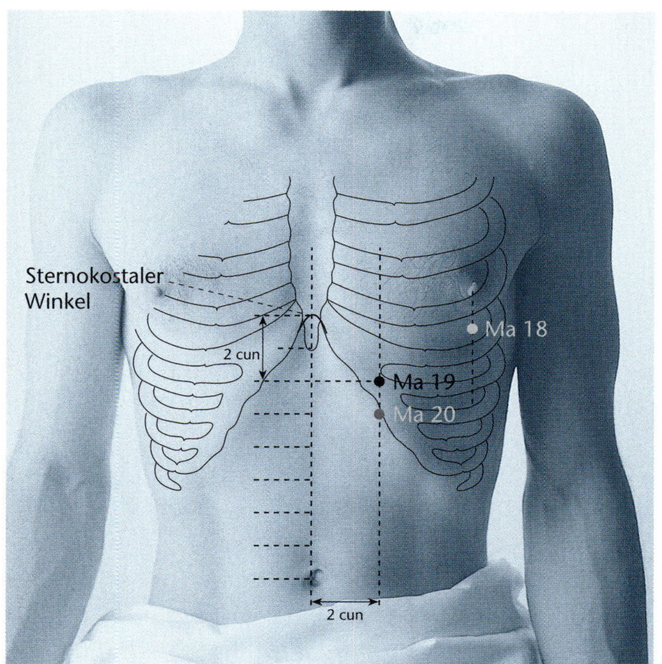

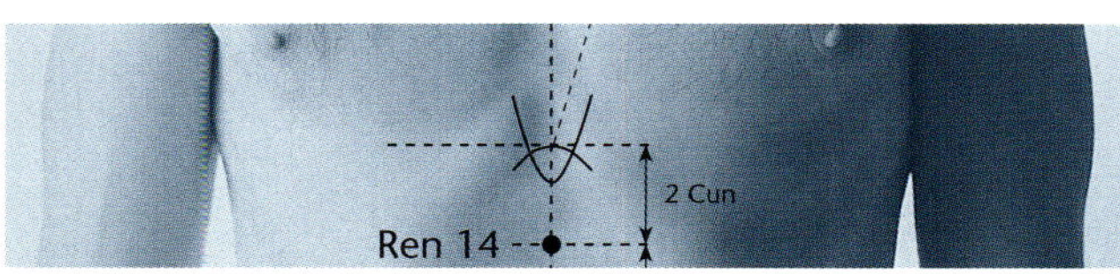

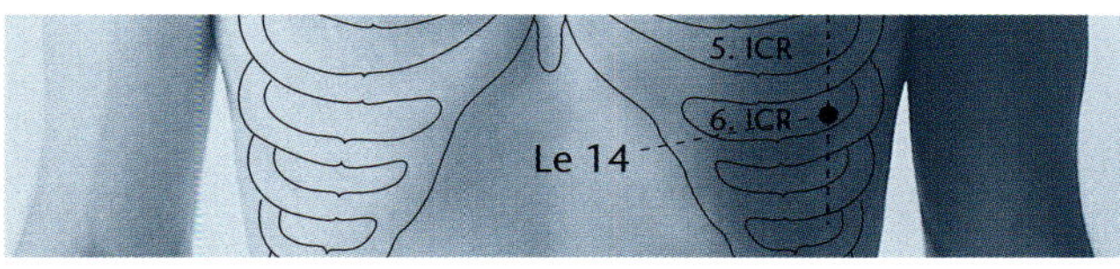

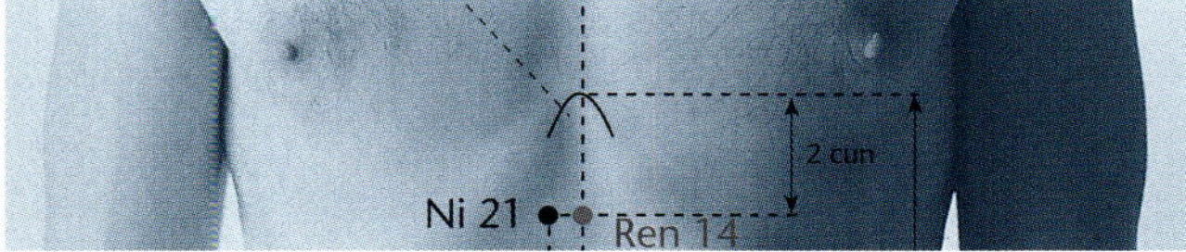

Lokalisation

2 cun kaudal vom sternokostalen Winkel bzw. 6 cun kranial vom Nabel und 2 cun lateral der ventralen Medianlinie.

Finden

Die Strecke zwischen sternokostalem Winkel und Nabel wird in 8 Körper-cun eingeteilt (Beachte: Proportionalmaß ➤ 2.2). Vom sternokostalen Winkel aus zunächst 2 cun nach kaudal und dann 2 cun nach lateral messen und hier **Ma 19** lokalisieren, der sich abhängig von der Thoraxform entweder auf den Rippenbogen oder über dem Abdomen projiziert.

Oder: Durch Handspanntechnik (➤ 2.3.3) den Streckenmittelpunkt (Lage von **Ren 12**) zwischen sternokostalem Winkel und Bauchnabel bestimmen. Dann die obere Strecke halbieren und 2 cun nach lateral messen und hier **Ma 19** lokalisieren.

Hinweis: Auf derselben Höhe liegen **Ren 14** (Medianlinie), **Ni 21** (0,5 cun lateral der Medianlinie) und **Le 14** (in der Mamillarlinie im 6. ICR).

Anmerkung: Ab **Ma 19** nach kaudal verläuft die Ma-Leitbahn 2 cun lateral der Medianlinie.

Punktion

Senkrecht 0,5–0,8 cun. Projiziert sich der Punkt auf den Rippenbogen, entweder flach s. c. auf der Rippe nadeln oder den Punkt etwas weiter medial lokalisieren oder Ersatzpunkt wählen. **Cave:** Peritoneum, Perikard.

Wirkung und wichtigste Indikationen

- **Reguliert** den **mittleren** *jiao*, **senkt gegenläufiges** *qi* **ab:** Appetitlosigkeit, Übelkeit, Erbrechen, Magenschmerzen, Gastritis, abdominale Distension, Borborygmen
- **Senkt Lungen-***qi* **ab, lindert Husten** und **Keuchatmung:** Husten, Dyspnoe, Asthma bronchiale

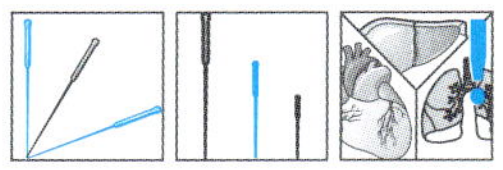

Ma 20

Aufnahme der Fülle *chengman*

Lokalisation

3 cun kaudal vom sternokostalen Winkel bzw. 5 cun kranial vom Nabel und 2 cun lateral der ventralen Medianlinie.

Finden

Die Strecke zwischen sternokostalem Winkel und Nabel wird in 8 Körper-cun eingeteilt (Beachte Proportionalmaß ➤ 2.2). Vom sternokostalen Winkel aus zunächst 3 cun nach kaudal und dann 2 cun nach lateral messen und hier **Ma 20** lokalisieren, der sich abhängig von der Thoraxform entweder auf den Rippenbogen oder über dem Abdomen projiziert.

Oder: Durch Handspanntechnik (➤ 2.3.3) den Streckenmittelpunkt (Lage von **Ren 12**) zwischen sternokostalem Winkel und Bauchnabel bestimmen. Davon 1 cun nach kranial und 2 cun nach lateral messen und hier **Ma 20** lokalisieren.

Hinweis: Auf derselben Höhe liegen **Ren 13** (Medianlinie), **Ni 20** (0,5 cun lateral der Medianlinie) und **Gb 24** (im 7. ICR in der Mamillarlinie).

Punktion

Senkrecht 0,5 bis 1 cun. Projiziert sich der Punkt auf den Rippenbogen, entweder flach s. c. auf der Rippe nadeln oder den Punkt etwas medialer lokalisieren oder Ersatzpunkt wählen. **Cave:** Peritoneum, Leberhypertrophie (rechts), in der Schwangerschaft.

Wirkung und wichtigste Indikationen

Reguliert den **mittleren** *jiao*, **senkt gegenläufiges Lungen-** und **Magen-*qi* ab:** Verdauungsbeschwerden mit Appetitlosigkeit, Übelkeit, Erbrechen, Magenschmerzen, abdominalem Spannungsgefühl, Erkrankungen des Respirationstrakts wie Husten, Dyspnoe, Asthma bronchiale.

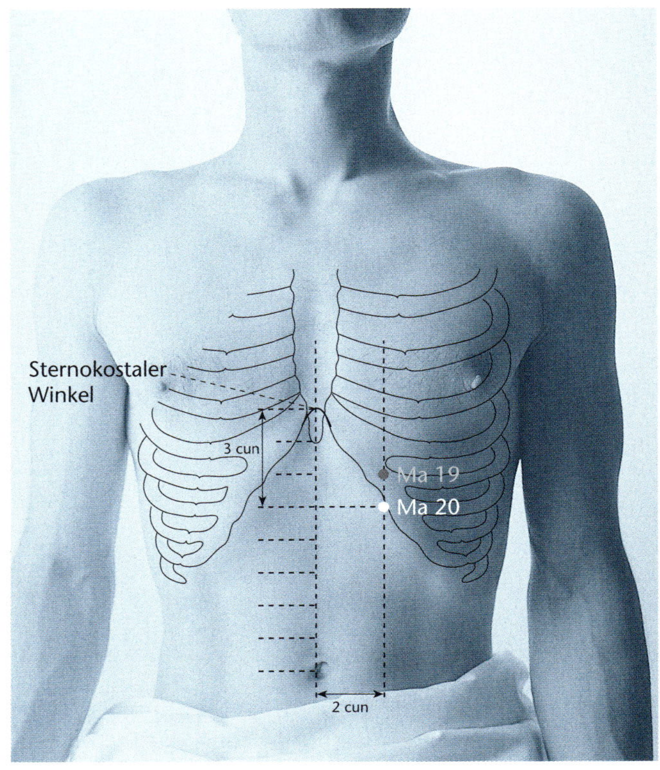

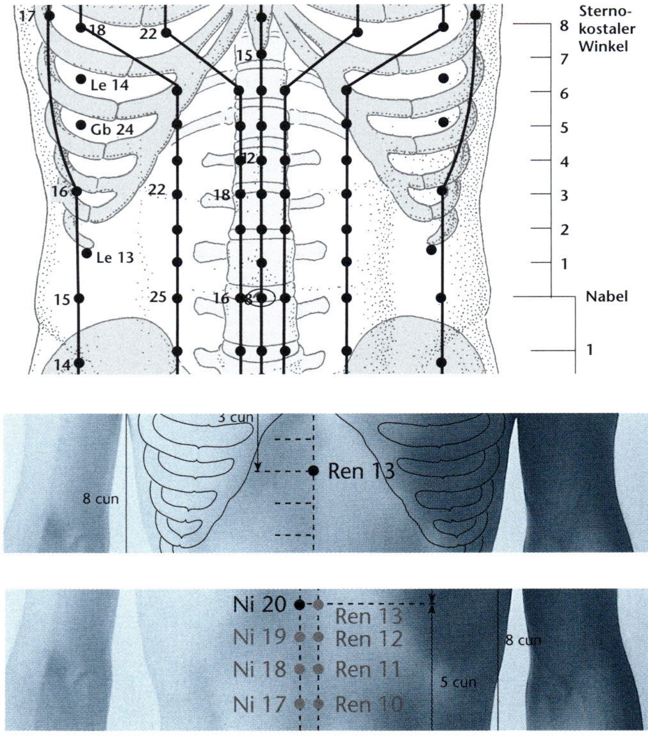

6
7
Gb 24
im 7. ICR

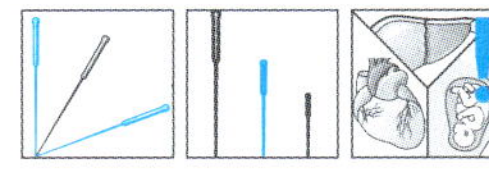

Tor des Getreides *liangmen* Ma 21

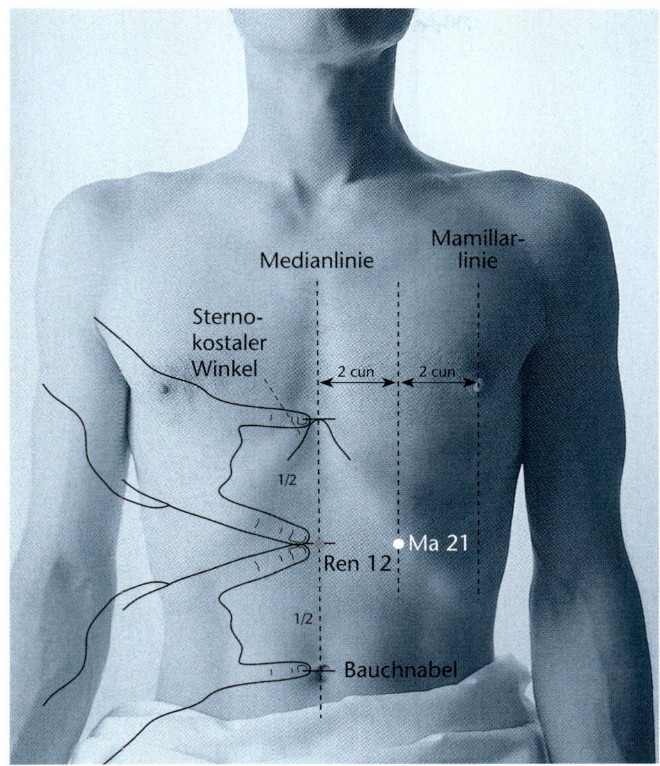

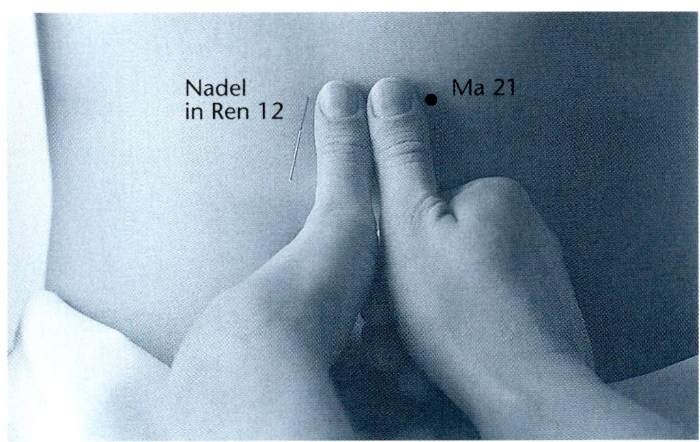

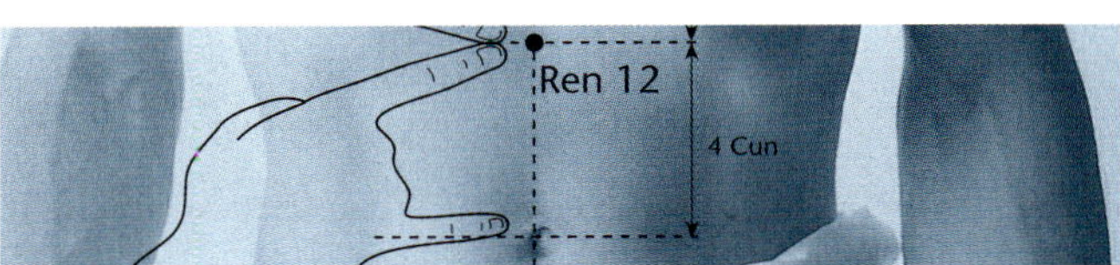

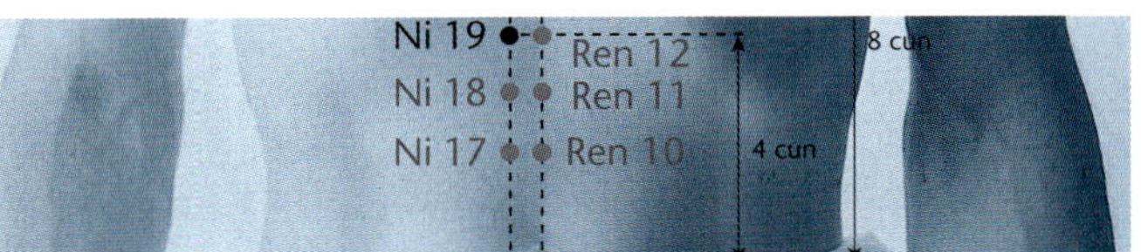

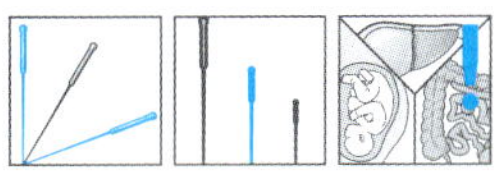

Lokalisation

4 cun kranial vom Nabel bzw. 4 cun kaudal vom sternokostalen Winkel und 2 cun lateral der ventralen Medianlinie.

Finden

Die Strecke zwischen sternokostalem Winkel und Nabel wird in 8 Körper-cun eingeteilt (Beachte Proportionalmaß ➤ 2.2). Durch Handspanntechnik (➤ 2.3.3) den Streckenmittelpunkt zwischen sternokostalem Winkel und Bauchnabel (Lage von **Ren 12**) bestimmen und davon 2 cun nach lateral messen. Hier liegt **Ma 21,** der sich abhängig von der Thoraxform in einigen Fällen entweder auf den Rippenbogen (enger subkostaler Winkel) oder über dem Abdomen projizieren kann.

Hinweis: Auf derselben Höhe liegen **Ren 12** (Medianlinie) und **Ni 19** (0,5 cun lateral der Medianlinie).

Punktion

Senkrecht 0,5–1 cun. Projiziert sich der Punkt auf den Rippenbogen, entweder flach s. c. auf der Rippe nadeln oder den Punkt etwas medialer lokalisieren oder Ersatzpunkt wählen. **Cave:** Peritoneum, Leberhypertrophie (rechts), in der Schwangerschaft.

Wirkung und wichtigste Indikationen

Reguliert und **bewegt** *qi,* **harmonisiert** den **mittleren** *jiao,* **beseitigt Stagnation, hebt** *qi* **an**, beendet Diarrhö: Störungen des Magen-Darm-Trakts wie Meteorismus, epigastrische Schmerzen, Erbrechen, Diarrhö, Borborygmen.

Besonderheiten

Wichtiger Lokalpunkt bei epigastralen Beschwerden im lateralen Abdomen und lateraler Rippenregion.

Ma 22

Grenztor *guanmen*

Lokalisation

3 cun kranial vom Nabel bzw. 5 cun kaudal vom sternokostalen Winkel und 2 cun lateral der ventralen Medianlinie.

Finden

Die Strecke zwischen sternokostalem Winkel und Nabel wird in 8 Körper-cun eingeteilt (Beachte Proportionalmaß ➤ 2.2). Zunächst vom Bauchnabel aus 3 cun nach kranial und dann 2 cun nach lateral messen und hier **Ma 22** lokalisieren.

Oder: Durch Handspanntechnik (➤ 2.3.3) den Streckenmittelpunkt zwischen sternokostalem Winkel und Bauchnabel (Lage von **Ren 12**) bestimmen. Dann 1 cun kaudal davon und 2 cun nach lateral messen und hier **Ma 22** lokalisieren.

Hinweis: Auf derselben Höhe liegen **Ren 11** (Medianlinie), **Ni 18/Mi 16** (0,5/4 cun lateral der Medianlinie).

Punktion

Senkrecht 0,8–1 cun. **Cave:** Peritoneum, in der Schwangerschaft.

Wirkung und wichtigste Indikationen

- **Reguliert** *qi* und **Därme, mildert Schmerzen:** Abdominalschmerzen (v. a. periumbilikal), abdominales Spannungs- und Völlegefühl, Appetitlosigkeit, Meteorismus, Diarrhö, Borborygmen, Obstipation
- **Unterstützt** die **Miktion:** Ödeme, Aszites, Enuresis

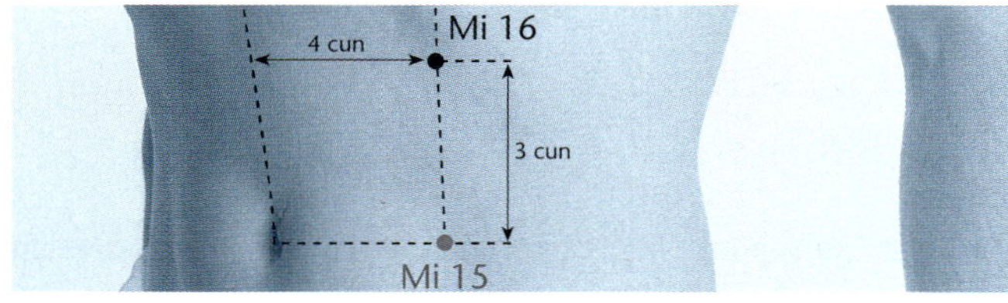

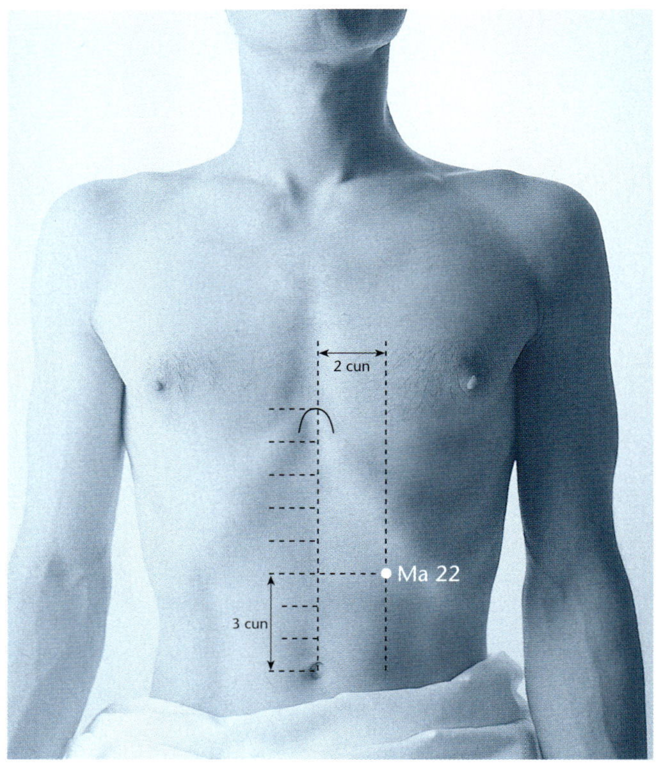

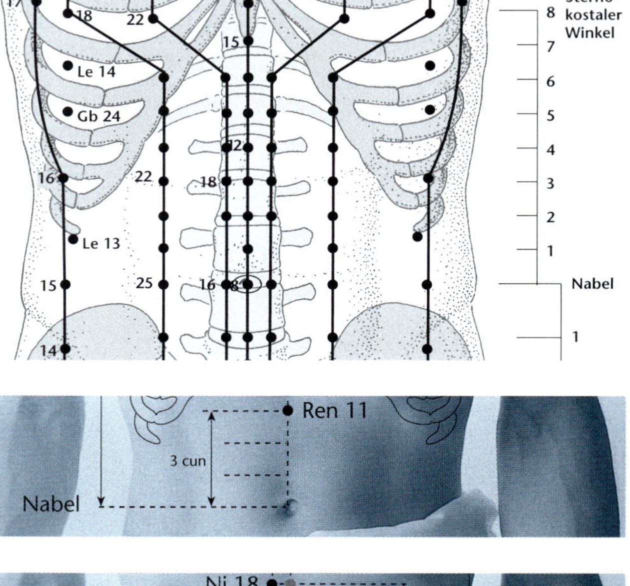

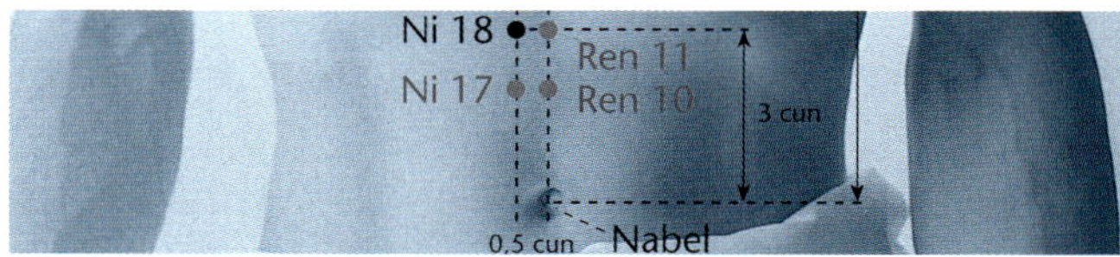

Ni 18 Ren 11
Ni 17 Ren 10
3 cun
0,5 cun Nabel

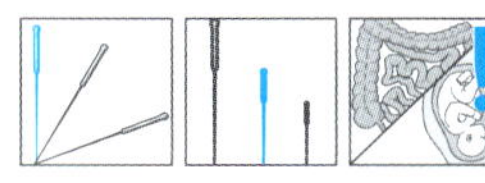

Das Große Eine *taiyi*

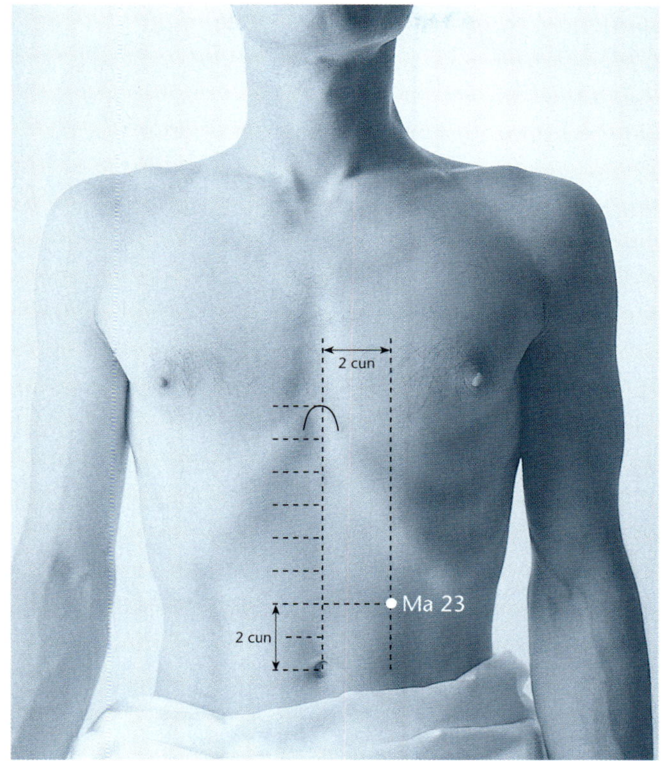

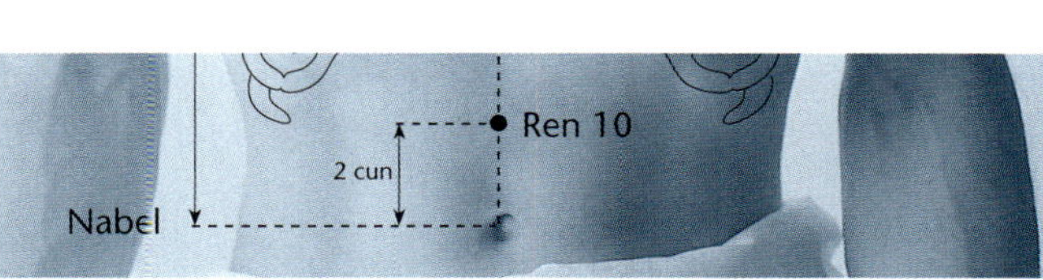

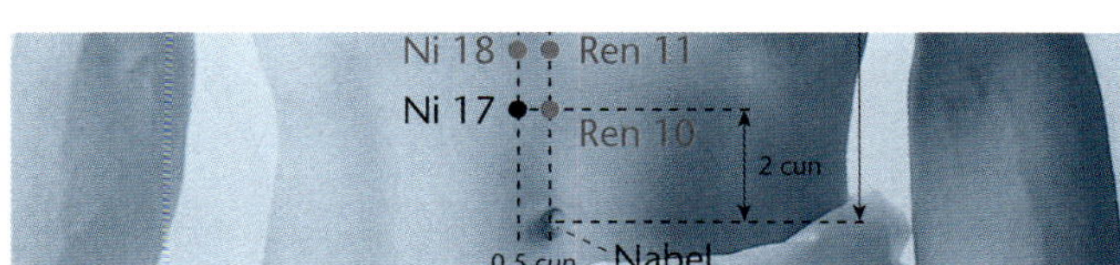

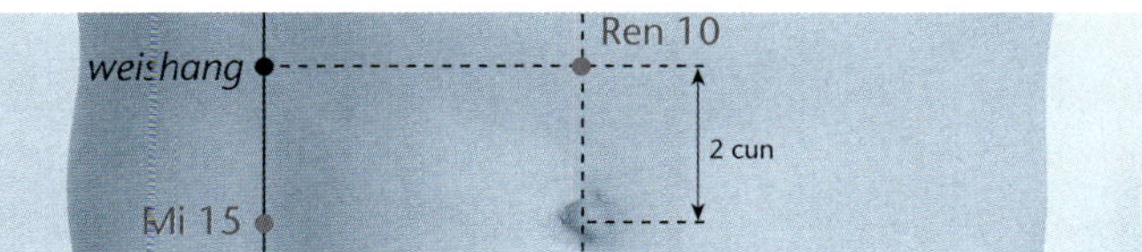

Lokalisation

2 cun kranial vom Nabel und 2 cun lateral der ventralen Medianlinie.

Finden

Die Strecke zwischen sternokostalem Winkel und Nabel wird in 8 Körper-cun eingeteilt (Beachte: Proportionalmaß > 2.2). Vom Bauchnabel aus 4 cun nach kranial und dann 2 cun nach lateral messen und hier **Ma 23** lokalisieren.

Oder: Durch Handspanntechnik (> 2.3.3) die untere Streckenhalbierende zwischen sternokostalem Winkel und Bauchnabel (Lage von **Ren 12**) halbieren und davon 2 cun nach lateral messen und hier **Ma 23** lokalisieren.

Hinweis: Auf derselben Höhe liegen **Ren 10** (Medianlinie), **Ni 17/Ex-CA** *(weishang)* (0,5/4 cun lateral der Medianlinie).

Punktion

Senkrecht 0,5–1 cun. **Cave:** Peritoneum, in der Schwangerschaft.

Wirkung und wichtigste Indikationen

- **Harmonisiert** den **mittleren *jiao*, transformiert Schleim:** Magen-Darm-Beschwerden wie Appetitlosigkeit, Magenschmerzen, Abdominalschmerzen, Verdauungsstörungen, Diarrhö, *shan*-Erkrankungen
- **Beruhigt *shen*:** Psychische Störungen mit Unruhezuständen, Agitiertheit, manische Zustände

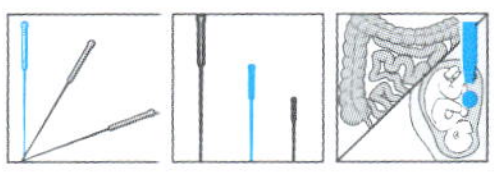

Ma 24 Tor des schlüpfrigen Fleisches *huaroumen*

Lokalisation

1 cun kranial vom Nabel und 2 cun lateral der ventralen Medianlinie.

Finden

Die Strecke zwischen sternokostalem Winkel und Nabel wird in 8 Körper-cun eingeteilt (Beachte Proportionalmaß ➤ 2.2). Vom Bauchnabel aus 1 cun nach kranial und 2 cun nach lateral messen und hier **Ma 24** lokalisieren.

Hinweis: Auf derselben Höhe liegt **Ren 9** (Medianlinie). Oft projiziert sich auch **Le 13** (am freien Ende der 11. Rippe) auf diese Höhe.

Punktion

Senkrecht 0,8–1,2 cun. **Cave:** Peritoneum, in der Schwangerschaft.

Wirkung und wichtigste Indikationen

- **Reguliert** den **Magen, mildert Erbrechen:** Übelkeit, Erbrechen, Magenschmerzen
- **Transformiert Schleim, beruhigt** *shen:* Psychische Störungen, manische Zustände

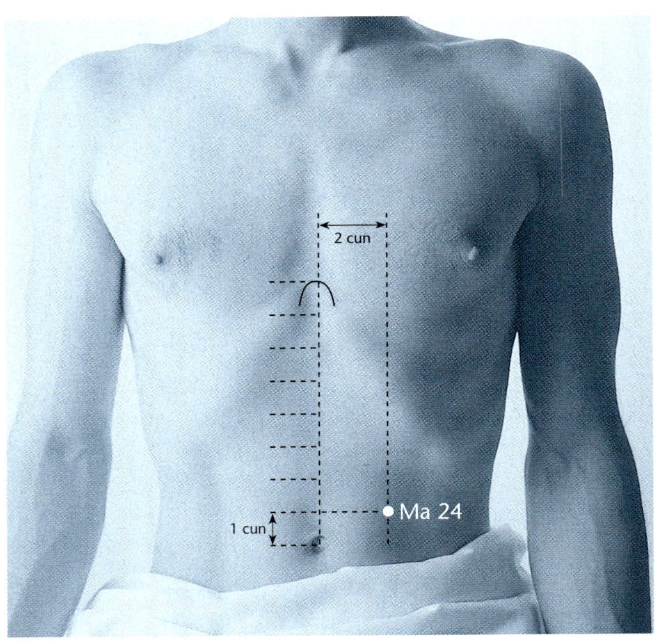

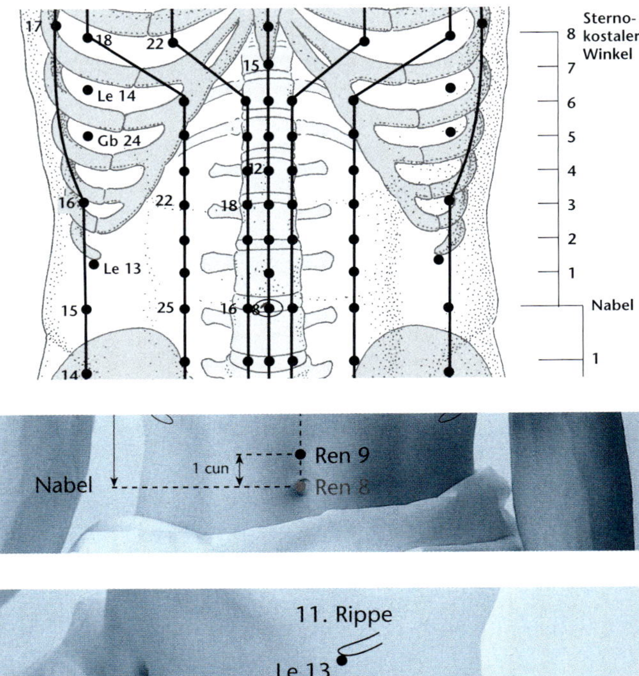

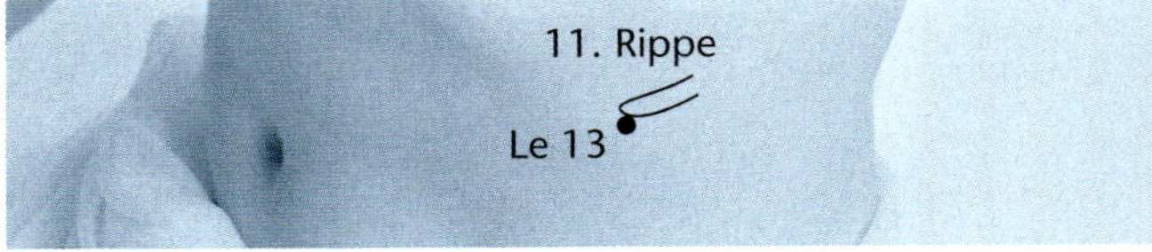

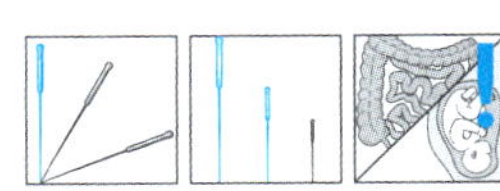

Himmlischer Angelpunkt *tianshu* Ma 25

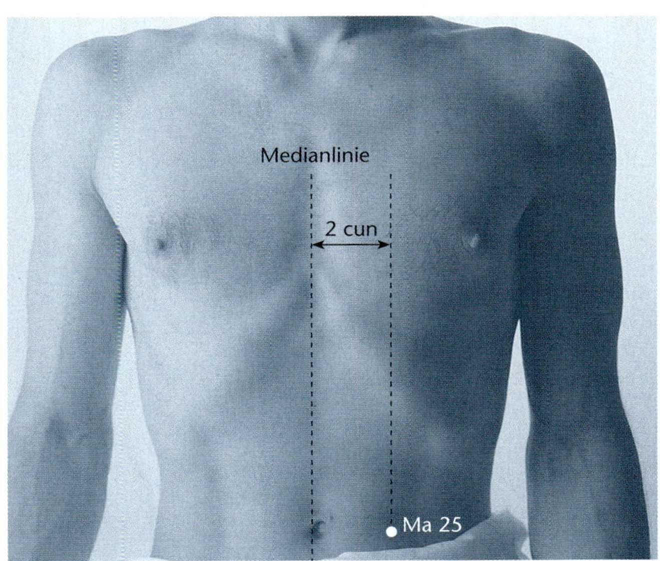

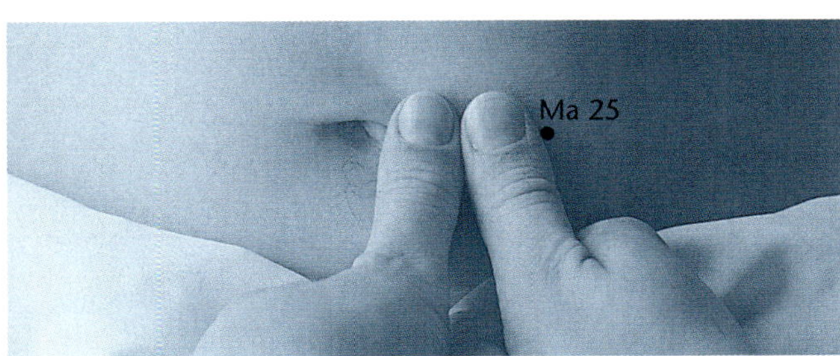

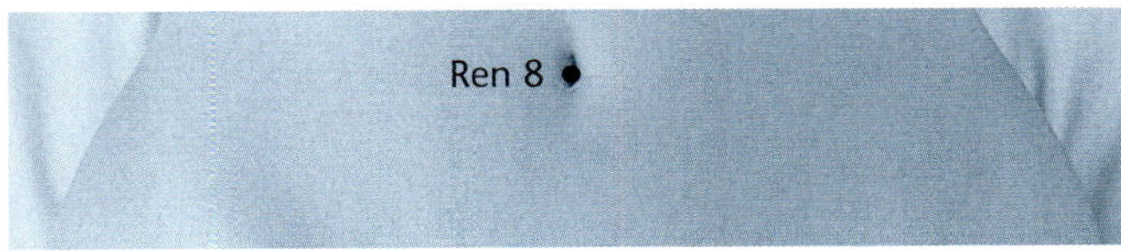

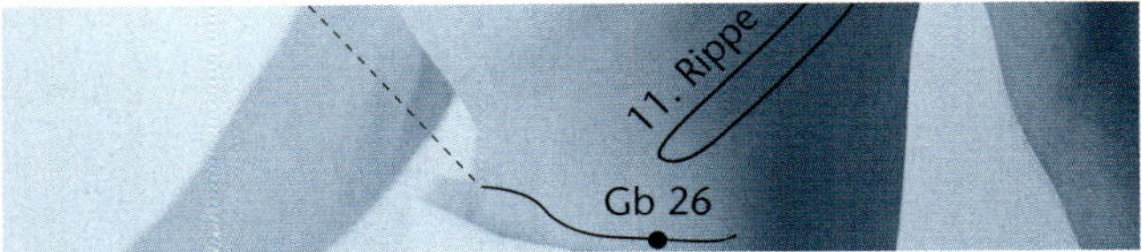

Lokalisation

2 cun lateral vom Nabel.

Finden

Von der Nabelmitte aus 2 cun nach lateral messen und hier **Ma 25** lokalisieren.

Hinweis: Auf derselben Höhe liegen **Ren 8** (Bauchnabel), **Ni 16** (0,5 cun lateral vom Nabel), **Mi 15** (Mamillarlinie bzw. 4 cun lateral vom Nabel) und **Gb 26** (auf Nabelhöhe direkt senkrecht unter dem freien Ende der 11. Rippe).

Punktion

Senkrecht 0,8–1,2 cun oder schräg nach kaudal in Richtung Uterus bei gynäkologischen Erkrankungen. **Cave:** Peritoneum, in der Schwangerschaft. Die Nadel erreicht die Aponeurosen der schrägen Bauchmuskulatur beim Übergang in die Scheide des M. rectus abdominis.

Wirkung und wichtigste Indikationen

- **Reguliert Milz, Magen** und **Darm, beseitigt Feuchtigkeit** und **Feuchte-Hitze:** Störungen des Magen-Darm-Trakts (z. B. Obstipation, Diarrhö, Borborygmen, Meteorismus), Miktionsstörungen, Ödeme
- **Reguliert *qi* und Blut, lindert Stagnation:** Meteorismus, Schmerzen abdominal und periumbilikal, Menstruationsstörungen, *shan*-Erkrankungen

Besonderheiten

mu-Punkt des Dickdarms. Wichtiger Punkt bei Störungen des Magen-Darm-Trakts.

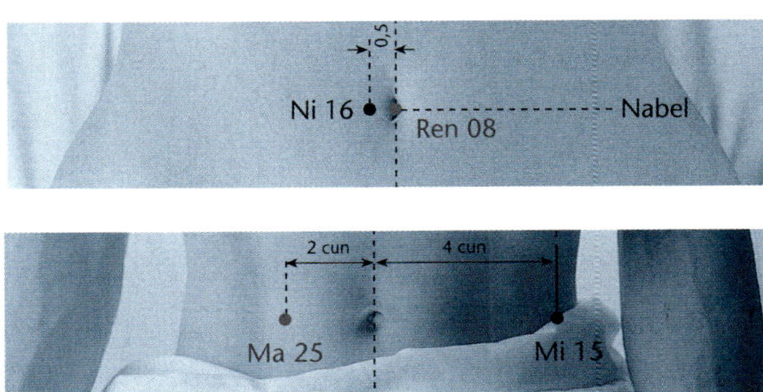

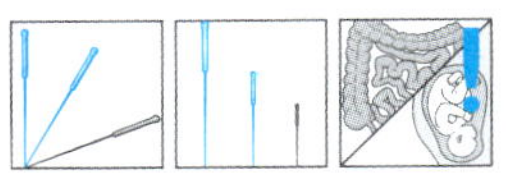

Ma 26 Außen am Hügel *wailing*

Lokalisation

1 cun kaudal vom Nabel und 2 cun lateral der ventralen Medianlinie.

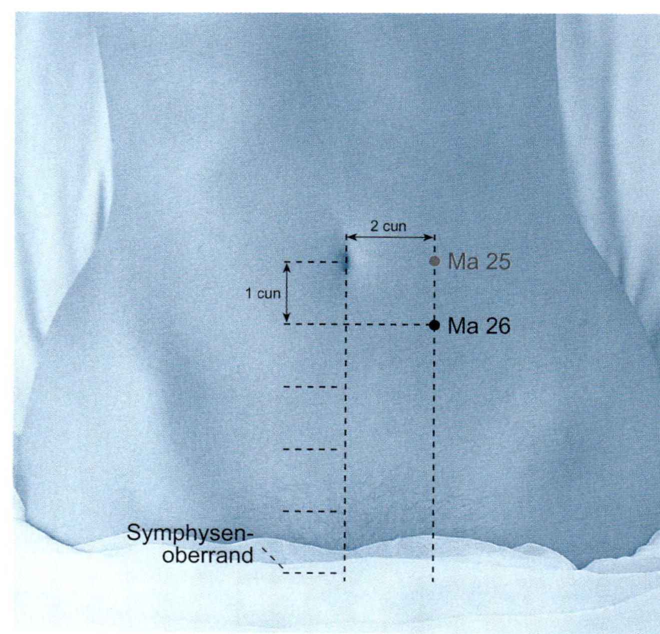

Finden

Die Strecke zwischen Nabelmitte und Symphysenoberrand wird in 5 Körper-cun eingeteilt (Beachte Proportionalmaß ➤ 2.2). Vom Nabel aus 1 cun nach kaudal und 2 cun nach lateral messen und hier **Ma 26** lokalisieren.

Hinweis: Auf derselben Höhe liegen **Ren 7** (Medianlinie) und **Ni 15** (0,5 cun lateral der Medianlinie).

Punktion

Senkrecht 0,5–1,5 cun. **Cave:** Peritoneum, in der Schwangerschaft.

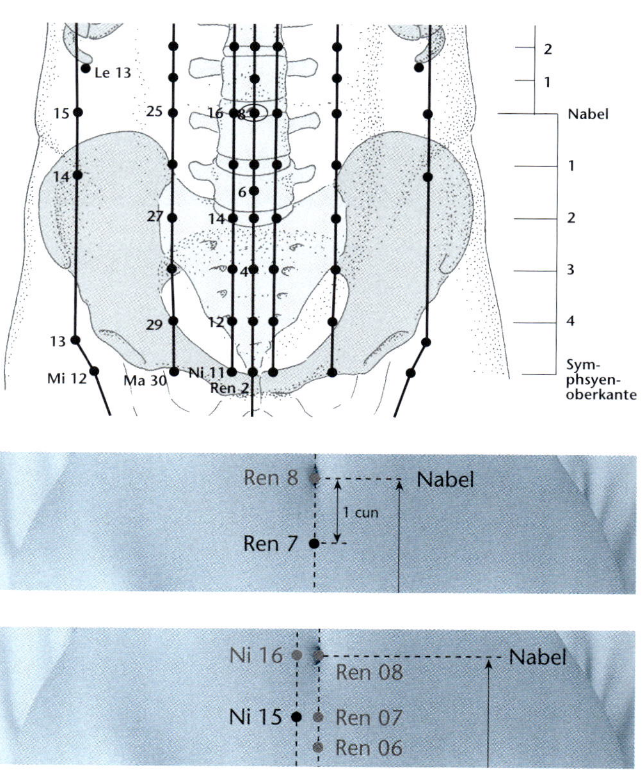

Wirkung und wichtigste Indikationen

Reguliert ***qi*****, mildert Schmerzen:** Starke Bauchschmerzen und abdominale Distension, Menstruationsstörungen (z. B. Dysmenorrhö, Amenorrhö), *shan*-Erkrankungen.

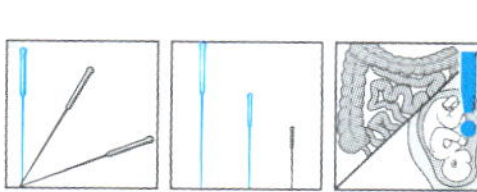

Groß und Riesig *daju*

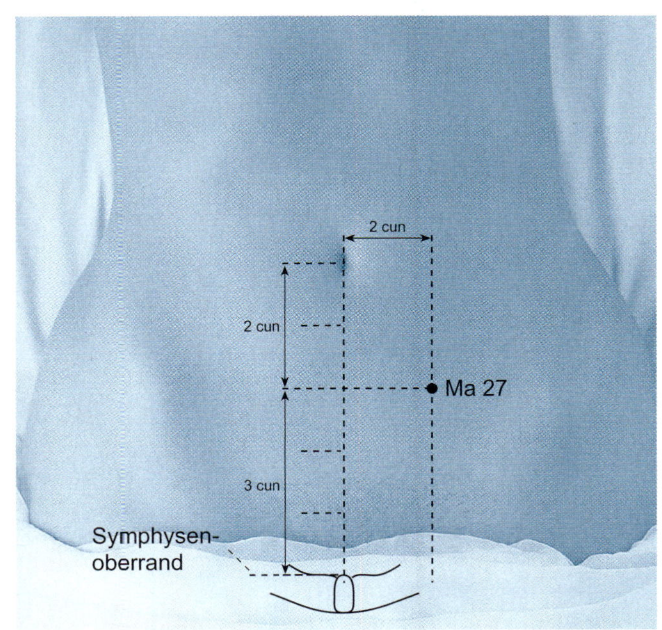
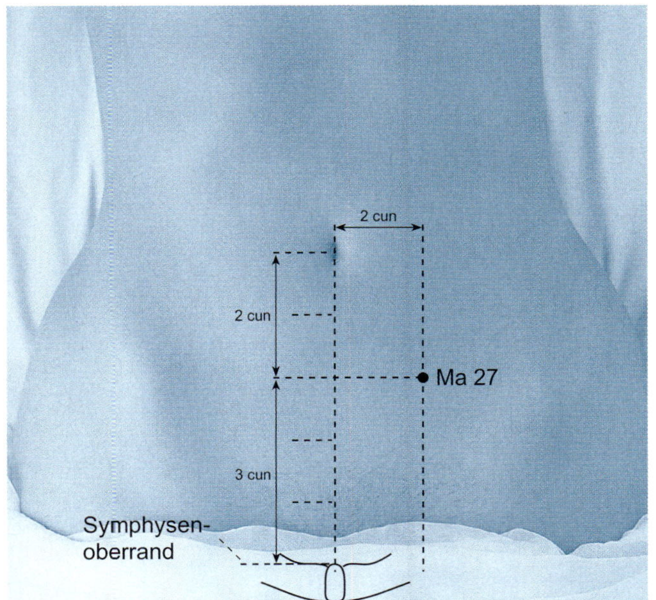

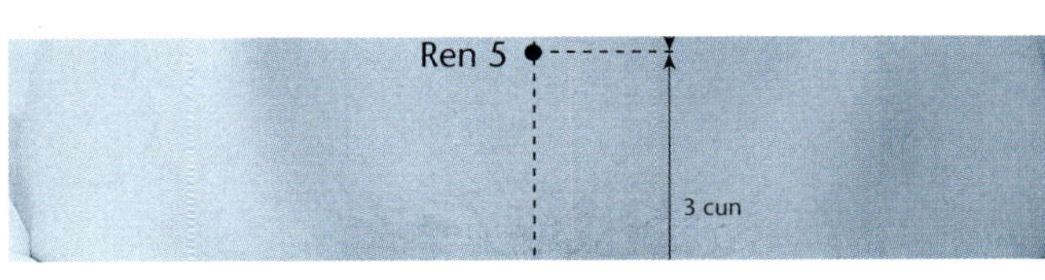

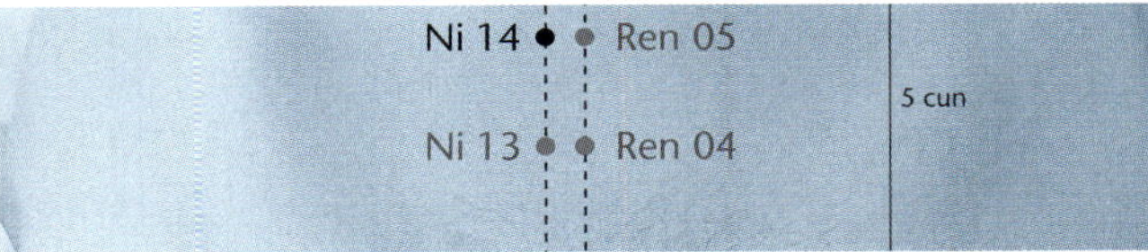

Lokalisation

2 cun kaudal vom Nabel und 2 cun lateral der ventralen Medianlinie.

Finden

Die Strecke zwischen Nabelmitte und Symphysenoberrand wird in 5 Körper-cun eingeteilt (Beachte: Proportionalmaß ➤ 2.2). Vom Nabel aus 2 cun nach kaudal und 2 cun nach lateral messen und hier **Ma 27** lokalisieren.

Hinweis: Auf derselben Höhe liegen **Ren 5** (Medianlinie) und **Ni 14** (0,5 cun lateral der Medianlinie).

Punktion

Senkrecht 0,5–1,5 Cun. **Cave:** Peritoneum, in der Schwangerschaft.

Wirkung und wichtigste Indikationen

- **Reguliert** ***qi*****:** Spannungs- und Völlegefühl im Unterbauch, *shan*-Erkrankungen
- **Unterstützt Nieren** und **Miktion, stärkt** *yang* und **Essenz-*jing*:** Dysurie, Miktionsstörungen, Harnretention, Ejakulationsstörungen, Menstruationsstörungen, Ängstlichkeit, angst- und schreckbedingte Palpitationen mit Schlafstörungen

Ma 28

Weg des Wassers *shuidao*

Lokalisation

3 cun kaudal vom Nabel bzw. 2 cun kranial vom Symphysenoberrand und 2 cun lateral der ventralen Medianlinie.

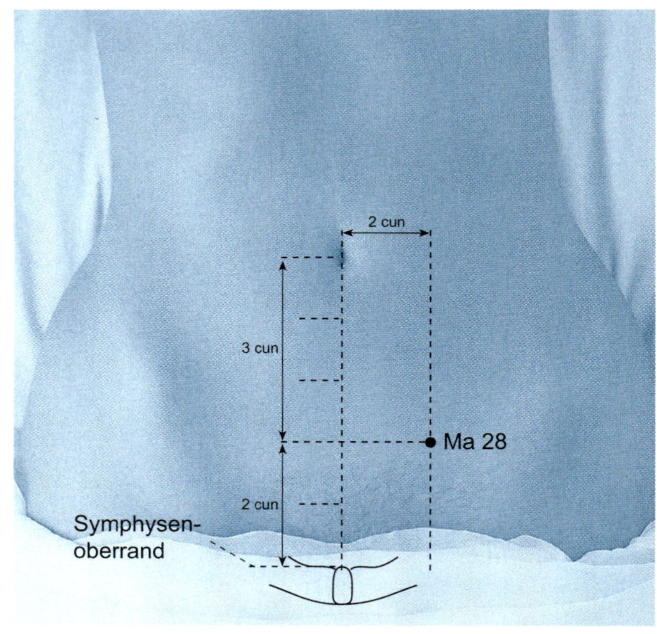

Finden

Die Strecke zwischen Nabelmitte und Symphysenoberrand wird in 5 Körper-cun eingeteilt (Beachte Proportionalmaß ➤ 2.2). Von der Mitte des Symphysenoberrands aus 2 cun nach kranial bzw. vom Nabel aus 3 cun nach kaudal und dann 2 cun nach lateral messen und hier **Ma 28** lokalisieren.

Hinweis: Auf derselben Höhe liegen **Ren 4** (Medianlinie), **Ni 13** (0,5 cun lateral der Medianlinie) und die Extrapunkte **Ex-CA** *(tituo)*/**Ex-CA** *(qimen)*/**Ex-CA** *(yijing)* (4/3/1 cun lateral der Medianlinie).

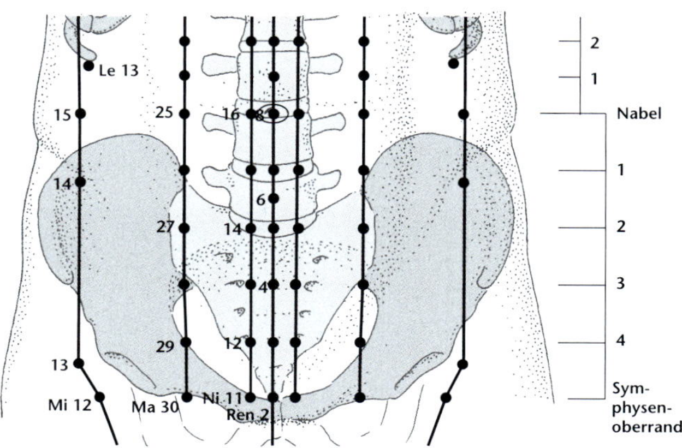

Punktion

Senkrecht 0,5–1,5 cun. **Cave:** Peritoneum, in der Schwangerschaft, volle Blase (vor der Nadelung den Patienten bitten, die Blase zu entleeren).

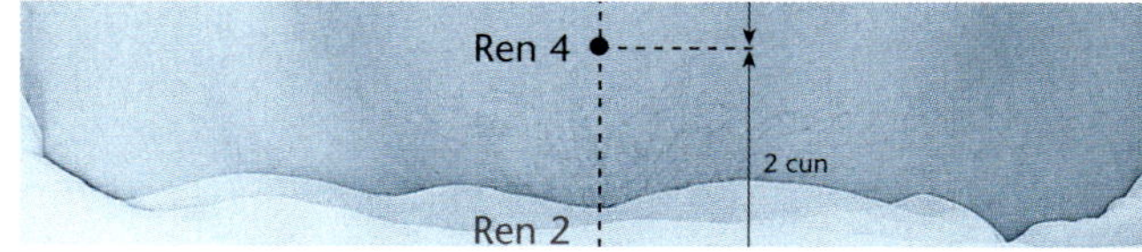

Wirkung und wichtigste Indikationen

Klärt Feuchte-Hitze, unterstützt den **unteren** *jiao,* **bewegt** *qi:* Spannungsgefühl und Schmerz im unteren Abdomen, Entzündungen im Urogenitaltrakt, Menstruationsstörungen wie Dysmenorrhö (mit Projektion in Lumbal- und Oberschenkelregion), Infertilität, Plazentaretention, uterine Massen, *shan*-Erkrankungen, LWS-, Schulter- und Rückenschmerzen.

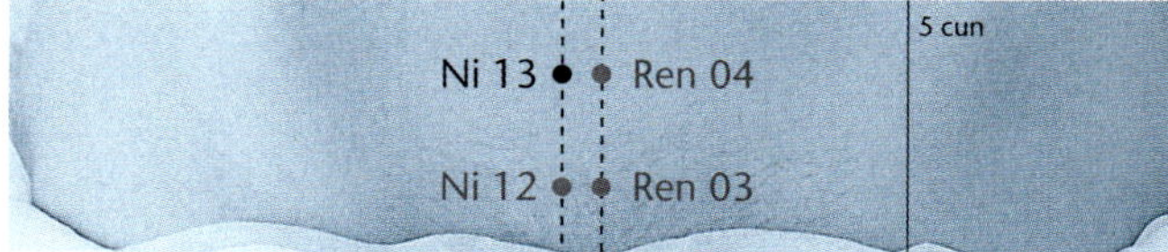

Besonderheiten

Wichtiger Lokalpunkt für den Urogenitaltrakt.

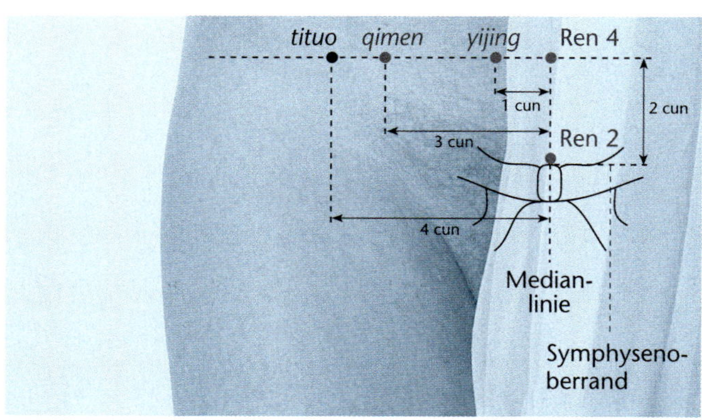

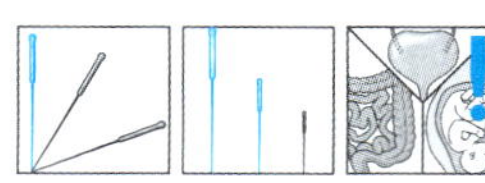

Rückkehr *guilai*

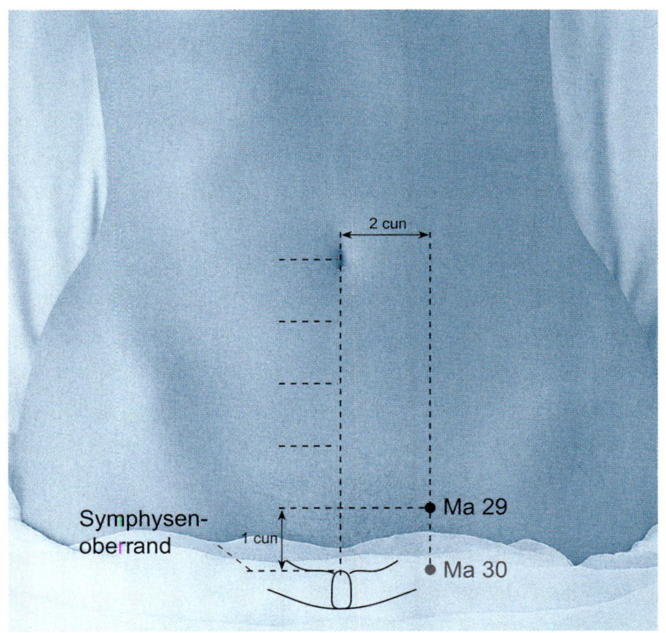

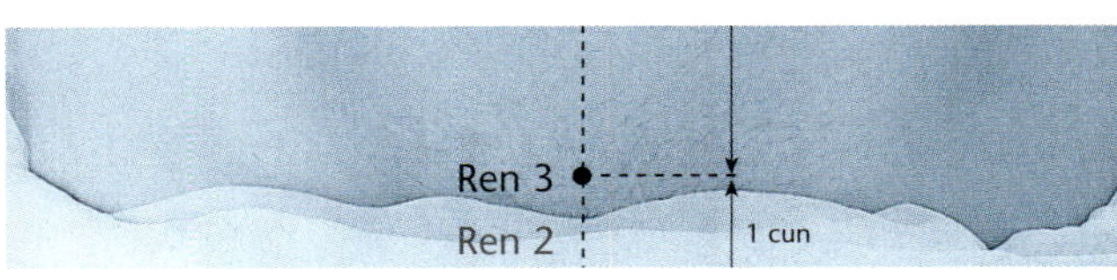

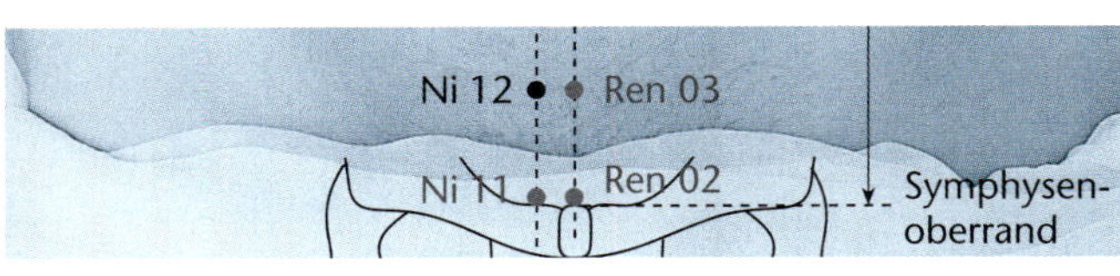

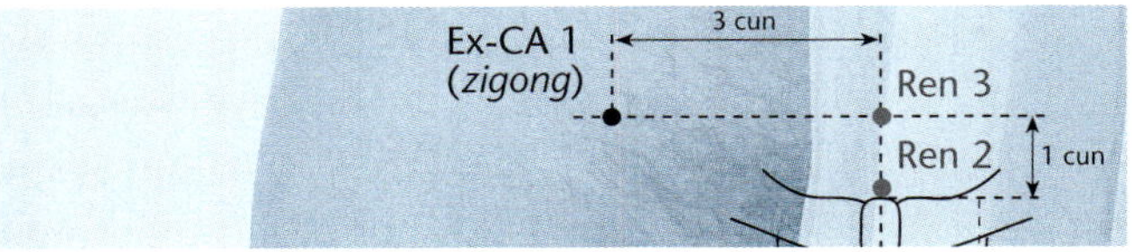

Lokalisation

1 cun kranial vom Symphysenoberrand bzw. 4 cun kaudal vom Nabel und 2 cun lateral der ventralen Medianlinie.

Finden

Die Strecke zwischen Nabelmitte und Symphysenoberrand wird in 5 Körper-cun eingeteilt (Beachte: Proportionalmaß ➤ 2.2). Von der Mitte des Symphysenoberrands aus 1 cun nach kranial und 2 cun nach lateral messen und hier **Ma 29** lokalisieren.

Hinweis: Auf derselben Höhe liegen **Ren 3** (Medianlinie), **Ni 12/Ex-CA 1** *(zigong)* (0,5/3 cun lateral der Medianlinie).

Punktion

Senkrecht 0,5–1,5 cun. **Cave:** Peritoneum, in der Schwangerschaft, volle Blase (vor der Nadelung den Patienten bitten, die Blase zu entleeren). Moxibustion v. a. in Kombination mit der Nadelung empfohlen.

Wirkung und wichtigste Indikationen

Wärmt den unteren ***jiao*, reguliert** die **Menstruation,** unterstützt die **Genitalregion:** Schmerzen im unteren Abdomen, Menstruationsstörungen (z. B. Amenorrhö), uterine Massen (z. B. Myom), Uterusprolaps, Infertilität, Fluor vaginalis, *shan*-Erkrankungen, Hodenhochstand, Impotenz, Schmerzen im Penis, Nykturie.

Besonderheiten

Wichtiger Lokalpunkt für den Urogenitaltrakt.

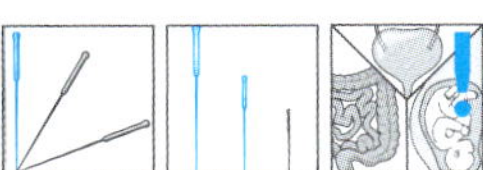

Ma 30 Knotenpunkt des *qi qichong*

Lokalisation

2 cun lateral vom Symphysenoberrand und medial der A./V. femoralis, ca. 1 cun oberhalb der Leistenbeuge.

Finden

Orientierung von der Mitte des Symphysenoberrands (Lage von **Ren 2**) aus. Von dort 2 cun nach lateral messen und hier **Ma 30** lokalisieren. Der Punkt projiziert sich ca. 1 cun kranial der Inguinalfalte und medial der A./V. femoralis.

Hinweis: Auf derselben Höhe liegen **Ren 2** (Medianlinie), **Ni 11**/**Mi 12** (0,5/3,5 cun lateral der Medianlinie). **Le 12** liegt 1 cun kaudal und 0,5 cun lateral von **Ma 30** in der Leistenbeuge.

Punktion

Senkrecht 0,5–1,5 cun oder leicht schräg bis 1,5 cun in Richtung äußere Genitalien bei Erkrankungen des Urogenitaltrakts. **Cave:** A. femoralis, Blase (nicht zu tief kranialwärts und vor der Nadelung den Patienten bitten, die Blase zu entleeren), bei Männern Samenkanal (nicht zu tief kaudalwärts), in der Schwangerschaft.

Wirkung und wichtigste Indikationen

- **Reguliert** *qi* **im unteren** *jiao:* Unterbauchbeschwerden, Miktionsstörungen, sexuelle Funktionsstörungen, (inguinale) Hernien, Erkrankungen der äußeren Genitalregion
- **Reguliert** den *chong mai:* Gynäkologische Störungen, *ben tun qi* (Rennendes Ferkel-*qi*)
- **Stärkt das Meer der Nahrung** („**Nachhimmel-***qi*"): Rekonvaleszenz, Appetitstörungen

Besonderheiten

Punkt des „Meeres der Nahrung". Kreuzungspunkt mit dem *chong mai,* einigen Autoren zufolge auch mit der Gb-Leitbahn. Breite Anwendung bei Erkrankungen im Bereich des unteren *jiao.*

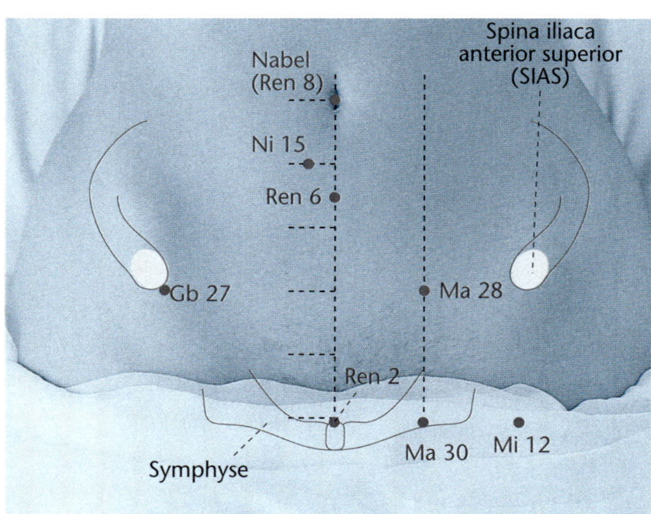

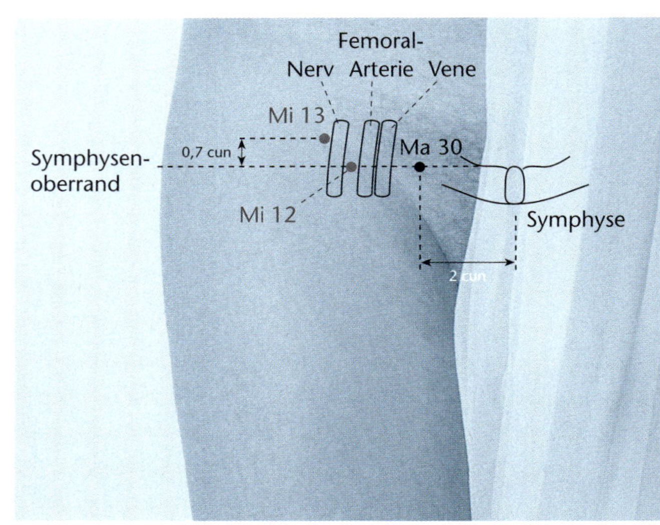

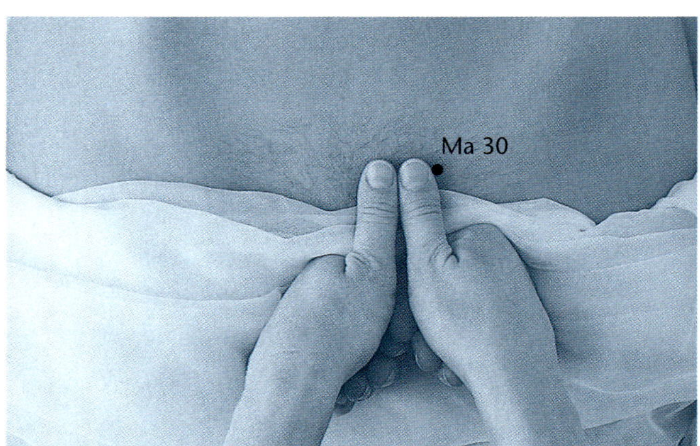

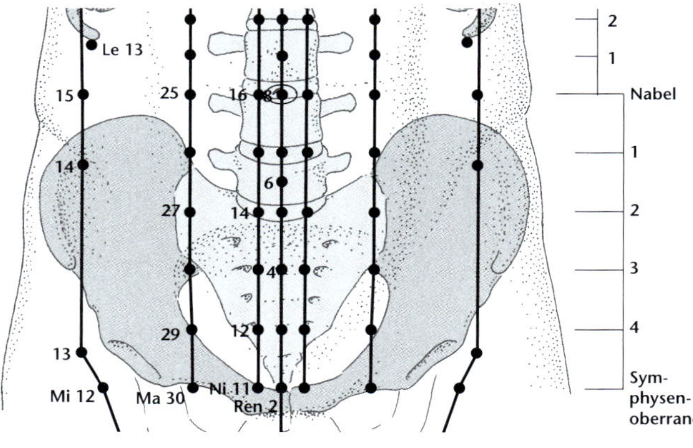

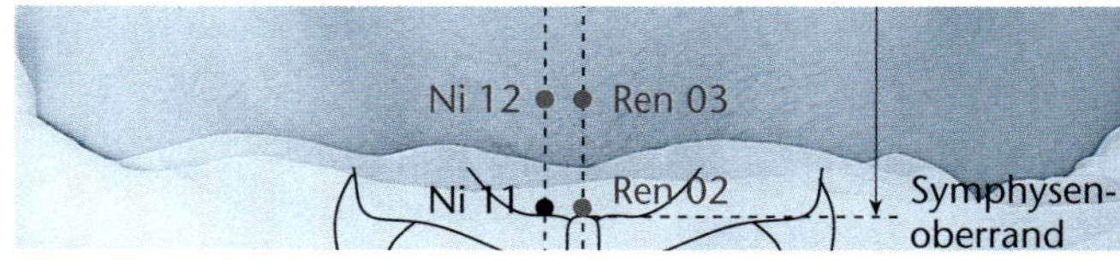

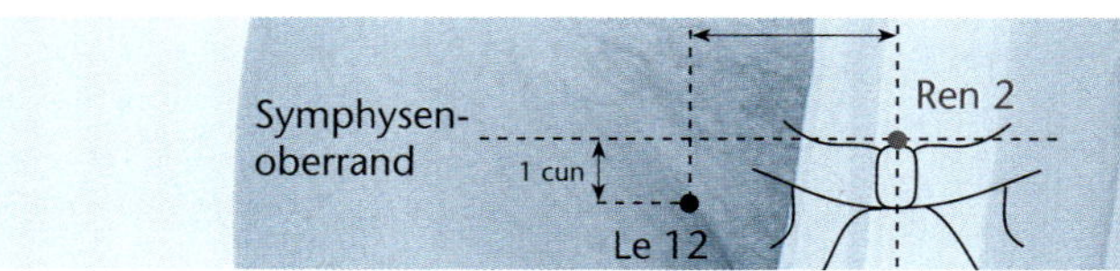

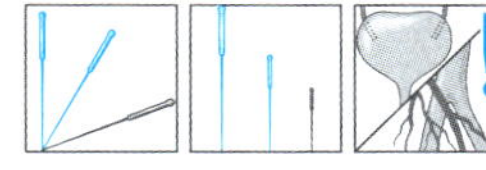

Oberschenkel-Grenztor *biguan*

Ma 31

Spina iliaca anterior superior
Ma 31
Symphysen-oberrand
M. sartorius
Patella-oberrand
Außenrand Patella

Höchste Prominenz Trochanter major
19 cun
Kniegelenk-beugefalte
Symphysen-oberrand
Patella-oberrand
20 cun
8 Cun
Ren 3
Ren 2
Ma 30
Mi 12
Ma 31
Ni 11
Le 11
Le 10
Mi 11
Ma 32
Ma 33
Ma 34
Ex-LE 3
Le 9
Mi 10
Ex-LE 2
Ex-LE 1
Ma 35
Ex-LE 4
Le 8
Gb 34
Mi 9
Ma 36
Ma 37

Lokalisation

Auf Höhe des Symphysenunterrands kaudal der Spina iliaca anterior superior (SIAS) und lateral des M. sartorius (bei Hüftflexion).

Finden

Der M. sartorius entspringt an der Spina iliaca anterior superior (SIAS) und zieht quer über den Oberschenkel nach medial. Im Bereich von Leiste und proximalem Oberschenkel ist er bei aktiver Außenrotation des in Knie und Hüfte leicht flektierten Beines gut zu tasten. **Ma 31** liegt lateral des Muskelrands am Kreuzungspunkt einer Verbindungslinie SIAS–lateraler Patellaoberrand mit einer Horizontalen entlang des Symphysenunterrands.

Punktion

Senkrecht 1–1,5 cun.

Wirkung und wichtigste Indikationen

Macht die **Leitbahn durchgängig, mildert Schmerzen, beseitigt Wind-Feuchtigkeit:** Schmerzen, Bewegungseinschränkungen, Parästhesien und Paresen der unteren Extremität, Beschwerden in Hüft- und Kniegelenk, Muskelatrophie und -kontraktur.

Besonderheiten

Besonderer Einsatz bei Feuchte-Kälte-*bi*-Syndrom bei Knie- oder LWS-Beschwerden. Bei Parästhesien und Schmerzen in Hüfte und Bein mit Ausstrahlung entlang der Leitbahn oft in Kettenschloss-Kombination mit **Ma 36** und **Ma 41.**

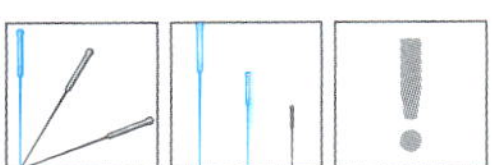

Ma 32 Versteckter Hase *futu*

Lokalisation

Auf dem Oberschenkel 6 cun proximal vom lateralen Patellaoberrand auf der Verbindungslinie zwischen Patellaoberrand und Spina iliaca anterior superior (SIAS).

Finden

Die Länge des Oberschenkels von der Spina iliaca anterior superior (SIAS) zum lateralen Patellaoberrand in 3 Anteile teilen. Der Punkt liegt dann auf dem Übergang des unteren zum mittleren Drittel des Oberschenkels in einer Vertiefung im M. quadriceps.

Punktion

Senkrecht 0,5–2 cun.

Wirkung und wichtigste Indikationen

Macht die **Leitbahn durchgängig, mildert Schmerzen, vertreibt Wind-Feuchtigkeit:** Schmerzen, Bewegungseinschränkungen, Parästhesien und Paresen der unteren Extremität, Beschwerden in Hüft- und Kniegelenk, Muskelatrophie und -kontraktur, *shan*-Erkrankungen.

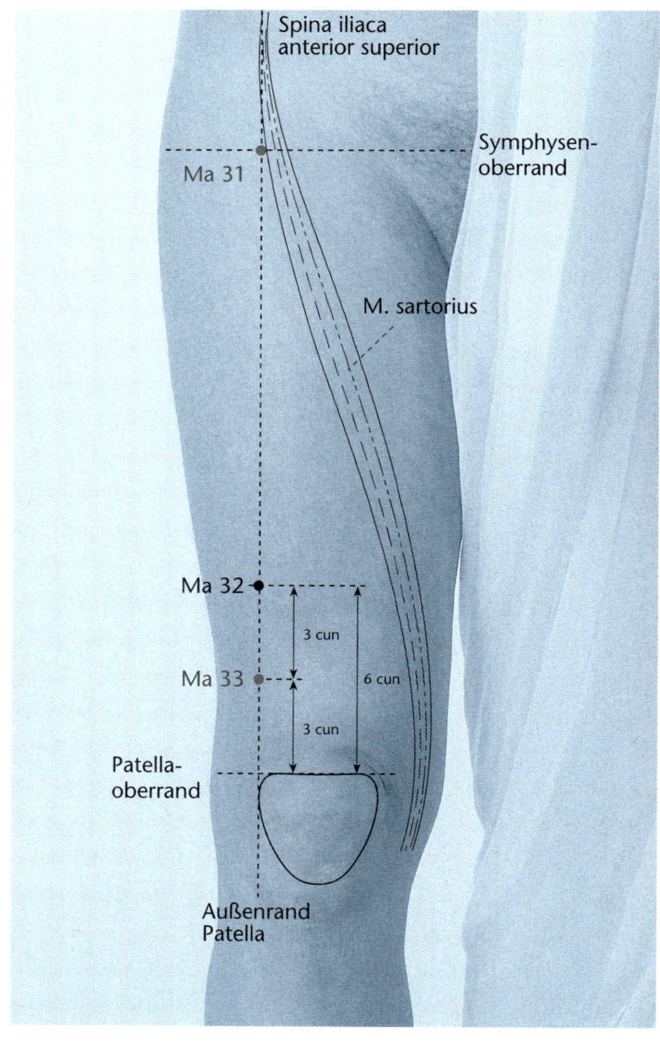

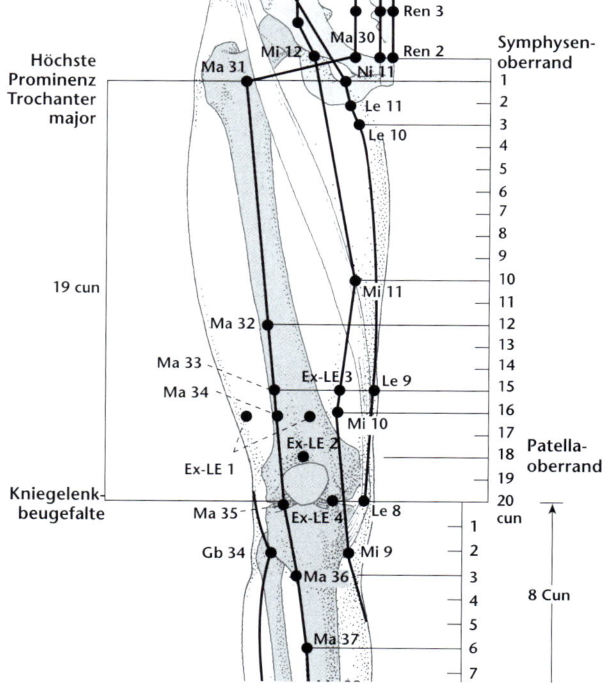

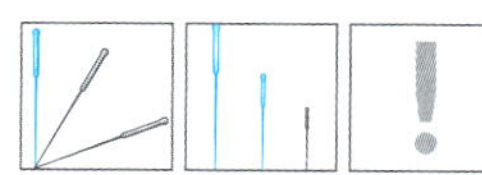

yin-Marktplatz *yinshi*

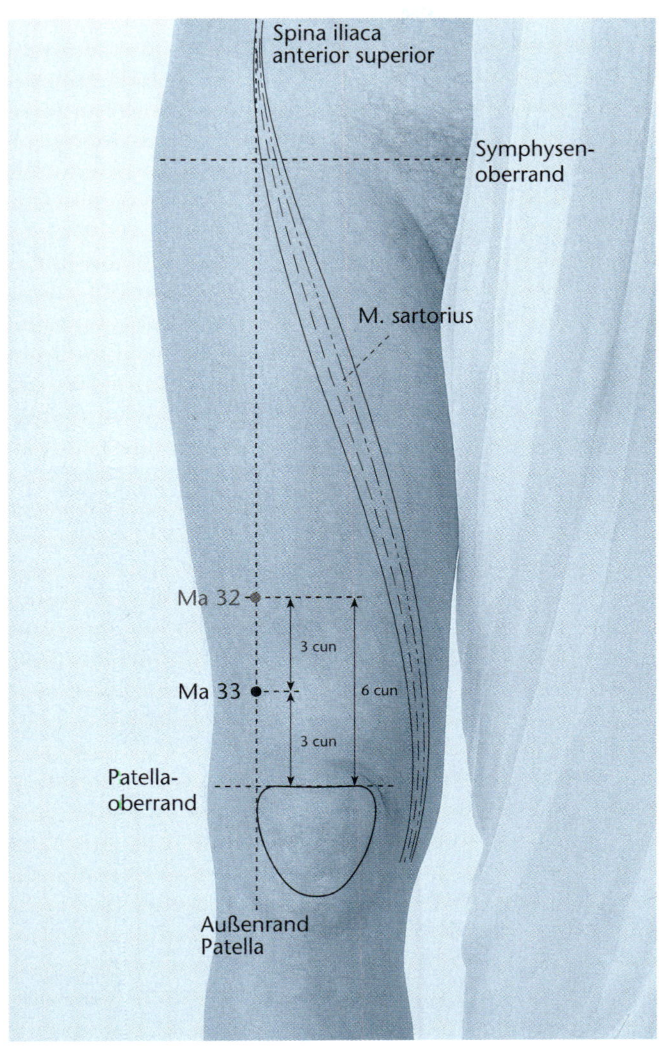

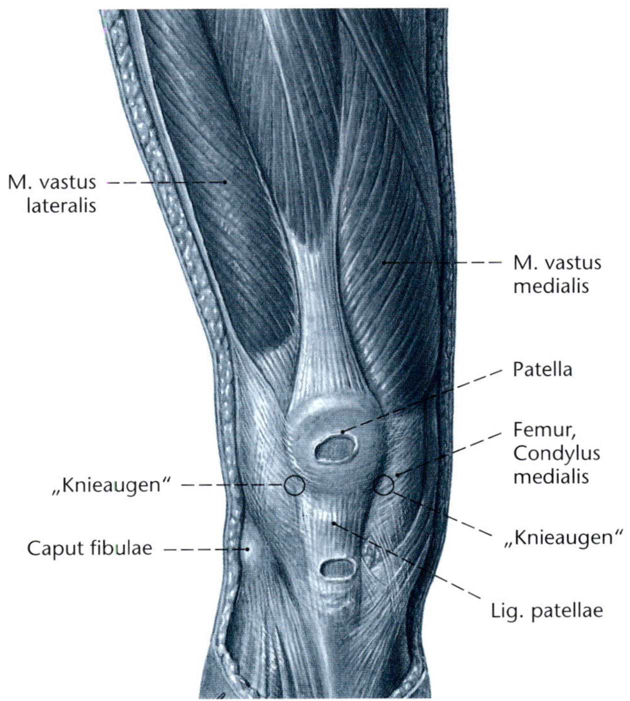

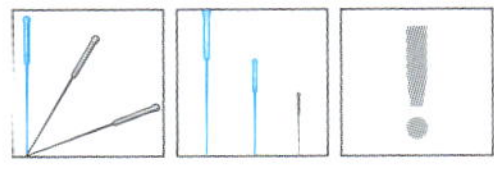

Lokalisation

3 cun proximal vom lateralen Patellaoberrand auf der Verbindungslinie zur Spina iliaca anterior superior (SIAS).

Finden

Vom lateralen Patellaoberrand aus 3 cun nach proximal auf der Verbindungslinie zur Spina iliaca anterior superior (SIAS) messen. Der Punkt liegt am Übergang des M. rectus femoris zum M. vastus lateralis in einer Furche.

Punktion

Senkrecht 0,5–1,5 cun.

Wirkung und wichtigste Indikationen

Macht die **Leitbahn durchgängig, mildert Schmerzen, beseitigt Wind-Feuchtigkeit:** Schmerzen, Bewegungseinschränkungen, Parästhesien und Paresen der unteren Extremität, Beschwerden in Hüft- und Kniegelenk, Muskelatrophie und -kontraktur, *shan*-Erkrankungen.

Ma 34

Bergrücken und Hügel *liangqiu*

Lokalisation

2 cun proximal vom lateralen Patellaoberrand auf der Verbindungslinie zur Spina iliaca anterior superior (SIAS) in einer Vertiefung des M. vastus lateralis.

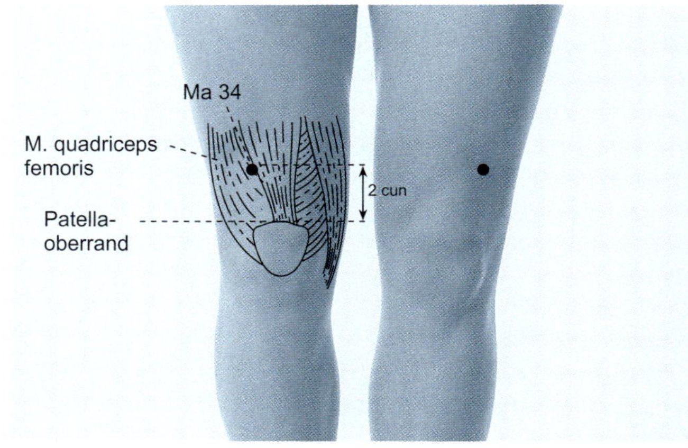

Finden

Vom lateralen Patellaoberrand aus 2 cun nach proximal auf der Verbindungslinie zur Spina iliaca anterior superior (SIAS) messen. **Ma 34** befindet sich in einer tastbaren Vertiefung im M. vastus lateralis des M. quadriceps femoris. Der Punkt projiziert sich auf der Verbindungslinie lateraler Patellaoberrand–Spina iliaca anterior superior (SIAS ➤ 3.5).

Hinweis: Auf derselben Höhe liegen die Punkte von **Ex-LE 1** *(kuangu)* (jeweils 1,5 cun lateral und medial von **Ma 34**). In vergleichbarer Position auf der medialen Beinseite liegt **Mi 10** (2 cun proximal vom medialen Patellaoberrand und medial in einer Vertiefung des M. vastus medialis).

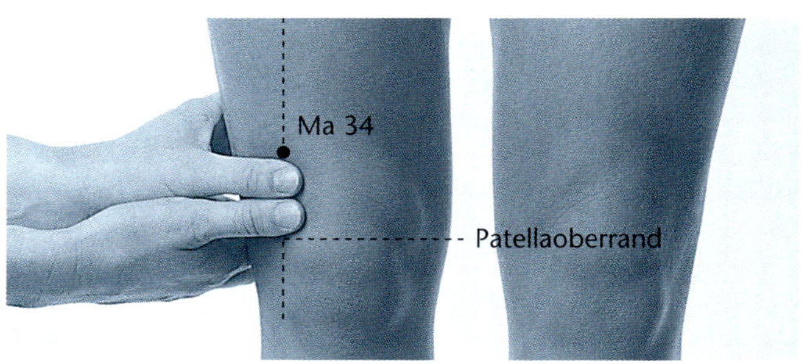

Punktion

Senkrecht oder schräg 1–1,5 cun. Stark ableitende Nadeltechnik hat einen schnellen, besänftigenden Effekt auf die Magen-Darmperistaltik.

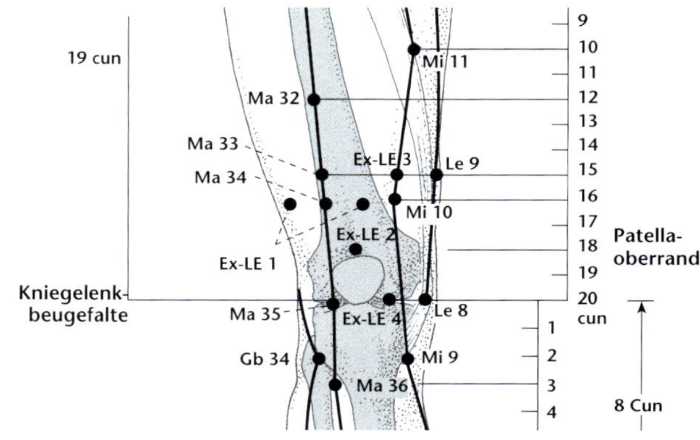

Wirkung und wichtigste Indikationen

- **Reguliert** das **Magen-*qi*, lindert akute Zustände:** Akute, schmerzhafte Erkrankungen des Magens
- Macht die **Leitbahn durchgängig, lindert Schmerzen:** Schmerzhafte Funktionsstörungen in der Kniegelenkregion, Mastitis

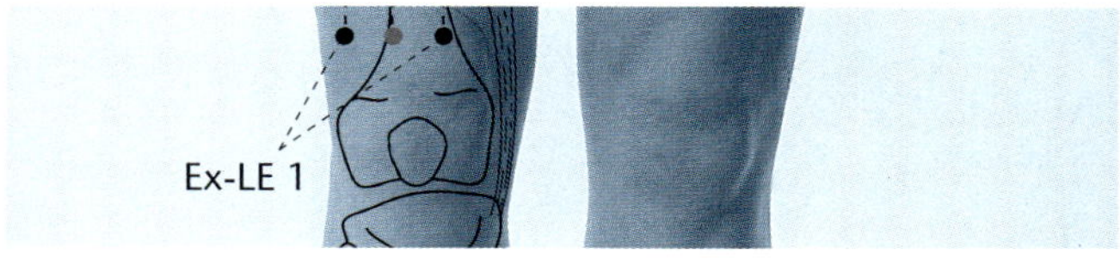

Besonderheiten

xi-Punkt. Wichtiger Lokalpunkt bei Kniebeschwerden oft in Kombination mit den beiden Knieaugen **Ex-LE 5** (*xiyang*) sowie mit **Mi 10, Mi 9, Gb 34.**

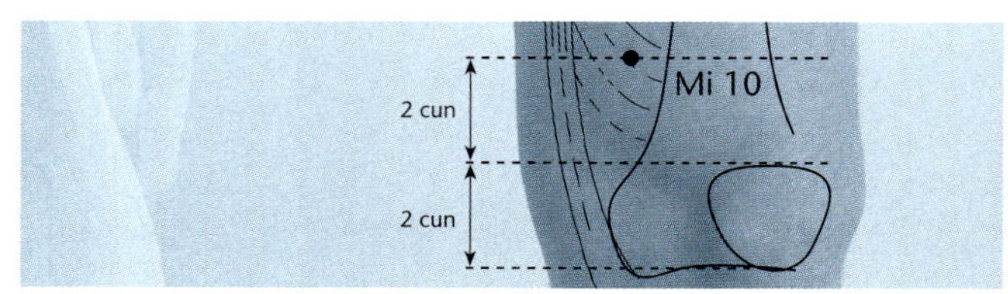

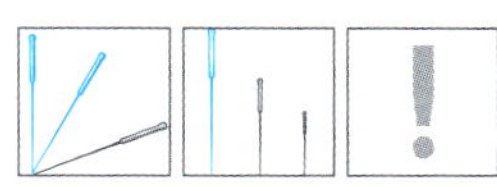

Kalbsnase *dubi*

Ma 35

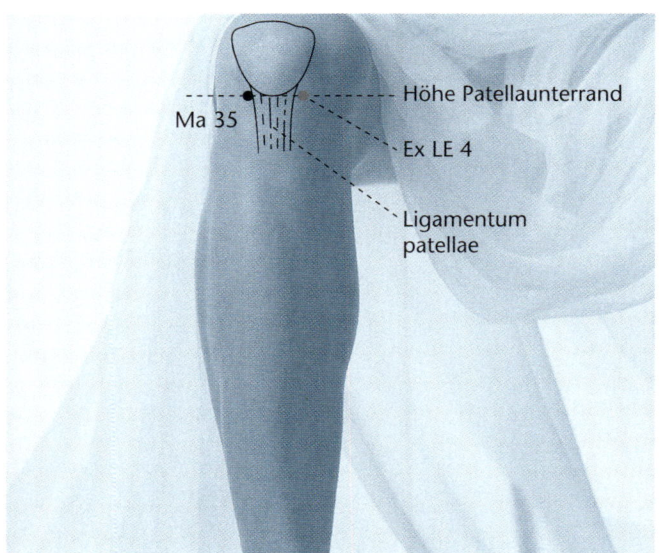

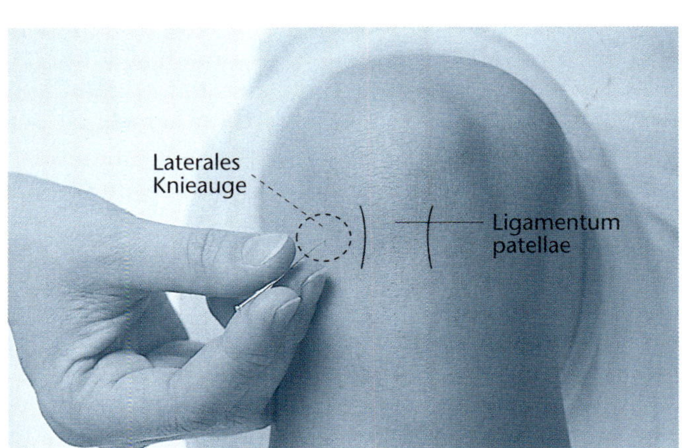

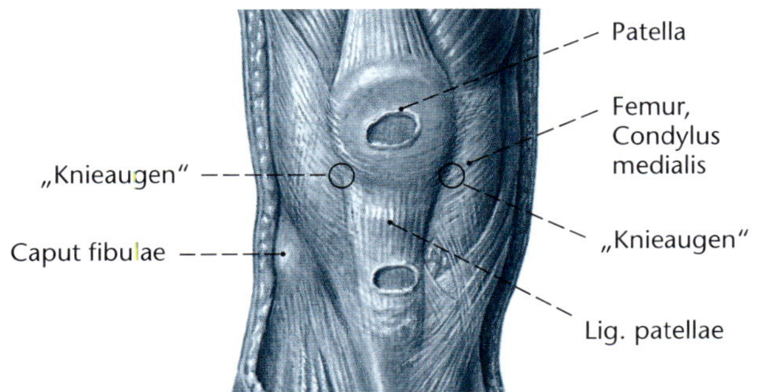

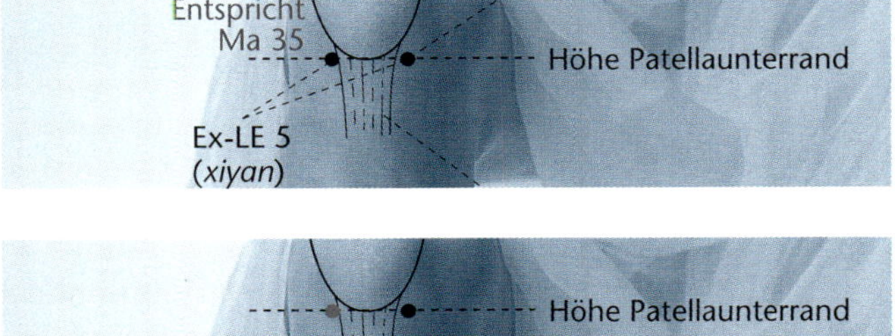

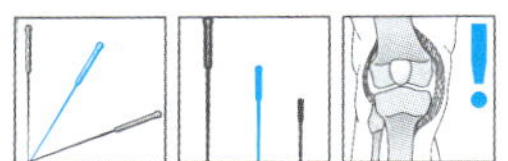

Lokalisation

Bei Knieflexion direkt unterhalb und seitlich der Patella in einer Vertiefung lateral des Ligamentum patellae.

Finden

Lokalisation und Punktion am besten bei leichter Knieflexion (Knierolle). **Ma 35** auf Höhe des lateralen Patellaunterrands in der Vertiefung lateral des Ligamentum patellae lokalisieren. Er projiziert sich auf Höhe des Kniegelenkspalts und entspricht in etwa dem arthroskopischen Gelenkzugang.

Hinweis: Ma 35 wird auch als „laterales Knieauge" bezeichnet und ist Teil des Extrapunktes **Ex-LE 5** (*xiyan*).

Punktion

Leicht schräg nach medial 0,5–1 cun in Richtung mediales Knieauge, dem Punkt **Ex-LE 4** (*neixiyan*). **Cave:** Kniegelenk.

Wirkung und wichtigste Indikationen

Vertreibt Wind-Feuchtigkeit, macht die **Leitbahn durchgängig,** mildert **Schwellungen und Schmerzen:** Jegliche Beschwerden in der Knieregion.

Besonderheiten

Wichtiger Lokalpunkt bei allen Kniegelenkbeschwerden häufig in Kombination mit **Ex-LE 4** (*neixiyan*), **Ma 34, Mi 10, Mi 9, Gb 34.**

Ma 36 Drei Entfernungen am Fuß *zusanli*

Lokalisation

3 cun distal von **Ma 35** und 1 Fingerbreite lateral der Tibiakante im M. tibialis anterior.

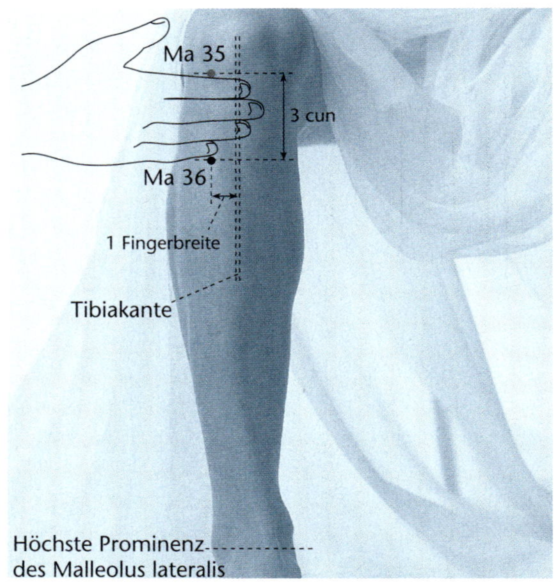

Finden

Von **Ma 35** (laterales Knieauge, Höhe Kniegelenkspalt) aus 3 cun (1 Handbreite) nach distal und dann 1 Fingerbreite nach lateral messen (1 Mittelfingerbreite an die Tibiakante legen). Dort **Ma 36** in einer „dynamisch" zu palpierenden Vertiefung lokalisieren (Ort der größten Drucksensibilität wählen).

Oder: Durch Palpation den Unterrand der Tuberositas tibiae lokalisieren, davon 1 Fingerbreite nach lateral **Ma 36** „dynamisch" lokalisieren.

Punktion

Senkrecht 1–1,5 cun. Moxibustion bei Indikation empfohlen.

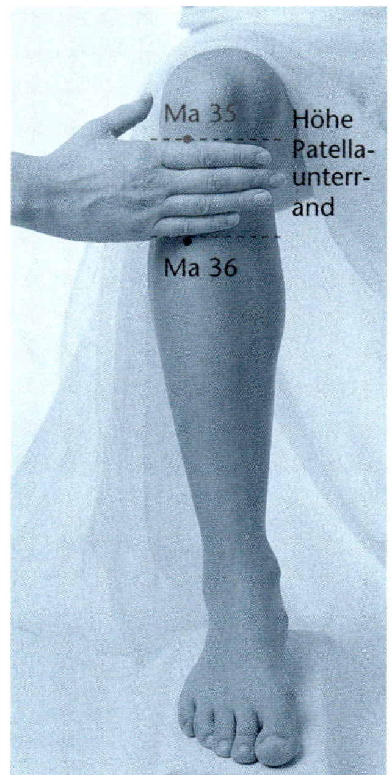

Wirkung und wichtigste Indikationen

- **Reguliert** den **Magen, stärkt** die **Milz, transformiert Feuchtigkeit:** Störungen des Magen-Darm-Trakts
- **Stärkt** *qi* und *yang*, **nährt Blut** und *yin:* Allgemein zur Immunstimulation und *qi*-Tonisierung, z. B. bei Schwächezuständen, Schwindel, Allergien, Kollaps
- **Beruhigt** *shen:* Unruhezustände, manische Zustände
- Macht die **Leitbahn durchgängig, mildert Schmerzen:** Beschwerden entlang der Leitbahn

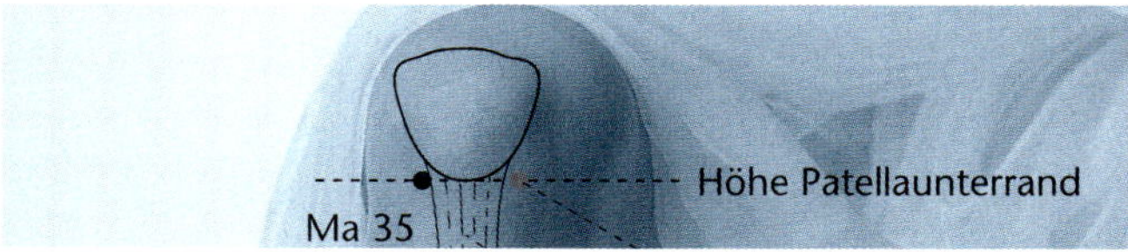

Besonderheiten

Meer-*he*-Punkt, Erd-Punkt, *ben*-Punkt (Wandlungsphasen- oder Wurzel-Punkt), Unterer-Meer-*xiahe*-Punkt des Magens, *Gao-Wu*-Punkt (Meisterpunkt) des Abdomens, Himmelssternpunkt nach *Ma Dan Yang*, Punkt des „Meeres der Nahrung". Ein Hauptpunkt zur *qi*- und Blutstärkung bei Schwächezuständen.

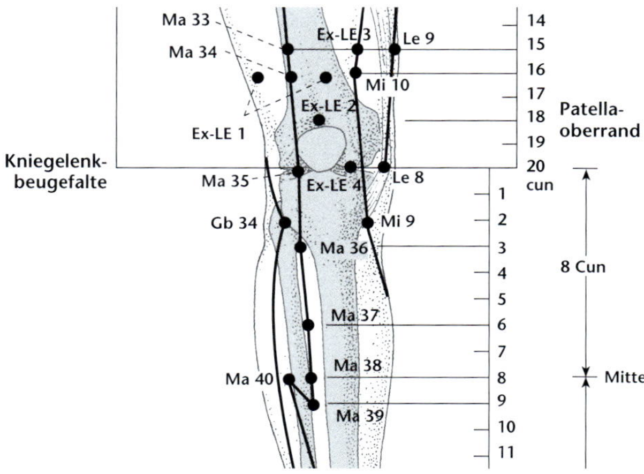

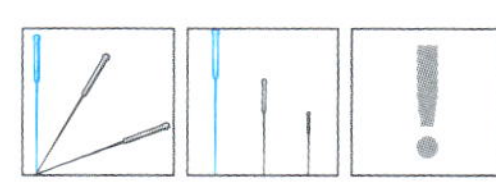

Oberhalb der großen Leere *shangjuxu* Ma 37

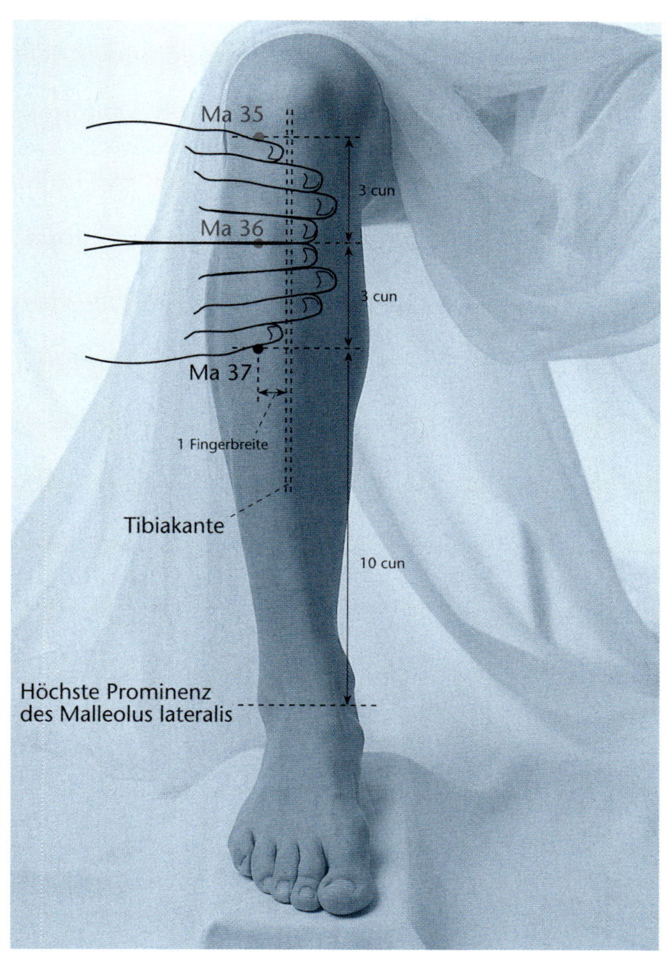

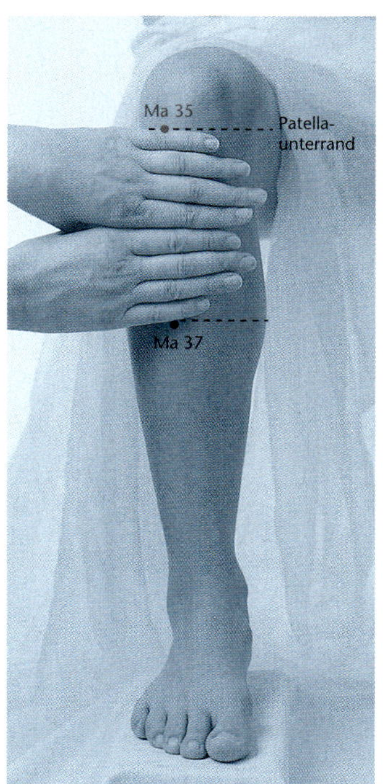

Lokalisation

6 cun distal von **Ma 35** (Höhe Kniegelenkspalt) bzw. 3 cun distal von **Ma 36** und 1 Fingerbreite lateral der Tibiavorderkante im M. tibialis anterior.

Finden

Von **Ma 35** (laterales Knieauge, Höhe Kniegelenkspalt) aus 6 cun (2 Handbreiten) nach distal und auf dieser Höhe 1 Fingerbreite nach lateral messen (1 Mittelfingerbreite an die Tibiakante legen). Hier **Ma 37** in einer „dynamisch" zu palpierenden Vertiefung lokalisieren (Ort der größten Drucksensibilität wählen).

Oder: Handspanntechnik (➤ 2.3.3): Vom Streckenmittelpunkt zwischen **Ma 35–Ma 41** aus 2 cun nach proximal und 1 Fingerbreite nach lateral messen.

Punktion

Senkrecht oder schräg 1–1,5 cun.

Wirkung und wichtigste Indikationen

- **Reguliert Milz, Magen** und **Darm, beseitigt Stagnation, klärt Feuchte-Hitze:** Störungen des Magen-Darm-Trakts, v. a. akute Gastroenteritis, Diarrhö, abdominale Distension, Meteorismus, Reizkolon
- Macht die **Leitbahn durchgängig, lindert Schmerzen:** Beschwerden der unteren Extremität und im Leitbahnverlauf

Besonderheiten

Unterer-Meer-*xiahe*-Punkt des Dickdarms, Punkt des „Meeres des Blutes".

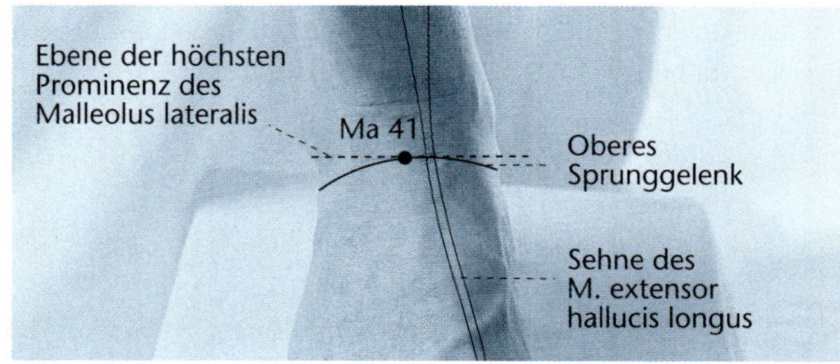

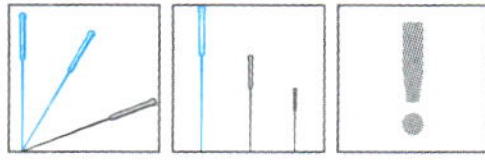

Ma 38

Längliche Spalte *tiaokou*

Lokalisation

In der Mitte der Verbindungslinie **Ma 35–Ma 41** und 1 Fingerbreite lateral der Tibiavorderkante im M. tibialis anterior.

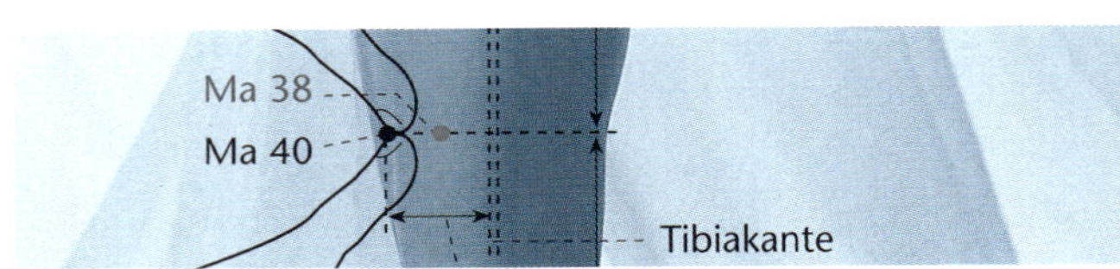

Finden

Handspanntechnik (➤ 2.3.3): Vom Streckenmittelpunkt zwischen **Ma 35** (laterales Knieauge, Höhe Kniegelenksspalt) und **Ma 41** (Tibiamulde, Höhe höchste Prominenz des Malleolus lateralis) aus 1 Fingerbreite nach lateral messen (1 Mittelfingerbreite an die Tibiakante legen). Hier **Ma 38** in einer „dynamisch" zu palpierenden Vertiefung lokalisieren (Ort der größten Drucksensitivität wählen).

Oder: Von **Ma 35** aus 8 cun (2 Handbreiten und 3 Querfinger) nach distal und 1 Fingerbreite nach lateral messen.

Hinweis: Auf derselben Höhe liegen **Ma 40** (jedoch 1 Fingerbreite lateraler) und **Bl 57** (dorsale Unterschenkelseite, in der Mitte der Verbindungslinie **Bl 40–Bl 60**).

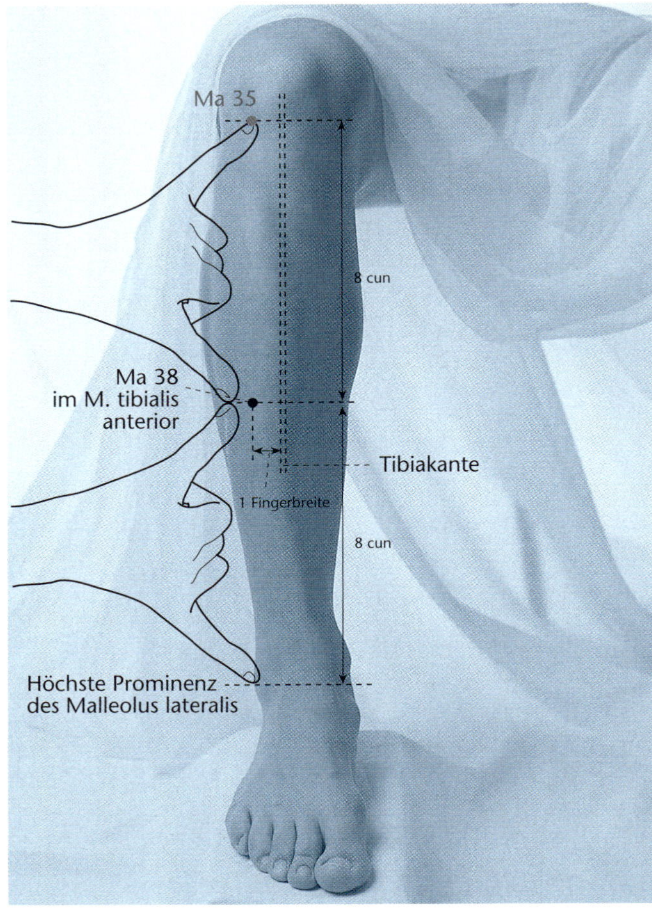

Punktion

Senkrecht oder schräg 1–1,5 cun.

Wirkung und wichtigste Indikationen

Beseitigt Wind-Feuchtigkeit, macht die **Leitbahn durchgängig,** lindert **Schmerzen,** unterstützt die **Schulter:** Fernpunkt v. a. bei akuten Schmerzen und Abduktionsstörungen im Schultergelenk, lokal und im Leitbahnverlauf im Bereich der unteren Extremität.

Besonderheiten

Sehr wirksamer Fernpunkt bei Schulterbeschwerden, bei Bewegungseinschränkung oft mit Fernpunktstimulationstechnik: intensive ableitende Nadeltechnik an **Ma 38,** während der Patient Bewegungsübungen im Schultergelenk durchführt.

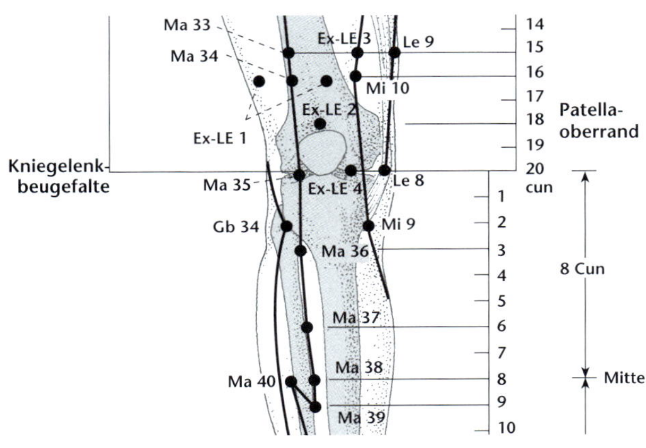

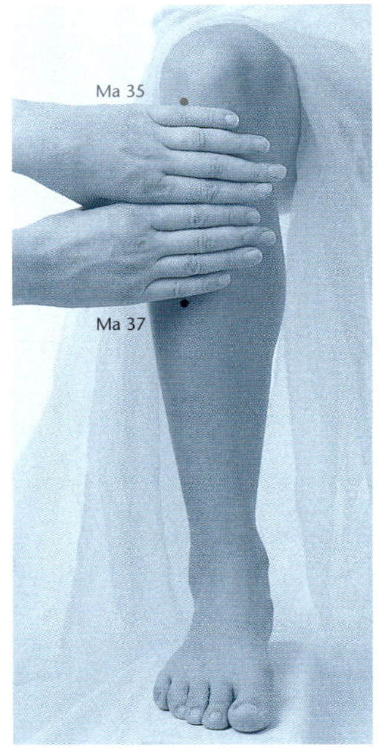

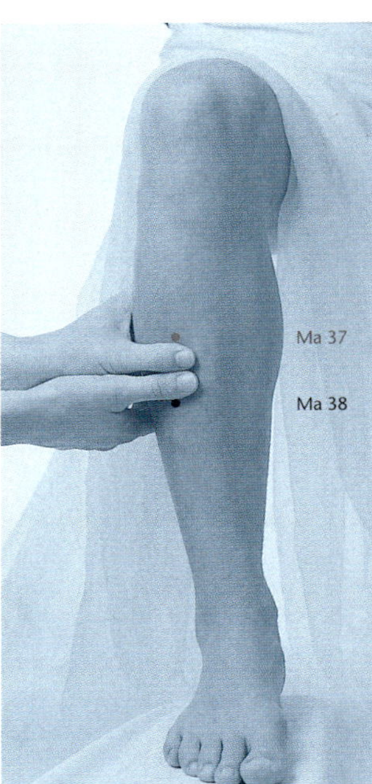

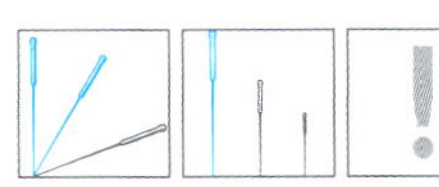

Unterhalb der großen Leere *xiajuxu*

Ma 39

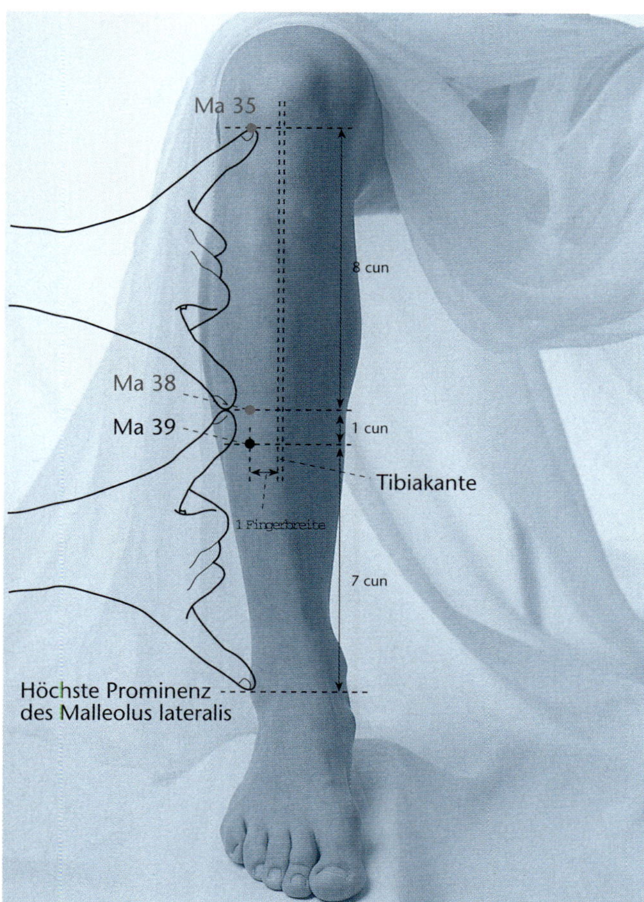

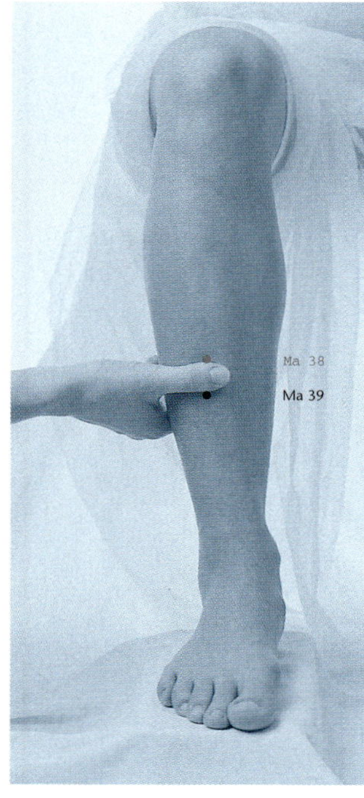

Lokalisation

1 cun distal von **Ma 38** (Mitte der Verbindungslinie von **Ma 35–Ma 41**) und 1 Fingerbreite lateral der Tibiavorderkante im M. tibialis anterior.

Finden

Handspanntechnik (➤ 2.3.3)**:** Vom Streckenmittelpunkt zwischen **Ma 35** (laterales Knieauge, Höhe Kniegelenkspalt) und **Ma 41** (Tibiamulde, Höhe höchste Prominenz vom Malleolus lateralis) aus 1 cun nach distal und 1 Fingerbreite nach lateral messen (1 Mittelfingerbreite an die Tibiakante legen) und hier **Ma 39** in einer „dynamisch" zu palpierenden Vertiefung lokalisieren (Ort der größten Drucksensitivität wählen).

Hinweis: Auf derselben Höhe, ebenso 7 cun proximal von der höchsten Prominenz des Malleolus lateralis, liegen **Gb 35** (am Fibula**hinter**rand), **Gb 36** (am Fibula**vorder**rand) und **Bl 58** (am lateralen Rand des M. gastrocnemius).

Punktion

Senkrecht oder schräg 1–1,5 cun.

Wirkung und wichtigste Indikationen

- **Bewegt** das **Dünndarm**-*qi*, **harmonisiert** die **Därme, klärt Feuchte-Hitze:** Beschwerden im Abdomen wie akute Gastroenteritis, Diarrhö, Meteorismus, Schmerzen im Unterbauch (bis in die Hodenregion)
- Macht die **Leitbahn durchgängig, lindert Schmerzen:** Beschwerden der unteren Extremität und im Leitbahnverlauf

Besonderheiten

Unterer-Meer-*xiahe*-Punkt des Dünndarms, Punkt des „Meeres des Blutes".

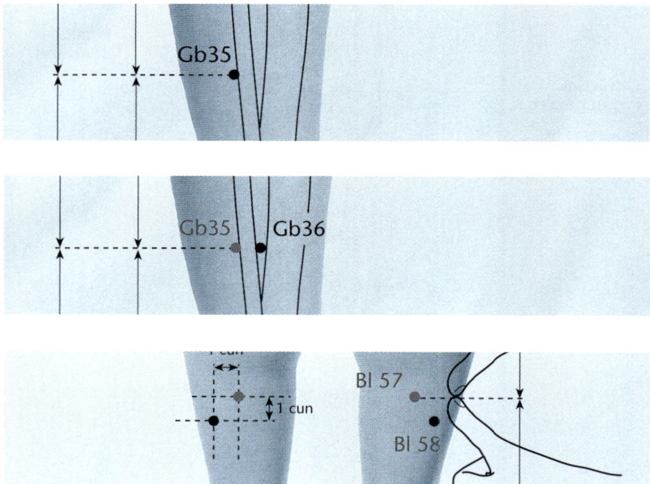

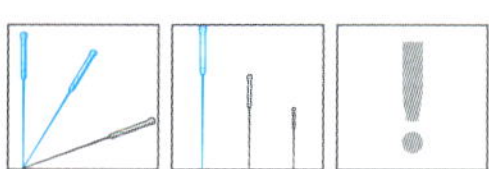

Ma 40 Reichliche Fülle *fenglong*

Lokalisation

In der Mitte der Verbindungslinie **Ma 35–Ma 41** und 2 Fingerbreiten lateral der Tibiavorderkante bzw. 1 Fingerbreite lateral von **Ma 38** zwischen den Mm. extensor digitorum longus und peronaeus brevis.

Finden

Handspanntechnik (➢ 2.3.3**):** Vom Streckenmittelpunkt zwischen **Ma 35** (laterales Knieauge, Höhe Kniegelenkspalt) und **Ma 41** (Tibiamulde, Höhe höchste Prominenz des Malleolus lateralis) aus 2 Fingerbreiten (2 Mittelfingerbreiten an die Tibiakante legen) nach lateral messen und hier **Ma 40** in einer „dynamisch" zu palpierenden Vertiefung lokalisieren (Ort der größten Drucksensitivität wählen).

Hinweis: Ebenso 8 cun proximal von der höchsten Prominenz des Malleolus lateralis liegen **Ma 38** (1 Fingerbreite lateral der Tibia) und **Bl 57** (dorsal, Mitte zwischen **Bl 40–Bl 60).**

Punktion

Senkrecht oder schräg 1–1,5 cun.

Wirkung und wichtigste Indikationen

Transformiert Feuchtigkeit und **Schleim, klärt Schleim** aus Lunge und Herz, **mildert Husten, beruhigt** *shen:* „Schleimstörungen" wie

- **Sichtbarer Schleim:** z. B. bei Atemwegserkrankungen, Diarrhö
- **Unsichtbarer Schleim:** z. B. subkutane Knötchen, Struma, Myome, dumpfe Schmerzen und/oder Taubheitsgefühle entlang der Leitbahnen, Benommenheit, Schwindel, manische Zustände, Epilepsie, Apoplex bei Erkrankungen durch „Wind-Schleim"

Besonderheiten

luo-Punkt. Ein Hauptpunkt bei „Schleim"-Störungen.

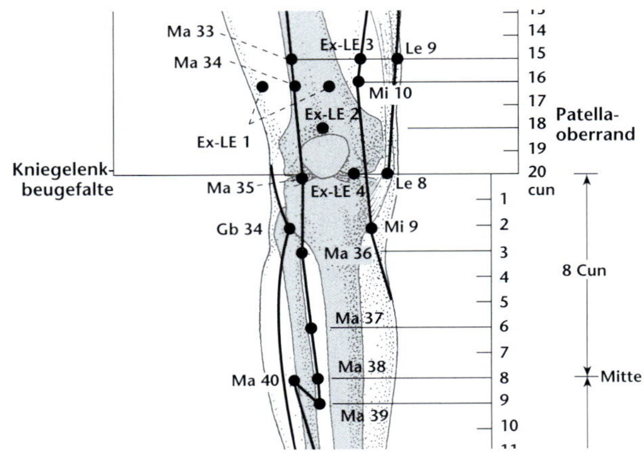

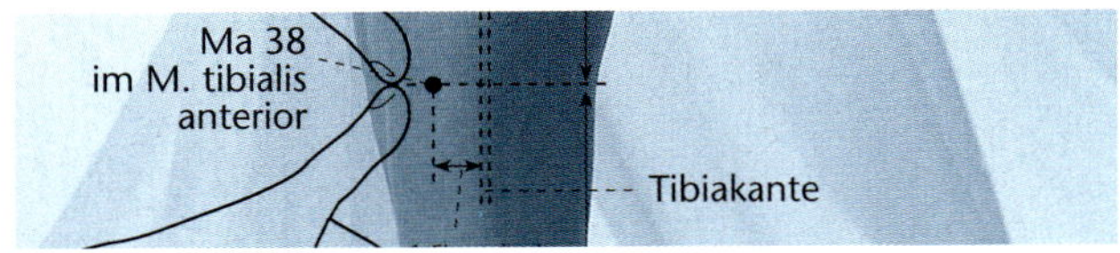

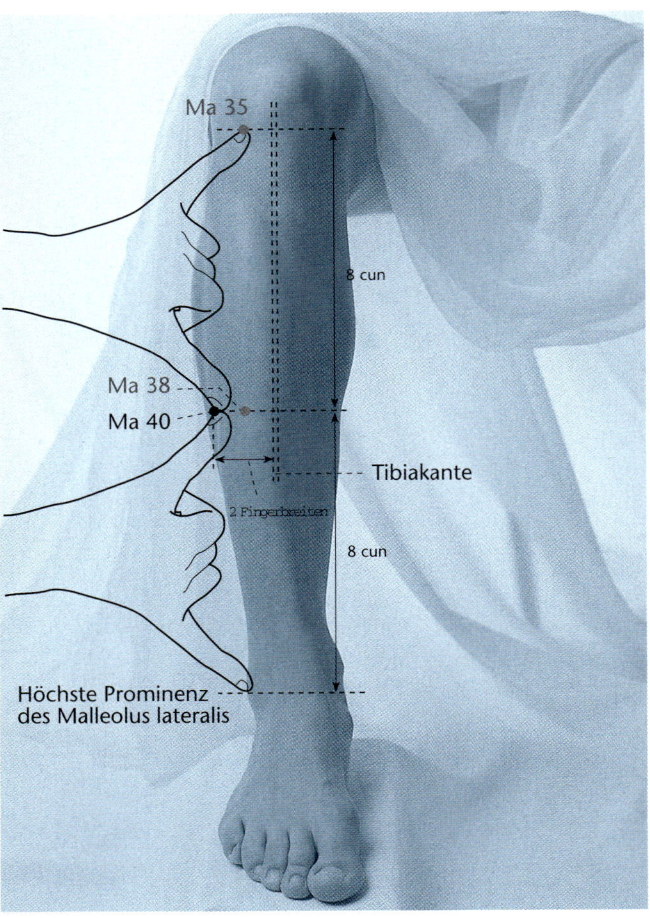

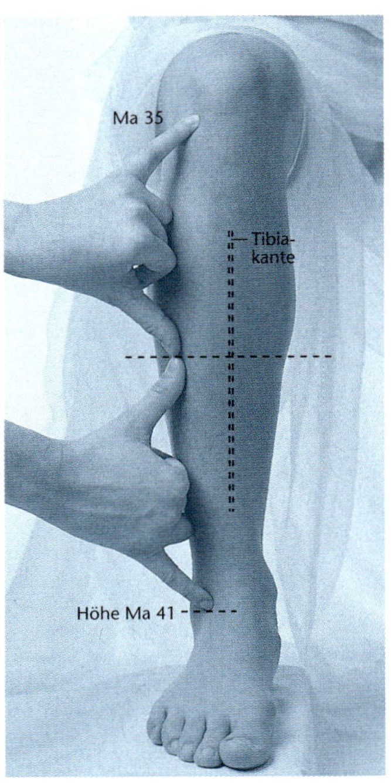

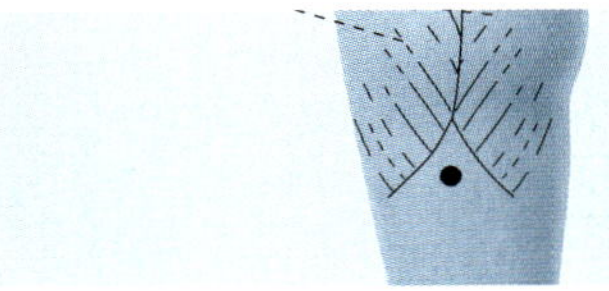

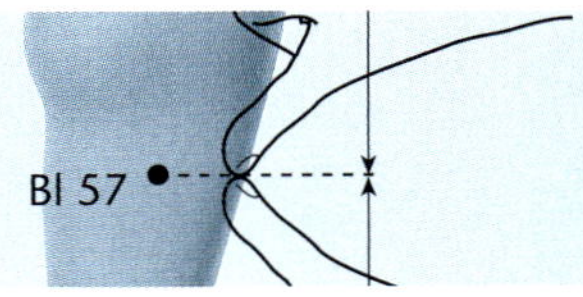

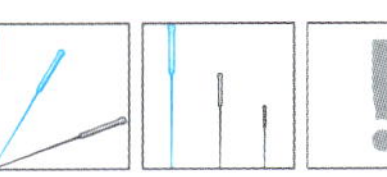

Teilender Strom (Tibiamulde) *jiexi*

Ma 41

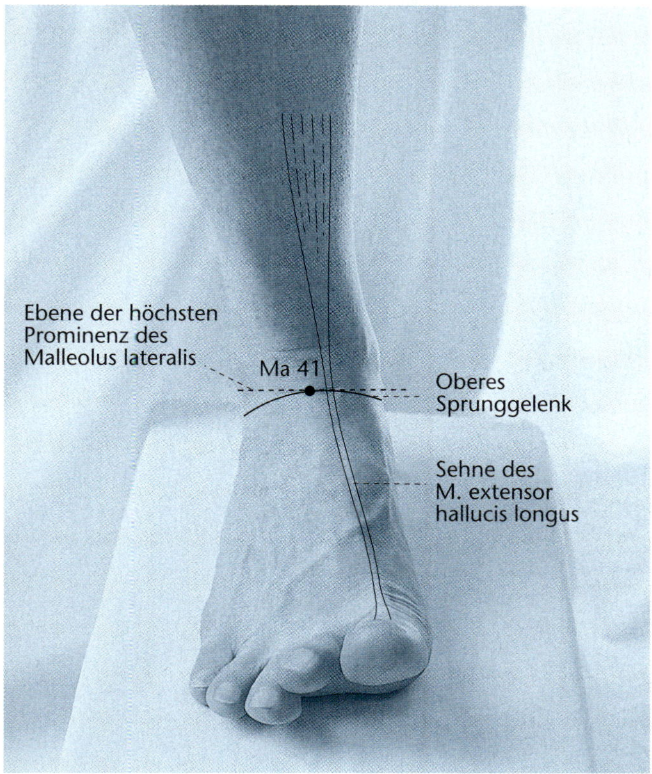

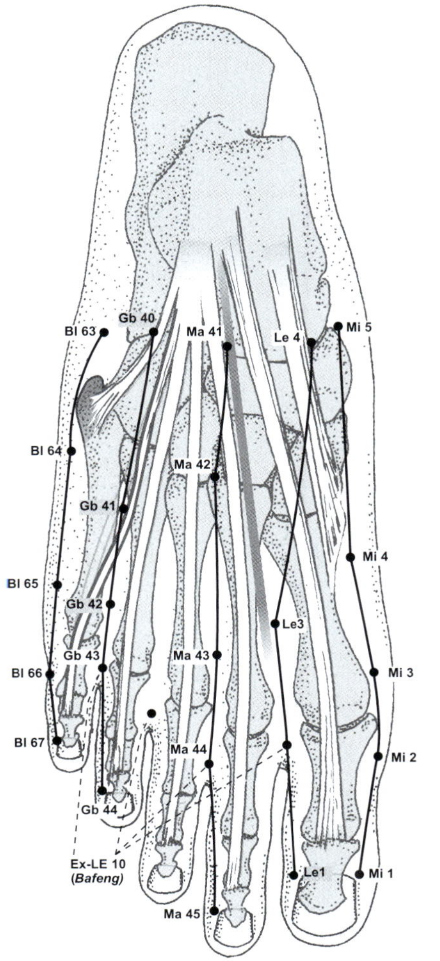

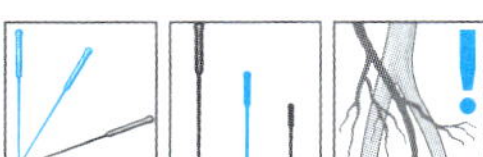

Lokalisation

In der Sprunggelenkregion in der Vertiefung zwischen den Sehnen des M. extensor digitorum longus und M. extensor hallucis longus.

Finden

Den Patienten bitten, die Großzehe anzuheben, um die Sehne des M. extensor hallucis longus besser darzustellen. Der Punkt befindet sich lateral der Sehne in einer gut tastbaren Vertiefung auf Höhe der höchsten Prominenz des Malleolus lateralis (➤ 3.6.2) und über dem Spalt des oberen Sprunggelenks.

Hinweis: Auf derselben Höhe liegt **Le 4** (medial der Sehne, in der Mitte zwischen **Mi 5** und **Ma 41**).

Punktion

Senkrecht 0,5–1 cun oder schräg unterhalb der Sehnen nach medial in Richtung **Mi 5** und nach lateral in Richtung **Gb 40. Cave:** A./V./N. tibialis in der Tiefe.

Wirkung und wichtigste Indikationen

- **Klärt Hitze** aus **Magen** und **Ma-Leitbahn:** Beschwerden in Augen-, Gesichts- und frontaler Kopfregion (Schwellungen, Schmerzen, Rötungen, Entzündungen etc.), Magen-Darmbeschwerden (durch Magen-Hitze)
- **Beruhigt** *shen:* Unruhe- und Verwirrtheitszustände, manische Zustände, Agitiertheit, Hypertonus
- Macht **Leitbahn** und *luo*-**Gefäße durchgängig, lindert Schmerzen:** Beschwerden in der Sprunggelenk-, Unterschenkel- und Knieregion, bei Atrophie-Erkrankungen in Ketten-Schloß-Prinzip mit **Ma 31** (*biguan*) und **Ma 36** (*zusanli*)

Besonderheiten

Fluß-*jing*-Punkt, Feuer-Punkt, Tonisierungspunkt. Wichtiger Lokalpunkt bei Sprunggelenkbeschwerden. Wichtiger Fernpunkt bei frontalen Kopfschmerzen durch Magen-Hitze oder -Feuer.

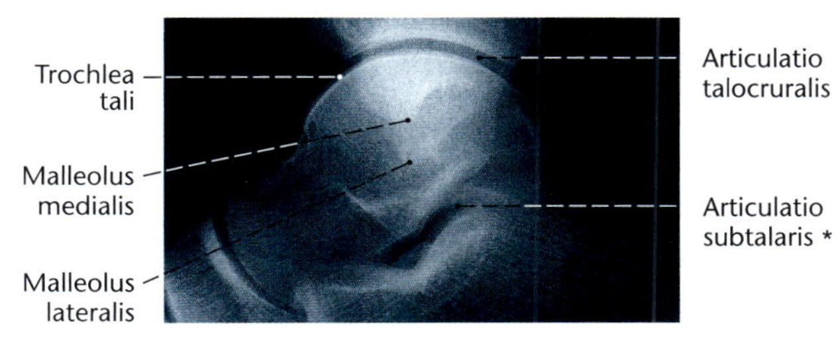

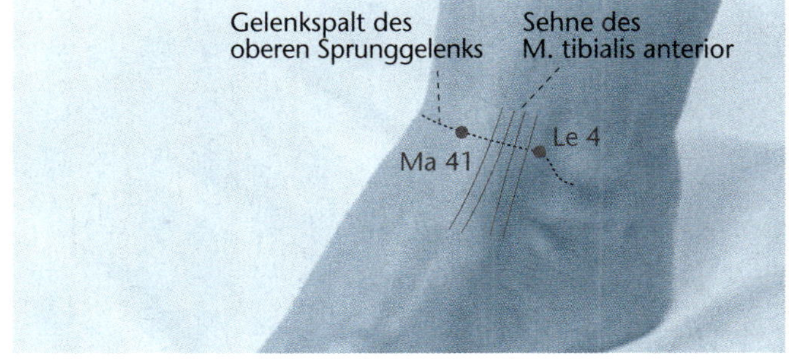

Ma 42 Ansturm des *yang chongyang*

Lokalisation

Höchster Punkt des Fußrückens zwischen den Sehnen des M. extensor hallucis longus und M. extensor digitorum longus direkt lateral der Taststelle der A. dorsalis pedis. Knöcherne Begrenzung ist nach proximal Os metatarsale II und III und nach distal Os cuneiforme II und III. **Lagevariante:** Der Punkt kann manchmal auch lateral des medialen Sehnenanteils des M. extensor digitorum longus (Verlauf zur 2. Zehe) tastbar sein.

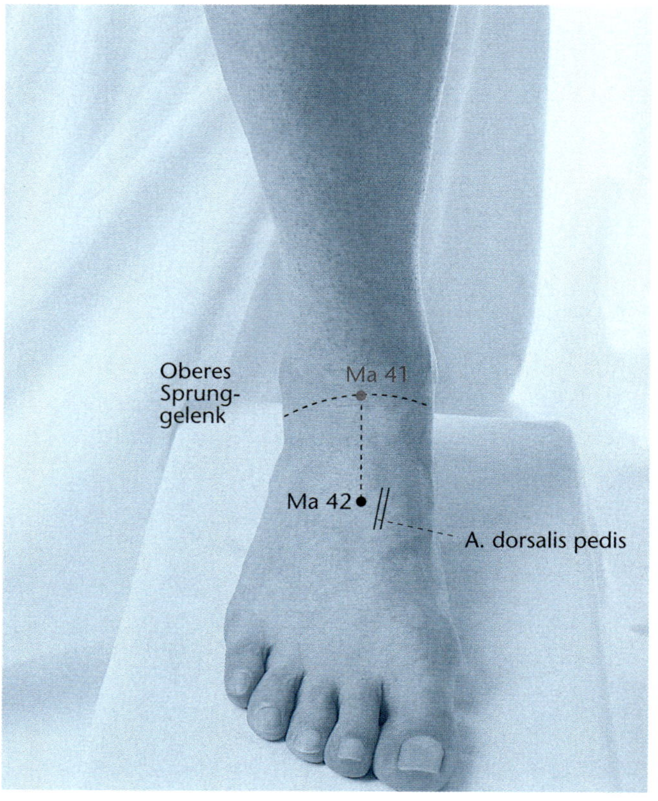

Finden

Mit dem Tastfinger von **Ma 43** (in der Vertiefung zwischen der Basis des 2. und 3. Metatarsalknochens) aus nach proximal in Richtung **Ma 41** (in der Tibiamulde) gleiten. Im höchsten Punkt des Fußrückens **Ma 42** in der Vertiefung lateral der Pulstaststelle lokalisieren. Er liegt meist lateral der Sehne des M. extensor hallucis longus, die sich beim Anheben der Großzehe deutlich darstellt.

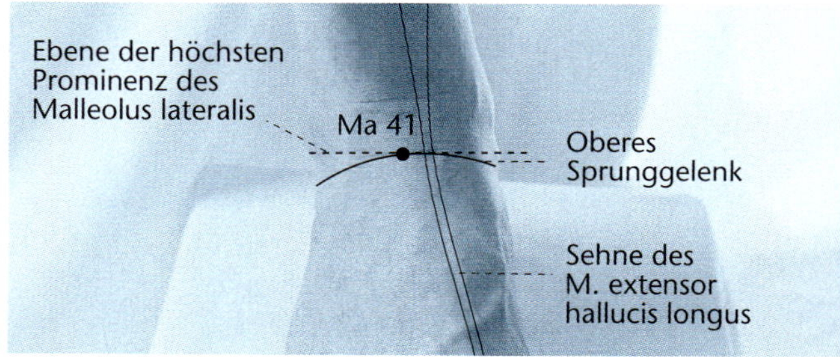

Punktion

Senkrecht 0,2–0,5 cun. **Cave:** A. dorsalis pedis.

Wirkung und wichtigste Indikationen

- **Klärt Hitze** aus der **Ma-Leitbahn, reguliert den Magen:** Beschwerden in Kopf- und Magenregion entlang der Leitbahn, z. B. Fazialisparese, Zahnschmerzen, Gesichtsschwellung und -schmerz, epigastrische Beschwerden
- **Beruhigt** ***shen*:** Manische Zustände
- Macht die **Leitbahn durchgängig, mildert Schmerzen:** Beschwerden in der Unterschenkel- und Fußrückenregion (z. B. Schwellungen, Schmerzen)

Besonderheiten

yuan-Punkt, Exit(Austritt)-Punkt.

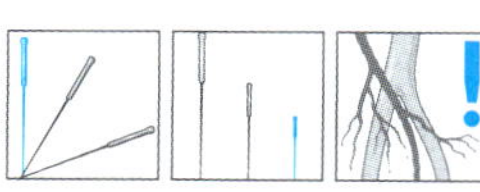

Versunkenes Tal *xiangu*

Ma 43

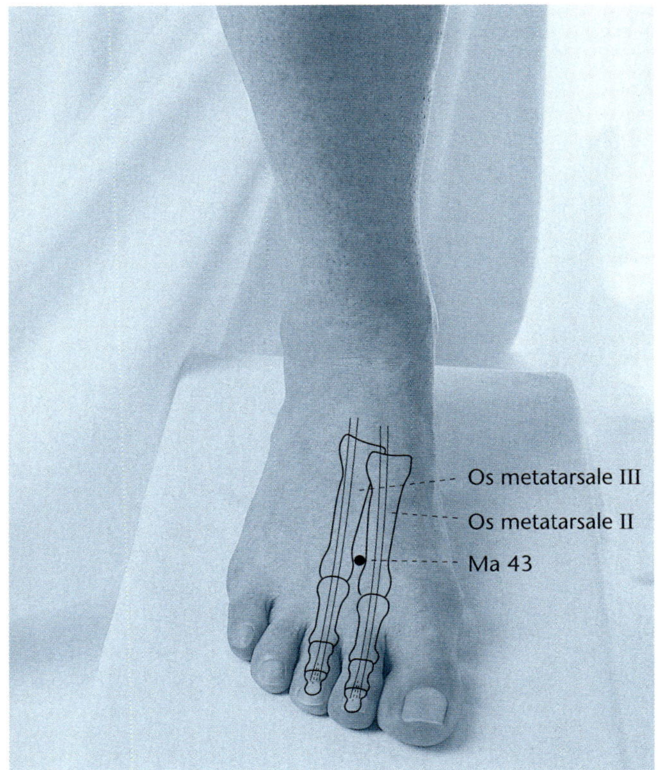

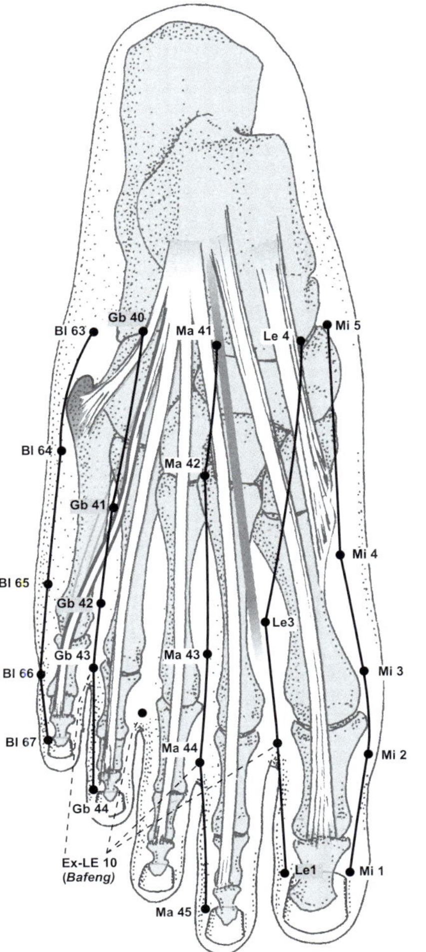

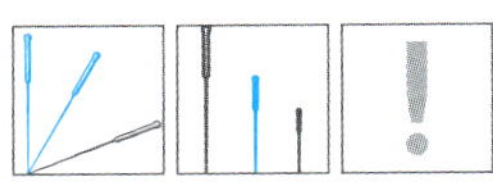

Lokalisation

Auf dem Fußrücken in der Vertiefung zwischen Os metatarsale II und III im Übergangsbereich Schaft/Köpfchen der beiden Metatarsalknochen.

Finden

Mit dem Tastfinger in der Furche zwischen dem 2. und 3. Metatarsalknochen von distal (Zehen) nach proximal (Fußgelenk) gleiten, bis der Finger distal der Metatarsophalangealgelenke in eine Vertiefung gleitet. Hier **Ma 43** lokalisieren. Er liegt ca. auf Höhe des Überganges vom Schaft zum Köpfchen der beiden Metatarsalknochen.

Punktion

Senkrecht oder schräg 0,5–1 cun.

Wirkung und wichtigste Indikationen

Reguliert Milz, Magen und **Darm, beseitigt Ödeme:** Magen-Darmstörungen mit Meteorismus und Borborygmen, Singultus, Ödeme und ödematöse Schwellungen v. a. in Gesichts- und Augenregion, Wind-Hitze-Feuchtigkeits-*bi*-Syndrom mit Rötungen, Schwellungen und Schmerzen der Gelenke allgemein und v. a. in der Zehen- und Fußregion.

Besonderheiten

Bach-*shu*-Punkt, Holz-Punkt. Einsatz generell bei entzündlichen Gelenkerkrankungen (*bi*-Syndromen).

Ma 44

Innenhof *neiting*

Lokalisation

Zwischen der 2. und 3. Zehe proximal der Interdigitalfalte.

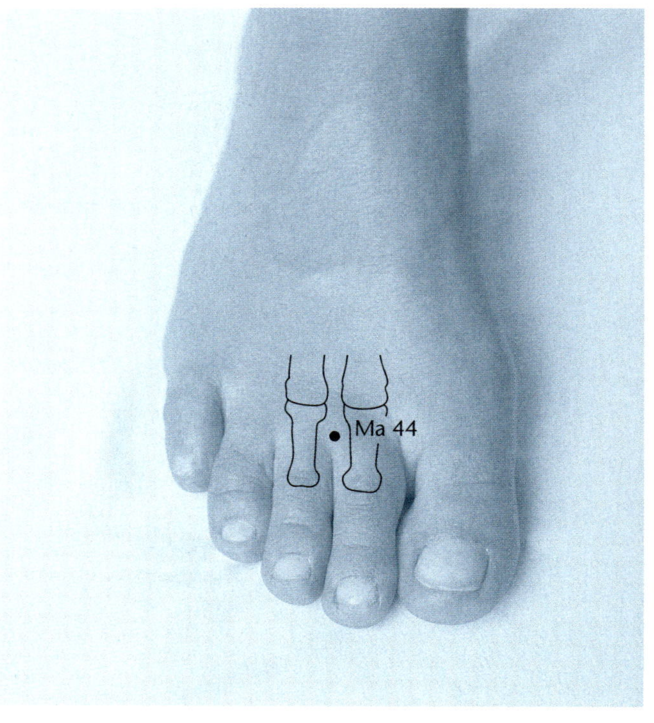

Finden

Die Interdigitalfalte zwischen 2. und 3. Zehe aufsuchen, dann **Ma 44** etwas proximal des Faltenendes lokalisieren.

Punktion

Senkrecht oder schräg nach proximal 0,5–1 cun.

Wirkung und wichtigste Indikationen

- **Klärt Hitze** aus **Magen** und **Ma-Leitbahn,** macht die **Leitbahn durchgängig,** mildert **Schmerzen:** Schmerzen und Entzündungen in der Gesichtsregion wie z. B. Zahnschmerzen, Sinusitis maxillaris, Nasenbluten, Trigeminusneuralgie, Halsschmerzen
- **Reguliert** den **Darm, beseitigt Feuchte-Hitze:** Abdominelle Beschwerden wie Bauchschmerzen, Diarrhö, Borborygmen
- **Beruhigt** *shen:* Unruhezustände, Reizbarkeit

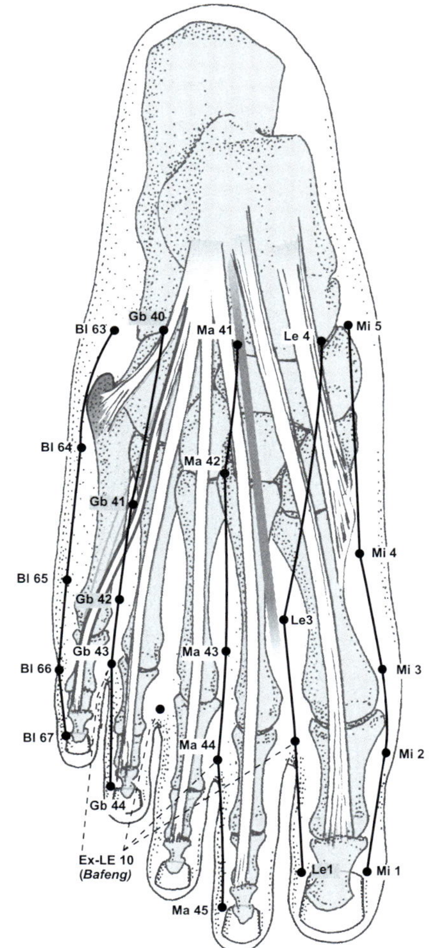

Besonderheiten

Quell-*ying*-Punkt, Wasser-Punkt. Himmelssternpunkt nach *Ma Dan Yang.* Ein Hauptpunkt zur Beseitigung von Hitze aus der Kopf- und Gesichtsregion.

Starke Öffnung *lidui* Ma 45

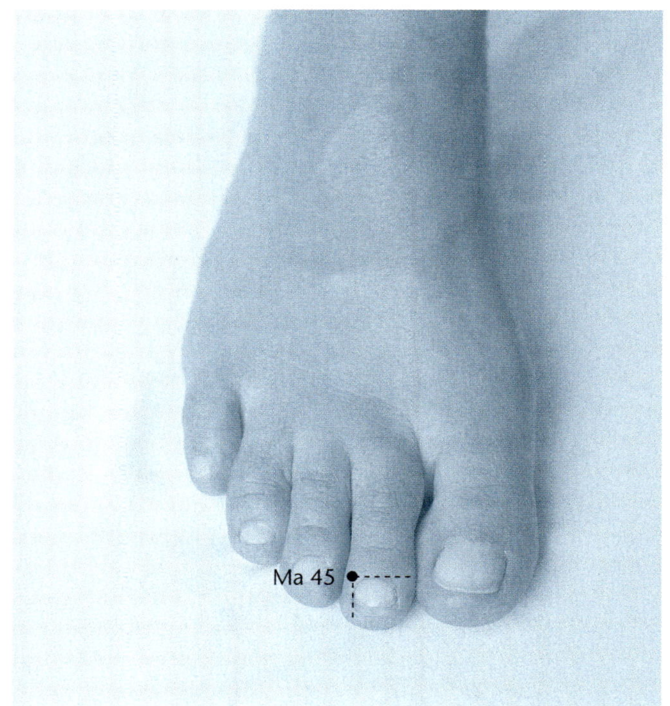

Lokalisation

0,1 cun proximal und lateral des lateralen Nagelfalzwinkels der 2. Zehe.

Finden

Der Punkt liegt am Schnittpunkt zweier Tangenten, die den Nagel der 2. Zehe lateral und proximal begrenzen, ca. 0,1 cun vom eigentlichen Nagelrand entfernt.

Punktion

Senkrecht 0,1 cun oder schräg nach proximal. Nicht in den Nagelwall stechen. **Cave:** Schmerzhaft. Mikroaderlass möglich. Moxibustion nach der Technik „kleines Feuer, welches das große Feuer anzieht" bei ausgeprägter Schlaflosigkeit durch Feuer oder Schleim-Hitze empfohlen.

Wirkung und wichtigste Indikationen

- **Klärt Hitze** aus der **Ma-Leitbahn,** macht die **Leitbahn durchgängig:** Schmerzen und Entzündungen in der Gesichtsregion wie Zahnschmerzen, Sinusitis maxillaris, Nasenbluten, Trigeminusneuralgie, Halsschmerzen, fieberhafte Infekte
- **Befreit** die **Sinne, beruhigt** *shen:* Manische Zustände, Schlafstörungen und Alpträume, Bewusstlosigkeit, depressive Zustände, Schreckhaftigkeit

Besonderheiten

Brunnen-*jing*-Punkt, Metall-Punkt, Sedierungspunkt. Wichtiger Fernpunkt bei allen Hitzezuständen in der Kopfregion.

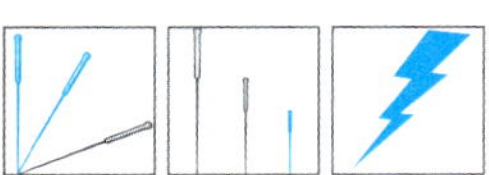

4.4 Milz-Leitbahnsystem – Fuß-*taiyin (zu taiyin jing luo)*

4.4.1 Mi-Hauptleitbahn *(zu taiyin jing)*

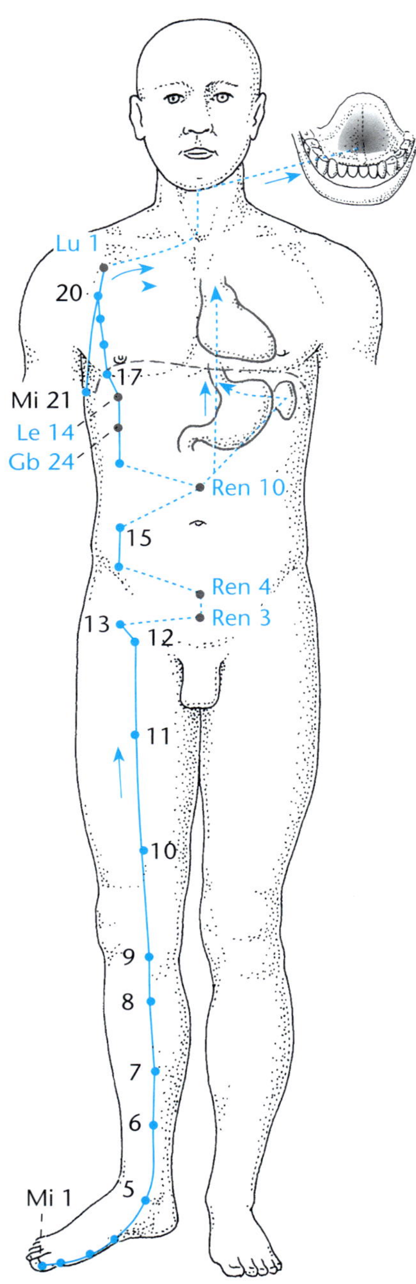

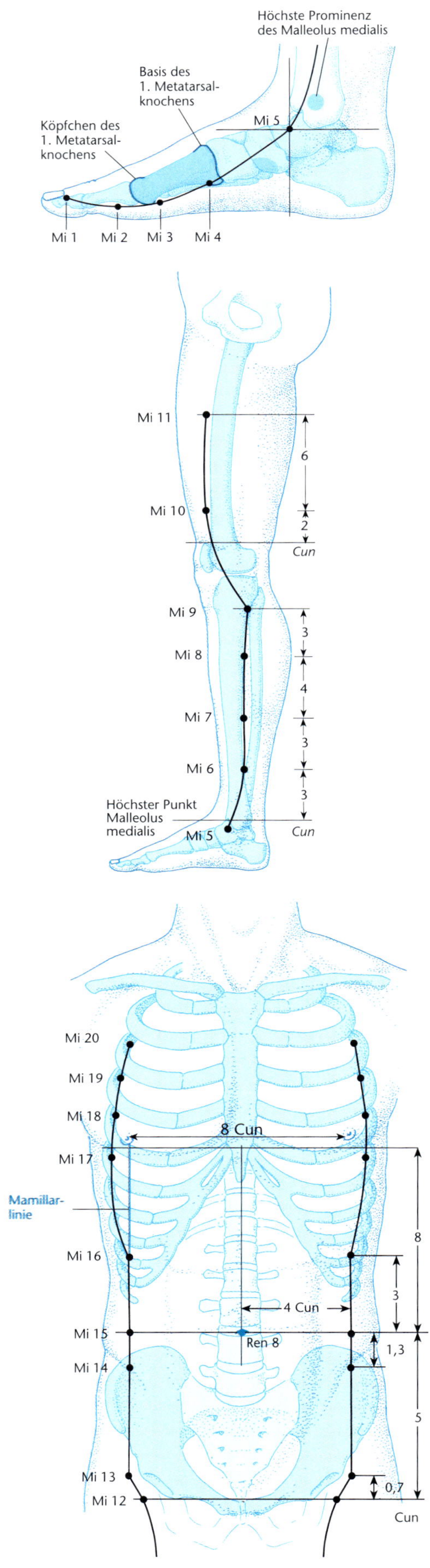

Verlauf

Die Mi-Hauptleitbahn beginnt mit ihrem **äußeren** Verlauf am medialen Nagelfalzwinkel der Großzehe bei **Mi 1** *(yinbai)*. Hierhin zieht ein Ast von der Ma-Hauptleitbahn, der sich von **Ma 42** *(chongyang)* abzweigt und zu **Mi 1** *(yinbai)* verläuft (Fuß-*yin-yang*-Verbindung des 1. Umlaufs).

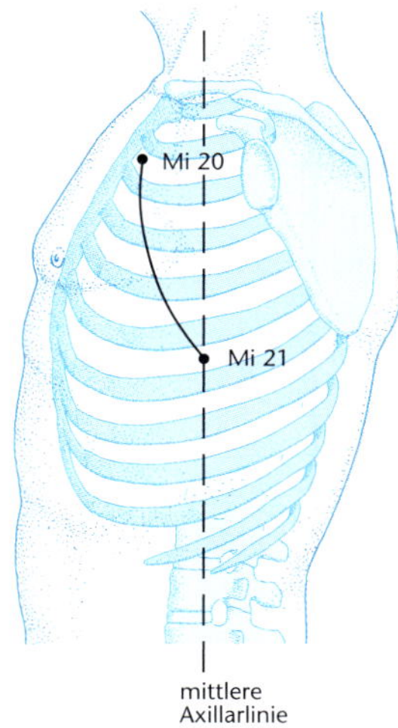

- Vom Akupunkturpunkt **Mi 1** zieht die Leitbahn am medialen Fußrand entlang,
- läuft dann vor dem Malleolus medialis entlang dem Tibiahinterrand nach proximal,
- sie passiert antero-medial die Knieregion und den Oberschenkel,
- zieht in der Abdomenregion lateral der Medianlinie bis zum 2. ICR und passiert auf diesem Weg die Kreuzungspunkte **Ren 3** *(zhongji),* **Ren 4** *(guanyuan),* **Ren 10** *(xiawan),* **Gb 24** *(riyue)* und **Le 14** *(qimen),*
- verläuft dann wieder im Bogen nach kaudal, um schließlich 6 cun distal der Axilla auf der medialen Axillarlinie bei **Mi 21** *(dabao)* zu enden.

Der **innere** Verlauf zieht nach Solinas (1998) bei **Ren 10** *(xiawan)* tiefer, läuft zur Milz *(pi),* dem zugehörigen *zang*-Organ, und verbindet sich mit dem Magen *(wei),* dem gekoppelten *fu*-Organ. Vom Magen *(wei)* aus passiert ein **innerer** Zweig das Diaphragma, zieht ein Stück entlang dem Ösophagus und fließt in das Herz, wo er sich mit der He-Hauptleitbahn *(shou shaoyin jing)* verbindet (tiefe *yin-yin*-Verbindung ➤ 1.2).

Von **Mi 20** *(zhourong)* zieht ein **weiterer Zweig** zu **Lu 1** *(zhongfu)* auf Höhe des 1. ICR und bildet die *yin*-Achsen- bzw. Schichtverbindung des 1. Umlaufs *(taiyin).* Die Verzweigung zieht weiter nach kranial, erreicht die Zungenwurzel und verteilt sich über die untere Zungenoberfläche.

Klinische Bedeutung (➤ 1.2)

Außen *(biao)* Schweregefühl in Kopf und Körper, Schwächegefühl der Beine, generelles Fieber, Schmerz in der unteren Wangenregion, Muskelschwund und -schwäche der Beine, medialer Hüftregion und kalte Knie, Füße und Beine, Ödeme.
Innen *(li)* **bzw. Organ** *(zang fu)* Abdominale Schmerzen, Diarrhö oder dünnflüssige Stühle mit unverdauten Nahrungsbestandteilen, Borborygmus, Aufstoßen und Schwindel, abdominale Massen, Appetitverlust, trüb-gelbe Hautfarbe, Harnretention.
Fülle *(shi)* Spasmen, Fußschmerzen.
Leere *(xu)* Abdominales Völlegefühl, Borborygmus, Diarrhö mit Ausscheidung unverdauter Nahrung.

Verbindungen der Mi-Hauptleitbahn zu den anderen Hauptleitbahnen (➤ 1.2)

Ma-Hauptleitbahn *(zu yangming jing)*

Verbindung Fuß-*yin-yang*-Verbindung des 1. Umlaufs.
Ort der Verbindung **Ma 42** → **Mi 1** (Fußregion).
Zirkulation Zirkadian (nach Organuhr).
Bedeutung Innen-Außen-Verbindung.

Lu-Hauptleitbahn *(shou taiyin jing)*

Verbindung *yin*-Achsen- bzw. Schichtverbindung des 1. Umlaufs: *taiyin.*
Ort der Verbindung **Mi 20** → **Lu 1** (Thoraxregion). Zweig der Mi-Hauptleitbahn von **Mi 20** *(zhourong)* zu der Lu-Hauptleitbahn bei **Lu 1** *(zhongfu).*
Zirkulation **Nicht** zirkadian (**nicht** nach Organuhr).
Bedeutung Oben-Unten-Verbindung.

He-Hauptleitbahn *(shou shaoyin jing)*

Verbindung Tiefe *yin-yin*-Verbindung.
Ort der Verbindung **Mi** → **He** (Thoraxregion). Ein innerer Zweig der Mi-Leitbahn verteilt sich im Herzen *(xin)* und verbindet sich mit der He-Leitbahn.
Zirkulation Zirkadian (nach Organuhr).
Bedeutung Die He-Leitbahn erhält *ying-qi* von der Mi-Leitbahn (erste Zirkulation des *ying-qi* ➤ 1.1.4).

Verbindungen der Mi-Hauptleitbahn zu den *zang-fu*

Milz *(pi),* **Magen** *(wei),* Herz *(xin).*

4.4.2 Divergente Mi-Leitbahn *(zu taiyin jing bie)*

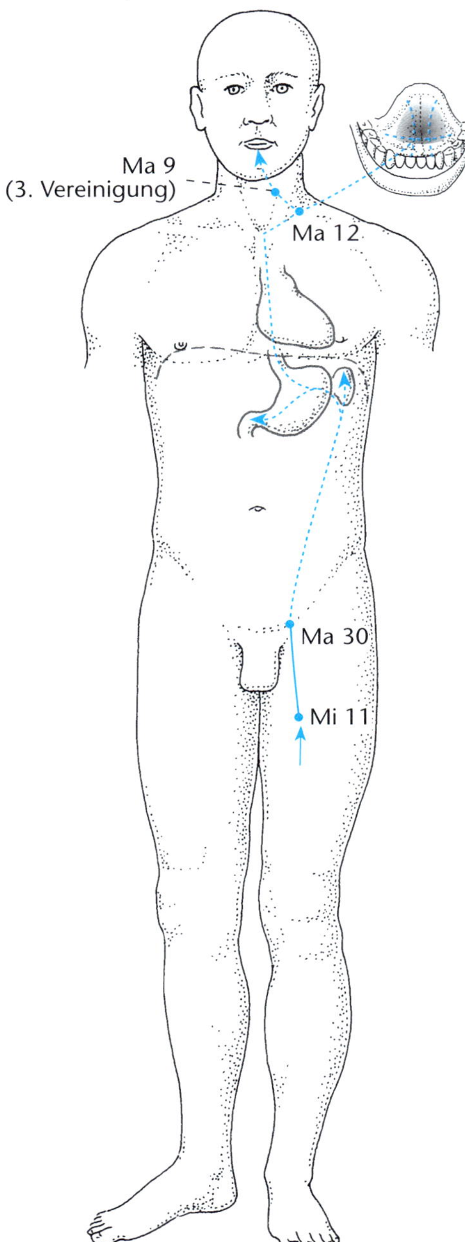

Verlauf

Die divergente Mi-Leitbahn trennt sich von der Mi-Hauptleitbahn in der antero-medialen Oberschenkelregion in der Nähe von **Mi 11** *(jimen)* an der medialen Begrenzung des M. sartorius. Sie

➡ dringt in der Inguinalregion bei **Ma 30** *(qichong)* in das Abdomen ein,
➡ verbindet sich mit dem Magen *(wei),* der Milz *(pi)* und dem Herzen *(xin),*
➡ zieht entlang dem Ösophagus nach kranial zur Fossa suprasternalis, dann zur Fossa supraclavicularis bei **Ma 12** *(quepen)* und zieht weiter entlang dem Hals,
➡ kreuzt die Ma-Hauptleitbahn und die divergente Ma-Leitbahn bei **Ma 9** *(renying),* wo sie zu einer der *he*-Vereinigungen zusammenschließen (hier: Ma/Mi als dritte Vereinigung, ➡ 1.3).

Klinische Bedeutung

- Stärkt die Verbindung zwischen Milz und Magen (*zang-fu*-Organsysteme): Punkte der Mi-Hauptleitbahn können Erkrankungen des Magen-Funktionskreises und umgekehrt Punkte der Ma-Hauptleitbahn Erkrankungen des Milz-Funktionskreises behandeln, klinisch werden Mi-Punkte für den gesamten Magen-Darm-Trakt eingesetzt.
- Trifft die Ma-Hauptleitbahn bei **Ma 30**. Dieser Punkt ist zusätzlich „Meer von Wasser und Getreide“ und wird daher bei vielen Verdauungsstörungen eingesetzt.
- Vernetzt die Mi-Hauptleitbahn mit dem Herzen: Mi-Punkte können bei *qi*- und Blut-Mangel und psychischen Störungen in Kombination mit anderen Punkten eingesetzt werden.
- Verbindet die Mi-Leitbahn und die Halsregion: Einsatz bei chronischen Hals- und Schilddrüsenerkrankungen durch Schleimretention (z. B. **Mi 3** mit **Ma 40, Pe 5**).
- Verbindet die Mi-Leitbahn mit Mund und Zunge: Einsatz bei Zungen- sowie Munderkrankungen und -ulzerationen durch Schleimretention (z. B. **Mi 2, Mi 3, Mi 6**).

4.4.3 Tendinomuskuläre Mi-Leitbahn *(zu taiyin jing jin)*

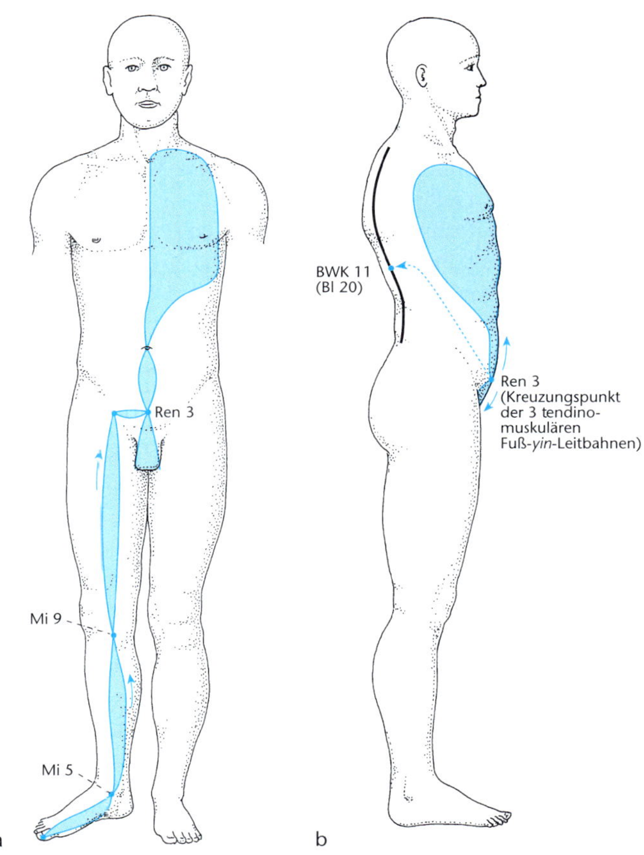

Verlauf

Die tendinomuskuläre Mi-Leitbahn beginnt an der Medialseite der Großzehe bei **Mi 1** *(yinbai)*. Sie

- verläuft entlang der medialen Fußkante,
- verknotet *(jie)* sich vor dem Malleolus medialis bei **Mi 5** *(shangqiu)*,
- zieht dann entlang der medialen Tibia zu **Mi 9** *(yinlingquan)* und verknotet *(jie)* sich hier vor dem medialen Tibiakopf,
- verläuft am medialen Oberschenkel entlang und verknotet *(jie)* sich in der medialen Leistengegend und
- zieht zu **Ren 3** *(zhongji)*, wo sie die anderen tendinomuskulären Fuß-*yin*-Leitbahnen trifft.

Bei **Ren 3** teilt sich die tendinomuskuläre Mi-Leitbahn in 3 Zweige auf:

- **Ein Zweig** zieht zur Genitalregion.
- **Ein weiterer Zweig** verläuft entlang der ventralen Medianlinie, den *ren mai* überdeckend, verknotet *(jie)* sich in der Nabelgegend, durchdringt das Abdomen und vernetzt sich in der Rippen- und Thoraxhöhlenregion.
- **Der dritte Zweig** zieht tiefer in das Innere des Körpers und endet in der Wirbelsäulenregion bei **Bl 20** *(pishu)*.

Klinische Bedeutung

Pathologie Spannungsgefühl der Großzehe, Schmerz im Bereich des medialen Malleolus, Wadenkrämpfe und -schmerzen, Schmerzen im medialen Knie- und Oberschenkelbereich, Schmerzen in der Genital- und Inguinalregion (mit Ausstrahlung zur Bauchnabel-, Thorax- oder Rückenregion).
Anwendung Hauptsächlich *bi*-Syndrom (schmerzhaftes Obstruktionssyndrom) und *wei*-Syndrom (Atrophie-Syndrom) entlang dem Verlauf der Mi-Leitbahn, v. a. im medialen Anteil der unteren Extremität. Die Ausdehnung der tendinomuskulären Mi-Leitbahn, die größer ist als die der Mi-Hauptleitbahn, erklärt und erweitert den klinischen Nutzen der Mi-Leitbahnpunkte auf Störungen und Erkrankungen der äußeren Genital- und Bauchnabelregion.

4.4.4 Mi-*luo*-Gefäß-System *(zu taiyin luo mai)*

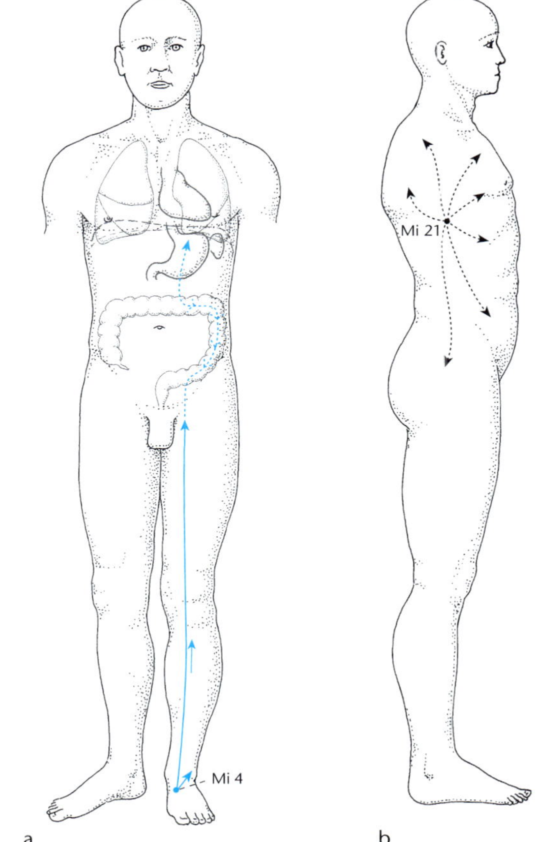

Verlauf

Das Milz-*luo*-Gefäß-System zweigt von der Mi-Hauptleitbahn beim *luo*-Punkt **Mi 4** *(gongsun)* ab (➤ 8.2.2), bildet ein dreidimensionales retikuläres Netzwerk und teilt sich in viele Verzweigungen und Unterverzweigungen (*sun luo, fu luo, xue luo* ➤ 1.5) in das umgebende Gewebe auf.

- Horizontal verlaufende Verzweigungen ziehen zur Innen/Außen gekoppelten Ma-Hauptleitbahn, nach einigen Schulen

(z. B. Nguyen Van Nghi 1989, 1991) als **transversales** Mi-*luo*-Gefäß zum *yuan*-Punkt **Ma 42** *(chongyang).*

➡ Eine **longitudinal** verlaufende Verzweigung folgt dem Verlauf der Mi-Hauptleitbahn, tritt in der Inguinalregion ins Abdomen ein und verbindet sich mit Dickdarm *(dachang)* und Magen *(wei).*

Klinische Bedeutung

Pathologie (➤ 8.2.2)
Fülle *(shi)* Kolikartiger Schmerz von Magen und Dickdarm.
Leere *(xu)* *gu zhang* (trommelartiges abdominales Spannungsgefühl) wie kindliche Verdauungsstörungen, abdominales Völlegefühl, Meteorismus, Aszites.
Gegenläufiges *qi:* Akutes Erbrechen, Diarrhö, starker Abdominalschmerz.

4.4.5 Großes *luo*-Gefäß der Milz *(zu taiyin luo mai)*

Verlauf

Das große *luo*-Gefäß der Milz beginnt in der lateralen Thoraxregion bei **Mi 21** *(dabao).* Es enthält das Blut des *luo*-Gefäßes und breitet sich über die netzartig im ganzen Körper verlaufenden Gefäße aus (➤ 1.5, ➤ 8.2.2).

Klinische Bedeutung

Fülle *(shi):* Schmerzen im ganzen Körper, Polyarthritis, *bi*-Syndrome
Leere *(xu):* Muskuläre Atrophie und Schwäche, Schwäche der Gelenke, Schwäche im ganzen Körper

4.4.6 Kutane Region *(taiyin pi bu)*

Siehe Beschreibung und Abbildungen ➤ 1.6.

4.4.7 Punkte der Mi-Leitbahn (Übersicht)

Spezifische Punkte nach ihrer Funktion

- *yuan*-**Punkt** (➤ 8.2.1)**: Mi 3** *(taibai)*
- *luo*-**Punkt/Haupt**-*luo*-**Punkt der Milz** (➤ 8.2.2)**: Mi 4** *(gongsun)*/**Mi 21** *(dabao)*
- *xi*-**Punkt** (➤ 8.2.3)**: Mi 8** *(diji)*
- **Rücken**-*shu*-**Punkt** (➤ 8.2.4) **der Milz: Bl 20** *(pishu)*
- *mu*-**Punkt** (➤ 8.2.5) **der Milz: Le 13** *(zhangmen)*
- **Fünf Transport**-*shu*-**Punkte** (➤ 8.2.6)**:**
  - Brunnen-*jing*-Punkt (Holz): **Mi 1** *(yinbai)*
  - Quell-*ying*-Punkt (Feuer), Tonisierungspunkt: **Mi 2** *(dadu)*
  - Bach-*shu*-Punkt (Erde), *ben*-Punkt (Wandlungsphasen- oder Wurzel-Punkt): **Mi 3** *(taibai)*
  - Fluss-*jing*-Punkt (Metall), Sedierungspunkt: **Mi 5** *(shangqiu)*
  - Meer-*he*-Punkt (Wasser): **Mi 9** *(yinlingquan)*
- **Öffnungspunkt** (➤ 8.2.8) **des** *chong mai:* **Mi 4** *(gongsun)*
- **Kreuzungs**-*jiaohui*-**Punkte** (➤ 8.2.10)
  - Mi-Leitbahn mit Ni- und Le-Leitbahn (Kreuzungspunkt der drei Fuß-*yin*-Leitbahnen) und *yin qiao mai*[7]: **Mi 6** *(sanyinjiao)*
  - Mi-Leitbahn mit Le-, SJ[1]-Leitbahn, *yin wei mai:* **Mi 12** *(chongmen)*
  - Mi-Leitbahn mit Le-Leitbahn, *yin wei mai:* **Mi 13** *(fushe)*
  - Mi-Leitbahn mit *yin wei mai:* **Mi 15** *(daheng),* **Mi 16** *(fuai)*
  - Anderer Leitbahnen mit Mi-Leitbahn: **Lu 1, Gb 24, Le 14, Ren 3, Ren 4, Ren 10, Ren 17**[1]
- *Sun-Si-Miao*-**Geist-Punkt** (➤ 8.2.15)**: Mi 1** *(yinbai)*
- **Weitere wichtige funktionelle Punkte:**
  - Diarrhö: **Mi 4** *(gongsun)*
  - Feuchtigkeits-*bi*-Syndrome: **Mi 5** *(shangqiu)*
  - „Feuchtigkeits"-Beseitigung: **Mi 9** *(yinlingquan)*
  - Regulation des Blutes: **Mi 10** *(xuehai)*
  - Schmerzen: **Mi 21** *(dabao)*

Spezifische Punkte in Verlaufsrichtung (numerisch)

- **Mi 1** *(yinbai):* Brunnen-*jing*-Punkt (Holz) (➤ 8.2.6), *Sun-Si-Miao*-Geist-Punkt (➤ 8.2.15)
- **Mi 2** *(dadu):* Quell-*ying*-Punkt (Feuer) (➤ 8.2.6), Tonisierungspunkt
- **Mi 3** *(taibai): yuan*-Punkt (➤ 8.2.1), Bach-*shu*-Punkt (Erde), *ben*-Punkt (Wandlungsphasen-Punkt) (➤ 8.2.6)
- **Mi 4** *(gongsun)***:** *luo*-Punkt-Punkt der Milz (➤ 8.2.2), Öffnungspunkt des *chong mai* (➤ 8.2.8)
- **Mi 5** *(shangqiu):* Fluss-*jing*-Punkt (Metall) (➤ 8.2.6), Sedierungspunkt
- **Mi 6** *(sanyinjiao):* Kreuzungs-*jiaohui*-Punkt mit der Ni- und Le-Leitbahn und dem *yin qiao mai* (➤ 8.2.10) (Kreuzungspunkt der drei Fuß-*yin*-Leitbahnen)
- **Mi 8** *(diji)***:** *xi*-Punkt (➤ 8.2.3)
- **Mi 9** *(yinlingquan):* Meer-*he*-Punkt (Wasser) (➤ 8.2.6)
- **Mi 12** *(chongmen):* Kreuzungs-*jiaohui*-Punkt mit der Le-, SJ[7]-Leitbahn und dem *yin wei mai* (➤ 8.2.10)
- **Mi 13** *(fushe):* Kreuzungs-*jiaohui*-Punkt mit der Le-Leitbahn und dem *yin wei mai* (➤ 8.2.10)
- **Mi 15** *(daheng)***:** Kreuzungs-*jiaohui*-Punkt mit dem *yin wei mai* (➤ 8.2.10)
- **Mi 16** *(fuai):* Kreuzungs-*jiaohui*-Punkt mit dem *yin wei mai* (➤ 8.2.10)
- **Mi 21** *(dabao):* Haupt-*luo*-Punkt der Milz (➤ 8.2.2)

Allgemeine Finde-Tipps

- **Mi 13–Mi 16** liegen jeweils 4 cun lateral der Medianlinie (= Mamillarlinie): **Mi 13:** 0,7 cun kranial von **Mi 12, Mi 14:** 1,3 cun kaudal vom Nabel, **Mi 15:** Auf Nabelhöhe, **Mi 16:** 3 cun kranial vom Nabel.
- **Mi 17–Mi 20** liegen jeweils 6 cun lateral der Medianlinie und verteilen sich dabei jeweils vom 5.–2. ICR.

[1] Nur bei einigen Autoren genannt.

Verborgenes Weiß *yinbai*

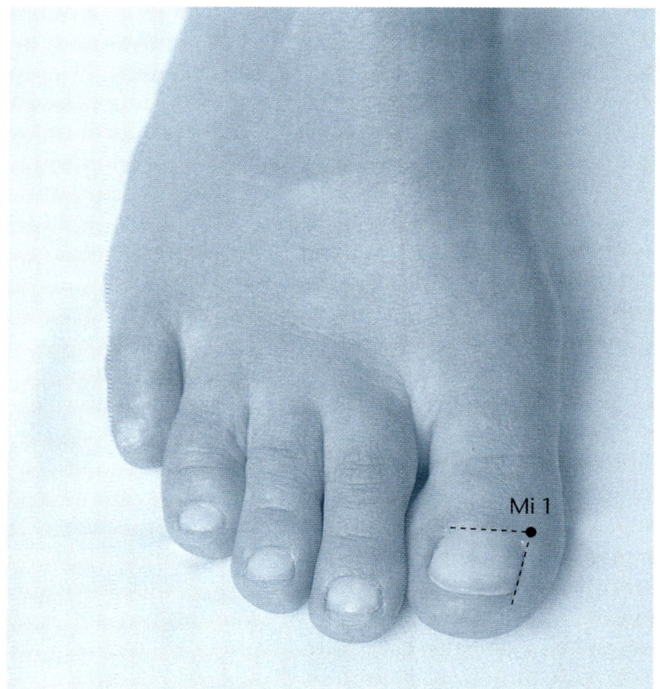

Wirkung und wichtigste Indikationen

- **Beendet Blutungen:** Blutungen (hilft bei Milz-Schwäche, das Blut in den Gefäßen zu halten", oft mit Moxibustion oder bei Hitze im Blut mit Mikroaderlass oder Moxibustion) z. B. bei Metrorrhagie, uterinen Blutungen, Nasenbluten, Hämaturie, Blutungen im Gastrointestinaltrakt (Bluterbrechen, Blut im Stuhl)
- **Reguliert die Milz:** Diarrhö, akute Gastroenteritis, akuter Meteorismus
- **Öffnet den Thorax:** Thorakales Druck- und Engegefühl
- **Beruhigt das Herz und *shen*, befreit die Sinne:** Schlafstörungen mit vielen Träumen, (kindliche) Epilepsie, psychische Störungen mit Unruhezuständen, manische Zustände, Bewusstlosigkeit

Besonderheiten

Brunnen-*jing*-Punkt, Holz-Punkt, *Sun-Si-Miao*-Geist-Punkt: Alternativname nach Deadman, Al-Khafaji und Baker (2000) *gui lei* (Geist-Festung), Entry (Eintritt)-Punkt. Wichtiger Fernpunkt für das untere Abdomen.

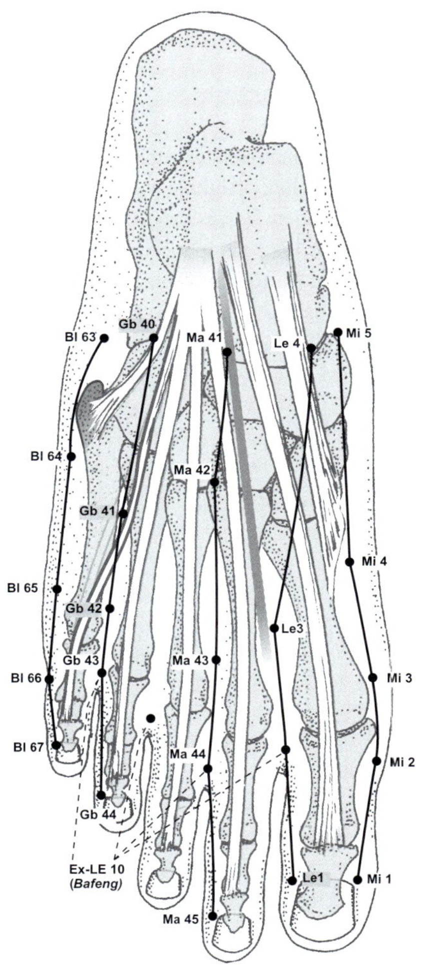

Lokalisation

0,1 cun proximal und medial vom medialen Nagelfalzwinkel der Großzehe.

Finden

Der Punkt liegt am Schnittpunkt zweier Tangenten, die den Nagel medial und proximal begrenzen, ca. 0,1 cun vom eigentlichen Nagelrand entfernt.

Punktion

Senkrecht 0,1 cun oder schräg nach proximal. Nicht in den Nagelwall stechen. **Cave:** Schmerzhaft. Mikroaderlass und Moxibustion möglich.

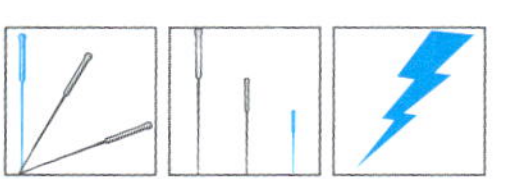

Mi 2

Große Stadt *dadu*

Lokalisation

Am medialen Großzehenrand, am Übergang vom Schaft zur Basis der Grundphalanx und distal vom Metatarsophalangealgelenk I.

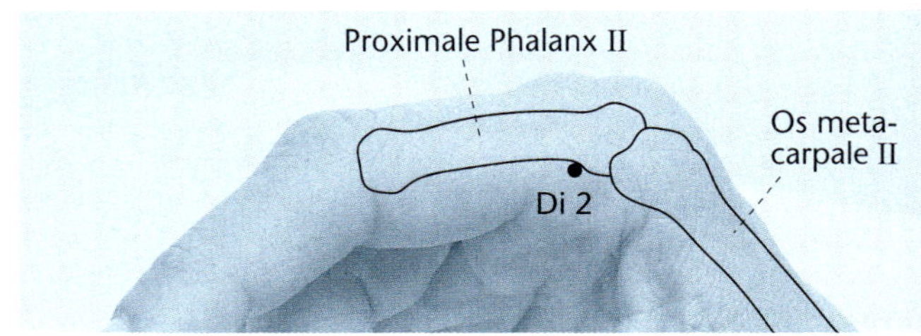

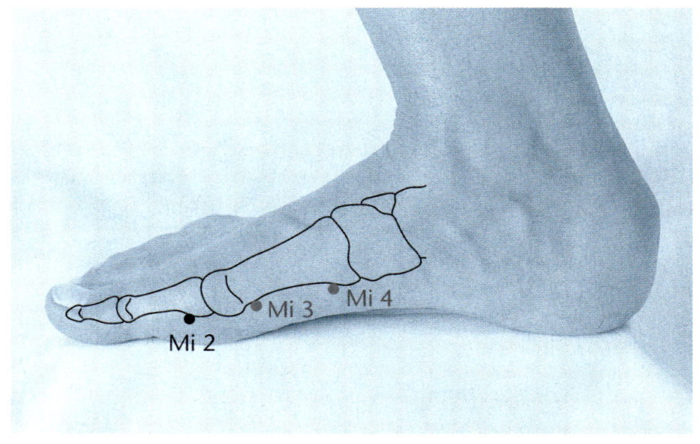

Finden

Am medialen Großzehenrand von distal nach proximal in Richtung Grundgelenk palpieren, bis der Übergang vom Schaft zur Basis der Grundphalanx tastbar ist. **Mi 2** liegt distal der als eine deutliche Stufe tastbaren Basis, etwas unterhalb der äußersten Wölbung des Knochens an der Grenze zwischen Felder- und Leistenhaut von Fußrücken und -sohle.

Hinweis: In vergleichbarer Position am lateralen Fußrand liegt **Bl 66**. In vergleichbarer Position an den Handkanten liegen ulnar **Dü 2** und radial **Di 2.**

Punktion

Senkrecht 0,2–0,5 cun knapp unter den Knochenrand. **Cave:** Schmerzhaft.

Wirkung und wichtigste Indikationen

- **Reguliert die Milz, harmonisiert den mittleren** *jiao*, **klärt Hitze,** beseitigt **Feuchtigkeit** und **Feuchte-Hitze:** Beschwerden des Magen-Darm-Trakts wie akute und chronisch Gastroenteritis, Gastritis, Obstipation, Bauchschmerzen, Spannungsgefühl im Abdomen, Übelkeit, Ödeme, fieberhafte Infekte mit Anhidrosis
- Als **Lokalpunkt** im Bereich der Großzehe

Besonderheiten

Quell-*ying*-Punkt, Feuer-Punkt, Tonisierungspunkt.

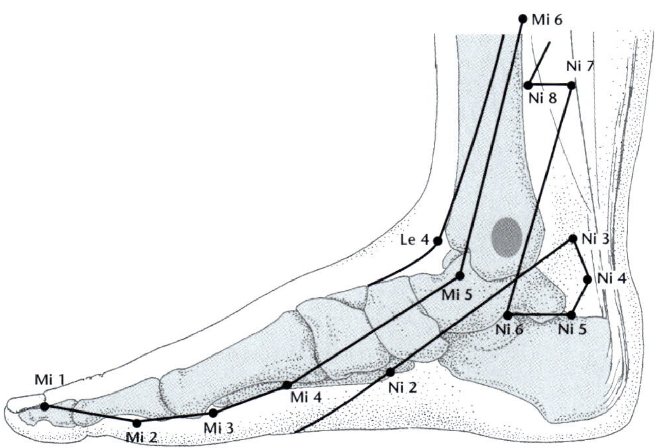

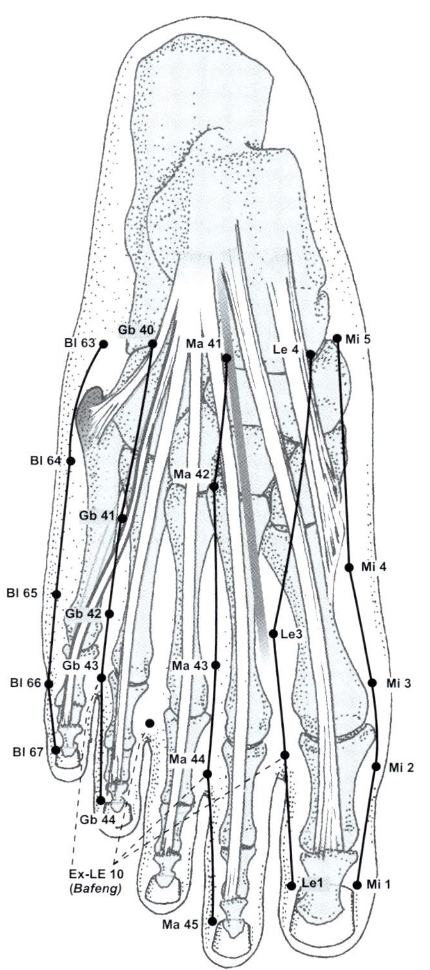

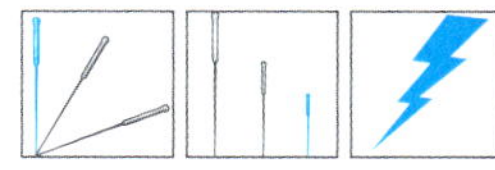

Großes Weiß *taibai*

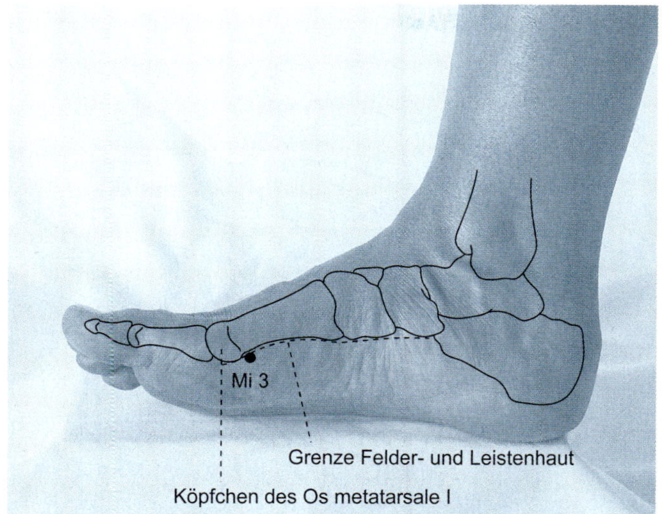

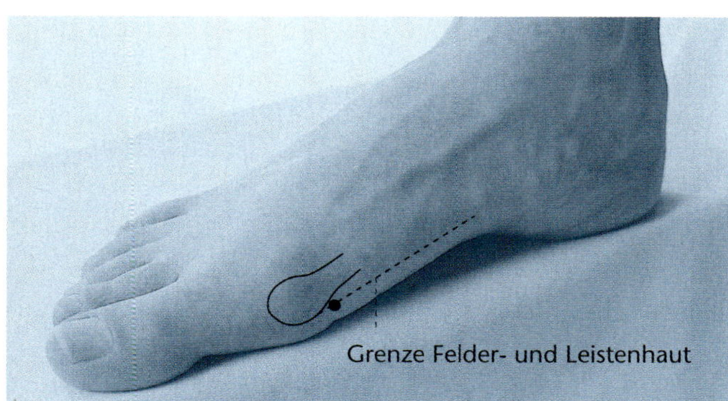

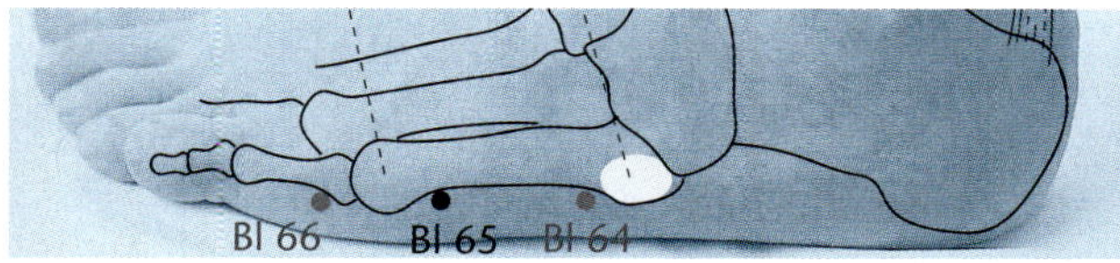

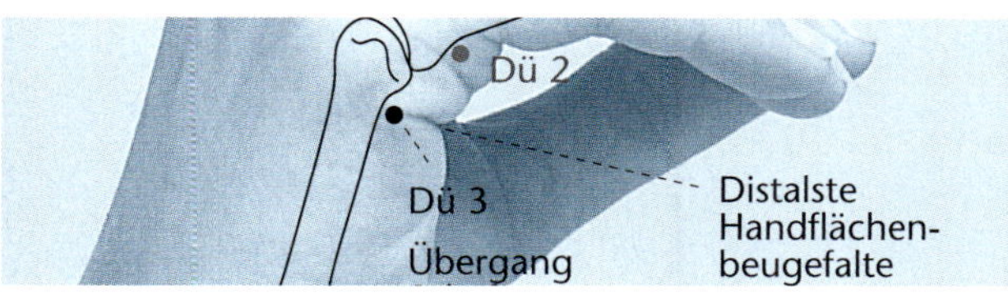

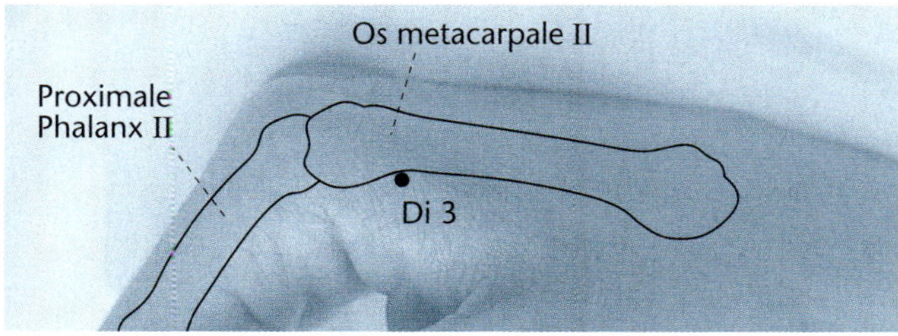

Lokalisation

Am medialen Fußrand in der Vertiefung proximal vom Köpfchen des Os metatarsale I an der Grenze zwischen Felder- und Leistenhaut zwischen Fußrücken und -sohle.

Finden

Bei der Palpation des medialen Fußrands entlang der Grenze zwischen Felder- und Leistenhaut von Fußrücken und -sohle von proximal (Fußgelenk) nach distal (Zehe) ist proximal des deutlich prominenten Großzehengrundgelenks eine Vertiefung am Übergang vom Köpfchen zum Schaft des 1. Mittelfußknochens zu tasten. Hier **Mi 3** lokalisieren. Der Punkt liegt etwas unterhalb der äußersten Wölbung des Knochens.

Hinweis: In vergleichbarer Position am lateralen Fußrand liegt **Bl 65** (proximal des Köpfchens des Os metatarsale V). In vergleichbarer Position an den Handkanten liegen ulnar **Dü 3** und radial **Di 3.**

Punktion

Senkrecht 0,5–1 cun. **Cave:** Schmerzhaft.

Wirkung und wichtigste Indikationen

- **Stärkt Milz** und **Magen, reguliert** *qi:* Magen-Darm-Beschwerden wie z. B. Diarrhö, Obstipation, Meteorismus, Erbrechen
- **Entfernt Feuchtigkeit und Feuchte-Hitze:** Erkrankungen mit Feuchtigkeitsakkumulation mit körperlichem Schweregefühl, Knochen- und Gelenkschmerzen
- **Lokal** *qi* **bewegend:** Beschwerden im Bereich der Großzehe und des 1. Metatarsalköpfchens

Besonderheiten

yuan-Punkt, Bach-*shu*-Punkt, Erd-Punkt, *ben*-Punkt (Wandlungsphasen- oder Wurzel-Punkt). Wichtiger Punkt zur Milz-Stärkung.

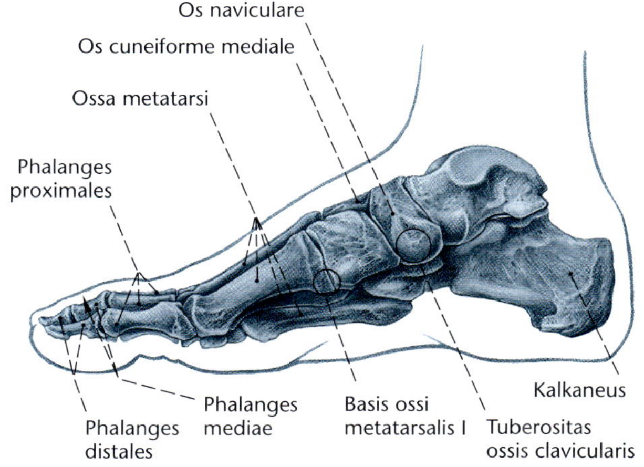

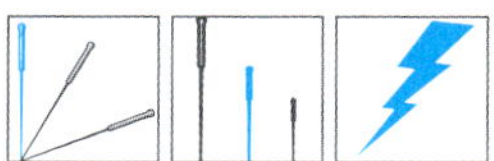

Mi 4

Enkel des Fürsten *gongsun*

Lokalisation

In der Vertiefung distal der Basis des Os metatarsale I an der Grenze zwischen Felder- und Leistenhaut von Fußrücken und -sohle.

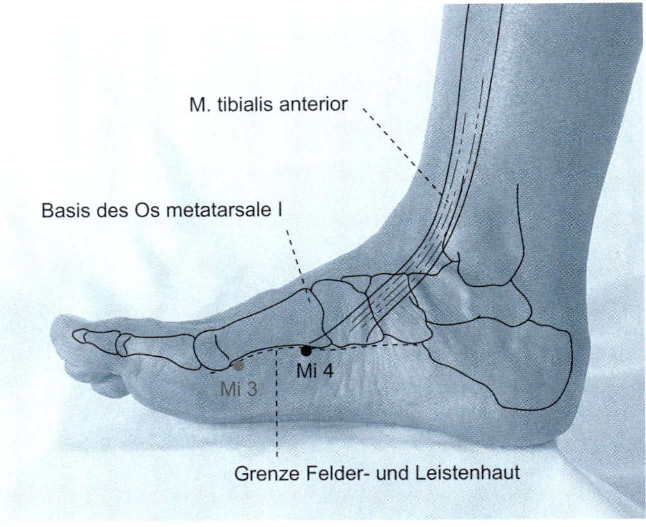

Finden

Bei der Palpation des medialen Mittelfußrands an der Grenze zwischen Felder- und Leistenhaut von Fußrücken und -sohle von distal (Großzehengrundgelenk) nach proximal (Richtung Fußgelenk) bildet die Basis des Os metatarsale I (➤ 2.6.2, dessen proximales Ende) den ersten markanten knöchernen Vorsprung. Distal dieses Vorsprungs **Mi 4** in der Vertiefung am Übergang vom Schaft zur Basis des 1. Metatarsalknochens lokalisieren. Der Punkt liegt etwas unterhalb der äußersten Wölbung des Knochens.

Hinweis: Etwas weiter nach distal liegt **Mi 3** am Übergang Schaft/Basis des 1. Metatarsalknochens. In vergleichbarer Position am lateralen Mittelfußrand liegt **Bl 64** (am Übergang Schaft/Basis des 5. Metatarsalknochens).

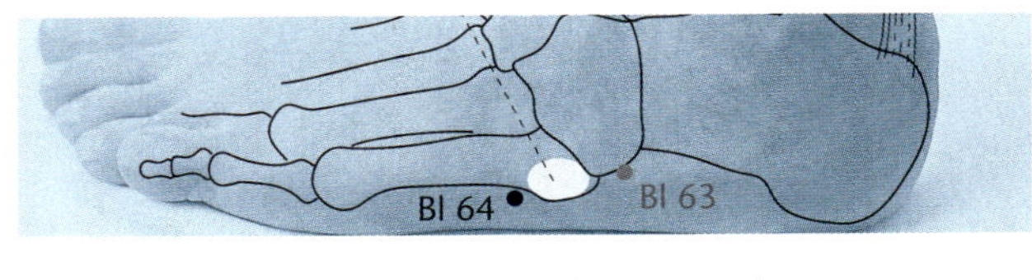

Punktion

Senkrecht 0,5–1 cun. **Cave:** Schmerzhaft.

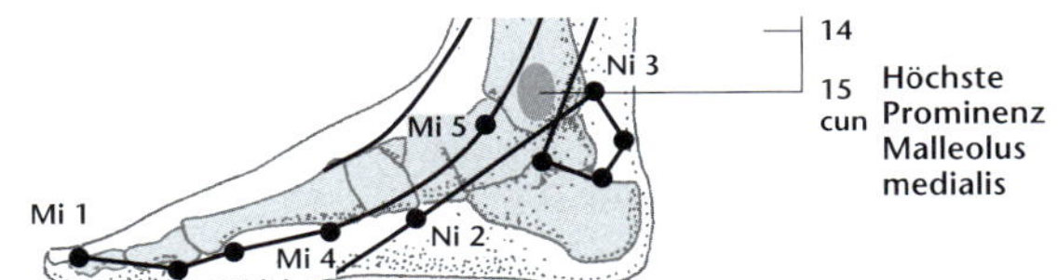

Wirkung und wichtigste Indikationen

- **Stärkt die Milz, harmonisiert den mittleren** *jiao,* **reguliert** *qi,* **beseitigt Feuchtigkeit:** Magen-Darm-Beschwerden wie z. B. Erbrechen, Borborygmen, akute Diarrhö, abdominale Schmerzen (v. a. epigastral und periumbilikal), Meteorismus
- **Als** *luo*-**Punkt, beruhigt** *shen:* Psychische Störungen wie manische Zustände, Schlafstörungen mit Unruhe
- **Schützt Herz** und **Thorax, reguliert** den *chong mai:* Herz- und Thoraxschmerzen (Verlauf Mi-Leitbahn/*chong mai*), Gesichtsödeme, gynäkologische Beschwerden wie z. B. Dysmenorrhö, Plazentaretention, Störungen des Lochialflusses
- **Lokal:** Z.B. Metatarsalgie

Besonderheiten

luo-Punkt, Öffnungspunkt des *chong mai.*

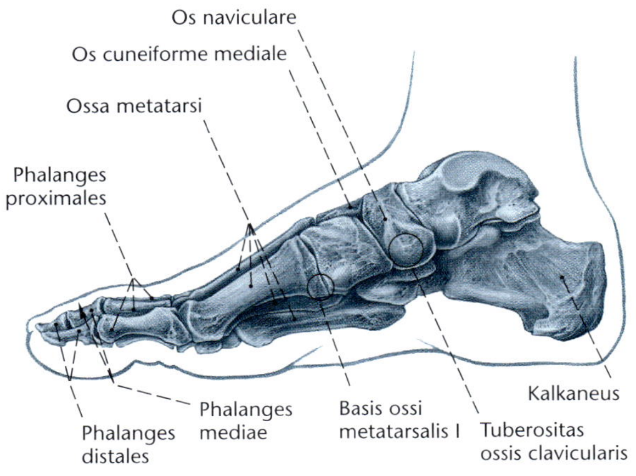

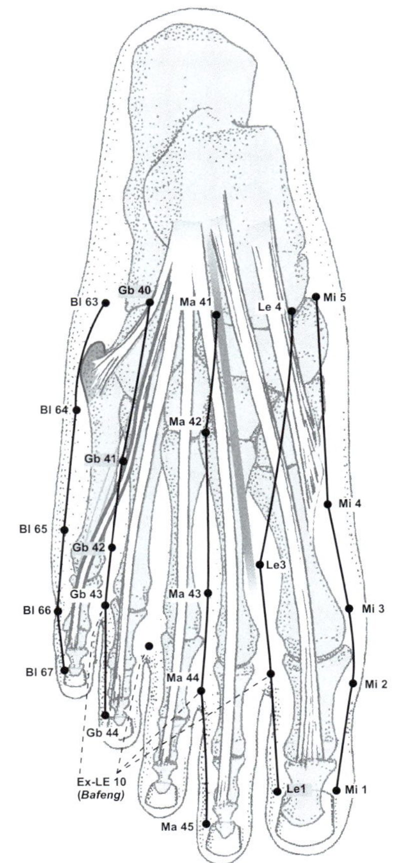

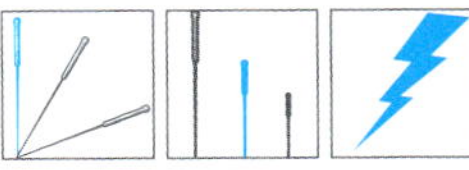

shang am Erdhügel (Metallhügel) *shangqiu*

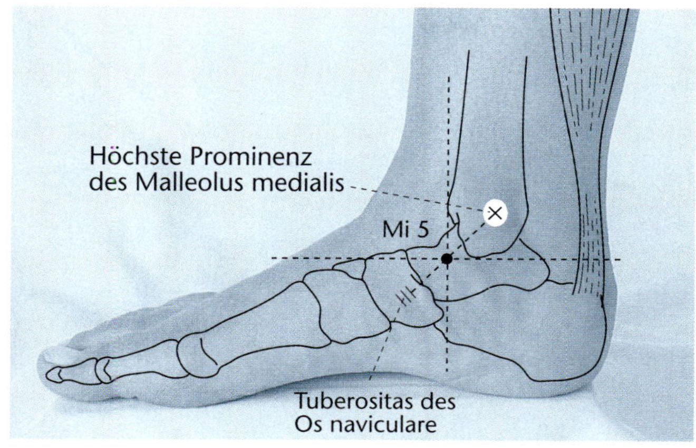

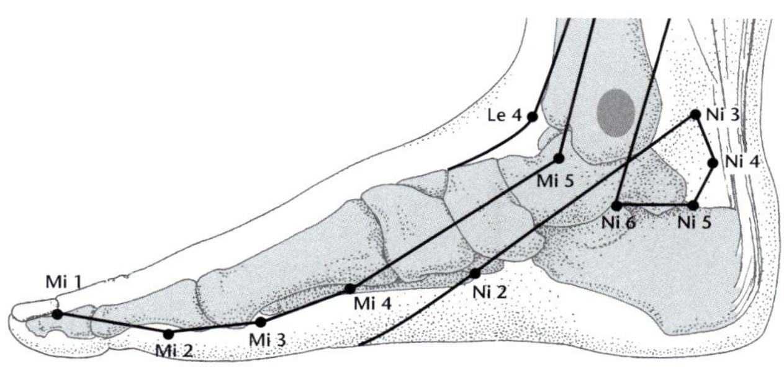

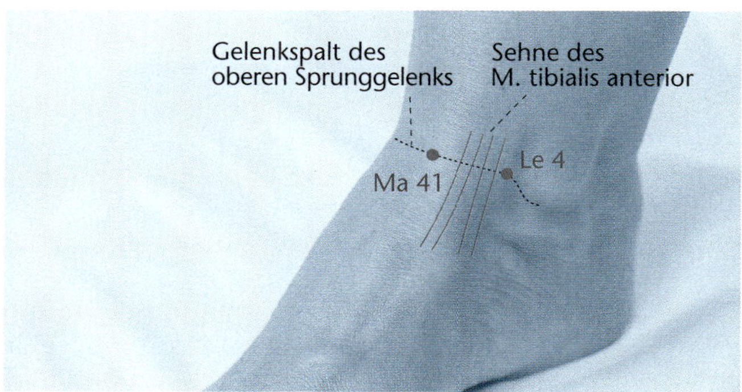

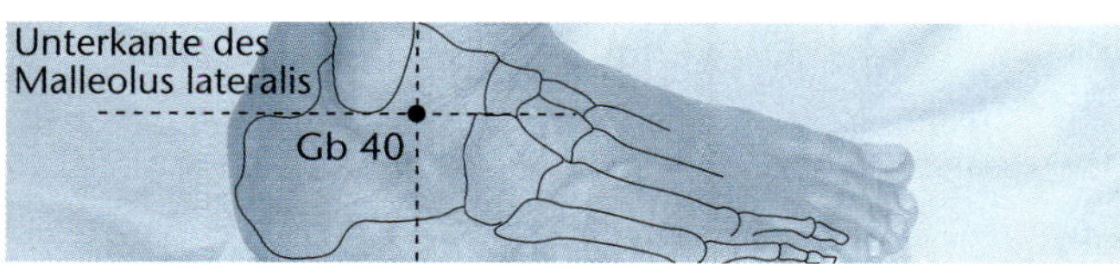

Lokalisation

In der Vertiefung im Schnittpunkt einer Senkrechten an der Vorderkante und einer Horizontalen an der Unterkante des Malleolus medialis. **Oder:** Vertiefung in der Mitte der Verbindungslinie zwischen höchster Prominenz des Malleolus medialis und Tuberositas Ossis navicularis.

Finden

Mi 5 in der Vertiefung vor und unterhalb des Malleolus medialis lokalisieren, im Schnittpunkt einer Senkrechten an der Vorderkante und einer Horizontalen an der Unterkante des Malleolus medialis. Der Punkt liegt distal der Sehne des M. tibialis anterior.

Hinweis: In vergleichbarer Position auf der lateralen Fußseite liegt **Gb 40** (Vertiefung im Schnittpunkt einer Senkrechten an der Vorderkante und einer Horizontalen an der Unterkante des Malleolus lateralis).

Punktion

Senkrecht 0,2–0,3 cun.

Wirkung und wichtigste Indikationen

- **Stärkt die Milz, beseitigt Feuchtigkeit, unterstützt Sehnen** und **Knochen:** Störungen des Magen-Darm-Trakts, Feuchtigkeits-*bi*-Syndrome mit Steifheit, Schwellungen und Schweregefühl von Muskulatur und Gelenken, schmerzhafte Knochen-*bi*-Syndrome mit Gelenkdeformationen
- **Beruhigt** *shen:* Psychische Störungen wie z. B. depressive Grübelneigung, Schlafstörungen mit Albträumen, Unruhezustände
- **Lokal** *qi* **bewegend:** Sprunggelenkerkrankungen

Besonderheiten

Fluss-*jing*-Punkt, Metall-Punkt, Sedierungspunkt. Ein Hauptpunkt zur Behandlung von Feuchtigkeits-*bi*-Syndromen.

Mi 6

Treffpunkt der drei *yin sanyinjiao*

Lokalisation

3 cun proximal der höchsten Prominenz des Malleolus medialis dorsal der medialen Tibiakante.

Finden

Von der höchsten Prominenz des Malleolus medialis (➤ 3.6.2) aus 3 cun (1 Handbreite) nach proximal messen und hier **Mi 6** in einer oft druckdolenten Vertiefung am Tibiahinterrand lokalisieren. Gelegentlich projiziert sich der Punkt auch weiter ventral im Tibiabereich, die Druckdolenz entscheidet. Bei Füllezuständen zeigt sich häufig eine Schwellung am Punkt.

Hinweis: In vergleichbarer Position lateral liegt **Gb 39** (3 cun proximal der Prominenz des Malleolus lateralis am Fibulavorderrand, Kreuzungspunkt der 3 Fuß-*yang*-Leitbahnen).

Punktion

Senkrecht oder schräg 1–1,5 cun. **Cave:** In der Schwangerschaft v. a. ableitende Nadeltechnik kontraindiziert, Ausnahme: Geburtserleichterung.

Wirkung und wichtigste Indikationen

- **Stärkt Milz und Magen, transformiert Feuchtigkeit:** Magen-Darm-Beschwerden
- **Nährt Blut und *yin*, reguliert die Menstruation, regt die Wehentätigkeit an:** Schwächezustände, Hauptpunkt bei gynäkologischen und geburtshilflichen Störungen
- **Reguliert die Miktion, unterstützt die Genitalien, harmonisiert den unteren *jiao*:** Urologisch-andrologische Beschwerden, Sexualstörungen, Beschwerden in der Genitalregion
- **Beruhigt *shen*:** Psychische Störungen, Schlafstörungen

Besonderheiten

Kreuzungspunkt mit der Le- und Ni-Leitbahn (Gruppen-*luo*-Punkt der 3 Fuß-*yin*-Leitbahnen). Ein Hauptpunkt bei Beschwerden im unteren *jiao* (v. a. Gynäkologie, Urologie).

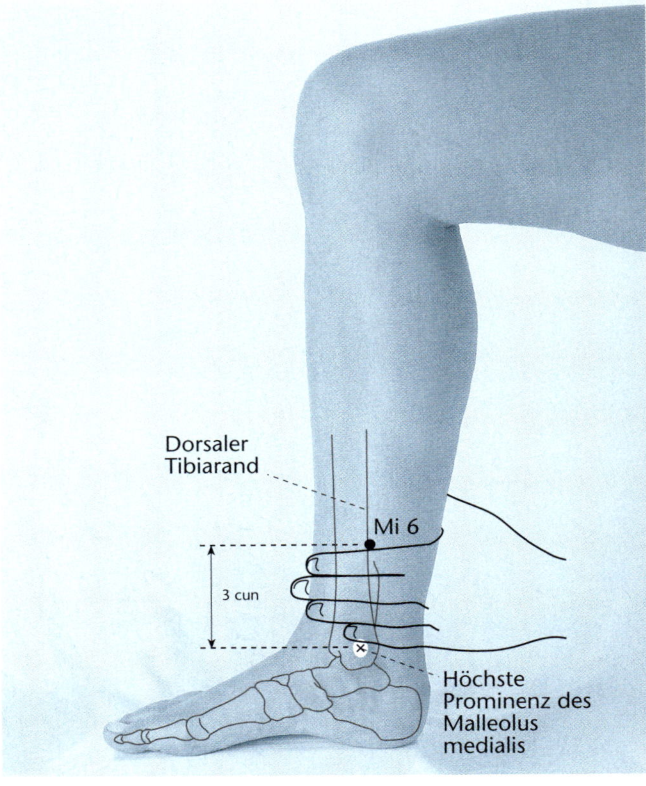

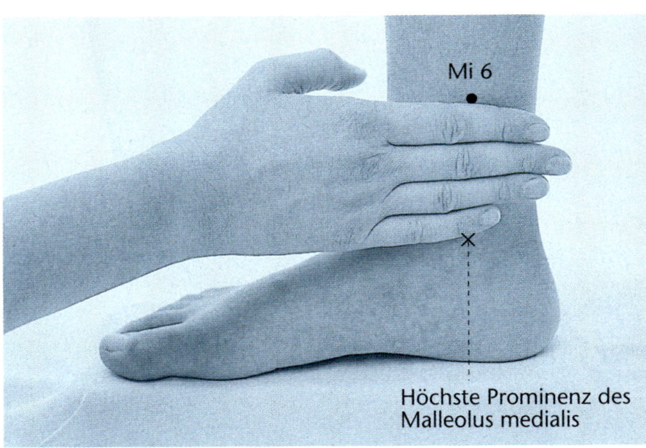

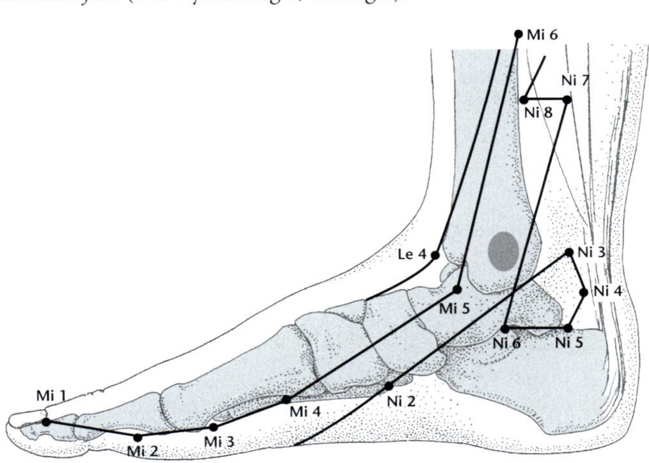

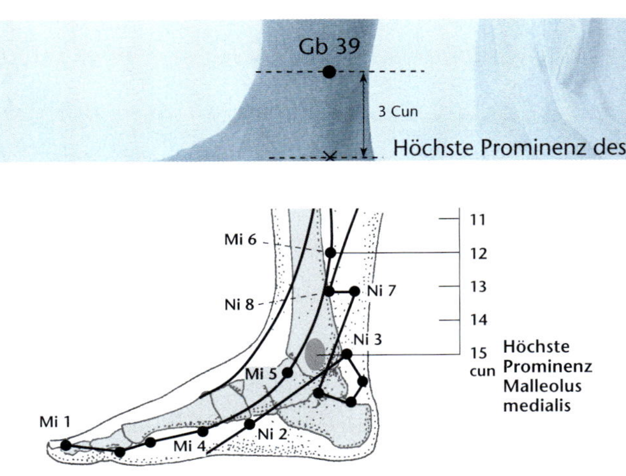

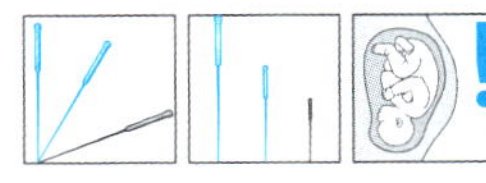

Tropfendes Tal *lougu* Mi 7

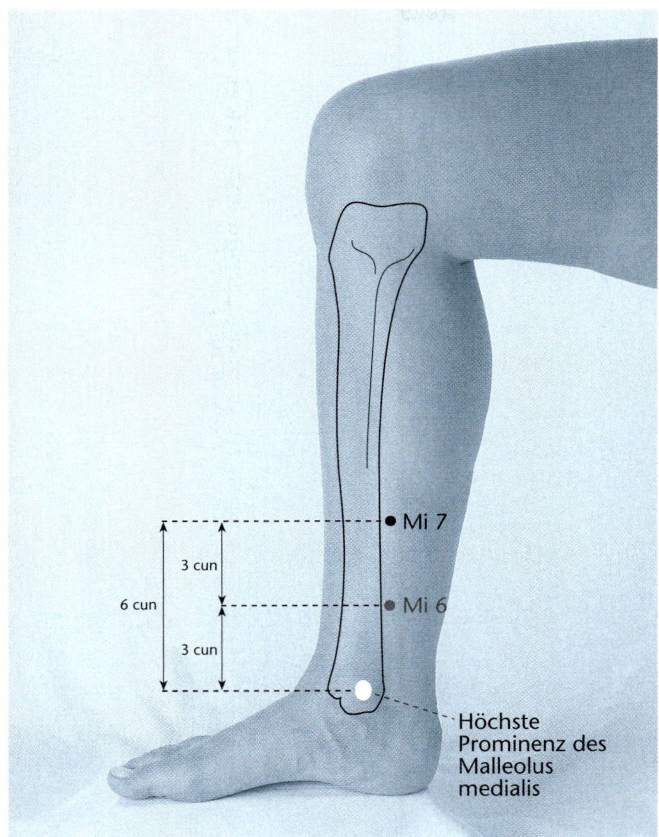

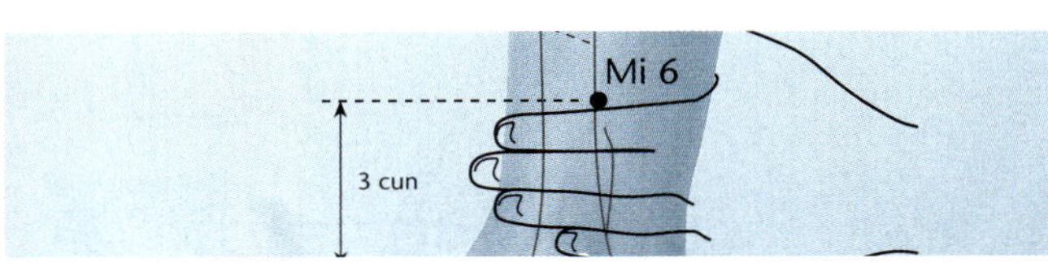

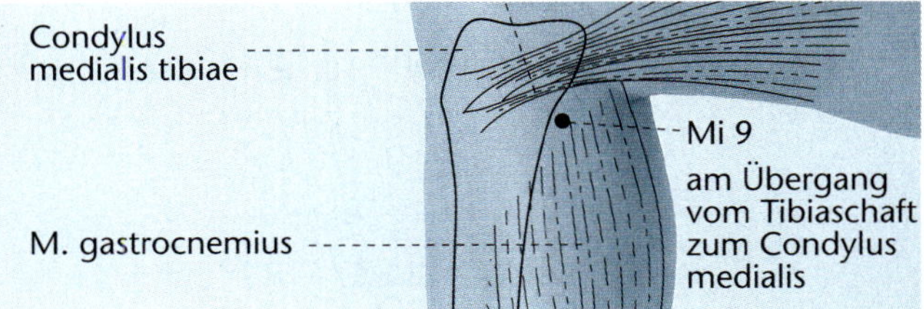

Lokalisation

6 cun proximal der höchsten Prominenz des Malleolus medialis dorsal der medialen Tibiakante.

Finden

Von der höchsten Prominenz des Malleolus medialis aus 6 cun nach proximal messen und dorsal die mediale Tibiakante tasten. Hier liegt **Mi 7** direkt hinter dem Rand des Knochens. **Oder:** Handspanntechnik (2.3.3): Vom Streckenmittelpunkt zwischen **Mi 9** (distal des Condylus tibiae) und der höchsten Prominenz des Malleolus medialis aus 1 cun nach distal messen und hier **Mi 7** lokalisieren.

Hinweis: Mi 6 liegt in der Mitte zwischen der Prominenz des Malleolus medialis und **Mi 7,** von denen er jeweils 3 cun entfernt ist.

Punktion

Senkrecht 1–1,5 cun. Moxibustion ist nach einigen klassischen Texten kontraindiziert.

Wirkung und wichtigste Indikationen

Stärkt die **Milz, leitet Feuchtigkeit aus, unterstützt** die **Miktion:** Abdominales Völle- und Spannungsgefühl, Borborygmen, Meteorismus, Harnretention, Ödeme, Muskelatrophie, Sensibilitätsstörungen und Kältegefühl der unteren Extremität.

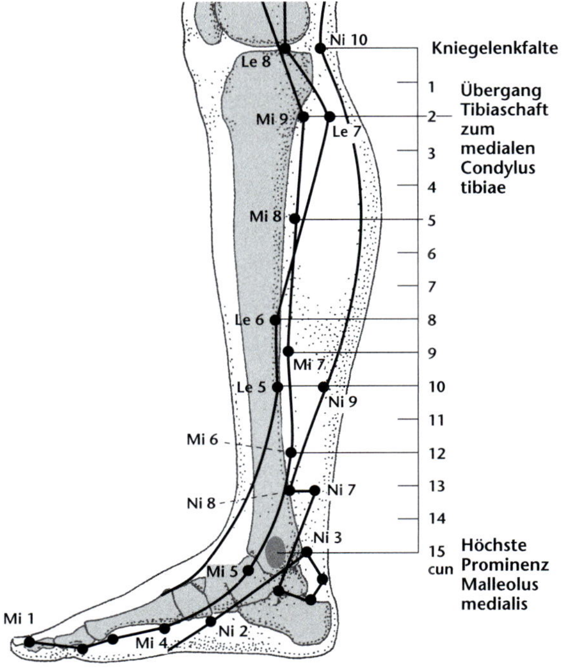

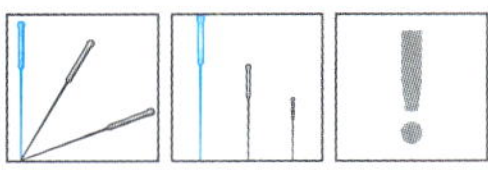

Mi 8

Erd-Drehpunkt *diji*

Lokalisation

3 cun distal von **Mi 9** (am Übergang Schaft/medialer Condylus tibiae) dorsal der medialen Tibiakante.

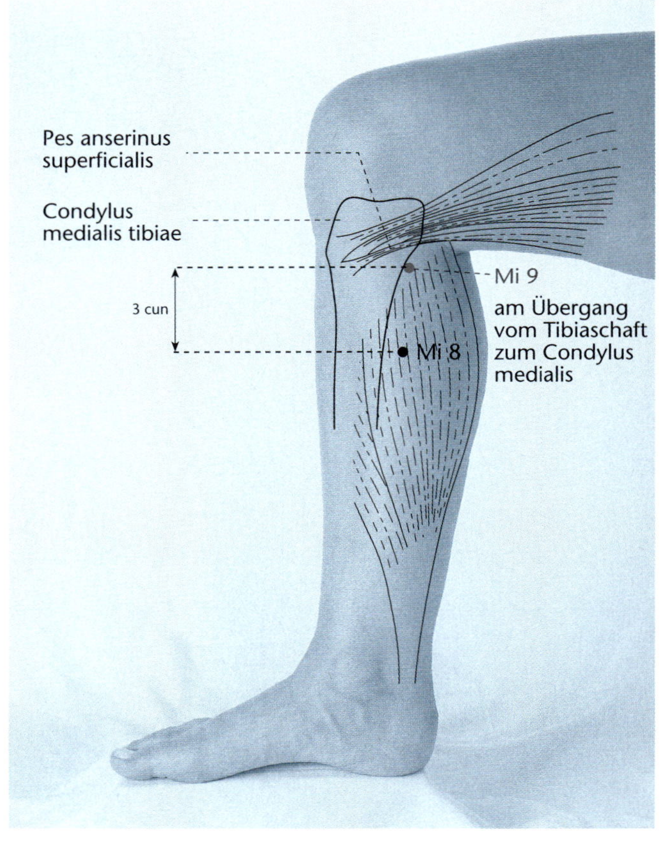

Finden

Vom Condylus tibiae (Lage von **Mi 9**) aus 3 cun (1 Handbreite) auf der Verbindungslinie zwischen **Mi 9** und der höchsten Prominenz des Innenknöchels nach distal messen und hier **Mi 8** dorsal der medialen Tibiakante lokalisieren.

Punktion

Senkrecht 1–1,5 cun.

Wirkung und wichtigste Indikationen

- **Reguliert die Menstruation, tonisiert das Blut, lindert akute Zustände:** Gynäkologische Beschwerden wie z. B. akute Dysmenorrhö, Zyklusunregelmäßigkeiten, Myom
- **Reguliert die Milz, beseitigt Feuchtigkeit:** Magen-Darm-Beschwerden wie z. B. abdominales Druck- und Spannungsgefühl, Appetitlosigkeit, akute und chronische Diarrhö, Miktionsstörungen, Ödeme

Besonderheiten

xi-Punkt. Ein Hauptpunkt bei akuter Dysmenorrhö, dann oft in Kombination mit **Di 4** und ableitender Nadeltechnik.

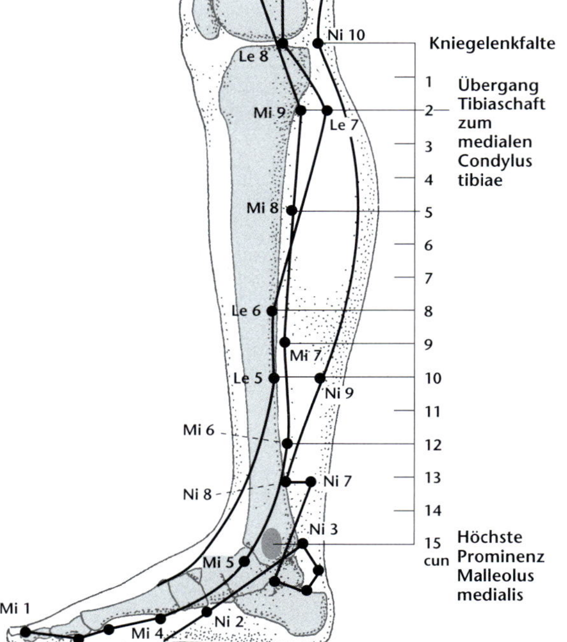

Quelle unter dem *yin*-Hügel *yinlingquan* Mi 9

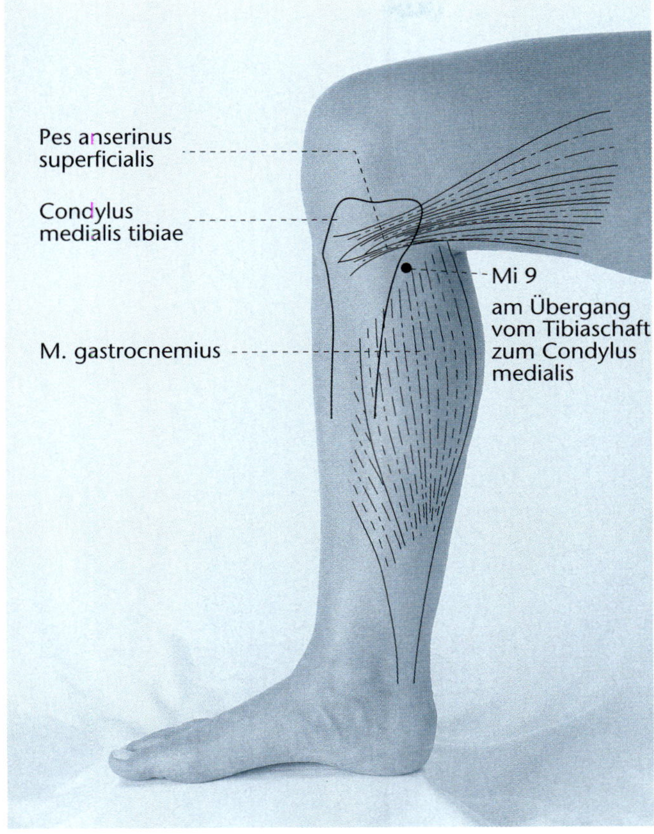

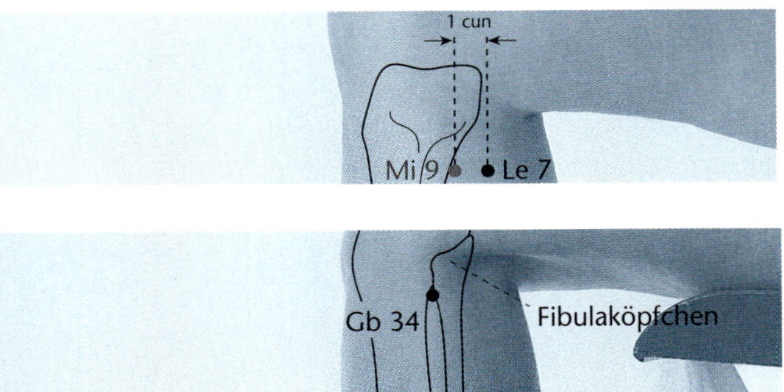

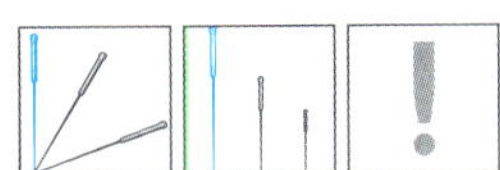

Lokalisation

Bei Knieflexion in der Vertiefung distal vom Condylus medialis tibiae am Übergang Corpus/Condylus medialis tibiae.

Finden

Lagerung: Lokalisation und Punktion bei Knieflexion sowie bei leichter Außenrotation im Hüftgelenk. Das Knie etwas von der Unterlage oder Knierolle abheben lassen, den Punkt mit dem Tastfinger lokalisieren, dann wieder ablegen lassen und nadeln.

Finden: Vom medialen Tibiahinterrand aus nach proximal in Richtung Tibiakopf tasten bis zu einer oft drucksensiblen Vertiefung am Übergang vom Schaft zum Kopf der Tibia (**Mi 9**).

Hinweis: Auf ca. derselben Höhe liegt **Le 7** (aber 1 cun dorsal von **Mi 9**) sowie lateral von **Gb 34** (vor und unterhalb des Fibulaköpfchens).

Punktion

Senkrecht 1–1,5 cun.

Wirkung/Indikationen

- **Reguliert die Milz, beseitigt Feuchtigkeit, öffnet** die **Wasserwege, unterstützt den unteren** *jiao:* „Feuchtigkeits"-Störungen im unteren und mittleren *jiao* bei Erkrankungen des Urogenital- und Magen-Darm-Trakts, Ödeme, Feuchtigkeits-*bi*-Syndrome jeglicher Körperlokalisation
- **Lokal:** Kniebeschwerden, v. a. mit Schwellungen

Besonderheiten

Meer-*he*-Punkt, Wasser-Punkt. Ein Hauptpunkt bei Feuchtigkeitsproblemen. Wichtiger Lokalpunkt.

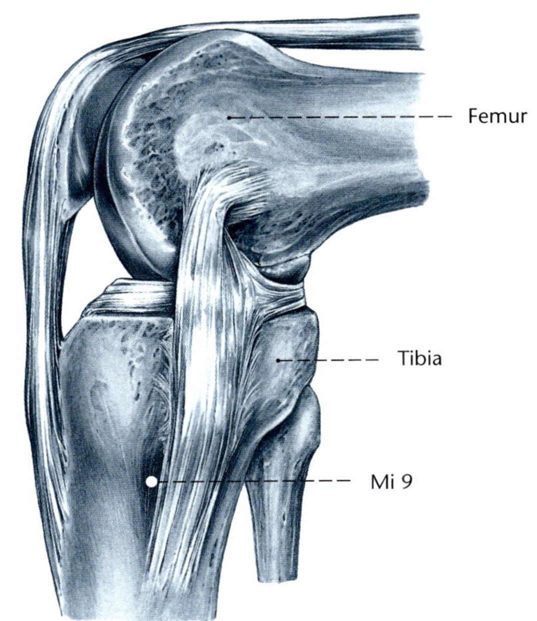

Mi 10

Meer des Blutes *xuehai*

Lokalisation

Bei Knieflexion 2 cun proximal vom medialen Patellaoberrand und etwas medial in einer Mulde des M. vastus medialis.

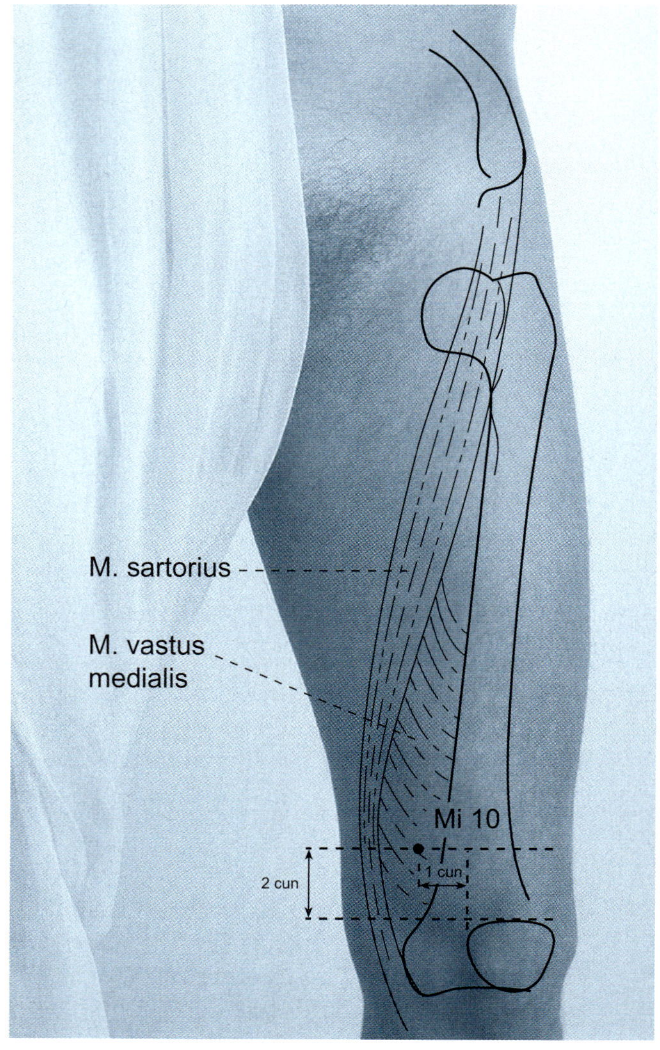

Finden

Vom medialen Patellaoberrand aus 2 cun nach proximal messen und etwas medial (ca. 1 cun) eine Mulde im M. vastus medialis tasten und hier **Mi 10** lokalisieren.

Punktion

Senkrecht oder schräg 1–1,5 cun.

Wirkung und wichtigste Indikationen

- **Stärkt das Blut, beseitigt Blut-Stase, kühlt das Blut, beendet Blutungen, reguliert die Menstruation, unterstützt die Haut:** Einsatz bei allen Blut-Störungen, gynäkologische Beschwerden (durch Blut-Hitze oder Blut-Stase), Hauterkrankungen (durch Blut-Hitze, -Stase, -Mangel)
- **Lokal:** Lokalpunkt bei Kniebeschwerden

Besonderheiten

Wichtiger Punkt zur Regulierung des Blutes.

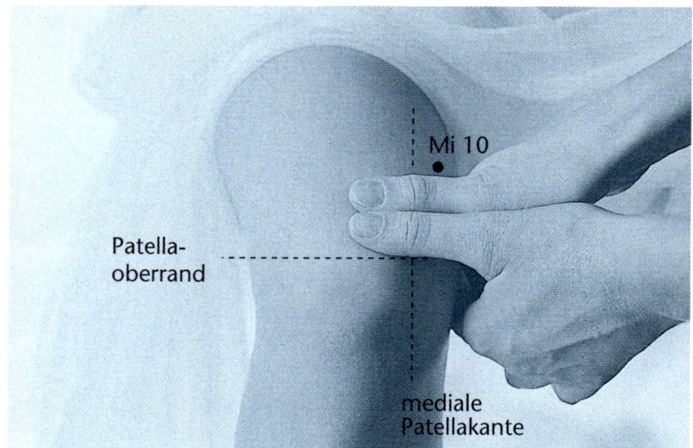

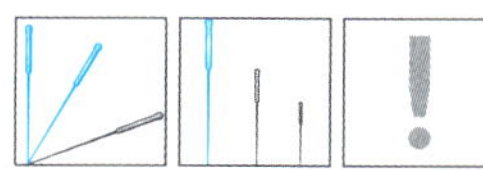

Sieb-Tor *jimen* Mi 11

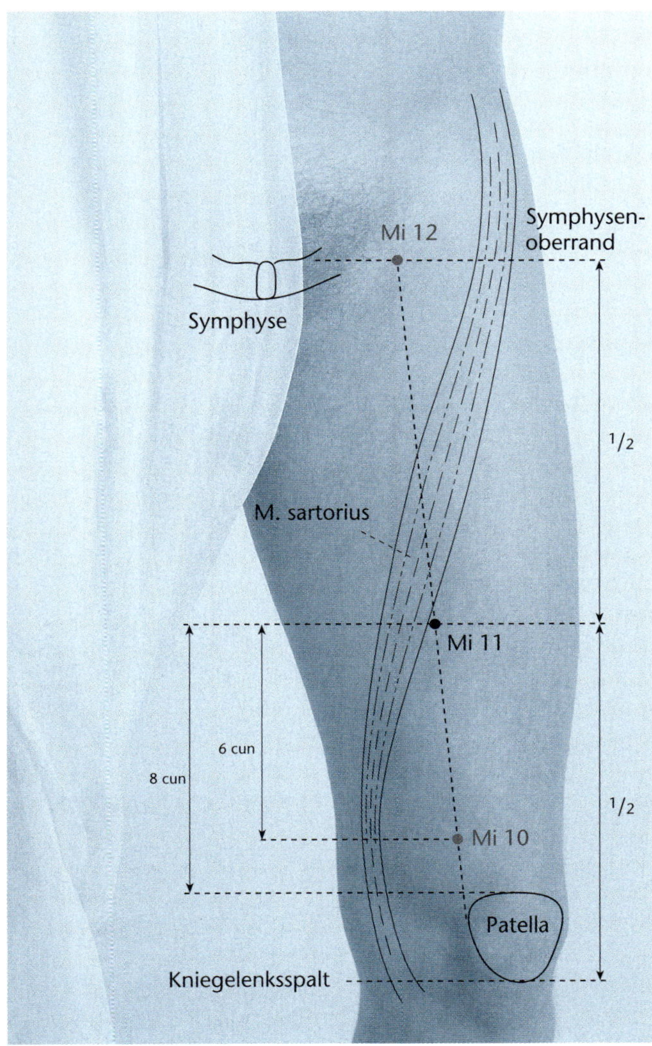

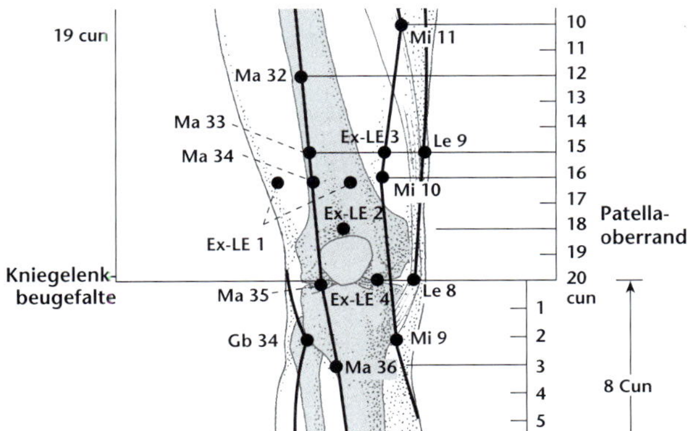

Lokalisation

6 cun proximal von **Mi 10,** d. h. 8 cun proximal des medialen Patellaoberrands, auf Höhe der Femurmitte zwischen den Mm. sartorius und vastus medialis.

Finden

An der Oberschenkelinnenseite zunächst **Mi 10** (2 cun proximal und etwas medial vom medialen Patellaoberrand in einer Mulde des M. vastus medialis) bestimmen. Von dort aus 6 cun senkrecht nach proximal bis zum lateralen Rand des M. sartorius messen und hier **Mi 11** in einer Vertiefung lokalisieren.

Oder: Handspanntechnik (➤ 2.3.3): Die Strecke zwischen der Mitte vom Kniegelenkspalt und **Mi 12** (3,5 cun lateral der Mitte des Symphysenoberrands) halbieren und hier **Mi 11** lokalisieren.

Punktion

Senkrecht oder schräg 0,5–1 cun. **Cave:** A./V. femoralis.

Wirkung und wichtigste Indikationen

Reguliert den unteren *jiao* und die Miktion, leitet Feuchtigkeit aus, klärt Hitze: Miktionsstörungen wie z. B. Dysurie, Harnretention, Enuresis, Ekzeme und Juckreiz der äußeren Genitalien, Schwellung, Entzündung und Schmerzen in der Inguinalregion und im unteren Abdomen.

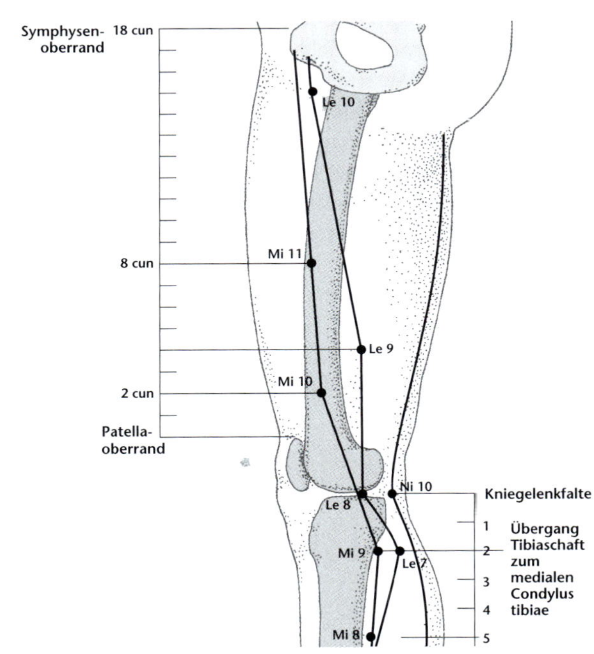

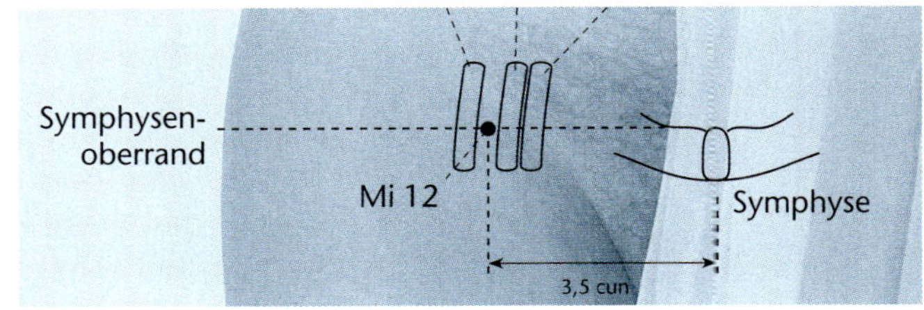

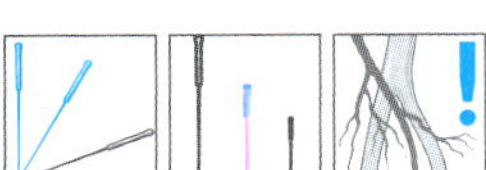

Mi 12 Tor des Ansturms *chongmen*

Lokalisation

3,5 cun lateral der Medianlinie auf Höhe des Symphysenoberrands, lateral der A. femoralis.

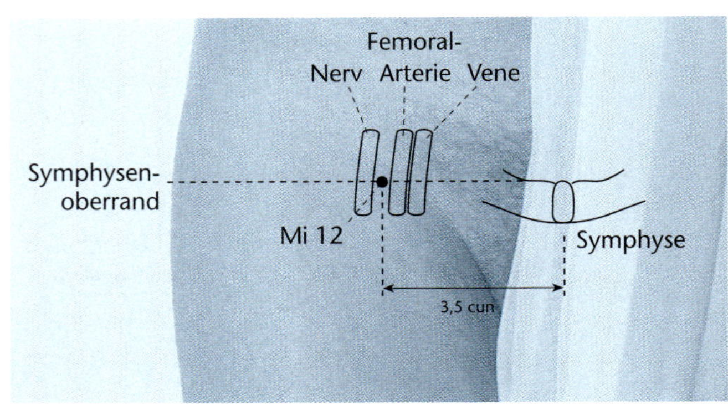

Finden

Von der Mitte des Symphysenoberrands (Lage von **Ren 2**) aus 3,5 cun nach lateral messen. Dort ist die Pulsation der Femoralarterie in der Leistenregion tastbar. **Mi 12** liegt direkt lateral der Arterie in einer Vertiefung.

Hinweis: Auf derselben Höhe liegen **Ren 2** (Medianlinie), **Ni 11/Ma 30** (0,5/2 cun lateral der Medianlinie). **Le 12** liegt 2,5 cun lateral der Medianlinie, jedoch 1 cun kaudal vom Symphysenoberrand.

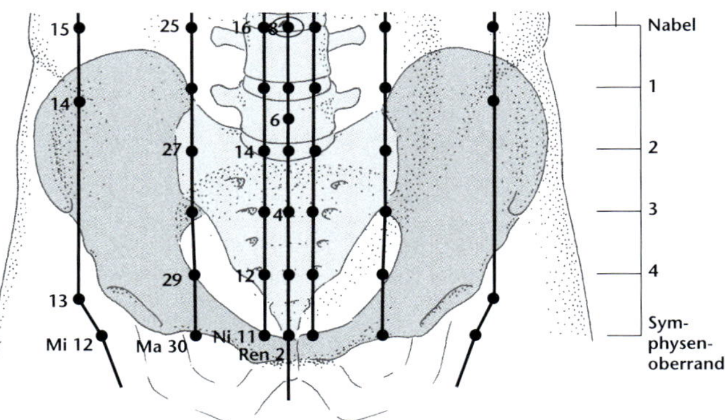

Punktion

Senkrecht 0,5–1 cun. **Cave:** Nach medial besteht die Gefahr der Arterienpunktion, nach lateral Verletzung des N. femoralis möglich.

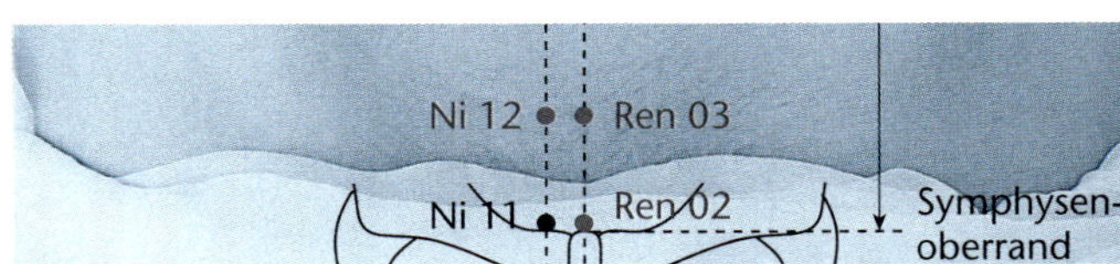

Wirkung und wichtigste Indikationen

- **Tonisiert** das **Blut, reguliert** *qi* **im unteren** *jiao,* **mildert Schmerzen:** Schmerzen in Unterbauch- und Leistenregion, Endometriose, Myom, Ovarialzysten, *shan*-Erkrankungen, Hüftschmerzen mit Ausstrahlung in die Leistenregion
- **Senkt fötales, aufsteigendes** *qi* **ab:** Bei Distension, Völlegefühl und Schmerz im Abdomen und in der Herzgegend während der Spätschwangerschaft (*yin wei mai*)
- **Klärt Hitze, leitet Feuchtigkeit aus, reguliert die Miktion:** Harnwegserkrankungen, Fluor vaginalis

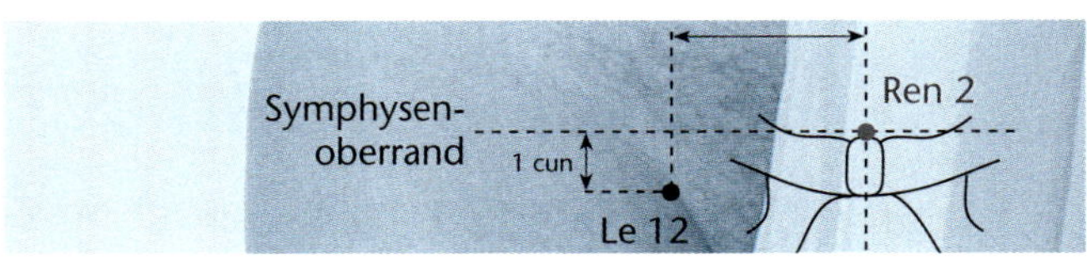

Besonderheiten

Kreuzungspunkt mit der Le-Leitbahn und dem *yin wei mai.*

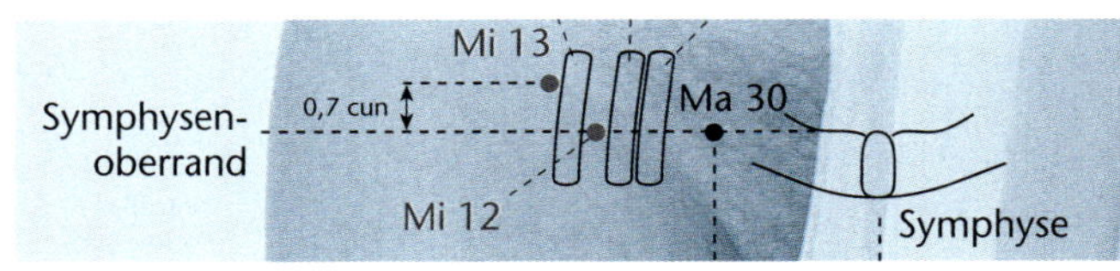

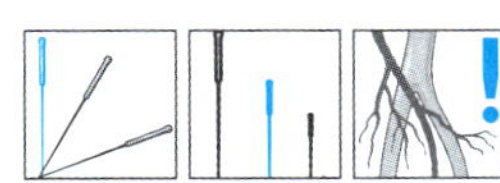

Versammlungshalle der Hohlorgane *fushe*

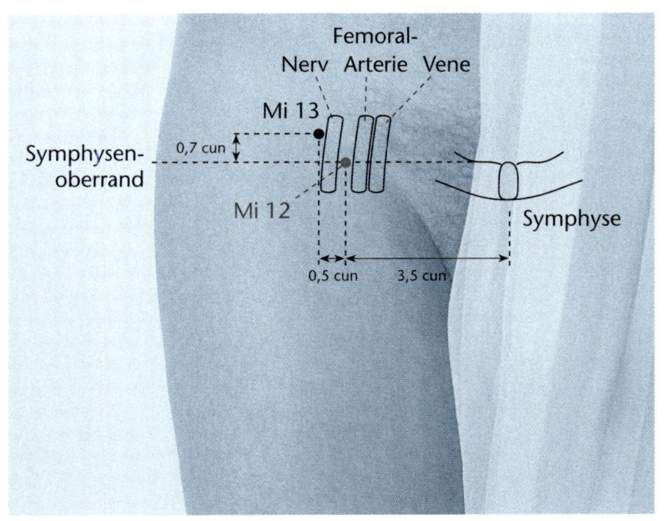

Lokalisation

4 cun lateral der Medianlinie und 0,7 cun kranial von der Höhe des Symphysenoberrands.

Finden

Von der Mitte des Symphysenoberrands (Lage von **Ren 12)** aus 4 cun nach lateral messen. Von dort aus 0,7 cun nach kranial tasten und **Mi 13** in einer Vertiefung im Bereich der Leistenbeuge lokalisieren.

Hinweis: Mi 13 liegt 0,5 cun lateral sowie 0,7 cun kranial von **Mi 12** (3,5 cun lateral des Symphysenoberrands).

Punktion

Senkrecht 1–1,5 cun. **Cave:** Peritoneum, in der Schwangerschaft.

Wirkung und wichtigste Indikationen

Reguliert ***qi*****, mildert Schmerzen:** Druckgefühl und Schmerzen im Unterbauch, Leistenschmerz, *shan*-Erkrankungen, gynäkologische Störungen wie Myome, Ovarialzysten, Obstipation.

Besonderheiten

Kreuzungspunkt mit der Le-Leitbahn und dem *yin wei mai.*

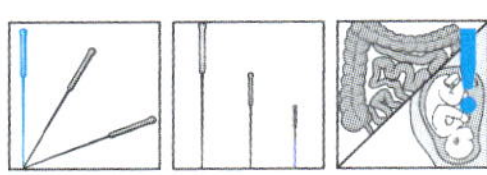

Mi 14

Knoten im Abdomen *fujie*

Lokalisation

4 cun lateral der ventralen Medianlinie in der Mamillarlinie, 3 cun kranial von **Mi 13** bzw. 1,3 cun kaudal von **Mi 15.**

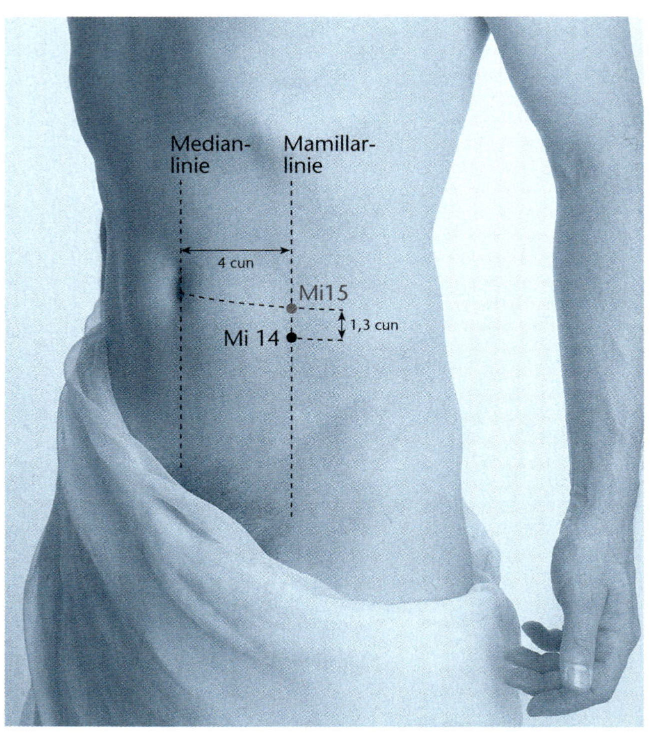

Finden

Zunächst 4 cun lateral vom Nabel **Mi 15** in der Mamillarlinie lokalisieren. Von dort aus ca. 1,3 cun nach kaudal messen, hier liegt **Mi 14.**

Punktion

Senkrecht 1–1,5 cun. **Cave:** Peritoneum, in der Schwangerschaft.

Wirkung und wichtigste Indikationen

Wärmt und **reguliert** den **unteren** *jiao*, **senkt gegenläufiges** *qi* **ab:** Diarrhö (durch Kälte), Obstipation und abdominale Spannung, periumbilikale Schmerzen, *shan*-Erkrankungen, Herzbeschwerden und Husten durch aufsteigendes *qi.*

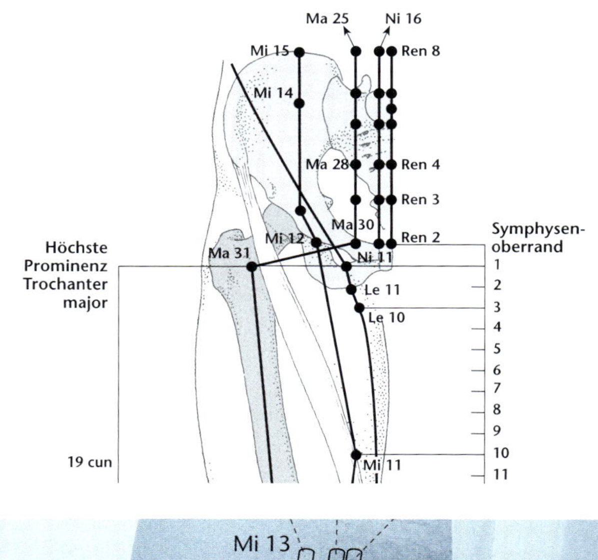

Besonderheiten

Schmerzhafter Druckpunkt bei Appendizitis.

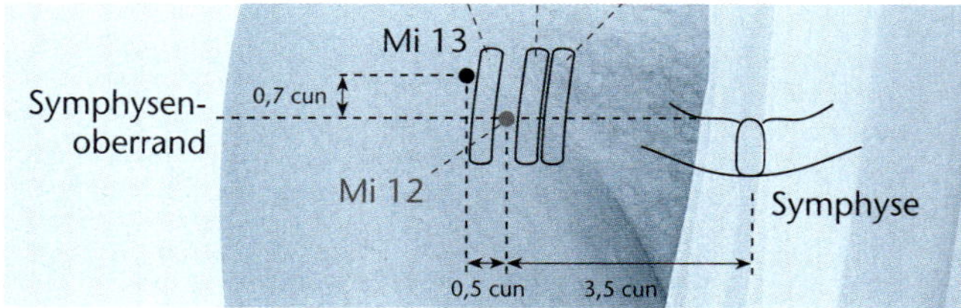

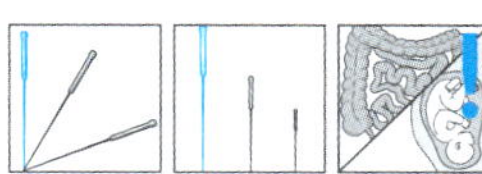

Große transversale Linie *daheng* Mi 15

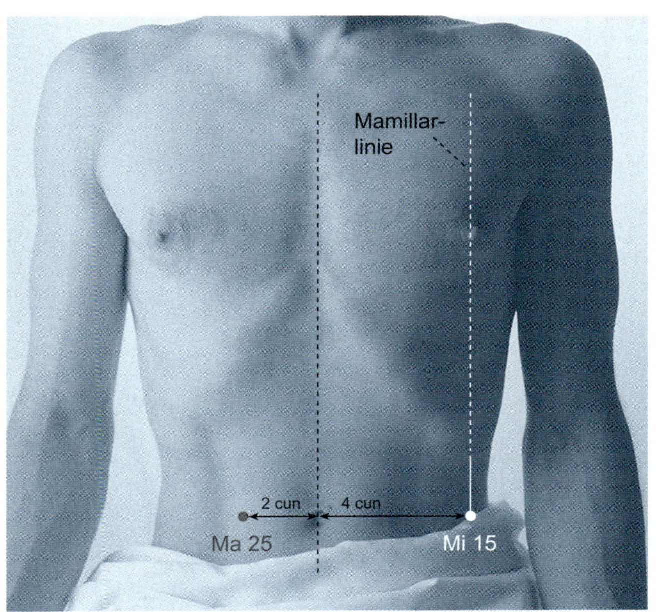

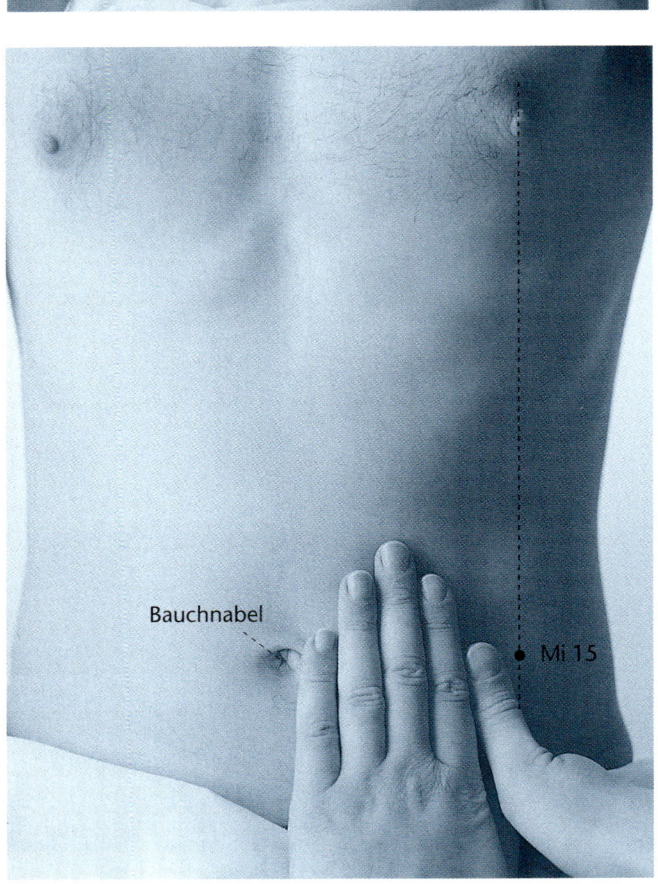

Lokalisation

4 cun lateral der Nabelmitte in der Mamillarlinie.

Finden

Mi 15 4 cun lateral vom Bauchnabel lokalisieren. Der Punkt liegt in der Mamillarlinie.

Hinweis: Ebenso auf Nabelhöhe liegen **Ren 8** (Nabel), **Ni 16/Ma 25** (0,5/2 cun lateral vom Nabel) und **Gb 26** (Nabelhöhe senkrecht unter dem freien Ende der 11. Rippe).

Punktion

Senkrecht 1–1,5 cun. **Cave:** Peritoneum, in der Schwangerschaft. Die Nadel erreicht die Aponeurosen der queren Bauchmuskulatur.

Wirkung und wichtigste Indikationen

- **Bewegt** *qi*, **reguliert** den **Darm:** Störungen des Magen-Darm-Trakts wie Obstipation (stuhlfördernde Wirkung durch Stimulation der Darmperistaltik) und Diarrhö (v. a. bei Kälte und Feuchte-Kälte)
- **Psycho-emotional:** Bei Weinen und Traurigkeit, depressiver Stimmung

Besonderheiten

Kreuzungspunkt mit dem *yin wei mai.* Wichtiger Punkt zur Regulierung des Dickdarm-*qi*.

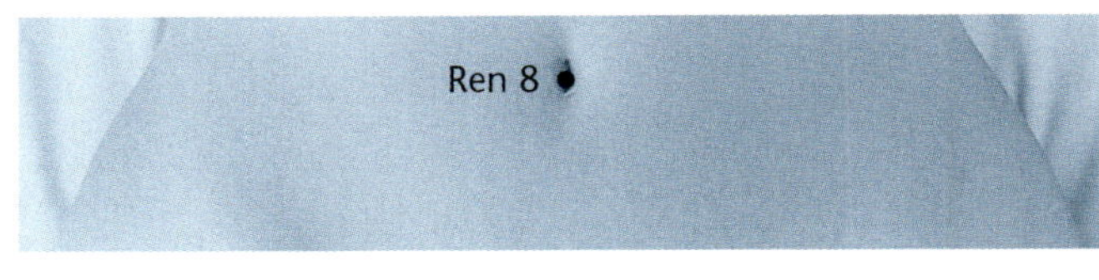

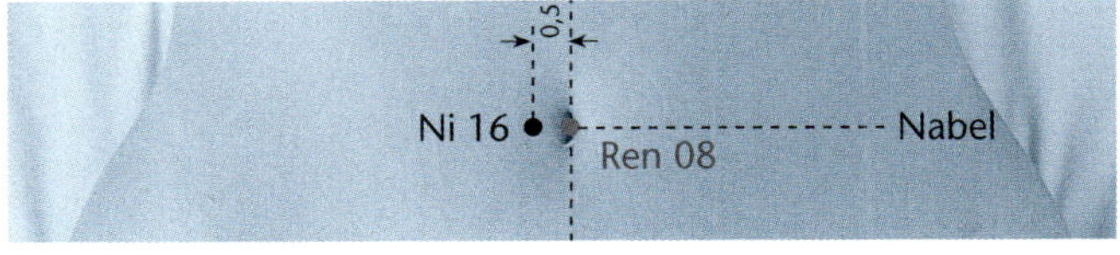

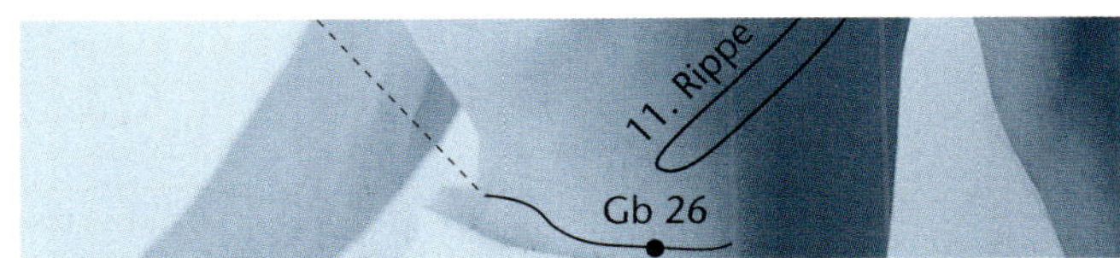

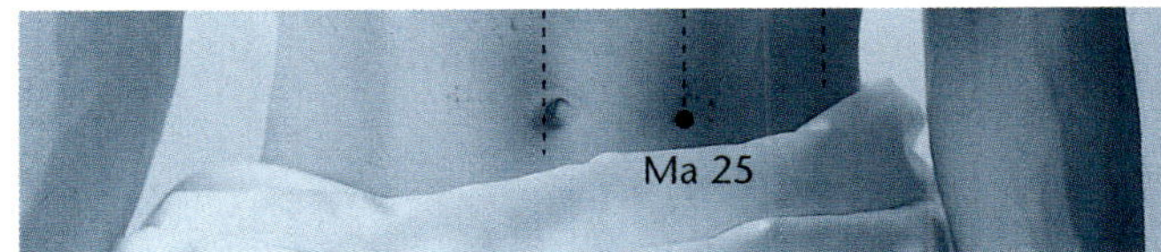

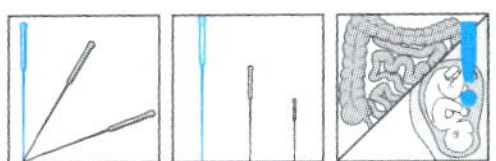

Mi 16

Bauchweh *fuai*

Lokalisation

3 cun kranial von der Nabelmitte und 4 cun lateral der ventralen Medianlinie in der Mamillarlinie.

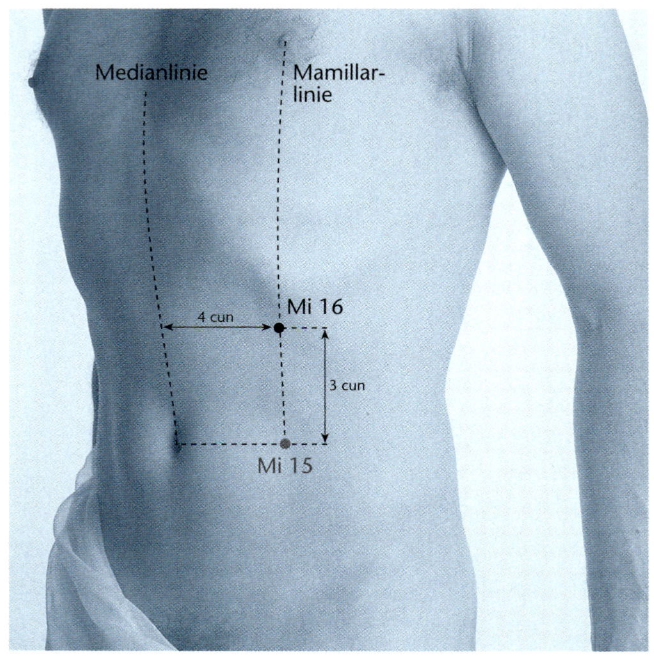

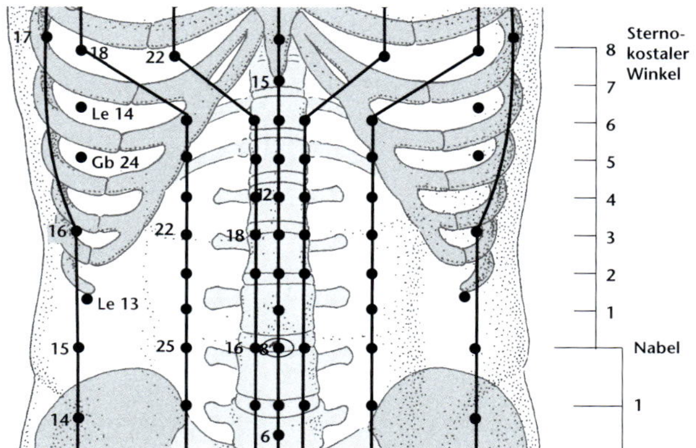

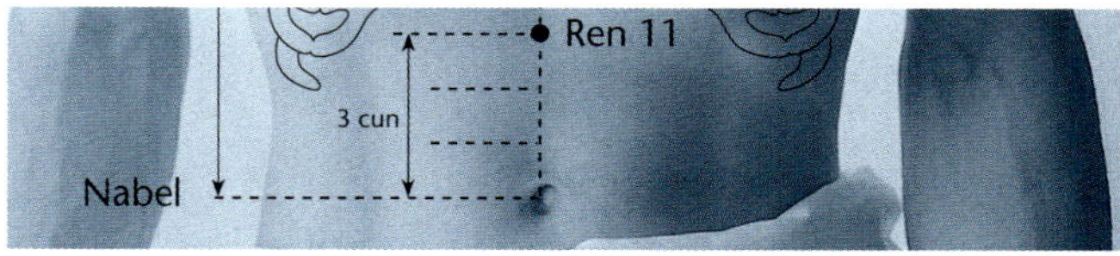

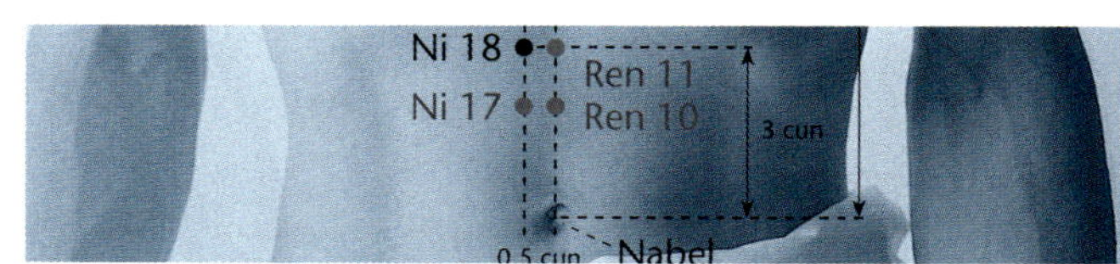

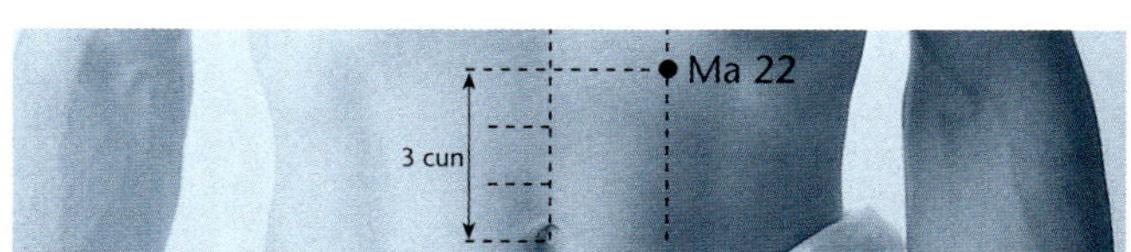

Finden

Die Strecke zwischen sternokostalem Winkel und Nabelmitte wird in 8 Körper-cun eingeteilt (Beachte Proportionalmaß 2.2). Zunächst 3 cun kranial vom Bauchnabel und dann 4 cun nach lateral messen. Hier liegt **Mi 16** in der Mamillarlinie. Der Punkt projiziert sich je nach Thoraxform entweder über dem Abdomen oder über dem Rippenbogen.

Hinweis: Auf derselben Höhe liegen **Ren 11** (Medianlinie), **Ni 18/Ma 22** (0,5/2 cun lateral der Medianlinie).

Punktion

Senkrecht 0,5–1,5 cun. **Cave:** Peritoneum, in der Schwangerschaft. Projiziert sich der Punkt in Abhängigkeit von der Thoraxform auf den Rippenbogen, entweder flach s. c. nadeln oder den Punkt etwas medialer lokalisieren oder Ersatzpunkt wählen.

Wirkung und wichtigste Indikationen

Reguliert das Darm-*qi*: Periumbilikale Bauchschmerzen, Verdauungsstörungen wie Diarrhö und Obstipation.

Besonderheiten

Kreuzungspunkt mit dem *yin wei mai.*

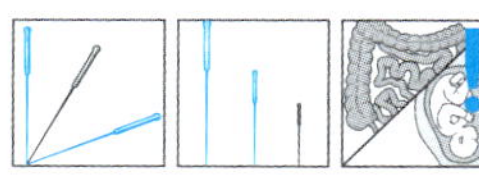

Nahrungs-Höhle *shidou*

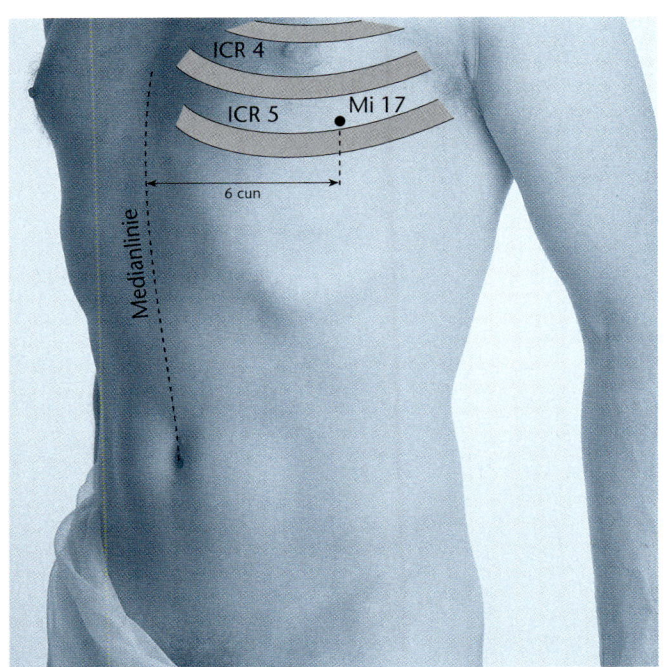

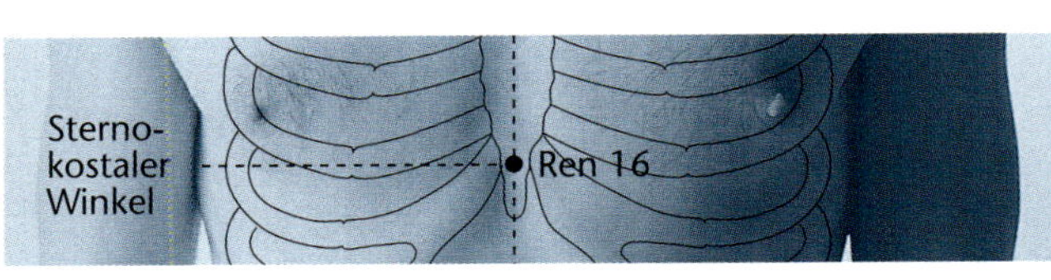

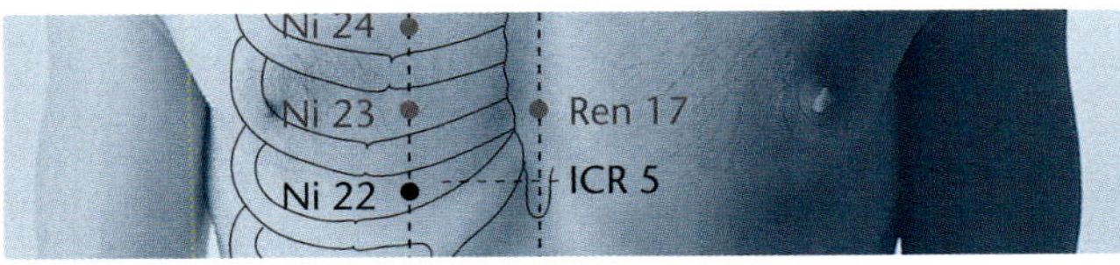

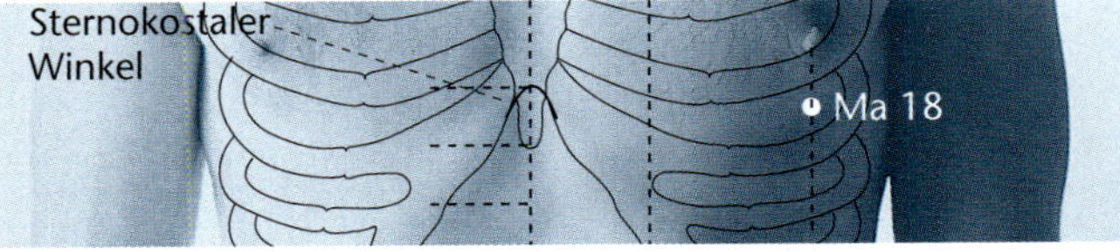

Lokalisation

Im 5. ICR, 6 cun lateral der Medianlinie bzw. 2 cun lateral der Mamillarlinie bei Männern.

Finden

Die Mamille liegt bei Männern regelmäßig, bei Frauen in Rückenlage häufig in Höhe des 4. ICR. **Mi 17** im 5. ICR 2 cun lateral der Mamillarlinie lokalisieren. Ansteigenden Verlauf der ICR nach lateral beachten! Sichere Orientierung von der Klavikula oder der Synchondrosis manubriosternalis aus (➤ 3.5). Von dort bis zum 5. ICR herunterzählen und dessen Verlauf bis 6 cun lateral der Medianlinie bzw. 2 cun lateral der Mamillarlinie folgen. Hier liegt **Mi 17.**

Hinweis: Ebenso auf der Höhe des 5. ICR (ICR-Verlauf beachten) liegen **Ren 16** (Medianlinie), **Ni 22**/**Ma 18** (2/4 cun lateral der Medianlinie).

Punktion

Schräg nach medial oder lateral 0,3–0,5 cun entlang dem ICR-Verlauf oder flach s. c. 0,5–0,8 cun im oder gegen den Leitbahnverlauf. **Cave:** Pneumothorax.

Wirkung und wichtigste Indikationen

Beseitigt Stagnation von Nahrung und Flüssigkeiten, unterstützt die Verdauung: Nahrungsstagnation mit postprandialem Völlegefühl, Reflux, Schmerz- und Druckgefühl in Thorax und lateraler Rippenregion, Interkostalneuralgie.

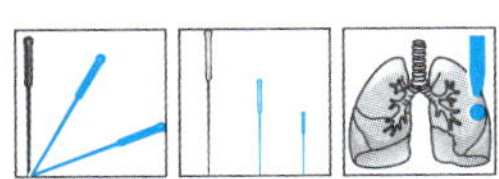

Mi 18 Himmels-Schluchtenbach *tianxi*

Lokalisation

Im vierten ICR, 6 cun lateral der ventralen Medianlinie bzw. 2 cun lateral der Mamille.

Finden

Die Mamille liegt bei Männern regelmäßig, bei Frauen in Rückenlage häufig im Bereich des 4. ICR. Von dort dem ICR-Verlauf folgend **Mi 18** im 4. ICR 2 cun lateral der Mamille lokalisieren. Ansteigenden Verlauf des ICR nach lateral beachten! Bei Frauen sichere Orientierung von der Klavikula oder der Synchondrosis manubriosternalis aus (➤ 3.5). Von dort bis zum 4. ICR herunterzählen und dessen Verlauf bis 6 cun lateral der Medianlinie bzw. 2 cun lateral der Mamille folgen, hier liegt **Mi 18.**

Hinweis: Ebenso auf Höhe des 4. ICR (ICR-Verlauf beachten) liegen **Ren 17** (Medianlinie), **Ni 23** (2 cun lateral der Medianlinie), **Ma 17** (Mamille), **Pe 1** (1 cun lateral der Mamille), **Gb 22** (Medioaxillarlinie) und **Gb 23** (1 cun anterior **Gb 22**).

Punktion

Schräg nach medial oder lateral 0,3–0,5 cun entlang dem ICR-Verlauf oder flach s. c. 0,5–0,8 cun im oder gegen den Leitbahnverlauf. **Cave:** Pneumothorax.

Wirkung und wichtigste Indikationen

- **Senkt *qi* ab, öffnet den Thorax:** Husten, Dyspnoe, Singultus, Schmerz- und Druckgefühl in der lateralen Thoraxregion, Interkostalneuralgie
- **Unterstützt die Mammae:** Mastitis, Mastodynie, Laktationsstörungen

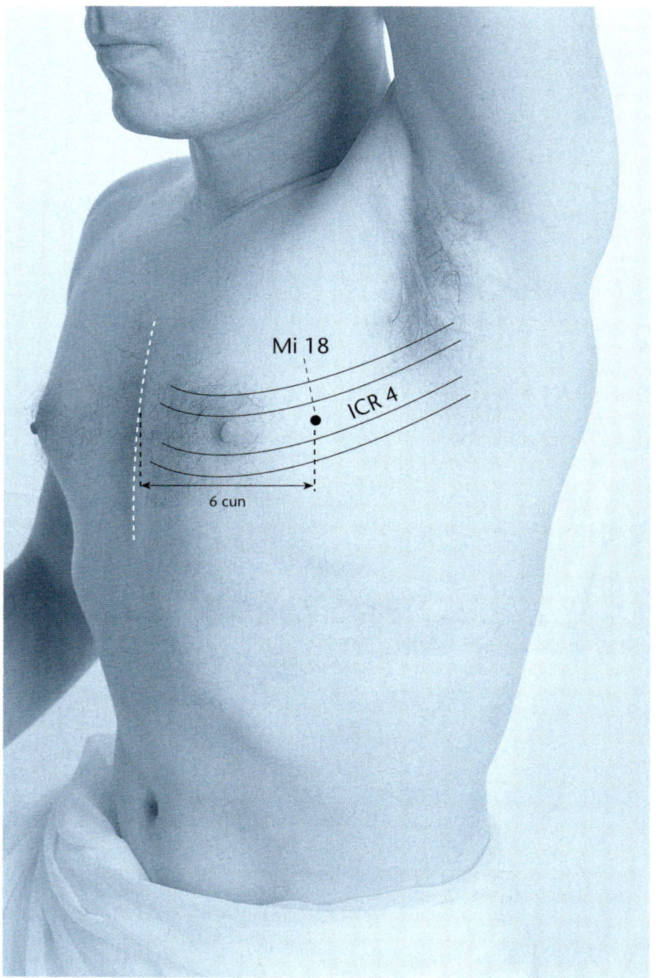

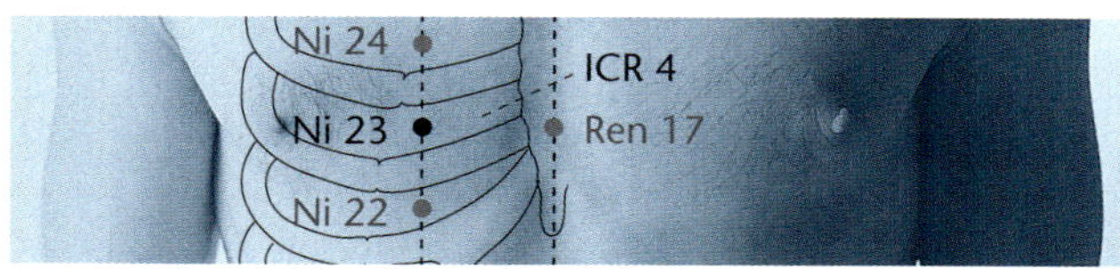

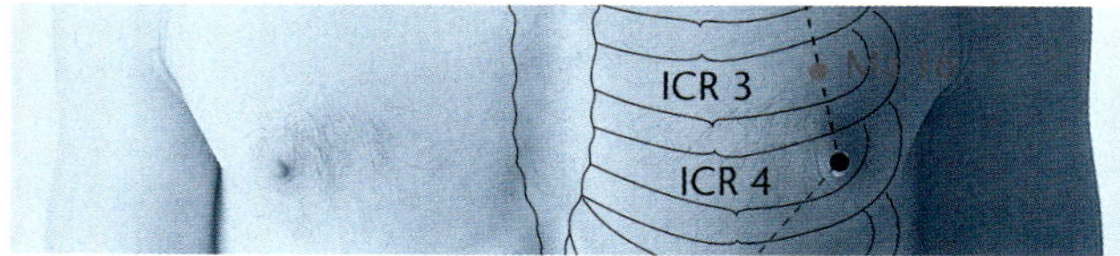

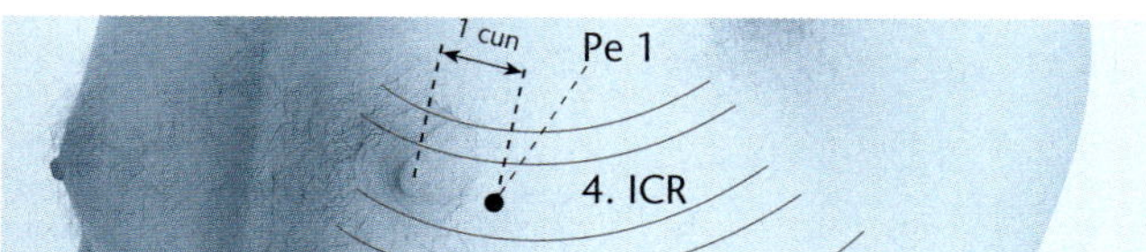

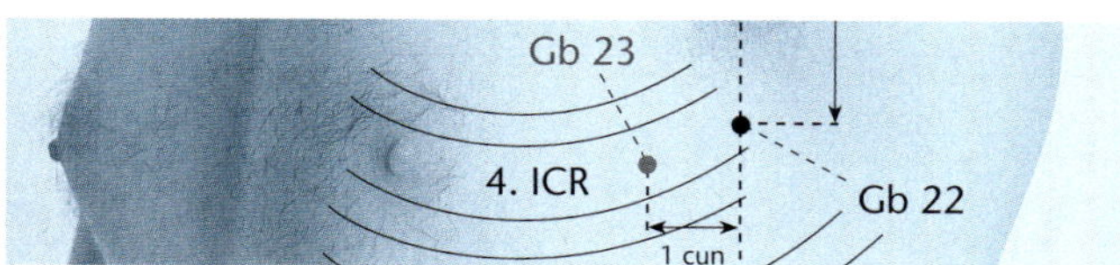

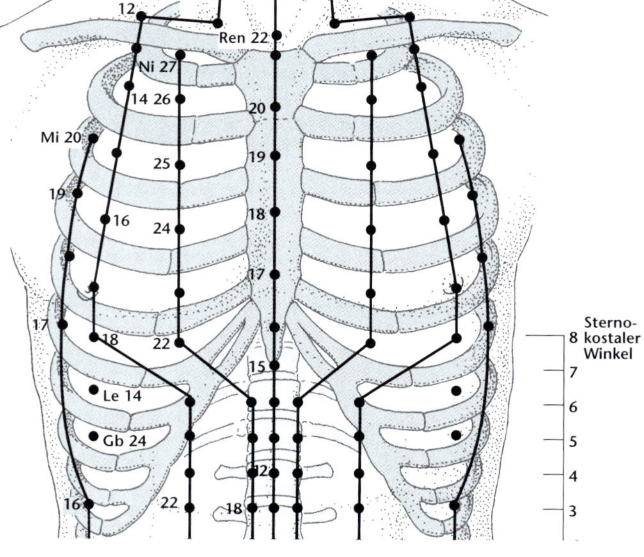

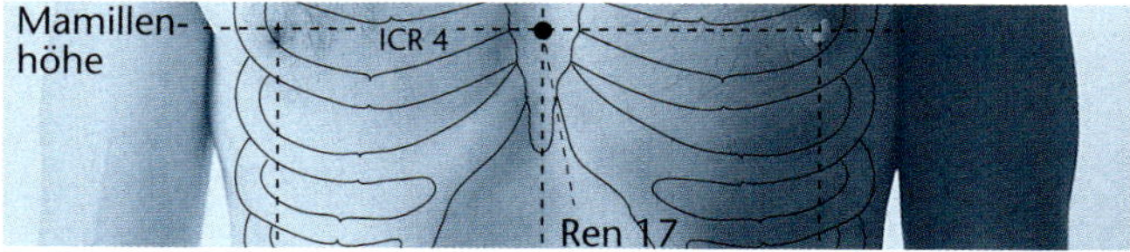

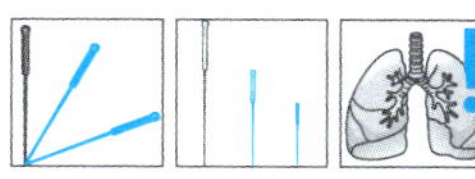

Brustbezirk *xiongxiang*

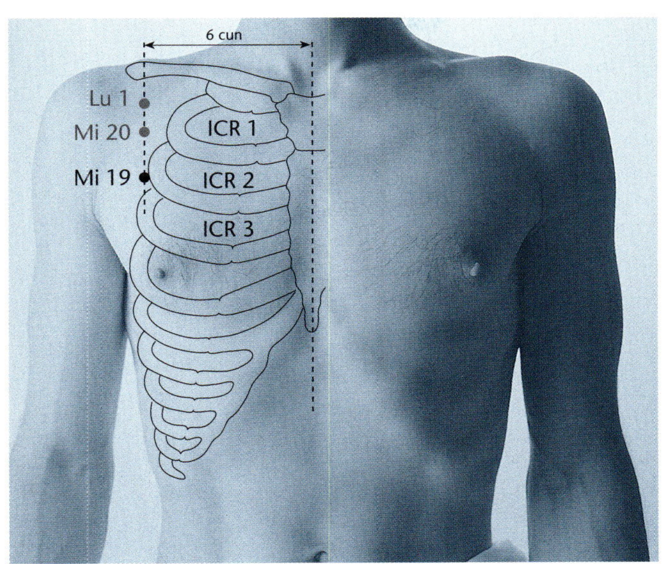

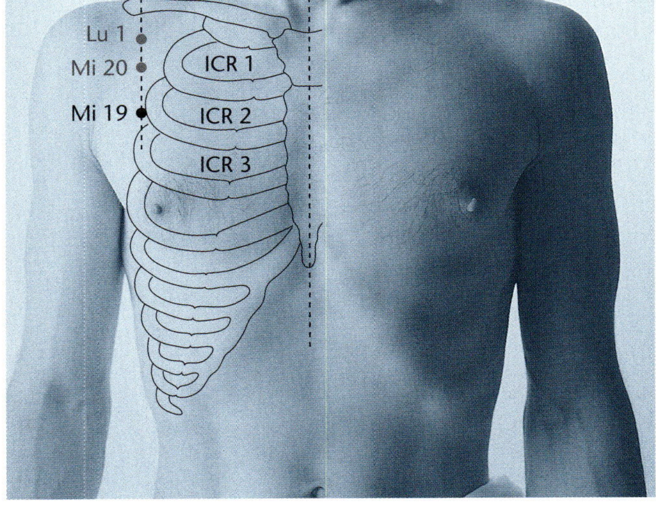

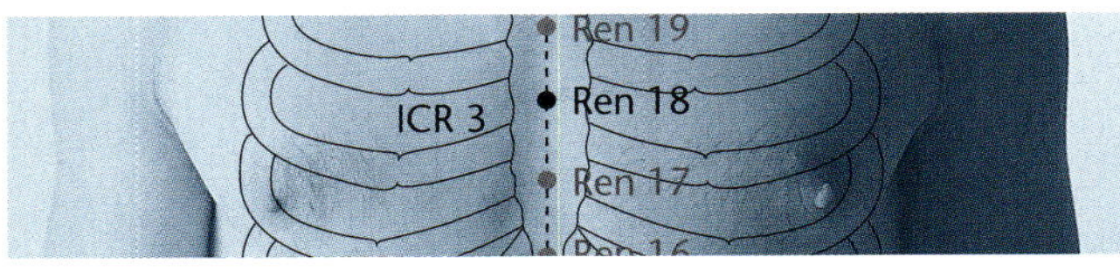

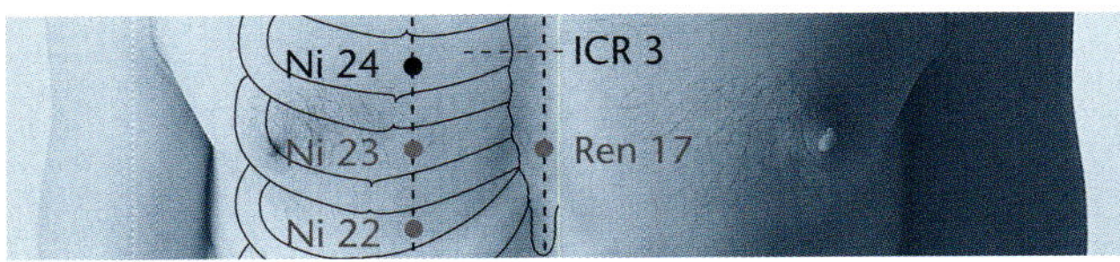

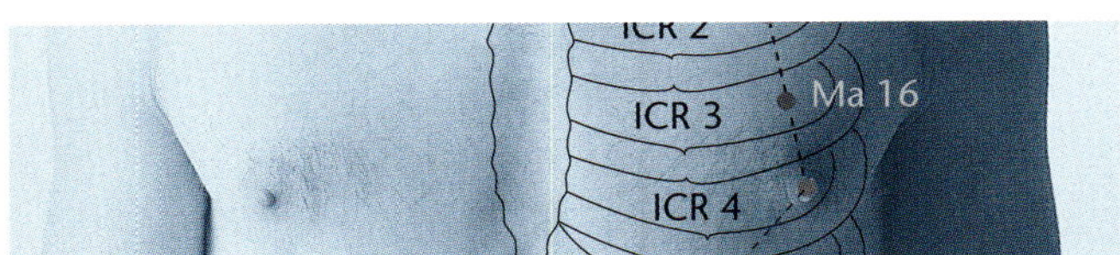

Lokalisation

Im dritten ICR, 6 cun lateral der ventralen Medianlinie.

Finden

Die ICR entweder parasternal von der Klavikula oder von der Synchondrosis manubriosternalis (➤ 3.5) aus abzählen. Ansteigenden Verlauf der ICR nach lateral beachten! Den dritten ICR lokalisieren und seinem Verlauf bis 6 cun lateral der Medianlinie folgen. Hier liegt **Mi 19.**

Hinweis: Ebenso auf Höhe des 3. ICR (ICR-Verlauf beachten) liegen **Ren 18** (Medianlinie), **Ni 24/Ma 16** (2/4 cun lateral der Medianlinie).

Punktion

Schräg nach medial oder lateral 0,3–0,5 cun entlang dem ICR-Verlauf oder flach s. c. 0,5–0,8 cun im oder gegen den Leitbahnverlauf. **Cave:** Pneumothorax.

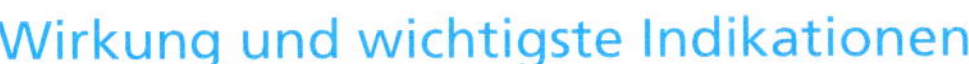

Wirkung und wichtigste Indikationen

- **Senkt *qi* ab:** Husten, Dyspnoe, Kurzatmigkeit
- **Öffnet den Thorax:** Spannungsgefühl und Schmerz in der lateralen Thoraxregion

Mi 20 Überall Erblühen *zhourong*

Lokalisation

Im zweiten ICR, 6 cun lateral der ventralen Medianlinie.

Finden

Die ICR entweder parasternal von der Klavikula oder von der Synchondrosis manubriosternalis (➤ 3.5) aus abzählen. Ansteigenden Verlauf der ICR nach lateral beachten! Dem Verlauf des 2. ICR bis 6 cun lateral der Medianlinie folgen. Hier liegt **Mi 20.**

Hinweis: Mi 20 befindet sich ca. 1 cun kaudal von **Lu 1.** Ebenso auf Höhe des 2. ICR (ICR-Verlauf beachten) liegen **Ren 19** (Medianlinie), **Ni 25/Ma 15** (2/4 cun lateral der Medianlinie).

Punktion

Schräg nach medial oder lateral 0,3–0,5 cun entlang dem ICR-Verlauf oder flach s. c. 0,5–0,8 cun im oder gegen den Leitbahnverlauf. **Cave:** Pneumothorax.

Wirkung und wichtigste Indikationen

- **Öffnet den Thorax:** Schmerz- und Druckgefühl in lateraler Thoraxregion, Interkostalneuralgie
- **Senkt** *qi* **ab:** Husten, Dyspnoe

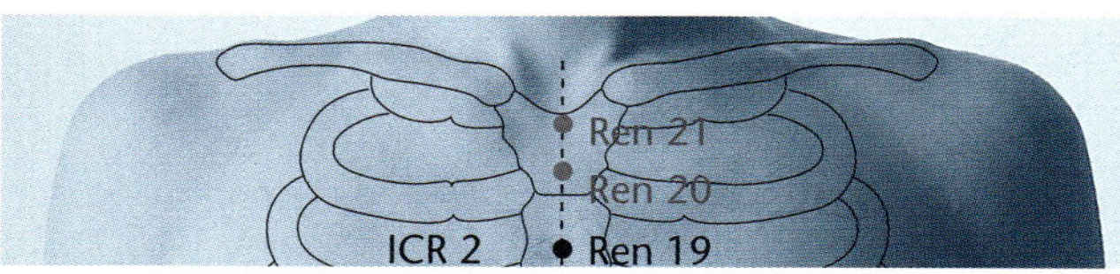

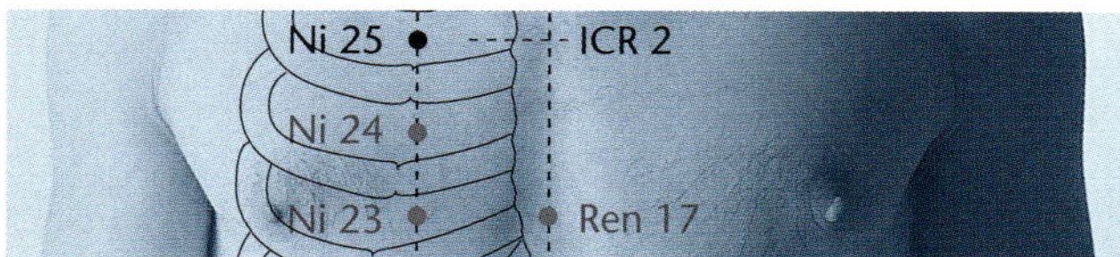

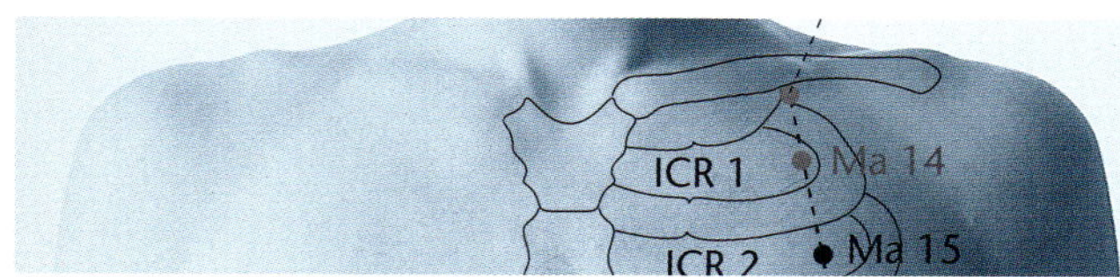

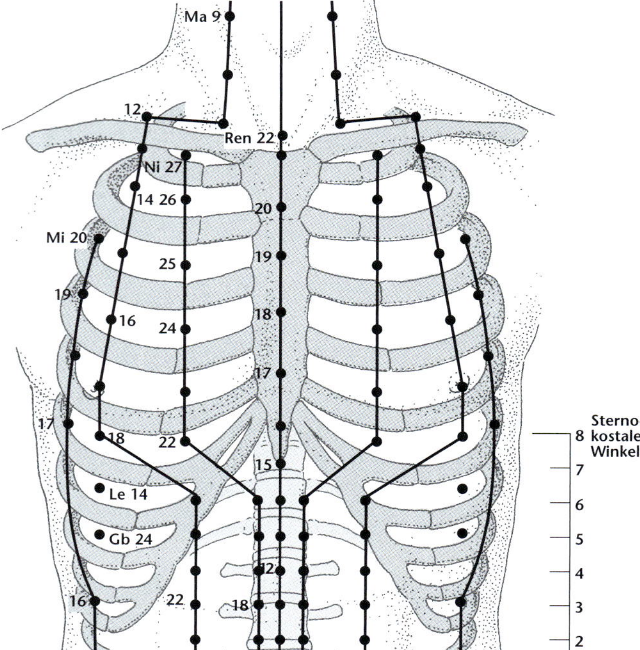

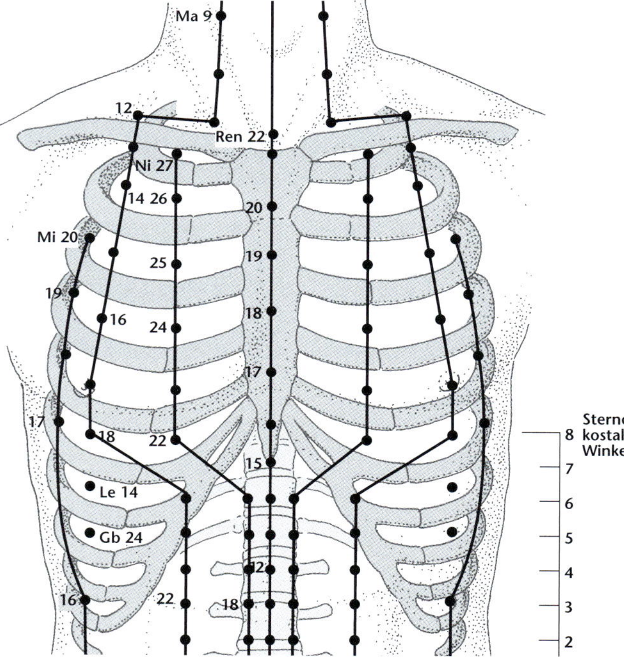

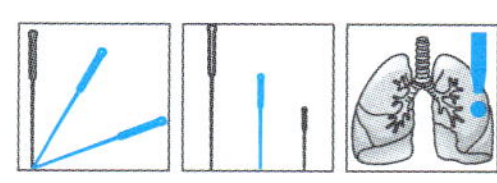

Große Umhüllung *dabao* — Mi 21

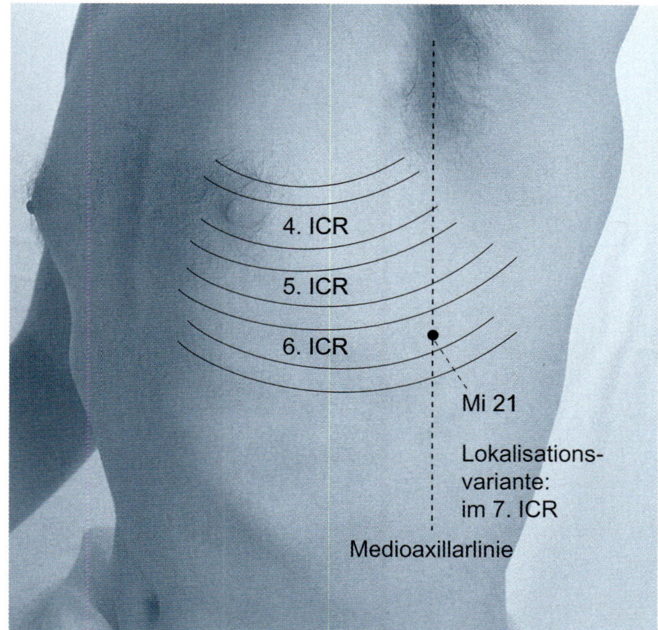

Mi 20
Mi 21
Mittlere
Axillarlinie

Lokalisation

In der Medioaxillarlinie im 6. oder 7. ICR. Beachte: Lokalisationsvariante nach verschiedenen Autoren, daher: Drucksensibilität entscheidet.

Finden

Ansteigenden Verlauf der ICR nach lateral beachten! Die ICR entweder parasternal von der Klavikula oder von der Synchondrosis manubriosternalis (➤ 3.5) aus bis zum 6. ICR (oder 7. ICR je nach Drucksensibilität) abzählen und dann dem ICR-Verlauf bis zur Medioaxillarlinie folgen. Dort liegt der oft drucksensible **Mi 21.**

Punktion

Schräg nach medial oder lateral 0,3–0,5 cun entlang dem ICR-Verlauf oder flach s. c. 0,5–0,8 cun im oder gegen den Leitbahnverlauf. **Cave:** Pneumothorax.

Wirkung und wichtigste Indikationen

- **Reguliert *qi* und Blut, stärkt Sehnen und Gelenke, fördert und kontrolliert alle *luo*-Gefäße:** Schmerzen überall im Körper (wenn *luo* -Gefäß in Fülle), allgemeines Wundheits- und Schwächegefühl (wenn *luo*-Gefäß im Mangel), Schmerzkrankheiten wie z. B. Fibromyalgiesyndrome, rheumatische Beschwerden
- **Öffnet den Thorax:** Schmerz- und Druckgefühl in der lateralen Thoraxregion, Interkostalneuralgie, Dyspnoe

Besonderheiten

Großes *luo*-Gefäß der Milz (➤ 8.2.2), Exit(Austritt)-Punkt.

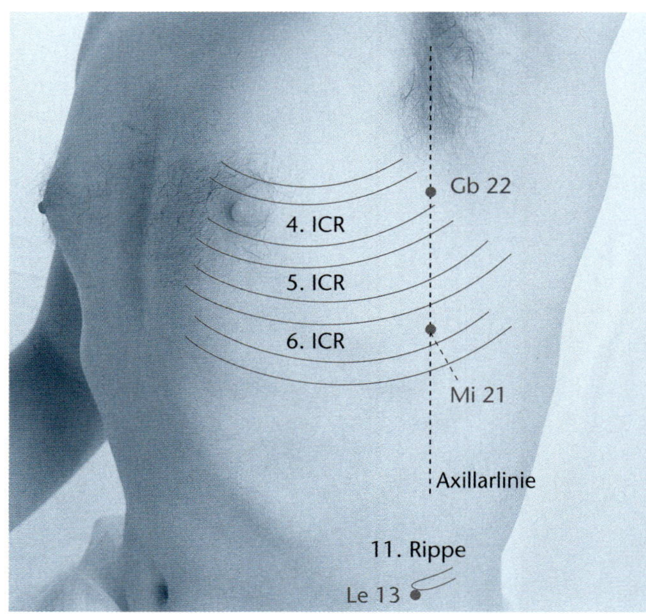

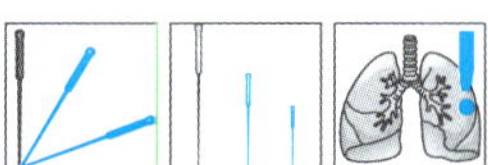

4.5 Herz-Leitbahnsystem – Hand-*shaoyin (shou shaoyin jing luo)*

4.5.1 He-Hauptleitbahn *(shou shaoyin jing)*

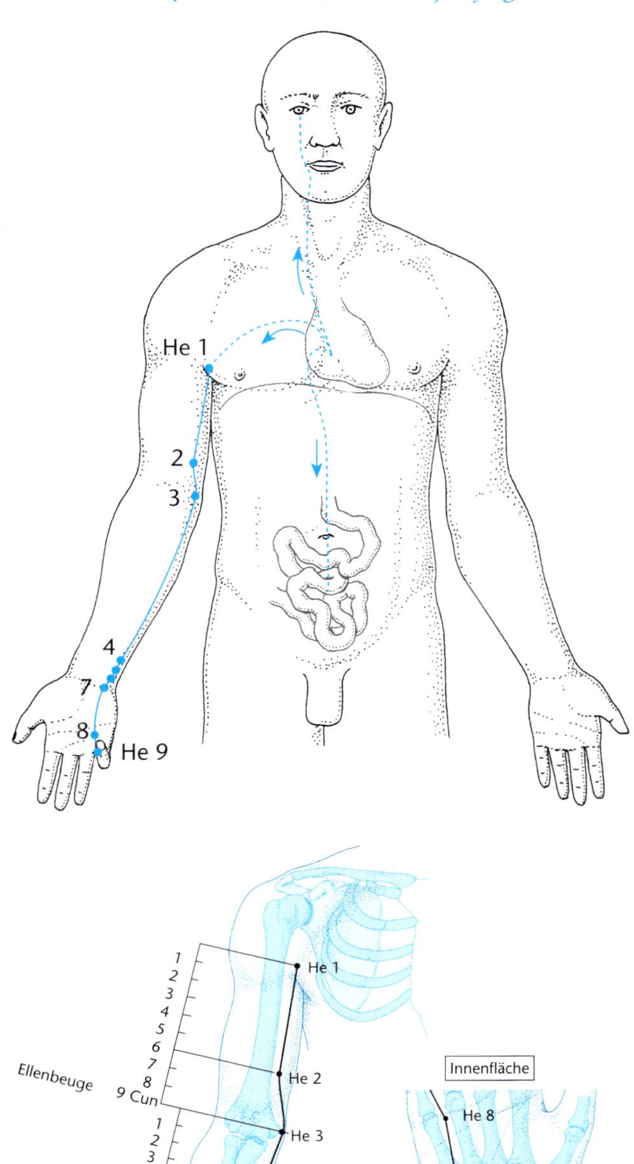

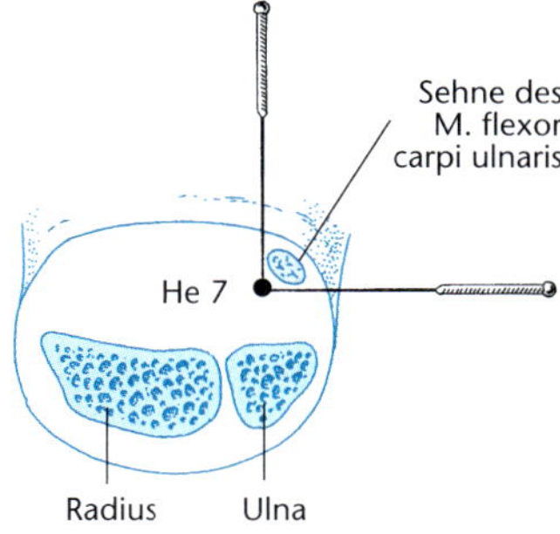

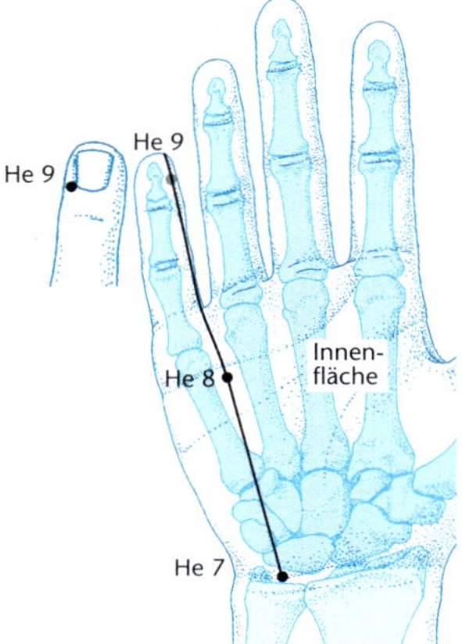

Verlauf

Die He-Hauptleitbahn entspringt mit ihrem **inneren** Verlauf in ihrem *zang*-Organ, dem Herzen *(xin)*. Hierhin zieht ein **innerer Ast** der Mi-Hauptleitbahn, um sich mit der He-Hauptleitbahn zu verbinden (tiefe *yin-yin*-Verbindung ➤ 1.2).

Der **innere Verlauf** der He-Hauptleitbahn teilt sich in **3 Äste** auf,

- der **erste Ast** durchdringt das Diaphragma und verbindet sich mit dem gekoppelten *fu*-Organ, dem Dünndarm *(xiao chang)*,
- ein **zweiter Ast** zieht entlang dem Ösophagus und der Halsregion nach kranial, verteilt sich im Augapfelgewebe und nach einigen Autoren im Gehirn,
- der **Hauptast** zieht vom Herzen zur Lunge *(fei)*, schlägt dann einen Bogen nach kaudal und tritt in der Achselhöhlenmitte beim Akupunkturpunkt **He 1** *(jiquan)* nach **außen** (Beginn des **äußeren Verlaufes**).

Von hier aus zieht die **außen verlaufende** Leitbahn entlang der antero-medialen Anteile des Oberarms und Unterarms über die palmare Handfläche zwischen 4. und 5. Metakarpalknochen, dann radialseitig entlang dem Kleinfinger und endet an dessen radialem Nagelfalzwinkel bei **He 9** *(shaoyang)*.

Von **He 9** *(shaoyang)* zieht ein Zweig zum ulnaren Nagelfalzwinkel des Kleinfingers zu **Dü 1** *(shaoze)* (Hand-*yin-yang*-Verbindung des 2. Umlaufs).

Klinische Bedeutung (➤ 1.2)

Außen *(biao)* Generelles Fieber, Kopfschmerzen, Augenschmerzen, Thorax- und Rückenschmerzen, Durst mit Wunsch zu trinken, Hitze in den Handflächen, Kälteinvasion in den Extremitäten, Schmerz in Schulter oder medialem Oberarm.

Innen *(li)* **bzw. Organ** *(zang fu)* Herzschmerzen, Schmerz und Völlegefühl in Thorax und lateraler Rippenregion, Schmerz in der Hypochondrialregion, Reizbarkeit, Kurzatmigkeit, Unruhezustände, Schwindel, Verwirrtheitszustände.

Verbindungen der He-Hauptleitbahn zu den anderen Hauptleitbahnen

(➤ 1.2)

Dü-Hauptleitbahn *(shou taiyang jing)*

Verbindung Hand-*yin-yang*-Verbindung des 2. Umlaufs.
Ort der Verbindung **He 9 → Dü 1** (Handregion).
Zirkulation Zirkadian (nach Organuhr).
Bedeutung Innen-Außen-Verbindung.

Ni-Hauptleitbahn *(zu shaoyin jing)*

Verbindung *yin*-Achsen- bzw. Schichtverbindung des 2. Umlaufs: *shaoyin*.
Ort der Verbindung **Ni → He** (Thoraxregion). Ein innerer Zweig der Ni-Hauptleitbahn zieht zur Leber *(gan)*, dann durch das Diaphragma und verteilt sich in der Lunge *(fei)*. Von der Lunge geht ein Zweig zum Herzen *(xin)*, wo er sich mit der He-Hauptleitbahn verbindet.
Zirkulation **Nicht** zirkadian (**nicht** nach Organuhr).
Bedeutung Oben-Unten-Verbindung.

Mi-Hauptleitbahn *(zu taiyin jing)*

Verbindung Tiefe *yin-yin*-Verbindung.
Ort der Verbindung **Mi → He** (Thoraxregion). Ein **innerer** Zweig der Mi-Hauptleitbahn verteilt sich im Herzen *(xin)* und verbindet sich mit der He-Hauptleitbahn.
Zirkulation Zirkadian (nach Organuhr).
Bedeutung Die He-Hauptleitbahn erhält *ying-qi* von der Mi-Hauptleitbahn (erste Zirkulation des *ying-qi* ➤ 1.1.4).

Verbindungen der He-Hauptleitbahn zu den *zang-fu*

Dünndarm *(xiao chang)*, **Herz** *(xin)*, Lunge *(fei)*.

4.5.2 Divergente He-Leitbahn *(shou shao yin jing bie)*

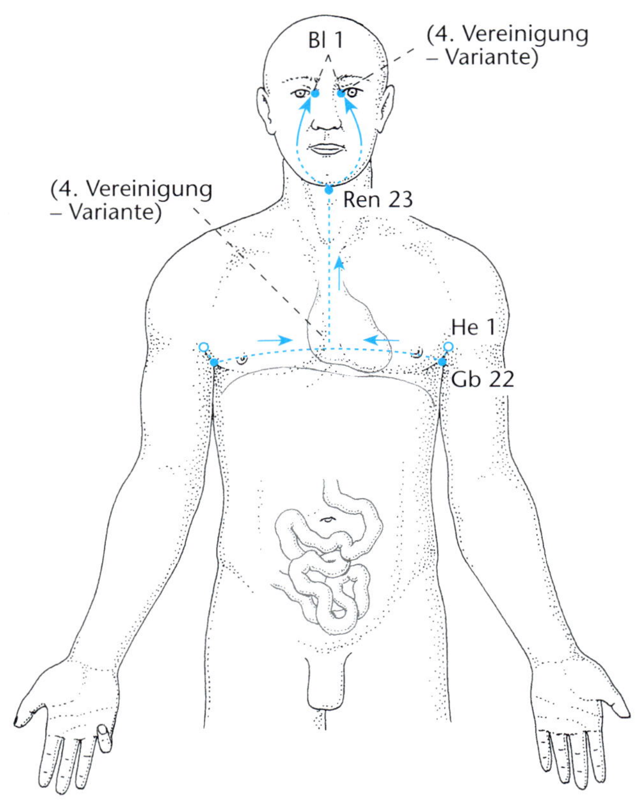

Verlauf

Die divergente He-Leitbahn zweigt in der Achselhöhle bei **He 1** *(jiquan)* von der He-Hauptleitbahn ab,

- ➡ durchdringt den Thorax bei **Gb 22** *(yuanyue)* in der mittleren Axillarlinie 3 cun distal der Axilla,
- ➡ und erreicht das Herz *(xin)* (Anmerkung). Sie verläuft dann aufwärts zur Halsregion
- ➡ und durch **Ren 23** *(lianquan)*,
- ➡ verteilt sich in der Wangenregion und erreicht den medialen Augenwinkel bei **Bl 1** *(jingming)*, wo sie sich nach den meisten Autoren durch einen kleinen Zweig von **Dü 18** *(quanliao)* bei **Bl 1** *(jingming)* zu einer der 6 *he*-Vereinigungen zusammenschließen (hier: Dü/Bl als vierte Vereinigung ➤ 1.3).

Anmerkung: Nach Angaben von Solinas, Mainville und Auteroche (1998) trifft die divergente He-Leitbahn die divergente Dü-Leitbahn und die Dü-Hauptleitbahn beim Herzen *(xin)*, um sich zu einer der 6 *he*-Vereinigungen zu verbinden.

Klinische Bedeutung

- Stärkt die Verbindung zwischen Herz und Thoraxregion. Punkte der He-Hauptleitbahn behandeln v. a. Herz- und Thoraxerkrankungen. Es besteht keine Verbindung mit dem Dünndarm *(xiao chang)*.
- Verbindet die He-Hauptleitbahn mit der Halsregion. Punkte der He-Leitbahn können für Hals- und Stimmbanderkrankungen eingesetzt werden, wie z.B. die Punkte **He 5** und **He 8.**

- Stärkt die Verbindung des Herzens mit dem inneren Augenwinkel, daher können He-Punkte für Augenerkrankungen zur Anwendung kommen.

4.5.3 Tendinomuskuläre He-Leitbahn *(shou shaoyin jing jin)*

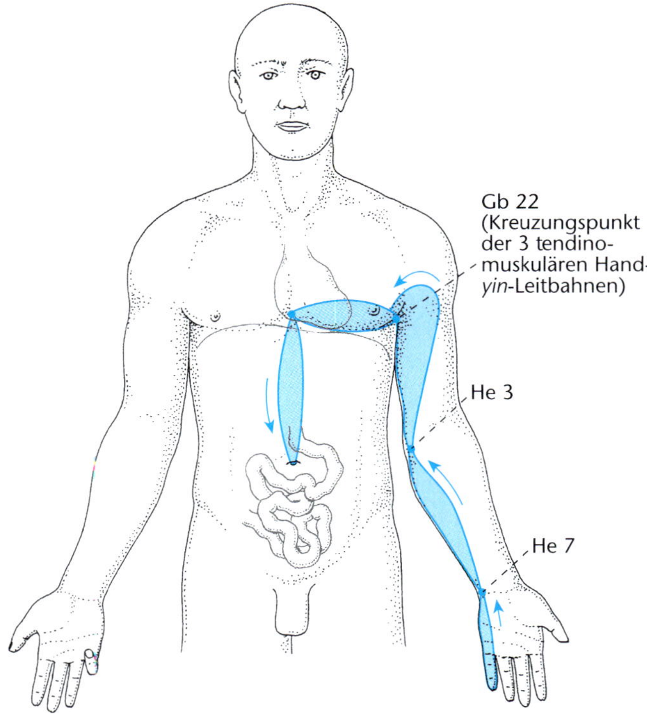

Verlauf

Die tendinomuskuläre He-Leitbahn beginnt radialseitig am Kleinfinger,

- zieht über den anterioren und radialen Anteil von Kleinfinger und Hand,
- verknotet *(jie)* sich bei **He 7** *(shenmen)* am Os pisiforme,
- zieht dann über den anterioren und ulnaren Anteil von Unterarm und Oberarm (mit einer Verknotung *(jie)* bei **He 3** *(shaohai)* am medialen Epicondylus) bis zur Axillagegend, kreuzt dort die tendinomuskuläre Lu-Leitbahn, verknotet *(jie)* sich in der Axilla und trifft die anderen tendinomuskulären Hand-*yin*-Leitbahnen nahe **Gb 22** *(yuanye)*,
- von hier zieht sie in die Tiefe, kreuzt die Brustregion, verknotet *(jie)* sich bei **Ren 17** *(danzhong)*, zieht dann zum Mageneingang, durchdringt das Diaphragma und endet in der Nabelgegend.

Klinische Bedeutung

Pathologie Steifigkeit, Krämpfe und Schmerzen entlang dem Verlauf der tendinomuskulären He-Leitbahn. Krämpfe in der Herzgegend z. B. durch Erkrankungen, die eine Angina-pectoris-ähnliche Schmerzsymptomatik hervorrufen können, z.B. bei psychovegetativen Herzsyndromen, Hiatushernien und Magenbeschwerden.

Anwendung Hauptsächlich bei *bi*-Syndrom (Schmerzhaftes Obstruktionssyndrom) entlang dem Verlauf der He-Leitbahn. Die Ausdehnung der tendinomuskulären He-Leitbahn, die breiter ist als die der He-Hauptleitbahn, erklärt und erweitert den klinischen Nutzen der He-Leitbahnpunkte auf Störungen und Erkrankungen in der Thoraxregion, wie z. B. thorakales Schmerz- und Engegefühl, Mastitis und Mastopathie. Da die tendinomuskuläre He-Leitbahn zusätzlich das Diaphragma passiert, ist sie auch bei Erkrankungen wie Singultus, Aufstoßen und Ösophagitis indiziert. Durch die Verbindung der Leitbahn mit dem Nabel hat sie eine direkte Verbindung zum Ursprungs-*qi (yuan-qi):* Befindet sich das Herz (*shen*) im Schock, z. B. durch Synkope und Kollaps, kann eine direkte Moxibustion an **Ren 8** unterstützend helfen.

4.5.4 He-*luo*-Gefäß-System *(shou shaoyin luo mai)*

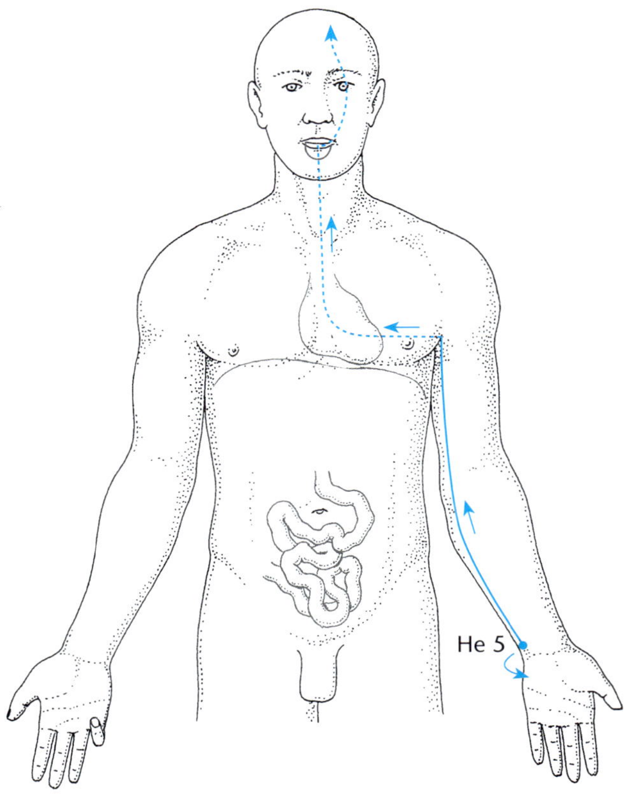

Verlauf

Das Herz-*luo*-Gefäß-System zweigt von der He-Hauptleitbahn beim *luo*-Punkt **He 5** *(tongli)* ab, bildet ein dreidimensionales retikuläres Netzwerk und teilt sich in viele Verzweigungen und Unterverzweigungen (*sun luo, fu luo, xue luo* ➤ 1.5) in das umgebende Gewebe auf.

➡ Horizontal verlaufende Verzweigungen ziehen zur Innen/Außen gekoppelten Dü-Hauptleitbahn, nach einigen Schulen (z. B. Nguyen Van Nghi 1989, 1991) als **transversales** He-*luo*-Gefäß zum *yuan*-Punkt **Dü 4** *(wangu).*

➡ Eine **longitudinal** verlaufende Verzweigung folgt der He-Hauptleitbahn entlang dem antero-medialen Anteil der oberen Extremität, zieht zur Axilla, erreicht das Herz, steigt auf zur Zungenwurzel, endet im Auge und durchdringt mit Verzweigungen das Gehirn.

Klinische Bedeutung

Pathologie (➤ 8.2.2)
Fülle *(shi)* Spannungs- und Völlegefühl thorakal und in der Region des Diaphragma.
Leere *(xu)* Aphasie, Erkrankungen der Stimmbänder.

4.5.5 Kutane Region *(shaoyin pi bu)*

Siehe Beschreibung und Abbildungen ➤ 1.6.

4.5.6 Punkte der He-Leitbahn (Übersicht)

Spezifische Punkte nach ihrer Funktion

- *yuan*-**Punkt** (➤ 8.2.1)**: He 7** *(shenmen)*
- *luo*-**Punkt** (➤ 8.2.2)**: He 5** *(tongli)*
- *xi*-**Punkt** (➤ 8.2.3)**: He 6** *(yinxi)*
- **Rücken**-*shu*-**Punkt** (➤ 8.2.4) **des Herzens: Bl 15** *(xinshu)*
- *mu*-**Punkt** (➤ 8.2.5) **des Herzens: Ren 14** *(juque)*
- **Fünf Transport**-*shu*-**Punkte** (➤ 8.2.6)**:**
  - Brunnen-*jing*-Punkt (Holz), Tonisierungspunkt: **He 9** *(shaochong)*
  - Quell-*ying*-Punkt (Feuer), *ben*-Punkt (Wandlungsphasen- oder Wurzel-Punkt): **He 8** *(shaofu)*
  - Bach-*shu*-Punkt (Erde), Sedierungspunkt: **He 7** *(shenmen)*
  - Fluss-*jing*-Punkt (Metall): **He 4** *(lingdao)*
  - Meer-*he*-Punkt (Wasser): **He 3** *(shaohai)*
- **Himmelssternpunkt nach** *Ma Dan Yang* (➤ 8.2.14)**: He 5** *(tongli)*

Spezifische Punkte in Verlaufsrichtung (numerisch)

- **He 3** *(shaohai):* Meer-*he*-Punkt (Wasser)
- **He 4** *(lingdao):* Fluss-*jing*-Punkt (Metall)
- **He 5** *(tongli): luo*-Punkt (➤ 8.2.2), Himmelssternpunkt nach *Ma Dan Yang* (➤ 8.2.14)
- **He 6** *(yinxi): xi*-Punkt
- **He 7** *(shenmen): yuan*-Punkt (➤ 8.2.1), Bach-*shu*-Punkt (Erde), Sedierungspunkt
- **He 8** *(shaofu):* Quell-*ying*-Punkt (Feuer), *ben*-Punkt (Wandlungsphasen-Punkt)
- **He 9** *(shaochong):* Brunnen-*jing*-Punkt (Holz), Tonisierungspunkt

Höchste Quelle *jiquan*

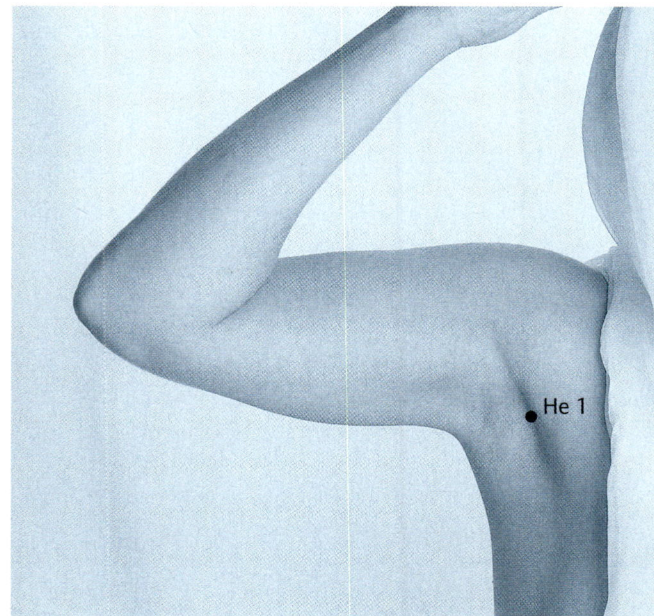

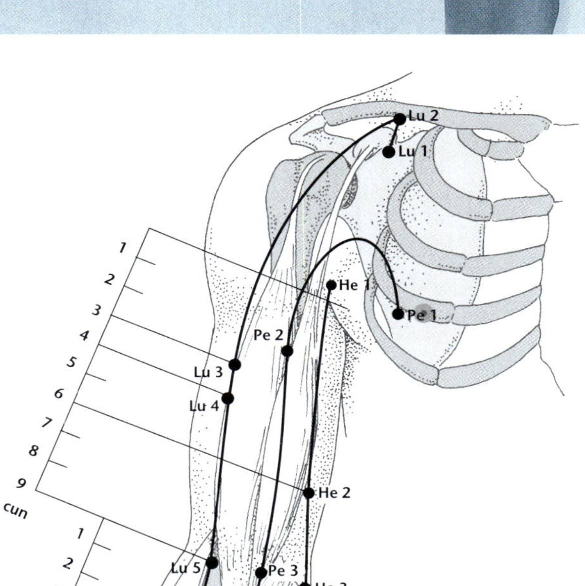

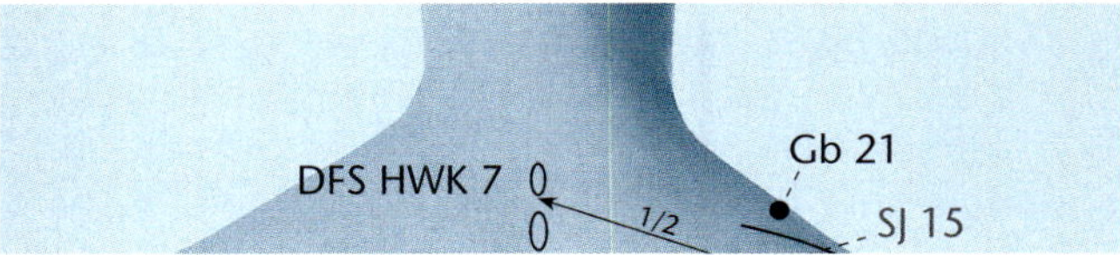

Lokalisation

Bei abduziertem Arm in der Mitte der Achselhöhle medial der A. axillaris.

Finden

Bei abduziertem Arm entlang der lateralen Thoraxwand nach proximal in die Mitte der Axilla tasten, bis der höchste Punkt erreicht ist. Hier **He 1** lokalisieren.

Punktion

Vor der Nadelung die Arterie palpieren. Stichrichtung senkrecht 0,5–1 cun in Richtung **Gb 21** (Trapeziusrand Schultermitte) über der palpablen A. axillaris. **Cave:** Plexus axillaris, A. axillaris, Punktion nach medial kann Pleura und Lunge verletzen.

Wirkung und wichtigste Indikationen

- **Öffnet den Thorax:** Schmerz in der Rippen- und Herzgegend, Angina pectoris, Palpitationen
- **Macht die Leitbahn durchgängig, unterstützt den Arm:** Schmerzen, Bewegungseinschränkung und Sensibilitätsstörungen der oberen Extremität

Besonderheiten

Entry(Eintritt)-Punkt. Wichtiger Punkt im *qi gong:* Die Achselgegend sollte bei den Übungen (und im Alltag) immer leicht geöffnet bleiben, um einen ungehinderten Fluss von *qi* und Blut in die obere Extremität und zurück zu gewährleisten.

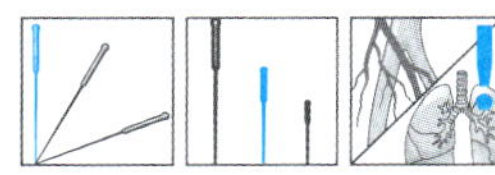

He 2

Frischer (grüner) Geist *qingling*

Lokalisation

3 cun proximal der Ellenbeugefalte am medialen Rand des M. biceps brachii.

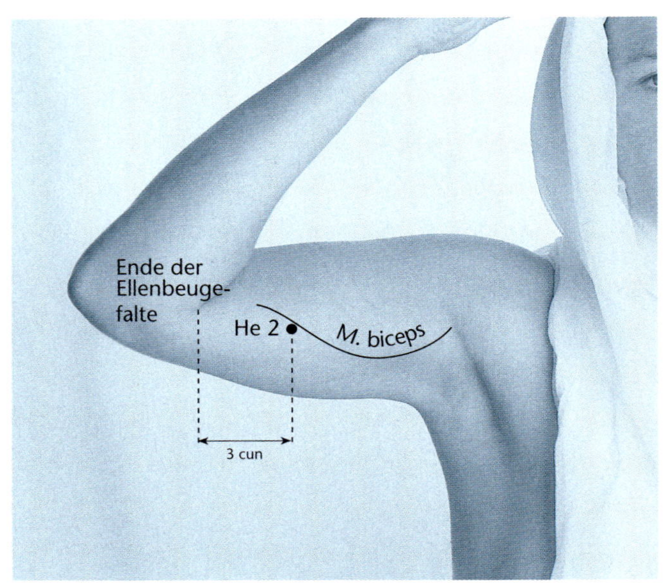

Finden

Bei Ellbogenflexion vom ulnaren Ende der Ellenbeugefalte (Lage von **He 3**) aus 3 cun in Richtung Achselhöhle palpieren. **He 2** liegt in der Furche vor dem medialen Rand des M. biceps brachii. Zur besseren Darstellung den Bizeps-Muskel anspannen lassen.

Punktion

Senkrecht oder schräg 0,5–1 cun. **Cave:** A. brachialis. Einigen klassischen Texten zufolge ist die Nadelung kontraindiziert, stattdessen wird Moxibustion empfohlen.

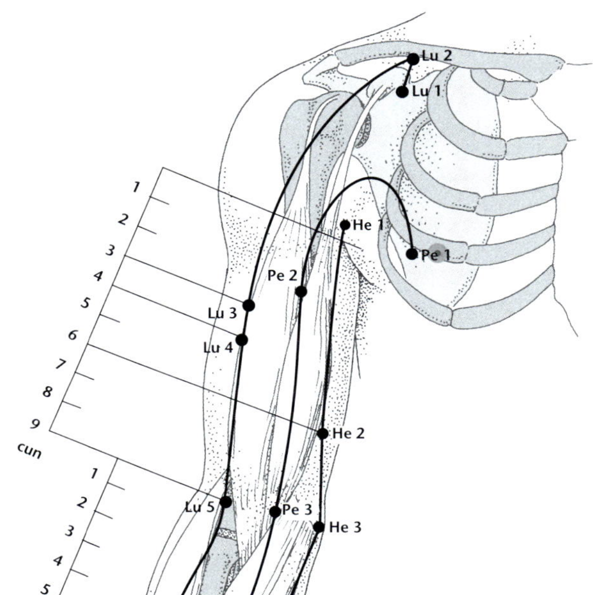

Wirkung und wichtigste Indikationen

Macht die Leitbahn durchgängig, mildert Schmerzen: Schmerzen und Bewegungseinschränkung in der Schulter-, Oberarm- und Axillaregion.

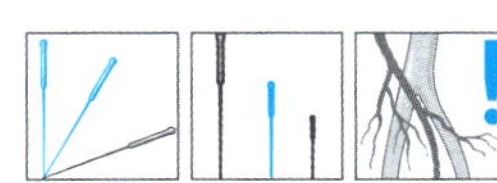

Meer des kleinen *yin shaohai*

He 3

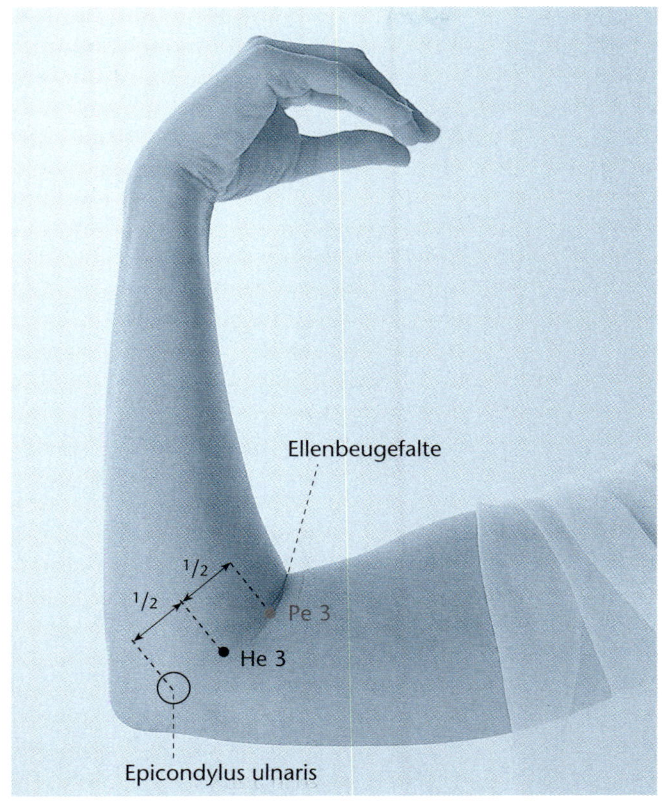

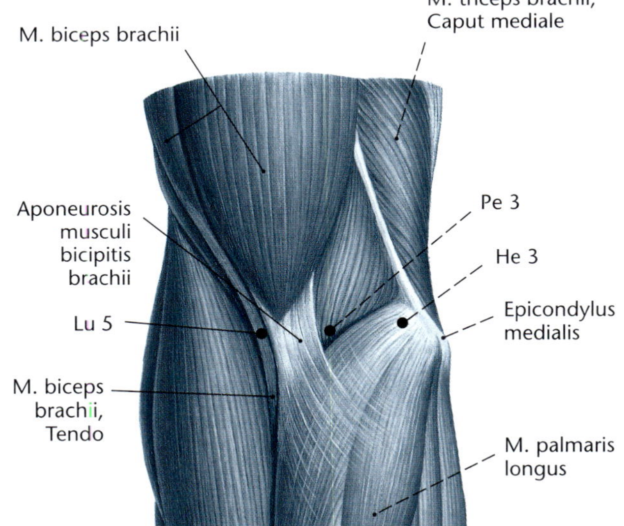

Lokalisation

Bei Ellbogenflexion in der Vertiefung zwischen dem ulnaren Ende der Ellenbeugefalte und dem Epicondylus ulnaris humeri.

Finden

Lokalisation bei leichter Ellbogenflexion, Unterarm in Supinationsstellung. Orientierung vom ulnaren Ende der Ellenbeugefalte aus. Von dort in Richtung Epicondylus ulnaris humeri (> 3.3.2) bis zu einer Vertiefung vor dem Epicondylus palpieren, in der **He 3** lokalisiert wird. Der Punkt liegt ca. in der Mitte der Strecke zwischen **Pe 3** und dem Epicondylus ulnaris. **Oder:** Bei voller Ellbogenflexion liegt **He 3** direkt am medialen Faltenende.

Hinweis: Ebenso auf Höhe der Ellenbeugefalte liegen **Pe 3** (ulnar der Bizepssehne), **Lu 5** (radial der Bizepssehne) und **Di 11** (am radialen Faltenende).

Punktion

Schräg nach distal oder proximal oder senkrecht 0,5–1,5 cun in Richtung **Di 11.** Moxibustion nach einigen klassischen Texten kontraindiziert.

Wirkung und wichtigste Indikationen

- **Transformiert Schleim, klärt Hitze (vom Herzen), beruhigt** *shen:* Psychische Störungen wie Schlafstörungen, manische und Verwirrtheitszustände (bei Hitze im Kopf durch Herz-Hitze), Augenrötung, Mund- und Zungengeschwüre
- **Macht die Leitbahn durchgängig:** Beschwerden (Schmerzen, Paresen, Funktionsstörungen, Tremor) in der Ellbogenregion und im Leitbahnverlauf

Besonderheiten

Meer-*he*-Punkt, Wasser-Punkt.

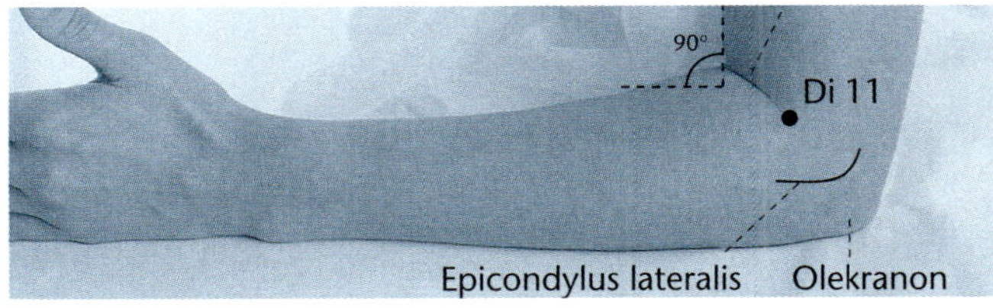

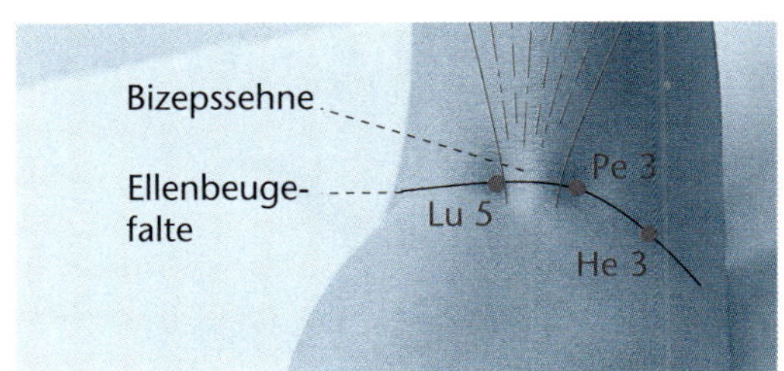

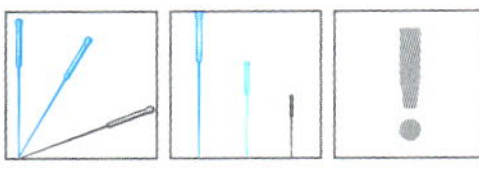

He 4 Weg des Geistes *lingdao*

Lokalisation

1,5 cun proximal vom palmaren Handgelenkspalt („distale Handgelenkbeugefalte") radial der Sehne des M. flexor carpi ulnaris.

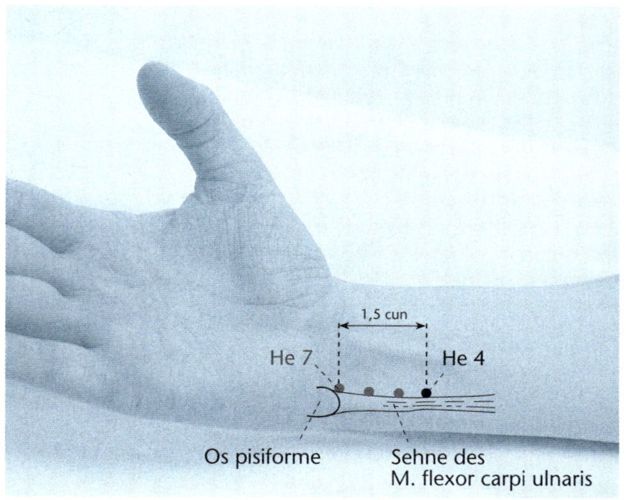

Finden

Den Unterarm entspannt in Supinationsstellung lagern. Die Sehne des M. flexor carpi ulnaris ist am ventralen Unterarm ulnar und proximal vom Handgelenk gut zu tasten, ihr Ansatz liegt auf dem Os pisiforme (➤ 3.3.3). **He 4** liegt 1,5 cun proximal vom Gelenkspalt (**He 7**) direkt radial der Sehne.

Hinweis: Es folgen in Richtung Handgelenk auf einer Linie **He 5, He 6** und **He 7** mit je 0,5 cun Abstand. **Lu 7** liegt ca. 1,5 cun proximal vom Handgelenkspalt auf der radialen Unterarmseite.

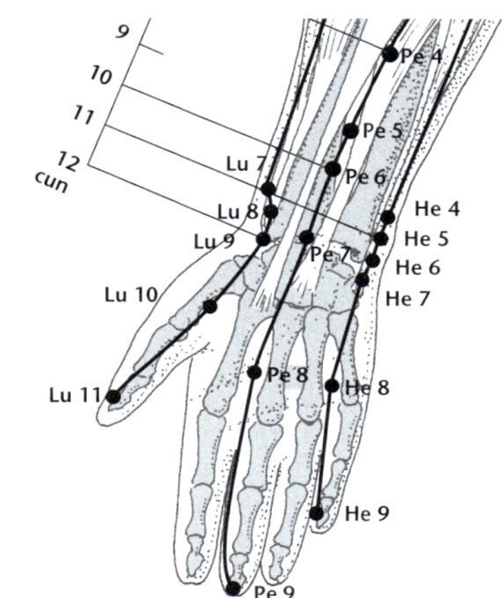

Punktion

Senkrecht oder schräg von proximal oder distal 0,3–1 cun. **Cave:** A./N. ulnaris.

Wirkung und wichtigste Indikationen

- **Macht die Leitbahn durchgängig, entspannt Sehnen und Muskeln:** Schmerzen und Muskelkontraktionen des Armes, Neuralgie des N. ulnaris
- **Beruhigt** *shen:* Schlafstörungen mit lebhaften Träumen, Angstzustände, Traurigkeit, Epilepsie, „Ruhelose *zang*-Erkrankung"
- **Stärkt die Stimme:** Akute Heiserkeit, Aphonie

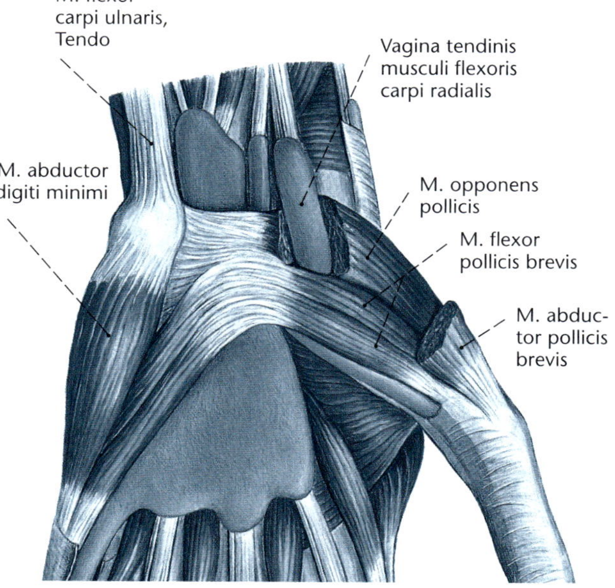

Besonderheiten

Fluss-*jing*-Punkt, Metall-Punkt.

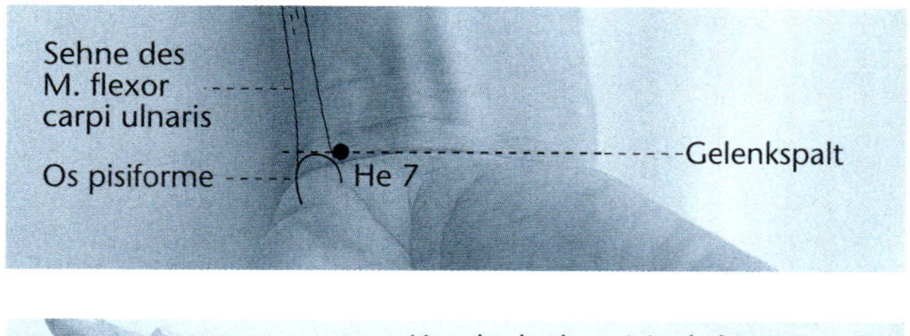

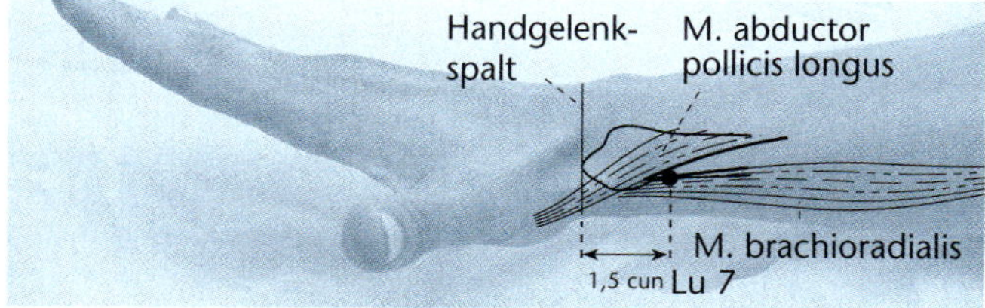

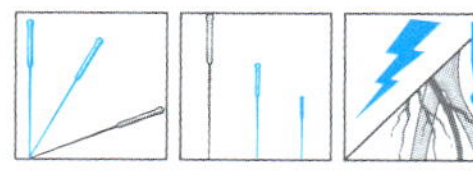

Verbindung mit dem Inneren *tongli*

Lokalisation

1 cun proximal vom palmaren Handgelenkspalt („distale Handgelenkbeugefalte“), radial der Sehne des M. flexor carpi ulnaris.

Finden

Den Unterarm entspannt in Supinationsstellung lagern. Die Sehne des M. flexor carpi ulnaris ist gut zu tasten am ventralen Unterarm ulnar und proximal vom Handgelenk, ihr Ansatz liegt auf dem Os pisiforme (➤ 3.3.2). Der Punkt **He 5** liegt 1 cun proximal vom Gelenkspalt (Lage von **He 7**) direkt radial der Sehne.

Hinweis: Auf einer Linie radial der Sehne liegen **He 6** (0,5 cun proximal von **He 7**) und **He 4** (1,5 cun proximal von **He 7**). **Lu 8** liegt ebenfalls 1 cun proximal vom palmaren Handgelenkspalt, aber auf der radialen Unterarmseite.

Punktion

Senkrecht 0,3–0,5 cun oder schräg von proximal oder distal 0,5–1 cun. **Cave:** Schmerzhaft, A./N. ulnaris.

Wirkung und wichtigste Indikationen

- **Reguliert das Herz-*qi* (Hauptpunkt!) und den Herzrhythmus:** Funktionelle Herzbeschwerden, Herzrhythmusstörungen
- **Beruhigt *shen*:** Psychische Störungen
- **Unterstützt die Zunge:** Hauptpunkt bei Sprachstörungen
- **Unterstützt die Blase (via *taiyang*-Leitbahnen):** Miktionsstörungen
- **Macht die Leitbahn durchgängig, mildert Schmerzen:** Handgelenk- und Unterarmbeschwerden

Besonderheiten

luo-Punkt, Himmelssternpunkt nach *Ma Dan Yang.* Hauptpunkt zur Regulation und Stärkung des Herz-*qi.*

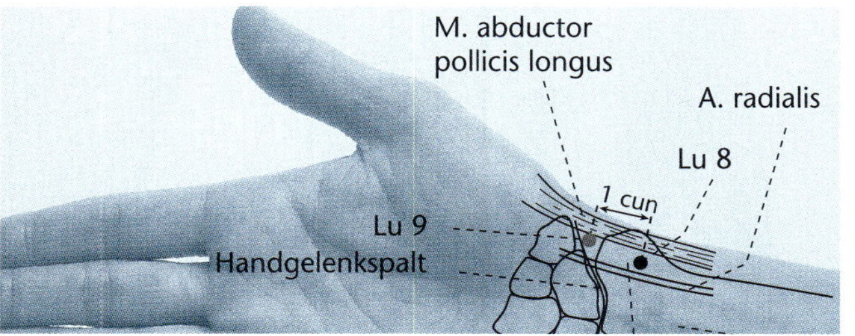

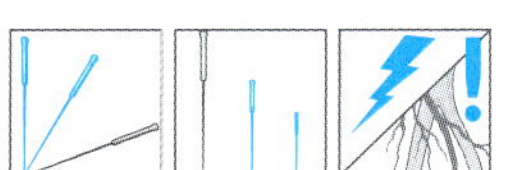

He 6

Spalte des *yin yinxi*

Lokalisation

0,5 cun proximal vom palmaren Handgelenkspalt („distale Handgelenkbeugefalte") radial der Sehne des M. flexor carpi ulnaris.

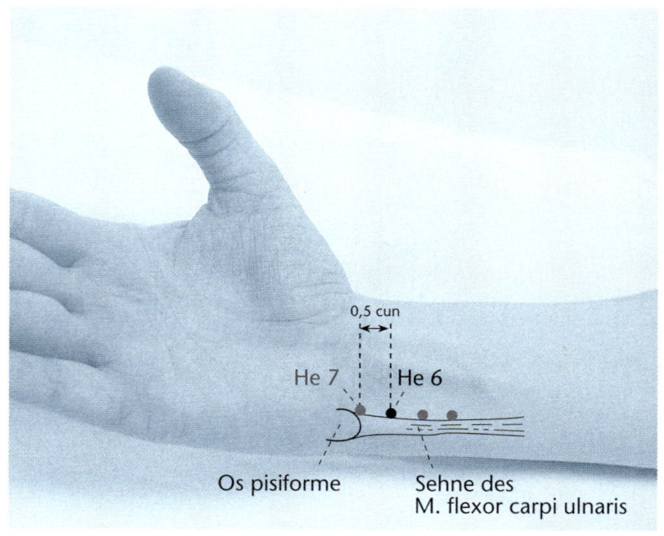

Finden

Den Unterarm entspannt in Supinationsstellung lagern. Die Sehne des M. flexor carpi ulnaris ist gut zu tasten am Unterarm ulnar und proximal vom Handgelenk, ihr Ansatz liegt auf dem Os pisiforme. **He 6** liegt 0,5 cun proximal vom Gelenkspalt (Lage von **He 7**) direkt radial der Sehne.

Hinweis: He 5 und **He 4** liegen auf derselben Linie jeweils 0,5 cun weiter nach proximal.

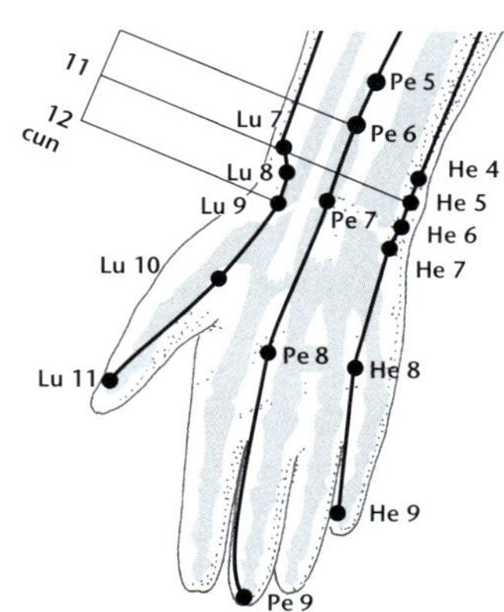

Punktion

Senkrecht 0,3–0,5 cun oder schräg von proximal oder distal 0,5–1 cun. **Cave:** Schmerzhaft, A./N. ulnaris.

Wirkung und wichtigste Indikationen

Stärkt und reguliert Herz-*yin* und -Blut, klärt Leere-Hitze des Herzens, beruhigt *shen,* lindert akute Zustände: Nachtschweiß, „Knochendampferkrankung", Unruhezustände, Rastlosigkeit, funktionelle kardiovaskuläre Störungen, Tachykardien, Angina pectoris, gut bei akuten Zuständen.

Besonderheiten

xi-Punkt. Wichtiger Punkt zur Behandlung von Nachtschweiß aufgrund von *yin*- und Herz-Blut-Erkrankungen.

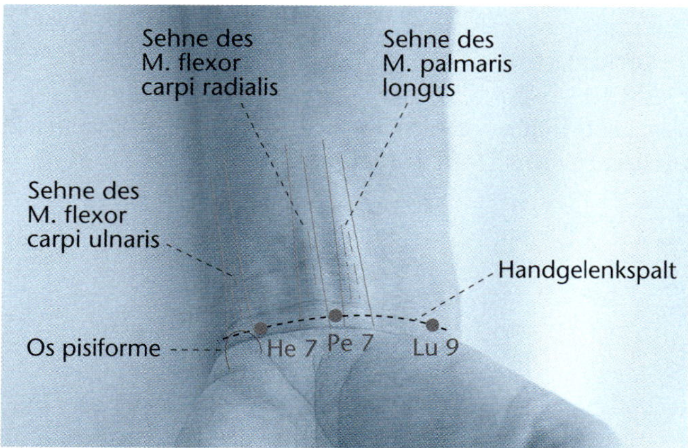

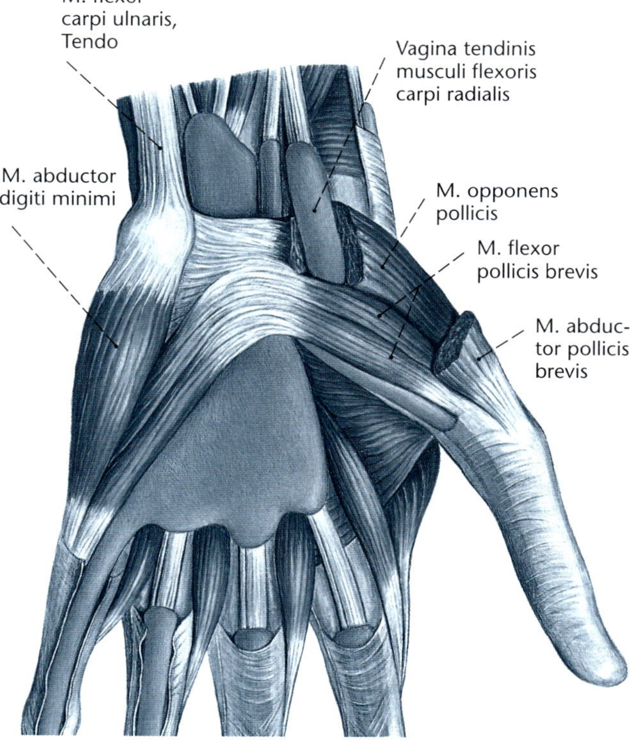

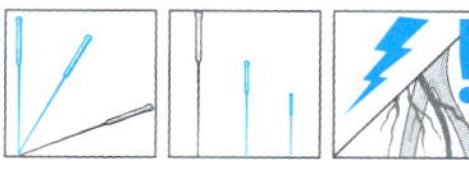

Tor des Geistes *shenmen*

He 7

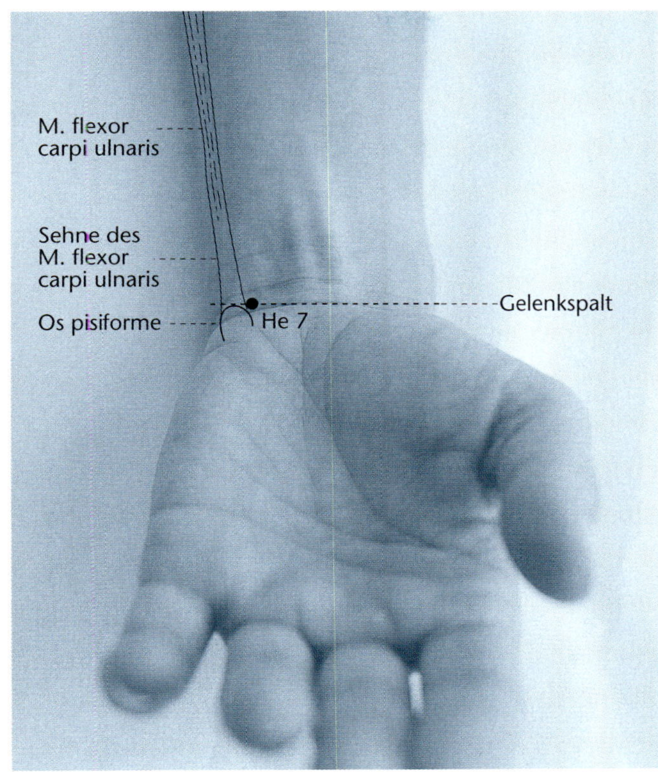

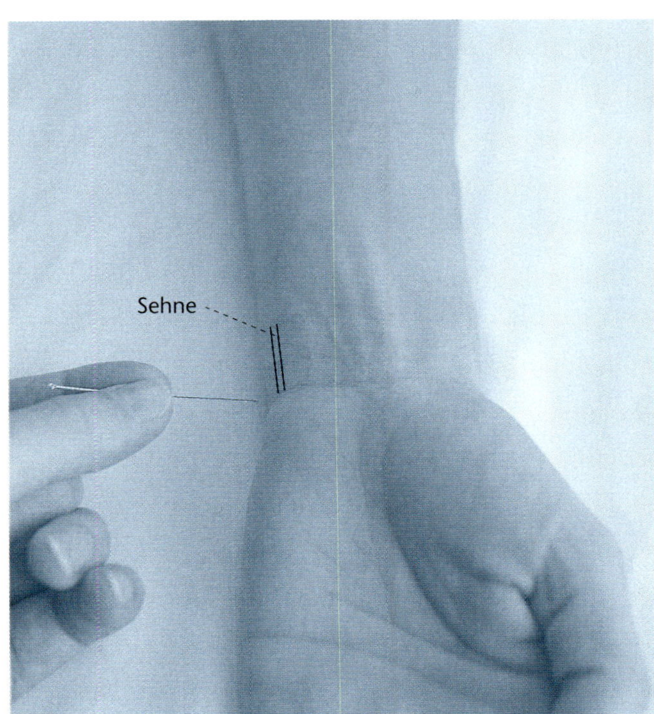

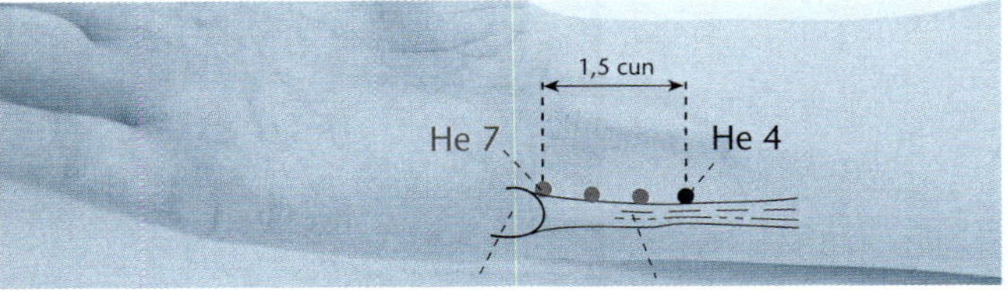

Lokalisation

Im palmaren Handgelenkspalt („distale Handgelenkbeugefalte") radial des Sehnenansatzes des M. flexor carpi ulnaris.

Finden

Den Unterarm entspannt in Supinationsstellung lagern. Die Sehne des M. flexor carpi ulnaris ist am Unterarm ulnar und proximal vom Handgelenk gut zu tasten, ihr Ansatz liegt auf dem Os pisiforme (➤ 3.3.3). **He 7** im Gelenkspalt direkt radial des Sehnenansatzes lokalisieren.

Hinweis: Auf einer Linie radial der Sehne liegen jeweils 0,5 cun voneinander entfernt **He 6, He 5** und **He 4.** Ebenfalls im Handgelenkspalt liegen **Pe 7** (Mitte zwischen den Sehnen) sowie **Lu 9** (radialseitig, lateral der A. radialis).

Punktion

Senkrecht 0,3–0,5 cun oder horizontal unter der Sehne parallel zum Gelenkspalt bis 0,5–0,8 cun. **Cave:** Schmerzhaft, A./N. ulnaris.

Wirkung und wichtigste Indikationen

- **Reguliert und stärkt das Herz, beruhigt** *shen:* Funktionelle Herzbeschwerden, Palpitationen, psychische Störungen, Schlafstörungen, psychische Beruhigung bei Suchtentzug und Geburtshilfe
- **Entfernt Hitze aus der He-Leitbahn (via** *taiyang*-**Leitbahn):** Miktionsstörungen
- **Bewegt lokal** *qi:* Beschwerden in der Handgelenkregion

Besonderheiten

yuan-Punkt, Bach-*shu*-Punkt, Erd-Punkt, Sedierungspunkt. Ein Hauptpunkt zur *shen*- Beruhigung.

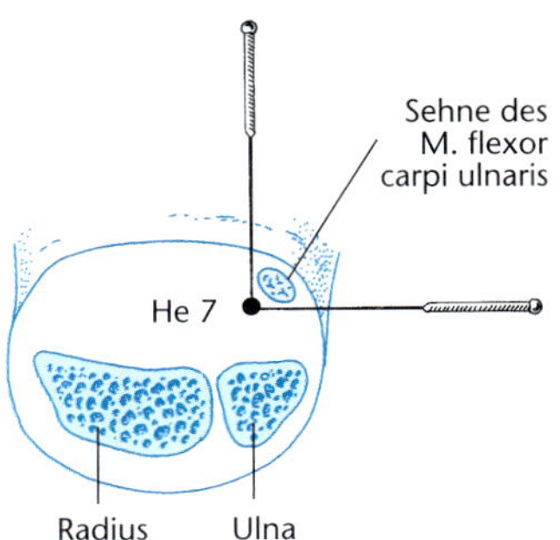

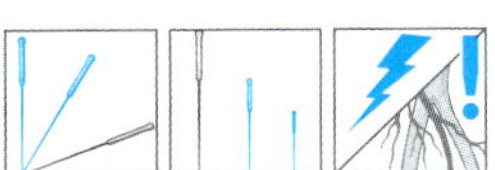

He 8

Residenz des kleinen *yin* shaofu

Lokalisation

In der Handinnenfläche zwischen dem Os metacarpale IV und V.

Finden

Bei Faustschluss liegt **He 8** meist unter der Kleinfingerspitze in der Vertiefung zwischen dem 4. und 5. Mittelhandknochen. Dies entspricht in der Regel einer Lokalisation zwischen den beiden distalen Handquerfalten. Der Punkt ist oft druckschmerzhaft.

Hinweis: Pe 8 liegt bei Faustschluss meist unter der Mittelfingerspitze zwischen dem 2. und 3. Mittelhandknochen.

Punktion

Senkrecht 0,5 cun. **Cave:** Schmerzhaft, evtl. bei der Nadelung mit dem Fingernagel in unmittelbarer Nähe einen kompetitiven Reiz setzen, Patient beim Einstich ausatmen lassen.

Wirkung und wichtigste Indikationen

- **Entfernt Hitze aus Herz und Dünndarm:** Beschwerden im Bereich des Urogenitaltrakts wie z. B. Juckreiz oder Schmerzen in der Genitalregion, Dysurie, Enuresis, Reizblase (über den *bao mai* auch bei Uterusprolaps)
- **Reguliert Herz-*qi*, beruhigt** *shen:* Funktionelle Herzbeschwerden, Palpitationen, depressive Stimmung, Ängste und Phobien, Globus hystericus, Agitation, Epilepsie
- **Macht die Leitbahn durchgängig, mildert Schmerzen:** Fingerkontrakturen, Hitzesensationen der Handfläche, Beschwerden im Leitbahnverlauf

Besonderheiten

Quell-*ying*-Punkt, Feuer-Punkt, *ben*-Punkt (Wandlungsphasen- oder Wurzel-Punkt).

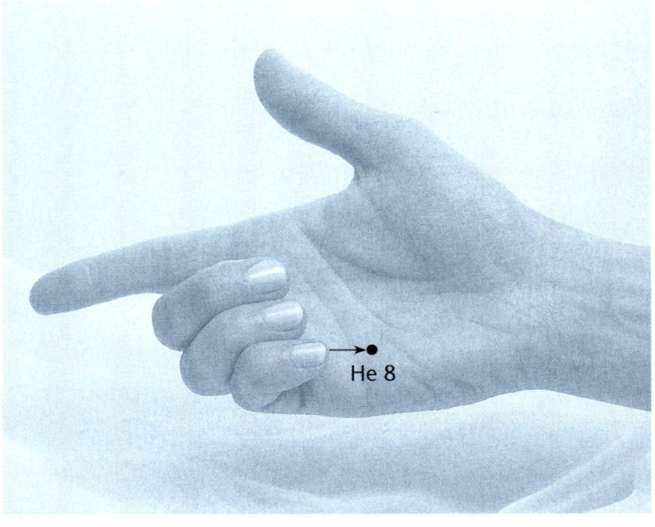

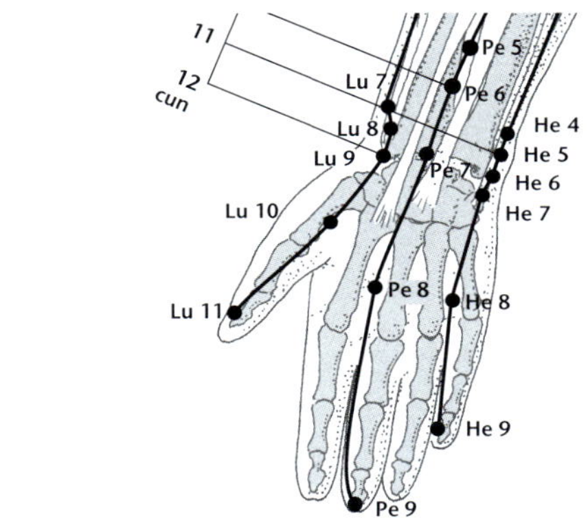

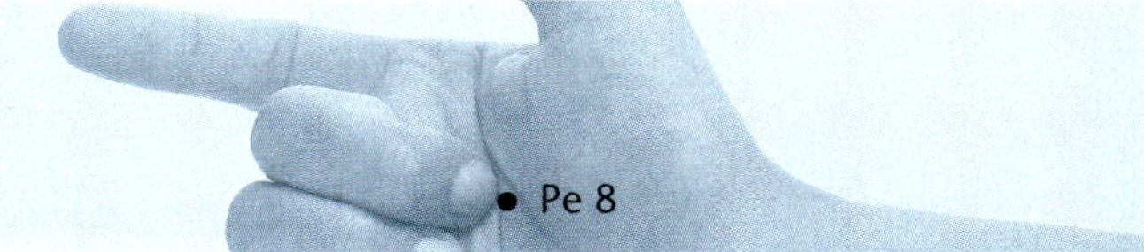

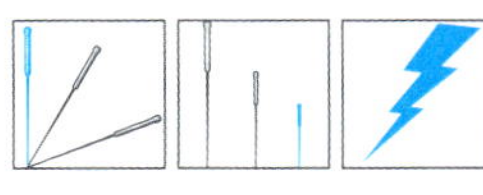

Ansturm des kleinen *yin shaochong*

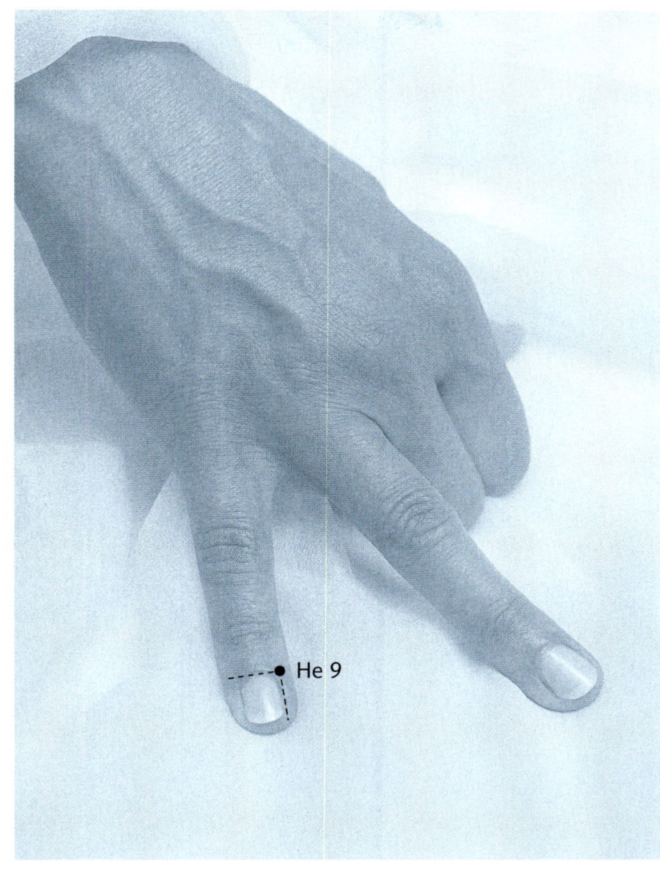

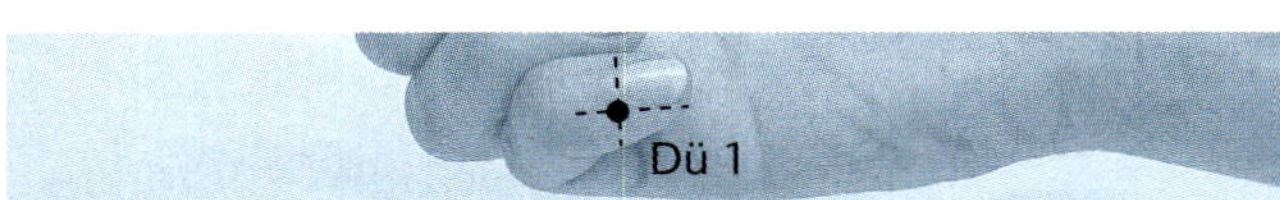

Lokalisation

0,1 cun proximal und radial des radialen Nagelfalzwinkels des Kleinfingers.

Finden

Der Punkt liegt am Schnittpunkt zweier Tangenten, die den Kleinfingernagel radial und proximal begrenzen, ca. 0,1 cun vom eigentlichen Nagelrand entfernt.

Hinweis: Gegenüber am ulnaren Nagelfalzwinkel liegt **Dü 1.**

Punktion

Senkrecht 0,1 cun oder schräg nach proximal oder Mikroaderlass. Nicht in den Nagelwall stechen. **Cave:** Schmerzhaft.

Wirkung und wichtigste Indikationen

- **Belebt das Bewusstsein:** Kollaps, Bewusstlosigkeit, Notfallpunkt
- **Entfernt Hitze, unterstützt die Zunge, Augen und Hals:** Entzündungen und Schmerzen in der Augen-, Zungen-, Rachen- und Kehlregion
- **Reguliert** *qi* **im Thorax, beruhigt** *shen:* Palpitationen, Herzrhythmusstörungen, thorakales Druck- und Engegefühl, Angina pectoris, Unruhe- und Angstzustände
- **Macht die Leitbahn durchgängig:** Schmerzen, Bewegungseinschränkungen, Sensibilitätsstörungen und Durchblutungsstörungen der oberen Extremität

Besonderheiten

Brunnen-*jing*-Punkt, Holz-Punkt, Tonisierungspunkt, Exit (Austritt)-Punkt.

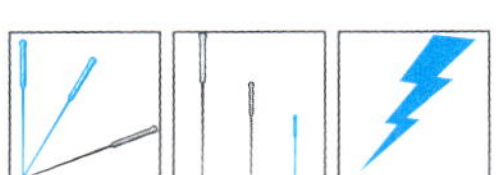

4.6 Dünndarm-Leitbahnsystem – Hand-*taiyang (shou taiyang jing luo)*

4.6.1 Dü-Hauptleitbahn *(shou taiyang jing)*

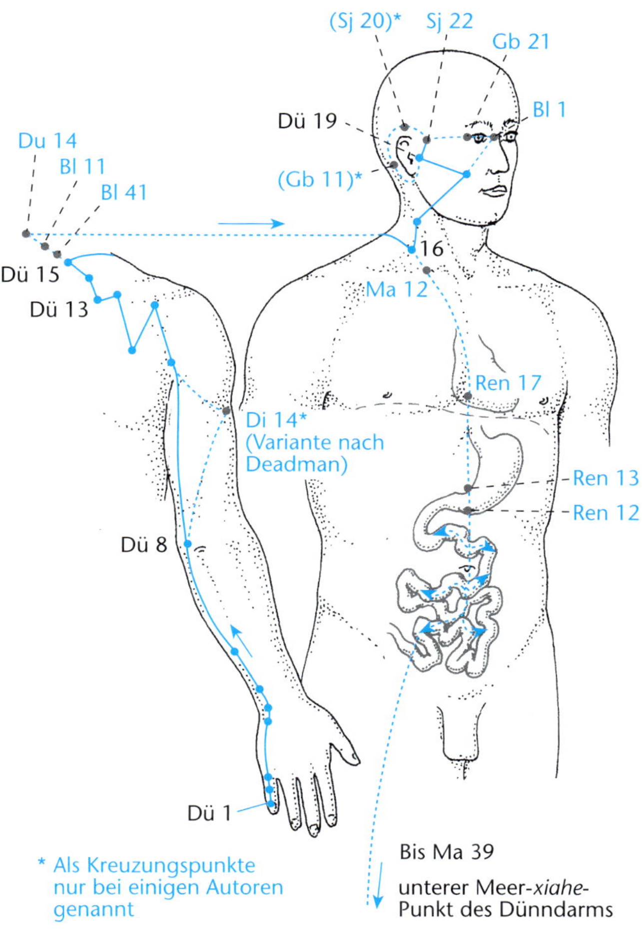

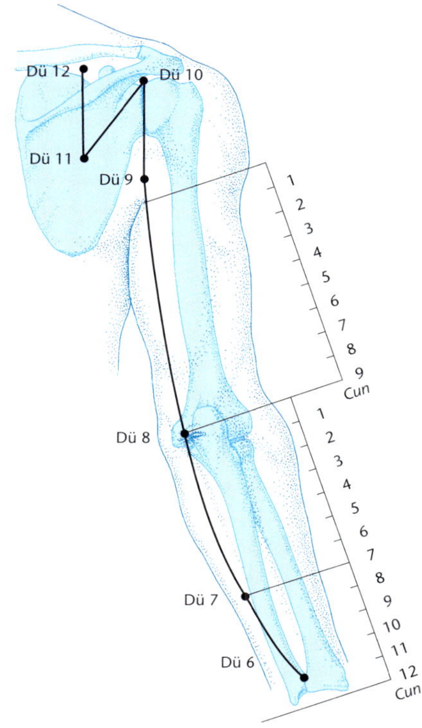

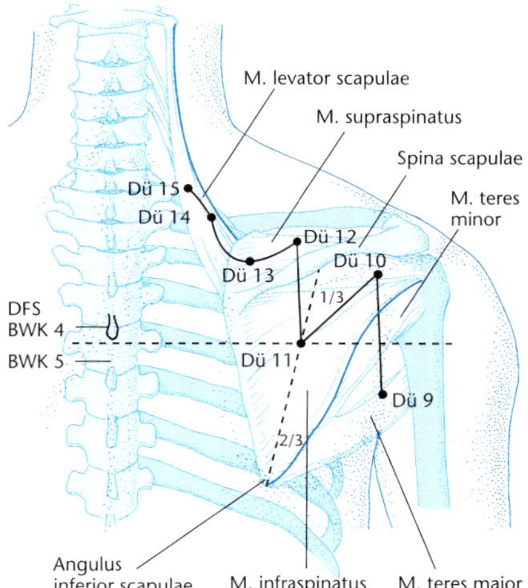

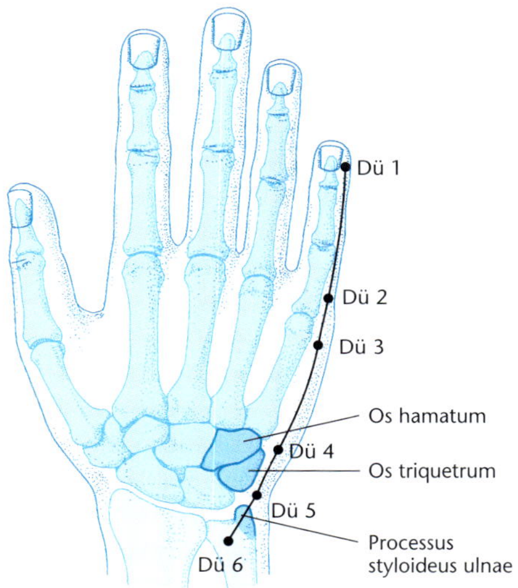

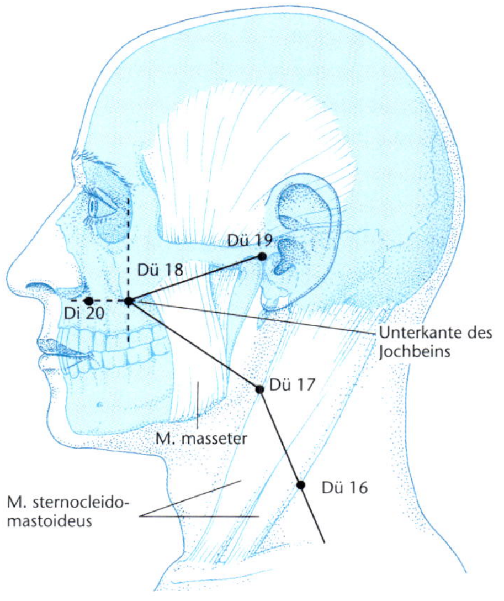

Verlauf

Die Dü-Hauptleitbahn beginnt mit ihrem **äußeren** Verlauf am ulnaren Nagelfalzwinkel des Kleinfingers bei **Dü 1** *(shaoze)*. Hierhin zieht ein Zweig von der He-Hauptleitbahn ausgehend von **He 9** *(shaochong)* (Hand-*yin-yang*-Verbindung des 2. Umlaufs).

Die Leitbahn zieht an der ulnaren Handkante über das Handgelenk und entlang der Ulna zum medialen Ellbogen, sie

- verläuft zwischen Olekranon und Epicondylus medialis über den posterioren Aspekt des Humerus zum Schultergelenk nach proximal und kreuzt nach einigen Autoren **Di 14**[1],
- zieht dann im Zickzack über das Schulterblatt, kreuzt **Bl 41** *(fufen)* und **Bl 11** *(dazhu)* und trifft das außerordentliche Gefäß *du mai* und die anderen *yang*-Hauptleitbahnen bei **Du 14** *(dazhui)* unter der Dornfortsatzunterkante von HWK 7,
- zieht nach ventral in die Fossa supraclavicularis zu **Ma 12** *(quepen)*.

Von **Ma 12** entspringt ein **innerer** Ast, der kaudalwärts zum Herzen *(xin)*, dem gekoppelten *zang*-Organ, verläuft, kreuzt **Ren 17**[1] und zieht dann entlang dem Ösophagus nach kaudal durch das Diaphragma zum Magen *(wei)*. Hier kreuzt er **Ren 13** *(shangwan)* und **Ren 12** *(zhongwan)*, zieht weiter nach kaudal und verbreitet sich in seinem *fu*-Organ, dem Dünndarm *(xiao chang)*. Nach dem *Neijing Ling Shu* zieht vom Dünndarm ausgehend ein **innerer** Ast bis zu **Ma 39** *(xiajuxu)*, dem unteren Meer-*xiahe*-Punkt des Dünndarms.

In ihrem **äußeren** Verlauf zieht die Dü-Hauptleitbahn von der Fossa supraclavicularis aus weiter am Hals entlang über die Wange bis zu **Dü 18** *(quanliao)*.

Vom Punkt **Dü 18** aus

- verläuft **ein Zweig** zu **Bl 1** *(jingming)* am medialen Augenwinkel, wo er sich mit der Bl-Hauptleitbahn verbindet *(yang*-Achsen- bzw. Schichtverbindung: *taiyang)*,
- ein **weiterer Zweig** zieht zum lateralen Augenwinkel, kreuzt dort **Gb 1** *(tongziliao)*, nach einigen Autoren auch **SJ 20** und **Gb 11**, zieht dann vor das Ohr zu **SJ 22** *(erheliao)* und endet vor dem Ohr in der Tiefe bei **Dü 19** *(tinggong)*.

Klinische Bedeutung (➤ 1.2)

Außen *(biao)* Mund- und Zungenulzerationen, Wangenschmerzen, Halsschmerzen, Nackensteifigkeit, Schmerzen in der lateralen Schulter- und Oberarmregion.

Innen *(li)* **bzw. Organ** *(zang fu)* Schmerzen und Distension im unteren Abdomen mit Ausstrahlung in die Genitalregion, Diarrhö, Magenschmerzen mit Obstipation.

Verbindungen der Dü-Hauptleitbahn zu den anderen Hauptleitbahnen

He-Hauptleitbahn *(shou shaoyin jing)*

Verbindung Hand-*yin-yang*-Verbindung des 2. Umlaufs.
Ort der Verbindung **He 9 → Dü 1** (Handregion).
Zirkulation Zirkadian (nach Organuhr).
Bedeutung Innen-Außen-Verbindung.

Bl-Hauptleitbahn *(zu taiyang jing)*

Verbindung *yang*-Achsen- bzw. Schichtverbindung des 2. Umlaufs: *taiyang*.
Ort der Verbindung **Dü 18 → Bl 1** (Kopfregion).
Zirkulation Zirkadian (nach Organuhr).
Bedeutung Oben-Unten-Verbindung.

Verbindungen der Dü-Hauptleitbahn zu den *zang-fu*

Herz ***(xin)***, Magen *(wei)*, **Dünndarm** ***(xiao chang)***.

4.6.2 Divergente Dü-Leitbahn *(shou taiyang jing bie)*

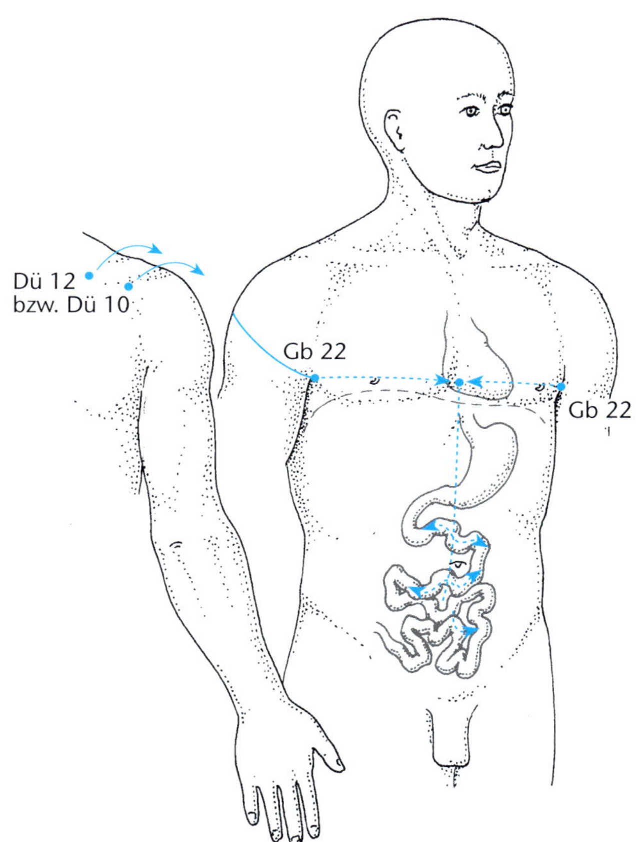

Verlauf

Die divergente Dü-Leitbahn zweigt in der Schulterregion von der Dü-Hauptleitbahn ab, je nach Schule im Areal von **Dü 12** *(bingfeng)* oder von **Dü 10** *(naoshu)*

- verläuft nach kaudal in Richtung Axilla bis zu **Gb 22** *(yuanye)*,
- durchdringt den Thorax und verteilt sich im Herzen *(xin)*, hier befindet sich nach Mehrzahl der Autoren die 4. Vereinigung,
- zieht dann durch das Diaphragma, um sich mit dem *fu*-Organ, dem Dünndarm, zu verbinden.

[1] Nur bei einigen Autoren genannt.

Klinische Bedeutung

Stärkt die Verbindung zwischen Herz und Dünndarm (*zang-fu*-Organsysteme). Bietet eine Erklärung und möglichen Verlauf des Disharmonie-Musters: Herz-Feuer greift auf Dünndarm und Blase über.

4.6.3 Tendinomuskuläre Dü-Leitbahn *(shou taiyang jing jin)*

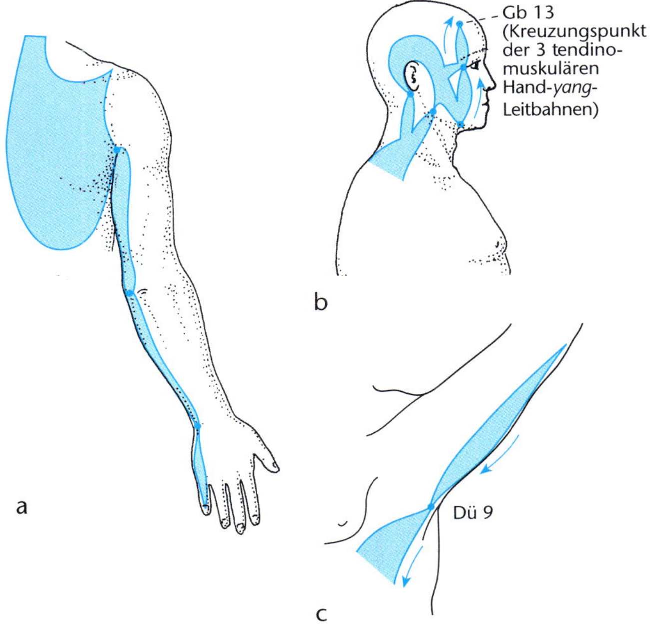

Verlauf

Die tendinomuskuläre Dü-Leitbahn beginnt an der ulnaren Seite des Kleinfingers bei **Dü 1** *(shaoze)*, sie

- zieht entlang der ulnaren Kleinfinger- und Handkante,
- verläuft zu **Dü 5** *(yanggu)* distal des Processus styloideus ulnae und verknotet *(jie)* sich am Handgelenk,
- zieht ulnarseitig zum Ellbogen, dann zur Axilla und verknotet *(jie)* sich auf seinem Verlauf bei **Dü 8** *(xiaohai)* und dem posterioren Axilla-Anteil.

Von hier zieht **ein Ast** in die Achselhöhle, wo er sich verknotet *(jie)*. Ein **weiterer Ast** breitet sich über die Skapula aus, zieht dann anterior der tendinomuskulären Bl- und Gb-Leitbahn und verläuft posterior der tendinomuskulären Ma-Leitbahn entlang der lateralen Nackenregion und trifft die tendinomuskuläre SJ-Leitbahn.

In der Nackenregion teilt sich die tendinomuskuläre Dü-Leitbahn in **2 Äste** auf,

- ein **anterior verlaufender Ast** zieht zum Unterkieferwinkel, wo er sich verknotet *(jie)*, verläuft dann weiter entlang der Mandibula zum Ohr und über das Jochbein und verknotet sich an der lateralen Orbita *(jie)*,
- ein **posterior verlaufender Ast** verknotet *(jie)* sich am Processus Mastoideus (von hier zieht ein kleiner Zweig in das Ohr). Der Zweig umrundet das Ohr, verläuft dann nach kaudal zur Wangenregion, wo er sich an der Insertion des M. masseter an der Mandibula verknotet *(jie)*, zieht zur lateralen Orbita und dann weiter über die fronto-parietale Kopfregion zu **Gb 13** *(benshen)*, wo er die anderen tendinomuskulären Hand-*yang*-Leitbahnen trifft.

Klinische Bedeutung

Pathologie (➤ 8.2.2) Ziehende Empfindungen, Steifigkeit und Schmerzen des Kleinfingers. Bewegungseinschränkungen der oberen Extremität und Schulter. Schmerzen, Steifigkeit und Bewegungseinschränkungen in der HWS- und Nackenregion. Tinnitus und Ohrenschmerzen mit Ausstrahlung in die Mandibula.

Anwendung Hauptsächlich *bi*-Syndrom (Schmerzhaftes Obstruktionssyndrom) im Verlauf der Dü-Leitbahn. Die Ausdehnung der tendinomuskulären Dü-Leitbahn, die größer ist als die der Dü-Hauptleitbahn, erklärt und erweitert den klinischen Nutzen der Dü-Leitbahnpunkte auf Störungen und Erkrankungen in der oberen HWS- und BWS-Region sowie auf die gesamte Gesichtsregion wie z. B. bei frontalen und seitlichen Kopfschmerzen.

4.6.4 Dü-*luo*-Gefäß-System *(shou taiyang luo mai)*

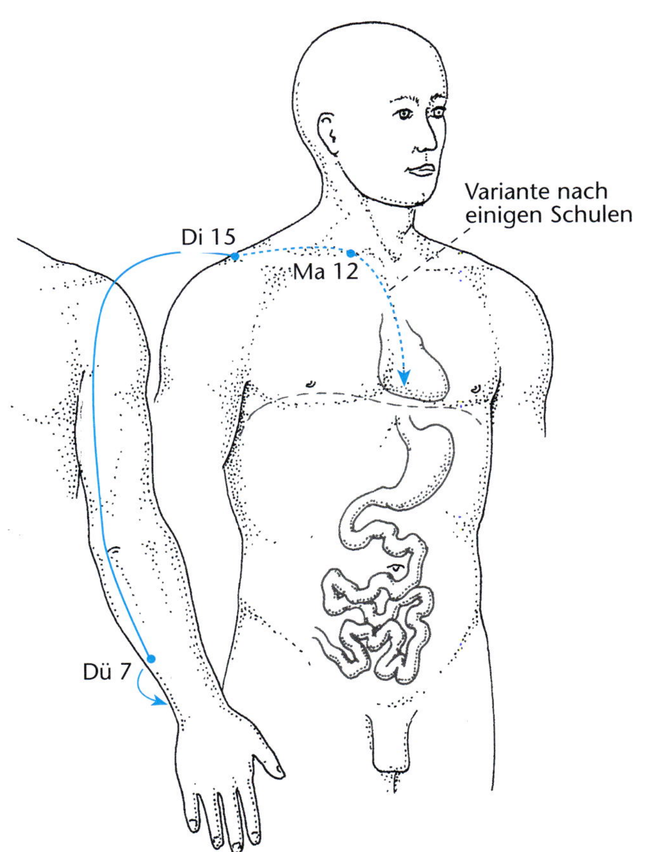

Verlauf

Das Dünndarm-*luo*-Gefäß-System zweigt von der Dü-Hauptleitbahn beim *luo*-Punkt **Dü 7** *(zhizheng)* ab (➤ 8.2.2), bildet ein dreidimensionales retikuläres Netzwerk und teilt sich in viele Verzweigungen und Unterverzweigungen (*sun luo, fu luo, xue luo* ➤ 1.5) in das umgebende Gewebe auf.

➡ Horizontal verlaufende Verzweigungen ziehen zu der Innen/Außen gekoppelten He-Hauptleitbahn, nach einigen Schulen (z. B. Nguyen Van Nghi 1989, 1991) als **transversales** Dü-*luo*-Gefäß zum *yuan*-Punkt **He 7** *(shenmen)*.

➡ Eine **longitudinal** verlaufende Verzweigung verläuft zum medialen Condylus des Ellbogens, dann aufwärts zur Schulter zu **Di 15** *(jianyu)*. Nach einigen Schulen endet das Gefäß hier und bildet in der Schulterregion ein Netzwerk. Nach anderen Schulen zieht es weiter über das Akromion zu **Ma 12** in der Fossa supraclavicularis und durchdringt den Thorax, um sich mit dem Herzen zu verbinden.

Klinische Bedeutung

Pathologie (➤ 8.2.2)
Fülle Gelenkschwäche und -instabilität, Schwäche und Paresen von Ellbogen und Arm.
Mangel Warzen.

4.6.5 Kutane Region *(taiyang pi bu)*

Siehe Beschreibung und Abbildungen ➤ 1.6.

4.6.6 Punkte der Dü-Leitbahn (Übersicht)

Spezifische Punkte nach ihrer Funktion

- *yuan*-**Punkt (**➤ 8.2.1**): Dü 4** *(wangu)*
- *luo*-**Punkt (**➤ 8.2.2**): Dü 7** *(zhizheng)*
- *xi*-**Punkt (**➤ 8.2.3**): Dü 6** *(yanglao)*
- **Rücken-*shu*-Punkt (**➤ 8.2.4**) des Dünndarms: Bl 27** *(xiaochangshu)*
- *mu*-**Punkt (**➤ 8.2.5**) des Dünndarms: Ren 4** *(guanyuan)*
- **Fünf Transport-*shu*-Punkte (**➤ 8.2.6**):**
  - Brunnen-*jing*-Punkt (Metall): **Dü 1** *(shaoze)*
  - Quell-*ying*-Punkt (Wasser): **Dü 2** *(qiangu)*
  - Bach-*shu*-Punkt (Holz), Tonisierungspunkt: **Dü 3** *(houxi)*
  - Fluss-*jing*-Punkt (Feuer), *ben*-Punkt (Wandlungsphasen- oder Wurzel-Punkt): **Dü 5** *(yanggu)*
  - Meer-*he*-Punkt (Erde), Sedierungspunkt**: Dü 8** *(xiaohai)*
- **Öffnungspunkt (**➤ 8.2.8**) des** *du mai***: Dü 3** *(houxi)*
- **Kreuzungs-*jiaohui*-Punkte (**➤ 8.2.10**):**
  - Dü-Leitbahn mit der Bl-Leitbahn, dem *yang wei mai, yang qiao mai:* **Dü 10** *(naoshu)*
  - Dü-Leitbahn mit der Di-, SJ-, Gb-Leitbahn**: Dü 12** *(bingfeng)*
  - Dü-Leitbahn mit der SJ-Leitbahn: **Dü 18** *(quanlao)*
  - Dü-Leitbahn mit der SJ-, Gb-Leitbahn: **Dü 19** *(tinggong)*
  - Anderer Leitbahnen mit der Dü-Leitbahn**: Di 14**[1]**, Du 14, Bl 41, Bl 11, Ma 12, Ren 17**[1]**, Ren 13, Ren 12, Gb 1, Gb 11**[1]**, SJ 20**[1]**, SJ 22, Bl 1**
- **Himmelsfensterpunkt (**➤ 8.2.12**): Dü 16** *(tianchuang)*, **Dü 17** *(tianrong)*

Spezifische Punkte in Verlaufsrichtung (numerisch)

- **Dü 1** *(shaoze):* Brunnen-*jing*-Punkt (Metall)
- **Dü 2** *(qiangu):* Quell-*ying*-Punkt (Wasser)
- **Dü 3** *(houxi)***:** Bach-*shu*-Punkt (Holz), Tonisierungspunkt, Öffnungspunkt (➤ 8.2.8) des *du mai*
- **Dü 4** *(wangu): yuan*-Punkt (➤ 8.2.1)
- **Dü 5** *(yanggu):* Fluss-*jing*-Punkt (Feuer), *ben*-Punkt (Wandlungsphasen-Punkt)
- **Dü 6** *(yanglao)***:** *xi*-Punkt (➤ 8.2.3)
- **Dü 7** *(zhizheng): luo*-Punkt (➤ 8.2.2)
- **Dü 8** *(xiaohai):* Meer-*he*-Punkt (Erde), Sedierungspunkt
- **Dü 10** *(naoshu):* Kreuzungs-*jiaohui*-Punkt mit der Bl-Leitbahn, dem *yang wei mai, yang qiao mai* (➤ 8.2.10)
- **Dü 12** *(bingfeng):* Kreuzungs-*jiaohui*-Punkt mit der Di-, SJ-, Gb-Leitbahn (➤ 8.2.10)
- **Dü 16** *(tianchuang):* Himmelsfensterpunkt (➤ 8.2.12)
- **Dü 17** *(tianrong)***:** Himmelsfensterpunkt (➤ 8.2.12)
- **Dü 18** *(quanlao)***:** Kreuzungs-*jiaohui*-Punkt mit der SJ-Leitbahn (➤ 8.2.10)
- **Dü 19** *(tinggong)***:** Kreuzungs-*jiaohui*-Punkt mit der SJ-, Gb-Leitbahn (➤ 8.2.10)

[1] Nur bei einigen Autoren genannt.

Kleiner Teich *shaoze*

Dü 1

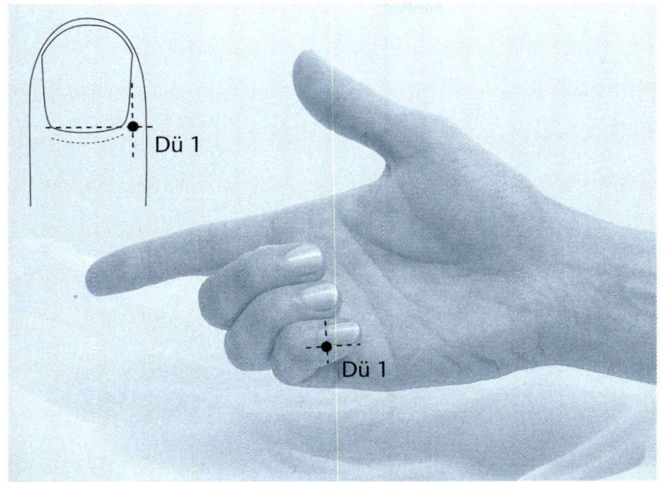

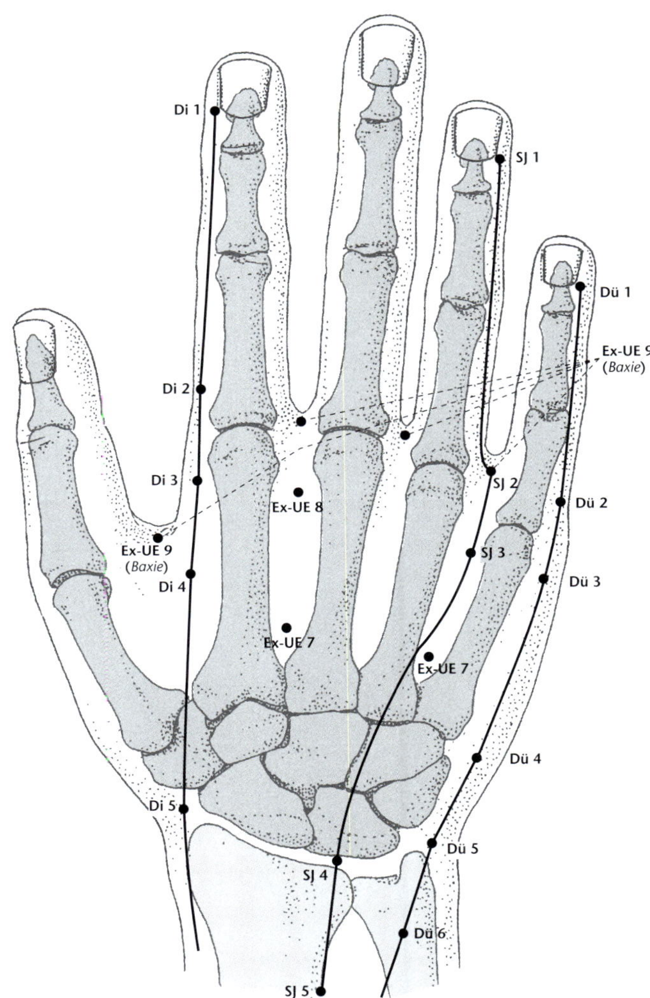

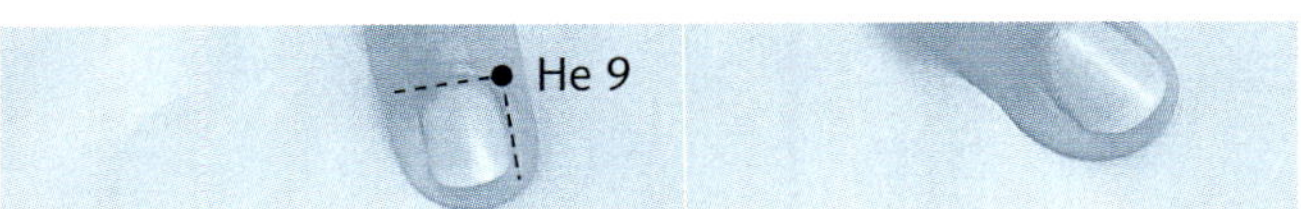

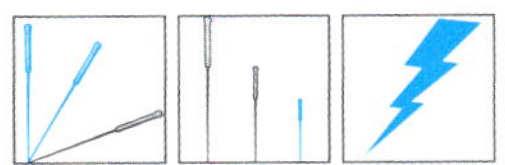

Lokalisation

0,1 cun proximal und ulnar des ulnaren Nagelfalzwinkels des Kleinfingers.

Finden

Der Punkt liegt am Schnittpunkt zweier Tangenten, die den Kleinfingernagel proximal und ulnar begrenzen, ca. 0,1 cun vom eigentlichen Nagelrand entfernt.

Hinweis: Gegenüber am radialen Nagelfalzwinkel liegt **He 9.**

Punktion

Senkrecht 0,1 cun oder schräg nach proximal oder Mikroaderlass. Nicht in den Nagelwall stechen. **Cave:** Schmerzhaft.

Wirkung und wichtigste Indikationen

- **Entfernt Hitze:** Entzündungen und Schwellungen in der Mund- und Gesichtsregion, Augenrötung, Nasenbluten, akuter Infekt
- **Befreit die Sinne:** Sehstörungen, Hörstörungen, Bewegungsstörungen der Zunge
- **Belebt das Bewusstsein:** Ohnmacht, Kollaps
- **Unterstützt die Mammae:** Laktationsstörungen, Mastitits
- **Macht die Leitbahn durchgängig:** Schmerzen im Bereich von ulnarem Unterarm, dorsalem Oberarm, Schulter und Nacken

Besonderheiten

Brunnen-*jing*-Punkt, Metall-Punkt, Entry(Eintritt)-Punkt.

Dü 2

Vorderes Tal *qiangu*

Lokalisation

An der ulnaren Seite des Kleinfingers distal des Grundgelenks, am Übergang vom Schaft zur Basis der proximalen Phalanx.

Finden

An der ulnaren Kante des Kleinfingers von distal kommend in Richtung Grundgelenk palpieren, bis der Winkel, den die Basis mit dem Schaft bildet, deutlich zu spüren ist. Der Punkt liegt am Übergang vom Schaft zur Basis und etwas unterhalb (palmar) der äußersten Wölbung des Knochens.

Hinweis: Di 2 liegt an vergleichbarer Position an der proximalen Zeigerfingerphalanx. In vergleichbarer Position an den Fußrändern liegen medial **Mi 2** und lateral **Bl 66.**

Punktion

Senkrecht oder schräg nach proximal oder distal sowie etwas nach palmar 0,2–0,5 cun. **Cave:** Schmerzhaft.

Wirkung und wichtigste Indikationen

- **Leitet Hitze aus, vertreibt Wind, beseitigt Schwellungen:** Fieberhafte Infekte, Halsschmerzen, Konjunktivitis, Sehstörungen, Otitis, Hörstörungen wie Tinnitus, Wangenschwellung, Rhinitis, Zahnschmerzen
- **Macht die Leitbahn durchgängig, mildert Schmerzen:** Schmerzen in Fingern und Grundgelenken, Sensibilitätsstörungen, Beschwerden im Leitbahnverlauf

Besonderheiten

Quell-*ying*-Punkt, Wasser-Punkt.

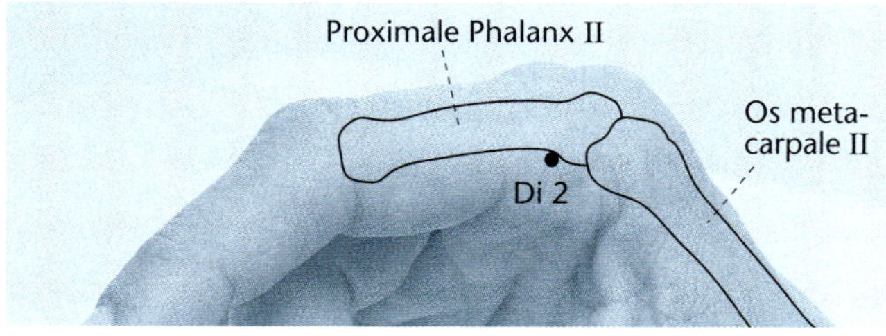

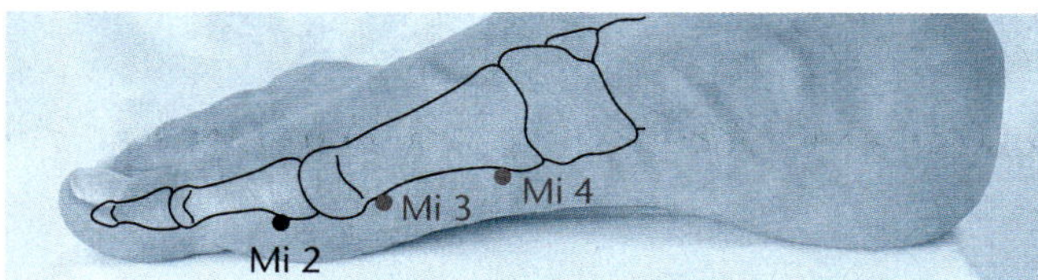

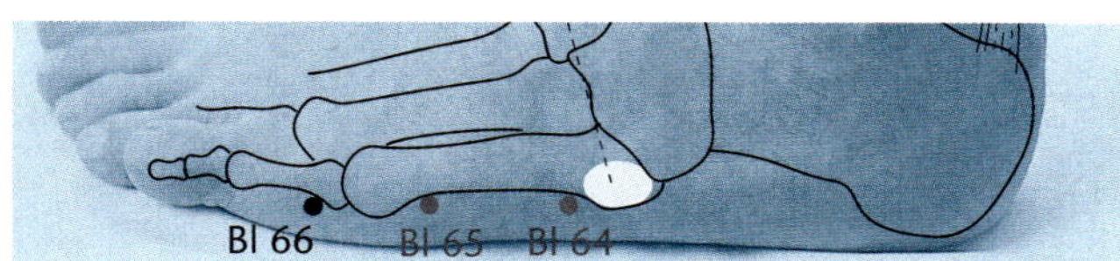

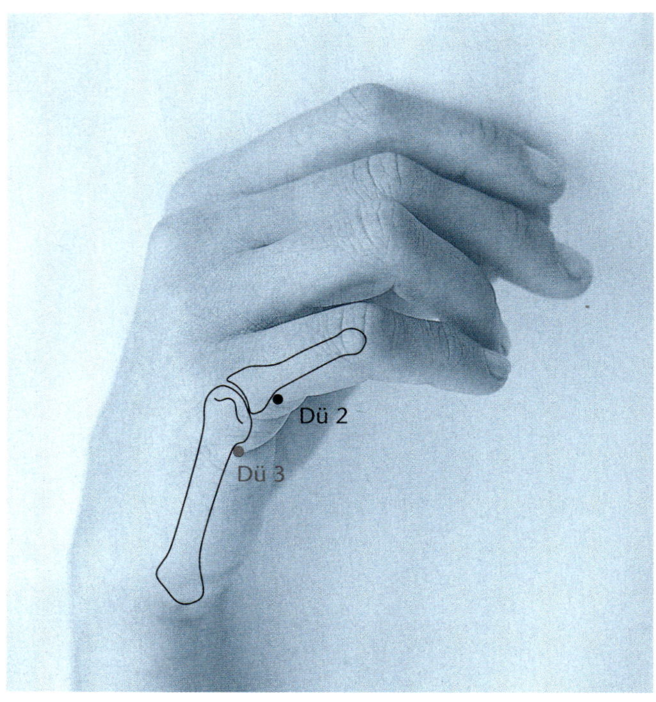

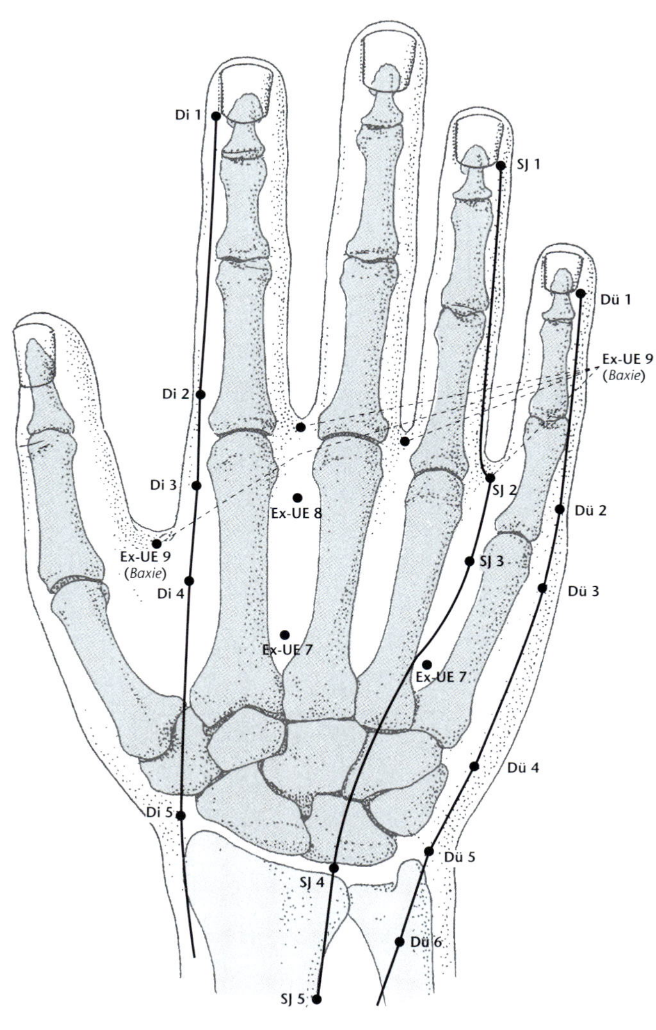

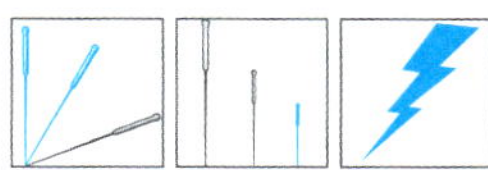

Hinterer Schluchtenbach *houxi*

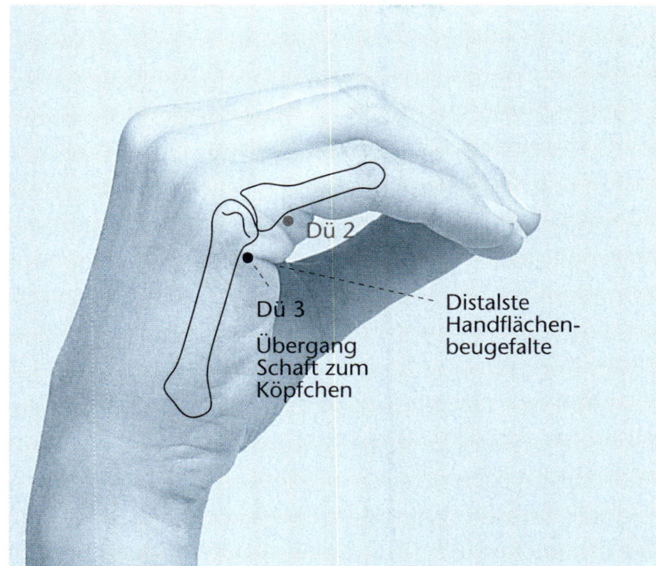

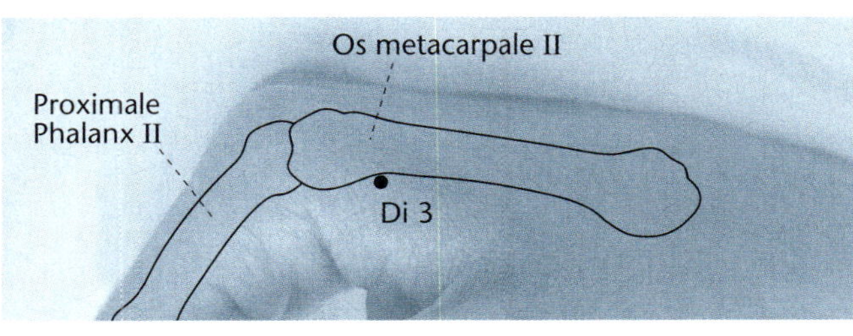

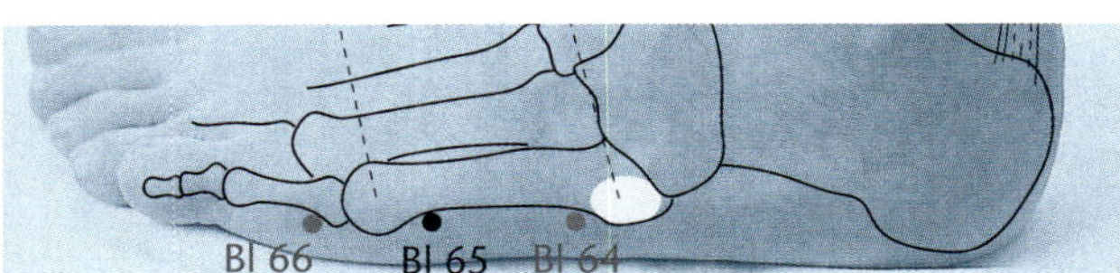

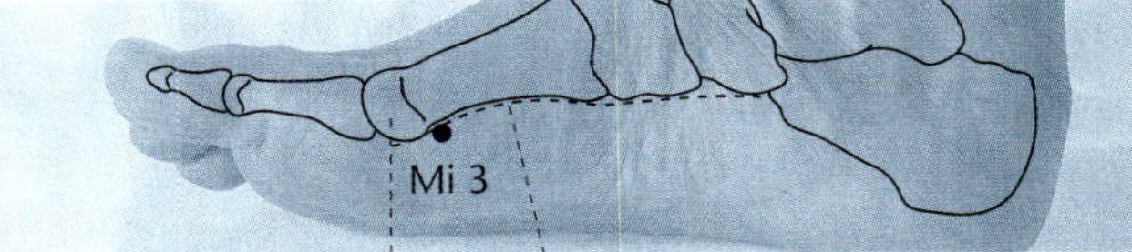

Lokalisation

An der ulnaren Handkante in der Vertiefung proximal des Kleinfingergrundgelenks.

Finden

An der ulnaren Handkante von proximal (Handgelenk) nach distal (zum Kleinfinger) entlanggleiten, bis der Finger am Übergang Schaft/Köpfchen des 5. Metakarpalknochens vor dem Kleinfingergrundgelenk abgebremst wird. Hier **Dü 3** lokalisieren. Der Punkt liegt etwas unterhalb der äußersten Wölbung des Knochens.

Oder: Lokalisation bei lockerem Faustschluss. Die distal gelegene Handflächenbeugefalte aufsuchen, die meist zwischen Zeige- und Mittelfinger beginnt und zum Kleinfinger zieht. Am Ende der Beugefalte befindet sich ein kleiner Hautwulst. **Dü 3** liegt an dessen Grenze zur Umgebung etwas proximal-dorsal in einer tastbaren Vertiefung.

Hinweis: In vergleichbarer Position an der radialen Handkante liegt **Di 3.** In vergleichbarer Position an den Fußkanten liegen medial **Mi 3** und lateral **Bl 65.**

Punktion

Senkrecht 0,5–1 cun. **Cave:** Schmerzhaft, in lockerem Faustschluss nadeln.

Wirkung und wichtigste Indikationen

- **Beseitigt Wind und Hitze:** Fieberhafte Infekte, Hals- und Wangenschwellung
- **Beseitigt Hitze, unterstützt die Sinne:** Erkrankungen in Gesichts-, v. a. Ohren- und Augenregion, Nachtschweiß in Kombination mit **He 6**
- **Reguliert den** *du mai,* **beruhigt** *shen:* Krämpfe, Tremor, Schwindel, Epilepsie
- **Unterstützt Nacken und Hinterkopf, macht die Leitbahn durchgängig, mildert Schmerzen:** Beschwerden in Nacken-, Schulter-, Arm- und WS-Region, (okzipitale) Kopfschmerzen
- **Lokal:** Erkrankungen der Fingergelenke, speziell von Klein- und Ringfinger

Besonderheiten

Bach-*shu*-Punkt, Holz-Punkt, Tonisierungspunkt, Öffnungspunkt des *du mai.* Wichtiger Fernpunkt für die HWS-Region.

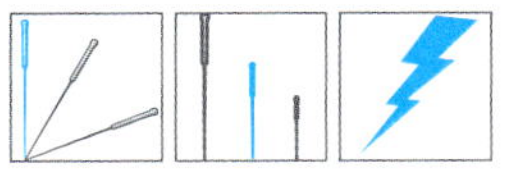

Dü 4

Handgelenkknochen *wangu*

Lokalisation

An der ulnaren Handkante zwischen dem 5. Metakarpalknochen und der Handwurzel an der Grenze zwischen Felder- und Leistenhaut von Handfläche und -rücken.

Finden

Von distal kommend entlang dem Schaft von Os metacarpale V an der Handkante nach proximal palpieren, bis man über die Vorwölbung der Basis hinweg in den Spalt zwischen Mittelhand- und Handwurzelknochen gelangt.

Hinweis: Auf derselben Linie weiter proximal, über den Vorsprung des Os pisiforme hinweg, liegt **Dü 5** auf Höhe des Handgelenkspalts.

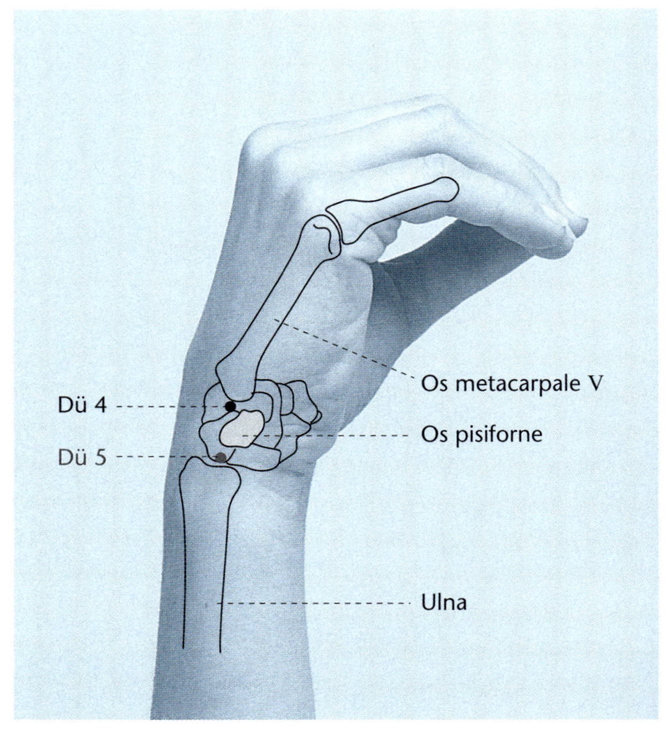

Punktion

Senkrecht 0,3–0,5 cun. **Cave:** Schmerzhaft.

Wirkung und wichtigste Indikationen

- **Entfernt Hitze, macht die Leitbahn durchgängig, mildert Schwellungen und Schmerzen (Beschwerden im Leitbahnverlauf):** Beschwerden von Fingern, ulnarem Handgelenk, Arm, Ellenbogen, Schulter, Nacken, Wangenbereich (Schwellung), Tinnitus
- **Klärt Feuchte-Hitze, lindert Ikterus:** Empirischer Punkt bei Ikterus

Besonderheiten

yuan-Punkt.

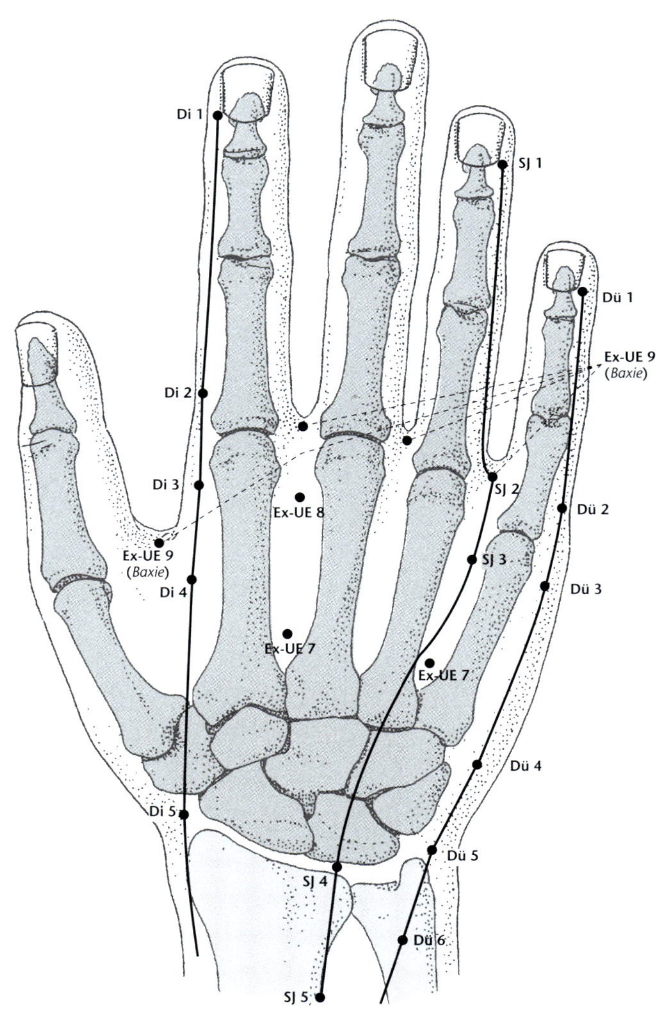

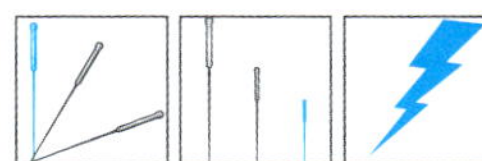

Tal des *yang yanggu*

Dü 5

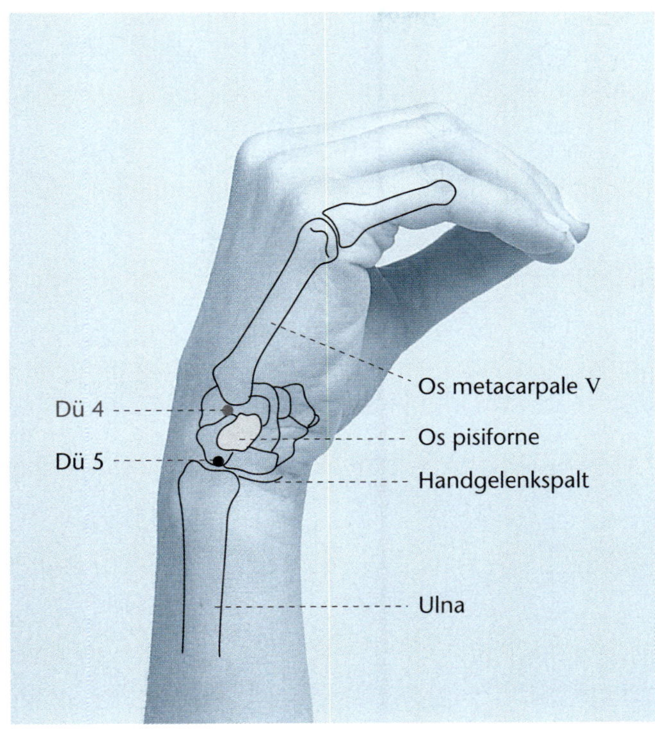

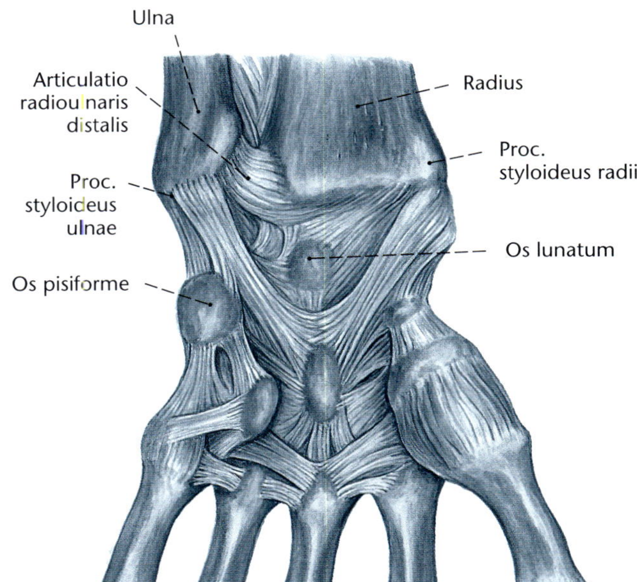

Lokalisation

Am ulnaren Aspekt des Handgelenks in der Vertiefung distal des Processus syloideus ulnae auf Höhe des lateralen Gelenkspalts.

Finden

Durch lockere Handbewegungen lässt sich der Gelenksspalt von ulnar her gut tasten. **Dü 5** liegt unmittelbar distal des Processus styloideus ulnae (➤ 3.3.3) in einer Linie mit der Handkante auf dem Handgelenkspalt.

Hinweis: Auf derselben Linie weiter distal über den Vorsprung des Os pisiforme hinweg liegt **Dü 4.**

Punktion

Senkrecht 0,3–0,5 cun.

Wirkung und wichtigste Indikationen

- **Klärt Hitze, mildert Schwellungen:** Entzündungen und Schwellungen in Hals- und Submandibularregion, fieberhafte Infekte, Zahnschmerzen, Augen- und Ohrentzündungen, Trismus, lokal bei Handgelenkbeschwerden
- **Leitet als Feuer-Punkt des Dünndarms über die Innen-Außen-Kopplung Hitze aus dem Herzen aus und beruhigt** *shen:* Psychische Störungen mit manischen Zuständen

Besonderheiten

Fluss-*jing*-Punkt, Feuer-Punkt, *ben*-Punkt (Wandlungsphasen- oder Wurzel-Punkt).

Dü 6

Pflege im Alter *yanglao*

Lokalisation

Auf der Unterarmaußenseite in der Vertiefung radial und proximal des Processus styloideus ulnae, die bei der Handbewegung von der Pronations- zur Supinationsstellung entsteht.

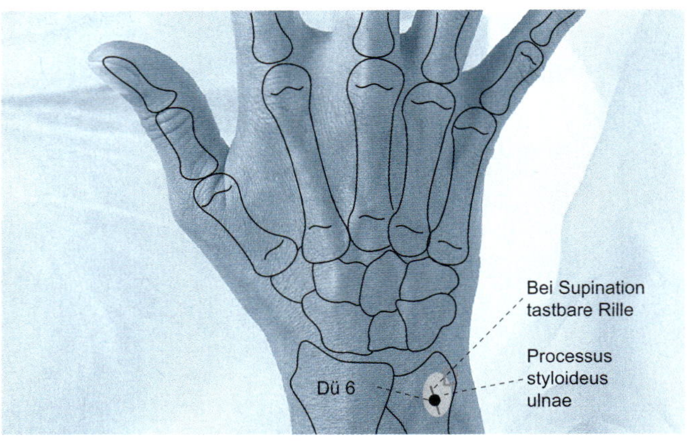

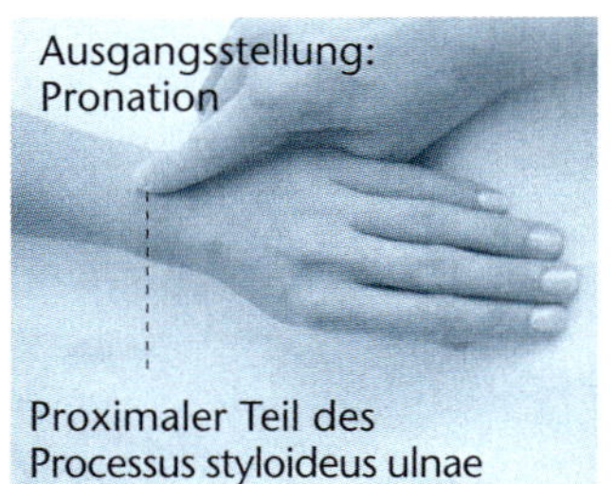

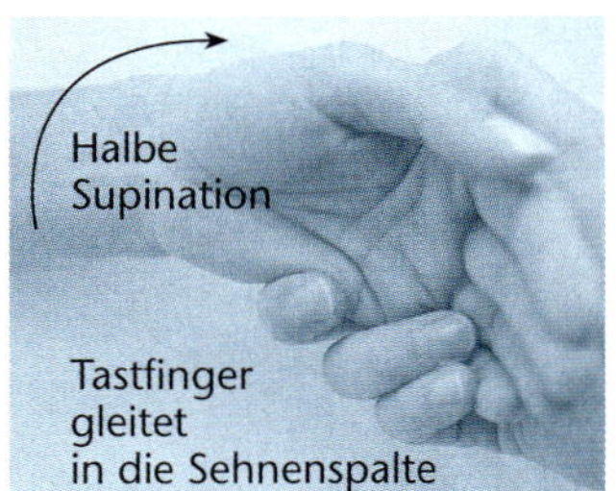

Finden

Lokalisation bei leichter Ellbogenflexion empfohlen. Den Tastfinger auf den distalen Teil des Processus styloideus ulnae (➤ 3.3.3) legen. Während der Handbewegung von der Pronations- zur halben Supinationsstellung ertastet der Finger am proximalen Abhang vom Processus styloideus eine Knochenrinne (Gleitfurche für die Sehne des M. extensor carpi ulnaris). Diese Knochenrinne ist auch palpabel, wenn die Hand des Patienten auf seiner Brust ruht (halbe Supinationsstellung). In dieser Rinne **Dü 6** lokalisieren.

Punktion

Senkrecht oder etwas schräg nach proximal 0,3–0,8 cun in Richtung **Pe 6** oder entlang der Sehne in Richtung Ellbogengelenk.

Wirkung und wichtigste Indikationen

- **Macht die Leitbahn durchgängig, mildert Schmerzen, unterstützt Schulter und Arm, mildert akute Zustände:** Schmerzhafte Funktionsstörungen der Nacken- und Schulterregion, akute Lumbago, Fußgelenkbeschwerden
- **Unterstützt die Augen:** Augenerkrankungen (Leere-Muster) wie eingeschränkte Sehfähigkeit

Besonderheiten

xi-Punkt. Wichtiger Fernpunkt bei Bewegungseinschränkung der HWS (z. B. akuter Tortikollis) und der LWS (z. B. akute Lumbago).

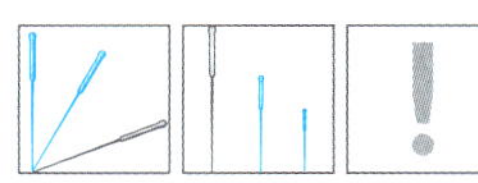

Zweig der Hauptleitbahn *zhizheng*

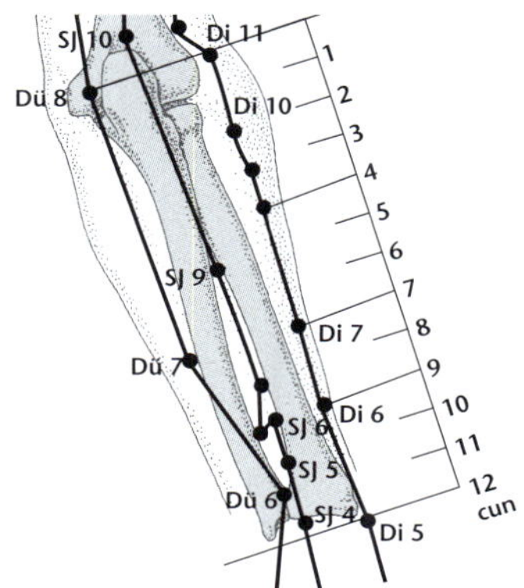

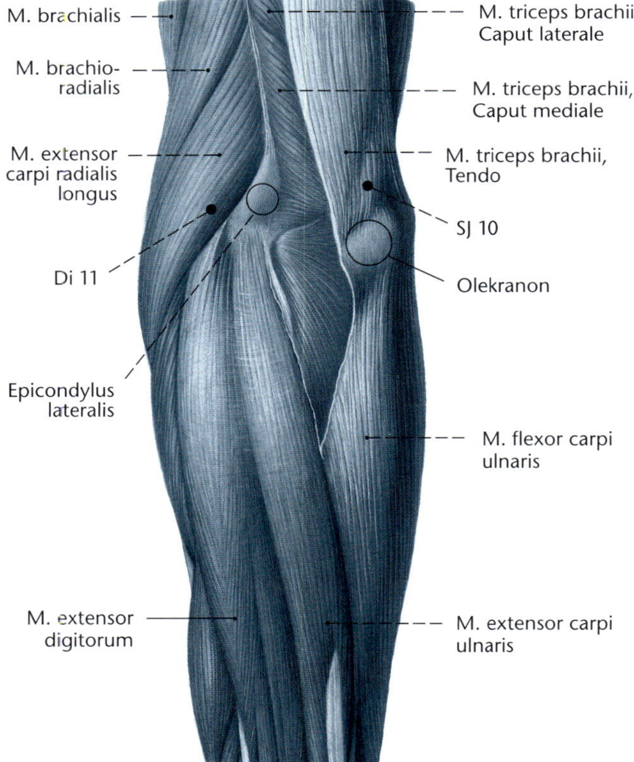

Lokalisation

Auf der Unterarmaußenseite 5 cun proximal vom Handgelenkspalt auf der Verbindungslinie zwischen **Dü 5** (ulnarer Handgelenkspalt) mit **Dü 8** (Sulcus ulnaris des Ellbogens) bzw. 1 cun distal der Mitte dieser Strecke.

Finden

Handspanntechnik (➤ 2.3.3): Vom Streckenmittelpunkt zwischen **Dü 5** (ulnarer Handgelenkspalt) und **Dü 8** (Sulcus ulnaris des Ellbogens) aus 1 cun nach distal messen und hier **Dü 7** lokalisieren. Der Punkt liegt zwischen der tastbaren Kante der Ulna und dem ventral gelegenen M. flexor carpi ulnaris.

Punktion

Senkrecht 0,5–1 cun.

Wirkung und wichtigste Indikationen

- **Macht die Leitbahn durchgängig:** Schmerzen und Bewegungseinschränkungen in der Arm-, Nacken- und Schulterregion
- **Befreit die Oberfläche:** Fieberhafter Infekt, Gliederschmerzen
- **Beruhigt** *shen:* Starke Unruhe-, Angst- und Erregungszustände

Besonderheiten

luo-Punkt.

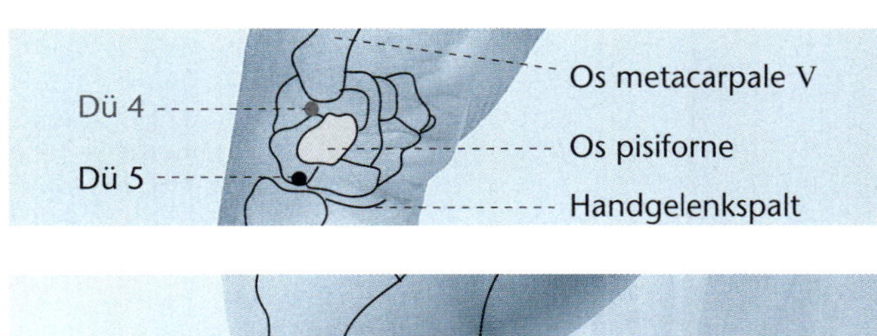

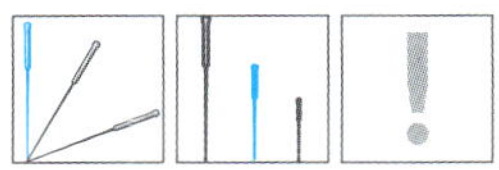

Dü 8

Meer (der Dü-Leitbahn) *xiaohai*

Lokalisation

Bei Ellbogenflexion in der Rinne (Sulcus ulnaris) zwischen Olekranon ulnae und medialem Epicondylus humeri.

Finden

Auf einer Verbindungslinie zwischen Olekranonspitze und dem Gipfel des medialen Epicondylus liegt **Dü 8** am tiefsten Punkt der Rinne zwischen den beiden Knochenvorsprüngen.

Punktion

Senkrecht oder schräg 0,3–0,5 cun. **Cave:** In dieser Rinne verläuft der N. ulnaris.

Wirkung und wichtigste Indikationen

- **Macht die Leitbahn durchgängig:** Mediale Epikondylopathie, Schmerzen entlang dem dorso-lateralen Aspekt von Oberarm, Schulter und Schulterblatt
- **Beruhigt** *shen:* Starke Unruhe-, Angst- und Erregungszustände
- **Beseitigt Hitze und Schwellungen:** Halsentzündungen, Wangenschwellungen, Zahn- und Kopfschmerzen

Besonderheiten

Meer-*he*-Punkt, Erd-Punkt, Sedierungspunkt.

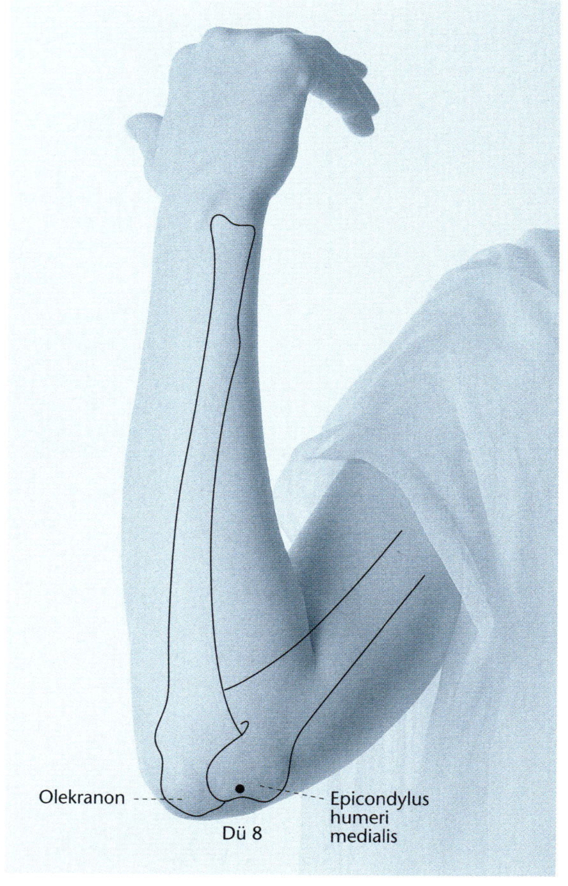

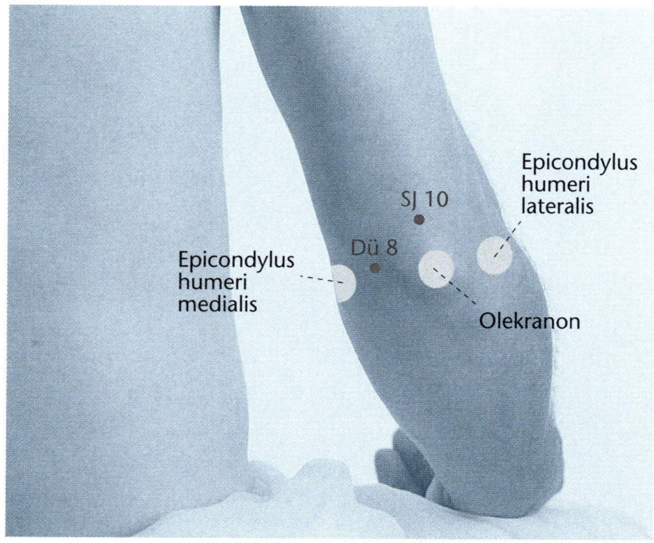

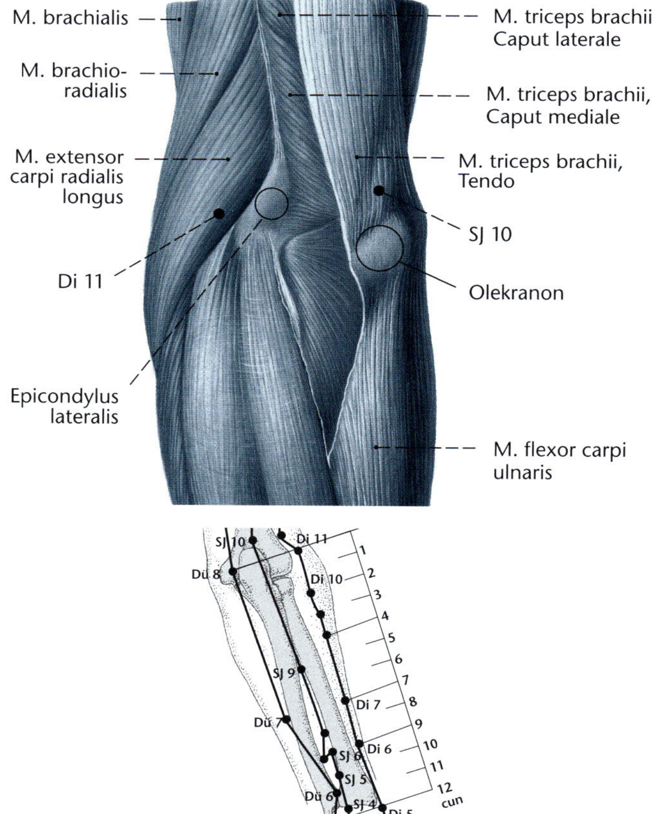

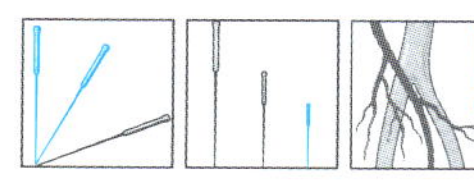

Geradheit der Schulter *jianzhen*

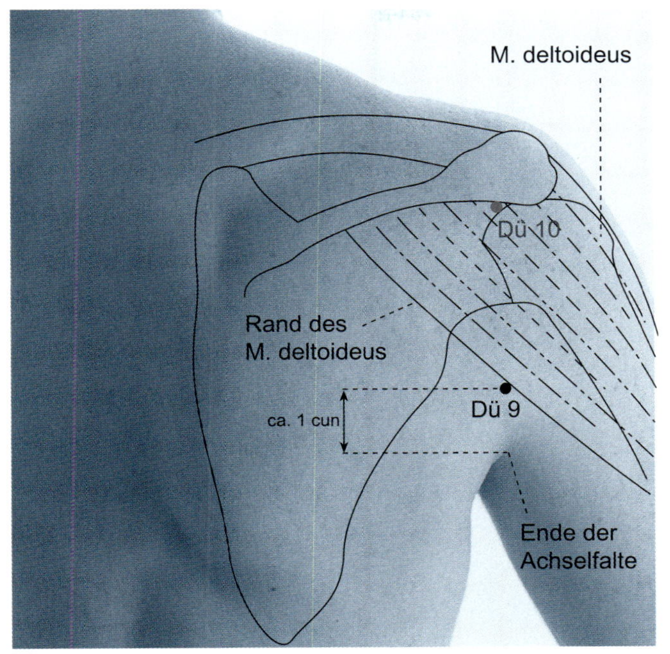

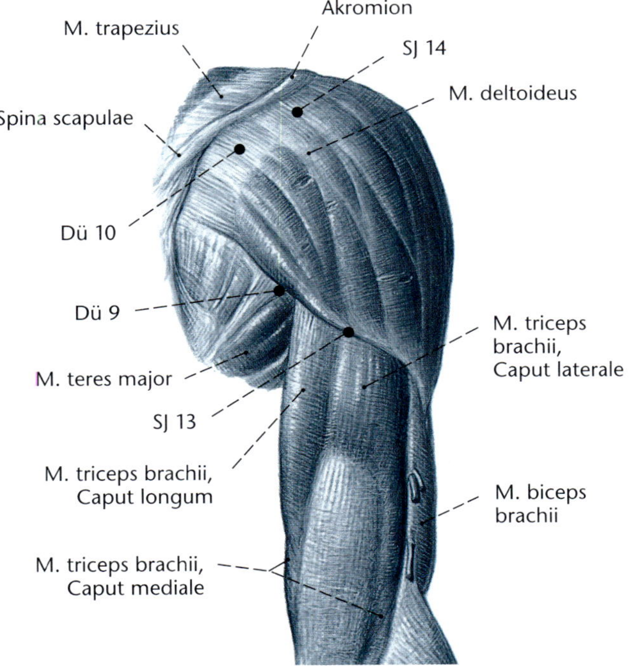

Lokalisation

Bei adduziertem Arm (Normalposition) auf der Verlängerung der dorsalen Achselfalte nach kranial vor dem Unterrand des M. deltoideus.

Finden

Beim aufrecht sitzenden Patienten palpiert man vom oberen Ende der dorsalen Achselfalte nach kranial, bis sich der Unterrand des M. deltoideus als flache Stufe ertasten lässt. Im Zweifel den Muskel anspannen lassen. **Dü 9** liegt vor dem Unterrand des Muskels.

Punktion

Senkrecht 1–1,5 cun.

Wirkung/Wichtigste Indikationen

Macht die Leitbahn durchgängig, vertreibt Wind, unterstützt die Schulter: Schmerzen und Bewegungseinschränkungen im Bereich der lateralen Skapula, des dorsalen Schultergelenks und dorsalen Oberarms.

Besonderheiten

Dü 9 entspricht einem häufig druckdolenten Triggerpunkt.

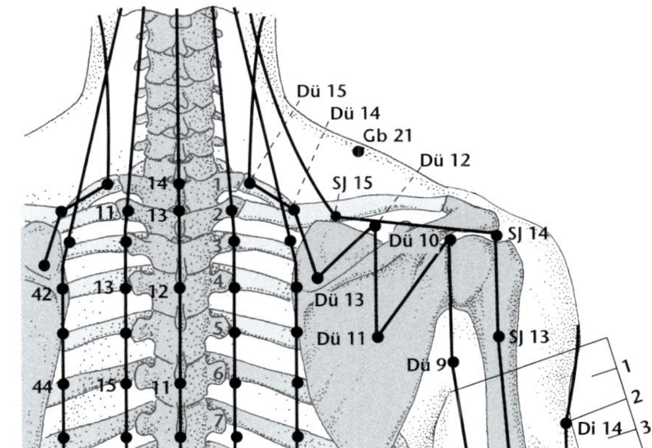

Dü 10 *shu*-Punkt zum Oberarm *naoshu*

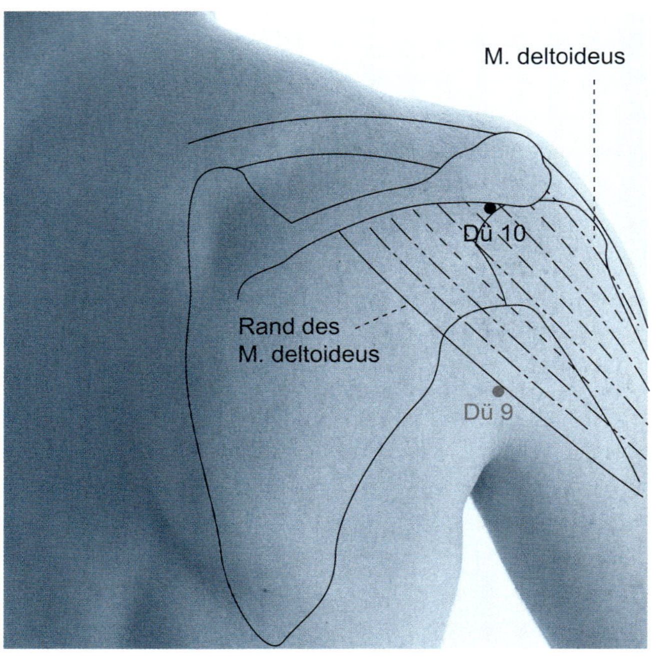

Lokalisation

Bei adduziertem Arm (Normalposition) auf der Verlängerung der dorsalen Achselfalte nach kranial unter dem Rand der Spina scapulae.

Finden

Beim aufrecht sitzenden Patienten palpiert man von der dorsalen Achselfalte nach kranial über den Rand des M. deltoideus (Lage von **Dü 9**) hinweg bis zum knöchernen Widerstand der Spina scapulae, die in diesem Bereich ins Akromion übergeht und hierbei einen flachen, nach unten offenen Bogen bildet. **Dü 10** liegt unterhalb des knöchernen Randes.

Punktion

Senkrecht 0,5–1,5 cun.

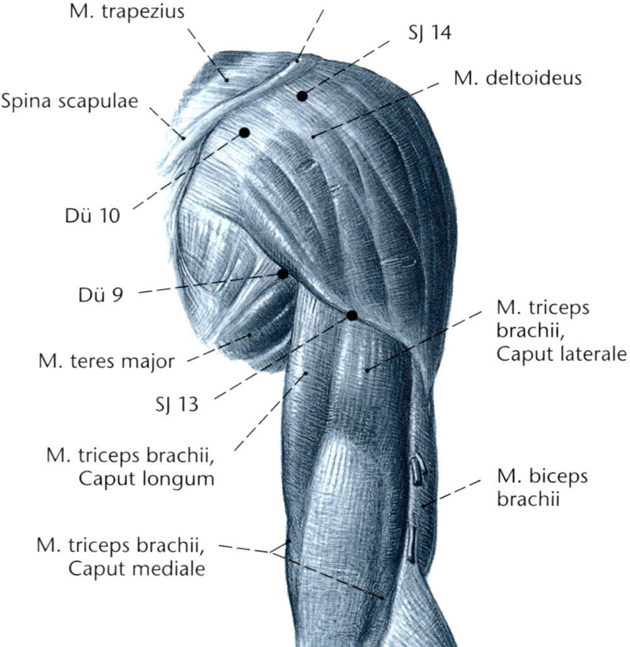

Wirkung und wichtigste Indikationen

Macht die Leitbahn durchgängig, entspannt die Sehnen: Schmerzen und Bewegungseinschränkungen im lateralen Schulterblattbereich und der dorsalen Oberarm- und Schultergelenkregion, „Frozen shoulder".

Besonderheiten

Kreuzungspunkt mit der Bl-Leitbahn, dem *yang wei mai* und *yang qiao mai.* **Dü 10** entspricht einem häufig druckdolenten Triggerpunkt. Zudem liegt hier der posteriore Zugang für die Schultergelenkpunktion.

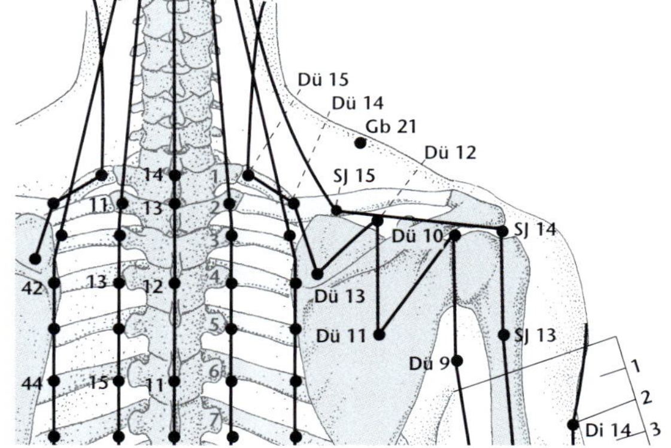

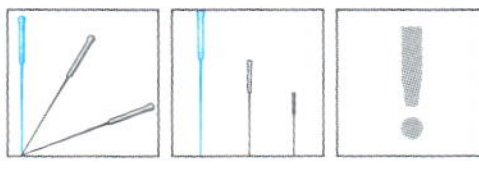

Himmels-Ahnen *(zong-qi* des Himmels) *tianzong*

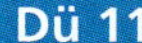

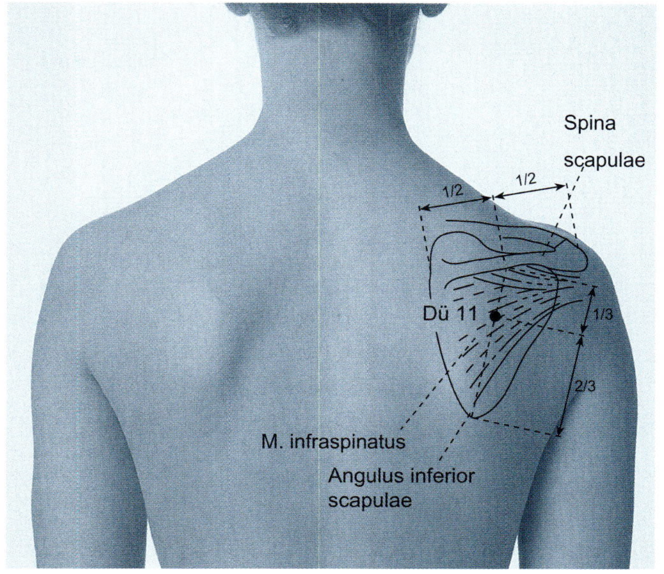

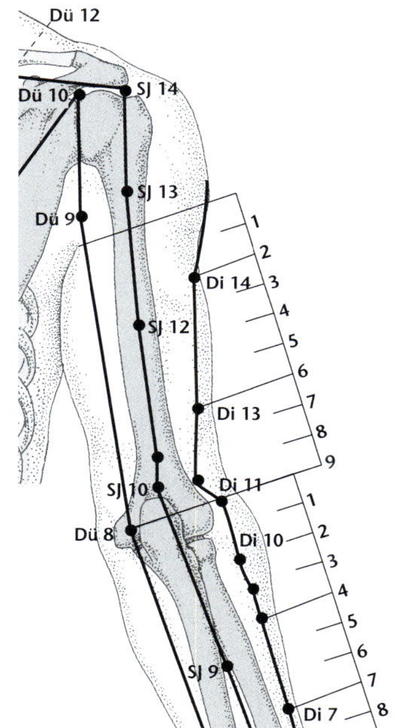

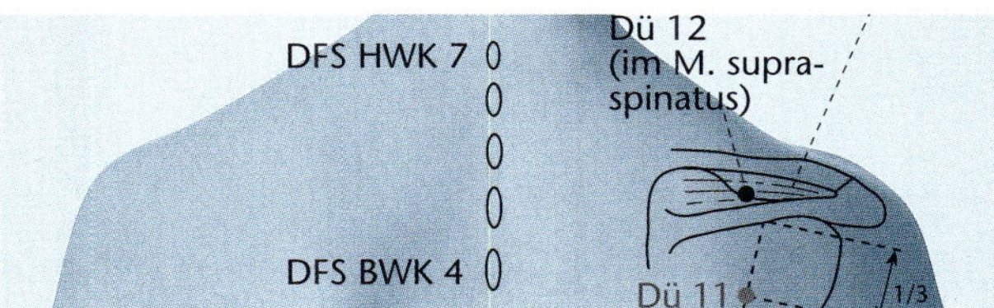

Lokalisation

Auf dem Schulterblatt in einer Vertiefung im M. infraspinatus, ca. im 1. Drittelabstand der Verbindungslinie zwischen der Mitte der Spina scapulae und dem Angulus inferior scapulae.

Finden

Lagerung: Bauchlage oder besser sitzend bei entspannter Schulterregion. Von der Mitte der Spina scapulae (➤ 3.3.1) aus eine gedachte Verbindungslinie zum Angulus inferior scapulae ziehen. An der Grenze zwischen oberem und mittlerem Drittel dieser Verbindungslinie, oft auch etwas tiefer, den meist drucksensiblen Punkt **Dü 11** in einer Mulde im M. infraspinatus lokalisieren. Bei stehendem bzw. sitzendem Patienten mit hängenden Armen projiziert er sich meist auf Höhe des Dornfortsatzes von BWK 4 oder des Wirbelkörpers von BWK 5.

Hinweis: Direkt über **Dü 11** liegt **Dü 12** im Zentrum der Fossa supraspinata.

Punktion

Senkrecht oder schräg 0,5–1,5 cun in den Muskel stechen.

Wirkung und wichtigste Indikationen

- **Macht die Leitbahn durchgängig, mildert Schmerzen, bewegt *qi*, entspannt Thorax und laterale Rippenregion:** Beschwerden in Schulter- und Schulterblattregion (v. a. bei Außenrotationsstörungen) und im Leitbahnverlauf (z. B. bei Beschwerden in der Unterkiefer- und lateralen Armregion)
- **Unterstützt die Mammae:** In Kombination mit **Ren 17, Ma 18** und **Dü 1** bei Laktationsstörungen und akuter Mastitis

Besonderheiten

Dü 11 ist ein häufiger Triggerpunkt im M. infraspinatus.

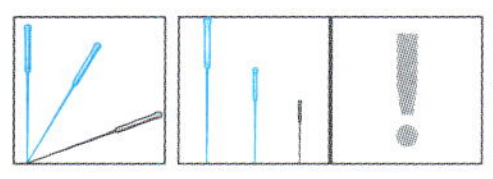

Dü 12

Windfang *bingfeng*

Lokalisation

Senkrecht über **Dü 11,** in der Mitte der Fossa supraspinata der Skapula.

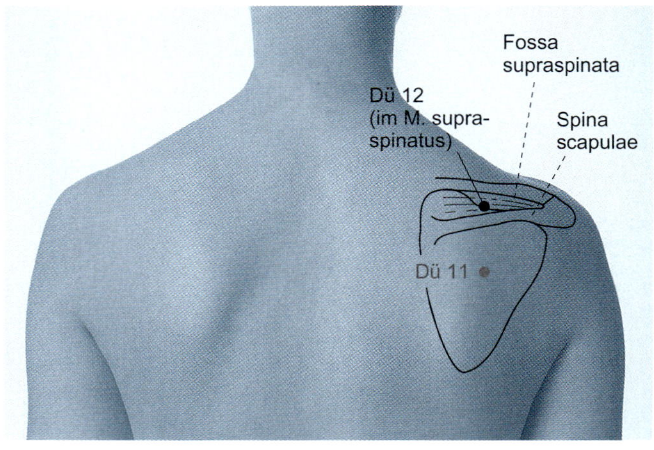

Finden

Lagerung: Bauchlage oder besser sitzend bei entspannter Schulterregion. In der Mitte der Fossa supraspinata **Dü 12** lokalisieren. Der Punkt projiziert sich meist direkt über der Mitte der Spina scapulae (➤ 3.3.1).

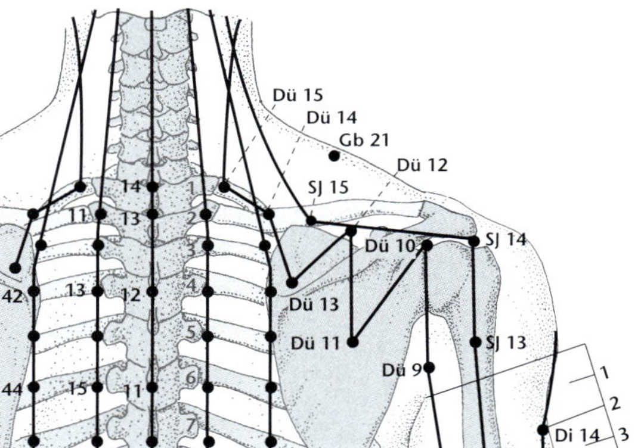

Punktion

Senkrecht oder schräg in den M. supraspinatus in Richtung Schulter 0,5–1 cun. **Cave:** Pneumothorax.

Wirkung und wichtigste Indikationen

Entfernt Wind, unterstützt Schulter und Schulterblatt: Schmerzhafte Funktionsstörungen der Nacken- und Schulterregion, v. a. bei „pathogenem Wind".

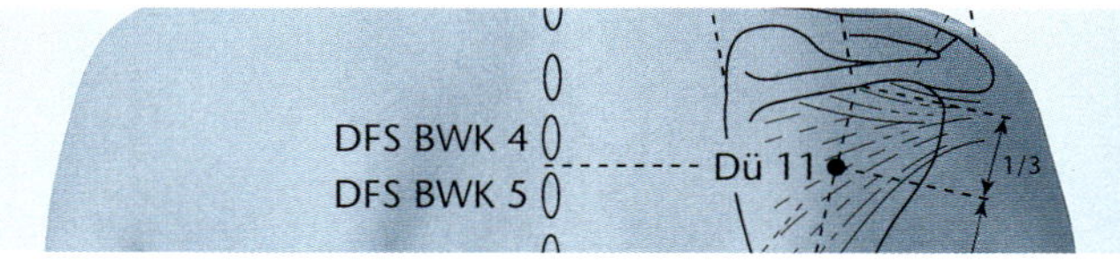

Besonderheiten

Kreuzungspunkt mit der Gb-, SJ- und Di-Leitbahn. **Dü 12** ist ein häufiger Triggerpunkt im M. supraspinatus.

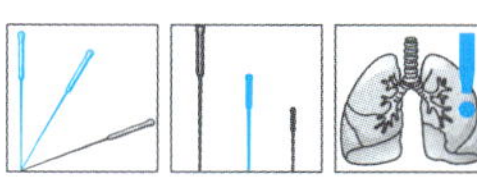

Gekrümmte Mauer *quyuan*

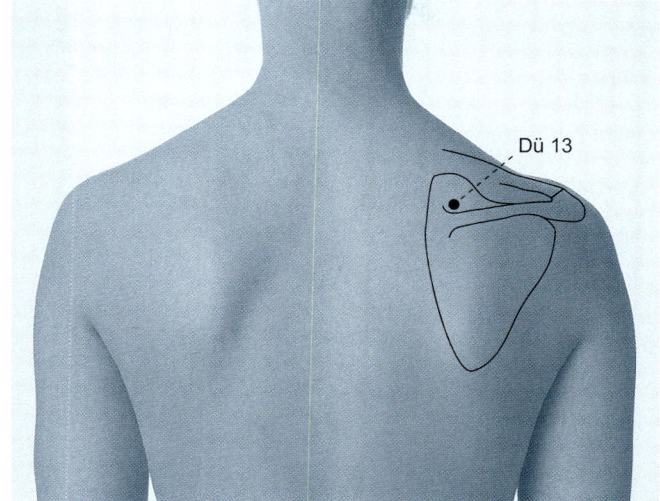

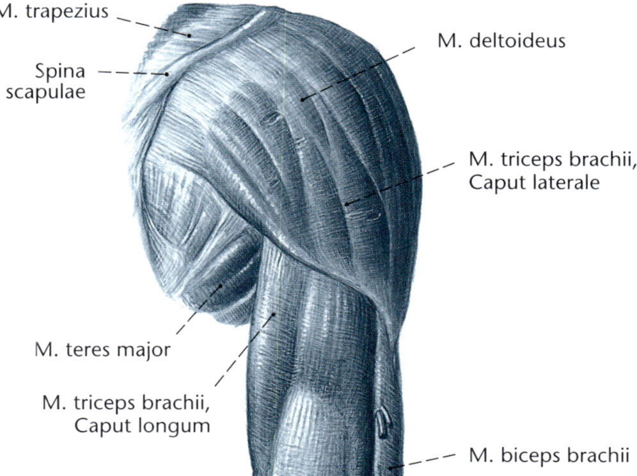

Lokalisation

Am medialen Ende der Fossa supraspinata.

Finden

Die Spina scapulae läuft an ihrem medialen Ende deltaförmig aus und bildet nach kranial einen Bogen, der sich bei der Palpation wie eine „gekrümmte Mauer", daher der chin. Name, anfühlt. In der Hohlkehle dieses Bogens, noch auf dem Schulterblatt gelegen, liegt **Dü 13** im Bereich des medialen Ursprungs des M. supraspinatus.

Hinweis: Auf ca. derselben Höhe liegen ein Punkt von **Ex-B 2** *(huatuojiaji)*/**Bl 12**/**Bl 41** (0,5/1,5/3 cun lateral der Medianlinie).

Punktion

Senkrecht 0,3–0,5 cun oder schräg nach lateral 0,5–1 cun. Bei korrekter Lokalisation keine Gefahr einer Punktion der Pleura.

Wirkung und wichtigste Indikationen

Macht die Leitbahn durchgängig, unterstützt Schulter und Schulterblatt: Schmerzen und Bewegungseinschränkungen in der medialen Schulter- und Schulterblattregion sowie in unterer HWS- und oberer BWS-Region.

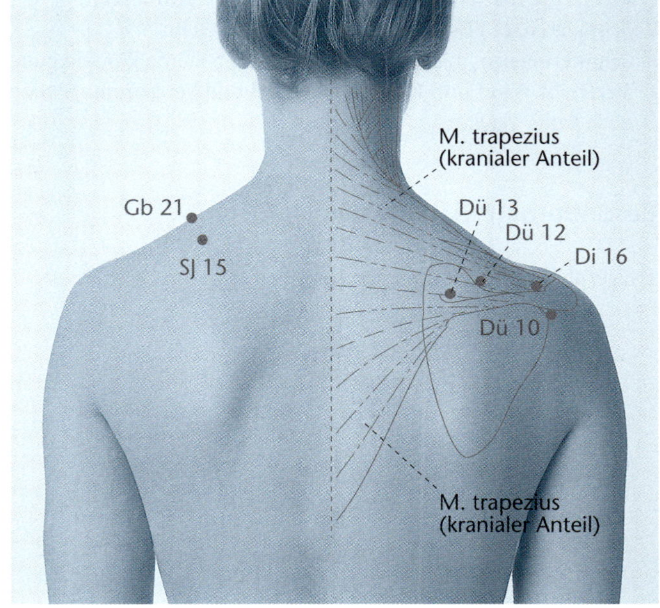

Dü 14 *shu*-Punkt zur Schulteraußenseite *jianwaishu*

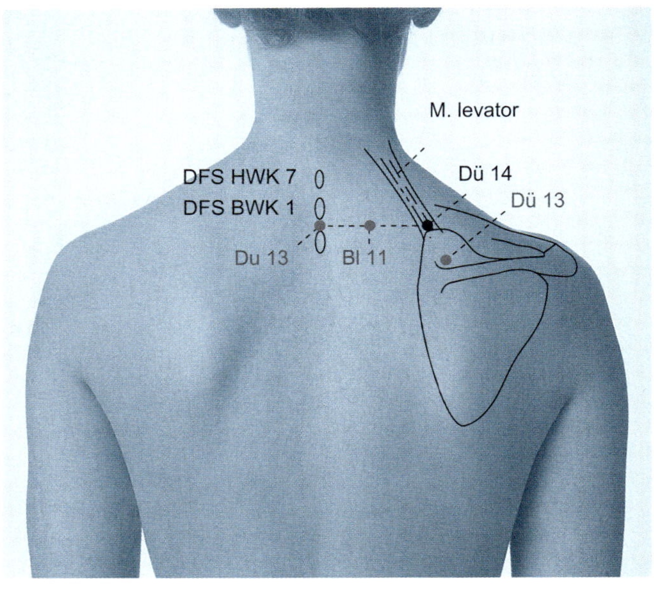

Lokalisation

3 cun lateral von der Dornfortsatzunterkante von BWK 1 im Ansatzbereich des M. levator scapulae an der Skapula.

Finden

Der M. levator scapulae entspringt am oberen Anteil des medialen Schulterblattrands bis hin zum Angulus superior. Er ist in diesem Bereich häufig myogelotisch, daher gut abgrenzbar und häufig druckschmerzhaft (Triggerpunkt). **Dü 14** befindet sich kurz oberhalb des eigentlichen Muskelansatzes, also im Gegensatz zu **Dü 13** nicht mehr über dem Schulterblatt.

Hinweis: Auf ca. derselben Höhe liegen **Du 13** (unter dem Dornfortsatz von BWK 1) und ein Punkt von **Ex-B 2** *(huatuojiaji)*/**Bl 11** (0,5/1,5 cun lateral der Medianlinie).

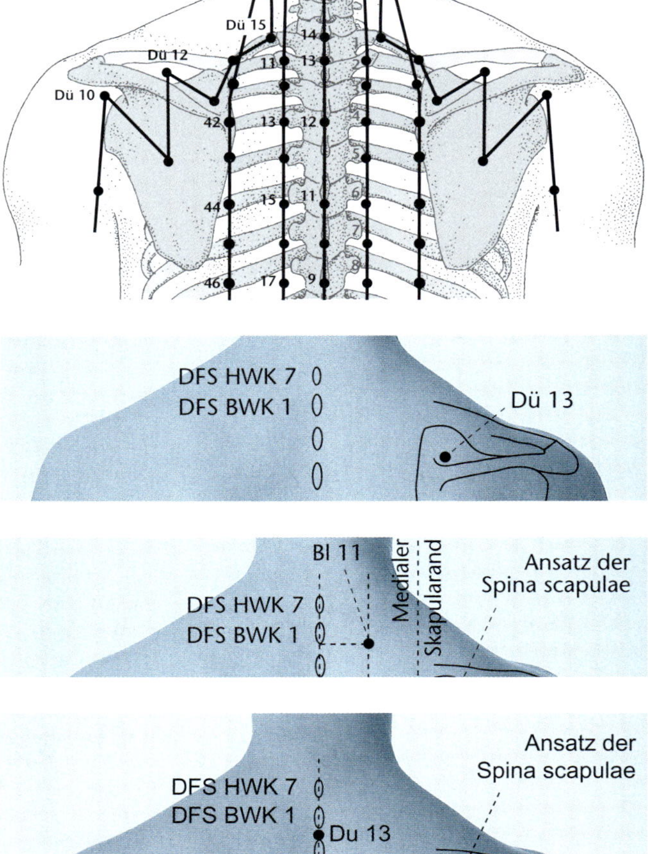

Punktion

Schräg nach medial in Richtung WS 0,5–1 cun. **Cave:** Pneumothorax.

Wirkung und wichtigste Indikationen

- **Macht die Leitbahn durchgängig, mildert Schmerzen:** Schmerzen und Bewegungseinschränkungen im Schulterbereich, in der unteren HWS- und oberen BWS-Region
- **Vertreibt Wind und Kälte:** Schmerzen und Verspannungen nach kalter Zugluft

Besonderheiten

Triggerpunkt im M. levator scapulae.

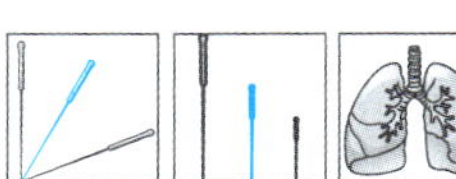

shu-Punkt zur Schultermitte *jianzhongshu* Dü 15

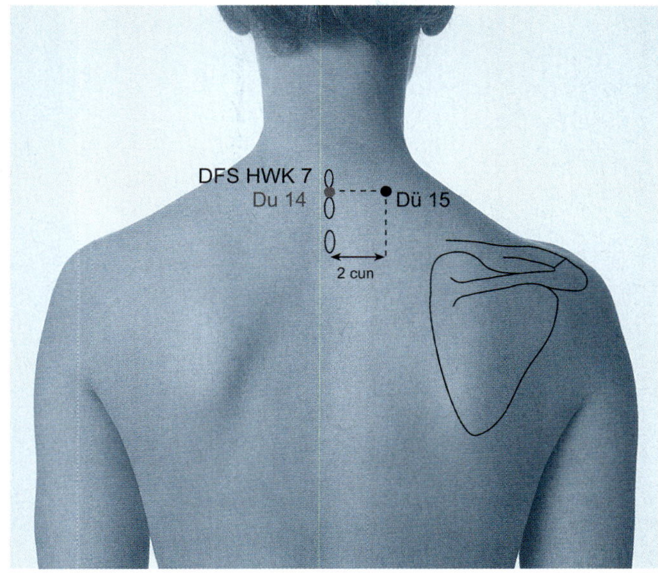

Lokalisation

2 cun lateral der Dornfortsatzunterkante des siebten Halswirbels.

Finden

Orientierung vom Dornfortsatz von HWK 7 (➤ 3.4) aus. Von dessen Unterkante aus 2 cun nach lateral messen und hier **Dü 15** lokalisieren.

Hinweis: Auf derselben Höhe liegen **Du 14** (Medianlinie),**Ex-B 1** *(dingchuan)*/**Ex-B** *(jiehexue)* (0,5/3,5 cun lateral der Medianlinie).

Punktion

Schräg nach medial in Richtung WS 0,5–1 cun. **Cave:** Pneumothorax.

Wirkung und wichtigste Indikationen

- **Macht die Leitbahn durchgängig, mildert Schmerzen:** Schmerzen und Bewegungseinschränkungen im Schulterbereich, in der unteren HWS- und oberen BWS-Region
- **Senkt Lungen-*qi* ab:** Erkrankungen des Respirationstrakts wie Husten

Besonderheiten

Ein Triggerpunkt im M. levator scapulae. Wirkungsvoller Punkt bei Beschwerden am zervikodorsalen Übergang.

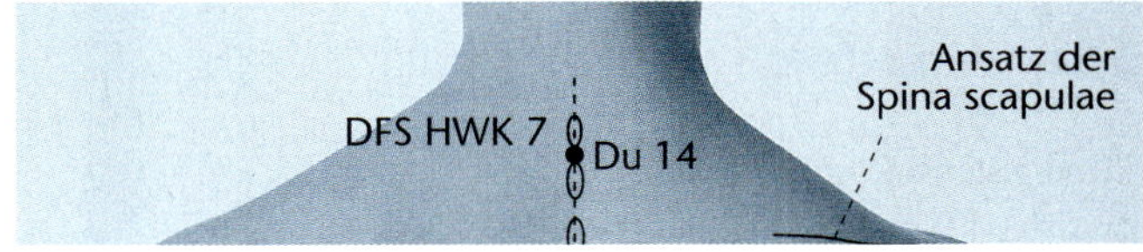

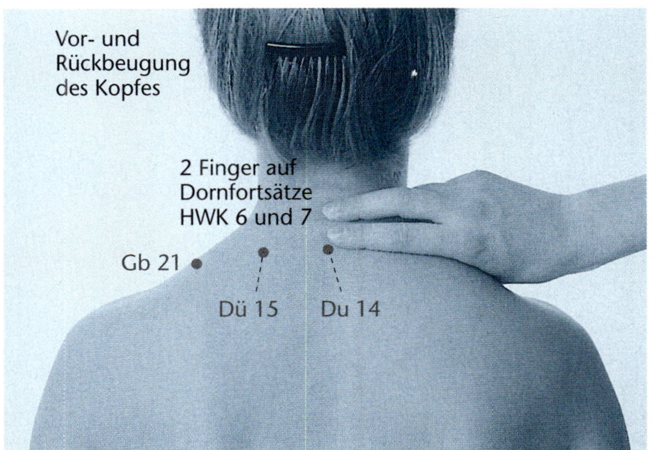

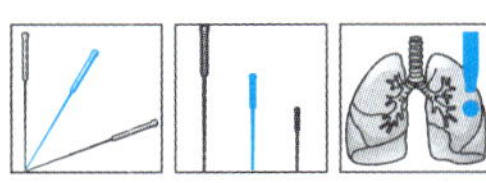

Dü 16 Himmels-Fenster *tianchuang*

Lokalisation

Ca. 3,5 cun lateral der ventralen Medianlinie auf Höhe der Larynxprominenz am Hinterrand des M. sternocleidomastoideus.

Finden

Von der Larynxprominenz (Spitze des Adamsapfels ➤ 3.2) eine Linie nach dorsal ziehen bis zum hinteren Rand des Kopfnickermuskels. **Dü 16** liegt unmittelbar hinter dem Rand des Muskels, der bei Rotation des Kopfes zur Gegenseite besser sicht- und tastbar ist.

Hinweis: Auf derselben Höhe liegen **Ma 9** (vor dem M. sternocleidomastoideus) und **Di 18** (zwischen den beiden Köpfen des Muskels).

Punktion

Senkrecht 0,5–0,8 cun. Vor Punktion den Kopf ggf. wieder zurückdrehen lassen. **Cave:** V. jugularis externa.

Wirkung und wichtigste Indikationen

- **Himmelsfensterpunkt – unterstützt Hals, Ohren und Stimme, reguliert** ***qi*****, beruhigt** ***shen*****:** Halsentzündungen, Heiserkeit, Struma, Skrofula, Kopfschmerzen, Gesichts- und Wangenschwellung, psychische Erkrankungen wie manische und depressive Zustände
- **Macht die Leitbahn durchgängig, mildert Schmerzen:** Beschwerden in Nacken- und Schulterregion

Besonderheiten

Himmelsfensterpunkt.

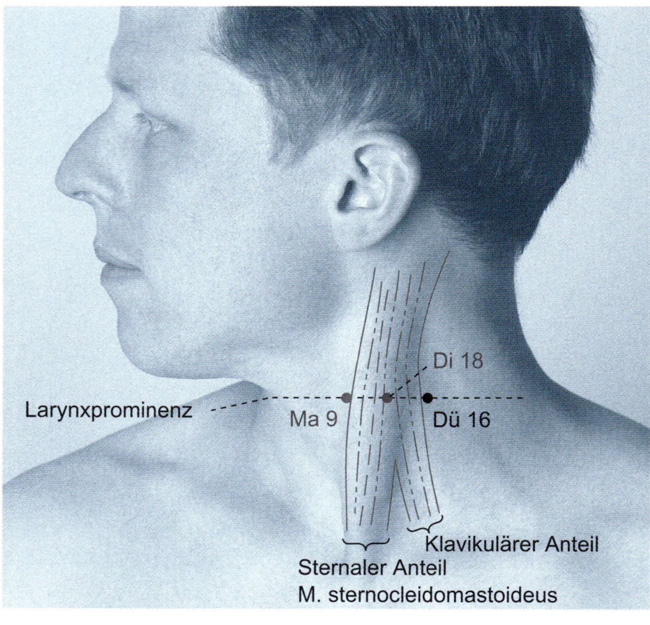

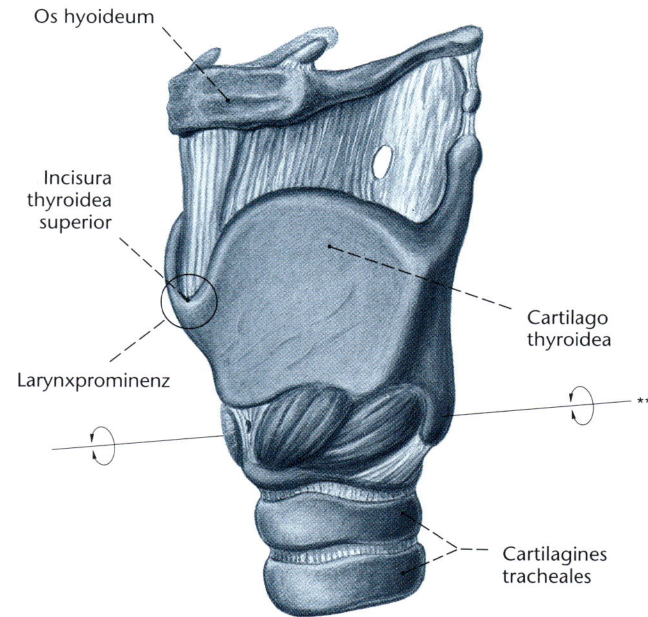

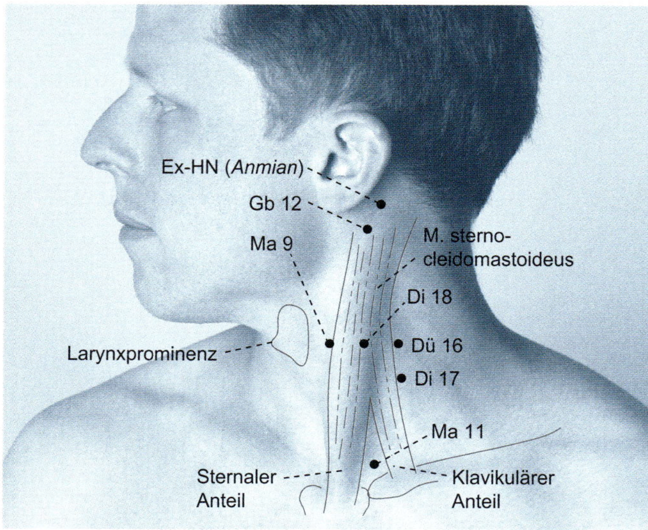

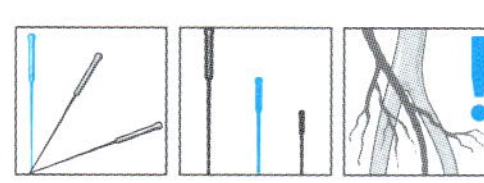

Himmels-Antlitz *tianrong* Dü 17

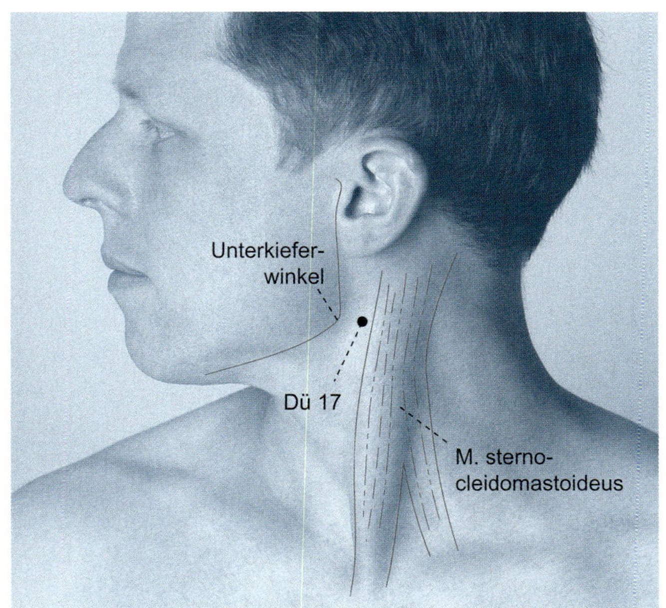

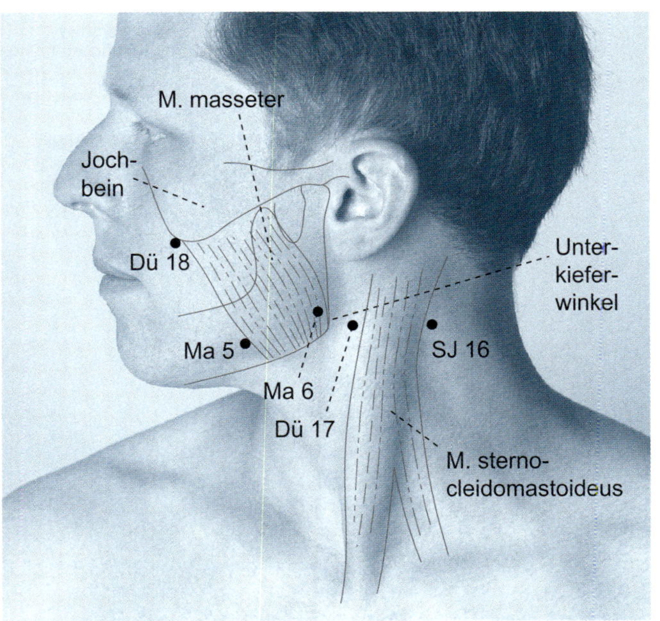

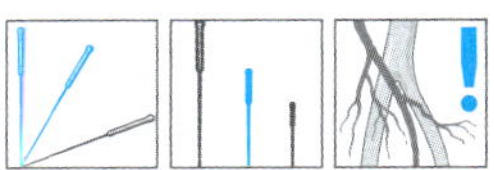

Lokalisation

Dorsal des Unterkieferwinkels (Angulus mandibulae) und vor dem Vorderrand des M. sternocleidomastoideus.

Finden

Durch Rotation des Kopfes zur Gegenseite tritt der Rand des M. sternocleidomastoideus besser hervor. **Dü 17** liegt in der Mitte zwischen Angulus mandibulae und dem vorderen Rand des Kopfnickermuskels.

Punktion

Senkrecht oder schräg in Richtung Zungenwurzel und anterior der A. carotis 0,5–1 cun. **Cave:** A. carotis interna/Vv. jugularis externa und interna.

Wirkung und wichtigste Indikationen

Himmelsfensterpunkt – unterstützt Ohren, Nacken und Hals, senkt gegenläufiges *qi* ab, beseitigt Schwellungen, beruhigt *shen:* Halsentzündungen, Heiserkeit, Globusgefühl, Ohrerkrankungen, Struma, Skrofula, Kopfschmerzen, Gesichts- und Wangenschwellungen, psychische Erkrankungen wie manische und depressive Zustände.

Besonderheiten

Himmelsfensterpunkt.

Dü 18 Jochbeinknochenspalte *quanliao*

Lokalisation

Auf dem Schnittpunkt einer Senkrechten durch den äußeren Augenwinkel mit der Jochbeinunterkante am Vorderrand des M. masseter.

Finden

Eine gedachte Senkrechte durch den äußeren Augenwinkel bis zur Jochbeinunterkante ziehen. **Dü 18** liegt hier in einer Vertiefung am Vorderrand des M. masseter (ca. auf Höhe der seitlichen Nasenflügelbegrenzung, Lage von **Di 20**). Bei Kaubewegungen des Patienten ist der Vorderrand des M. masseter deutlich tastbar.

Punktion

Senkrecht oder schräg 0,3–0,5 cun oder flach s.c. 1–1,5 cun in Richtung **Ma 4, Ma 7** und **Di 20.** Moxibustion nach einigen Texten kontraindiziert.

Wirkung und wichtigste Indikationen

Beseitigt Wind, klärt Hitze, mildert Schwellungen und Schmerzen: Fazialisparese, Tics, Trigeminusneuralgie 2. Ast, Sinusitis maxillaris, myofasziales Schmerzsyndrom, ödematöse Schwellungen, kieferorthopädische Probleme, Zahnschmerzen (Oberkieferzähne), Akupunkturanästhesie bei Zahnextraktionen.

Besonderheiten

Kreuzungspunkt mit der SJ-Leitbahn. Wichtiger Lokalpunkt.

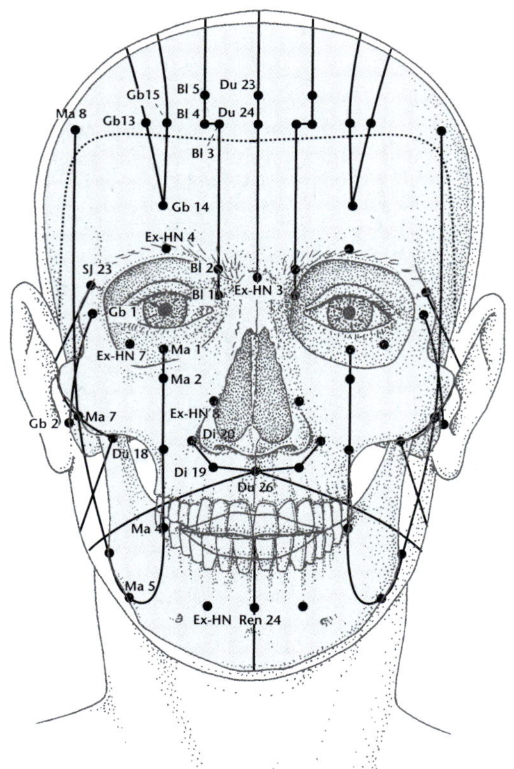

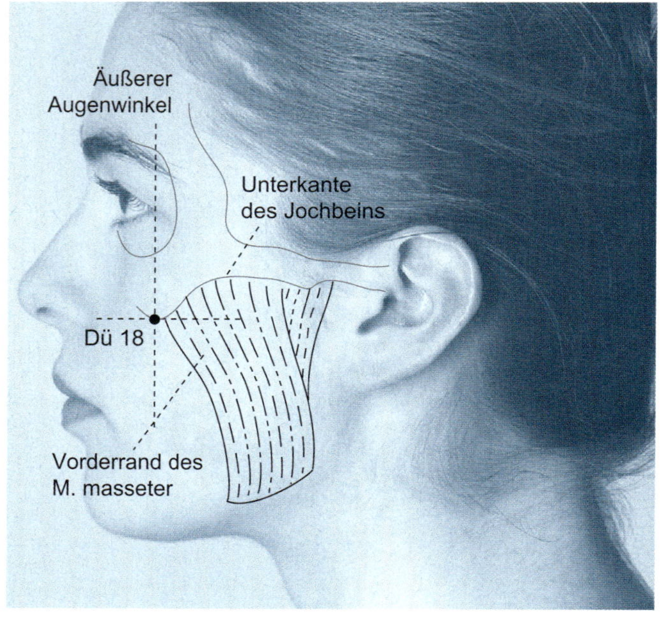

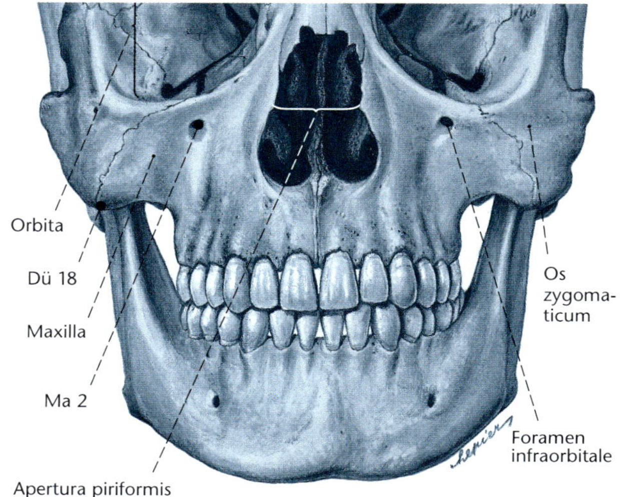

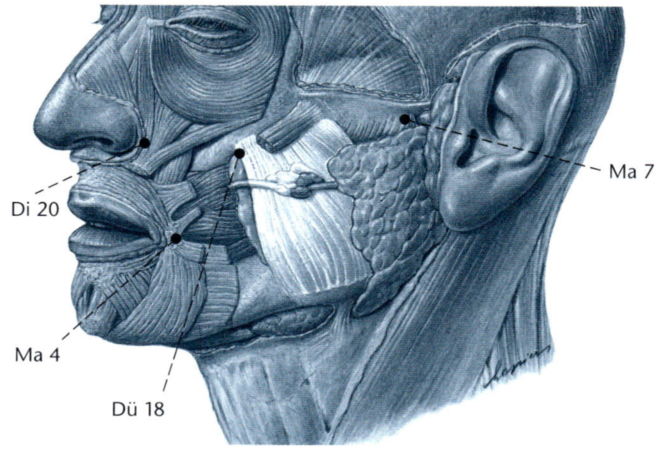

Palast des Hörens *tinggong*

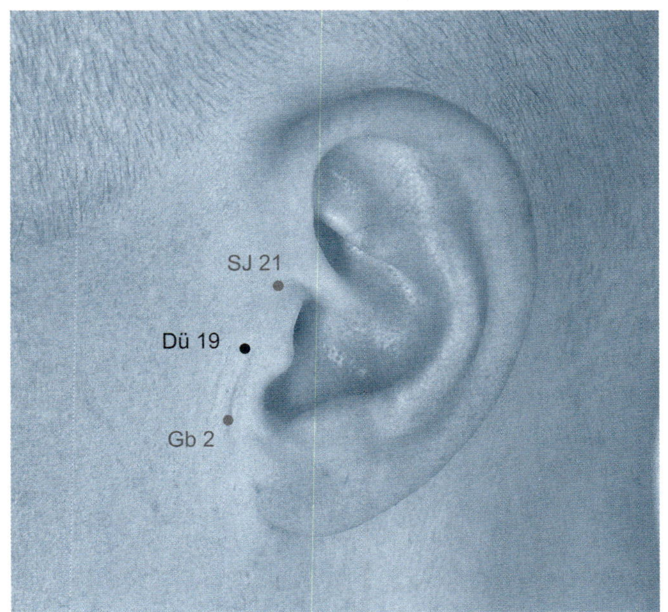

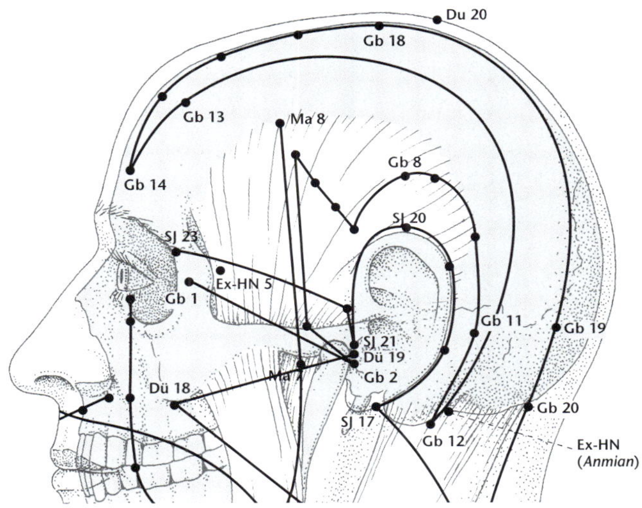

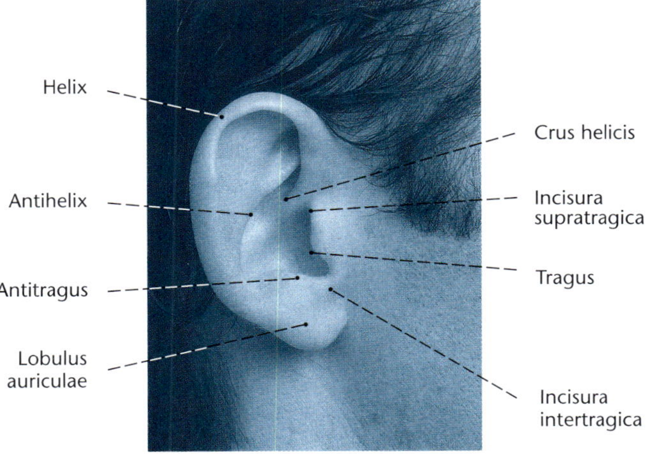

Lokalisation

Vor dem Ohr auf Höhe der Tragusmitte in einer Vertiefung zwischen Tragus und Processus condylaris der Mandibula.

Finden

Vor dem Ohr den Übergang von Ohrmuschel (Knorpel) zur Wange hin aufsuchen. Hier stellt sich im Alter meist ein ausgeprägter Sulcusverlauf dar. An diesem Übergang auf Höhe der Tragusmitte **Dü 19** lokalisieren.

Hinweis: Dü 19 liegt in der Mitte der 3 vor dem Ohr liegenden Punkte, wobei **SJ 21** kranial und **Gb 2** distal von **Dü 19** liegen.

Punktion

Bei geöffnetem Mund senkrecht oder leicht schräg kaudalwärts 0,5–1 cun. **Cave:** Der Punkt liegt wie **SJ 21** und **Gb 2** nahe von A. temporalis superficialis/N. auriculotemporalis.

Wirkung und wichtigste Indikationen

- **Unterstützt die Ohren:** Ohrerkrankungen, Kiefergelenkstörungen (hier **Gb 2** wirkungsvoller)
- **Beruhigt** ***shen:*** Psychische Störungen

Besonderheiten

Kreuzungspunkt mit der Gb- und SJ-Leitbahn, Exit(Austritt)-Punkt. Wichtiger Lokalpunkt bei Ohrerkrankungen.

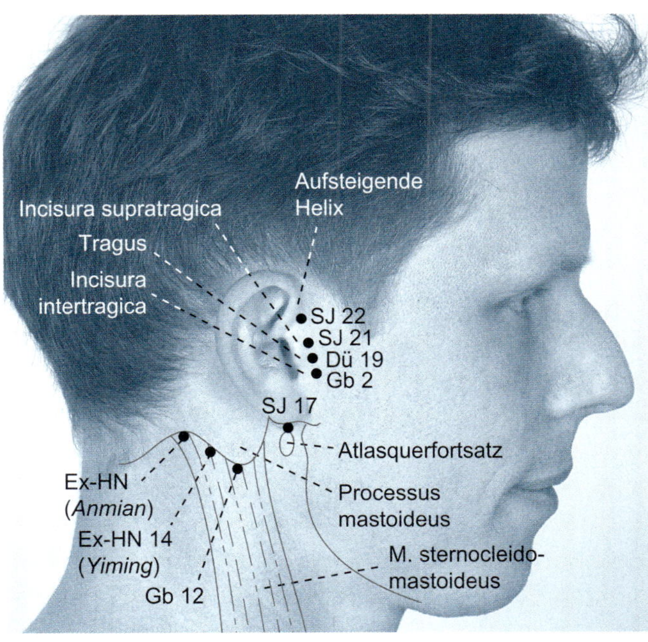

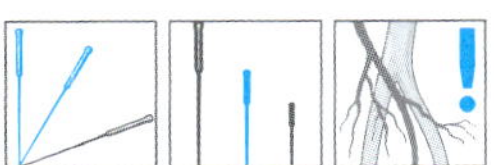

4.7 Blasen-Hauptleitbahn – Fuß-*taiyang (zu taiyang jing luo)*

4.7.1 Bl-Hauptleitbahn *(zu taiyang jing)*

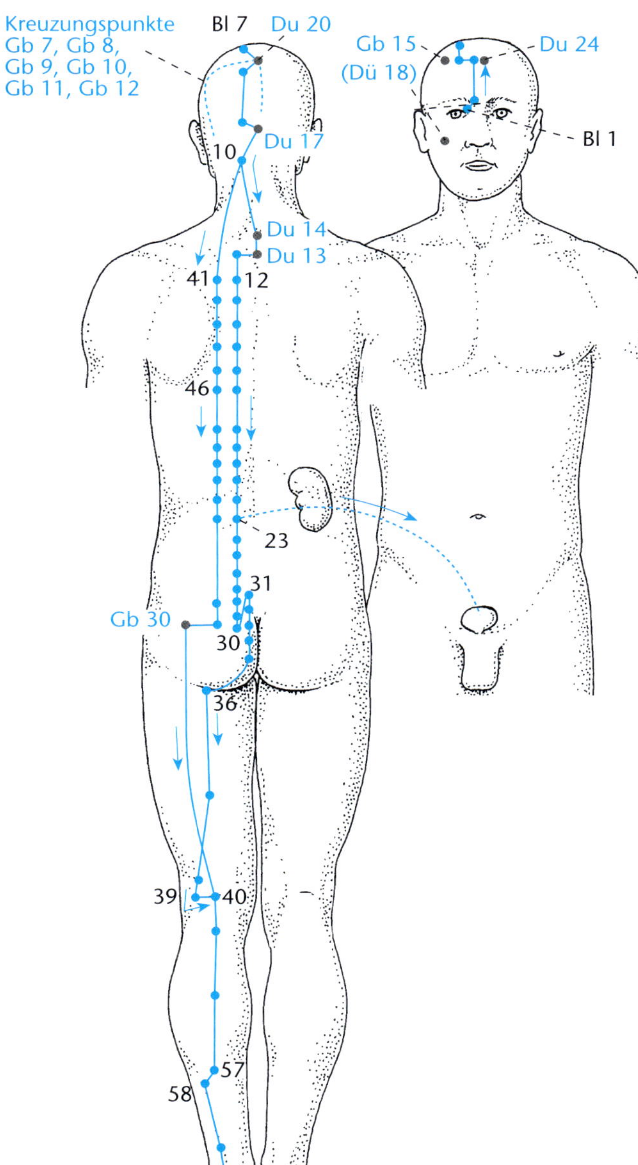

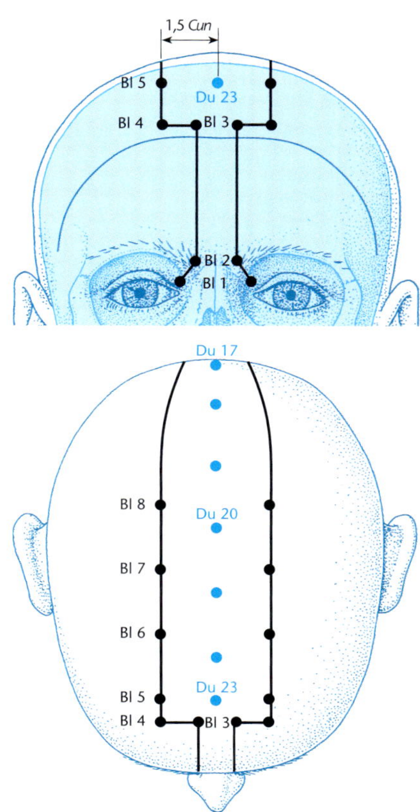

Verlauf

Der **äußere** Verlauf der Bl-Leitbahn beginnt am inneren Augenwinkel bei **Bl 1** *(jingming)*. Hierhin zieht ein Ast der Dü-Hauptleitbahn ausgehend von **Dü 18** *(quanliao)* (*yang*-Achsen- bzw. Schichtverbindung: *taiyang*).

Die **äußere** Leitbahn zieht nach kranial zur Stirn, kreuzt dort **Du 24** *(shenting)* und **Gb 15** *(toulinqi)* und verbindet sich am Scheitel mit dem außerordentlichen Gefäß *du mai* bei **Du 20** *(bahui)*. Von **Du 20** aus gibt es **zwei Verzweigungen,**

- **ein Ast** zweigt zur Schläfenregion ab und kreuzt die Gb-Hauptleitbahn an den Punkten **Gb 8** *(shuaigu)*, **Gb 7** *(qubin)*, **Gb 9** *(tianchong)*, **Gb 10** *(fubai)*, **Gb 11** *(touqiaoyin)* und **Gb 12** *(wangu)*,
- **ein Ast** dringt tiefer nach **innen** in das Gehirn ein und zieht wieder bei **Du 17** *(naohu)* bzw. nach einigen Autoren bei **Bl 8** *(luoque)* aus dem Gehirn an die Oberfläche.

Der **äußere Verlauf** der Leitbahn zieht von **Du 20** weiter durch **Bl 8** *(luoque)* und **Bl 9** *(yuzhen)*, kreuzt **Du 17** *(naohu)* und zieht dann in der Nackenregion zu **Bl 10** *(tianzhu)*.
Hier teilt sich die **äußere** Leitbahn in **zwei Äste** auf,

- der **mediale Blasen-Ast** zieht zunächst durch **Du 14** *(dazhui)* unter dem Dornfortsatz des 7. HWK, wo er die anderen *yang*-Hauptleitbahnen trifft, dann durch **Du 13** *(taodao)* und verläuft ab dem 1. BWK 1,5 cun lateral der Medianlinie nach kaudal. Auf der Höhe des 2. LWK tritt die Leitbahn in einem **inneren** Verlauf in die

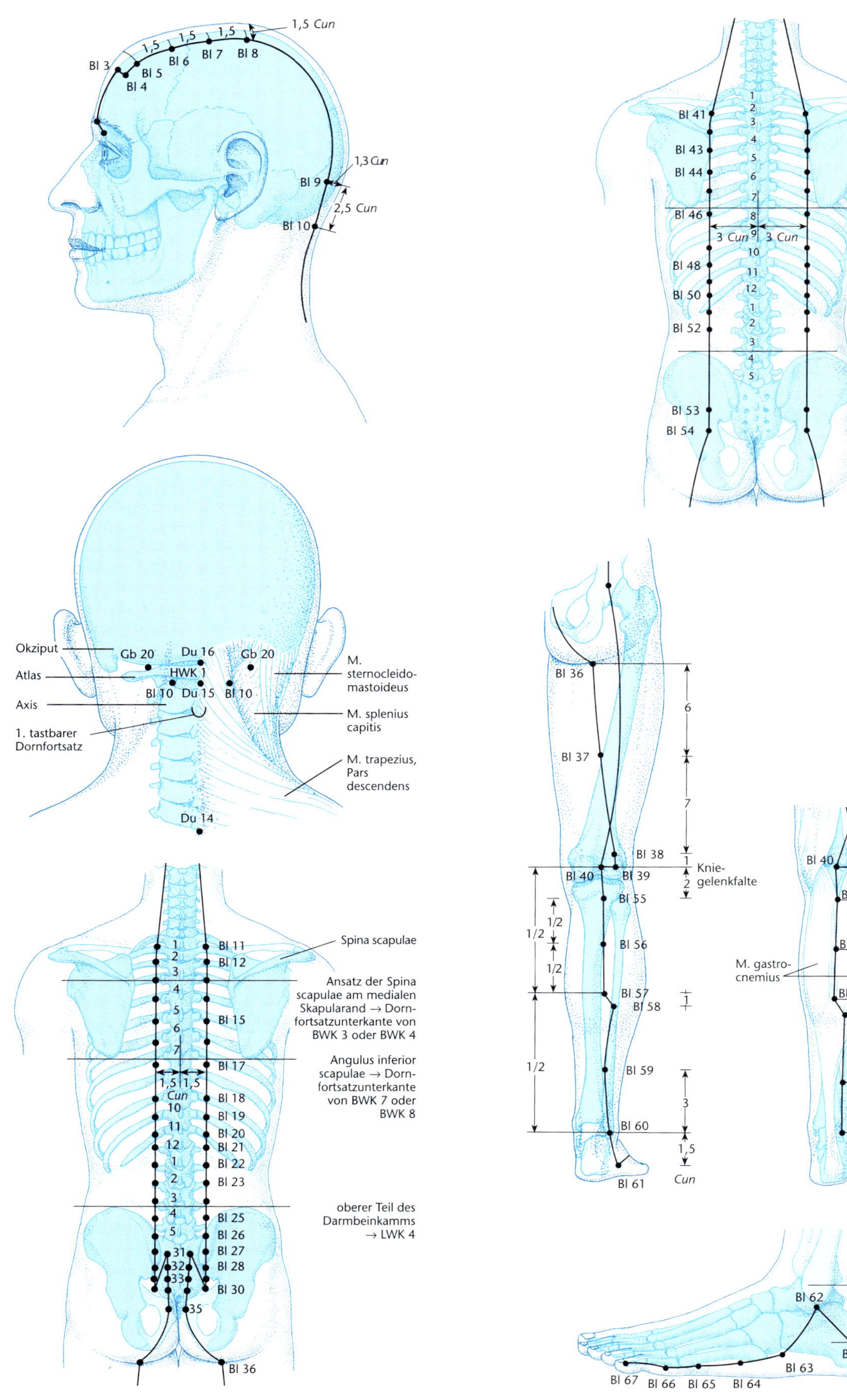
1,5 Cun
1,5
1,5
1,5
Bl 3
Bl 4
Bl 5
Bl 6
Bl 7
Bl 8
1,3 Cun
Bl 9
2,5 Cun
Bl 10
Bl 41
Bl 43
Bl 44
Bl 46
3 Cun
3 Cun
Bl 48
Bl 50
Bl 52
Bl 53
Bl 54
Okziput
Atlas
Axis
1. tastbarer Dornfortsatz
Gb 20
Du 16
Gb 20
HWK 1
Bl 10
Du 15
Bl 10
M. sternocleido-mastoideus
M. splenius capitis
M. trapezius, Pars descendens
Du 14
Bl 11
Bl 12
Bl 15
Bl 17
Bl 18
Bl 19
Bl 20
Bl 21
Bl 22
Bl 23
Bl 25
Bl 26
Bl 27
Bl 28
Bl 30
Bl 36
1,5 Cun 1,5
Spina scapulae
Ansatz der Spina scapulae am medialen Skapularand → Dornfortsatzunterkante von BWK 3 oder BWK 4
Angulus inferior scapulae → Dornfortsatzunterkante von BWK 7 oder BWK 8
oberer Teil des Darmbeinkamms → LWK 4
Bl 36
Bl 37
Bl 38
Bl 40
Bl 39
Knie-gelenkfalte
Bl 55
Bl 56
Bl 57
Bl 58
Bl 59
Bl 60
Bl 61
1/2
1,5 Cun
Caput longum des M. biceps femoris
Kniegelenk-beugefalte
M. gastro-cnemius
16 Malleolus lateralis
Bl 60
Bl 62
1,5 Cun
Bl 61
Bl 63
Bl 67
Bl 66
Bl 65
Bl 64

Abdomenregion ein, zieht zum gekoppelten *zang*-Organ, der Niere *(shen)* und zum zugehörigen *fu*-Organ, der Blase *(pang guang)*. Der **äußere** Ast zieht durch die Gluteal- und die Oberschenkelregion weiter bis zur Fossa poplitea **(Bl 40)**, wo er sich wieder mit dem äußeren, lateralen Blasen-Ast vereinigt,

- ➡ der **laterale Blasen-Ast** zieht von **Bl 10** *(tianzhu)* zu **Bl 41** *(fufen)* auf Höhe der Dornfortsatzunterkante des 2. BWK und verläuft ab hier 3 cun lateral der Medianlinie nach kaudal über den Rücken, zieht auf Höhe des 4. Sakrallochs durch die Glutealregion zu **Gb 30** *(huantiao)*, verläuft dann entlang dem posterior-lateralen Anteil des Oberschenkels und trifft den medialen, äußeren Blasen-Ast wieder, der in die Fossa poplitea abgestiegen ist.

Von der Kniekehle **(Bl 40)** aus verläuft die Leitbahn entlang dem posterior-lateralen Unterschenkelanteil zum Fuß,

- ➡ passiert den Malleolus lateralis,
- ➡ zieht dann entlang der lateralen Fußkante bis zum lateralen Nagelfalzwinkel der Kleinzehe bis **Bl 67** *(zhiyin)*. Von hier zieht ein Zweig zur Innen/Außen gekoppelten Ni-Hauptleitbahn zu **Ni 1** *(yongquan)* (Fuß-*yin-yang*-Verbindung des 2. Umlaufs).

Klinische Bedeutung (➢ 1.2)

Außen *(biao)* Frösteln und Fieber, Kopfschmerzen, Nackensteifigkeit, Schmerzen in der Lumbalregion, Nasenobstruktion, Augenschmerzen mit Tränenfluss, Schmerzen entlang der posterioren Hüft-, Knie- und Unterschenkelregion, Fußschmerzen

Innen *(li)* **bzw. Organ** *(zang fu)* Schmerzen und Spannungsgefühl im unteren Abdomen, Harnretention, Enuresis, psychische Störungen, Opisthotonus

Verbindungen der Bl-Hauptleitbahn zu den anderen Hauptleitbahnen (➢ 1.2)

Ni-Hauptleitbahn *(zu shaoyin jing)*

Verbindung Fuß-*yin-yang*-Verbindung des 2. Umlaufs.
Ort der Verbindung **Bl 67 → Ni 1** (Fußregion).
Zirkulation Zirkadian (nach Organuhr).
Bedeutung Innen-Außen-Verbindung.

Dü-Hauptleitbahn *(shou taiyang jing)*

Verbindung *yang*-Achsen- bzw. Schichtverbindung des 2. Umlaufs: *taiyang*.
Ort der Verbindung **Dü 18 → Bl 1** (Kopfregion).
Zirkulation Zirkadian (nach Organuhr).
Bedeutung Oben-Unten-Verbindung.

Verbindungen der Bl-Hauptleitbahn zu den *zang-fu*

Niere *(shen)*, **Blase** *(pang guang)*.

4.7.2 Divergente Bl-Leitbahn *(zu taiyang jing bie)*

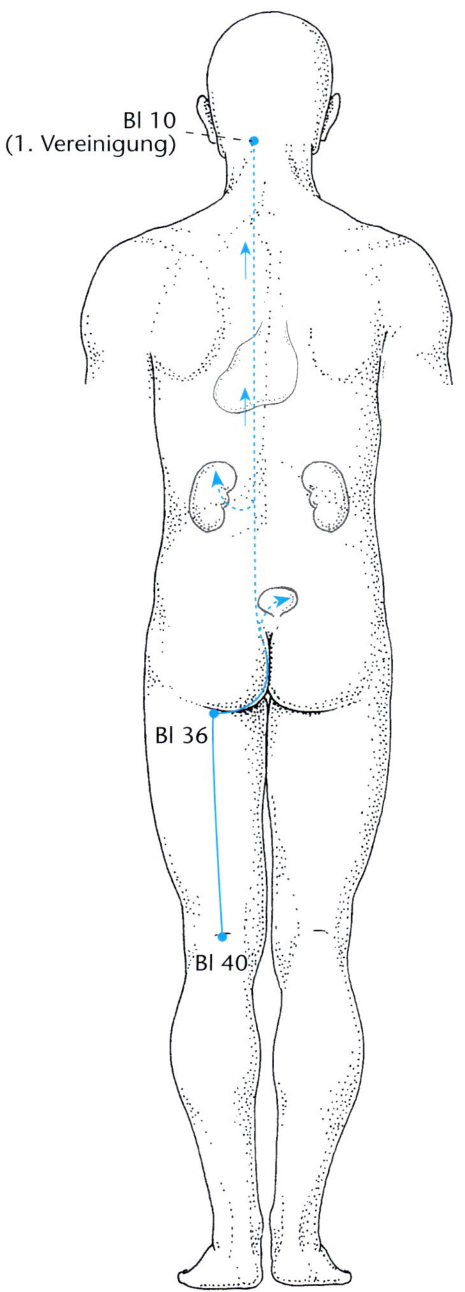

Verlauf

Die divergente Bl-Leitbahn zweigt von der Bl-Hauptleitbahn in der medialen Kniekehlenregion bei **Bl 40** *(weizhong)* ab,

- ➡ zieht zur Mitte der Gesäßfalte bei **Bl 36** *(chengfu),*
- ➡ von dort zum Anus, den sie durchdringt und erreicht dann die Blase *(pang guang),* das *fu*-Organ sowie die Niere *(shen),* das *zang*-Organ,
- ➡ zieht dann entlang der Wirbelsäule und verzweigt sich im Herzen *(xin),*
- ➡ von hier verläuft die divergente Bl-Leitbahn nach kranial zur Nackenregion, wo sie sich mit der Bl-Hauptleitbahn und der divergenten Ni-Leitbahn bei **Bl 10** *(tianzhu)* zu einer der 6 *he*-Vereinigungen verbindet (hier: Ni/Bl als erste Vereinigung 1.3).

Klinische Bedeutung

- Stärkt die Verbindung zwischen Blase und Niere (*zang-fu*-Organsysteme). Punkte der Bl-Hauptleitbahn können daher Erkrankungen des Nieren-Funktionskreises behandeln und umgekehrt Ni-Punkte Erkrankungen des Blasen-Funktionskreises
- Unterstützt die Verbindung der Bl-Hauptleitbahn zum Herzen
- Unterstützt die Verbindung der Bl-Hauptleitbahn zur Anusregion
- Vernetzt die Kniekehlenregion (bei **Bl 40**) sowie die Sakralregion (bei **Bl 32, Bl 31**) mit der Nackenregion (bei **Bl 10**)

4.7.3 Tendinomuskuläre Bl-Leitbahn *(zu taiyang jing jin)*

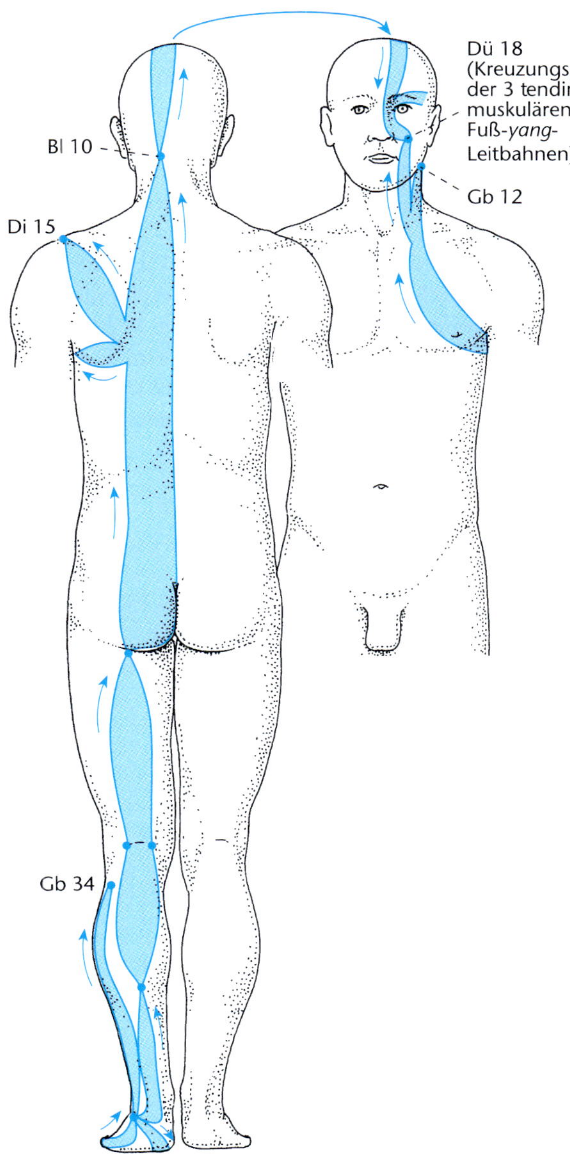

Verlauf

Die tendinomuskuläre Bl-Leitbahn beginnt lateral an der Kleinzehe, zieht an der lateralen Fußkante entlang zum Malleolus lateralis, wo sie sich verknotet *(jie)*.

Vom Malleolus lateralis gehen **3 Äste** ab,

- ➡ **ein Ast** zieht zum Kalkaneus, wo er sich lateral verknotet *(jie)* und sich über die Ferse ausbreitet,
- ➡ **ein weiterer Ast** zieht entlang dem lateralen Unterschenkelanteil nach proximal und verknotet *(jie)* sich am Fibulaköpfchen, wo er die tendinomuskulären Gb- und Ma-Leitbahnen bei **Gb 34** *(yanglingquan)* trifft,
- ➡ **der Hauptast** zieht zur Achillessehne, verknotet *(jie)* sich in der Region der beiden Köpfe des M. gastrocnemius, zieht dann entlang dem posterioren Beinanteil längs des M. gastrocnemius und M. soleus nach proximal, verknotet *(jie)* sich beidseits der Kniekehle, verläuft dann über den posterioren Oberschenkelanteil, verknotet *(jie)* sich in der Mitte der Gesäßfalte, zieht breitflächig lateral der Wirbelsäule über Gesäß und Rücken, erreicht die Nackenregion, wo er sich bei **Bl 10** *(tianzhu)* verknotet *(jie)*.

Beim Verlauf des Hauptastes über die Thoraxregion zweigen auf Achselhöhe **2 Äste** ab,

- ➡ **der eine Ast** zieht zur Schulterregion und erreicht **Di 15** *(jianyu)*,
- ➡ **der andere Ast** durchdringt die Axilla, steigt dann am Thorax auf und zieht zur Fossa supraclavicularis. Hier zweigen erneut **2 Unter-Äste** ab,
  - **ein Unter-Ast** steigt zum Processus mastoideus zu **Gb 12** *(wangu)* auf,
  - **der andere Unter-Ast** zieht über die Wangenregion zu **Dü 18** *(quanliao)*, wo er sich mit den anderen tendinomuskulären Fuß-*yang*-Leitbahnen trifft.

Der Hauptast teilt sich bei **Bl 10** *(tianzhu)* in **2 Äste,**

- ➡ **ein Ast** dringt tiefer bis zur Zungenwurzel ein,
- ➡ **der andere Ast** zieht lateral der Medianlinie über den Schädel bis zum inneren Augenwinkel und trennt sich in **2 Zweige,**
  - **ein Zweig** verknotet *(jie)* sich lateral der Nase und zieht über die Wangenregion nach kaudal,
  - **der andere Zweig** zieht über das obere Augenlid und vernetzt gemeinsam mit der sich um das untere Augenlid verlaufenden tendinomuskulären Ma-Leitbahn die Region um die Augen, dringt dann tiefer in die obere Orbitaregion ein und endet am Gaumen.

Klinische Bedeutung

Pathologie Muskelverspannungen in der Kleinzehenregion, Schwellungen und Schmerzen in der Fersenregion, Steifigkeit und Bewegungseinschränkung der Gelenke, Verspannungen und Steifigkeit des Rückens bzw. entlang der Wirbelsäule mit erschwerter Rumpfbeugung nach vorne, Unfähigkeit, den Arm über die Schulterregion zu heben. Steifigkeit oder ziehende Schmerzen in der Axillaregion, Schmerzen und Muskulaturverspannungen im Bereich der Fossa supraclavicularis, eingeschränkte HWS-Beweglichkeit.

Anwendung Hauptsächlich *bi*-Syndrom (Schmerzhaftes Obstruktionssyndrom) entlang dem Verlauf der Bl-Leitbahn. Die Ausdehnung der tendinomuskulären Bl-Leitbahn, die größer ist als die der Bl-Hauptleitbahn, erklärt und erweitert den klinischen Nutzen der Bl-Leitbahnpunkte auch auf Störungen der Schulter- und Schulterblattregion sowie auf Störungen im Bereich des unteren Augenlids und der Nasenregion.

4.7.4 Bl-*luo*-Gefäß-System *(zu taiyang luo mai)*

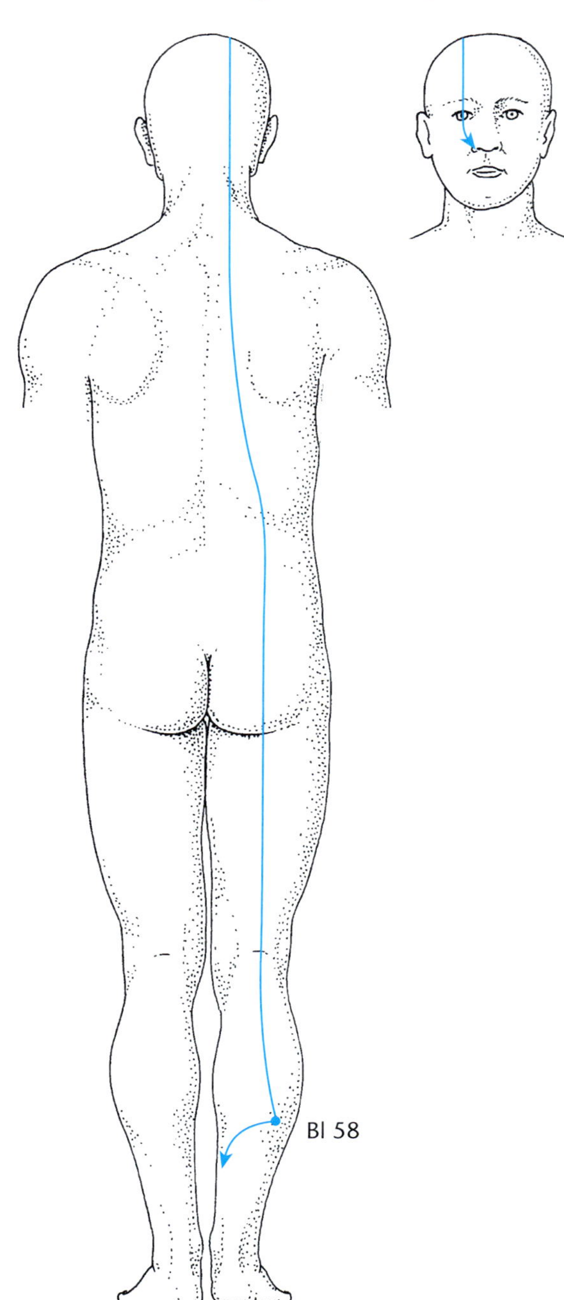

Verlauf

Das Blasen-*luo*-Gefäß-System zweigt von der Bl-Hauptleitbahn beim *luo*-Punkt **Bl 58** *(feiyang)* ab (➤ 8.2.2), bildet ein dreidimensionales retikuläres Netzwerk und teilt sich in viele Verzweigungen und Unterverzweigungen (*sun luo, fu luo, xue luo* ➤ 1.5) in das umgebende Gewebe auf.

- Horizontal verlaufende Verzweigungen ziehen zur Innen/Außen gekoppelten Ni-Hauptleitbahn, nach einigen Schulen (z. B. Nguyen Van Nghi 1989, 1991) als **transversales** Bl-*luo*-Gefäß zum *yuan*-Punkt **Ni 3** *(taixi)*.
- Nach Solinas, Mainville und Auteroche (1998, Variante in der Abb.) wird eine **longitudinal** verlaufende Verzweigung beschrieben, die der Bl-Hauptleitbahn folgt, den Kopf erreicht und in die Nase eindringt. Diese Verzweigung wird nicht in den klassischen Texten erwähnt, sondern erklärt sich nach Solinas aus der klassischen Pathologie-Beschreibung des *luo*.

Klinische Bedeutung

Pathologie (➤ 8.2.2)
Fülle *(shi)* Nasenobstruktion, wässriger und klarer Fließschnupfen, Kopfschmerzen, Rückenschmerzen.
Leere *(xu)* Nasenbluten, chronischer und klarer Fließschnupfen, Sinusitis.

4.7.5 Kutane Region *(taiyang pi bu)*

Siehe Beschreibung und Abbildungen ➤ 1.6

4.7.6 Punkte der Bl-Leitbahn (Übersicht)

Spezifische Punkte nach ihrer Funktion

- *yuan*-**Punkt** (➤ 8.2.1)**: Bl 64** *(jinggu)*
- *luo*-**Punkt** (➤ 8.2.2)**: Bl 58** *(feiyang)*
- *xi*-**Punkt** (➤ 8.2.3)**: Bl 63** *(jinmen)*
- *xi*-**Punkt des** *yang qiao mai:* **Bl 59** *(fuyang)*
- **Rücken-***shu***-Punkt** (➤ 8.2.4) **der Blase: Bl 28** *(pangguangshu)*
- **Weitere Rücken-***shu***-Punkte** (➤ 8.2.4) **auf der Bl-Leitbahn:**
  - Rücken-*shu*-Punkt der Lunge: **Bl 13** *(feishu)*
  - Rücken-*shu*-Punkt des Perikards: **Bl 14** *(jueyinshu)*
  - Rücken-*shu*-Punkt des Herzens: **Bl 15** *(xinshu)*
  - Rücken-*shu*-Punkt des *du mai:* **Bl 16** *(dushu)*
  - Rücken-*shu*-Punkt des Zwerchfells: **Bl 17** *(geshu)*
  - Rücken-*shu*-Punkt der Leber: **Bl 18** *(ganshu)*
  - Rücken-*shu*-Punkt der Gallenblase: **Bl 19** *(danshu)*
  - Rücken-*shu*-Punkt der Milz: **Bl 20** *(pishu)*
  - Rücken-*shu*-Punkt des Magens: **Bl 21** *(weishu)*
  - Rücken-*shu*-Punkt des *san jiao:* **Bl 22** *(sanjiaoshu)*
  - Rücken-*shu*-Punkt der Niere: **Bl 23** *(shenshu)*
  - Rücken-*shu*-Punkt des Dickdarms: **Bl 25** *(dachangshu)*
  - Rücken-*shu*-Punkt des Dünndarms: **Bl 27** *(xiaochangshu)*
  - Rücken-*shu*-Punkt der Blase: **Bl 28** *(pangguangshu)*
- *mu*-**Punkt** (➤ 8.2.5) **der Blase: Ren 3** *(zhongji)*
- **Fünf Transport-***shu***-Punkte** (➤ 8.2.6)**:**
  - Brunnen-*jing*-Punkt (Metall), Tonisierungspunkt: **Bl 67** *(zhiyin)*
  - Quell-*ying*-Punkt (Wasser), *ben*-Punkt (Wandlungsphasen- oder Wurzel-Punkt): **Bl 66** *(zutonggu)*
  - Bach-*shu*-Punkt (Holz), Sedierungspunkt: **Bl 65** *(shugu)*
  - Fluss-*jing*-Punkt (Feuer): **Bl 60** *(kunlun)*
  - Meer-*he*-Punkt (Erde): **Bl 40** *(weizhong)*
- **Einflussreicher** *hui***-Punkt** (➤ 8.2.7)**:**
  - Blut: **Bl 17** *(geshu)*
  - Knochen: **Bl 11** *(dazhu)*
- **Öffnungspunkt** (➤ 8.2.8) **des** *yang qiao mai:* **Bl 62** *(shenmai)*
- **Untere Meer-***xiahe***-Punkte** (➤ 8.2.9)**:**
  - *san jiao:* **Bl 39** *(weiyang)*
  - Blase: **Bl 40** *(weizhong)*
- **Kreuzungs-***jiaohui***-Punkte** (➤ 8.2.10)**:**
  - Bl-Leitbahn mit der Ma-, SJ[1]-Leitbahn, *yin qiao mai, yang qiao mai,* Dü-, Gb[10]-Leitbahn, *du mai:* **Bl 1** *(jingming)*
  - Bl-Leitbahn mit der Dü-Leitbahn (SJ-, Gb-Leitbahn, *du mai*[10]): **Bl 11** *(dazhu)*
  - Bl-Leitbahn mit dem *du mai:* **Bl 12** *(fengmen)*
  - Bl-Leitbahn mit dem *du mai*[1]: **Bl 23** *(shenshu)*
  - Bl-Leitbahn mit der Gb-Leitbahn: **Bl 31–Bl 34**
  - Bl-Leitbahn mit der Dü-Leitbahn: **Bl 41** *(fufen)*
  - Bl-Leitbahn mit dem *yang qiao mai:* (**Bl 59** [*fuyang*[1]]), **Bl 61** *(pucan)*, **Bl 62**[10]*(shenmai)*
  - Bl-Leitbahn mit dem *yang wei mai:* **Bl 63** *(jinmen)*
  - Anderer Leitbahnen mit der Bl-Leitbahn: **Du 24, Gb 15, Du 20, (Gb 6**[1]**), Gb 7, Gb 8, Gb 9, Gb 10, Gb 11, Gb 12, Du 17, Du 16**[1]**, Du 14, Du 13, Gb 30**
- *Gao-Wu*-**Kommandopunkt (Meisterpunkt)** (➤ 8.2.11) **für Rücken und Lumbalregion: Bl 40** *(weizhong)*

[1] Nur bei einigen Autoren genannt.

- **Himmelsfensterpunkt** (➤ 8.2.12)**: Bl 10** *(tianzhu)*
- **Punkte der vier Meere** (➤ 8.2.13)**:**
  - Punkt des Meeres des Blutes: **Bl 11** *(dazhu)*
- **Himmelssternpunkt nach** *Ma Dan Yang* (➤ 8.2.14)**: Bl 40** *(weizhong)*, **Bl 57** *(chengshan)* **Bl 60** *(kunlun)*
- *Sun-Si-Miao*-**Geist-Punkt** (➤ 8.2.15)**: Bl 62** *(shenmai)*
- **weitere funktionelle Punkte:**
  - *xi*-Punkt des *yang qiao mai:* **Bl 59** *(fuyang)*

Spezifische Punkte in Verlaufsrichtung (numerisch)

- **Bl 1** *(jingming):* Kreuzungs-*jiaohui*-Punkt mit der Ma-, SJ[1]-Leitbahn, dem *yin qiao mai, yang qiao mai,* Dü-, Gb[1]-Leitbahn, *du mai* (➤ 8.2.10)
- **Bl 10** *(tianzhu):* Himmelsfensterpunkt (➤ 8.2.12)
- **Bl 11** *(dazhu):* Einflussreicher *hui*-Punkt (➤ 8.2.7) der Knochen, Punkt des Meeres des Blutes (➤ 8.2.13), Kreuzungs-*jiaohui*-Punkt mit der Dü-Leitbahn (SJ-, Gb-Leitbahn, *du mai*[1]) (➤ 8.2.10)
- **Bl 12** *(fengmen)*: Kreuzungs-*jiaohui*-Punkt mit dem *du mai* (➤ 8.2.10)
- **Bl 13** *(feishu):* Rücken-*shu*-Punkt der Lunge (➤ 8.2.4)
- **Bl 14** *(jueyinshu):* Rücken-*shu*-Punkt des Perikards (➤ 8.2.4)
- **Bl 15** *(xinshu):* Rücken-*shu*-Punkt des Herzens (➤ 8.2.4)
- **Bl 16** *(dushu):* Rücken-*shu*-Punkt des *du mai*
- **Bl 17** *(geshu):* Rücken-*shu*-Punkt des Zwerchfells (➤ 8.2.4), Einflussreicher *hui*-Punkt des Blutes (➤ 8.2.7)
- **Bl 18** *(ganshu):* Rücken-*shu*-Punkt der Leber (➤ 8.2.4)
- **Bl 19** *(danshu):* Rücken-*shu*-Punkt der Gallenblase (➤ 8.2.4)
- **Bl 20** *(pishu):* Rücken-*shu*-Punkt der Milz (➤ 8.2.4)
- **Bl 21** *(weishu):* Lokalpunkt für den Magen (➤ 8.3.1), Rücken-*shu*-Punkt des Magens (➤ 8.2.4)
- **Bl 22** *(sanjiaoshu):* Rücken-*shu*-Punkt des *san jiao* (➤ 8.2.4)
- **Bl 23** *(shenshu):* Rücken-*shu*-Punkt der Niere (➤ 8.2.4), Kreuzungs-*jiaohui*-Punkt mit dem *du mai*[1]
- **Bl 25** *(dachangshu):* Rücken-*shu*-Punkt des Dickdarms (➤ 8.2.4)
- **Bl 27** *(xiaochangshu):* Rücken-*shu*-Punkt des Dünndarms (➤ 8.2.4)
- **Bl 28** *(pangguangshu):* Rücken-*shu*-Punkt der Blase (➤ 8.2.4)
- **Bl 31–Bl 34:** Kreuzungs-*jiaohui*-Punkt mit der Gb-Leitbahn (➤ 8.2.10)
- **Bl 39** *(weiyang):* Unterer Meer-*xiahe*-Punkt des *san jiao* (➤ 8.2.9)
- **Bl 40** *(weizhong):* Meer-*he*-Punkt (Erde), Unterer Meer-*xiahe*-Punkt der Blase (➤ 8.2.9), *Gao-Wu*-Kommandopunkt (Meisterpunkt) (➤ 8.2.11) für Rücken und Lumbalregion, Himmelssternpunkt nach *Ma Dan Yang* (➤ 8.2.14)
- **Bl 41** *(fufen):* Kreuzungs-*jiaohui*-Punkt mit der Dü-Leitbahn (➤ 8.2.10)
- **Bl 57** *(chengshan):* Himmelssternpunkt nach *Ma Dan Yang* (➤ 8.2.14)
- **Bl 58** *(feiyang): luo*-Punkt (➤ 8.2.2)
- **Bl 59** *(fuyang): xi*-Punkt des *yang qiao mai*, Kreuzungs-*jiaohui*-Punkt mit dem *yang qiao mai* (➤ 8.2.10)[1]

[1] Nur bei einigen Autoren genannt.

- **Bl 60** *(kunlun)*: Fluss-*jing*-Punkt (Feuer), Himmelssternpunkt nach *Ma Dan Yang* (➤ 8.2.14)
- **Bl 61** *(pucan)*: Kreuzungs-*jiaohui*-Punkt mit dem *yang qiao mai* (➤ 8.2.10)
- **Bl 62** *(shenmai)*: Öffnungspunkt des *yang qiao mai* (➤ 8.2.8), *Sun-Si-Miao*-Geist-Punkt (➤ 8.2.15), Kreuzungs-*jiaohui*Punkt mit dem *yang qiao mai* (➤ 8.2.10)
- **Bl 63** *(jinmen)*: *xi*-Punkt (➤ 8.2.3), Kreuzungs-*jiaohui*-Punkt mit dem *yang wei mai* (➤ 8.2.10)
- **Bl 64** *(jinggu)*: *yuan*-Punkt (➤ 8.2.1)
- **Bl 65** *(shugu)*: Bach-*shu*-Punkt (Holz), Sedierungspunkt
- **Bl 66** *(zutonggu)*: Quell-*ying*-Punkt (Wasser), *ben*-Punkt (Wandlungsphasen- oder Wurzel-Punkt)
- **Bl 67** *(zhiyin)*: Brunnen-*jing*-Punkt (Metall), Tonisierungspunkt

Finde- und Punktions-Tipps

Innerer Bl-Ast: verläuft von **Bl 11** (Höhe Dornfortsatzunterkante von BWK 1)–**Bl 30** (Höhe von Dornfortsatz S 4/ 4. Foramen sacrale) jeweils 1,5 cun lateral der Medianlinie.

MERKE

Merkhilfe für die Punkte in der BWK-Region auf dem inneren Bl-Ast:
- **Bl 11–Bl 17:** 2. Zahl der Nummerierung entspricht der Höhe des betroffenen BWK
  Beispiel: **Bl 13** entspricht der Höhe von BWK 3
- **Bl 18–Bl 19:** 2. Zahl der Nummerierung + 1
  Beispiel: **Bl 19** (9 + 1) entspricht Höhe von BWK 10
- **Bl 20+Bl 21:** 10 +2. Zahl der Nummerierung + 1
  Beispiel: **Bl 21** (10 + 1 + 1) entspricht Höhe von BWK 12

Äußerer Bl-Ast: verläuft von **Bl 41** (Höhe Dornfortsatzunterkante von BWK 2)–**Bl 54** (Höhe von Dornfortsatz S 4/4. Foramen sacrale) 3 cun lateral der Medianlinie.

MERKE

Merkhilfe für die Punkte in der BWK-Region auf dem äußeren Bl-Ast:
- **Bl 41–Bl 46:** 2. Zahl der Nummerierung + 1
  Beispiel: **Bl 42** (2 + 1) entspricht Höhe von BWK 3
- **Bl 47–Bl 49:** 2. Zahl der Nummerierung + 2
  Beispiel: **Bl 47** (7 + 2) entspricht Höhe von BWK 9
- **Bl 50:** 2. Zahl der Nummerierung zuzüglich 12

Punktion: Für die Rücken-Punkte des inneren und äußeren Bl-Astes ist auch die flach subkutane zur Wirbelsäule hin gerichtete Nadelung möglich. Danach kann sich der Patient während der Nadelverweildauer auf den Rücken legen, die Nadeln vorher evtl. mit Pflasterstreifen fixieren.

Strahlende Augen *jingming* Bl 1

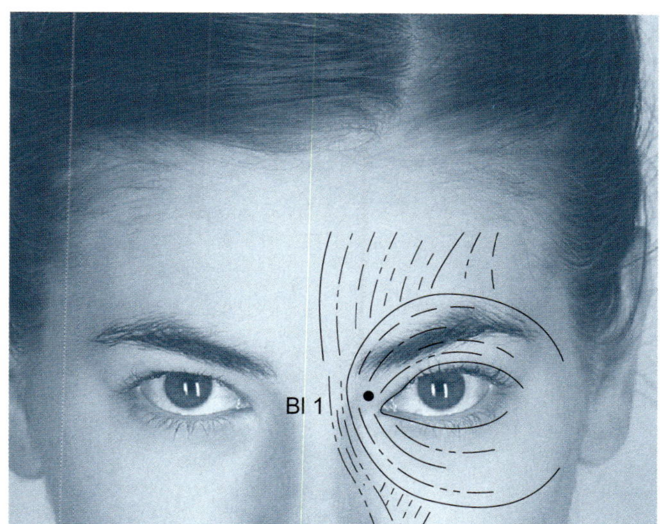

Lokalisation

0,1 cun oberhalb und medial vom medialen Augenwinkel in einer Vertiefung.

Finden

Bl 1 liegt in der kleinen Mulde, die oberhalb vom Ansatz des Oberlids am inneren Augenwinkel zu finden ist. Nach medial tastet man die knöcherne Begrenzung der Nasenwurzel.

Hinweis: Bl 2 liegt direkt über **Bl 1** in einer Vertiefung am medialen Augenbrauenende, **Ma 1** liegt auf der Pupillenlinie zwischen Augapfel und unterem Orbitarand, **Gb 1** und **SJ 23** am lateralen Augenwinkel.

Punktion

Patienten mit geschlossenen Augen nach lateral unten blicken lassen. Dann den Augapfel vom Oberlid her sanft nach kaudal und lateral wegdrücken. Nadelung entlang dem Orbitaoberrand senkrecht nach dorsal. **Cave:** A./V. angularis, Augapfel, Periost, Nadelung nur durch **erfahrene Akupunkteure**.

Nach Nadelentfernung ca. 3 min. lang Kompression der Einstichstelle, Hämatom trotzdem möglich (Patient aufklären). **Keine** Nadelmanipulation! Moxibustion kontraindiziert.

Risikoärmerer Ersatzpunkt: **Bl 2** oder Nadelung flach s. c. von **Bl 1** bis **Bl 2.**

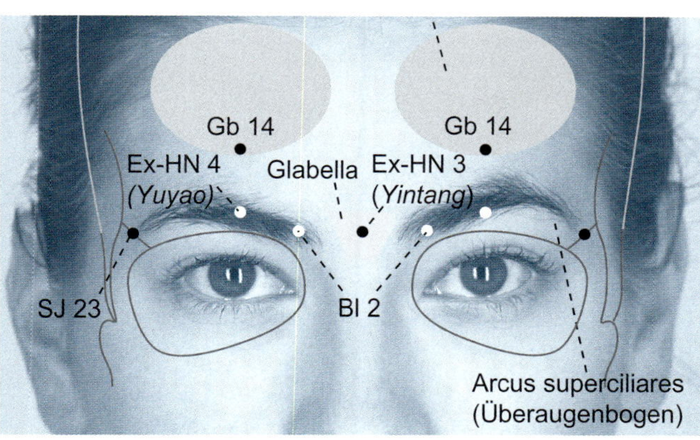

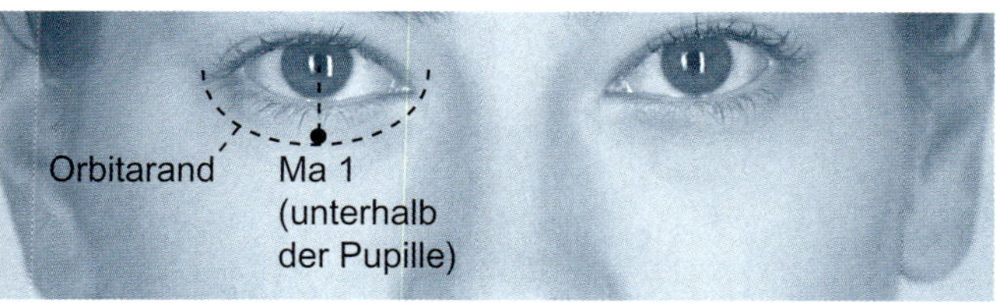

Wirkung und wichtigste Indikationen

Vertreibt Wind, klärt Hitze, unterstützt die Augen: Jegliche Augenerkrankungen, Fazialisparese.

Besonderheiten

Kreuzungspunkt mit der Ma-, Gb-, SJ-Leitbahn und dem *yin qiao mai* und *yang qiao mai* sowie nach einigen Autoren mit der Dü-Leitbahn und dem *du mai*, Entry(Eintritt)-Punkt.

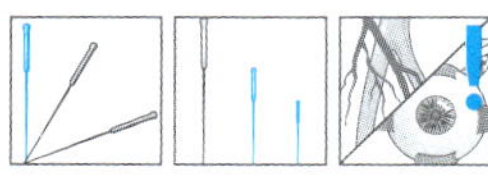

Bl 2 Bambus sammeln *cuanzhu*

Lokalisation

In einer Vertiefung am medialen Augenbrauenende direkt über dem medialen Augenwinkel.

Finden

Der Verlauf des Augenbrauenendes ist variabel, daher sichere Orientierung in der Augenbrauenregion direkt über dem medialen Augenwinkel (Lage von **Bl 1**). In diesem Bereich des Orbitarands nach einer meist drucksensiblen Vertiefung tasten. **Cave: Bl 2** liegt (➤ 3) außer bei seltenen Varianten nicht im Foramen supraorbitale (liegt lateraler), sondern im Bereich der Austrittsstelle A. supratrochlearis/N. supraorbitalis R. medialis (Incisura frontalis).

Hinweis: Bl 1 liegt kaudal von **Bl 2.**

Punktion

Schräg von kaudal nach kranial oder flach s.c. 0,3–0,5 cun in Richtung der Beschwerden oder bei Hitze-Symptomen mit Mikroaderlass. **Cave:** Äste des N. frontalis, N. facialis, Blutgefäße. Moxibustion nach Mehrzahl der Autoren kontraindiziert. Gilt als risikoärmerer Ersatz für **Bl 1.**

Wirkung und wichtigste Indikationen

- **Unterstützt die Augen:** Augenerkrankungen
- **Vertreibt Wind, klärt Hitze:** Fieberhafte Infekte mit Nasen- und Augenbeteiligung, (allergische) Rhinitis, Sinusitis
- **Befreit den Kopf, mildert Schmerzen:** Fazialis-Tic, Fazialisparese, Trigeminusneuralgie 1. Ast, (Stirn-) kopfschmerzen, Migräne
- **Bewegt *qi* im Verlauf der divergenten Bl-Leitbahn:** Hämorrhoidalschmerzen

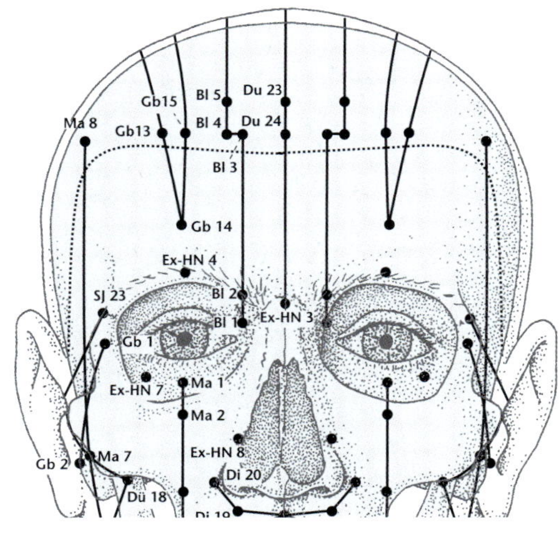

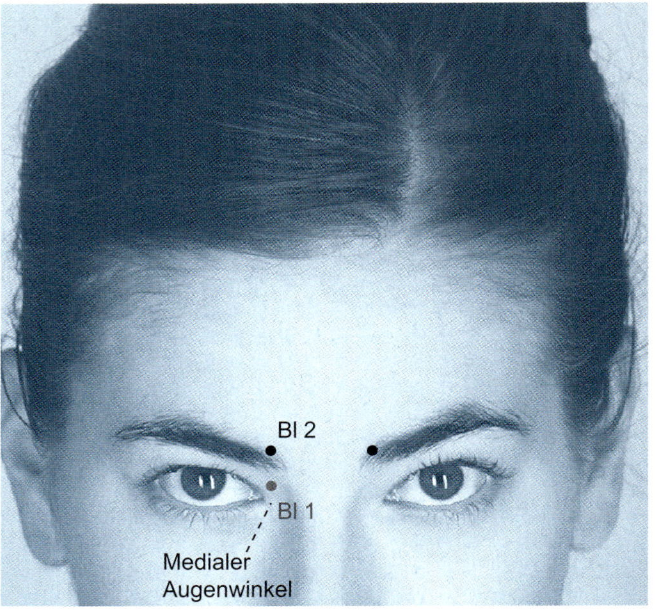

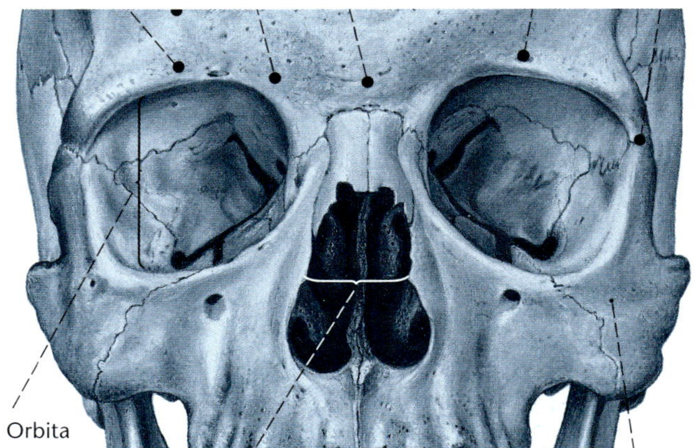

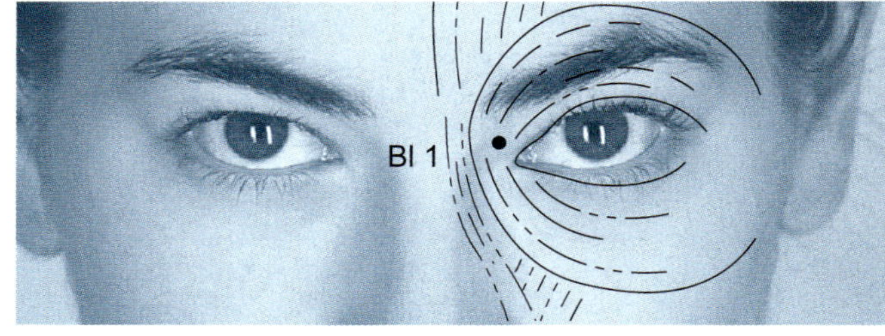

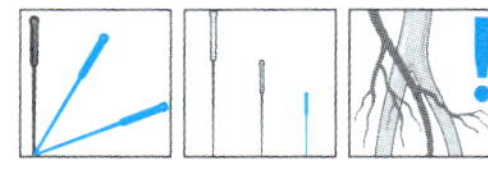

Augenbrauen-Durchgang *meichong*

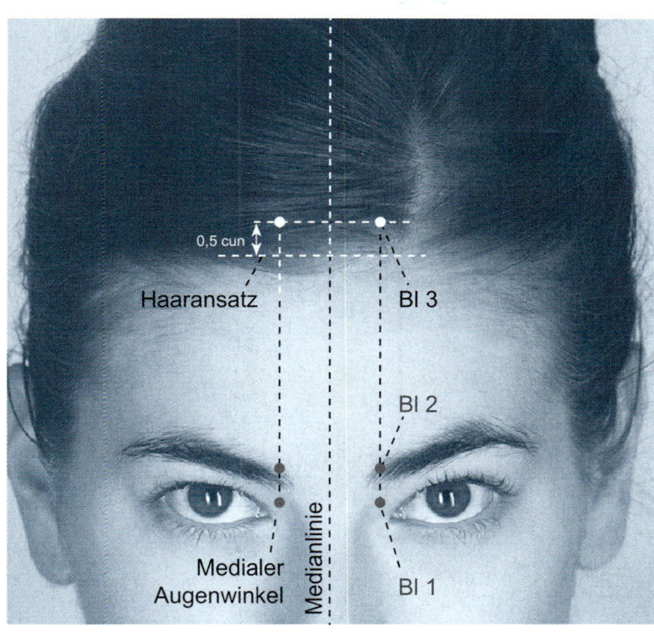

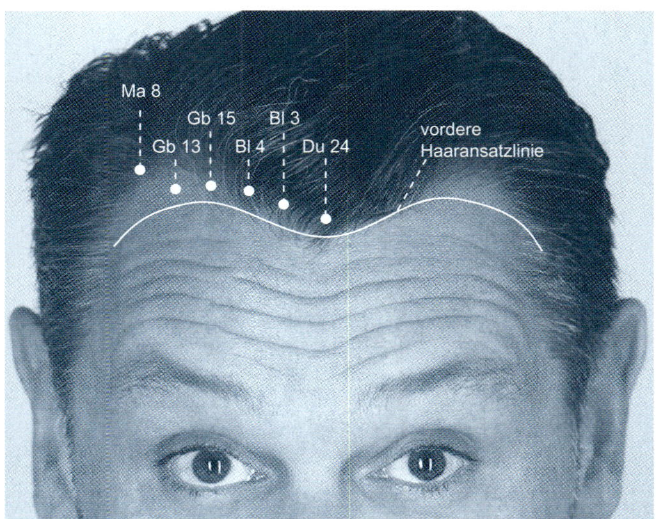

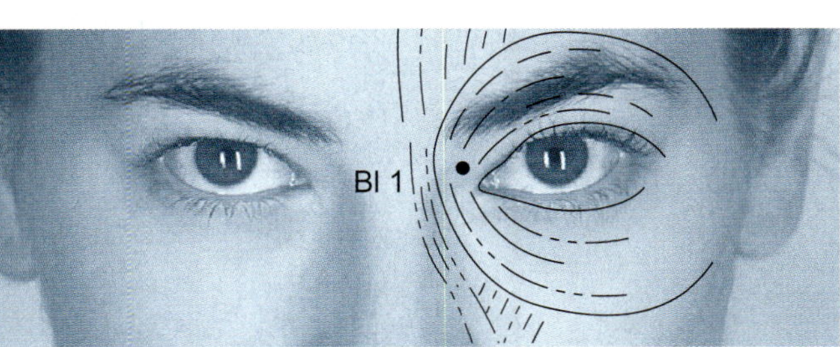

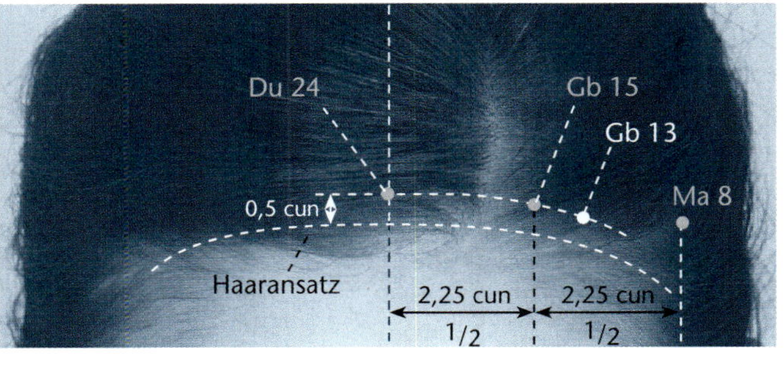

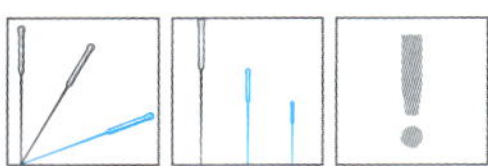

Lokalisation

0,5 cun oberhalb der vorderen Haaransatzlinie senkrecht über dem medialen Augenwinkel.

Finden

Bl 3 lotrecht über dem medialen Augenwinkel (Lage von **Bl 1**) und 0,5 cun oberhalb der vorderen Haaransatzlinie (➤ 3.1.1) lokalisieren.

Hinweis: Ebenfalls 0,5 cun oberhalb der vorderen Haaransatzlinie liegen **Du 24** (Medianlinie), **Gb 15** (Pupillenlinie), **Gb 13** (3 cun lateral der Medianlinie) und **Ma 8** (im Stirn-Schläfenwinkel).

Punktion

Flach s. c. 0,5–1 cun. Moxibustion nach einigen Texten kontraindiziert.

Wirkung und wichtigste Indikationen

Beseitigt Wind, klärt Hitze aus Stirn- und Kopfregion, unterstützt Nase und Augen: Rhinitis, Sinusitis, Stirnkopfschmerzen, Kopfschmerzen im Leitbahnverlauf, Schwindel, Sehstörungen, Epilepsie.

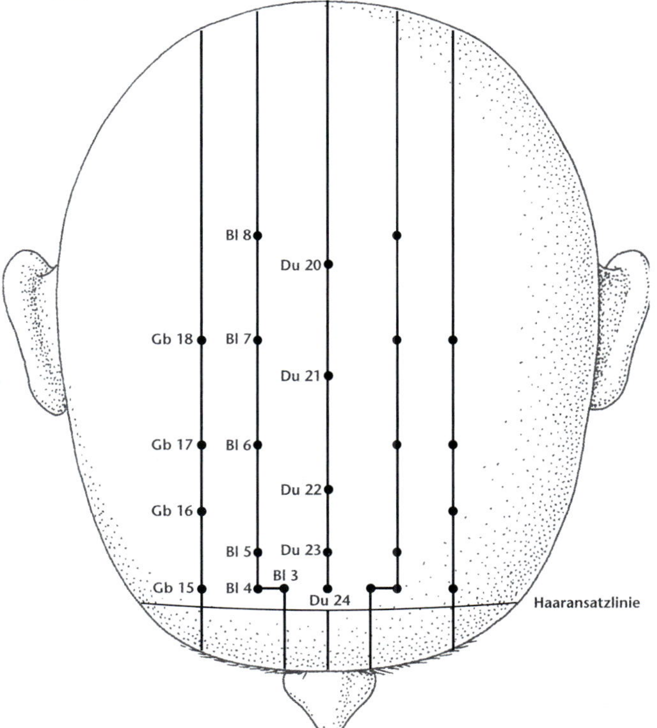

Bl 4

Gekrümmte Abweichung *qucha*

Lokalisation

0,5 cun oberhalb der vorderen Haaransatzlinie und 1,5 cun lateral der Medianlinie bzw. im 1. Drittelabstandspunkt der Linie **Du 24–Ma 8.**

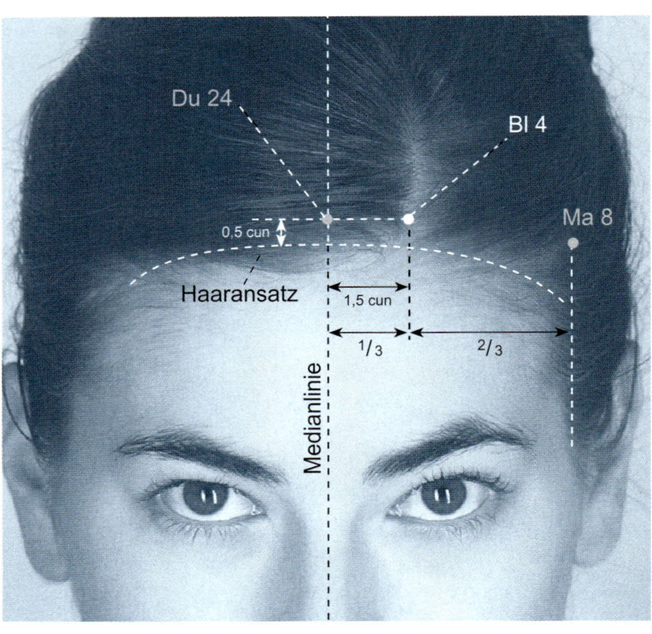

Finden

Während **Bl 3** noch auf einer Senkrechten über dem medialen Augenwinkel liegt, findet sich **Bl 4** etwas weiter lateral, worauf der Punktname hinweist. Der Abstand von 1,5 cun zur Medianlinie bezieht sich auf die Körper-cun-Strecke **Du 24** (Medianlinie)–**Ma 8** (Stirn-Schläfen-Winkel), die ca. 4,5 cun beträgt (2.2). Diese Strecke dritteln und vom 1. Drittelabstandspunkt (von **Du 24** aus) 0,5 cun oberhalb der Haaransatzlinie den Punkt **Bl 4** lokalisieren.

Hinweis: Ebenfalls 0,5 cun oberhalb der vorderen Haaransatzlinie liegen **Du 24** (Medianlinie), **Bl 3** (oberhalb des medialen Augenwinkels), **Gb 15** (Pupillenlinie), **Gb 13** (3 cun lateral der Medianlinie) und **Ma 8** (im Stirn-Schläfen-Winkel).

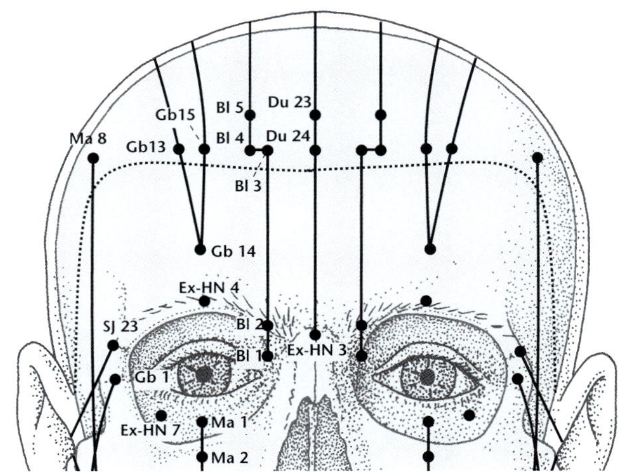

Punktion

Flach s. c. 0,5–1 cun.

Wirkung und wichtigste Indikationen

Vertreibt Wind, klärt Hitze vom Kopf, unterstützt Augen und Nase: Fieberhafte Infekte mit Augenrötung, Rhinitis, Sinusitis, Nasenbluten, Stirn- und Scheitelkopfschmerzen, Schwindel, Sehstörungen.

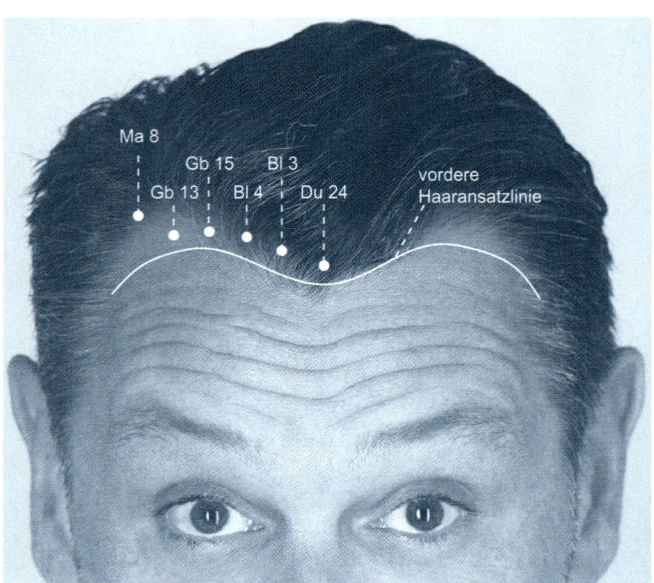

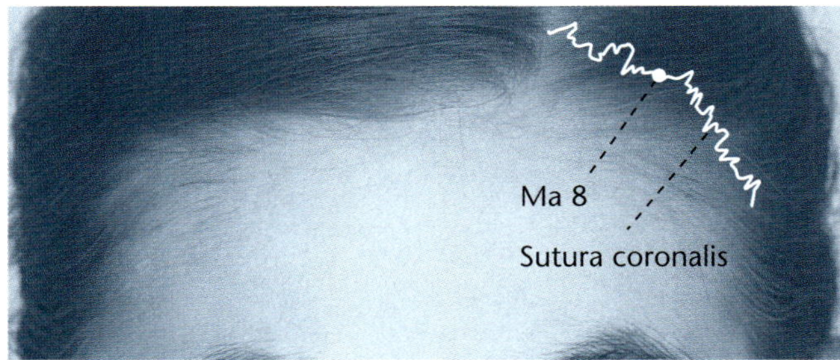

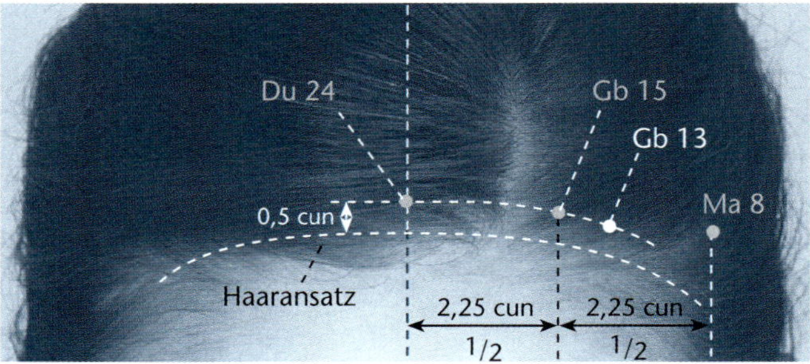

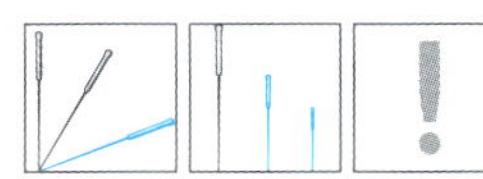

Fünfter Platz *wuchu*

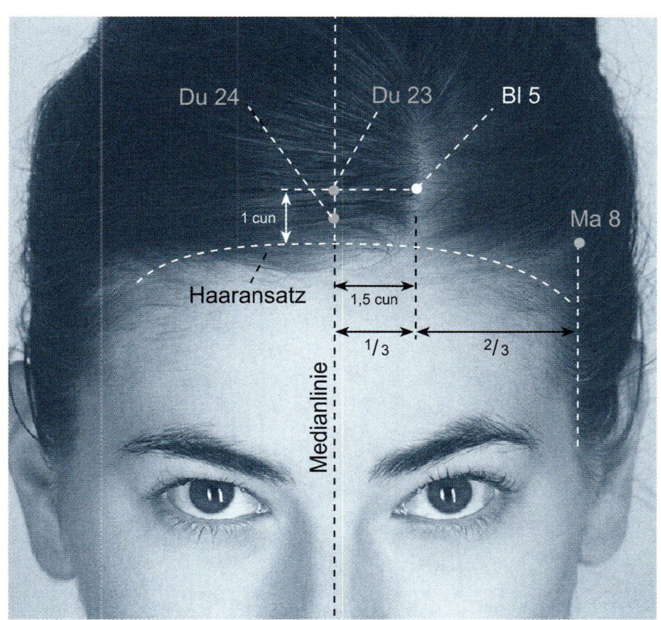

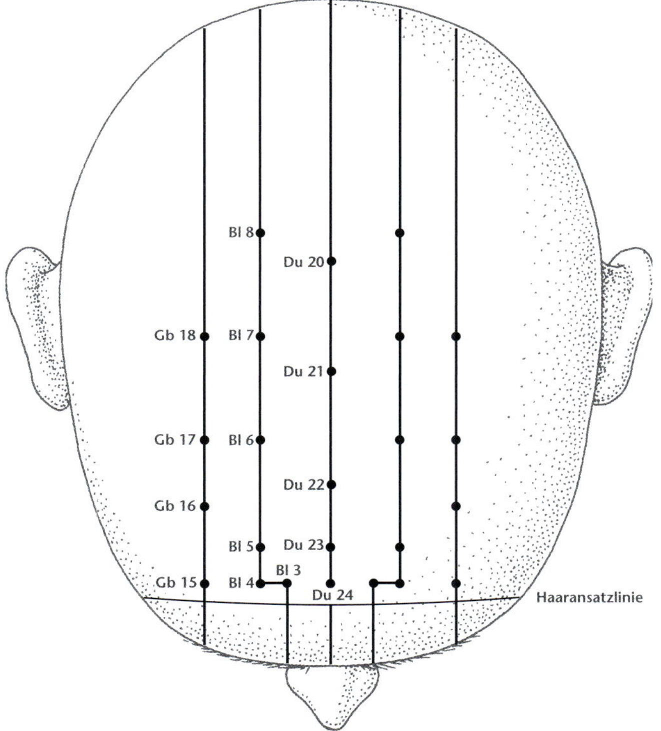

Lokalisation

1 cun oberhalb der vorderen Haaransatzlinie und 1,5 cun lateral der Medianlinie bzw. im 1. Drittelabstandspunkt der Linie **Du 24–Ma 8.**

Finden

Der Abstand von 1,5 cun lateral der Medianlinie bezieht sich auf die Körper-cun-Strecke **Du 24** (Medianlinie, 0,5 cun über der Haaransatzlinie)–**Ma 8** (im Stirn-Schläfen-Winkel), die ca. 4,5 cun beträgt (➤ 2.2). Diese Strecke dritteln und vom 1. Drittelabstandspunkt (von **Du 24** aus) 1 cun oberhalb der Haaransatzlinie den Punkt **Bl 5** lokalisieren.

Hinweis: Ebenfalls 1 cun oberhalb der Haaransatzlinie liegt **Du 23** in der Medianlinie.

Punktion

Flach s. c. 0,5–1 cun. Moxibustion nach einigen Texten kontraindiziert.

Wirkung und wichtigste Indikationen

Beseitigt Wind, klärt Hitze von Kopf und Nase, wirkt *yang* **absenkend:** Fieberhafte Infekte, Rhinitis, Sinusitis, Stirn- und Scheitelkopfschmerzen, Wirbelsäulensteifheit, Benommenheit, Schwindel, Epilepsie.

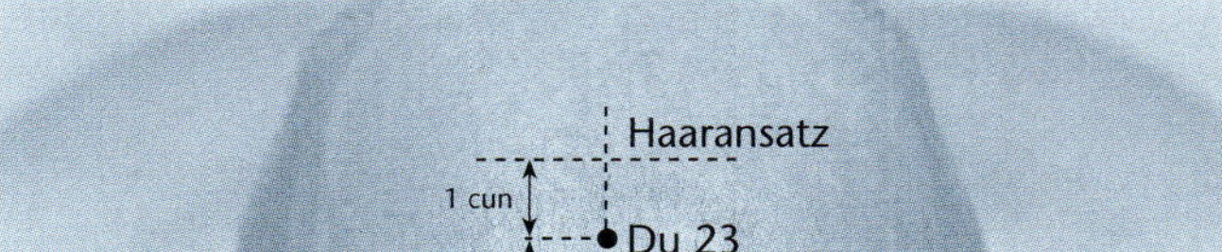

Bl 6

Empfang des Lichts *chengguang*

Lokalisation

2,5 cun oberhalb der vorderen Haaransatzlinie und 1,5 cun lateral der Medianlinie bzw. im 1. Drittelabstandspunkt der Linie **Du 24–Ma 8.**

Finden

Handspanntechnik (➤ 2.3.3): In der Medianlinie die vordere Haaransatzlinie (➤ 3.1.1) sowie **Du 20** (5 cun über der vorderen Haaransatzlinie und Kreuzungspunkt der Schädeldachmittellinie mit der Linie zwischen den beiden Ohrspitzen) lokalisieren. Dann den Streckenmittelpunkt zwischen den beiden Orientierungspunkten bestimmen, die dem Abstand 2,5 cun oberhalb der vorderen Haaransatzlinie entspricht. Von diesem Streckenmittelpunkt aus 1,5 cun nach lateral messen (entspricht dem 1. Drittelabstandspunkt der Strecke **Du 24–Ma 8**). Hier **Bl 6** lokalisieren.

Hinweis: Gb 17 liegt ebenfalls 2,5 cun kranial der Haaransatzlinie, jedoch lateraler, d.h. in der Pupillenlinie.

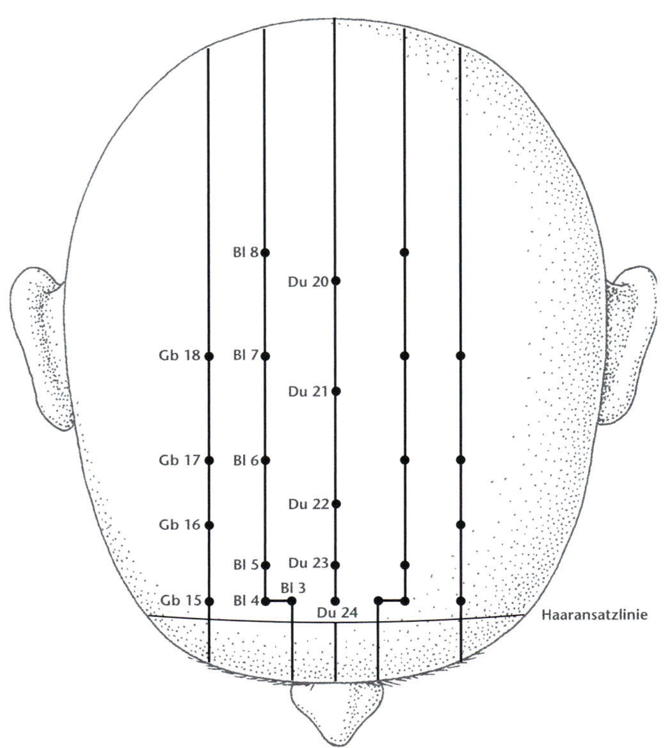

Punktion

Flach s.c. 0,5–1 cun. Moxibustion nach einigen Texten kontraindiziert.

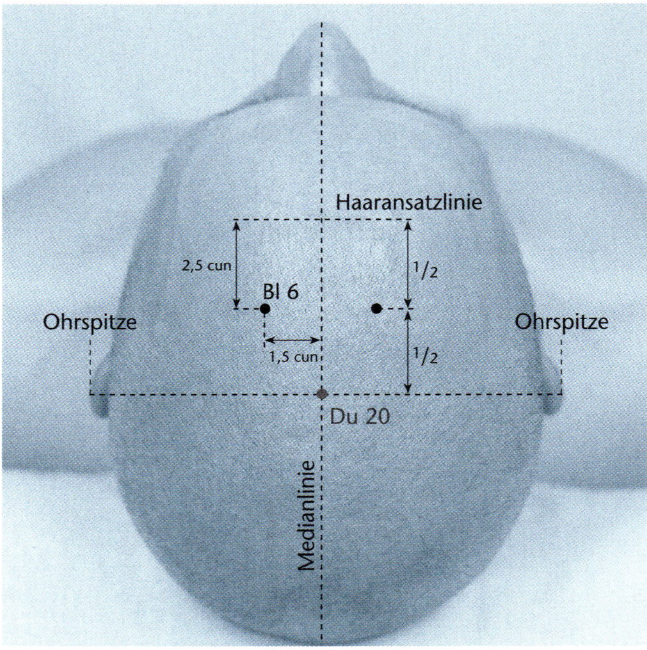

Wirkung und wichtigste Indikationen

Beseitigt Wind, klärt Hitze vom Kopf, besonders von der Augen- und Nasenregion: Sehstörungen, Rhinitis, Sinusitis, Anosmie, Scheitelkopfschmerzen, Fazialisparese, akuter oder intermittierend auftretender Schwindel.

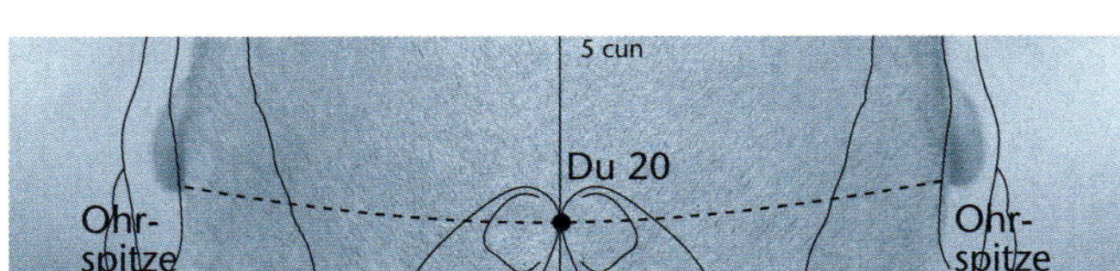

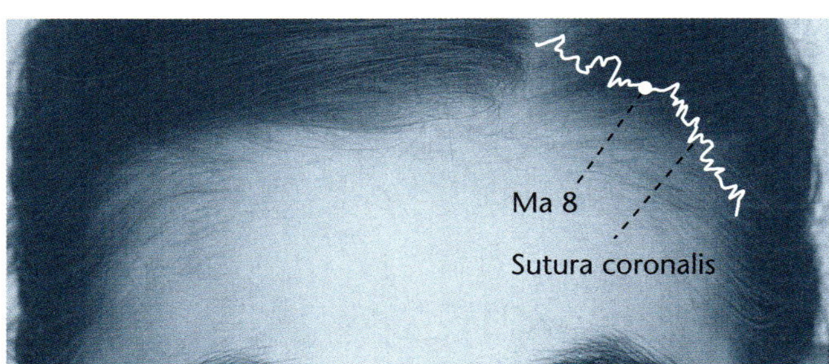

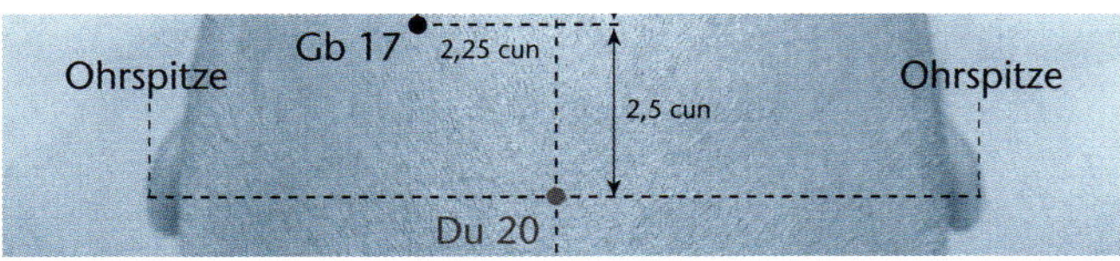

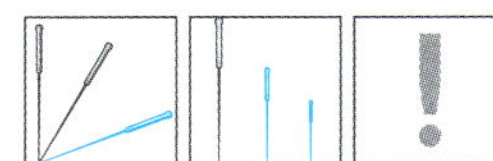

Himmels-Passage *tongtian* Bl 7

Lokalisation

4 cun oberhalb der vorderen Haaransatzlinie bzw. 1 cun anterior von **Du 20** und 1,5 cun lateral der Medianlinie.

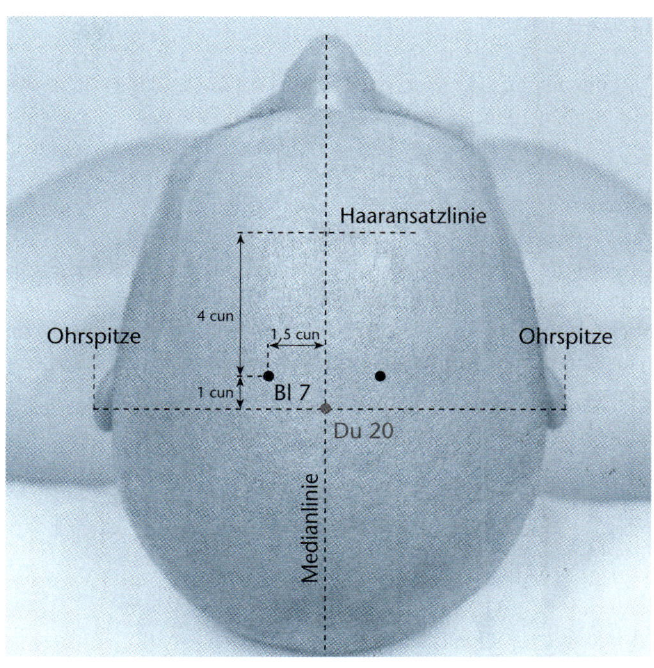

Finden

Orientierung von **Du 20** aus (Kreuzungspunkt der Schädeldachmittellinie mit der Linie zwischen den beiden Ohrspitzen, 5 cun oberhalb der vorderen Haaransatzlinie ➤ 3.1.1). Dann 1 cun anterior von **Du 20** und 1,5 cun nach lateral messen. Hier **Bl 7** lokalisieren.

Hinweis: Gb 18 liegt ebenfalls 4 cun oberhalb der Haaransatzlinie, jedoch lateraler, d.h. in der Pupillenlinie.

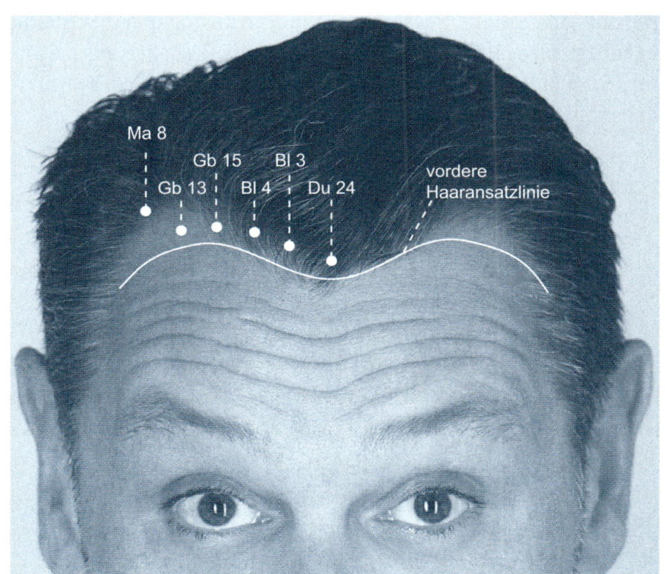

Punktion

Flach s.c. 0,5–1 cun. Moxibustion nach einigen Texten kontraindiziert.

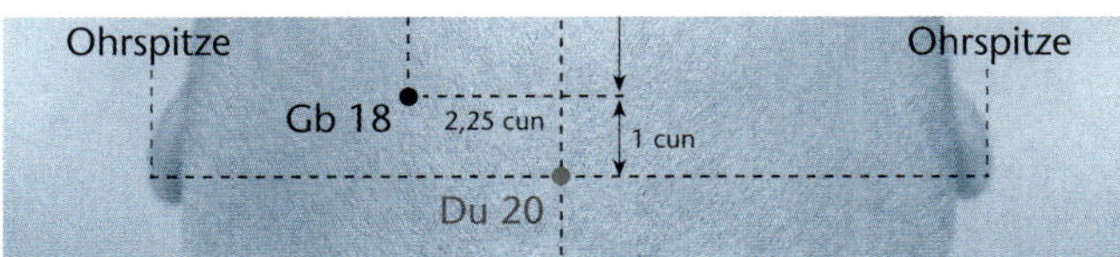

Wirkung und wichtigste Indikationen

Klärt den Kopf, unterstützt besonders die Nase: Nasenerkrankungen (Nasenbluten, -polypen, Rhinitis, Sinusitis, Anosmie), Scheitelkopfschmerzen, Kopfschwere, Fazialisparese, Nackensteife, orthostatische Dysregulation.

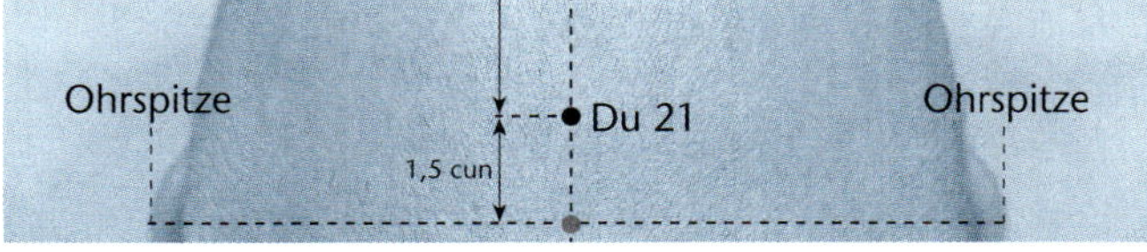

Besonderheiten

Wichtiger Punkt zur Behandlung von Nasenerkrankungen.

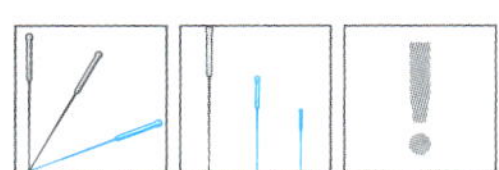

Bl 8

Zurückkehrende Verbindung *luoque*

Lokalisation

5,5 cun oberhalb der vorderen Haaransatzlinie bzw. 0,5 cun posterior von **Du 20** und 1,5 cun lateral der Medianlinie.

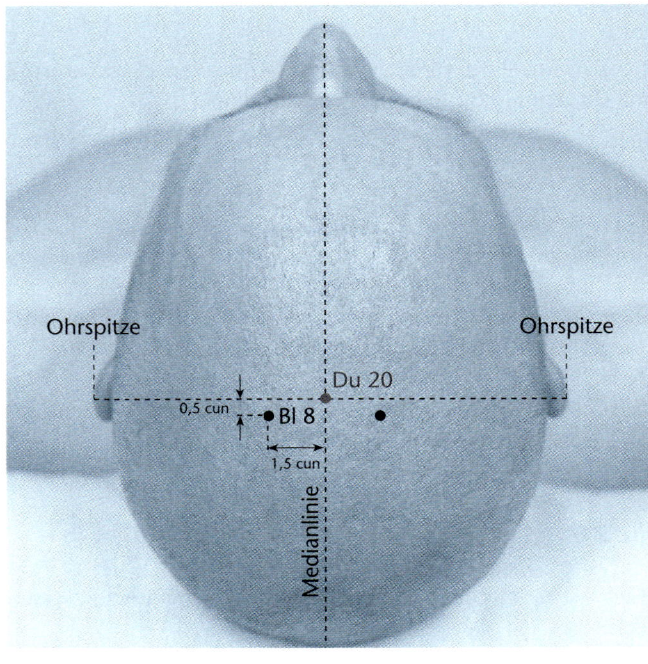

Finden

Orientierung von **Du 20** aus (Kreuzungspunkt der Schädeldachmittellinie mit der Linie zwischen den beiden Ohrspitzen, 5 cun oberhalb der vorderen Haaransatzlinie). Von **Du 20** aus 0,5 cun nach dorsal und dann 1,5 cun nach lateral messen. Hier **Bl 8** lokalisieren.

Punktion

Flach s. c. 0,5–1 cun.

Wirkung und wichtigste Indikationen

Befreit die Sinne, besänftigt Wind, transformiert Schleim, beruhigt *shen*: Rhinitis, Anosmie, Tinnitus, Fazialisparese, Struma, Schwindel, orthostatische Dysregulation, Apoplex, Verwirrtheitszustände, manische Zustände, Epilepsie.

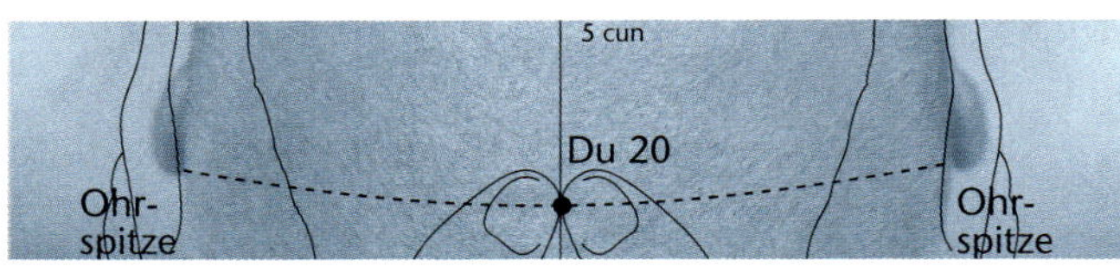

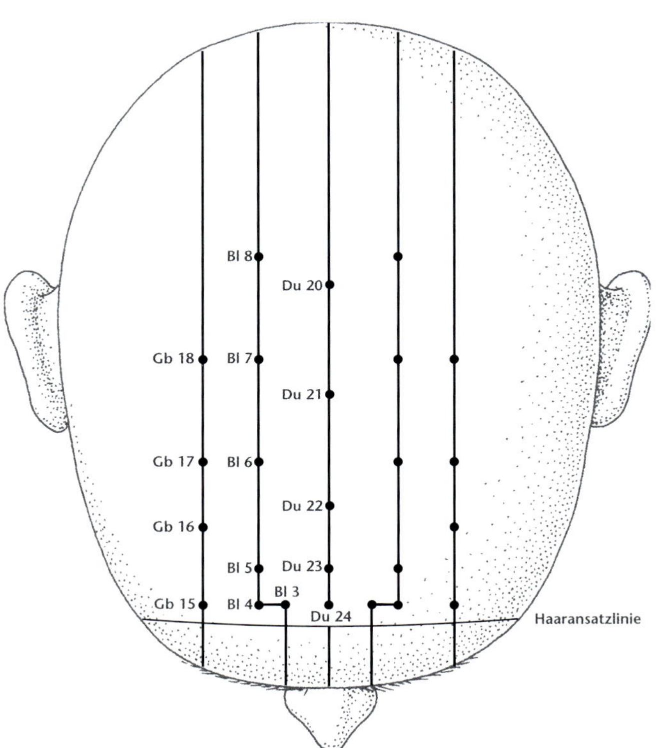

Jadekissen *yuzhen* Bl 9

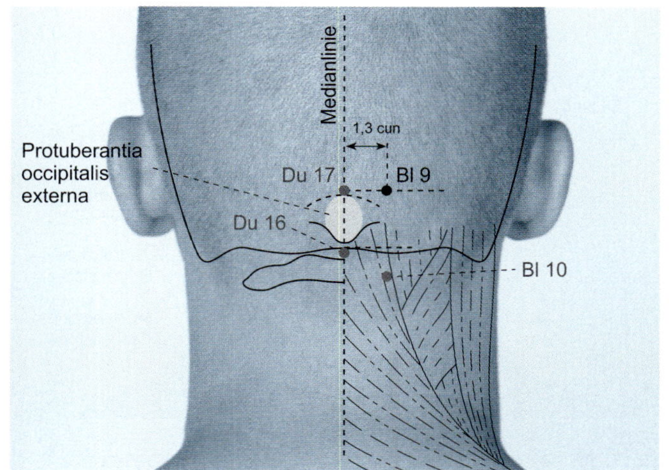

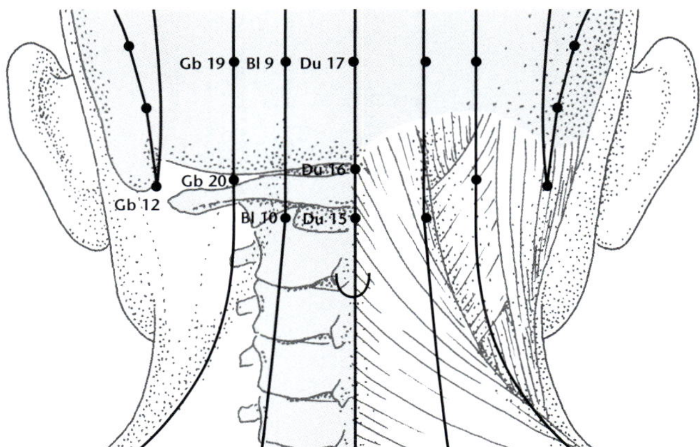

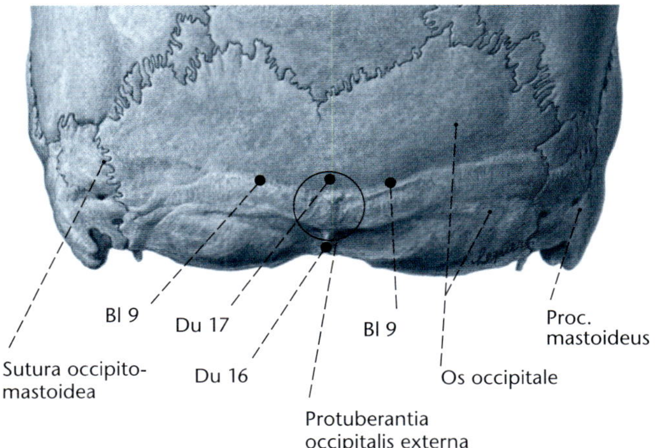

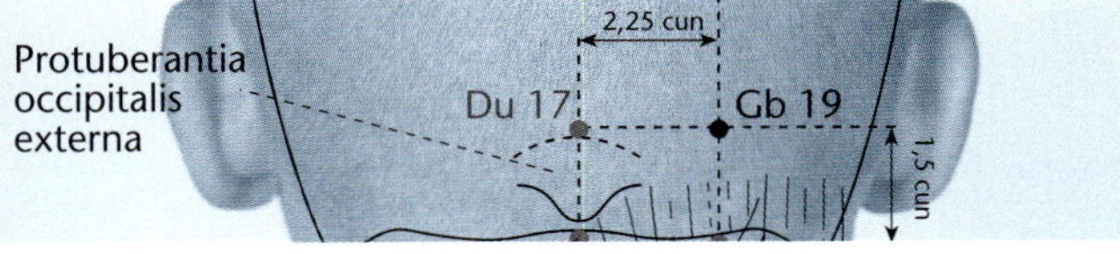

Lokalisation

1,3 cun lateral von **Du 17** (direkt oberhalb der Protuberantia occipitalis externa).

Finden

Lokalisation von **Du 17** aus (Lage in der Vertiefung direkt oberhalb des Oberrands der Protuberantia occipitalis externa [➤ 3.1.5] in der Medianlinie). Von dort 1,3 cun nach lateral messen. Hier **Bl 9** lokalisieren, der auf einer Senkrechten über **Bl 10** liegt.

Hinweis: Auf derselben Höhe liegen **Du 17** (Medianlinie, Vertiefung über dem Oberrand der Protuberantia) und **Gb 19** (jedoch weiter lateral auf einer Senkrechten über **Gb 20**).

Punktion

Flach s. c. 0,5–1 cun.

Wirkung und wichtigste Indikationen

Vertreibt Wind und Kälte, mildert Schmerzen, unterstützt Nase und Augen: Fieberhafte Infekte, Rhinitis, Sinusitis, Anosmie, Augenerkrankungen, Schmerzen in Augen- und Wangenregion, Kopfschmerzen und Schweregefühl (Nacken und Hinterkopf), Verwirrtheitszustände, orthostatische Dysregulation, Epilepsie.

Besonderheiten

Bl 9 ist eines der bei *qi gong*-Übungen wichtigen drei Tore *(san guan).*

Bl 10 Himmels-Säule *tianzhu*

Lokalisation

Ca. 1,3 cun lateral von **Du 15** im Ansatzbereich des M. trapezius an der Okziputunterkante nahe der Austrittsstelle des N. occipitalis major.

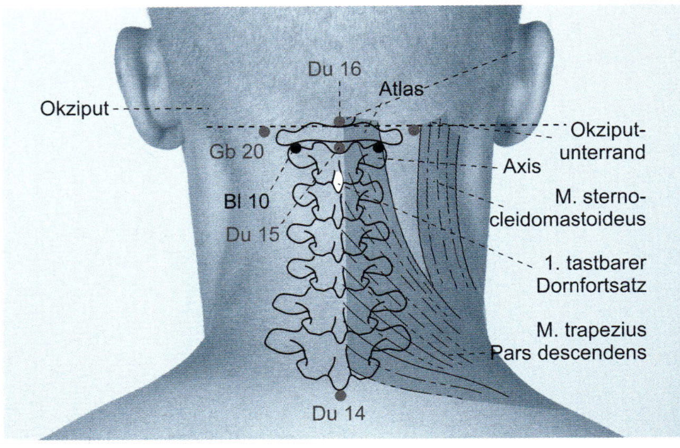

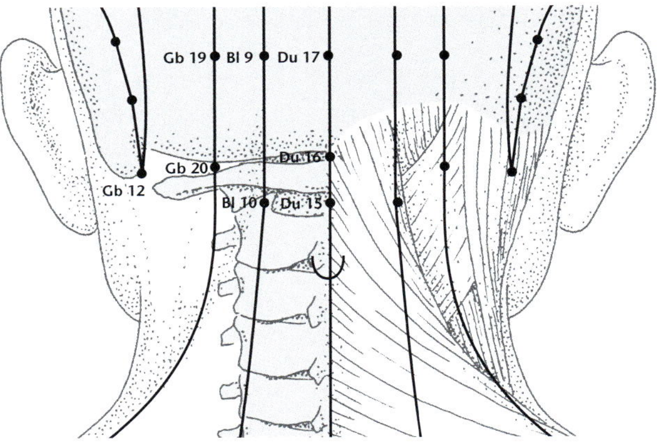

Finden

In aufrechter und entspannter Kopfstellung zunächst **Gb 20** unter der Okziputunterkante in der Grube zwischen den Ansätzen der Mm. sternocleidomastoideus und trapezius lokalisieren. Von dort im Winkel von ca. 45° nach medial und kaudal gleiten, bis der Finger am Muskelwulst des M. trapezius hängenbleibt. Hier **Bl 10** etwas unter dem Rand des M. trapezius ermitteln. **Zur Orientierung:** Als Untersucher linksseitig den linken Mittelfinger auf **Gb 20** legen, der angelegte (kürzere) linke Zeigefinger zeigt auf **Bl 10.**

Hinweis: Du 15 liegt auf derselben Höhe, ca. 1,3 cun entfernt in der Medianlinie oberhalb des Axis (= 1. tastbarer Dornfortsatz).

Punktion

Schräg von lateral oder von dorsal 0,5–1 cun unter den Rand des M. trapezius oder von dorsal durch den Muskel hindurch. **Cave:** Nadel nicht kranialwärts richten.

Wirkung und wichtigste Indikationen

- **Reguliert** *qi,* **besänftigt Wind, beruhigt** *shen,* **unterstützt Kopf und Sinne:** Fieberhafte Infekte, Rhinitis, Sinusitis, Augenerkrankungen (Rötungen, Schmerzen, Sehstörungen), Schwindel, Schlafstörungen, Agitiertheit, manische Zustände, Epilepsie
- **Macht die Leitbahn durchgängig, mildert Schmerzen:** Nacken- und Scheitelkopfschmerzen mit Bewegungseinschränkungen in der HWS
- **Stärkt den unteren Rücken:** Fernpunkt bei akuten beidseitigen Lumbalschmerzen

Besonderheiten

Himmelsfensterpunkt. Wichtiger Punkt zur Besänftigung von (innerem und äußerem) Wind.

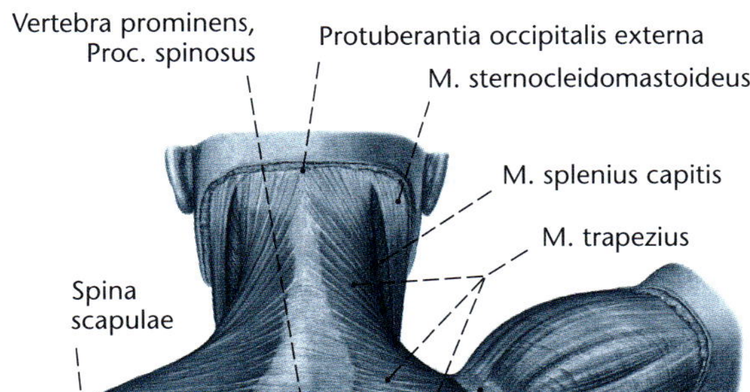

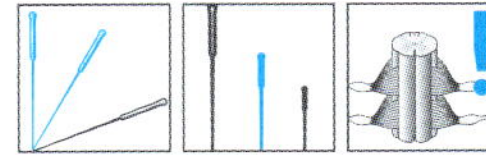

Großes Weberschiffchen *dazhu* Bl 11

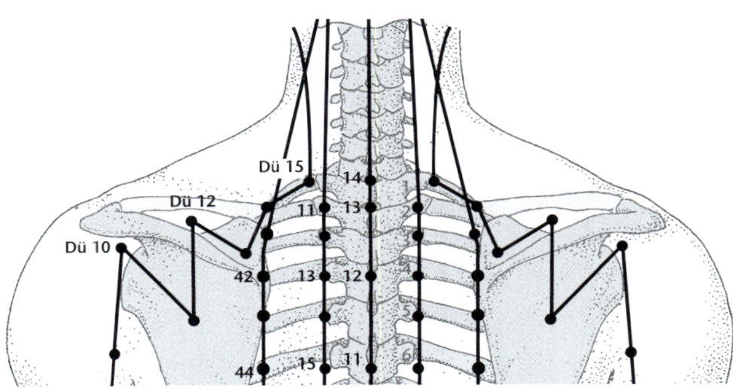

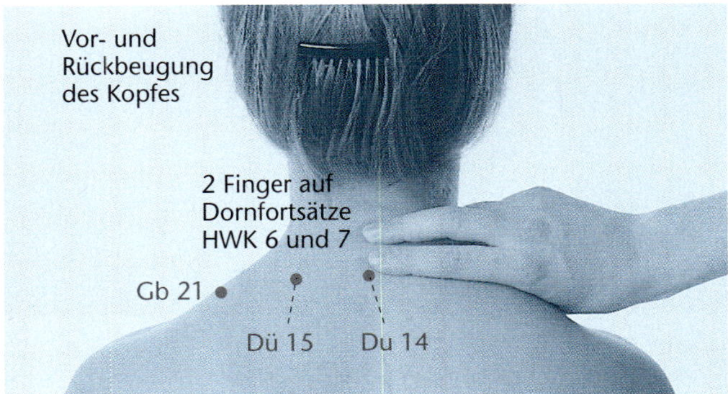

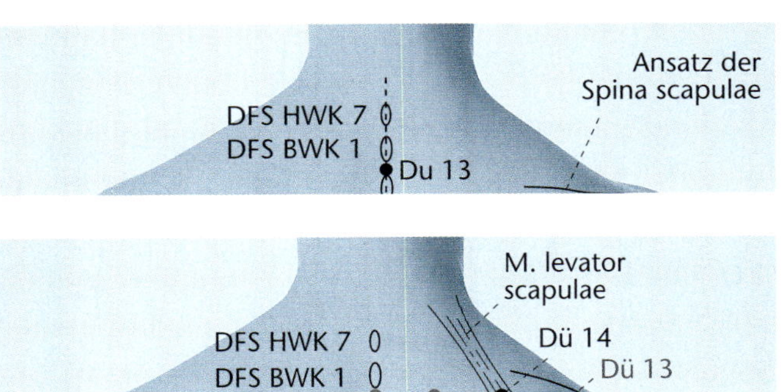

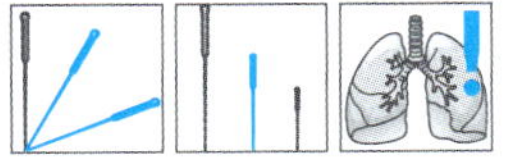

Lokalisation

1,5 cun lateral der Medianlinie auf Höhe der Dornfortsatzunterkante von BWK 1 (bei herabhängenden Schultern ca. auf der Höhe des Akromions).

Finden

Orientierung vom Dornfortsatz von HWK 7 (➤ 3.4.1) aus. Der folgende Dornfortsatz kaudalwärts ist der von BWK 1. Auf der Höhe seiner Dornfortsatzunterkante 1,5 cun nach lateral messen und hier **Bl 11** auf der höchsten Erhebung der paraspinalen Muskulatur lokalisieren.

Hinweis: Auf derselben Höhe liegen **Du 13** (Medianlinie), ein Punkt von **Ex-B 2** *(huatuojiaji)*/**Dü 14** (0,5/3 cun lateral der Medianlinie).

Punktion

Schräg in Richtung WS 0,5–1 cun oder flach s. c. (s. Finde- und Punktions-Tipps **4.7**). **Cave:** Pneumothorax.

Wirkung und wichtigste Indikationen

- **Vertreibt pathogene Faktoren, konsolidiert das Außen:** Infekte mit Fieber, Kopf- und Gliederschmerzen, Infektanfälligkeit
- **Reguliert das Lungen-*qi*, mildert Husten:** Erkrankung des Respirationstrakts wie Husten, Dyspnoe, Asthma bronchiale, thorakales Völlegefühl, Halsschmerzen
- **Unterstützt Knochen und Gelenke:** Nacken-, Schulterblatt-, HWS- und BWS-Beschwerden, allgemein bei Knochen- und Gelenkbeschwerden (*bi*-Syndromen)

Besonderheiten

Einflussreicher *hui*-Punkt der Knochen, Kreuzungspunkt mit der Dü-Leitbahn sowie nach einigen Autoren mit der SJ-, Gb-Leitbahn und dem *du mai,* Punkt des „Meeres des Blutes".

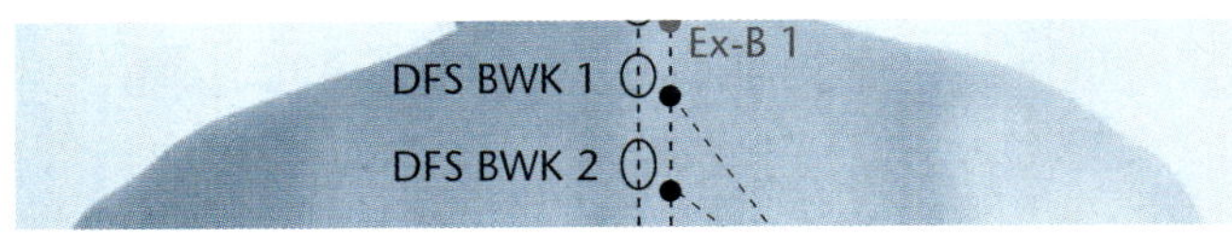

Bl 12

Tor des Windes *fengmen*

Lokalisation

1,5 cun lateral der Medianlinie auf Höhe der Dornfortsatzunterkante von BWK 2.

Finden

Orientierung vom Dornfortsatz von HWK 7 (➤ 3.4.1) aus. Von dort kaudalwärts 2 Dornfortsätze bis zur Dornfortsatzunterkante von BWK 2 zählen. Auf dieser Höhe 1,5 cun nach lateral messen und hier **Bl 12** auf der höchsten Erhebung der paraspinalen Muskulatur lokalisieren.

Hinweis: Auf derselben Höhe liegen ein Punkt von **Ex-B 2** *(huatuojiaji)*/**Bl 41** (0,5/3 cun lateral der Medianlinie) sowie ca. **Dü 13** (auf dem Schulterblatt über der auslaufenden Spina scapulae).

Punktion

Schräg in Richtung WS 0,5–1 cun oder flach s. c. (s. Finde- und Punktions-Tipps **4.7**). Schröpfen zur Pathogenentlastung, Moxibustion zur Immunstärkung empfohlen. **Cave:** Pneumothorax.

Wirkung und wichtigste Indikationen

- **Vertreibt Wind, öffnet das Außen, unterstützt die Nase:** Fieberhafte Infekte mit Frösteln und Wind- und Kälte-Aversion, Kopf- und Gliederschmerzen, Rhinitis, Sinusitis, Nasenbluten
- **Verteilt das Lungen-*qi* und senkt es ab:** Erkrankungen des Respirationstrakts
- **Stärkt das Abwehr-*wei-qi*, stabilisiert das Außen:** Infektanfälligkeit, (allergische) Rhinitis, Erschöpfung in der Rekonvaleszenz
- **Macht die Leitbahn durchgängig:** Beschwerden und Myalgien in HWS-,BWS- und Schulterregion

Besonderheiten

Kreuzungspunkt mit dem *du mai.* Wichtiger Punkt zur Ausleitung von pathogenen Faktoren, v. a. von Wind.

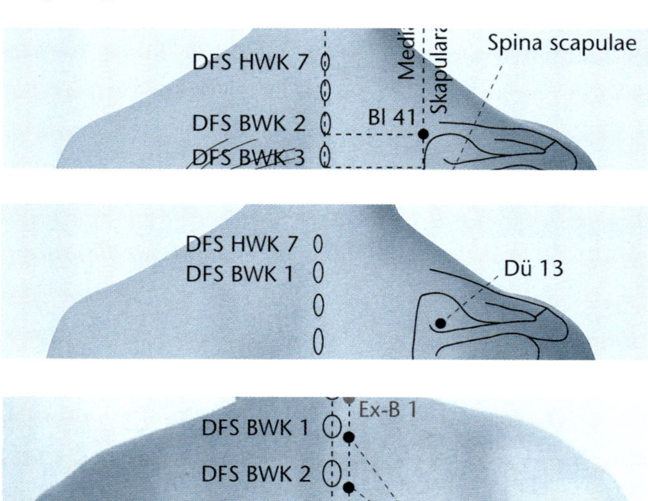

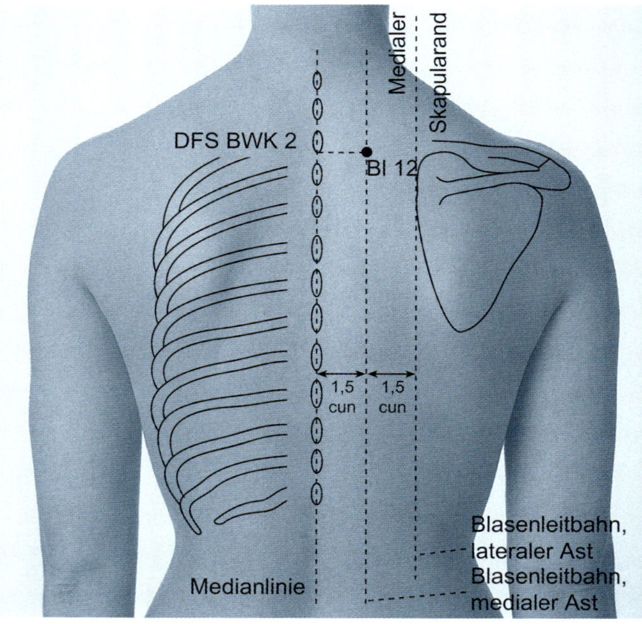

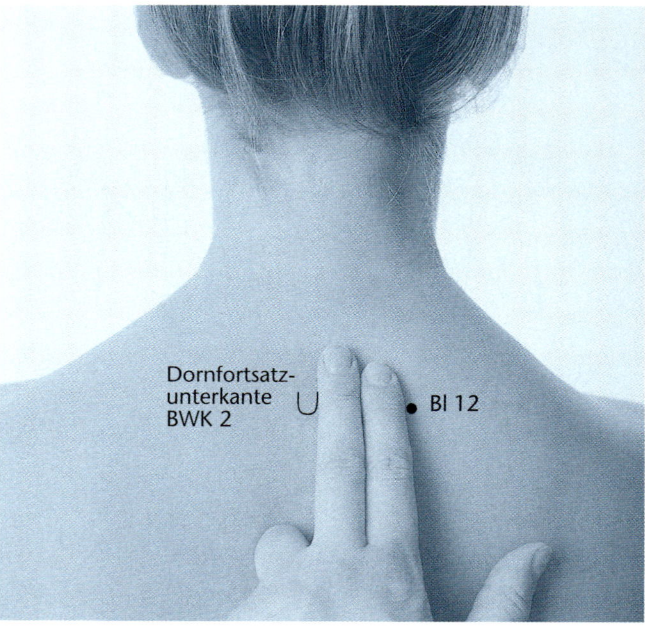

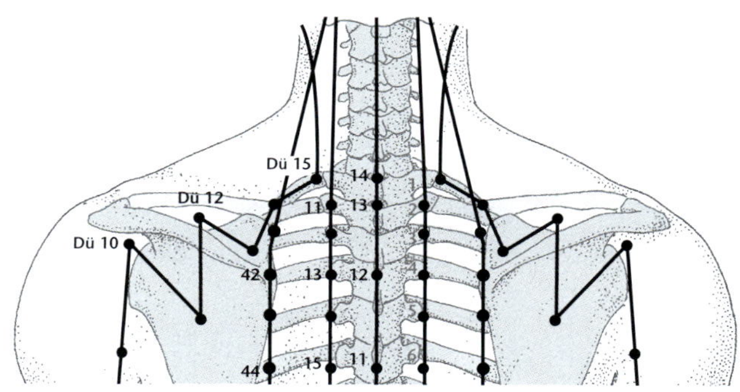

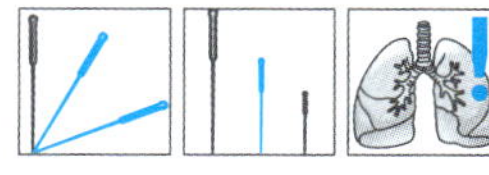

shu-Punkt der Lunge *feishu* Bl 13

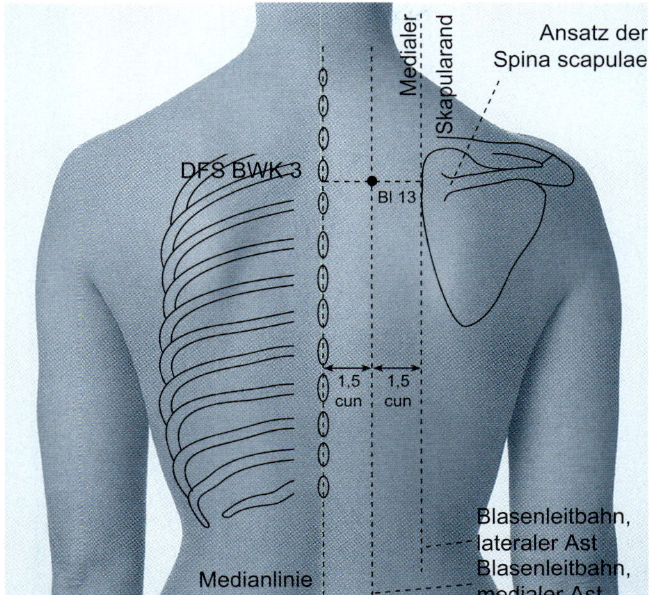

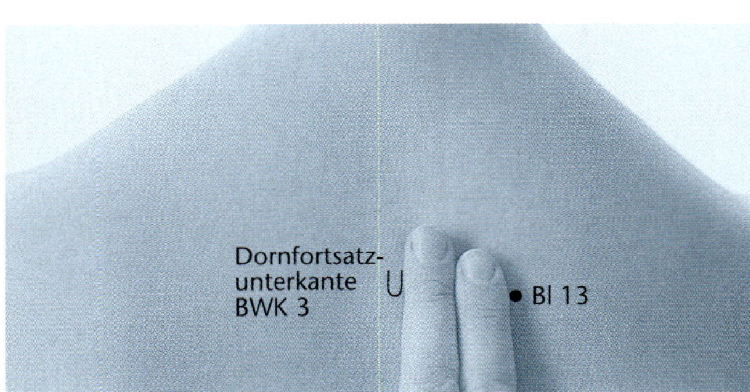

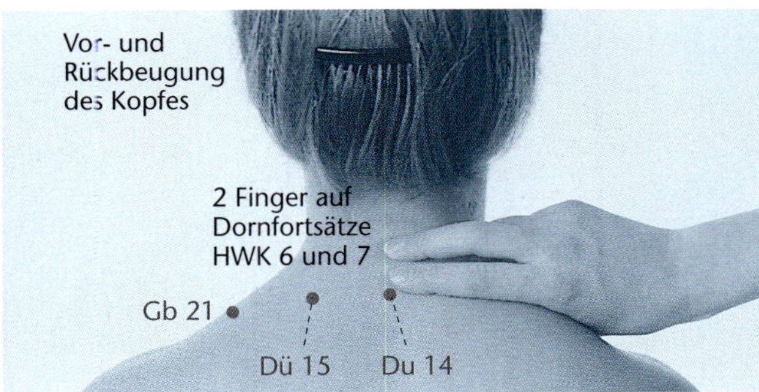

Lokalisation

1,5 cun lateral der Medianlinie auf Höhe der Dornfortsatzunterkante von BWK 3.

Finden

Orientierung vom Dornfortsatz von HWK 7 (> 3.4.1) aus. Von dort kaudalwärts 3 Dornfortsätze bis zur Dornfortsatzunterkante von BWK 3 zählen. Auf dieser Höhe 1,5 cun nach lateral messen und hier **Bl 13** auf der höchsten Erhebung der paraspinalen Muskulatur lokalisieren.

Zur Orientierung: Der mediale Skapularand im Bereich des Ansatzes der Spina scapulae projiziert sich etwa in Höhe des DFS von BWK 3 bei locker hängenden Armen im Sitzen oder Stehen.

Hinweis: Auf derselben Höhe liegen **Du 12** (Medianlinie), ein Punkt von **Ex-B 2** *(huatuojiaji)*/**Bl 42** (0,5/3 cun lateral der Medianlinie).

Punktion

Schräg in Richtung WS 0,5–1 cun oder flach s. c. (s. Finde- und Punktions-Tipps **4.7**). **Cave:** Pneumothorax. Bei chronischem Lungen-*qi*-Mangel ohne Hitzezeichen **Bl 13** moxen.

Wirkung und wichtigste Indikationen

- **Stärkt, verteilt und senkt das Lungen-*qi* ab, nährt Lungen-*yin*:** Erkrankungen des Respirationstrakts mit Husten, Dyspnoe, Asthma bronchiale, Erbrechen und Völlegefühl mit Husten bei Magen-Störungen, Infektanfälligkeit, Spontanschweiße, Schwächezustände, Nachtschweiße mit Mund- und Rachentrockenheit, konsumierende Lungenerkrankungen, Hautjuckreiz, Urtikaria
- **Klärt Hitze aus der Lunge:** Lungen-Fülle-Muster, klassischen Texten zufolge bei psychischen Störungen mit manischen Zuständen
- **Befreit das Außen:** Akute Infekte, Frösteln und Kälteaversion bei und nach Infekten
- **Macht die Leitbahn durchgängig, lindert Schmerzen:** Beschwerden in Nacken-, Schulter- und Rückenregion

Besonderheiten

Rücken-*shu*-Punkt der Lunge. Ein Hauptpunkt bei allen Lungenerkrankungen.

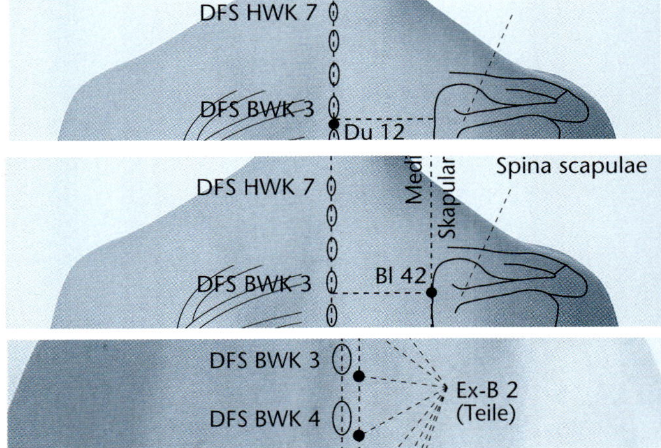

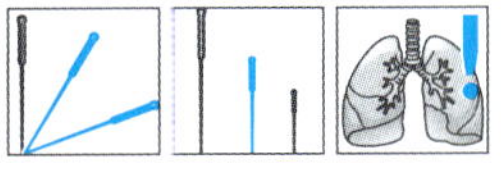

Bl 14

shu-Punkt der *jueyin*-Schicht *jueyinshu*

Lokalisation

1,5 cun lateral der Medianlinie auf Höhe der Dornfortsatzunterkante von BWK 4.

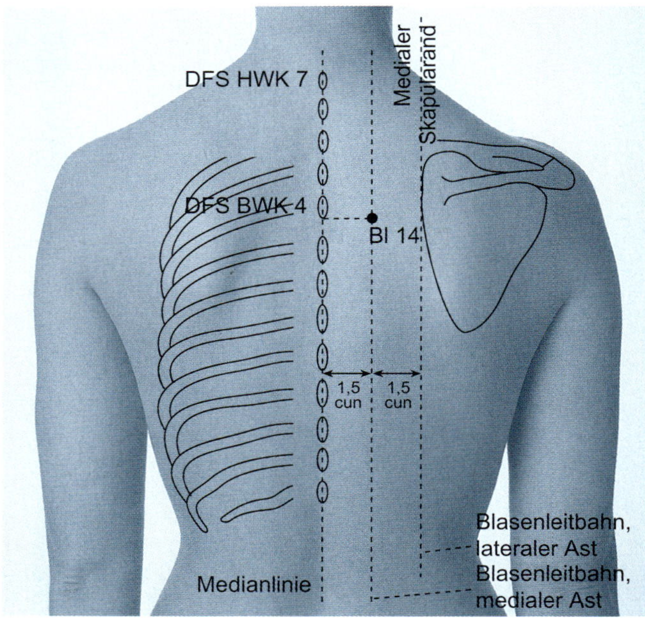

Finden

Orientierung vom Dornfortsatz von HWK 7 (➤ 3.4.1) aus. Von dort kaudalwärts 4 Dornfortsätze bis zur Dornfortsatzunterkante von BWK 4 zählen. Auf dieser Höhe 1,5 cun nach lateral messen und hier **Bl 14** auf der höchsten Erhebung der paraspinalen Muskulatur lokalisieren.

Hinweis: Auf derselben Höhe liegen ein Punkt von **Ex-B 2** *(huatuojiaji)*/**Bl 43** (0,5/3 cun lateral der Medianlinie).

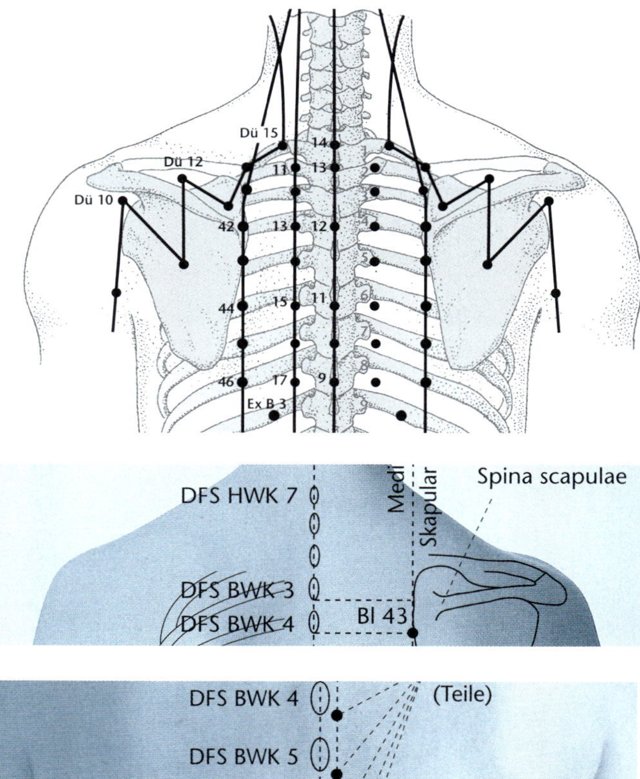

Punktion

Schräg in Richtung WS 0,5–1 cun oder flach s. c. (s. Finde- und Punktions-Tipps **4.7**). **Cave:** Pneumothorax.

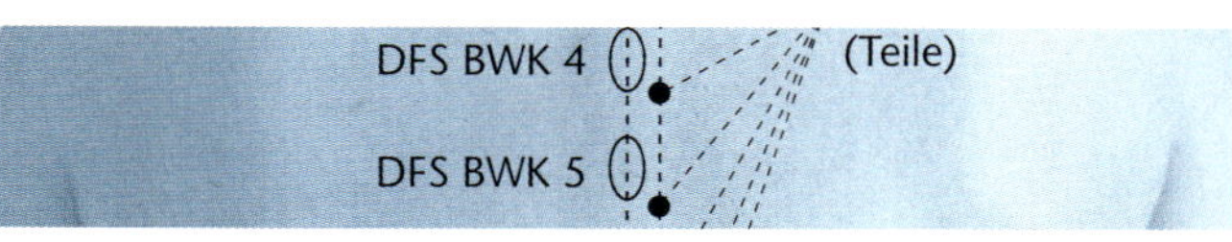

Wirkung und wichtigste Indikationen

Verteilt das Leber-*qi*, reguliert und senkt *qi* ab, öffnet den Thorax, reguliert das Herz: Thorakales Enge- und Beklemmungsgefühl (z. B. bei Angina pectoris) mit Agitiertheit, bei kardialen Erkrankungen, Husten und Erbrechen, Schmerzen in Thorax-, BWS- und Rippenregion.

Besonderheiten

Rücken-*shu*-Punkt des Perikards.

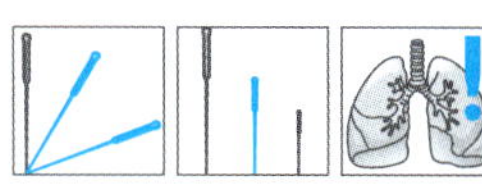

shu-Punkt des Herzens *xinshu*

Bl 15

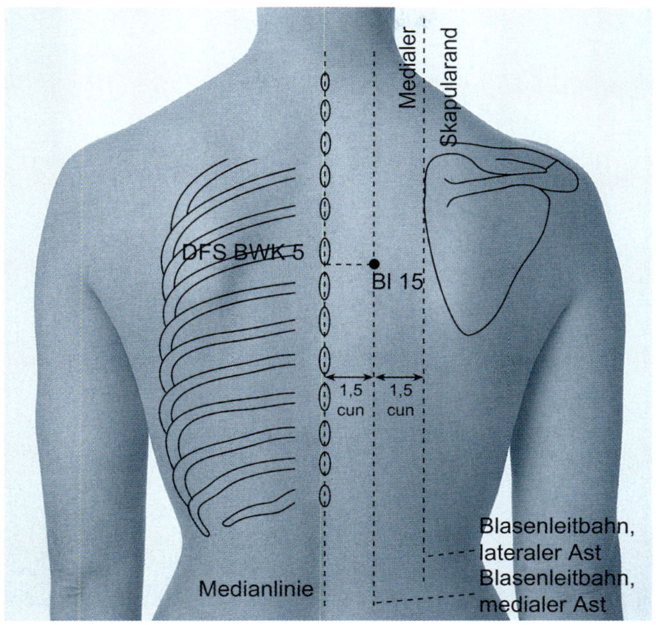

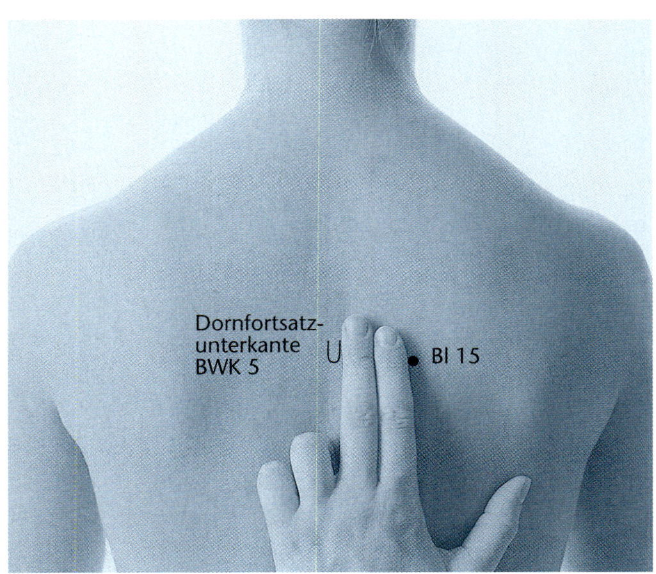

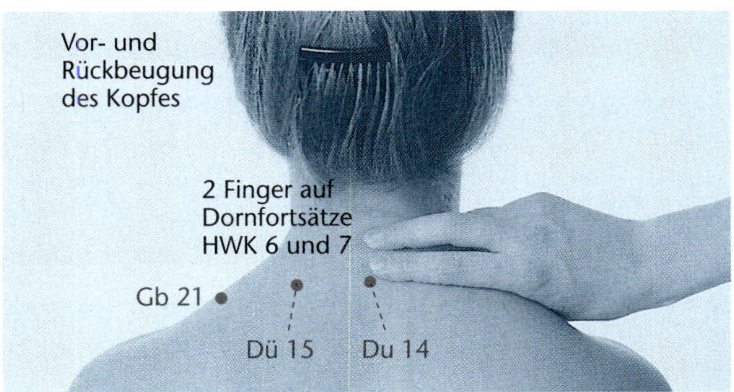

Lokalisation

1,5 cun lateral der Medianlinie auf Höhe der Dornfortsatzunterkante von BWK 5.

Finden

Orientierung vom Dornfortsatz von HWK 7 (➤ 3.4.1) aus. Von dort kaudalwärts 5 Dornfortsätze bis zur Dornfortsatzunterkante von BWK 5 zählen. Auf dieser Höhe 1,5 cun nach lateral messen und hier **Bl 15** auf der höchsten Erhebung der paraspinalen Muskulatur lokalisieren.

Hinweis: Auf derselben Höhe liegen **Du 11** (Medianlinie), ein Punkt von **Ex-B 2** *(huatuojiaji)*/**Bl 44** (0,5/3 cun lateral der Medianlinie).

Punktion

Schräg in Richtung WS 0,5–1 cun oder flach s. c. (s. Finde- und Punktions-Tipps **4.7**). **Cave:** Pneumothorax.

Wirkung und wichtigste Indikationen

- **Reguliert das Herz-*qi*, nährt und stärkt das Herz, beruhigt *shen*:** Palpitationen mit Angstzuständen, Herzrhythmusstörungen, verzögerte kindliche Sprachentwicklung (Verbindung zwischen Zunge und Herz), psychovegetative Störungen
- **Öffnet den Thorax, entfernt Blutstase:** Schmerzen in Thorax-, BWS- und Rippenregion, Angina pectoris, Husten, Singultus
- **Klärt Hitze-Feuer, beruhigt *shen*:** Psychische Störungen mit Panik, Phobien, Agitation, massiven Schlafstörungen, viele Träume (auch Samenverluste mit erotischen Träumen), bei zusätzlichem Schleim auch manische Zustände, Demenz und Epilepsie

Besonderheiten

Rücken-*shu*-Punkt des Herzens.

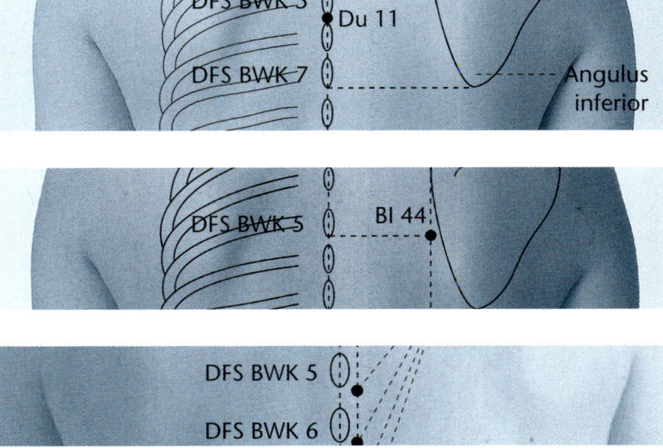

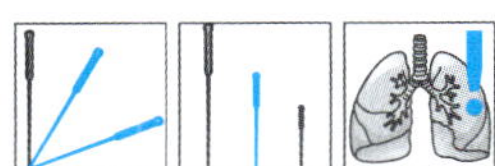

Bl 16

shu-Punkt des *du mai dushu*

Lokalisation

1,5 cun lateral der Medianlinie auf Höhe der Dornfortsatzunterkante von BWK 6.

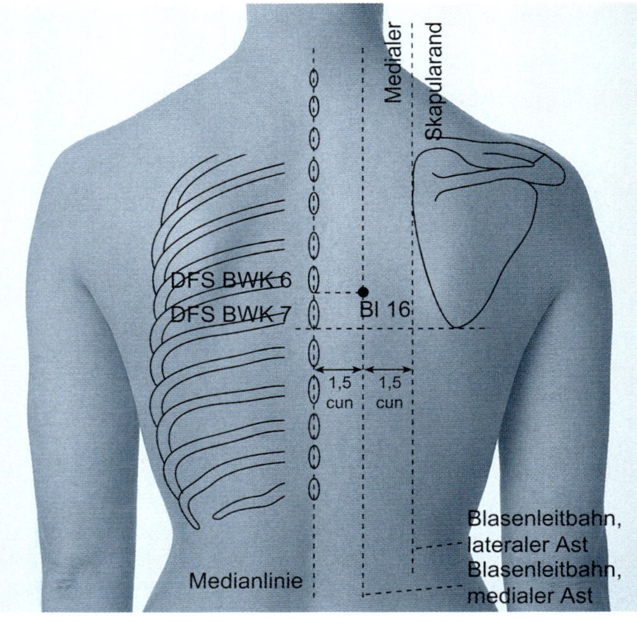

Finden

Orientierung vom Dornfortsatz von HWK 7 (➤ 3.4.1) aus. Von dort kaudalwärts 6 Dornfortsätze bis zur Dornfortsatzunterkante von BWK 6 zählen. Auf dieser Höhe 1,5 cun nach lateral messen und hier **Bl 16** auf der höchsten Erhebung der paraspinalen Muskulatur lokalisieren.

Hinweis: Auf derselben Höhe liegen **Du 10** (Medianlinie), ein Punkt von **Ex-B 2** *(huatuojiaji)*/**Bl 45** (0,5/3 cun lateral der Medianlinie).

Punktion

Schräg in Richtung WS 0,5–1 cun oder flach s. c. (s. Finde- und Punktions-Tipps **4.7**). **Cave:** Pneumothorax.

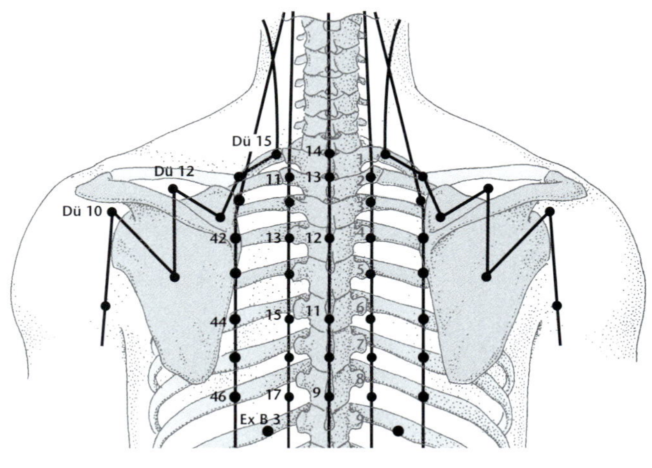

Wirkung und wichtigste Indikationen

Öffnet den Thorax, reguliert *qi* in Thorax und Abdomen: Angina pectoris, Schmerzen in Thorax-, BWS- und Rippenregion, abdominale Distension, Hauterkrankungen wie Pruritus, Psoriasis, Alopezie.

Besonderheiten

Rücken-*shu*-Punkt des *du mai.*

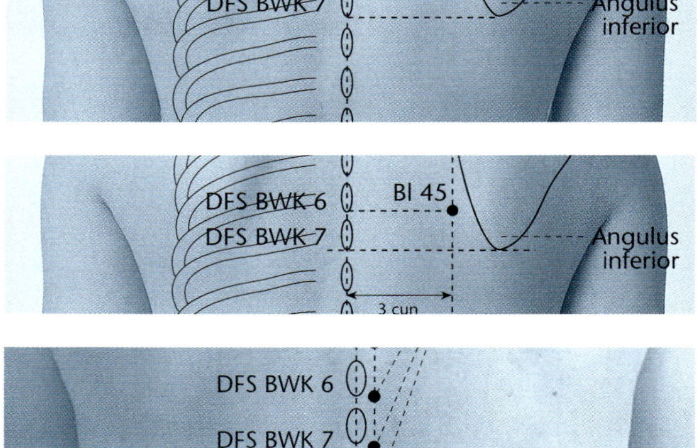

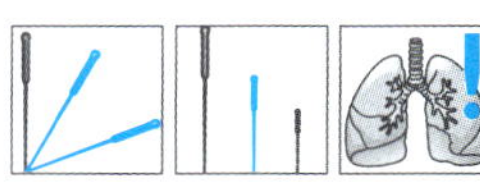

shu-Punkt des Zwerchfells *geshu*

Bl 17

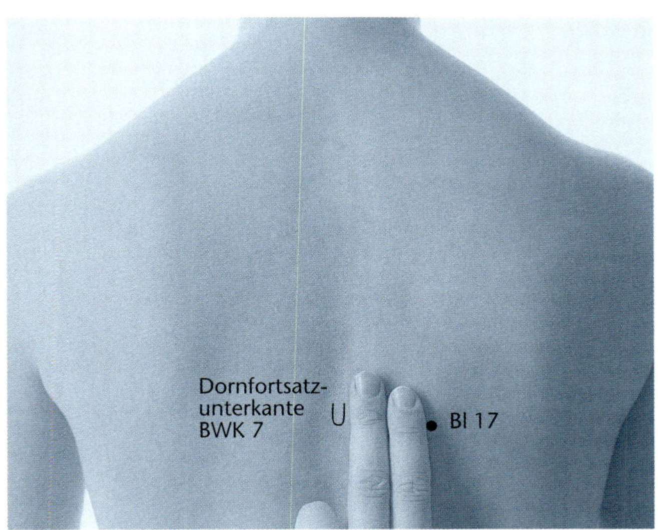

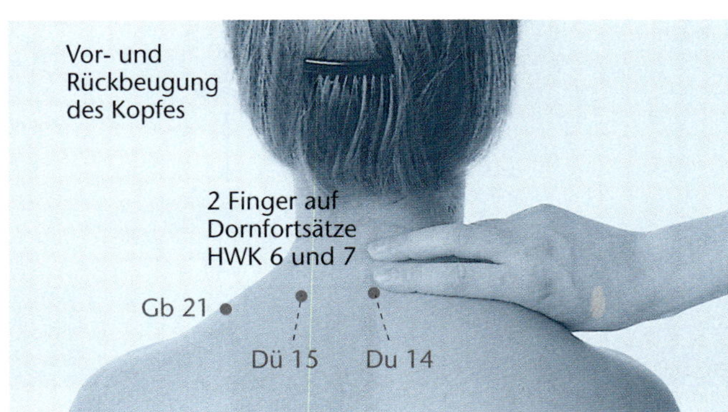

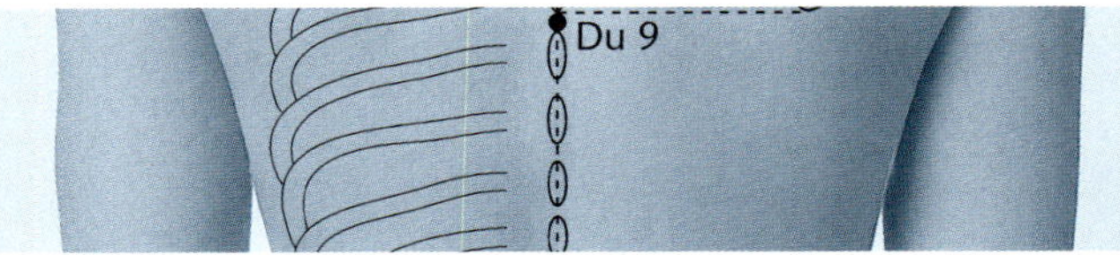

Lokalisation

1,5 cun lateral der Medianlinie auf Höhe der Dornfortsatzunterkante von BWK 7.

Finden

Orientierung vom Dornfortsatz von HWK 7 (➤ 3.4.1) aus. Von dort kaudalwärts 7 Dornfortsätze bis zur Dornfortsatzunterkante von BWK 7 zählen. Auf dieser Höhe 1,5 cun nach lateral messen und hier **Bl 17** auf der höchsten Erhebung der paraspinalen Muskulatur lokalisieren.

Hinweis: Auf derselben Höhe liegen **Du 9** (Medianlinie), ein Punkt von **Ex-B 2** *(huatuojiaji)*/ **Bl 46** (0,5/3 cun lateral der Medianlinie).

Punktion

Schräg in Richtung WS 0,5–1 cun oder flach s. c. (s. Finde- und Punktions-Tipps **4.7**). **Cave:** Pneumothorax.

Wirkung und wichtigste Indikationen

- **Kühlt Blut-Hitze, beendet Blutungen, beseitigt Blut-Stase, tonisiert, nährt und harmonisiert das Blut:** Jegliche Bluterkrankungen (durch Blut-Hitze, -Stase oder –Mangel), Angina pectoris, Schmerzerkrankungen (durch Blut-Stase, v. a. im oberen und mittleren *jiao*), Hauterkrankungen, Schwindel, Nachtschweiße, Fieber bei „Knochendampferkrankung“ mit Nachtschweißen (durch Blut- und *yin*-Mangel), schwergradige psychische Erkrankungen (durch Blut-Stase), chronische *bi*-Syndrome
- **Reguliert das Diaphragma, senkt gegenläufiges *qi* ab:** Husten, Dyspnoe, Säurereflux, Ösophaguskonstriktion, Störungen des Zwerchfells
- **Bewegt *qi* lokal und im Leitbahnverlauf:** Lokalbeschwerden (in der BWS-Region, Myogelosen, Interkostalneuralgie)

Besonderheiten

Rücken-*shu*-Punkt des Zwerchfells, Einflussreicher *hui*-Punkt des Blutes.

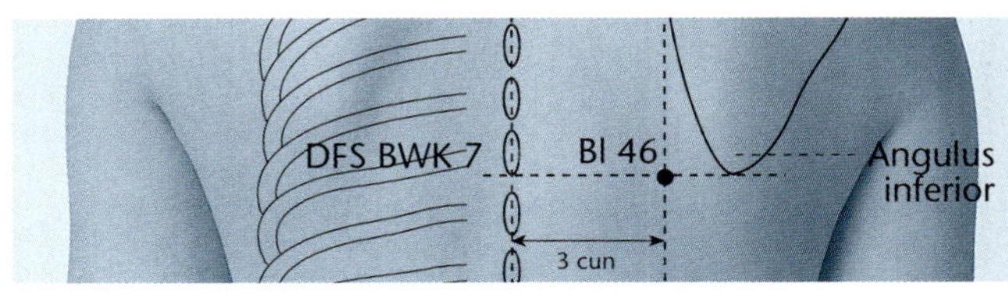

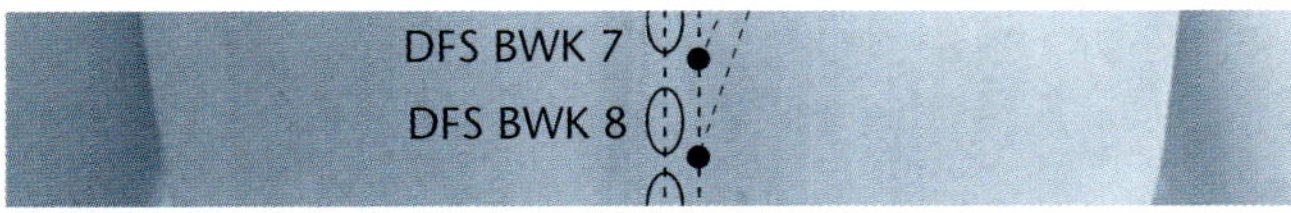

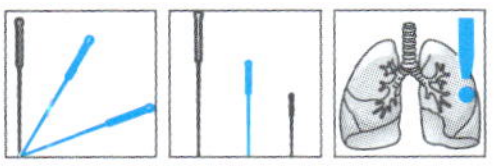

Bl 18 *shu*-Punkt der Leber *ganshu*

Lokalisation

1,5 cun lateral der Medianlinie auf Höhe der Dornfortsatzunterkante von BWK 9.

Finden

Orientierung vom Dornfortsatz von HWK 7 (➤ 3.4.1) aus. Von dort kaudalwärts 9 Dornfortsätze bis zur Dornfortsatzunterkante von BWK 9 zählen. Auf dieser Höhe 1,5 cun nach lateral messen und hier **Bl 18** auf der höchsten Erhebung der paraspinalen Muskulatur lokalisieren.

Hinweis: Auf derselben Höhe liegen **Du 8** (Medianlinie), ein Punkt von **Ex-B 2** *(huatuojiaji)*/**Bl 47** (0,5/3 cun lateral der Medianlinie).

Punktion

Schräg in Richtung WS 0,5–1 cun oder flach s.c. (s. Finde- und Punktions-Tipps **4.7**). **Cave:** Pneumothorax.

Wirkung und wichtigste Indikationen

- **Verteilt das Leber-*qi*, reguliert und nährt das Leber-Blut, klärt Feuchte-Hitze, besänftigt (inneren) Wind:** Bei Störungen durch Leber-*qi*-Stagnation und/oder Feuchte-Hitze wie Spannungsgefühl und Schmerzen in Thorax, Epigastrium und Rippenregion, Leber- und Gallenblasenstörungen, Blutungen (durch Leber-Feuer), Schwindel, Menstruationsbeschwerden, psychische Störungen mit Aggressivität und manischen Zuständen, Epilepsie
- **Unterstützt Augen und Sehnen:** Sehstörungen, Konjunktivitis, Muskelkrämpfe, Sehnenkontrakturen

Besonderheiten

Rücken-*shu*-Punkt der Leber.

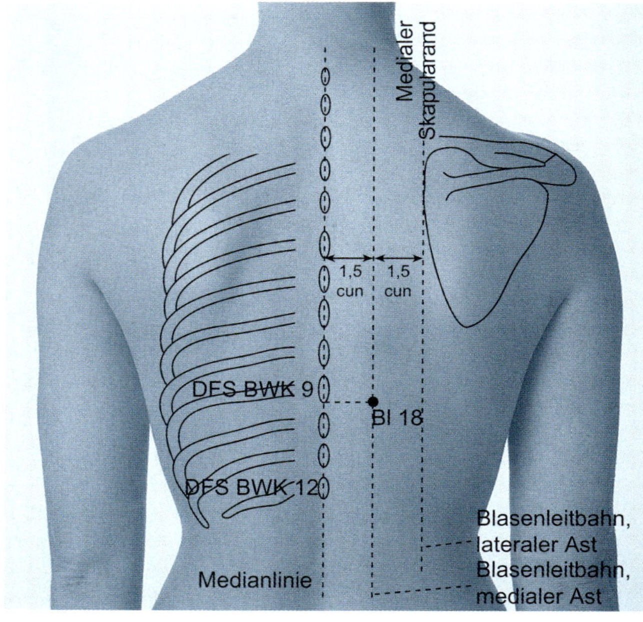

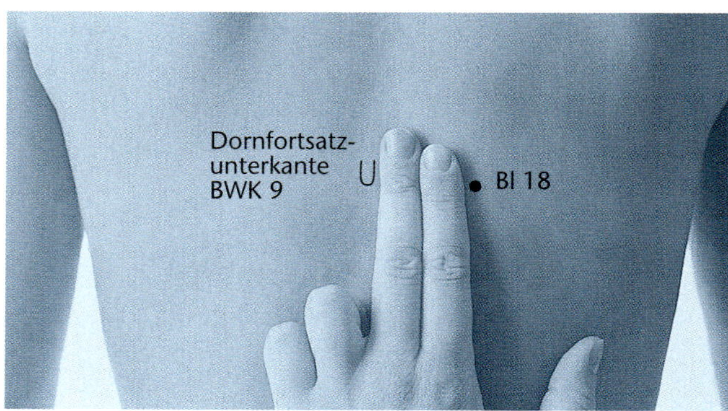

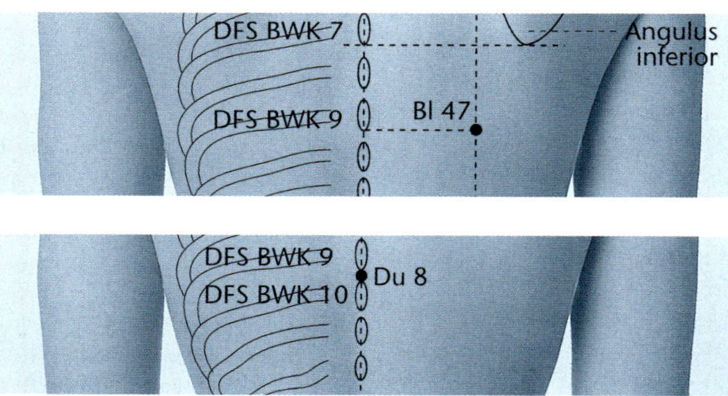

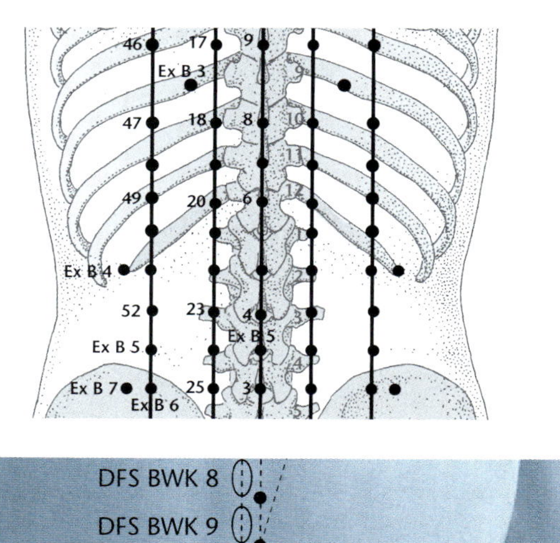

DFS BWK 8
DFS BWK 9

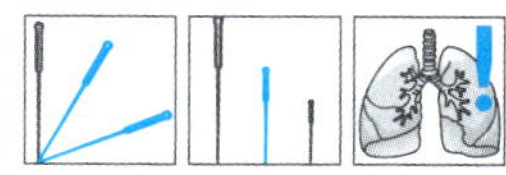

shu-Punkt der Gallenblase *danshu*

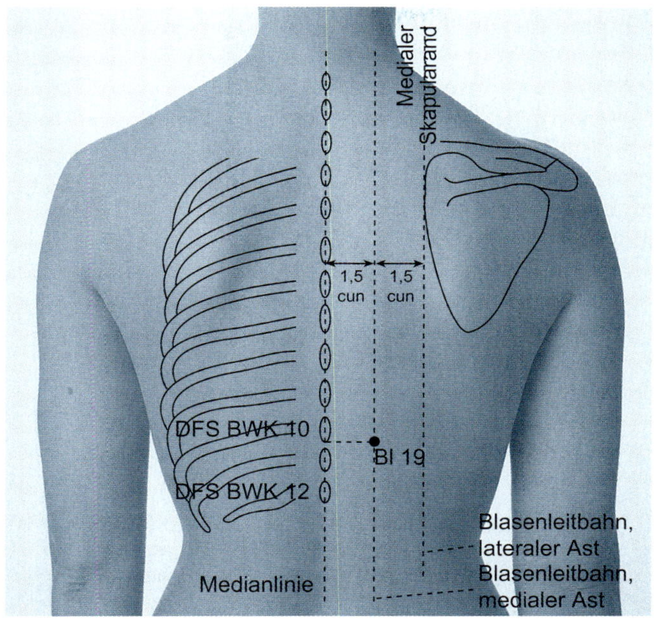

Dornfortsatz-unterkante BWK 10

Bl 19

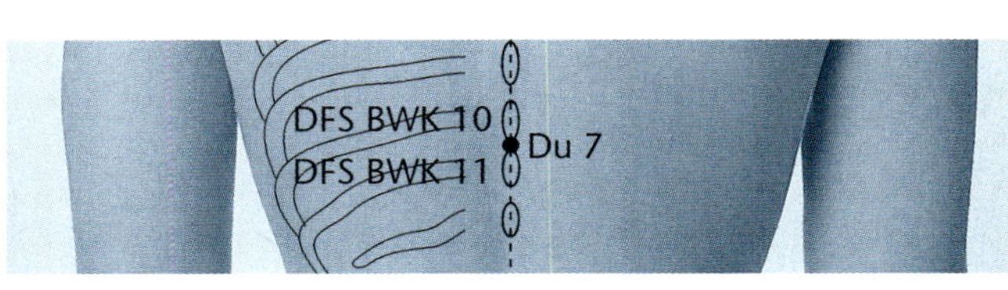

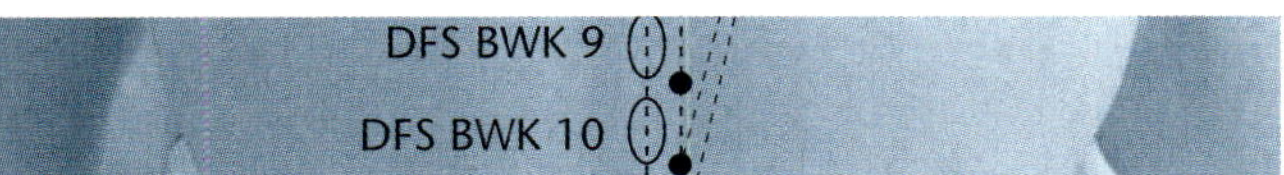

Lokalisation

1,5 cun lateral der Medianlinie auf Höhe der Dornfortsatzunterkante von BWK 10.

Finden

Orientierung vom Dornfortsatz von HWK 7 (➤ 3.4.1) aus. Von dort kaudalwärts 10 Dornfortsätze bis zur Dornfortsatzunterkante von BWK 10 zählen. Auf dieser Höhe 1,5 cun nach lateral messen und hier **Bl 19** auf der höchsten Erhebung der paraspinalen Muskulatur lokalisieren.

Oder: Orientierende Palpation vom untersten Rippenansatz (BWK 12) aus nach kranial bis zu BWK 10.

Oder: Orientierung von der LWS-Region (➤ 3.4.3) aus.

Hinweis: Auf derselben Höhe liegen **Du 7** (Medianlinie), ein Punkt von **Ex-B 2** *(huatuojiaji)*/**Bl 48** (0,5/3 cun lateral der Medianlinie).

Punktion

Schräg in Richtung WS 0,5–1 cun oder flach s. c. (s. Finde- und Punktions-Tipps **4.7**). **Cave:** Pneumothorax.

Wirkung und wichtigste Indikationen

- **Klärt Feuchte-Hitze aus Leber und Gallenblase:** Leber- und Gallenblasenerkrankungen mit Ikterus, bitterem Mundgeschmack, Schmerzen thorakal und hypochondrial
- **Entfernt pathogene Faktoren aus dem** *shaoyang***:** *shaoyang*-Syndrome
- **Stärkt und reguliert das Gallenblasen-*qi*:** Ängstlichkeit, Schreckhaftigkeit

Besonderheiten

Rücken-*shu*-Punkt der Gallenblase.

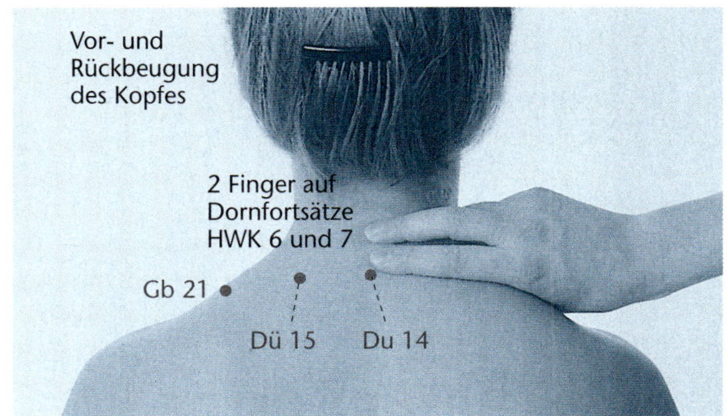

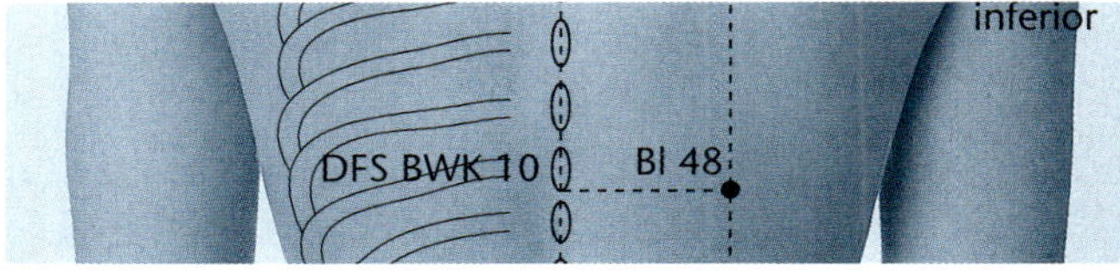

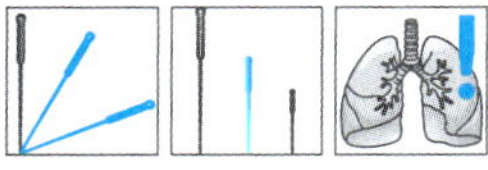

Bl 20

shu-Punkt der Milz *pishu*

Lokalisation

1,5 cun lateral der Medianlinie auf Höhe der Dornfortsatzunterkante von BWK 11.

Finden

Orientierung vom Dornfortsatz von HWK 7 (➤ 3.4.1) aus. Von dort kaudalwärts 11 Dornfortsätze bis zur Dornfortsatzunterkante von BWK 11 zählen. Auf dieser Höhe 1,5 cun nach lateral messen und hier **Bl 20** auf der höchsten Erhebung der paraspinalen Muskulatur lokalisieren.

Oder: Orientierende Palpation vom untersten Rippenansatz (BWK 12) aus nach kranial bis zu BWK 11.

Oder: Orientierung von der LWS-Region (➤ 3.4.3) aus.

Hinweis: Auf derselben Höhe liegen **Du 6** (Medianlinie), ein Punkt von **Ex-B 2** *(huatuojiaji)*/**Bl 49** (0,5/3 cun lateral der Medianlinie).

Punktion

Schräg in Richtung WS 0,5–1 cun oder flach s. c. (s. Finde- und Punktions-Tipps **4.7**). **Cave:** Pneumothorax.

Wirkung und wichtigste Indikationen

- **Stärkt Milz-*qi* und -*yang*, reguliert das Mitte-*qi*, hebt *qi* an, hält das Blut (in den Gefäßen):** Magen-Darm-Beschwerden (Diarrhö, abdominale Völle, Appetitlosigkeit, abdominale Distension), psychische und physische Erschöpfungszustände, muskuläre Atrophie, Viszeroptosen, Anämie, Blutungen
- **Transformiert Feuchtigkeit:** „Feuchtigkeitssyndrome" wie Ödeme, Schwellungen, körperliches Schweregefühl

Besonderheiten

Rücken-*shu*-Punkt der Milz. Ein Hauptpunkt zur Stärkung der Mitte.

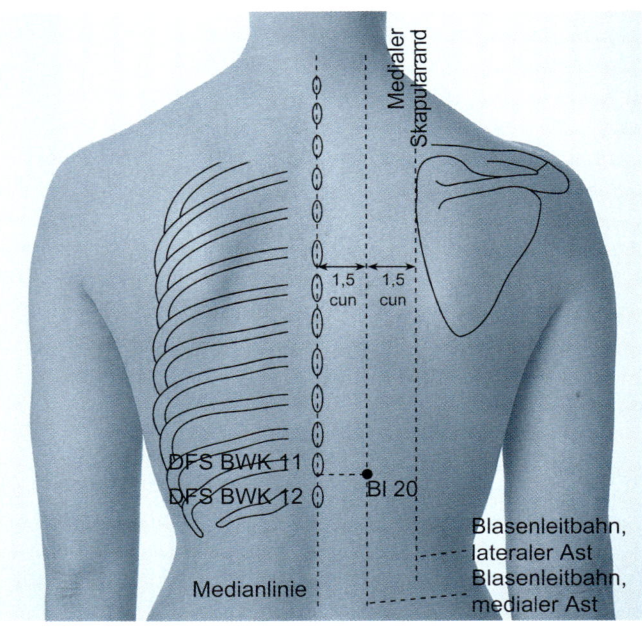

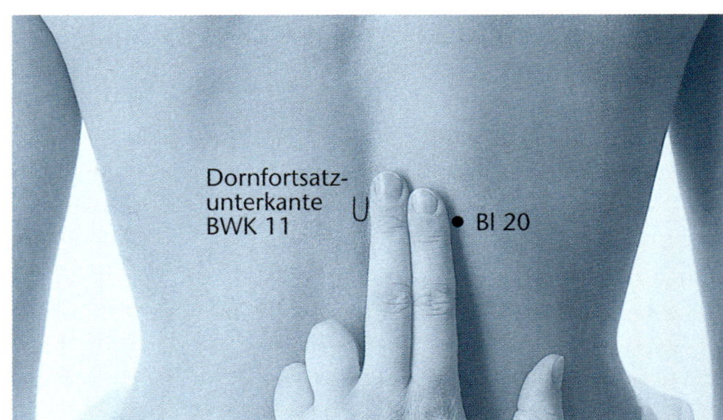

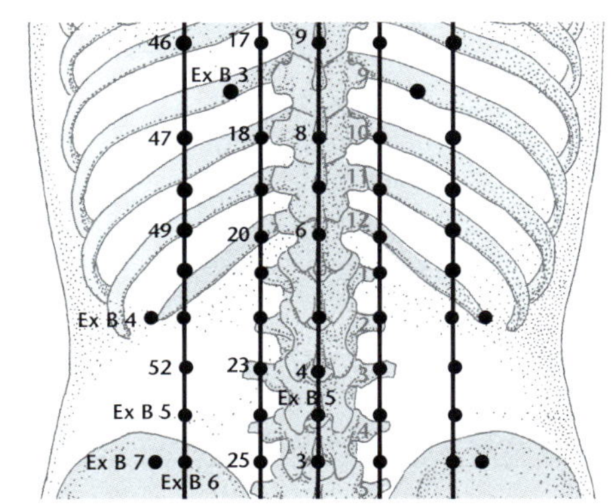

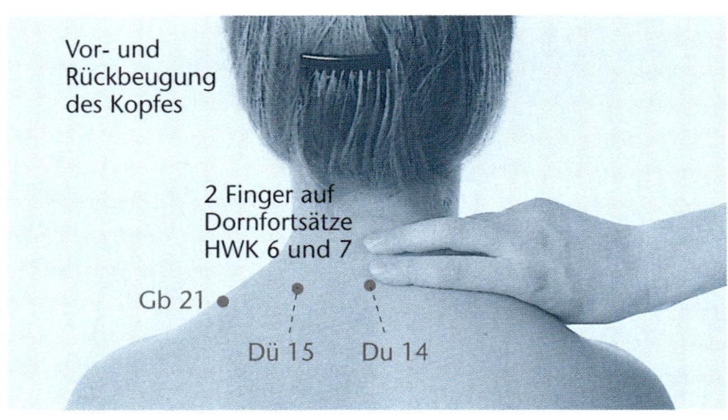

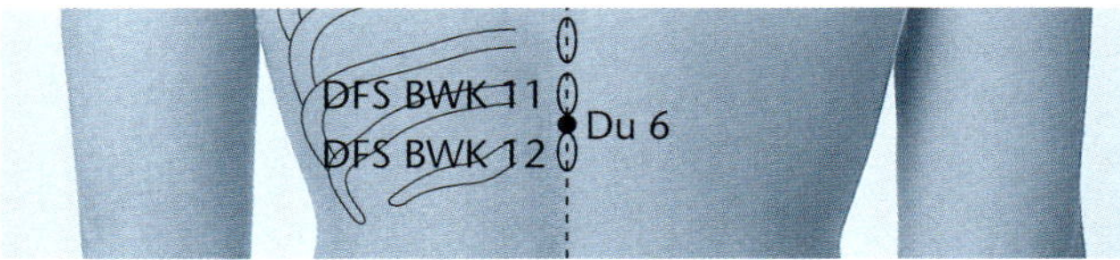

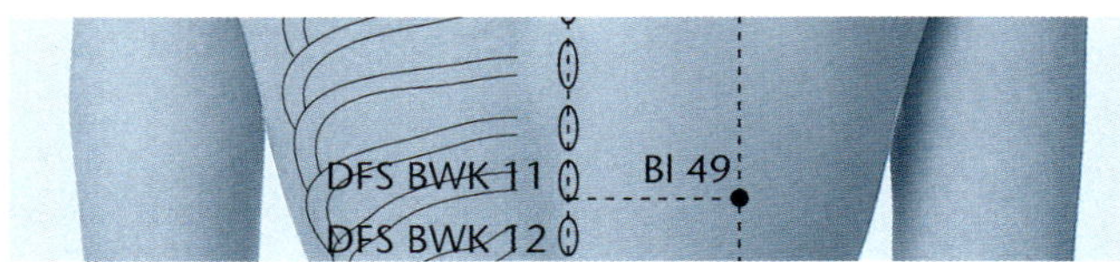

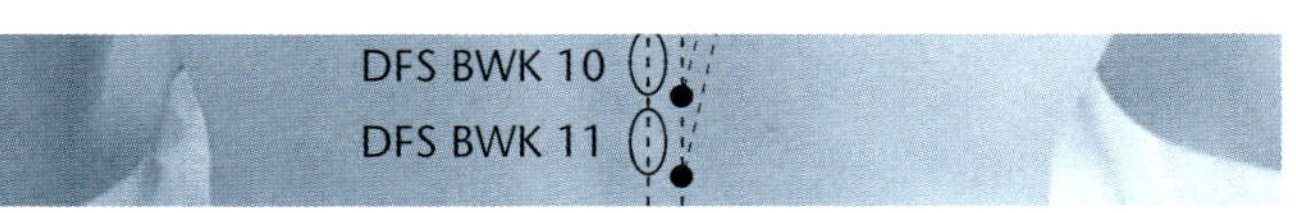

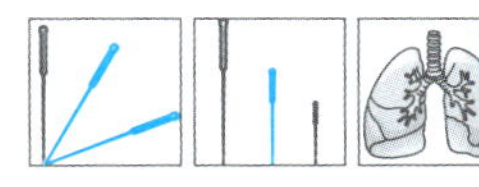

shu-Punkt des Magens *weishu* Bl 21

Lokalisation

1,5 cun lateral der Medianlinie auf Höhe der Dornfortsatzunterkante von BWK 12.

Finden

Orientierende Palpation des untersten Rippenansatzes (entspricht der Höhe von BWK 12), dann auf der Höhe der Dornfortsatzunterkante 1,5 cun nach lateral messen und hier **Bl 21** lokalisieren.

Oder: Orientierung von der LWS-Region (➤ 3.4.3) aus.

Hinweis: Auf derselben Höhe liegen ein Punkt von **Ex-B 2** *(huatuojiaji)*/**Bl 50** (0,5/3 cun lateral der Medianlinie).

Punktion

Schräg in Richtung WS 0,5–1 cun oder flach s. c. (s. Finde- und Punktions-Tipps ➤ **4.7**). **Cave:** Pneumothorax.

Wirkung und wichtigste Indikationen

- **Reguliert den Magen, senkt gegenläufiges *qi* ab, harmonisiert den mittleren *jiao*, beseitigt Feuchtigkeit und (Nahrungs)-Stagnation:** Magen-Darm-Beschwerden (Störungen im Epigastrium, abdominale Blähungen und Völle, Appetitstörungen, Borborygmen, Diarrhö), abdominale Massen, Ödeme
- **Lokal/Leitbahnverlauf:** Beschwerden in der BWS- und LWS-Region, Myogelosen, Interkostalneuralgie

Besonderheiten

Rücken-*shu*-Punkt des Magens. Hauptpunkt zur Regulation von Magenfunktionsstörungen jeglicher Genese.

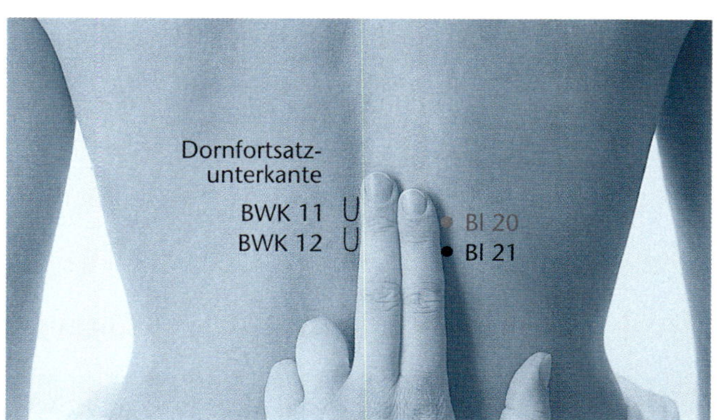

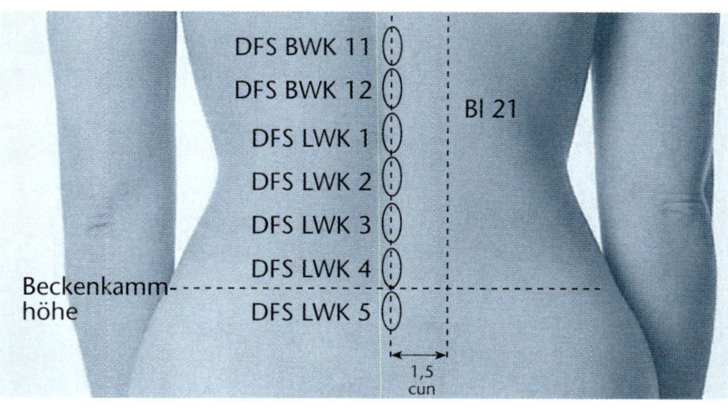

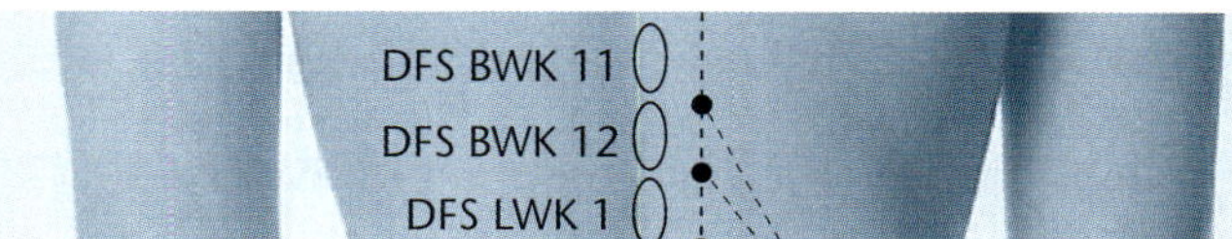

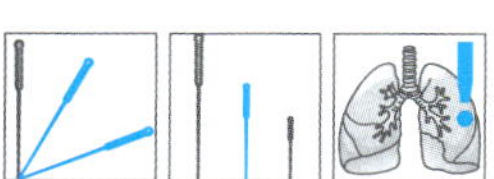

Bl 22

shu-Punkt des *san jiao sanjiaoshu*

Lokalisation

1,5 cun lateral der Medianlinie auf Höhe der Dornfortsatzunterkante von LWK 1.

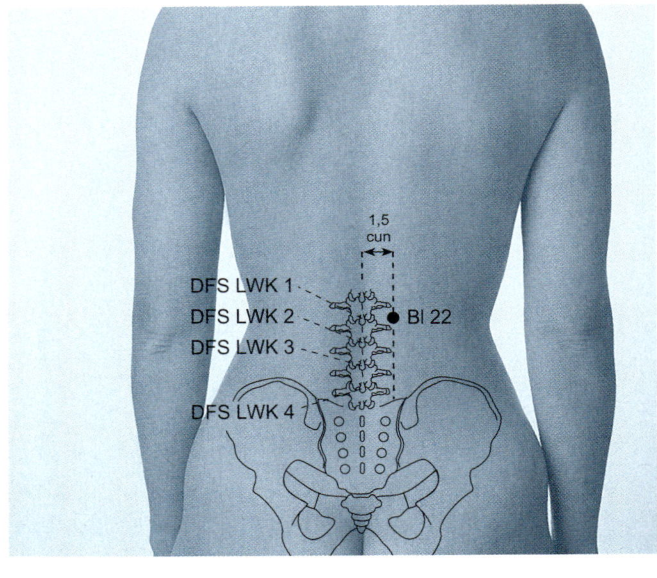

Finden

Zur Orientierung in der LWS-Region (➤ 3.4.3) am besten in Bauchlage den lumbosakralen Übergang aufsuchen: In der Mittellinie vom Sakrum über die Fortsätze der Crista sacralis nach kranial palpieren, bis unterhalb des deutlich massiveren Dornfortsatzes (DFS) von LWK 5 der lumbosakrale Übergang als Rinne tastbar ist. Vom DFS von LWK 5 aus kranialwärts bis zur Dornfortsatzunterkante von LWK 1 zählen. Auf dieser Höhe 1,5 cun nach lateral messen und hier **Bl 22** lokalisieren.

Hinweis: Auf derselben Höhe liegen **Du 5** (Medianlinie), ein Punkt von **Ex-B 2** *(huatuojiaji)*/**Bl 51**/**Ex-B 4** *(pigen)* (0,5/3/3,5 cun lateral der Medianlinie).

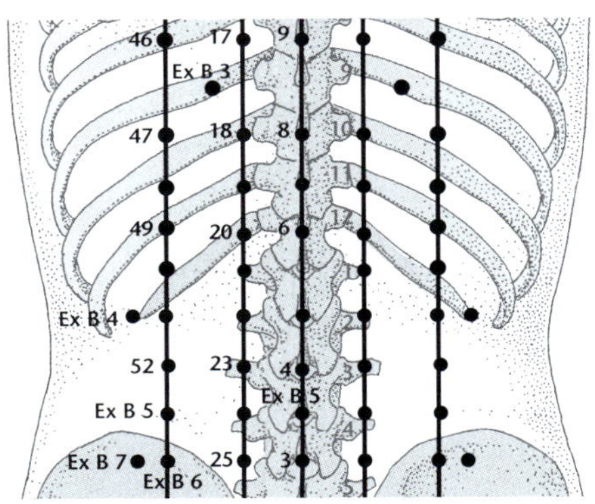

Punktion

Senkrecht oder schräg in Richtung WS 0,5–1,5 cun oder flach s. c. (s. Finde- und Punktions-Tipps **4.7**). **Cave:** Niere.

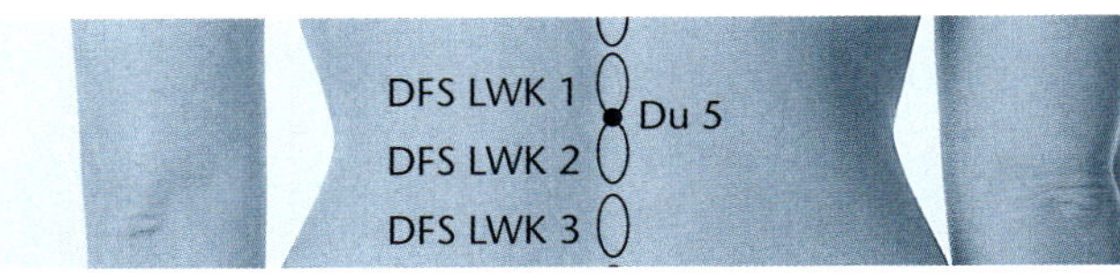

Wirkung und wichtigste Indikationen

- **Reguliert den** *san jiao*, **Magen und Milz, entfernt Feuchtigkeit, beseitigt (abdominale) Massen:** Magen-Darm-Beschwerden (abdominale Distension, Völle oder Massen, Verdauungsstörungen, Appetitstörungen, Borborygmen), Kopfschmerzen, Schwindel
- **Öffnet die Wasserwege:** Harnwegserkrankungen, Ödeme
- **Harmonisiert den** *shaoyang: shaoyang*-Syndrome
- **Lokal/Leitbahnverlauf:** Beschwerden in LWS-Region und Schulter, Myogelosen

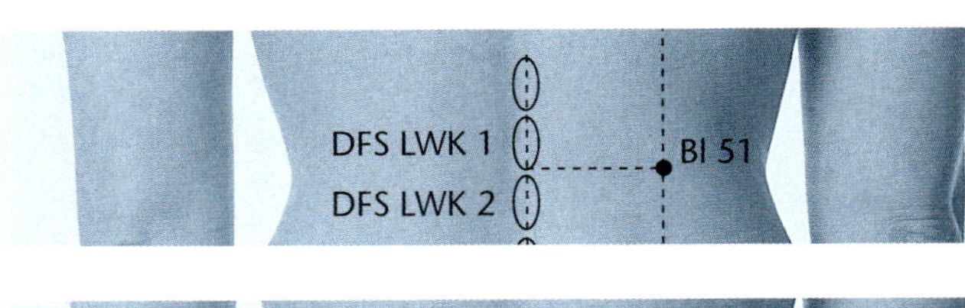

Besonderheiten

Rücken-*shu*-Punkt des *san jiao.*

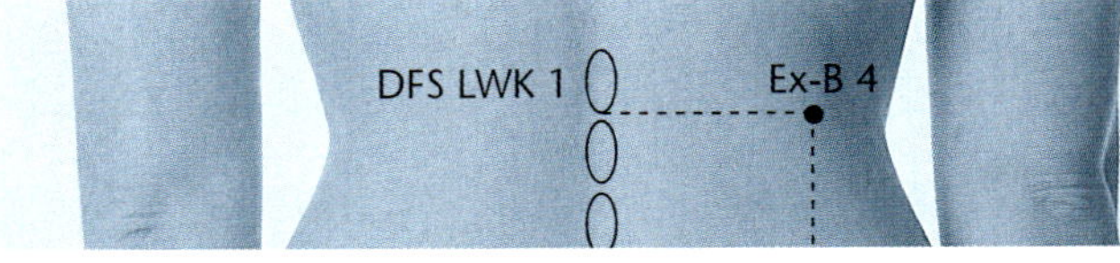

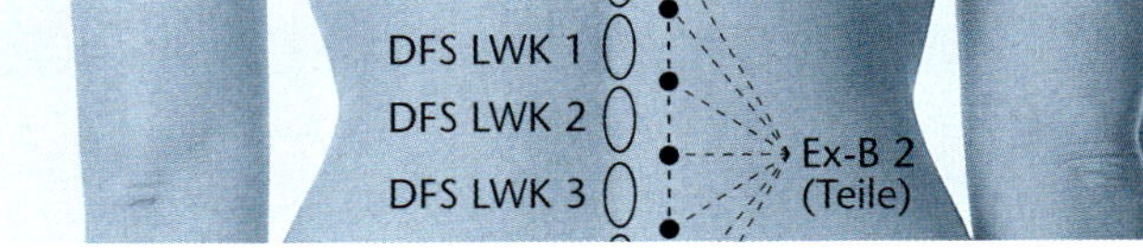

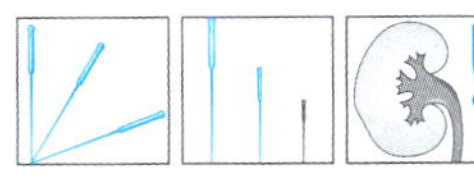

shu-Punkt der Niere *shenshu* Bl 23

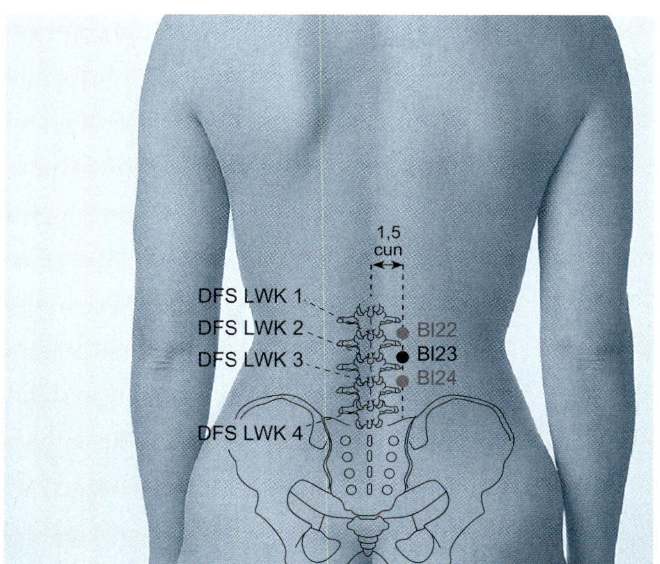

Lokalisation

1,5 cun lateral der Medianlinie auf Höhe der Dornfortsatzunterkante von LWK 2.

Finden

Zur Orientierung in der LWS-Region (➤ 3.4.3) am besten in Bauchlage den lumbosakralen Übergang aufsuchen: In der Mittellinie vom Sakrum her über die Fortsätze der Crista sacralis nach kranial palpieren, bis unterhalb des deutlich massiveren Dornfortsatzes (DFS) von LWK 5 der lumbosakrale Übergang als Rinne tastbar ist. Vom DFS von LWK 5 aus kranialwärts bis zur Dornfortsatzunterkante von LWK 2 zählen. Auf dieser Höhe 1,5 cun nach lateral messen und hier **Bl 23** lokalisieren.

Hinweis: Auf derselben Höhe liegen **Du 4** (Medianlinie), ein Punkt von **Ex-B 2** *(huatuojiaji)*/**Bl 52** (0,5/3 cun lateral der Medianlinie).

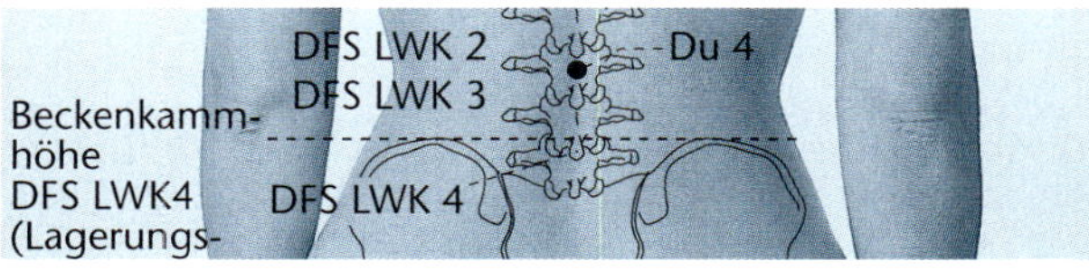

Punktion

Senkrecht oder schräg in Richtung WS 0,5–1,5 cun oder flach s. c. (s. Finde- und Punktions-Tipps **4.7**). **Cave:** Niere.

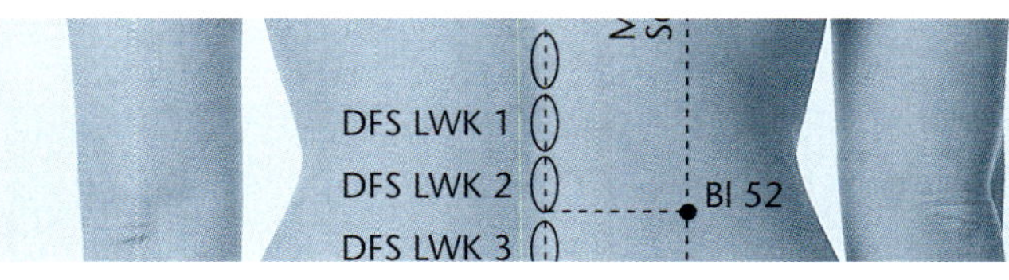

Wirkung und wichtigste Indikationen

- **Stärkt die Niere, Nieren-*qi* und *-yang*, unterstützt *jing*, nährt Nieren-*yin*:** Chronische Erschöpfung, Gedächtnisstörungen, Schwindel, Atembeschwerden
- **Reguliert den unteren *jiao*, unterstützt den Uterus:** Chronische Beschwerden in der Urogenitalregion
- **Unterstützt Knochen und Mark:** Osteoporose, Osteomalazie
- **Unterstützt Augen und Ohren:** (Chronische) Augen- und Ohrerkrankungen
- **Stärkt den unteren Rücken:** Chronische Beschwerden von Lumbal- und Beinregion

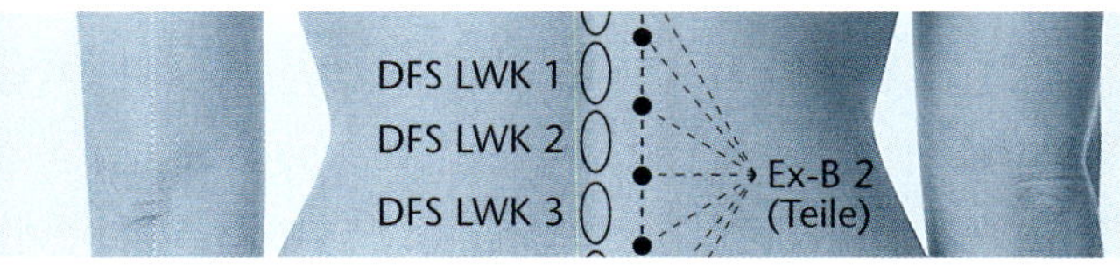

Besonderheiten

Rücken-*shu*-Punkt der Niere. Ein Hauptpunkt zur Stärkung der Nieren.

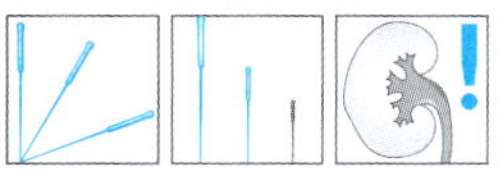

Bl 24

shu-Punkt des Meeres des *qi qihaishu*

Lokalisation

1,5 cun lateral der Medianlinie auf Höhe der Dornfortsatzunterkante von LWK 3.

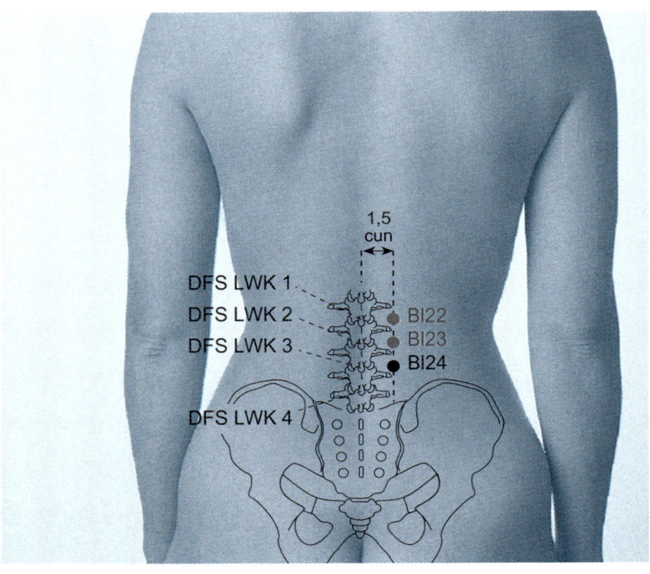

Finden

Zur Orientierung in der LWS-Region (➤ 3.4.3) am besten in Bauchlage den lumbosakralen Übergang aufsuchen: In der Mittellinie vom Sakrum über die Fortsätze der Crista sacralis nach kranial palpieren, bis unterhalb des deutlich massiveren Dornfortsatzes (DFS) von LWK 5 der lumbosakrale Übergang als Rinne tastbar ist. Vom DFS von LWK 5 aus kranialwärts bis zur Dornfortsatzunterkante von LWK 3 zählen. Auf dieser Höhe 1,5 cun nach lateral messen und hier **Bl 24** lokalisieren.

Hinweis: Auf derselben Höhe liegen ein Punkt von **Ex-B 2** *(huatuojiaji)*/**Ex-B 5** *(xiajishu)* (0,5/3 cun lateral der Medianlinie in der Lokalisation nach WHO-Angaben).

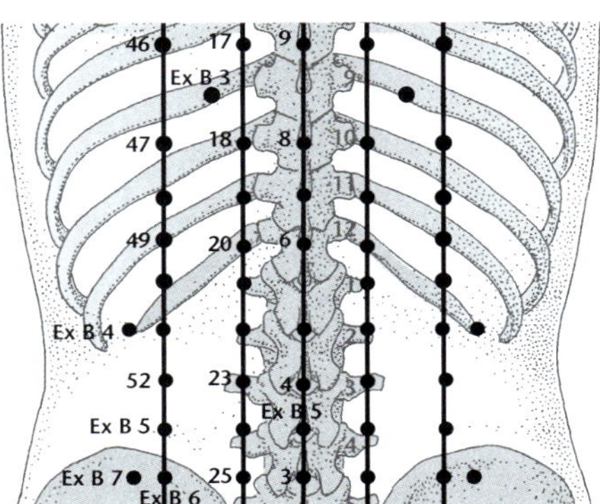

Punktion

Senkrecht 0,5–1,5 cun.

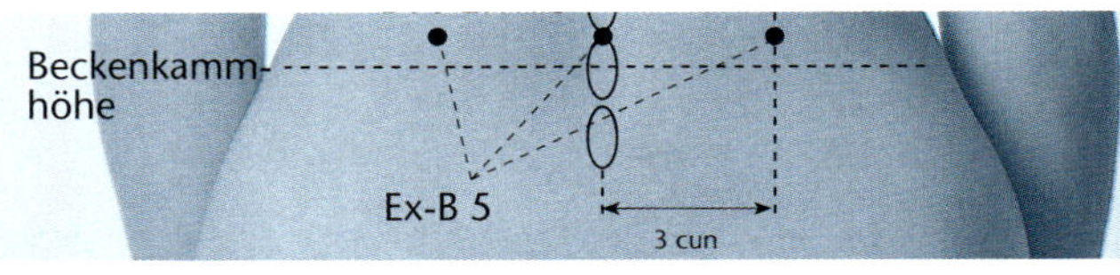

Wirkung und wichtigste Indikationen

- **Unterstützt Rücken und Beine:** Nicht-radikuläre und radikuläre Rücken- und Beinschmerzen
- **Reguliert den unteren** ***jiao:*** Menstruationsbeschwerden (wie Dysmenorrhö), Hämorrhoiden, Diarrhö

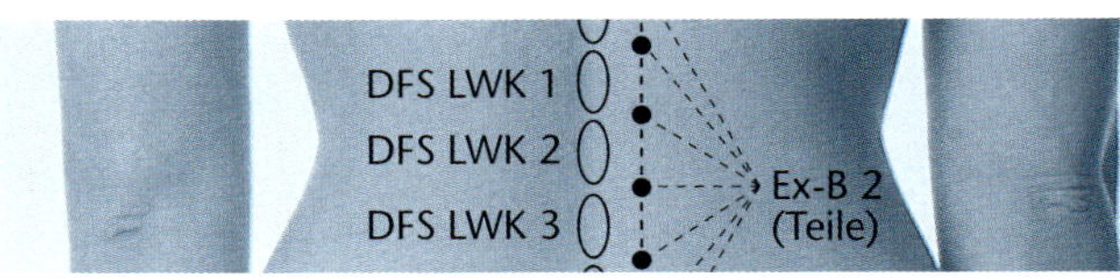

Besonderheiten

Rücken-*shu*-Punkt des *qi.*

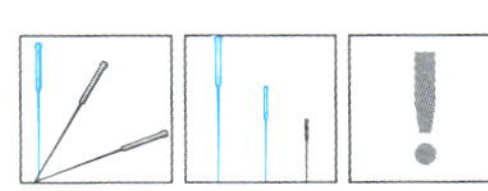

shu-Punkt des Dickdarms *dachangshu*

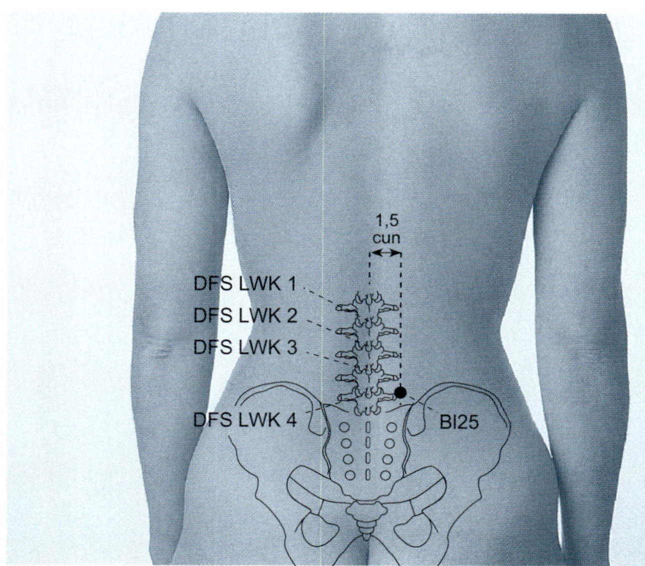

Lokalisation

1,5 cun lateral der Medianlinie auf Höhe der Dornfortsatzunterkante von LWK 4.

Finden

Zur Orientierung in der LWS-Region (➤ 3.4.3) am besten in Bauchlage den lumbosakralen Übergang aufsuchen: In der Mittellinie vom Sakrum über die Fortsätze der Crista sacralis nach kranial palpieren, bis unterhalb des deutlich massiveren Dornfortsatzes (DFS) von LWK 5 der lumbosakrale Übergang als Rinne tastbar ist. Vom DFS von LWK 5 aus nach kranial die nächstfolgende Dornfortsatzunterkante (von LWK 4) palpieren und von dort aus 1,5 cun nach lateral messen und hier **Bl 25** lokalisieren.

Hinweis: Auf derselben Höhe liegen **Du 3** (Medianlinie), ein Punkt von **Ex-B 2** *(huatuojiaji)*/**Ex-B 6** *(yaoyi)*/**Ex-B 7** *(yaoyan)* (0,5/3/3,5 cun lateral der Medianlinie).

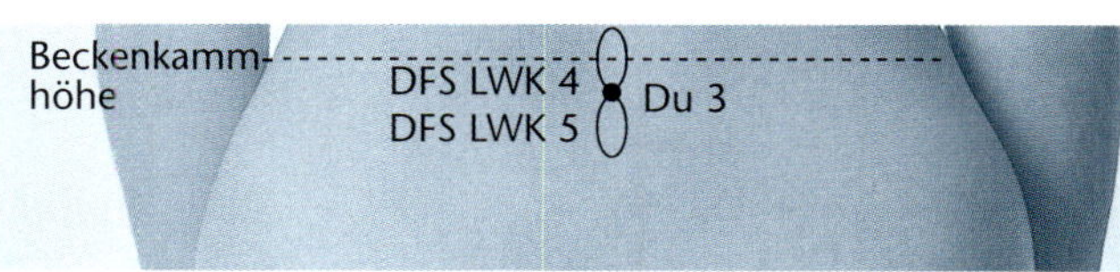

Punktion

Senkrecht 1–1,5 cun.

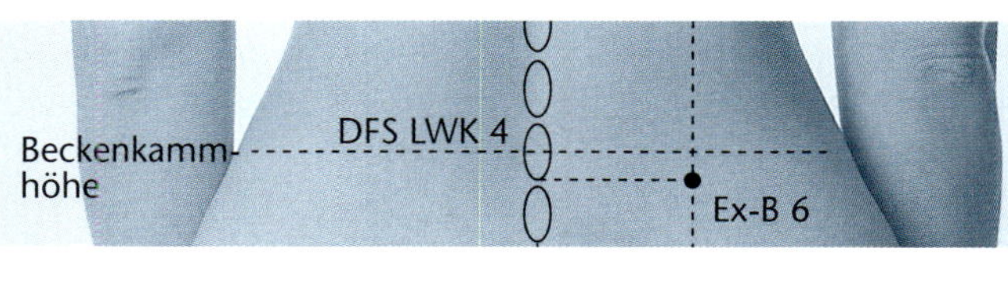

Wirkung und wichtigste Indikationen

- **Reguliert die Därme und fördert deren *qi*-Fluss:** Störungen im Darmtrakt (Borborygmen, Diarrhö, Meteorismus, erschwerte Miktion und Defäkation)
- **Stärkt den unteren Rücken:** Schmerzen und Bewegungseinschränkungen in der Lumbalregion, Beschwerden der unteren Extremität im Leitbahnverlauf

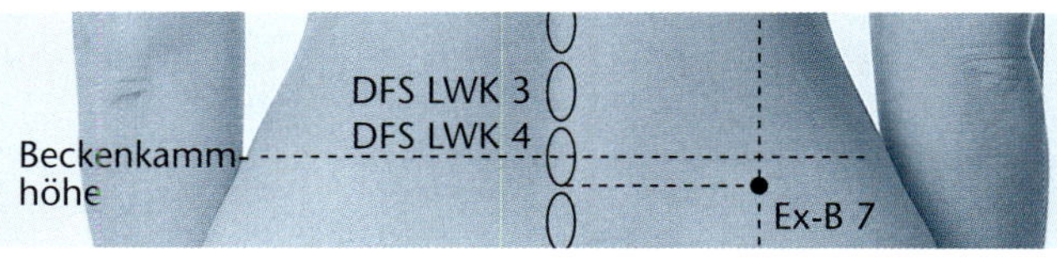

Besonderheiten

Rücken-*shu*-Punkt des Dickdarms. Wichtiger Punkt zur Regulation des Dickdarm-*qi* und wichtiger Lokalpunkt bei akuten und chronischen Beschwerden in der Lumbalregion.

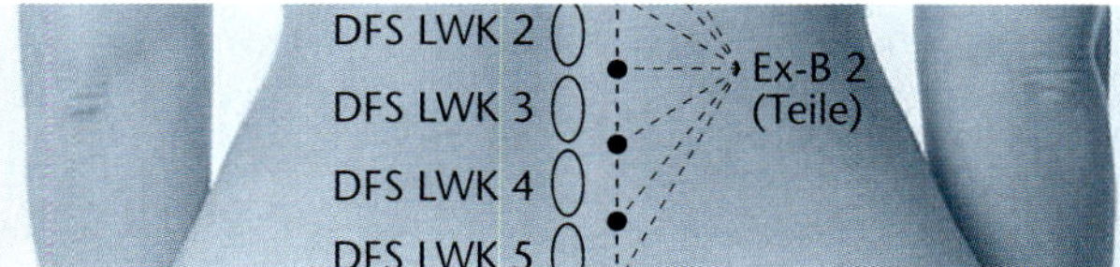

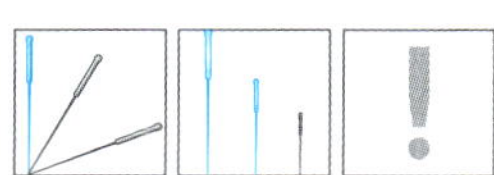

Bl 26

shu-Punkt des Grenztors zum Ursprungs-*qi* *guanyuanshu*

Lokalisation

1,5 cun lateral der Medianlinie auf Höhe der Dornfortsatzunterkante von LWK 5.

Finden

Zur Orientierung in der LWS-Region (➤ 3.4.3) am besten in Bauchlage den lumbosakralen Übergang aufsuchen: In der Mittellinie vom Sakrum über die Fortsätze der Crista sacralis nach kranial palpieren, bis unterhalb des deutlich massiveren Dornfortsatzes (DFS) von LWK 5 der lumbosakrale Übergang als Rinne tastbar ist. Vom DFS von LWK 5 aus 1,5 cun nach lateral messen und hier **Bl 26** lokalisieren.

Hinweis: Auf derselben Höhe liegen **Ex-B 8** *(shiquizhui)* (Medianlinie) und ein Punkt von **Ex-B 2** *(huatuojiaji)* (0,5 cun lateral der Medianlinie).

Punktion

Senkrecht 0,5–1,5 cun.

Wirkung und wichtigste Indikationen

- **Stärkt den unteren Rücken v. a. bei Nieren-Mangel-Syndromen:** Jeglicher Rückenschmerz, v. a. wenn chronisch-rezidivierend
- **Reguliert den unteren** *jiao:* Meteorismus, Diarrhö, Obstipation, Myome, Harnwegserkrankungen, Harninkontinenz, Ejakulationsstörungen, Adnexitis

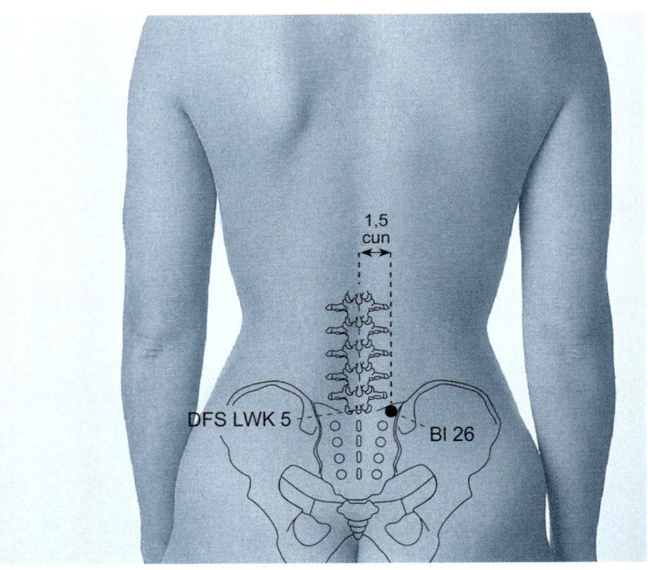

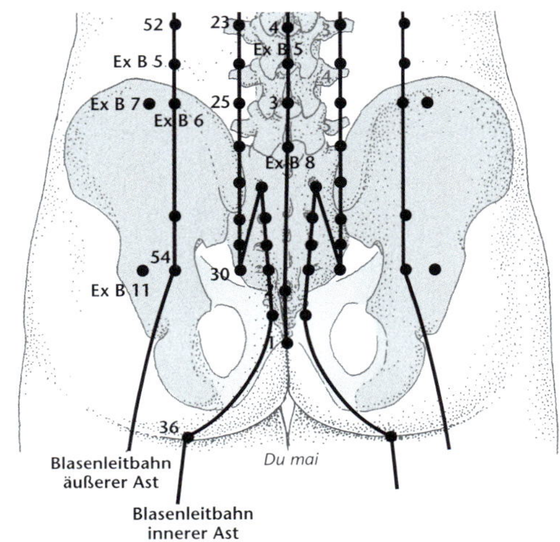

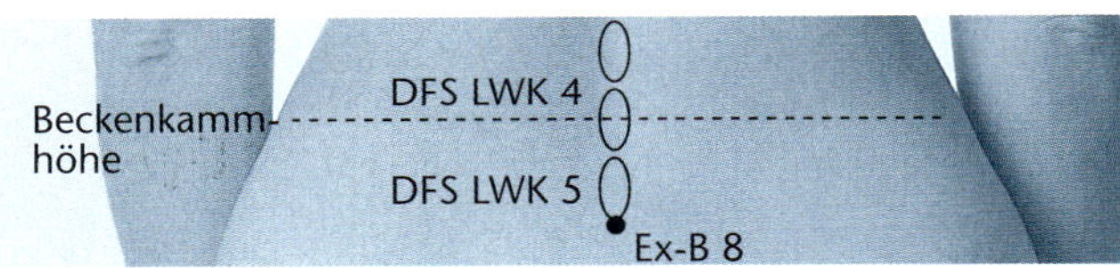

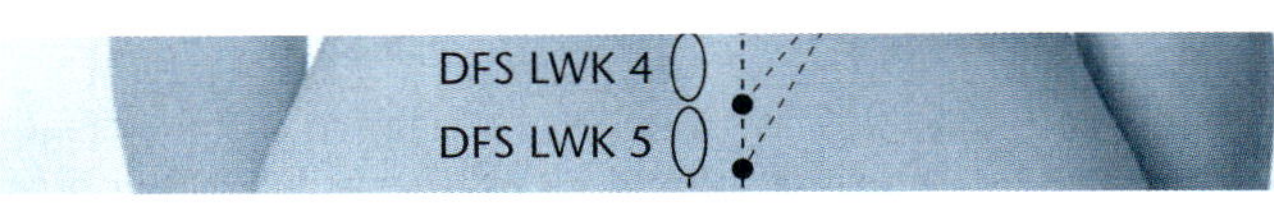

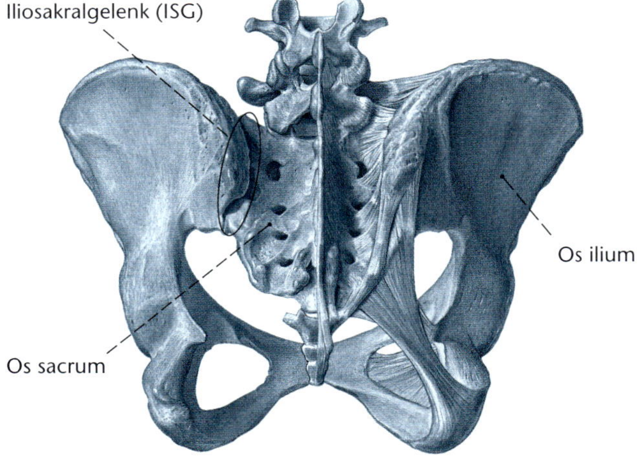

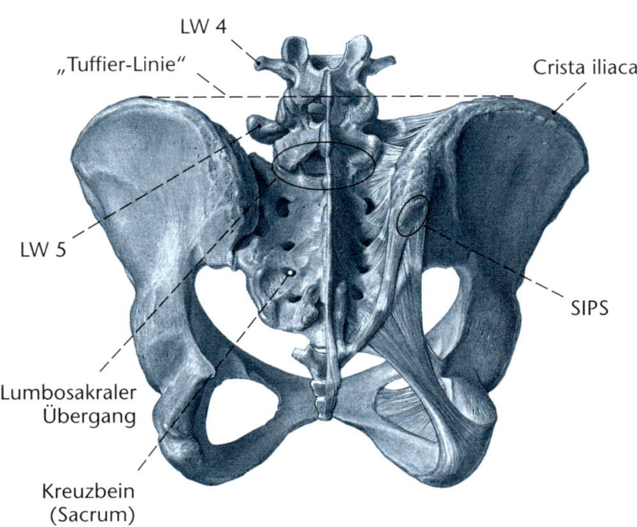

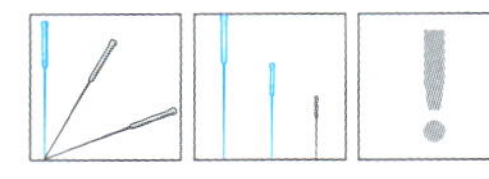

shu-Punkt des Dünndarms *xiaochangshu* Bl 27

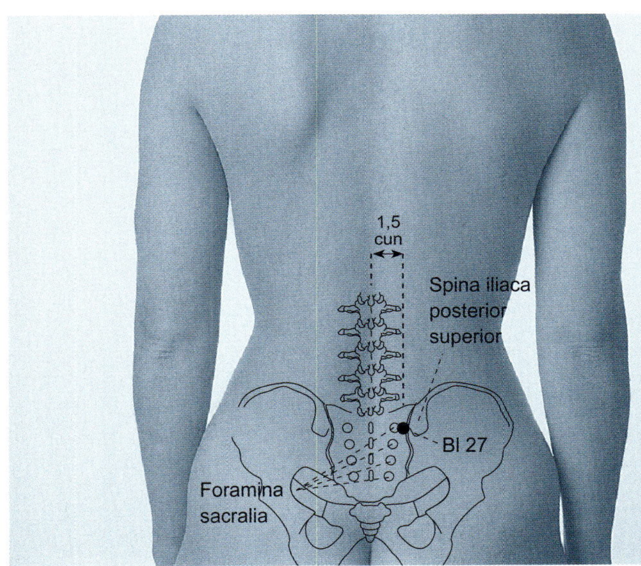

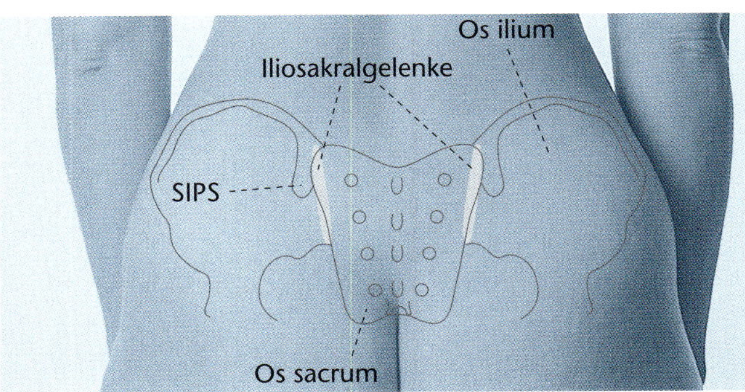

Lokalisation

1,5 cun lateral der Medianlinie auf Höhe des 1. Foramen sacrale.

Finden

Orientierung von der Spina iliaca posterior superior (SIPS ➤ 3.4.3) aus, die lateral der oberen Kreuzbeinregion beidseits das Ende der Crista iliaca bildet. Hier findet sich häufig über der SIPS eine oberflächliche Hauteinziehung. Die Palpation erfolgt am besten von kaudal nach kranial. **Bl 27** projiziert sich etwas kranial und medial der SIPS und liegt 1,5 cun lateral der Medianlinie auf Höhe des 1. Sakrallochs.

Hinweis: Auf derselben Höhe liegt **Bl 31** (im 1. Foramen sacrale). **Bl 28** liegt etwas kaudal und medial der SIPS auf Höhe des 2. Foramen sacrale.

Punktion

Senkrecht 0,5–1 cun.

Wirkung und wichtigste Indikationen

- **Stärkt das Dünndarm-*qi*, Därme und Blase:** *shan*-Erkrankungen (z. B. Hodenschmerzen), Harnwegserkrankungen, erschwerte Defäkation und Miktion, Ödeme, Unterbauchschmerz, lokal bei Iliosakralgelenkarthrose
- **Leitet Feuchtigkeit und Feuchte-Hitze aus:** Ödeme, Diarrhö, entzündliche Darmerkrankungen, Hämorrhoiden, Obstipation

Besonderheiten

Rücken-*shu*-Punkt des Dünndarms.

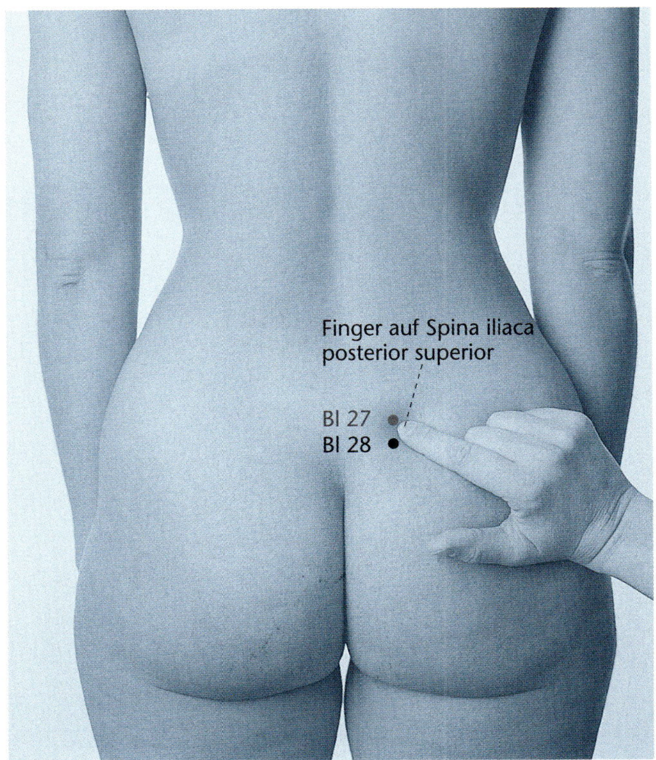

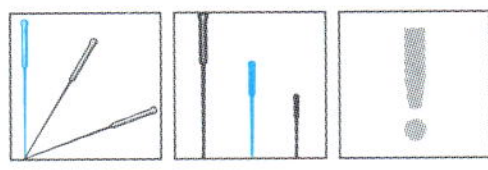

Bl 28

shu-Punkt der Harnblase *pangguangshu*

Lokalisation

1,5 cun lateral der Medianlinie auf Höhe des 2. Foramen sacrale.

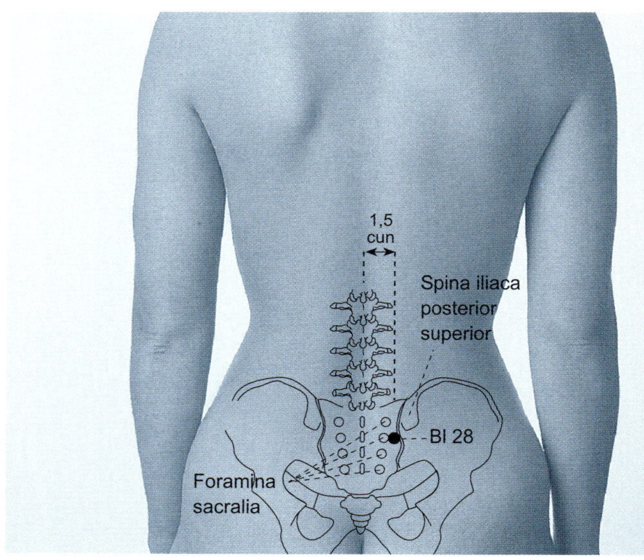

Finden

Orientierung von der Spina iliaca posterior superior (SIPS ➤ 3.4.3) aus, die lateral der oberen Kreuzbeinregion beidseits das Ende der Crista iliaca bildet. Hier findet sich häufig über der SIPS eine oberflächliche Hauteinziehung. Die Palpation erfolgt am besten von kaudal nach kranial. **Bl 28** projiziert sich etwas kaudal und medial der SIPS und liegt 1,5 cun lateral der Medianlinie auf Höhe des 2. Sakrallochs.

Hinweis: Auf derselben Höhe liegen **Bl 32** (im 2. Foramen sacrale) und **Bl 53** (3 cun lateral der Medianlinie). **Bl 27** liegt etwas kranial und medial der SIPS auf Höhe des 1. Foramen sacrale.

Punktion

Senkrecht 0,5–1 cun. Bei Lokalbeschwerden Nadelrichtung auch leicht schräg in Richtung Iliosakralgelenk.

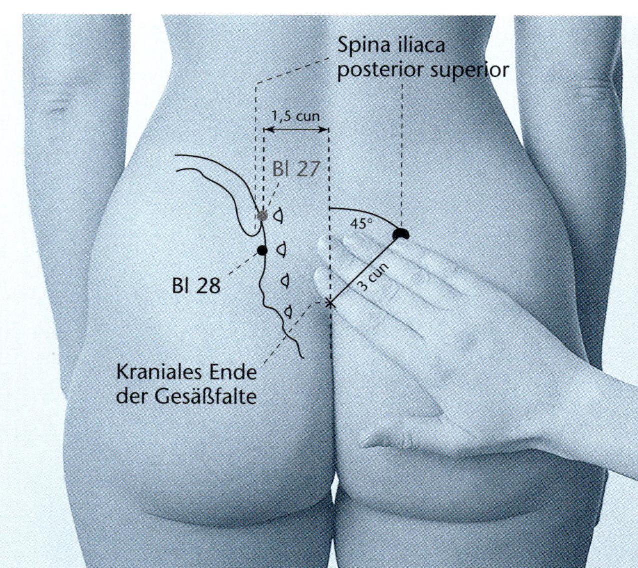

Wirkung und wichtigste Indikationen

- **Reguliert die Blase, klärt Feuchte-Hitze aus dem unteren *jiao*, bewegt Stagnation, transformiert Massen:** Beschwerden des Urogenitaltrakts, Diarrhö, abdominale Ansammlungen
- **Unterstützt den unteren Rücken und die Beine:** Beschwerden der Lumbal- und Sakralregion

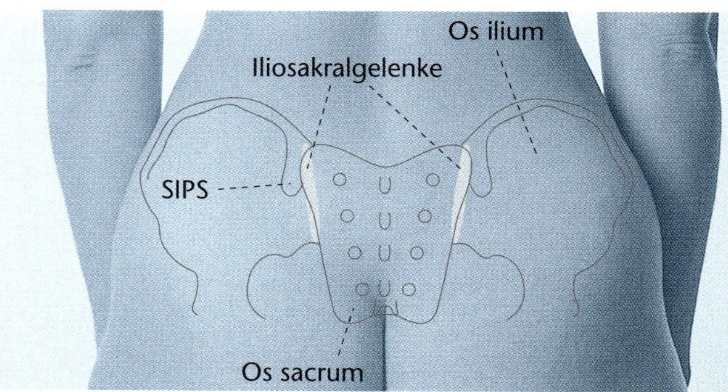

Besonderheiten

Rücken-*shu*-Punkt der Blase.

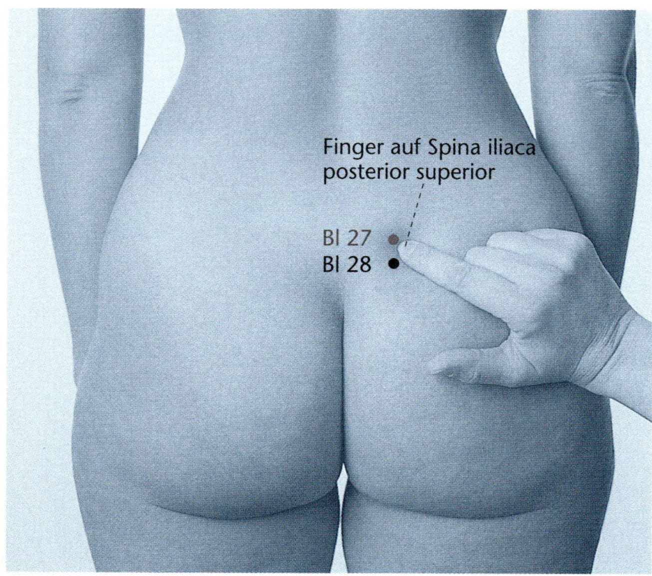

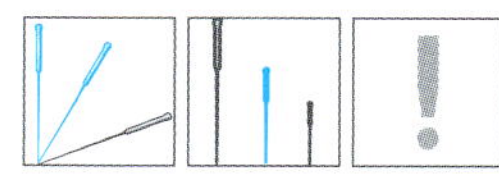

shu-Punkt der mittleren Rückenregion *zhonglüshu*

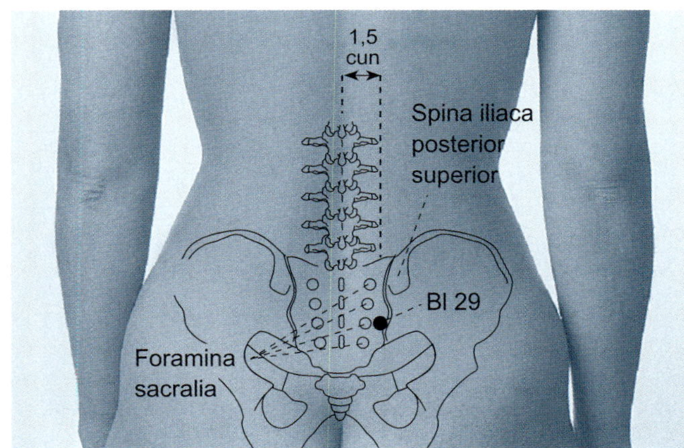

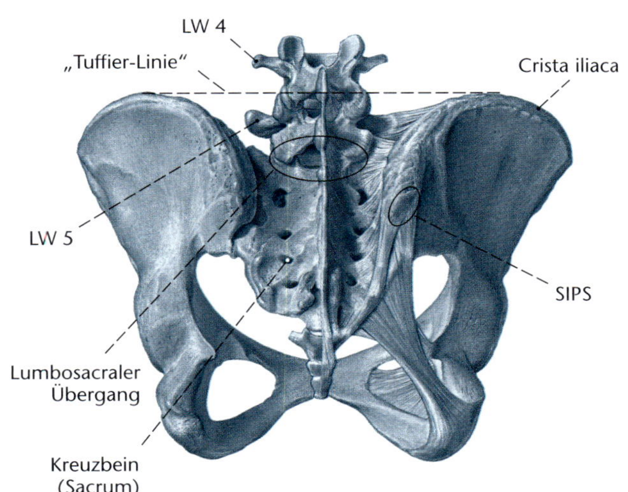

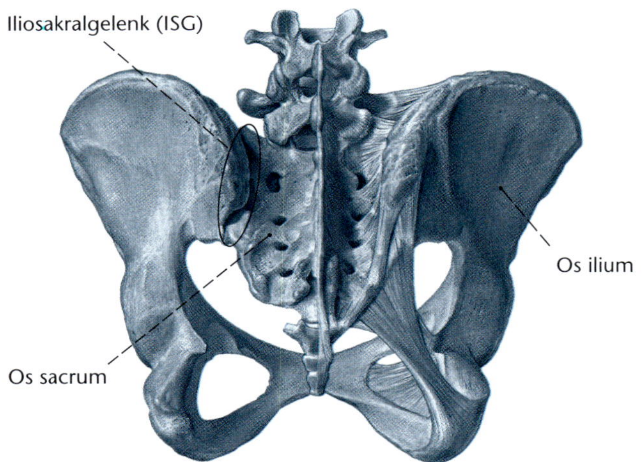

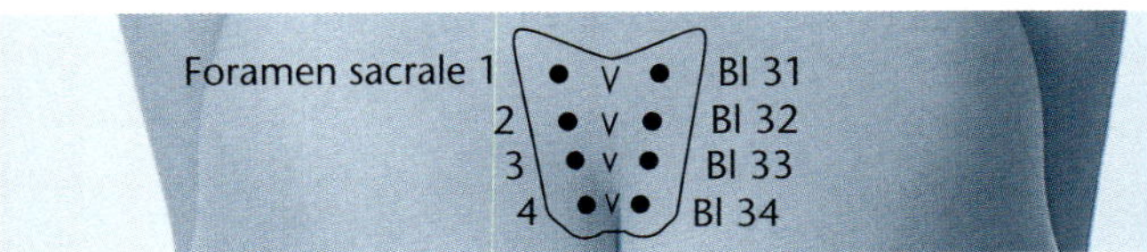

Lokalisation

1,5 cun lateral der Medianlinie auf Höhe des 3. Foramen sacrale.

Finden

Zur Orientierung in der Region von LWS und Kreuzbein (➤ 3.4.3, ➤ 3.4.4). Zwischen lumbosakralem Übergang und Hiatus sacralis liegen die häufig tastbaren vier Foramina sacralia in relativ gleichmäßigen Abständen etwa einen Querfinger beidseits der Medianlinie, wobei sie sich nach kaudal der Medianlinie zunehmend annähern. **Bl 29** auf Höhe des 3. Sakrallochs und 1,5 cun lateral der Medianlinie lokalisieren.

Hinweis: Auf derselben Höhe liegt **Bl 33** (im 3. Foramen sacrale).

Punktion

Senkrecht 0,5–1,5 cun.

Wirkung und wichtigste Indikationen

- **Stärkt den unteren Rücken:** Schmerzen und Steifigkeit in der Lumbalregion
- **Leitet Kälte aus, beendet Diarrhö:** Abdominelles Kältegefühl, Dysenterie, Diarrhö, Meteorismus, *shan*-Erkrankungen, Hypohidrosis

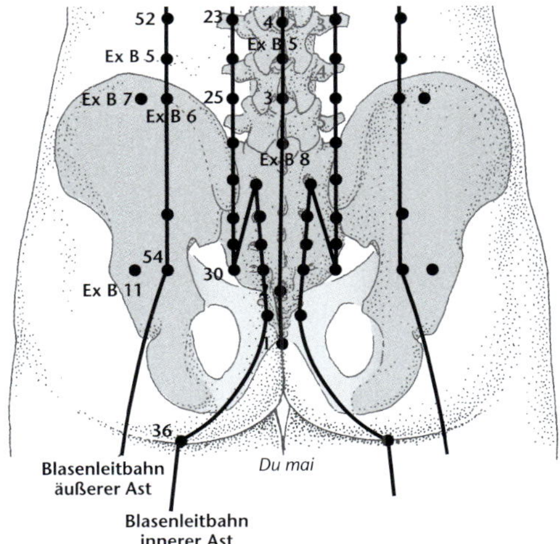

Bl 30 *shu*-Punkt des weißen Rings *baihuanshu*

Lokalisation

1,5 cun lateral der Medianlinie auf Höhe des 4. Foramen sacrale.

Finden

Zur Orientierung in der Region von LWS und Kreuzbein (➤ 3.4.3, ➤ 3.4.4). Zwischen lumbosakralem Übergang und Hiatus sacralis liegen die häufig tastbaren vier Foramina sacralia in relativ gleichmäßigen Abständen etwa einen Querfinger beidseits der Medianlinie, wobei sie sich nach kaudal der Medianlinie zunehmend annähern. **Bl 30** auf Höhe des 4. Sakrallochs und 1,5 cun lateral der Medianlinie lokalisieren.

Hinweis: Auf derselben Höhe liegen **Bl 34** (im 4. Foramen sacrale), **Bl 54** (3 cun lateral der Medianlinie) und **Ex-B** *tunzhong* (3,5 cun lateral der Medianlinie).

Punktion

Senkrecht 0,5–1,5 cun.

Wirkung und wichtigste Indikationen

- **Stärkt den unteren Rücken und die Beine:** Lumbale und sakrale Rückenschmerzen, schmerzhaftes Sitzen und Stehen, Hüftgelenkarthrose
- **Reguliert die Menstruation, beendet Fluor und Spermatorrhö:** Fluor vaginalis, Ejakulationsstörungen (Spermatorrhö), Menstruationsstörungen (wie Dysmenorrhö, Zyklusunregelmäßigkeiten), Rektumprolaps

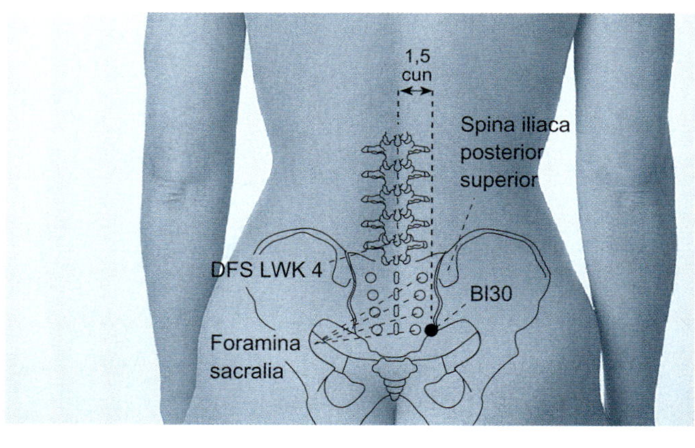

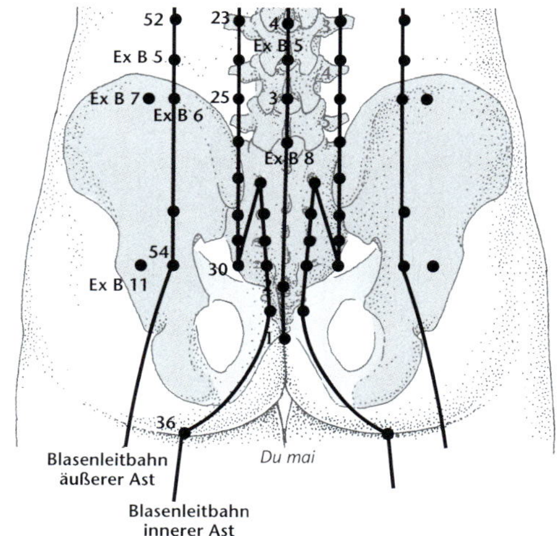

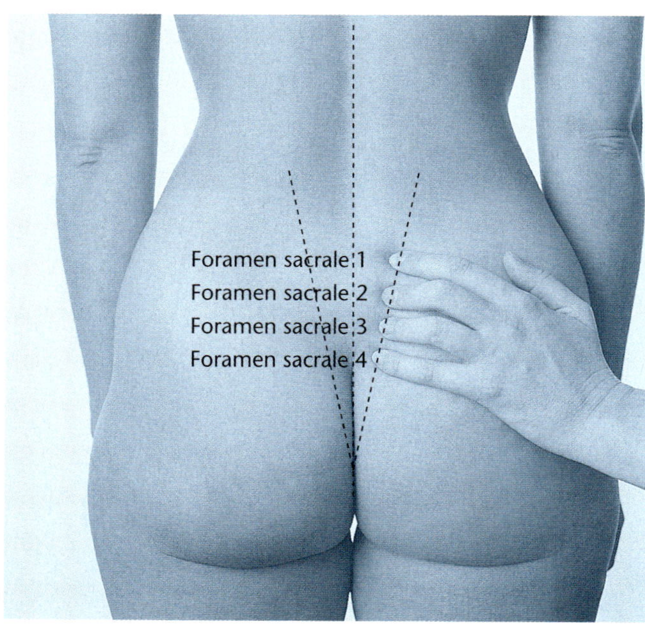

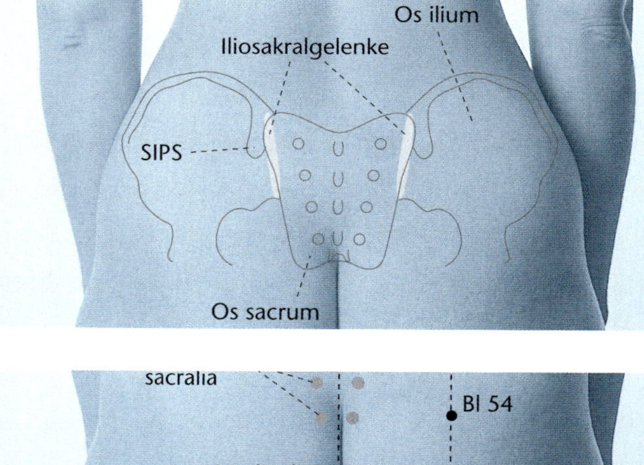

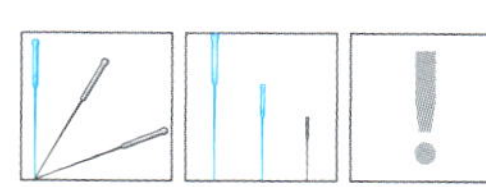

Acht Gruben (oder Spalten) *baliao*

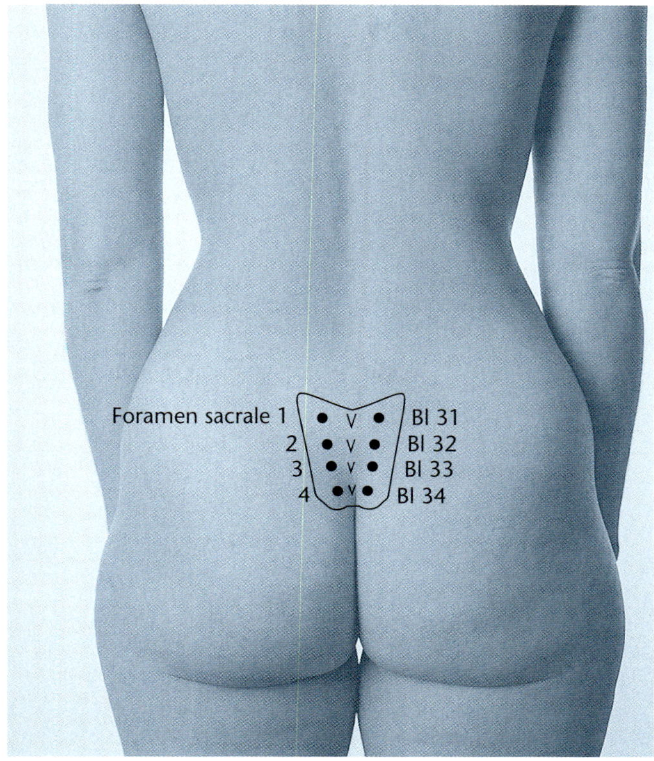

Wegen ähnlicher Wirkung und Indikation werden folgende Punkte gemeinsam abgehandelt:

- **Bl 31** *(shangliao)* „Obere Grube", Lokalisation im 1. Foramen sacrale
- **Bl 32** *(ciliao)* „Folgende Grube", Lokalisation im 2. Foramen sacrale
- **Bl 33** *(zhongliao)* „Mittlere Grube", Lokalisation im 3. Foramen sacrale
- **Bl 34** *(xialiao)* „Untere Grube", Lokalisation im 4. Foramen sacrale

Finden

Zur Orientierung in der Region von LWS und Kreuzbein (➤ 3.4.3, ➤ 3.4.4). Zwischen lumbosakralem Übergang und Hiatus sacralis liegen die häufig tastbaren vier Foramina sacralia in relativ gleichmäßigen Abständen etwa einen Querfinger beidseits der Medianlinie, wobei sie sich nach kaudal der Medianlinie zunehmend annähern.

Hinweis: Auf derselben Höhe wie **Bl 31–Bl 34** liegen die Punkte des inneren Bl-Astes **Bl 27–Bl 30** (jeweils 1,5 cun lateral der Medianlinie). Zusätzlich liegt auf der Höhe von **Bl 32** der Punkt **Bl 53** (3 cun lateral der Medianlinie). Auf der Höhe von **Bl 34** liegen **Bl 54/Ex-B** *(tunzhong)* (3/3,5 cun lateral der Medianlinie).

Punktion

Senkrecht 0,7–1,5 cun. **Cave:** In der Schwangerschaft v. a. ableitende Nadeltechnik kontraindiziert, Ausnahme: zur Geburtserleichterung.

Wirkung und wichtigste Indikationen

- **Regulieren den unteren** *jiao*, **unterstützen die Miktion (alle 8 Punkte):** Störungen des Urogenitaltrakts wie Menstruationsbeschwerden (Dysmenorrhö, Beschwerden im Bereich der äußeren Genitalregion, Fluor vaginalis), wobei **Bl 32** und **Bl 33** die stärkste Wirkung auf urologische Erkrankungen haben und **Bl 34** auf Genitalerkrankungen
- **Stärken Niere und** *jing:* **Bl 33** bei extremer Erschöpfung oder **Bl 32** bei der weiblichen Fertilitätsbehandlung
- **Unterstützen die Därme:** Die Defäkation wird von allen 4 Punkten unterstützt, wobei **Bl 34** hier das breiteste Wirkungsspektrum besitzt
- **Unterstützen die Wehentätigkeit:** In der Geburtshilfe bei verzögerter und/oder schwach ausgeprägter Wehentätigkeit wie z. B. **Bl 32** mit Elektroakupunktur
- **Stärken den Lumbosakralbereich:** Beschwerden in der Lumbosakralregion, Schmerzen, Sensibilitätsstörungen und Paresen der unteren Extremität, wobei hier **Bl 32** und **Bl 33** die stärkste Wirkung haben

Besonderheiten

Die Punkte sind einigen Autoren zufolge Kreuzungspunkte mit der Gb-Leitbahn.

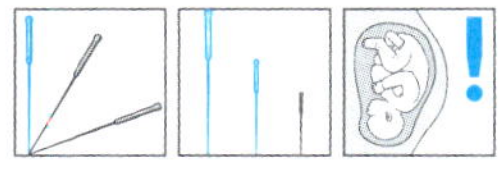

Bl 35 Treffen mit dem *yang huiyang*

Lokalisation

0,5 cun lateral der dorsalen Medianlinie auf Höhe der Steißbeinspitze.

Finden

Das im Vergleich zum Kreuzbein elastisch bewegliche Steißbein oberhalb des Anus tasten. 0,5 cun lateral der Medianlinie auf Höhe der Steißbeinspitze **Bl 35** lokalisieren.

Hinweis: Du 2 befindet sich in der Medianlinie im Hiatus sacralis (➤ 3.4.4) und oberhalb von **Bl 35** und der Steißbeinspitze.

Punktion

Senkrecht 1–1,5 cun.

Wirkung und wichtigste Indikationen

- **Klärt Feuchte-Hitze vom unteren *jiao*:** Dysenterie, Diarrhö, genitaler Juckreiz, Fluor vaginalis
- **Behandelt Hämorrhoiden:** Hämorrhoiden, Rektumprolaps, Potenzstörungen
- **Unterstützt das Steißbein:** Steißbeinschmerzen

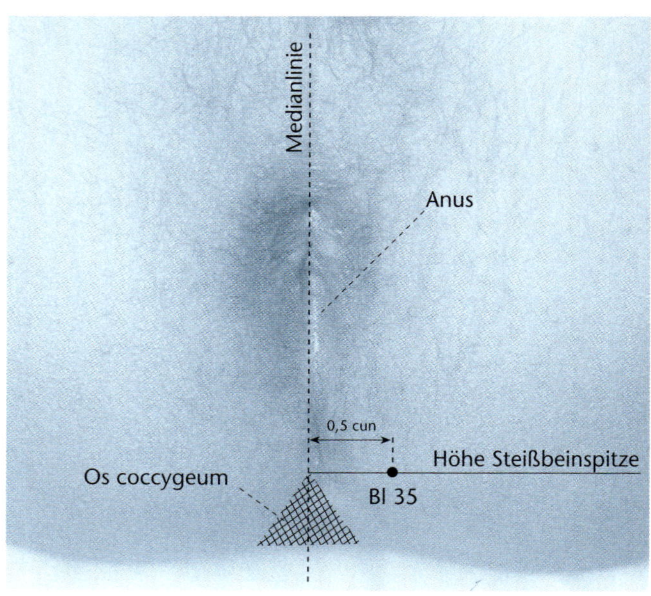

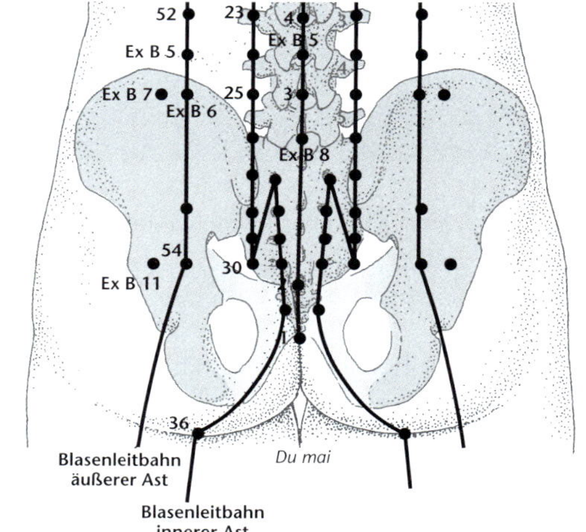

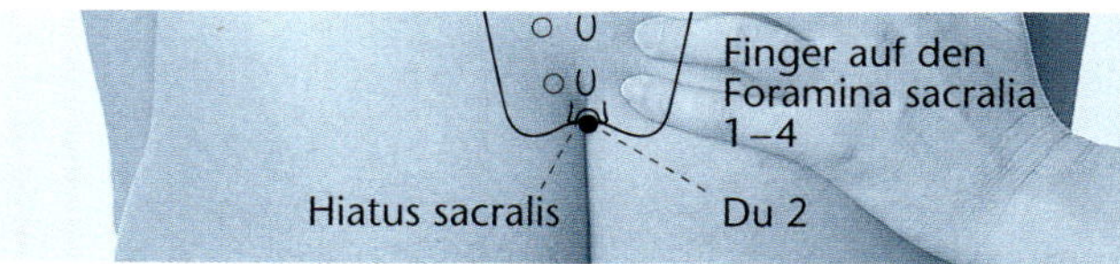

Empfangen von Unterstützung *chengfu*

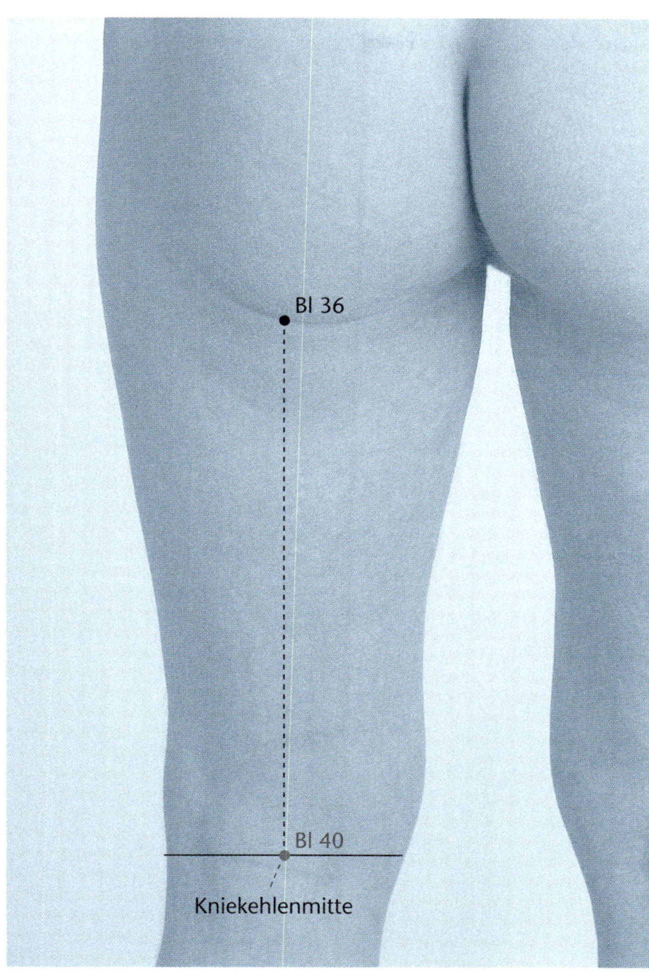

Lokalisation

In der Glutealfalte („Sitzfalte") senkrecht über der Kniekehlenmitte (Lage von **Bl 40**).

Finden

Orientierung in der Kniekehlenmitte (bei adipösen Patienten die Mitte anhand der Knochen-/Muskelstrukturen palpieren). **Bl 36** befindet sich senkrecht über der Kniekehlenmitte in der Glutealfalte am Übergang zwischen Gesäß und Oberschenkelrückseite (Mulde tasten).

Punktion

Senkrecht 1–2 cun.

Wirkung und wichtigste Indikationen

- **Macht die Leitbahn durchgängig, mildert Schmerzen, entspannt die Sehnen:** Schmerzen in der Lumbosakralregion, insbesondere mit Ausstrahlung entlang der Bl-Leitbahn, bei Beinmuskeln-Hypotrophien, *bi*-Syndrome v. a. Rückenschmerzen mit Muskelhartspann, Ansatztendopathien in Becken- und Gesäßregion
- **Reguliert den unteren** *jiao*, **lokal:** Erschwerte Defäkation und Miktion, Genitalschmerzen, Hämorrhoiden

Bl 37 Pforte des Reichtums *yinmen*

Lokalisation

6 cun distal von **Bl 36** (Sitzfalte) auf der Linie zwischen **Bl 36–Bl 40** (Kniekehlenmitte) in einer Lücke zwischen der Muskulatur.

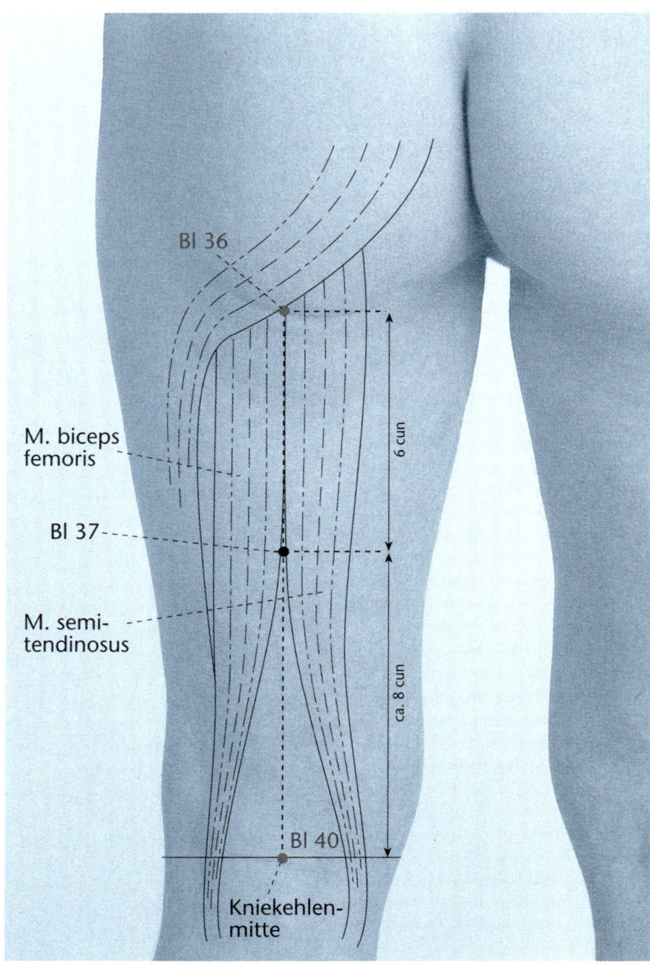

Finden

Orientierung von **Bl 36** (Mitte der Glutealfalte) aus. Von dort ca. 6 cun auf der Oberschenkelrückseite in Richtung Kniekehlenmitte (Lage von **Bl 40**) palpieren. Hier liegt **Bl 37,** der sich besonders bei schlanken Patienten am Scheitelpunkt zwischen dem langen Anteil des M. biceps femoris und dem M. semitendinosus projiziert und meist ca. 8 cun von der Kniekehlenmitte entfernt liegt.

Oder: Handspanntechnik (➢ 2.3.3): Die Strecke zwischen **Bl 40** (Kniekehlenmitte) und **Bl 36** (Mitte Glutealfalte) halbieren. Vom Streckenmittelpunkt aus ca. 1–2 cun nach proximal palpieren und **Bl 37** in der Vertiefung zwischen den beiden Muskelbäuchen lokalisieren.

Punktion

Senkrecht 0,5–2 cun.

Wirkung und wichtigste Indikationen

Macht die Leitbahn durchgängig, mildert Schmerzen, unterstützt den unteren Rücken: Nichtradikulär ausstrahlende Rückenschmerzen im Leitbahnverlauf, Muskelhypotrophien, Beschwerden in Lumbalregion und Beinen (Schmerzen, Bewegungseinschränkung).

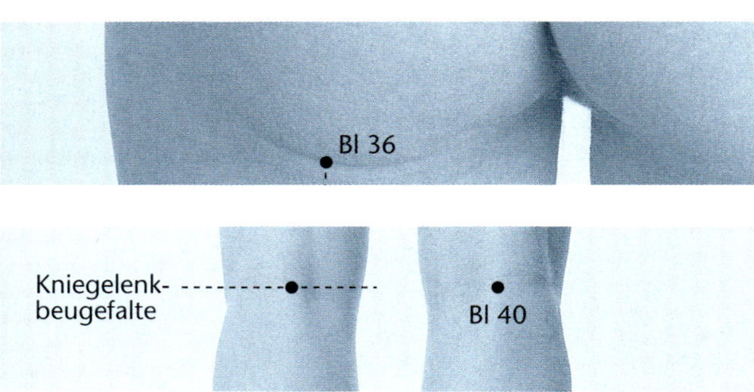

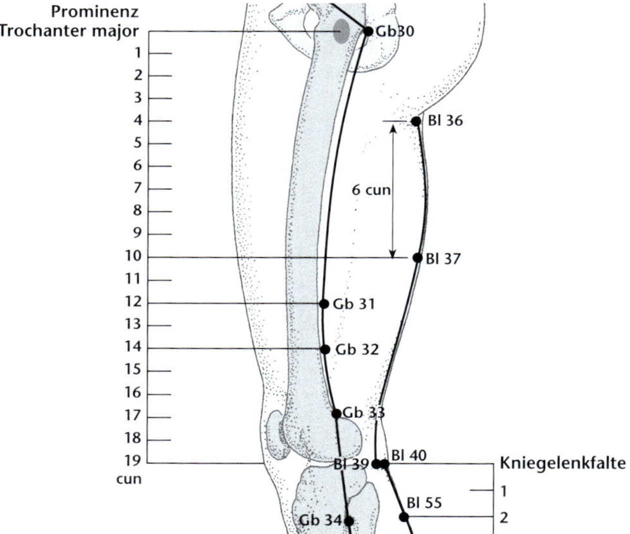

Oberflächlicher Spalt *fuxi* Bl 38

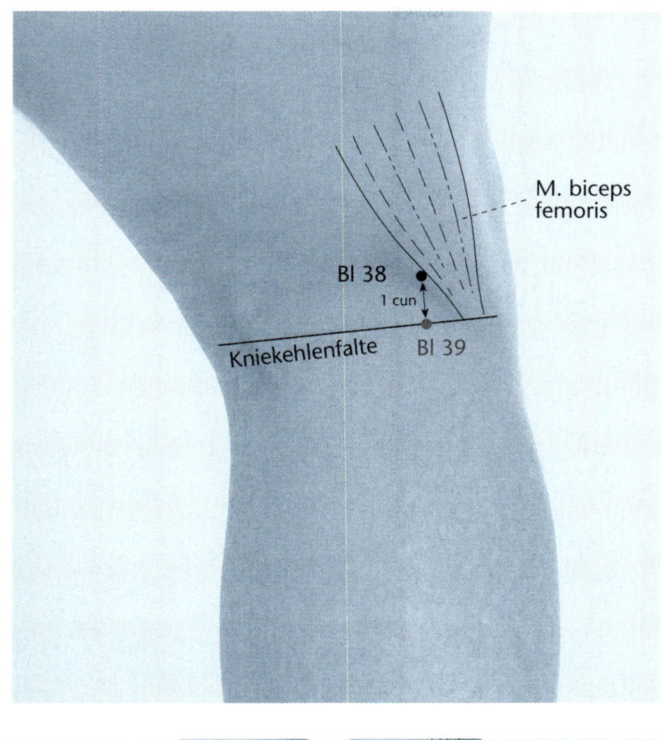

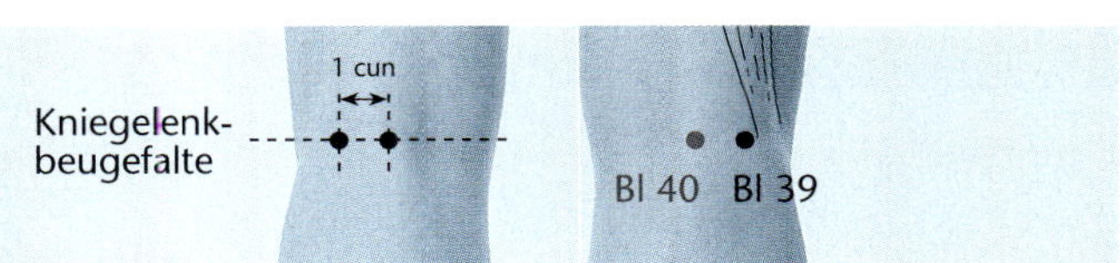

Lokalisation

Lateral in der Kniekehlenregion, 1 cun proximal und lateral von **Bl 40** (Kniekehlenmitte) und medial des M. biceps femoris, d. h. 1 cun proximal von **Bl 39.**

Finden

Orientierung vom Kniegelenkspalt aus. Bei Knieflexion wird lateral in der Kniekehle die Sehne des M. biceps femoris deutlicher sicht- und tastbar. An dessen medialem Rand 1 cun oberhalb der Kniegelenkfalte **Bl 38** lokalisieren.

Hinweis: Bl 39 liegt 1 cun distal von **Bl 38** auf Höhe der Kniegelenkfalte.

Punktion

Senkrecht 1–2 cun.

Wirkung und wichtigste Indikationen

- **Entspannt die Sehnen, mildert Schmerzen:** Beugekontrakturen und -spasmen im Kniegelenk, Schmerzen und Sensibilitätsstörungen im Leitbahnverlauf
- **Klärt Hitze:** Darmstörungen (im Sinne von „Hitze im Dünndarm" und Obstipation)

Bl 39

Lateral *(yang)* von *weizhong weiyang*

Lokalisation

Laterales Ende der Kniegelenkbeugefalte auf der medialen Seite der Sehne des Caput longum des M. biceps femoris und 1 cun lateral von **Bl 40** (Kniekehlenmitte).

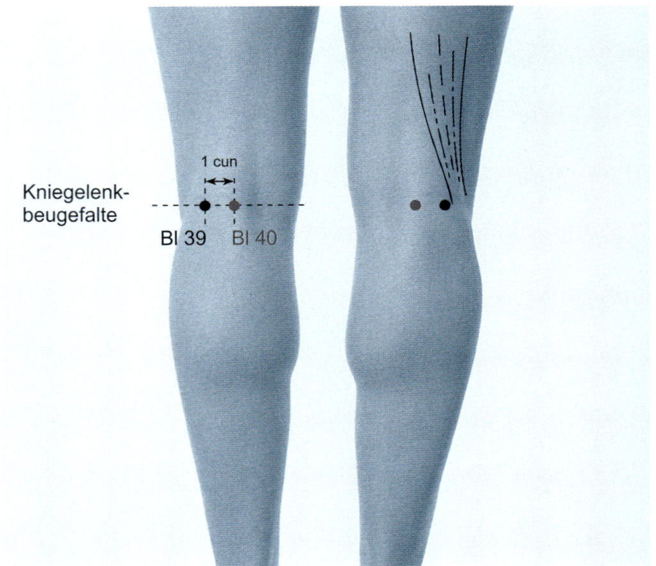

Finden

Lokalisation bei leichter Knieflexion. Zunächst die Mitte der dorsalen Kniegelenkbeugefalte (Lage von **Bl 40**) aufsuchen und ca. 1 cun lateral davon **Bl 39** in einer Vertiefung medial der Sehne des Caput longum des M. biceps femoris lokalisieren.

Hinweis: Auf derselben Höhe liegt **Bl 40** in der Mitte der Kniegelenkbeugefalte.

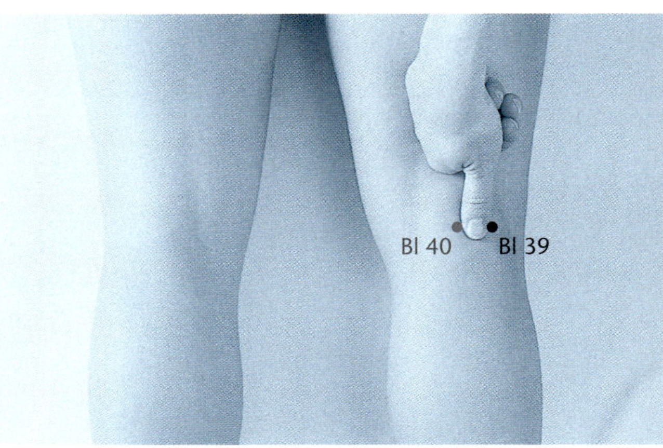

Punktion

Senkrecht 0,5–1,5 cun. **Cave:** N. fibularis communis.

Wirkung und wichtigste Indikationen

- **Harmonisiert den *san jiao*, reguliert die Wasserwege:** Urologische Erkrankungen (Dysurie, Harnverhalt, Enuresis), Ödeme
- **Macht die Leitbahn durchgängig, mildert Schmerzen:** Schmerzhafte Funktionsstörungen in der Knieregion sowie bei Schmerzen und Schwellungen in der Axillaregion (Verlauf der tendinomuskulären Bl-Leitbahn), abdominales Völle- und Spannungsgefühl, Hämorrhoiden, Obstipation

Besonderheiten

Unterer Meer-*xiahe*-Punkt des *san jiao*.

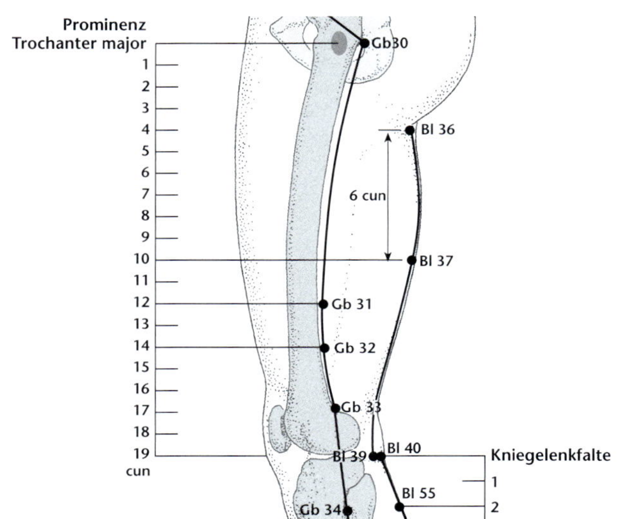

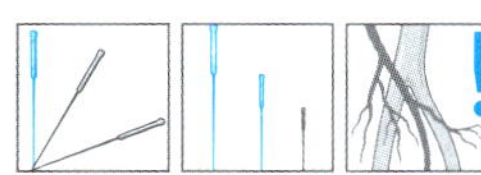

Mitten in der Biegung *weizhong*

Bl 40

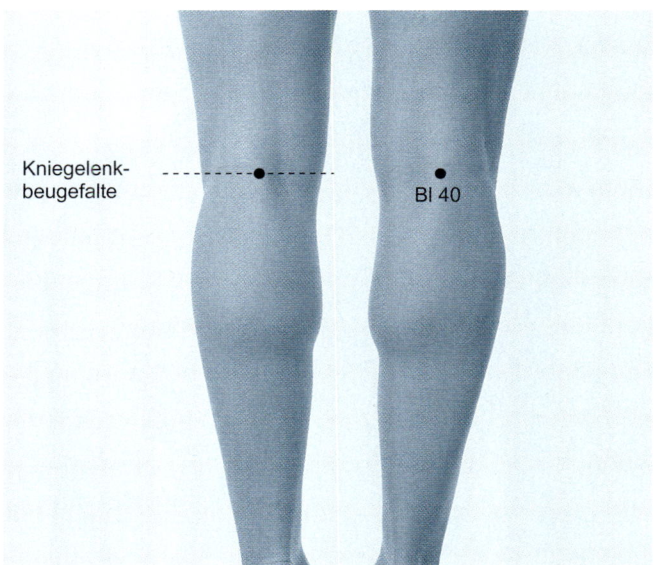

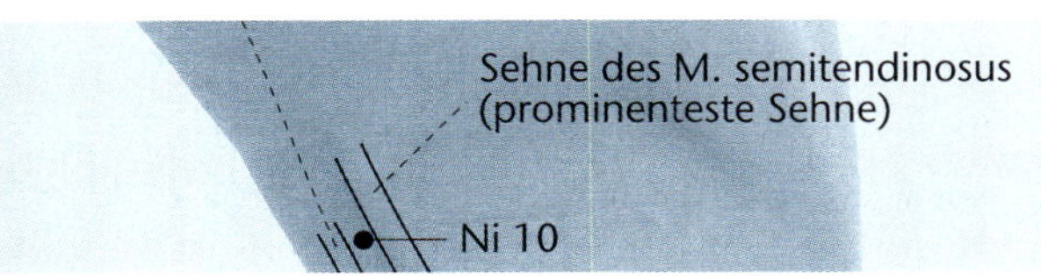

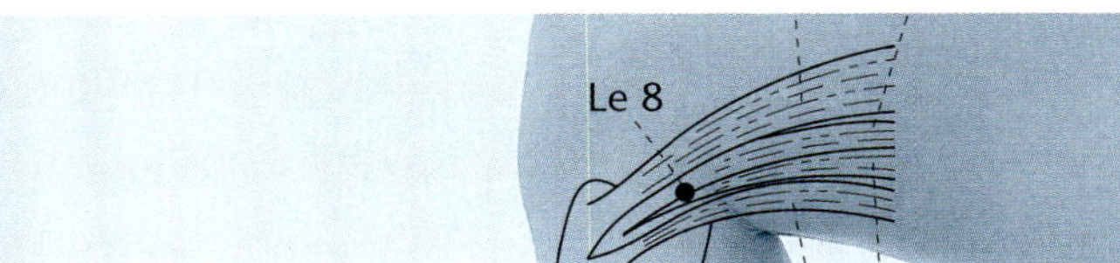

Lokalisation

In der Mitte der Kniegelenkbeugefalte zwischen den Sehnen der Mm. biceps femoris und semitendinosus.

Finden

Lokalisation bei leichter Knieflexion. Die Mitte der Kniegelenkbeugefalte (hier evtl. Puls tastbar) aufsuchen und hier **Bl 40** lokalisieren.

Hinweis: Auf derselben Höhe liegen **Bl 39** (1 cun nach lateral), **Ni 10** (medialer: zwischen den Sehnen der Mm. semimembranosus und semitendinosus) und **Le 8** (medialer: vor den Sehnen der Mm. semimembranosus und semitendinosus).

Punktion

Senkrecht 0,5–1,5 cun. **Cave:** N./A./V. poplitea in der Tiefe. Moxibustion nach einigen Texten kontraindiziert. Einigen Autoren zufolge zur Hitze-Ausleitung und Beseitigung der Blut-Stase empfohlen: Mikroaderlass der oberflächlichen Venen, danach kann der Punkt kurz geschröpft werden, jedoch **Cave:** Nur bei Füllezuständen und starker Konstitution anwenden.

Fernpunktstimulationstechnik für Bl 40: Patient kann in Seit- oder Bauchlage (hier Rolle unter den Fußgelenken) die Muskeln des unteren Rückens bewegen, während die Nadel im Punkt **Bl 40** stimuliert wird (empfohlen statt Fernpunktstimulation im Stehen, da Risiko eines Kreislaufkollaps besteht).

Wirkung und wichtigste Indikationen

- **Klärt (Sommer-) Hitze, beendet Erbrechen und Diarrhoe:** Akute Gastroenteritis, abdominales Völle- und Spannungsgefühl, Hitzschlag
- **Kühlt das Blut:** Hauterkrankungen wie Ekzeme, Erysipel, Furunkel, Allergien
- **Unterstützt die Blase:** Urologische Erkrankungen
- **Unterstützt den unteren Rücken und Knie, macht die Leitbahn durchgängig, mildert Schmerzen:** Beschwerden in der Knie- und Lumbosakralregion und der unteren Extremität (z.B. Paresen)

Besonderheiten

Meer-*he*-Punkt, Erd-Punkt, Unterer Meer-*xiahe*-Punkt der Blase, Himmelssternpunkt nach *Ma Dan Yang, Gao-Wu*-Punkt (Meisterpunkt) für die Lumbalregion.

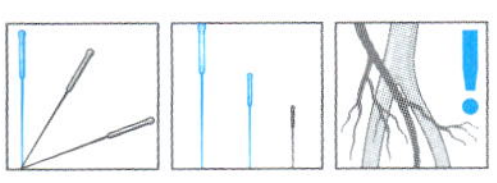

Bl 41

Angefügter Teil *fufen*

Lokalisation

3 cun lateral der Medianlinie auf Höhe der Dornfortsatzunterkante von BWK 2.

Finden

Orientierung vom Dornfortsatz von HWK 7 (➤ 3.4.1) aus. Von dort kaudalwärts 2 Dornfortsätze bis zur Dornfortsatzunterkante BWK 2 zählen. Auf dieser Höhe 3 cun nach lateral messen und hier **Bl 41** lokalisieren. **Anmerkung:** Der äußere Bl-Ast beginnt bei **Bl 41** und geht bis **Bl 54.**

Hinweis: Auf derselben Höhe liegen ein Punkt von **Ex-B 2** *(huatuojiaji)*/**Bl 12** (0,5/1,5 cun lateral der Medianlinie) und **Dü 13** (liegt weiter lateral, Punkt liegt bereits auf dem Schulterblatt).

Punktion

Schräg 0,3–0,5 cun. **Cave:** Pneumothorax.

Wirkung und wichtigste Indikationen

- **Vertreibt Wind und Kälte:** Schulter-, Nacken- und Rückenschmerzen bei akuten Infekten
- **Macht die Leitbahn durchgängig, mildert Schmerzen:** Schmerzen, Bewegungseinschränkungen und Sensibilitätsstörungen in der Region von Schulter, Nacken, oberem Rücken und Ellbogen (Ursache muskulär und neuropathisch)

Besonderheiten

Kreuzungspunkt mit der Dü-Leitbahn.

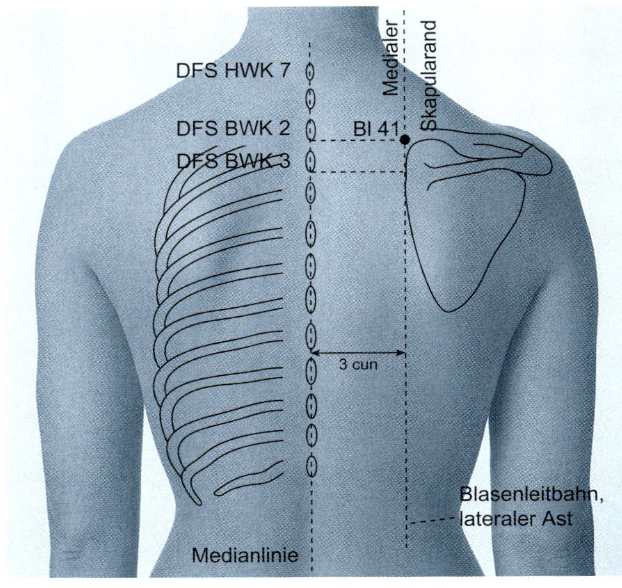

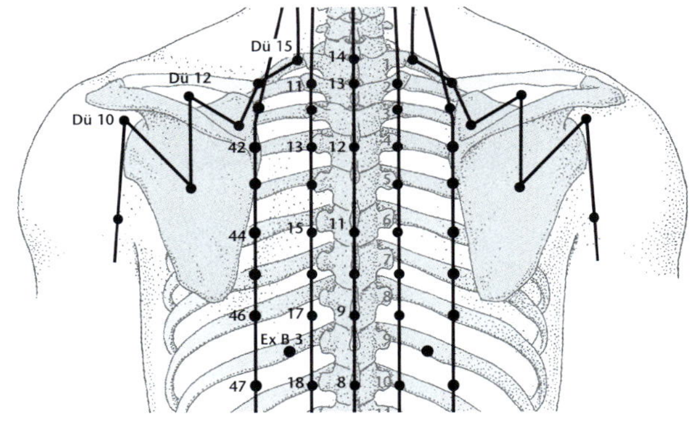

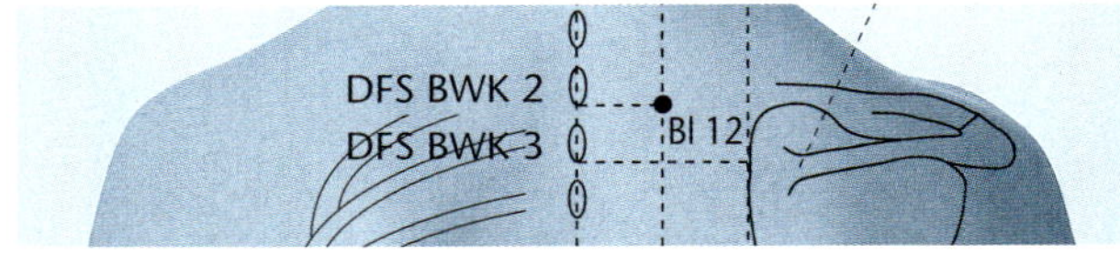

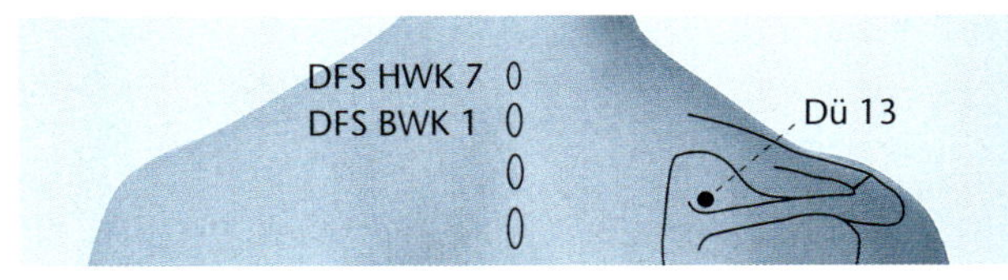

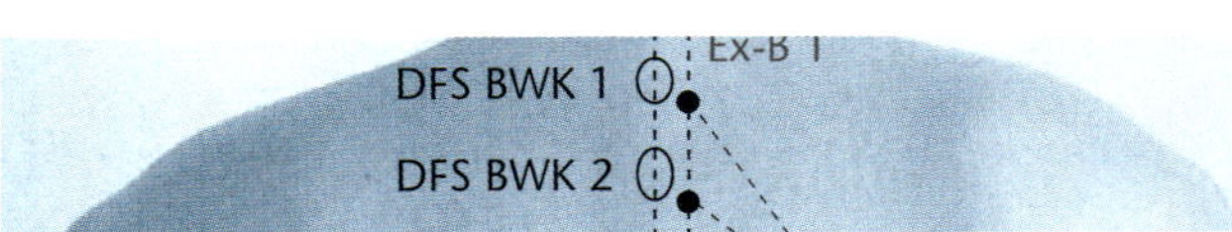

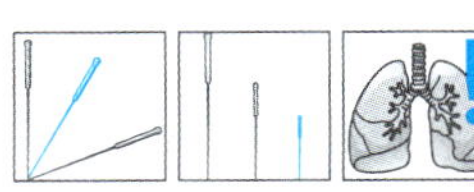

Tor zur Körperseele *pohu* Bl 42

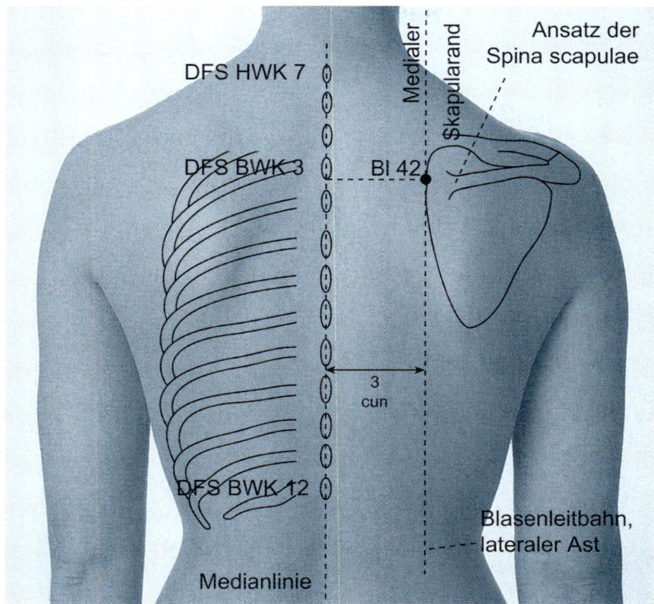

Vor- und Rückbeugung des Kopfes
2 Finger auf Dornfortsätze HWK 6 und 7
Gb 21
Dü 15
Du 14

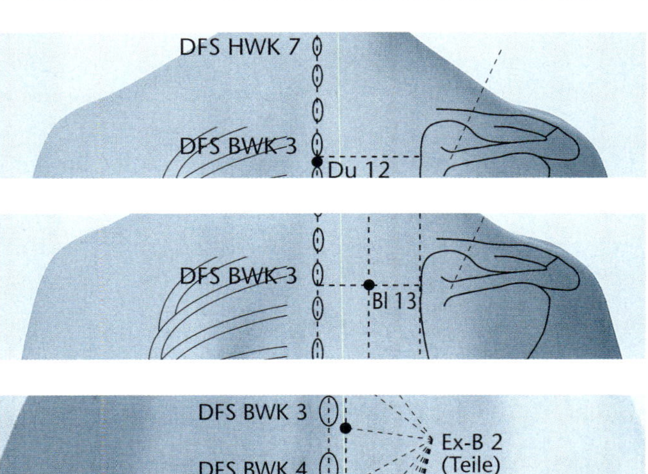

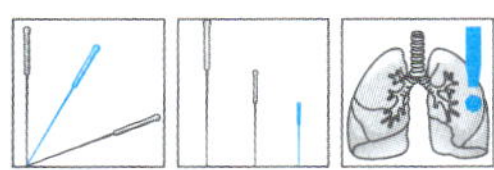

Lokalisation

3 cun lateral der Medianlinie auf Höhe der Dornfortsatzunterkante von BWK 3.

Finden

Orientierung vom Dornfortsatz von HWK 7 (➤ 3.4.1) aus. Von dort kaudalwärts 3 Dornfortsätze bis zur Dornfortsatzunterkante von BWK 3 zählen. Auf dieser Höhe 3 cun nach lateral messen und hier **Bl 42** lokalisieren. **Anmerkung:** Der mediale Skapularand im Bereich des Ansatzes der gut palpablen Spina scapulae projiziert sich etwa in Höhe des Dornfortsatzes von BWK 3 bei locker hängenden Armen im Sitzen oder Stehen.

Hinweis: Auf derselben Höhe liegen **Du 12** (Medianlinie), ein Punkt von **Ex-B 2** *(huatuojiaji)*/**Bl 13** (0,5/1,5 cun lateral der Medianlinie).

Punktion

Schräg 0,3–0,5 cun. **Cave:** Pneumothorax.

Wirkung und wichtigste Indikationen

- **Stärkt und nährt die Lunge, mildert Keuchatmung und Husten, beruhigt die Körperseele** *po:* (Auszehrende) Lungenerkrankungen, Asthma bronchiale, Husten, Dyspnoe
- **Macht die Leitbahn durchgängig, mildert Schmerzen:** Schmerzen und Bewegungseinschränkungen in Nacken-, Schulter-, und oberer Rückenregion

Bl 43

shu-Punkt der Hülle der edlen Organe *gaohuangshu*

Lokalisation

3 cun lateral der Medianlinie auf Höhe der Dornfortsatzunterkante von BWK 4.

Finden

Orientierung vom Dornfortsatz von HWK 7 (➤ 3.4.1) aus. Von dort kaudalwärts 4 Dornfortsätze bis zur Dornfortsatzunterkante von BWK 4 zählen. Auf dieser Höhe 3 cun nach lateral messen und hier **Bl 43** lokalisieren. **Anmerkung:** Die 3-cun-Linie projiziert sich im Sitzen bei entspannter Schulter meist auf die mediale Skapulabegrenzung.

Hinweis: Auf derselben Höhe liegen ein Punkt von **Ex-B 2** *(huatuojiaji)*/**Bl 14** (0,5/1,5 cun lateral der Medianlinie).

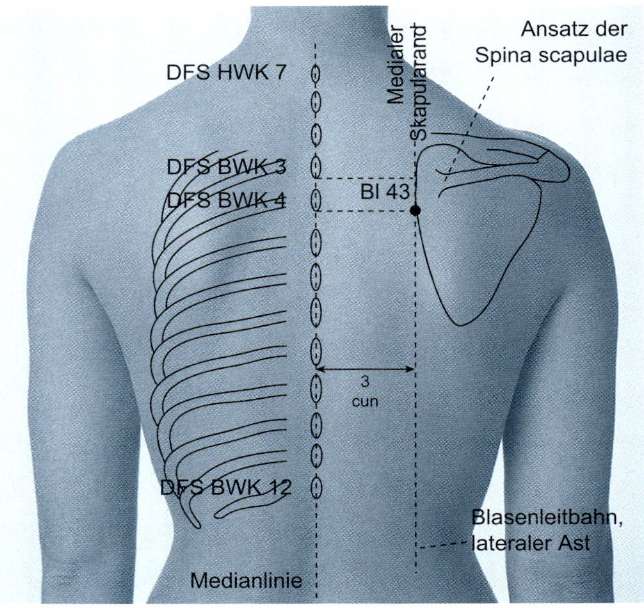

Punktion

Schräg 0,3–0,5 cun. **Cave:** Pneumothorax. Häufig mit Moxibustion.

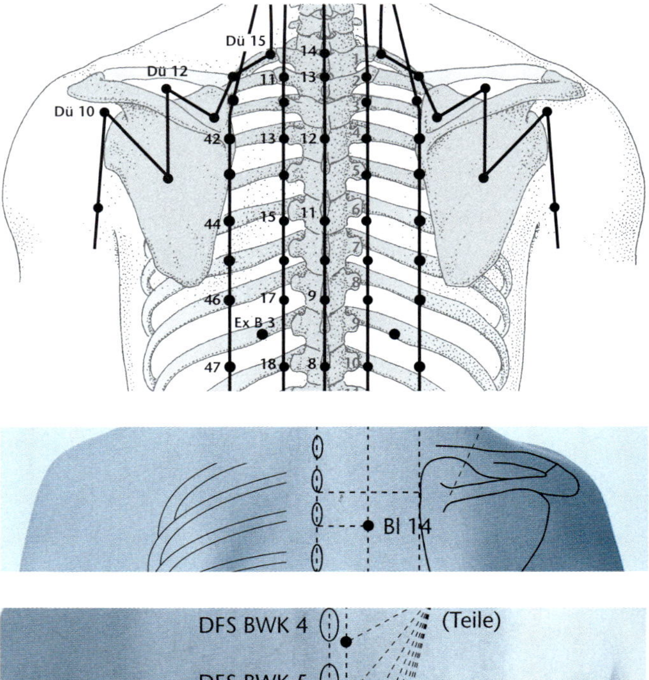

Wirkung und wichtigste Indikationen

- **Stärkt und nährt Lunge, Herz, Nieren, Magen, Milz und** *yin,* **klärt Hitze:** Jeweilige Mangel- und Schwäche-Syndrome, (auszehrende) Lungenerkrankungen mit Husten, Asthma bronchiale, Nachtschweiß, „Knochendampferkrankung"
- **Beruhigt** *shen:* Schlafstörungen, Verwirrtheitszustände, Gedächtnisstörungen
- **Stärkt das** *yuan-qi:* Schwäche- und Erschöpfungszustände
- **Beseitigt Schleim:** „Schleimansammlungen" z. B. bei chronischen Krankheitsverläufen

Besonderheiten

Wichtiger Punkt bei Mangel-Syndromen (klassische Indikation).

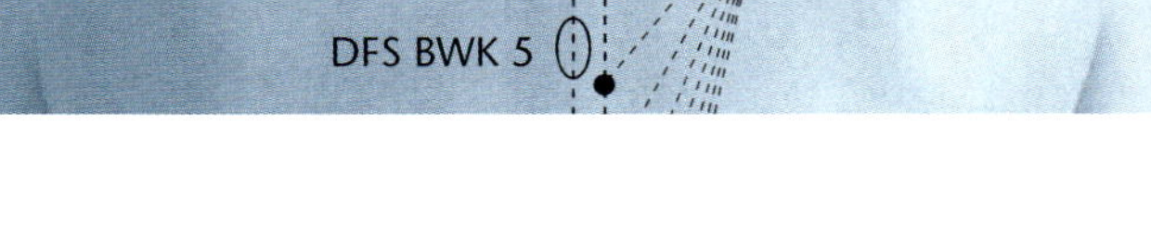

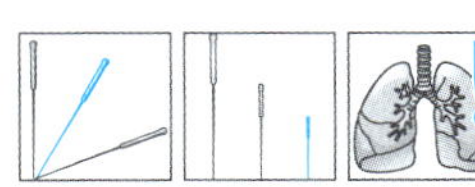

Halle des Geistes *shentang* Bl 44

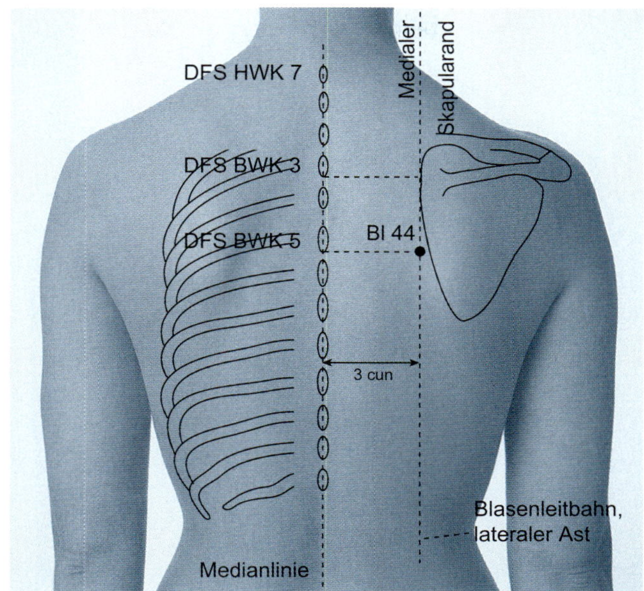

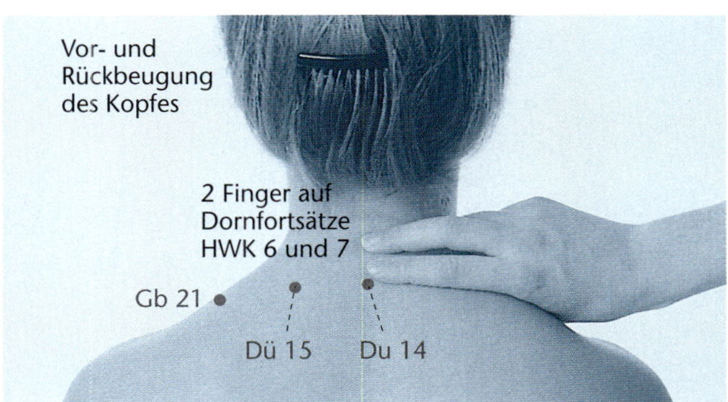

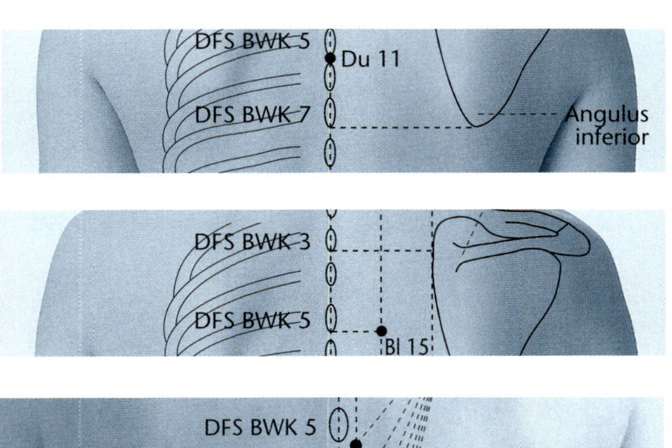

Lokalisation

3 cun lateral der Medianlinie auf Höhe der Dornfortsatzunterkante von BWK 5.

Finden

Orientierung vom Dornfortsatz von HWK 7 (➤ 3.4.1) aus. Von dort kaudalwärts 5 Dornfortsätze bis zur Dornfortsatzunterkante von BWK 5 zählen. Auf dieser Höhe 3 cun lateral der Medianlinie messen und hier **Bl 44** lokalisieren. **Anmerkung:** Die 3-cun-Linie projiziert sich im Sitzen bei entspannter Schulter meist auf die mediale Skapulabegrenzung.

Hinweis: Auf derselben Höhe liegen **Du 11** (Medianlinie), ein Punkt von **Ex-B 2** *(huatuojiaji)*/**Bl 15** (0,5/1,5 cun lateral der Medianlinie).

Punktion

Schräg 0,3–0,5 cun. **Cave:** Pneumothorax.

Wirkung und wichtigste Indikationen

- **Reguliert** *qi* **im oberen** *jiao,* **öffnet den Thorax:** Husten, Asthma bronchiale, thorakales Druckgefühl, Schluckbeschwerden
- **Macht die Leitbahn durchgängig, mildert Schmerzen:** Schmerzen und Bewegungseinschränkungen in HWS-, Schulter- und oberer Rückenregion

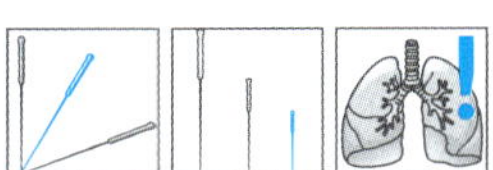

Bl 45 Schmerzensschrei *yixi*

Lokalisation

3 cun lateral der Medianlinie auf Höhe der Dornfortsatzunterkante von BWK 6.

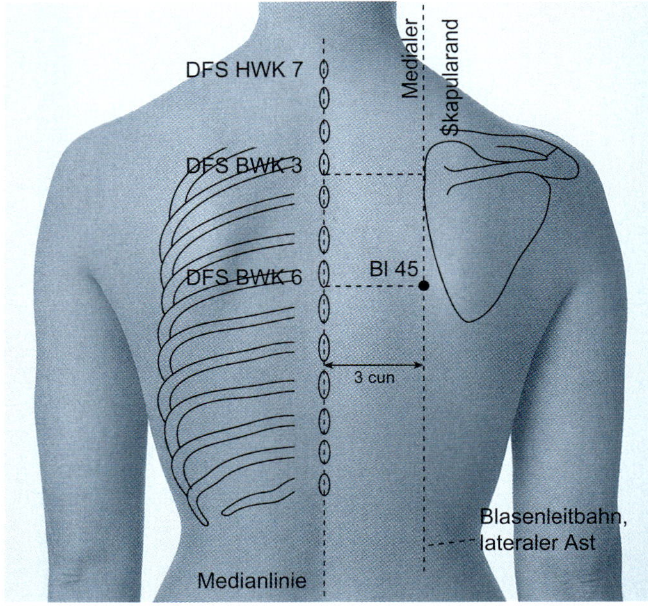

Finden

Orientierung vom Dornfortsatz von HWK 7 (➤ 3.4.1) aus. Von dort kaudalwärts 6 Dornfortsätze bis zur Dornfortsatzunterkante von BWK 6 zählen. Auf dieser Höhe 3 cun nach lateral messen und hier **Bl 45** lokalisieren. **Anmerkung:** Die 3-cun-Linie projiziert sich im Sitzen bei entspannter Schulter meist auf die mediale Skapulabegrenzung.

Hinweis: Auf derselben Höhe liegen **Du 10** (Medianlinie), ein Punkt von **Ex-B 2** *(huatuojiaji)*/**Bl 16** (0,5/1,5 cun lateral der Medianlinie).

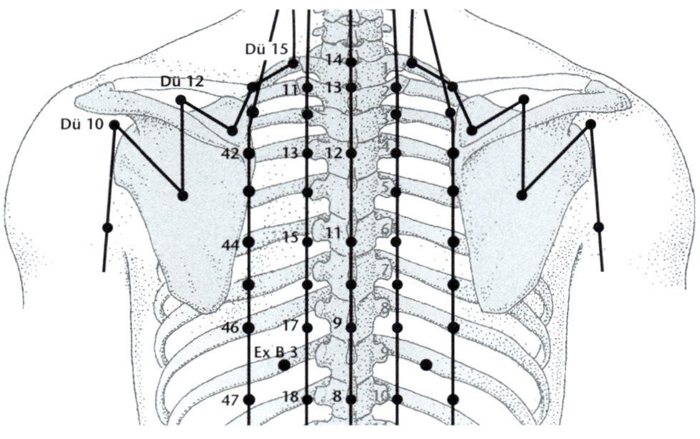

Punktion

Schräg 0,3–0,5 cun. **Cave:** Pneumothorax.

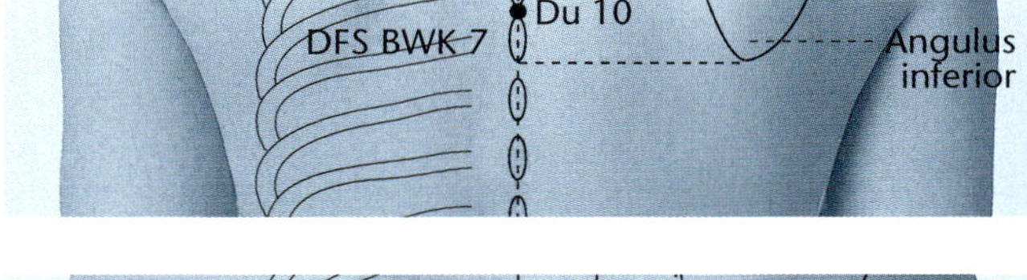

Wirkung und wichtigste Indikationen

- **Vertreibt Wind, klärt Hitze, senkt das Lungen-*qi* ab:** Fieberhafte Infekte (ohne Schwitzen), Schwindel, Husten, Dyspnoe
- **Stärkt *qi* und Blut *(xue)*, mildert Schmerzen:** Wirkt analgetisch bei Schmerzen in Kopf, Schulter, Thorax, Skapula, lateraler Rippenregion, Rücken, Lumbalregion, abdominaler Distension

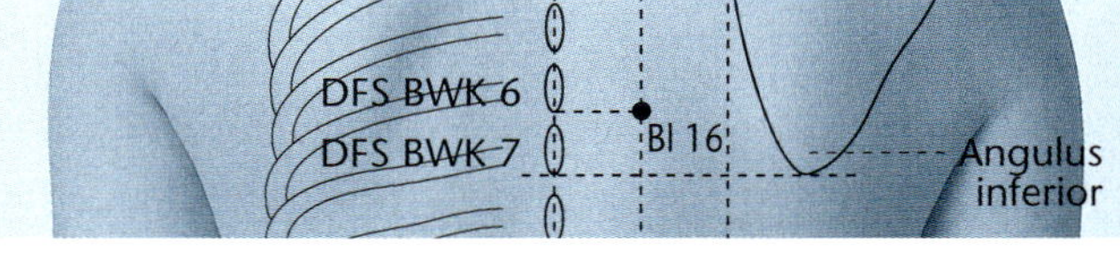

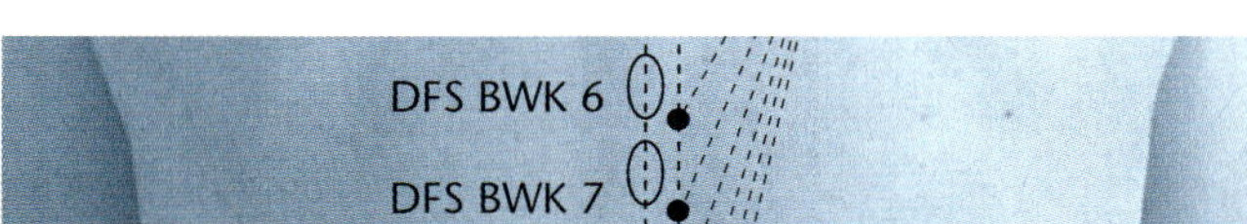

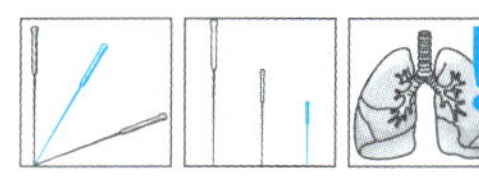

Passtor des Zwerchfells *geguan* Bl 46

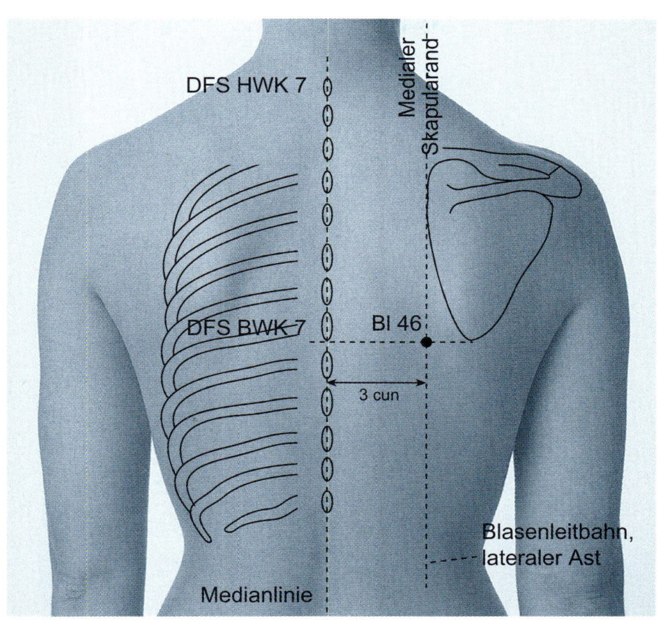

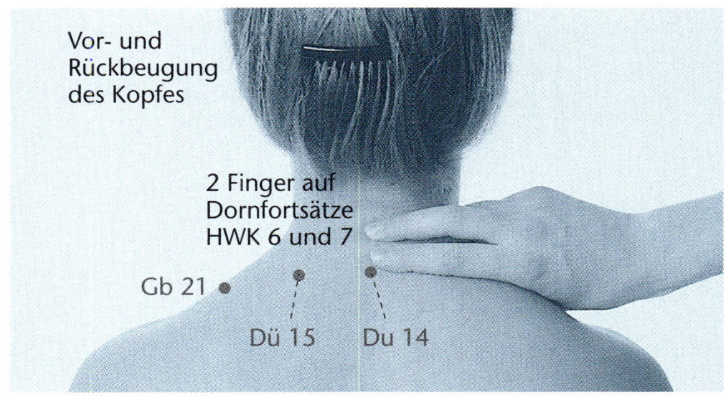

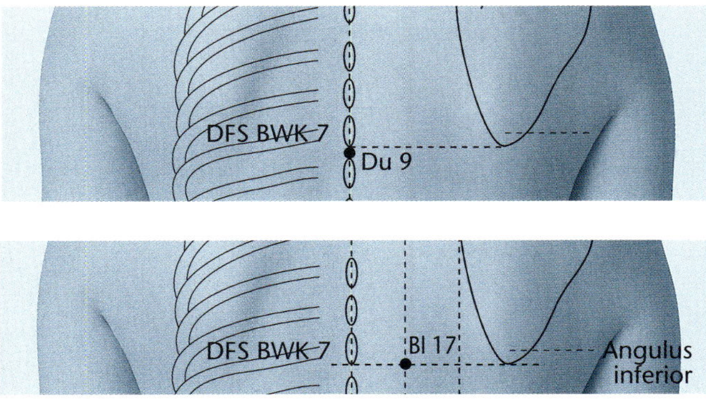

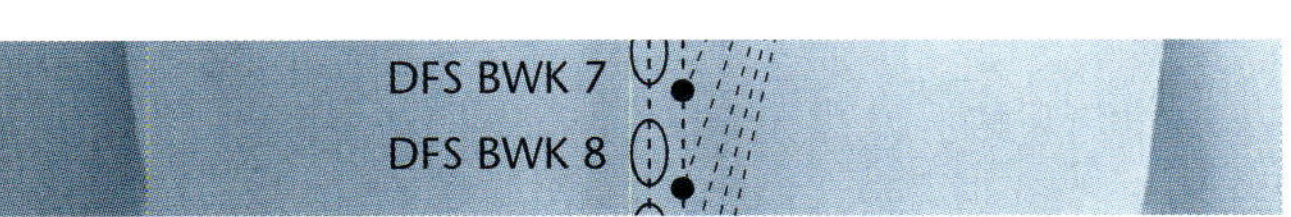

Lokalisation

3 cun lateral der Medianlinie auf Höhe der Dornfortsatzunterkante von BWK 7.

Finden

Orientierung vom Dornfortsatz von HWK 7 (➤ 3.4.1) aus. Von dort kaudalwärts 7 Dornfortsätze bis zur Dornfortsatzunterkante von BWK 7 zählen. Auf dieser Höhe 3 cun nach lateral messen und hier **Bl 46** lokalisieren.

Hinweis: Auf derselben Höhe liegen **Du 9** (Medianlinie), ein Punkt von **Ex-B 2** *(huatuojiaji)*/**Bl 17** (0,5/1,5 cun lateral der Medianlinie).

Punktion

Schräg 0,3–0,5 cun. **Cave:** Pneumothorax.

Wirkung und wichtigste Indikationen

- **Reguliert das Zwerchfell, senkt gegenläufiges *qi* ab, harmonisiert den mittleren *jiao*:** Singultus, Aufstoßen, Erbrechen, Hypersalivation, Appetitlosigkeit, Völlegefühl
- **Macht die Leitbahn durchgängig, mildert Schmerzen:** Schmerzen und Steifigkeit im Leitbahnverlauf (seitlicher Rücken und Thorax)

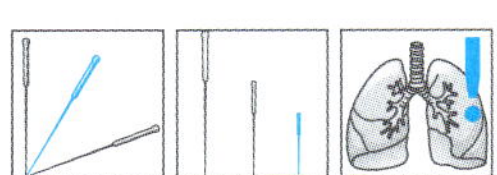

Bl 47

Tor zur Wanderseele *hunmen*

Lokalisation

3 cun lateral der Medianlinie auf Höhe der Dornfortsatzunterkante von BWK 9.

Finden

Orientierung vom Dornfortsatz von HWK 7 (➤ 3.4.1) aus. Von dort kaudalwärts 9 Dornfortsätze bis zur Dornfortsatzunterkante von BWK 9 zählen. Auf dieser Höhe 3 cun nach lateral messen und hier **Bl 47** lokalisieren.

Hinweis: Auf derselben Höhe liegen **Du 8** (Medianlinie), ein Punkt von **Ex-B 2** *(huatuojiaji)*/**Bl 18** (0,5/1,5 cun lateral der Medianlinie).

Punktion

Schräg 0,3–0,5 cun. **Cave:** Pneumothorax.

Wirkung und wichtigste Indikationen

- **Verteilt das Leber-*qi*, entspannt die Sehnen:** Schmerzen und Spannungsgefühl im Bereich des thorakolumbalen Übergangs und der seitlichen Rippenregion, Sehnenkontrakturen, Gelenk- und Knochenbeschwerden
- **Harmonisiert den mittleren *jiao*:** Gastroenteritiden, Diarrhö, Erbrechen, Borborygmen

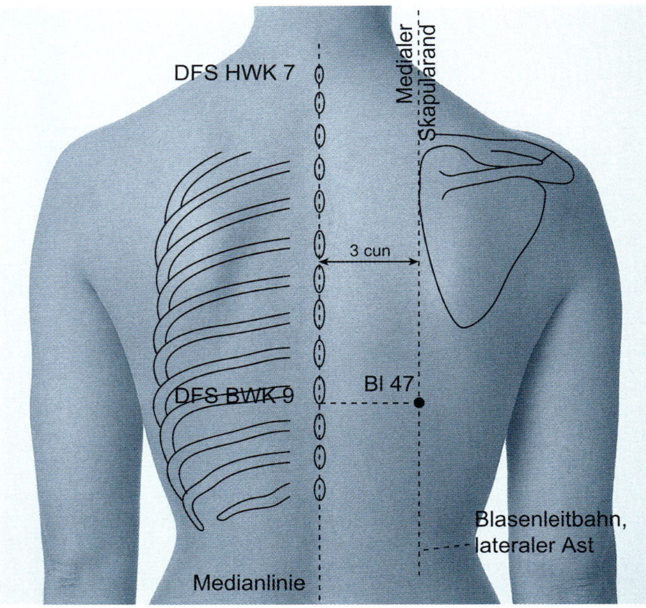

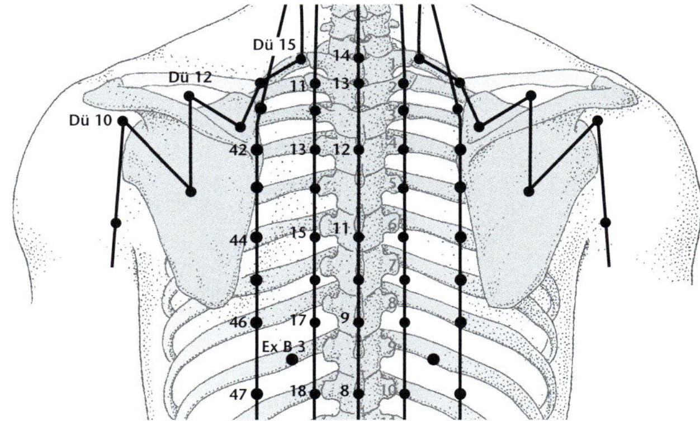

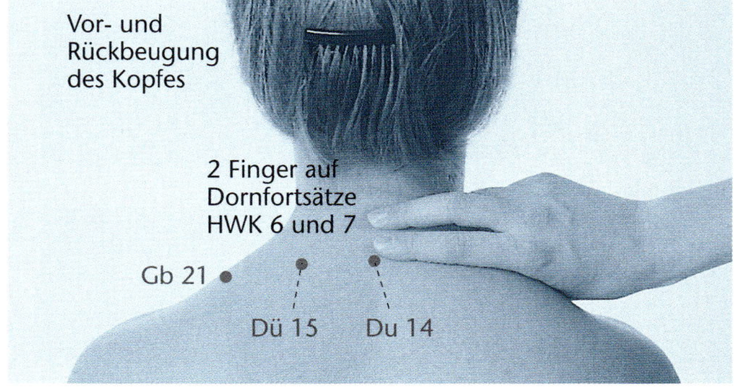

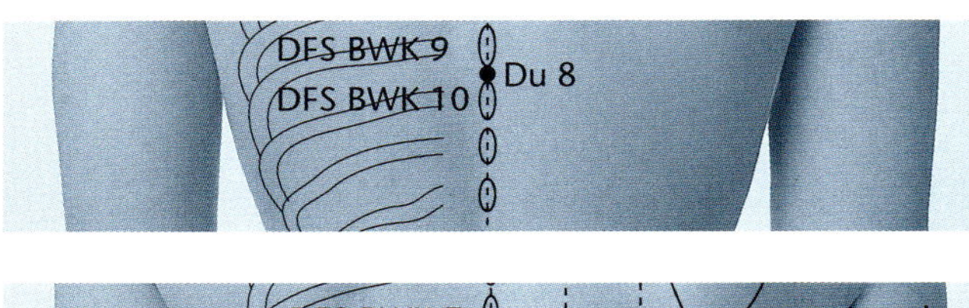

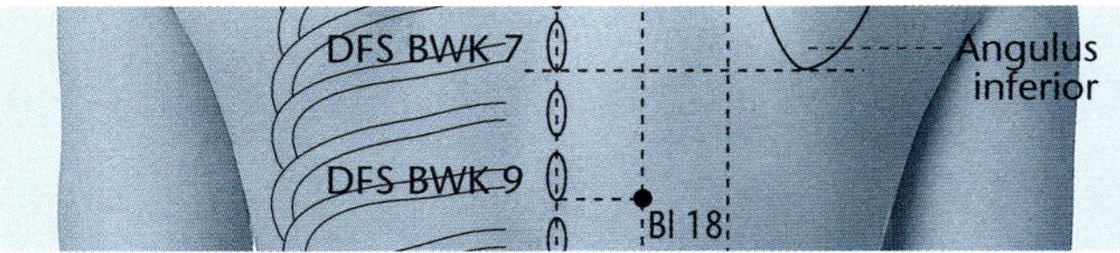

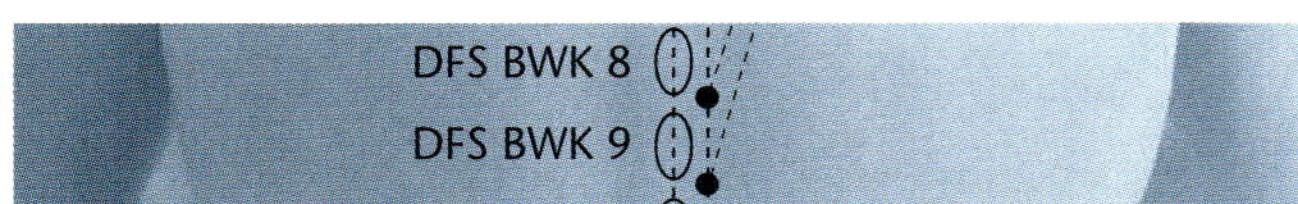

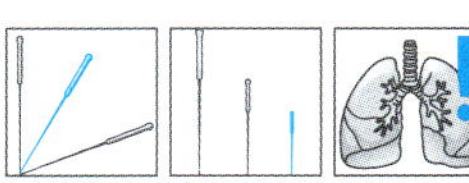

yang-Verbindung *yanggang*

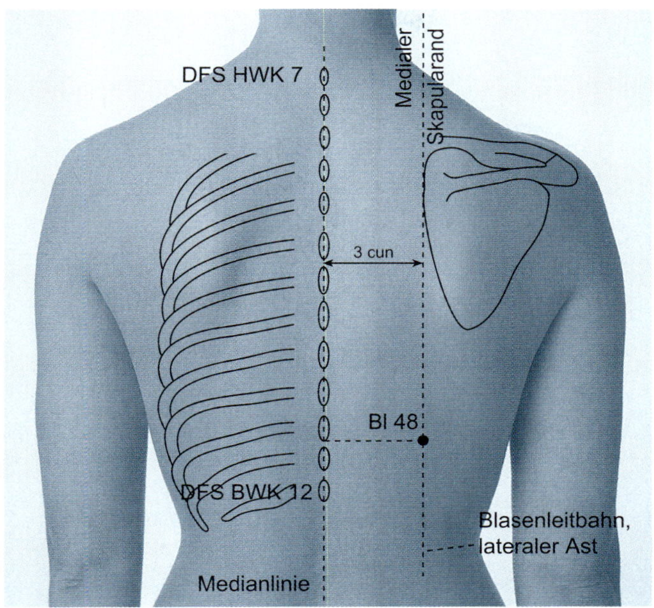

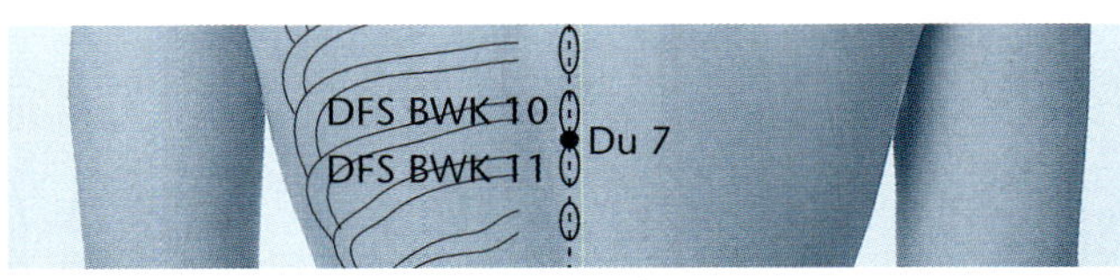

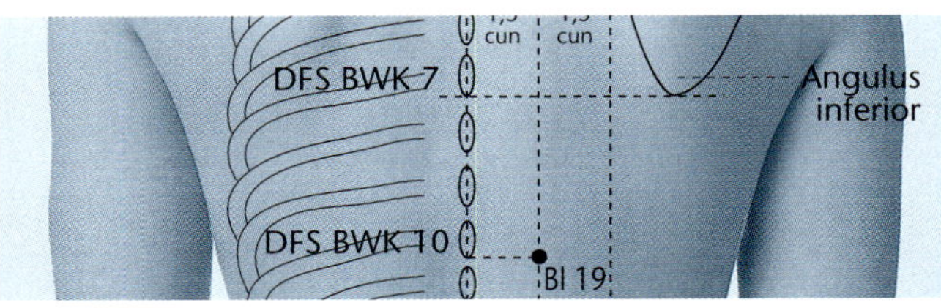

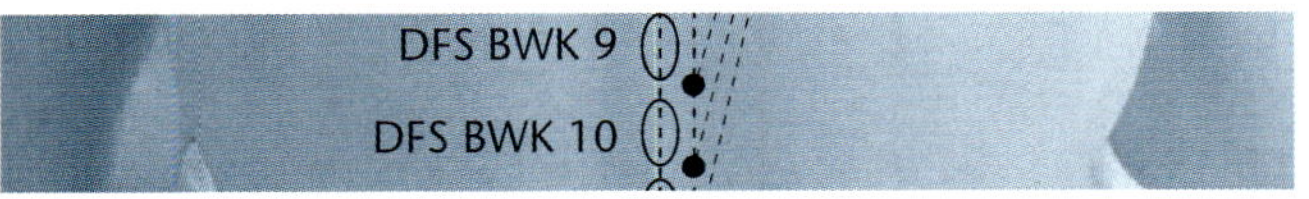

Lokalisation

3 cun lateral der Medianlinie auf Höhe der Dornfortsatzunterkante von BWK 10.

Finden

Orientierung vom Dornfortsatz von HWK 7 (➤ 3.4.1) aus. Von dort kaudalwärts 10 Dornfortsätze bis zur Dornfortsatzunterkante von BWK 10 zählen. Auf dieser Höhe 3 cun nach lateral messen und hier **Bl 48** lokalisieren.

Oder: Orientierende Palpation vom untersten Rippenansatz (BWK 12) aus nach kranial bis zu BWK 10.

Oder: Orientierung von der LWS-Region (➤ 3.4.3) aus.

Hinweis: Auf derselben Höhe liegen **Du 7** (Medianlinie), ein Punkt von **Ex-B 2** *(huatuojiaji)*/**Bl 19** (0,5/1,5 cun lateral der Medianlinie).

Punktion

Schräg 0,3–0,5 cun. **Cave:** Pneumothorax.

Wirkung und wichtigste Indikationen

Reguliert die Gallenblase, klärt Feuchte-Hitze, harmonisiert den mittleren *jiao:* Schmerzen am thorakolumbalen Übergang und der seitlichen Rippenregion, epigastrischer Schmerz, Gastroenteritiden, Ikterus, Cholezystitis, Diarrhö, entzündliche Darmerkrankungen, Borborygmen.

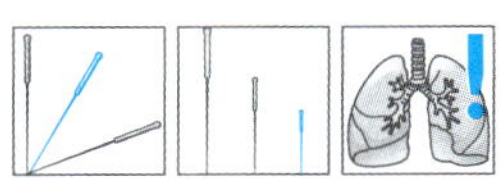

Bl 49

Hüter der Gedanken *yishe*

Lokalisation

3 cun lateral der Medianlinie auf Höhe der Dornfortsatzunterkante von BWK 11.

Finden

Orientierende Palpation kranialwärts vom untersten Rippenansatz (BWK 12) bis zur Dornfortsatzunterkante von BWK 11. Auf dieser Höhe 3 cun nach lateral messen und hier **Bl 49** lokalisieren.

Oder: Orientierung von der LWS-Region aus (➤ 3.4.3).

Hinweis: Auf derselben Höhe liegen **Du 6** (Medianlinie), ein Punkt von **Ex-B 2** *(huatuojiaji)*/**Bl 20** (0,5/1,5 cun lateral der Medianlinie).

Punktion

Schräg 0,3–0,5 cun. **Cave:** Pneumothorax.

Wirkung und wichtigste Indikationen

- **Klärt Feuchte-Hitze:** Entzündliche Darmerkrankungen, Ikterus, Hepatitis, Dysurie mit dunklem Urin
- **Harmonisiert Milz und Magen:** Gastroenteritiden, Blähungen, Erbrechen, Völlegefühl
- **Lokal:** Beschwerden am thorakolumbalen Übergang (Kälteaversion)

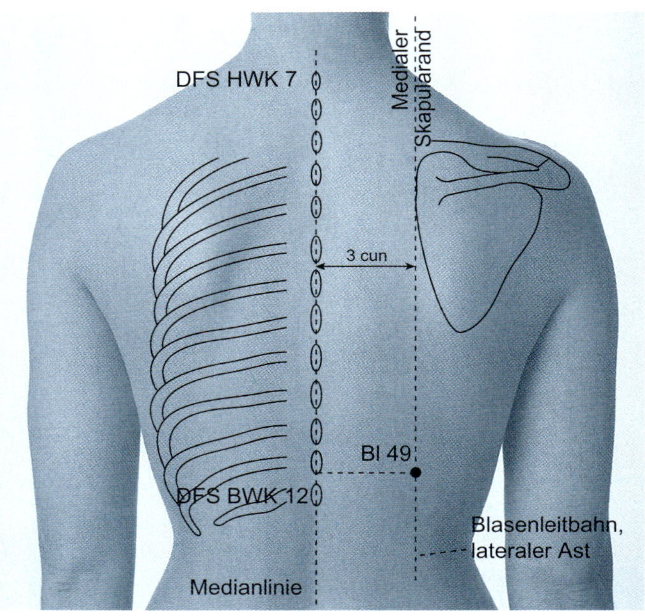

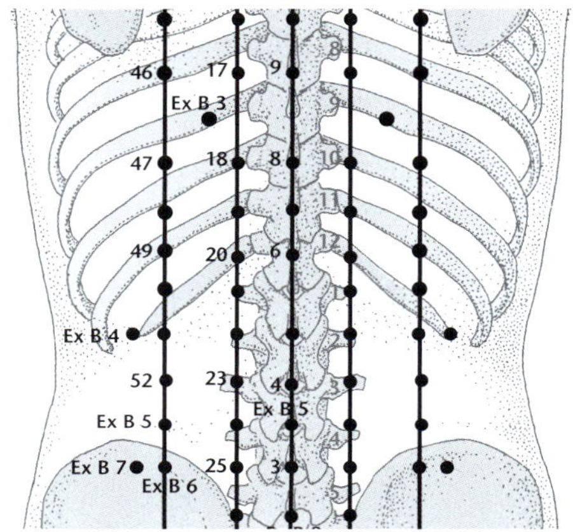

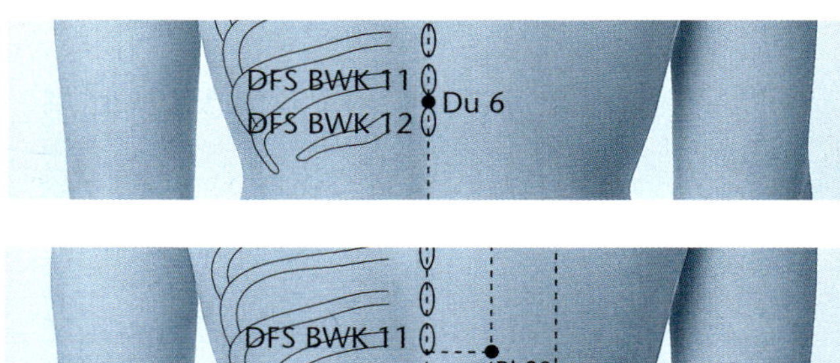

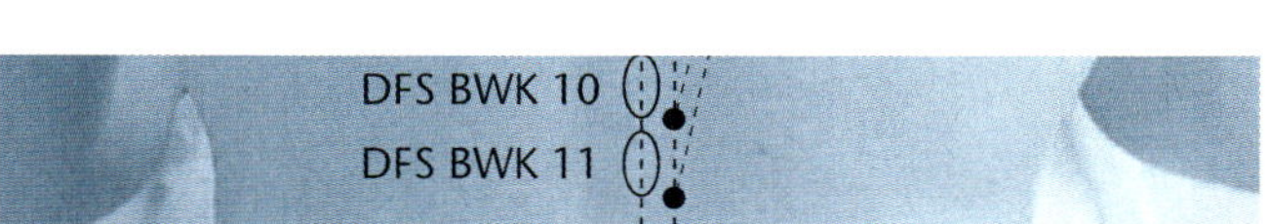

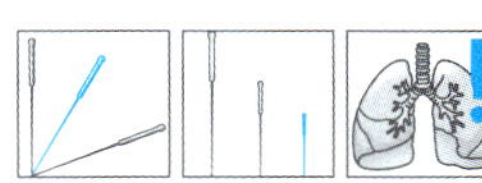

Getreidespeicher des Magens *weicang*

Bl 50

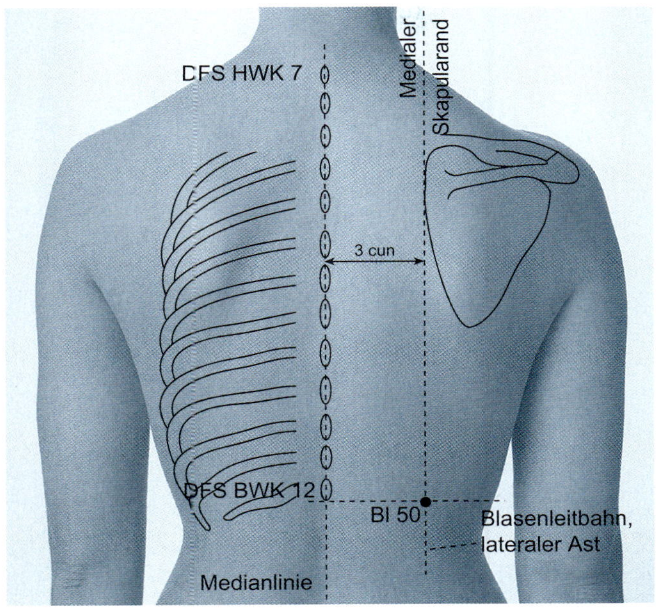

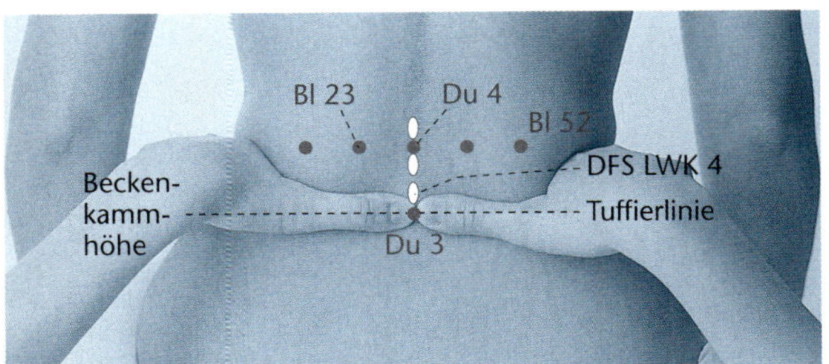

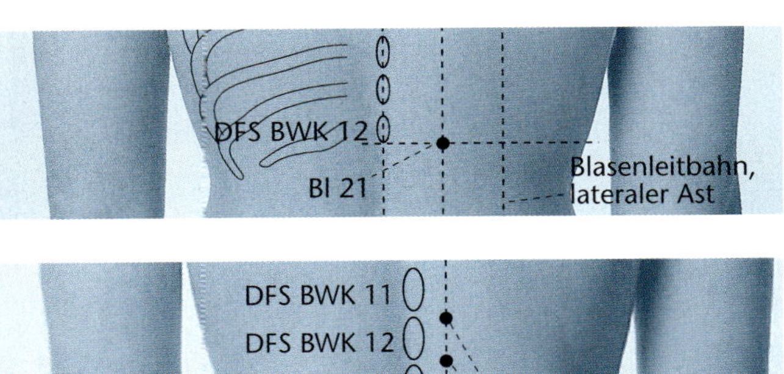

Lokalisation

3 cun lateral der Medianlinie auf Höhe der Dornfortsatzunterkante von BWK 12.

Finden

Orientierende Palpation des untersten Rippenansatzes, der der Höhe von BWK 12 entspricht. Von der Dornfortsatzunterkante von BWK 12 ausgehend 3 cun nach lateral messen und hier **Bl 50** lokalisieren.

Oder: Orientierung von der LWS-Region aus (➤ 3.4.3).

Hinweis: Auf derselben Höhe liegen ein Punkt von **Ex-B 2** *(huatuojiaji)*/**Bl 21** (0,5/1,5 cun lateral der Medianlinie).

Punktion

Schräg 0,3–0,5 cun. **Cave:** Pneumothorax.

Wirkung und wichtigste Indikationen

- **Harmonisiert den mittleren** *jiao:* Abdominales Spannungsgefühl, Gastroenteritiden, Meteorismus, Erbrechen, Verdauungsbeschwerden
- **Lokal:** Beschwerden am thorakolumbalen Übergang (Kälteaversion)

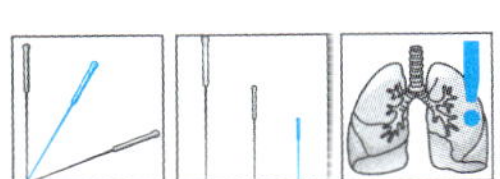

Bl 51 Tor zur Hülle der edlen Organe *huangmen*

Lokalisation

3 cun lateral der Medianlinie auf Höhe der Dornfortsatzunterkante von LWK 1.

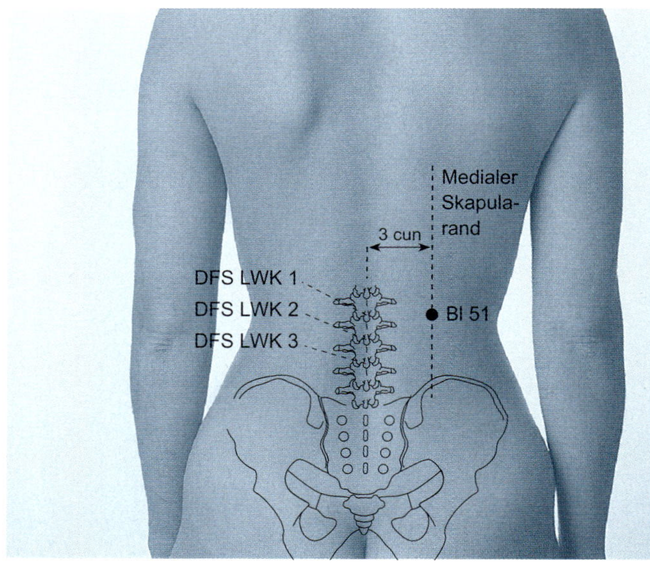

Finden

Zur Orientierung in der LWS-Region (➤ 3.4.3) am besten in Bauchlage den lumbosakralen Übergang aufsuchen: In der Mittellinie vom Sakrum über die Fortsätze der Crista sacralis nach kranial palpieren, bis unterhalb des deutlich massiveren Dornfortsatzes (DFS) von LWK 5 der lumbosakrale Übergang als Rinne tastbar ist. Vom DFS von LWK 5 aus bis zur Dornfortsatzunterkante von LWK 1 kranialwärts zählen und auf dieser Höhe 3 cun nach lateral messen und hier **Bl 51** lokalisieren.

Hinweis: Auf derselben Höhe liegen **Du 5** (Medianlinie), ein Punkt von **Ex-B 2** *(huatuojiaji)*/**Bl 22**/**Ex-B 4** *(pigen)* (0,5/1,5 /3,5 cun lateral der Medianlinie).

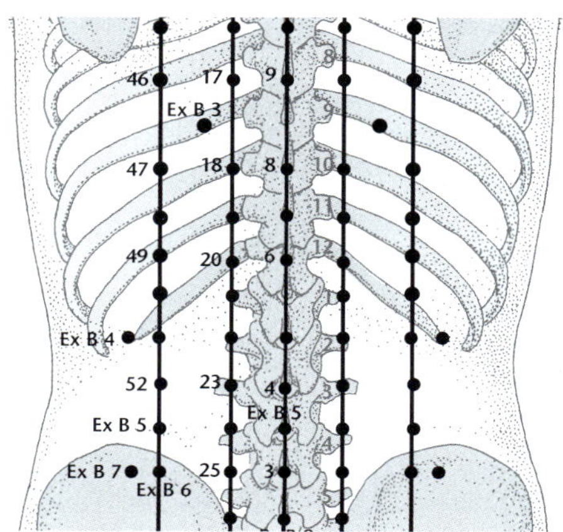

Punktion

Senkrecht oder schräg 0,5–1 cun. **Cave:** Niere.

Wirkung und wichtigste Indikationen

- **Bewegt** *qi*, **beseitigt Stagnation:** Abdominelles Spannungsgefühl, Magenbeschwerden, Obstipation
- **Fernpunkt für die Mammae:** Mastitis, Mastopathie

Besonderheiten

Wichtiger Fernpunkt bei Beschwerden der Mammae.

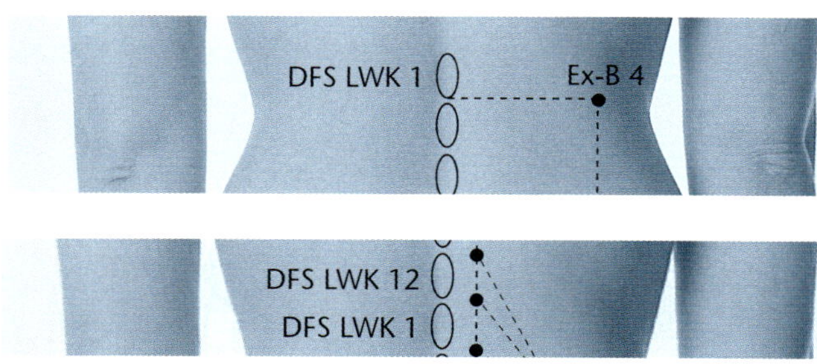

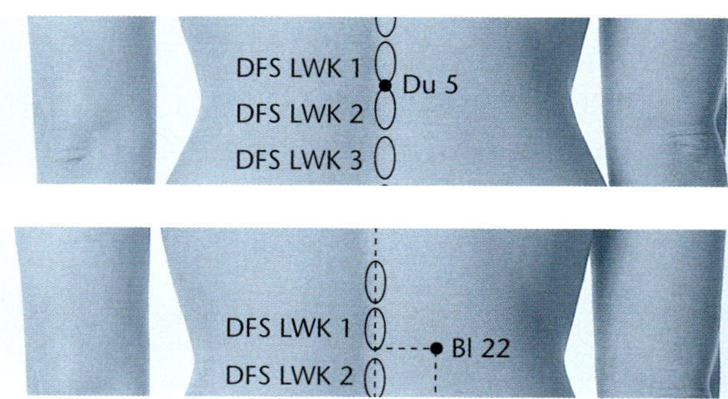

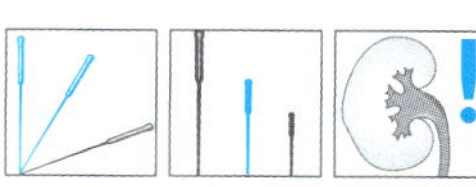

Raum der Willenskraft *zhishi*

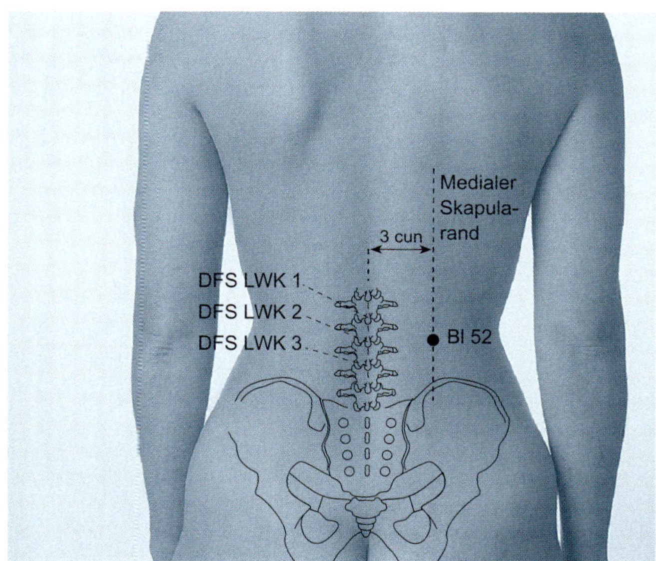

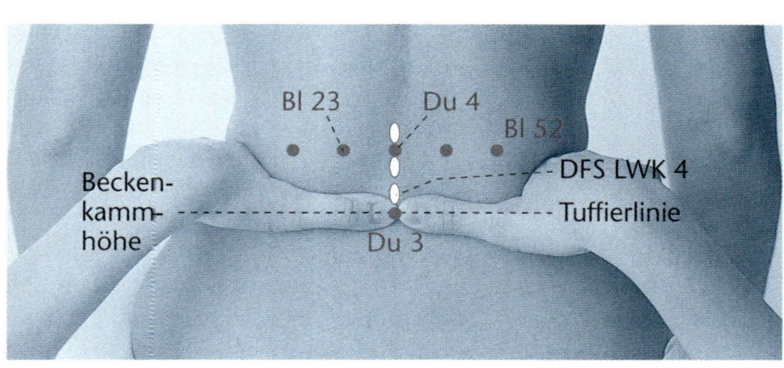

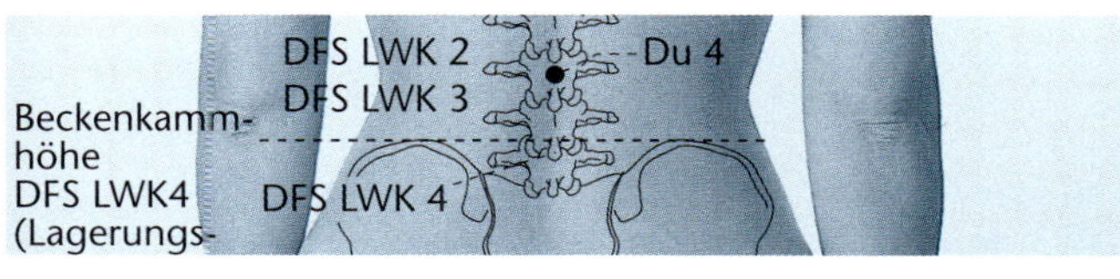

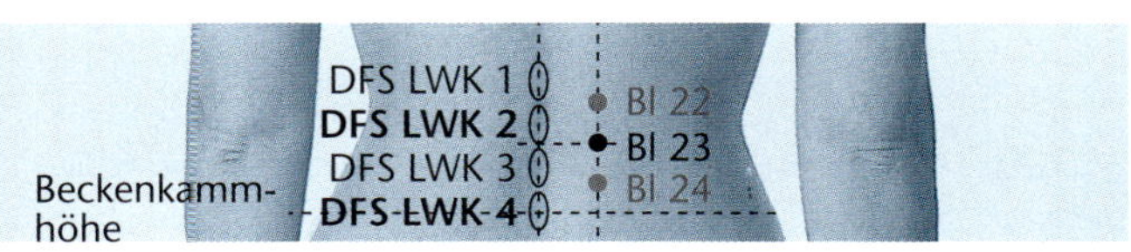

Lokalisation

3 cun lateral der Medianlinie auf Höhe der Dornfortsatzunterkante von LWK 2.

Finden

Zur Orientierung in der LWS-Region (➤ 3.4.3) am besten in Bauchlage den lumbosakralen Übergang aufsuchen: In der Mittellinie vom Sakrum über die Fortsätze der Crista sacralis nach kranial palpieren, bis unterhalb des deutlich massiveren Dornfortsatzes (DFS) von LWK 5 der lumbosakrale Übergang als Rinne tastbar ist. Vom DFS von LWK 5 aus kranialwärts bis zur Dornfortsatzunterkante von LWK 2 zählen. Auf dieser Höhe 3 cun nach lateral messen und hier **Bl 52** lokalisieren.

Hinweis: Auf derselben Höhe liegen **Du 4** (Medianlinie), ein Punkt von **Ex-B 2** *(huatuojiaji)*/**Bl 23** (0,5/1,5 cun lateral der Medianlinie).

Punktion

Senkrecht oder schräg 0,5–1 cun. **Cave:** Niere.

Wirkung und wichtigste Indikationen

- **Stärkt die Nieren und die Essenz-*jing*, reguliert die Miktion:** Sexuelle Funktionsstörungen (Impotenz, Ejakulationsprobleme), Genitalbeschwerden, Miktionsstörungen, Ödeme
- **Unterstützt den unteren Rücken:** LWS-Beschwerden mit Bewegungseinschränkungen

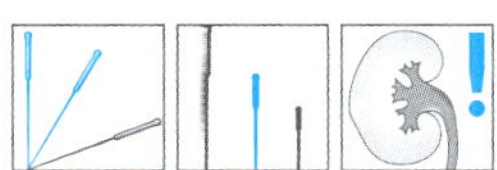

Bl 53 Hülle der Blase *baohuang*

Lokalisation

3 cun lateral der Medianlinie auf Höhe des 2. Foramen sacrale.

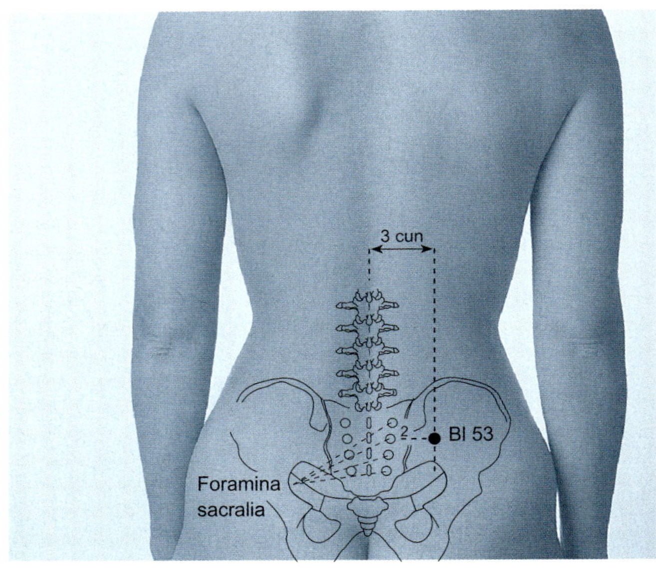

Finden

Zur Orientierung in der Region von LWS und Kreuzbein (➤ 3.4.3, ➤ 3.4.4). Zwischen lumbosakralem Übergang und Hiatus sacralis liegen die häufig tastbaren vier Foramina sacralia in relativ gleichmäßigen Abständen etwa einen Querfinger beidseits der Medianlinie, wobei sie sich nach kaudal der Medianlinie zunehmend annähern. **Bl 53** auf Höhe des 2. Sakrallochs und 3 cun lateral der Medianlinie lokalisieren.

Hinweis: Auf derselben Höhe liegen **Bl 32** (im Foramen sacrale) und **Bl 28** (1,5 cun lateral der Medianlinie).

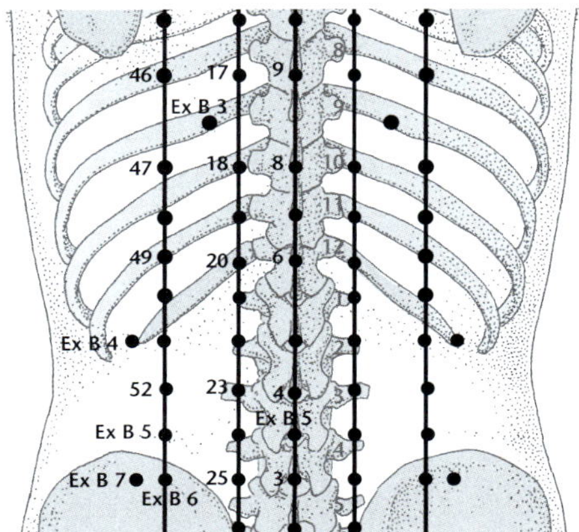

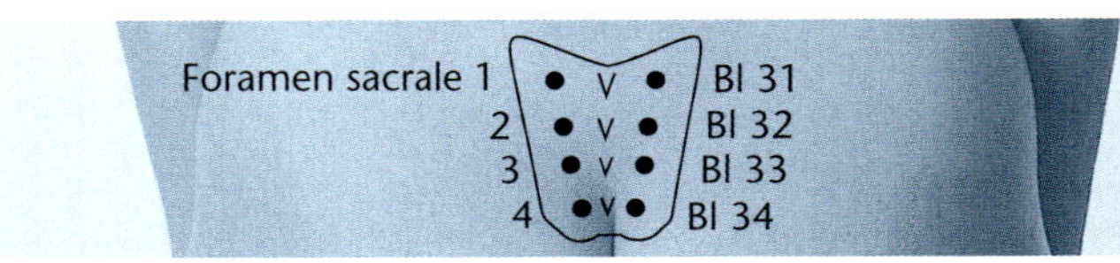

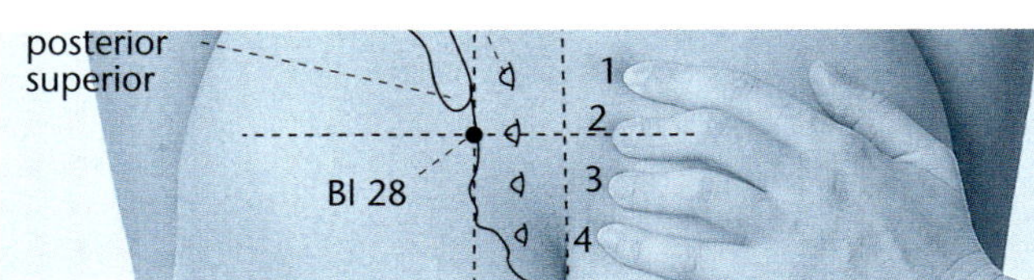

Punktion

Senkrecht oder schräg 1–1,5 cun.

Wirkung und wichtigste Indikationen

- **Stärkt den unteren Rücken, macht die Leitbahn durchgängig, mildert Schmerzen:** Lumbale und sakrale Rückenschmerzen, Ischialgie, Steifigkeit der Beine
- **Reguliert den unteren** *jiao:* Dysurie, Ödemneigung, Prostatahypertrophie, erschwerte Miktion und erschwerter Stuhlgang, Obstipation

Grenze dieser Folge *zhibian*

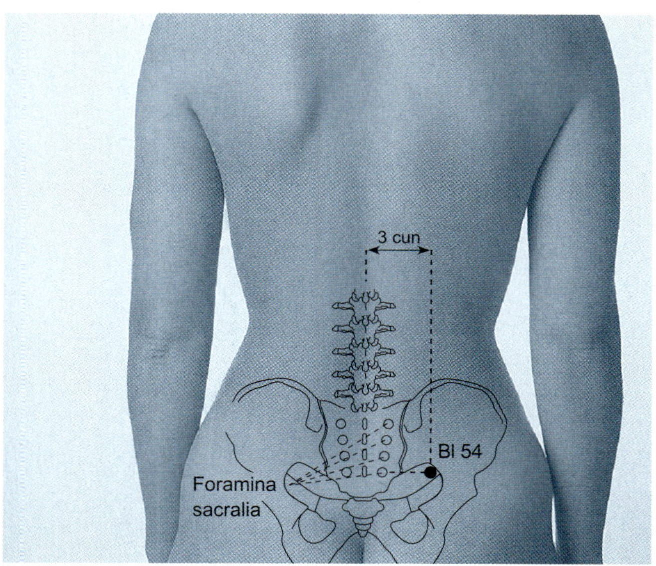

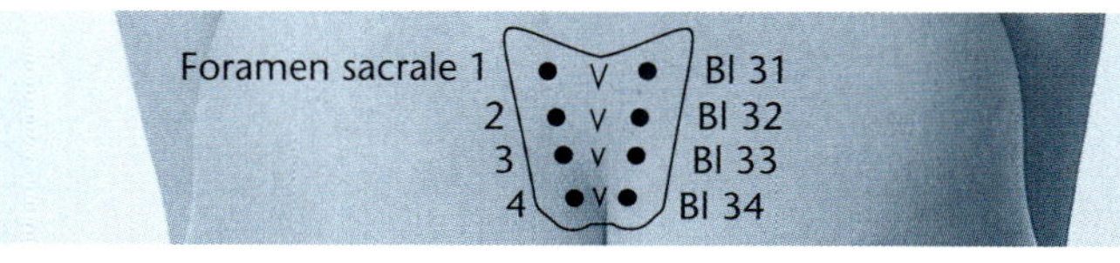

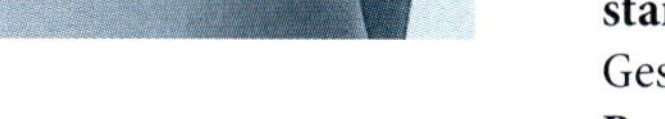

Lokalisation

3 cun lateral der Medianlinie auf Höhe des 4. Foramen sacrale.

Finden

Zur Orientierung in der Region von LWS und Kreuzbein (➤ 3.4.3, ➤ 3.4.4). Zwischen lumbosakralem Übergang und Hiatus sacralis liegen die häufig tastbaren vier Foramina sacralia in relativ gleichmäßigen Abständen etwa einen Querfinger beidseits der Medianlinie, wobei sie sich nach kaudal der Medianlinie zunehmend annähern. **Bl 54** auf Höhe des 4. Sakrallochs und 3 cun lateral der Medianlinie lokalisieren. Er projiziert sich ca. in der Mitte der Gesäßbacke.

Hinweis: Auf derselben Höhe liegen **Bl 34** (im 4. Foramen sacrale) und **Bl 30/Ex-B** *(tunzhong)* (1,5/3,5 cun lateral der Medianlinie).

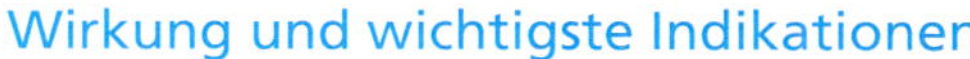

Punktion

Senkrecht 1,5–2,5 cun oder 2–3 cun in Richtung auf den Anus oder die Genitalregion je nach Indikation.

Wirkung und wichtigste Indikationen

- **Macht die Leitbahn durchgängig, mildert Schmerzen, stärkt den unteren Rücken:** Beschwerden in Lumbal- und Gesäßregion und unterer Extremität, Ischialgie
- **Reguliert die Miktion, beseitigt Hämorrhoiden:** Miktionsstörungen (Harnverhalt, Dysurie), Prostatahypertrophie, Hämorrhoiden

Besonderheiten

Wichtiger Lokalpunkt.

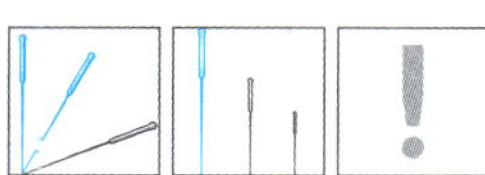

Bl 55

Vereinigung des *yang heyang*

Lokalisation

2 cun distal von **Bl 40** (Kniekehlenmitte) in einer Mulde zwischen den beiden Muskelbäuchen des M. gastrocnemius.

Finden

Kniegelenkfalte durch Knieflexion lokalisieren. Bei schlanken Personen lässt sich der Kniegelenkspalt tasten. Von der Mitte der Kniegelenkfalte (Lage von **Bl 40**) 2 cun nach distal palpieren und **Bl 55** in einer Mulde zwischen den beiden Strängen des M. gastrocnemius lokalisieren.

Punktion

Senkrecht oder schräg 1–1,5 cun.

Wirkung und wichtigste Indikationen

- **Macht die Leitbahn durchgängig, mildert Schmerzen:** Lumbale radikuläre Rückenschmerzen mit Ausstrahlung in Abdomen-, Genital- und Beinregion, eventuell mit Paresen, Allodynie oder Hitze-Dysästhesie der Oberschenkelinnenseite
- **Beendet uterine Blutungen, beseitigt Genitalschmerzen:** Dysfunktionelle Uterusblutung, Schmerzen in der Genitalregion, *shan*-Erkrankungen, Fluor vaginalis

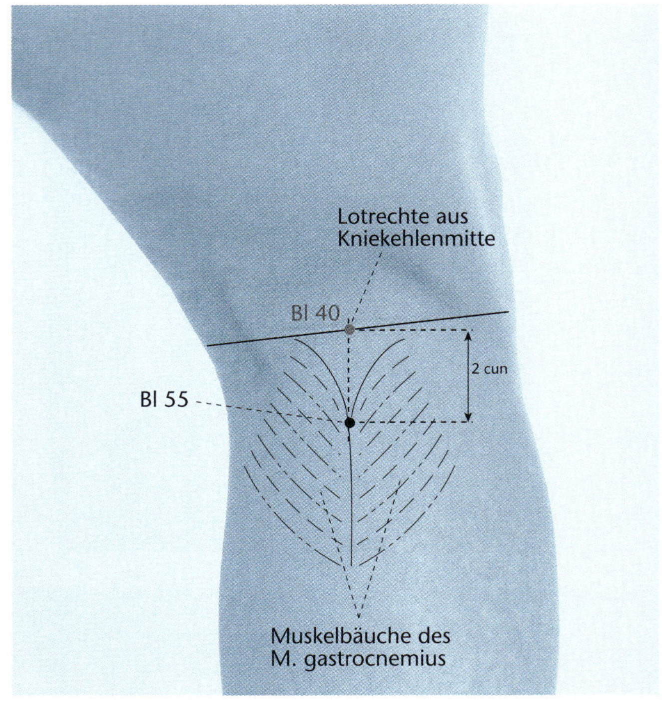

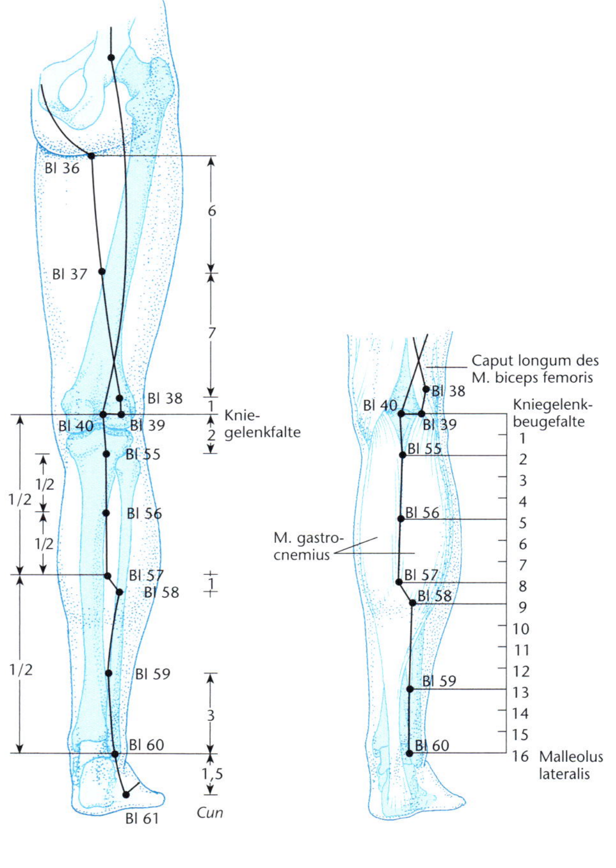

Kniegelenk-beugefalte

Bl 40

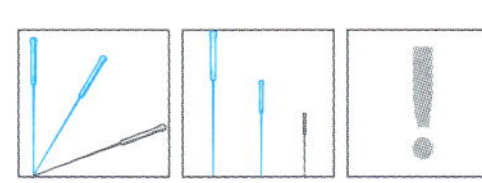

Muskel-Stütze *chengjin* Bl 56

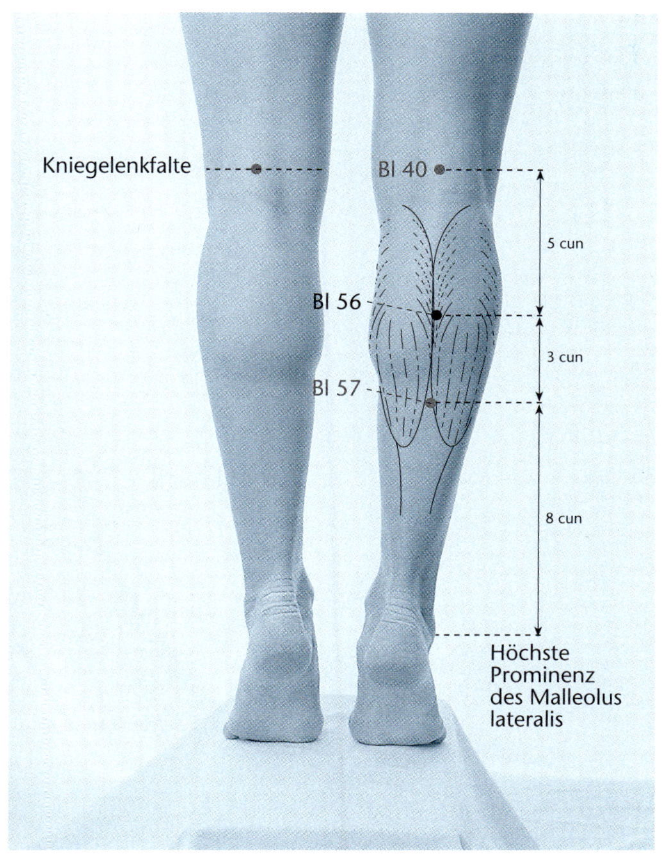

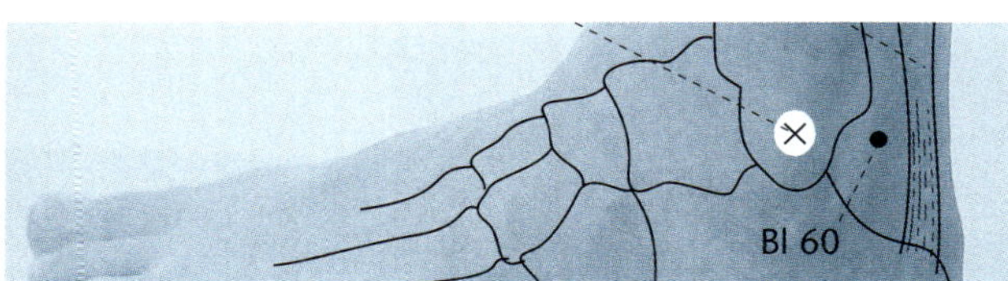

Lokalisation

5 cun distal von **Bl 40** (Kniekehlenmitte) zwischen den beiden Muskelbäuchen des M. gastrocnemius.

Finden

Kniegelenkfalte durch Knieflexion lokalisieren. Bei schlanken Personen lässt sich der Kniegelenkspalt tasten. Von der Mitte der Kniegelenkfalte (**Bl 40**) 5 cun nach distal palpieren und **Bl 56** in einer Mulde zwischen den beiden Muskelbäuchen des M. gastrocnemius lokalisieren.

Punktion

Senkrecht oder schräg 1–1,5 cun.

Wirkung und wichtigste Indikationen

- **Entspannt Muskel und Sehnen, macht die Leitbahn durchgängig, mildert Schmerzen:** Wadenkrämpfe, Faszikulationen und Spasmen (gesamte dorsale Körperregion), Beschwerden in dorsaler Unterschenkel- und Fußregion (Fersenschmerzen), Schwellungen in der Axilla (Verlauf der tendinomuskulären Bl-Leitbahn)
- **Beseitigt Hämorrhoiden (Verlauf der divergenten Bl-Leitbahn):** Fernpunkt bei Hämorrhoiden, Defäkationsbeschwerden, Analfissur, Rektumprolaps

Bl 57 (Muskel-)Berg-Stütze *chengsan*

Lokalisation

In der Wadenmitte zwischen den Köpfen des M. gastrocnemius auf der Verbindungslinie **Bl 40–Bl 60,** ca. 8 cun distal von **Bl 40** (Kniekehlenmitte).

Finden

Dorsal entlang der Achillessehne von distal nach proximal gleiten, bis man die von den Ansätzen der 2 Muskelbäuche des M. gastrocnemius gebildeten Vertiefung palpiert. Diese stellt sich bei Anspannung der Wadenmuskulatur besser dar.

Oder: Handspanntechnik **(2.3.3):** Die Strecke zwischen **Bl 40** (Kniekehlenmitte) und **Bl 60** (Vertiefung zwischen Verbindung Achillessehne und höchster Prominenz Malleolus lateralis) halbieren und im Streckenmittelpunkt **Bl 57** zwischen den Ansätzen der Muskelbäuche lokalisieren.

Hinweis: Ca. auf derselben Höhe liegen **Ma 38** (1 Fingerbreite lateral der Tibia) und **Ma 40** (2 Fingerbreiten lateral der Tibia) auf dem ventro-lateralen Aspekt des Unterschenkels.

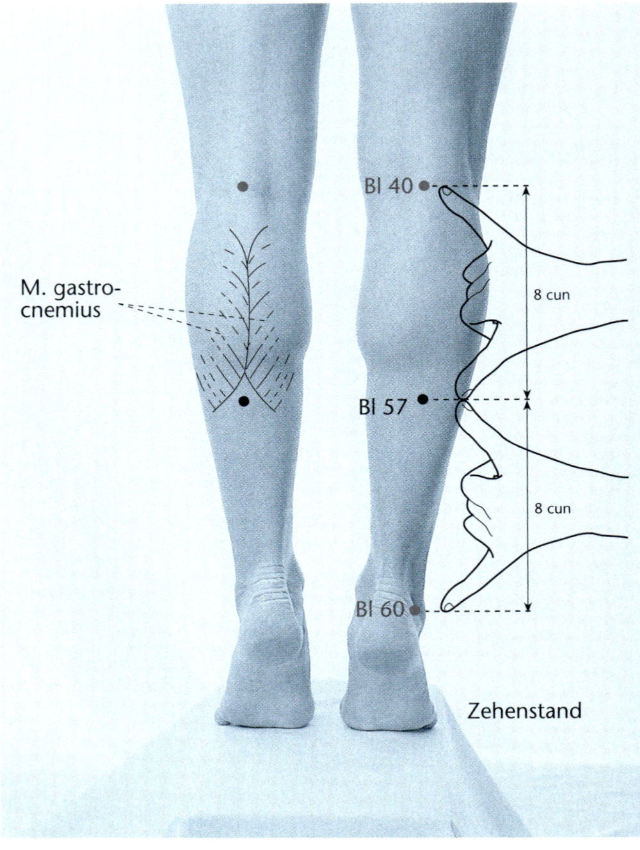

Punktion

Senkrecht oder schräg 1–1,5 cun.

Wirkung und wichtigste Indikationen

- **Entspannt Muskeln und Sehnen, macht die Leitbahn durchgängig, mildert Schmerzen:** Schmerzen und Krämpfe in Waden-, Unterschenkel- und Fersenregion, Beschwerden in der Lumbalregion (v. a. dorsal)
- **Beseitigt Hämorrhoiden (Verlauf der divergenten Bl-Leitbahn):** Fernpunkt bei Hämorrhoiden, Defäkationsbeschwerden, Analfissur, Rektumprolaps

Besonderheiten

Himmelssternpunkt nach *Ma Dan Yang.* Wichtiger Fernpunkt für das Rektum.

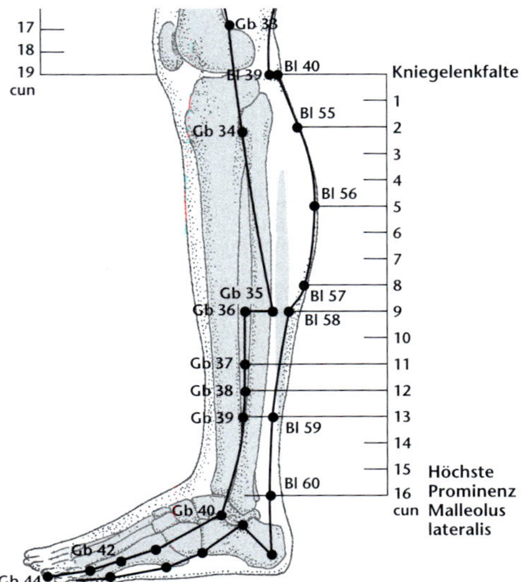

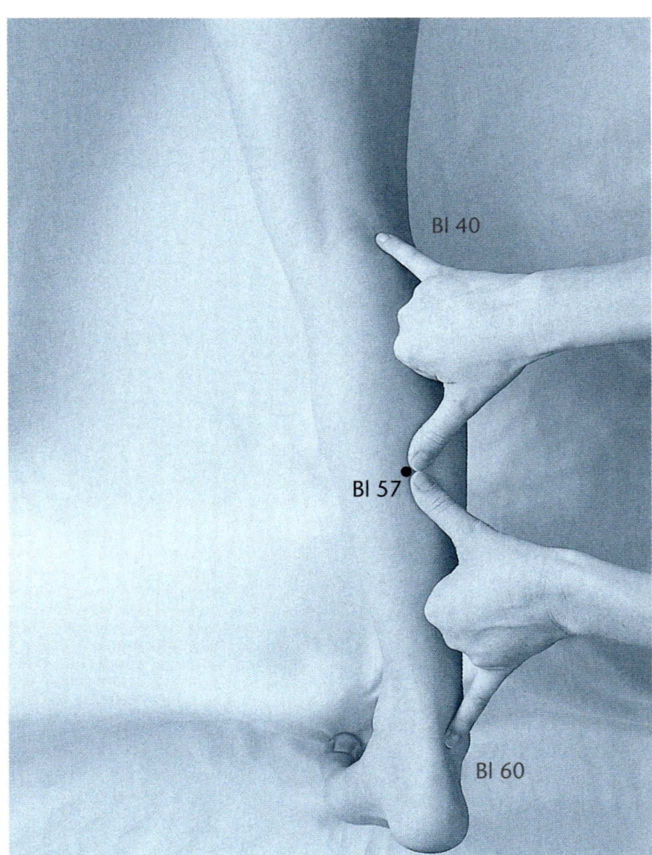

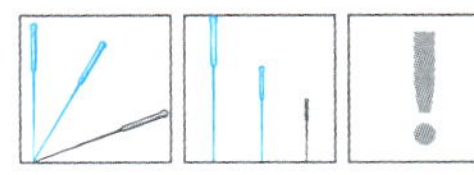

Aufrichten zum Flug *feiyang*

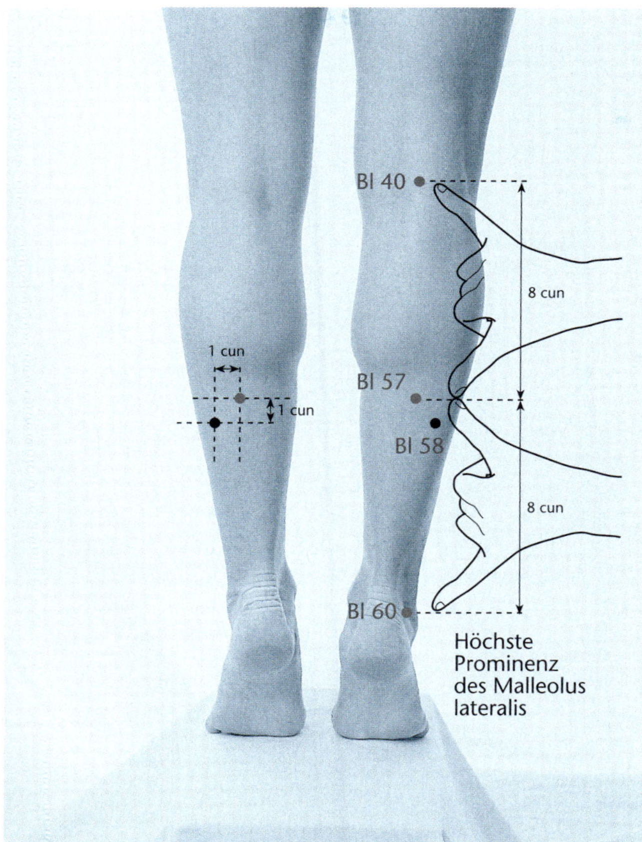

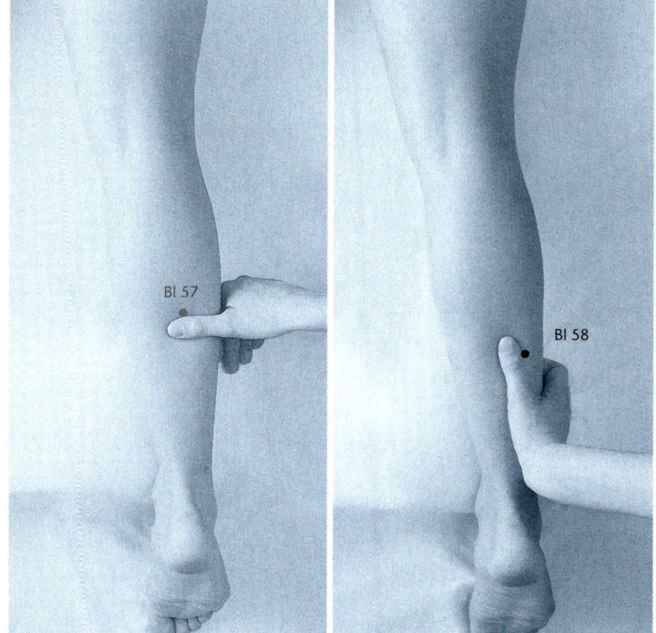

Lokalisation

1 cun distal und 1 cun lateral von **Bl 57** bzw. 7 cun proximal von **Bl 60** am Fibulahinterrand und am unteren Rand des M. gastrocnemius.

Finden

Zunächst Palpation von **Bl 57**, der in der Wadenmitte zwischen den Muskelbäuchen liegt. Von **Bl 57** aus 1 cun nach distal und 1 cun nach lateral messen und dort am unteren Rand des M. gastrocnemius **Bl 58** lokalisieren.

Hinweis: Auf derselben Höhe (7 cun proximal der höchsten Prominenz des Malleolus lateralis) liegen **Gb 35** (am Fibula**hinter**rand), **Gb 36** (am Fibula**vorder**rand) und **Ma 39** (1 cun distal von der Mitte der Verbindungslinie **Ma 35–Ma 41** und 1 Fingerbreite lateral der Tibiakante).

Punktion

Senkrecht oder schräg 1–1,5 cun.

Wirkung und wichtigste Indikationen

- **Macht die Leitbahn durchgängig, mildert Schmerzen:** Lumbago, Lumboischialgie, Beschwerden in Waden- und Unterschenkelregion
- **Vertreibt Wind, harmonisiert „Oben" und „Unten":** Fieberhafte Infekte (ohne Schwitzen), Kopfschmerzen, Schwindel, Hitze im Kopf und Nasenbluten, (Manie, Epilepsie)
- **Behandelt Hämorrhoiden** (Verlauf der divergenten Bl-Leitbahn): Hämorrhoiden

Besonderheiten

luo-Punkt.

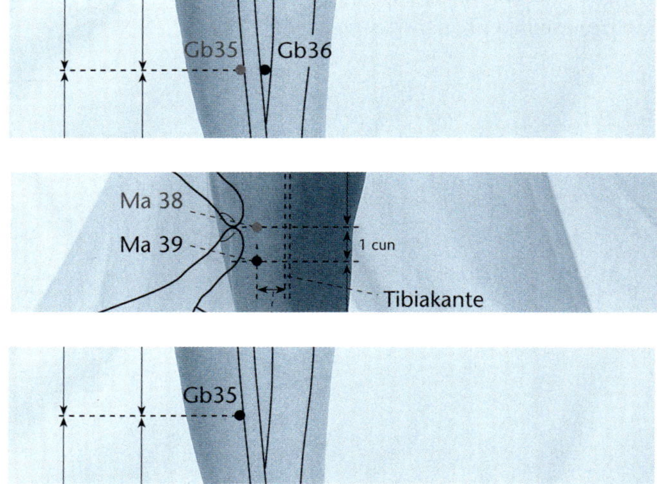

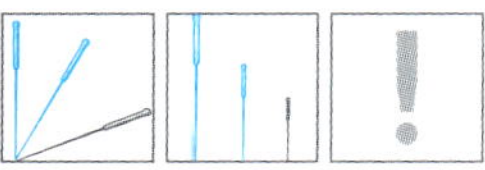

Bl 59

yang des Fußrückens *fuyang*

Lokalisation

Laterale Unterschenkelseite, 3 cun proximal von **Bl 60** (Vertiefung zwischen höchster Prominenz Malleolus lateralis und Achillessehne).

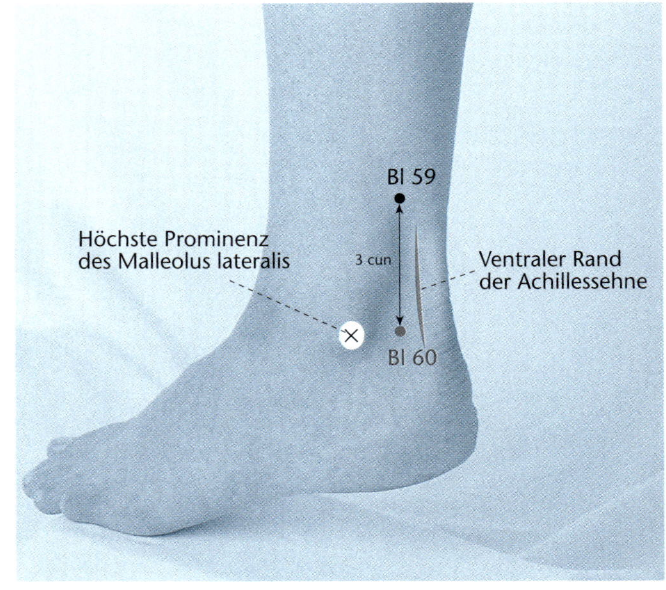

Finden

Orientierung von **Bl 60** aus, der in der Mulde zwischen der höchsten Prominenz des Malleolus lateralis und der Achillessehne liegt. Bei Knöchel- oder Unterschenkelödemen ist die Vertiefung nicht mehr sicht-, aber tastbar. Von **Bl 60** aus 3 cun (1 Handbreite) nach proximal **Bl 59** lokalisieren. Der Punkt liegt in einer Vertiefung zwischen der Achillessehne und den Sehnen von Mm. peroneus longus und brevis.

Hinweis: Gb 39 liegt 3 cun senkrecht proximal der höchsten Prominenz des Malleolus lateralis.

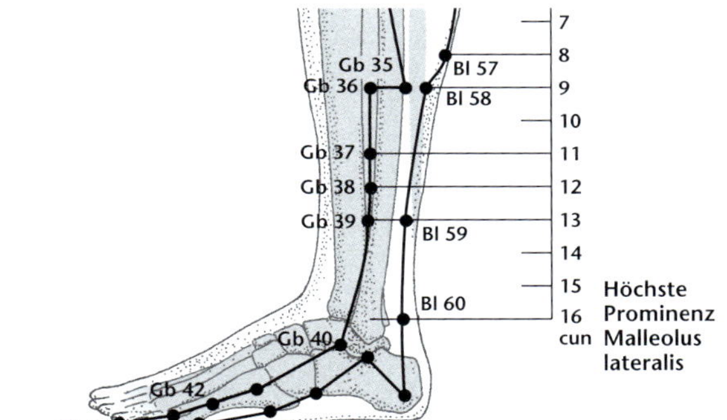

Punktion

Senkrecht oder schräg 1–1,5 cun.

Wirkung und wichtigste Indikationen

- **Macht die Leitbahn durchgängig, mildert Schmerzen, stärkt den unteren Rücken und die Beine:** Rücken- und Beinschmerzen (radikulär oder neuropathisch bedingt), Ulcus cruris, Knöchelschmerzen, klonische Spasmen, Krämpfe, Augenschmerzen
- **Reguliert den** *yang qiao mai:* Bei Blockaden des *yang qiao mai* v. a. bei *bi*-Syndromen mit Wind und Feuchtigkeit (geschwollene Gelenke und wandernde Schmerzen, besonders einseitig)

Besonderheiten

xi-Punkt des *yang qiao mai,* einigen Autoren zufolge Kreuzungspunkt mit dem *yang qiao mai.*

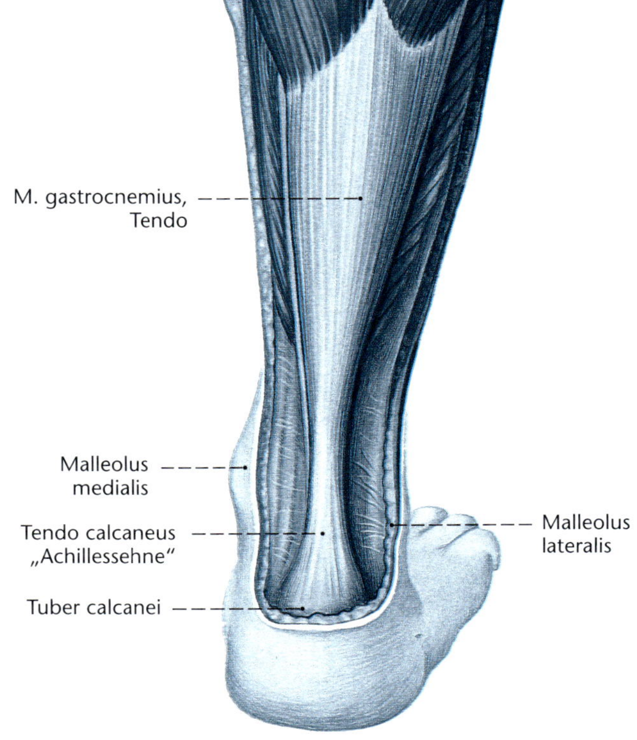

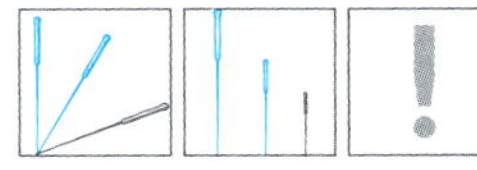

kunlun-Gebirge *kunlun* Bl 60

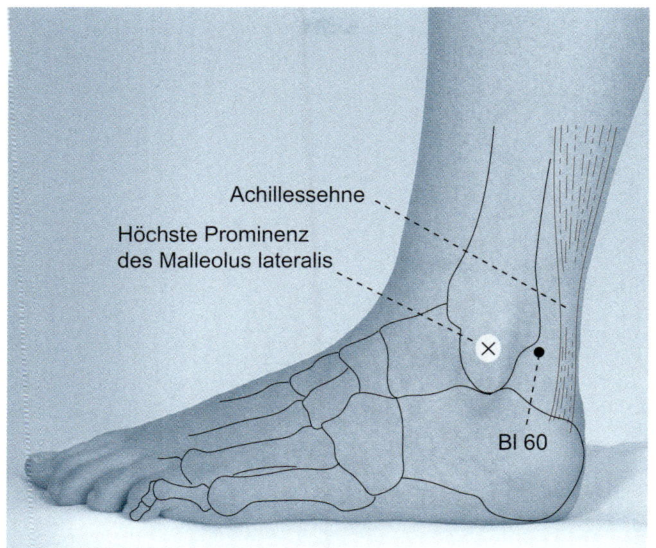

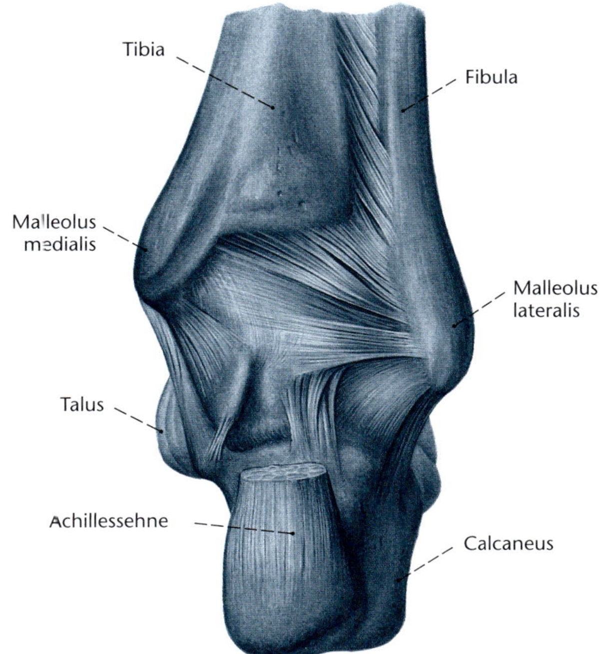

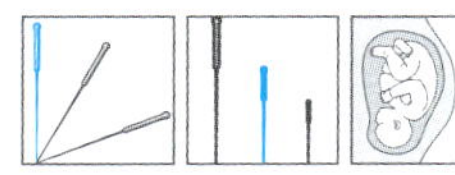

Lokalisation

In der Vertiefung der Verbindungslinie zwischen Achillessehne und höchster Prominenz des Malleolus lateralis.

Finden

Von der höchsten Prominenz des Malleolus lateralis (➤ 3.6.2) aus auf einer Horizontalen zur Achillessehne tasten und in der Vertiefung vor der Achillessehne **Bl 60** lokalisieren.

Punktion

Senkrecht 0,5–1 cun. **Cave:** Ableitende Nadeltechnik in der Schwangerschaft kontraindiziert, Ausnahme: zur Geburtserleichterung.

Wirkung und wichtigste Indikationen

- **Klärt Hitze, vermindert** *yang* **und Fülle (v. a. vom Kopf), besänftigt Wind:** Jegliche Kopfschmerzen (v. a. Okzipitalkopfschmerzen), Schwindel, Nasenbluten, Augenbeschwerden, Epilepsie, Trismus, Zahnschmerzen (Oberkiefer)
- **Macht die Leitbahn durchgängig, mildert Schmerzen, entspannt die Sehnen, unterstützt die Lumbalregion:** Beschwerden entlang dem Leitbahnverlauf in HWS, Nacken (Torticollis), Schulter, Rücken, Lumboischialgie v. a. in chronischen Fällen, Sprunggelenkbeschwerden
- **Fördert die Wehentätigkeit (Geburtshilfe):** Protrahierter Geburtsverlauf, Plazentaretention, (erschwerte Defäkation via divergente Leitbahn)

Besonderheiten

Fluss-*jing*-Punkt, Feuer-Punkt, Himmelssternpunkt nach *Ma Dan Yang.* Wichtiger Fernpunkt für die HWS-, Nacken- und LWS-Region v. a. in chronischen Fällen.

Bl 61

Knieende Verbeugung *pucan*

Lokalisation

In der lateralen Fersenregion, 1,5 cun distal von **Bl 60** (Vertiefung zwischen höchster Prominenz des Malleolus lateralis und Achillessehne) in einer Mulde dorsal vom Kalkaneus am Fersenbein.

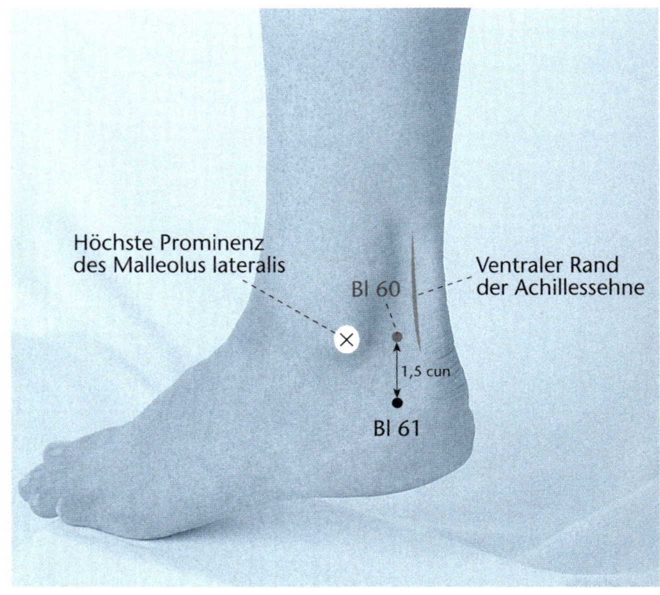

Finden

Orientierung von **Bl 60** aus, der in einer Vertiefung zwischen der höchsten Prominenz des Malleolus lateralis und der Achillessehne liegt. Bei Knöchel- oder Unterschenkelödemen ist die Vertiefung meist nicht mehr sicht-, aber tastbar. Von **Bl 60** aus 1,5 cun nach distal messen und dort **Bl 61** in einer Vertiefung am Fersenbein lokalisieren.

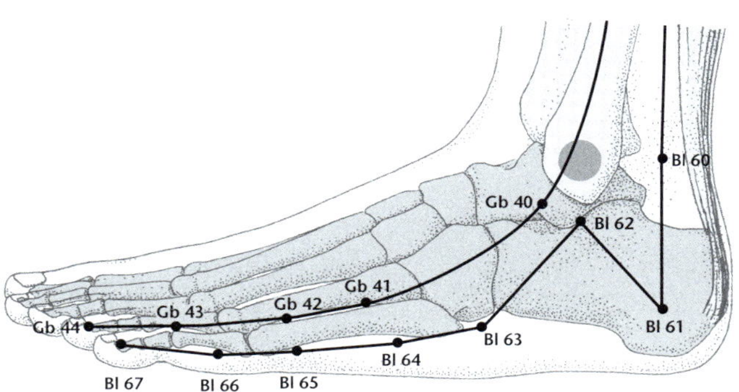

Punktion

Senkrecht oder schräg 0,3–0,5 cun.

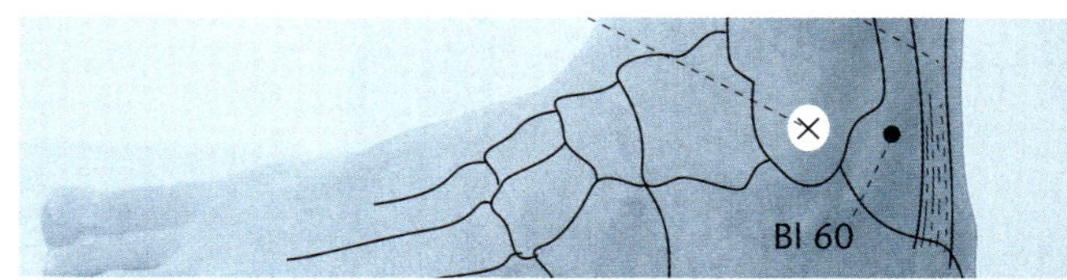

Wirkung und wichtigste Indikationen

Macht die Leitbahn durchgängig, entspannt die Sehnen, mildert Schmerzen: Kopf-, (radikuläre) Rücken-, Lumbal-, Knie- und Fersenschmerzen, Wadenkrämpfe, Dysurie, Schweregefühl des Kopfes, Epilepsie, Manie, Psychosen.

Besonderheiten

Kreuzungspunkt mit dem *yang qiao mai.*

Ausgestrecktes Gefäß *shenmai*

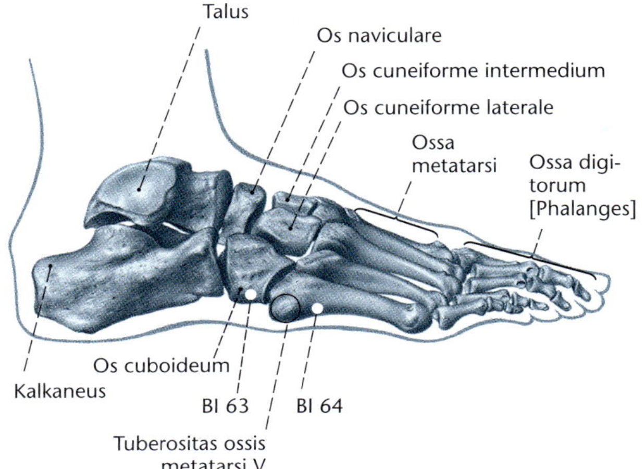

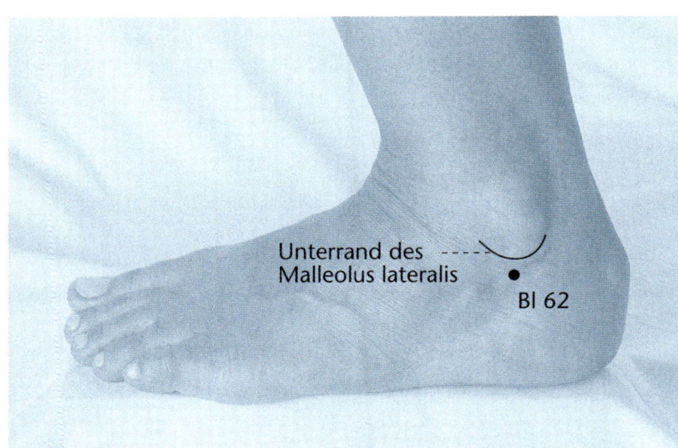

Lokalisation

In der Vertiefung direkt distal der höchsten Prominenz des Malleolus lateralis über dem Gelenkspalt zwischen Talus und Kalkaneus.

Finden

Die höchste Prominenz des Malleolus lateralis (➤ 3.6.2) aufsuchen. Direkt senkrecht darunter **Bl 62** in einer Vertiefung unterhalb des Malleolusunterrands und oberhalb der Peritonealsehnen der beiden Peroneus-Muskeln im Gelenkspaltbereich zwischen Talus und Kalkaneus lokalisieren.

Punktion

Senkrecht oder schräg 0,3–0,5 cun. Die Nadel erreicht den calcaneofibularen Bandapparat oberhalb der Sehnen der Mm. peroneus longus und brevis, ggf. auch die Gelenkkapsel.

Wirkung und wichtigste Indikationen

- **Besänftigt (inneren) Wind, beseitigt Hitze (vom Kopf), beruhigt *shen*, unterstützt Kopf und Augen:** Kopfschmerzen, Schwindel, Epilepsie, Manie, Augenerkrankungen
- **Vertreibt äußeren Wind:** Fieberhafte Erkrankungen
- **Öffnet und reguliert den *yang qiao mai:*** Schlafstörungen
- **Macht die Leitbahn durchgängig, mildert Schmerzen:** Beschwerden im WS- und Leitbahnverlauf sowie in der Knöchel- und Fersengegend
- **Bewegt *qi* im Verlauf der tendinomuskulären Bl-Leitbahn:** Schwellungen in Axilla- und Halsregion

Besonderheiten

Öffnungspunkt des *yang qiao mai, Sun-Si-Miao*-Geistpunkt, Alternativname nach Deadman, Al-Khafaji und Baker (2000) *gui lu* (Geistweg).

Bl 63

Goldenes Tor *jinmen*

Lokalisation

Am lateralen Fußrand an der Grenze zwischen Felder- und Leistenhaut von Fußsohle und -rücken, proximal der Tuberositas ossis metatarsi V, in einer Vertiefung anterior und inferior von **Bl 62** zwischen Kalkaneus und Os cuboideum.

Anmerkung: Bl 63 wird nach einigen Autoren eher zwischen Os cuboideum und Tuberositas ossis metatarsi V lokalisiert; Druckdolenz entscheidet.

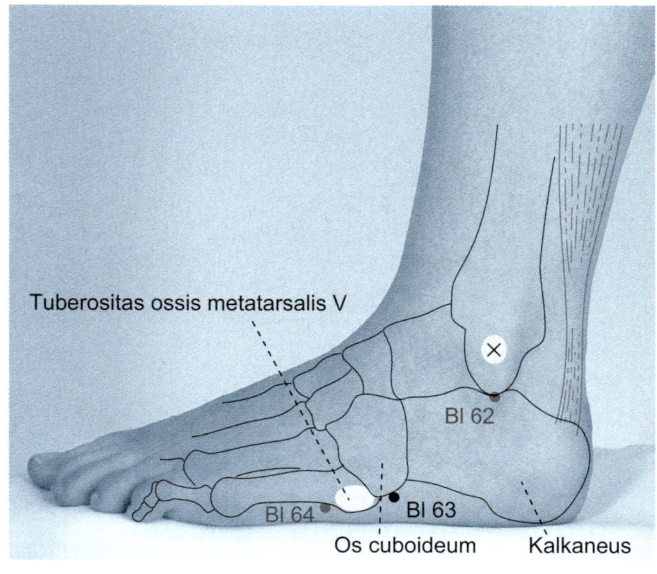

Finden

Bei der Palpation entlang der knöchernen Strukturen des lateralen Fußrands an der Grenze zwischen Felder- und Leistenhaut von Fußsohle und -rücken ist ca. in der Mitte der gesamten Fußlänge ein knöcherner Vorsprung zu tasten, die Tuberositas ossis metatarsi (➤ 3.6.2). Etwas proximal davon (also zur Ferse hin) die Vertiefung zwischen Kalkaneus und Os cuboideum palpieren, in der **Bl 63** liegt.

Hinweis: Bl 64 liegt distal (zu den Zehen hin) der Tuberositas ossis metatarsi V.

Punktion

Senkrecht 0,3–0,5 cun. **Cave:** Schmerzhaft.

Wirkung und wichtigste Indikationen

- **Macht die Leitbahn durchgängig, beseitigt Stagnation (*xi*-Punkt):** (Akute) Schmerzen und Bewegungseinschränkungen entlang dem Leitbahnverlauf, v. a. in der Lumbalregion und der unteren Extremität, akute *shan*-Erkrankungen
- **Besänftigt (inneren) Wind, beruhigt *shen*:** Manische Zustände, v. a. fokale Epilepsie bei Kindern, Epilepsie

Besonderheiten

xi-Punkt, Kreuzungspunkt mit dem *yang wei mai.*

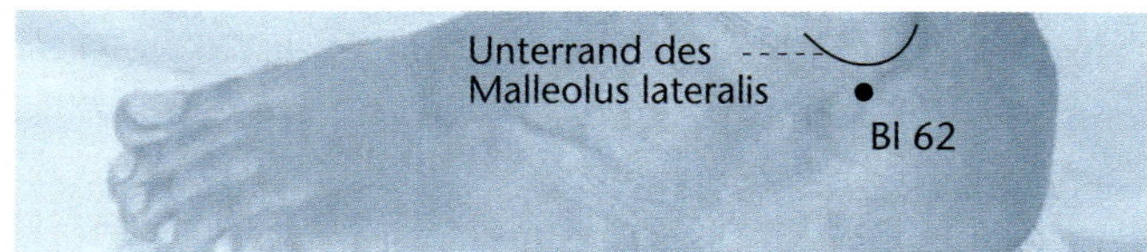

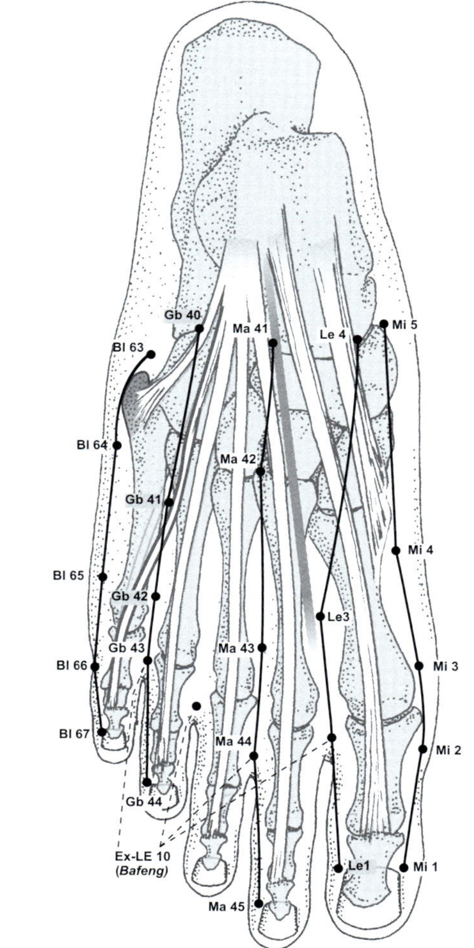

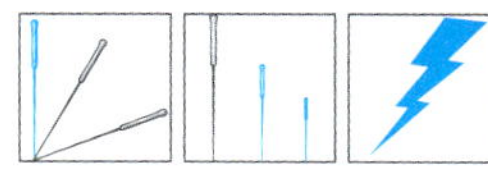

Großer Knochen *jinggu* Bl 64

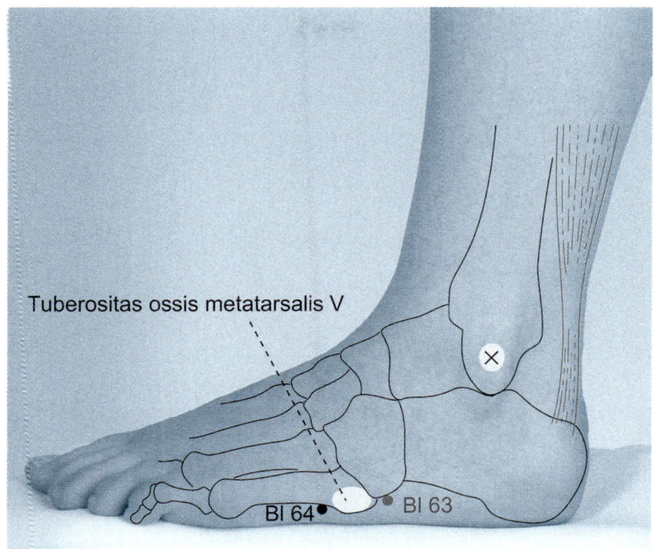

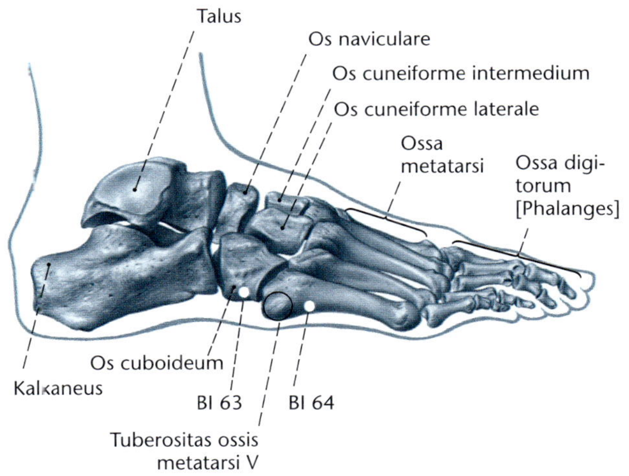

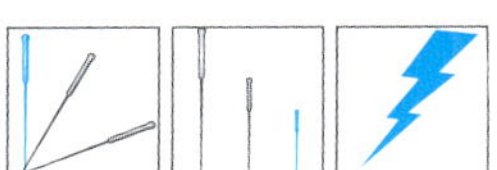

Lokalisation

Distal der Tuberositas ossis metatarsi V an der Grenze zwischen Felder- und Leistenhaut von Fußsohle und -rücken.

Finden

Bei der Palpation entlang der knöchernen Strukturen des lateralen Fußrands an der Grenze zwischen Felder- und Leistenhaut von Fußsohle und -rücken, ist ca. in der Mitte der gesamten Fußlänge ein deutlicher knöcherner Vorsprung zu tasten – die Tuberositas ossis metatarsi V (➤ 3.6.2). Unmittelbar distal davon (also zu den Zehen hin) liegt **Bl 64** am Übergang der Basis zum Schaft des 5. Metatarsalknochens.

Hinweis: Bl 63 liegt proximal der Tuberositas ossis metatarsi V in der Vertiefung zwischen Kalkaneus und Os cuboideum bzw. einigen Autoren zufolge zwischen Os cuboideum und Tuberositas ossis metatarsi V. In vergleichbarer Position am medialen Fußrand liegt **Mi 4** in der Vertiefung distal der Basis des Os metatarsale I.

Punktion

Senkrecht 0,3–0,5 cun. **Cave:** Schmerzhaft.

Wirkung und wichtigste Indikationen

- **Befreit Augen und Kopf, besänftigt Wind:** Kopfschmerzen (v. a. mit Berstungsgefühl), Kopfschwere, Sehstörungen, Schwindel, Exanthem am Augeninnenwinkel, Rhinitis
- **Beruhigt** *shen:* Palpitationen, Manie, Ängstlichkeit, Schreckhaftigkeit, Epilepsie
- **Macht die Leitbahn durchgängig, mildert Schmerzen:** Nacken-, Rücken- und Beinbeschwerden

Besonderheiten

yuan-Punkt.

Bl 65 Gebundener Knochen *shugu*

Lokalisation

Am lateralen Fußrand an der Grenze zwischen Felder- und Leistenhaut von Fußsohle und -rücken in der Mulde proximal des Köpfchens von Os metatarsale V.

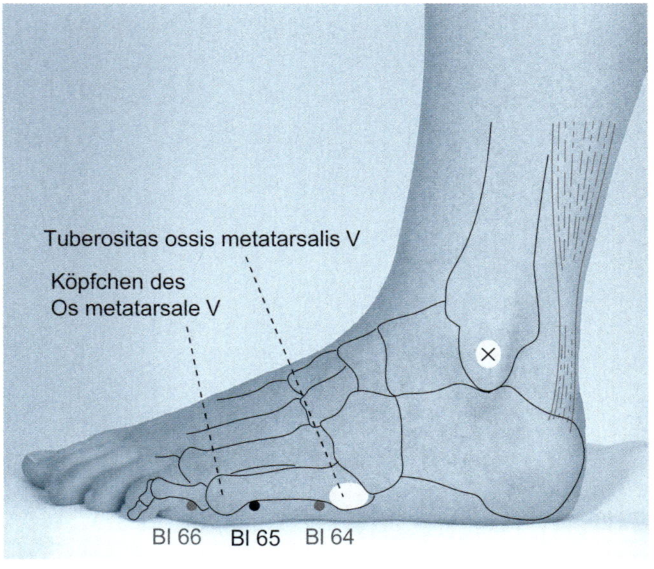

Finden

Bei der Palpation entlang der knöchernen Strukturen des lateralen Fußrands an der Grenze zwischen Felder- und Leistenhaut von Fußsohle und -rücken, ist ca. in der Mitte der gesamten Fußlänge ein knöcherner Vorsprung zu tasten – die Tuberositas ossis metatarsi V. Distal davon (also zu den Zehen hin) ist am seitlichen Beginn des Kleinzehenballens ein weiterer Vorsprung palpabel, das Köpfchen des 5. Metatarsalknochens. Unmittelbar vor (= proximal von) diesem Knochenvorsprung am Übergang von Felder- und Leistenhaut ist **Bl 65** in einer Mulde tastbar.

Hinweis: Bl 66 liegt distal des Köpfchens des 5. Metatarsalknochens am Übergang Basis/Schaft der proximalen Kleinzehenphalanx. In vergleichbarer Position am medialen Fußrand liegen **Mi 3** proximal des Köpfchens des 1. Metatarsalknochens sowie an den Handkanten ulnar **Dü 3** und radial **Di 3.**

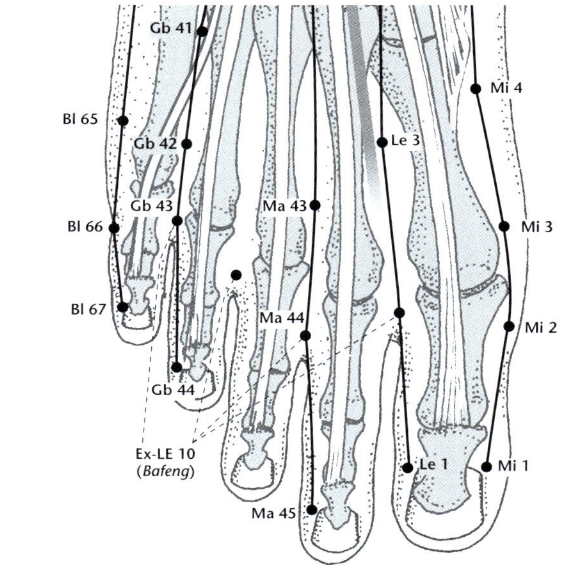

Punktion

Senkrecht 0,3–0,5 cun. **Cave:** Schmerzhaft.

Wirkung und wichtigste Indikationen

- **Klärt Kopf und Augen:** Kopfschmerzen (okzipital), Nackensteife, Taubheit, Schwindel, Augenerkrankungen
- **Klärt Hitze, mindert Schwellungen:** Fieberhafte Infekte, Hauterkrankungen wie Karbunkel, Hämorrhoiden, Diarrhö
- **Macht die Leitbahn durchgängig, mildert Schmerzen:** (Lumbale) Rücken- und Beinbeschwerden

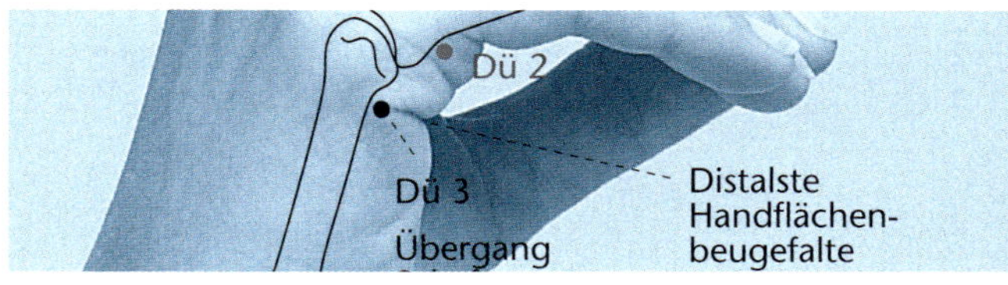

Besonderheiten

Bach-*shu*-Punkt, Holz-Punkt, Sedierungspunkt.

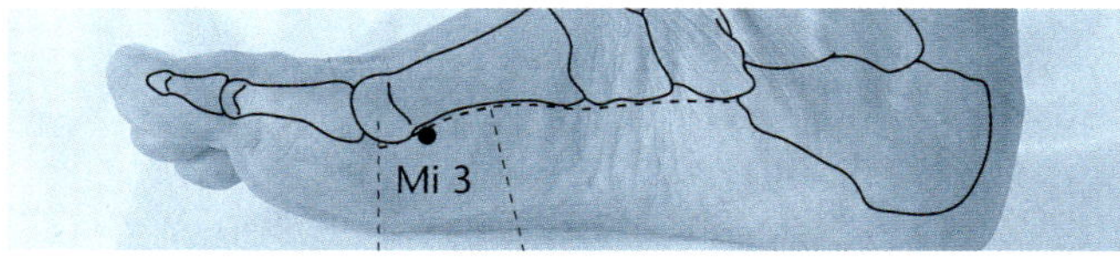

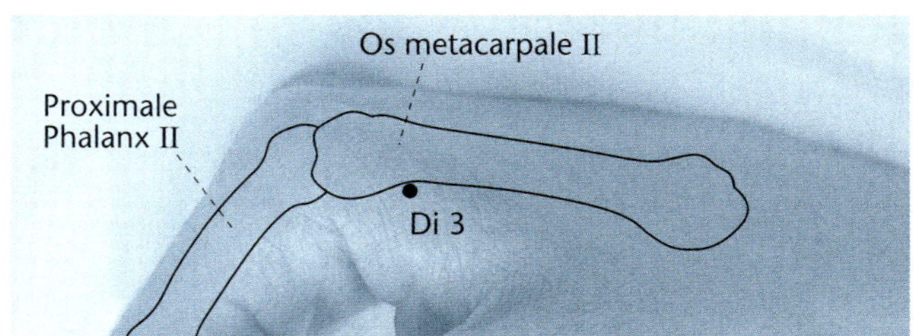

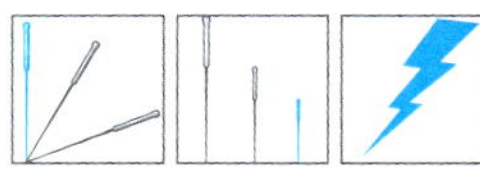

Durchgangstal am Fuß *zutonggu*

Bl 66

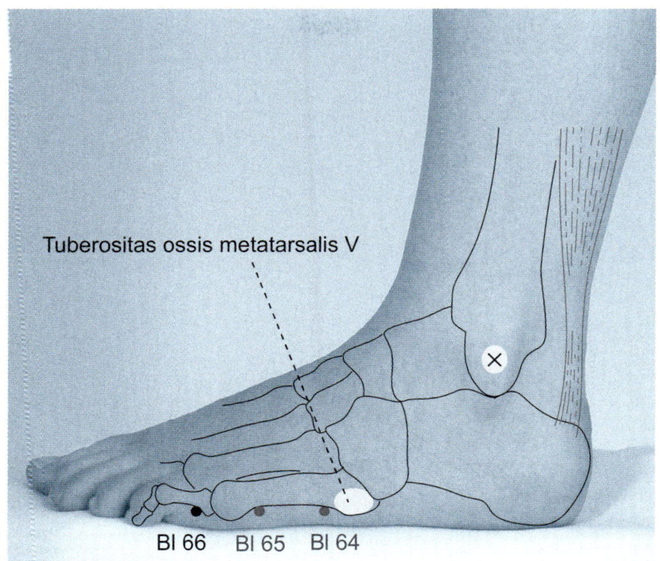

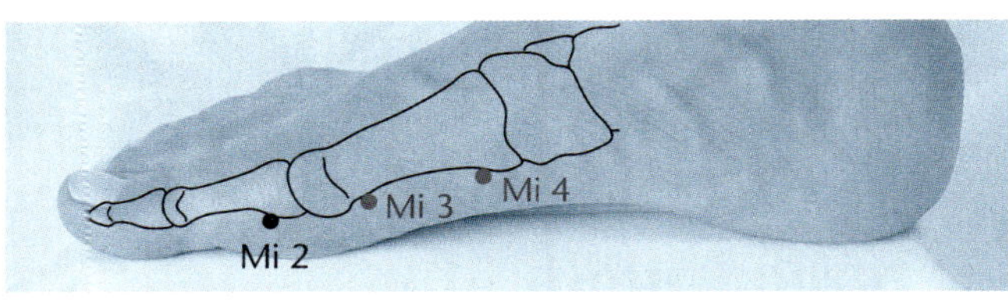

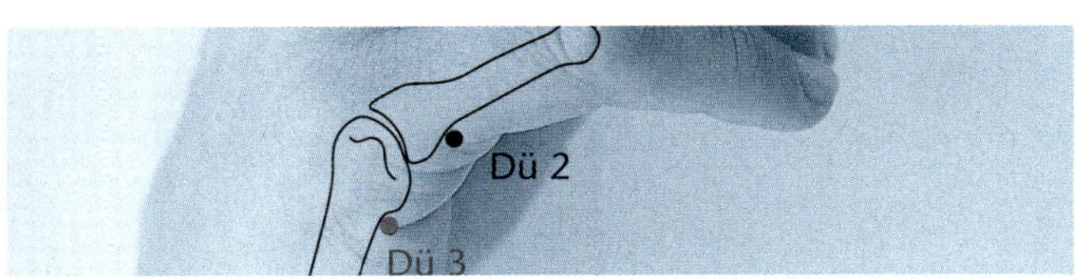

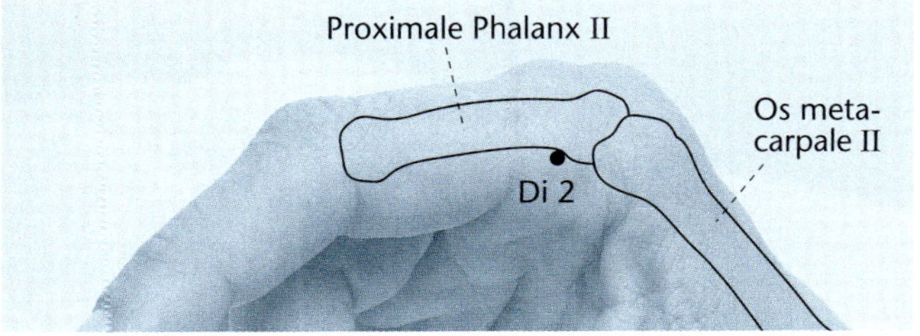

Lokalisation

Am lateralen Fußrand an der Grenze zwischen Felder- und Leistenhaut von Fußsohle und -rücken in der Mulde distal des Kleinzehengrundgelenks.

Finden

Bei der Palpation entlang der knöchernen Strukturen des lateralen Fußrands an der Grenze zwischen Felder- und Leistenhaut von Fußsohle und -rücken, ist ca. in der Mitte der gesamten Fußlänge ein deutlicher knöcherner Vorsprung zu tasten – die Tuberositas ossis metatarsi V. Distal davon (also zu den Zehen hin) ist am seitlichen Beginn des Kleinzehenballens ein weiterer Vorsprung palpabel, das Köpfchen des 5. Mittelfußknochens bzw. das Kleinzehengrundgelenk. Unmittelbar hinter (= distal) von diesem Knochenvorsprung liegt **Bl 66** in der Mulde am Übergang Basis/Schaft der proximalen Kleinzehenphalanx.

Hinweis: Bl 65 liegt proximal des Köpfchens des 5. Metatarsalknochens. In vergleichbarer Position liegen **Mi 2** am medialen Fußrand sowie an den Handkanten ulnar **Dü 2** und radial **Di 2.**

Punktion

Senkrecht 0,3–0,5 cun. **Cave:** Schmerzhaft.

Wirkung und wichtigste Indikationen

- **Klärt den Kopf von pathogenen Faktoren:** Kopfschwere, Halsschmerzen, Schwindel, Konjunktivitis, Nasenbluten
- **Senkt Lungen- und Magen-*qi* ab:** Husten, Dyspnoe, thorakales Engegefühl, Erbrechen, Aufstoßen, Dysphagie, unverdaute Nahrungsbestandteile im Stuhl

Besonderheiten

Quell-*ying*-Punkt, Wasser-Punkt, *ben*-Punkt (Wandlungsphasen- oder Wurzel-Punkt).

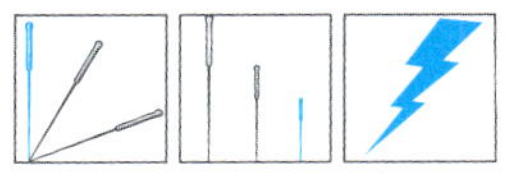

Bl 67

yin erreichen *zhiyin*

Lokalisation

0,1 cun proximal und lateral des lateralen Nagelfalzwinkels der Kleinzehe.

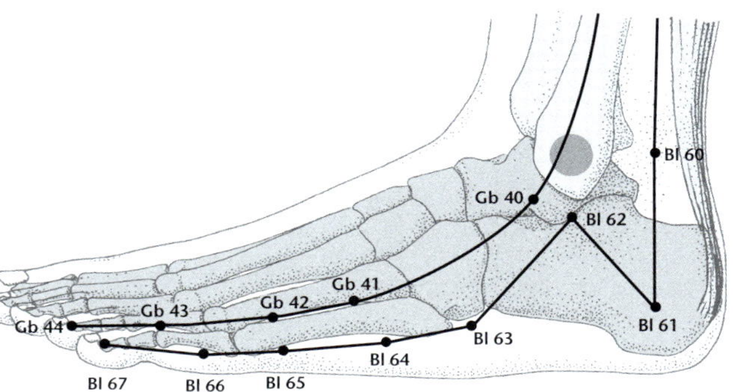

Finden

Der Punkt liegt am Schnittpunkt zweier Tangenten, die den Kleinzehennagel proximal und lateral begrenzen, ca. 0,1 cun vom eigentlichen Nagelrand entfernt.

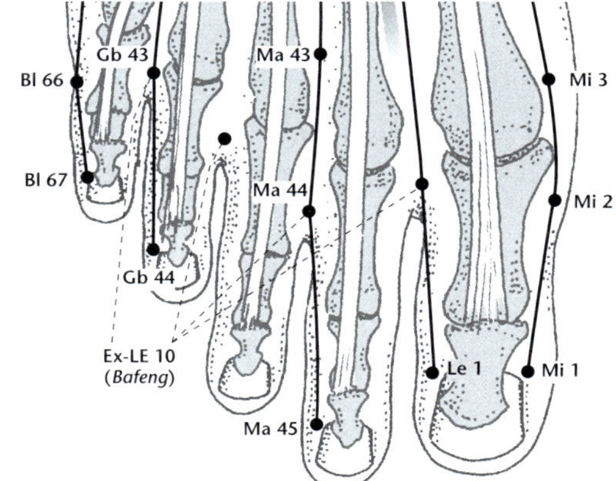

Punktion

Senkrecht 0,1 cun oder schräg nach proximal. Nicht in den Nagelwall stechen. Mikroaderlass. **Cave:** Schmerzhaft.

Wirkung und wichtigste Indikationen

- **Wissenschaftlich gesichert:** Änderung der Fötus-Steißlage in eine Kopflage vor der Geburt: Moxibustion und Elektroakupunktur des Punktes anscheinend am effektivsten (ca. 70–80 %)
- **Erleichtert Wehen:** Wehenregulierend und -anregend
- **Vertreibt Wind, klärt Augen und Kopf:** V. a. in akuten Fällen bei Scheitel- und Okzipitalkopfschmerzen, Konjunktivitis, Augenschmerzen, Rhinitis, Halsschmerz, Taubheit, Tinnitus, Interkostalneuralgie
- **Reguliert *yin* und *yang* in der Wandlungsphase Wasser:** Dysurie, Hitzesensationen der Füße

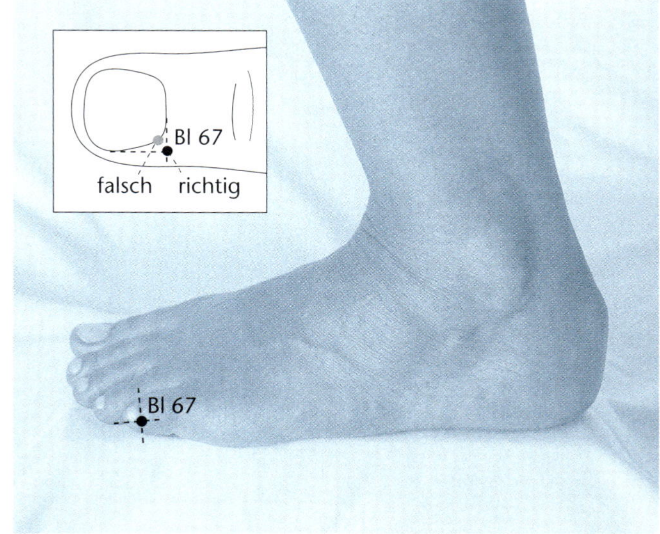

Besonderheiten

Brunnen-*jing*-Punkt, Metall-Punkt, Tonisierungspunkt (Mutter-Punkt), Exit(Austritt)-Punkt.

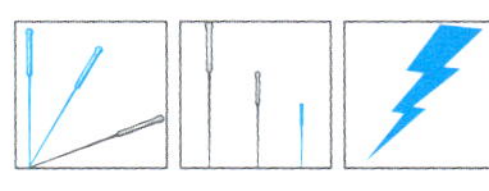

4.8 Nieren-Leitbahnsystem – Fuß-*shaoyin* *(zu shaoyin jing luo)*

4.8.1 Ni-Hauptleitbahn

(zu shaoyin jing)

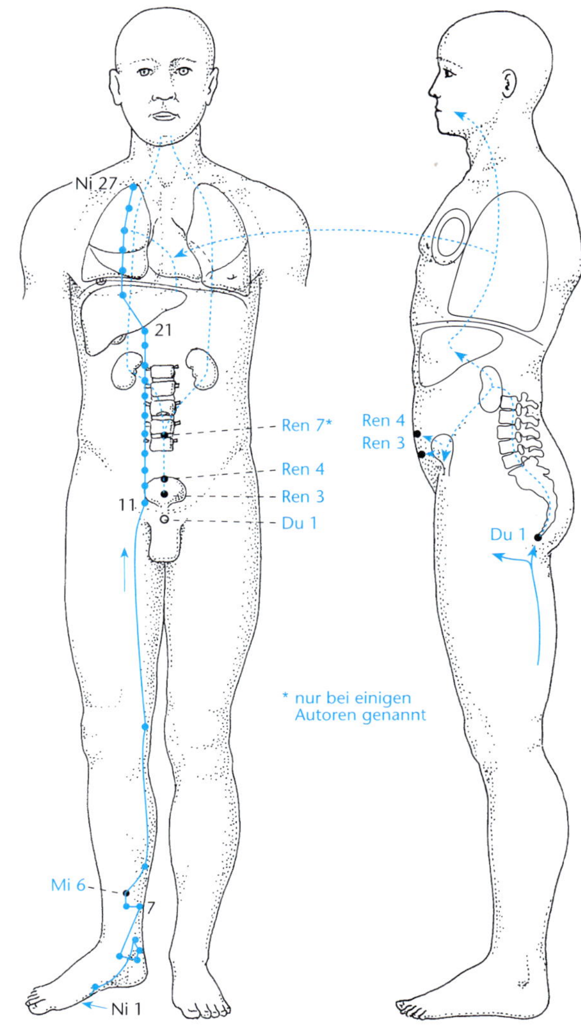

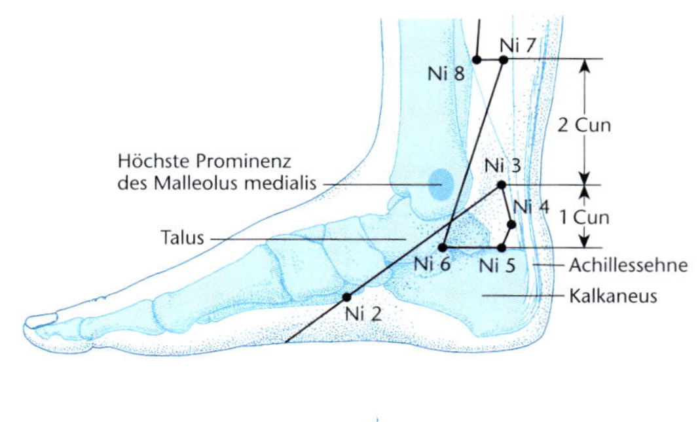

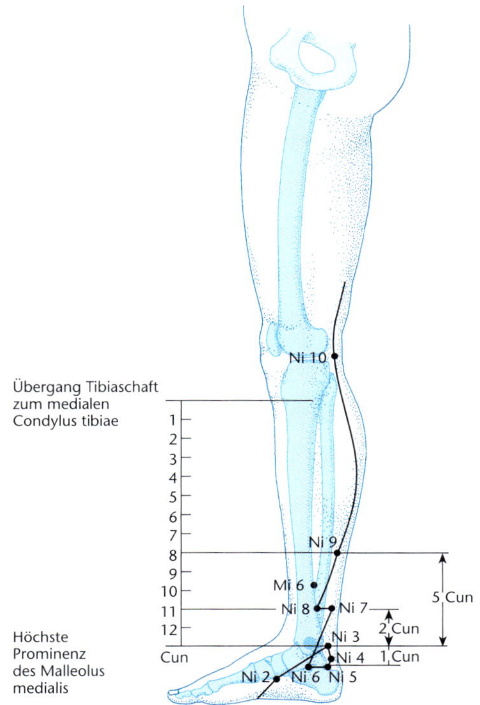

Verlauf

Die Ni-Hauptleitbahn beginnt unter der Kleinzehe. Hierhin zieht **ein Zweig** vom Endpunkt der äußeren Bl-Hauptleitbahn bei **Bl 67** *(zhiyin)* (Fuß-*yin-yang*-Verbindung des 2. Umlaufs). Sie zieht diagonal über die Fußsohle zu **Ni 1** *(yongquan)* und der Tuberositas des Os naviculare bei **Ni 2** *(rangu)* und dann hinter dem Malleolus medialis schleifenförmig entlang und tritt in die Ferse ein. Von hier verläuft sie nach proximal entlang der medialen Unterschenkelregion, kreuzt **Mi 6** *(sanyinjiao)* und zieht entlang dem postero-medialen Aspekt des Oberschenkels in Richtung Perineum.

In der Perineumgegend teilt sich die Leitbahn in **zwei Äste** auf:

- **Der tiefe, innere Ast** zieht zu **Du 1** *(changqiang)* entlang der Wirbelsäule und verbindet sich mit dem zugehörigen *zang*-Organ, der Niere *(shen)* und dem gekoppelten *fu*-Organ, der Blase *(pang guang)*. Von der Blase verzweigen sich Verästelungen zu **Ren 4** *(guanyuan)* und **Ren 3** *(zhongji)* und einigen Autoren zufolge zu **Ren 7** *(yinjiao)*. Von der Niere *(shen)* steigt ein Ast auf zur Leber *(gan)*, zieht zur Lunge *(fei)*, in der er sich ausbreitet, dann entlang der Trachea und endet an der Zungenwurzel. Ausgehend von der Lunge *(fei)* verläuft **ein innerer Zweig** zum Herzen *(xin)*, wo er sich mit der Pe-Hauptleitbahn (tiefe *yin-yin*-Verbindung) trifft und danach **Ren 17** *(danzhong)* erreicht.
- Der **äußere Ast**, der aus der Perineumgegend abzweigt, zieht zur unteren Abdomenregion bei **Ni 11** *(henggu)*, verläuft ab dem Symphysenoberrand lateral der Medianlinie nach kranial, zunächst 0,5 cun, ab dem 5. ICR (**Ni 22**) 2 cun lateral der vorderen Medianlinie bis zur Fossa infraclavicularis.

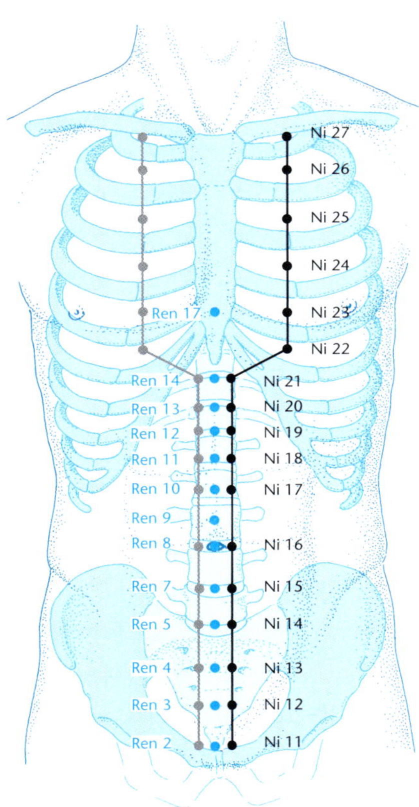

Klinische Bedeutung (➢ 1.2)

Außen *(biao)* Schmerzen in der LWS-Region, gegenläufige Kälte oder Schwäche der Beine, Mundtrockenheit, Halsschmerzen, Schmerzen in der lateralen Gluteal- und posterioren Oberschenkelregion, Fußsohlenschmerzen.
Innen *(li)* **bzw. Organ** *(zang fu)* Schmerzen, Gesichtsödeme, dunkle Augenringe, Kurzatmigkeit, Somnolenz, Unruhezustände, Diarrhö, dünner oder trockener Stuhl, abdominales Spannungsgefühl, Übelkeit und Erbrechen, Impotenz.

Verbindungen der Ni-Hauptleitbahn zu den anderen Hauptleitbahnen

Bl-Hauptleitbahn *(zu taiyang jing)*

Verbindung Fuß-*yin-yang*-Kopplung des 2. Umlaufs.
Ort der Verbindung **Bl 67 → Ni 1** (Fußregion).
Zirkulation Zirkadian (nach Organuhr).
Bedeutung Innen-Außen-Verbindung.

He-Hauptleitbahn *(shou shaoyin jing)*

Verbindung *yin*-Achsen- bzw. Schichtverbindung des 2. Umlaufs: *shaoyin.*
Ort der Verbindung **Ni** → **He** (Thoraxregion). Tiefer innerer Verlauf der Ni-Hauptleitbahn von der Niere zur Leber, durchdringt das Diaphragma und verteilt sich in der Lunge *(fei).* Von der Lunge geht ein Zweig zum Herzen *(xin),* wo er sich mit der He-Hauptleitbahn verbindet.
Zirkulation **Nicht** zirkadian (**nicht** nach Organuhr).
Bedeutung Oben-Unten-Verbindung.

Pe-Hauptleitbahn *(shou jueyin jing)*

Verbindung Tiefe *yin-yin*-Verbindung.
Ort der Verbindung **Ni** → **Pe.** Ein innerer, zur Niere verlaufender Ast der Ni-Hauptleitbahn zieht zur Leber, durchdringt das Zwerchfell und die Lunge, wo er sich verzweigt. Ausgehend von der Lunge *(fei)* verläuft ein innerer Zweig zum Herzen *(xin),* wo er sich mit der Pe-Hauptleitbahn (tiefe *yin-yin*-Verbindung) trifft und **Ren 17** *(danzhong)* erreicht.
Zirkulation Zirkadian (nach Organuhr).
Bedeutung Die Pe-Hauptleitbahn erhält *ying-qi* von der Ni-Hauptleitbahn (erste Zirkulation des *ying-qi* ➢ 1.1.4).

Verbindungen der Ni-Hauptleitbahn zu den *zang-fu*

Niere *(shen),* **Blase** *(pang guang),* Leber *(gan),* Lunge *(fei),* Perikard *(xin bao),* Herz *(xin)*

4.8.2 Divergente Ni-Leitbahn *(zu shao yin jing bie)*

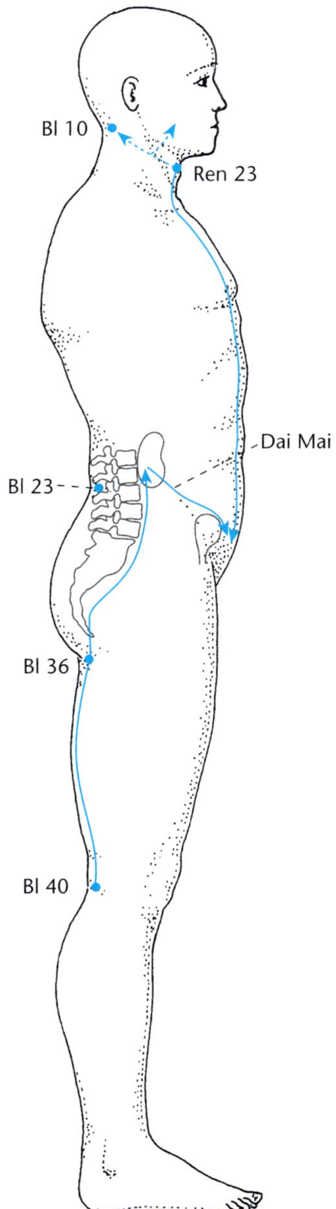

Verlauf

Die divergente Ni-Leitbahn zweigt von der Ni-Hauptleitbahn bei **Ni 10** *(yinggu)* in der Knieregion ab,

- ➡ trifft **Bl 40** *(weizhong)* in der Kniekehle,
- ➡ verläuft nach proximal zu **Bl 36** *(chengfu)* in der Mitte der Gesäßfalte,
- ➡ durchdringt den Anus und erreicht die Niere *(shen)* und die Blase *(pang guang)*,
- ➡ zieht zu **Bl 23** *(shenshu)* auf Höhe der Dornfortsatzunterkante des 2. LWK, wo sie das außerordentliche Gefäß *dai mai* trifft und mit ihm um die Taille bis zur Abdomenregion verläuft,
- ➡ läuft lateral der Medianlinie bis zur Fossa infraclavicularis,
- ➡ erreicht die Halsregion bei **Ren 23** *(liangquan)*,
- ➡ tritt in der Nackenregion bei **Bl 10** *(tianzhu)* aus und verbindet sich mit der Bl-Hauptleitbahn und der divergenten Bl-Leitbahn zu einer der 6 *he*-Vereinigungen (hier: Bl/Ni als erste Vereinigung, ➤ 1.3).

Klinische Bedeutung

- Stärkt die Verbindung zwischen Niere und Blase (*zang-fu*-Organsysteme). Punkte der Ni-Hauptleitbahn können bei Erkrankungen des Blasen-Funktionskreises und umgekehrt Punkte der Bl-Hauptleitbahn können bei Erkrankungen des Nieren-Funktionskreises angewendet werden.
- Durch die Verbindung mit dem außerordentlichen Gefäß *dai mai* können Ni-Punkte für Störungen des *dai mai* eingesetzt werden.
- Durch die divergente Ni-Leitbahn wird über den Spinalkanal direkt Nieren-*qi* und -*jing* zum Gehirn geleitet, wodurch die Verbindung zwischen Niere, Mark und Gehirn gestärkt wird.
- Stärkt die Verbindung zur Zunge.

4.8.3 Tendinomuskuläre Ni-Leitbahn *(zu shaoyin jing jin)*

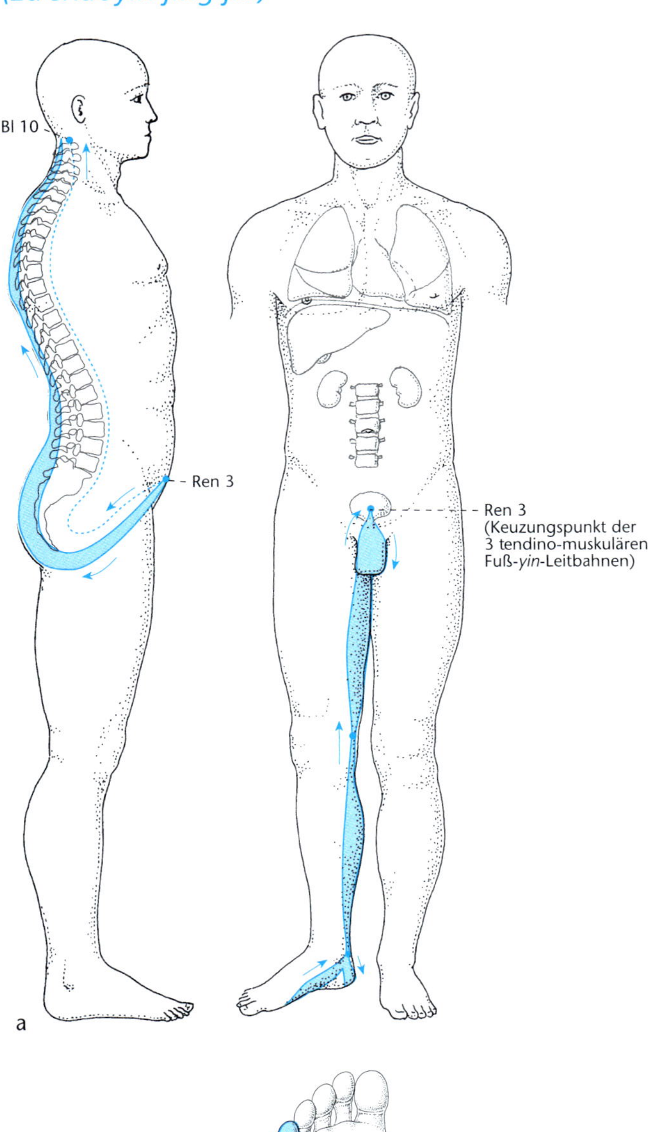

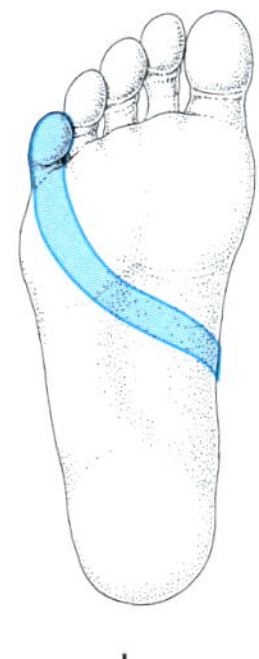

Verlauf

Die tendinomuskuläre Ni-Leitbahn beginnt unter der Kleinzehe, sie

- zieht dann schräg verlaufend über die Fußsohle, trifft die tendinomuskuläre Mi-Leitbahn und zieht zum Malleolus medialis, wo sie sich verknotet *(jie)*. Von hier zieht ein **kleiner Ast** zum medialen Kalkaneus-Anteil.
- Der **Hauptast** verläuft entlang dem postero-medialen Bein, verknotet *(jie)* sich an dem medialen Femur-Condylus, kreuzt die tendinomuskuläre Bl-Leitbahn, zieht entlang der postero-medialen Oberschenkelregion über die Genitalregion bis zu **Ren 3** *(zhongji)* bzw. **Ren 2** *(qugu)*, wo sie die anderen tendinomuskulären *yin*-Leitbahnen trifft. Dann durchdringt sie das Abdomen, verläuft entlang der Wirbelsäule in die Nackenregion und trifft sich dort mit der tendinomuskulären Bl-Leitbahn.

Von der Genitalregion zieht **ein Ast innen** durch das Gesäß, folgt der tiefliegenden Muskulatur entlang der Wirbelsäule bis zur Okzipitalregion, wo sie die tendinomuskuläre Bl-Leitbahn trifft.

Klinische Bedeutung

Pathologie (➤ 8.2.2) Spasmen im Bereich der Fußsohle, Schmerzen oder Spasmen entlang der postero-medialen Anteile von unterer Extremität, Rücken und Nackenregion, chronische *bi*-Syndrome, epileptische Anfälle, Bewegungseinschränkungen bei Beugung und Streckung der Wirbelsäule, degenerative Knochen- und Gelenkbeschwerden, Spondylosis, Osteoarthritis.

Anwendung Hauptsächlich chronische Schmerzen, Spasmen und Kältesensationen der unteren Rückenregion und der Wirbelsäule mit Bewegungseinschränkungen.

4.8.4 Ni-*luo*-Gefäß *(zu shaoyin luo mai)*

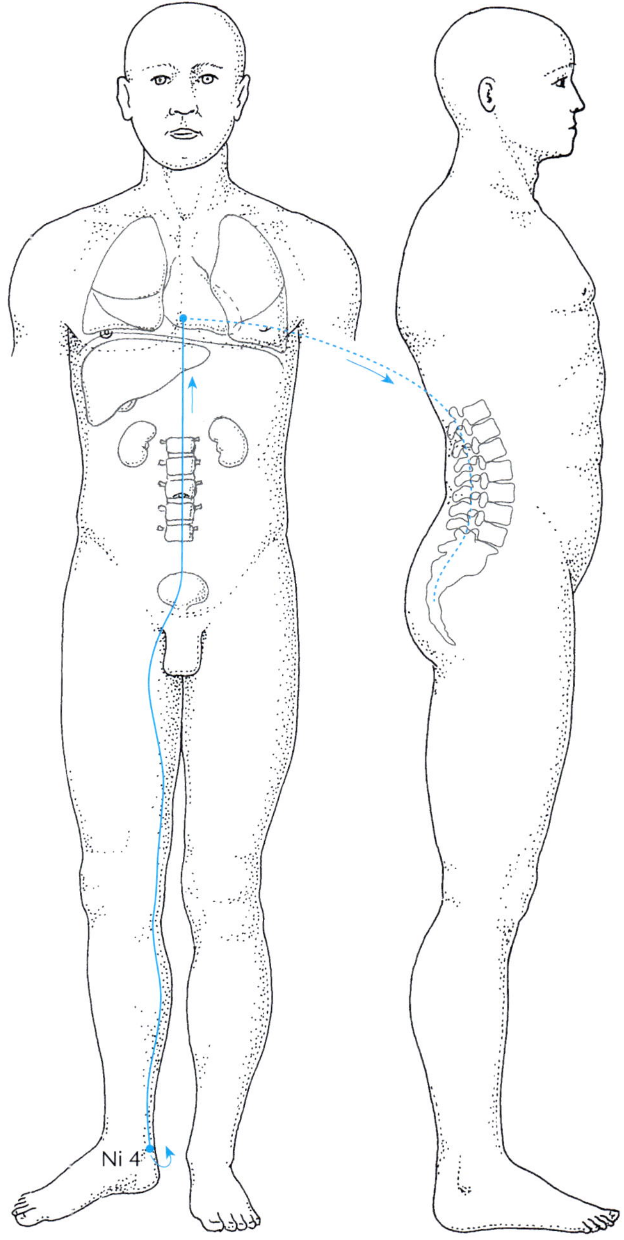

Verlauf

Das Nieren-*luo*-Gefäß zweigt von der Ni-Hauptleitbahn beim *luo*-Punkt **Ni 4** *(dazhong)* ab, bildet ein dreidimensionales retikuläres Netzwerk und teilt sich in viele Verzweigungen und Unterverzweigungen (*sun luo, fu luo, xue luo* ➤ 1.5) in das umliegende Gewebe auf.

➡ Horizontal verlaufende Verzweigungen ziehen zur Innen/Außen gekoppelten Bl-Hauptleitbahn, einigen Schulen (z. B. Nguyen Van Nghi, 1989, 1991) zufolge als **transversales** Ni-*luo*-Gefäß zum *yuan*-Punkt **Bl 64** *(jinggu)*.

➡ Eine **longitudinal** verlaufende Verzweigung folgt der Ni-Hauptleitbahn bis zur Region von **Ren 17** *(danzhong)*, durchdringt dann den Thorax und erreicht die Wirbelsäule in der Lumbalregion.

Klinische Bedeutung

Pathologie (➤ 8.2.2)
Fülle *(shi)* Harnretention.
Leere *(xu)* Schmerzen in der Lumbalregion.
Gegenläufiges *qi* Unruhezustände, Ängstlichkeit, Furcht, Depression, Völlegefühl thorakal und epigastral.

4.8.5 Kutane Region *(shaoyin pi bu)*

Siehe Beschreibungen und Abbildungen ➤ 1.6

4.8.6 Punkte der Ni-Leitbahn (Übersicht)

Spezifische Punkte nach ihrer Funktion

- *yuan*-**Punkt (**➤ 8.2.1**): Ni 3** *(taixi)*
- *luo*-**Punkt (**➤ 8.2.2**): Ni 4** *(dazhong)*
- *xi*-**Punkt (**➤ 8.2.3**): Ni 5** *(shuiquan)*
- **Rücken-*shu*-Punkt (**➤ 8.2.4**) der Niere: Bl 23** *(shenshu)*
- *mu*-**Punkt (**➤ 8.2.5**) der Niere: Gb 25** *(jingmen)*
- **Fünf Transport-*shu*-Punkte (**➤ 8.2.6**):**
  - Brunnen-*jing*-Punkt (Holz), Sedierungspunkt: **Ni 1** *(yongquan)*
  - Quell-*ying*-Punkt (Feuer): **Ni 2** *(rangu)*
  - Bach-*shu*-Punkt (Erde): **Ni 3** *(taixi)*
  - Fluss-*jing*-Punkt (Metall), Tonisierungspunkt: **Ni 7** *(fuliu)*
  - Meer-*he*-Punkt (Wasser), *ben*-Punkt (Wandlungsphasen- oder Wurzel-Punkt): **Ni 10** *(yingu)*
- **Öffnungspunkt (**➤ 8.2.8**) des** *yin qiao mai***: Ni 6** *(zhaohai)*
- **Kreuzungs-*jiaohui*-Punkte (**➤ 8.2.10**):**
  - Ni-Leitbahn mit dem *yin qiao mai:* **Ni 2** *(rangu)*[1], (**Ni 6** *(zhaohai)*[1], **Ni 8** *(jiaoxin)*[1]
  - Ni-Leitbahn mit dem *yin wei mai:* **Ni 9** *(zhubin)*
  - Ni-Leitbahn mit dem *chong mai:* **Ni 11–Ni 21**
  - Anderer Leitbahnen mit der Ni-Leitbahn: **Mi 6, Du 1, Ren 4, Ren 3, Ren 7**[1], **Ren 17**
- **Weitere funktionelle Punkte:**
  - *xi*-Punkt des *yin qiao mai:* **Ni 8** *(jiaoxin)*
  - *xi*-Punkt des *yin wei mai:* **Ni 9** *(zhubin)*

[1] Nur bei einigen Autoren genannt.

Spezifische Punkte in Verlaufsrichtung (numerisch)

- **Ni 1** *(yongquan):* Brunnen-*jing*-Punkt (Holz), Sedierungspunkt
- **Ni 2** *(rangu):* Quell-*ying*-Punkt (Feuer), Kreuzungs-*jiaohui*-Punkt mit dem *yin qiao mai* (➤ 8.2.10)
- **Ni 3** *(taixi):* Bach-*shu*-Punkt (Erde), *yuan*-Punkt (➤ 8.2.1)
- **Ni 4** *(dazhong):* *luo*-Punkt (➤ 8.2.2)
- **Ni 5** *(shuiquan):* *xi*-Punkt (➤ 8.2.3)
- **Ni 6** *(zhaohai):* Öffnungspunkt (➤ 8.2.8) des *yin qiao mai*
- **Ni 7** *(fuliu):* Fluss-*jing*-Punkt (Metall), Tonisierungspunkt
- **Ni 8** *(jiaoxin):* *xi*-Punkt des *yin qiao mai*, Kreuzungs-*jiaohui*-Punkt mit dem *yin qiao mai*[1] (➤ 8.2.10)
- **Ni 9** *(zhubin):* *xi*-Punkt des *yin wei mai*, Kreuzungs-*jiaohui*-Punkt mit dem *yin wei mai*[1] (➤ 8.2.10)
- **Ni 10** *(yingu):* Meer-*he*-Punkt (Wasser), *ben*-Punkt (Wandlungsphasen-Punkt)
- **Ni 11–Ni 21:** Kreuzungs-*jiaohui*-Punkte mit dem *chong mai* (➤ 8.2.10)

Finde-Tipps

- **Ni 11–Ni 21** liegen jeweils 0,5 cun lateral der Medianlinie:
  - **Ni 11–Ni 16** verteilen sich dabei auf die 5-cun-Strecke (➤ 1.2): Vom Symphysenoberrand bis zum Nabel in 1-cun-Schritten.
  - **Ni 16–Ni 21** verteilen sich dabei auf die 8-cun-Strecke (➤ 1.2): Vom Nabel bis zum sternokostalen Winkel in 1-cun-Schritten.
- **Ni 22–Ni 27** liegen jeweils 2 cun lateral der Medianlinie:
  - **Ni 22–Ni 26** (vom 5.–1. ICR)
  - **Ni 27:** am Unterrand der Klavikula

[1] Nur bei einigen Autoren genannt.

Sprudelnde Quelle *yongquan*

Ni 1

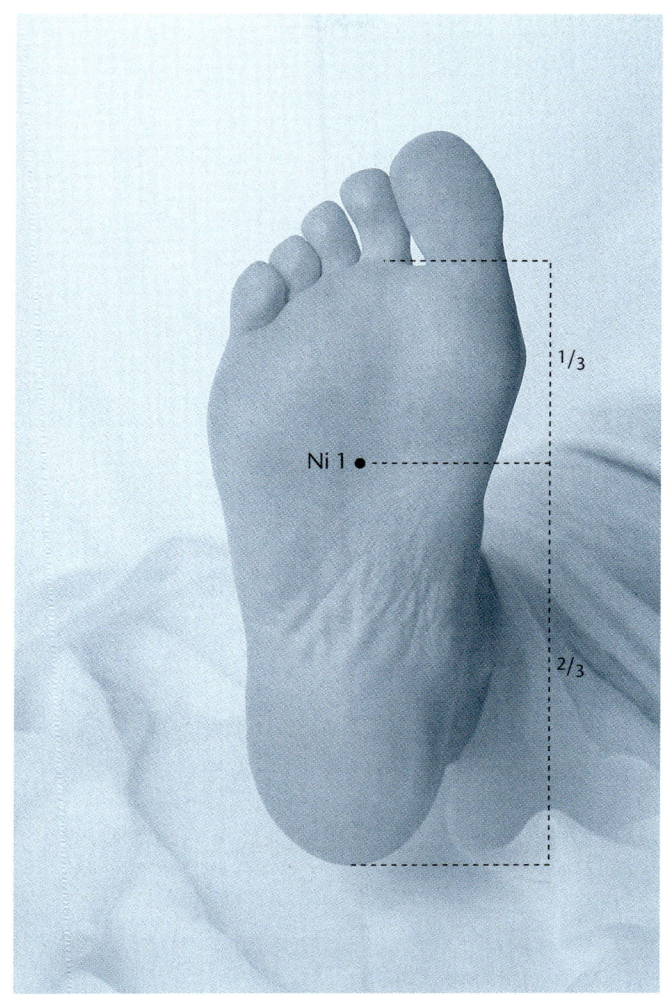

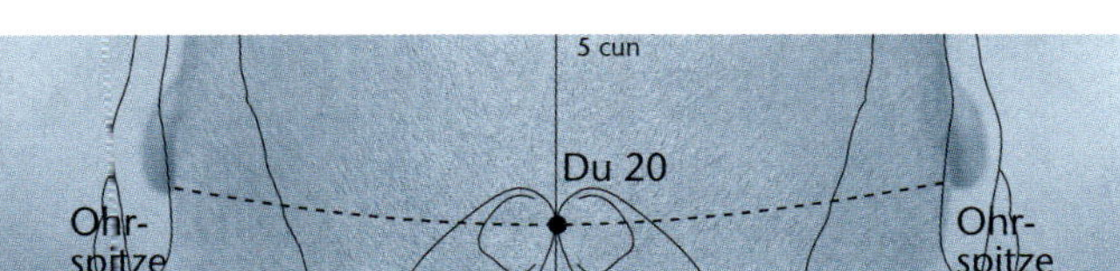

Lokalisation

Auf der Fußsohle in einer Vertiefung zwischen dem 2. und 3. Metatarsalknochen am Übergang vom vorderen zum mittleren Drittel der Fußsohle.

Finden

Ein Drittel vom vorderen Rand der Fußsohle aus messen. Bei der Palpation des Fußgewölbes von plantar liegt der Punkt an dessen höchster Stelle.

Punktion

Senkrecht 0,5–1 cun. **Cave:** Die Punktion ist äußerst schmerzhaft, daher nur bei starken Beschwerden bzw. im Notfall empfohlen, häufig stattdessen Akupressur. Moxibustion möglich.

Wirkung und wichtigste Indikationen

- **Baut kollabiertes** *yang* **auf:** Kollaps, Bewusstlosigkeit, Schock
- **Entfernt Fülle aus dem Kopf, senkt** *yang* **ab:** Starke Scheitelkopfschmerzen, Migräneanfall, Schwindel, Hypertonus, Krampfanfälle, Apoplex, *ben tun qi* (Rennendes Ferkel-*qi*)
- **Beruhigt** *shen:* Starke Unruhezustände, Manie, Agitiertheit, Schlafstörungen

Besonderheiten

Brunnen-*jing*-Punkt, Holz-Punkt, Sedierungspunkt, Entry(Eintritt)-Punkt. Am niedrigsten gelegener Akupunkturpunkt des gesamten Körpers.

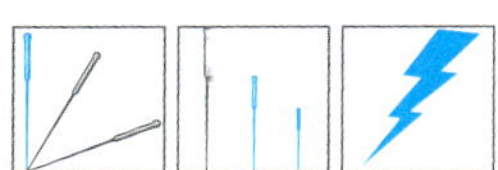

Ni 2

Brennendes Tal *rangu*

Lokalisation

Am medialen Fußrand in einer Vertiefung am vorderen unteren Rand des Os naviculare, an der Grenze von Leisten- und Felderhaut von Fußsohle und -rücken.

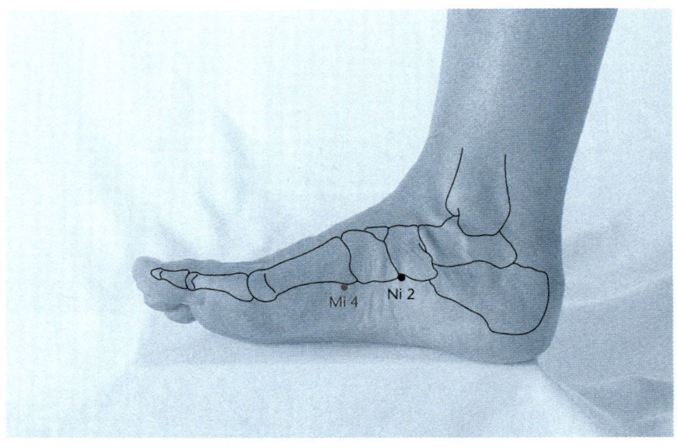

Finden

Von distal nach proximal über den medialen Mittelfußrand palpieren, bis man im Anschluss an den Schaft von Os metatarsale I zunächst dessen Basis tastet (Lage von **Mi 4**), danach das Os cuneiforme mediale und schließlich das prominentere Os naviculare. Vor diesem liegt **Ni 2** im kaudalen Winkel des Gelenks zwischen Os cuneiforme mediale und Os naviculare.

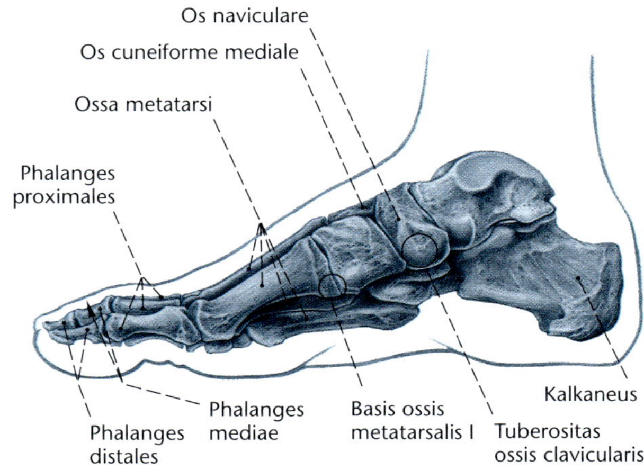

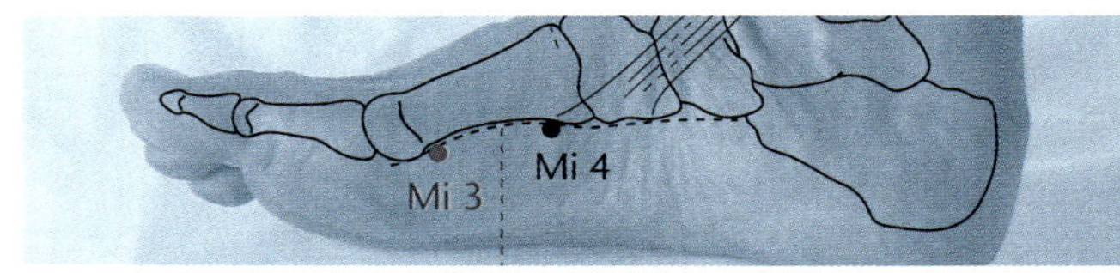

Punktion

Von medial senkrecht unter den Knochenrand 0,5–1 cun. **Cave:** Schmerzhaft.

Wirkung

- **Klärt Mangel-Hitze:** Halsentzündung mit Mundtrockenheit, Heiserkeit, Nachtschweiß, heiße Fußsohlen, Restless-Legs-Syndrom
- **Reguliert den unteren** *jiao* **und die Niere:** Genitaljuckreiz, Menstruationsstörungen, Infertilität, Uterusprolaps, Libidomangel, Impotenz
- **Lokal:** Schmerzen oder Ödeme in der Mittelfußregion

Besonderheiten

Quell-*ying*-Punkt, Feuer-Punkt, einigen Autoren zufolge Kreuzungspunkt mit dem *yin qiao mai.*

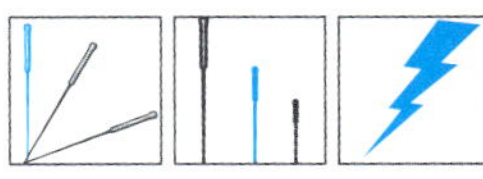

Großer Schluchtenbach *taixi*

Ni 3

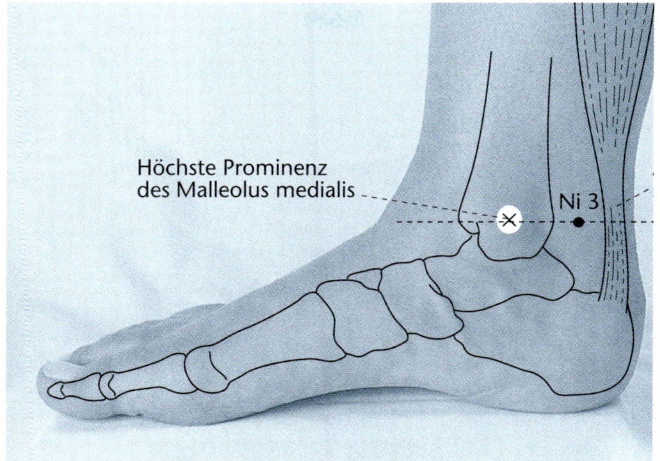

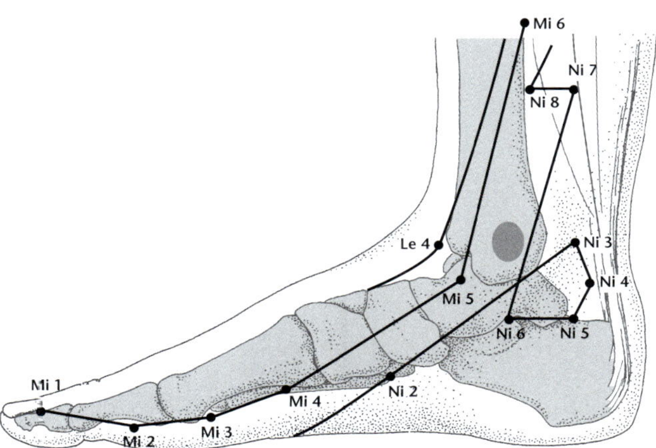

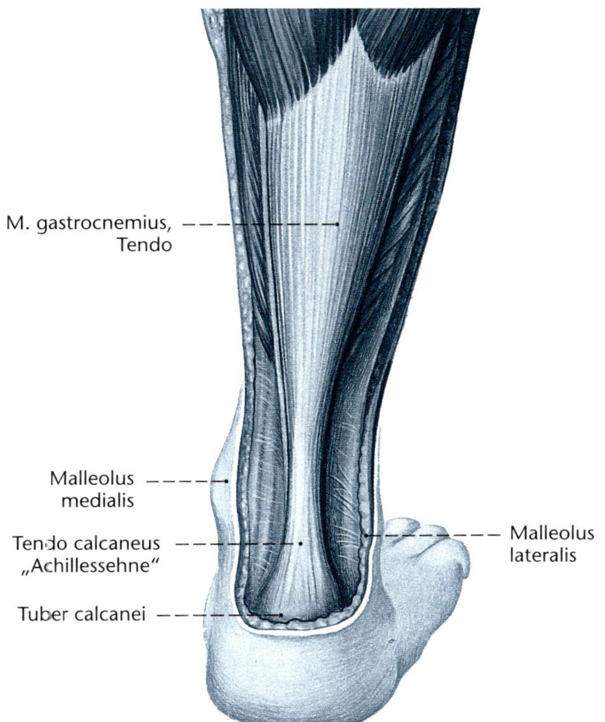

Lokalisation

In der Mulde zwischen der höchsten Prominenz des Malleolus medialis und der Achillessehne.

Finden

Die höchste Prominenz des Malleolus medialis (➤ 3.6.2) aufsuchen. Von hier ausgehend auf einer Horizontalen in Richtung Achillessehne palpieren. Der Finger tastet dann vor der Achillessehne eine Mulde, in deren Mitte **Ni 3** liegt.

Punktion

Senkrecht 0,3–1 cun.

Wirkung und wichtigste Indikationen

- **Nährt Nieren-*yin*, klärt Mangel-Hitze, stärkt Nieren-*yang*, stabilisiert Nieren-*qi* und die Lunge (Nieren-*qi*-Aufnahmefunktion):** Chronische Schwächezustände, Schwerhörigkeit, Tinnitus, Schwindel, Schlafstörungen, chronische Erkrankungen des Respirationstrakts, Obstipation (durch *yin*-Mangel), chronische Erkrankungen des Urogenitaltrakts (Harnentleerungsstörungen, Menstruationsstörungen, klimakterische Beschwerden, Fertilitätsstörungen), sexuelle Funktionsstörungen wie Impotenz
- **Stärkt den unteren Rücken, lokal:** Chronische LWS- und Kniebeschwerden, Beschwerden in der Sprunggelenkregion

Besonderheiten

yuan-Punkt, Bach-*shu*-Punkt, Erd-Punkt. Ein Hauptpunkt zur Stärkung der Nieren.

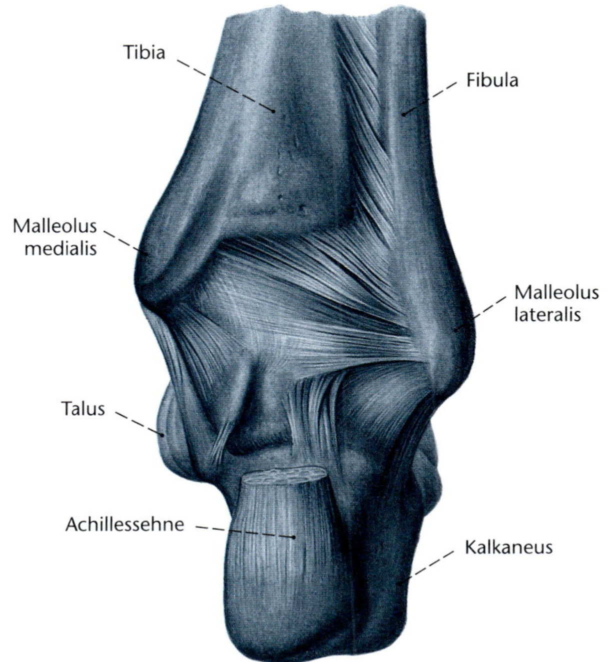

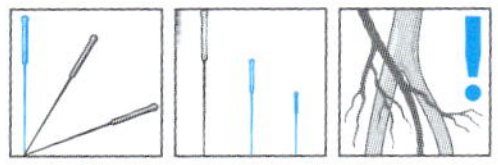

Ni 4 Großer Becher *dazhong*

Lokalisation

Vor dem medialen Rand der Achillessehne oberhalb ihres Ansatzes am Kalkaneus, ca. 0,5 cun distal und dorsal von **Ni 3.**

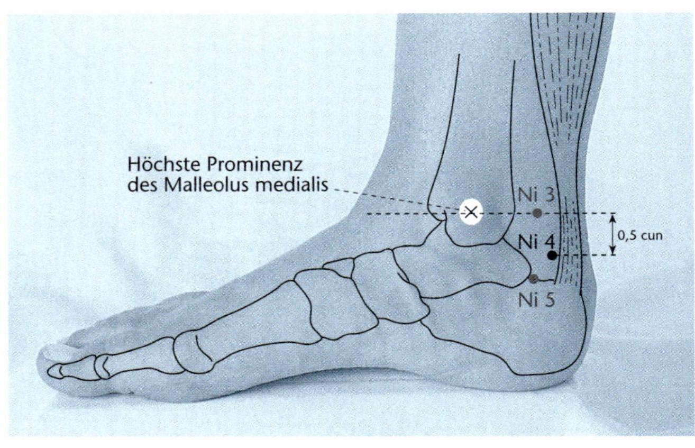

Finden

Von der höchsten Prominenz des Malleolus medialis aus eine Horizontale bis vor den medialen Rand der Achillessehne ziehen, dann 0,5 cun nach distal messen. **Ni 4** liegt in einer Mulde vor der Achillessehne, etwas oberhalb ihres Ansatzes am Kalkaneus.

Oder: Ni 4 liegt dorsal des Mittelpunktes einer Verbindungslinie zwischen **Ni 3** und **Ni 5** vor der Achillessehne.

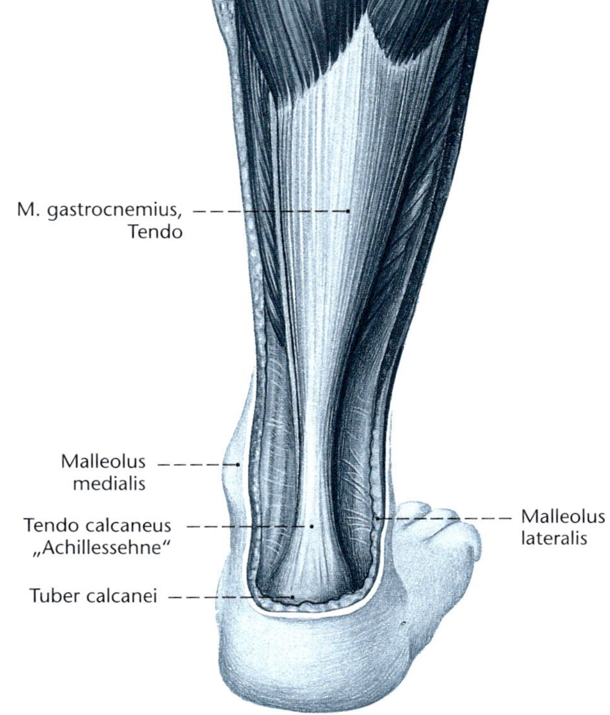

Punktion

Senkrecht bis schräg 0,3–0,5 cun. Nicht in die Sehne stechen.

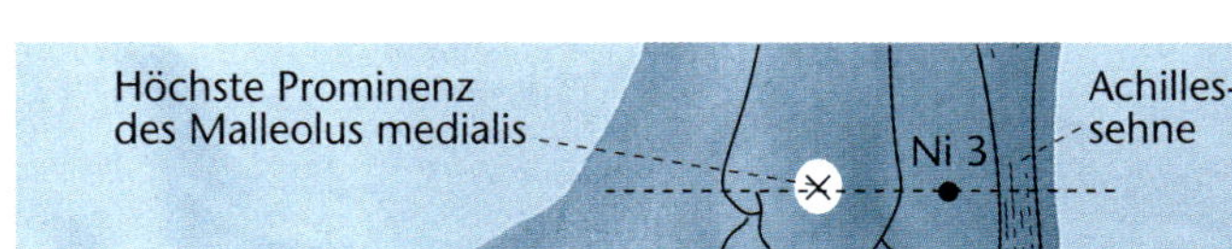

Wirkung und wichtigste Indikationen

- **Stärkt die Nieren, das *qi* zu erhalten, unterstützt die Lunge:** Erschöpfungszustände, Kurzatmigkeit, Dyspnoe, Asthma bronchiale, Rachentrockenheit, LWS-Syndrom, Dysurie, erschwerte Miktion
- **Unterstützt die Willenskraft, mindert Angst:** Willensschwäche, Angstzustände, Agitation, Palpitationen bei Ängstlichkeit, Schlafstörungen
- **Lokal:** Fersenschmerz, Achillodynie, als *luo*-Gefäß bei Steifheit und Schmerzen in der LWS-Region

Besonderheiten

luo-Punkt.

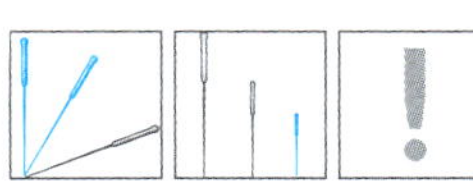

Wasser-Quelle *shuiquan* Ni 5

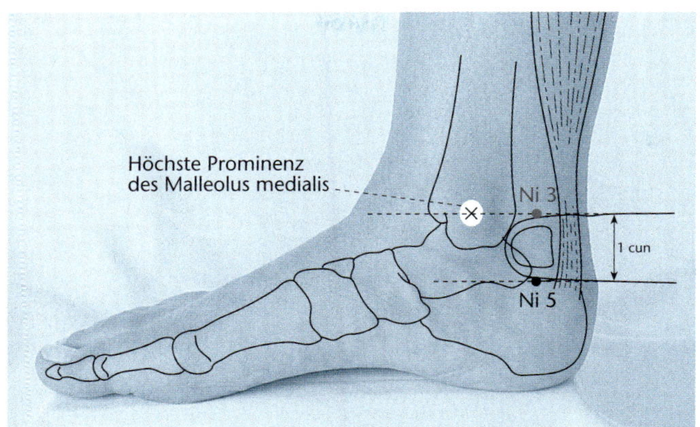

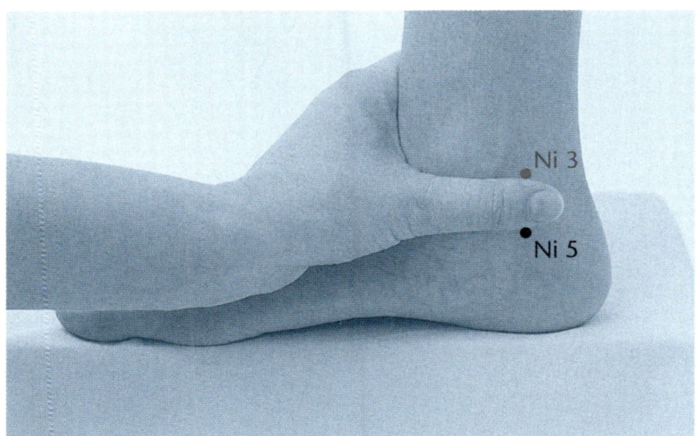

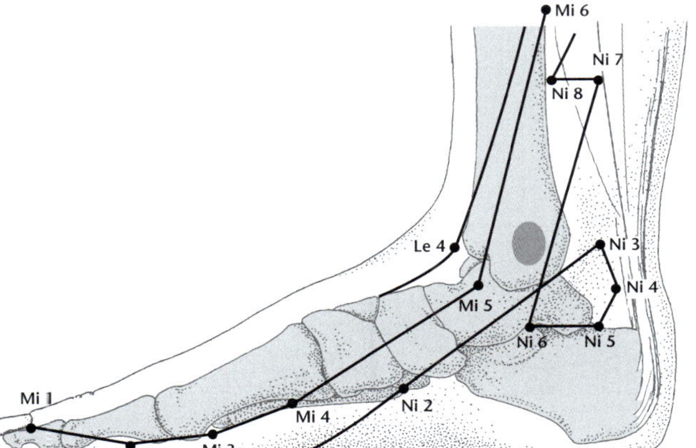

Lokalisation

1 cun distal von **Ni 3** in einer Vertiefung im Gelenkspaltbereich zwischen Talus und Kalkaneus.

Finden

Zunächst **Ni 3** lokalisieren (in der Mulde zwischen der höchsten Prominenz des Malleolus medialis (➤ 3.6.2) und der Achillessehne. Von **Ni 3** aus ca. 1 cun nach distal in Richtung Fußsohle palpieren, bis der Finger eine Vertiefung im Gelenkspaltbereich zwischen Talus und Kalkaneus lokalisieren kann. Hier liegt **Ni 5.**

Punktion

Senkrecht bis schräg über den Knochenrand hinweg 0,3–0,5 cun.

Wirkung und wichtigste Indikationen

Reguliert den *chong* **und** *ren mai,* **unterstützt Menstruation und Miktion:** Menstruationsstörungen wie Dysmenorrhö, Zyklusunregelmäßigkeiten und Amenorrhö (Fülle- und Mangel-Muster), Erkrankungen des Harntrakts wie akute Harnwegsinfekte, erschwerte Miktion.

Besonderheiten

xi-Punkt. Einsatz v. a. bei akuten Störungen zur Schmerzbeseitigung.

Ni 6

Blick zum Meer *zhaohai*

Lokalisation

In der Vertiefung distal des Unterrands des Malleolus medialis im Gelenkspaltbereich zwischen Talus und Kalkaneus.

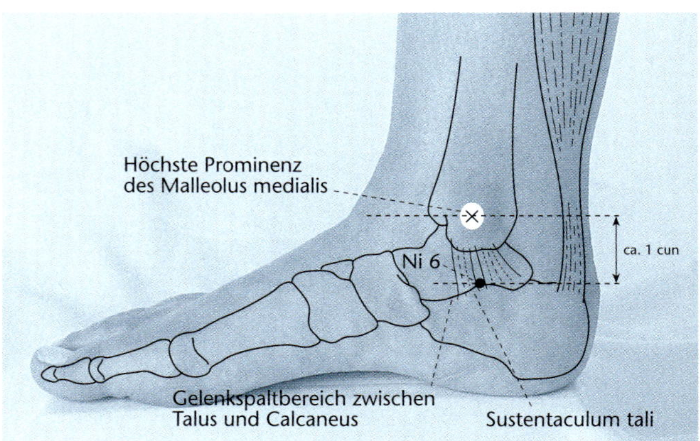

Finden

Von der Prominenz des Malleolus medialis (➤ 3.6.2) aus nach distal tasten, bis der Finger eine Vertiefung im Gelenkspaltbereich zwischen Talus und Kalkaneus spürt. **Ni 6** liegt meist zwischen den Sehnen der Mm. tibialis und flexor digitorum longus. Direkt distal des Punktes ist ein kleiner Knochenvorsprung palpabel (Sustentaculum tali). Wenn der Patient den Fuß nach medial abduziert (Supinationsstellung), entsteht oft eine sichtbare Falte in Punkthöhe. Als Lokalisationsvariante wird oft die Entfernung von ca. 1 cun distal der höchsten Prominenz des Malleolus medialis angegeben, entscheidend für die Punktlokalisation ist aber nicht die cun-Angabe, sondern die Vertiefung im Gelenkspaltbereich distal der Prominenz.

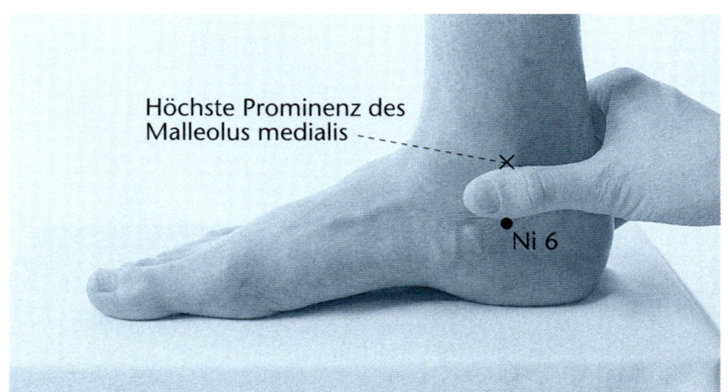

Punktion

Senkrecht bis schräg 0,3–0,5 cun, die Nadel erreicht das Lig. deltoideum.

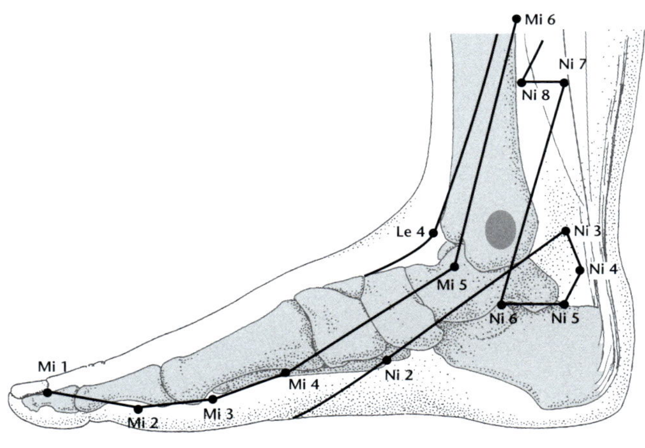

Wirkung und wichtigste Indikationen

- **Nährt Nieren-*yin*, klärt Mangel-Hitze, unterstützt die Kehle, reguliert den unteren *jiao* und den *yin qiao mai*:** Chronische Hals- und Augenbeschwerden, Globusgefühl, Schwindel, Obstipation (durch *yin*-Mangel), Störungen des Urogenitaltrakts, Menstruationsstörungen (Dysmenorrhö, Amenorrhö, Zyklusunregelmäßigkeiten), bei protrahiertem Geburtsverlauf, Uterusprolaps, klimakterische Beschwerden, *shan*-Erkrankungen, Anspannung und Kontraktion der medialen Beinseiten, abdominale Spannung und Völlegefühl
- **Beruhigt *shen*:** Schlafstörungen, Unruhe- und Erregungszustände, Somnolenz
- **Lokal:** Achillodynie, Funktionsstörungen des unteren Sprunggelenks (Pronation und Supination)

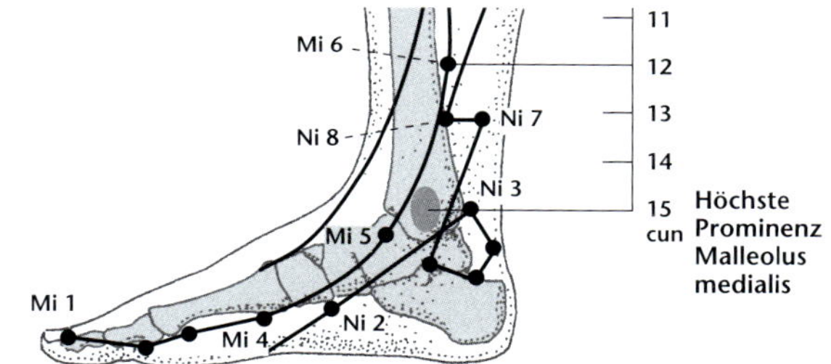

Besonderheiten

Öffnungspunkt des *yin qiao mai.* Wichtiger Punkt v. a. zur Nieren-*yin*-Stärkung.

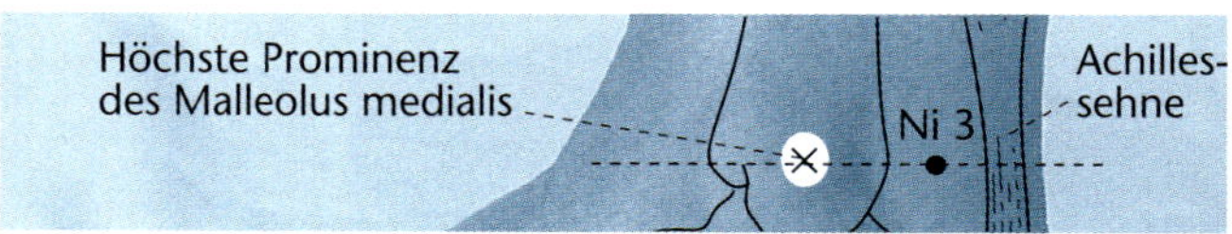

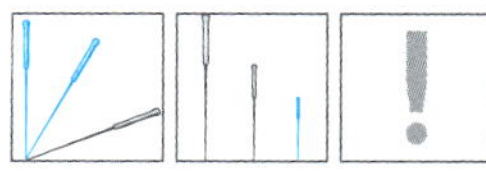

Wiederherstellung des Fließens *fuliu*

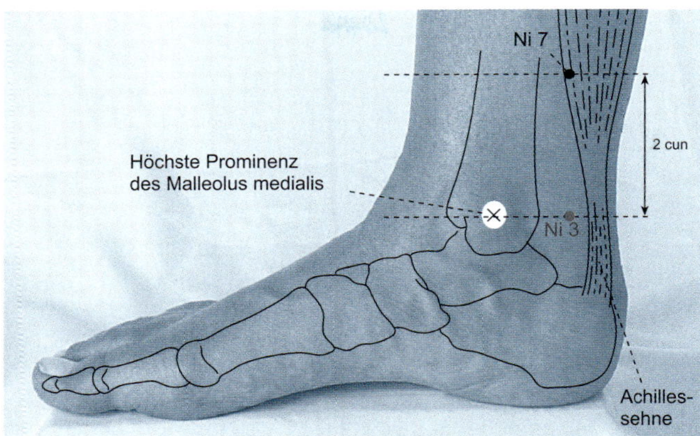

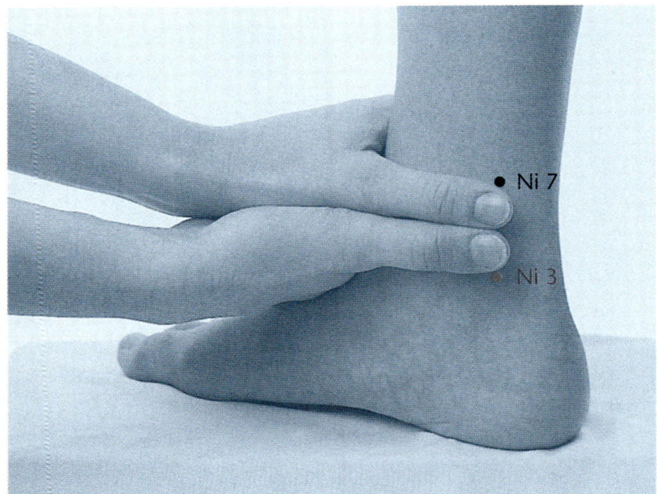

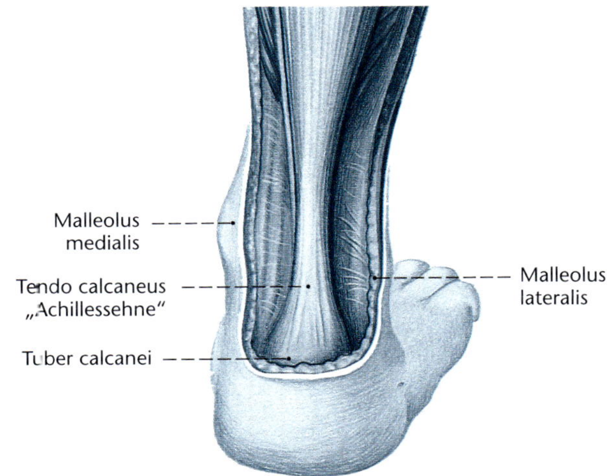

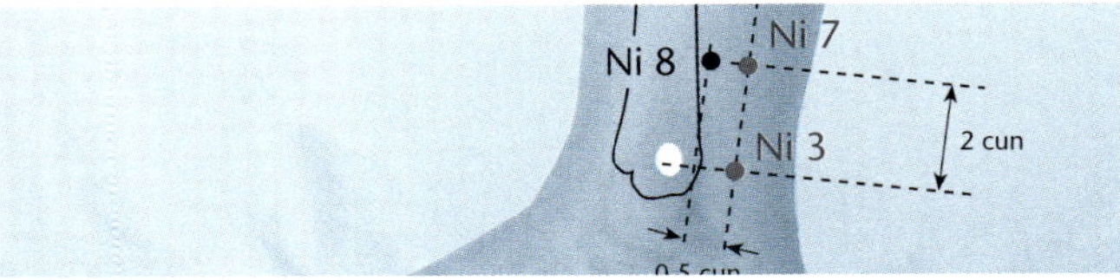

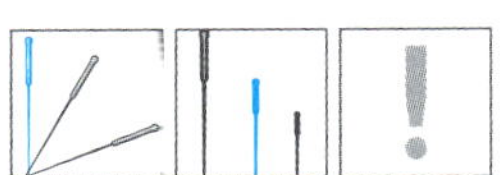

Lokalisation

2 cun direkt proximal von **Ni 3** am Vorderrand der Achillessehne.

Finden

Zunächst Lokalisation von **Ni 3** auf Höhe der höchsten Prominenz des Malleolus medialis (➤ 3.6.2) in der Mulde zwischen Malleolus und Achillessehne. Von **Ni 3** aus 2 cun nach proximal in Richtung Kniegelenk messen und hier **Ni 7** in der Mulde am Vorderrand der Achillessehne lokalisieren.

Hinweis: Auf derselben Höhe, aber medialer, liegt **Ni 8** (2 cun direkt proximal des Malleolus medialis dorsal des Tibiahinterrands).

Punktion

Senkrecht 0,5–1 cun.

Wirkung und wichtigste Indikationen

- **Reguliert die Wasserwege, beseitigt Ödeme, stärkt die Nieren (v. a. Nieren-*yang*), entfernt Feuchtigkeit und Feuchte-Hitze:** Jegliche Form von Ödemen, urologisch-andrologische Erkrankungen (Harnentleerungsstörungen, Harnwegsinfekte, Spermatorrhö), Erkrankungen des Darm-Trakts (bei feuchter Hitze) wie Diarrhö, entzündliche Darmerkrankungen, als Fluss-*jing*-Punkt bei Mund- und Zungentrockenheit
- **Reguliert die Schweißsekretion:** Zur Schweißregulation (Porenmechanismus)
- **Stärkt den unteren Rücken:** Lumbalschmerzen (bei *qi*-Stagnation und Nieren-Schwäche)

Besonderheiten

Fluss-*jing*-Punkt, Metall-Punkt, Tonisierungspunkt.

Ni 8

Gegenseitiges Vertrauen *jiaoxin*

Lokalisation

2 cun direkt proximal der Prominenz des Malleolus medialis dorsal des Tibiahinterrands.

Finden

Zunächst Lokalisation von **Ni 3** auf Höhe der höchsten Prominenz des Malleolus medialis (➤ 3.6.2) in der Mulde zwischen Malleolus und Achillessehne. Von **Ni 3** aus 2 cun nach proximal in Richtung Kniegelenk messen. Hier liegt **Ni 7** in der Mulde am Vorderrand der Achillessehne. Auf derselben Höhe von **Ni 7** etwas weiter nach medial (ca. 0,5 cun) den Punkt **Ni 8** lokalisieren.

Punktion

Senkrecht 0,5–1 cun.

Wirkung und wichtigste Indikationen

- **Reguliert die Menstruation,** *ren mai* **und** *chong mai,* **aktiviert den** *yin qiao mai:* Menstruationsstörungen, uterine Blutungen, Uterusprolaps, Beschwerden der LWS und der medialen Beinseiten
- **Klärt Hitze, beseitigt Feuchtigkeit aus dem unteren** *jiao:* Entzündungen, Schmerzen, Juckreiz und Schwellungen in der Urogenitalregion (Adnexitis, Prostatitis, Dysurie, Harnverhalt etc.), Diarrhö, erschwerte Defäkation

Besonderheiten

xi-Punkt des *yin qiao mai.*

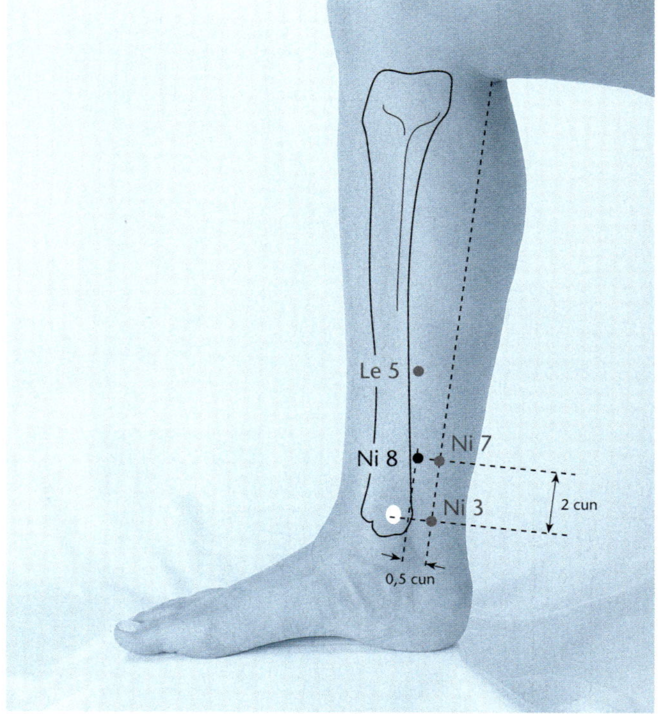

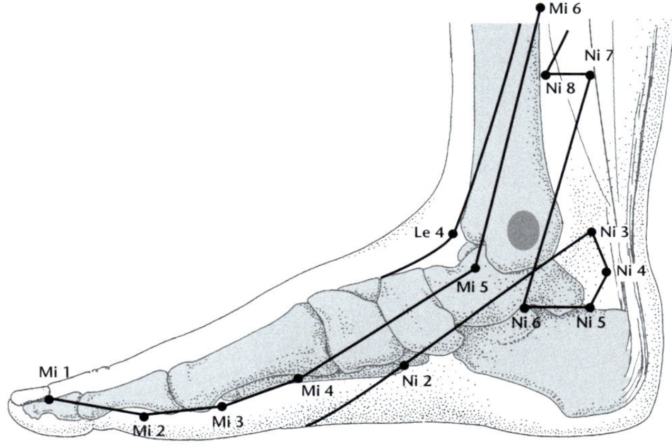

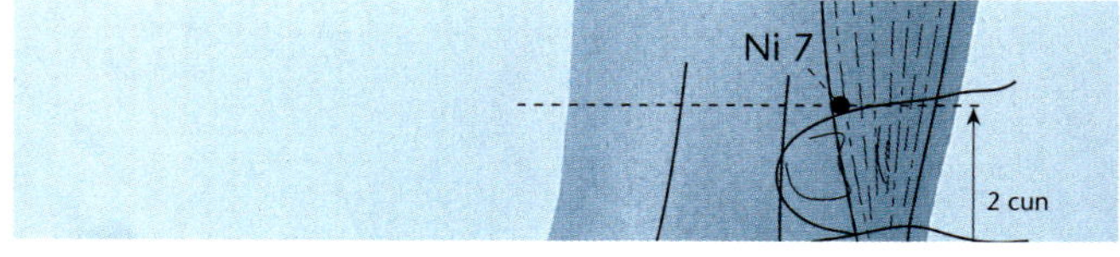

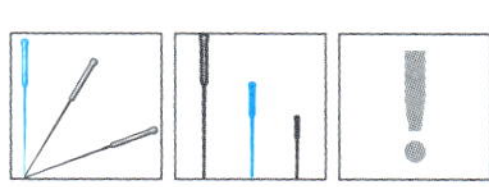

Erbaut für den Gast *zhubin* Ni 9

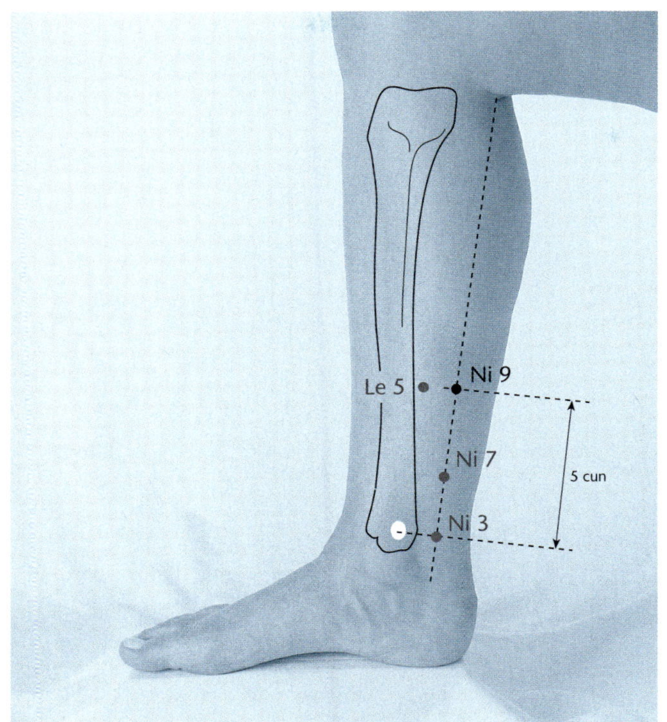

Lokalisation

5 cun proximal von der höchsten Prominenz des Malleolus medialis und 2 cun dorsal des Tibiahinterrands.

Finden

Zunächst **Ni 3** (in der Mulde zwischen Malleolus und Achillessehne auf Höhe der höchsten Prominenz des Malleolus medialis) aufsuchen und von dort 5 cun nach proximal in Richtung **Ni 10** (mediale Kniekehle) messen. Dann auf dieser Höhe **Ni 9** 2 cun dorsal des Tibiahinterrands lokalisieren.

Hinweis: Auf derselben Höhe liegt **Le 5** unmittelbar dorsal des Tibiahinterrands bzw. als Lokalisationsvariante auf der Tibia.

Punktion

Senkrecht 1–1,5 cun.

Wirkung und wichtigste Indikationen

- **Klärt Hitze, transformiert Schleim:** Psychische Störungen wie Depression, Unruhe, manische Zustände, Agitation
- **Reguliert *qi*, mildert Schmerzen:** Schmerzen der medialen Beinseiten, Wadenkrämpfe

Besonderheiten

xi-Punkt des *yin wei mai.*

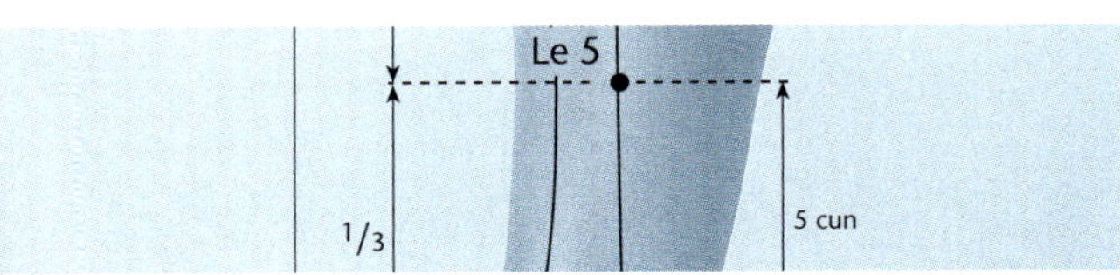

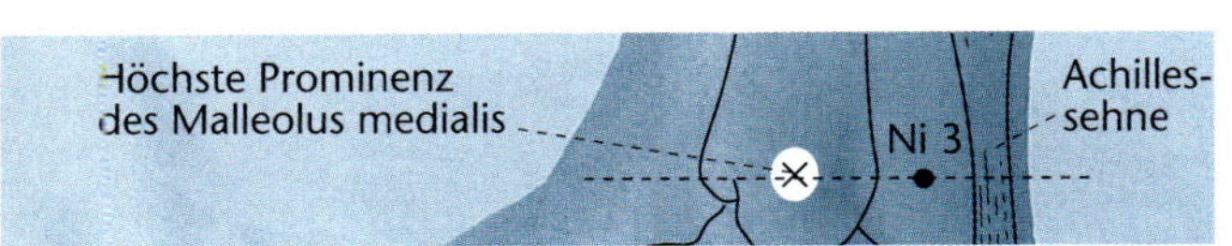

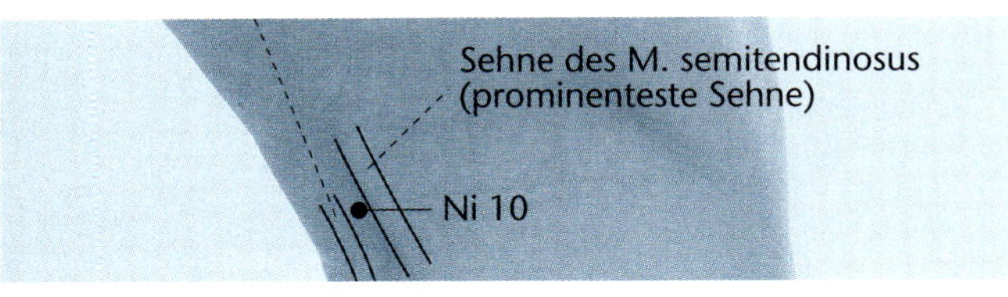

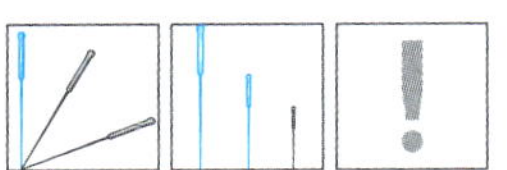

Ni 10

yin-Tal *yingu*

Lokalisation

In der medialen Kniekehle zwischen den Sehnen der Mm. semimembranosus und semitendinosus auf Höhe des Kniegelenkpalts.

Finden

Bei einer Knieflexion unter 90° den Patienten bitten, die Ferse nach dorsal gegen den Untergrund zu drücken, wodurch die beiden Sehnen im medialen Bereich der Kniekehle hervortreten. **Ni 10** liegt, von medial gesehen, vor (anterior) der am stärksten hervortretenden Sehne des M. semitendinosus und hinter (dorsal) der weniger prominenten Sehne des M. semimembranosus in einer schmalen Lücke.

Hinweis: Bl 40 liegt auf derselben Höhe in der Mitte der Kniekehle.

Punktion

Senkrecht von dorso-medial 1–1,5 cun in Richtung Tuberositas tibiae. Nicht in die Sehnen stechen.

Wirkung und wichtigste Indikationen

- **Leitet Feuchte-Hitze aus dem unteren *jiao* aus, unterstützt die Niere:** Beschwerden in der Urogenitalregion wie Miktionsstörungen, Genitalschmerzen und -juckreiz, hypogastrische Schmerzen mit Ausstrahlung in Genital- und mediale Oberschenkelregion, uterine Blutungen, Potenzstörungen, Infertilität
- **Macht die Leitbahn durchgängig, mildert Schmerzen:** Schmerzen in Knie und Oberschenkel medial

Besonderheiten

Meer-*he*-Punkt, *ben*-Punkt (Wandlungsphasen- oder Wurzel-Punkt).

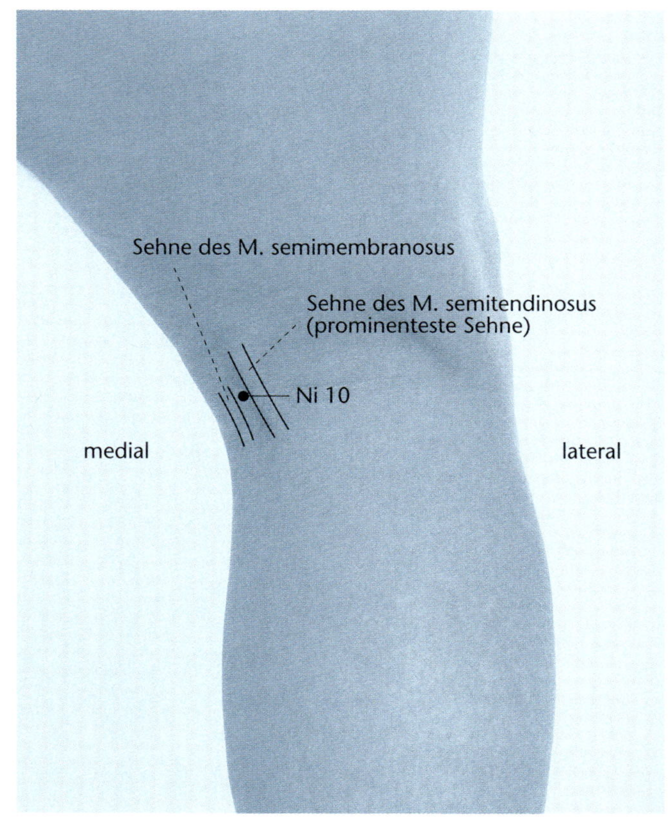

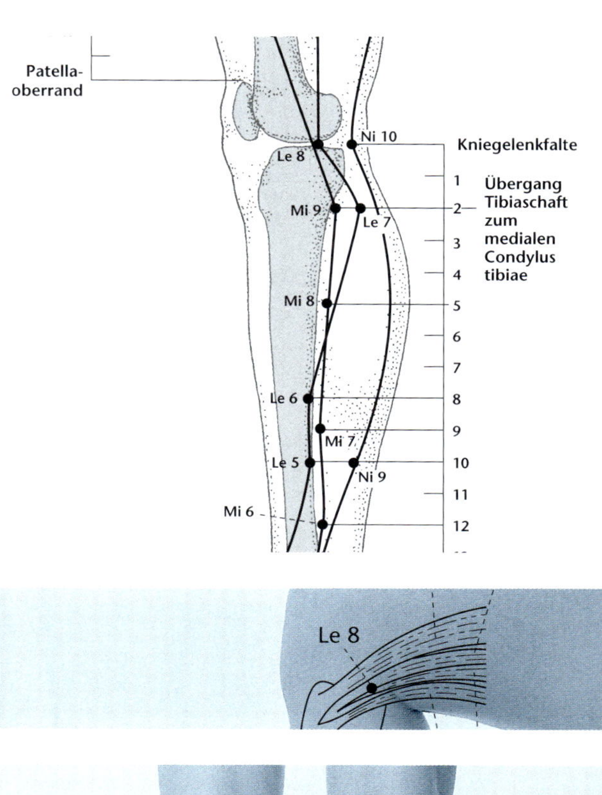

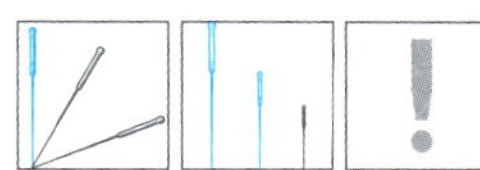

Querverlaufender Knochen *henggu* Ni 11

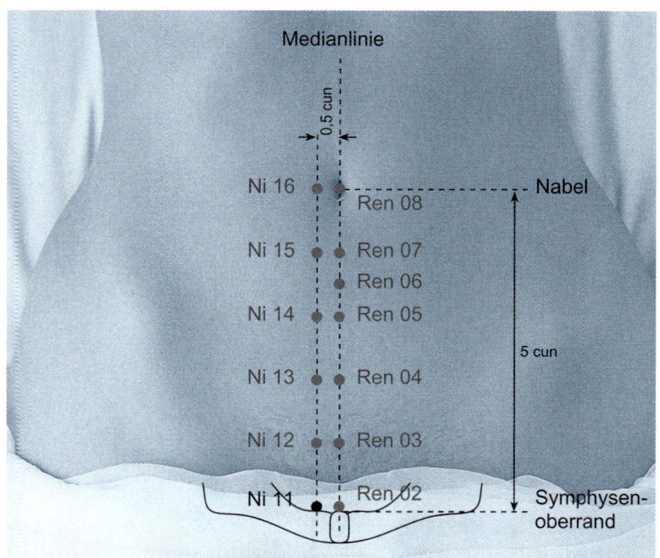

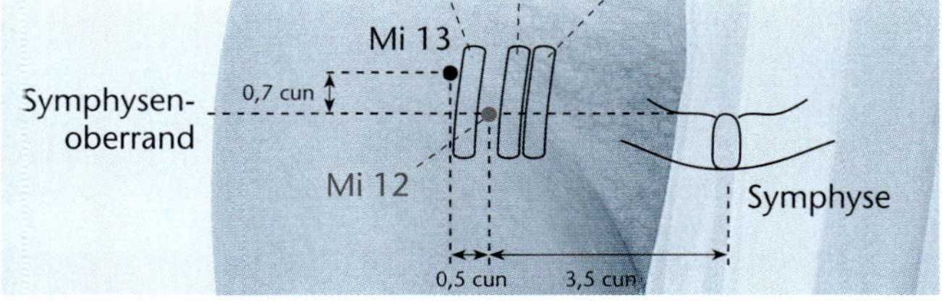

Lokalisation

Am Symphysenoberrand 0,5 cun lateral der Medianlinie.

Finden

Der Symphysenoberrand ist in der Regel im Bereich der Pubes in der Medianlinie deutlich tastbar. **Ni 11** liegt unmittelbar über dem knöchernen Rand 0,5 cun lateral der Medianlinie.

Hinweis: Auf derselben Höhe liegen **Ren 2** (Medianlinie), **Ma 30/Mi 12** (2/3,5 cun lateral der Medianlinie).

Punktion

Senkrecht 0,5–1 cun. **Cave:** Peritoneum, in der Schwangerschaft, volle Blase (vor der Nadelung den Patienten bitten, die Blase zu entleeren).

Wirkung und wichtigste Indikationen

Reguliert den unteren *jiao* und die Wasserwege, stärkt die Niere: Andrologisch-urologische Beschwerden wie Dysurie, erschwertes Wasserlassen, Harnverhalt, Enuresis, Prostatitis, Infertilität, Impotenz, Ejakulationsstörungen, Unterbauchschmerzen, Schmerzen in der Genitalregion, Uterus- und Rektumprolaps.

Besonderheiten

Kreuzungspunkt mit dem *chong mai.*

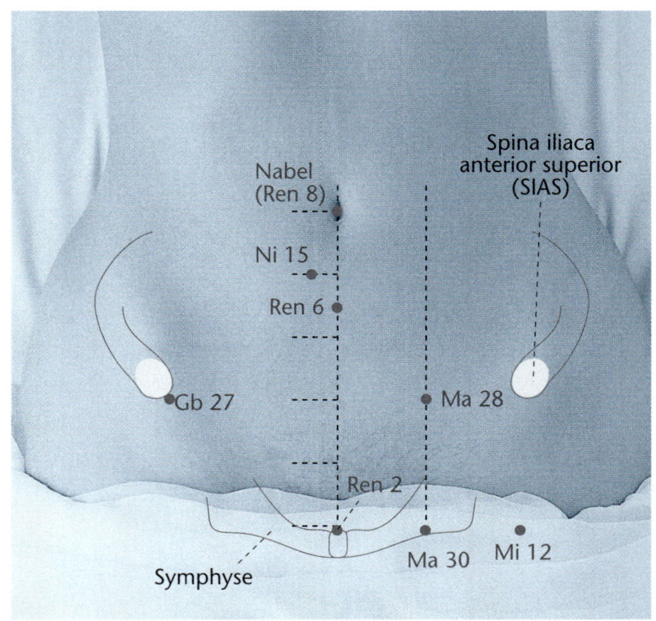

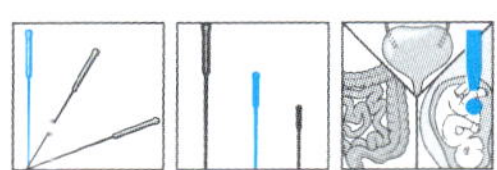

Ni 12 Großer Glanz *dahe*

Lokalisation

1 cun kranial vom Symphysenoberrand und 0,5 cun lateral der Medianlinie.

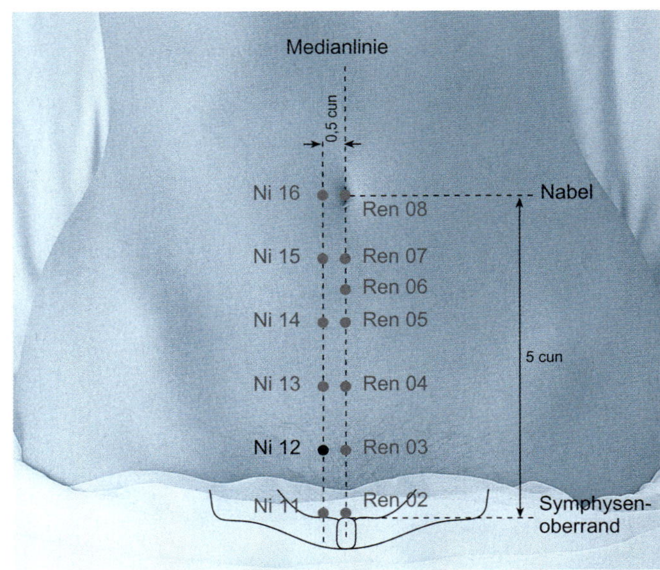

Finden

Die Strecke zwischen Nabelmitte und Symphysenoberrand wird in 5 Körper-cun eingeteilt (Beachte: Proportionalmaß ➤ 2.2). Vom Symphysenoberrand 1 cun nach kranial messen, hier liegt **Ni 12** im Abstand von 0,5 cun zur Medianlinie.

Hinweis: Auf derselben Höhe liegen **Ren 3** (Medianlinie), **Ma 29/Ex-CA 1** *(zigong)* (2/3 cun lateral der Medianlinie).

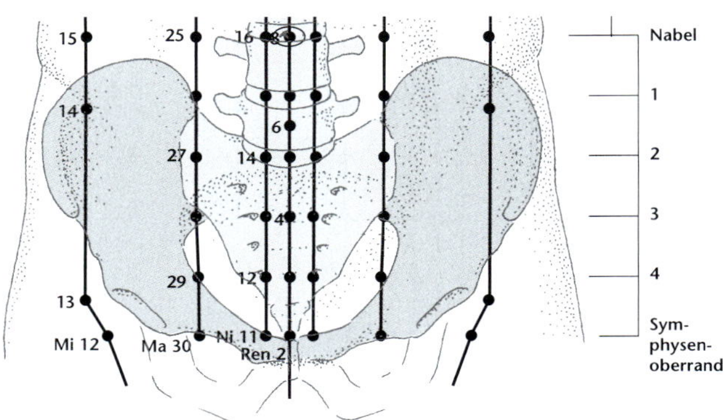

Punktion

Senkrecht 0,5–1 cun. **Cave:** Peritoneum, in der Schwangerschaft, volle Blase (vor der Nadelung den Patienten bitten, die Blase zu entleeren).

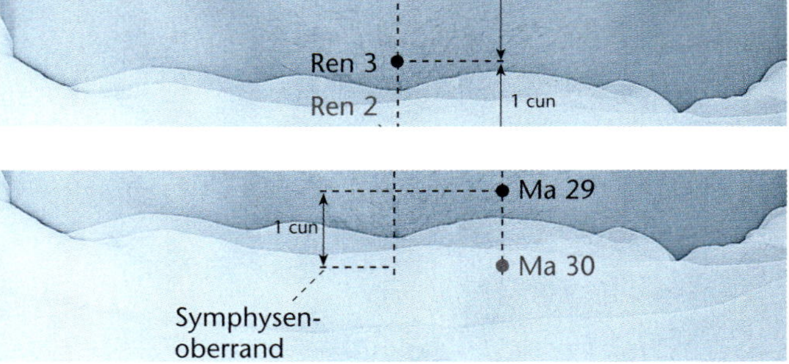

Wirkung und wichtigste Indikationen

Stärkt die Niere, festigt die Essenz-***jing*****:** Schmerzen in der Genitalregion, besonders des Penis, Potenzstörungen (Impotenz, Ejakulationsstörungen), Fluor vaginalis, Uterusprolaps.

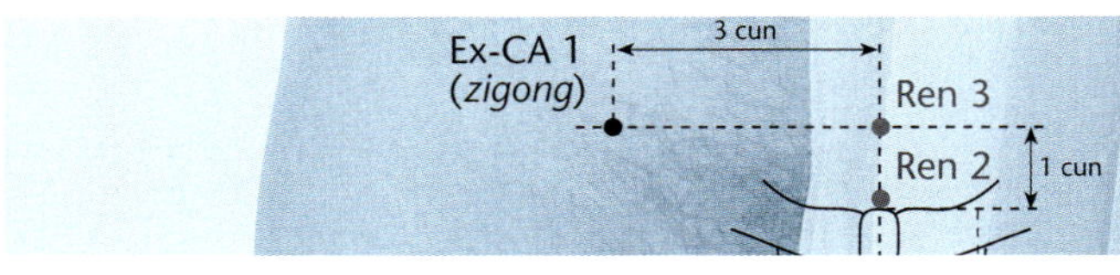

Besonderheiten

Kreuzungspunkt mit dem *chong mai*.

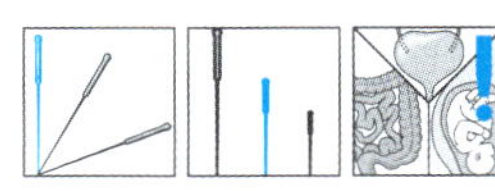

qi-Höhle *qixue* Ni 13

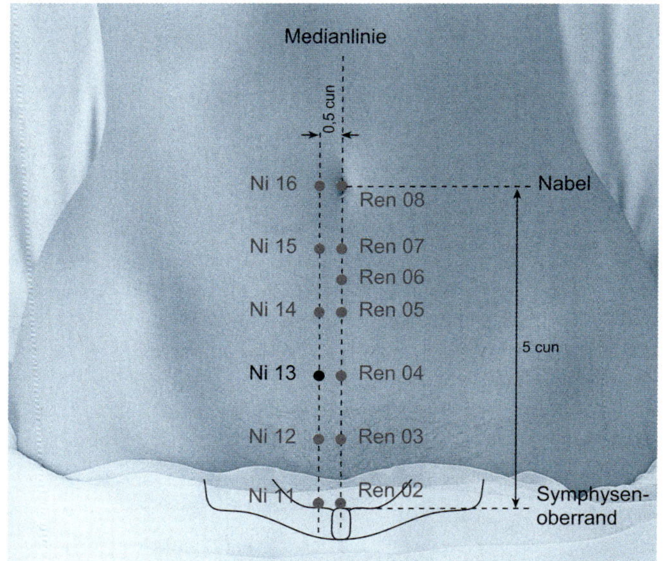

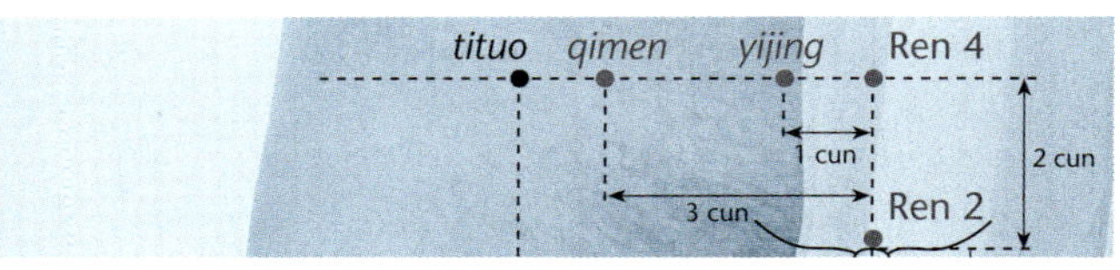

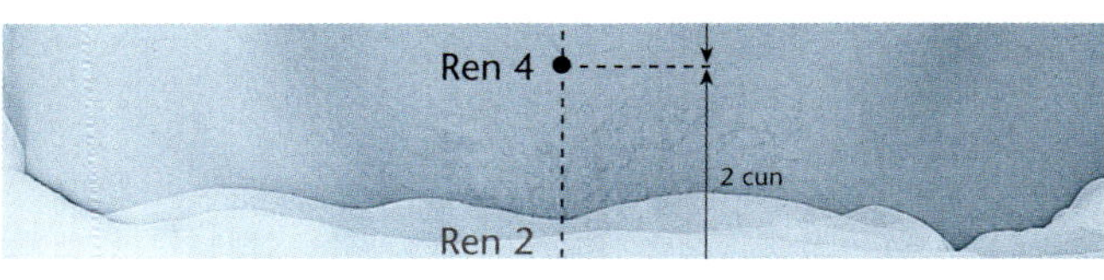

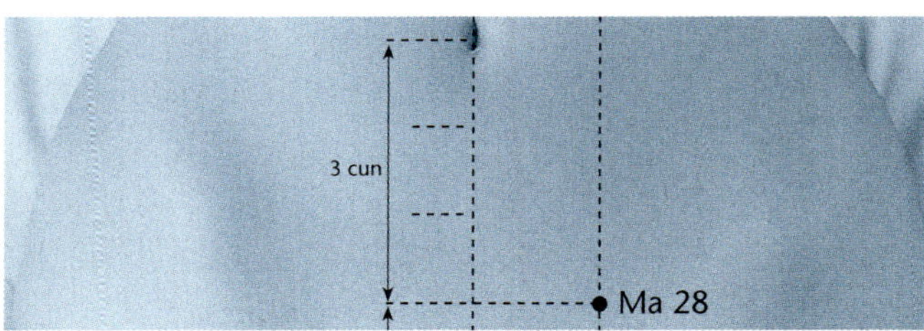

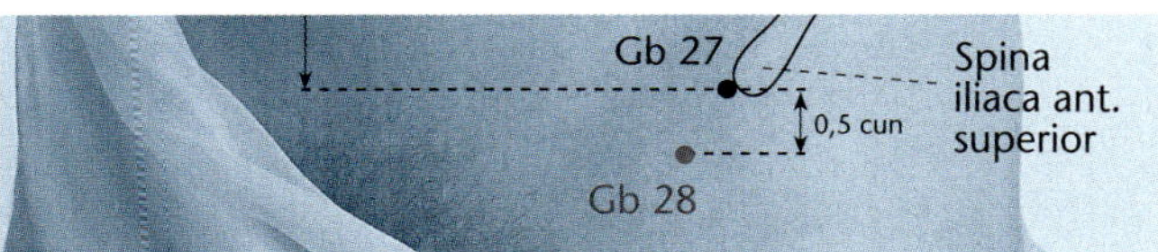

Lokalisation

2 cun kranial vom Symphysenoberrand und 0,5 cun lateral der Medianlinie.

Finden

Die Strecke zwischen Nabelmitte und Symphysenoberrand wird in 5 Körper-cun eingeteilt (Beachte: Proportionalmaß ➤ 2.2). Von der Mitte des Symphysenoberrands aus 2 cun nach kranial messen, hier liegt **Ni 13** im Abstand von 0,5 cun zur Medianlinie.

Hinweis: Auf derselben Höhe liegen **Ren 4** (Medianlinie), **Ma 28** (2 cun lateral der Medianlinie), die Extrapunkte **Ex-CA** (*tituo/ qimen/yijing*) (4/3/1 cun lateral der Medianlinie) und ca. **Gb 27** (vor und medial SIAS).

Punktion

Senkrecht 0,5–1 cun. **Cave:** Peritoneum, in der Schwangerschaft, volle Blase (vor der Nadelung den Patienten bitten, die Blase zu entleeren).

Wirkung und wichtigste Indikationen

Reguliert den unteren *jiao,* **den** *chong mai* **und** *ren mai:* Menstruationsstörungen wie Zyklusunregelmäßigkeiten, Amenorrhö, uterine Blutungen, Fluor vaginalis, Infertilität, Beschwerden im urologischen Bereich wie Dysurie, erschwertes Wasserlassen, Harnverhalt, Enuresis, Schmerzen im Abdomen und in der Lumbalregion, chronische Diarrhö, *ben tun qi* (Rennendes Ferkel-*qi*).

Besonderheiten

Kreuzungspunkt mit dem *chong mai.*

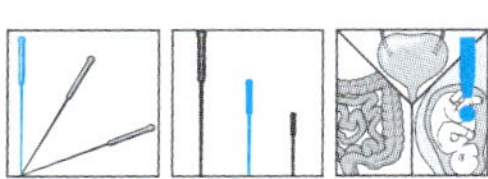

Ni 14

Vierfache Völle *siman*

Lokalisation

2 cun kaudal vom Nabel und 0,5 cun lateral der Medianlinie.

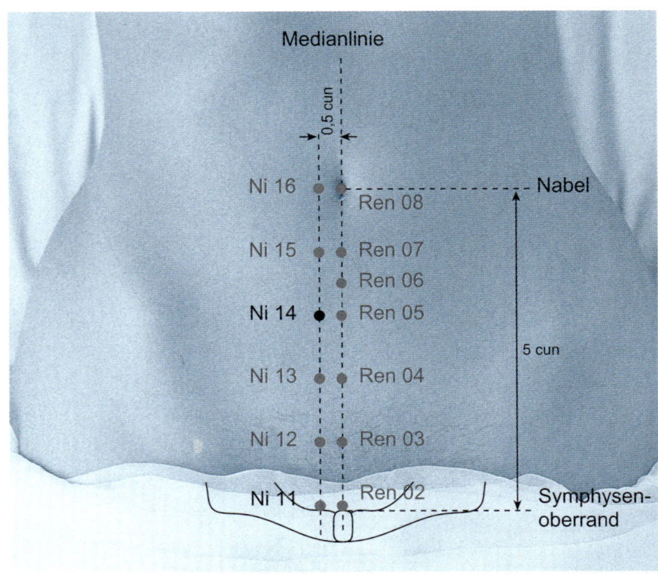

Finden

Die Strecke zwischen Nabelmitte und Symphysenoberrand wird in 5 Körper-cun eingeteilt (Beachte: Proportionalmaß ➤ 2.2). Von der Nabelmitte aus 2 cun nach kaudal messen, hier liegt **Ni 14** im Abstand von 0,5 cun zur Medianlinie.

Hinweis: Auf derselben Höhe liegen **Ren 5** (Medianlinie) und **Ma 27** (2 cun lateral der Medianlinie).

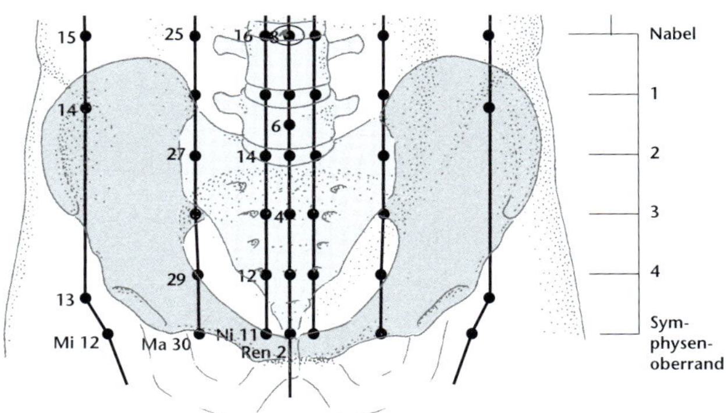

Punktion

Senkrecht 1–1,5 cun. **Cave:** Peritoneum, in der Schwangerschaft.

Wirkung und wichtigste Indikationen

- **Reguliert den unteren *jiao,* mildert Schmerzen, reguliert *qi,* beseitigt Blut-Stase:** Menstruationsstörungen wie Zyklusunregelmäßigkeiten, Dysmenorrhö, Fluor vaginalis, postpartale Schmerzen, Lochienretention, Ejakulationsstörungen, Diarrhö, *ben tun qi* (Rennendes Ferkel-*qi*)
- **Reguliert die Wasserwege, unterstützt die Miktion:** Ödeme, Aszites

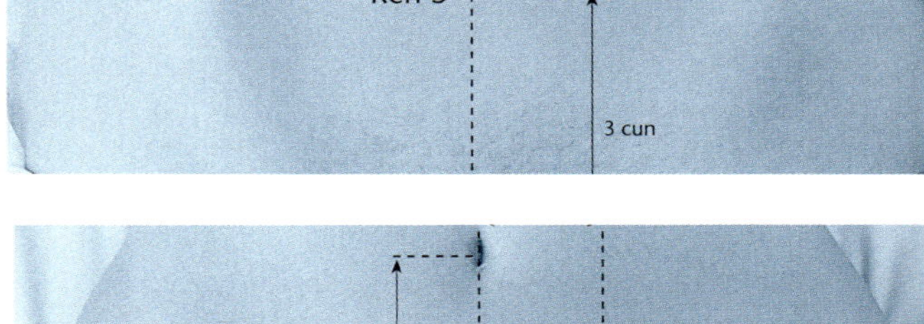

Besonderheiten

Kreuzungspunkt mit dem *chong mai.*

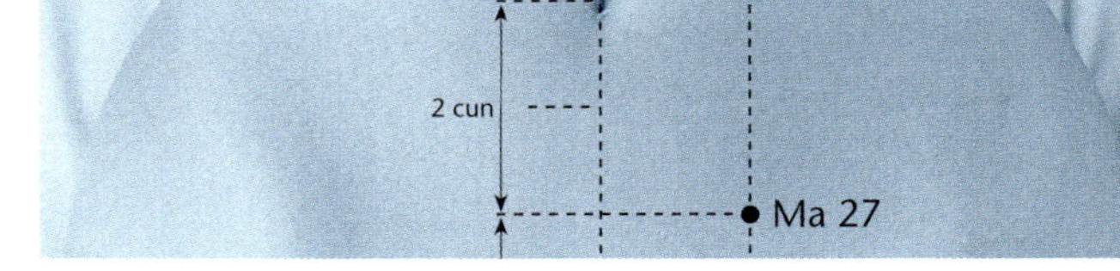

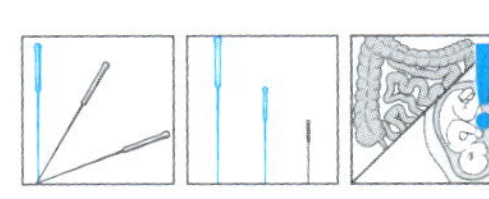

Zentrales Fließen *zhongzhu*

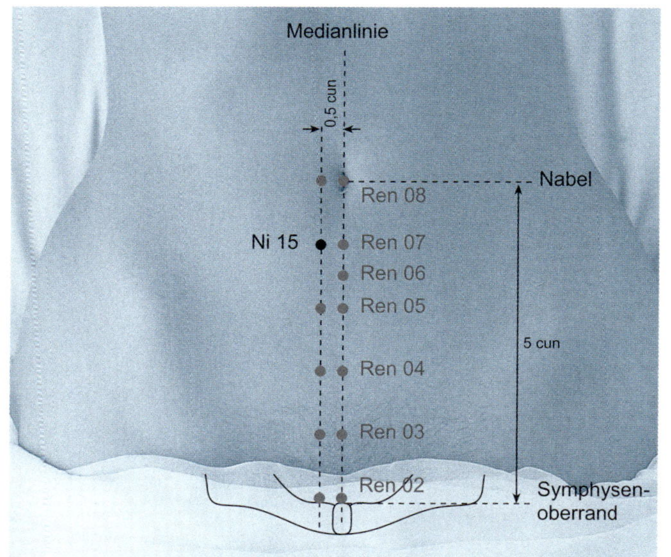

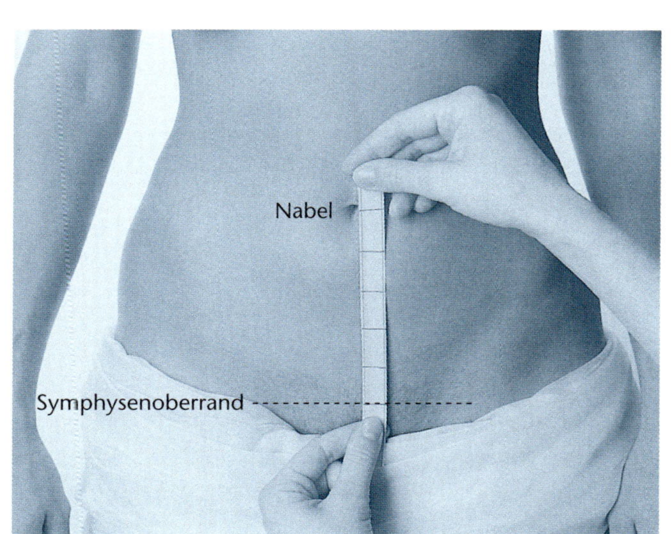

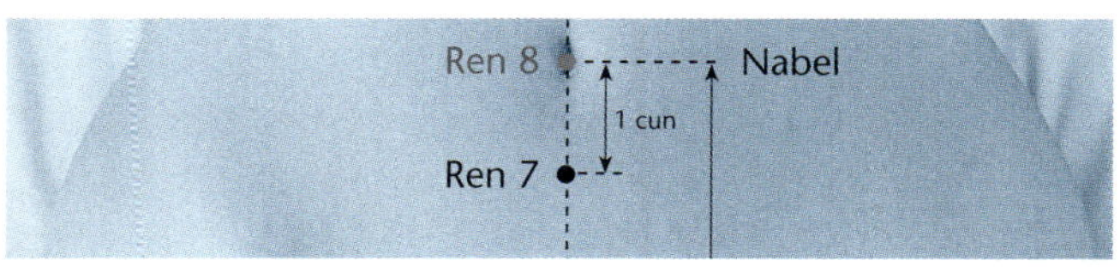

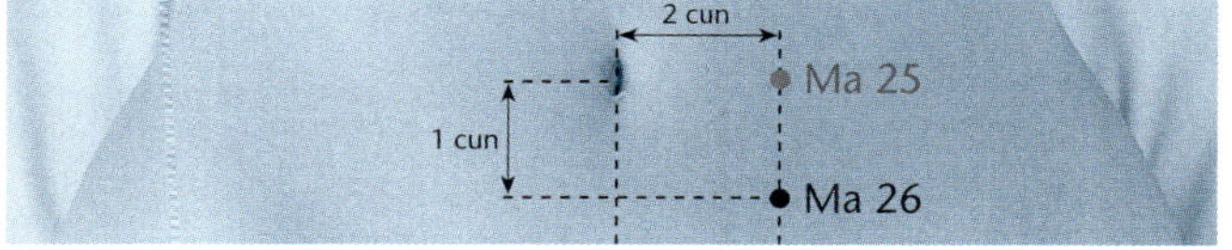

Lokalisation

1 cun kaudal vom Nabel und 0,5 cun lateral der Medianlinie.

Finden

Die Strecke zwischen Nabelmitte und Symphysenoberrand wird in 5 Körper-cun eingeteilt (Beachte: Proportionalmaß ➤ 2.2). Von der Nabelmitte aus 1 cun nach kaudal messen, hier liegt **Ni 15** im Abstand von 0,5 cun zur Medianlinie.

Hinweis: Auf derselben Höhe liegen **Ren 7** (Medianlinie) und **Ma 26** (2 cun lateral der Medianlinie).

Punktion

Senkrecht 1–1,5 cun. **Cave:** Peritoneum, in der Schwangerschaft.

Wirkung und wichtigste Indikationen

Reguliert den Darm und den unteren *jiao:* Störungen im Darmtrakt wie Obstipation, Stuhltrockenheit, Diarrhö, abdominale Schmerzen, LWS-Beschwerden, auf- und absteigende Empfindung in der LWS, Hitzegefühle im Unterbauch, *ben tun qi* (Rennendes Ferkel-*qi*), Zyklusunregelmäßigkeiten.

Besonderheiten

Kreuzungspunkt mit dem *chong mai.*

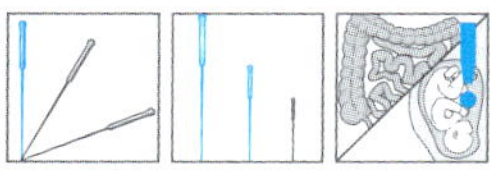

Ni 16 *shu*-Punkt zur Hülle der edlen Organe *huangshu*

Lokalisation

0,5 cun lateral vom Zentrum des Nabels.

Finden

Vom Zentrum des Nabels aus 0,5 cun nach lateral messen.

Hinweis: Auf derselben Höhe liegen **Ren 8** (Nabelmitte), **Ma 25/Mi 15** (2/4 cun lateral der Medianlinie) und ca. **Gb 26** (auf Höhe des Bauchnabels mit einer Senkrechten durch das freie Ende der 11. Rippe).

Punktion

Senkrecht 1–1,5 cun. **Cave:** Peritoneum, in der Schwangerschaft.

Wirkung und wichtigste Indikationen

Reguliert *qi,* **reguliert und wärmt Magen und Darm:** Störungen im Magen-Darm-Trakt (v. a. Kälteakkumulation oder *yang*-Mangel) wie Obstipation, Stuhltrockenheit, Diarrhö, abdominale Schmerzen, Borborygmen, Übelkeit, Erbrechen, schneidende Bauchschmerzen, modern: Plazentalösungsstörungen.

Besonderheiten

Kreuzungspunkt mit dem *chong mai.*

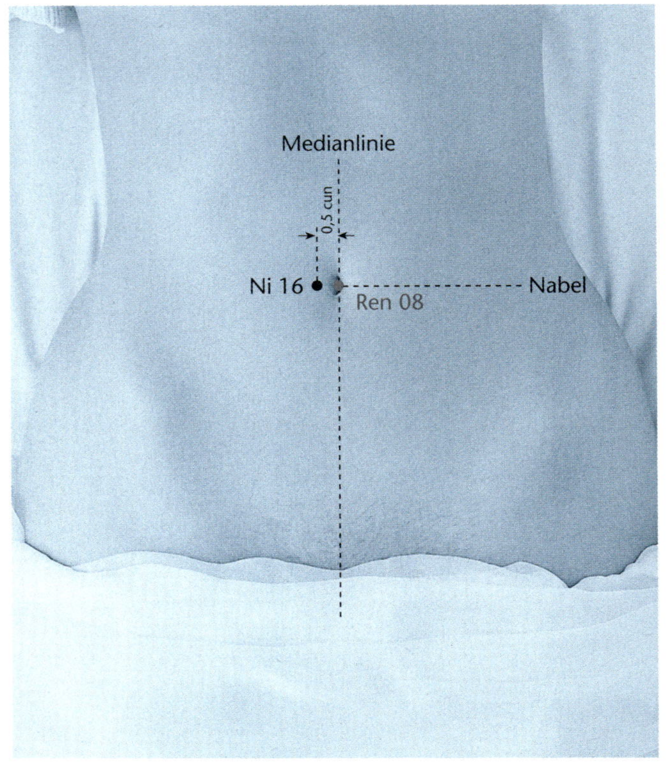

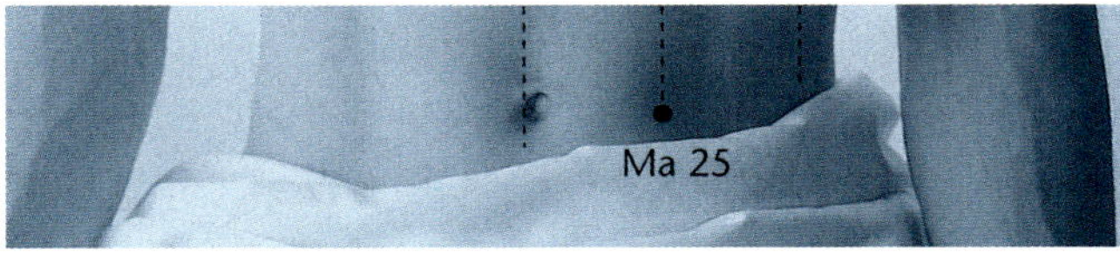

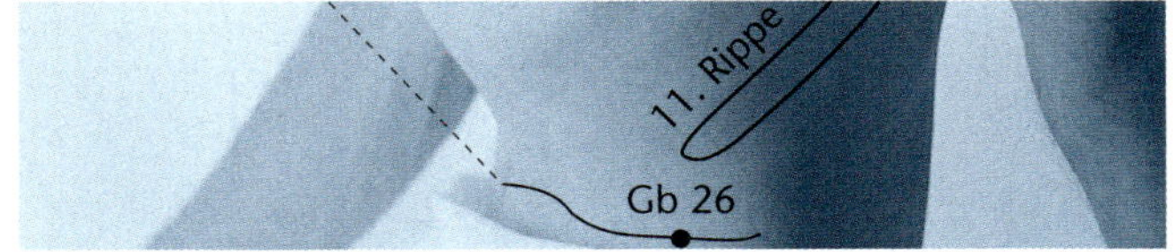

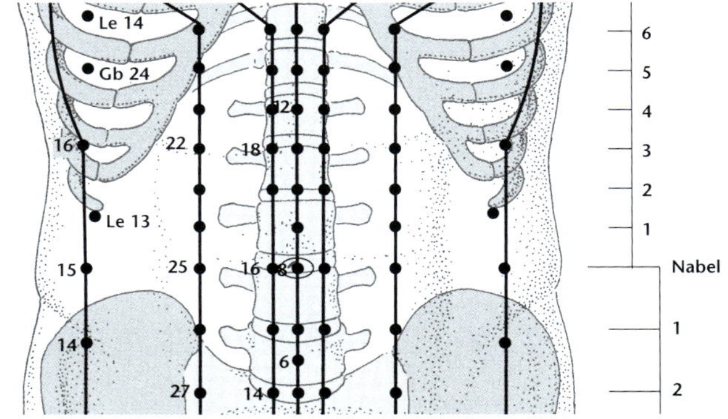

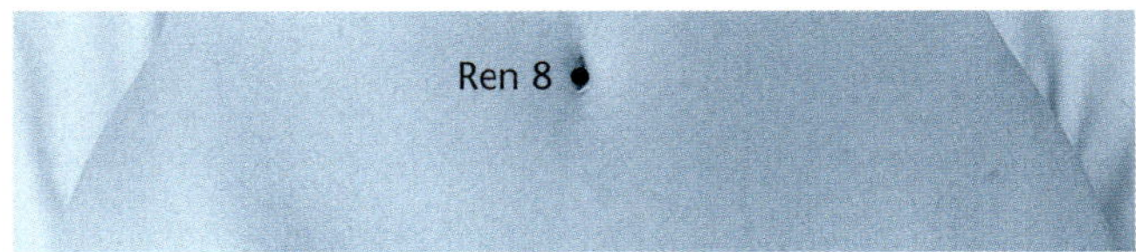

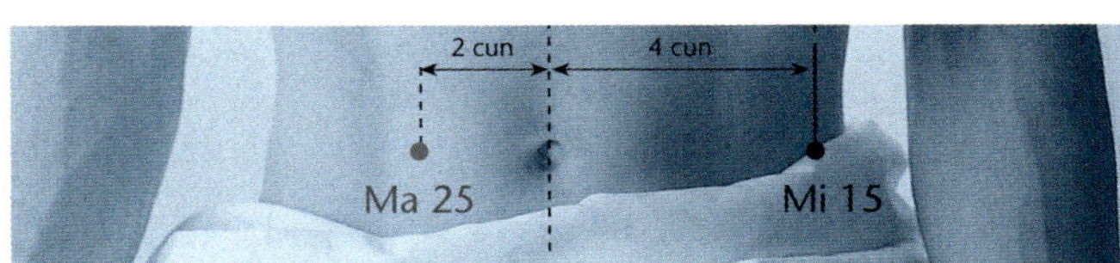

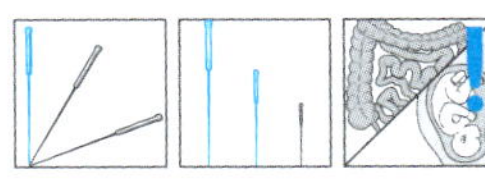

Gekrümmte Wandlungsphase Metall *shangqu*

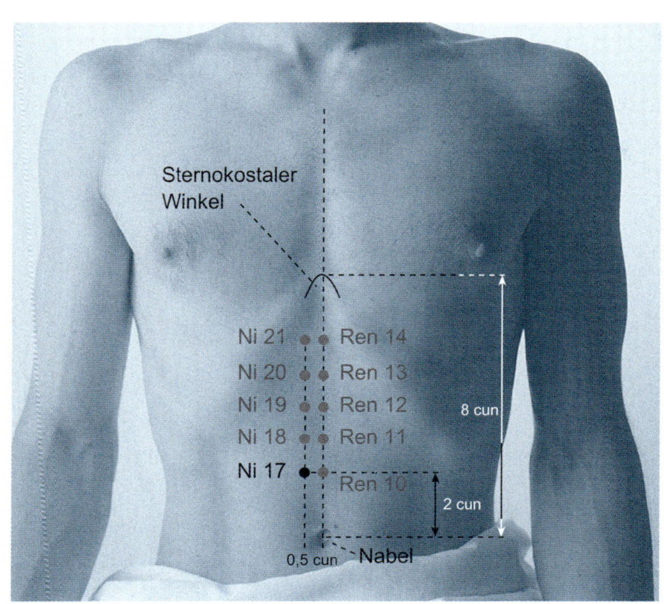

Lokalisation

2 cun kranial vom Nabel und 0,5 cun lateral der Medianlinie.

Finden

Die Strecke zwischen sternokostalem Winkel (➤ 3.5) und Nabel wird in 8 Körper-cun eingeteilt (Beachte: Proportionalmaß ➤ 2.2). Von der Nabelmitte aus 2 cun nach kranial messen, hier liegt **Ni 17** im Abstand von 0,5 cun zur Medianlinie.

Hinweis: Auf derselben Höhe liegen **Ren 10** (Medianlinie), **Ma 23/Ex-CA** *(weishang)* (2/4 cun lateral der Medianlinie).

Punktion

Senkrecht 1–1,5 cun. **Cave:** Peritoneum, in der Schwangerschaft.

Wirkung und wichtigste Indikationen

Beseitigt Stagnationen, mildert Schmerzen: Beschwerden im Magen-Darm-Trakt wie abdominale Massen mit Schmerzen, Appetitlosigkeit, Obstipation, Diarrhö, Erbrechen.

Besonderheiten

Kreuzungspunkt mit dem *chong mai*.

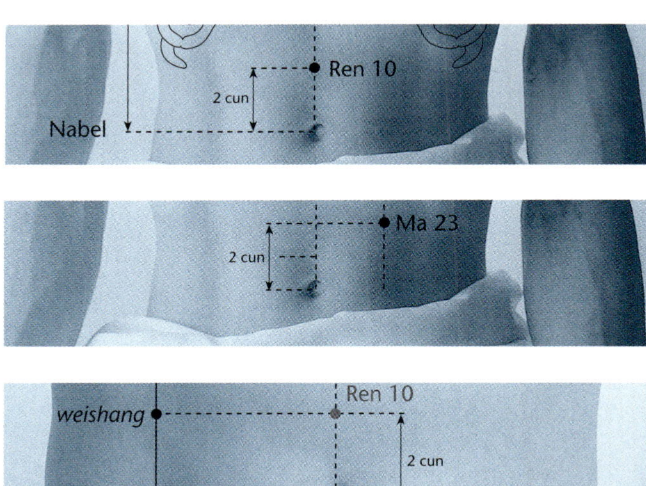

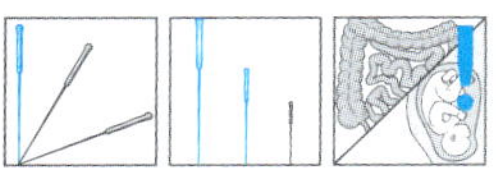

Ni 18

Stein-Grenztor *shiguan*

Lokalisation

3 cun kranial vom Nabel und 0,5 cun lateral der Medianlinie.

Finden

Die Strecke zwischen sternokostalem Winkel (➤ 3.5) und Nabel wird in 8 Körper-cun eingeteilt (Beachte: Proportionalmaß ➤ 2.2). Von der Nabelmitte aus 3 cun nach kranial messen, hier liegt **Ni 18** im Abstand von 0,5 cun zur Medianlinie.

Hinweis: Auf derselben Höhe liegen **Ren 11** (Medianlinie), **Ma 22/Mi 16** (2/4 cun lateral der Medianlinie).

Punktion

Senkrecht 1–1,5 cun. **Cave:** Peritoneum, in der Schwangerschaft.

Wirkung und wichtigste Indikationen

Reguliert *qi* **und den unteren** *jiao,* **bewegt Blut-Stase, harmonisiert den Magen, mildert Schmerzen:** Beschwerden im Magen-Darm-Trakt mit Übelkeit, Erbrechen, Singultus, Hypersalivation, abdominale Schmerzen (stechend aufgrund von Blut-Stase), Obstipation, postpartale Schmerzen in Abdomen und lateraler Rippenregion, Blutstase im Uterus, Infertilität.

Besonderheiten

Kreuzungspunkt mit dem *chong mai.*

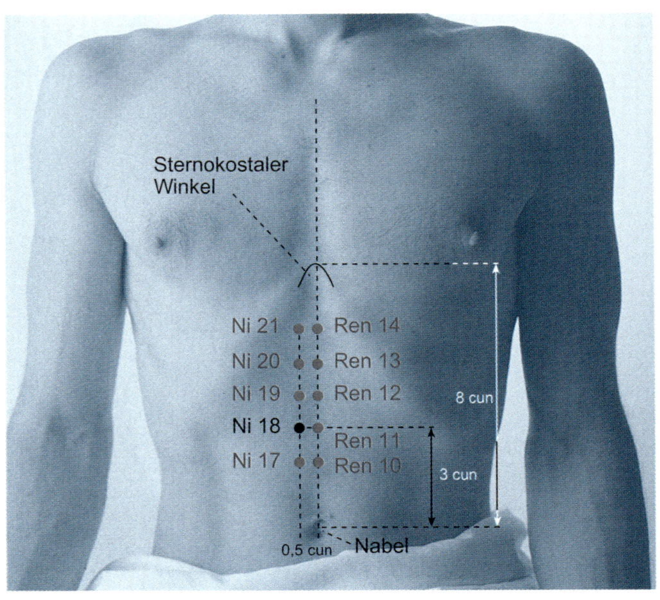

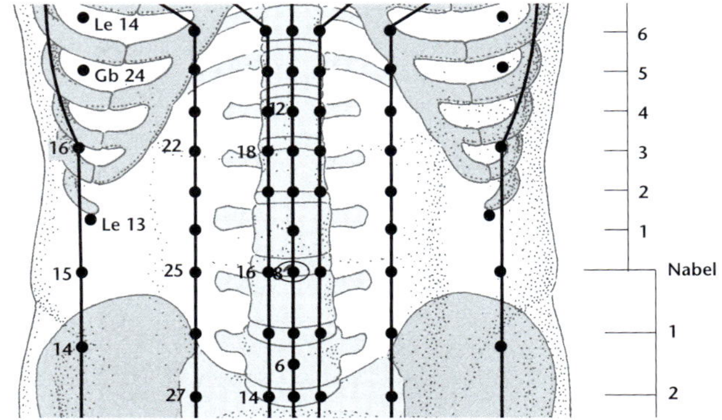

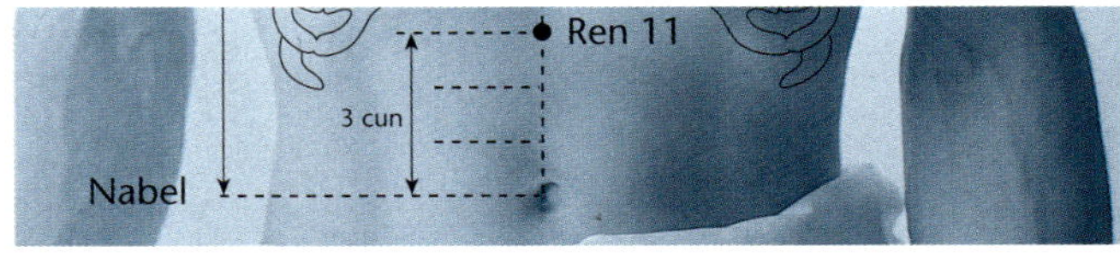

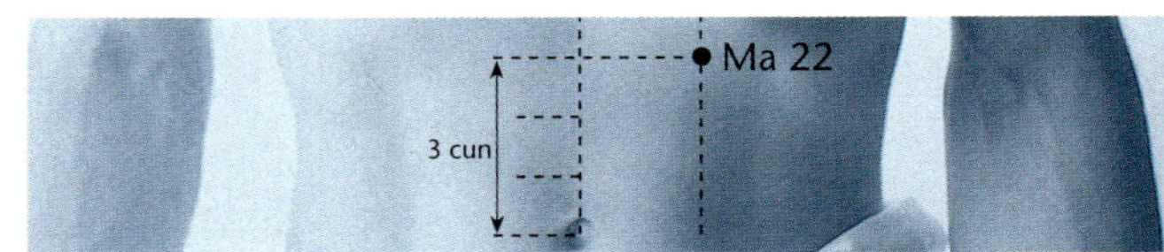

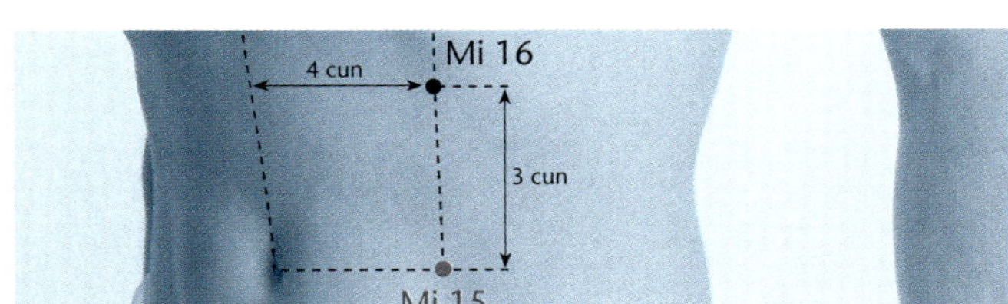

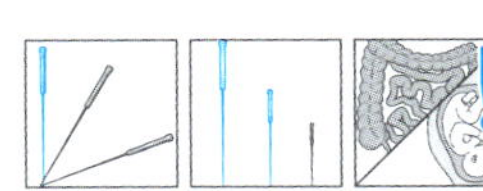

Zusammenfluss des *yin yindu*

Ni 19

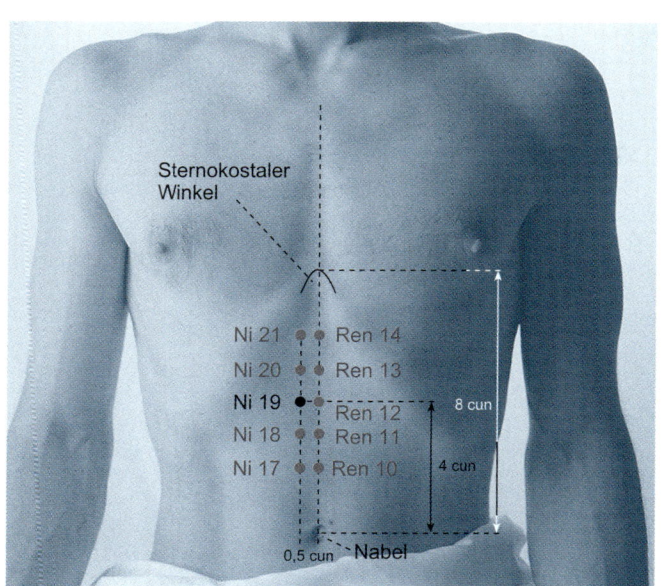

Lokalisation

In der Mitte zwischen sternokostalem Winkel und Nabelmitte und 0,5 cun lateral der Medianlinie.

Finden

Die Strecke zwischen sternokostalem Winkel (➤ 3.5) und Nabel wird in 8 Körper-cun (Beachte: Proportionalmaß, ➤ 2.2). Handspanntechnik (➤ 2.3.3): Die Strecke zwischen Nabel und sternokostalem Winkel halbieren und vom Streckenmittelpunkt (Lage von **Ren 12**) aus 0,5 cun nach lateral den Punkt **Ni 19** lokalisieren.

Hinweis: Auf derselben Höhe liegen **Ren 12** (Medianlinie) und **Ma 21** (2 cun lateral der Medianlinie).

Punktion

Senkrecht 0,5–1 cun. **Cave:** Peritoneum, in der Schwangerschaft.

Wirkung und wichtigste Indikationen

Reguliert gegenläufiges *qi*, harmonisiert den Magen: Übelkeit, Erbrechen, Völlegefühl und Schmerz im Oberbauch, epigastrische Schmerzen, Meteorismus, Borborygmen, Obstipation, Infertilität, malignes Blut im Uterus, Husten, thorakales Spannungsgefühl.

Besonderheiten

Kreuzungspunkt mit dem *chong mai.*

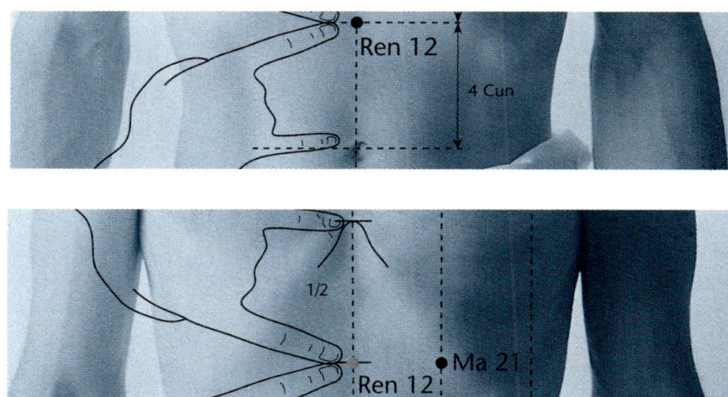

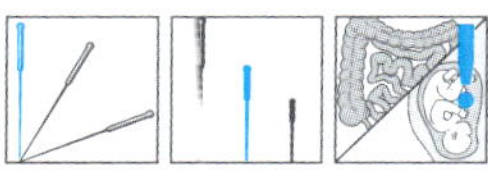

Ni 20 Nahrungsdurchgang am Bauch *futonggu*

Lokalisation

3 cun kaudal vom sternokostalen Winkel bzw. 5 cun kranial vom Nabel und 0,5 cun lateral der Medianlinie.

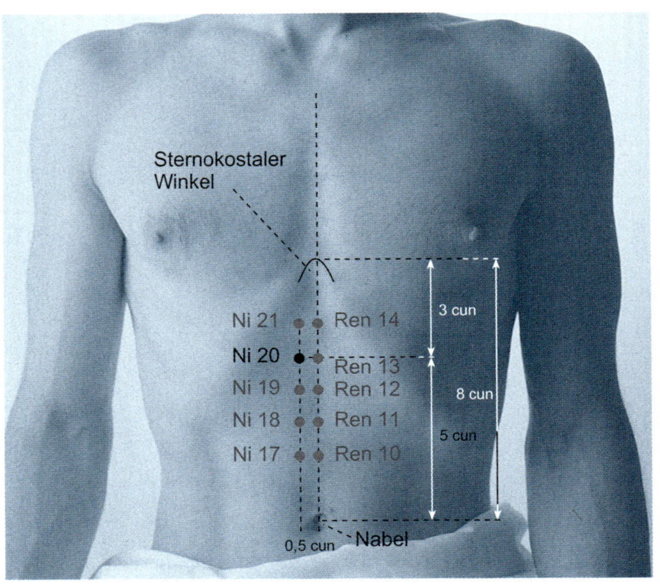

Finden

Die Strecke zwischen sternokostalem Winkel (➤ 3.5) und Nabel wird in 8 Körper-cun eingeteilt (Beachte: Proportionalmaß ➤ 2.2). Vom sternokostalen Winkel aus 3 cun nach kaudal messen, hier liegt **Ni 20** im Abstand von 0,5 cun zur Medianlinie.

Hinweis: Auf derselben Höhe liegen **Ren 13** (Medianlinie), **Ma 20** (2 cun lateral der Medianlinie) und **Gb 24** (Mamillarlinie/7. ICR).

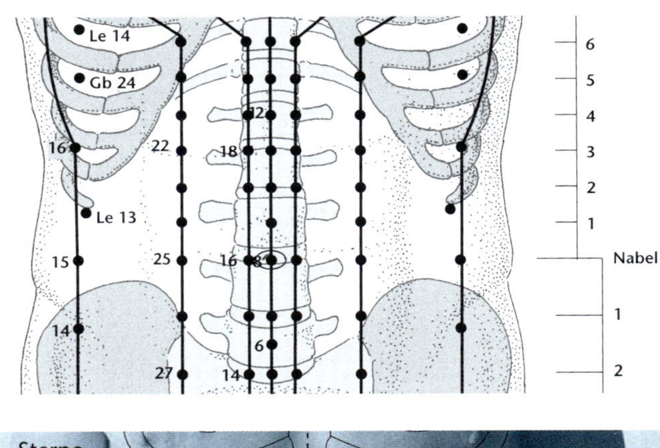

Punktion

Senkrecht 0,5–1 cun. **Cave:** Peritoneum, in der Schwangerschaft.

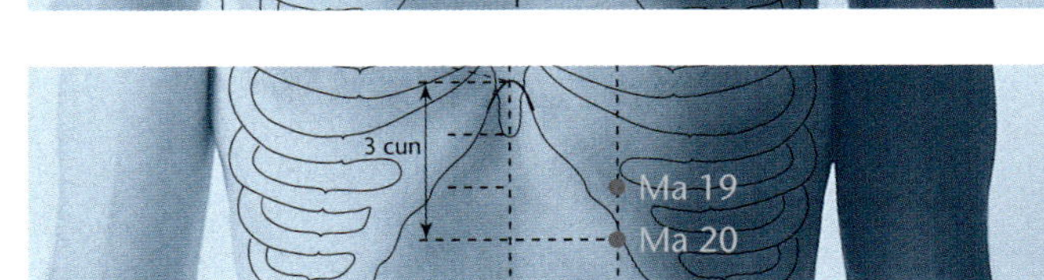

Wirkung und wichtigste Indikationen

Harmonisiert den mittleren *jiao,* **öffnet den Thorax, transformiert Schleim:** Übelkeit, Erbrechen, Beschwerden in Oberbauch und lateraler Rippenregion, Gastritis, Meteorismus, Obstipation, Nahrungsstagnation, Husten und Dyspnoe, Palpitationen.

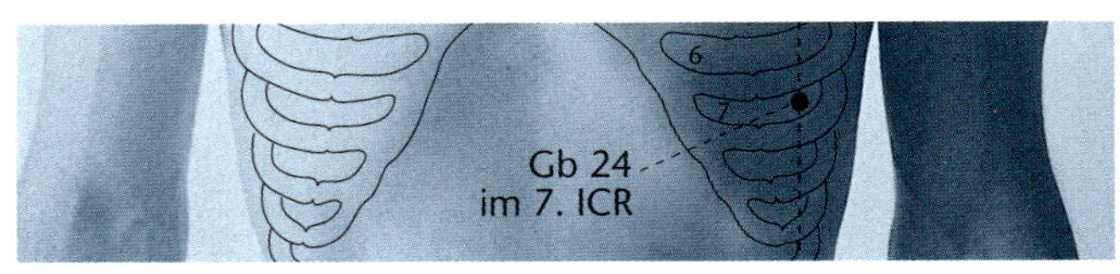

Besonderheiten

Kreuzungspunkt mit dem *chong mai.*

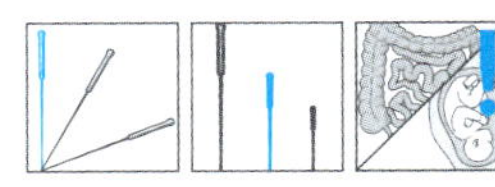

Dunkles Tor *youmen*

Ni 21

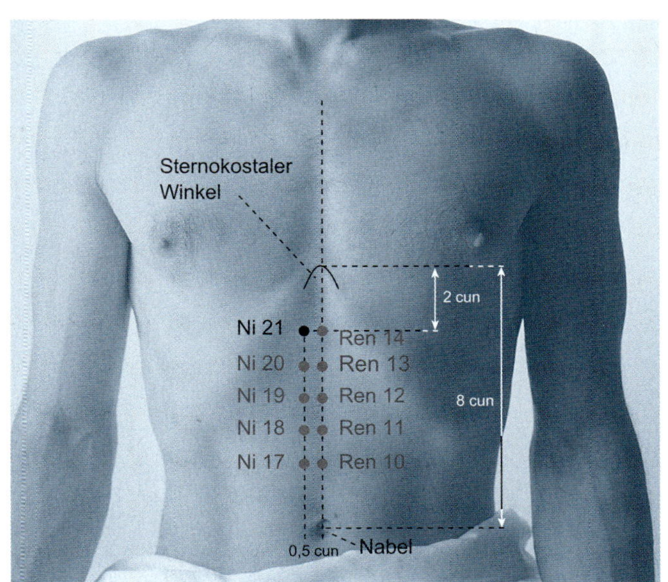

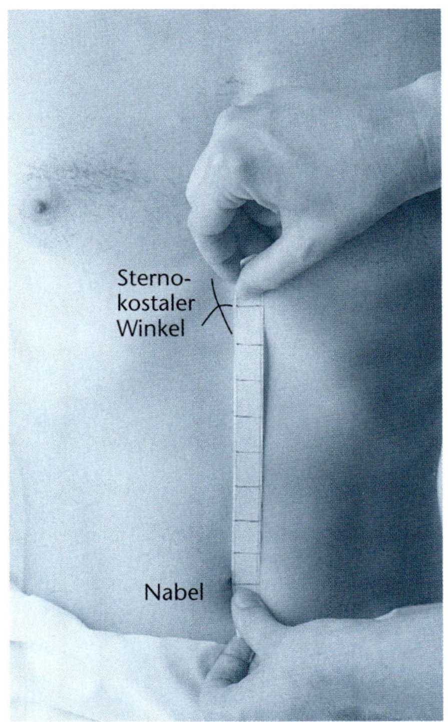

Lokalisation

2 cun kaudal vom sternokostalen Winkel und 0,5 cun lateral der Medianlinie.

Finden

Die Strecke zwischen sternokostalem Winkel (➤ 3.5) und Nabel wird in 8 Körper-cun eingeteilt (Beachte: Proportionalmaß ➤ 2.2). Vom sternokostalen Winkel aus 2 cun nach kaudal messen, hier liegt **Ni 21** im Abstand von 0,5 cun zur Medianlinie.

Hinweis: Auf derselben Höhe liegen **Ren 14** (Medianlinie), **Ma 19** (2 cun lateral der Medianlinie) und **Le 14** (Mamillarlinie/6. ICR).

Punktion

Senkrecht 0,5–1 cun. **Cave:** Verletzungsgefahr von Leber rechts, Peritoneum, in der Schwangerschaft.

Wirkung und wichtigste Indikationen

Stärkt die Milz, harmonisiert den Magen, reguliert gegenläufiges *qi*, verteilt gegenläufiges Leber-*qi*: Übelkeit, Erbrechen, Völlegefühl, Appetitlosigkeit, Sodbrennen, Gastritis, Hypersalivation, Singultus, Schwangerschaftsübelkeit, Spannung in lateraler Rippenregion, Mastitis.

Besonderheiten

Kreuzungspunkt mit dem *chong mai.* Letzter Punkt des *chong mai* auf der Ni-Leitbahn.

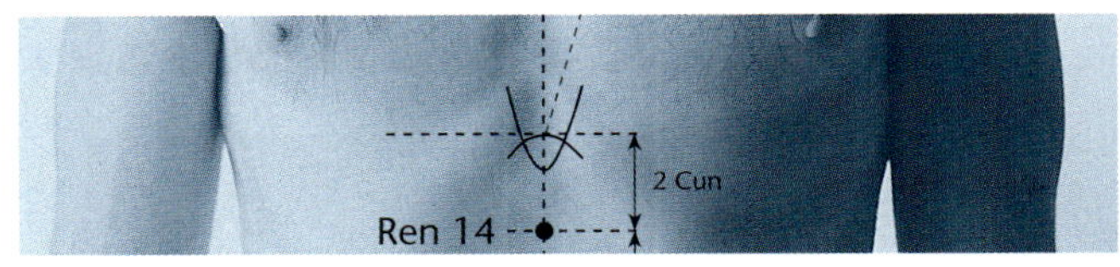

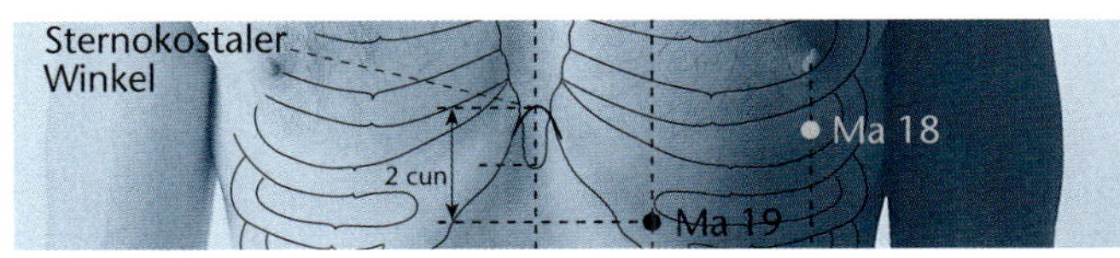

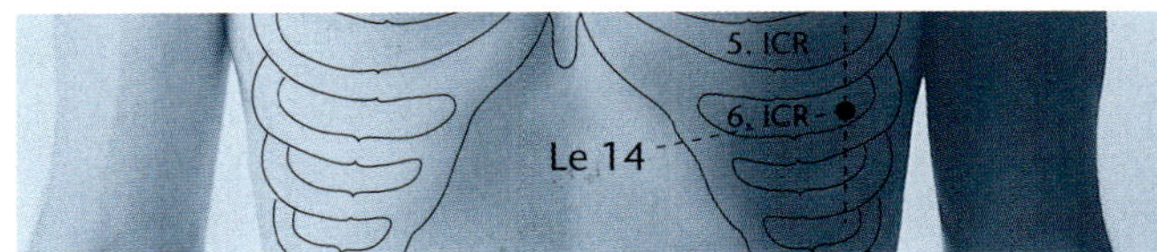

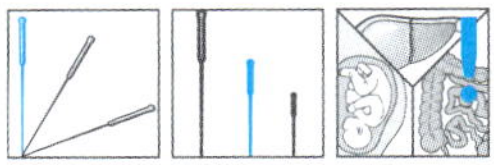

Ni 22 Den Korridor entlangschreiten *bulang*

Lokalisation

Im fünften ICR 2 cun lateral der ventralen Medianlinie.

Finden

Den 5. ICR entweder parasternal von der Klavikula aus oder von der Synchondrosis manubriosternalis (2. Rippe) aus abzählen (➤ 3.5), dann 2 cun nach lateral den Punkt **Ni 22** lokalisieren.

Hinweis: Auf derselben Höhe (5. ICR, ansteigenden ICR-Verlauf nach lateral beachten) liegt **Ren 16** (Medianlinie), **Ma 18/Mi 17** (4/6 cun lateral der Medianlinie).

Punktion

Schräg nach medial oder lateral 0,3–0,5 cun im ICR-Verlauf oder flach s. c. 0,5–0,8 cun im oder gegen den Leitbahnverlauf. **Cave:** Verletzungsgefahr von Leber (rechts), Herz (links), Pneumothorax.

Wirkung und wichtigste Indikationen

Reguliert gegenläufiges Lungen- und Magen-*qi*, öffnet den Thorax: Husten, Dyspnoe, Asthma, thorakales Enge- und Druckgefühl, Übelkeit, Appetitlosigkeit, Mastitis.

Besonderheiten

Exit(Austritt)-Punkt.

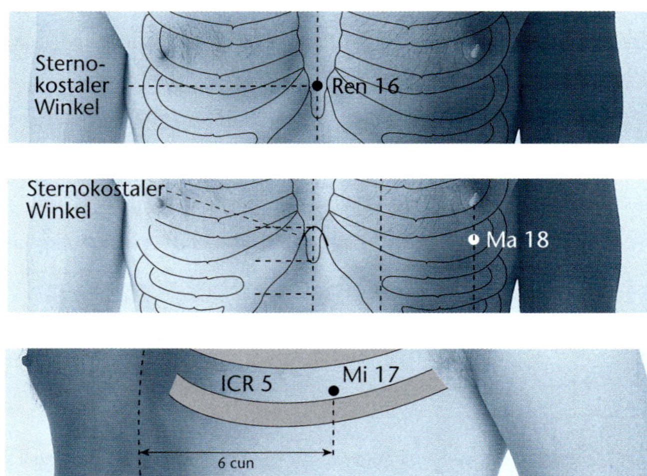

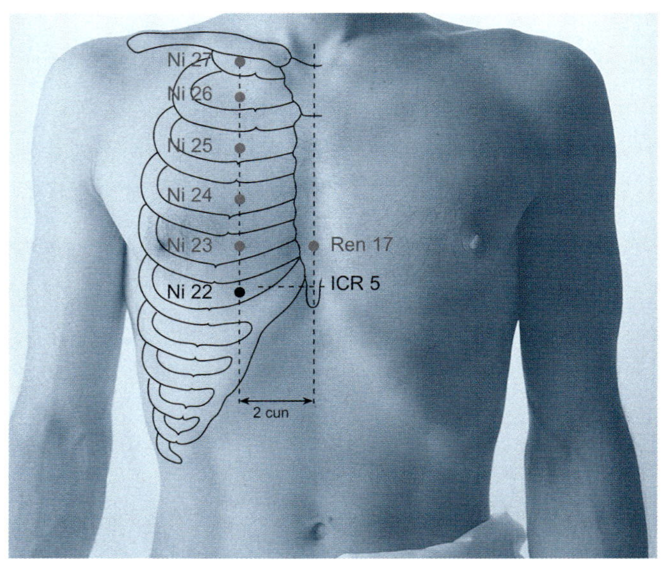

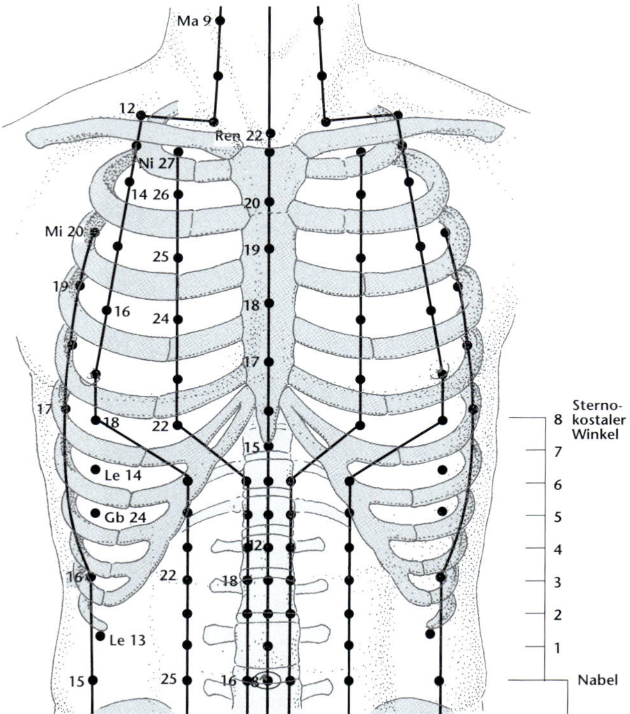

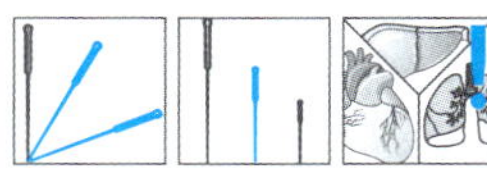

Versiegelter Geist *shenfeng* Ni 23

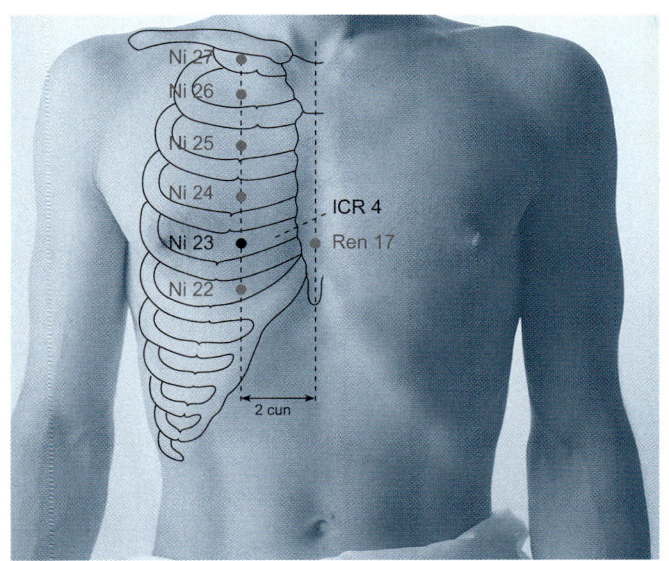

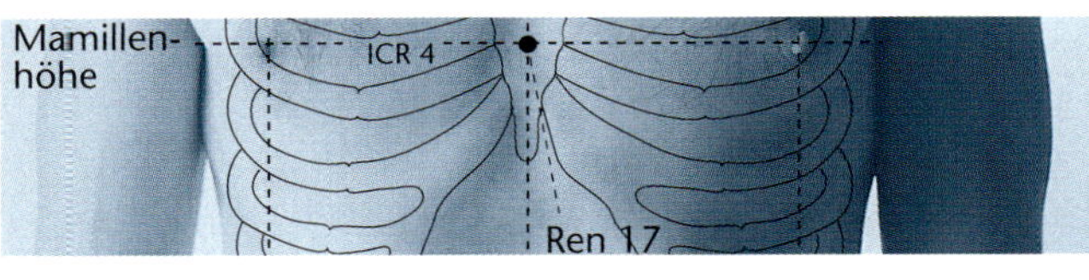

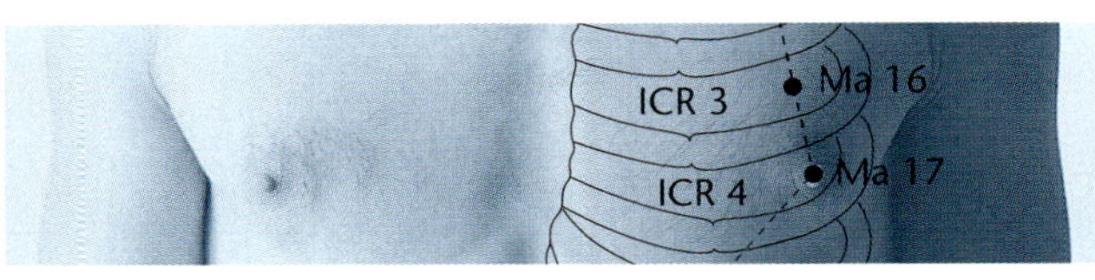

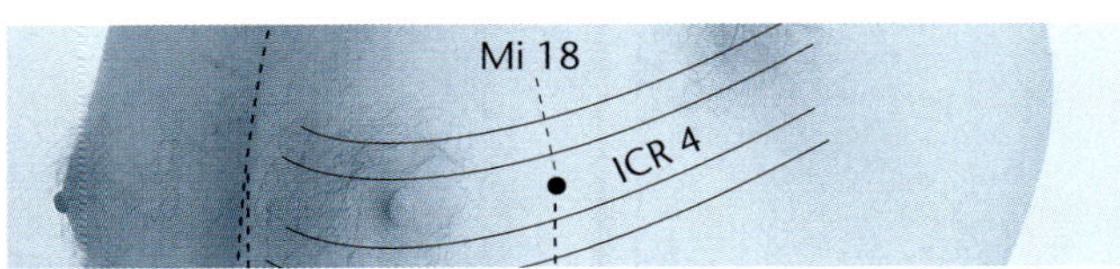

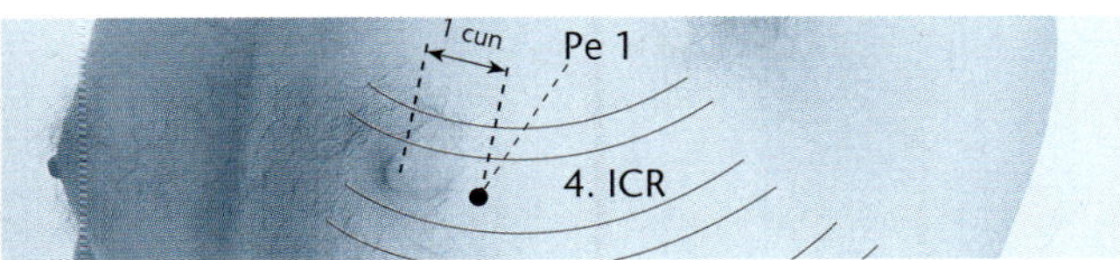

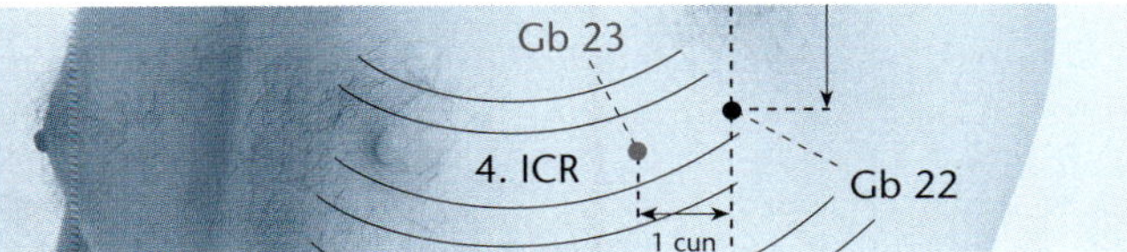

Lokalisation

Im vierten ICR 2 cun lateral der ventralen Medianlinie.

Finden

Den 4. ICR entweder parasternal von der Klavikula aus oder von der Synchondrosis manubriosternalis (2. Rippe) aus abzählen (➤ 3.5), dann 2 cun nach lateral den Punkt **Ni 23** lokalisieren.

Hinweis: Auf derselben Höhe (4. ICR, ansteigenden ICR-Verlauf nach lateral beachten) liegen **Ren 17** (Medianlinie), **Ma 17** (Mamille), **Mi 18** (6 cun lateral der Medianlinie), **Pe 1** (1 cun lateral der Mamille) und **Gb 22** (3 cun unter dem Axillascheitelpunkt) sowie **Gb 23** (1 cun anterior **Gb 22**).

Punktion

Schräg nach medial oder lateral 0,3–0,5 cun im ICR-Verlauf oder flach s.c. 0,5–0,8 cun im oder gegen den Leitbahnverlauf. **Cave:** Verletzungsgefahr von Herz (links), Pneumothorax.

Wirkung und wichtigste Indikationen

- **Reguliert gegenläufiges Lungen- und Magen-*qi*, öffnet den Thorax:** Husten, Dyspnoe, Asthma, thorakales Enge- und Druckgefühl, Übelkeit, Erbrechen, Appetitlosigkeit
- **Unterstützt die Mammae:** Mastitis, Laktationsstörungen

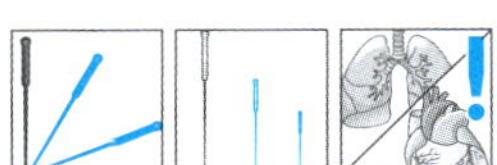

Ni 24 Hügel des Geistes *lingxu*

Lokalisation

Im dritten ICR 2 cun lateral der ventralen Medianlinie.

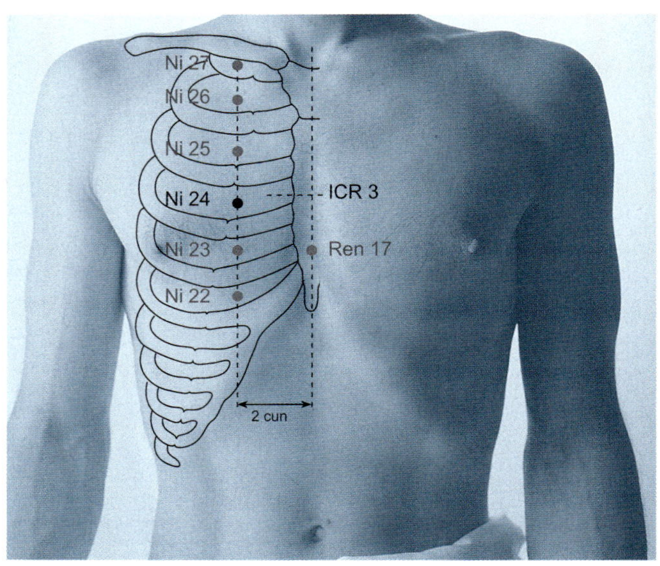

Finden

Den 3. ICR entweder parasternal von der Klavikula aus oder von der Synchondrosis manubriosternalis (2. Rippe) aus abzählen (➤ 3.5), dann 2 cun nach lateral den Punkt **Ni 24** lokalisieren.

Hinweis: Auf derselben Höhe (3. ICR, ansteigenden ICR-Verlauf nach lateral beachten) liegen **Ren 18** (Medianlinie), **Ma 16/Mi 19** (4/6 cun lateral der Medianlinie).

Punktion

Schräg nach medial oder lateral 0,3–0,5 cun im ICR-Verlauf oder flach s.c. 0,5–0,8 cun im oder gegen den Leitbahnverlauf. **Cave:** Pneumothorax.

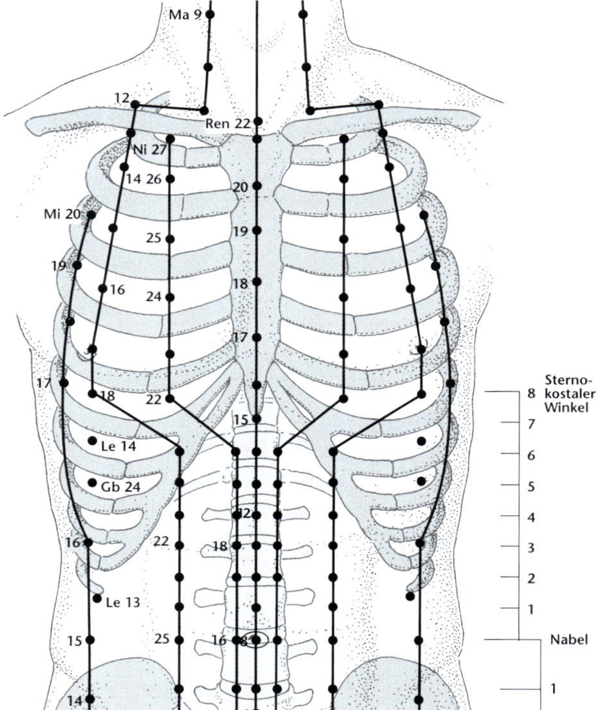

Wirkung und wichtigste Indikationen

- **Reguliert gegenläufiges Lungen- und Magen-*qi*:** Husten, Dyspnoe, Asthma bronchiale, Übelkeit, Erbrechen, Appetitlosigkeit
- **Öffnet den Thorax:** Engegefühl und Druck im Thorax, Palpitationen, Unruhegefühl
- **Unterstützt die Mammae:** Mastitis

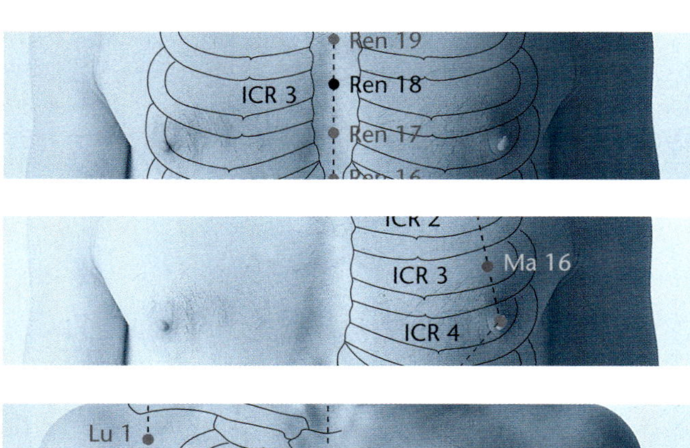

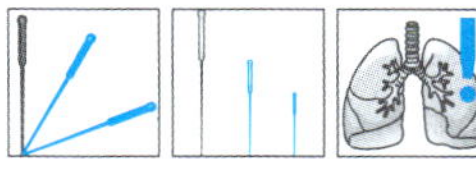

Speicher des Geistes *shencang* Ni 25

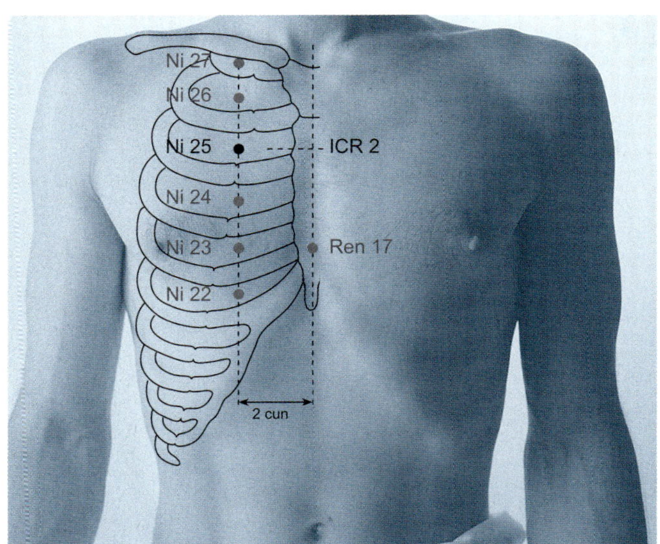

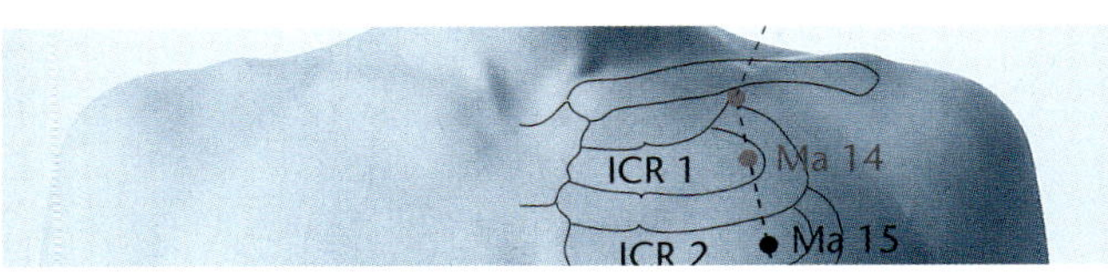

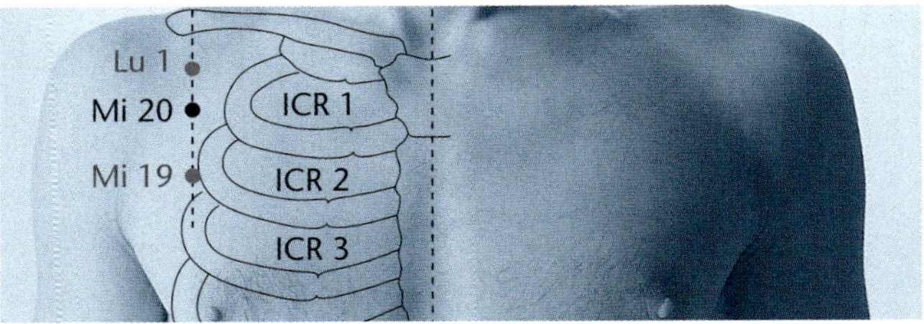

Lokalisation

Im zweiten ICR 2 cun lateral der ventralen Medianlinie.

Finden

Den 2. ICR entweder parasternal von der Klavikula oder von der Synchondrosis manubriosternalis (2. Rippe) aus abzählen (➤ 3.5), dann 2 cun nach lateral den Punkt **Ni 25** lokalisieren.

Hinweis: Auf derselben Höhe (2. ICR, ansteigenden ICR-Verlauf nach lateral beachten) liegen **Ren 19** (Medianlinie), **Ma 15**/**Mi 20** (4/6 cun lateral der Medianlinie).

Punktion

Schräg nach medial oder lateral 0,3–0,5 cun im ICR-Verlauf oder flach s. c. 0,5–0,8 cun im oder gegen den Leitbahnverlauf. **Cave:** Pneumothorax.

Wirkung und wichtigste Indikationen

- **Reguliert gegenläufiges Lungen- und Magen-*qi*:** Husten, Dyspnoe, Asthma bronchiale, Übelkeit, Erbrechen, Appetitlosigkeit
- **Öffnet den Thorax:** Thorakales Druck- und Engegefühl, Interkostalneuralgie

Ni 26 Blühendes Zentrum *yuzhong*

Lokalisation

Im ersten ICR 2 cun lateral der ventralen Medianlinie.

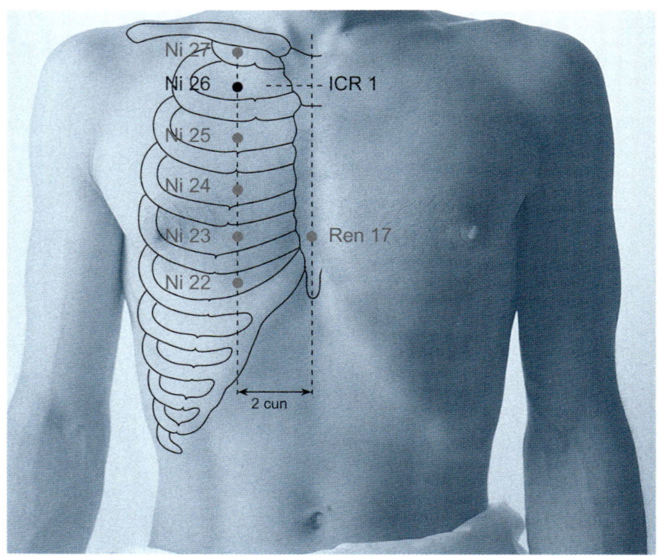

Finden

Bei der parasternalen Palpation von kranial nach kaudal tastet man unterhalb der Klavikula in der Regel direkt die 1. Rippe, die manchmal aber auch fast ganz unter der Klavikula verborgen sein kann. Nach kaudal folgt dann der 1. ICR. Auf dessen Höhe von der Medianlinie aus 2 cun nach lateral messen, hier liegt **Ni 26.**

Hinweis: Auf derselben Höhe liegt **Ren 20** (Medianlinie), **Ma 14** (Medioklavikularlinie) und **Lu 1** (6 cun lateral der Medianlinie).

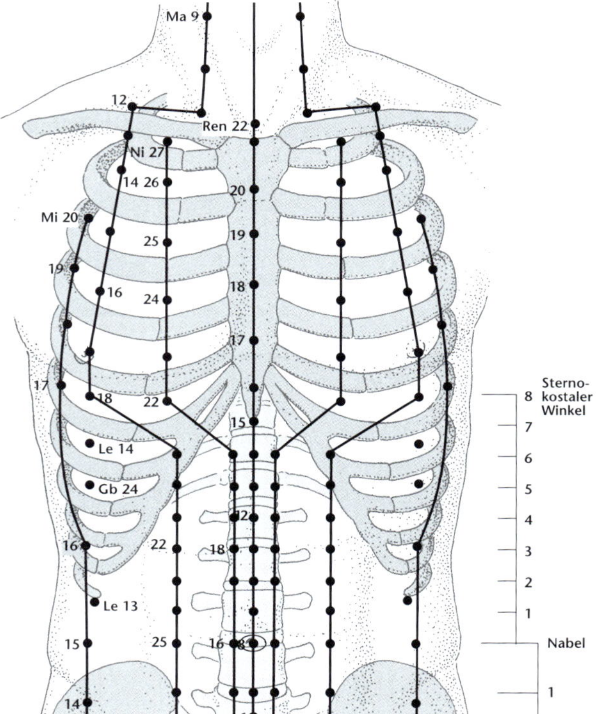

Punktion

Schräg nach medial oder lateral 0,3–0,5 cun im ICR-Verlauf oder flach s. c. 0,5–0,8 cun im oder gegen den Leitbahnverlauf. **Cave:** Pneumothorax.

Wirkung und wichtigste Indikationen

- **Reguliert gegenläufiges Lungen- und Magen-*qi*, transformiert Schleim:** Husten, Dyspnoe, Asthma bronchiale, Verschleimung der (unteren) Atemwege, Erbrechen, Hypersalivation
- **Öffnet den Thorax:** Thorakales Druck- und Engegefühl, Interkostalneuralgie, Palpitationen
- **Unterstützt die Mammae:** Mastitis

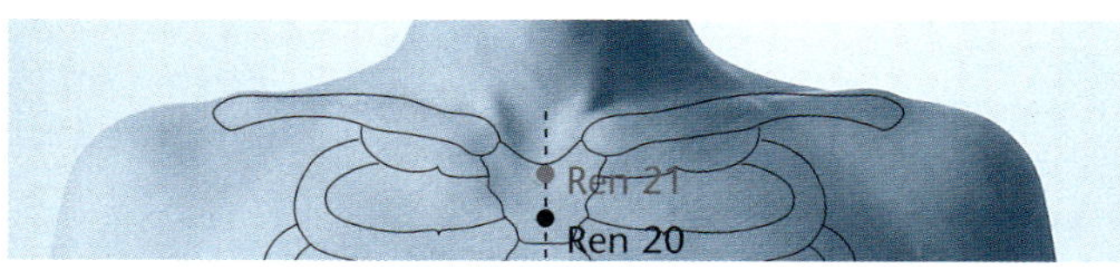

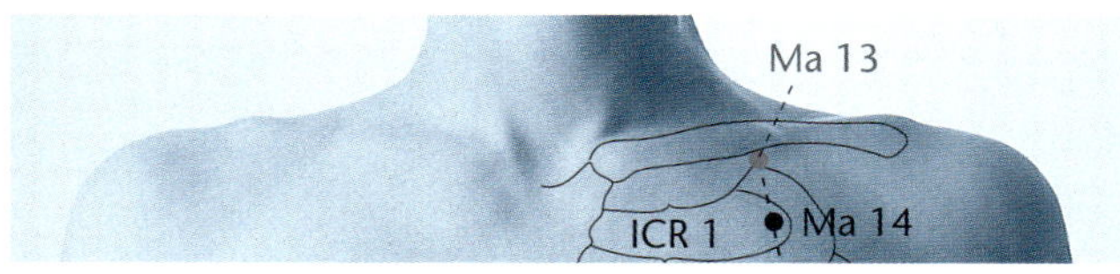

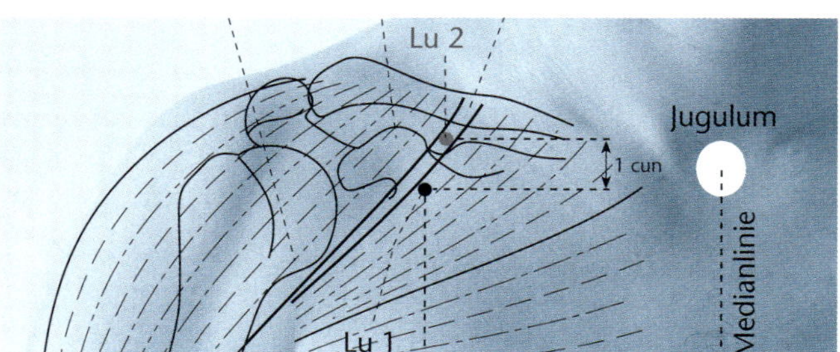

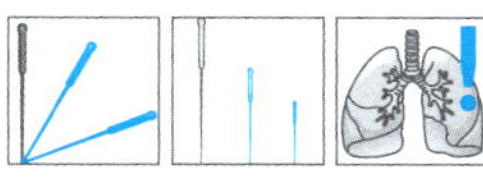

shu-Punkt der Residenz *shufu*

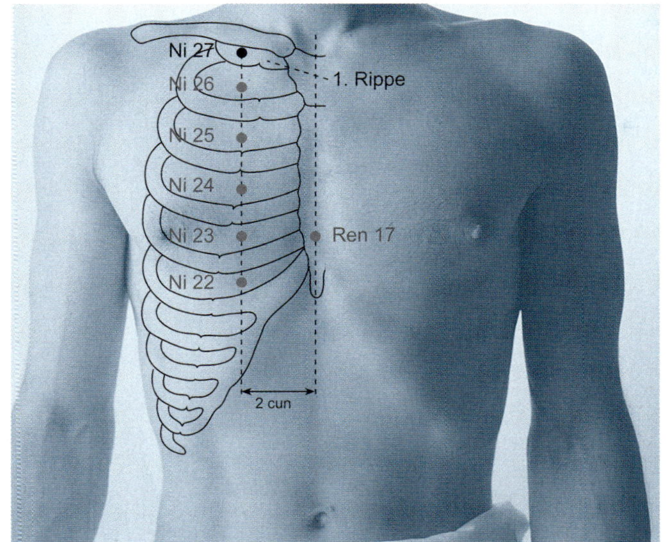

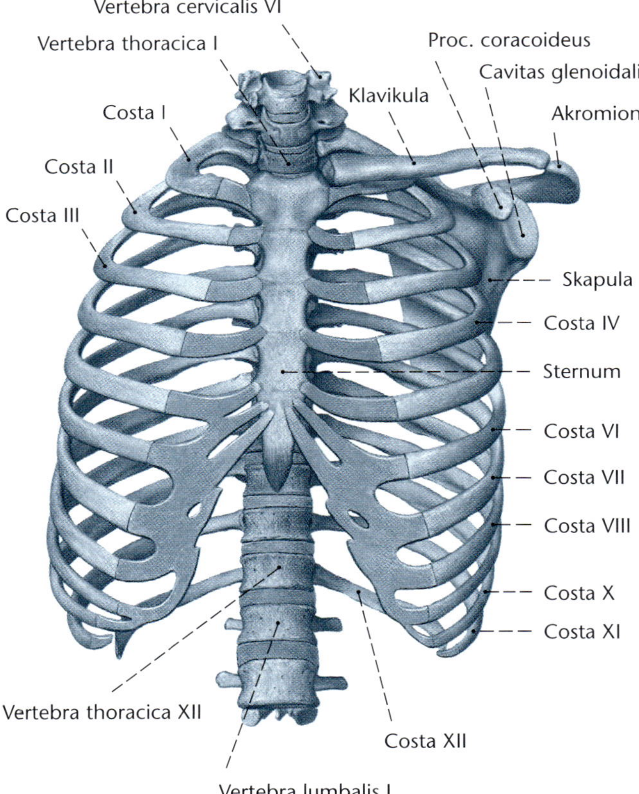

Lokalisation

Am Unterrand der Klavikula 2 cun lateral der ventralen Medianlinie.

Finden

Bei der parasternalen Palpation von kranial nach kaudal tastet man unterhalb der Klavikula in der Regel direkt die 1. Rippe, die manchmal aber auch fast ganz unter der Klavikula verborgen sein kann. **Ni 27** liegt daher in der Regel auf der 1. Rippe, manchmal auch an deren Unterrand.

Hinweis: Lateral des kurzen Bogens der 1. Rippe liegt **Ma 13** (unter dem Mittelpunkt der Klavikula), **Ren 21** (Medianlinie), **Lu 2** (im delto-pektorialen Dreieck).

Punktion

Schräg nach medial oder lateral 0,3–0,5 cun im ICR-Verlauf oder flach s. c. 0,5–0,8 cun im oder gegen den Leitbahnverlauf. **Cave:** Pneumothorax.

Wirkung und wichtigste Indikationen

- **Reguliert gegenläufiges Lungen- und Magen-*qi*, transformiert Schleim:** Husten, Dyspnoe, Asthma bronchiale, Verschleimung der (unteren) Atemwege, Übelkeit, Erbrechen, Hypersalivation, abdominale Spannung, Meteorismus
- **Öffnet den Thorax:** Thorakales Druck- und Engegefühl, Interkostalneuralgie

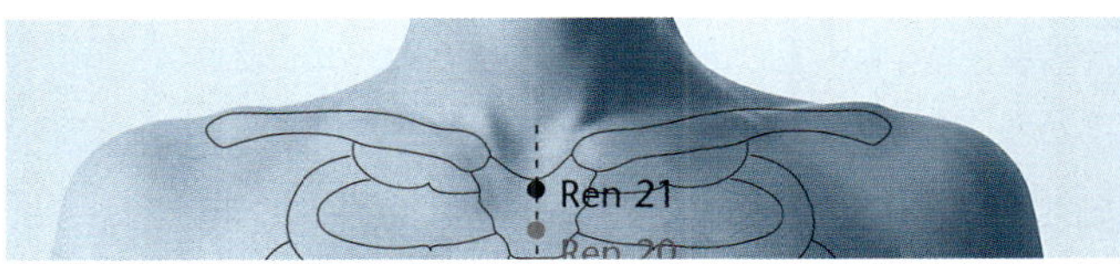

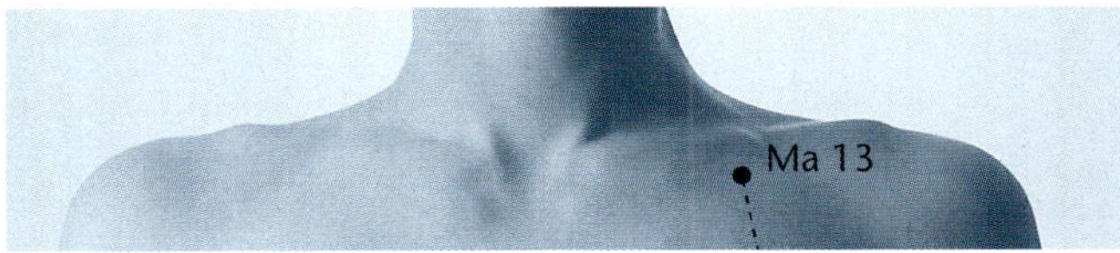

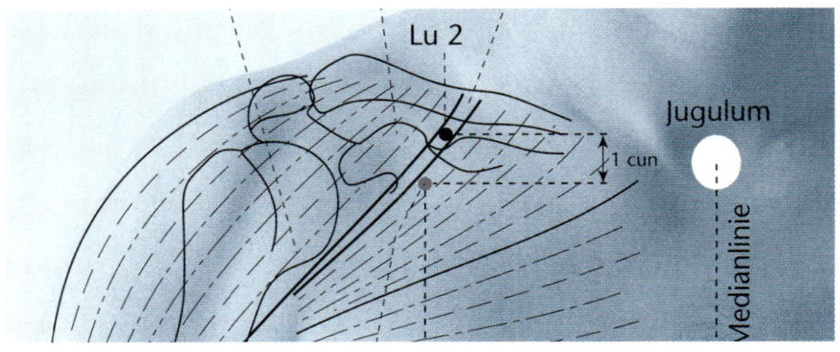

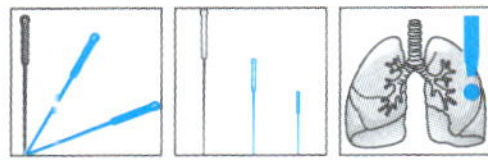

4.9 Perikard-Leitbahnsystem – Hand-*jueyin* *(shou jueyin jing luo)*

4.9.1 Pe-Hauptleitbahn *(shou jueyin jing)*

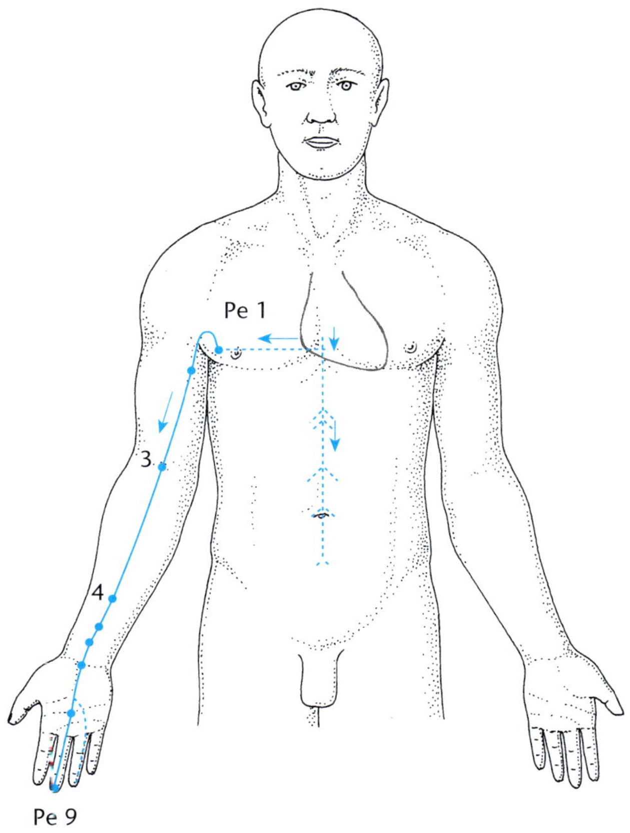

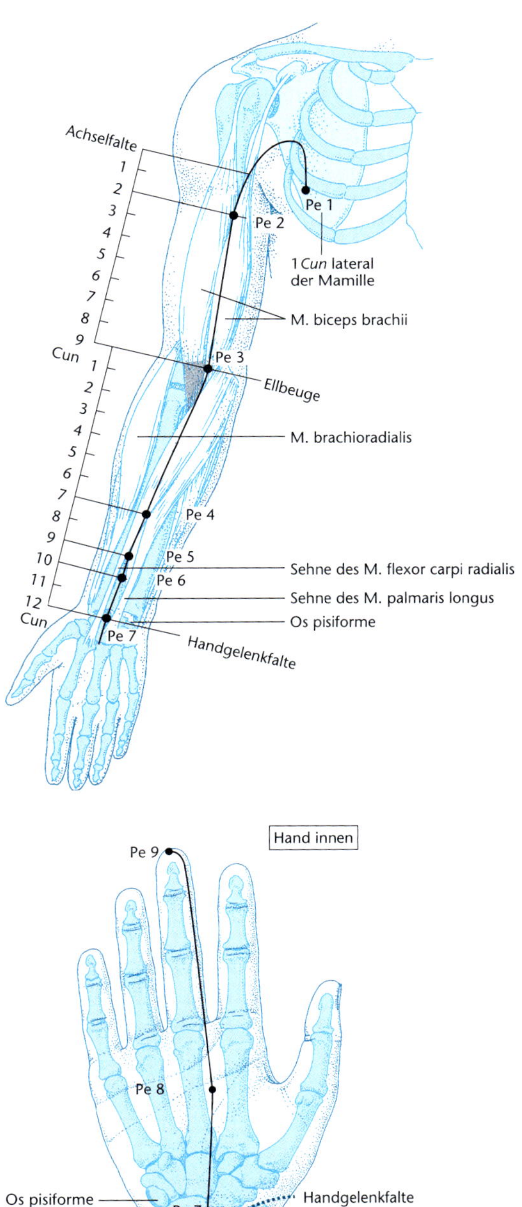

Verlauf

Die Pe-Hauptleitbahn beginnt in der Mitte des Thorax auf der Höhe von **Ren 17** *(danzhong)*. Hierhin zieht ein innerer Ast der Ni-Hauptleitbahn (von der Leber zur Lunge und zum Herzen) (tiefe *yin-yin*-Verbindung).

Die Pe-Hauptleitbahn teilt sich dann in zwei Äste auf,

- der **erste Ast** tritt durch das Diaphragma, steigt in die Abdomenregion ab und verbindet sich mit dem oberen, mittleren und unteren *jiao,*
- ein **weiterer innerer Ast** beginnt ebenfalls in der Thoraxregion, läuft in die Brust und tritt ca. 1 cun lateral der Mamille im vierten ICR bei **Pe 1** *(tianchi)* nach **außen.** Unter **Pe 1** zieht ein innerer Zweig der Le-Hauptleitbahn aus der Leber, der sich hier mit der Pe-Hauptleitbahn verbindet (*yin*-Achsen- bzw. Schichtverbindung des 3. Umlaufs: *jueyin).*

Die **äußere** Leitbahn zieht nach kranial zur Axilla, folgt dem medialen Oberarm und verläuft zwischen der Lu- und He-Hauptleitbahn zum Ellbogen, dann nach distal am Unterarm zwischen den Sehnen des M. palmaris longus und des M. flexor carpi radialis entlang und endet in der Mittelfingerspitze (Fingerkuppe).

Ein anderer **innerer** Zweig entspringt in der Mitte der palmaren Handfläche bei **Pe 8** *(laogong),* zieht am Ringfinger entlang und verbindet sich an dessen Spitze mit der SJ-Hauptleitbahn (Hand-*yin-yang*-Verbindung des 3. Umlaufs).

Klinische Bedeutung

(➢ 1.2)

Außen *(biao)* Nackensteifigkeit, Beinspasmen, Gesichtsrötung, Augenschmerzen, Schwellungen in der Subaxillarregion, hypertonische Muskulatur mit eingeschränkter Ellbogen- und Armbeweglichkeit, Hitzesensation in den Handflächen.

Innen *(li)* **bzw. Organ** *(zang fu)* Delirante Sprache, Verwirrtheitszustände, Ärger, Völle- und Druckgefühl in Thorax- und lateraler Rippenregion, Aphasie, Palpitationen.

Verbindungen der Pe-Hauptleitbahn zu den anderen Hauptleitbahnen (➢ 1.2)

SJ-Hauptleitbahn *(shou shaoyang jing)*

Verbindung Hand-*yin-yang*-Verbindung des 3. Umlaufs.
Ort der Verbindung **Pe 8 → SJ 1** (Handregion).
Zirkulation Zirkadian (nach Organuhr).
Bedeutung Innen-Außen-Verbindung.

Le-Hauptleitbahn *(zu jueyin jing)*

Verbindung *yin*-Achsen- bzw. Schichtverbindung des 3. Umlaufs: *jueyin.*
Ort der Verbindung **Le → Pe.** Von der Leber zieht ein innerer Zweig der Le-Hauptleitbahn durch das Diaphragma und verbindet sich mit der Pe-Hauptleitbahn unter **Pe 1** *(tianchi).*
Zirkulation **Nicht** zirkadian (**nicht** nach Organuhr).
Bedeutung Oben-Unten-Verbindung.

Ni-Hauptleitbahn *(zu shaoyin jing)*

Verbindung Tiefe *yin-yin*-Verbindung.
Ort der Verbindung **Ni → Pe** (Thoraxregion). Ein innerer, zur Niere verlaufender Ast der Ni-Hauptleitbahn zieht zur Leber, durchdringt das Zwerchfell und die Lunge *(fei),* wo er sich verzweigt. Ausgehend von der Lunge verläuft ein innerer Zweig zum Herzen *(xin),* wo er sich mit der Pe-Hauptleitbahn trifft und **Ren 17** *(danzhong)* erreicht.
Zirkulation Zirkadian (nach Organuhr).
Bedeutung Die Pe-Hauptleitbahn erhält *ying-qi* von der Ni-Hauptleitbahn (erste Zirkulation des *ying-qi* ➢ 1.1.4).

Verbindungen der Pe-Hauptleitbahn zu den *zang-fu*

Perikard *(xin bao), san jiao.*

4.9.2 Divergente Pe-Leitbahn *(shou jueyin jing bie)*

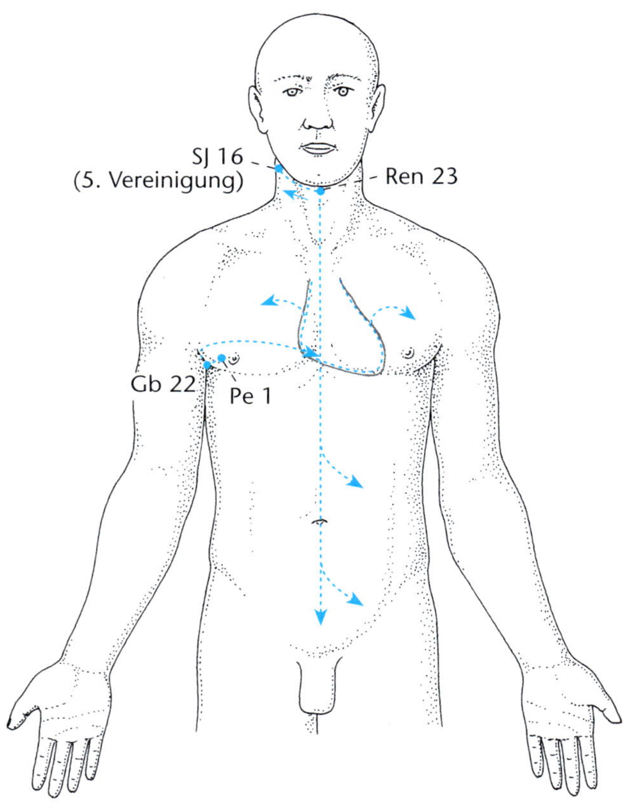

Verlauf

Die divergente Pe-Leitbahn zweigt von der Pe-Hauptleitbahn im Areal von **Pe 1** *(tianchi)* 1 cun lateral der Mamille auf Höhe des 4. ICR ab,

- ➡ zieht nach lateral zu **Gb 22** *(yuanye),*
- ➡ durchdringt den Thorax, zieht zum Herzen *(xin)* und teilt sich in **2 Zweige** auf:
  - **der eine Zweig** verbindet sich mit dem oberen, mittleren und unteren *jiao,*
  - **der andere Zweig** zieht nach kranial in die Halsregion zu **Ren 23** *(lianquan),* dann zur lateralen Nackenregion, tritt bei **SJ 16** *(tianyou)* an der posterioren Grenze des M. sternocleidomastoideus auf der Höhe mit dem Unterkieferwinkel aus und verbindet sich mit der SJ-Hauptleitbahn und der divergenten SJ-Leitbahn zu einer der 6 *he*-Vereinigungen (hier: Pe/SJ als fünfte Vereinigung ➢ 1.3).

Klinische Bedeutung

- Stärkt die Verbindung zwischen Perikard und *san jiao* (als *zang-fu*-Organsysteme). Punkte der Pe-Hauptleitbahn können daher Erkrankungen des *san jiao*-Funktionskreises und umgekehrt Punkte der SJ-Hauptleitbahn Störungen des Perikard-Funktionskreises behandeln.
- Die divergente Pe-Leitbahn zieht im Gegensatz zur Pe-Hauptleitbahn in die Nacken- und in die Halsregion. Dies erklärt den Nutzen einiger Punkte der Pe-Leitbahn

bei Nackenbeschwerden, Ohrerkrankungen, chronischen Halsschmerzen.

- Die divergente Pe-Leitbahn unterstützt durch ihren Verlauf in der Thorax-, Brust- und Hypochondrialregion die Beziehung der Pe-Leitbahn auf diese Regionen.

4.9.3 Tendinomuskuläre Pe-Leitbahn *(shou jueyin jing jin)*

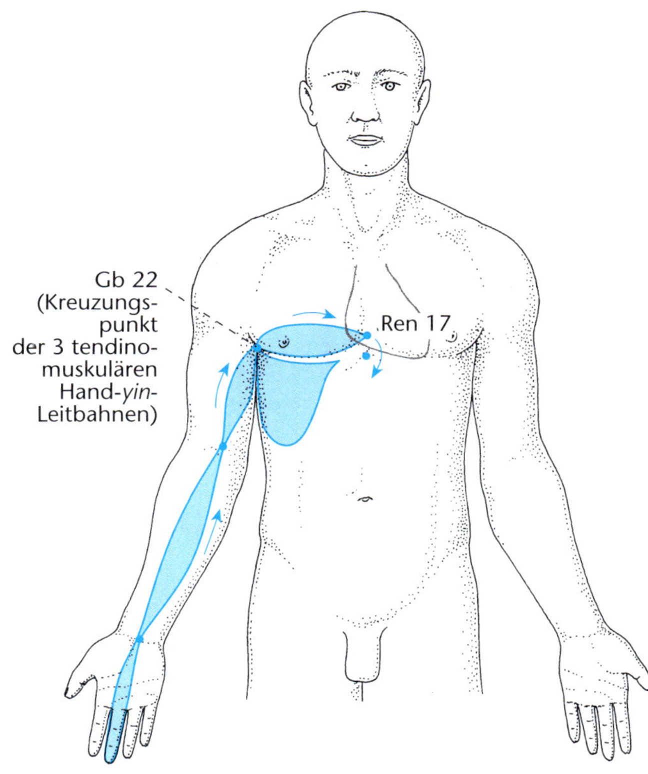

Verlauf

Die tendinomuskuläre Pe-Leitbahn beginnt an der Spitze des Mittelfingers

- ➡ zieht über den anterioren Anteil von Mittelfinger und Os metacarpale III,
- ➡ verbreitet sich in der mittleren Handfläche,
- ➡ verknotet *(jie)* sich in der Mitte der Handgelenkregion,
- ➡ verläuft über den anterioren Unterarmanteil sowie den antero-medialen Oberarmanteil bis zur Axilla, dabei verknotet *(jie)* sich die Leitbahn bei **Pe 3** *(quze)* in der Ellenbeuge und zieht zu **Gb 22** *(yuanye),* wo sie sich mit den anderen tendinomuskulären Hand-*yin*-Leitbahnen trifft.

Bei **Gb 22** teilt sich die Leitbahn,

- ➡ **ein Zweig** verteilt sich breitflächig über die anterioren, lateralen und posterioren Rippenanteile,
- ➡ **der andere Zweig** durchdringt den Thorax unterhalb der Axilla, erreicht die mittlere Thoraxregion auf Höhe von **Ren 17** *(danzhong),* von wo er sich innerhalb der Thoraxhöhle ausbreitet und dann am Diaphragma verknotet *(jie).*

Klinische Bedeutung

Pathologie (➤ 8.2.2)Steifigkeit, Schmerzen, Spasmen und ziehende Sensationen entlang dem Verlauf der tendinomuskulären Pe-Leitbahn, Thoraxschmerzen, thorakales Engegefühl, *xi fen*-Syndrom (eines der 5 *ji*-Syndrome, ein „Akkumulations-Syndrom“) durch Lungen-*qi*-Stagnation mit Akkumulation von Schleim und Hitze mit Symptomen wie Massen in der rechten Hypochondrialregion, zusätzlich eventuell Thorax- oder Rückenschmerzen, Bluthusten, Frösteln und Fieber, Kurzatmigkeit und Dyspnoe.

Anwendung Hauptsächlich Schmerzen, Spasmen, ziehende Sensationen entlang dem Leitbahnverlauf, Bewegungseinschränkungen entlang dem medialen Anteil von Arm und Ellbogen, Schwellungen und Schmerzen in der Achselhöhle und den Mammae.

4.9.4 Pe-*luo*-Gefäß-System *(shou jueyin luo mai)*

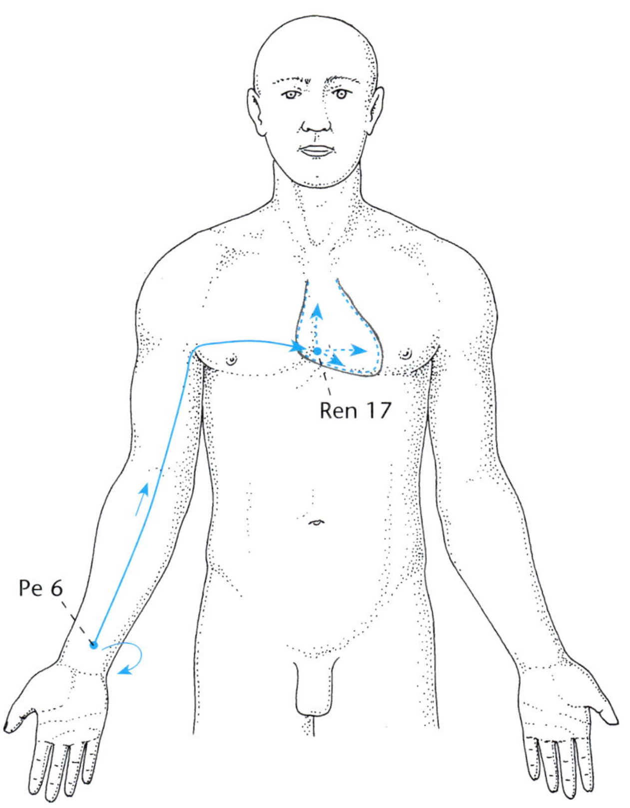

Verlauf

Das Perikard-*luo*-Gefäßsystem zweigt von der Pe-Hauptleitbahn beim *luo*-Punkt **Pe 6** *(neiguan)* ab (➤ 8.2.2), bildet ein dreidimensionales retikuläres Netzwerk und teilt sich in viele Verzweigungen und Unterverzweigungen *(sun luo, fu luo, xue luo* ➤ 1.5) in das umliegende Gewebe auf.

➡ Horizontal verlaufende Verzweigungen ziehen zur Innen/Außen gekoppelten SJ-Hauptleitbahn, einigen Schulen zufolge (z. B. Nguyen Van Nghi, 1989, 1991) als **transversales** Pe-*luo*-Gefäß zum *yuan*-Punkt **SJ 4** *(yangchi)*.

➡ Eine **longitudinal** verlaufende Verzweigung folgt der Pe-Hauptleitbahn entlang dem anterioren Armanteil, kreuzt **Ren 17** *(danzhong)* in der Medianlinie auf Höhe des 4. ICR, durchdringt den Thorax und zieht dann zu Perikard *(xin bao)* und Herz *(xin)*.

Klinische Bedeutung

Pathologie (➤ 8.2.2)
Fülle *(shi)* Herzschmerzen, pektanginöse Schmerzen, Thoraxschmerzen.
Leere *(xu)* Unruhezustände, Reizbarkeit.

4.9.5 Kutane Region *(jueyin pi bu)*

Siehe Beschreibungen und Abbildungen ➤ 1.6

4.9.6 Punkte der Pe-Leitbahn (Übersicht)

Spezifische Punkte nach ihrer Funktion

- *yuan*-**Punkt** (➤ 8.2.1)**: Pe 7** *(daling)*
- *luo*-**Punkt** (➤ 8.2.2)**: Pe 6** *(neiguan)*
- *xi*-**Punkt** (➤ 8.2.3)**: Pe 4** *(ximen)*
- **Rücken-***shu***-Punkt** (➤ 8.2.4) **des Perikards: Bl 14** *(jueyinshu)*
- *mu*-**Punkt** (➤ 8.2.5) **des Perikards: Ren 17** *(danzhong)*
- **Fünf Transport-***shu***-Punkte** (➤ 8.2.6)**:**
  - Brunnen-*jing*-Punkt (Holz), Tonisierungspunkt: **Pe 9** *(zhongchong)*
  - Quell-*ying*-Punkt (Feuer), *ben*-Punkt (Wandlungsphasen- oder Wurzel-Punkt): **Pe 8** *(laogong)*
  - Bach-*shu*-Punkt (Erde), Sedierungspunkt: **Pe 7** *(daling)* Fluss-*jing*-Punkt (Metall): **Pe 5** *(jianshi)*
  - Meer-*he*-Punkt (Wasser): **Pe 3** *(quze)*
- **Öffnungspunkt** (➤ 8.2.8) **des** *yin wei mai*: **Pe 6** *(neiguan)*
- **Kreuzungs-***jiaohui***-Punkt** (➤ 8.2.10) – Pe-Leitbahn mit Le-, SJ-, Gb[1]-Leitbahn: **Pe 1** *(tianchi)*
- *Gao-Wu*-**Kommandopunkt (Meisterpunkt)** (➤ 8.2.11) **für die Thoraxregion: Pe 6** *(neiguan)*
- **Himmelsfensterpunkt** (➤ 8.2.12)**: Pe 1** *(tianchi)*
- *Sun-Si-Miao*-**Geist-Punkt** (➤ 8.2.15)**: Pe 7** *(daling)*, **Pe 8** *(laogong)*
- **Weitere funktionelle Punkte:**
  - Wichtiger Punkt zur Schleim-Beseitigung, der die Sinne blockiert: **Pe 5** *(jianshi)*
  - Wichtiger Punkt zur Beruhigung des *shen*: **Pe 6** *(neiguan)*

Spezifische Punkte in Verlaufsrichtung (numerisch)

- **Pe 1** *(tianchi)*: Kreuzungs-*jiaohui*-Punkt mit der Le-, SJ-, Gb[1]-Leitbahn (➤ 8.2.10), Himmelsfensterpunkt (➤ 8.2.12)
- **Pe 3** *(quze)*: Meer-*he*-Punkt (Wasser ➤ 8.2.6)
- **Pe 4** *(ximen)*: *xi*-Punkt (➤ 8.2.3)
- **Pe 5** *(jianshi)*: Fluss-*jing*-Punkt (Metall ➤ 8.2.6)
- **Pe 6** *(neiguan)*: *luo*-Punkt (➤ 8.2.2), *Gao-Wu*-Kommandopunkt (Meisterpunkt ➤ 8.2.11) für die Thoraxregion, Öffnungspunkt (➤ 8.2.8) des *yin wei mai*
- **Pe 7** *(daling)*: *yuan*-Punkt (➤ 8.2.1), Bach-*shu*-Punkt (Erde ➤ 8.2.6), Sedierungspunkt, *Sun-Si-Miao*-Geist-Punkt (➤ 8.2.15)
- **Pe 8** *(laogong)*: Quell-*ying*-Punkt (Feuer ➤ 8.2.6), *ben*-Punkt (Wandlungsphasen-Punkt), *Sun-Si-Miao*-Geist-Punkt (➤ 8.2.15)
- **Pe 9** *(zhongchong)*: Brunnen-*jing*-Punkt (Holz ➤ 8.2.6), Tonisierungspunkt

[1] Nur bei einigen Autoren genannt.

Himmels-Teich *tianchi* Pe 1

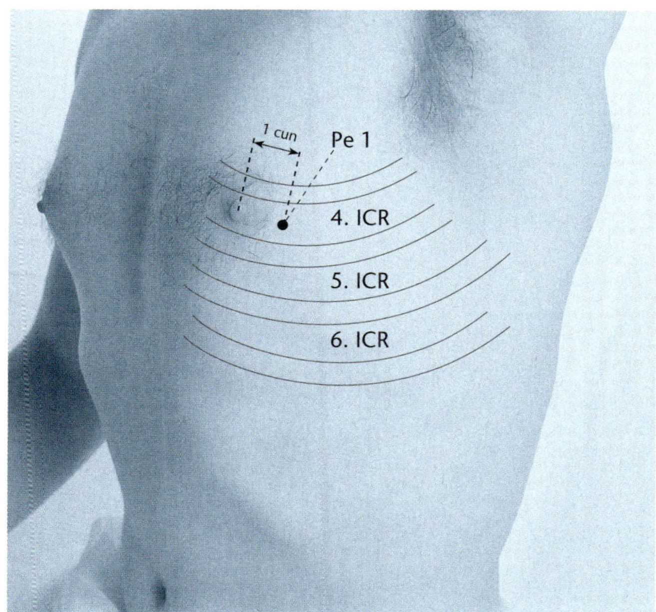

Lokalisation

1 cun lateral und leicht kranial der Brustwarzenmitte auf Höhe des 4. Interkostalraums (ICR).

Finden

Der 4. ICR liegt auf Mamillenhöhe (bei Männern). 1 cun lateral der Mamille den Punkt **Pe 1** im 4. ICR lokalisieren (ICR-Anstieg nach lateral beachten). **Oder:** Zur genauen Orientierung im Interkostalbereich (➤ 3.4.2) zunächst die Synchondrosis manubriosternalis aufsuchen. Lateral davon ist der Rippenknorpelansatz der 2. Rippe. Der ICR darunter ist der 2. ICR, von hier 2 ICR nach kaudal bis zum 4. ICR und 5 cun lateral der Medianlinie messen und dort **Pe 1** lokalisieren.

Hinweis: Auf derselben Höhe (4. ICR) liegen **Ren 17** (Medianlinie), **Ni 23/Ma 17/Mi 18** (2/4 cun = Mamille/6 cun lateral der Medianlinie), **Gb 22** (3 cun unter Axillascheitelpunkt) und **Gb 23** (1 cun anterior **Gb 22**).

Punktion

Die Einstichstelle ist 1 cun lateral der Brustwarzenmitte auf Höhe des oberen Brustwarzenhofs unabhängig von der Brustform und -größe. Vorsichtig flach s. c. 0,3–1 cun. **Cave:** Pneumothorax. Aufgrund seiner prekären Lage wird der Punkt in der Praxis selten eingesetzt, da (auch bei Männern) 1 cun lateral der Brustdrüsenmitte leicht die Brustdrüse getroffen wird.

Wirkung und wichtigste Indikationen

- **Senkt gegenläufiges *qi* ab:** Husten, Keuchatmung, Asthma bronchiale, Singultus
- **Öffnet den Thorax, reguliert *qi*, transformiert Schleim:** Thorakales Völlegefühl, Interkostal- und Postzoster-Neuralgie, Skrofula, Lymphknotenschwellungen und -schmerzen in der Achselregion, (diaphragmale) Unruhezustände
- **Unterstützt die Mammae:** Laktationsstörungen, Mastitis

Besonderheiten

Himmelsfensterpunkt, Entry(Eintritt)-Punkt, Kreuzungspunkt mit der Le-, SJ- und einigen Autoren zufolge mit der Gb-Leitbahn.

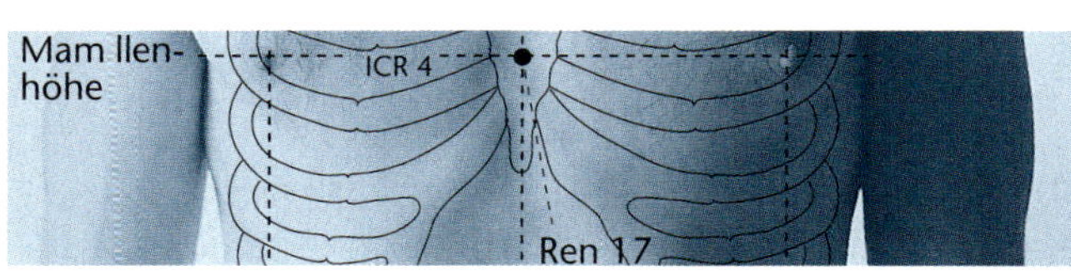

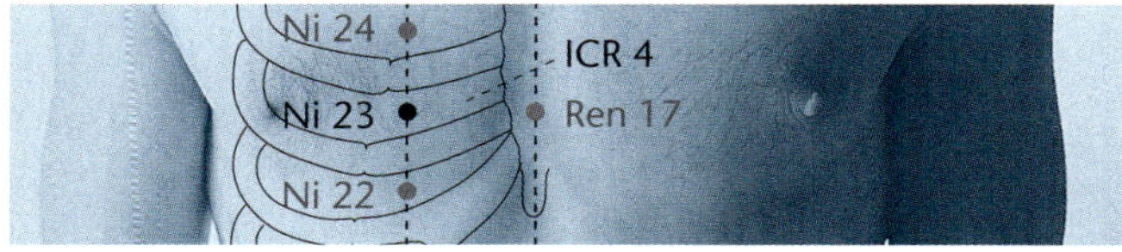

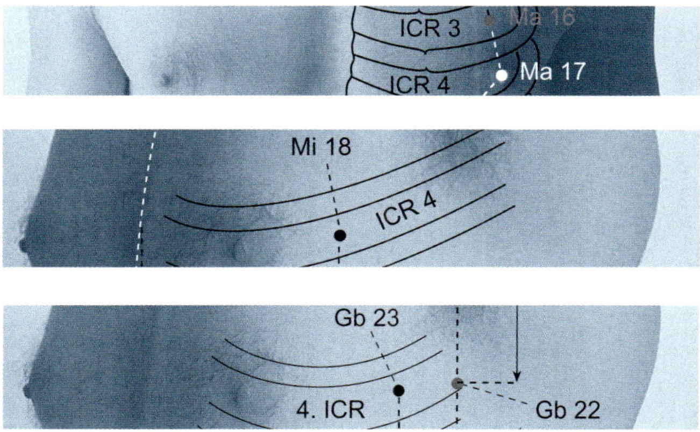

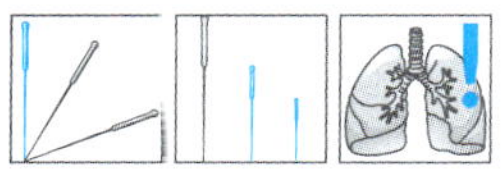

Pe 2

Himmels-Quelle *tianquan*

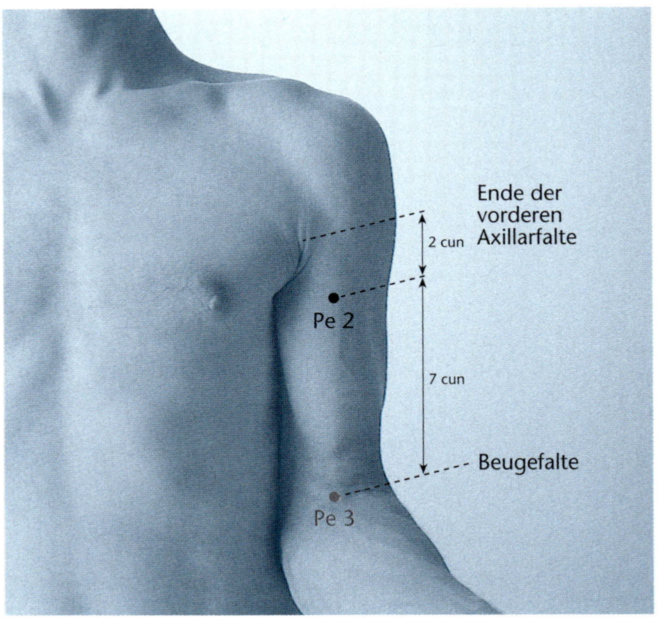

Lokalisation

Zwischen den beiden Köpfen des M. biceps brachii 2 cun distal vom Ende der ventralen (vorderen) Axillarfalte.

Finden

Bei leicht außenrotiertem Arm den M. biceps brachii aufsuchen, bei untrainierten Patienten gegen Widerstand im Ellbogengelenk beugen lassen. **Pe 2** liegt zwischen den beiden Köpfen des M. biceps brachii 2 cun unterhalb des oberen Endes der ventralen Achselfalte (➤ 2.2).

Hinweis: Lu 3 liegt radial von **Pe 2** an der Außenseite des M. biceps brachii und 1 cun weiter distal.

Punktion

Je nach gewünschter Wirkung schräg nach proximal oder distal 1–1,5 cun.

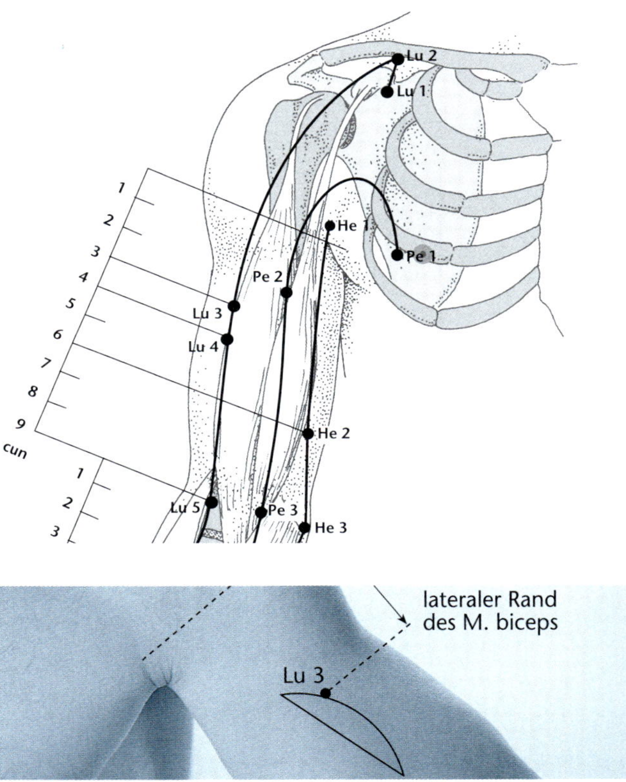

Wirkung und wichtigste Indikationen

- **Öffnet den Thorax:** Thorakales Völle- und Engegefühl
- **Nährt und bewegt das Blut, mildert Schmerzen:** Angina pectoris, „Herzstiche", Schmerzen des gesamten Thorax (auch in der Rückenregion) und des medialen Oberarms
- **Beruhigt** *shen:* Palpitationen

Besonderheiten

Für einige Indikationen Ersatzpunkt für den gefährlicheren **Pe 1.**

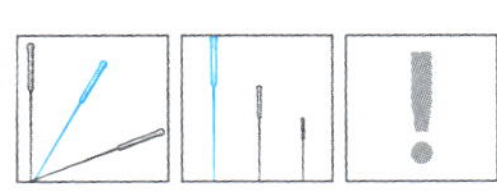

Wasserreservoir in der Krümmung *quze*

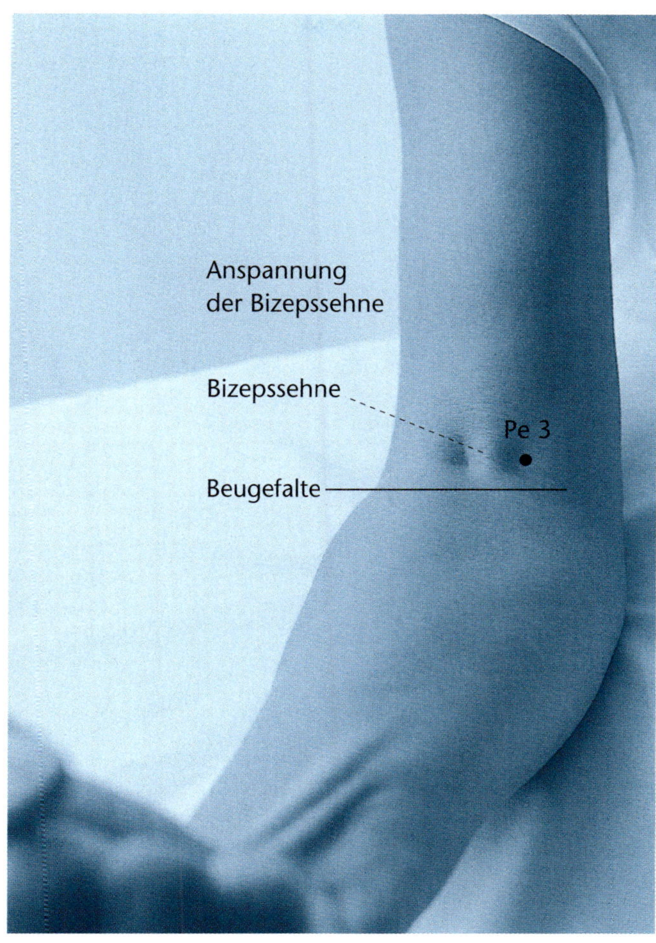

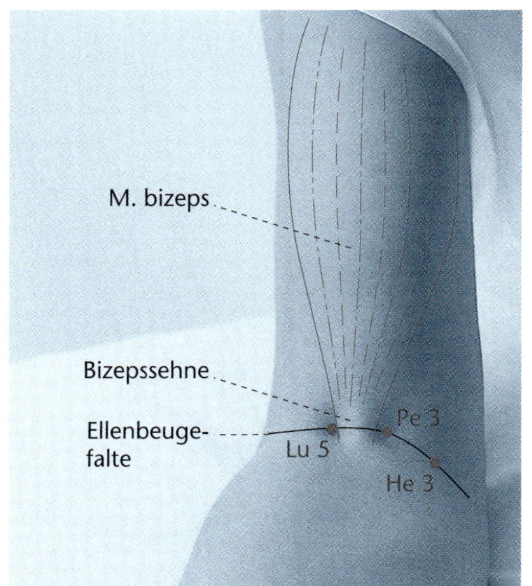

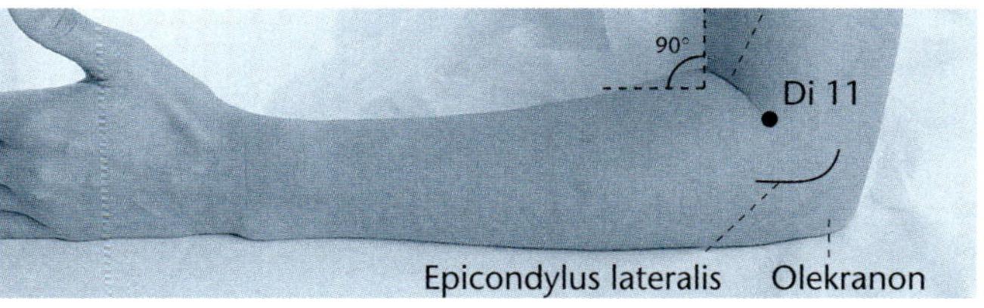

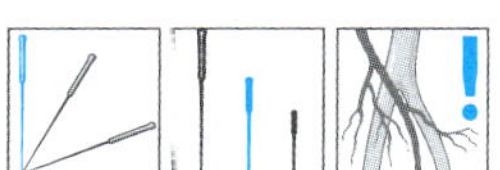

Lokalisation

In der Ellenbeugefalte ulnar der Bizepssehne, zwischen der Sehne und A. brachialis.

Finden

Unterarm entspannt in Supinationsstellung lagern. Lokalisation am besten bei Ellbogenflexion mit Bizeps-Anspannung, dadurch sind Sehne und Falte gut darstellbar. **Pe 3** liegt ulnar der Sehne in der Ellenbeugefalte.

Hinweis: Ebenso im Faltenbereich liegen **Lu 5** (radial der Bizepssehne), **Di 11** (zwischen radialem Faltenende und Epicondylus lateralis) und **He 3** (am ulnaren Faltenende bei voller Ellbogenflexion).

Punktion

Senkrecht 0,5–1 cun oder Mikroaderlass der Vene. **Cave:** A./V. brachialis, Pulspalpation vor der Nadelung.

Wirkung und wichtigste Indikationen

- **Klärt Hitze, leitet Feuer aus:** Hochfieberhafte Erkrankungen (dann Mikroaderlass), Hitzschlag
- **Harmonisiert Magen und Darm, beendet Erbrechen:** Magen-Darm-Störungen, z. B. akute Gastroenteritis (durch Sommerhitze)
- **Macht die Leitbahn durchgängig, mildert Schmerzen:** Schmerzen und Spasmen in der Ellbogen- und Armregion, Tremor von Kopf, Hand und Arm, Schmerzen bei Angina pectoris (im Leitbahnverlauf)

Besonderheiten

Meer-*he*-Punkt, Wasser-Punkt. Wichtig als Lokalpunkt und zur Hitze-Ausleitung.

Pe 4 Spalten-Tor *ximen*

Lokalisation

5 cun proximal vom palmaren Handgelenkspalt („distale Handgelenkbeugefalte") zwischen den Sehnen der Mm. palmaris longus und flexor carpi radialis.

Finden

Mithilfe der Handspanntechnik (➤ 2.3.3): Vom Streckenmittelpunkt zwischen **Pe 7** (Mitte des palmaren Handgelenkspalts) und **Pe 3** (in der Ellenbeugefalte ulnar der Bizepssehne) aus 1 cun nach distal messen und hier **Pe 4** zwischen den beiden Sehnen lokalisieren. Ist nur eine Sehne sichtbar, ist es die des M. flexor carpi radialis, dann **Pe 4** ulnar davon lokalisieren.

Punktion

Senkrecht 0,5–1 cun oder schräg nach proximal 1–1,5 cun. **Cave:** N. medianus.

Wirkung und wichtigste Indikationen

- **Stärkt das Blut, beseitigt Blut-Stase:** Z. B. Schmerzstillung bei akutem Angina-pectoris-Anfall, Herzrhythmusstörungen
- **Beruhigt** ***shen:*** Schlafstörungen, Unruhe- und Angstzustände (durch Blut-Stase)
- **Kühlt das Blut, beendet Blutungen:** Hochfieberhafte Erkrankungen, Hauterkrankungen
- **Macht die Leitbahn durchgängig:** Beschwerden entlang dem Leitbahnverlauf

Besonderheiten

xi-Punkt. Ein Hauptpunkt in der Therapie bei akuter, schmerzhafter Blut-Stase in Thorax- und Herzregion.

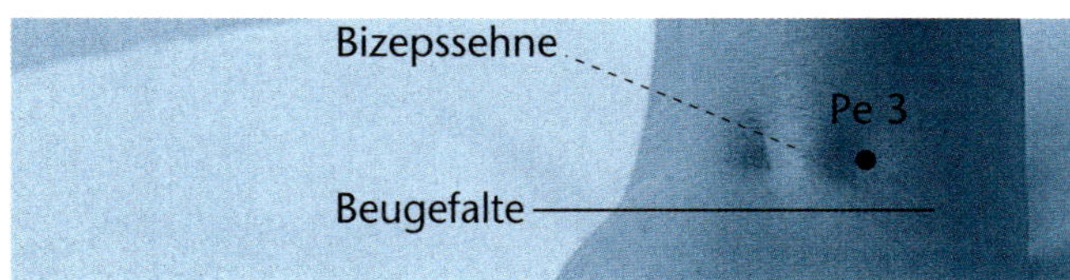

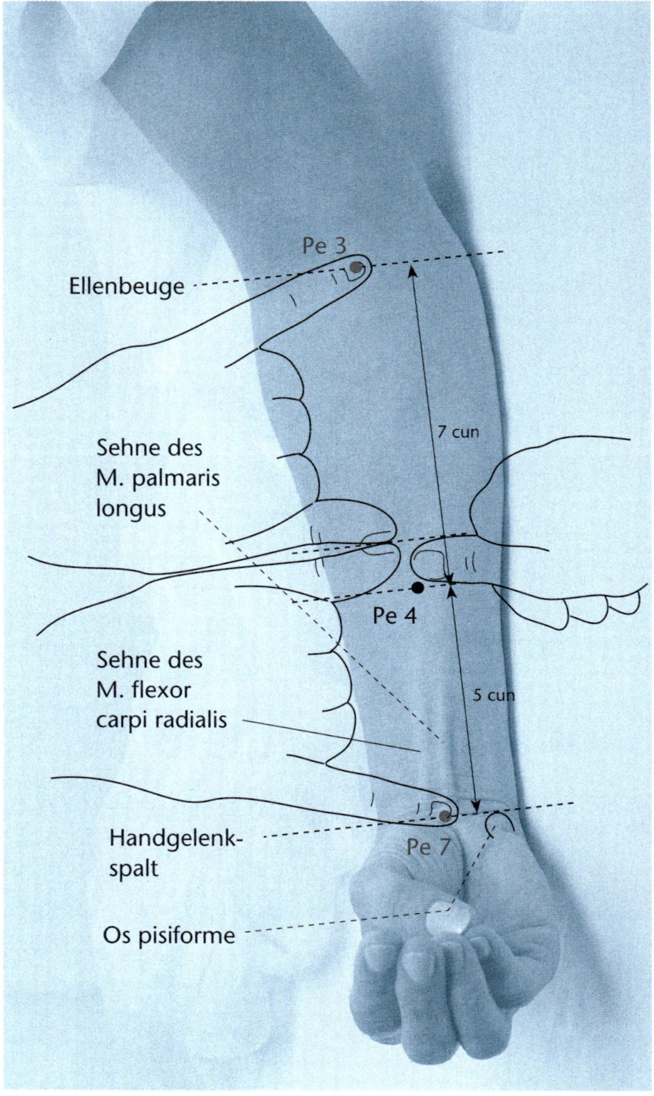

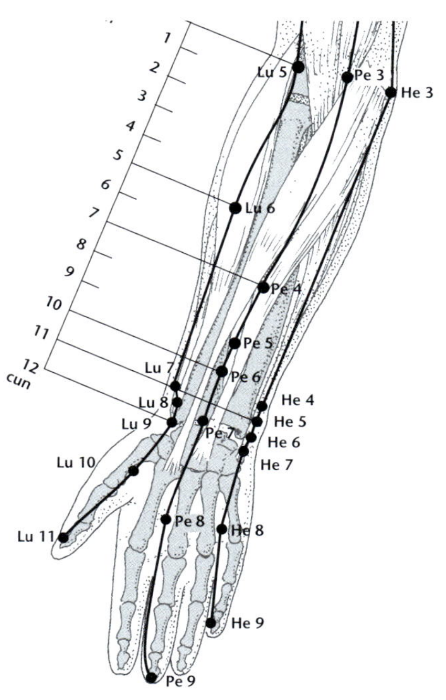

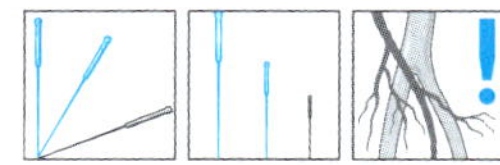

Dazwischentretender Bote *jianshi*

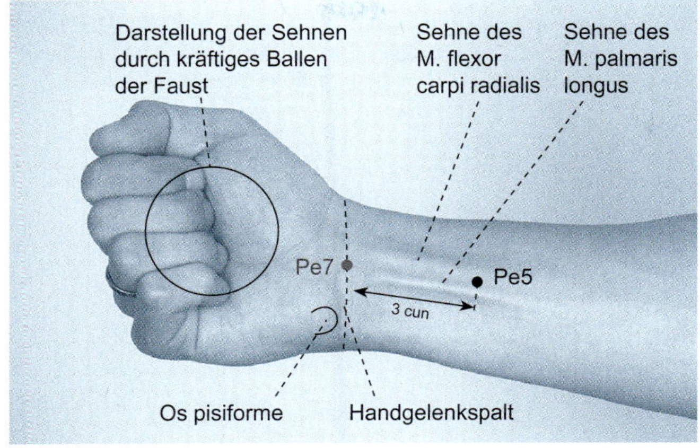

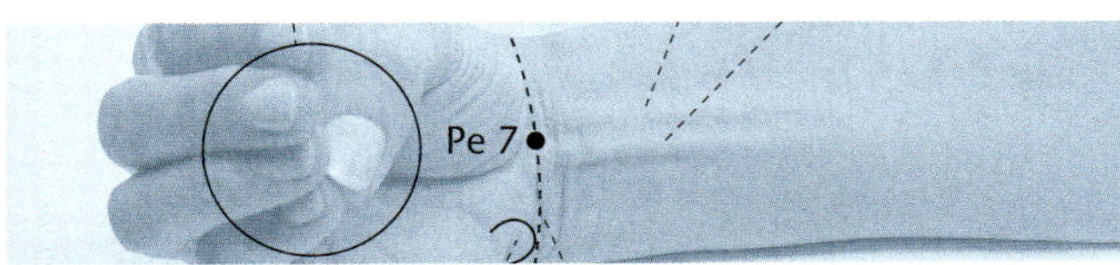

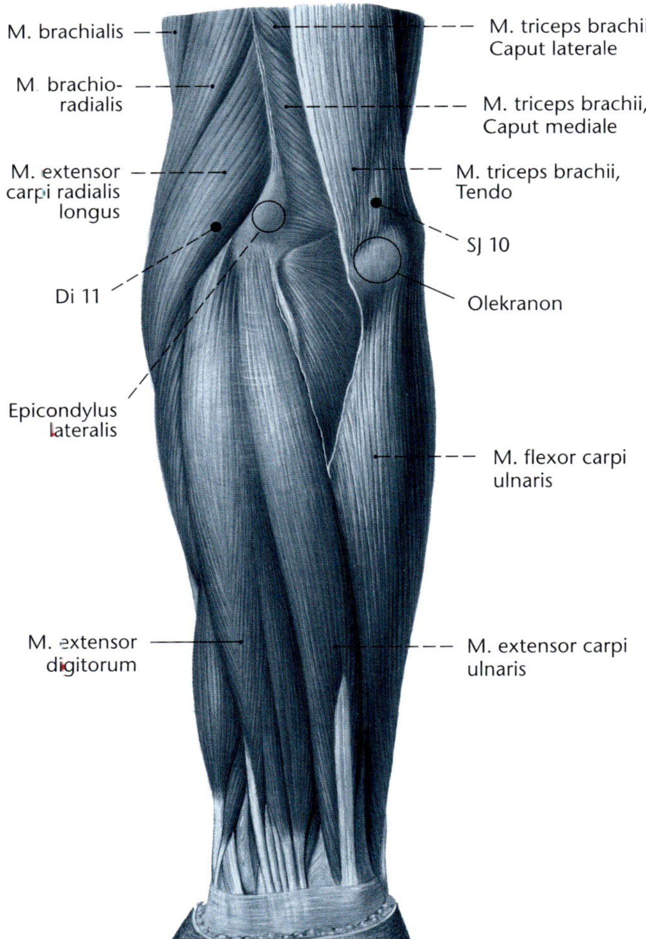

Lokalisation

3 cun proximal vom palmaren Handgelenkspalt („distale Handgelenkbeugefalte") zwischen den Sehnen der Mm. palmaris longus und flexor carpi radialis.

Finden

Der palmare Handgelenkspalt (➤ 3.3.3) kann durch lockere Handbewegungen deutlich getastet werden. Von der Mitte des Gelenkspalts (Lage von **Pe 7**) aus 3 cun nach proximal messen. Hier **Pe 5** zwischen beiden Sehnen lokalisieren, die sich z. B. durch kräftiges Ballen der Faust besser darstellen. Ist nur eine Sehne sichtbar, ist es die des M. flexor carpi radialis, **Pe 5** ulnar davon lokalisieren.

Punktion

Senkrecht 0,5–1 cun oder schräg nach proximal bis 1,5 cun. **Cave:** N. medianus, keine starke Manipulationstechnik.

Wirkung und wichtigste Indikationen

- **Harmonisiert den mittleren *jiao*, transformiert Schleim, beruhigt *shen*:** Globusgefühl, Erbrechen und Übelkeit, Diarrhö, psychische Störungen (durch Schleim) wie Unruhe und manische Zustände, Epilepsie, Globusgefühl
- **Reguliert die Menstruation:** Zyklusstörungen wie unregelmäßige Menstruation, Dysmenorrhö, Plazentalösungsstörungen, Fluor vaginalis
- **Lokal/Leitbahnverlauf:** Lymphadenome, Lähmungen, Parästhesien

Besonderheiten

Fluss-*jing*-Punkt, Metall-Punkt. Wichtiger Punkt zur Beseitigung von „Schleim", der die Sinne blockiert.

Pe 6

Inneres Grenztor *neiguan*

Lokalisation

2 cun proximal vom palmaren Handgelenkspalt („distale Handgelenkbeugefalte") zwischen den Sehnen des M. palmaris longus und M. flexor carpi radialis.

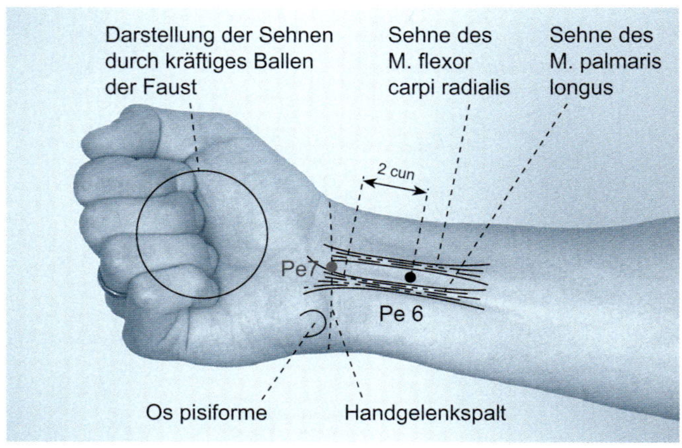

Finden

Der palmare Handgelenkspalt (➤ 3.3.3) kann durch lockere Handbewegungen deutlich getastet werden. Von der Mitte des Gelenkspalts (Lage von **Pe 7**) aus 2 cun nach proximal messen. Hier **Pe 6** zwischen den beiden Sehnen lokalisieren, die sich z. B. durch kräftiges Ballen der Faust besser darstellen. Ist nur eine Sehne sichtbar, ist es die des M. flexor carpi radialis, **Pe 6** ulnar davon lokalisieren.

Hinweis: Gegenüber liegt **SJ 5** (2 cun proximal vom dorsalen Handgelenkspalt).

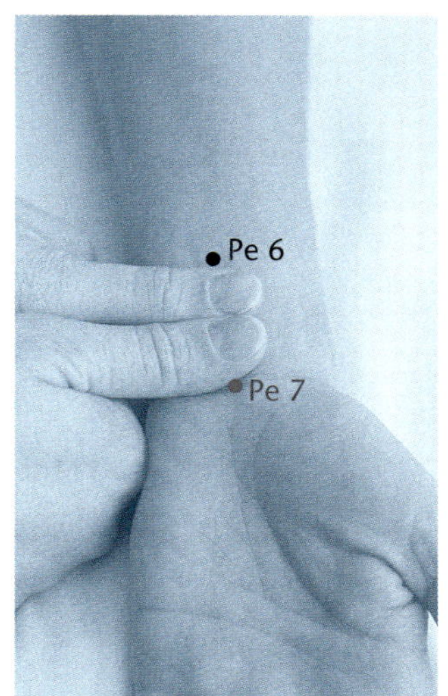

Punktion

Senkrecht 0,5–1 cun oder schräg nach proximal oder distal bis 1,5 cun. **Cave:** N. medianus.

Wirkung und wichtigste Indikationen

- **Öffnet den** *yin wei mai,* **beruhigt** *shen:* Funktionelle Herzbeschwerden, Angst- und Unruhezustände, Schlafstörungen
- **Öffnet den Thorax, reguliert** *qi:* Kardial, pulmonal oder knöchern bedingte thorakale Schmerzen
- **Harmonisiert den Magen:** Magen-Darm-Störungen mit Übelkeit, Erbrechen, epigastrales und abdominales Völlegefühl
- **Klärt Hitze:** Fieber, Dysurie, Zungenrisse
- **Lokal:** Beschwerden in Unterarm (Karpaltunnel) und Handgelenk

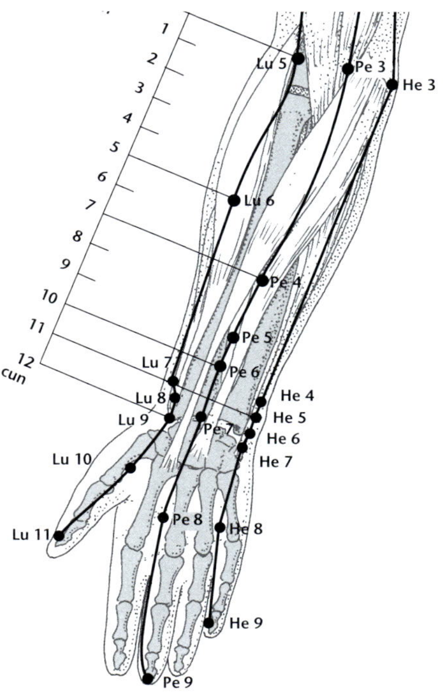

Besonderheiten

Luo-Punkt, Öffnungspunkt des *yin wei mai, Gao-Wu*-Punkt (Meister-Punkt) für den Thorax. Hauptpunkt bei Übelkeit und Erbrechen.

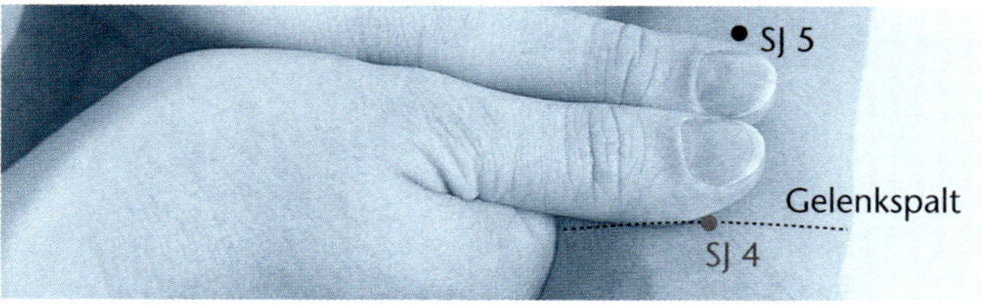

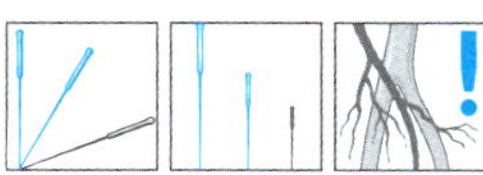

Großer Hügel *daling*

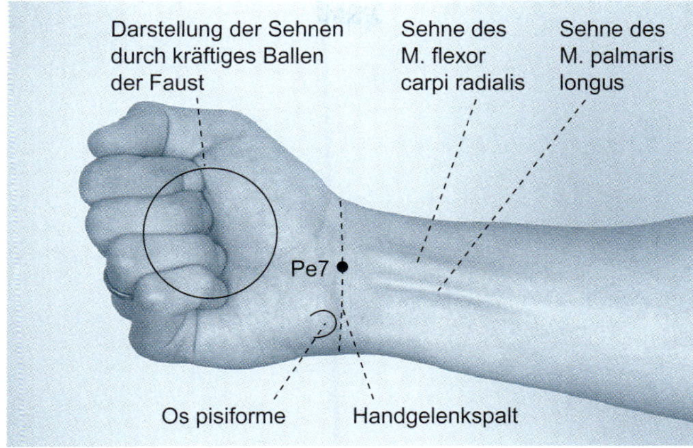

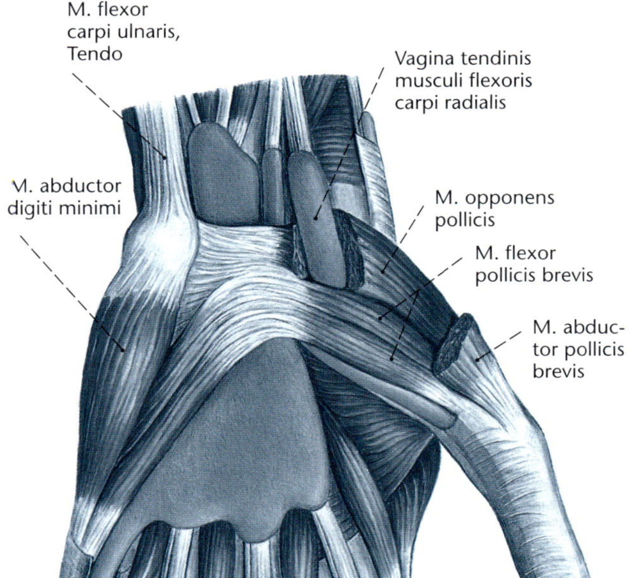

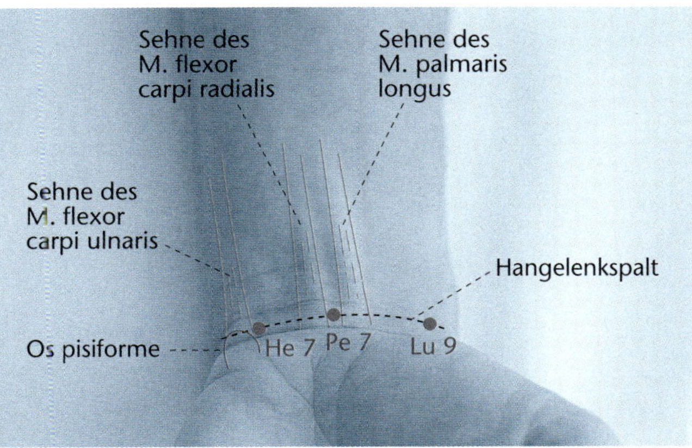

Lokalisation

In der Mitte des palmaren Handgelenkspalts („distale Handgelenkbeugefalte") zwischen den Sehnen der Mm. palmaris longus und flexor carpi radialis.

Finden

Der palmare Handgelenkspalt (➤ 3.3.3) kann durch lockere Handbewegungen deutlich getastet werden. In der Mitte des Gelenkspalts **Pe 7** zwischen den beiden Sehnen lokalisieren, die sich z. B. durch kräftigen Faustschluss besser darstellen. Ist nur eine Sehne sichtbar, ist es die des M. flexor carpi radialis, dann **Pe 7** ulnar davon lokalisieren.

Hinweis: Ebenso im palmaren Handgelenkspalt liegen **He 7** (ulnar: radial der Sehne des M. carpi ulnaris) und **Lu 9** (radial: lateral der A. radialis).

Punktion

Senkrecht 0,3–0,5 cun oder schräg nach distal 0,5–1 cun. **Cave:** Der N. medianus liegt direkt unter dem Punkt, Nadelung kann deutlich elektrisieren, dann keine weitere Nadelmanipulation.

Wirkung und wichtigste Indikationen

- **Klärt Hitze aus dem Herz, beruhigt *shen*:** Erregungs- und Angstzustände, Schlafstörungen, Dysurie und Hämaturie (bei Herz-Feuer auf Blase)
- **Harmonisiert Magen und Darm:** Magen-Darm-Störungen
- **Öffnet den Thorax:** Schmerzen in Thorax und seitlicher Rippenregion, Dyspnoe
- **Kühlt das Blut:** Hochfieberhafte Erkrankungen, Hauterkrankungen durch Blut-Hitze
- **Lokal:** Erkrankungen in der Finger- und Handgelenkregion

Besonderheiten

yuan-Punkt, Bach-*shu*-Punkt, Erd-Punkt, Sedierungs-Punkt, *Sun-Si-Miao*-Geist-Punkt, Alternativname nach Deadman, Al-Khafaji und Baker (2000) *gui xin* (Geist-Herz). Wichtiger Beruhigungspunkt, Hauptpunkt bei Karpaltunnelsyndrom.

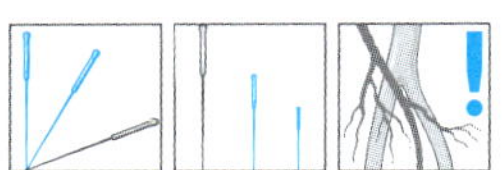

Pe 8

Palast der mühevollen Arbeit *laogong*

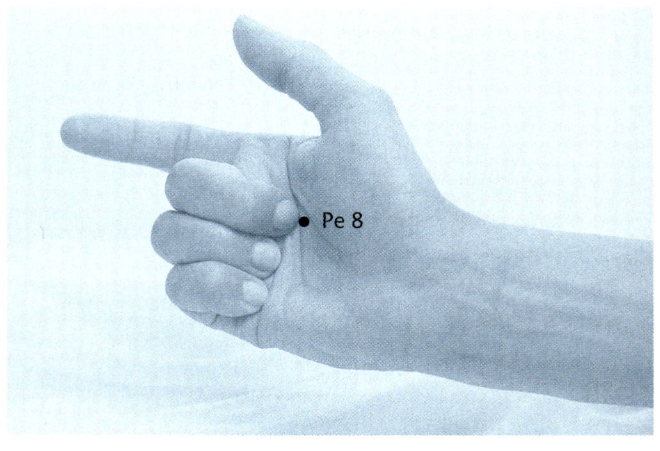

Lokalisation

In der Mitte der Handfläche zwischen dem 2. und 3. Metakarpalknochen, etwas näher zum 3. Metakarpalknochen.

Finden

Bei einer mäßig geballten Faust liegt der Punkt meist unter der Mittelfingerspitze, zwischen dem 2. und 3. Metakarpalknochen und etwas näher zum 3. Metakarpalknochen.

Hinweis: He 8 liegt weiter ulnar zwischen dem 4. und 5. Metakarpalknochen.

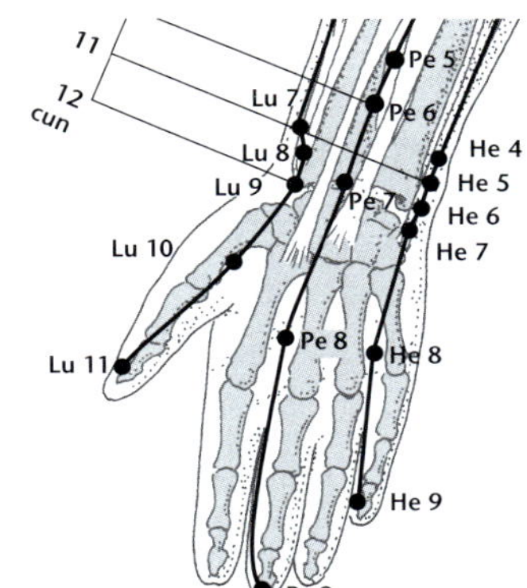

Punktion

Senkrecht 0,3–0,5 cun. **Cave:** Schmerzhaft.

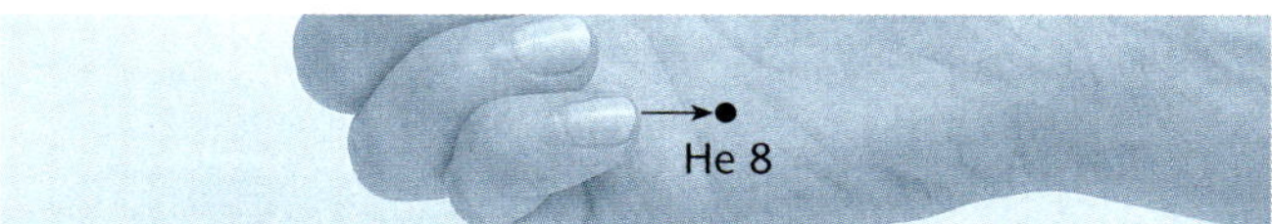

Wirkung und wichtigste Indikationen

- **Kühlt Hitze aus Herz und Perikard, belebt das Bewusstsein, klärt die Nähr-*ying*-Schicht, kühlt das Blut, beruhigt *shen*:** Hochfieberhafte Erkrankungen, Bewusstlosigkeit, Apoplex, Hypertonus, psychische Störungen mit manischen und agitierten Zuständen, Epilepsie, Stomatitis, Hauterkrankungen (durch Blut-Hitze), lokal im Bereich der Hand wie bei Ekzem, Tinea, Schwitzen der Handflächen, Hautschuppung, Tremor
- **Harmonisiert und klärt Hitze aus dem mittleren *jiao*:** (Blut-) Erbrechen, Gastritis

Besonderheiten

Quell-*ying*-Punkt, Feuer-Punkt, *ben*-Punkt (Wandlungsphasen- oder Wurzel-Punkt), *Sun-Si-Miao*-Geist-Punkt, Alternativname nach Deadman, Al-Khafaji und Baker (2000) *gui cu* (Geist-Höhe), Exit(Austritt)-Punkt.

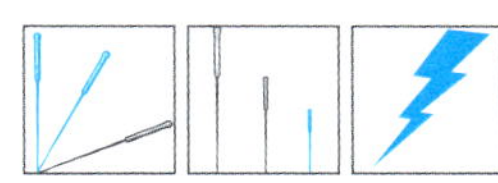

Zentraler Ansturm *zhongchong*

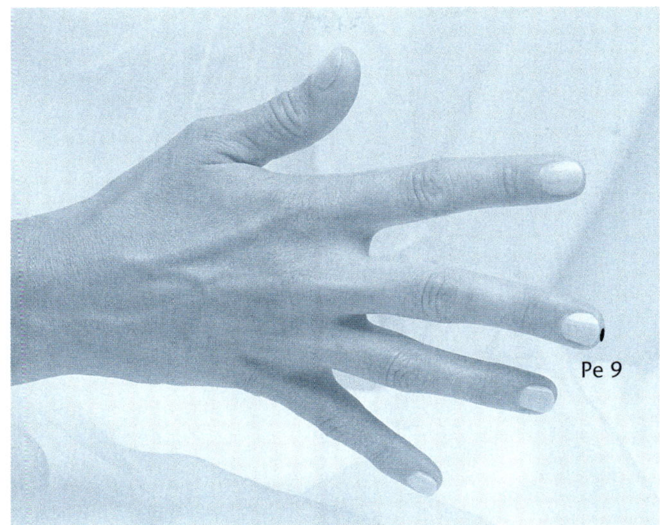

Lokalisation

Distale Stelle der Mittelfingerspitze.

Finden

Die distale Stelle der Mittelfingerspitze aufsuchen und dort **Pe 9** lokalisieren.

Punktion

Senkrecht oder schräg nach proximal 0,1–0,2 cun oder Mikroaderlass. **Cave:** Schmerzhaft.

Wirkung und wichtigste Indikationen

Klärt (v. a. Herz- und Perikard-)Hitze, belebt das Bewusstsein, unterstützt die Zunge, klärt Sommer-Hitze: Hochfieberhafte Infekte mit Agitiertheit, Hitzschlag, Bewusstlosigkeit, Schock, Kollaps, Epilepsie bei Kindern, Hitze-assoziierte Kopfschmerzen, Angina pectoris, Hypertonus, Apoplex, Stomatitis, Zungensteifigkeit und -schmerzen, Aphasie, akute Sommer-Diarrhö, pädiatrisch bei Pavor nocturnus (Hitze-Stau im Herzen aufgrund von Hitze und Nahrungs-Blockade im mittleren *jiao*).

Besonderheiten

Brunnen-*jing*-Punkt, Holz-Punkt, Tonisierungspunkt.

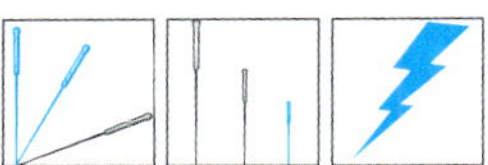

4.10 *San-Jiao*-Leitbahnsystem – Hand-*shaoyang* *(shou shaoyang jing luo)*

4.10.1 SJ-Hauptleitbahn *(shou shaoyang jing)*

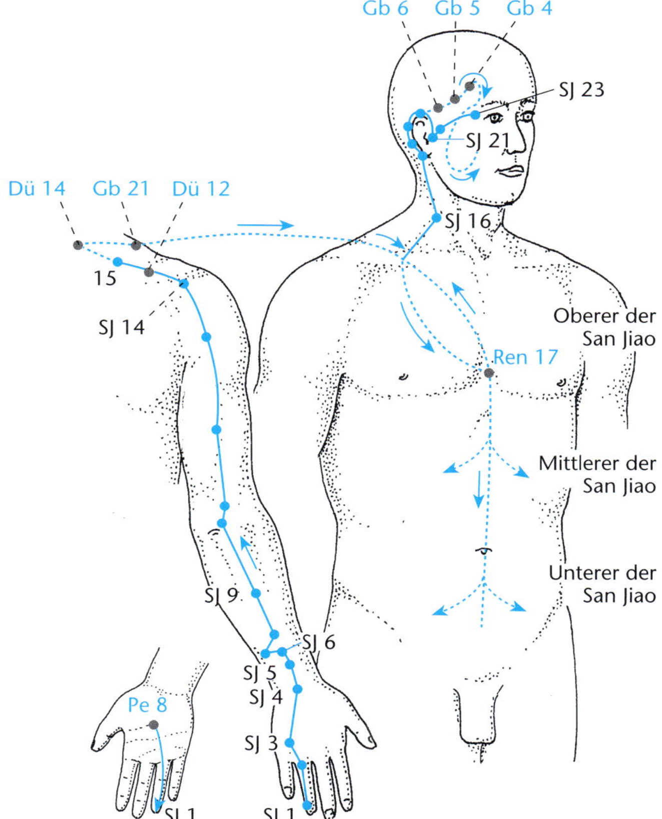

Verlauf

Die SJ-Hauptleitbahn beginnt mit ihrem **äußeren Verlauf** am ulnaren Nagelfalzwinkel des Ringfingers bei **SJ 1** *(guanchong).* Hierhin zieht ein Ast der Pe-Hauptleitbahn, der bei **Pe 8** *(laogong)* in der Handfläche abzweigt (Hand-*yin-yang*-Verbindung des 3. Umlaufs).

Die Leitbahn verläuft zunächst entlang der ulnaren Seite des Ringfingers,

- dann zwischen dem 4. und 5. Metakarpalknochen,
- zieht zwischen Radius und Ulna zum lateralen Teil des Unterarmes,
- passiert das Olekranon und läuft am lateralen Oberarm entlang zur Schulterregion,
- zieht dann über die Schulter, wo sie **Dü 12** *(bingfeng)* kreuzt, zu **Du 14** *(dazhui),* um sich mit den anderen *yang*-Hauptleitbahnen zu treffen,
- zieht dann nach ventral und kreuzt dabei **Gb 21** *(jianjing)* und **Ma 12** *(quepen)* in der Fossa supraclavicularis major.

Bei **Ma 12** zieht der **innere** Verlauf der SJ-Leitbahn in die Tiefe, trifft bei **Ren 17** *(danzhong)* das Perikardium *(xin bao),* dringt durch das Diaphragma nach kaudal ins Abdomen und verbindet sich mit dem oberen, mittleren und unteren *jiao.*

Vom unteren *jiao* aus zieht **ein innerer Ast** nach kaudal zur Kniekehlenregion bis **Bl 39** *(weiyang),* dem unteren Meer-*xiahe*-Punkt des *san jiao.*

Ein weiterer **innerer** Ast entspringt in der Thoraxregion bei **Ren 17** *(danzhong),* tritt in der Fossa supraclavicularis nach **außen** und steigt von dort entlang der posterioren Grenze des M. sternocleidomastoideus am Hals **(SJ 16)** auf, zieht am Os temporale entlang der hinteren Grenze der Ohrmuschel über **SJ 17, SJ 18** und **SJ 19** zu **SJ 20** *(jiasun)* über die Ohrspitze, kreuzt die Gb-Hauptleitbahn bei **Gb 6** *(xuanli),* **Gb 5** *(xuanlu)* und **Gb 4** *(hanyan),* nach Deadman, Al-Khefaji und Baker (2000) auch bei **Gb 11** *(touqiaoyin)* und **Gb 14** *(yangbai),* steigt dann ab über die Wange zum Unterkiefer, zieht dann nach kranial und kreuzt **Dü 18** *(quanliao)* an der unteren Grenze des Jochbeins und verläuft zur Infraorbitalregion.

Von **SJ 17** *(yifeng)* aus dringt ein Zweig in das Ohr ein, er tritt anterior des Tragus wieder nach **außen,** kreuzt **Dü 19** *(tinggong),* zieht dann durch **SJ 21** *(ermen)* und **SJ 22** *(erheliao),* kreuzt den Punkt **Gb 3** *(shangguan)* sowie den eigenen Wangen-Ast und endet dann bei **SJ 23** *(sizhukong)* in der Sutura frontozygomatica.

Von **SJ 23,** einigen Autoren zufolge von **SJ 22,** zieht **ein kleiner Zweig** zu **Gb 1** *(tongziliao)* am lateralen Augenwinkel (*yang*-Achsenverbindung des 3. Umlaufs: *shaoyang*).

Klinische Bedeutung (➤ 1.2)

Außen *(biao)* Halsschmerzen, Wangenschmerzen, gerötete und schmerzhafte Augen, Taubheit, Schmerzen hinter den Ohren, Schmerzen in der posterioren Schulter- und Oberarmregion.

Innen *(li)* **bzw. Organ** *(zang fu)* Abdominales Völle- und Spannungsgefühl, Miktionsstörungen, Hautödeme und -verquellungen, Enuresis.

Verbindungen der SJ-Hauptleitbahn zu den anderen Hauptleitbahnen (➤ 1.2)

Pe-Hauptleitbahn *(shou jueyin jing)*

Verbindung Hand-*yin-yang*-Verbindung des 3. Umlaufs.
Ort der Verbindung **Pe 8** → **SJ 1** (Handregion).
Zirkulation Zirkadian (nach Organuhr).
Bedeutung Innen-Außen-Verbindung.

Gb-Hauptleitbahn *(zu shaoyang jing)*

Verbindung *yang*-Achsen- bzw. Schichtverbindung des 3. Umlaufs: *shaoyang.*
Ort der Verbindung **SJ 23** (bzw. **SJ 22**) → **Gb 1** (Kopfregion).
Zirkulation Zirkadian (nach Organuhr).
Bedeutung Oben-Unten-Verbindung.

Verbindungen der SJ-Hauptleitbahn zu den *zang-fu*

Perikard *(xin bao), san jiao.*

4.10.2 Divergente SJ-Leitbahn *(shou shaoyang jing bie)*

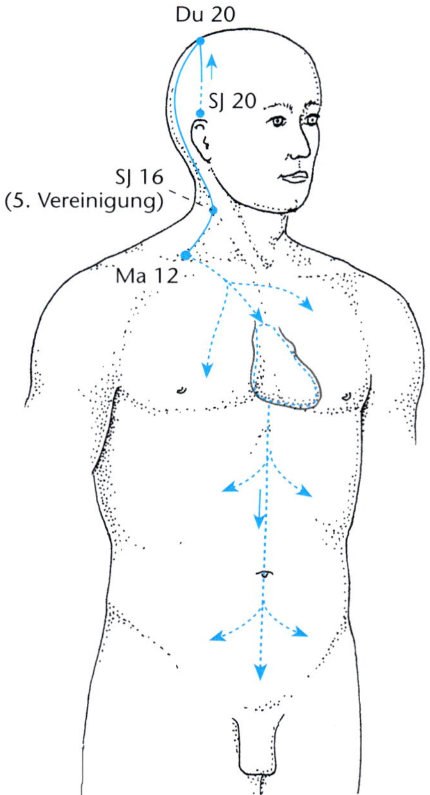

Verlauf

Die divergente SJ-Leitbahn zweigt von der SJ-Hauptleitbahn in der Region um **SJ 20** *(jiaosun)* ab,

- ➡ steigt nach kranial auf zu **Du 20** *(baihui),*
- ➡ zieht dann nach kaudal entlang der hinteren Ohrregion bis zur Halsregion bei **SJ 16** *(tianyou)* an der posterioren Grenze des M. sternocleidomastoideus, wo sie sich mit der SJ-Hauptleitbahn und der divergenten Pe-Leitbahn verbindet, um eine der 6 *he*-Vereinigungen (hier: Pe/SJ als fünfte Vereinigung, ➤ 1.3) zu bilden,
- ➡ die divergente SJ-Leitbahn verläuft dann weiter nach kaudal zu **Ma 12** *(quepen)* in der Fossa supraclavicularis, durchdringt den Thorax, verzweigt sich im Perikard *(xinbao)* und erreicht den oberen, mittleren und unteren *jiao.*

Klinische Bedeutung

- Stärkt die Verbindung zwischen dem oberen, mittleren und unteren *jiao,* SJ-Punkte können für Störungen dieser Areale und ihrer Organe eingesetzt werden.
- Die divergente SJ-Leitbahn zieht zum Vertex **Du 20,** daher können SJ-Punkte z.B. bei Kopfschmerzen, Schwindel genutzt werden, aber auch dazu eingesetzt werden, um das *yang-qi* zu heben wie z.B. bei Prolaps.
- Die divergente SJ-Leitbahn verteilt sich in der Thoraxregion. SJ-Punkte können unterstützend bei Beschwerden in der Thoraxregion wie Schmerzen, Husten zur Anwendung kommen.

4.10.3 Tendinomuskuläre SJ-Leitbahn *(shou shaoyang jing jin)*

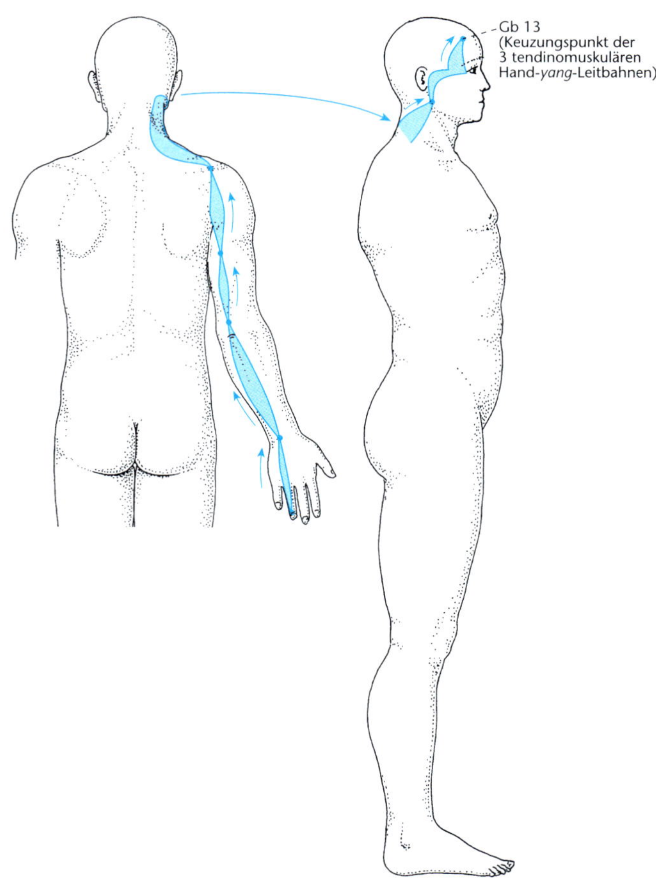

Verlauf

Die tendinomuskuläre SJ-Leitbahn beginnt bei **SJ 1** *(guanchong)* am ulnaren Nagelfalzwinkel des Ringfingers,

- ➡ zieht dann zwischen dem 4. und 5. Metakarpalknochen zum Handgelenk,
- ➡ verknotet *(jie)* sich bei **SJ 4** *(yangchi),*
- ➡ zieht entlang dem posterioren Anteil des Unterarms zwischen der tendinomuskulären Dü- und Di-Leitbahn, sie verknotet *(jie)* sich am Olekranon, zieht entlang dem posterioren Oberarm, verknotet *(jie)* sich an der posterioren Grenze des Akromions, zieht über den posterioren Schulteranteil und die laterale Nackenregion, dort trifft sie die tendinomuskuläre Dü-Leitbahn, sie erreicht dann den Unterkieferwinkel und teilt sich dort in **zwei Äste** auf:
  - **ein Ast** zieht durch den Unterkieferwinkel und dringt tiefer bis zur Zungenwurzel ein,

– **der andere Ast** steigt vor der Ohrregion auf, verknotet *(jie)* sich am äußeren Augenwinkel, überkreuzt die Schläfenregion und endet bei **Gb 13** *(benshen)* in der fronto-parietalen Region, wo er sich mit den anderen tendinomuskulären Hand-*yang*-Leitbahnen trifft.

Klinische Bedeutung

Pathologie Steifigkeit, Schwellungen, ziehende Empfindungen entlang dem Verlauf der tendinomuskulären Leitbahn, Einrollen oder Kontraktion der Zunge.
Anwendung Hauptsächlich bei Schmerzen, Steifigkeit, Spasmen, Verspannungen und ziehende Empfindungen entlang dem Leitbahnverlauf einschließlich der lateralen Seiten von Kopf und Körper sowie der lateralen Anteile der Extremitäten. SJ-Punkte können auch bei Muskel-Verspannungen durch psychische Störungen eingesetzt werden. Durch die Verbindung zur Zunge haben einige SJ-Punkte eine Wirkung auf Störungen der Zungenmotorik.

4.10.4 *San-Jiao-luo*-Gefäß-System *(shou shaoyang luo mai)*

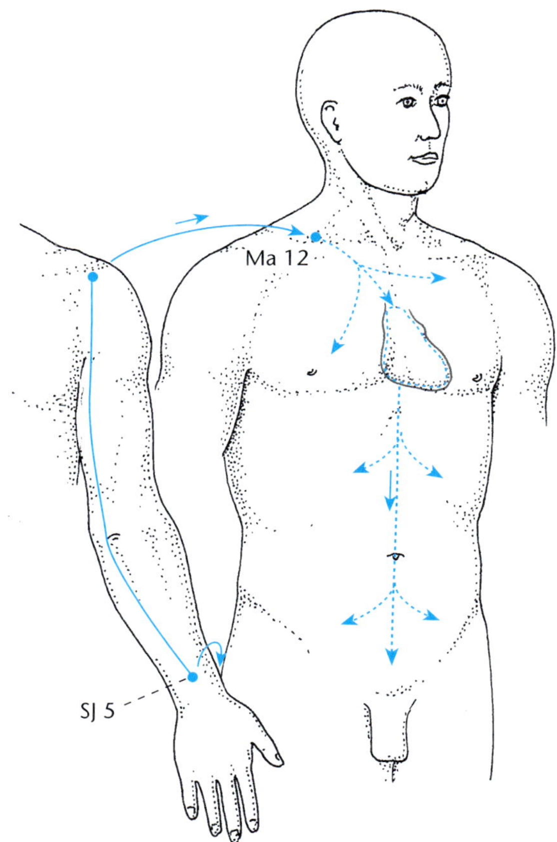

Verlauf

Das *San-Jiao-luo*-Gefäßsystem zweigt von der SJ-Hauptleitbahn bei **SJ 5** *(waiguan)* ab (➤ 8.2.2), es bildet ein dreidimensionales retikuläres Netzwerk und teilt sich in viele Verzweigungen und Unterverzweigungen *(sun luo, fu luo, xue luo* ➤ 1.5) in das umliegende Gewebe auf.

➡ Horizontal verlaufende Verzweigungen ziehen zu der Innen/Außen gekoppelten Pe-Hauptleitbahn, einigen Schulen zufolge (z. B. Nguyen Van Nghi 1989, 1991) als **transversales** SJ-*luo*-Gefäß zum *yuan*-Punkt **Pe 7** *(daling).*

➡ Eine **longitudinal** verlaufende Verzweigung zieht entlang dem posterioren Anteil des Armes, verläuft über die posteriore Schulterregion nach ventral, erreicht einigen Autoren zufolge (z. B. Solinas, Mainville und Auteroche, 1998) **Ma 12** *(quepen)* in der Fossa supraclavicularis, durchdringt den Thorax, erreicht die Pe-Hauptleitbahn und verteilt sich mit dieser in dem oberen, mittleren und unteren *jiao.*

Klinische Bedeutung

Pathologie (➤ 8.2.2)
Fülle *(shi)* Verspannungen in der Region des Ellbogengelenks.
Leere *(xu)* Muskelschwäche des Armes, erschwerte Flexion des Ellbogengelenks.

4.10.5 Kutane Region *(shaoyang pi bu)*

Siehe Beschreibungen und Abbildungen ➤ 1.6.

4.10.6 Punkte der SJ-Leitbahn (Übersicht)

Spezifische Punkte nach ihrer Funktion

- *yuan*-**Punkt** (➤ 8.2.1): **SJ 4** *(yangchi)*
- *luo*-**Punkt** (➤ 8.2.2): **SJ 5** *(waiguan)*
- *xi*-**Punkt** (➤ 8.2.3): **SJ 7** *(huizong)*
- **Rücken-*shu*-Punkt** (➤ 8.2.4) **des** *san jiao*: **Bl 22** *(sanjiaoshu)*
- *mu*-**Punkt** (➤ 8.2.5) **des** *san jiao*: **Ren 5** *(shimen)*
- **Fünf Transport-*shu*-Punkte** (➤ 8.2.6):
  - Brunnen-*jing*-Punkt (Metall): **SJ 1** *(guanchong)*
  - Quell-*ying*-Punkt (Wasser): **SJ 2** *(yemen)*
  - Bach-*shu*-Punkt (Holz), Tonisierungspunkt: **SJ 3** *(zhongzhu)*
  - Fluss-*jing*-Punkt (Feuer), *ben*-Punkt (Wandlungsphasen- oder Wurzel-Punkt): **SJ 6** *(zhigou)*
  - Meer-*he*-Punkt (Erde), Sedierungspunkt: **SJ 10** *(tianjing)*
- **Öffnungspunkt** (➤ 8.2.8) **des** *yang wei mai*: **SJ 5** *(waiguan)*
- **Kreuzungs-*jiaohui*-Punkte** (➤ 8.2.10):
  - SJ-Leitbahn mit dem *yang wei mai* und der Gb-Leitbahn: **SJ 13**[1] *(naohui)*
  - SJ-Leitbahn mit dem *yang wei mai* und der Gb-Leitbahn: **SJ 15** *(tianliao)*
  - SJ-Leitbahn mit der Gb-Leitbahn: **SJ 17** *(yifeng)*
  - SJ-Leitbahn mit der Dü-[1], Gb-Leitbahn: **SJ 20** *(jiaosun)*
  - SJ-Leitbahn mit der Dü- und Gb-Leitbahn: **SJ 22** *(erheliao)*
  - Anderer Leitbahnen mit der SJ-Leitbahn: **Dü 12, Bl 11, (Dü 18, Dü 19**[1]**), Du 14, Ren 12, Ren 17, Ma 12, Gb 21, Gb 14, Gb 11, Gb 6, Gb 5, Gb 4, Gb 3, Gb 1 (Dü 9**[1]**)**
- **Himmelsfensterpunkt** (➤ 8.2.12): **SJ 16** *(tianyou)*

[1] Nur bei einigen Autoren genannt.

Spezifische Punkte in Verlaufsrichtung (numerisch)

- **SJ 1** *(guanchong):* Brunnen-*jing*-Punkt (Metall) (➤ 8.2.6)
- **SJ 2** *(yemen):* Quell-*ying*-Punkt (Wasser) (➤ 8.2.6)
- **SJ 3** *(zhongzhu):* Bach-*shu*-Punkt (Holz) (➤ 8.2.6), Tonisierungspunkt
- **SJ 4** *(yangchi): yuan*-Punkt (➤ 8.2.1)
- **SJ 5** *(waiguan): luo*-Punkt (➤ 8.2.2), Öffnungspunkt (➤ 8.2.8) des *yang wei mai*
- **SJ 6** *(zhigou):* Fluss-*jing*-Punkt (Feuer) (➤ 8.2.6), *ben*-Punkt (Wandlungsphasen-Punkt)
- **SJ 7** *(huizong): xi*-Punkt (➤ 8.2.3)
- **SJ 10** *(tianjing):* Meer-*he*-Punkt (Erde) (➤ 8.2.6), Sedierungspunkt
- **SJ 13** *(naohui):* Kreuzungs-*jiaohui*-Punkt mit dem *yang wei mai*[1] und der Gb-Leitbahn[1]
- **SJ 15** *(tianliao)*: Kreuzungs-*jiaohui*-Punkt mit dem *yang wei mai* und Gb-Leitbahn
- **SJ 16** *(tianyou):* Himmelsfensterpunkt (➤ 8.2.12)
- **SJ 17** *(yifeng)*: Kreuzungs-*jiaohui*-Punkt mit der Gb-Leitbahn**SJ 20** *(jiaosun):* Kreuzungs-*jiaohui*-Punkt mit der Dü-[1], Gb-Leitbahn
- **SJ 22** *(erheliao):* Kreuzungs-*jiaohui*-Punkt mit der Dü- und Gb-Leitbahn

1 Nur bei einigen Autoren genannt.

Passtor-Ansturm *guanchong*

SJ 1

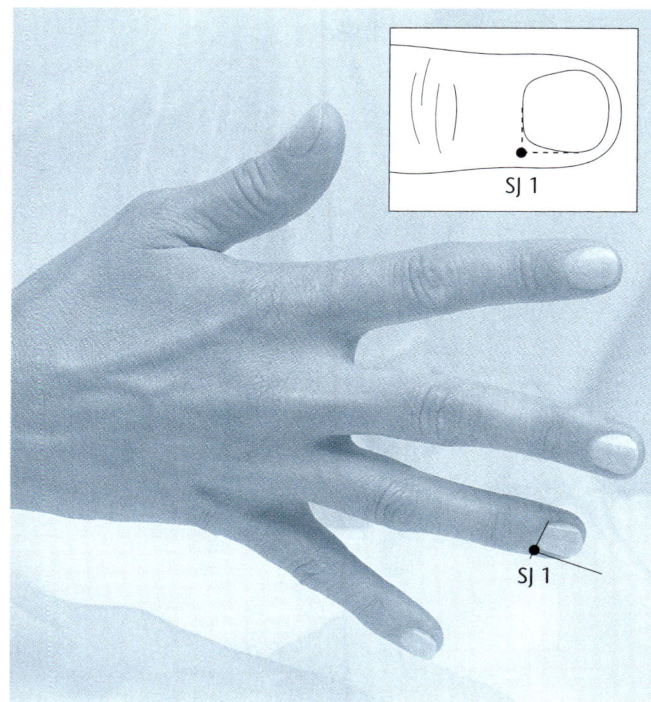

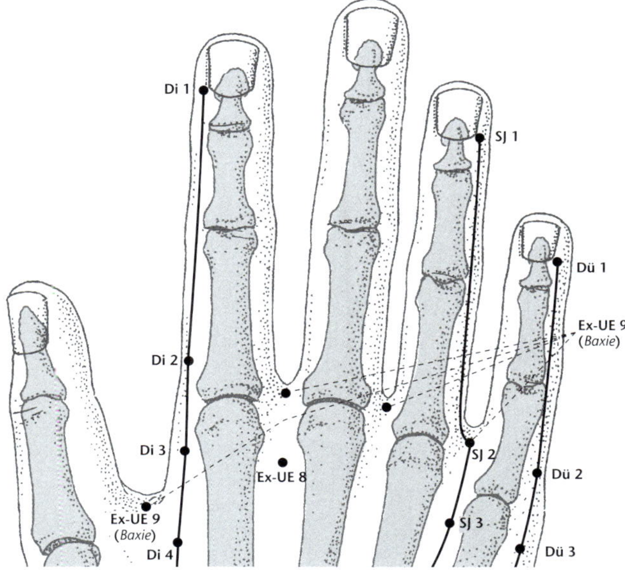

Lokalisation

0,1 cun proximal und ulnar des ulnaren Nagelfalzwinkels des Ringfingers.

Finden

Der Punkt liegt am Schnittpunkt zweier Tangenten, die den Nagel des Ringfingers proximal und ulnar begrenzen, ca. 0,1 cun vom eigentlichen Nagelrand entfernt.

Punktion

Senkrecht 0,1 cun oder schräg nach proximal oder Mikroaderlass. Nicht in den Nagelwall stechen. **Cave:** Schmerzhaft.

Wirkung und wichtigste Indikationen

- **Klärt Hitze im oberen** ***jiao:*** Fieber mit Agitiertheit, thorakale Hitze, Herz- und Thoraxschmerzen
- **Unterstützt Ohr und Zunge:** Tinnitus, Schwerhörigkeit, Ohrschmerzen, Steifheitsgefühl der Zunge, Glossitis, Geschmacksstörungen
- **Macht die Leitbahn durchgängig, mildert Schmerzen:** (Akuter) Ellbogen-, Schulter-, zervikaler und thorakaler Rückenschmerz (insbesondere bei Torsionsbewegungen)

Besonderheiten

Brunnen-*jing*-Punkt, Metall-Punkt, Entry(Eintritt)-Punkt.

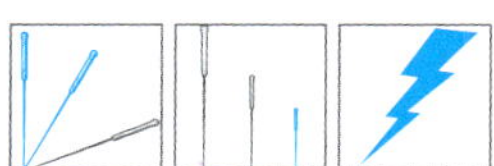

SJ 2

Flüssigkeits-Tor *yemen*

Lokalisation

Zwischen dem Klein- und Ringfinger proximal der Interdigitalfalte.

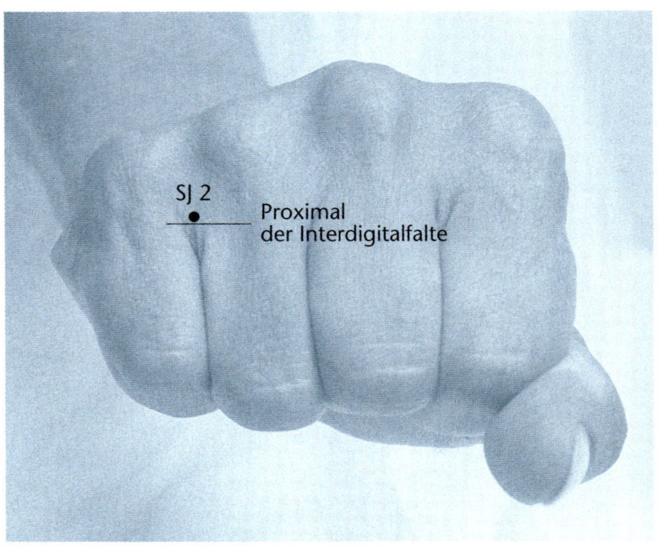

Finden

Lokalisation am besten bei lockerem Faustschluss. Die Interdigitalfalte zwischen Klein- und Ringfinger (4. und 5. Finger) aufsuchen und **SJ 2** proximal des Faltenendes lokalisieren.

Hinweis: SJ 2 ist ein Teilpunkt von **Ex-UE 9** *(baxie)* (jeweils proximal der Interdigitalfalten der Finger). An der etwa identischen Position am Fuß liegt **Gb 43** (Interdigitalfalte zwischen 4. und 5. Zehe) als Teilpunkt von **Ex-LE 10** *(bafeng).*

Punktion

Senkrecht 0,3–0,5 cun.

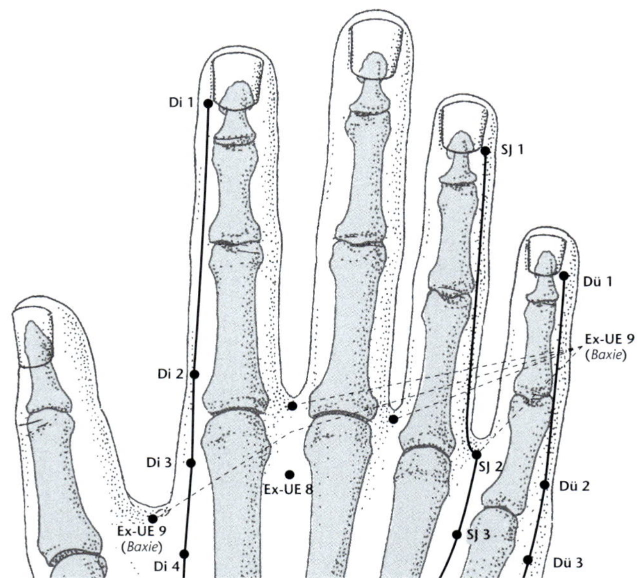

Wirkung/Wichtigste Indikationen

- **Klärt Hitze aus dem oberen** ***jiao:*** Kopf-, Zahn- und Rachenschmerzen, Rötungen von Gesichts- und Kopfregion, Parodontose
- **Unterstützt die Ohren, beruhigt** ***shen*** **bei Hitze:** Schwerhörigkeit, Hörsturz, Tinnitus, Ohrschmerzen, Tachyarrhythmien nach Schreck, Schreckhaftigkeit, Wahn, Manie, Epilepsie
- **Macht die Leitbahn durchgängig, mildert Schmerzen:** Hand- und Armschmerzen, Schulter-Arm-Syndrom, Herbeden-Arthrose, Halsschmerzen

Besonderheiten

Quell-*ying*-Punkt, Wasser-Punkt.

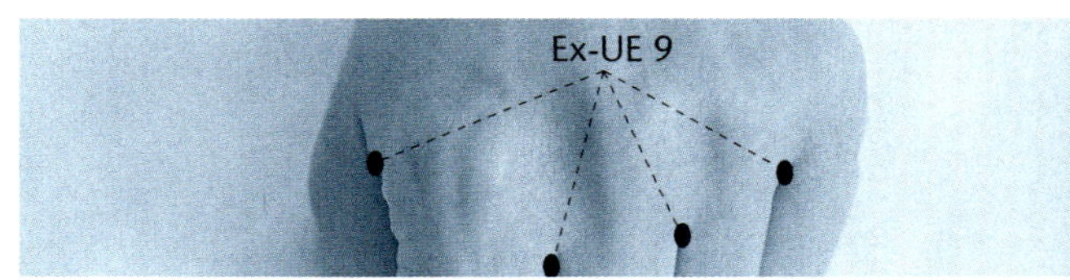

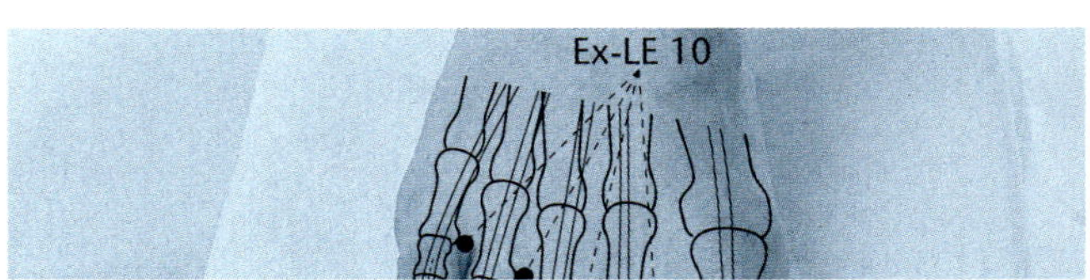

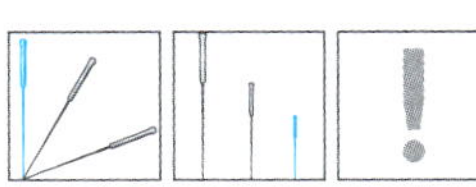

Mittlere Insel *zhongzhu*

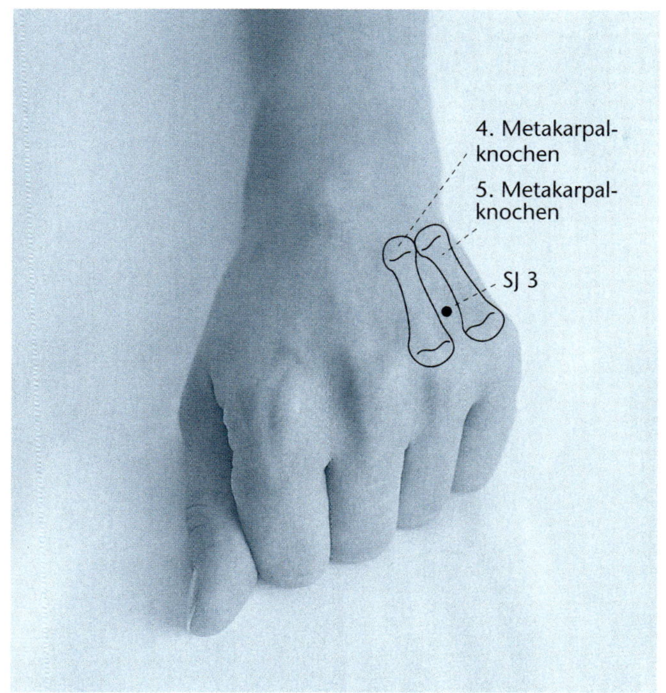

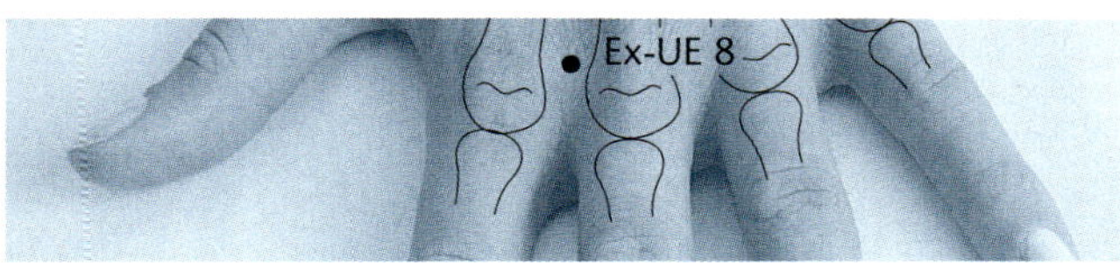

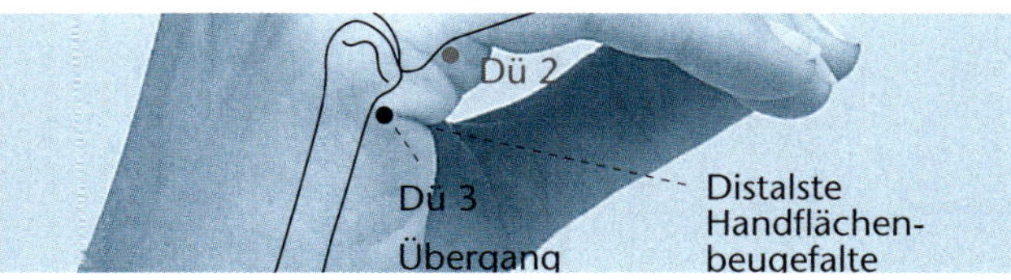

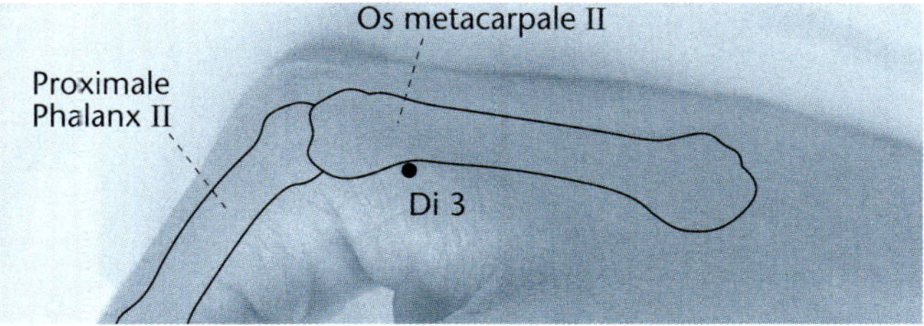

Lokalisation

Auf dem Handrücken in einer Vertiefung zwischen dem 4. und 5. Metakarpalknochen proximal der Metakarpophalangealgelenke. Lage jeweils im Übergangsbereich vom Schaft zum Köpfchen der beiden Metakarpalknochen.

Finden

Hand in entspannter Position oder in lockerem Faustschluss lagern. Mit dem Tastfinger von distal zwischen den Grundgelenken von Ring- und Kleinfinger hindurch nach proximal in die Rinne zwischen den Mittelhandknochen IV und V palpieren, bis etwas distal der Grundgelenke die tiefste/breiteste Stelle der Rinne erreicht ist, hier liegt **SJ 3.**

Hinweis: In vergleichbarer Lokalisation liegen **Ex-UE 8** *(wailaogong)* (zwischen dem 2. und 3. Metakarpalknochen) sowie an den Handkanten jeweils im Übergangsbereich Schaft/Köpfchen der jeweiligen Metakarpalknochen **Dü 3** (ulnar am 5. Metakarpalknochen) und **Di 3** (radial am 2. Metakarpalknochen).

Punktion

Senkrecht oder schräg nach proximal 0,5–1 cun.

Wirkung und wichtigste Indikationen

- **Unterstützt die Ohren, klärt Hitze, Kopf und Augen:** Ohrerkrankungen, (laterale) Kopfschmerzen, Schwindel, Konjunktivitis, akute fieberhafte Infekte (v. a. Wind-Hitze-Angriff), *shaoyang*-Syndrome
- **Macht die Leitbahn durchgängig, mildert Schmerzen:** Beschwerden der oberen Extremität, Fingerspasmen und -paresen

Besonderheiten

Bach-*shu*-Punkt, Holz-Punkt, Tonisierungspunkt. Ein Haupt-Fernpunkt bei Ohrerkrankungen.

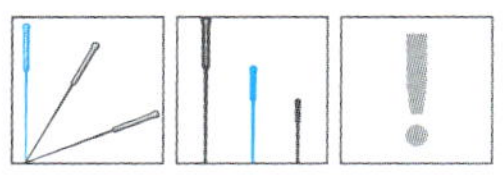

SJ 4

yang-Teich *yangchi*

Lokalisation

Über dem dorsalen Handgelenkspalt („Handgelenkfalte") in der Sehnenlücke ulnar der Sehnen des M. extensor digitorum und radial der Sehne des M. extensor digiti minimi.

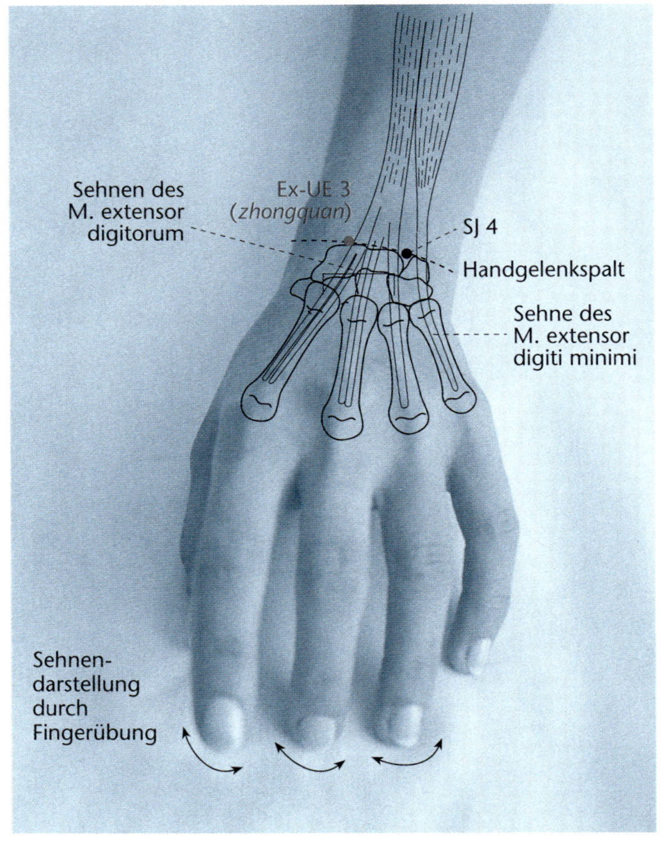

Finden

Der dorsale Handgelenkspalt (➤ 3.3.3) kann durch lockere Handbewegungen deutlich getastet werden. Etwas lateral der Mitte des Gelenkspalts **SJ 4** in der Sehnenlücke radial der Sehne des M. extensor digiti minimi (die zum Kleinfinger zieht) und ulnar der Sehnen des M. extensor digitorum lokalisieren. Die Sehnen des M. extensor digitorum lassen sich durch Fingerübungen besser darstellen.

Hinweis: Ebenso im dorsalen Handgelenkspalt, jedoch radial der Sehnen des M. extensor digitorum liegt **Ex-UE 3** (*zhongquan*).

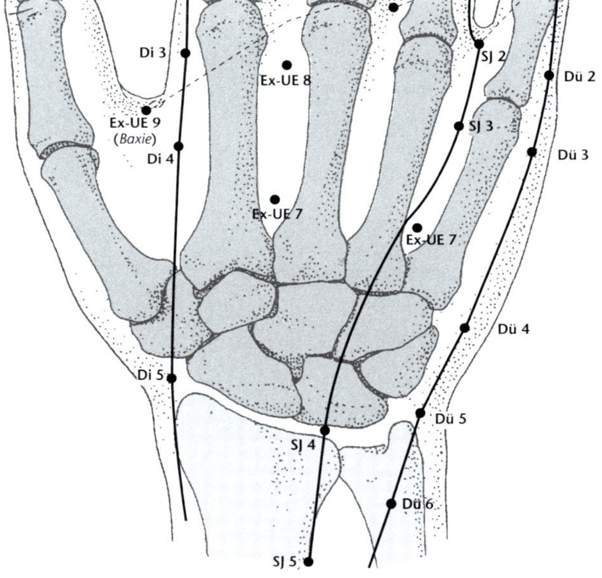

Punktion

Senkrecht 0,3–0,5 cun oder flach s. c. unter den Sehnen zur radialen Handgelenkseite.

Wirkung und wichtigste Indikationen

- **Klärt Hitze, entspannt die Sehnen, mildert Schmerzen:** Halsentzündungen, (laterale) Kopfschmerzen, Ohrerkrankungen, Fernpunkt bei Sprunggelenkbeschwerden
- **Lokal/Leitbahnverlauf:** Bei Beschwerden in Schulter-, Arm- und v. a. Handgelenkregion

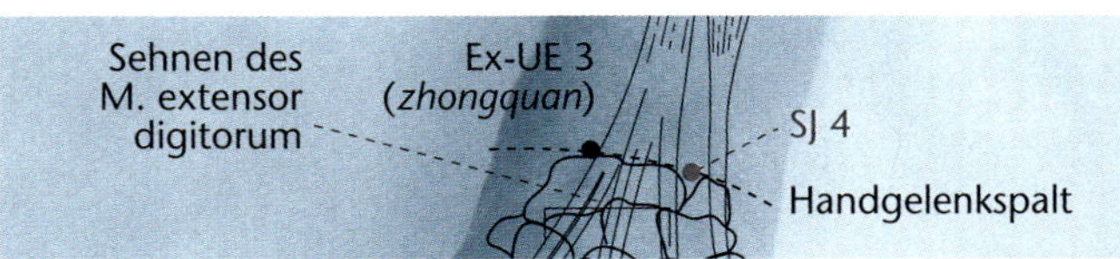

Besonderheiten

yuan-Punkt.

Äußeres Grenztor *waiguan* SJ 5

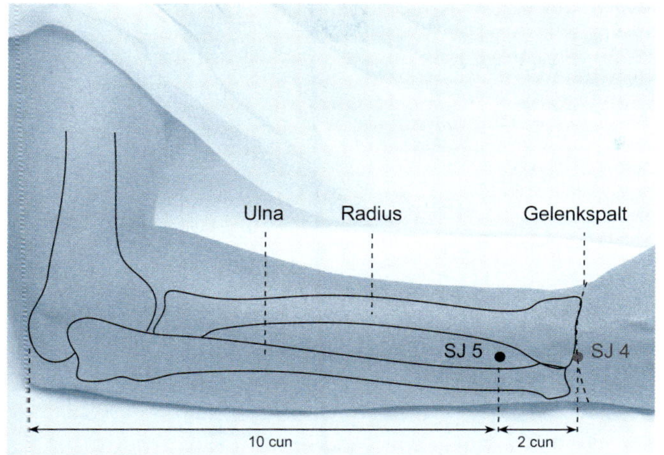

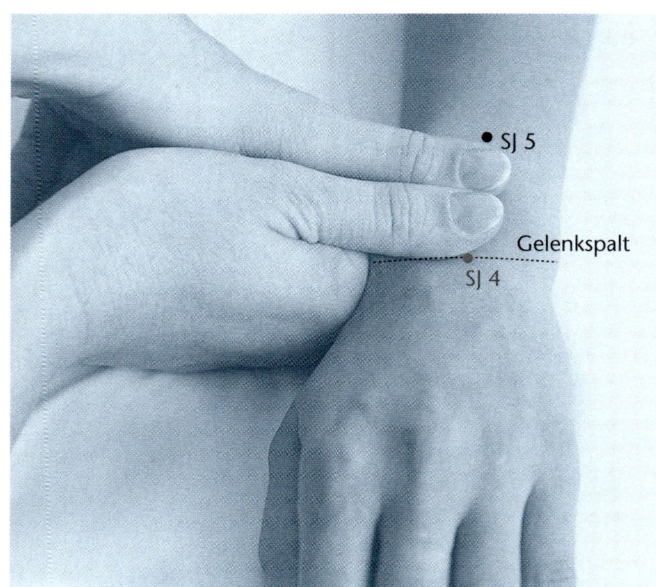

Lokalisation

2 cun proximal vom dorsalen Handgelenkspalt („Handgelenkfalte") zwischen Radius und Ulna.

Finden

Der dorsale Handgelenkspalt (➤ 3.3.3) kann durch lockere Handbewegungen deutlich getastet werden. Von der Mitte des Gelenkspalts aus 2 cun nach proximal messen und **SJ 5** in der Mitte zwischen Radius und Ulna lokalisieren.

Hinweis: Pe 6 liegt ca. gegenüber auf der ventralen Unterarmseite.

Punktion

Senkrecht oder schräg 0,5–1,5 cun. **Cave:** Nadelverbiegung bei Hand- und Armbewegungen möglich.

Wirkung und wichtigste Indikationen

- **Vertreibt Wind, öffnet das Außen, unterstützt Kopf und Ohren, klärt Hitze, öffnet und reguliert den** ***yang wei mai:*** Infekte mit Fieber und Kälteaversion, Ohrerkrankungen, Konjunktivitis, Trigeminusneuralgie, Kopfschmerzen, *shaoyang*-Syndrome, thorakales Engegefühl
- **Macht die Leitbahn durchgängig, mildert Schmerzen:** Beschwerden in Nacken- und HWS-Region (v. a. bei Seitneigungs- und Rotationsstörungen) und der lateralen Ellbogen-, Schulter- und Arm-Region, lokal bei Finger- und Handbeschwerden

Besonderheiten

luo-Punkt, Öffnungspunkt des *yang wei mai.* Ein Hauptpunkt zur Beseitigung von Wind-Hitze, Analgesiepunkt für die obere Extremität.

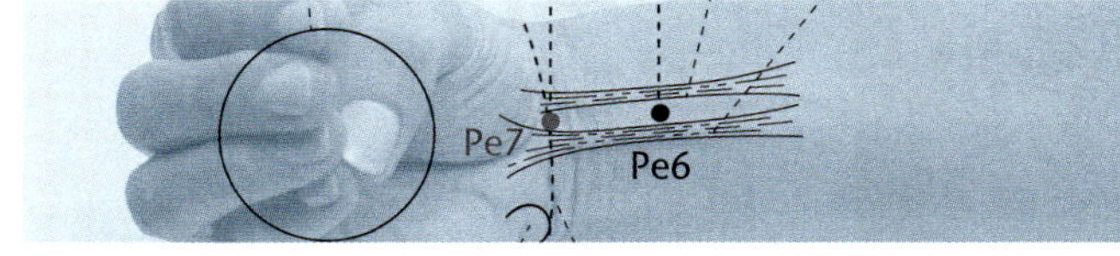

SJ 6

Abzweigung aus der Rinne *zhigou*

Lokalisation

3 cun proximal vom dorsalen Handgelenkspalt („Handgelenkfalte“) in einer Vertiefung zwischen Radius und Ulna, radial des M. extensor digitorum communis.

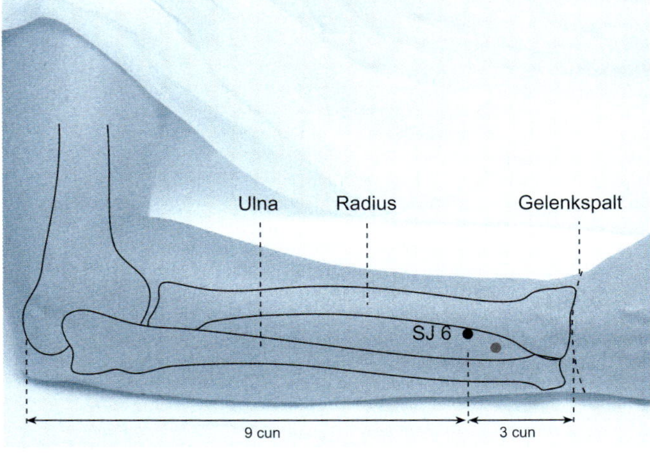

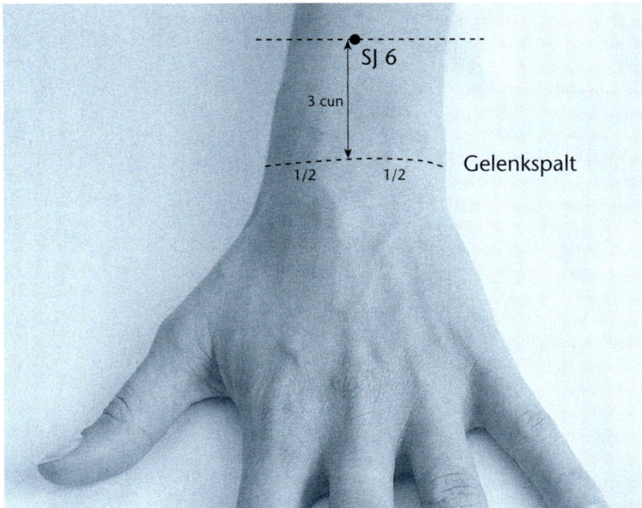

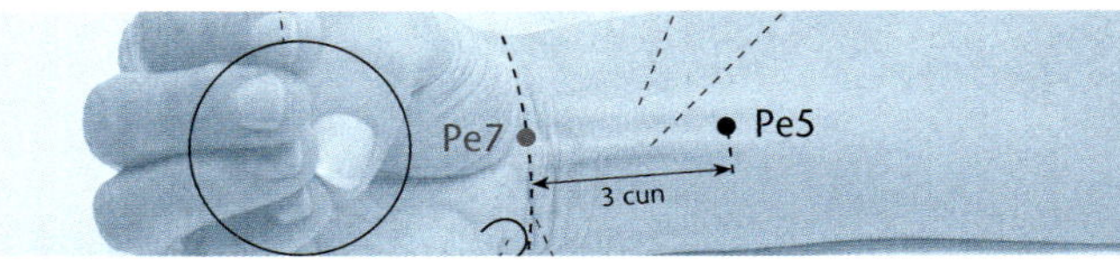

Finden

Der dorsale Handgelenkspalt (➤ 3.3.3) kann durch lockere Handbewegungen deutlich getastet werden. Von der Mitte des Gelenkspalts aus 3 cun nach proximal messen. Hier in der Mitte zwischen Radius und Ulna verläuft meist der M. extensor digitorum communis. **SJ 6** in der Vertiefung nahe des Radiusrands und radial des Muskels lokalisieren.

Hinweis: SJ 7 liegt auf derselben Höhe in der Vertiefung zwischen Ulna und M. extensor digitorum communis. **Pe 5** liegt etwa gegenüber auf der ventralen Unterarmseite.

Punktion

Senkrecht oder schräg 0,5–1,5 cun. **Cave:** Nadelverbiegung bei Hand- und Armbewegungen möglich.

Wirkung und wichtigste Indikationen

- **Reguliert *qi*, klärt Hitze im *san jiao*, unterstützt die laterale Rippenregion, fördert die Stuhlbewegung:** Magen-Darm-Beschwerden, v. a. Obstipation, akute Dysenterie, Beschwerden der lateralen Rippenregion und hypochondrial, Akupunkturanästhesie bei Thoraxoperationen
- **Unterstützt die Stimme:** Akute Aphonie oder Heiserkeit
- **Macht die Leitbahn durchgängig, mildert Schmerzen:** Beschwerden entlang dem Leitbahnverlauf

Besonderheiten

Fluss-*jing*-Punkt, Feuer-Punkt, *ben*-Punkt (Wandlungsphasen- oder Wurzel-Punkt).

Zahlreiches Zusammentreffen *huizong*

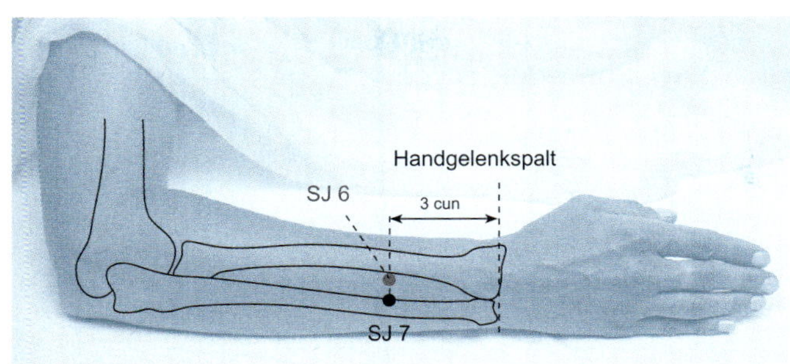

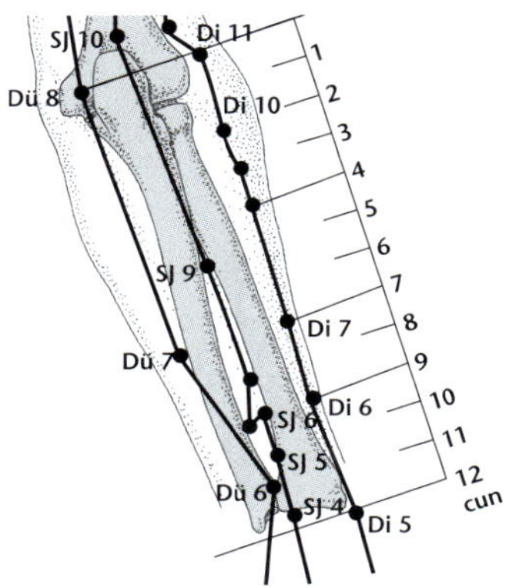

Lokalisation

3 cun proximal vom dorsalen Handgelenkspalt („Handgelenkfalte") und 0,5 cun ulnar der Unterarmmitte.

Finden

Der dorsale Handgelenkspalt (➤ 3.3.3) kann durch lockere Handbewegungen deutlich getastet werden. Von der Mitte des Gelenkspalts aus 3 cun nach proximal messen und **SJ 7** in einer Vertiefung am Ulnarand zwischen Ulna und M. extensor digitorum communis lokalisieren. **Oder:** Handspanntechnik (➤ 2.3.3): Die Strecke zwischen Ellenbeugefalte und Handgelenkspalt (Strecke = 12 cun) vierteln und **SJ 7** auf dem 1. Viertelabstand vom Handgelenkspalt aus und ca. 0,5 cun ulnar der Unterarmmitte (Lage von **SJ 6**) am Ulnarand lokalisieren.

Hinweis: Der Punkt liegt auf derselben Höhe und ca. 0,5 cun ulnar von **SJ 6.**

Punktion

Senkrecht oder schräg 0,5–1,5 cun.

Wirkung und wichtigste Indikationen

- **Klärt die SJ-Leitbahn, unterstützt die Ohren:** Tinnitus, Hörsturz, Schwerhörigkeit
- **Lokal/Leitbahnverlauf:** Schmerzen und Dysästhesien im Arm

Besonderheiten

xi-Punkt.

SJ 8

Vernetzung der drei *yang sanyangluo*

Lokalisation

4 cun proximal vom dorsalen Handgelenkspalt („Handgelenkfalte") zwischen Radius und Ulna radial des M. extensor digitorum communis.

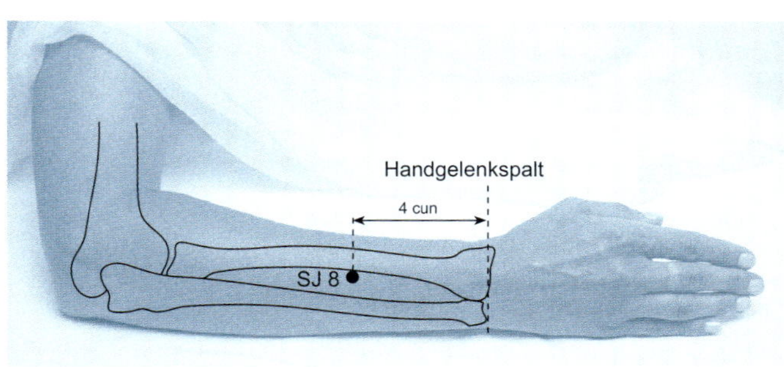

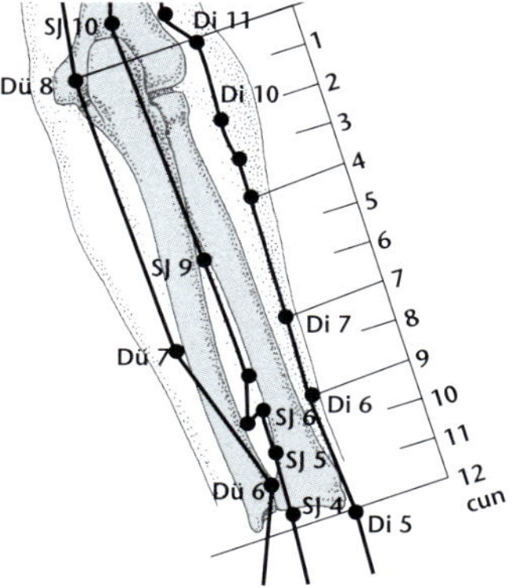

Finden

Der dorsale Handgelenkspalt (➤ 3.3.3) kann durch lockere Handbewegungen deutlich getastet werden. Von der Mitte des Gelenkspalts aus 4 cun nach proximal messen. Hier **SJ 8** in der Mitte zwischen Radius und Ulna und radial des M. extensor digitorum communis lokalisieren.

Oder: Handspanntechnik (➤ 2.3.3): Die Strecke zwischen Ellenbeugefalte und Handgelenkspalt (Strecke = 12 cun) dritteln und **SJ 8** zwischen Radius und Ulna auf dem 1. Drittelabstand vom Handgelenkspalt aus gesehen lokalisieren.

Punktion

Senkrecht oder schräg 0,5–1,5 cun.

Wirkung und wichtigste Indikationen

- **Klärt die SJ-Leitbahn, unterstützt Ohren und Stimme:** Akuter Stimmverlust, akuter Hörsturz, Zahnschmerzen, Fieber
- **Macht die Leitbahn durchgängig, mildert Schmerzen:** Arm- und LWS-Schmerzen

Vier Flüsse *sidu*

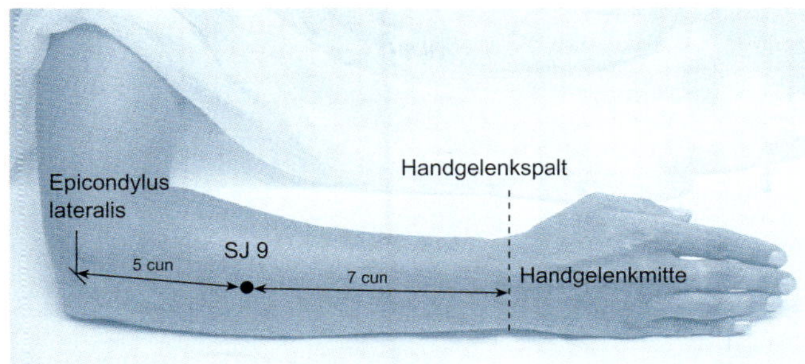

Lokalisation

7 cun proximal vom dorsalen Handgelenkspalt („Handgelenkfalte") zwischen Radius und Ulna.

Finden

Entweder 7 cun proximal vom dorsalen Handgelenkspalt (➤ 3.3.3) aus bzw. 5 cun distal vom lateralen Epicondylus des Oberarmknochens aus messen und **SJ 9** in einer Vertiefung zwischen dem M. extensor digitorum communis und M. extensor carpi ulnaris lokalisieren. Zur Orientierung dient die Linie zwischen dorsaler Handgelenkmitte und lateralem Epicondylus des Oberarmknochens.

Oder: Handspanntechnik (➤ 2.3.3): Vom Streckenmittelpunkt zwischen Ellenbeugefalte und Handgelenkspalt (Strecke = 12 cun) ausgehend 1 cun nach proximal messen und hier **SJ 9** in der Mitte zwischen Radius und Ulna lokalisieren.

Punktion

Senkrecht oder schräg 0,5–1,5 cun.

Wirkung und wichtigste Indikationen

- **Unterstützt Kehle und Ohren:** Unterkiefer-, Zahn- und Halsschmerzen, akuter Hörsturz, Tinnitus, akuter Stimmverlust
- **Lokal/Leitbahnverlauf:** Unterarmschmerzen

SJ 10

Himmels-Brunnen *tianjing*

Lokalisation

Auf der lateralen Oberarmseite, in einer Vertiefung ca. 1 cun proximal des Olekranons bei Ellbogenflexion.

Finden

Lokalisation am besten bei Ellbogenflexion in ca. 90°. Ca. 1 cun proximal vom Olekranon ist eine deutliche Vertiefung palpabel, die bei der Flexion entsteht und in der **SJ 10** lokalisiert wird. Sie projiziert sich im Bereich der Sehne des M. trizeps brachii.

Punktion

Senkrecht 0,3–0,5 cun oder schräg nach proximal bis maximal 1 cun.

Wirkung und wichtigste Indikationen

- **Transformiert Schleim, beseitigt Knoten:** Stark produktiver Husten, Skrofula
- **Reguliert *qi* und senkt es ab:** Thorakales Völlegefühl, Appetitverlust mit Völlegefühl
- **Besänftigt *shen*:** Epilepsie, Erregungszustände, Schreckhaftigkeit ggf. mit Herzrhythmusstörungen, Somnolenz
- **Klärt Hitze aus der SJ-Leitbahn:** Entzündungen und Schmerzen in der temporalen Kopfregion sowie in Hals- und Rachenregion, Urtikaria, Hämorrhoiden
- **Macht die Leitbahn, mildert Schmerzen:** Schmerzen im Leitbahnverlauf (auch mit Muskelhypotrophien, Bewegungseinschränkungen und Kontrakturen), Migräne, Interkostalneuralgie, lumbale Schmerzen nach Trauma

Besonderheiten

Meer-*he*-Punkt, Erd-Punkt, Sedierungspunkt.

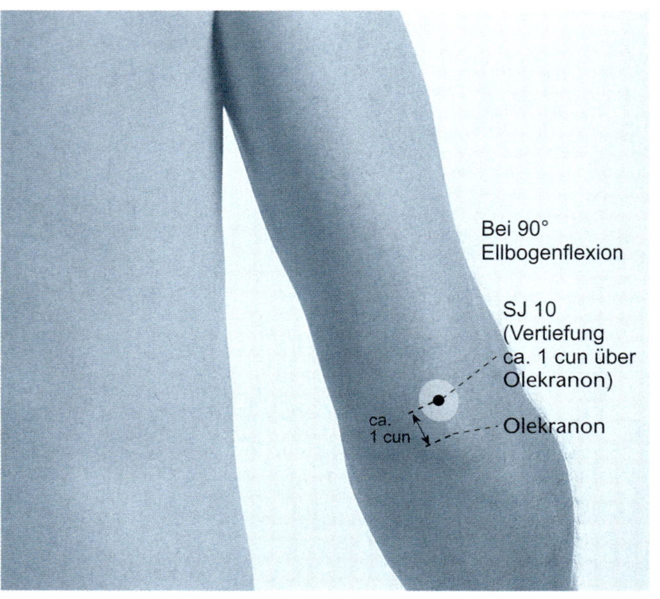

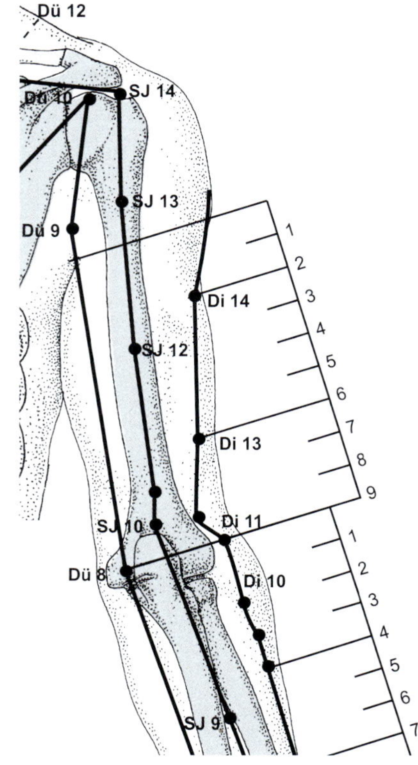

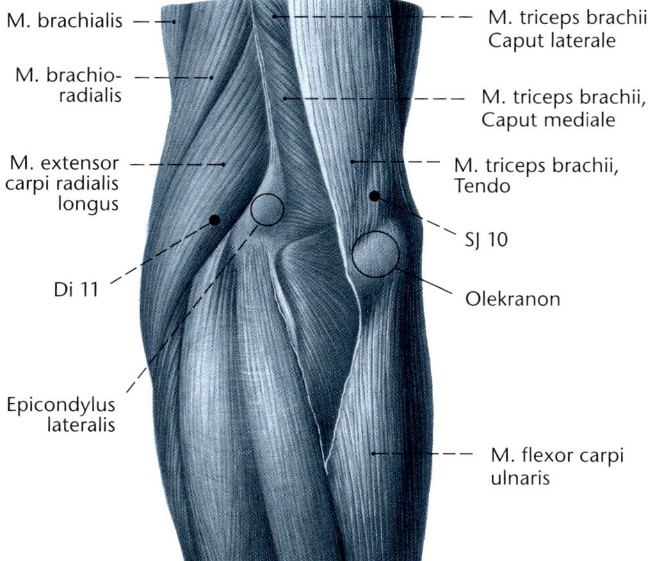

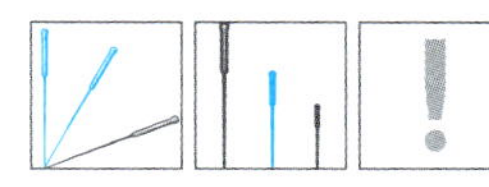

Klares, kühles, tiefes Wasser *qinglengyuan* SJ 11

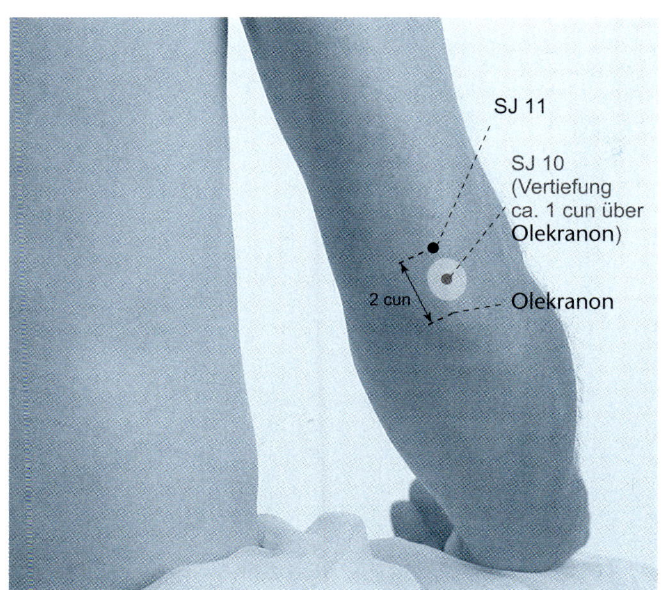

Lokalisation

Auf der lateralen Oberarmseite, bei Ellbogenflexion 1 cun proximal von **SJ 10** bzw. ca. 2 cun proximal des Olekranons im M. triceps brachii.

Finden

Lokalisation am besten in Ellbogenflexion in ca. 90°. Orientierung von **SJ 10** aus, der bei Ellbogenflexion in der Vertiefung ca. 1 cun proximal vom Olekranon lokalisiert wird. Von **SJ 10** aus ca. 1 cun nach proximal tasten. Hier liegt **SJ 11** in einer Vertiefung im M. triceps brachii.

Punktion

Senkrecht 0,5–1 cun.

Wirkung und wichtigste Indikationen

- **Leitet Wind-Feuchtigkeit aus, macht die Leitbahn durchgängig:** Kopf-, Schulter- und Armschmerzen mit Schweregefühl, Schmerzen im Unterkiefer
- **Klärt Feuchte-Hitze:** Ikterus

SJ 12

Wasserverteilung im Flussbett *xiaoluo*

Lokalisation

4 cun proximal von **SJ 10** (bei Ellbogenflexion Vertiefung proximal des Olekranons) bzw. 5 cun proximal des Olekranons auf einer Linie zwischen Olekranon und dorsalem Akromionpol (Lage von **SJ 14**).

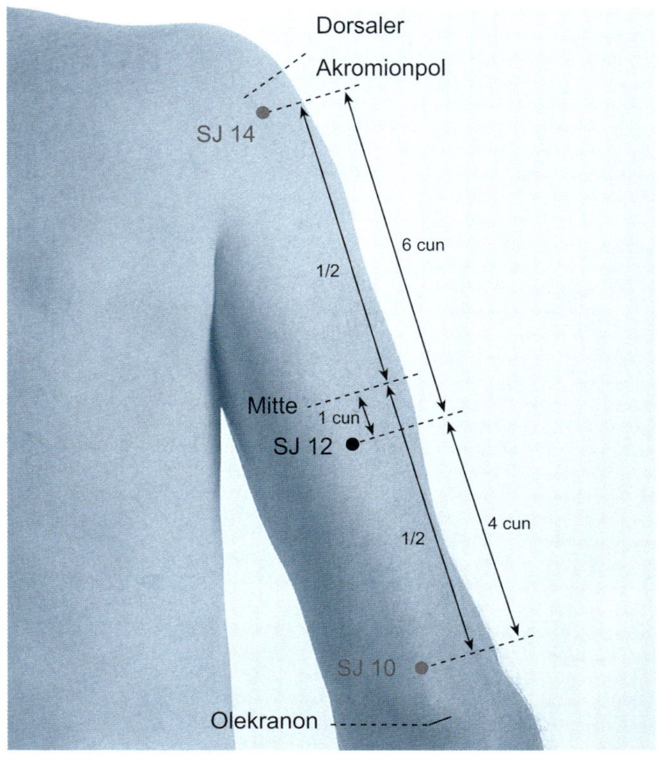

Finden

Der Humeruskopf liegt unter dem Akromion und ragt weiter nach lateral und ventral. Bei Abduktion des Armes in die Horizontale entstehen am Übergang der Schulter zum Oberarm zwei flache Grübchen. Die Grübchen markieren die Ränder des Tuberculum majus, eines nach lateral vorspringenden Knochenvorsprungs des proximalen Humerus, der dem M. supraspinatus, dem M. infraspinatus und dem M. teres minor als Ansatzpunkt dient.

In dem mehr ventral gelegenen Grübchen liegt **Di 15,** in dem mehr dorsal gelegenen Grübchen liegt **SJ 14.** In dem hinteren Grübchen zunächst **SJ 14** lokalisieren und von hier eine Linie zum Olekranon denken. Auf dieser Linie 4 cun proximal von **SJ 10** (Vertiefung ca. 1 cun oberhalb des Olekranons bei Ellbogenflexion) **SJ 12** ermitteln.

Oder: Handspanntechnik ➤ 2.3.3: Vom Streckenmittelpunkt zwischen **SJ 14** und **SJ 10** ausgehend 1 cun nach distal messen und hier **SJ 12** lokalisieren.

Zur Orientierung: SJ 12 ist auch der Streckenmittelpunkt zwischen **SJ 11** (1 cun proximal von **SJ 10** bzw. 2 cun proximal vom Olekranon) und **SJ 13** (3 cun distal von **SJ 14** am Deltoideusrand).

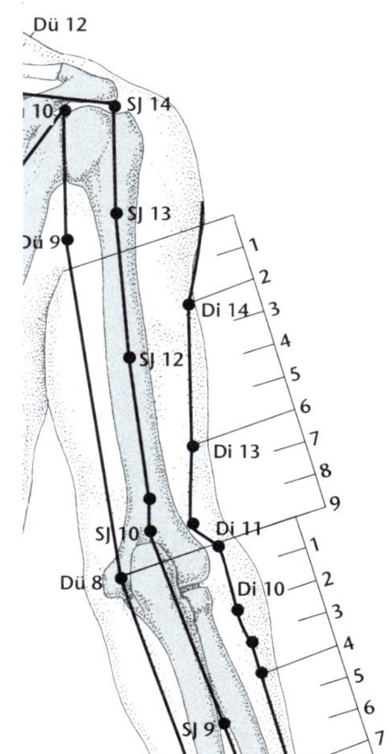

Punktion

Senkrecht oder schräg bis 1–2 cun.

Wirkung und wichtigste Indikationen

Macht die Leitbahn durchgängig, mildert Schmerzen: Kopf-, Zahn-, Nacken-, BWS- und Armschmerzen, Nackensteife, Schwindel.

Besonderheiten

Es handelt sich eher um ein Akupunkturareal, das sich 5–7 cun proximal des Olekranons erstreckt, Druckdolenz entscheidet.

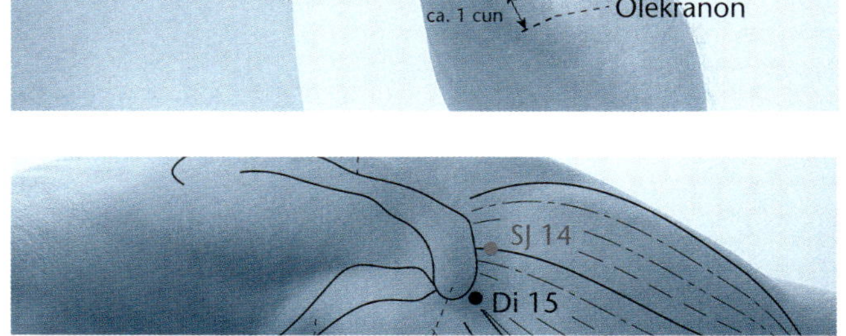

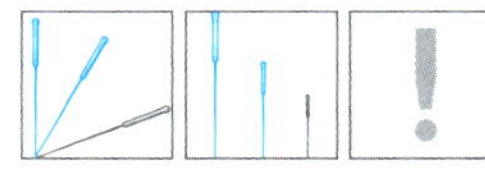

Zusammentreffen der Schultermuskulatur *naohui*

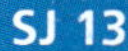

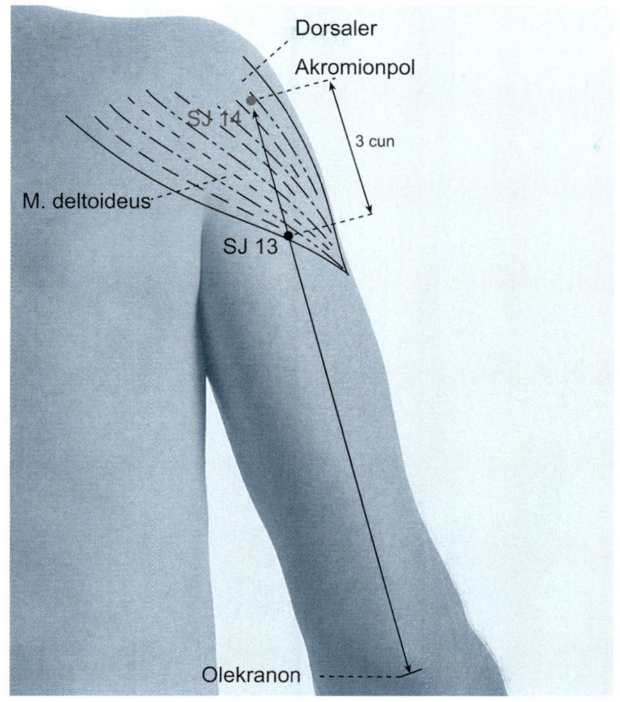

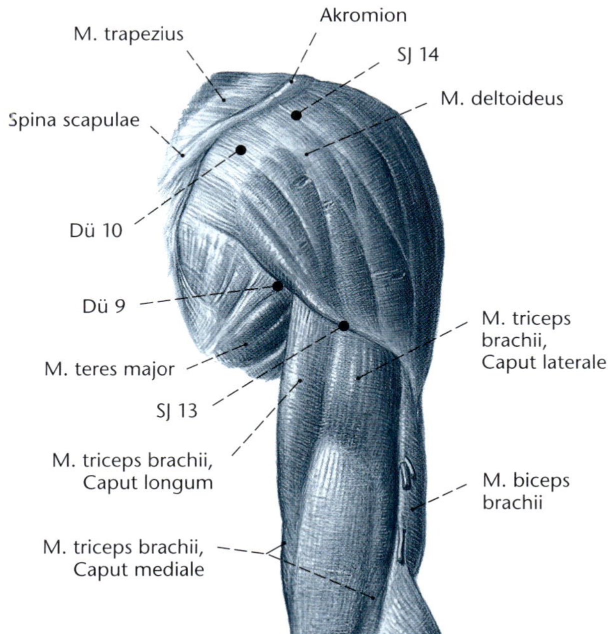

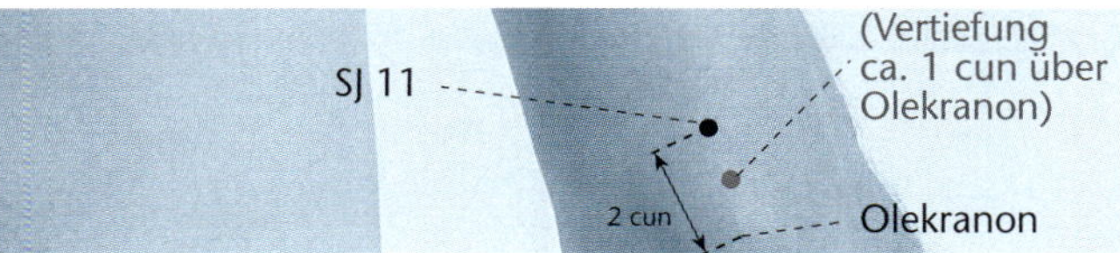

Lokalisation

3 cun distal von **SJ 14** auf der Linie **SJ 14** zum Olekranon und am Schnittpunkt der Linie mit dem Rand des M. deltoideus.

Finden

Der Humeruskopf liegt unter dem Akromion und ragt weiter nach lateral und ventral. Bei Abduktion des Armes in die Horizontale entstehen am Übergang der Schulter zum Oberarm zwei flache Grübchen. Diese markieren die Ränder des Tuberculum majus, eines nach lateral vorspringenden Knochenvorsprunges des proximalen Humerus, der dem M. supraspinatus, dem M. infraspinatus und dem M. teres minor als Ansatzpunkt dient.

In dem mehr dorsal gelegenen Grübchen zunächst **SJ 14** lokalisieren und von hier eine Linie zum Olekranon denken. 3 cun distal von **SJ 14** auf der Linie zum Olekranon den Punkt **SJ 13** bestimmen. Der Punkt liegt auf dieser Linie direkt unter dem Rand des M. deltoideus.

Punktion

Senkrecht oder schräg bis 1–2 cun.

Wirkung und wichtigste Indikationen

- **Macht die Leitbahn, mildert Schmerzen:** Schmerzen, Schwellungen und Bewegungseinschränkungen in Schulter, Oberarm bzw. Schulterblatt
- **Regt den *qi*-Fluss an, transformiert Schleim:** Struma, geschwollene Halslymphknoten, Epilepsie, Augenerkrankungen

Besonderheiten

Nach einigen Autoren Kreuzungspunkt mit der Gb-Leitbahn und dem *yang wei mai.*

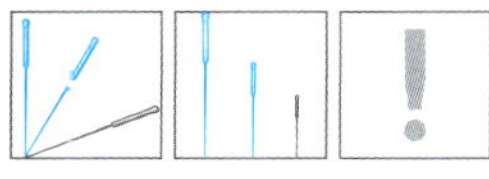

SJ 14 Schulterknochen-Spalt *jianliao*

Lokalisation

Unter dem dorsalen Akromionpol bei seitwärts abduziertem Arm in der hinteren der beiden Mulden auf dem Schultergelenk.

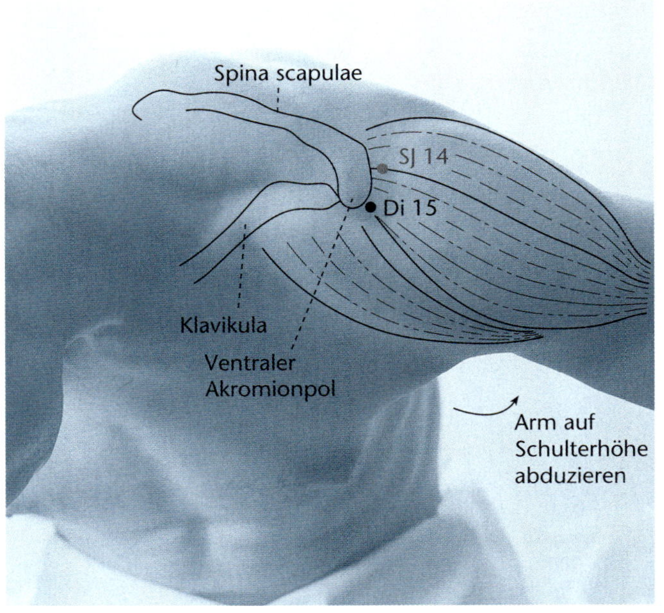

Finden

Der Humeruskopf liegt unter dem Akromion und ragt weiter nach lateral und ventral. Bei Abduktion des Armes in die Horizontale entstehen am Übergang der Schulter zum Oberarm zwei flache Grübchen. In dem mehr dorsal gelegenen Grübchen liegt **SJ 14.** Diese markieren die Ränder des Tuberculum majus, eines nach lateral vorspringenden Knochenvorsprungs des proximalen Humerus, der dem M. supraspinatus, dem M. infraspinatus und dem M. teres minor als Ansatzpunkt dient.

Hinweis: Di 15 liegt im vorderen (ventralen) Grübchen.

Punktion

Bei adduziertem Arm senkrecht in Richtung Axilla 1–1,5 cun oder schräg nach distal in Richtung Ellbogen 1,5–2 cun.

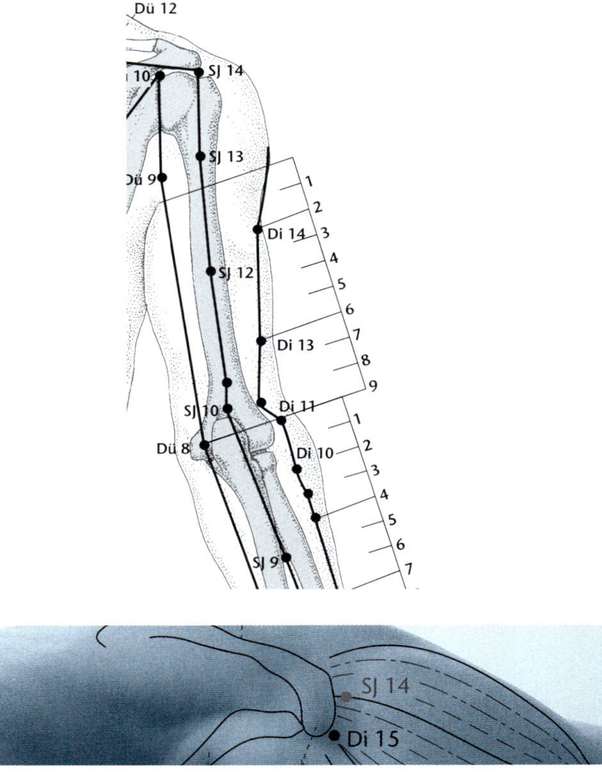

Wirkung und wichtigste Indikationen

Vertreibt Wind und Feuchtigkeit, unterstützt das Schultergelenk, macht die Leitbahn durchgängig, mildert Schmerzen: Bewegungseinschränkungen und Schmerzen der Schulter, v. a. schmerzhafte Abduktion und Außenrotation, Beschwerden und Parästhesien der oberen Extremität.

Besonderheiten

Wichtiger Lokalpunkt bei Schulterbeschwerden, v. a. der dorsalen Schulteranteile.

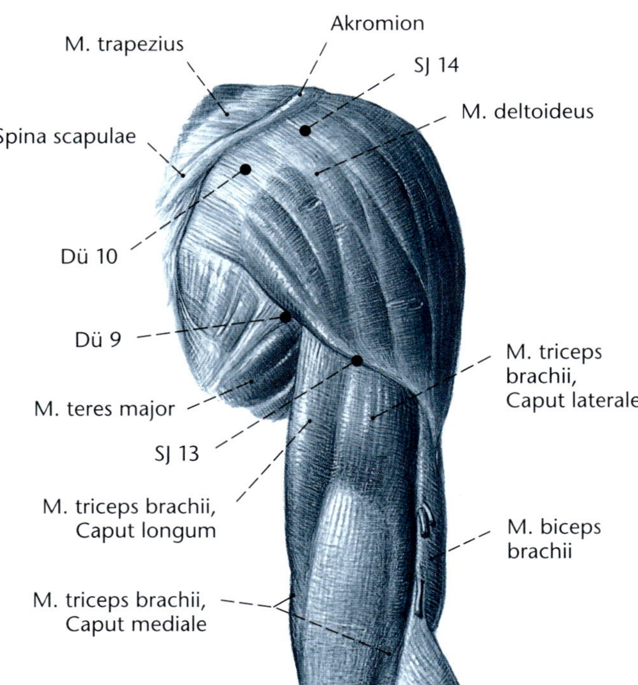

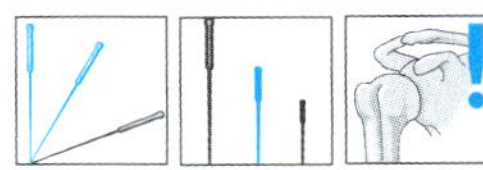

Himmels-Spalt *tianliao*

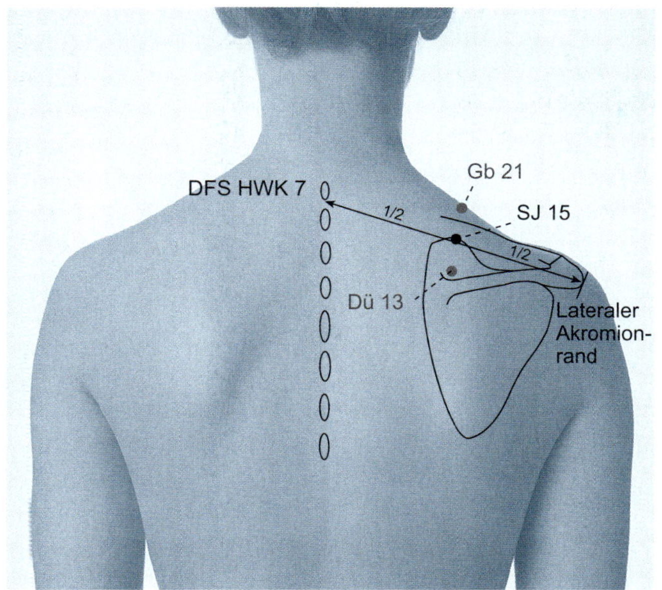

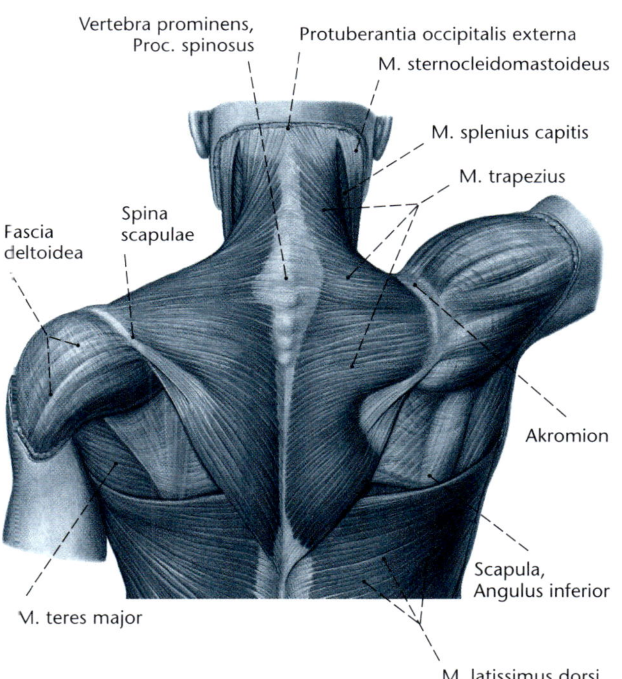

Lokalisation

In der Mitte einer gedachten Linie zwischen dem Dornfortsatz des 7. HWK und dem lateralen Akromionrand.

Finden

Zunächst Lokalisation von HWK 7 (➤ 3.4.1) und Akromion (➤ 3.3.1). Die Spina scapulae (➤ 3.3.1) geht an ihrem lateralen Ende in das Akromion über, das sich lateral dachförmig über den Oberarmkopf legt. Mit z. B. der Handspanntechnik (➤ 2.3.3) die Mitte zwischen Dornfortsatz HWK 7 und lateralem Akromionrand ermitteln. Auf dem höchsten Punkt auf der Schulter liegt **Gb 21.** Der Punkt **SJ 15** liegt ca. 1 cun kaudal von **Gb 21** und projiziert sich auf den Angulus superior der Skapula.

Hinweis: Dü 13 liegt unterhalb von **SJ 15** und direkt oberhalb des medialen Endes der Spina scapulae.

Punktion

Senkrecht oder schräg in Richtung Hals oder Schulter 0,5–1 cun.
Cave: Pneumothorax.

Wirkung und wichtigste Indikationen

- **Macht die Leitbahn durchgängig, mildert Schmerzen:** Schulter-, Nacken- und obere Rückenschmerzen ggf. mit Bewegungseinschränkungen
- **Vertreibt Wind-Feuchtigkeit, öffnet den Thorax, reguliert** *qi:* Fieberhafte Infekte, thorakales Engegefühl mit Unruhezuständen

Besonderheiten

Kreuzungspunkt mit der Gb-Leitbahn und dem *yang wei mai.*

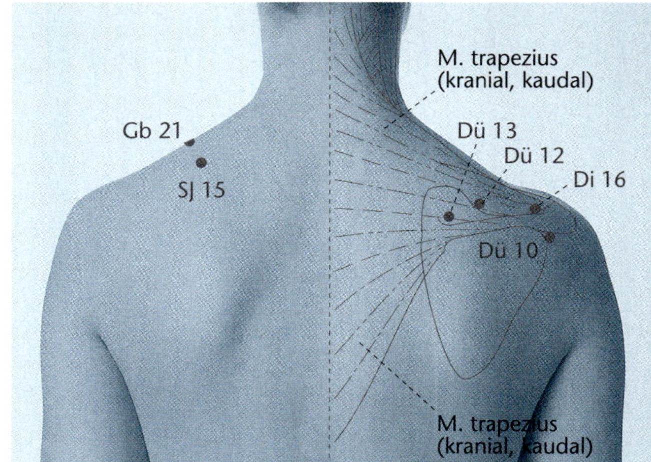

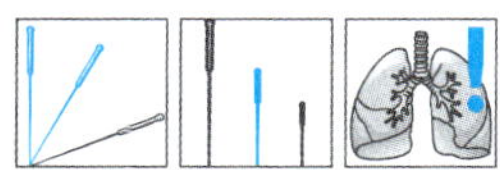

SJ 16

Himmels-Fenster *tianyou*

Lokalisation

Unterhalb des Processus mastoideus am Hinterrand des M. sternocleidomasteoideus auf Kieferwinkelhöhe.

Finden

Kopf des Patienten (gegen Widerstand) in Richtung auf die zu nadelnde Seite drehen lassen, um den M. sternocleidomastoideus besser darzustellen. Am dorsalen Rand des Muskels auf Kieferwinkelhöhe den Punkt **SJ 16** lokalisieren. Er projiziert sich unterhalb der hinteren Begrenzung des Mastoids (➤ 3.1.4).

Hinweis: Gb 12 liegt direkt hinter und unterhalb des Mastoids. **Dü 17** liegt ebenso auf Kieferwinkelhöhe, aber ventral des M. sternocleidomasteoideus.

Punktion

Senkrecht 0,5–1 cun. **Cave:** A. carotis.

Wirkung und wichtigste Indikationen

- **Unterstützt den Kopf und die Sinne:** Hörsturz, Schwerhörigkeit, Sehstörungen, eingeschränktes Geruchs- und Geschmacksempfinden, Rhinitis
- **Senkt *qi* ab:** Schwellungen in Gesichts- und Halsregion, Schwindel, Skrofula (als Himmelsfensterpunkt)
- **Macht die Leitbahn durchgängig, mildert Schmerzen:** Temporalkopf- und Nackenschmerzen, Nackensteife

Besonderheiten

Himmelsfensterpunkt.

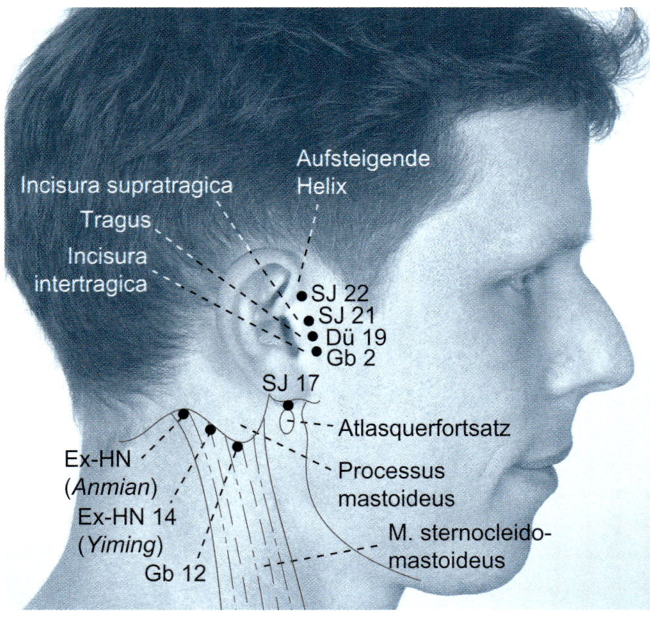

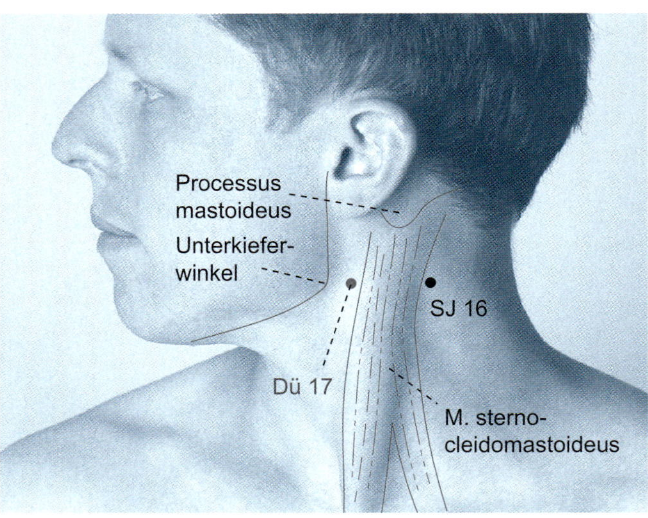

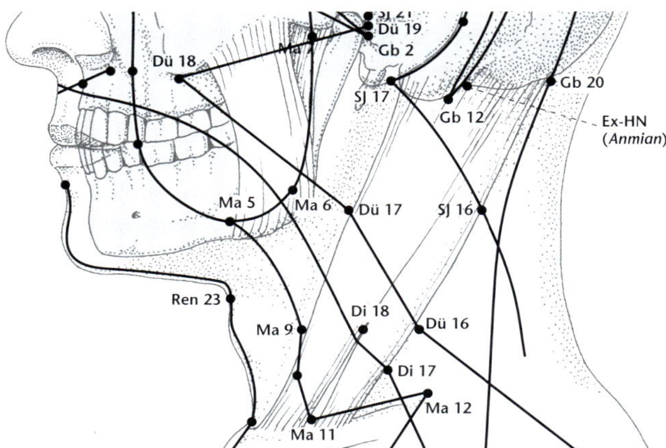

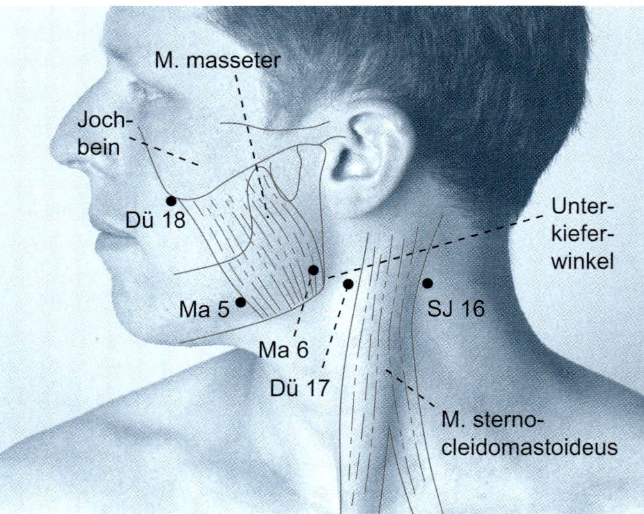

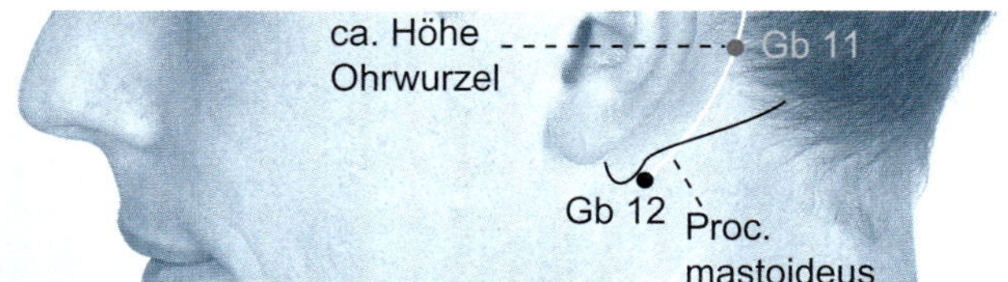

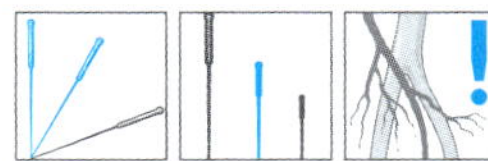

Wind-Schild *yifeng*

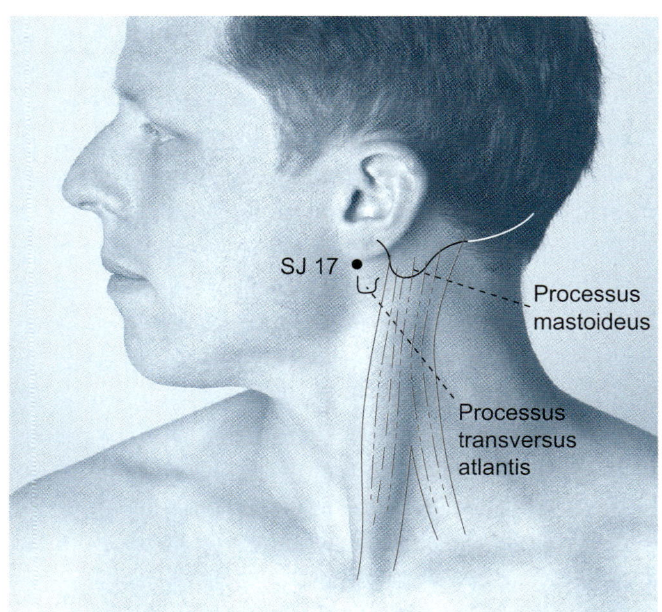

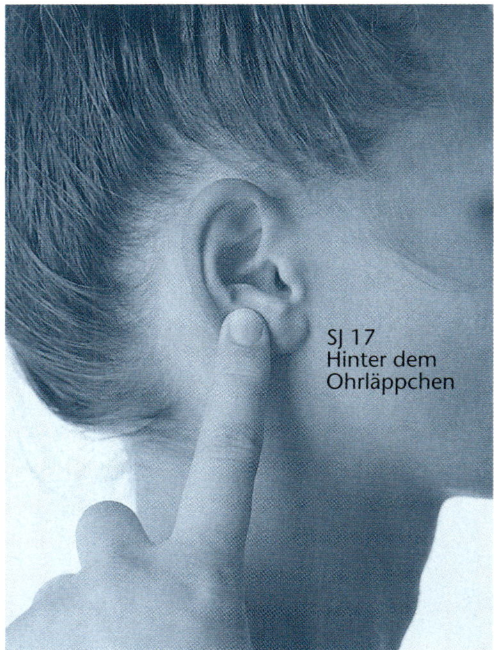

Lokalisation

Bei geöffnetem Mund in der Vertiefung unter dem Unterrand der Ohrmuschel zwischen Processus mastoideus und Mandibula.

Finden

Lokalisation bei geöffnetem Mund. Das Ohrläppchen nach vorne wegknicken, dann zwischen Unterkiefer und Processus mastoideus (➤ 3.1.4) eine meist druckempfindliche Vertiefung tasten und hier **SJ 17** lokalisieren.

Punktion

Bei leicht geöffnetem Mund streng schräg nach ventral 0,5–1 cun. **Cave:** Lage in Nähe des N. facialis (nicht tief nadeln), die A. vertebralis biegt über den Querfortsatz nach dorsal um (schräg nach ventral nadeln). Die Nadelspitze erreicht die Nähe des Querfortsatzes des 1. Halswirbels (Processus transversus des Atlas ➤ 3.1.4), der als eine etwas weiter in der Tiefe liegende, meist deutlich druckdolente knöcherne Struktur tastbar ist.

Wirkung und wichtigste Indikationen

Vertreibt (äußeren) Wind, unterstützt die Ohren, klärt Hitze, macht die Leitbahn durchgängig, mildert Schmerzen: Ohrerkrankungen jeglicher Pathogenese, Parotitis, Trismus, Kiefergelenkbeschwerden, Fazialisparese, Trigeminusneuralgie.

Besonderheiten

Kreuzungspunkt mit der Gb-Leitbahn. Wichtiger Lokalpunkt bei Ohrerkrankungen und Kiefergelenkbeschwerden.

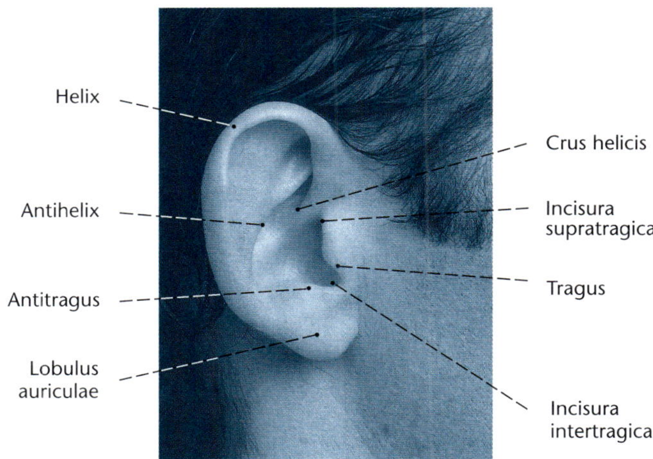

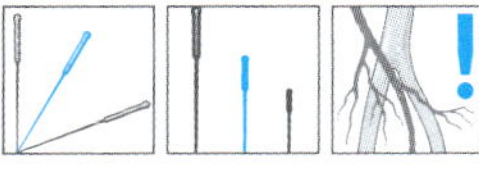

SJ 18

Spasmus-Ader *qimai*

Lokalisation

In einer gut tastbaren Vertiefung am Schädelansatz des Mastoids hinter dem Ohr.

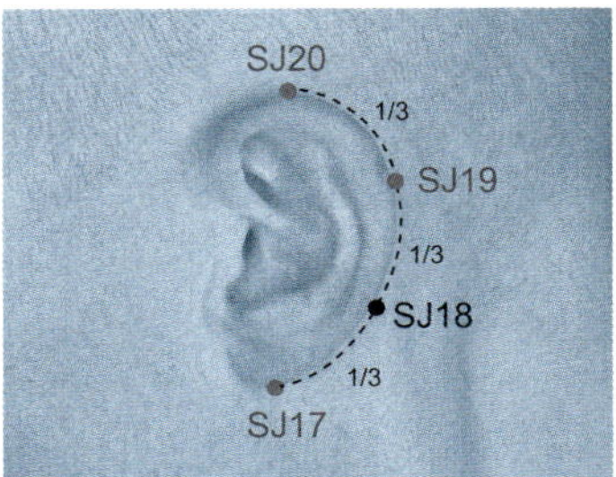

Finden

SJ 18 wird meist in der Mitte des Processus mastoideus, am Übergang vom unteren zum mittleren Drittel der Verbindungslinie zwischen **SJ 17** und **SJ 20** entlang der Helixkrempe lokalisiert.

Oder: Auf einem gedachten Ziffernblatt über dem Ohr (12 Uhr: Scheitelpunkt des Ohrs, 6 Uhr: Ohrläppchen) findet sich ca. bei 8 Uhr (rechte Kopfseite) bzw. 4 Uhr (linke Kopfseite) eine gut tastbare Vertiefung mit **SJ 18** direkt hinter dem Ohrrand.

Hinweis: Gb 11 liegt etwas oberhalb von **SJ 18** und ca. 0,3 cun vom Ohrrand entfernt. **Gb 12** projiziert sich unterhalb von **SJ 18** direkt hinter dem Mastoid.

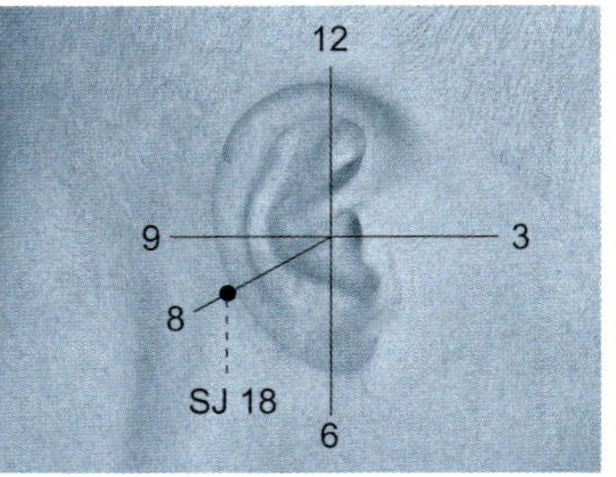

Punktion

Flach s. c. entlang dem Leitbahnverlauf 0,3–0,5 cun.

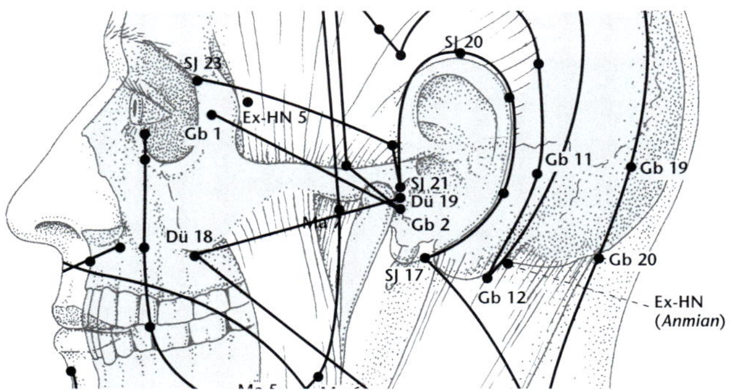

Wirkung und wichtigste Indikationen

- **Besänftigt Wind (und Furcht):** Fazialisparese, Kopfschmerzen, kindliche schreckbedingte Krampfanfälle
- **Unterstützt die Ohren:** Hörsturz, Schwerhörigkeit, Tinnitus

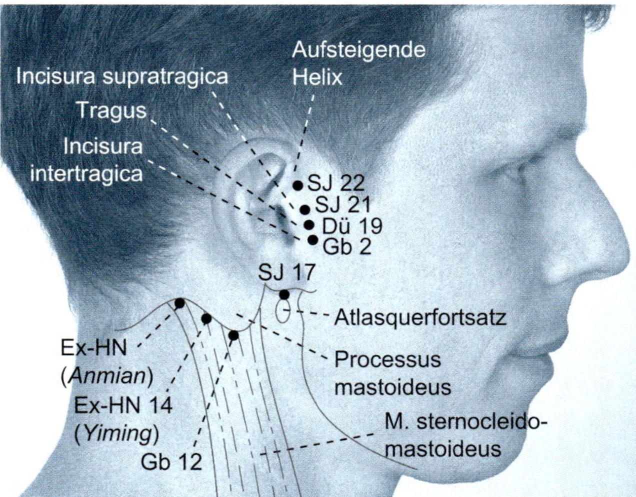

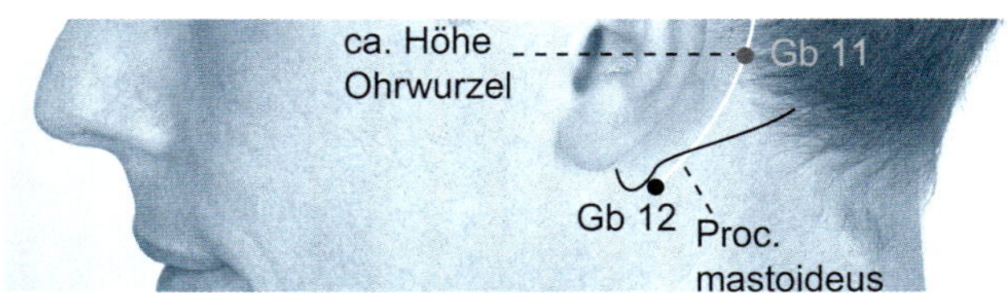

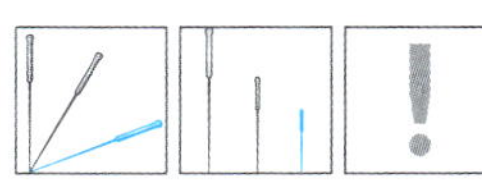

Schädel-Ausruhen *luxi*

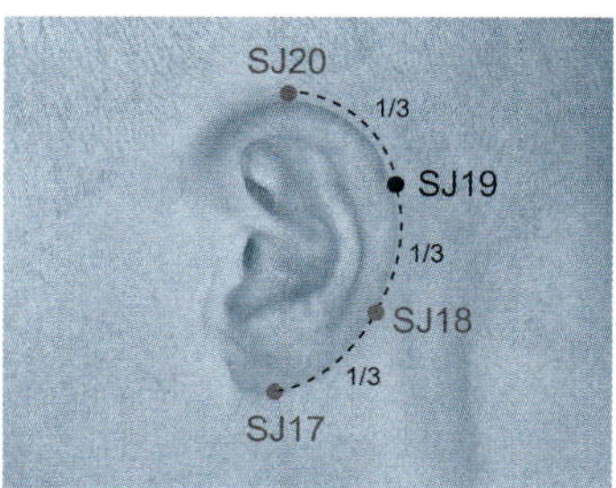

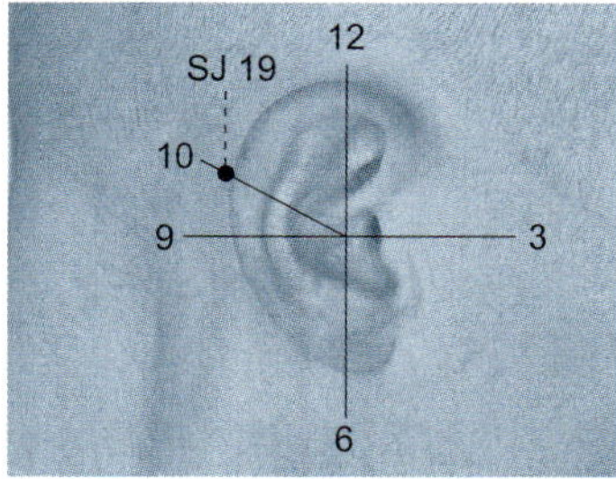

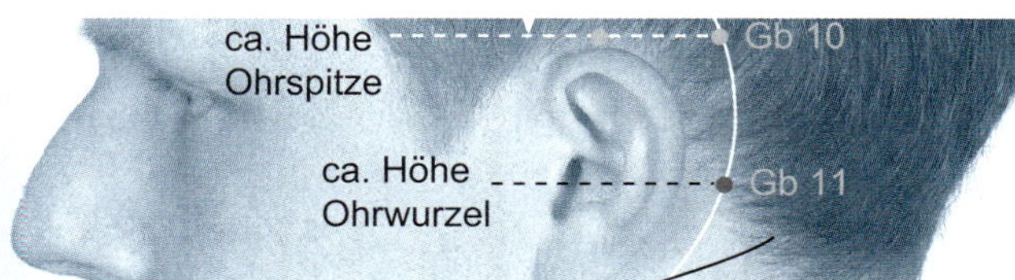

Lokalisation

In einer gut tastbaren Vertiefung hinter dem Ohr oberhalb der Ohrmitte.

Finden

SJ 19 wird meist am Übergang vom mittleren zum oberen Drittel der Verbindungslinie zwischen **SJ 17** und **SJ 20** entlang der Helixkrempe lokalisiert.

Oder: Auf einem gedachten Ziffernblatt über dem Ohr (12 Uhr: Scheitelpunkt des Ohres, 6 Uhr: Ohrläppchen) findet sich ca. bei 10 Uhr (rechte Kopfseite) bzw. 2 Uhr (linke Kopfseite) eine gut tastbare Vertiefung mit **SJ 19** direkt hinter dem Ohrrand.

Hinweis: Gb 11 liegt etwas unterhalb von **SJ 19** und ca. 0,3 cun vom Ohrrand entfernt.

Punktion

Flach s. c. entlang dem Leitbahnverlauf 0,3–0,5 cun.

Wirkung und wichtigste Indikationen

- **Besänftigt Schreck und Krämpfe:** Schwindel, Kopfschmerzen, Fazialisparese, (kindliche) Epilepsie
- **Unterstützt die Ohren, klärt Hitze:** Hörsturz, Schwerhörigkeit, Tinnitus

SJ 20

Kleine Ecke *jiaosun*

Lokalisation

Direkt kranial der Ohrspitze (Apex auriculae) an der Haargrenze.

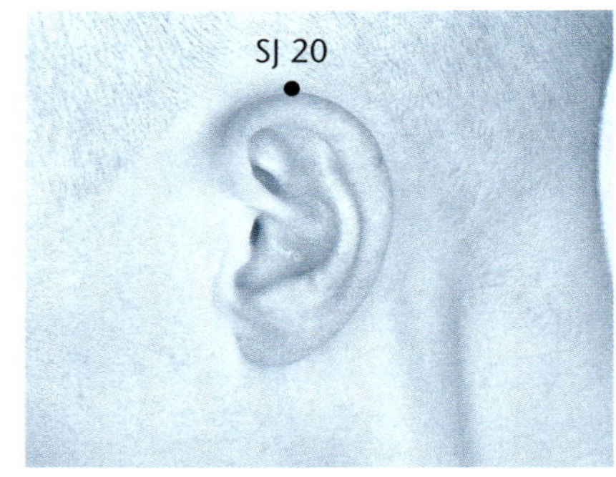

Finden

SJ 20 direkt kranial der Ohrspitze an der Haargrenze lokalisieren. **Anmerkung:** Die Ohrmuschelspitze kann durch Falten der Ohrmuschel nach vorne besser dargestellt werden, indem der posteriore Anteil der oberen Helix direkt den anterioren Anteil bedeckt,.

Hinweis: Gb 7 liegt in der Temporalregion im Schläfenhaaransatz in einer Mulde auf Höhe der Ohrspitze. **Gb 8** liegt direkt kranial der Ohrspitze, ca. 1,5 cun kranial des Haaransatzes.

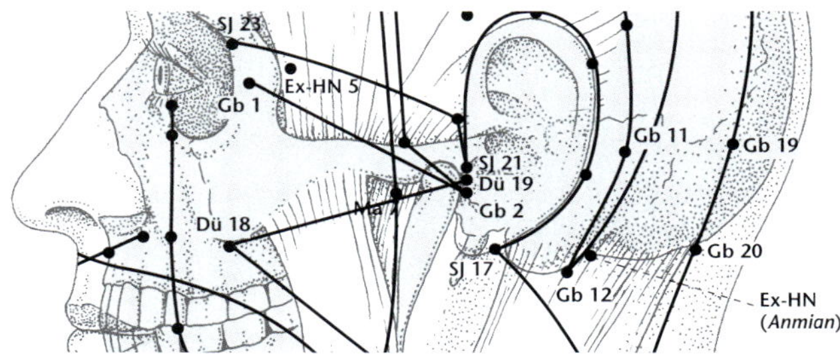

Punktion

Flach s. c. 0,3–1 cun in Richtung auf die Hauptbeschwerden.

Wirkung und wichtigste Indikationen

Klärt Hitze, unterstützt Ohren, Zähne und Lippen: Tinnitus, Schwerhörigkeit, Otitis, Ohrmuschelentzündungen, Augenbeschwerden, Zahnschmerz, Karies, Parodontitis, Parotitis, Mundtrockenheit, Nackensteife.

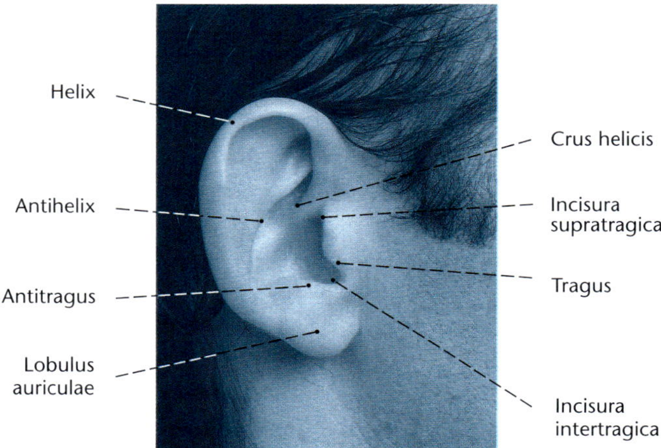

Besonderheiten

Kreuzungspunkt mit der Gb-Leitbahn, einigen Autoren zufolge auch mit der Dü-Leitbahn.

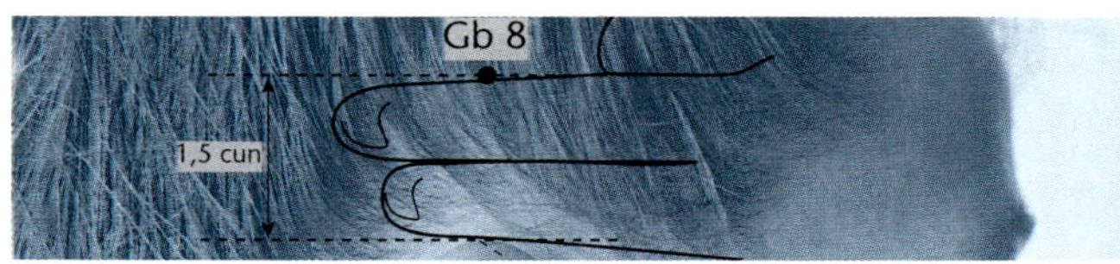

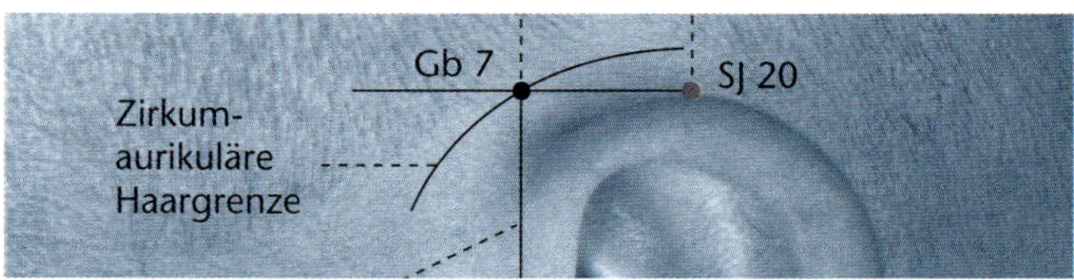

Ohrtor *ermen*

SJ 21

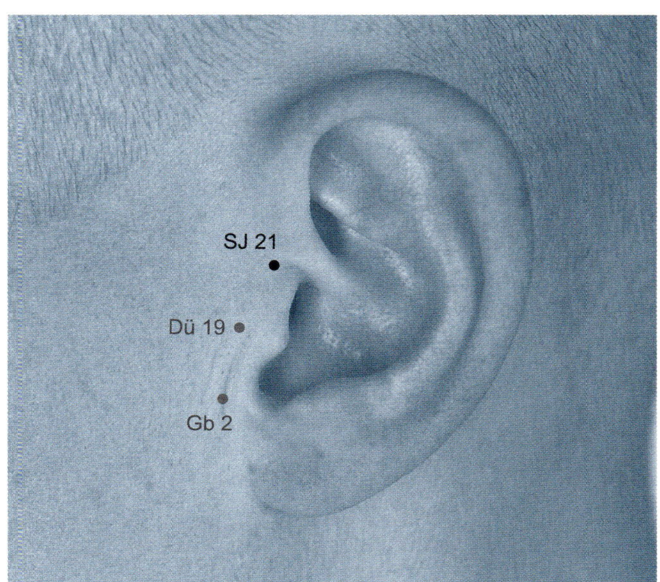

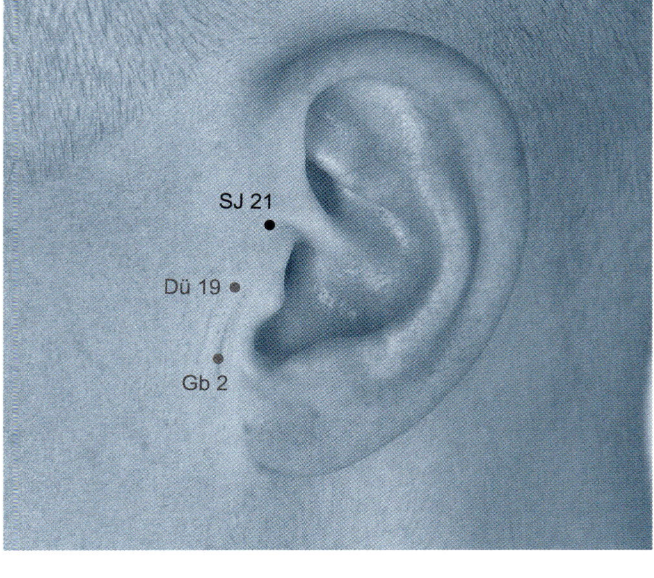

Lokalisation

Vor dem Ohr, in der Vertiefung auf Höhe der Incisura supratragica und etwas dorso-kranial des Processus condylaris der Mandibula.

Finden

Den Übergang von der Ohrmuschel (Knorpel) zur Wange hin aufsuchen (im Alter stellt sich hier ein ausgeprägterer Sulcusverlauf dar). **SJ 21** an diesem Übergang auf Höhe der Incisura supratragica lokalisieren.

Hinweis: SJ 21 ist der am meisten kranial gelegene Punkt der 3 Punkt, die vor dem Ohr liegen, die anderen liegen kaudal davon: **Dü 19** (auf Tragushöhe) und **Gb 2** (auf Höhe der Incisura intertragica).

Punktion

Senkrecht 0,5–1 cun bei geöffnetem Mund. **Cave:** Der Punkt liegt wie **Dü 19** und **Gb 2** nahe der A. temporalis superficialis/N. auriculotemporalis.

Wirkung und wichtigste Indikationen

Klärt Hitze, unterstützt die Ohren: Ohrerkrankungen, Morbus Menière, Trismus, Zahn-, Hals- und Kopfschmerzen, Lippensteifigkeit, Trigeminusneuralgie.

Besonderheiten

Wichtiger Lokalpunkt bei Ohrerkrankungen.

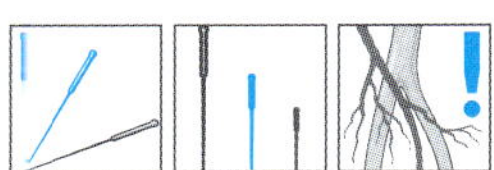

SJ 22

Knochenspalt der Ohr-Harmonie *erheliao*

Lokalisation

In einer Vertiefung am Hinterrand des Schläfenhaaransatzes, ventral des Vorderrands der Ohrmuschelwurzel und dorsal der A. temporalis superficialis.

Finden

Zunächst den ventralen, kranialen Ansatz der Ohrmuschel zur Wange hin aufsuchen. Von dort aus (ca. eine Kleinfingerbreite) in Richtung Auge tasten und dann **SJ 22** in einer Vertiefung am zirkumaurikulären Haaransatz lokalisieren. Der Punkt stellt sich etwas kranial vom Arcus zygomaticus (➤ 3.1.2) dar, der nach kaudal als knöcherner Widerstand tastbar ist.

Hinweis: Über den Arcus zygomaticus hinweg liegt nach kaudal zum Ohr hin **SJ 21** am Unterrand des Jochbeinbogens in der Vertiefung auf Höhe der Incisura supratragica.

Punktion

Flach s. c. 0,3–0,5 cun. **Cave:** A. temporalis superficialis.

Wirkung und wichtigste Indikationen

- **Leitet Wind aus:** Fazialisparese, Tinnitus, Hörsturz, Rhinitis
- **Macht die Leitbahn durchgängig, mildert Schmerzen:** Kopfschmerzen mit Schweregefühl, Trismus, Unterkieferspasmen

Besonderheiten

Kreuzungspunkt mit der Dü- und Gb-Leitbahn, einigen Autoren zufolge Exit(Austritt)-Punkt.

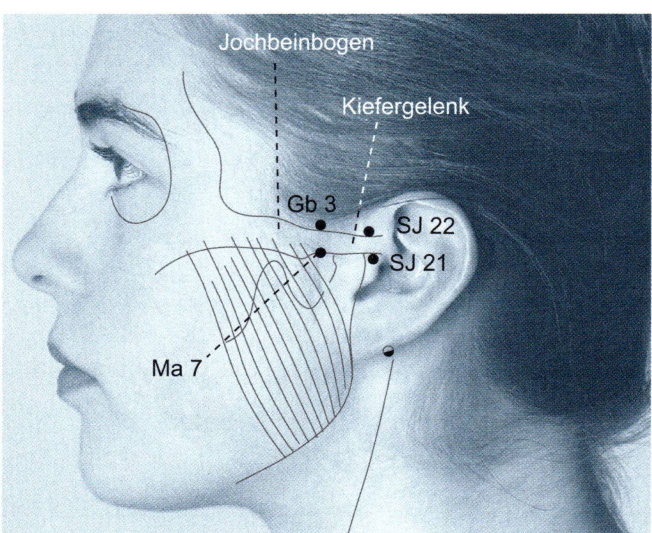

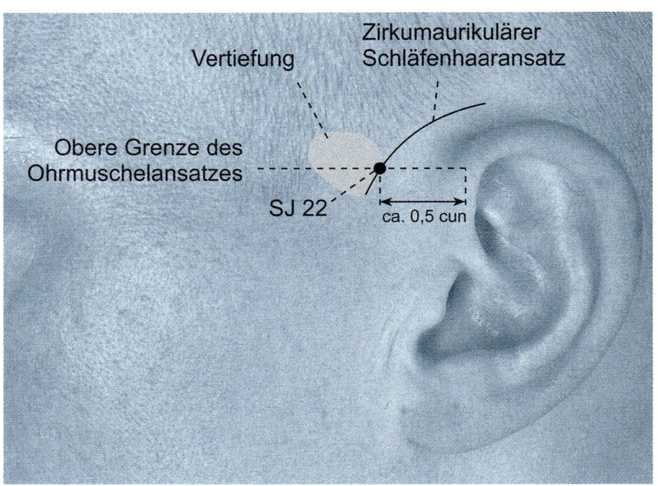

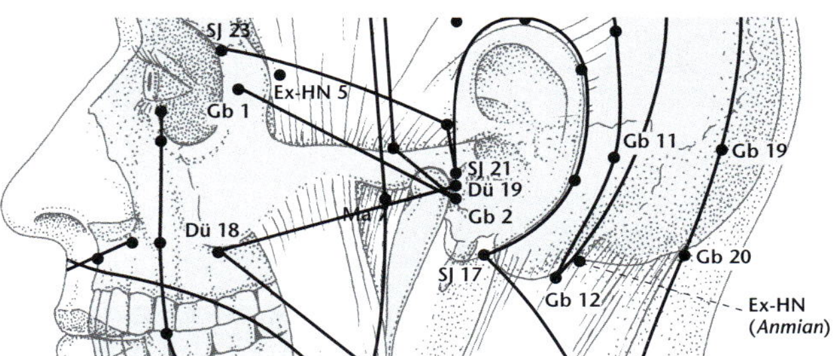

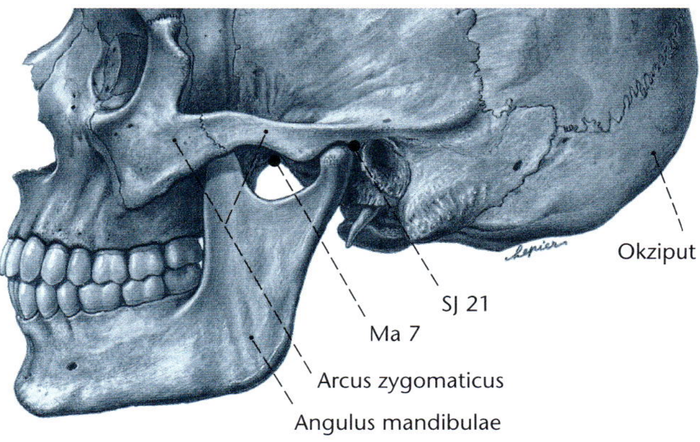

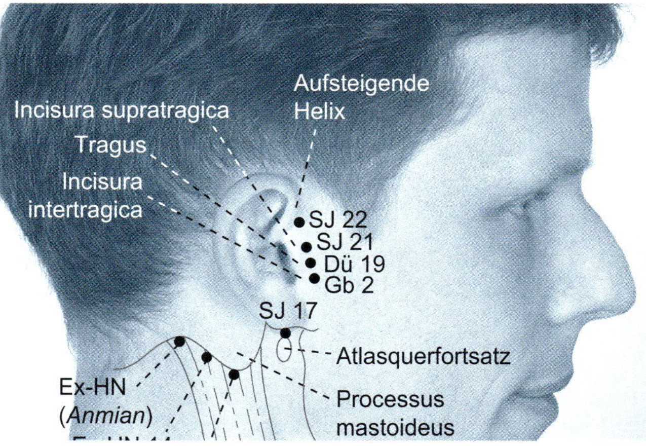

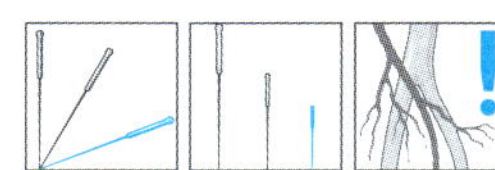

Seidenbambus-Loch *sizhukong*

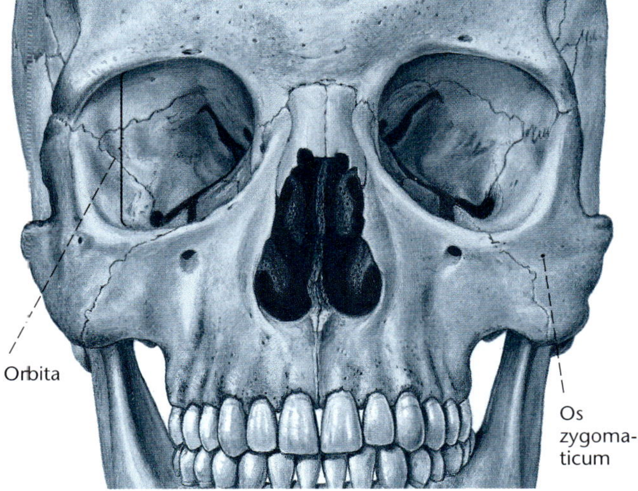

Lokalisation

Im Bereich des lateralen Endes der Augenbrauen in der knöchernen Vertiefung der Sutura frontozygomatica zwischen Os frontale und Os zygomaticum.

Finden

Die Sutura frontozygomatica („knöcherne Naht" zwischen Os zygomaticum und Os frontale) liegt meist im Bereich des lateralen Augenbrauenendes. Da der Augenbrauenverlauf häufig variiert, sollte die Orientierung v. a. an den knöchernen Strukturen erfolgen. Dazu tastet man vom lateralen Augenkanthus(-winkel) entlang dem Orbitarand (Pars zygomatica) nach kranial (Orbitarand, Pars frontale), bis man im Übergangsbereich zum Os frontale die knöcherne Vertiefung (Sutura frontozygomatica) palpieren kann. In dieser meist drucksensiblen Vertiefung **SJ 23** lokalisieren.

Punktion

Schräg 0,2–0,3 cun oder flach s. c. nach dorsal in Richtung **Ex-HN 5** *(taiyang)* 0,5–1 cun. In China auch flach s. c. entlang der Augenbraue bis **Ex-HN 4** *(yuyao)* (in der Augenbrauenmitte). Moxibustion einigen klassischen Texten zufolge kontraindiziert.

Wirkung und wichtigste Indikationen

Unterstützt die Augen, vertreibt Wind, mildert Schmerzen: Sehstörungen, Konjunktivitis, Erkrankungen der Augenlider, Fazialisparese und -Tic, Kopfschmerzen (v. a. lateral und in der Augenregion), Migräne, Schwindel, Epilepsie, kindliche Krampfanfälle.

Besonderheiten

Wichtiger Lokalpunkt bei Kopfschmerzen und Augenerkrankungen.

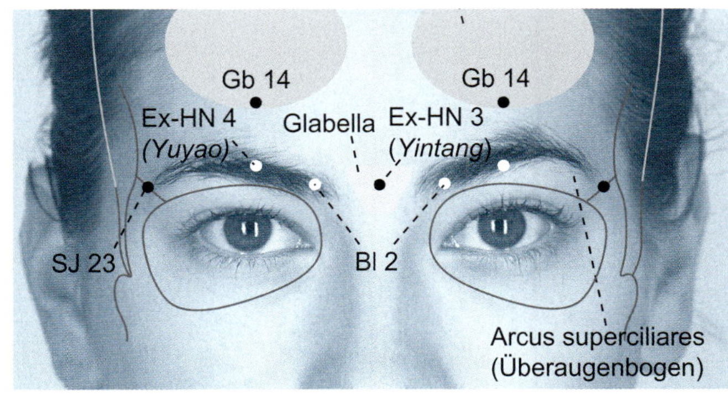

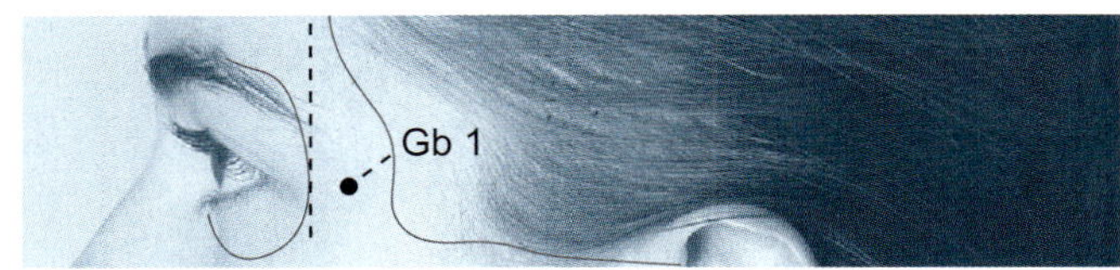

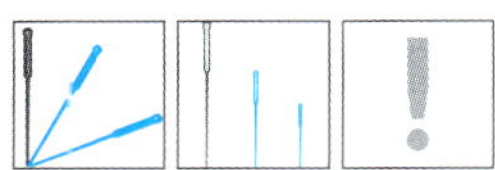

4.11 Gallenblasen-Leitbahnsystem – Fuß-*shaoyang (zu shaoyang jing luo)*

4.11.1 Gb-Hauptleitbahn *(zu shaoyang jing)*

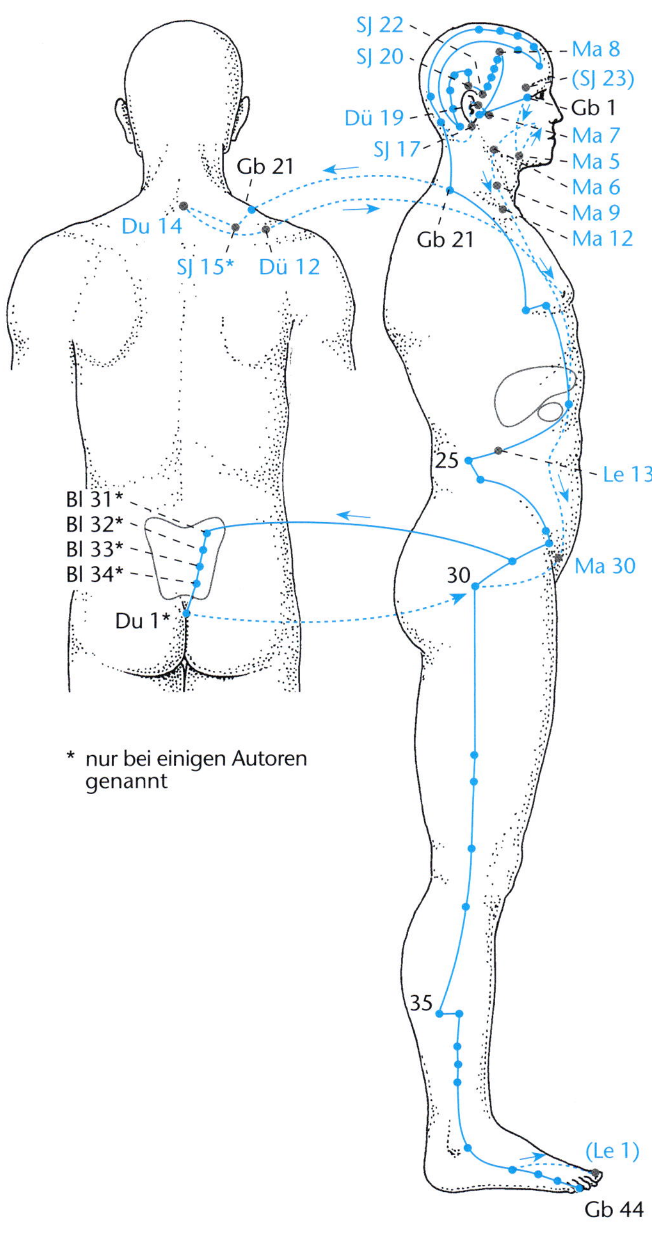

* nur bei einigen Autoren genannt

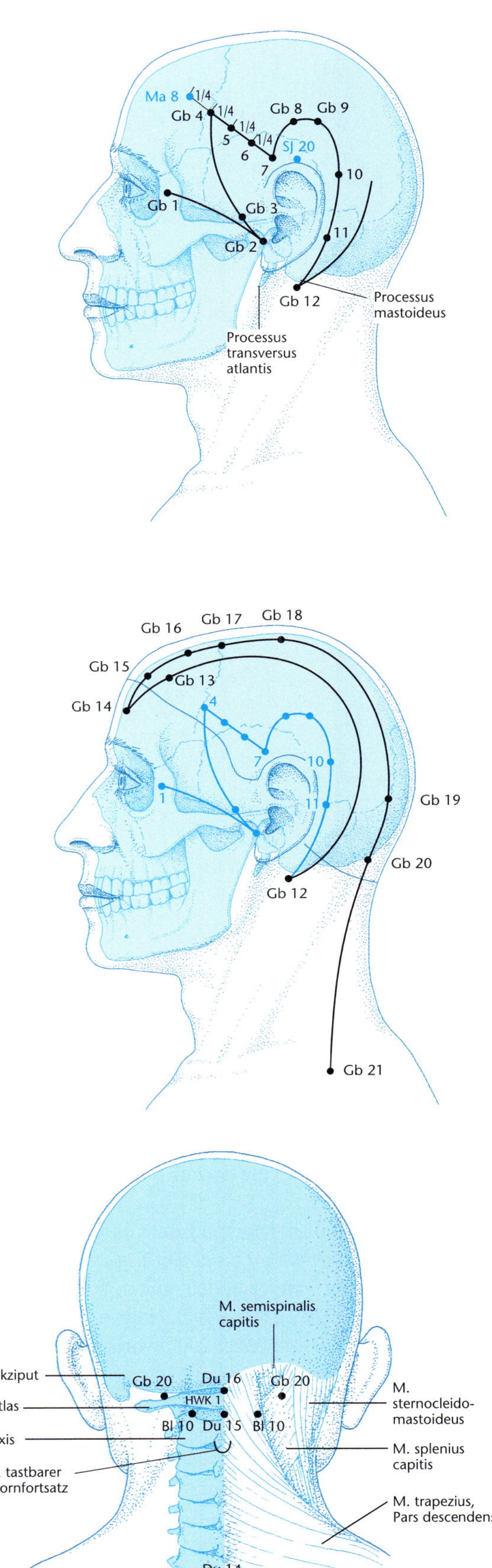

Verlauf

Die Gb-Hauptleitbahn beginnt am äußeren Augenwinkel bei **Gb 1** *(tongziliao)*. Hierhin zieht **ein kleiner Zweig** der SJ-Hauptleitbahn ausgehend von **SJ 23** *(sizhukong)* in der Sutura frontozygomatica bzw. einigen Autoren zufolge von **SJ 22** (*yang*-Achsen- bzw. Schichtverbindung des 3. Umlaufs: *shaoyang*).

Von **Gb 1** zieht die **äußere Leitbahn** zur Ohrregion zu **Gb 2** *(tinghui)*,

- steigt dann nach kranial zur Stirn hinauf und kreuzt **Ma 8** *(touwei)*,
- zieht leicht bogenförmig an der Temporalregion durch **Gb 4–Gb 7** zu **SJ 22** *(erheliao)* vor dem oberen Ohrwurzelansatz,

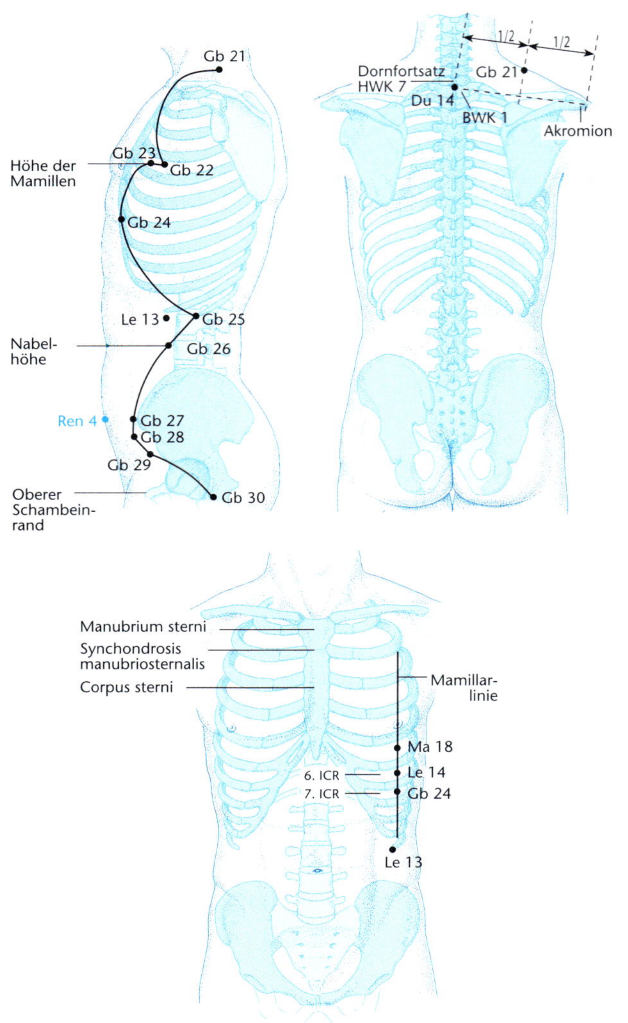

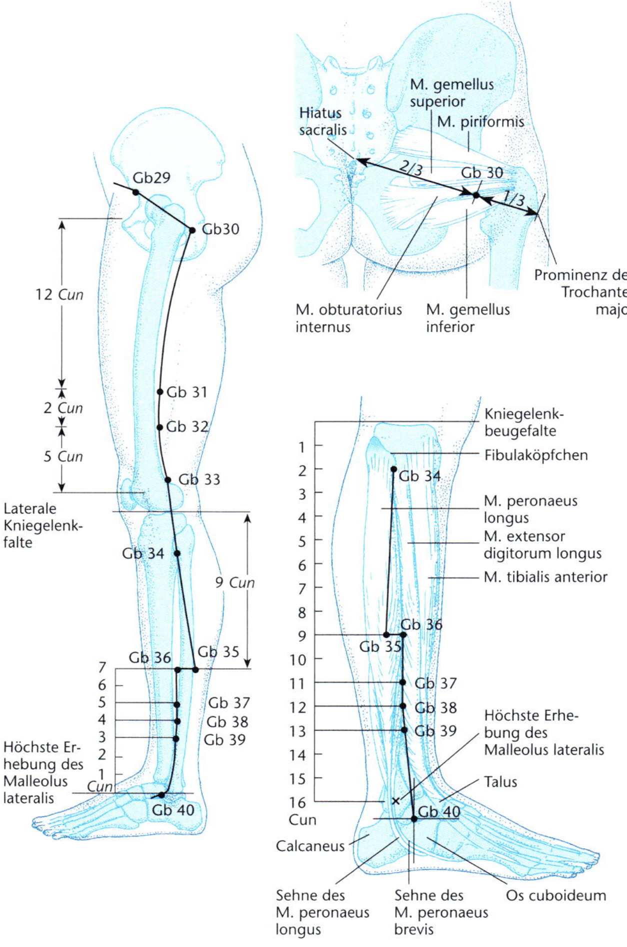

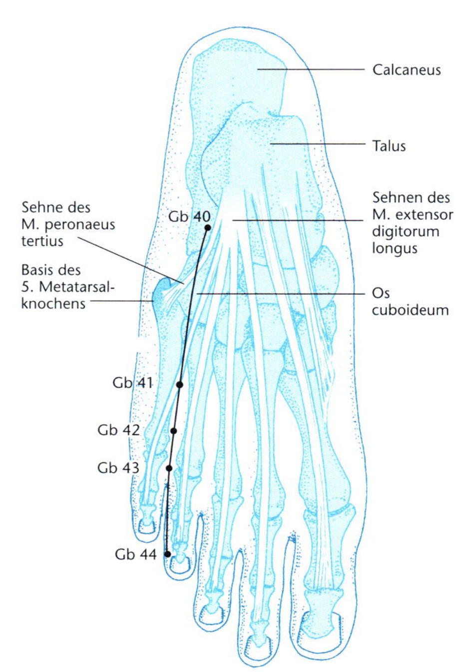

- kreuzt **SJ 20** *(jiaosun)* oberhalb der Ohrspitze und verläuft von **Gb 8–Gb 12** bogenförmig hinter dem Ohr,
- läuft über die laterale Kopfseite nach vorne zu **Gb 13** *(benshen)* und **Gb 14** *(yangbai)* in der Stirnregion,
- zieht von dort wieder über die laterale Kopfseite bis zu **Gb 20** *(fengchi),*
- kreuzt die obere Schulterregion und zieht durch **Gb 21** *(jianjing)* und **SJ 15** *(tianliao)* bis zu **Du 14** *(dazhui),* wo sie sich mit den anderen *yang*-Hauptleitbahnen trifft,
- verläuft dann durch **Dü 12** *(bingfeng),* einigen Autoren zufolge (Deadman, Al-Khafaji und Baker 2000) vorher auch durch **Bl 11** *(dashu),* nach ventral zu **Ma 12** *(quepen)* in der Fossa supraclavicularis.

Ein Ast zieht von **Gb 20** zu **SJ 17** *(yifeng),* tritt in das Ohr ein, zieht zu **Dü 19** *(tinggong),* kreuzt **Ma 7** *(xiaguan),* zieht zu **Gb 1** *(tongziliao)* am lateralen Augenwinkel, steigt dann ab zu **Ma 5** *(daying)* und wieder hoch zur Infraorbitalregion, wo er die SJ-Hauptleitbahn trifft, steigt dann ab zu **Ma 6** *(jiache)* in der Unterkieferregion, zieht zur lateralen Halsregion und kreuzt **Ma 9** *(renying)* an der Vordergrenze des M. sternocleidomastoideus und trifft den Hauptast wieder bei **Ma 12** *(quepen)* in der Fossa supraclavicularis, wo er sich in **zwei Äste** aufteilt:

- **Der innere Ast** durchdringt den Thorax, trifft die Pe-Hauptleitbahn bei **Pe 1** *(tianchi),* zieht durchs Diaphragma, verbindet sich mit Leber *(gan)* und Gallenblase *(dan),* zieht durch das Hypochondrium in den Unterbauch, tritt nahe der A. femoralis in die Lendenregion ein, kreuzt dabei nach Solinas, Mainville und Auteroche (1998) **Ma 30** *(qichong),* und verläuft entlang dem Symphysenknochen in die Hüftregion.

➡ **Der äußere Ast** zieht oberflächlich aus der Fossa supraclavicularis nach kaudal, passiert die mittlere Axillarlinie und läuft an der lateralen Thoraxwand entlang, **Le 13** *(zhangmen)* am freien Ende der 11. Rippe auf seinem Verlauf kreuzend, zur Hüftregion bis **Gb 29** *(juliao)*. Er verläuft dann in der Sakralregion über **Bl 31** *(shangliao)*, **Bl 32** *(ciliao)*, **Bl 33** *(zhongliao)* und **Bl 34** *(xialiao)* im 1.–4. Sakralloch und **Du 1** *(changqiang)* und zieht dann nach lateral zu **Gb 30** *(huantiao)*, wo er wieder auf den Hauptast trifft[1].

Die **äußerlich verlaufende** Leitbahn zieht weiter über den lateralen Oberschenkel zur lateralen Knieregion, entlang der Fibulavorder-/hinterkante nach distal, dann über den vorderen Teil des Malleolus lateralis und endet am lateralen Nagelfalzwinkel der 4. Zehe.

Ein **weiterer Zweig** entspringt auf dem Fußrücken bei **Gb 41** *(zulinqi)* und zieht zwischen dem 1. und 2. Metatarsalknochen zum distalen Großzehenende zu **Le 1** *(dadun)*, wo er sich mit der Le-Leitbahn verbindet.

Klinische Bedeutung (➢ 1.2)

Außen *(biao)* Alternierendes Fieber und Frösteln, Kopfschmerzen, Augenschmerzen, Schmerzen in Wangen- und Kinnregion, subaxilläre Schwellungen, Taubheit, lateraler Knie- und Beinschmerz.

Innen *(li)* **bzw. Organ** *(zang fu)* Schmerzen in der lateralen Rippenregion, Erbrechen, bitterer Mundgeschmack, Thoraxschmerzen.

Verbindungen der Gb-Hauptleitbahn zu den anderen Hauptleitbahnen (➢ 1.2)

Le-Hauptleitbahn *(zu jueyin jing)*

Verbindung Fuß-*yin-yang*-Kopplung des 3. Umlaufs.
Ort der Verbindung **Gb 41** → **Le 1** (Fußregion).
Zirkulation Zirkadian (nach Organuhr).
Bedeutung Innen-Außen-Verbindung.

SJ-Hauptleitbahn *(shou shaoyang jing)*

Verbindung *yang*-Achsen- bzw. Schichtverbindung des 3. Umlaufs: *shaoyang*.
Ort der Verbindung **SJ 23** (einigen Autoren zufolge von **SJ 22**) → **Gb 1** (Kopfregion).
Zirkulation Zirkadian (nach Organuhr).
Bedeutung Oben-Unten-Verbindung.

Verbindungen der Gb-Hauptleitbahn zu den *zang-fu*

Leber *(gan)*, **Gallenblase** *(dan)*.

[1] Anmerkung: Der Verlauf der Gb-Leitbahn durch die Punkte **Bl 21–Bl 34** und **Du 1** wird nicht bei allen Autoren beschrieben, Variation Abbildung).

4.11.2 Divergente Gb-Leitbahn *(zu shaoyang jing bie)*

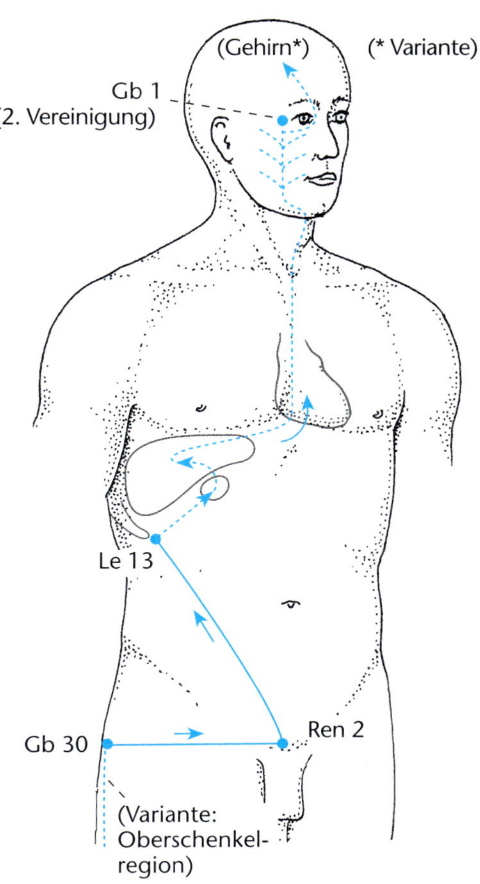

Verlauf

Die divergente Gb-Leitbahn zweigt von der Gb-Hauptleitbahn in der Region von **Gb 30** *(huantiao)* ab, einigen Autoren zufolge auch im Bereich der Oberschenkelregion (Variante Abbildung).

- ➡ folgt der Hüftregion nach ventral,
- ➡ erreicht die Inguinalregion und kreuzt die divergente Le-Leitbahn bei **Ren 2** *(qugu)*,
- ➡ zieht dann nach kranial über das Abdomen bis zu **Le 13** *(zhangmen)* unter dem freien Ende der 11. Rippe,
- ➡ verläuft dann innen entlang der Thoraxwand,
- ➡ verbindet sich mit Gallenblase *(dan)* und Leber *(gan)* und verläuft über das Herz *(xin)*,
- ➡ steigt nach kranial zur Halsregion auf,
- ➡ tritt in der Unterkieferregion nach außen,
- ➡ verzweigt sich über das Gesicht,
- ➡ verbindet sich mit der Gb-Hauptleitbahn und der divergenten Le-Leitbahn bei **Gb 1** *(tongziliao)* zu einer der 6 *he*-Vereinigungen (hier: Gb/Le als zweite Vereinigung, ➢ 1.3)
- ➡ zieht dann über das Augensystem in das Gehirn.

Klinische Bedeutung

- Stärkt die Verbindung zwischen Gallenblase und Leber (*zang-fu*-Organsysteme). Punkte der Gb-Hauptleitbahn können daher Störungen des Le-Funktionskreises behandeln und umgekehrt.

- Unterstützt die Beziehung zwischen Ösophagus und Herz.
- Die divergente Gb-Leitbahn zieht zum Augensystem, daher unterstützt sie die Wirkung von einigen Gb-Leitbahnpunkten bei Augenstörungen.

4.11.3 Tendinomuskuläre Gb-Leitbahn *(zu shaoyang jing jin)*

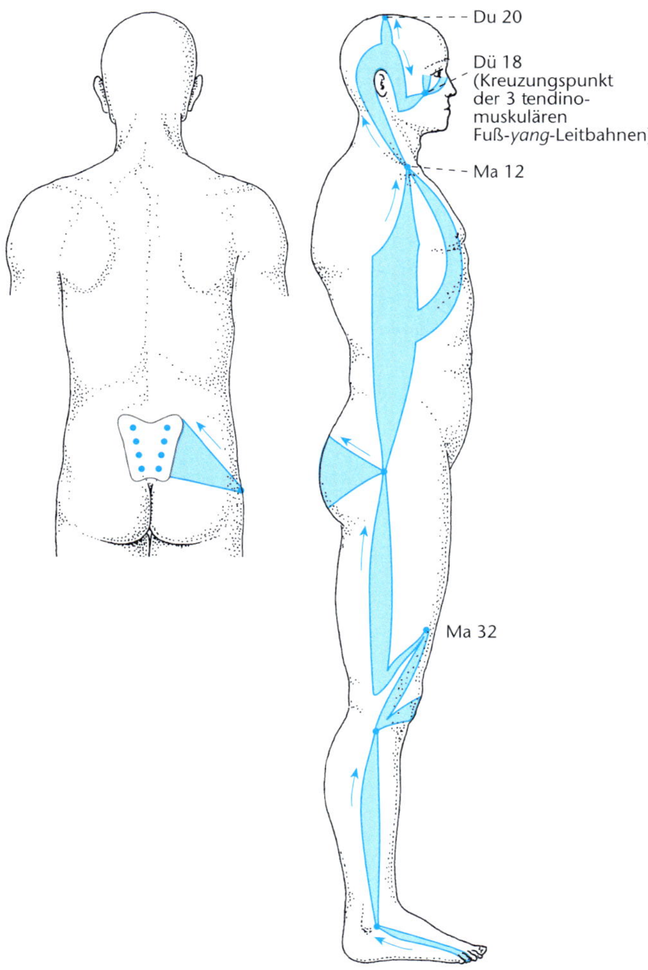

Verlauf

Die tendinomuskuläre Gb-Leitbahn beginnt an der 4. Zehe, verknotet *(jie)* sich im Areal von **Gb 40** *(qiuxu)* anterior und inferior des Malleolus lateralis, folgt dann dem lateralen Beinanteil, verknotet *(jie)* sich an der Fibula und der lateralen Knieregion.

➡ Ausgehend von der Fibula zieht sie entlang dem lateralen Oberschenkelanteil,

➡ dabei verläuft **eine Abzweigung** schräg zu **Ma 32** *(futu)*, wo sie sich verknotet *(jie)*.

Der **Hauptast** zieht zum Trochanter major, wo er sich verknotet *(jie)*. Von hier zieht **eine Abzweigung** breitflächig über die Gesäß- zur Sakralregion.

Von der Hüftregion zieht die Leitbahn weiter über die Flanken zur unteren Rippenregion, wo sie sich in **zwei Äste** aufteilt:

➡ **Ein** Ast zieht nach ventral über den lateralen Thoraxanteil und verknotet *(jie)* sich bei **Ma 12** *(quepen)*.

➡ **Ein weiterer Ast** folgt der Medioaxillarlinie und zieht dann über den Thorax, um den anderen Ast in der Fossa supraclavicularis zu treffen.

Von **Ma 12** verläuft die Leitbahn entlang der lateralen Halsregion,

➡ umrundet das Ohr,

➡ ein Abzweig zieht dann auf Höhe der Ohrspitze zu **Du 20** *(baihui)*,

➡ von der Temporalregion steigt **ein Ast** ab, kreuzt die Wange bis zum Unterkiefer,

➡ verläuft über das Jochbein zu **Dü 18** *(quanliao)*, wo er die anderen tendinomuskulären Fuß-*yang*-Leitbahnen trifft und sich in **2 Äste** aufteilt, von denen einer lateral zur Nasenwurzel zieht, der andere zum äußeren Augenwinkel.

Klinische Bedeutung

Pathologie Steifigkeit und ziehende Sensationen im Bereich der 4. Zehe sowie entlang der lateralen Knieregion, Bewegungseinschränkungen des Kniegelenks, Schmerzen, Verspannungen und ziehende Sensationen in der Kniekehlenregion mit Ausstrahlung in die Oberschenkel- und Sakralregion (und umgekehrt), Schmerzen und ziehende Sensationen in der Sakralregion mit Ausstrahlung in die Hypochondrialregion (und umgekehrt), Schmerzen und Verspannungen in Thorax-, Brust- und Halsregion und der Fossa supraclavicularis, Schmerzen entlang dem linksseitigen Leitbahnverlauf mit Unfähigkeit, das rechte Auge zu öffnen (und umgekehrt).

Anwendung Hauptsächlich bei Schmerzen, Muskelverspannungen, Gelenksteifigkeit und ziehenden Sensationen entlang der lateralen Körperseiten. Einsatz bei Beschwerden der anterioren, lateralen und posterioren Anteile der Beine, v. a. in der Knie- und Oberschenkelregion. Die tendinomuskuläre Gb-Leitbahn verteilt sich in Thorax und Mammae, daher können Punkte der Gb-Leitbahn bei Störungen in diesen Regionen genutzt werden. Anwendung bei Kopfschmerzen in der Vertexregion und lateralen Kopfschmerzen. Die Leitbahn zieht zur lateralen Nasenregion und stärkt die Verbindung zur Nase, daher Einsatz bei chronischen Nasenerkrankungen wie Sinusitis etc.

4.11.4 Gb-*luo*-Gefäß-System *(zu shaoyang luo mai)*

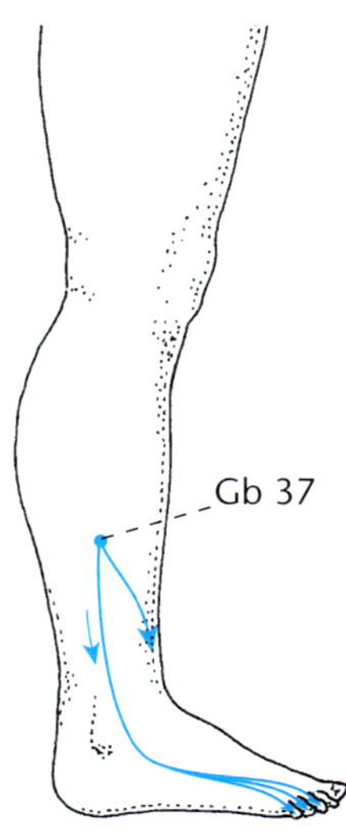

Verlauf

Das Gb-*luo*-Gefäß-System zweigt von der Gb-Hauptleitbahn beim *luo*-Punkt **Gb 37** *(guangming)* ab (➤ 8.2.2), bildet ein dreidimensionales retikuläres Netzwerk und teilt sich in viele Verzweigungen und Unterverzweigungen (*sun luo, fu luo, xue luo* ➤ 1.5) in das umliegende Gewebe auf.

➡ Horizontal verlaufende Verzweigungen ziehen zur Innen/Außen gekoppelten Le-Hauptleitbahn, einigen Schulen zufolge (z. B. Nguyen Van Nghi 1989, 1991) als **transversales** Gb-*luo*-Gefäß zum *yuan*-Punkt **Le 3** *(taichong).*

➡ Eine **longitudinal** verlaufende Verzweigung steigt ab zum Fußrücken und verzweigt sich über die dritte, vierte und fünfte Zehe.

Klinische Bedeutung

Pathologie (➤ 8.2.2)

Fülle *(shi)* Kältesensationen der Füße.

Leere *(xu)* Schwäche, schwache Fußmuskeln mit Schwierigkeit zu stehen, Paralyse der unteren Extremität.

4.11.5 Kutane Region *(shaoyang pi bu)*

Siehe Beschreibungen und Abbildungen ➤ 1.6.

4.11.6 Punkte der Gb-Leitbahn (Übersicht)

Spezifische Punkte nach ihrer Funktion

- *yuan*-**Punkt** (➤ 8.2.1)**: Gb 40** *(qiuxu)*
- *luo*-**Punkt** (➤ 8.2.2)**: Gb 37** *(guangming)*
- *xi*-**Punkt** (➤ 8.2.3)**: Gb 36** *(waiqiu)*
- **Rücken-*shu*-Punkt** (➤ 8.2.4) **der Gallenblase: Bl 19** *(danshu)*
- *mu*-**Punkt** (➤ 8.2.5) **der Gallenblase: Gb 24** *(riyue)*
- **Fünf Transport-*shu*-Punkte** (➤ 8.2.6)**:**
  - Brunnen-*jing*-Punkt (Metall): **Gb 44** *(zuqiaoyin)*
  - Quell-*ying*-Punkt (Wasser), Tonisierungspunkt: **Gb 43** *(xiaxi)*
  - Bach-*shu*-Punkt (Holz), *ben*-Punkt (Wandlungsphasen- oder Wurzel-Punkt): **Gb 41** *(zulinqi)*
  - Fluss-*jing*-Punkt (Feuer), Sedierungspunkt: **Gb 38** *(yangfu)*
  - Meer-*he*-Punkt (Erde): **Gb 34** *(yanglingquan)*
- **Einflussreicher *hui*-Punkt** (➤ 8.2.7):
  - Sehnen: **Gb 34** *(yanglingquan)*
  - Mark: **Gb 39** *(xuanzhong)*
- **Öffnungspunkt** (➤ 8.2.8) **des *dai mai*: Gb 41** *(zulinqi)*
- **Unterer Meer-*xiahe*-Punkt** (➤ 8.2.9) **der Gallenblase: Gb 34** *(yanglingquan)*
- **Kreuzungs-*jiaohui*-Punkte** (➤ 8.2.10)**:**
  - Gb-Leitbahn mit der Dü- und SJ-Leitbahn: **Gb 1** *(tongziliao)*
  - Gb-Leitbahn mit der SJ- und Ma-Leitbahn: **Gb 3** *(shangguan)*, **Gb 4** *(hanyan)*
  - Gb-Leitbahn mit der SJ-, Di- und Ma-Leitbahn: **Gb 5** *(xuanlu)*, **Gb 6** *(xuanli)*
  - Gb-Leitbahn mit der Bl-Leitbahn: **Gb 7** *(qubin)*, **Gb 8** *(shuaigu)*, **Gb 9** *(tianchong)*, **Gb 10** *(fubai)*
  - Gb-Leitbahn mit der Bl-, (Dü-, SJ-Leitbahn[1]): **Gb 11** *(touqiaoyin)*
  - Gb-Leitbahn mit der Bl-Leitbahn: **Gb 12** *(wangu)*
  - Gb-Leitbahn dem *yang wei mai:* **Gb 13** *(benshen)*
  - Gb-Leitbahn mit dem *yang wei mai* (der SJ-, Ma-, Di-Leitbahn)[1]: **Gb 14** *(yangbai)*
  - Gb-Leitbahn mit dem *yang wei mai* und der Bl-Leitbahn: **Gb 15** *(toulinqi)*
  - Gb-Leitbahn mit dem *yang wei mai:* **Gb 16** *(muchuang)*, **Gb 17** *(zhengying)*, **Gb 18** *(chengling)*, **Gb 19** *(naokong)*
  - Gb-Leitbahn mit dem *yang wei mai, yang qiao mai* und (der SJ-Leitbahn[1]): **Gb 20** *(fengchi)*
  - Gb-Leitbahn mit dem *yang wei mai,* der SJ- und (Ma--Leitbahn[1]): **Gb 21** *(jianjing)*
  - Gb-Leitbahn mit der Bl-Leitbahn2: **Gb 23** *(zhejin)*
  - Gb-Leitbahn mit der Mi-Leitbahn und *(yang wei mai*[1]*):* **Gb 24** *(riyue)*
  - Gb-Leitbahn mit dem *dai mai:* **Gb 26** *(daimai)*, **Gb 27** *(wushu)*, **Gb 28** *(weidao)*
  - Gb-Leitbahn mit dem *yang qiao mai* und *(dai mai*[1]*):* **Gb 29** *(juliao)*
  - Gb-Leitbahn mit der Bl-Leitbahn: **Gb 30** *(huantiao)*
  - Gb-Leitbahn mit dem *yang wei mai*[1]: **Gb 35** *(yangjiao)*
  - Anderer Leitbahnen mit der Gb-Leitbahn: **Ma 7, Ma 8, Ma 9, Ma 12, Dü 12, Dü 19, (Bl 1, Bl 11**[1]**), Bl 31–34, Pe 1, (SJ 15**[1]**), SJ 17, SJ 20, SJ 22, Le 13, Du 1, Du 14, (Du 20, Ma 5, Ma 6, Ma 30**[1]**)**
- **Himmelsfensterpunkt** (➤ 8.2.12)**: Gb 9**[1] *(tianchong)*
- **Himmelssternpunkte nach** *Ma Dan Yang* (➤ 8.2.14)**: Gb 30** *(huantiao)*, **Gb 34** *(yanglingquan)*
- **Weitere funktionelle Punkte:**
  - Hauptpunkt für alle Erkrankungen von Kopf, Sinnesorganen, Gehirn: **Gb 20** *(fengchi)*
  - *mu*-Punkt der Niere (➤ 8.2.5): **Gb 25** *(jingmen)*
  - *xi*-Punkt des *yang wei mai*: **Gb 35** *(yangjiao)*

Spezifische Punkte in Verlaufsrichtung (numerisch)

- **Gb 1** *(tongziliao):* Kreuzungs-*jiaohui*-Punkt mit der Dü- und SJ-Leitbahn (➤ 8.2.10)
- **Gb 3** *(shangguan):* Kreuzungs-*jiaohui*-Punkt mit der SJ- und Ma-Leitbahn (➤ 8.2.10)
- **Gb 4** *(hanyan):* Kreuzungs-*jiaohui*-Punkt mit der SJ- und Ma-Leitbahn (➤ 8.2.10)
- **Gb 5** *(xuanlu):* Kreuzungs-*jiaohui*-Punkt mit der SJ-, Di- und Ma-Leitbahn (➤ 8.2.10)
- **Gb 6** *(xuanli):* Kreuzungs-*jiaohui*-Punkt mit der SJ-, Di- und Ma-Leitbahn (➤ 8.2.10)
- **Gb 7** *(qubin):* Kreuzungs-*jiaohui*-Punkt mit der Bl-Leitbahn (➤ 8.2.10)
- **Gb 8** *(shuaigu):* Kreuzungs-*jiaohui*-Punkt mit der Bl-Leitbahn (➤ 8.2.10)

[1] Nur bei einigen Autoren genannt.

- **Gb 9** *(tianchong):* Kreuzungs-*jiaohui*-Punkt mit der Bl-Leitbahn (➤ 8.2.10)[1], Himmelsfensterpunkt[1] (➤ 8.2.12)
- **Gb 10** *(fubai):* Kreuzungs-*jiaohui*-Punkt mit der Bl-Leitbahn (➤ 8.2.10)
- **Gb 11** *(touqiaoyin):* Kreuzungs-*jiaohui*-Punkt mit der Bl-, (Dü-, SJ-Leitbahn[1]) (➤ 8.2.10)
- **Gb 12** *(wangu):* Kreuzungs-*jiaohui*-Punkt mit der Bl-Leitbahn (➤ 8.2.10)
- **Gb 13** *(benshen):* Kreuzungs-*jiaohui*-Punkt mit dem *yang wei mai* (➤ 8.2.10)
- **Gb 14** *(yangbai):* Kreuzungs-*jiaohui*-Punkt mit dem *yang wei mai,* (der SJ-, Ma-, Di-Leitbahn[1]) (➤ 8.2.10)
- **Gb 15** *(toulinqi):* Kreuzungs-*jiaohui*-Punkt mit dem *yang wei mai* und der Bl-Leitbahn (➤ 8.2.10)
- **Gb 16** *(muchuang):* Kreuzungs-*jiaohui*-Punkt mit dem *yang wei mai* (➤ 8.2.10)
- **Gb 17** *(zhengying):* Kreuzungs-*jiaohui*-Punkt mit dem *yang wei mai* (➤ 8.2.10)
- **Gb 18** *(chengling):* Kreuzungs-*jiaohui*-Punkt mit dem *yang wei mai* (➤ 8.2.10)
- **Gb 19** *(naokong):* Kreuzungs-*jiaohui*-Punkt mit dem *yang wei mai* (➤ 8.2.10)
- **Gb 20** *(fengchi):* Kreuzungs-*jiaohui*-Punkt mit dem *yang wei mai, yang qiao mai* und (der SJ-Leitbahn[1]) (➤ 8.2.10)
- **Gb 21** *(jianjing):* Kreuzungs-*jiaohui*-Punkt mit dem *yang wei mai,* der SJ- und (Ma-Leitbahn[1]) (➤ 8.2.10)
- **Gb 23** *(zhejin):* Kreuzungs-*jiaohui*-Punkt mit der Bl-Leitbahn[1] (➤ 8.2.10)
- **Gb 24** *(riyue): mu*-Punkt der Gallenblase (➤ 8.2.5), Kreuzungs-*jiaohui*-Punkt mit der Mi-Leitbahn und *(yang wei mai*[1]*)* (➤ 8.2.10)
- **Gb 25** *(jingmen): mu*-Punkt der Niere (➤ 8.2.5)
- **Gb 26** *(daimai):* Kreuzungs-*jiaohui*-Punkt mit dem *dai mai* (➤ 8.2.10)
- **Gb 27** *(wushu):* Kreuzungs-*jiaohui*-Punkt mit dem *dai mai* (➤ 8.2.10)
- **Gb 28** *(weidao):* Kreuzungs-*jiaohui*-Punkt mit dem *dai mai* (➤ 8.2.10)
- **Gb 29** *(juliao):* Kreuzungs-*jiaohui*-Punkt mit dem *yang qiao mai* und *(dai mai*[1]*)* (➤ 8.2.10)
- **Gb 30** *(huantiao):* Kreuzungs-*jiaohui*-Punkt mit der Bl-Leitbahn (➤ 8.2.10), Himmelssternpunkt nach *Ma Dan Yang* (➤ 8.2.14)
- **Gb 34** *(yanglingquan):* Meer-*he*-Punkt (Erde) (➤ 8.2.6), Einflussreicher *hui*-Punkt (➤ 8.2.7) der Sehnen, unterer Meer-*xiahe*-Punkt der Gallenblase (➤ 8.2.9), Himmelssternpunkt nach *Ma Dan Yang* (➤ 8.2.14)
- **Gb 35** *(yangjiao): xi*-Punkt des *yang wei mai* (➤ 8.2.3), Kreuzungs-*jiao hui*-Punkt mit dem *yang wei mai*[1] (➤ 8.2.10)
- **Gb 36** *(waiqiu): xi*-Punkt (➤ 8.2.3)
- **Gb 37** *(guangming): luo*-Punkt (➤ 8.2.2)
- **Gb 38** *(yangfu):* Fluss-*jing*-Punkt (Feuer ➤ 8.2.6), Sedierungspunkt
- **Gb 39** *(xuanzhong):* Einflussreicher *hui*-Punkt (➤ 8.2.7) des Marks
- **Gb 40** *(qiuxu): yuan*-Punkt (➤ 8.2.1)
- **Gb 41** *(zulinqi):* Bach-*shu*-Punkt (Holz), *ben*-Punkt (Wandlungsphasen-Punkt ➤ 8.2.6), Öffnungspunkt (➤ 8.2.8) des *dai mai*
- **Gb 43** *(xiaxi):* Quell-*ying*-Punkt (Wasser ➤ 8.2.6), Tonisierungspunkt
- **Gb 44** *(zuqiaoyin):* Brunnen-*jing*-Punkt (Metall ➤ 8.2.6)

[1] Nur bei einigen Autoren genannt.

Pupillenknochen-Spalt *tongziliao* Gb 1

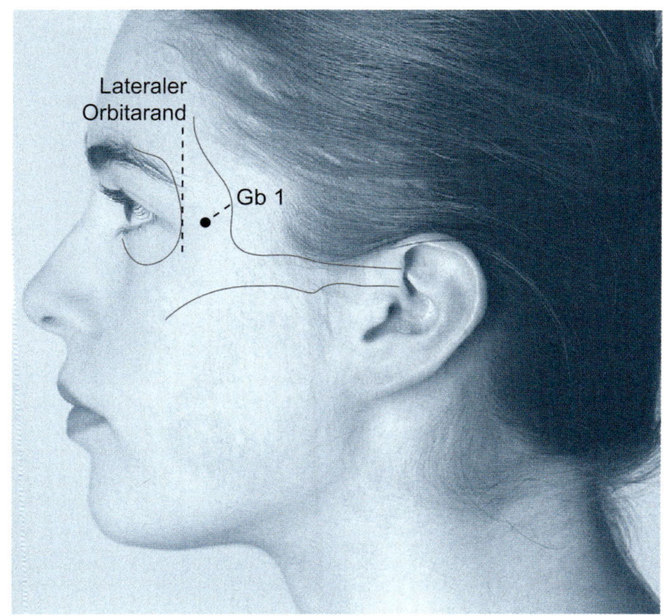

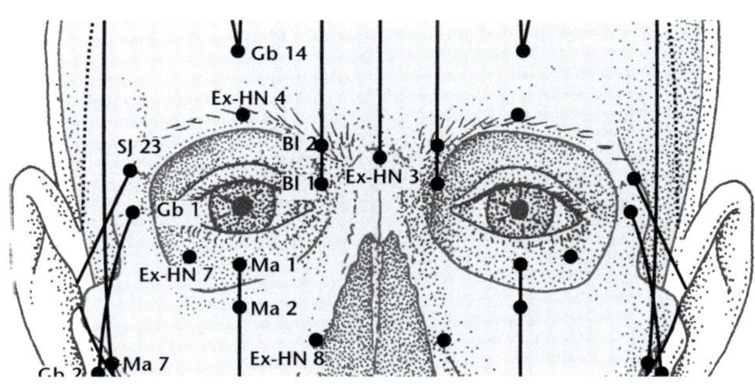

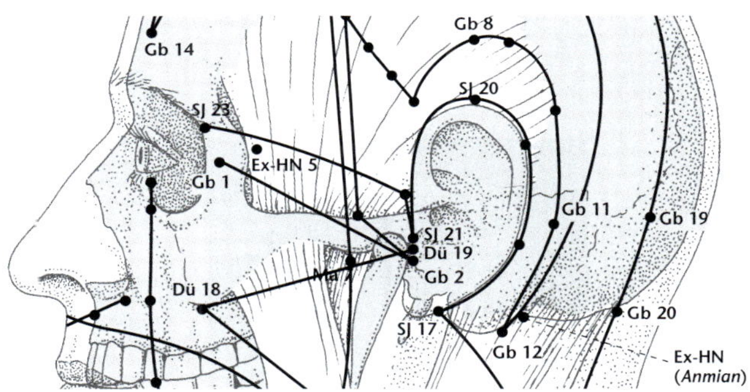

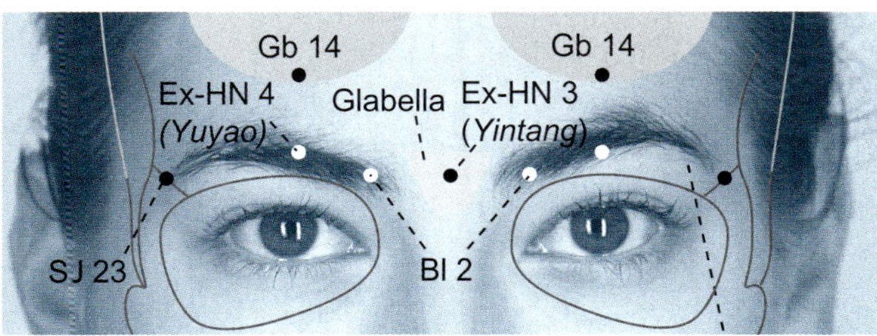

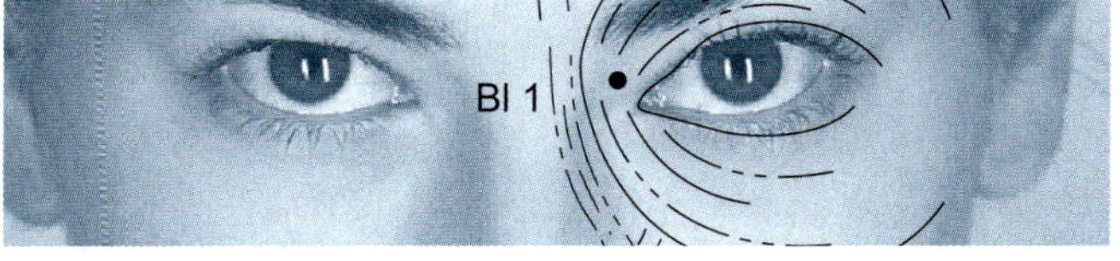

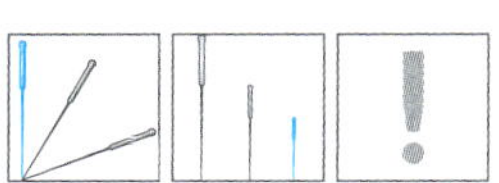

Lokalisation

In einer knöchernen Vertiefung an der Außenseite der Orbita auf Höhe des lateralen Augenwinkels.

Finden

Vom lateralen Augenwinkel aus weiter nach lateral tasten. An der Außenseite der Orbita (schräg unterhalb der Schläfe) lässt sich eine knöcherne Vertiefung tasten. Hier **Gb 1** lokalisieren.

Hinweis: SJ 23 liegt weiter kranial in der Vertiefung der Sutura frontozygomatica ca. im Bereich des lateralen Augenbrauenendes. **Bl 1** liegt am medialen Augenwinkel.

Punktion

Flach s. c. 0,3–0,5 cun in Richtung auf **Ex-HN 5** *(taiyang)* oder nach kaudal bei Trigeminusneuralgie. Moxibustion einigen Texten zufolge kontraindiziert.

Wirkung und wichtigste Indikationen

Vertreibt Wind, klärt Hitze, unterstützt die Augen: Augenerkrankungen, Kopfschmerzen, Fazialisparese.

Besonderheiten

Kreuzungspunkt mit der Dü- und SJ-Leitbahn, Entry(Eintritt)-Punkt.

Gb 2 Kreuzungspunkt des Hörens *tinghui*

Lokalisation

Vor dem Ohr in der Vertiefung auf Höhe der Incisura intertragica an der Untergrenze des Processus condylaris der Mandibula.

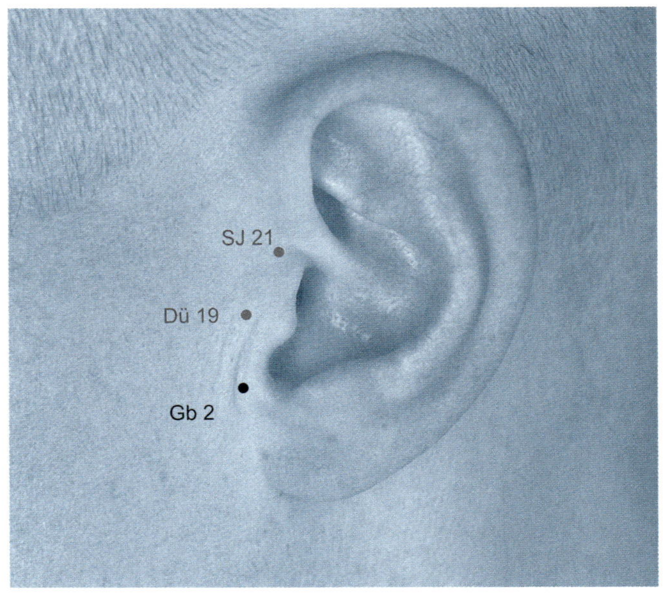

Finden

Den Übergang von der Ohrmuschel (Knorpel) zur Wange hin aufsuchen (im Alter stellt sich hier häufig ein ausgeprägter Sulcusverlauf dar). An diesem Übergang auf Höhe der Incisura intertragica den Punkt **Gb 2** lokalisieren.

Hinweis: Gb 2 ist der am meisten kaudal gelegene Punkt der 3 Punkte, die vor dem Ohr liegen, die anderen beiden liegen kranial davon: **Dü 19** (auf Tragushöhe) und **SJ 21** (auf Höhe der Incisura supratragica).

Punktion

Senkrecht oder leicht schräg nach kaudal 0,5–1 cun, Nadelung bei geöffnetem Mund. **Cave:** Der Punkt liegt wie **SJ 21** und **Dü 19** nahe von A. temporalis superficialis/N. auriculotemporalis.

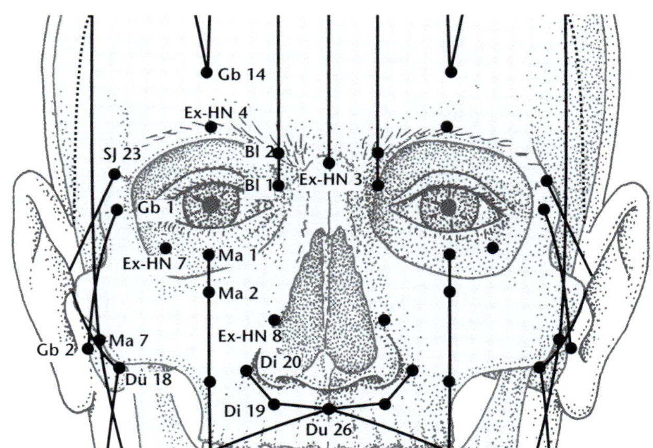

Wirkung und wichtigste Indikationen

Vertreibt Wind, klärt Hitze, unterstützt Ohren und Kiefergelenk, macht die Leitbahn durchgängig, mildert Schmerzen: Ohrerkrankungen jeglicher Pathogenese, Morbus Menière, Zahnschmerzen, Funktionsstörungen des Kiefergelenks, Fazialisparese, Trigeminusneuralgie.

Besonderheiten

Wichtiger Lokalpunkt bei Ohrerkrankungen und Kiefergelenkbeschwerden. Der Punkt wird oft abwechselnd mit den anderen Lokalpunkten **SJ 21** und **Dü 19** eingesetzt.

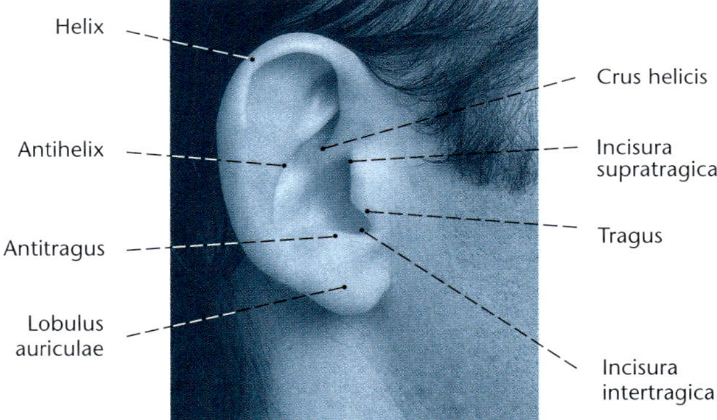

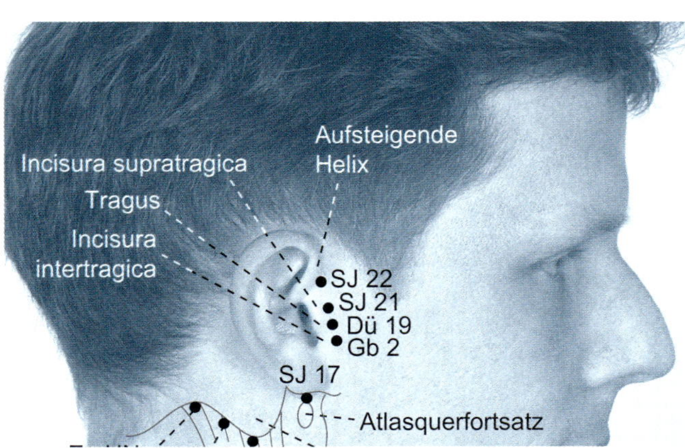

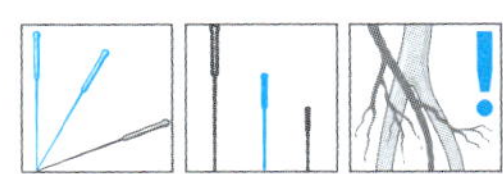

Obere Grenze *shangguan* Gb 3

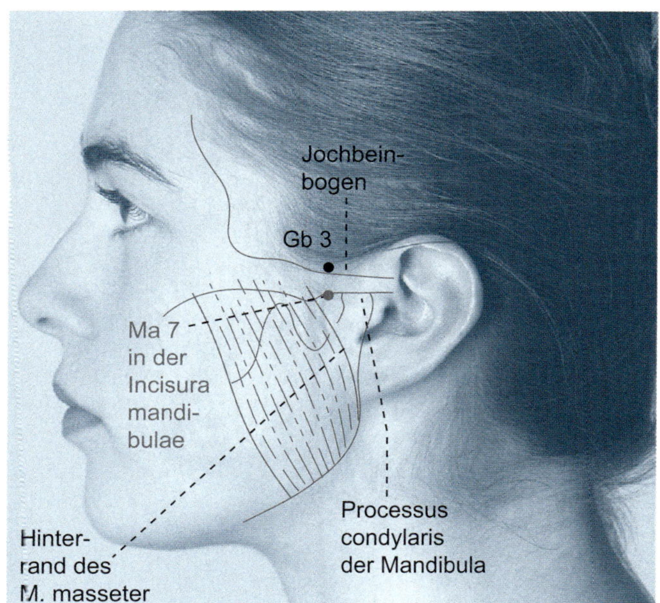

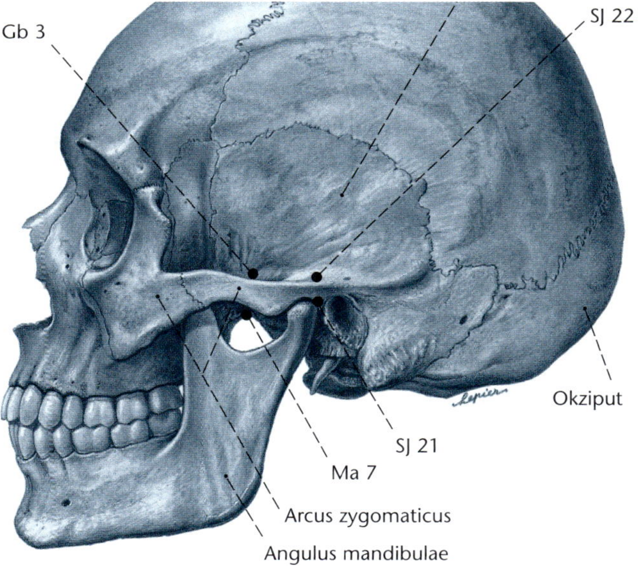

Lokalisation

In einer Vertiefung am Oberrand des Os zygomaticus (Jochbein) ca. 1 cun vor der Ohrwurzel und kranial von **Ma 7.**

Finden

Den Jochbeinbogen (➤ 3.1.2) vom oberen Ansatz der Ohrmuschel (Helixansatz) aus ca. 1 cun in Richtung Orbita palpieren und dessen Verlauf mit jeweils einem Finger am oberen und unteren Rand verfolgen. Sobald der untere Finger eine deutlich tastbare Vertiefung vor dem Kiefergelenk und hinter dem Rand des M. masseter (Lage von **Ma 7**) erreicht hat, liegt der obere Finger auf dem senkrecht oberhalb von **Ma 7** gelegenen Punkt **Gb 3** in einer flachen Mulde über dem Rand des Jochbeins.

Punktion

Senkrecht 0,3–0,5 cun ohne starke Manipulation. **Cave:** Äste der Aa. temporalis, transversa facei und masseterica. Eine tiefe Nadelung war schon traditionell verboten.

Wirkung und wichtigste Indikationen

Vertreibt Wind, unterstützt die Ohren, macht die Leitbahn durchgängig, mildert Schmerzen: Kopf-, Gesichts- und Zahnschmerzen (Oberkiefer), Lippensteifigkeit, Trismus, Ohrerkrankungen wie Tinnitus, Schwerhörigkeit und Otitis, Fazialisparese.

Besonderheiten

Kreuzungspunkt mit der SJ- und Ma-Leitbahn.

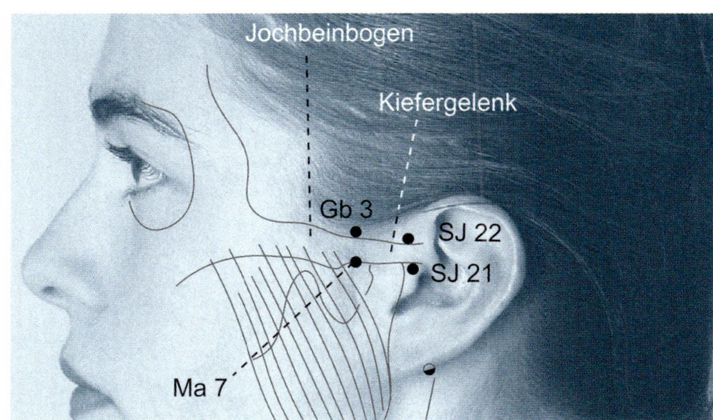

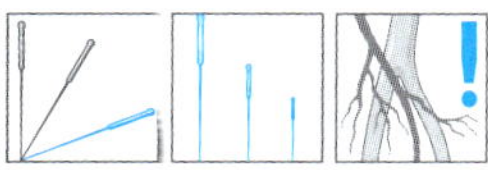

Gb 4

Fülle (beim Bewegen) des Kiefers *hanyan*

Lokalisation

In der Temporalregion im Schläfenhaaransatz auf der Grenze zwischen dem ersten und zweiten Viertel einer gedachten Linie zwischen **Ma 8** und **Gb 7.**

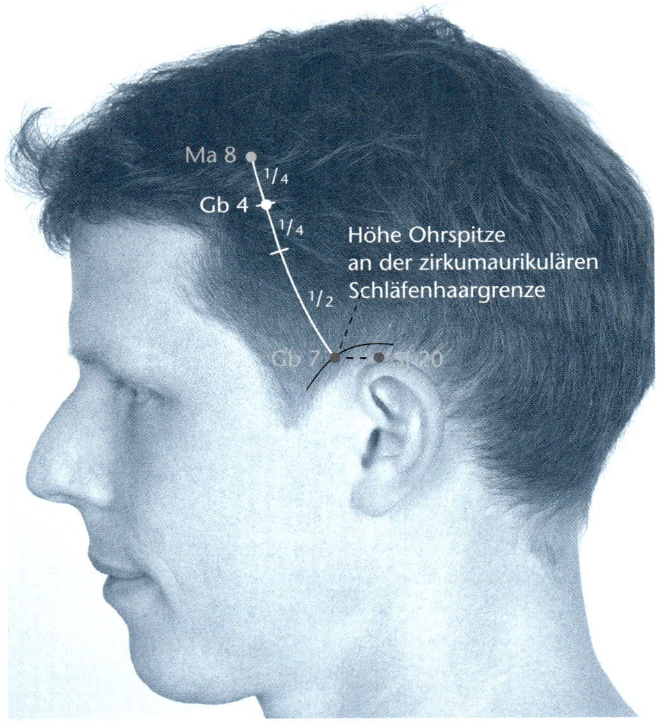

Finden

Zunächst die beiden Orientierungspunkte aufsuchen: **Ma 8** (im Stirn-/Schläfenwinkel) und **Gb 7** (Vertiefung auf Höhe der Ohrspitze an der zirkumaurikulären Schläfenhaargrenze). Dann die gedachte kurvenförmig verlaufende Linie zwischen den beiden Orientierungspunkten vierteln. Auf dieser Linie (von **Ma 8** aus) den Punkt **Gb 4** am ersten Viertelabstandspunkt (zwischen 1. und 2. Viertel) lokalisieren. Der Punkt projiziert sich meist im Bereich des Schläfenhaaransatzes.

Punktion

Flach s. c. in Richtung der Beschwerden 0,5–1,5 cun.

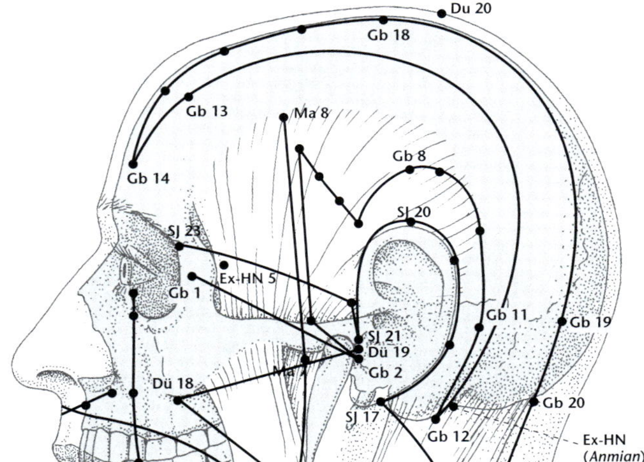

Wirkung und wichtigste Indikationen

Vertreibt Wind, klärt Hitze, macht die Leitbahn durchgängig, mildert Schmerzen: (Einseitige) Kopfschmerzen, Schwindel, Epilepsie, Ohrerkrankungen, Fazialisparese, Gesichtsschmerzen am äußeren Auge, Trismus, Handgelenkschmerzen.

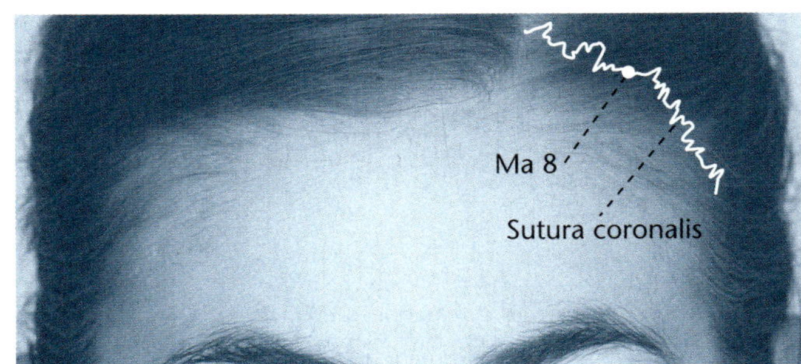

Besonderheiten

Kreuzungspunkt mit der Ma- und SJ-Leitbahn.

Hängen am Schädel *xuanlu*

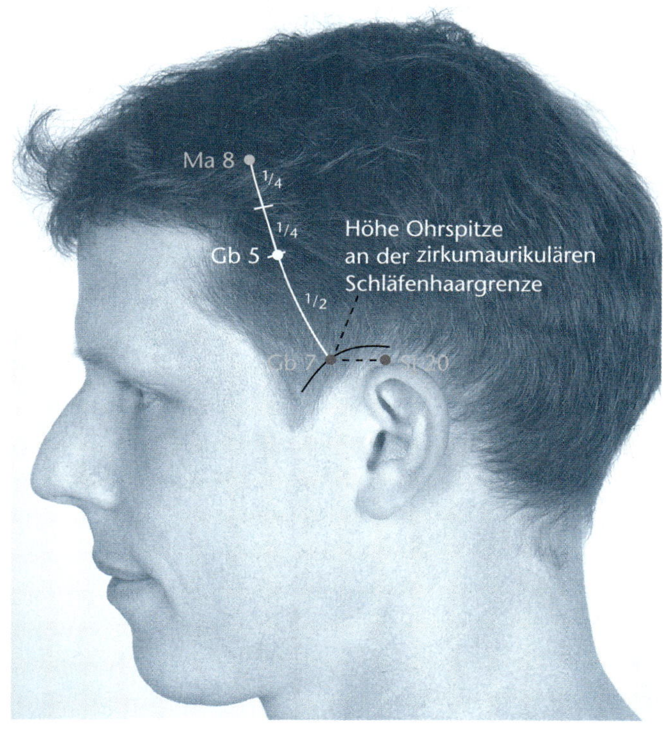

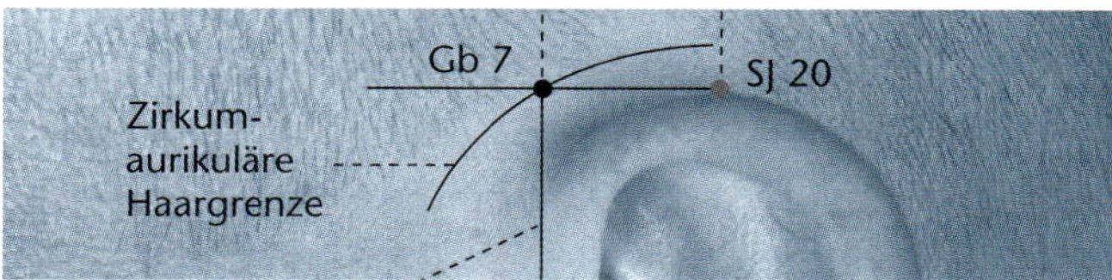

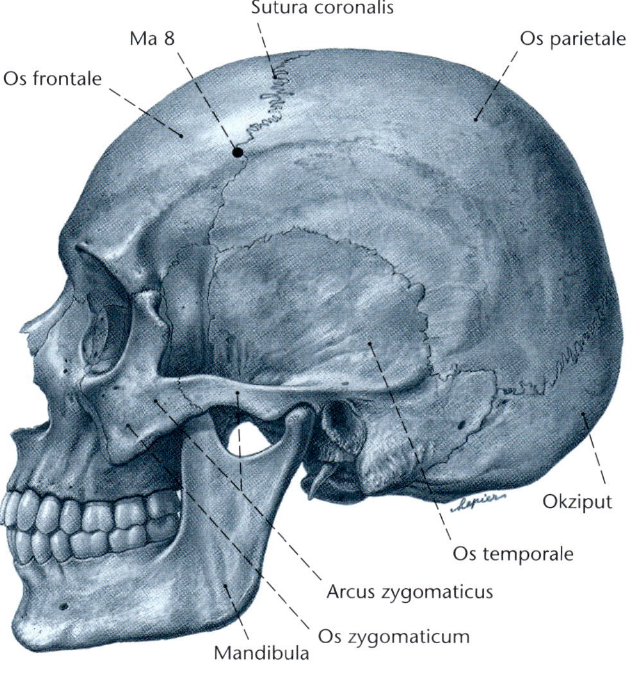

Lokalisation

In der Temporalregion im Schläfenhaaransatz auf der Grenze zwischen dem zweiten und dritten Viertel (Hälfte) einer gedachten Linie zwischen **Ma 8** und **Gb 7.**

Finden

Zunächst die beiden Orientierungspunkte aufsuchen: **Ma 8** (im Stirn-/Schläfen-Winkel) und **Gb 7** (Vertiefung auf Höhe der Ohrspitze an der zirkumaurikulären Schläfenhaargrenze). Dann die gedachte kurvenförmig verlaufende Linie zwischen den beiden Orientierungspunkten halbieren und hier **Gb 5** lokalisieren. Der Punkt projiziert sich ca. auf Höhe der Sutura parietalis, knapp innerhalb der Haargrenze.

Punktion

Flach s. c. in Richtung der Beschwerden 0,5–1,5 cun.

Wirkung und wichtigste Indikationen

Vertreibt Wind, klärt Hitze, macht die Leitbahn durchgängig, mildert Schmerzen: (Einseitige) Kopfschmerzen, Schmerzen am äußeren Auge, Zahnschmerzen, Gesichtsschmerzen, -schwellungen und -rötung, Rhinitis, Sinusitis, fieberhafter Infekt mit Agitation.

Besonderheiten

Kreuzungspunkt mit der Di-,Ma- und SJ-Leitbahn, einigen Autoren zufolge auch mit der Le-Leitbahn.

Gb 6

Abweichung vom Hängen am Schädel *xuanli*

Lokalisation

In der Temporalregion im Schläfenhaaransatz auf der Grenze zwischen dem dritten und vierten Viertel einer gedachten Linie zwischen **Ma 8** und **Gb 7.**

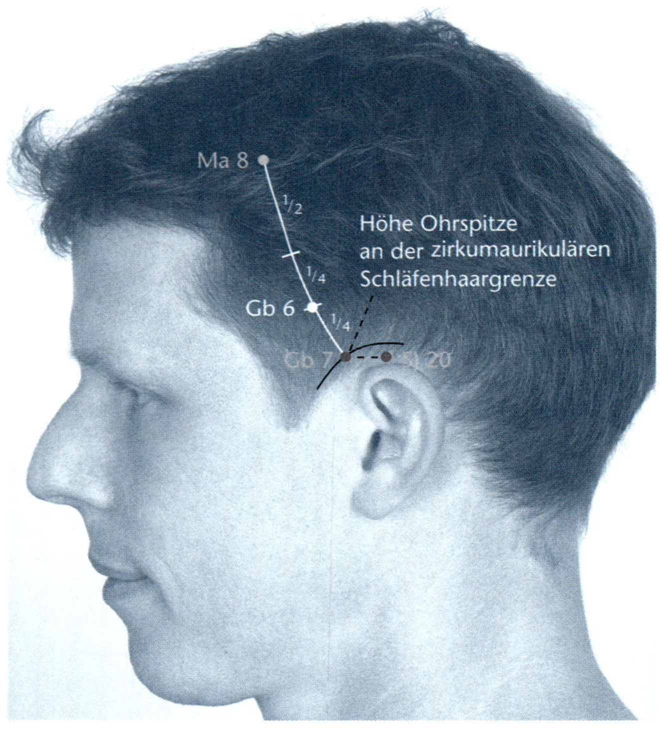

Finden

Zunächst die beiden Orientierungspunkte aufsuchen: **Ma 8** (im Stirn-/Schläfenwinkel) und **Gb 7** (Vertiefung auf Höhe der Ohrspitze an der zirkumaurikulären Schläfenhaargrenze). Dann die gedachte kurvenförmig verlaufende Linie zwischen den beiden Orientierungspunkten vierteln. Auf dieser Linie (von **Ma 8** aus) den Punkt **Gb 6** am dritten Viertelabstandspunkt (zwischen 3. und 4. Viertel) lokalisieren.

Punktion

Flach s. c. in Richtung der Beschwerden 0,5–1,5 cun.

Wirkung und wichtigste Indikationen

Vertreibt Wind, klärt Hitze, macht die Leitbahn durchgängig, mildert Schmerzen: (Einseitige) Kopfschmerzen, Gesichtsrötung, Gesichtsschmerzen am äußeren Auge, Zahnschmerz, Tinnitus, Niesattacken, epigastrisches Hitzegefühl.

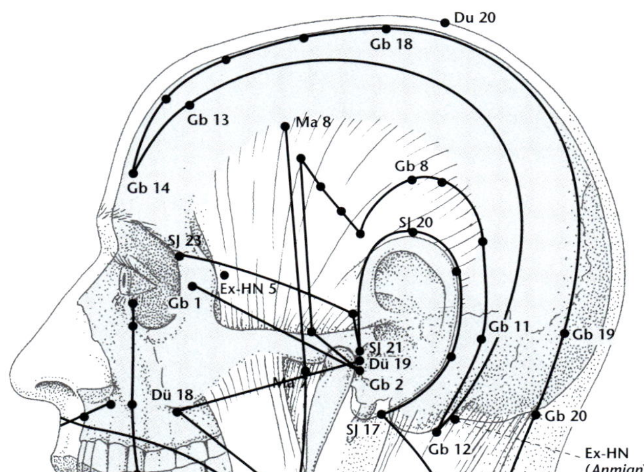

Besonderheiten

Kreuzungspunkt mit der SJ-Leitbahn, einigen Autoren zufolge auch mit der Di- und Ma-Leitbahn.

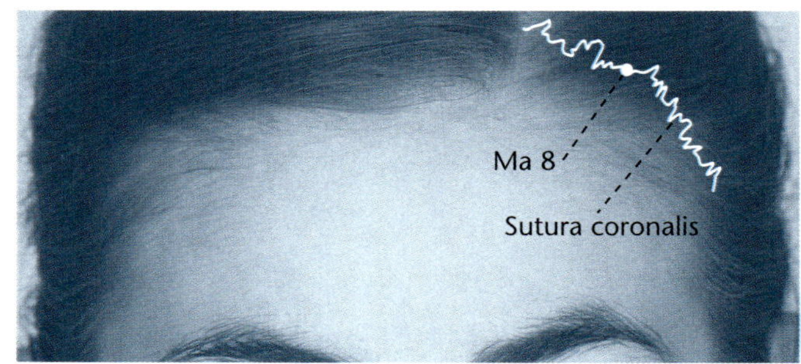

Krümmung am Schläfenhaar *qubin* Gb 7

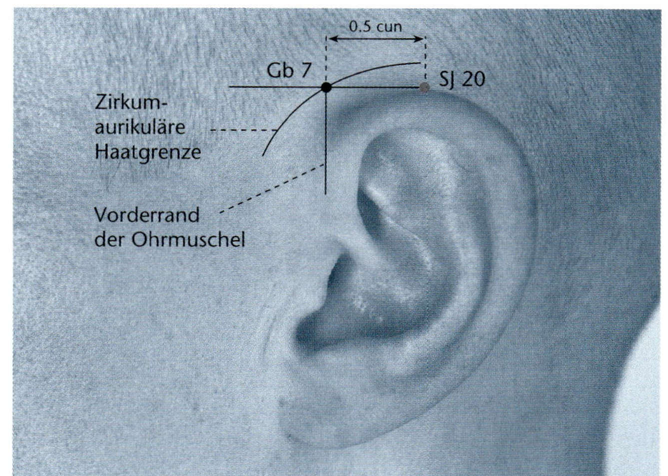

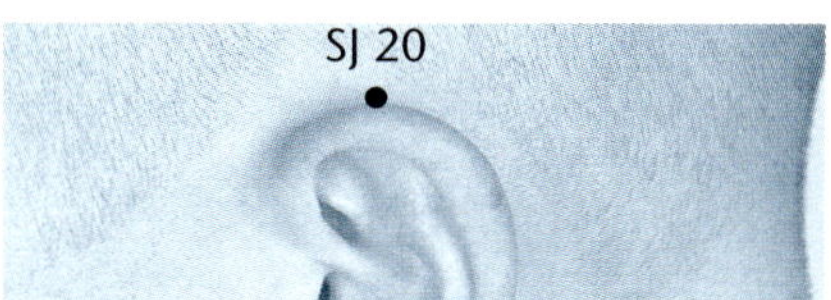

Lokalisation

In der Temporalregion im Schläfenhaaransatz in einer Mulde auf Höhe der Ohrspitze.

Finden

Die Schläfenregion ventral der Ohrspitze auf Höhe der Ohrspitze aufsuchen und am zirkumaurikulären Schläfenhaaransatz eine kleine Mulde im Schläfenknochen tasten. In dieser den Punkt **Gb 7** lokalisieren. Er liegt ca. im Schnittpunkt einer Horizontalen durch die Ohrspitze (Apex auriculae) mit einer Vertikalen entlang der dorsalen Schläfenhaarbegrenzung vor dem Ohr.

Hinweis: SJ 20 liegt direkt an der Ohrspitze.

Punktion

Flach s. c. in Richtung der Beschwerden 0,5–1,5 cun.

Wirkung und wichtigste Indikationen

Vertreibt Wind, unterstützt Mund und Kiefer: Kopfschmerzen, Wangenschwellungen, Parotitis, Mumps, Nackensteife, Trismus, Stimmverlust, Fazialisparese, myarthropathischer Schmerz.

Besonderheiten

Kreuzungspunkt mit der Bl-Leitbahn.

Gb 8

Führendes Tal *shuaigu*

Lokalisation

Direkt kranial über der Ohrmuschelspitze (Apex auriculae) in einer Mulde am oberen Rand des M. temporalis, ca. 1,5 cun kranial der Haaransatzlinie.

Finden

Die Ohrmuschelspitze aufsuchen, hier am Schläfenhaaransatz liegt **SJ 20.** Von der Ohrmuschelspitze direkt nach kranial palpieren, bis der Tast-Finger in eine kleine knöcherne Mulde (**Gb 8**) gleitet, die oft druckdolent ist. **Zur Orientierung:** Der Punkt liegt ca. 1,5 cun (2 Querfinger) kranial der zirkumaurikulären Haaransatzlinie. Bei Kaubewegungen ist die Bewegung des M. temporalis bei **Gb 8** häufig gerade noch tastbar.

Hinweis: Gb 9 liegt auf derselben Höhe 0,5 cun dorsal von **Gb 8.**

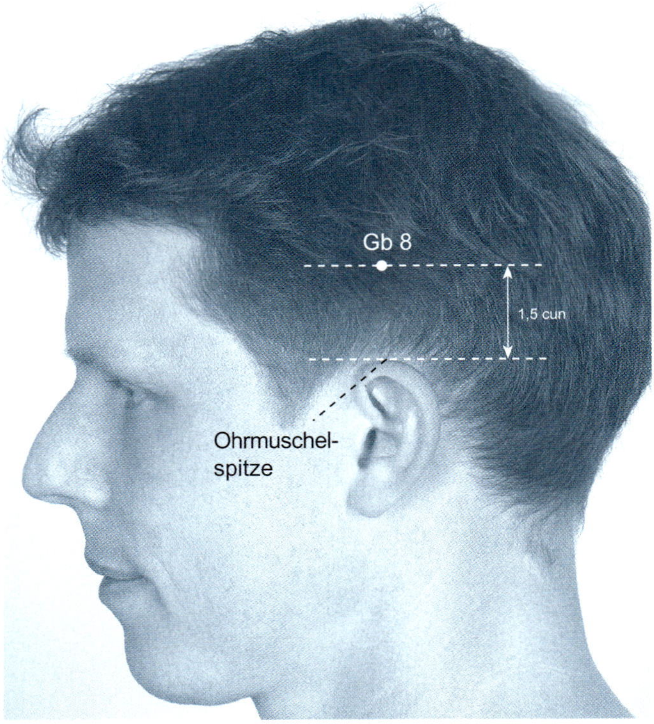

Punktion

Flach s. c. von ventral nach dorsal oder in Richtung der Beschwerden 0,5–1,5 cun.

Wirkung und wichtigste Indikationen

Vertreibt Wind, unterstützt den Kopf, mildert Schmerzen, harmonisiert Diaphragma und Magen: (Lateraler, einseitiger) Kopfschmerz, Hauptpunkt bei Kopfschmerzen mit begleitendem Erbrechen, z. B. ausgelöst bei Migräne oder durch Alkohol, Fazialisparese, Schwindel, Augenerkrankungen.

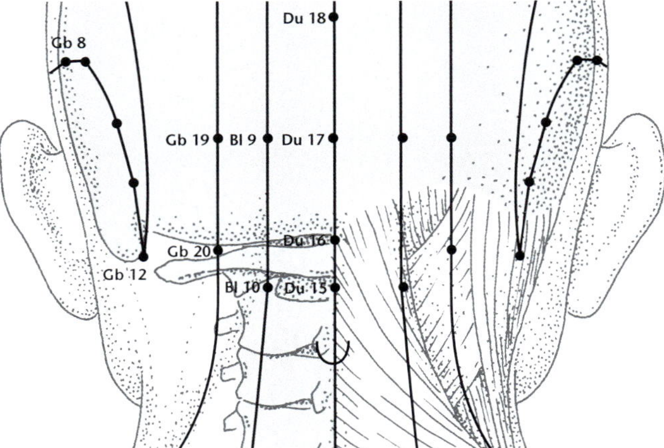

Besonderheiten

Kreuzungspunkt mit der Bl-Leitbahn. Wichtiger Lokalpunkt bei parietalen und temporalen Kopfschmerzen.

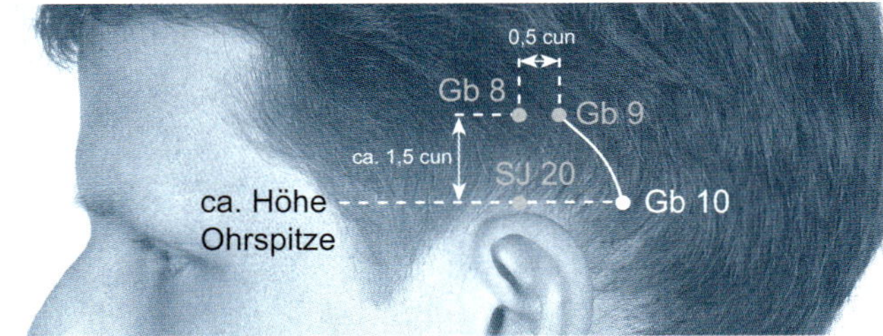

Himmels-Ansturm *tianchong*

Gb 9

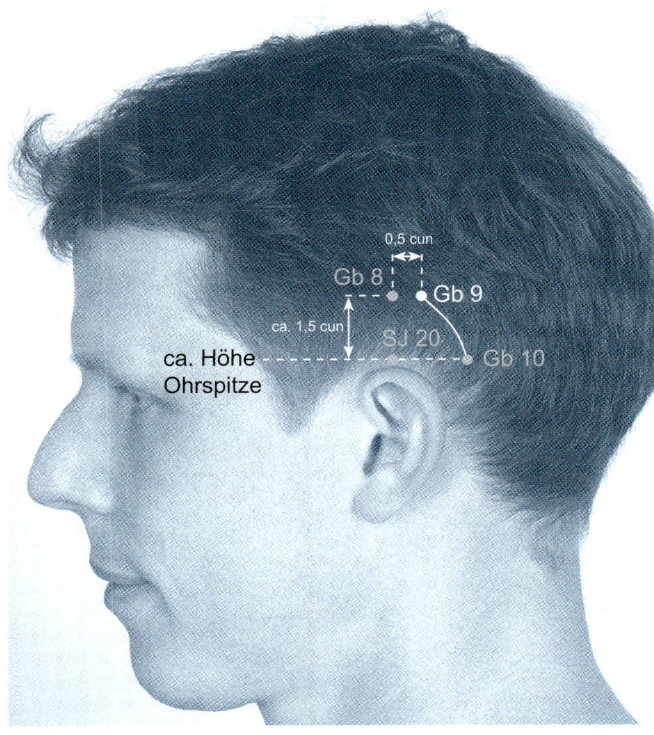

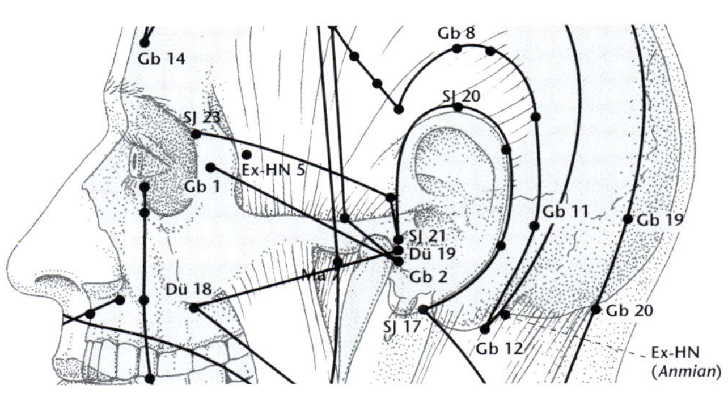

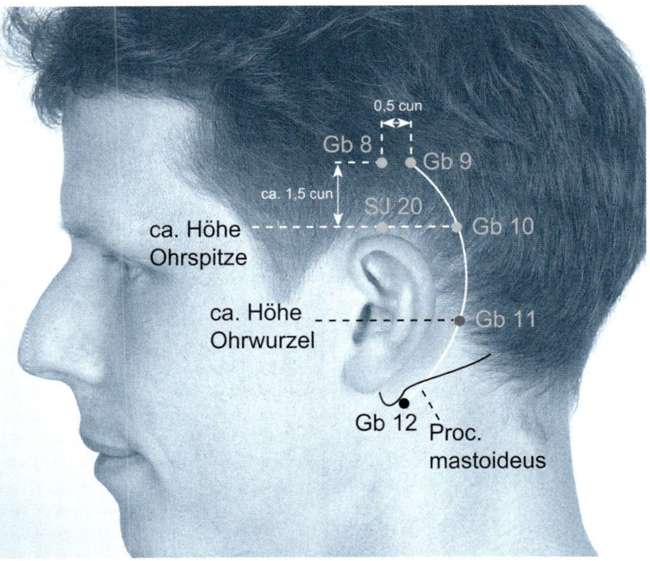

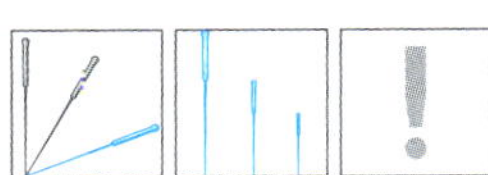

Lokalisation

Direkt kranial des Hinterrands der Ohrmuschel, in einer Mulde ca. 0,5 cun dorsal von **Gb 8.**

Finden

Zunächst **Gb 8** in einer kleinen knöchernen Mulde direkt 1,5 cun kranial der Ohrmuschelspitze lokalisieren. Auf der Höhe von **Gb 8** nach dorsal palpieren und hier in einer kleinen, oft tastbaren Knochendelle **Gb 9** ermitteln.

Hinweis: Gb 9 dient mit **Gb 12** (in der Vertiefung hinter und unterhalb des Processus mastoideus) als Orientierungsendpunkte für eine kurvige Linie, die ca. parallel zum dorsalen Ohrrand im Haaransatzbereich verläuft und auf der in Drittelabständen die Punkte **Gb 10** und **Gb 11** lokalisiert werden.

Punktion

Flach s. c. in Richtung der Beschwerden 0,5–1,5 cun.

Wirkung und wichtigste Indikationen

Klärt Hitze aus der Leitbahn, besänftigt Schrecken und *shen*: Kopfschmerzen, Tinnitus, Hautjuckreiz und -feuchtigkeit hinter dem Ohr, Zahnschmerzen, Zahnfleischödeme, Parodontose, Struma, übermäßige Schreckreaktionen, Epilepsie.

Besonderheiten

Kreuzungspunkt mit der Bl-Leitbahn, einigen Autoren zufolge Himmelsfensterpunkt.

Gb 10

Flutendes Weiß *fubai*

Lokalisation

Hinter dem Ohr auf dem oberen Drittel der kurvigen Verbindungslinie **Gb 9–Gb 12,** dorso-kranial des Processus mastoideus.

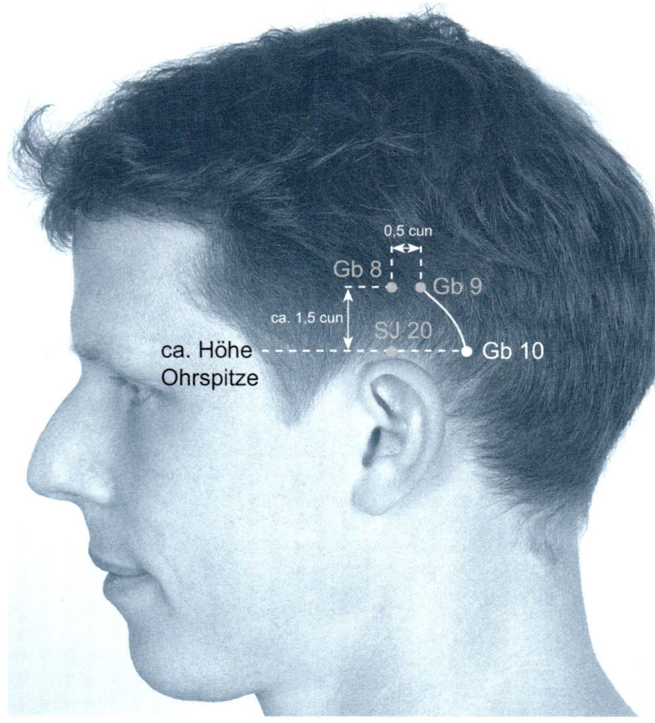

Finden

Zunächst **Gb 9** lokalisieren (1,5 cun über der Ohrmuschelspitze und 0,5 cun nach dorsal) und dann **Gb 12** (in der Vertiefung hinter und unterhalb des Processus mastoideus ➤ 3.1.4) ermitteln. Die beiden Punkte dienen als Endpunkte für eine kurvige Linie, die ca. parallel zum dorsalen Ohrrand im Haaransatzbereich verläuft. Diese Linie dritteln und **Gb 10** im oberen Drittelabstandspunkt (von **Gb 9** aus) ausmachen. Hier ist meist eine kleine Knochendelle zu spüren. Der Punkt projiziert sich meist ca. auf Höhe der Ohrspitze.

Hinweis: SJ 20 projiziert sich direkt an der Ohrspitze.

Punktion

Flach s. c. in Richtung der Beschwerden 0,5–1,5 cun.

Wirkung und wichtigste Indikationen

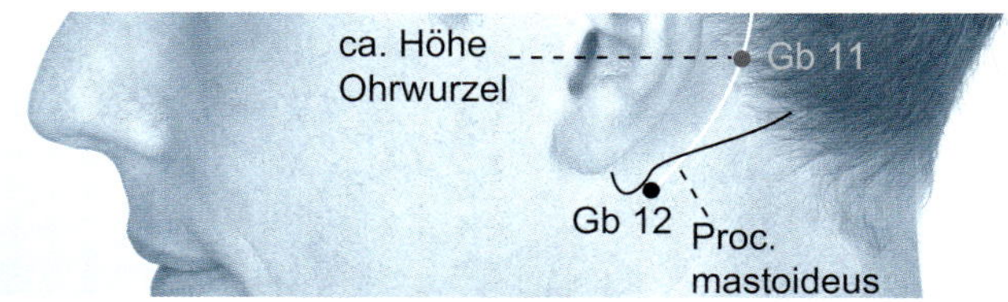

Klärt Hitze, unterstützt den Hals, macht die Leitbahn durchgängig, mildert Schmerzen: Kopf-, Hals- und Zahnschmerzen, fieberhafter Infekt, Tinnitus, Schwerhörigkeit, Hörsturz, Struma, Schmerzen und Bewegungseinschränkungen in Schulter und Arm, Beinschwäche.

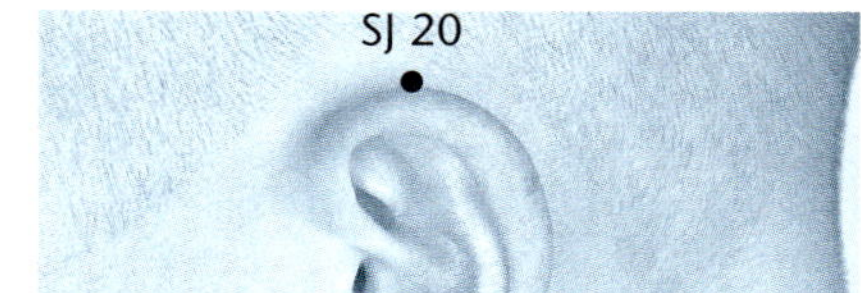

Besonderheiten

Kreuzungspunkt mit der Bl-Leitbahn.

yin-Öffnung am Kopf *touqiaoyin*

Lokalisation

Hinter dem Ohr auf dem unteren Drittel der kurvigen Verbindungslinie **Gb 9–Gb 12**, dorso-kranial des Processus mastoideus.

Finden

Zunächst **Gb 9** (1,5 cun über der Ohrmuschelspitze und 0,5 cun nach dorsal) und dann **Gb 12** (in der Vertiefung hinter und unterhalb des Processus mastoideus ➤ 3.1.4) lokalisieren. Die beiden Punkte dienen als Endpunkte für eine kurvige Linie, die etwa parallel zum dorsalen Ohrrand im Haaransatzbereich verläuft. Diese Linie dritteln und **Gb 11** im unteren Drittelabstandspunkt (von **Gb 9** aus gesehen) lokalisieren. Hier ist meist eine kleine Knochendelle zu spüren.

Zur Orientierung: Gb 11 liegt in der Mitte der Verbindungslinie **Gb 10–Gb 12** und projiziert sich meist auf Höhe der Helixwurzel.

Hinweis: SJ 18 liegt etwas unterhalb des Punktes direkt dorsal der Ohrkrempe.

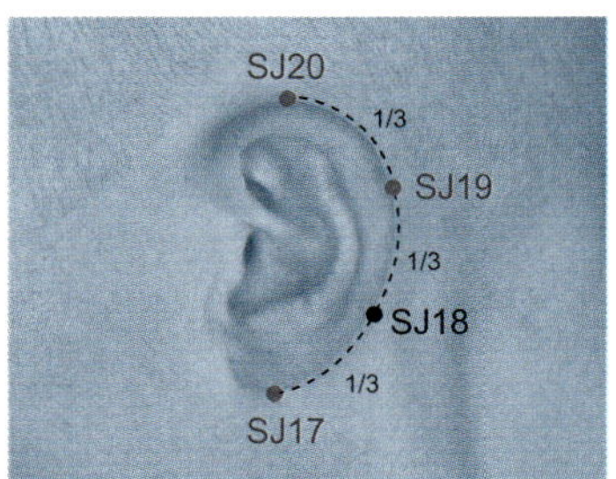

Punktion

Flach s. c. in Richtung der Beschwerden 0,5–1,5 cun.

Wirkung und wichtigste Indikationen

Klärt den Kopf, unterstützt die Sinne, macht die Leitbahn durchgängig, mildert Schmerzen: Kopf-, Augen-, Ohren- und Halsschmerzen, Schwindel, Aphten, Parotitis, Ohrerkrankungen wie Schwerhörigkeit und Tinnitus, Nackensteife, Struma, Husten, Sehnenkontrakturen in den Extremitäten.

Besonderheiten

Kreuzungspunkt mit der Bl-, einigen Autoren zufolge auch mit der Dü- und SJ-Leitbahn.

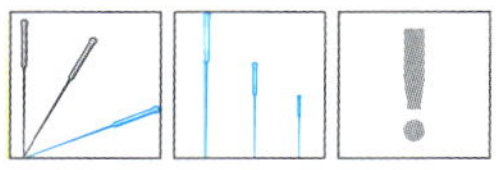

Gb 12 Ende der Schädelknochen *wangu*

Lokalisation

In der Vertiefung direkt hinter und unterhalb (dorso-kaudal) des Processus mastoideus.

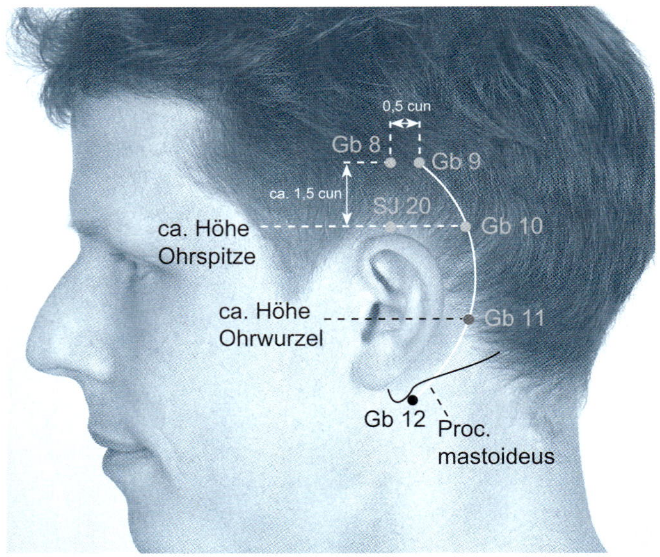

Finden

Zunächst den Processus mastoideus (➤ 3.1.4) lokalisieren, der hinter dem Ohr am Übergang des Schädels zum Hals als zapfenförmige, knöcherne Struktur tastbar ist. Dann vom Processus aus mit dem Tastfinger den kaudalen Pol aufsuchen und **Gb 12** am unteren Rand dorsal der Mastoidspitze lokalisieren.

Hinweis: SJ 17 liegt weiter ventral, in der Vertiefung unter dem Ohrläppchen zwischen Processus mastoideus und der Mandibula.

Punktion

Schräg nach kaudal 0,5–1 cun.

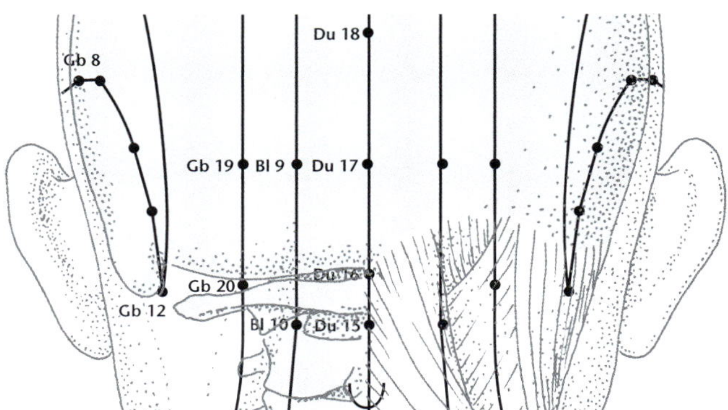

Wirkung und wichtigste Indikationen

Vertreibt Wind, unterstützt den Kopf, mildert Schmerzen und Schwellungen, beruhigt ***shen:*** Kopf-, Nacken-, Hals- und Zahnschmerzen, Fazialisparese, Schwellungen in der Wangenregion, Ohrerkrankungen wie Tinnitus, Schlafstörungen, manische Zustände, Epilepsie.

Besonderheiten

Kreuzungspunkt mit der Bl-Leitbahn.

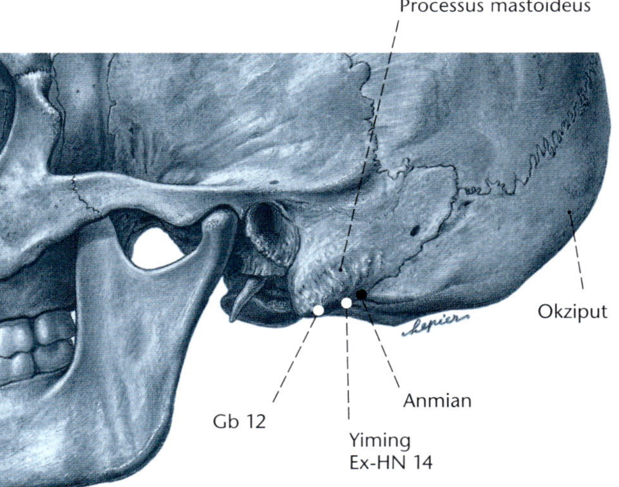

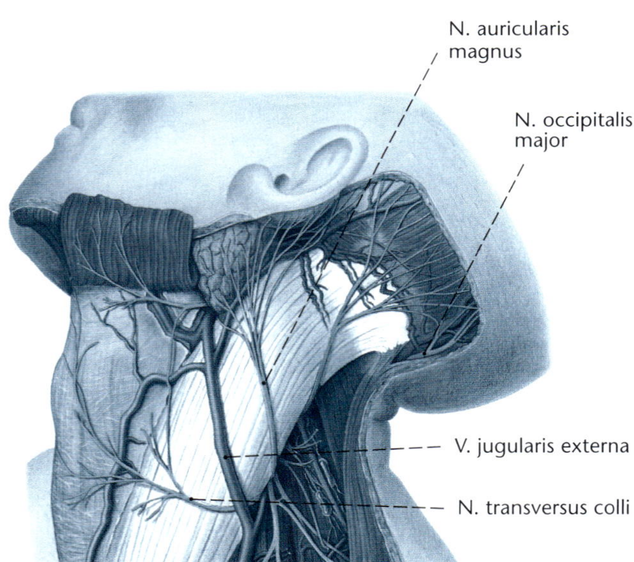

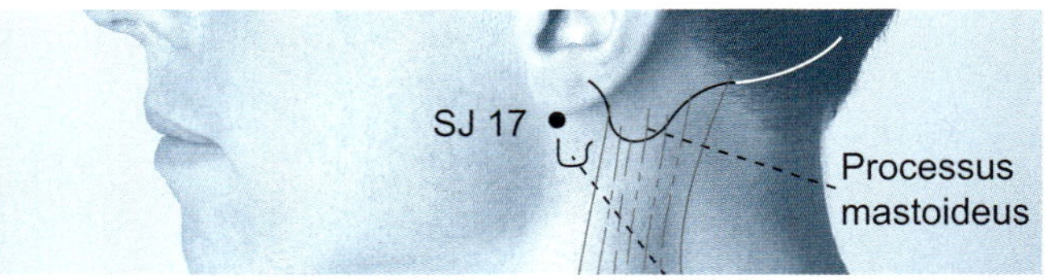

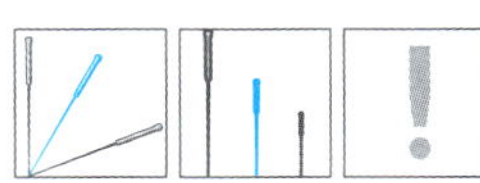

Wurzel des Geistes *benshen*

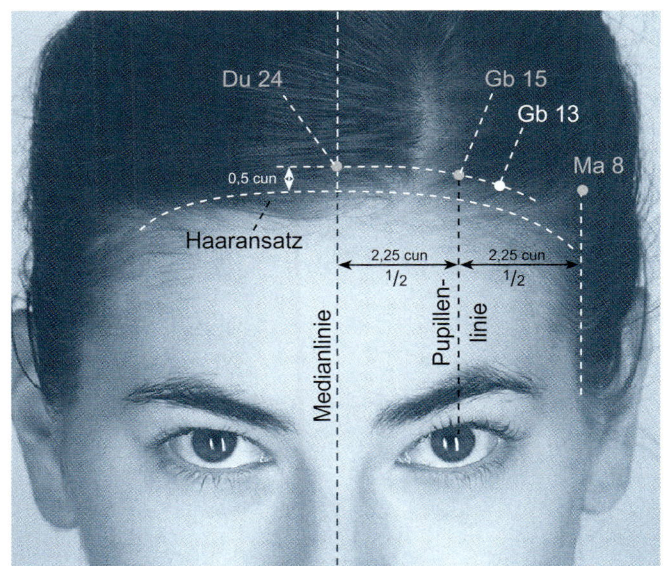

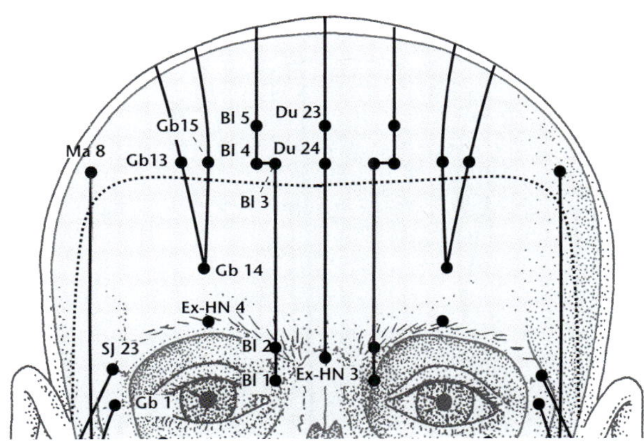

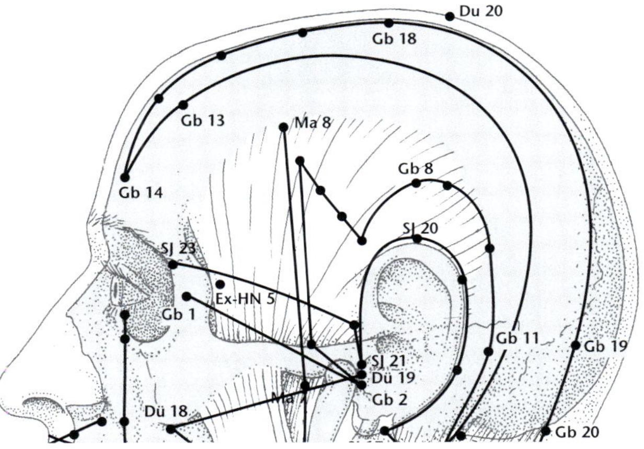

Lokalisation

0,5 cun oberhalb der vorderen Haaransatzlinie und 3 cun lateral der Medianlinie bzw. auf dem lateralen Drittel der Verbindungslinie **Ma 8–Du 24** (= 4,5 cun).

Finden

Zunächst die vordere Haaransatzlinie (➤ 3.1.1) aufsuchen, die bei Haarverlust durch die Faltenbegrenzung beim Stirnrunzeln markiert wird. Von dort zunächst den Punkt **Du 24** in der Medianlinie und 0,5 cun kranial der Haaransatzlinie aufsuchen. Dann auf dieser Höhe 3 cun nach lateral messen und hier **Gb 13** lokalisieren. Die 3 cun-Angabe bezieht sich auf das Körper-cun-Maß **Ma 8–Du 24** (= 4,5 cun, ➤ 2.2). Der Punkt liegt meist direkt oberhalb des lateralen Augenkanthus. **Oder:** Die Strecke **Ma 8–Du 24** dritteln und **Gb 13** am ersten Drittelabstandspunkt von lateral aus lokalisieren.

Hinweis: Ebenso 0,5 cun kranial der Haaransatzlinie liegen **Du 24** (Medianlinie),**Bl 3** (über medialem Augenwinkel),**Bl 4** (1,5 cun lateral der Medianlinie),**Gb 15** (Pupillenlinie bzw. 2,25 lateral der Medianlinie) und **Ma 8** (Stirn-Schläfenwinkel).

Punktion

Flach s.c. 0,5–1,5 cun nach okzipital bzw. in Richtung der Beschwerden.

Wirkung und wichtigste Indikationen

Leitet Wind und Schleim aus, beruhigt ***shen*****:** Kopfschmerzen, Schwindel, Benommenheit, Fazialisparese, Epilepsie, Apoplex.

Besonderheiten

Kreuzungspunkt mit dem *yang wei mai.* Ein Hauptpunkt zur *shen*-Beruhigung.

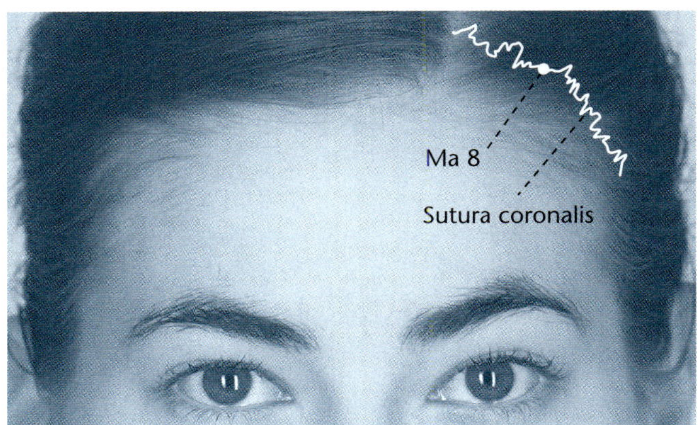

Gb 14

yang-Weiß *yangbai*

Lokalisation

In der Pupillenlinie beim Geradeausblicken, ca. 1 cun kranial der Augenbrauenmitte am Übergang vom Stirnhöcker zum Überaugenbogen.

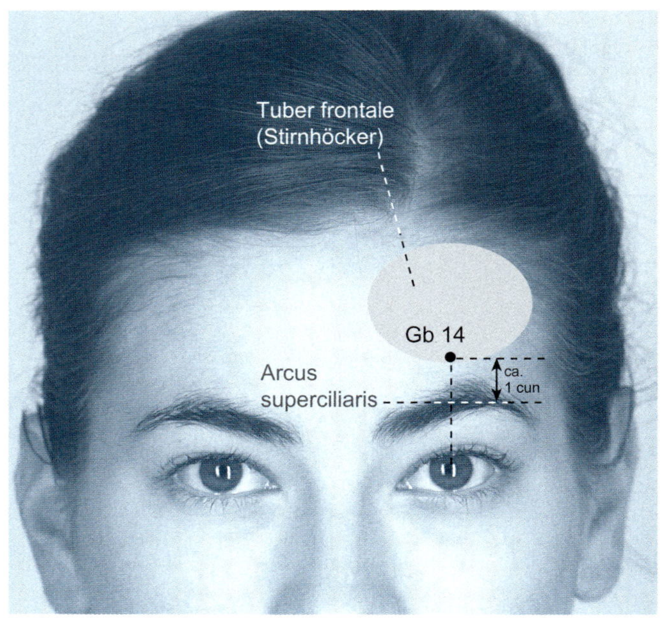

Finden

Mit dem Tastfinger von der Augenbrauenmitte in der Pupillenlinie beim Geradeausblicken nach kranial palpieren und **Gb 14** am tiefsten Punkt zwischen Stirnhöcker und Überaugenbogen lokalisieren.

Zur Orientierung: Die Strecke zwischen Augenbrauenmitte und vorderer Haaransatzlinie (➤ 3.1.1) beträgt 3 Körper-cun (➤ 2.2). **Gb 14** liegt auf dem ersten Drittel der Strecke, also 1 cun kranial der Augenbrauenmitte.

Punktion

Flach s. c. zur Augenbrauenmitte oder in Richtung der Beschwerden 0,3–1 cun, evtl. mit Hautzwickmethode.

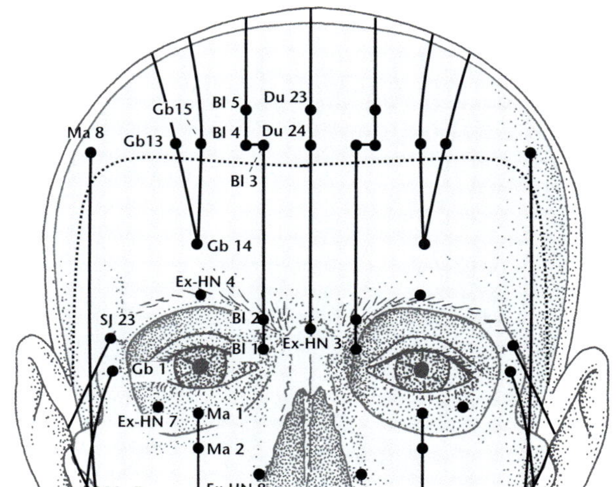

Wirkung und wichtigste Indikationen

Vertreibt (inneren und äußeren) Wind, unterstützt Kopf und Augen, mildert Schmerzen: Kopfschmerzen (in Stirn-, Infraorbital-, Augen-, Temporal- und Parietalregion), Trigeminusneuralgie 1. Ast, Fazialisparese und –Tic, Augen- und Augenliderkrankungen.

Besonderheiten

Kreuzungspunkt mit dem *yang wei mai,* einigen Autoren zufolge auch mit der SJ-, Di- und Ma-Leitbahn. Wichtiger Lokalpunkt bei Stirnkopfschmerzen.

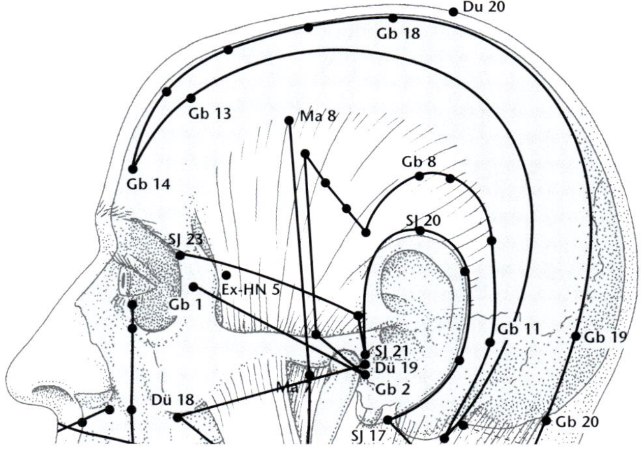

Fließende Tränen am Kopf *toulinqi*

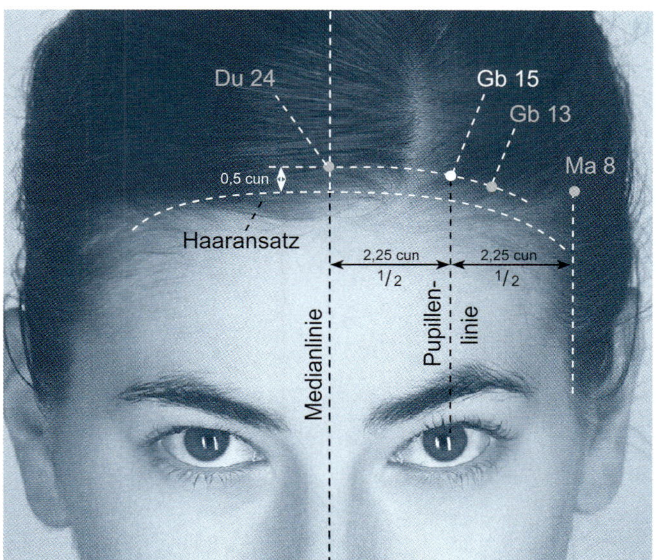

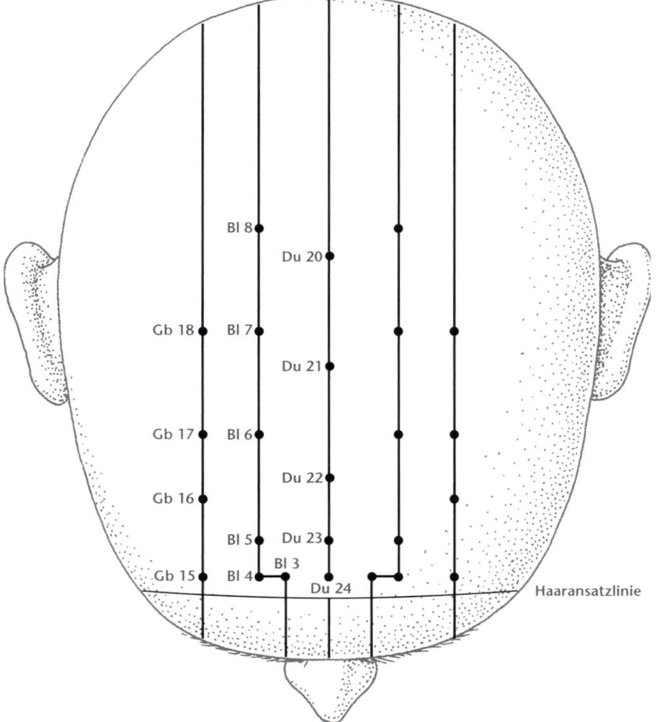

Lokalisation

0,5 cun kranial der vorderen Haaransatzlinie in der Pupillenlinie beim Geradeausblicken bzw. 2,25 cun lateral der Medianlinie.

Finden

Zunächst die vordere Haaransatzlinie (➤ 3.1.1) aufsuchen, die bei Haarverlust durch die Faltenbegrenzung beim Stirnrunzeln markiert wird. Dann den Punkt **Gb 15** in der Pupillenlinie beim Geradeausblicken und 0,5 cun kranial der vorderen Haaransatzlinie lokalisieren. **Oder:** Der Punkt wird auch als Streckenmittelpunkt zwischen **Du 24** (Medianlinie) und **Ma 8** (4,5 cun lateral der Medianlinie im Stirn-Schläfen-Winkel) angegeben.

Hinweis: Ebenso 0,5 cun kranial der Haaransatzlinie liegen **Du 24** (Medianlinie), **Bl 3** (über medialem Augenwinkel), **Bl 4** (1,5 cun lateral der Medianlinie), **Gb 13** (3 cun lateral der Medianlinie) und **Ma 8** (Stirn-/Schläfenwinkel).

Punktion

Flach s.c. 0,5–1,5 cun nach okzipital oder in Richtung der Beschwerden.

Wirkung und wichtigste Indikationen

Vertreibt Wind, unterstützt Kopf, Nase und Augen, mildert Schmerzen: Kopfschmerzen (supraorbital, Stirnregion, okzipital), Schwindel, Augenerkrankungen, Tränenfluss (durch Wind-Affektion), Rhinitis, Sinusitis, Apoplex, Epilepsie.

Besonderheiten

Kreuzungspunkt mit dem *yang wei mai* und einigen Autoren zufolge auch mit der Bl-Leitbahn. Startpunkt der Linie 3 (gastrische Linie) der Schädelakupunktur nach Yamamoto.

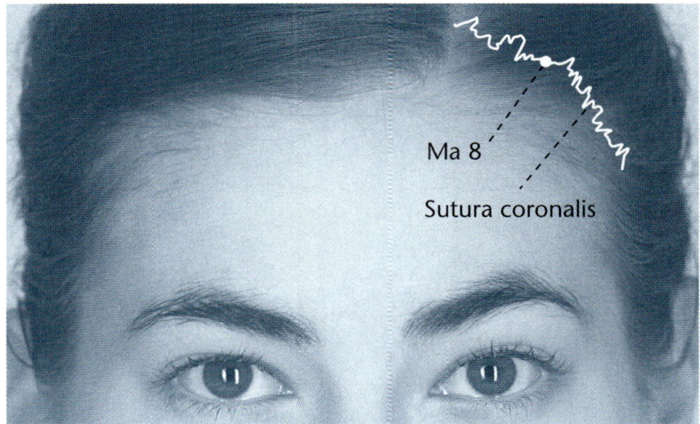

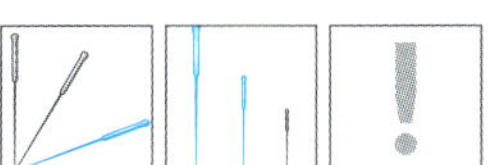

Gb 16

Augen-Fenster *muchuang*

Lokalisation

1,5 cun kranial der vorderen Haaransatzlinie in der Pupillenlinie beim Geradeausblicken bzw. 2,25 cun lateral der Medianlinie.

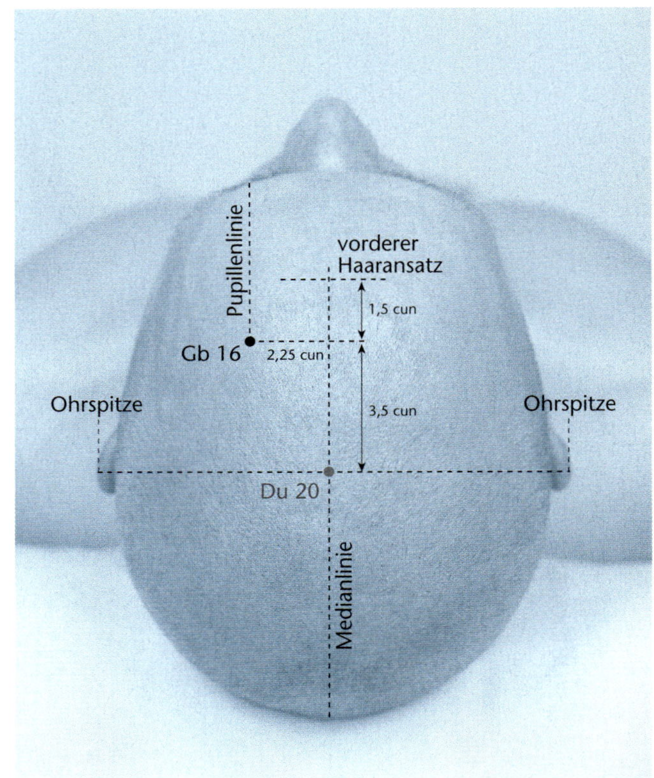

Finden

Zunächst die vordere Haaransatzlinie (> 3.1.1) aufsuchen, die bei Haarverlust durch die Faltenbegrenzung beim Stirnrunzeln markiert wird. Den Punkt **Gb 16** in der Pupillenlinie beim Geradeausblicken und 1,5 cun kranial des Haaransatzes lokalisieren.

Zur Orientierung: Die Pupillenlinie findet sich ca. 2,25 cun lateral der Medianlinie, dies entspricht der Streckenmitte von **Du 24–Ma 8**. Der Abstand zwischen der Haaransatzlinie und **Du 20** (Kreuzungspunkt der Schädeldachmittellinie mit der Verbindungslinie zwischen den beiden Ohrspitzen) in der Medianlinie beträgt 5 cun. **Gb 16** liegt 3,5 cun kaudal von **Du 20** auf der bogenförmigen Linie **Gb 15–Gb 20**.

Hinweis: Gb 15 liegt ebenso in der Pupillenlinie, jedoch 0,5 cun kranial der Haaransatzlinie.

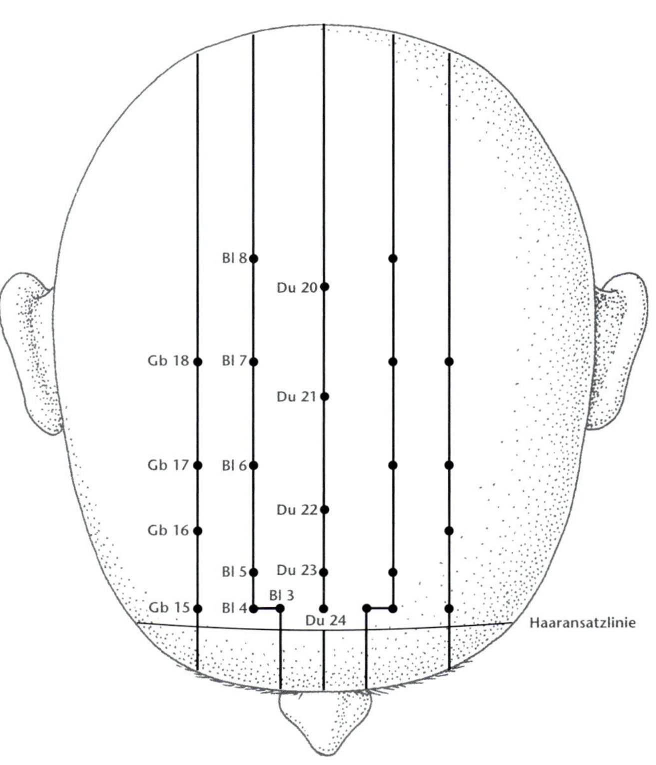

Punktion

Flach s. c. nach okzipital oder in Richtung der Beschwerden 0,3–1,5 cun.

Wirkung und wichtigste Indikationen

Vertreibt Wind, unterstützt die Augen, mildert Schmerzen: Jegliche Augenerkrankungen, Rhinitis, Sinusitis, (v. a. temporofrontale) Kopfschmerzen, Schwellungen in Gesichts- und Kopfregion, Zahnschmerzen (Oberkiefer), Parodontitis, fieberhafte Infekte, Schwindel, Epilepsie.

Besonderheiten

Kreuzungspunkt mit dem *yang wei mai.*

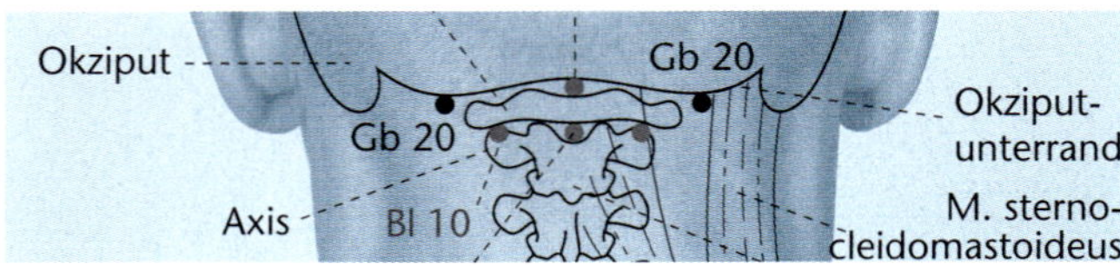

Aufrechtes Lager *zhengying*

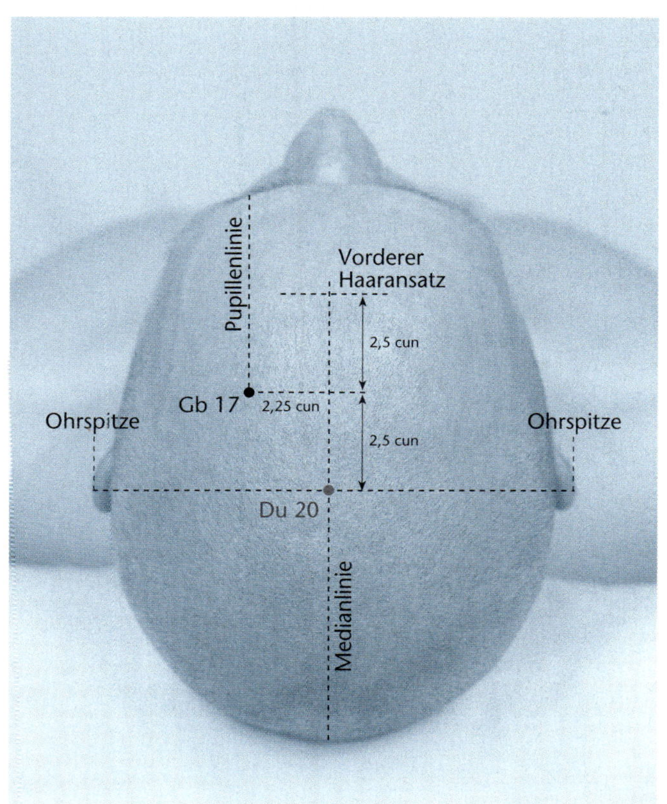

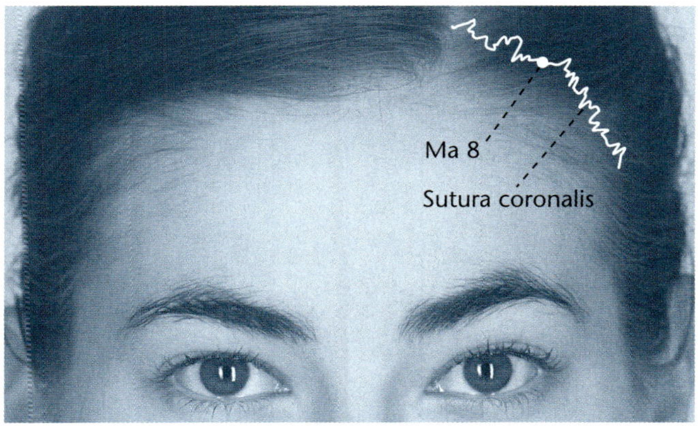

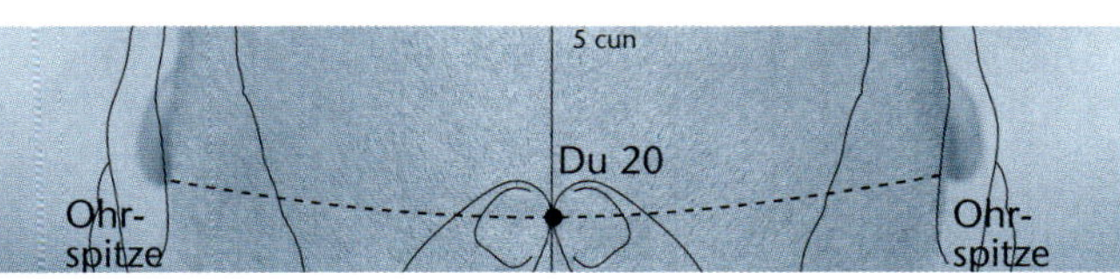

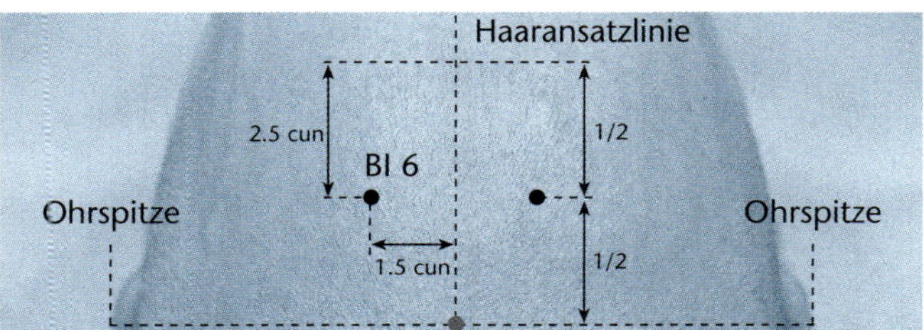

Lokalisation

2,5 cun kranial der vorderen Haaransatzlinie und 2,25 cun lateral der Medianlinie.

Finden

Zunächst in der Medianlinie die vordere Haaransatzlinie (➤ 3.1.1) aufsuchen, die bei Haarverlust durch die Faltenbegrenzung beim Stirnrunzeln markiert wird. Dann **Du 20** (Kreuzungspunkt der Schädeldachmittellinie mit der Verbindungslinie zwischen den beiden Ohrspitzen) bestimmen. Die Strecke zwischen diesen beiden Orientierungspunkten beträgt 5 Körper-cun (➤ 1.2). Durch z.B. Handspanntechnik (➤ 2.3.3) den Streckenmittelpunkt bestimmen und auf dieser Höhe **Gb 17** auf der bogenförmigen Linie (**Gb 15–Gb 20**/Verlängerung Pupillenlinie bzw. 2,25 cun lateral der Medianlinie) lokalisieren.

Hinweis: Bl 6 liegt ebenso 2,5 cun anterior von **Du 20,** aber 1,5 cun lateral der Medianlinie.

Punktion

Flach s.c. nach okzipital oder in Richtung der Beschwerden 0,5–1,5 cun.

Wirkung und wichtigste Indikationen

Unterstützt den Kopf, harmonisiert den Magen, mildert Schmerzen: (Einseitige) Kopfschmerzen, Zahnschmerzen in der Oberkieferregion, Schwindel, Übelkeit und Erbrechen, Nackensteife, Wind- und Kälteaversion.

Besonderheiten

Kreuzungspunkt mit dem *yang wei mai.*

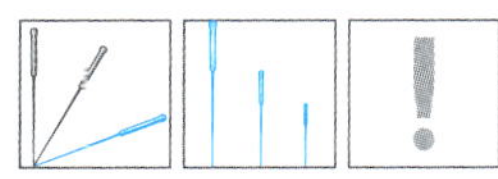

Gb 18 Geist empfangen *chengling*

Lokalisation

4 cun kranial der vorderen Haaransatzlinie bzw. 1 cun anterior von **Du 20** auf der Verbindungslinie **Gb 15–Gb 20** bzw. 2,25 cun lateral der Medianlinie.

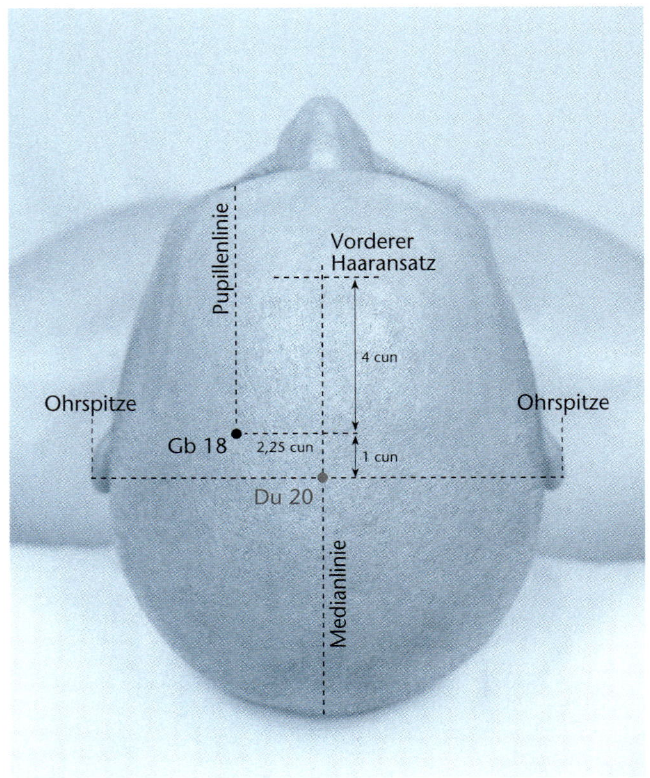

Finden

Zunächst **Du 20** lokalisieren (Kreuzungspunkt der Schädeldachmittellinie mit der Verbindungslinie zwischen den beiden Ohrspitzen). Dann **Gb 18** 1 cun anterior von **Du 20** auf der bogenförmigen Linie **Gb 15–Gb 20**(in Verlängerung der Pupillenlinie bzw. entspricht der Mitte zwischen **Ma 8–Du 24**) lokalisieren.

Hinweis: Bl 7 liegt ebenso 4 cun kranial der vorderen Haaransatzlinie bzw. 1 cun anterior von **Du 20,** aber 1,5 cun lateral der Medianlinie.

Punktion

Flach s. c. nach okzipital oder in Richtung der Beschwerden 0,5–1,5 cun.

Wirkung und wichtigste Indikationen

Unterstützt Nase und Kopf, senkt Lungen-*qi* ab, mildert Schmerzen: Augen- und Kopfschmerzen, Schwindel, Rhinitis, Nasenbluten, Wind- und Kälteaversion.

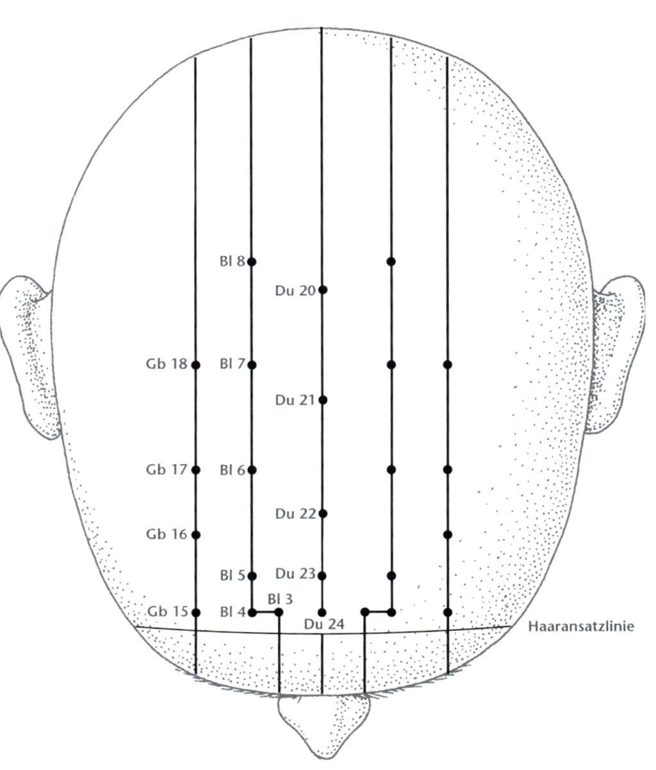

Besonderheiten

Kreuzungspunkt mit dem *yang wei mai.*

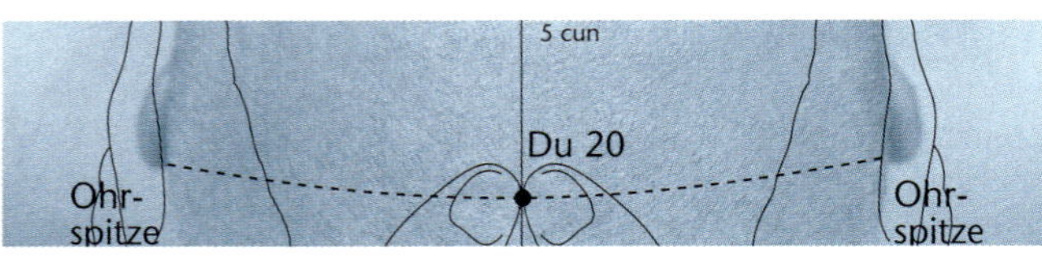

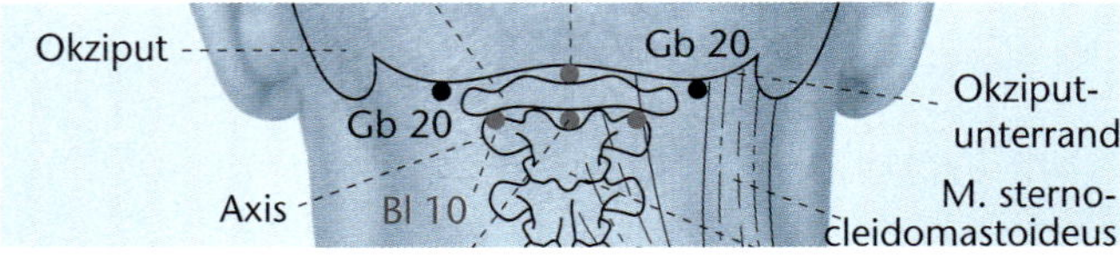

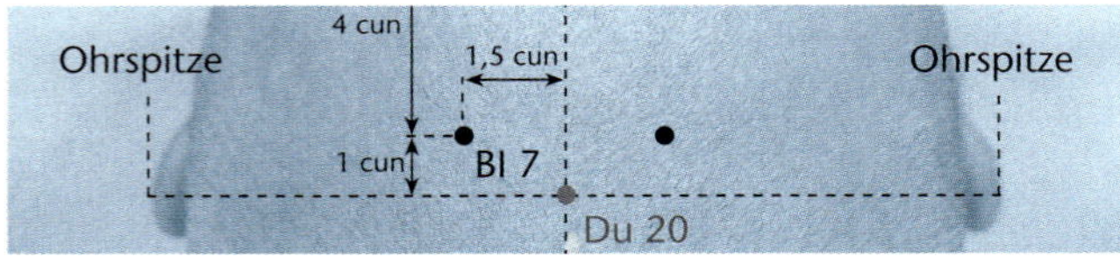

Gehirn-Gewölbe *naokong*

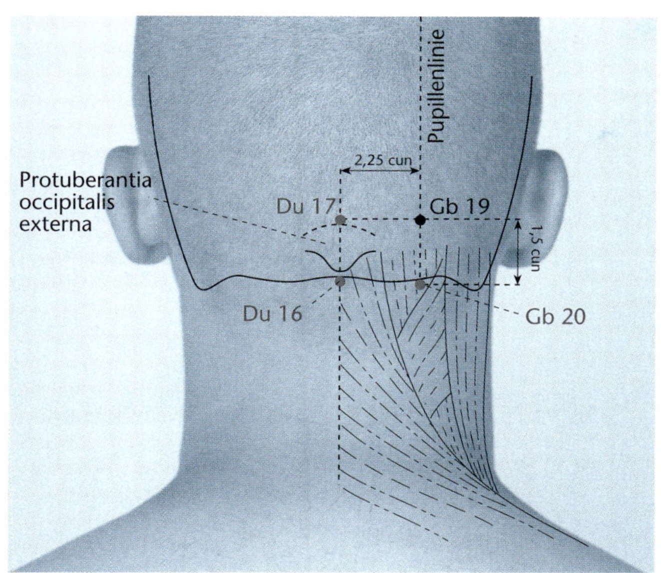

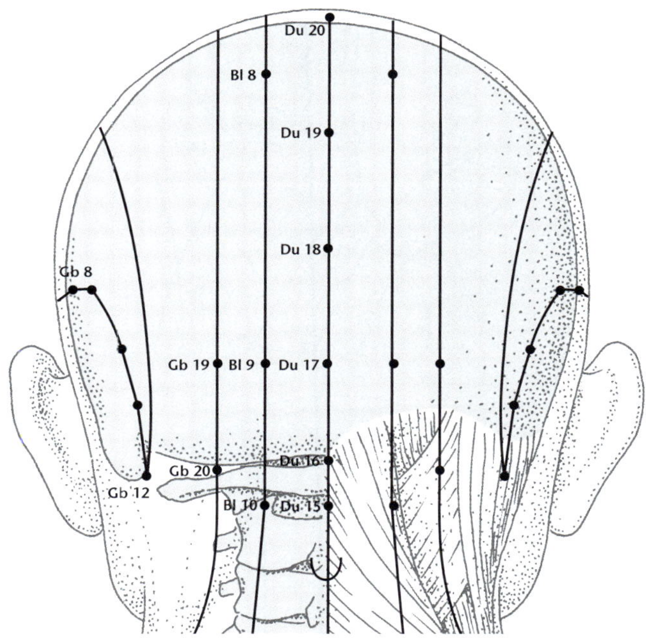

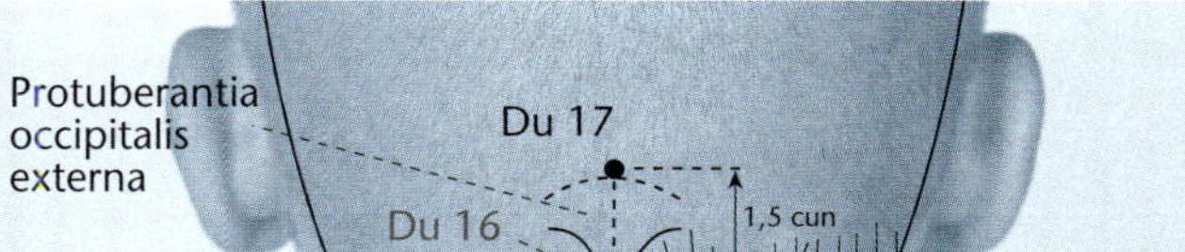

Lokalisation

In der Hinterkopfregion, auf Höhe des Oberrands der Protuberantia occipitalis externa (Lage von **Du** 17) und 2,25 cun lateral der Medianlinie.

Finden

Orientierung von der Protuberantia occipitalis externa (➤ 3.1.5) aus, die als flacher höckerartiger Vorsprung in der Medianlinie tastbar ist. Dann **Du 17** in der Vertiefung direkt oberhalb der Protuberantia lokalisieren. Von **Du 17** aus 2,25 cun nach lateral (auf der bogenförmigen Linie **Gb 15–Gb 20**/Verlängerung der Pupillenlinie) den Punkt **Gb 19** lokalisieren.

Zur Orientierung: Der Punkt liegt ca. 2,5 cun kranial der hinteren Haaransatzlinie (➤ 3.1.5) und ca. 1,5 cun über **Gb 20** (unter dem Okziput zwischen den Ansätzen von M. sternocleidomastoideus und M. trapezius).

Punktion

Flach s. c. nach okzipital oder in Richtung der Beschwerden 0,5–1,5 cun.

Wirkung und wichtigste Indikationen

Vertreibt Wind, unterstützt Augen und Kopf, klärt die Sinne, macht die Leitbahn durchgängig, mildert Schmerzen: Kopf- und Nackenschmerzen, Nackensteife, Augenerkrankungen, Schwellungen in der Augenregion, Rhinitis, Nasenbluten, Schwerhörigkeit und Tinnitus, Schwindel, Verwirrtheitszustände (durch Wind).

Besonderheiten

Kreuzungspunkt mit dem *yang wei mai.*

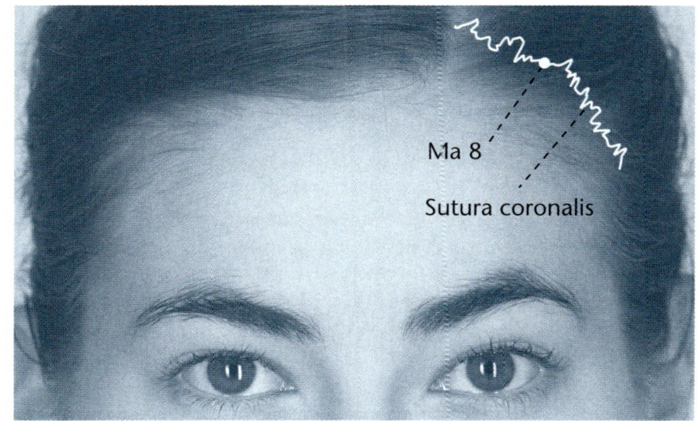

Gb 20 Wind-Teich *fengchi*

Lokalisation

Unter dem Okziput in der Vertiefung zwischen den Ansätzen der Mm. sternocleidomastoideus und trapezius.

Finden

Lagerung: Bauchlage, sitzend oder Rückenlage (dann mit Nackenkissen Patienten so lagern, dass der Nacken zugänglich bleibt). Von der Medianlinie aus unterhalb des Okziputunterrands über den Muskelwulst des Ansatzes des M. trapezius nach lateral bis zu einer fingerbeergroßen Vertiefung vor dem Ansatz des M. sternocleidomastoideus entlanggleiten. Hier in der Mitte den Punkt **Gb 20** lokalisieren.

Hinweis: Auf derselben Höhe liegt **Du 16. Bl 10** liegt etwas weiter medial und kaudal.

Punktion

Punktion bei Kopfhaltung in Normalstellung in Richtung der kontralateralen Orbita 0,5–1,2 cun. (Hinweis: Die häufig empfohlene Kopfbeugung nach vorne würde die Faszien anspannen und den Einstich erschweren). **Cave:** Bei schlanken Patienten nicht tiefer als 2 cm nadeln (A. vertebralis in ca. 4 cm Tiefe).

Wirkung und wichtigste Indikationen

Vertreibt Wind, unterstützt Augen und Kopf, klärt die Sinne, macht die Leitbahn durchgängig, mildert Schmerzen: Kopfschmerzen, Migräne, Schwindel, Ohren-, v. a. Augen- und Nasenerkrankungen, Trismus, Hypertonus, Epilepsie, Gesichtsschwellung, Urtikaria, Fazialisparese, Schlafstörungen, Gedächtnisstörungen, Beschwerden in HWS-, Schulter- und oberer Rückenregion.

Besonderheiten

Kreuzungspunkt mit dem *yang wei mai* und *yang qiao mai*, einigen Autoren zufolge auch mit der SJ-Leitbahn. Hauptpunkt bei allen „Wind-Erkrankungen", wichtiger Punkt bei Beschwerden der Kopf- und Augenregion.

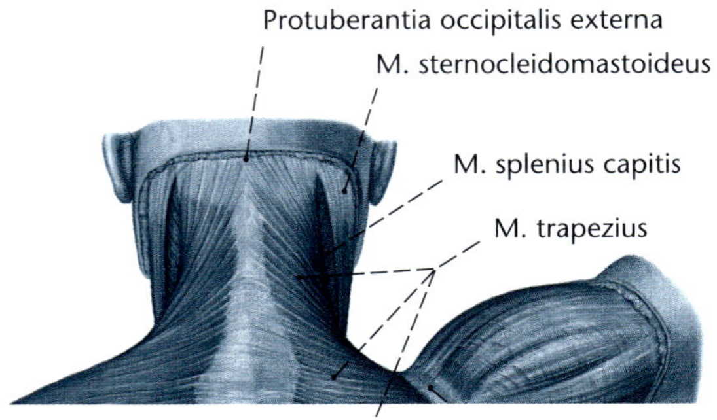

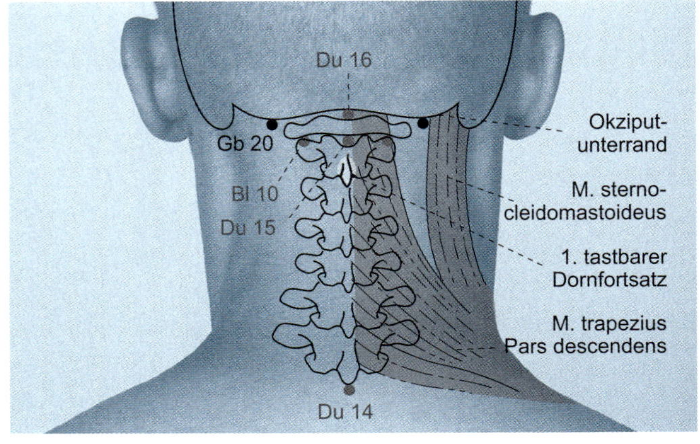

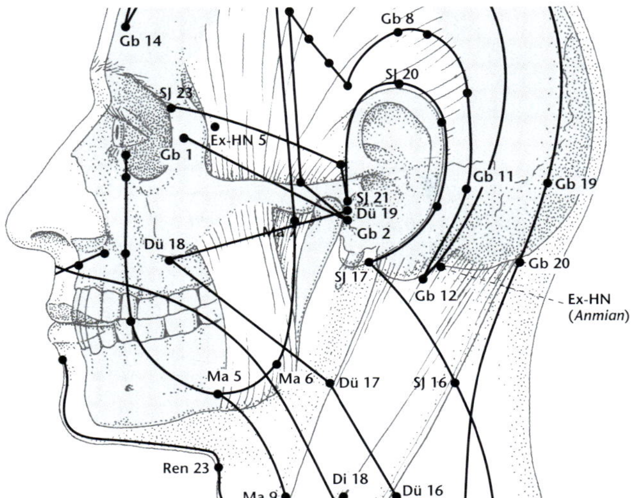

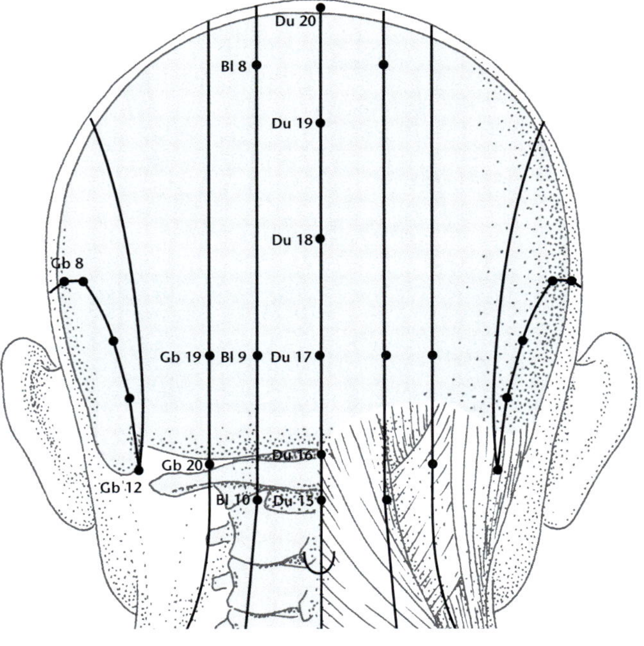

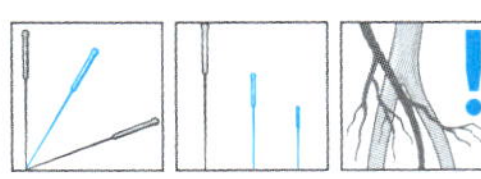

Brunnen auf der Schulter *jianjing*

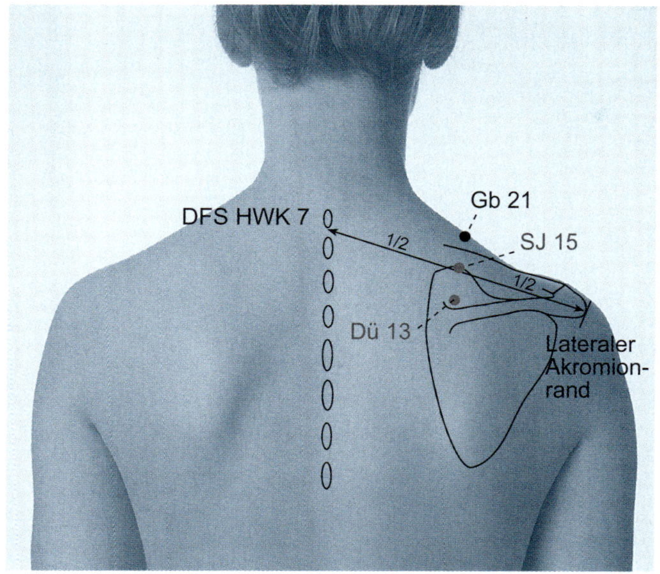

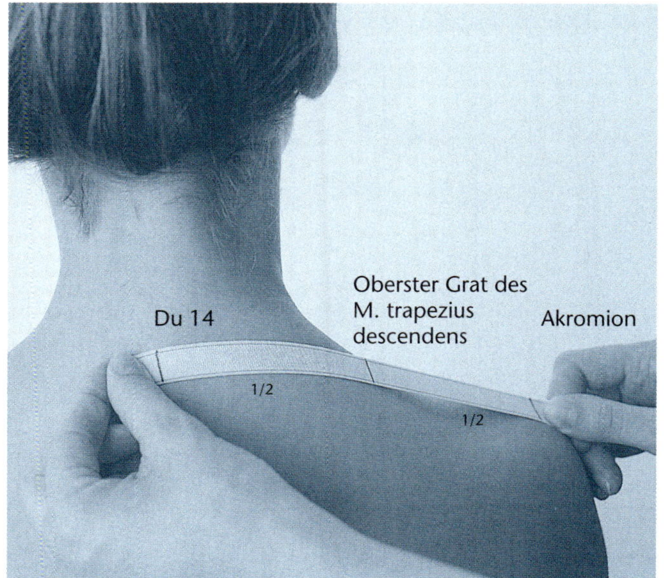

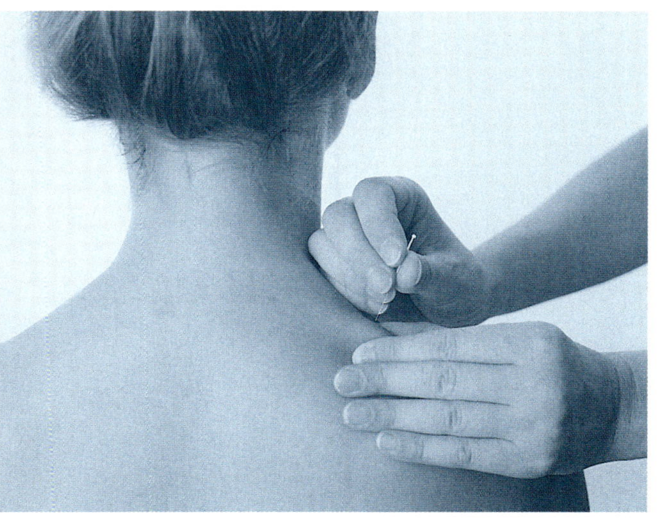

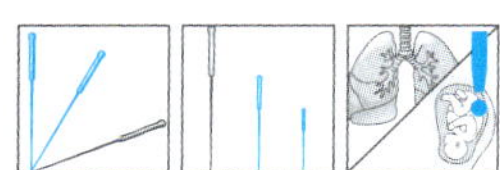

Lokalisation

Im obersten Grat des M. trapezius descendens, auf Höhe der Mitte der Verbindungslinie zwischen Dornfortsatz von HWK 7 und lateralem Akromionrand.

Finden

Zunächst Lokalisation von HWK 7 (➤ 3.4.1) und Akromion (➤ 3.3.1, die Spina scapulae geht an ihrem lateralen Ende in das Akromion über, das sich lateral dachförmig über den Oberarmkopf legt). Mit z. B. Handspanntechnik (➤ 2.3.3) den Streckenmittelpunkt zwischen Dornfortsatz HWK 7 und lateralem Akromionrand ermitteln. Dort im obersten Grat des M. trapezius descendens den Punkt **Gb 21** lokalisieren.

Hinweis: SJ 15 liegt ca. 1 cun kaudal von **Gb 21** und projiziert sich auf den Angulus superior der Skapula. **Dü 13** liegt kaudaler am medialen Ende der Fossa supraspinata.

Punktion

Senkrecht bis schräg nach posterior ca. 0,5–1 cun (Muskelwulst abheben). Risikoärmere Stichvariante: Muskelwulst abheben und von ventral oder dorsal die Nadel ca. 1 cun in den Muskel stechen. **Cave:** Pneumothorax, kontraindiziert in der Schwangerschaft.

Wirkung und wichtigste Indikationen

- **Reguliert *qi*, transformiert Schleim, zerstreut Knoten:** „Schleimerkrankungen", Husten, Dyspnoe, akuter Asthma-Anfall
- **Macht die Leitbahn durchgängig, mildert Schmerzen:** Beschwerden in Nacken- und Schulterregion
- **Fördert die Wehentätigkeit, unterstützt die Mammae:** Zur Geburtserleichterung, Plazentaretention, Laktationsförderung, Mastitis

Besonderheiten

Kreuzungspunkt mit der Ma-, SJ-Leitbahn und dem *yang wei mai.* Häufiger Triggerpunkt der Schulterregion mit Fernwirkung auf den Uterus.

Gb 22

Vertiefung an der Achselhöhle *yuanye*

Lokalisation

In der mittleren Axillarlinie bei abduziertem Arm ca. 3 cun distal der Axilla im 4. ICR (bzw. einigen Autoren zufolge projiziert sich der Punkt in den 5. ICR).

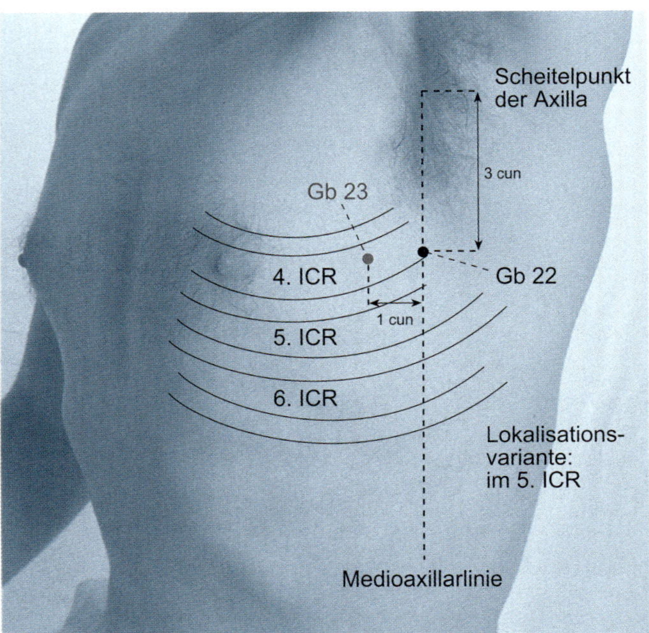

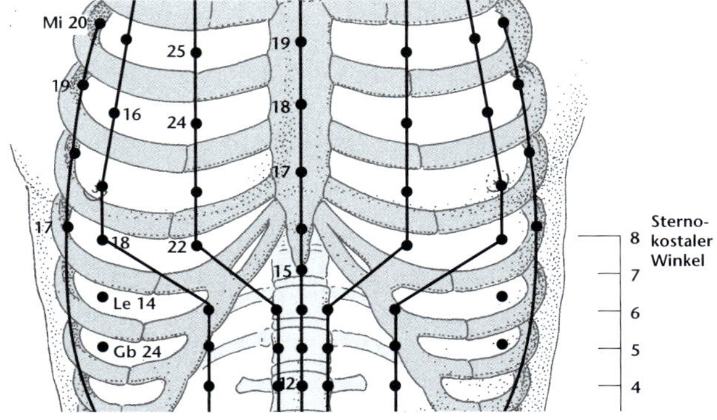

Finden

Bei mäßig abduziertem Arm den Scheitelpunkt der Achselhöhle bestimmen. Ca. 3 cun unterhalb des Scheitelpunktes den Punkt **Gb 22** im 4. ICR lokalisieren bzw. einigen Autoren zufolge auch Lokalisation im 5. ICR (Druckdolenz entscheidet).

Zur Orientierung: Die Mamille liegt bei Männern regelmäßig, bei Frauen in Rückenlage häufig im 4. ICR. Den ansteigenden Verlauf des ICR nach lateral beachten. Sichere Orientierung im ICR-Bereich an der Synchondrosis manubriosternalis (➤ 3.5).

Hinweis: Ebenso im 4. ICR, aber medialer liegen **Ren 17** (Medianlinie), **Ni 23** (2 cun lateral der Medianlinie), **Ma 17** (Mamille), **Pe 1** (1 cun lateral der Mamille), **Mi 18** (6 cun lateral der Medianlinie) und **Gb 23** (1 cun anterior von **Gb 22**).

Punktion

Flach s. c. bis schräg entlang dem ICR-Verlauf 0,5–1 cun. **Cave:** Pneumothorax. Moxibustion einigen klassischen Texten zufolge kontraindiziert.

Wirkung und wichtigste Indikationen

Reguliert *qi*, öffnet den Thorax, unterstützt die Achselhöhle: Husten, thorakales Enge- und Völlegefühl, Interkostalneuralgie, Lymphknotenschwellungen in der Axillaregion, Schulter- und Oberarmschmerzen mit Bewegungseinschränkungen.

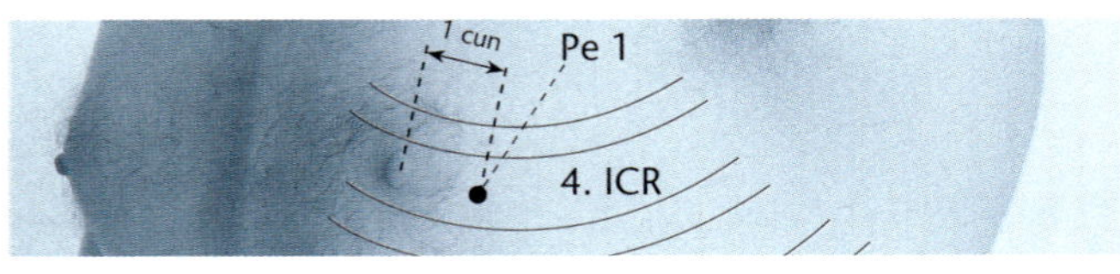

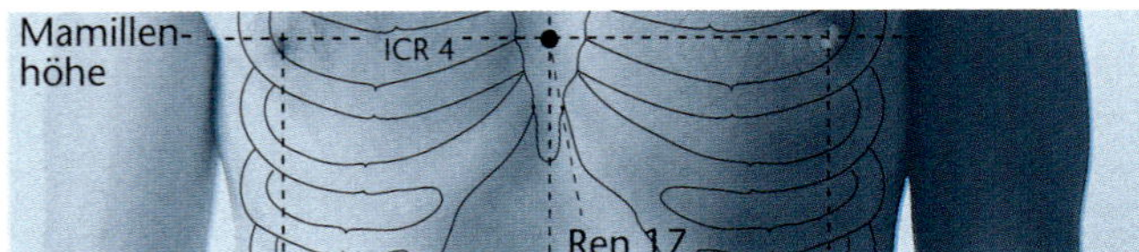

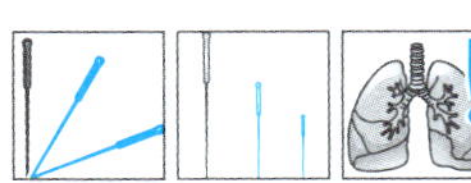

Flankenmuskel *zhejin* Gb 23

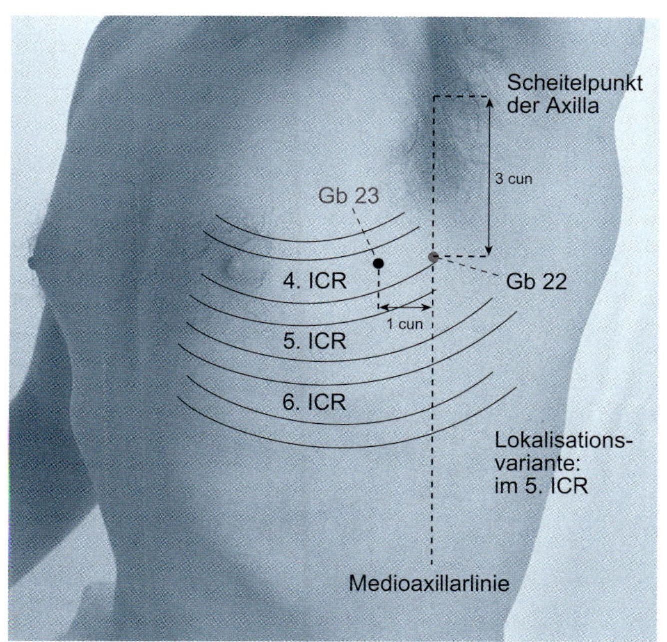

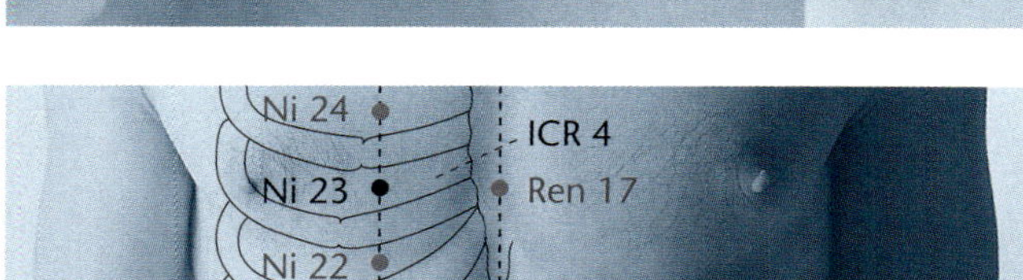

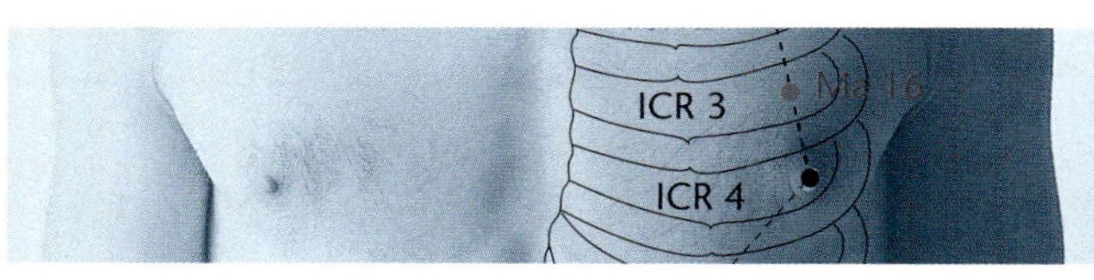

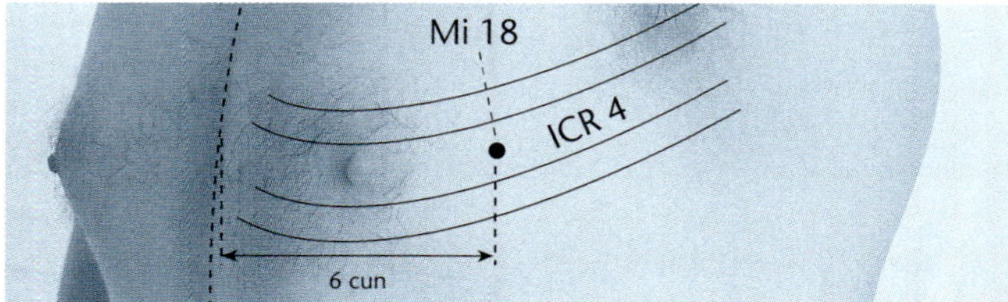

Lokalisation

1 cun anterior von **Gb 22** (auf der mittleren Axillarlinie 3 cun unter der Axilla im 4. ICR bzw. einigen Autoren zufolge projiziert sich der Punkt in den 5. ICR).

Finden

Bei mäßig abduziertem Arm den Scheitelpunkt der Achselhöhle bestimmen. 3 cun unterhalb dieses Scheitelpunktes zunächst **Gb 22** im 4. ICR bestimmen. Dann 1 cun anterior von **Gb 22,** ebenso im 4. ICR, den Punkt **Gb 23** lokalisieren.

Zur Orientierung: Die Mamille liegt bei Männern regelmäßig, bei Frauen in Rückenlage häufig im 4. ICR. Den ansteigenden Verlauf ICR nach lateral beachten. Sichere Orientierung im ICR-Bereich an der Synchondrosis manubriosternalis (➤ 3.5).

Hinweis: Ebenso im 4. ICR liegen **Ren 17** (Medianlinie), **Ni 23** (2 cun lateral der Medianlinie), **Ma 17** (Mamille), **Pe 1** (1 cun lateral der Mamille) und **Mi 18** (6 cun lateral der Medianlinie).

Punktion

Flach s. c. bis schräg entlang dem ICR-Verlauf 0,5–1 cun. **Cave:** Pneumothorax.

Wirkung

Öffnet den Thorax, reguliert *qi* **und die** *san jiao***:** Husten, Dyspnoe, Asthma bronchiale, thorakales Engegefühl, Übelkeit, Erbrechen, Aufstoßen, Sodbrennen, Schlafstörungen, depressive Stimmung, Arm- und Flankenschmerzen, Interkostalneuralgie.

Besonderheiten

Einigen Autoren zufolge Kreuzungspunkt mit der Bl-Leitbahn.

Gb 24 Sonne und Mond *riyue*

Lokalisation

Im 7. ICR in der Mamillarlinie (4 cun lateral der ventralen Medianlinie).

Finden

Die Mamillarlinie als senkrechte Hilfslinie zur Orientierung in der Thoraxregion projiziert sich 4 cun lateral der ventralen Medianlinie (➤ 3.5). Die Mamille liegt bei Männern regelmäßig, bei Frauen in Rückenlage häufig im 4. ICR. Den ansteigenden Verlauf des ICR nach lateral beachten. Von dort in der Mamillarlinie bis zum 7. ICR abzählen.

Oder: Sichere Orientierung im Interkostalbereich an der Synchondrosis manubriosternalis (➤ 3.5), die als querverlaufende knöcherne Struktur auf dem Sternum tastbar ist. Lateral davon befindet sich der Rippenknorpelansatz der 2. Rippe, der ICR darunter ist der 2. ICR. Von hier aus bis zum 7. ICR abzählen und **Gb 24** in der Mamillarlinie lokalisieren.

Hinweis: Le 14 liegt direkt kranial von **Gb 24** im 6. ICR. Ca. auf derselben Höhe (1 cun kaudal vom sternokostalen Winkel) liegen **Ren 13** (Medianlinie), **Ni 20/Ma 20** (0,5/2 cun lateral der Medianlinie).

Punktion

Flach s. c. bis schräg entlang dem ICR-Verlauf 0,5–1 cun. **Cave:** Pneumothorax.

Wirkung und wichtigste Indikationen

Unterstützt die Gallenblase, reguliert das Leber-*qi*, entfernt Feuchte-Hitze, senkt gegenläufiges *qi* ab, harmonisiert den mittleren *jiao*: Leber- und Gallenblasenerkrankungen, Störungen des Magen-Darm-Trakts, Beschwerden in der lateralen Rippen- und Abdomenregion, Interkostalneuralgie.

Besonderheiten

mu-Punkt der Gallenblase, Kreuzungspunkt mit der Mi-Leitbahn. Ein Hauptpunkt bei Gallenblasenbeschwerden.

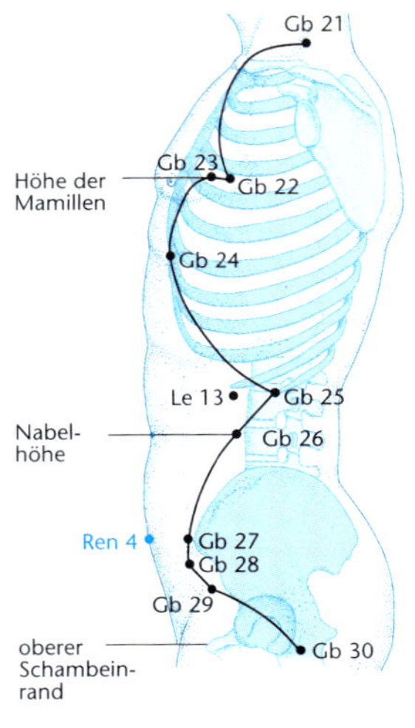

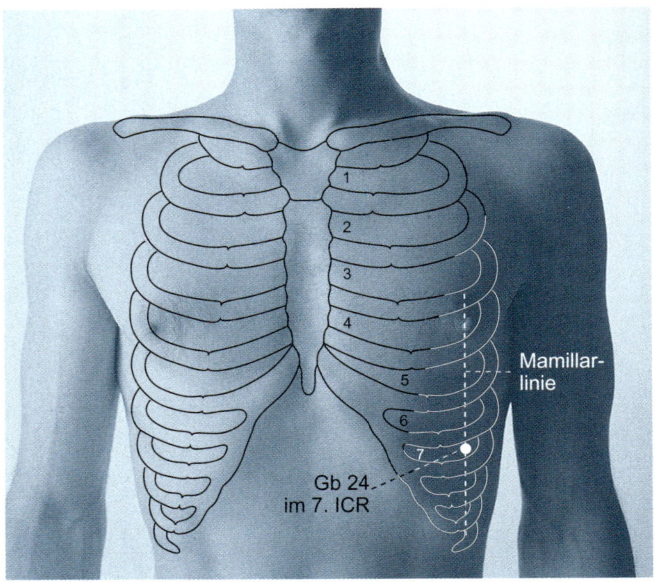

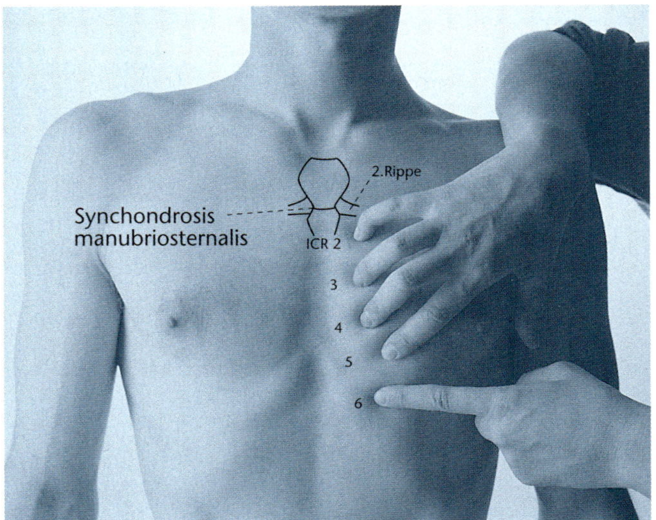

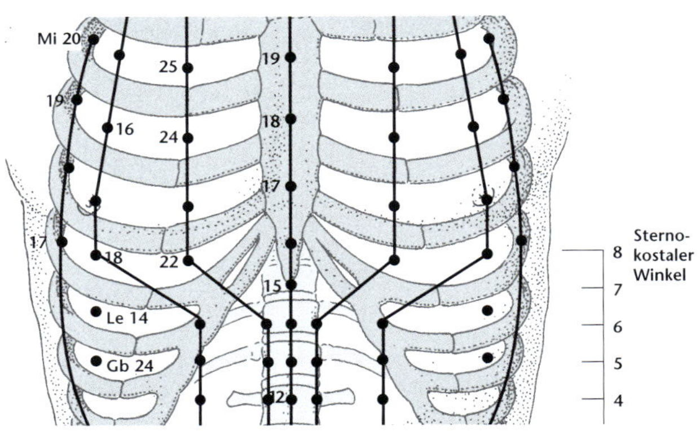

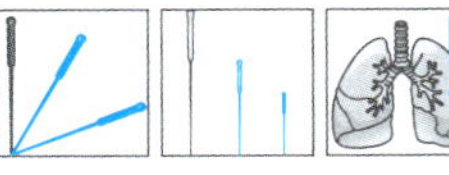

Ursprungs-Tor *jingmen*

Gb 25

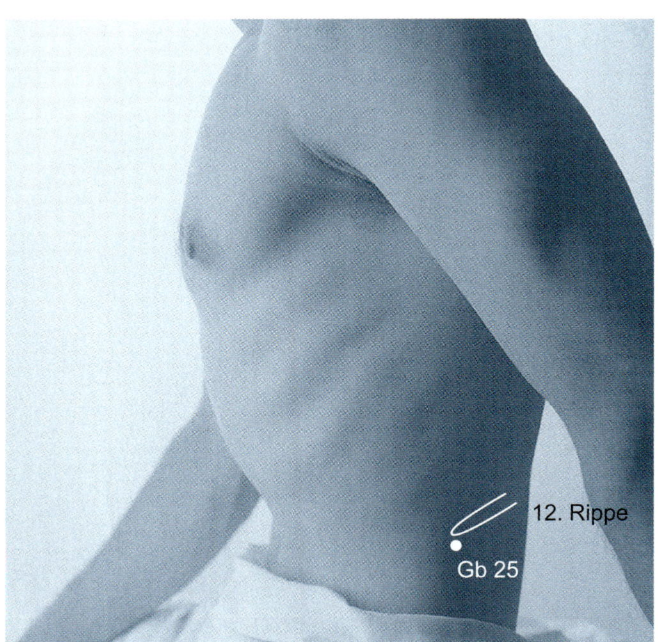

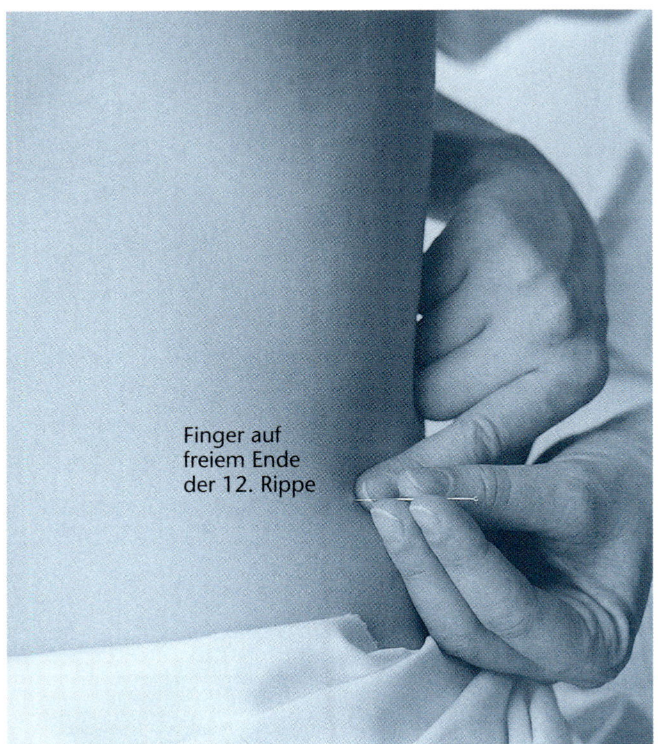

Lokalisation

Am Unterrand des freien Endes der 12. Rippe in der lateralen Taillengegend.

Finden

Zunächst am unteren Rippenbogenrand entlanggleiten, bis man in der Taillengegend das freie Ende der 12. Rippe palpieren kann. An deren Unterrand den Punkt **Gb 25** lokalisieren.

Hinweis: Le 13 liegt am freien Ende der 11. Rippe.

Punktion

Senkrecht oder schräg 0,3–1 cun. **Cave:** Peritoneum. Die Nadel erreicht das Periost der 12. Rippe.

Wirkung und wichtigste Indikationen

- **Stärkt die Nieren, reguliert die Wasserwege:** Nieren- und Harnwegserkrankungen
- **Stärkt die Milz, reguliert die Därme:** Magen-Darm-Erkrankungen
- **Unterstützt die Lumbalregion:** LWS- und Hüftbeschwerden, Schmerzen bei Nierenkoliken

Besonderheiten

mu-Punkt der Niere.

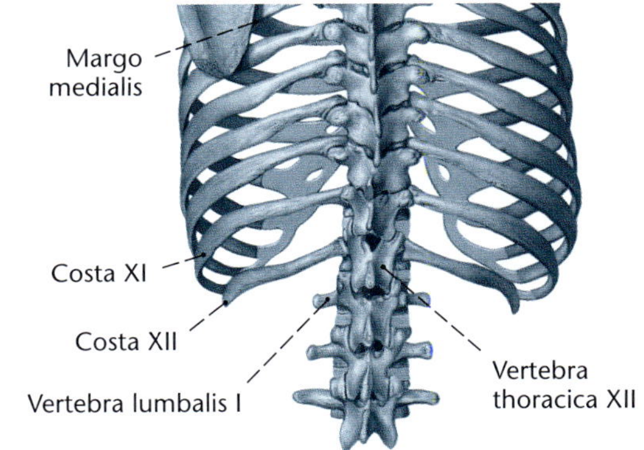

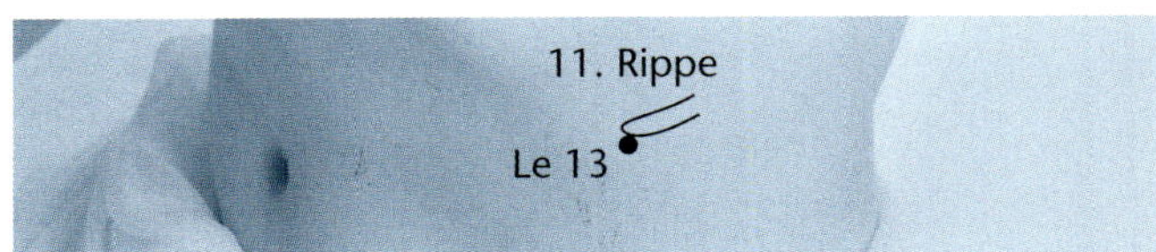

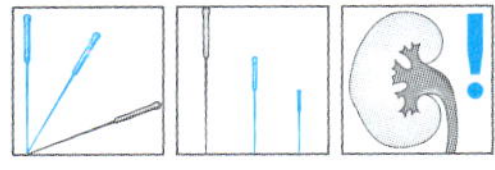

Gb 26

Gürtelgefäß *daimai*

Lokalisation

In der lateralen Taillenregion, im Schnittpunkt einer Senkrechten durch das freie Ende der 11. Rippe (Lage von **Le 13**) und einer Horizontalen durch den Nabel.

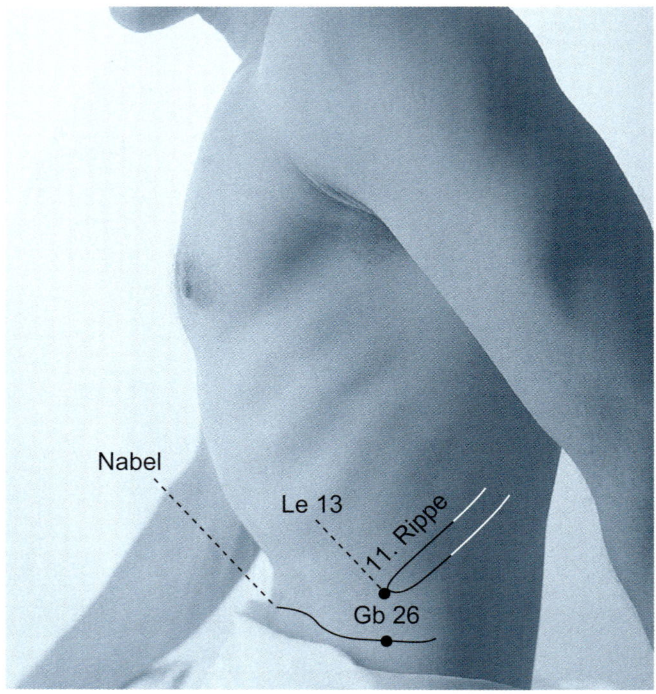

Finden

Zunächst am unteren Rippenbogenrand entlanggleiten bis zum freien Ende der 11. Rippe (Lage von **Le 13**). Dann **Gb 26** senkrecht unterhalb des freien Endes der 11. Rippe auf Nabelhöhe lokalisieren. **Hinweis:** Auf derselben Höhe liegen **Ren 8** (Nabel), **Ni 16**/**Ma 25**/**Mi 15** (0,5/2/4 cun lateral der Medianlinie).

Punktion

Senkrecht 0,5–1 cun. **Cave:** Peritoneum bei schlanken Patienten.

Wirkung und wichtigste Indikationen

- **Reguliert den** *dai mai,* **entfernt Feuchtigkeit, reguliert den Uterus:** Fluor vaginalis, Zyklusunregelmäßigkeiten, Dysmenorrhö, Infertilität, Uterusprolaps
- **Macht die Leitbahn durchgängig, mildert Schmerzen:** Schmerzen lumbal und in lateraler Rippenregion, Tenesmen, Spasmen, *shan*-Erkrankungen

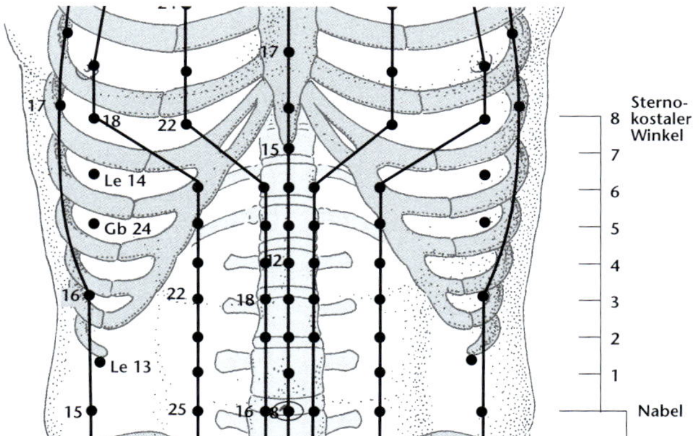

Besonderheiten

Kreuzungspunkt mit dem *dai mai.*

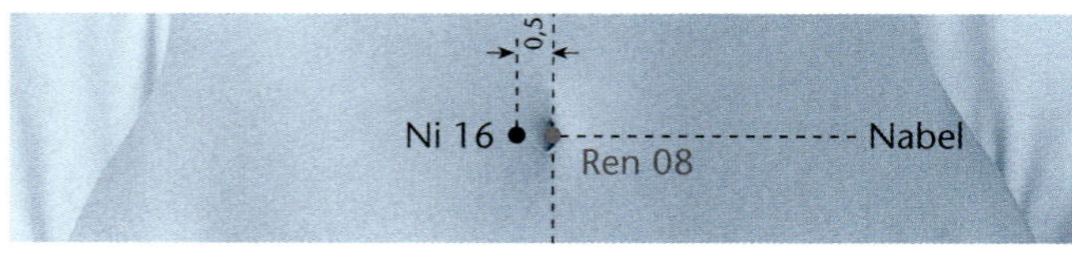

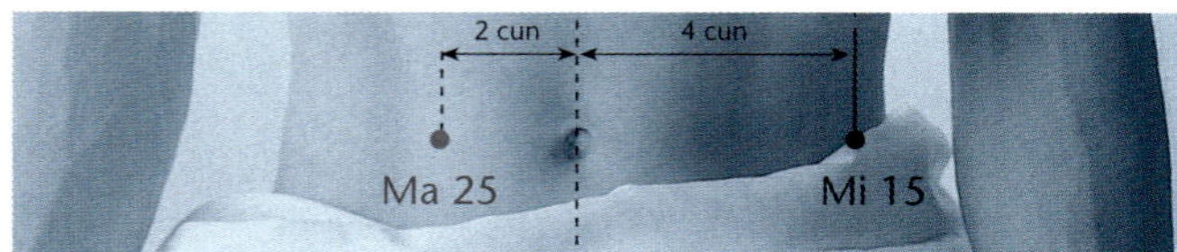

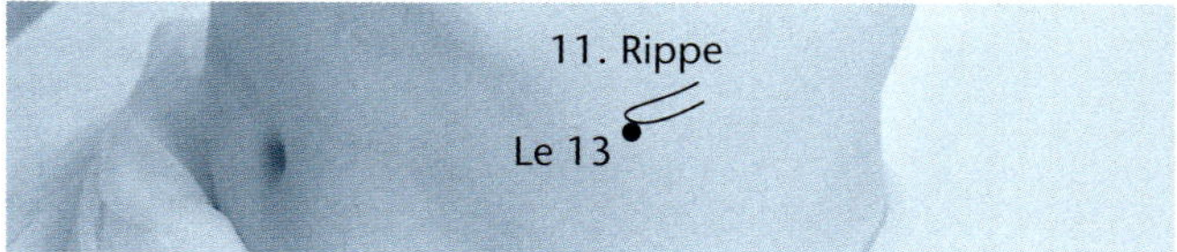

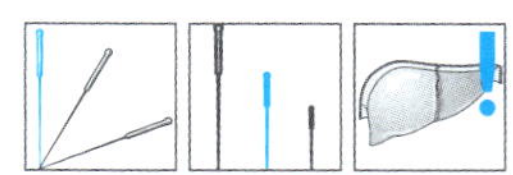

Fünf Drehpfeiler *wushu*

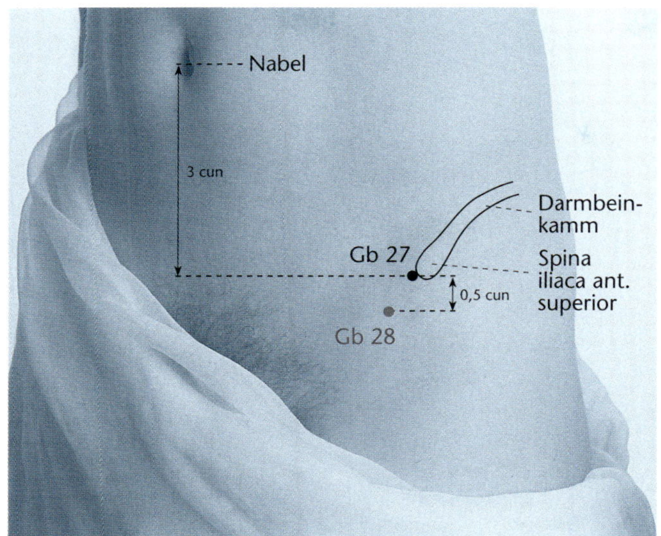

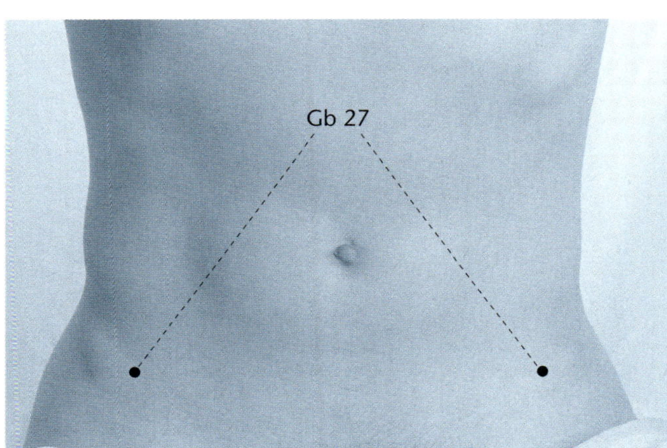

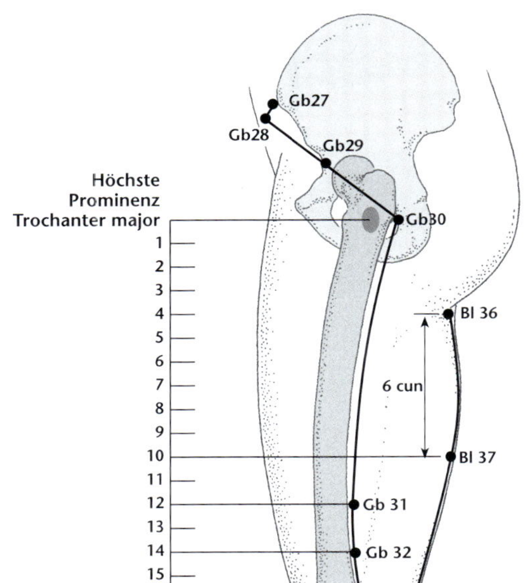

Lokalisation

In der lateralen Abdomenregion, in der Mulde ventral der Spina iliaca anterior superior (SIAS), ca. 3 cun kaudal der Nabelhöhe.

Finden

Die Spina iliaca anterior superior (SIAS ➤ 3.5) aufsuchen, indem man dem oberen Rand der Beckenschaufel (Crista iliaca) nach ventral und kaudal folgt. An deren Ende ist die SIAS als knöcherner Vorsprung in der lateralen Unterbauchregion zu tasten. Dann vor (ventral) der SIAS den Punkt **Gb 27** in einer Mulde lokalisieren.

Hinweis: Gb 28 liegt ca. 0,5 cun kaudal und ventraler. Ca. auf der derselben Höhe (3 cun kaudal vom Nabel) liegen **Ren 4** (Medianlinie), **Ni 13/Ex-CA** *(yijing)*/**Ma 28/Ex-CA** *(qimen)*/**Ex-CA** *(tituo)* (0,5/1/2/3/4 cun lateral der Medianlinie).

Punktion

Senkrecht 1–1,5 cun. **Cave:** In der Schwangerschaft.

Wirkung und wichtigste Indikationen

Reguliert den *dai mai* **und den unteren** *jiao*, **beseitigt Stagnationen:** Fluor vaginalis, Zyklusunregelmäßigkeiten, Uterusprolaps, Unterbauchschmerzen, Hodenschmerzen, Tenesmen, Obstipation, Schmerzen in Rücken-, Lumbal- und Ileumregion, Spasmen, *shan*-Erkrankungen, Hüftgelenkbeschwerden.

Besonderheiten

Kreuzungspunkt mit dem *dai mai.*

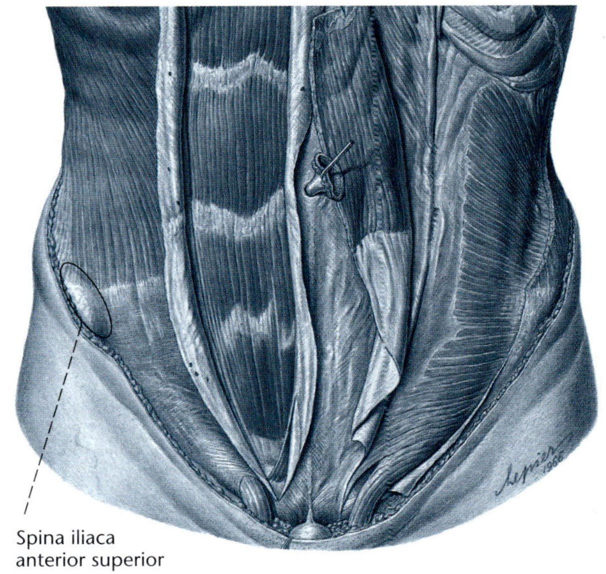

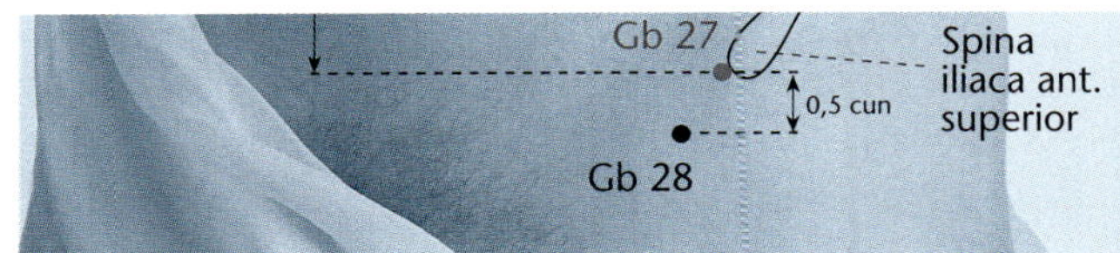

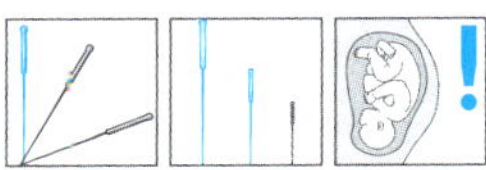

Gb 28 Verbindungsweg *weidao*

Lokalisation

In der lateralen Abdomenregion, ventro-kaudal der Spina iliaca anterior superior (SIAS) bzw. 0,5 cun ventro-kaudal von **Gb 27.**

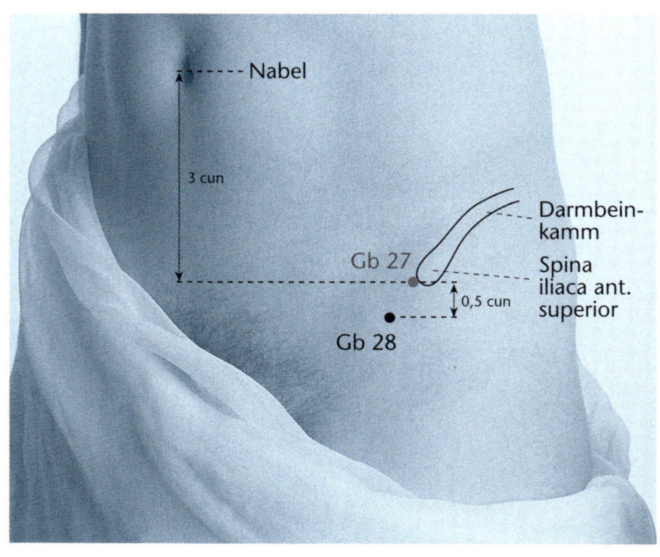

Finden

Die Spina iliaca anterior superior (SIAS ➤ 3.5) aufsuchen, indem man dem oberen Rand der Beckenschaufel (Crista iliaca) nach ventral und kaudal folgt. An deren Ende ist die SIAS als knöcherner Vorsprung in der lateralen Unterbauchregion zu tasten. Zunächst in der Mulde vor (ventral) der SIAS **Gb 27** lokalisieren und ca. 0,5 cun ventro-kaudal davon den Punkt **Gb 28** palpieren.

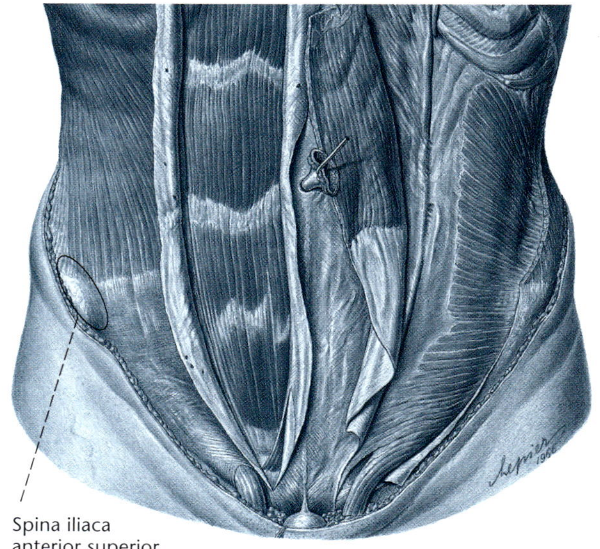

Punktion

Senkrecht 1–1,5 cun. **Cave:** In der Schwangerschaft.

Wirkung und wichtigste Indikationen

Reguliert den *dai mai* **und den unteren** *jiao***, beseitigt Stagnationen:** Fluor vaginalis, Zyklusunregelmäßigkeiten, Uterusprolaps, Unterbauchschmerzen, *shan*-Erkrankungen, Schmerzen in Lumbal- und Ileumregion.

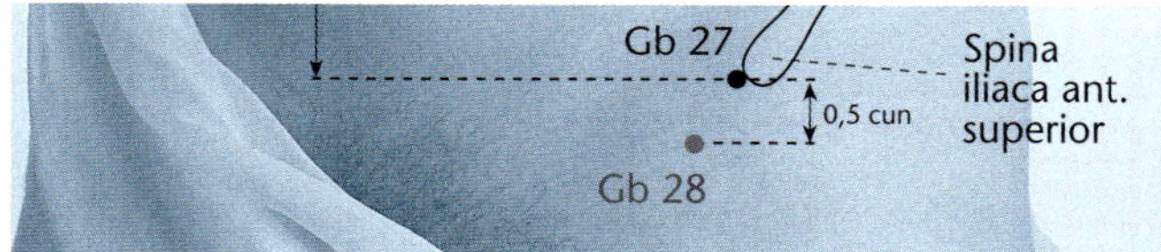

Besonderheiten

Kreuzungspunkt mit dem *dai mai.*

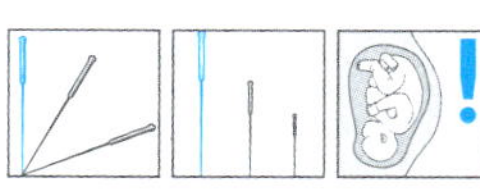

Liegt im Knochenspalt *juliao*

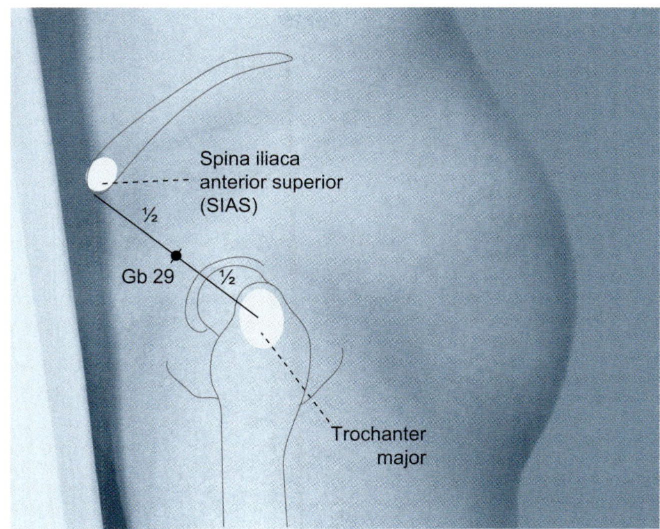

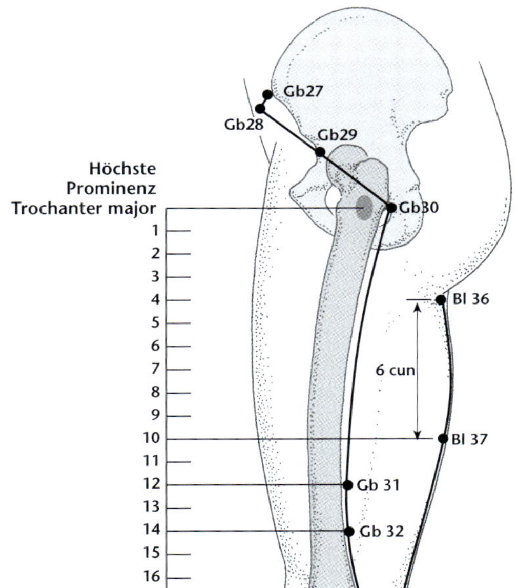

Lokalisation

In der Mitte der Verbindungslinie zwischen Spina iliaca anterior superior (SIAS) und Trochanter major an der Vorderkante der Darmbeinschaufel.

Finden

Lagerung: Empfehlenswert in bequemer Seitenlage mit Flexion im Hüftgelenk der zu therapierenden Seite mit Knierolle oder Kissen zwischen den Knien, das unten gelagerte Bein wird gestreckt. Als ersten Orientierungspunkt die Spina iliaca anterior superior (SIAS ➤ 3.5) aufsuchen, indem man dem oberen Rand der Beckenschaufel (Crista iliaca) nach ventral und kaudal folgt und die SIAS an deren lateralem Ende als knöchernen Vorsprung in der lateralen Unterbauchregion ertastet. Als zweiten Orientierungspunkt den Trochanter major (➤ 3.6) als deutlich nach lateral vorspringende Knochenstruktur im Bereich des Hüftgelenks palpieren. Auf der Mitte der Verbindungslinie zwischen diesen beiden Orientierungspunkten **Gb 29** lokalisieren.

Punktion

Senkrecht 1–2 cun.

Wirkung und wichtigste Indikationen

Macht die Leitbahn durchgängig, mildert Schmerzen, unterstützt das Gelenk: Schmerzen von Rücken, Bein und Hüfte mit Ausstrahlung in das untere Abdomen bzw. in die Leistengegend, Bewegungseinschränkungen im Hüftgelenk, Lumboischialgie, *shan*-Erkrankungen, Beschwerden im Schultergelenk.

Besonderheiten

Kreuzungspunkt mit dem *yang qiao mai.*

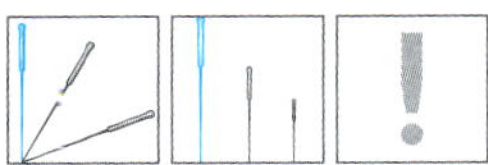

Gb 30

Beugen und Springen *huantiao*

Lokalisation

In Seitenlage befindet sich der Punkt auf der Grenze zwischen dem mittleren und lateralen Drittel der Verbindungslinie zwischen dem Trochanter major und Hiatus sacralis.

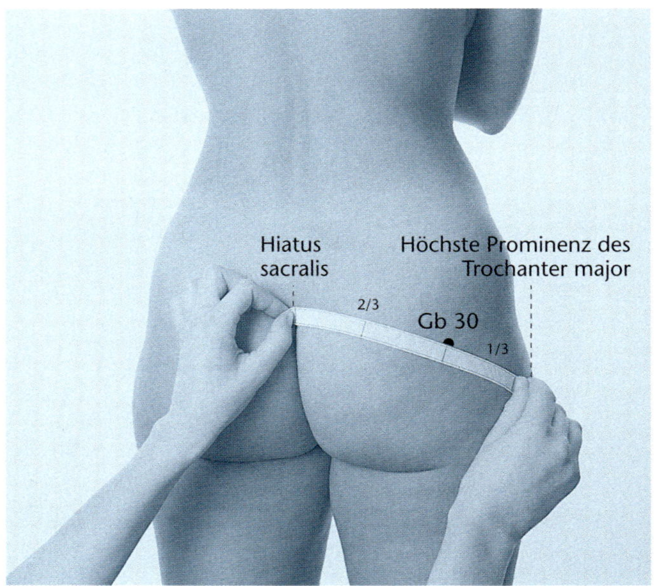

Finden

Lagerung: Empfehlenswert in Bauch- oder besser in Seitenlage, möglichst mit Flexion in Hüft- und Kniegelenk der zu therapierenden Seite mit Knierolle oder Kissen zwischen den Knien, das unten gelagerte Bein wird gestreckt. **Orientierungspunkte:** Hiatus sacralis (➤ 3.4.4) und laterale Prominenz des Trochanter major (➤ 3.6). Auf der Verbindungslinie zwischen den beiden Orientierungspunkten **Gb 30** im ersten Drittel-Abstand zum Trochanter lokalisieren.

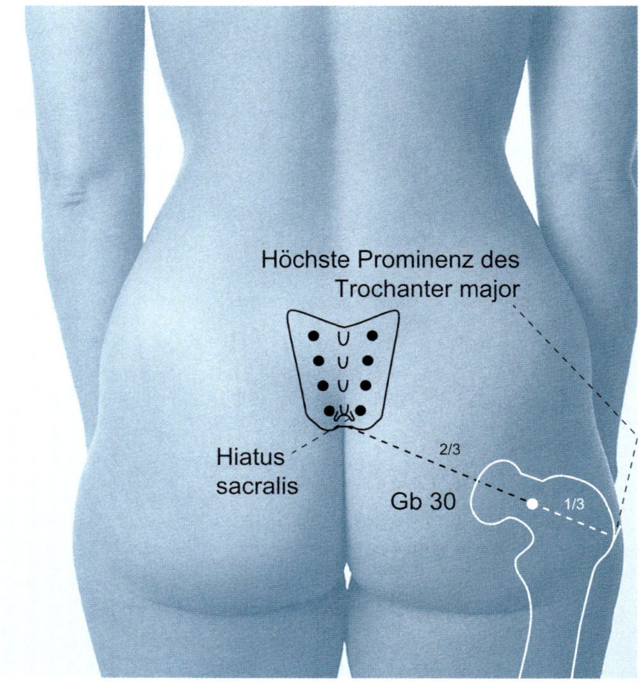

Punktion

Senkrecht in Richtung Genitalregion 1,5–3 cun, die Nadel erreicht die Muskelfaszie des M. obturatorius internus sowie intramuskuläre Bindegewebsschichten. Lange 3 cun-Nadel (50 mm) verwenden. **Cave:** Punktion oft schmerzhaft.

Wirkung und wichtigste Indikationen

Macht die Leitbahn durchgängig, mildert Schmerzen, unterstützt Hüftregion und Beine, entfernt Wind-Feuchtigkeit: Beschwerden in Lenden-, Becken- und Hüftregion, Lumboischialgie und lumboischialgieforme Beschwerden mit Ausstrahlung in die laterale Beinregion, Beschwerden im Iliosakralgelenk und im Bereich des M. piriformis (hier Ansatz), Hauterkrankungen wie Urtikaria, Ekzeme.

Besonderheiten

Kreuzungspunkt mit der Bl-Leitbahn, Himmelsternpunkt nach *Ma Dan Yang.* Wichtiger Lokalpunkt bei Hüftbeschwerden.

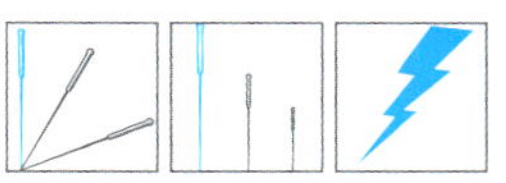

Marktplatz des Windes *fengshi* Gb 31

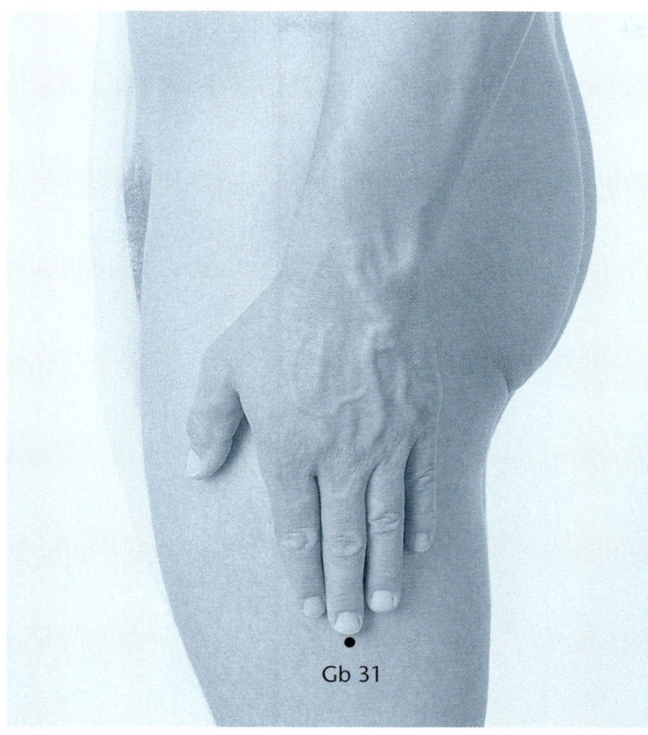

Gb27
Gb28
Gb29
Höchste Prominenz Trochanter major
Gb30
Bl 36
6 cun
Bl 37
Gb 31
Gb 32
Gb 33
Bl 39
Bl 40
Kniegelen-kfalte
Bl 55
Gb 34
1 2 3 4 5 6 7 8 9 10 11 12 13 14 15 16 17 18 19 cun
1 2 3

Lokalisation

Am lateralen Oberschenkel distal des Trochanter major, ca. 7 cun proximal der Kniegelenkfalte.

Finden

Den Patienten bitten, im Stehen seine palmare Handseite an die „Hosennaht" anzulegen. **Gb 31** befindet sich dann am Ende seines Mittelfingers.

Oder: Die Verbindungslinie zwischen der lateralen Prominenz des Trochanter major (➤ 3.6) und der Kniegelenkfalte beträgt 19 cun (➤ 2.2). Diese Linie dritteln und **Gb 31** ca. 1 cun proximal des 1. Drittelabstandes (von der Kniefalte aus gesehen) lokalisieren. Die Druckpalpation bzw. -dolenz entscheidet.

Punktion

Senkrecht 1–2 cun.

Wirkung und wichtigste Indikationen

Vertreibt Wind, lindert Juckreiz, macht die Leitbahn durchgängig, mildert Schmerzen: *bi*-Syndrome der unteren Extremität, Lumbal- und Hüftregion, Lumboischialgie, Hemiplegie, Juckreiz, Urtikaria.

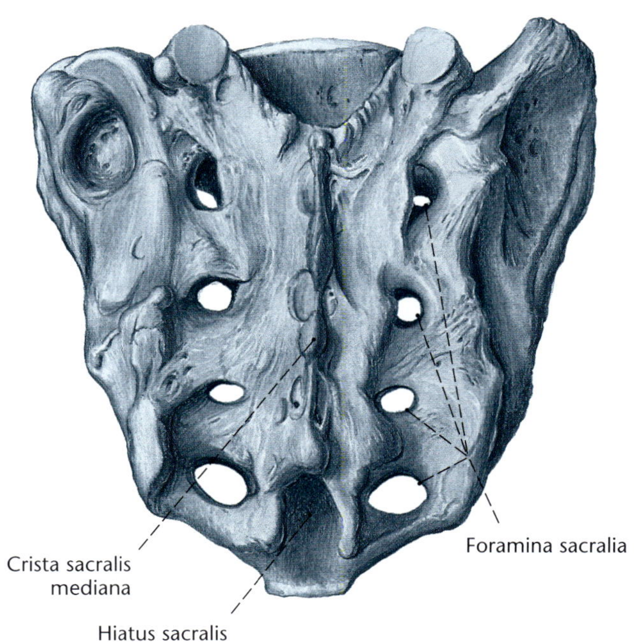

Gb 32

Mittlerer Wassergraben *zhongdu*

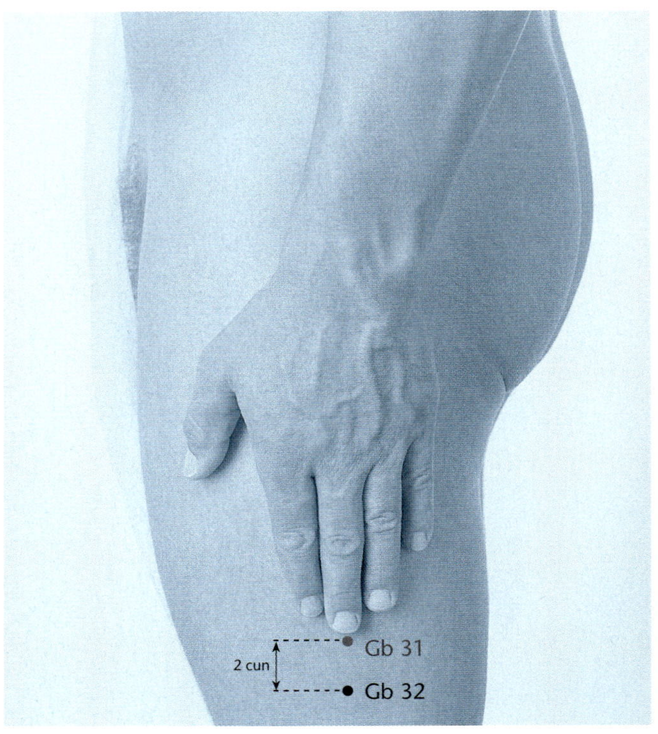

Lokalisation

Am lateralen Oberschenkel 5 cun proximal der Kniegelenkfalte zwischen den Mm. vastus lateralis und biceps femoris.

Finden

Die Verbindungslinie zwischen der lateralen Prominenz des Trochanter major (➤ 3.6) und der Kniegelenkfalte beträgt 19 cun (➤ 2.2). Diese Linie vierteln (Hilfe: Handspanntechnik oder Gummiband ➤ 2.3). Dann **Gb 32** etwas proximal vom 1. Viertelabstandspunkt (von der Kniefalte aus gesehen) lokalisieren. Die Druckpalpation bzw. -dolenz entscheidet.

Oder: Den Patienten bitten, im Stehen seine palmare Handseite an die „Hosennaht" anzulegen. **Gb 31** befindet sich dann am Ende seines Mittelfingers. Der Punkt **Gb 32** befindet sich 2 cun distaler davon.

Punktion

Senkrecht oder schräg nach proximal oder distal 1–2 cun.

Wirkung und wichtigste Indikationen

Leitet Wind, Feuchtigkeit und Kälte aus, macht die Leitbahn durchgängig, mildert Schmerzen: *bi*-Syndrome der unteren Extremität, Lumbal- und Hüftregion, Lumboischialgie, Hemiplegie, Urtikaria.

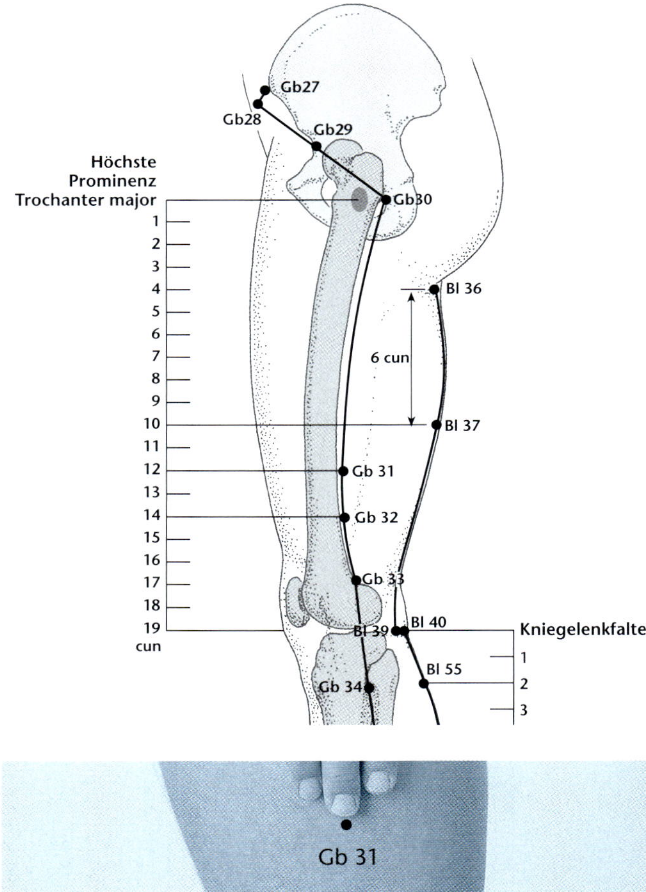

Gb 31

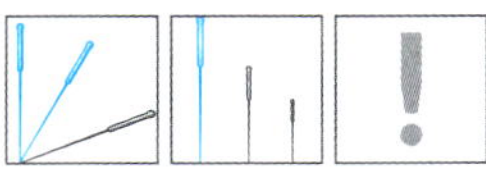

yang-Tor des Knies *xiyangguan*

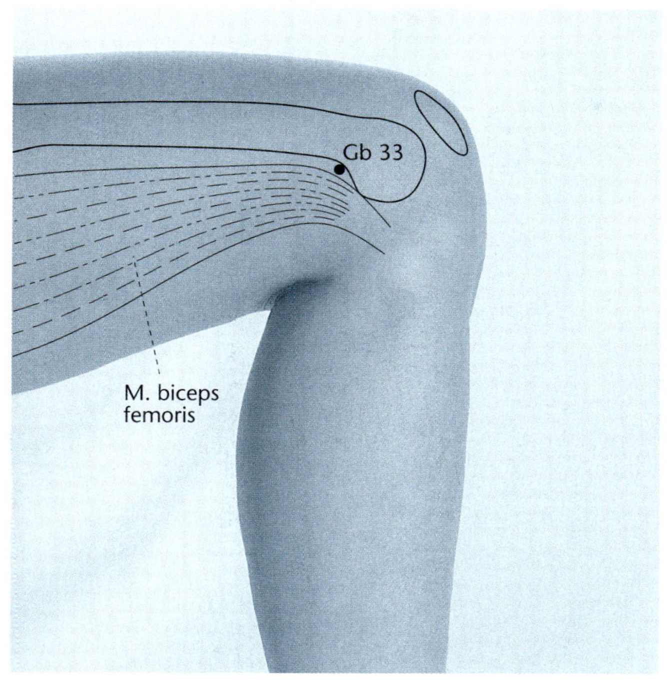

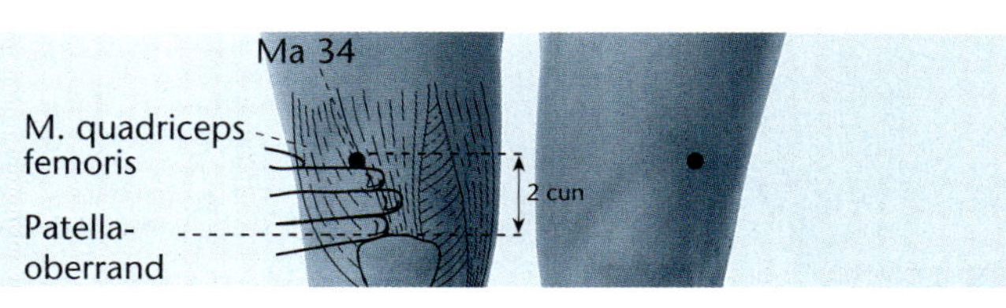

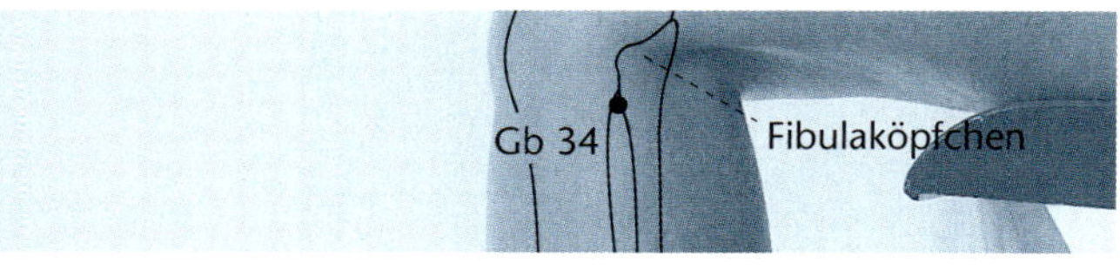

Lokalisation

In der lateralen Knieregion, bei Knieflexion in der Vertiefung proximal des Epicondylus lateralis des Femur, die vom Femurschaft mit der Sehne des M. biceps femoris gebildet wird, ca. 3 cun proximal von **Gb 34.**

Finden

Lokalisation am besten in Knieflexion (Knierolle). Vom Kniegelenk aus lateral den Epicondylus femoris lateralis tasten. An dessen distalen Ende **Gb 33** in der deutlich tastbaren Vertiefung zwischen Epicondylus und der Sehne des M. biceps femoris lokalisieren. Die Sehne verläuft lateral im Bereich der Hosennaht und setzt unterhalb des Kniegelenks am Fibulaköpfchen an.

Hinweis: Gb 34 liegt ca. 3 cun distaler. **Ma 34** liegt 2 cun proximal des lateralen Patellaoberrands.

Punktion

Senkrecht 1–2 cun.

Wirkung und wichtigste Indikationen

Vertreibt Wind-Feuchtigkeit, entspannt die Sehnen, unterstützt das Gelenk: *bi*-Syndrome in der Knie- und Unterschenkelregion, Knie-Beschwerden (Schmerzen, Dysästhesie, Bewegungseinschränkungen).

Gb 34

Quelle am *yang*-Hügel *yanglingquan*

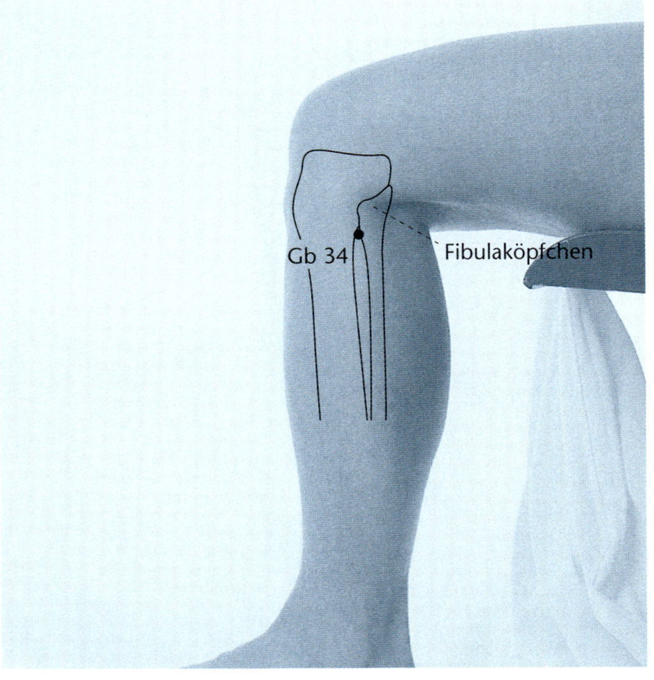

Lokalisation

In der Vertiefung vor und unterhalb des Fibulaköpfchens zwischen den Mm. peronaeus longus und extensor digitorum longus.

Finden

Lokalisation am besten in Knieflexion (Knierolle). Das Fibulaköpfchen im Bereich der Hosennaht tasten und es wie eine Pinzette mit Zeige- und Mittelfinger umfassen. Von dort mit den beiden Tastfingern nach distal gleiten. Der weiter medial gelegene Finger rutscht dann in eine Vertiefung direkt vor und unterhalb des Fibulaköpfchens. Hier **Gb 34** lokalisieren.

Hinweis: Auf ca. derselben Höhe, aber medial, liegt **Mi 9** (am Übergang Schaft/Condylus medialis der Tibia).

Punktion

Senkrecht 1–1,5 cun. **Cave:** N. fibularis profundus in der Tiefe, bei Varianten auch N. fibularis communis.

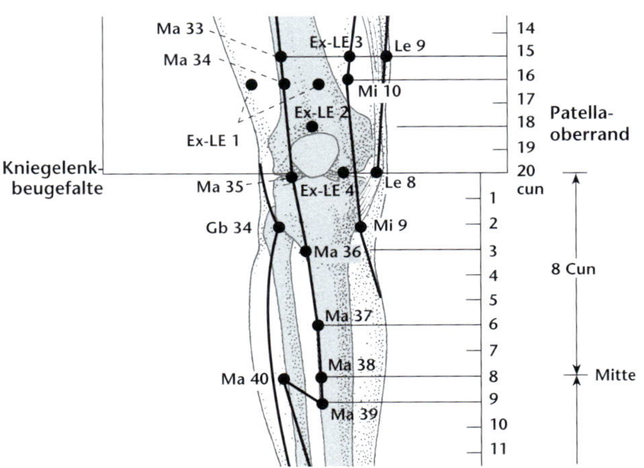

Wirkung und wichtigste Indikationen

- **Unterstützt Sehnen und Gelenke, macht die Leitbahn durchgängig, mildert Schmerzen:** Beschwerden der Sehnen (Kontrakturen, Funktionsstörungen, Muskelsteifheit, -hartspann), *bi*-Syndrome v. a. der unteren Extremität, Beschwerden entlang der Leitbahn
- **Klärt Feuchte-Hitze in Leber und Gallenblase:** Gallenblasenerkrankungen, Ikterus
- **Harmonisiert** *shaoyang: shaoyang*-Syndrome

Besonderheiten

Meer-*he*-Punkt, Erd-Punkt, Unterer Meer-*xiahe*-Punkt der Gallenblase, Einflussreicher-*hui*-Punkt (Meisterpunkt) der Sehnen, Himmelssternpunkt nach *Ma Dan Yang.* Hauptpunkt bei Erkrankungen von Sehnen und Muskulatur.

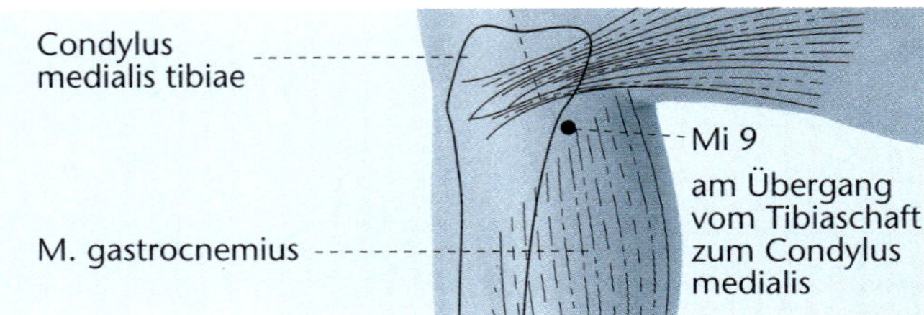

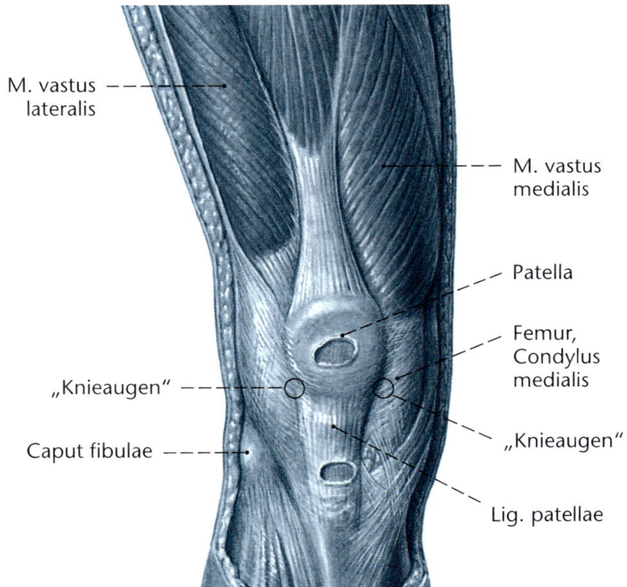

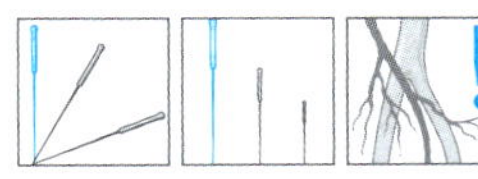

yang-Treffpunkt *yangjiao*

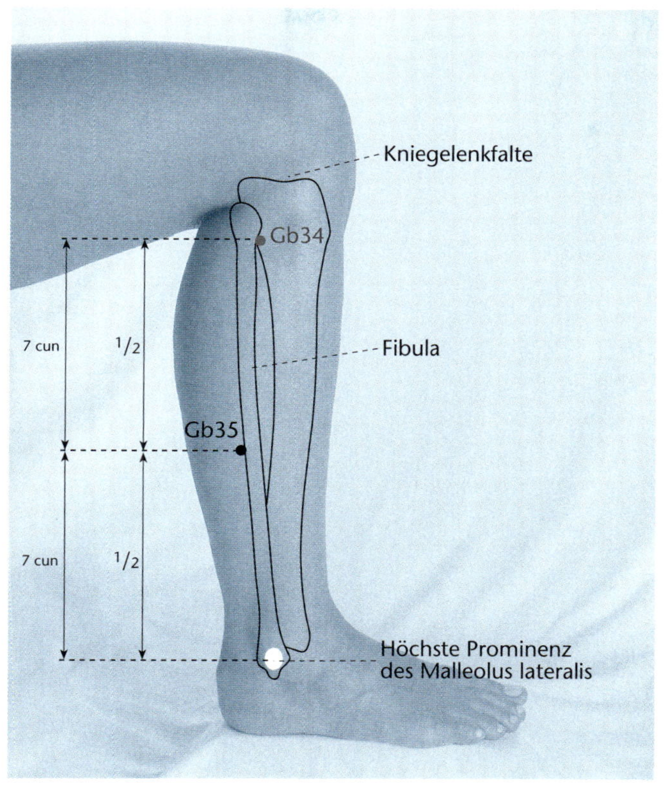

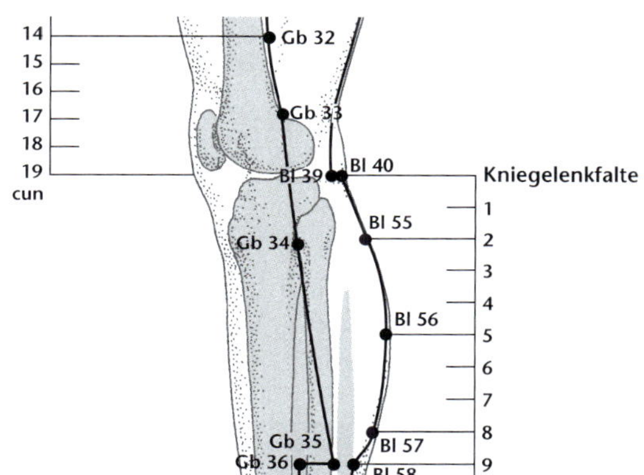

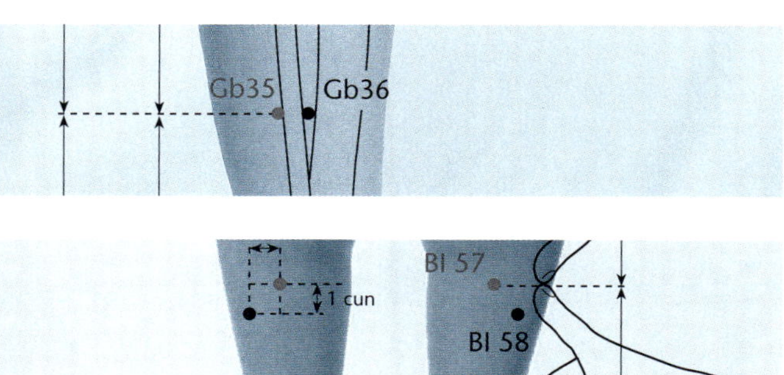

Lokalisation

7 cun proximal der höchsten Prominenz des Malleolus lateralis am Fibula**hinter**rand.

Finden

Durch z. B. Handspanntechnik (➤ 2.3.3) den Streckenmittelpunkt zwischen **Gb 34** (Vertiefung vor und unterhalb des Fibulaköpfchens ➤ 3.6.1) und der Prominenz des Malleolus lateralis (➤ 3.6.2) bestimmen und hier **Gb 35** am Fibula**hinter**rand lokalisieren. **Zur Orientierung:** Die Fibularänder sind in der lateralen Unterschenkelregion durch die Überdeckung des M. peroneus brevis oft nicht eindeutig abgrenzbar. Daher den Fibula**hinter**rand zunächst direkt oberhalb des Malleolus tasten und weiter nach proximal in Richtung Fibulaköpfchen verfolgen.

Hinweis: Auf derselben Höhe liegen **Gb 36** (am Fibula**vorder**rand), **Bl 58** (7 cun proximal von **Bl 60**) und **Ma 39** (1 cun distal von der Mitte der Verbindungslinie **Ma 35**–**Ma 41** und 1 Fingerbreite lateral der Tibiakante).

Punktion

Senkrecht 0,5–1,5 cun.

Wirkung und wichtigste Indikationen

- **Macht die Leitbahn durchgängig, mildert Schmerzen:** *bi*-Syndrome der unteren Extremität, Kniebeschwerden
- **Reguliert das Gallenblasen-*qi*, beruhigt *shen*:** Druck und Völle in der lateralen Rippenregion und hypochondrial, Angstzustände, Reizbarkeit, Entscheidungsschwierigkeiten

Besonderheiten

xi-Punkt des *yang wei mai.*

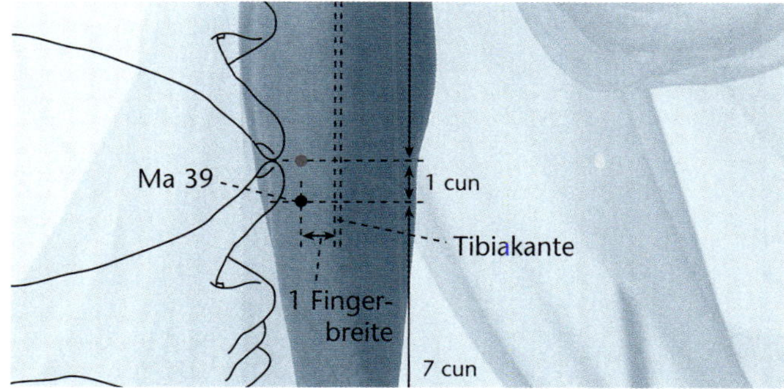

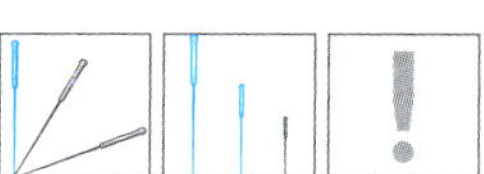

Gb 36

Äußerer Hügel *waiqiu*

Lokalisation

7 cun proximal der höchsten Prominenz des Malleolus lateralis am Fibula**vorder**rand.

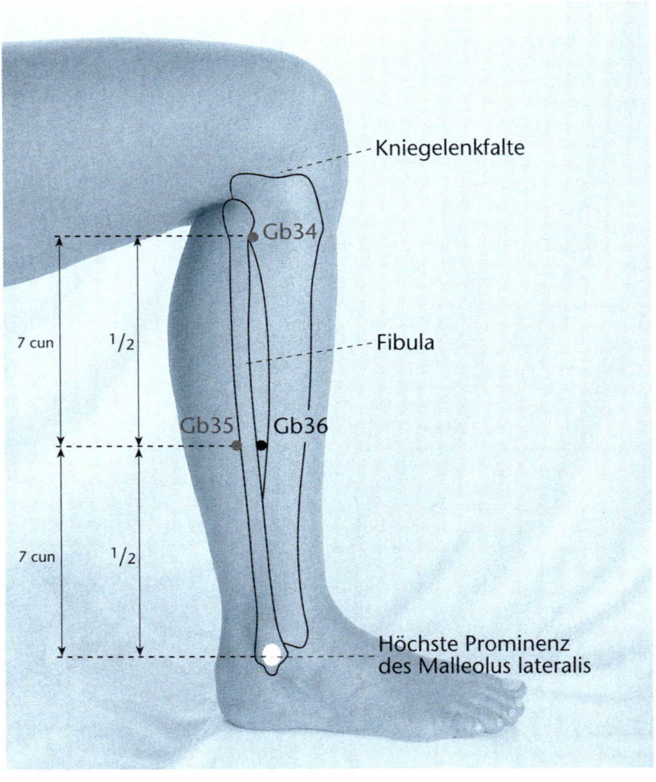

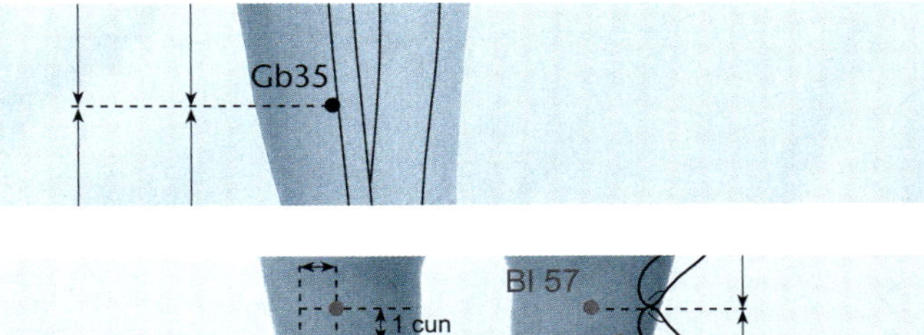

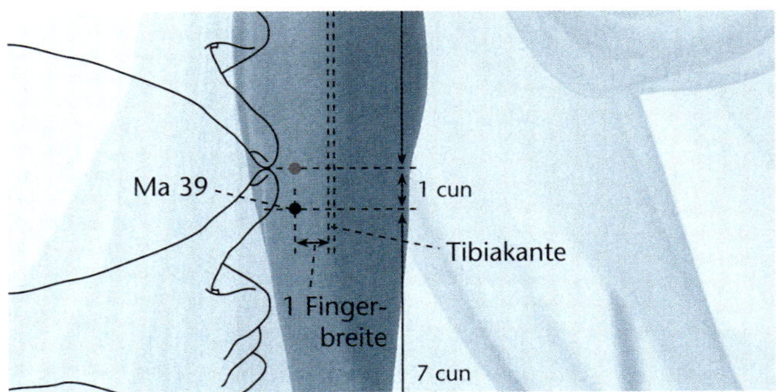

Finden

Durch z. B. Handspanntechnik (➤ 2.3.3) den Streckenmittelpunkt zwischen **Gb 34** (Vertiefung vor und unterhalb des Fibulaköpfchens ➤ 3.6.1) und der Prominenz des Malleolus lateralis (➤ 3.6.2) bestimmen und hier **Gb 36** am Fibula**vorder**rand lokalisieren.

Zur Orientierung: Die Fibularänder sind in der lateralen Unterschenkelregion durch die Überdeckung des M. peroneus brevis oft nicht eindeutig abgrenzbar. Daher den Fibula**vorder**rand zunächst direkt oberhalb des Malleolus tasten und weiter nach proximal in Richtung Fibulaköpfchen verfolgen.

Hinweis: Auf derselben Höhe liegen **Gb 35** (am Fibula**hinter**rand), **Bl 58** (7 cun proximal von **Bl 60**) und **Ma 39** (1 cun distal von der Mitte der Verbindungslinie **Ma 35–Ma 41** und 1 Fingerbreite lateral der Tibiakante).

Punktion

Senkrecht 0,5–1,5 cun.

Wirkung und wichtigste Indikationen

- **Reguliert Gallenblasen- und Leber-*qi*:** Muskelkrämpfe und Schmerzen der unteren Extremität
- **Leitet Feuchte-Hitze aus:** Magenkrämpfe nach dem Essen heißer, fettiger Speisen
- **Entspannt Sehnen und Muskeln:** Nackenverspannungen
- **Beruhigt *shen*:** Epilepsie, Manie

Besonderheiten

xi-Punkt.

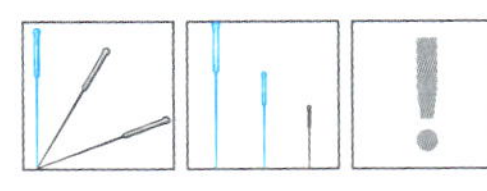

Strahlendes Licht *guangming* Gb 37

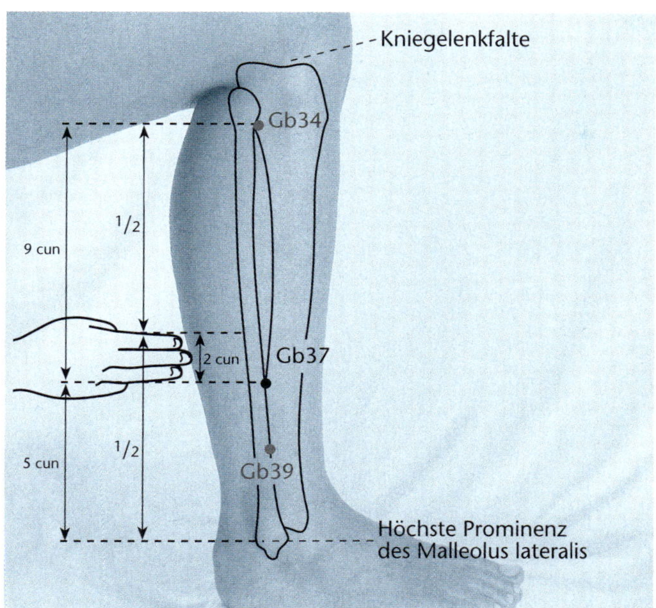

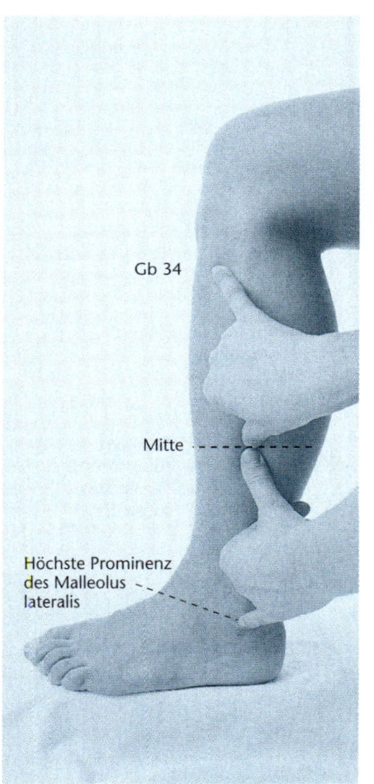

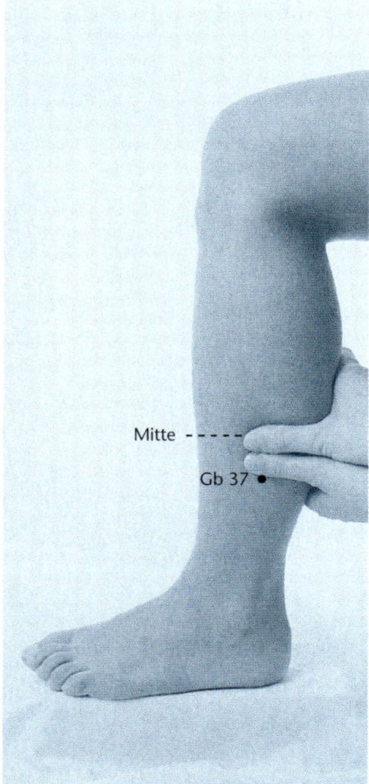

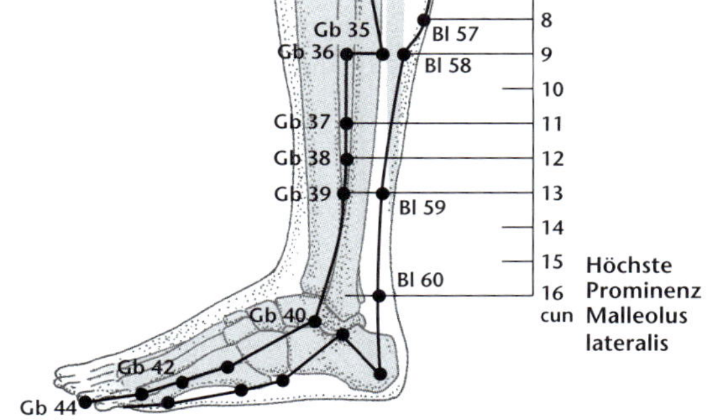

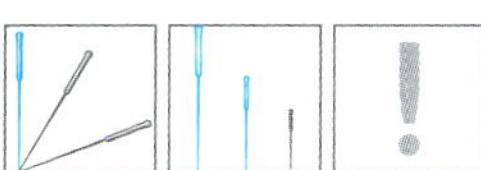

Lokalisation

5 cun proximal der höchsten Prominenz des Malleolus lateralis am Fibula**vorder**rand zwischen M. peronaeus longus und M. extensor digitorum longus.

Finden

Durch z.B. Handspanntechnik (➤ 2.3.3) den Streckenmittelpunkt zwischen **Gb 34** (Vertiefung vor und unterhalb des Fibulaköpfchens ➤ 3.6.1) und der Prominenz des Malleolus lateralis (➤ 3.6.2) bestimmen und von dort aus 2 cun nach distal messen. Auf dieser Höhe **Gb 37** in einer Vertiefung am Fibula**vorder**rand lokalisieren. Diese liegt 5 cun (1 Handbreite und 2 Daumen) von der Prominenz des Malleolus entfernt.

Zur Orientierung: Die Fibularänder sind in der lateralen Unterschenkelregion durch die Überdeckung des M. peroneus brevis oft nicht eindeutig abgrenzbar. Daher den Fibula**vorder**rand zunächst direkt oberhalb des Malleolus tasten und weiter nach proximal in Richtung Fibulaköpfchen verfolgen.

Punktion

Senkrecht 0,5–1,5 cun.

Wirkung und wichtigste Indikationen

- **Unterstützt die Augen:** Augenerkrankungen
- **Vertreibt Wind-Feuchtigkeit, macht die Leitbahn durchgängig, mildert Schmerzen:** Mastopathie, Laktationsstörungen, laterale Kopfschmerzen, Migräne, Knieschmerzen, Beschwerden in der Unterschenkelregion

Besonderheiten

luo-Punkt. Ein wichtiger Fernpunkt bei Augenerkrankungen.

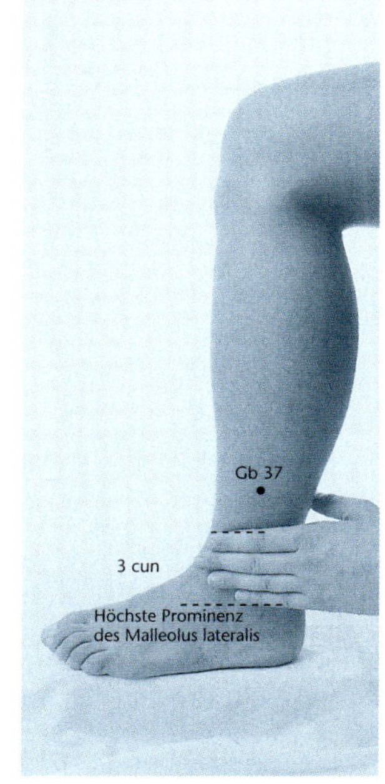

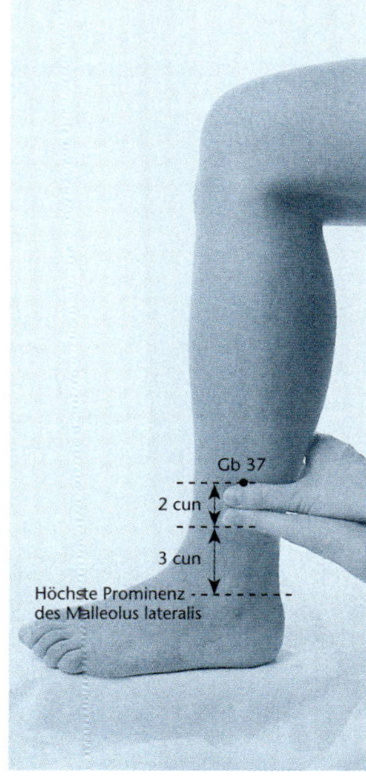

Gb 38

yang-Unterstützung *yangfu*

Lokalisation

4 cun proximal der höchsten Prominenz des Malleolus lateralis am Fibula**vorder**rand.

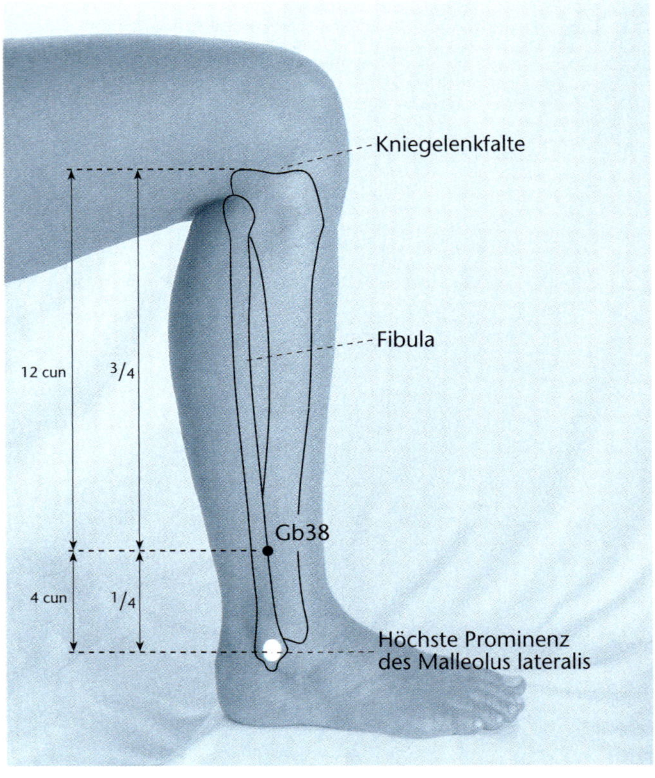

Finden

Zunächst die Prominenz des Malleolus lateralis (➤ 3.6.2) tasten. Von dort 4 cun nach proximal messen und hier **Gb 38** am Fibula**vorder**rand lokalisieren. **Oder:** Die Verbindungslinie von der Prominenz des Malleolus lateralis (➤ 3.6.2) zur Kniegelenkfalte beträgt 16 cun (➤ 2.2). Diese Strecke vierteln und **Gb 38** im 1. Viertelabstandspunkt (vom Malleolus aus) lokalisieren.

Zur Orientierung: Die Fibularänder sind in der lateralen Unterschenkelregion durch die Überdeckung des M. peroneus brevis oft nicht eindeutig abgrenzbar. Daher den Fibula**vorder**rand zunächst in der Sprunggelenkregion tasten und den Punkt dann auf einer gedachten Linie zum Fibulaköpfchen lokalisieren.

Punktion

Senkrecht 0,5–1,5 cun.

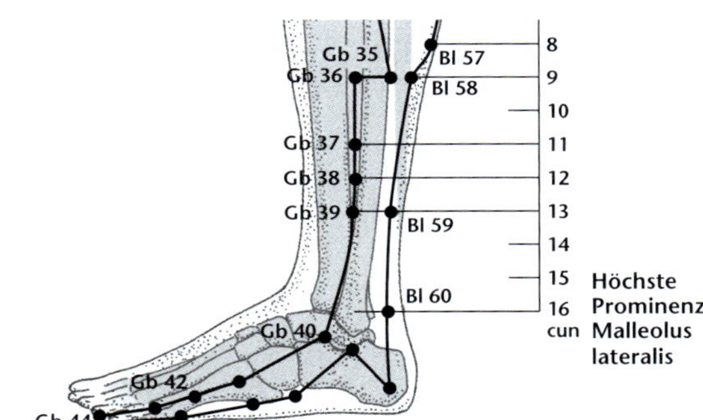

Wirkung und wichtigste Indikationen

- **Macht die Leitbahn durchgängig, klärt Leitbahn-Hitze, mildert Schmerzen, unterstützt Sehnen und Knochen:** (Einseitige) Kopfschmerzen, Migräne, Beschwerden im Leitbahnverlauf, Fieber, wandernde Gelenkschmerzen (*bi*-Syndrome)
- **Harmonisiert** *shaoyang: shaoyang*-Syndrome

Besonderheiten

Fluss-*jing*-Punkt, Feuer-Punkt, Sedierungspunkt.

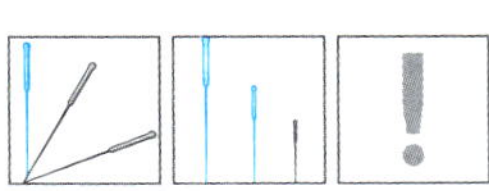

Aufgehängte Glocke *xuanzhong* Gb 39

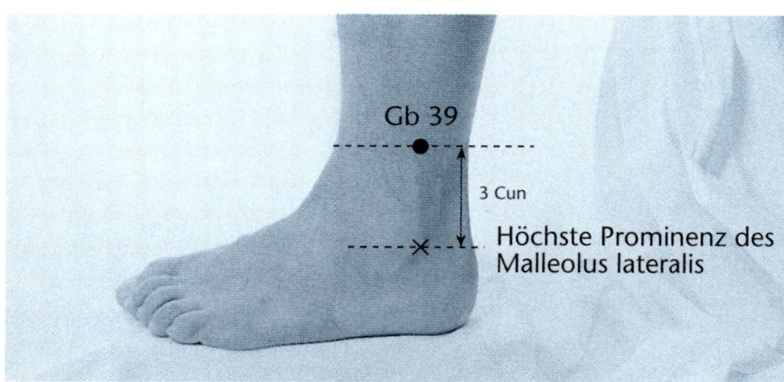

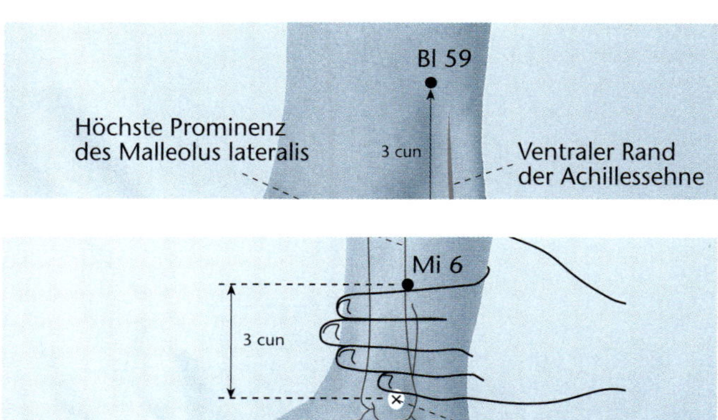

Lokalisation

3 cun proximal der höchsten Prominenz des Malleolus lateralis am Fibula**vorder**rand.

Finden

Von der höchsten Prominenz des Malleolus lateralis (➤ 3.6.2) aus 3 cun (1 Handbreite) nach proximal messen und **Gb 39** in einer Vertiefung am Fibula**vorder**rand lokalisieren. Einigen Autoren zufolge liegt **Gb 39** zwischen Fibulahinterrand und den Sehnen der Mm. peronaeus longus und brevis. Im Zweifelsfall den Ort der größten Druckdolenz wählen.

Hinweis: Auf derselben Höhe, aber 3 cun proximal von **Bl 60** (Vertiefung zwischen Malleolus und Achillessehne) liegt **Bl 59.** In vergleichbarer Position, aber medial liegt **Mi 6** (3 cun proximal der höchsten Prominenz des Malleolus medialis).

Punktion

Senkrecht 1–1,5 cun.

Wirkung und wichtigste Indikationen

- **Macht die Leitbahn durchgängig, unterstützt Sehnen und Knochen, vertreibt Wind-Feuchtigkeit:** Beschwerden entlang dem Leitbahnverlauf, (chronische) *bi-* und *wei-*Syndrome
- **Klärt Hitze in der Gallenblase:** Druck und Völle abdominal und in lateraler Rippenregion

Besonderheiten

Einflussreicher-*hui*-Punkt (Meisterpunkt) des Marks. Wichtiger Fernpunkt bei HWS-Beschwerden.

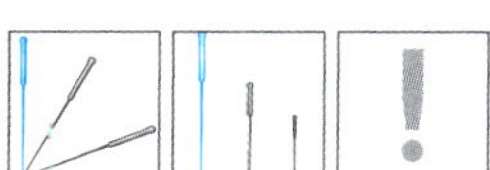

Gb 40

Hügel und Ruinen *qiuxu*

Lokalisation

In der Vertiefung vor und unterhalb des Malleolus lateralis und lateral der Sehnen des M. extensor digitorum longus.

Finden

Vom Malleolus lateralis (➤ 3.6.2) aus in eine gut tastbare Vertiefung etwas vor und unterhalb des Malleolus gleiten. Durch Anheben der Zehen stellen sich sowohl die Sehnen des M. extensor digitorum longus als auch die Vertiefung (**Gb 40**) lateral davon gut dar.

Zur Orientierung: Gb 40 liegt im Schnittpunkt einer Senkrechten an der Vorderkante des Malleolus lateralis und einer Horizontalen an der Malleolusunterkante.

Hinweis: In vergleichbarer Position, aber medial, liegt **Mi 5** (Vertiefung vor und unterhalb des Malleolus medialis). Auf der gedachten Verbindungslinie **Mi 5** zu **Gb 40** verteilen sich **Le 4** (medial der Sehne des M. tibialis anterior) und **Ma 41** (lateral der Sehne des M. extensor hallucis longus, die zur Großzehe zieht).

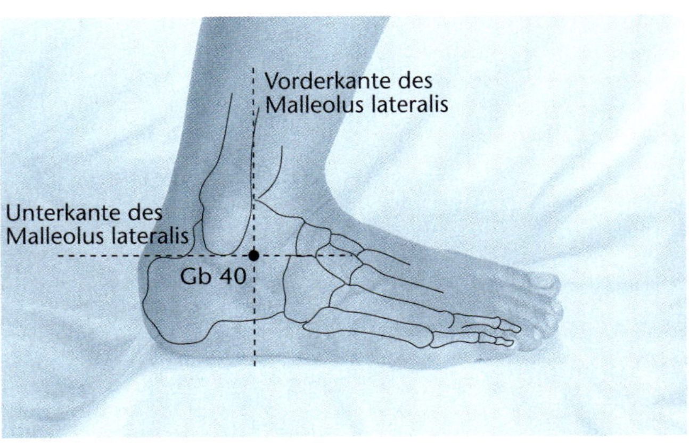

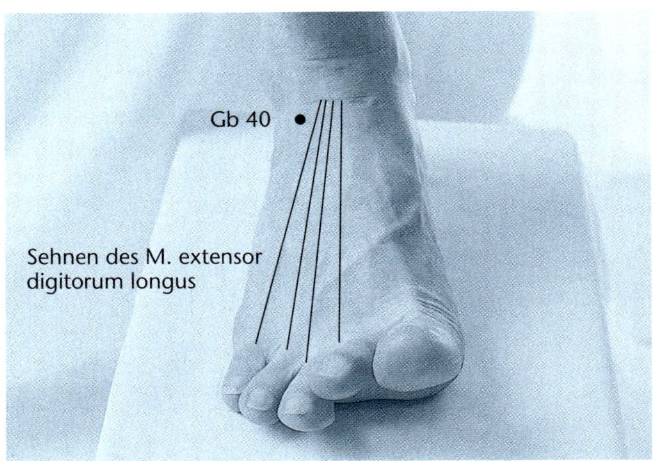

Punktion

Senkrecht oder leicht schräg 1–1,5 cun.

Wirkung und wichtigste Indikationen

- **Macht die Leitbahn durchgängig, mildert Schmerzen, unterstützt die Gelenke:** Beschwerden im Leitbahnverlauf, Ischialgie, (einseitige) Kopfschmerzen, lokal bei Sprunggelenkbeschwerden
- **Verteilt Leber-*qi*, klärt Hitze und Feuchte-Hitze aus der Gallenblase:** Augenerkrankungen, Distensions- und Spannungsgefühl thorakal und in lateraler Rippenregion, Herpes zoster
- **Harmonisiert** *shaoyang: shaoyang*-Syndrome

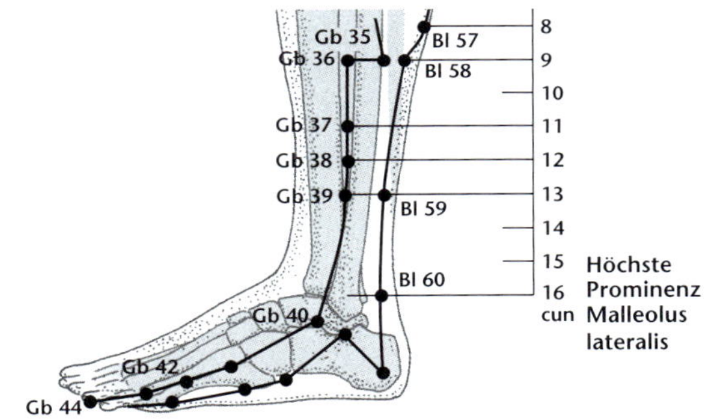

Besonderheiten

yuan-Punkt.

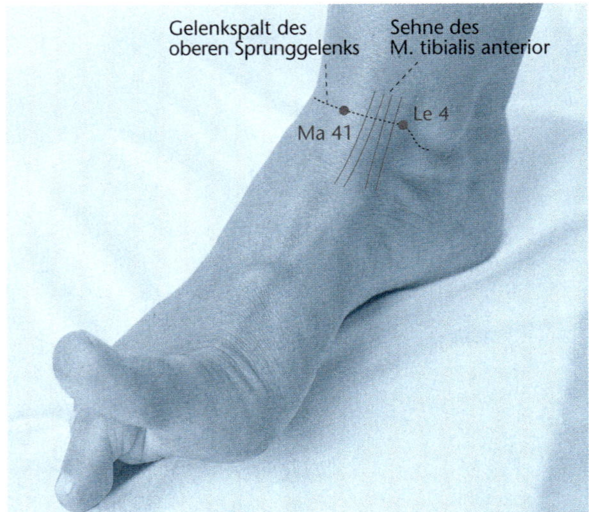

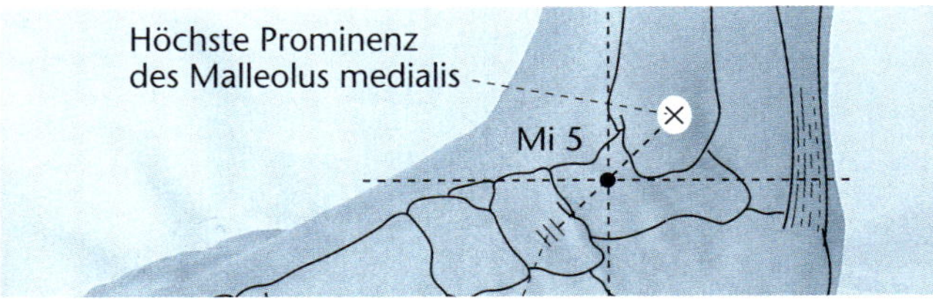

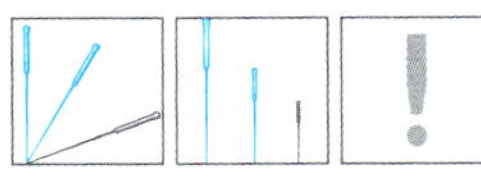

Tränenabstieg am Fuß *zulinqi*

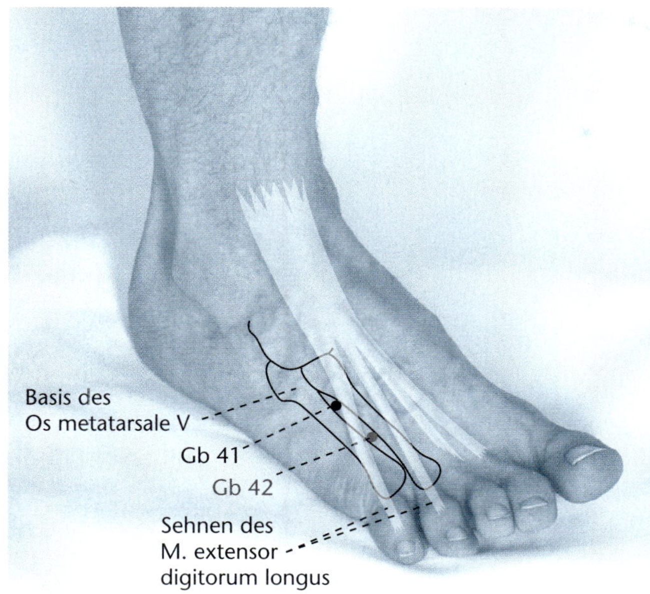

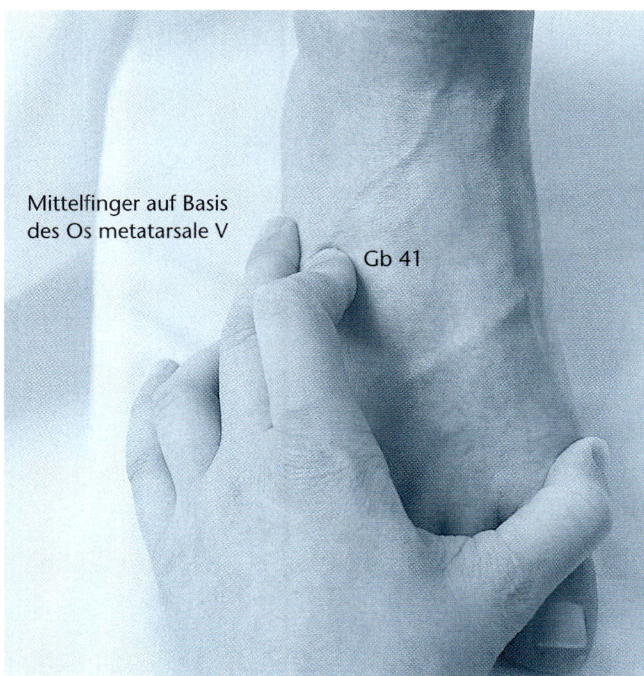

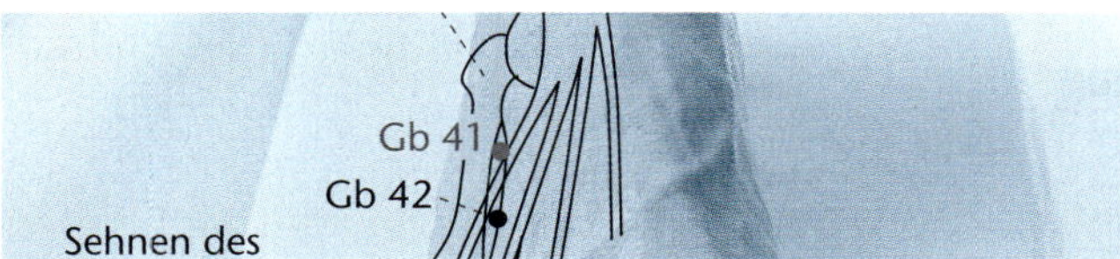

Lokalisation

In einer Mulde am Übergang vom Schaft zur Basis der 4. und 5. Metatarsalknochen lateral der Sehne des M. extensor digitorum minimi longus.

Finden

Den Patienten bitten, die Zehen zu abduzieren, wodurch sich der Sehnenast des M. extensor digitorum longus, der zur Kleinzehe zieht, deutlicher darstellt. Dann mit dem Tastfinger in der Furche zwischen 4. und 5. Mittelfußknochen von distal (Zehen) nach proximal (Sprunggelenk) gleiten, bis diese von der Sehne gekreuzt wird. In der Vertiefung vor der Sehne liegt **Gb 42.** Beim Weitergleiten über die Sehne hinweg den Punkt **Gb 41** in der Mulde hinter der Sehne lokalisieren.

Punktion

Senkrecht oder schräg 0,5–1 cun.

Wirkung und wichtigste Indikationen

- **Verteilt das Leber-*qi*, unterstützt die laterale Rippenregion, transformiert Schleim, beseitigt Knoten, unterstützt die Mammae:** Beschwerden bei stagniertem Leber-*qi* und entlang dem Leitbahnverlauf, Mastitis, zum Abstillen
- **Klärt den Kopf, unterstützt die Augen:** Kopfschmerzen, Schwindel, Augen- und Ohrerkrankungen

Besonderheiten

Bach-*shu*-Punkt, Holz-Punkt, Öffnungspunkt des *dai mai*, *ben*-Punkt (Wandlungsphasen- oder Wurzel-Punkt), Exit(Austritt)-Punkt.

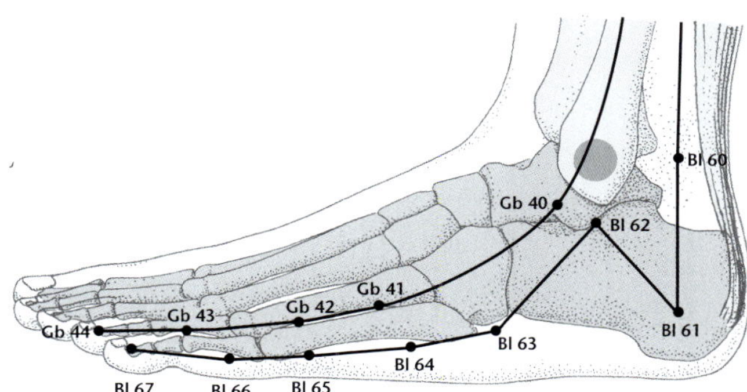

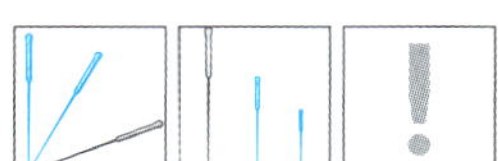

Gb 42 Fünfer-Treffen auf der Erde *diwuhui*

Lokalisation

Zwischen dem 4. und 5. Metatarsalknochen proximal der Zehengrundgelenke und medial der Sehne des M. extensor digitorum longus.

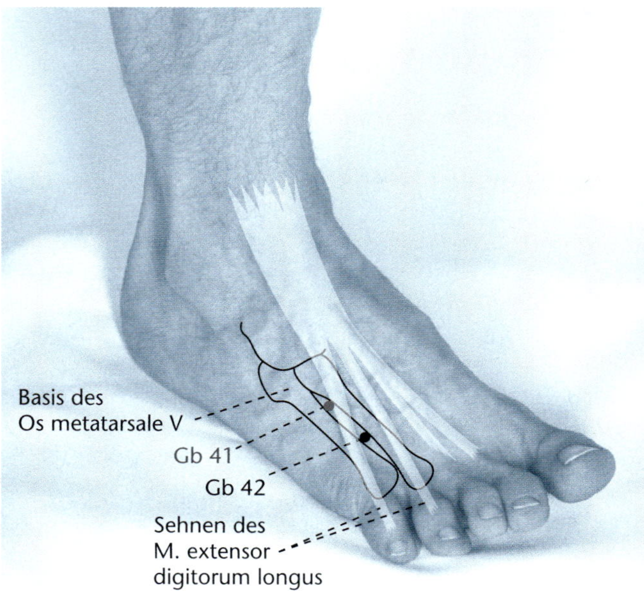

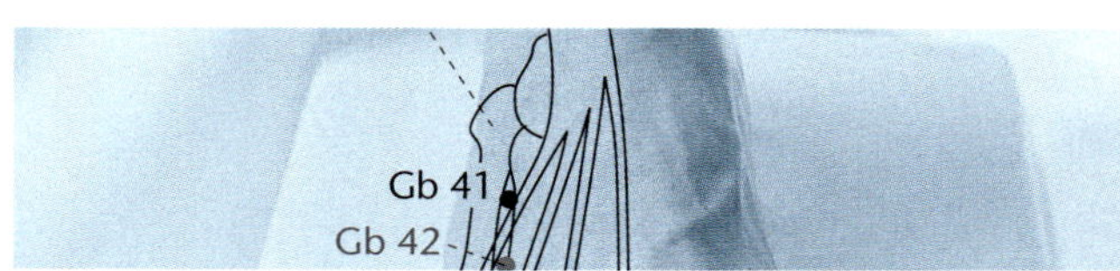

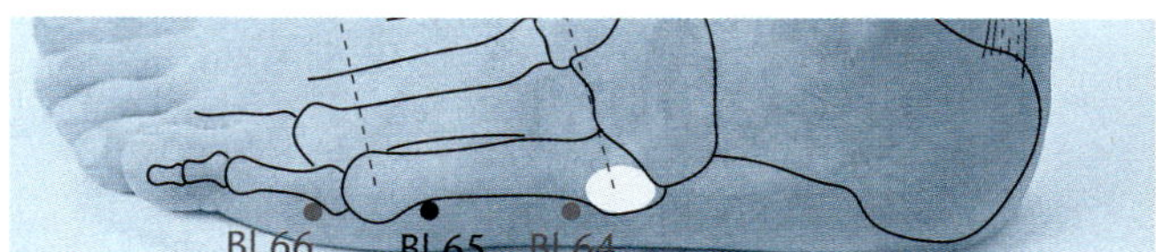

Finden

Den Patienten bitten, die Zehen zu abduzieren, wodurch sich der Sehnenast des M. extensor digitorum longus, der zur Kleinzehe zieht, deutlicher darstellt. Dann mit dem Tastfinger in der Furche zwischen 4. und 5. Mittelfußknochen von distal (Zehen) nach proximal (Sprunggelenk) gleiten, bis diese von der Sehne gekreuzt wird. In der Vertiefung vor der Sehne **Gb 42** lokalisieren.

Hinweis: Gb 41 liegt hinter der Sehne beim weiteren Darübergleiten. **Bl 65** liegt an der lateralen Fußkante ca. auf derselben Höhe proximal des 5. Metatarsalköpfchens.

Punktion

Senkrecht oder schräg 0,5–1 cun. Moxibustion einigen klassischen Texten zufolge kontraindiziert.

Wirkung und wichtigste Indikationen

- **Bewegt das Leber-*qi*:** Kopfschmerzen, Tinnitus, Schwerhörigkeit, lokal bei Beschwerden in der Fußrückenregion
- **Klärt Hitze aus der Gallenblase:** Völle in Thorax und seitlicher Rippenregion, geschwollene Achsellymphknoten, Mastitis

Eingezwängter Schluchtenbach *jiaxi/xiaxi*

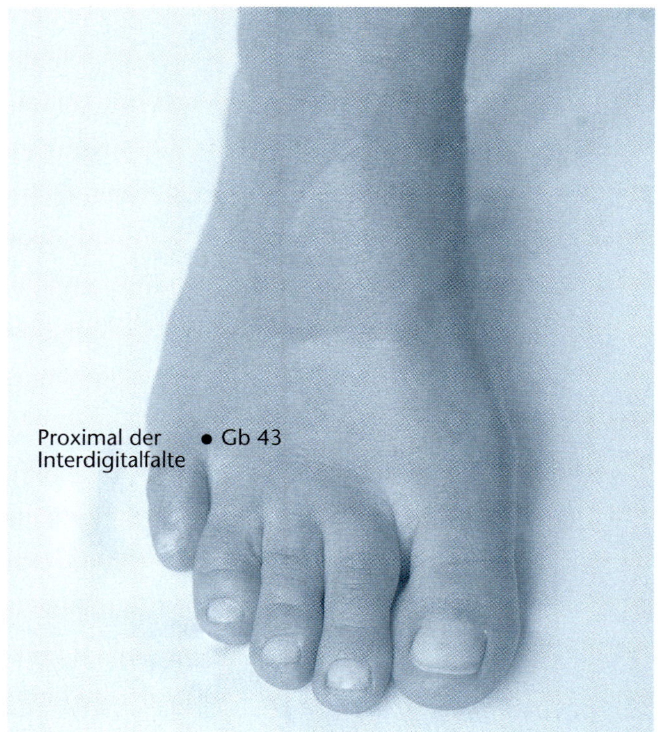

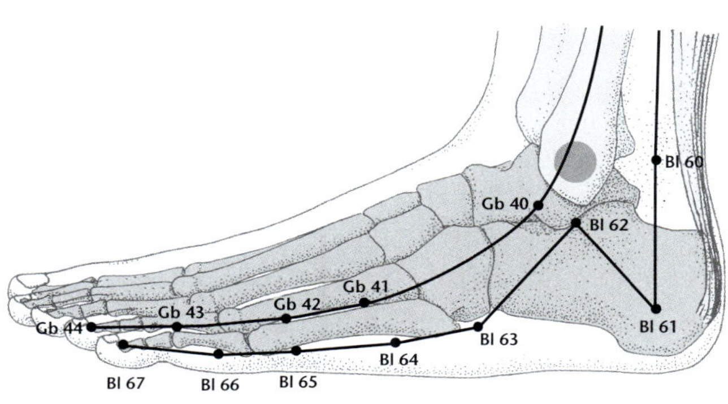

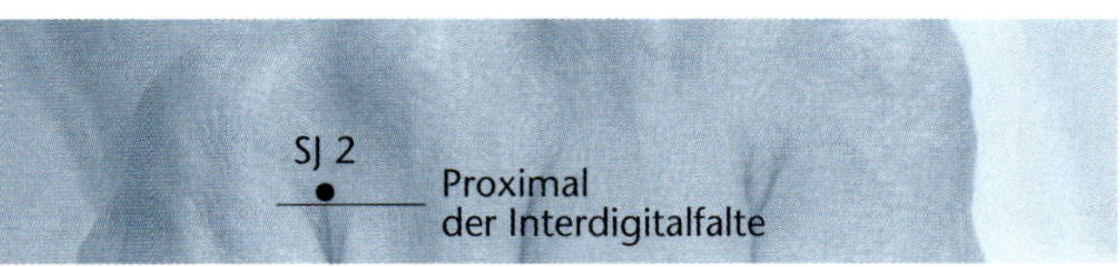

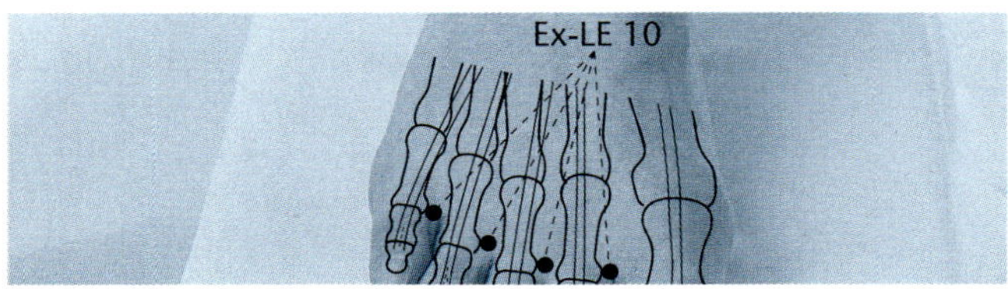

Lokalisation

Zwischen der 4. und 5. Zehe proximal der Interdigitalfalte.

Finden

Die Interdigitalfalte zwischen vierter Zehe und Kleinzehe aufsuchen. Etwas proximal davon **Gb 43** lokalisieren.

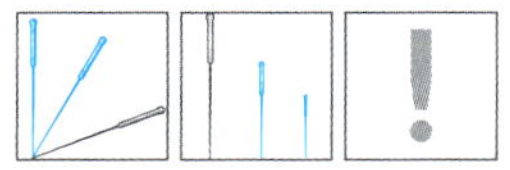

Hinweis: Gb 43 ist wie **Le 2** und **Ma 44** ein Teilpunkt von **Ex-LE 10** *(bafeng)* (Lage jeweils proximal der Interdigitalfalten zwischen den Zehen).In vergleichbarer Position an der Hand liegt **SJ 2** (zwischen 4. und 5. Finger) als Teilpunkt von **Ex-UE 9** *(baxie).*

Punktion

Senkrecht 0,3–0,5 cun, schräg nach proximal 0,5–1 cun.

Wirkung und wichtigste Indikationen

Klärt Hitze, unterstützt Augen, Ohren und Kopf, beseitigt Feuchte-Hitze aus der Leitbahn, mildert Schwellungen: Augen-, Ohren- und Gesichtsschmerzen, Vertexkopfschmerzen, Parotitis, Konjunktivitis, Hypertonus, Tinnitus, Hörsturz, Interkostalneuralgie, Druck- und Völlegefühl am Rippenbogen und epigastral, Mastitis, fieberhafte Infekte, wandernde Gelenkschmerzen, lokal bei Beschwerden in der Fußrückenregion, bei Zehenkontrakturen.

Besonderheiten

Quell-*ying*-Punkt, Wasser-Punkt, Tonisierungspunkt.

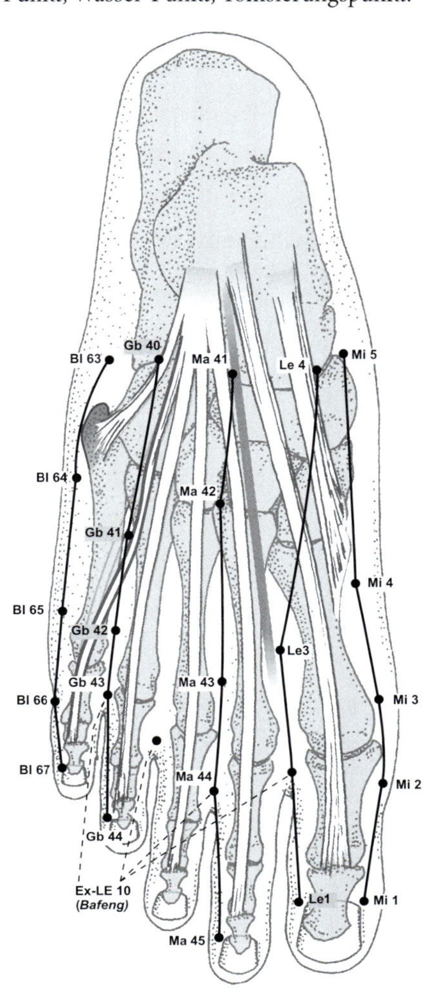

Gb 44

yin-Höhle am Fuß *zuqiaoyin*

Lokalisation

0,1 cun proximal und lateral des lateralen Nagelfalzwinkels der 4. Zehe.

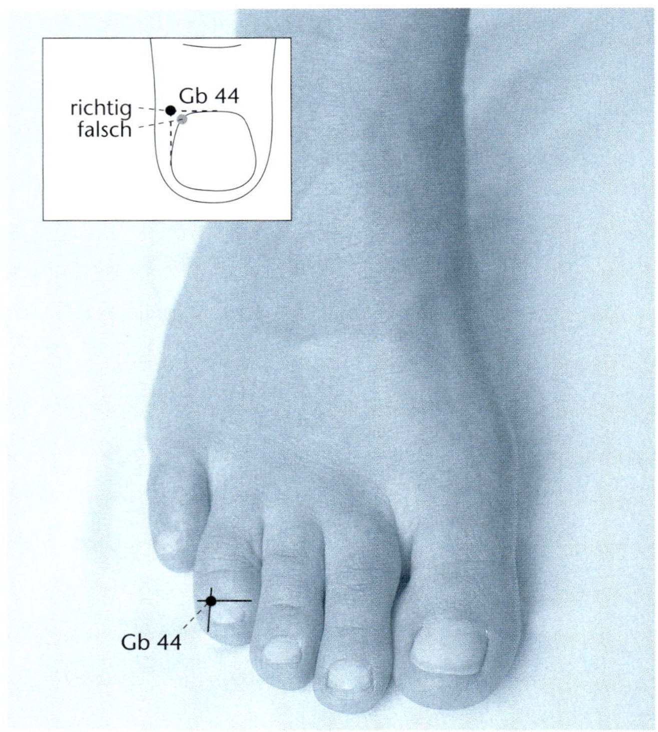

Finden

Der Punkt liegt am Schnittpunkt zweier Tangenten, die den Nagel der 4. Zehe proximal und lateral begrenzen.

Hinweis: Bl 67 liegt am lateralen Kleinzehennagelwinkel.

Punktion

Senkrecht 0,1 cun oder schräg nach proximal. Nicht in den Nagelwall stechen. **Cave:** Schmerzhaft. Mikroaderlass bei Fülle-- Zuständen möglich.

Wirkung und wichtigste Indikationen

- **Klärt Hitze, unterstützt Kopf und Thorax:** Migräne, Augen- und Kopfschmerzen, Schwindel, Konjunktivitis, Tinnitus, Hörsturz, Halsschmerzen, Zungensteifigkeit, Schmerzen, Druck- und Spannungsgefühl des Rippenbogens, fieberhafte Infekte
- **Beruhigt** ***shen*:** Schlafstörungen, Agitiertheit

Besonderheiten

Brunnen-*jing*-Punkt, Metall-Punkt.

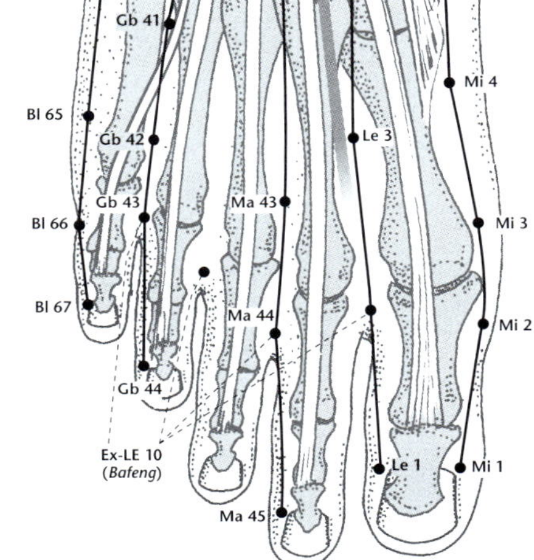

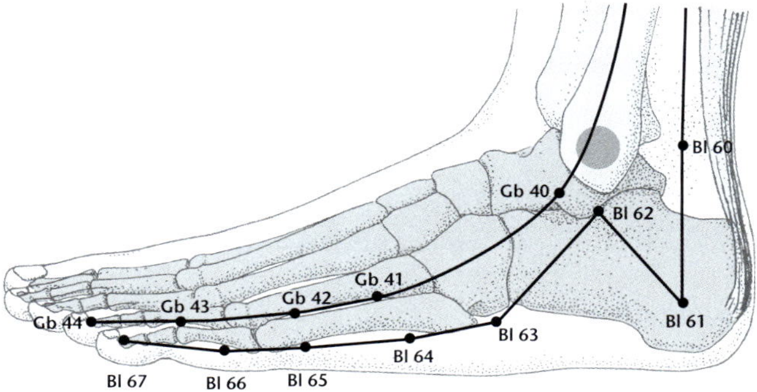

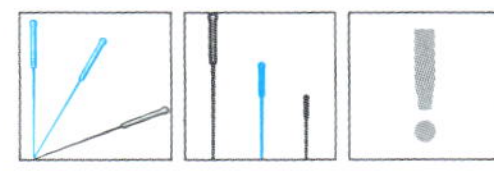

4.12 Leber-Leitbahnsystem – Fuß-*jueyin* (*zu jueyin jing luo*)

4.12.1 Le-Hauptleitbahn (*zu jueyin jing*)

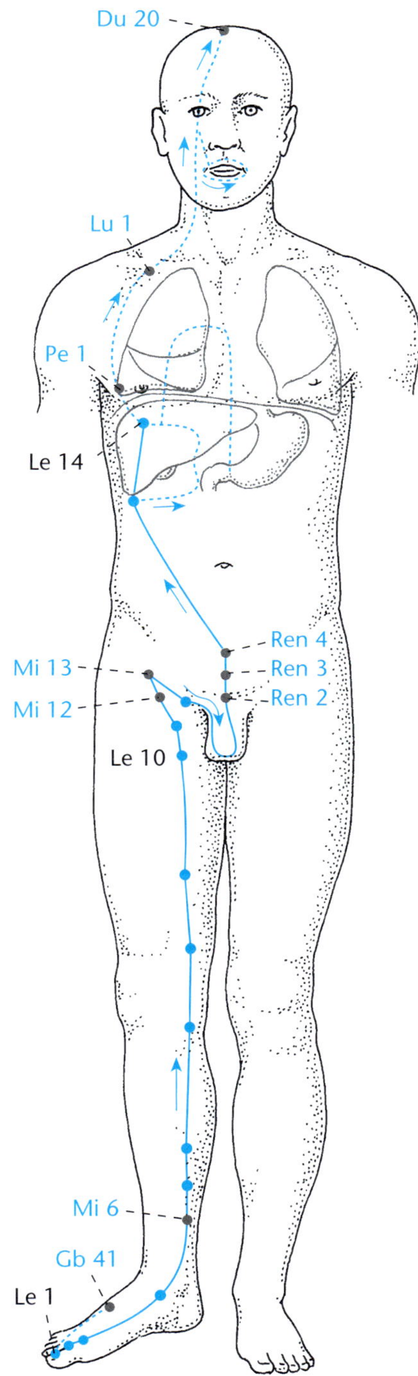

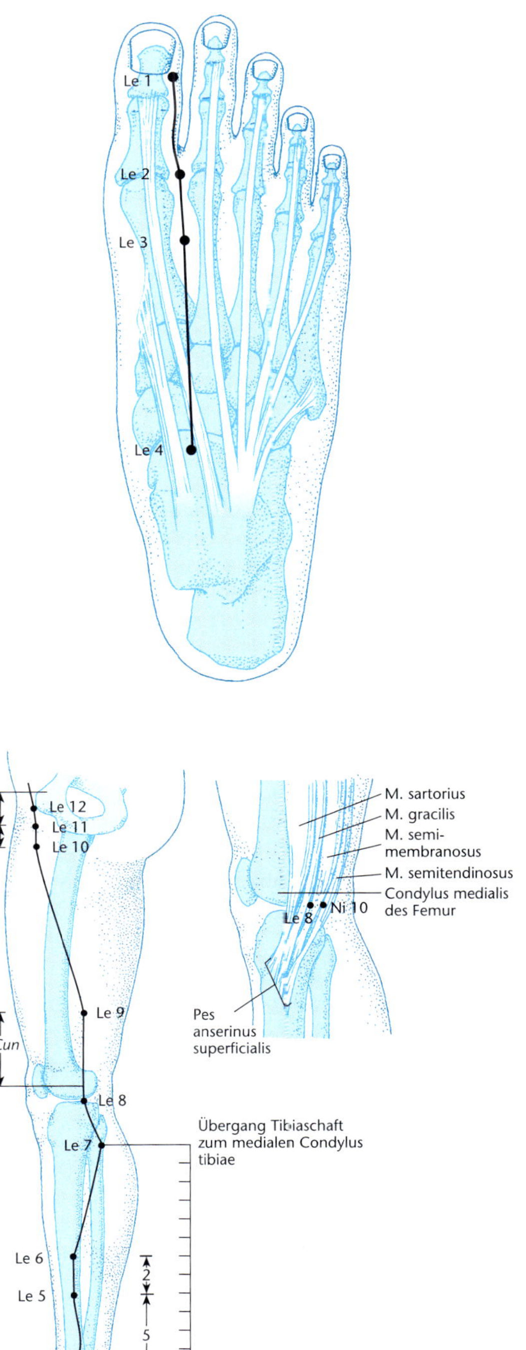

Verlauf

Die Le-Hauptleitbahn beginnt mit ihrem **äußeren Verlauf** am lateralen Nagelfalzwinkel der Großzehe bei **Le 1** *(dadun)*. Hierhin zieht ein kleiner Ast von der Gb-Hauptleitbahn, der bei **Gb 41** *(zulinqi)* auf dem lateralen Fußrücken abzweigt (Fuß-*yin-yang*-Verbindung des 3. Umlaufs).

Die **äußere Leitbahn** zieht zwischen dem 1. und 2. Metatarsalknochen den Fußrücken entlang, sie

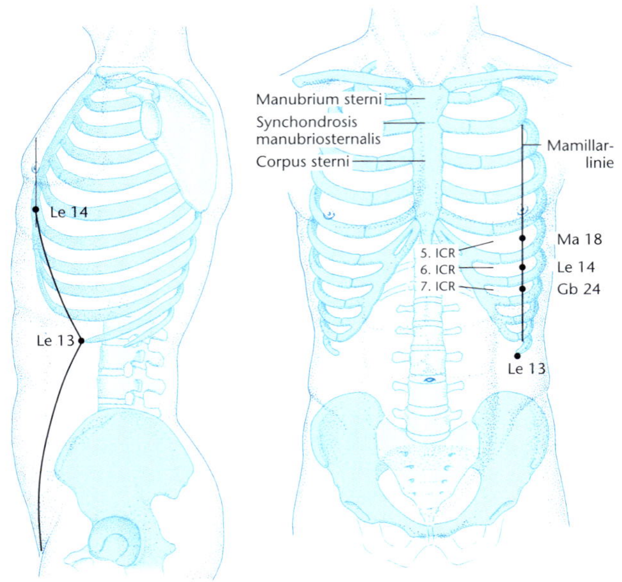

- ➡ steigt vor dem Malleolus medialis auf,
- ➡ kreuzt die Mi-Leitbahn bei **Mi 6** *(yinlingquan)* an der medialen Unterschenkelseite,
- ➡ läuft anterior von der Mi-Hauptleitbahn nach proximal zur medialen Knieregion,
- ➡ dann entlang dem medialen Oberschenkelanteil zur Schambeinregion, wo sie **Mi 12** *(chongmen)* und **Mi 13** *(fushe)* kreuzt,
- ➡ umläuft die äußere Genitalregion,
- ➡ zieht über die untere Abdomenregion und kreuzt dabei **Ren 2** *(qugu),* **Ren 3** *(zhongji)* und **Ren 4** *(guanyuan),*
- ➡ verläuft dann schräg über das Abdomen zu **Le 13** *(zhangmen)* am freien Ende der 11. Rippe und **Le 14** *(qimen),* wo der **äußere Verlauf** endet.

Von **Le 13** aus tritt der **innere** Verlauf der Leitbahn in das Abdomen ein,

- ➡ umläuft den Magen *(wei),*
- ➡ verbindet sich mit dem zugehörigen *zang*-Organ, der Leber *(gan)* und dem gekoppelten *fu*-Organ, der Gallenblase *(dan),*
- ➡ durchdringt das Diaphragma,
- ➡ und verzweigt sich in der lateralen Hypochondrium- und Thoraxregion.

Die Leitbahn steigt dann entlang dem posterioren Anteil der Trachea zum Nasen-Rachen-Raum auf und verbindet sich mit den Augen und dem optischen System und dem Gehirn. Sie zieht zur Stirn und trifft am Scheitel das außerordentliche Gefäß *du mai* bei **Du 20** *(baihui).*

Ein **innerer** Ast aus dem Sinus maxillaris zieht nach kaudal in die Wange und umläuft von **innen** die Lippe.

Ein **innerer Ast** aus der Leber zieht durch das Diaphragma, verteilt sich in der Lunge *(fei),* wo er sich mit der Lu-Hauptleitbahn verbindet (tiefe *yin-yin*-Verbindung) und den Kreis für die erste Zirkulation des *ying-qi* schließt (➢ 1.1.4). Außerdem verbindet sich der innere Leber-Ast unter **Pe 1** *(tianchi)* mit der Pe-Hauptleitbahn (*yin*-Achsen- bzw. Schichtverbindung des 3. Umlaufs: *jueyin*).

Klinische Bedeutung (➢ 1.2)

- **Außen** *(biao)*: Kopfschmerzen, Schwindel, verschwommene Sicht, Tinnitus, Fieber, spastische Extremitäten
- **Innen** *(li)* **bzw. Organ** *(zang fu)*: Spannungs-, Völlegefühl und Schmerzen in der Rippenregion, thorakales Beklemmungs- und Völlegefühl, abdominale Schmerzen, Erbrechen, Gelbsucht, Diarrhö, *shan*-Erkrankungen, Enuresis, Harnretention, gelber Urin

Verbindungen der Le-Hauptleitbahn zu den anderen Hauptleitbahnen (➢ 1.2)

Gb-Hauptleitbahn *(zu shaoyang jing)*

Verbindung Fuß-*yin-yang*-Verbindung des 3. Umlaufs.
Ort der Verbindung **Gb 41** → **Le 1** (Fußregion).
Zirkulation Zirkadian (nach Organuhr).
Bedeutung Innen-Außen-Verbindung.

Pe-Hauptleitbahn *(shou jueyin jing)*

Verbindung *yin*-Achsen- bzw. Schichtverbindung des 3. Umlaufs.
Ort der Verbindung **Le** → **Pe.** Von der Leber geht ein innerer Zweig der Le-Hauptleitbahn durchs Diaphragma und verbindet sich mit der Pe-Hauptleitbahn unter **Pe 1**.
Zirkulation **Nicht** zirkadian (**nicht** nach Organuhr).
Bedeutung Oben-Unten-Verbindung.

Lu-Hauptleitbahn *(shou taiyin jing)*

Verbindung Tiefe *yin-yin*-Verbindung.
Ort der Verbindung **Le** → **Lu** (Thoraxregion). Ein innerer Zweig der Le-Leitbahn beginnt von der Leber, passiert das Diaphragma und verzweigt sich in die Lunge, um sich dort mit der Lu-Hauptleitbahn zu vernetzen.
Zirkulation Zirkadian (nach Organuhr).
Bedeutung Die Lu-Hauptleitbahn erhält einen Teil ihres *ying-qi* von der Le-Hauptleitbahn (erste Zirkulation des *ying-qi* ➢ 1.1.4).

Verbindungen der Le-Hauptleitbahn zu den *zang-fu*

Magen *(wei),* **Leber** *(gan),* **Gallenblase** *(dan),* Lunge *(fei).*

4.12.2 Divergente Le-Leitbahn *(zu jueyin jing bie)*

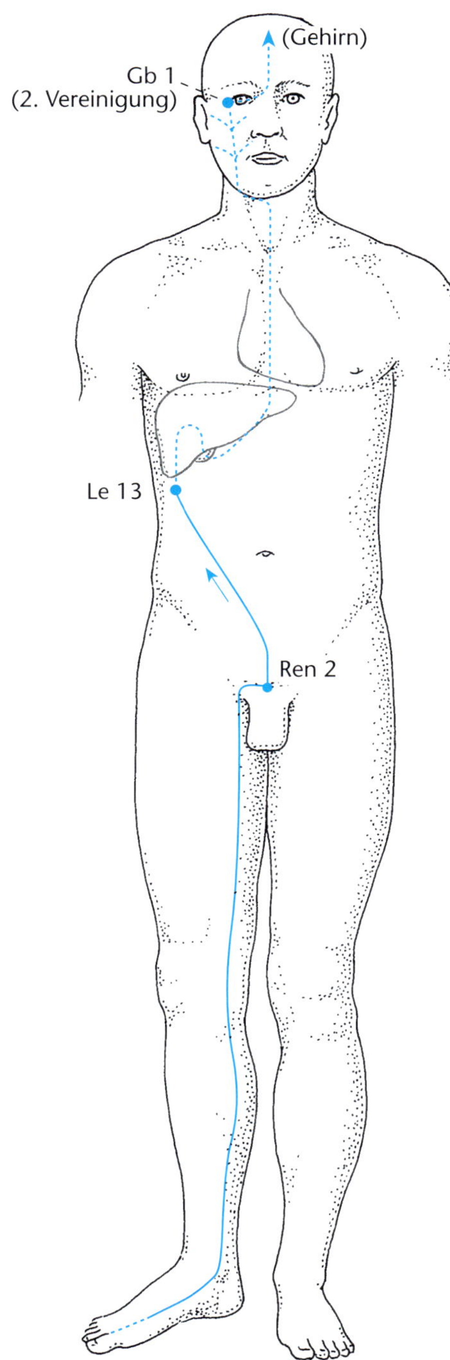

Verlauf

Die divergente Le-Leitbahn zweigt von der Le-Hauptleitbahn auf dem Fußrücken ab,

- ➡ verläuft entlang der medialen Beinseite bis zur Inguinalregion,
- ➡ trifft die divergente Gb-Leitbahn im Areal von **Ren 2** *(qugu)*,
- ➡ zieht über das Abdomen und dringt bei **Le 13** *(zhangmen)* nach innen,
- ➡ verläuft innerhalb der Thoraxhöhle, verzweigt sich in der Leber *(gan)*, verbindet sich mit der Gallenblase *(dan)* und zieht zum Herzen *(xin)*,
- ➡ steigt auf in die Halsregion,
- ➡ tritt am Unterkieferwinkel nach außen und verzweigt sich über das Gesicht,
- ➡ verbindet sich mit der Gb-Hauptleitbahn und der divergenten Gb-Leitbahn bei **Gb 1** *(tongziliao)* am äußeren Augenwinkel zu einer der 6 *he*-Vereinigungen (hier: Gb/Le als zweite Vereinigung, ➤ 1.3),
- ➡ zieht zum Augensystem und endet im Gehirn.

Klinische Bedeutung

- Verstärkt die Verbindung zwischen der Le-Leitbahn und der äußeren Genitalregion. Punkte der Le-Hauptleitbahn können für Erkrankungen dieser Region genutzt werden.
- Durch die Verläufe der divergenten Gb- und Le-Leitbahnen können Punkte der Leitbahnen eingesetzt werden bei Störungen in der Hüftregion und den unteren Extremitäten sowie dem Augensystem.

4.12.3 Tendinomuskuläre Le-Leitbahn *(zu jueyin jing jin)*

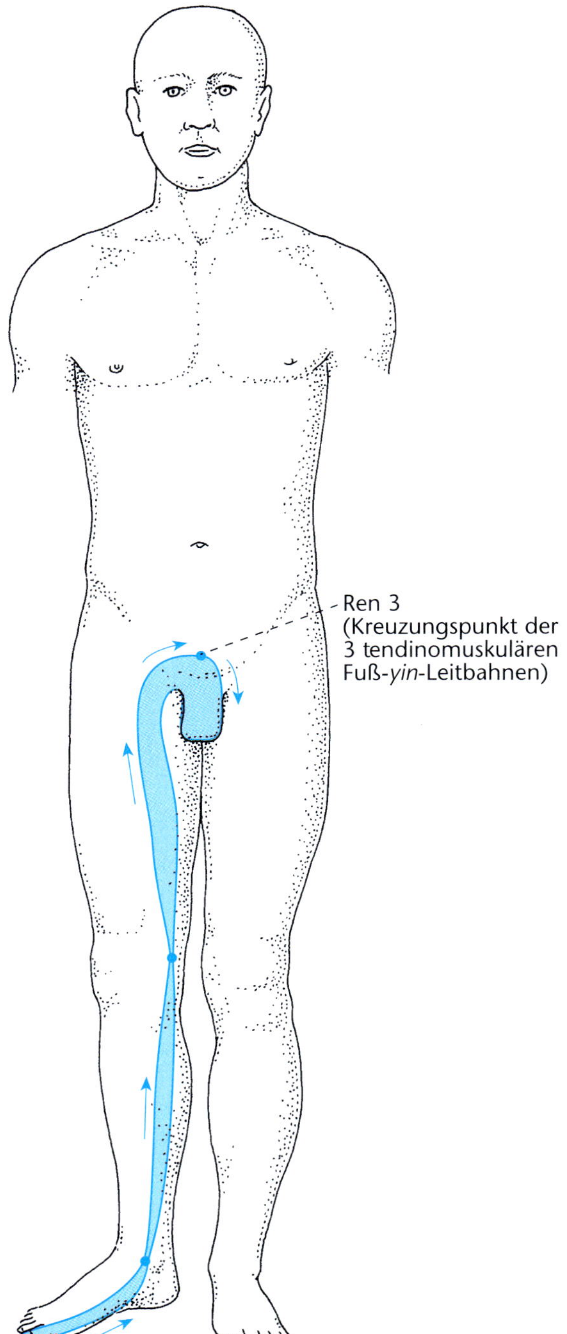

Verlauf

Die tendinomuskuläre Le-Leitbahn beginnt auf der Dorsalseite der 1. Zehe,

- zieht entlang dem lateralen und dorsalen Anteil der 1. Zehe bis vor den Malleolus medialis, wo sie sich verknotet *(jie)*,
- verläuft dann über den medialen Anteil der Tibia und verknotet *(jie)* sich am medialen Kniegelenk,
- steigt entlang dem medialen Oberschenkel zwischen den tendinomuskulären Ni- und Mi-Leitbahnen auf,
- erreicht die Inguinalregion und trifft bei **Ren 3** *(zhongji)* die anderen tendinomuskulären Fuß-*yin*-Leitbahnen und zieht dann über die Genitalien.

Klinische Bedeutung

Pathologie Steifigkeit, Verspannungen und ziehende Sensationen entlang der Großzehe, Schmerzen in der medialen Fußknöchel- und Knieregion, Schmerzen und Muskelverspannungen entlang der medialen Oberschenkelseite, Störungen in der Genitalregion.

Anwendung Schmerzen, Verspannungen, Muskelkontraktionen und ziehende Sensationen entlang dem Leitbahnverlauf, Beschwerden in der Genitalregion.

4.12.4 Le-*luo*-Gefäß-System *(zu jueyin luo mai)*

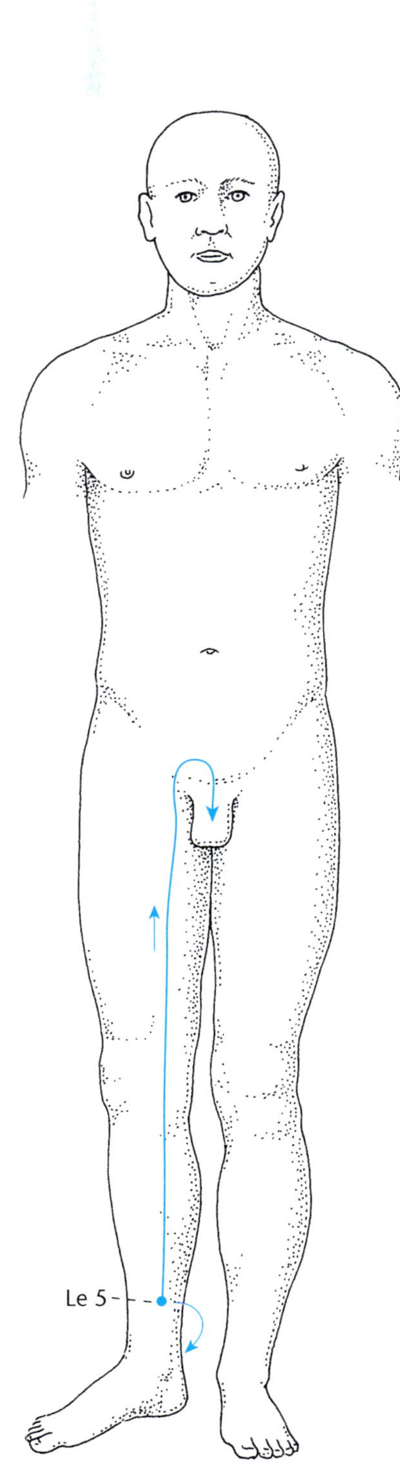

Verlauf

Das Leber-*luo*-Gefäß-System zweigt von der Le-Hauptleitbahn bei **Le 5** *(ligou)* ab (➤ 8.2.2), bildet ein dreidimensionales retikuläres Netzwerk und teilt sich in viele Verzweigungen und Unterverzweigungen *(sun luo, fu luo, xue luo* ➤ 1.5) in das umliegende Gewebe auf.

- ➡ Horizontal verlaufende Verzweigungen ziehen zu der Innen/Außen gekoppelten Gb-Hauptleitbahn, nach einigen Schulen (z. B. Nguyen Van Nghi 1989, 1991) als **transversales** Le-*luo*-Gefäß zum *yuan*-Punkt **Gb 40** *(qiuxu).*
- ➡ **Eine longitudinal verlaufende Verzweigung** zieht entlang dem medialen Beinanteil zur Genitalregion, wo sie sich verzweigt.

Klinische Bedeutung

Pathologie (➤ 8.2.2)
Gegenläufiges *qi* Schwellungen, Schmerzen von Testikeln und Skrotum, Hernien.
Fülle *(shi)* Konstante Erektion.
Leere *(xu)* Juckreiz der äußeren Genitalien.

4.12.5 Kutane Region *(jueyin pi bu)*

Siehe Beschreibungen und Abbildungen ➤ 1.6

4.12.6 Punkte der Le-Leitbahn (Übersicht)

Spezifische Punkte nach ihrer Funktion

- *yuan*-**Punkt (➤ 8.2.1): Le 3** *(taichong)*
- *luo*-**Punkt (➤ 8.2.2): Le 5** *(ligou)*
- *xi*-**Punkt (➤ 8.2.3): Le 6** *(zhongdu)*
- **Rücken-*shu*-Punkt (➤ 8.2.4) der Leber: Bl 18** *(ganshu)*
- *mu*-**Punkt (➤ 8.2.5) der Leber: Le 14** *(qimen)*
- **Fünf Transport-*shu*-Punkte (➤ 8.2.6):**
  - Brunnen-*jing*-Punkt (Holz), *ben*-Punkt (Wandlungsphasen- oder Wurzel-Punkt): **Le 1** *(dadun)*
  - Quell-*ying*-Punkt (Feuer), Sedierungspunkt: **Le 2** *(xingjian)*,
  - Bach-*shu*-Punkt (Erde): **Le 3** *(taichong)*
  - Fluss-*jing*-Punkt (Metall): **Le 4** *(zhongfeng)*
  - Meer-*he*-Punkt (Wasser), Tonisierungspunkt: **Le 8** *(ququan)*
- **Einflussreicher** *hui*-**Punkt (➤ 8.2.7) der** *zang*-**Organe: Le 13** *(zhangmen)*
- **Kreuzungs-*jiaohui*-Punkte (➤ 8.2.10):**
  - Le-Leitbahn mit der Gb-Leitbahn und dem *(dai mai*[1]*):* **Le 13** *(zhangmen)*
  - Le-Leitbahn mit dem *yin wei mai* und der Mi-Leitbahn: **Le 14** *(qimen)*
  - Anderer Leitbahnen mit der Le-Leitbahn: **Mi 6, Mi 12, Mi 13, Ren 2, Ren 3, Ren 4, Pe 1, (Du 20**[1]**)**
- **Himmelssternpunkt nach** *Ma Dan Yang* (➤ 8.2.14)**: Le 3** *(taichong)*
- **Weitere funktionelle Punkte:** *mu*-Punkt der Milz: **Le 13** *(zhangmen)*

[1] Nur bei einigen Autoren genannt.

Spezifische Punkte in Verlaufsrichtung (numerisch)

- **Le 1** *(dadun):* Brunnen-*jing*-Punkt (Holz), *ben*-Punkt (Wandlungsphasen-Punkt ➤ 8.2.6)
- **Le 2** *(xingjian):* Quell-*ying*-Punkt (Feuer ➤ 8.2.6), Sedierungspunkt
- **Le 3** *(taichong): yuan*-Punkt (➤ 8.2.1), Bach-*shu*-Punkt (Erde ➤ 8.2.6), Himmelssternpunkt nach *Ma Dan Yang* (➤ 8.2.14)
- **Le 4** *(zhongfeng):* Fluss-*jing*-Punkt (Metall ➤ 8.2.6)
- **Le 5** *(ligou): luo*-Punkt (➤ 8. 1.2)
- **Le 6** *(zhongdu): xi*-Punkt (➤ 8.2.3)
- **Le 8** *(qu quan):* Meer-*he*-Punkt (Wasser ➤ 8.2.6), Tonisierungspunkt **Le 13** *(zhangmen): mu*-Punkt der Milz (➤ 8.2.5), Einflussreicher *hui*-Punkt der *zang*-Organe (➤ 8.2.7), Kreuzungs-*jiaohui*-Punkt mit der Gb-Leitbahn und dem *(dai mai*[1] ➤ 8.2.10)
- **Le 14** *(qimen): mu*-Punkt der Leber (➤ 8.2.5), Kreuzungs-*jiaohui*-Punkt mit *yin wei mai* und der Mi-Leitbahn (➤ 8.2.10)

[1] Nur bei einigen Autoren genannt.

Große Aufrichtigkeit *dadun* Le 1

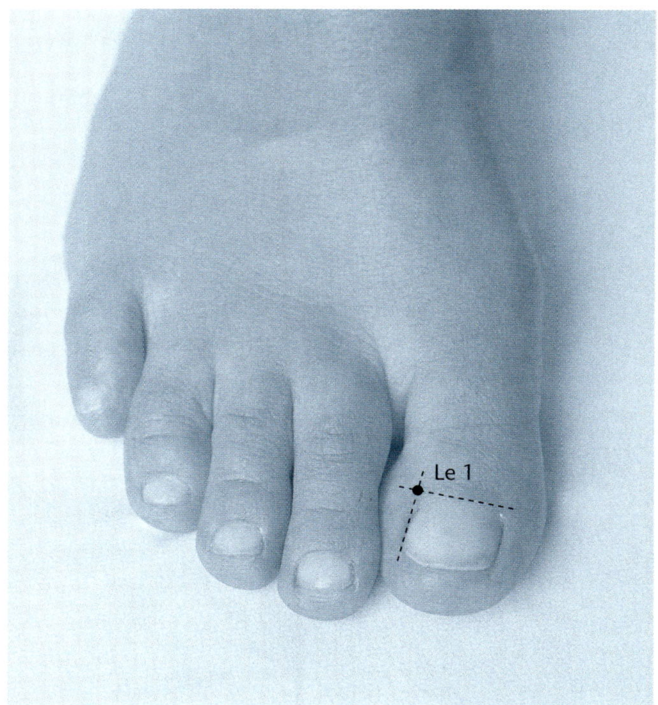

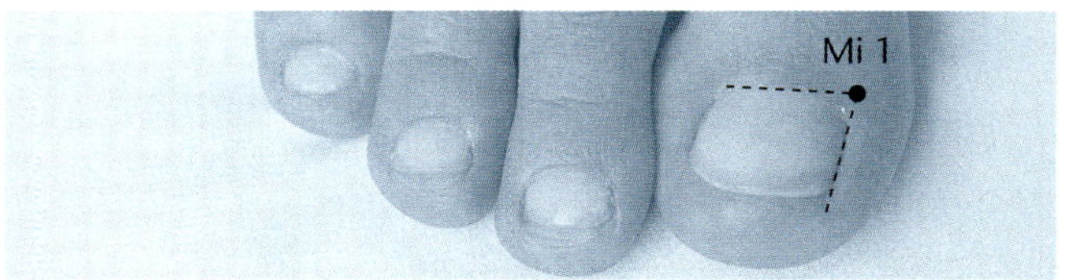

Lokalisation

0,1 cun proximal und lateral des lateralen Nagelfalzwinkels der Großzehe.

Finden

Der Punkt liegt am Schnittpunkt zweier Tangenten, die den Nagel der Großzehe proximal und lateral begrenzen, ca. 0,1 cun vom eigentlichen Nagelrand entfernt.

Hinweis: Mi 1 liegt am medialen Nagelfalzwinkel der Großzehe.

Punktion

Senkrecht 0,1 cun oder schräg nach proximal. Nicht in den Nagelwall stechen. **Cave:** Schmerzhaft. Mikroaderlass bei Fülle-Zuständen möglich.

Wirkung und wichtigste Indikationen

- **Reguliert den unteren *jiao* und die Genitalien, mildert Schmerzen:** Schmerzen, Entzündungen und Ödeme in der Unterbauch- und Genitalregion, *shan*-Erkrankungen, Hodenbeschwerden, Dysurie, Harnretention, Enuresis, Pollakisurie
- **Verteilt Leber-*qi*, beendet Blutungen:** Dysfunktionelle Uterusblutungen, Metrorrhagie, Zyklusunregelmäßigkeiten, Uterusprolaps
- **Belebt das Bewusstsein, beruhigt *shen*:** Bewusstlosigkeit, Apoplex, Epilepsie

Besonderheiten

Brunnen-*jing*-Punkt, Holz-Punkt, *ben*-Punkt (Wandlungsphasen- oder Wurzel-Punkt), Entry(Eintritt)-Punkt.

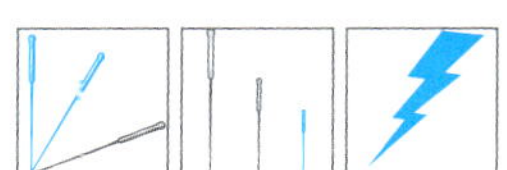

Le 2

Zwischenraum der Bewegung *xingjian*

Lokalisation

Zwischen der 1. und 2. Zehe proximal der Interdigitalfalte.

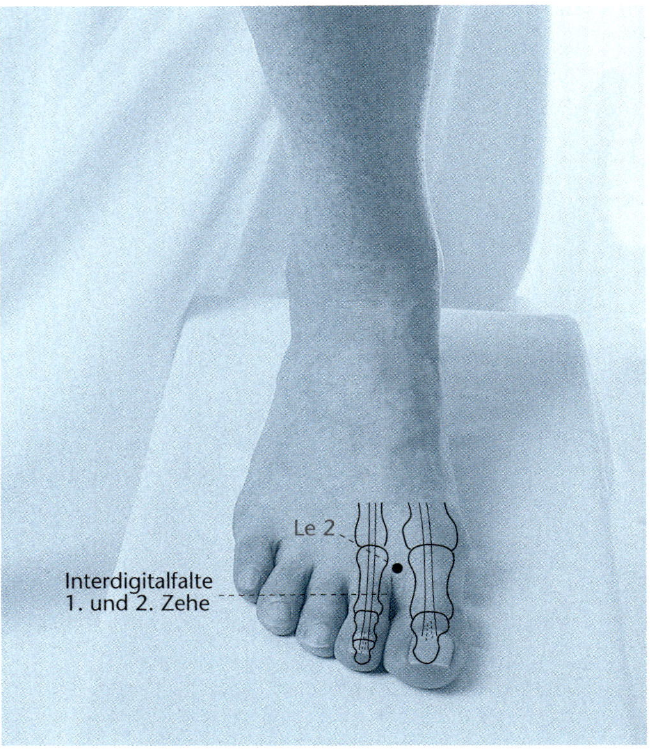

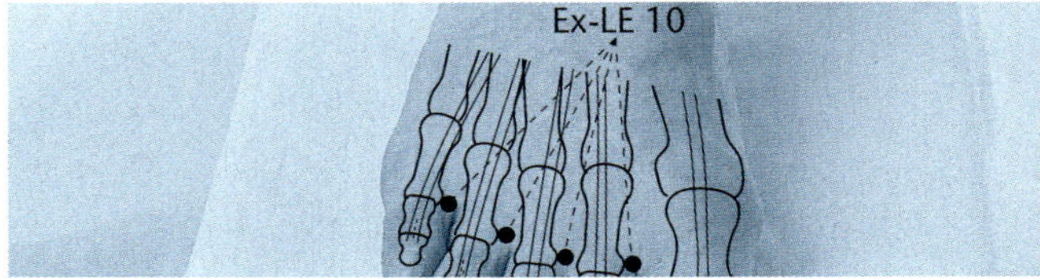

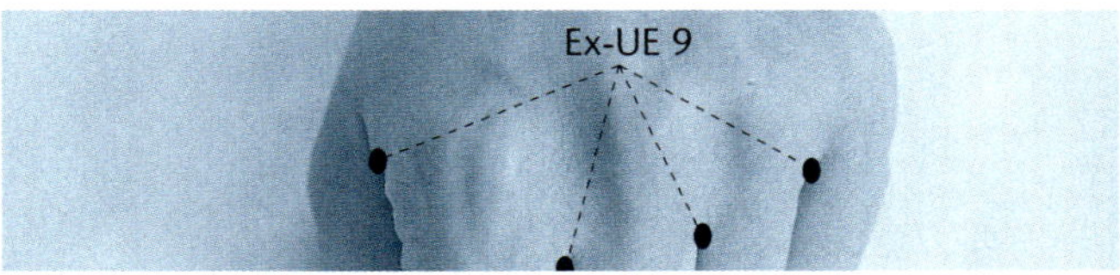

Finden

Die Interdigitalfalte zwischen der 1. und 2. Zehe aufsuchen. Etwas proximal davon **Le 2** lokalisieren.

Hinweis: In vergleichbarer Position liegen **Ma 44** (zwischen 2./3. Zehe) und **Gb 43** (zwischen 4./5. Zehe). **Le 2, Ma 44** und **Gb 43** sind Teilpunkte des Extra-Punktes **Ex-LE 10** (*bafeng*). Das „Gegenstück" dazu an der Hand ist der Extra-Punkt **Ex-UE 9** (*baxie*).

Punktion

Senkrecht oder schräg 0,5–0,8 cun.

Wirkung und wichtigste Indikationen

Klärt Leber-Feuer, verteilt Leber-*qi*, besänftigt (inneren) Leber-Wind, klärt Hitze, beendet Blutungen, unterstützt den unteren *jiao:* Füllezustände in der Kopfregion wie bei Epilepsie, (kindlichen) Krampfanfällen, Kopfschmerzen (v. a. im Scheitelbereich), Migräne, Hypertonus, Schwindel, Tinnitus, Unruhezustände, Manie, Schlafstörungen, Augenerkrankungen, Störungen des Urogenitaltrakts wie Harnwegsinfekte, Menstruationsstörungen (z. B. Hypermenorrhö), Beschwerden der äußeren Genitalregion (z. B. Juckreiz, Schmerzen), Fluor vaginalis, *shan*-Erkrankungen.

Besonderheiten

Quell-*ying*-Punkt, Feuer-Punkt, Sedierungspunkt. Ein Hauptpunkt bei Fülle-Mustern der Leber (v. a. Leber-Feuer).

Großer Ansturm *taichong*

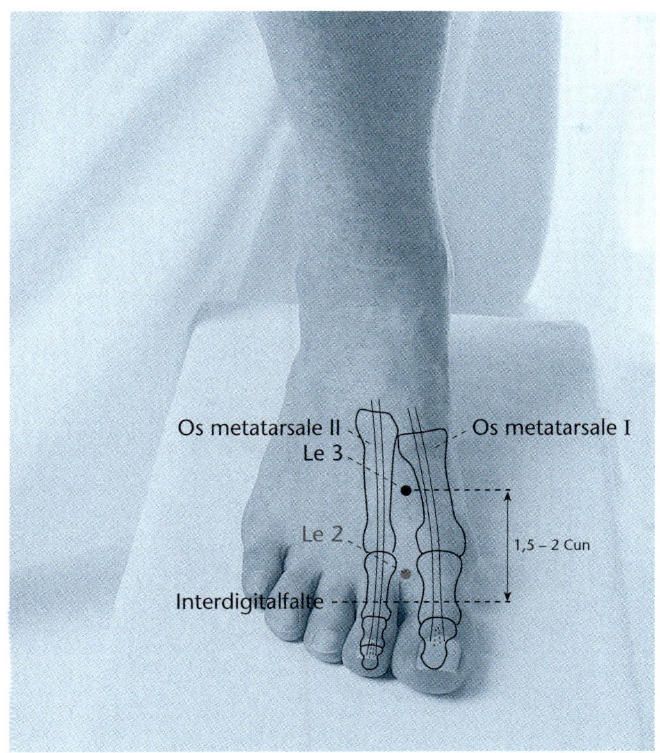

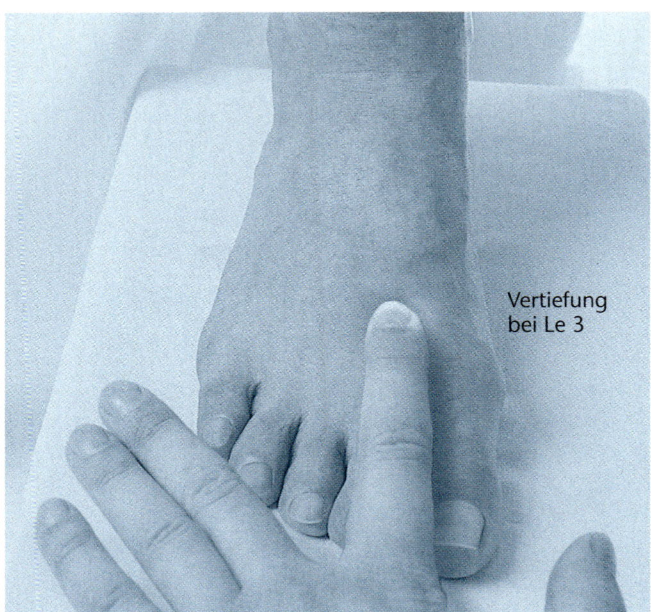

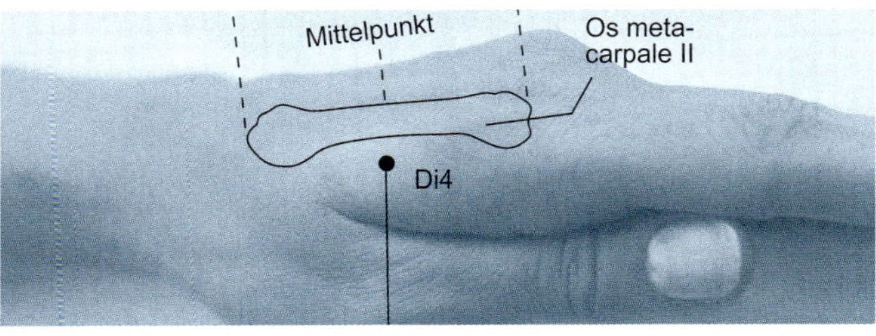

Lokalisation

In der Vertiefung zwischen den Grundgelenken und dem proximalen Winkel von Os metatarsale I und II.

Finden

Von der Interdigitalfalte zwischen der 1. und 2. Zehe aus nach proximal über die Ebene der Grundgelenke hinweg in die Rinne zwischen dem 1. und 2. Metatarsalknochen tasten, bis die tiefste und breiteste Stelle der Rinne erreicht ist. Hier liegt der häufig drucksensible Punkt **Le 3.** Kontrolle: Bei weiterer Palpation nach proximal wird die Rinne wieder flacher und enger.

Hinweis: In ähnlicher Position liegt **Di 4** zwischen dem 1. und 2. Mittelhandknochen.

Punktion

Senkrecht oder schräg 0,5–1,5 cun. **Cave:** In der Schwangerschaft.

Wirkung und wichtigste Indikationen

- **Fördert den Fluss des Leber-*qi*, klärt Augen und Kopf, nährt Leber-Blut und -*yin*, reguliert die Menstruation und den unteren** *jiao:* Bei Leber-*qi*-Stagnation mit Spannungsgefühlen und Schmerzen in verschiedenen Körperregionen (Kopf, Augen, Hals, Thorax, Herz, Magen--Darm-Trakt, Urogenitaltrakt), psychovegetative Störungen, Muskelverspannungen und -spasmen
- **Beseitigt (inneren) Wind, besänftigt Leber-*yang*:** z. B. Kopfschmerzen, Schwindel, Epilepsie

Besonderheiten

yuan-Punkt, Bach-*shu*-Punkt, Erd-Punkt, Himmelssternpunkt nach *Ma Dan Yang* (wurde später von *Xu Feng* hinzugefügt). Hauptpunkt, um Leber-*qi* zu bewegen.

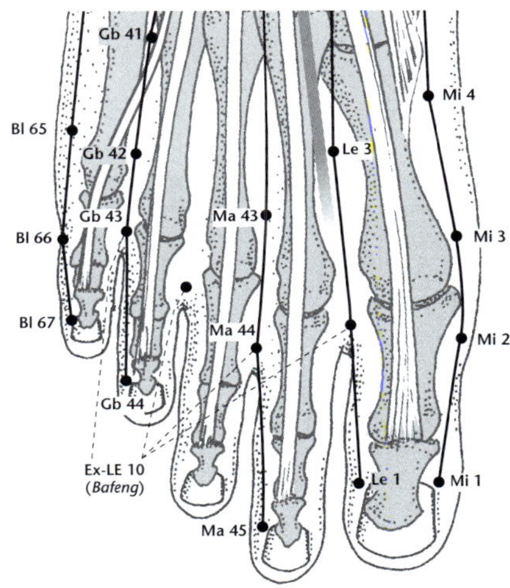

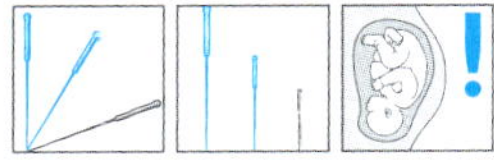

Le 4

Mitten auf dem Siegel *zhongfeng*

Lokalisation

In der Vertiefung medial der Sehne des M. tibialis anterior auf Gelenkspalthöhe ventral des Malleolus medialis auf der Verbindungslinie zwischen **Ma 41** und **Mi 5.**

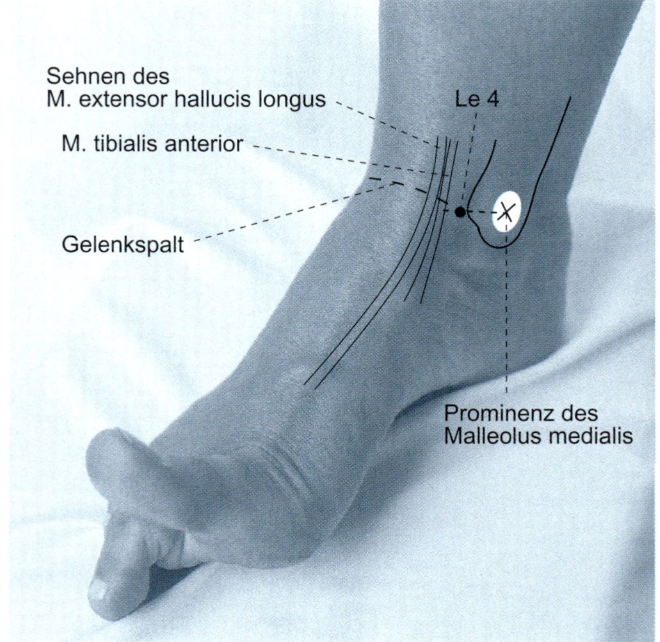

Finden

Schon bei leichter Dorsalflexion des oberen Sprunggelenks tritt die Sehne des M. tibialis anterior in der medialen Fußgelenkregion deutlich hervor. **Le 4** liegt medial der Sehne auf dem tastbaren Gelenkspalt und projiziert sich in der Mitte zwischen **Mi 5** und **Ma 41**.

Hinweis: Ma 41 liegt ebenfalls über dem Gelenkspalt in der Mitte des ventralen Sprunggelenks, aber zwischen den Sehnen der Mm. extensor hallucis longus und extensor digitorum longus, **Mi 5** liegt am Treffpunkt der vorderen mit der unteren Begrenzungslinie des Innenknöchels.

Punktion

Senkrecht oder schräg 0,3–0,5 cun.

Wirkung und wichtigste Indikationen

Macht die Leitbahn durchgängig, fördert den Fluss des Leber-*qi*, klärt Hitze in der Le-Leitbahn, reguliert den unteren *jiao*: Schmerzen im Unterbauch und in den äußeren Genitalien, erschwertes Wasserlassen, Ejakulationsstörungen, *shan*-Erkrankungen, Sprunggelenkbeschwerden.

Besonderheiten

Fluss-*jing*-Punkt, Metall-Punkt.

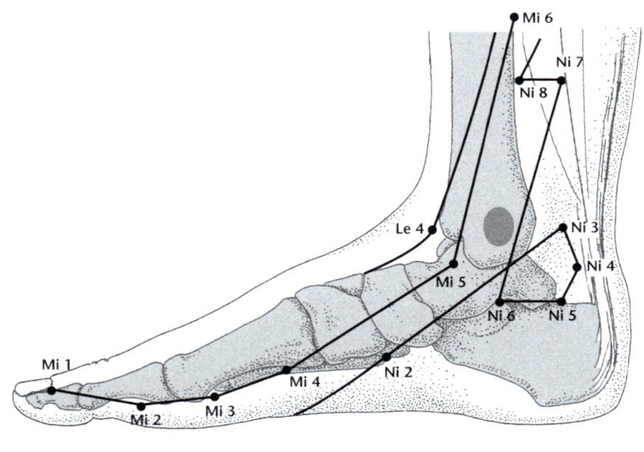

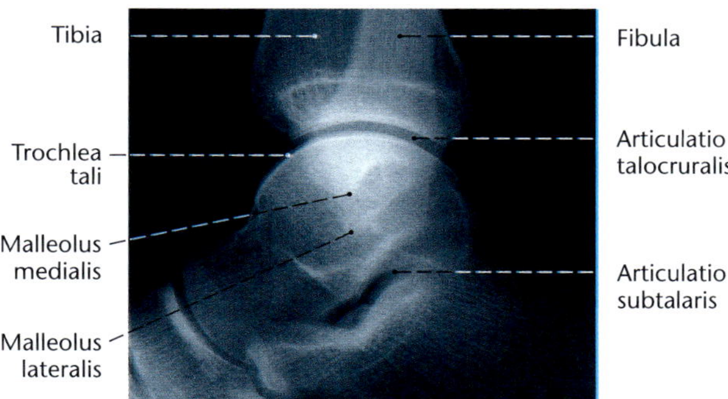

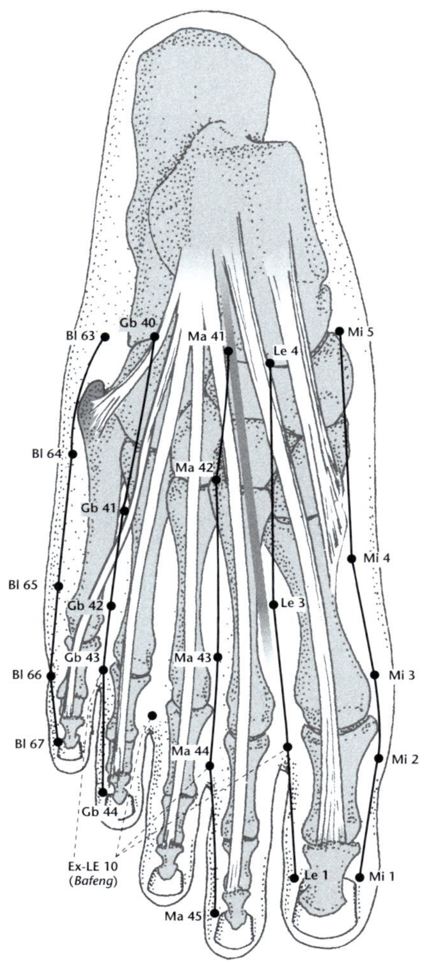

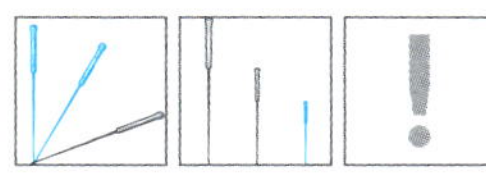

Rinne des Holzwurms *ligou*

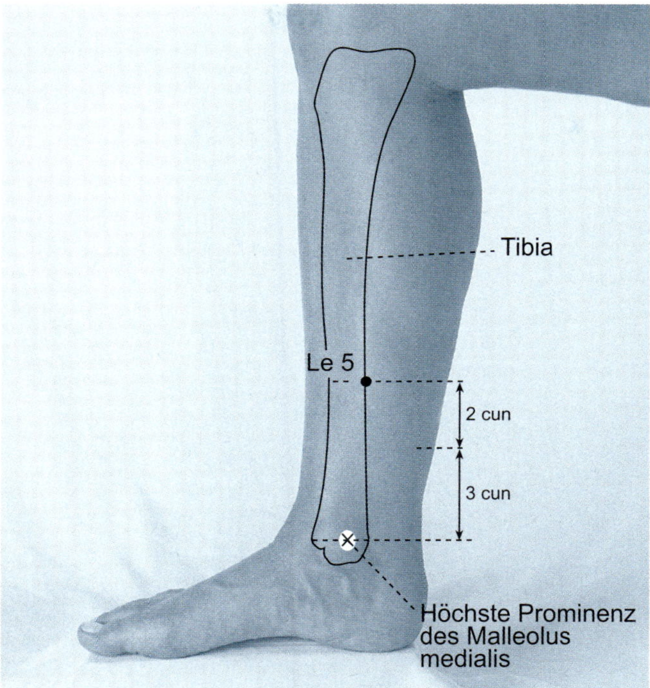

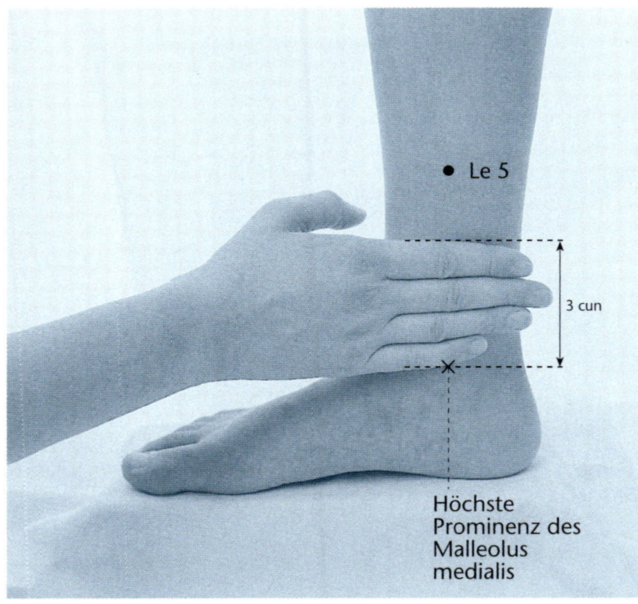

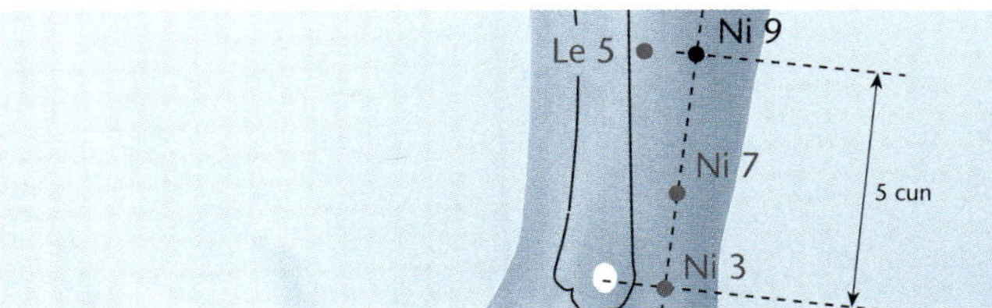

Lokalisation

5 cun proximal der höchsten Prominenz des Malleolus medialis nahe bzw. dorsal des Tibiahinterrands zwischen dem Tibiarand und dem M. gastrocnemius.

Finden

Orientierung von der höchsten Prominenz des Malleolus medialis (➤ 3.6.2) aus. Von dort 5 cun senkrecht nach proximal palpieren und hier **Le 5** nahe bzw. hinter dem Tibiahinterrand in einer Vertiefung lokalisieren. Lokalisationsvarianten nach einigen Autoren: **Auf** (in der Mitte der medialen Tibiafläche) bzw. **dorsal** der Tibia, Druckdolenz entscheidet.

Oder: Strecke zwischen medialer Kniegelenkfalte und höchster Prominenz des Malleolus medialis (= ca. 15 cun, ➤ 2.2) dritteln. **Le 5** liegt auf dem 1. Streckendrittelpunkt vom Malleolus aus gesehen.

Hinweis: Auf derselben Höhe liegt **Ni 9** direkt proximal über **Ni 3** (zwischen Malleolus und Achillessehne).

Punktion

Senkrecht oder schräg nach dorsal in Richtung Fibula 0,5–1 cun oder flach s. c. nach proximal entlang der Tibia 1–2 cun.

Wirkung und wichtigste Indikationen

- **Reguliert das Leber-*qi*, unterstützt die Genitalien, beseitigt Feuchte-Hitze aus dem unteren *jiao*, reguliert die Menstruation:** Erkrankungen des Urogenitaltrakts wie Juckreiz, Schwellungen und Schmerzen in der Genitalregion, Menstruationsstörungen, Fluor vaginalis, *shan*-Erkrankungen, Miktionsstörungen, Globusgefühl
- **Lokal *qi* bewegend:** Beschwerden in der Unterschenkelregion

Besonderheiten

luo-Punkt. Wichtiger Fernpunkt für den Urogenitaltrakt (v. a. bei Leber-*qi*-Stagnation und Feuchter-Hitze).

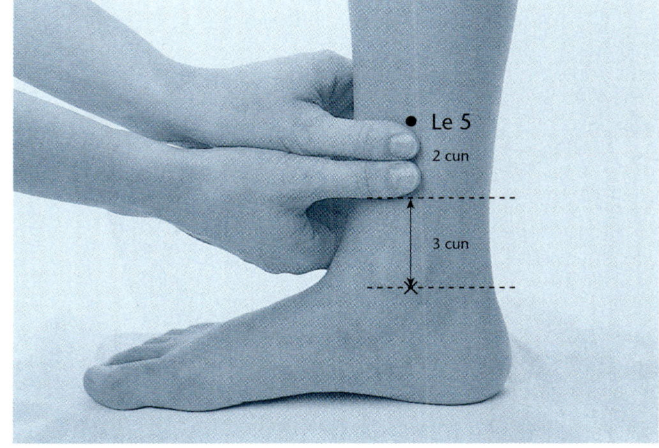

Le 6

Mittlere Stadt *zhongdu*

Lokalisation

7 cun proximal der höchsten Prominenz des Malleolus medialis nahe bzw. dorsal des Tibiahinterrands zwischen dem Tibiarand und dem M. gastrocnemius.

Finden

Orientierung von der höchsten Prominenz des Malleolus medialis (➤ 3.6.2) aus. Von dort 7 cun (2 Hand- und 1 Daumenbreite) senkrecht nach proximal palpieren und hier **Le 6** nahe bzw. dorsal des Tibiahinterrands in einer Vertiefung lokalisieren. Lokalisationsvarianten nach einigen Autoren: **Auf** (in der Mitte der medialen Tibiafläche) bzw. **dorsal** der Tibia, Druckdolenz entscheidet.

Oder: Durch z. B. Handspanntechnik (➤ 2.3.3) den Streckenmittelpunkt zwischen der höchsten Prominenz des Malleolus medialis und dem medialen Kniegelenkspalt bestimmen. Von dort ausgehend 0,5 cun nach distal messen und hier **Le 6** in einer Vertiefung nahe bzw. dorsal des Tibiahinterrands lokalisieren.

Punktion

Senkrecht oder schräg nach dorsal in Richtung Fibula 0,5–1 cun oder flach s. c. nach proximal entlang der Tibia 1–2 cun.

Wirkung und wichtigste Indikationen

Verteilt das Leber-*qi*, reguliert den unteren *jiao*, reguliert das Blut, beseitigt Feuchtigkeit: Fluor vaginalis, Uterusblutung, *shan*-Erkrankungen, Parästhesien und Atrophien der unteren Extremitäten (v. a. durch Feuchte-Hitze).

Besonderheiten

xi-Punkt.

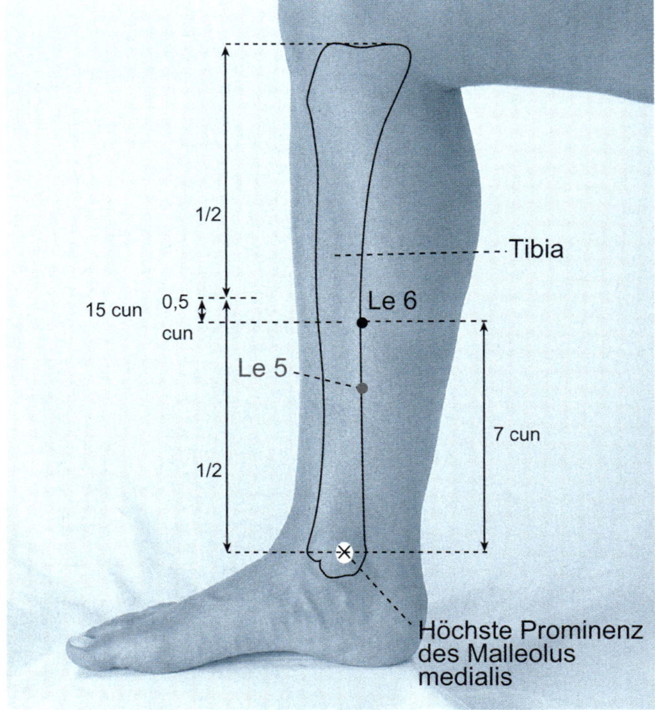

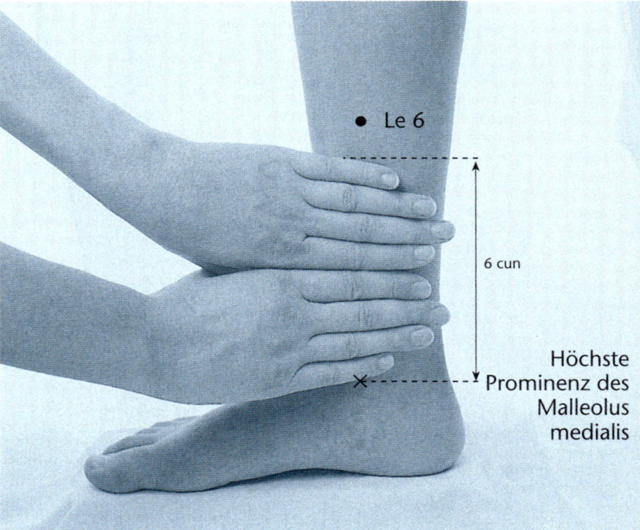

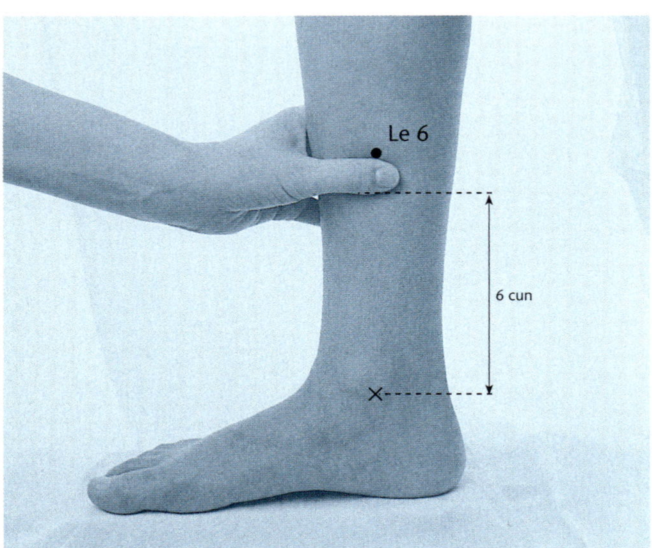

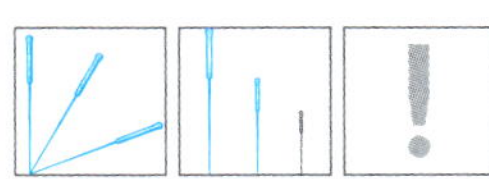

Knie-Grenztor *xiguan*

Le 7

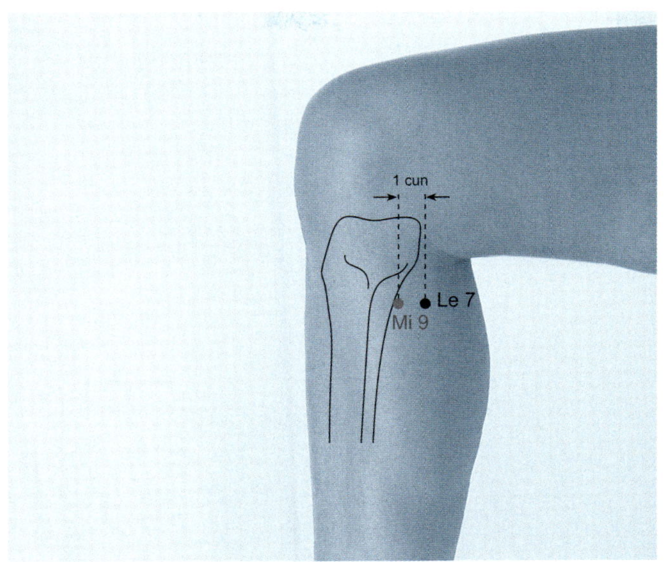

Kniegelenkfalte
1 Übergang Tibiaschaft zum medialen Condylus tibiae
15 cun Höchste Prominenz Malleolus medialis

Lokalisation

Am Übergang vom Tibiaschaft zum medialen Condylus tibiae, 1 cun dorsal von **Mi 9.**

Finden

Der Übergang vom Tibiaschaft zum medialen Condylus tibiae ist etwas dorsal des medialen Tibiahinterrands gut zu tasten, dort liegt **Mi 9.** 1 cun weiter nach dorsal befindet sich **Le 7,** beide Punkte sind bei Indikation häufig druckdolent.

Punktion

Senkrecht 1–2 cun.

Wirkung und wichtigste Indikationen

- **Unterstützt die Knie, entspannt die Sehnen:** Schmerzen und Entzündungen in der medialen Kniegelenkregion und im Kniegelenk
- **Vertreibt Wind und Feuchtigkeit:** Schwellungen, Schmerzen und Bewegungseinschränkungen in der Kniegelenkregion

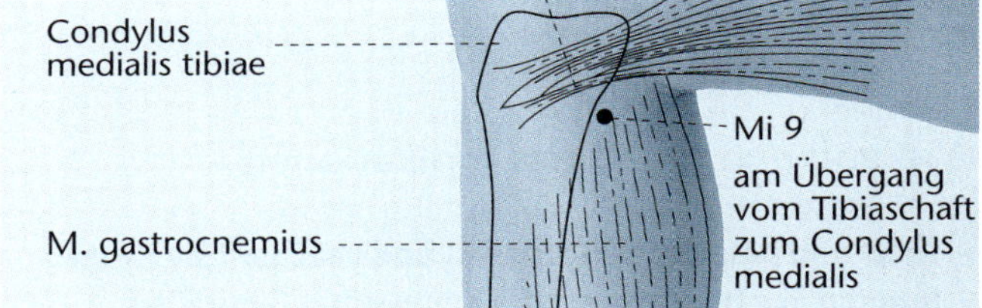

Le 8

Gekrümmte Quelle *ququan*

Lokalisation

Bei Knieflexion direkt proximal des medialen Kniefaltenendes (Höhe Kniegelenkspalt) in einer Vertiefung vor den Sehnen des M. semitendinosus und semimembranosus.

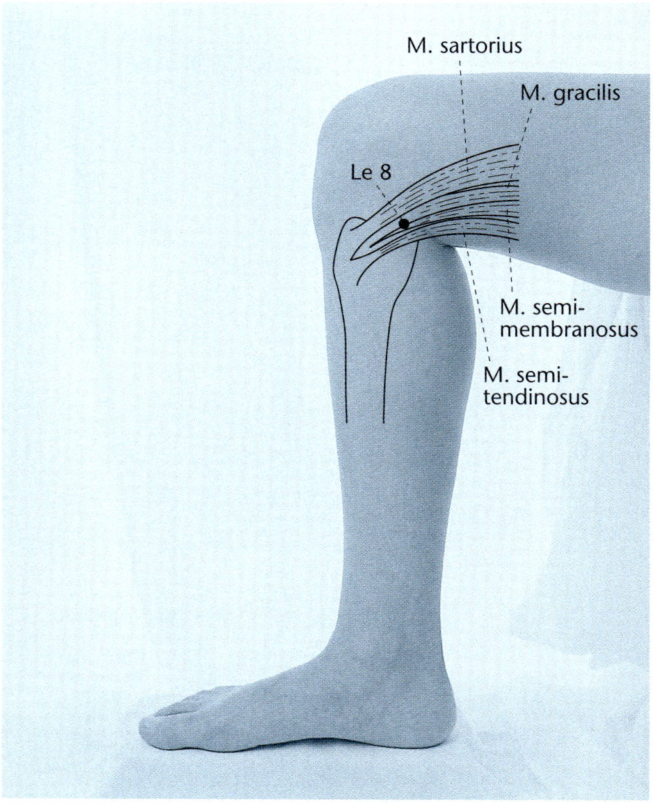

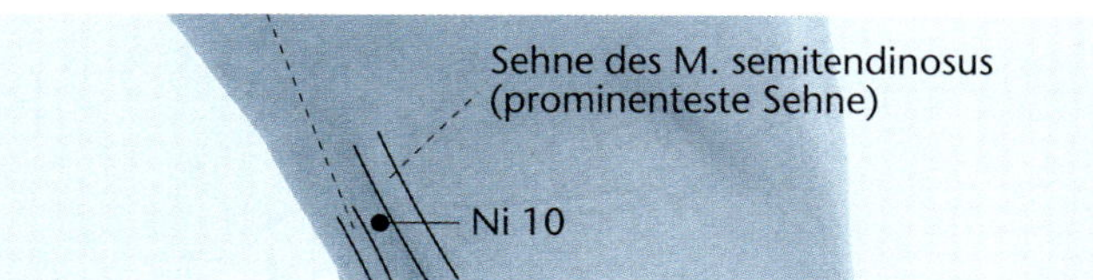

Finden

Lokalisation bei Knieflexion (Knierolle) und leichter Außenrotation im Hüftgelenk. Zunächst in der Kniekehlenregion die meist prominente, strangförmige Sehne des M. semitendinosus tasten. Sie stellt sich bei Knieflexion deutlicher dar. Die flachere, schwieriger palpierbare Sehne des M. semimembranosus verläuft darunter. Mit dem Tastfinger von der strangförmigen Sehne über den Muskelwulst in Richtung Patella gleiten. Schon nach ca. 1 cun spürt der Finger eine kleine Mulde zwischen den Muskelwulsten. Hier **Le 8** lokalisieren, der anterior (also vor) beiden Sehnen liegt. Nach einigen Autoren wird die Lokalisation von **Le 8** auch ca. 1 cun kranial und ventral von **Ni 10** angegeben. Druckdolenz entscheidet.

Hinweis: Ni 10 liegt ca 1 cun weiter in Richtung Kniekehle und von medial gesehen posterior (hinter) der Sehne des M. semimembranosus und vor der Sehne des M. semitendinosus.

Punktion

Senkrecht 0,5–1,5 cun.

Wirkung und wichtigste Indikationen

- **Klärt und beseitigt Feuchtigkeit und Feuchte-Hitze vom unteren** ***jiao*** **(Hauptwirkung), unterstützt Genitalien und Uterus:** Störungen des Urogenitaltrakts, Schmerzen, Schwellungen oder Juckreiz in der äußeren Genitalregion, sexuelle Funktionsstörungen
- **Nährt Blut und** ***yin:*** Kopfschmerzen, Schwindel, Menstruationsstörungen
- **Lokal** ***qi*** **bewegend:** Beschwerden in Kniegelenk- und Unterschenkelregion

Besonderheiten

Meer-*he*-Punkt, Wasser-Punkt, Tonisierungspunkt.

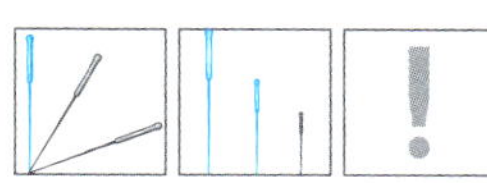

Hülle des *yin yinbao* Le 9

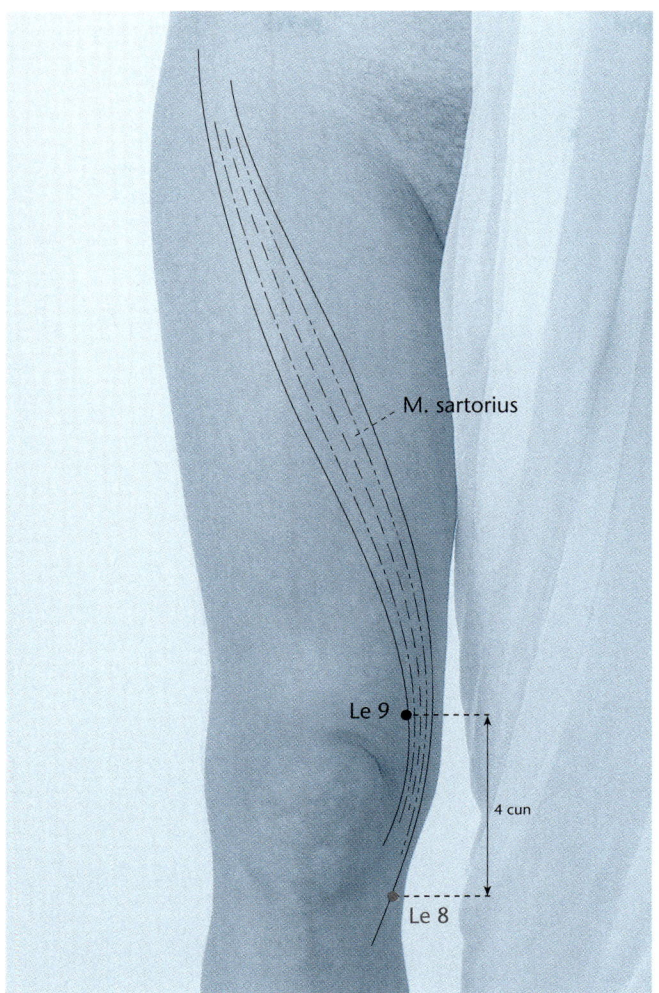

Lokalisation

4 cun proximal des medialen Femurcondylus zwischen den Mm. sartorius und vastus medialis.

Finden

Von **Le 8** (Höhe Kniegelenkspalt, vor den Sehnen der Mm. semitendinosus und semimembranosus) aus 4 cun nach proximal messen und **Le 9** an der Grenze des medial gelegenen, schmalen M. sartorius zum ventro-medial gelegenen M. vastus medialis lokalisieren.

Punktion

Senkrecht oder schräg 1–1,5 cun.

Wirkung und wichtigste Indikationen

- **Klärt und unterstützt den unteren** *jiao:* Dysurie, Harnverhalt, Harninkontinenz, Enuresis, Menstruationsstörungen
- **Macht die Leitbahn durchgängig:** Schmerzen, Paresen und Parästhesien in der Oberschenkelregion, lumbosakrale Schmerzen mit Ausstrahlung ins Abdomen

Symphysenoberrand
18 cun
Le 10
8 cun
Mi 11
Le 9
Mi 10
2 cun
Patellaoberrand
Ni 10
Kniegelenkfalte
Le 8
Mi 9
Le 7
1
2
3
4
Übergang Tibiaschaft zum medialen Condylus tibiae

Le 10 Fünf Entfernungen am Fuß *zuwuli*

Lokalisation

3 cun distal des Symphysenoberrands an der Vorderseite des Oberschenkels am medialen Rand des M. adductor longus.

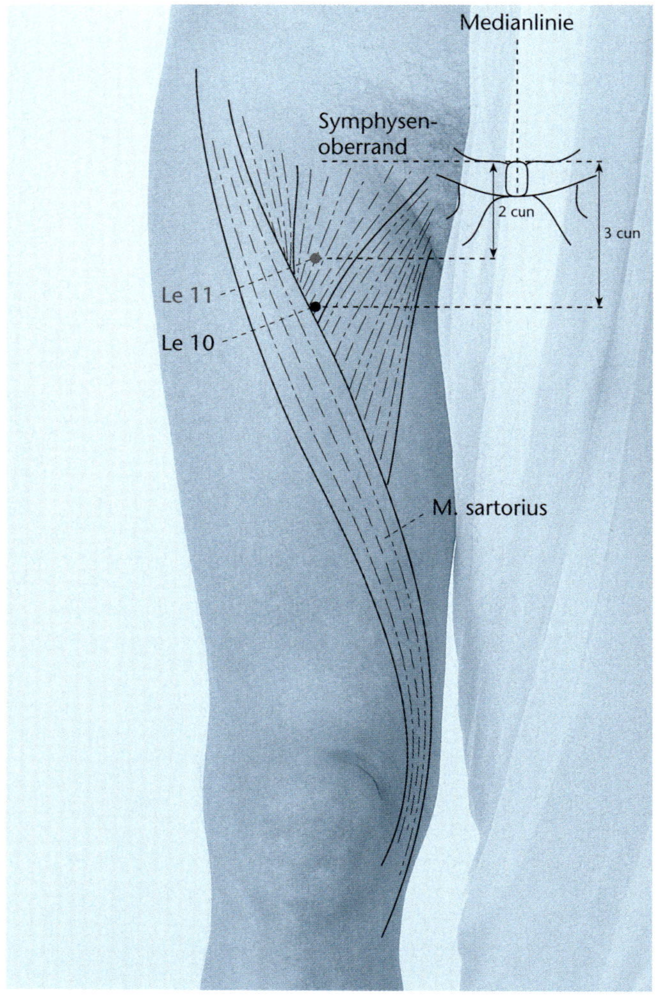

Finden

Den Patienten bitten, die Füße zur Anspannung der Adduktoren gegeneinander zu drücken. **Le 10** liegt in einer Furche am medialen Rand des M. adductor longus, wo dieser mit dem M. sartorius einen Winkel bildet.

Punktion

Senkrecht 0,5–1,5 cun. **Cave:** V. saphena magna, A./N. femoralis.

Wirkung und wichtigste Indikationen

- **Klärt Feuchte-Hitze, unterstützt den unteren *jiao*:** Unterbauchbeschwerden, Prostatitis, Prostata-Adenom, Genitalekzem, Dysurie, Harnverhalt, Enuresis
- **Entspannt Sehnen und Muskeln:** Schmerzen und Bewegungseinschränkungen in der Oberschenkelregion

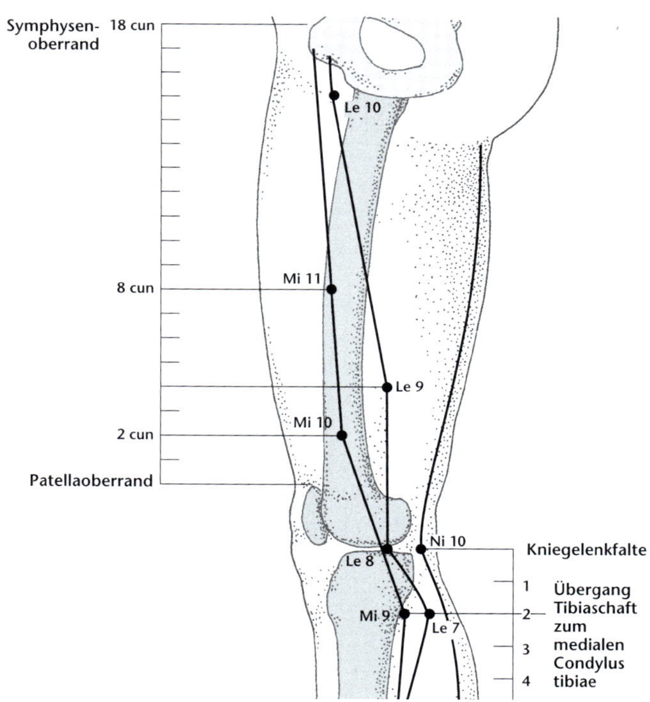

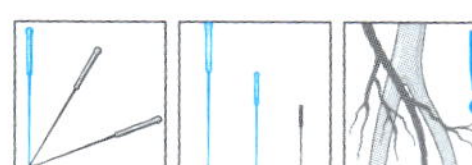

Ecke des *yin yinlian*

Le 11

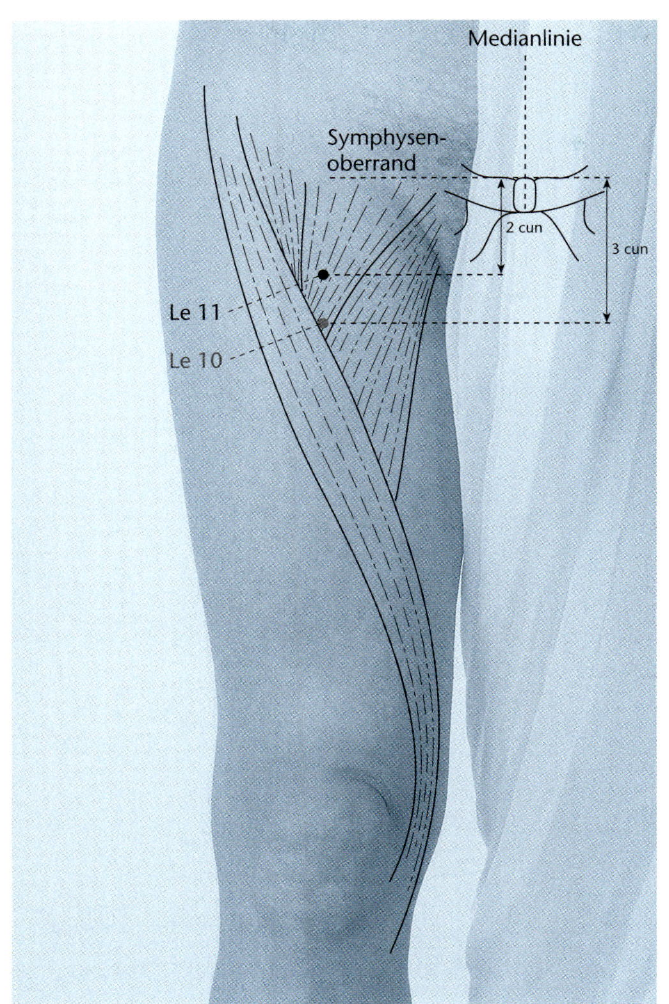

Lokalisation

2 cun distal des Symphysenoberrands am medialen Rand des M. adductor longus.

Finden

Den Patienten bitten, die Füße zur Anspannung der Adduktoren gegeneinander zu drücken. **Le 11** liegt 2 cun unterhalb der Höhe des Symphysenoberrands in einer Furche am medialen Rand des M. adductor longus. **Anmerkung:** Der Punkt liegt ca. 1 cun kaudal des Durchtritts der A. femoralis unter das Ligamentum inguinale.

Punktion

Senkrecht 0,5 bis 1,5 cun. **Cave:** V. saphena magna, A./V./N. femoralis. Moxibustion nach einigen klassischen Texten bei weiblicher Infertilität empfohlen.

Wirkung und wichtigste Indikationen

- **Unterstützt den Uterus, reguliert die Menstruation:** Menstruationsstörungen, Infertilität der Frau
- **Entspannt die Sehnen:** Schmerzen und Bewegungseinschränkungen in der Leisten- und Oberschenkelregion

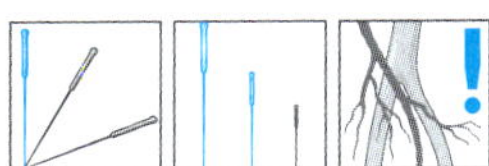

Le 12

Drängende, erregte Ader *jimai*

Lokalisation

2,5 cun lateral und ca. 1 cun kaudal von der Mitte des Symphysenoberrands (Lage von **Ren 2**) in der Leistenbeuge über der palpablen A. femoralis.

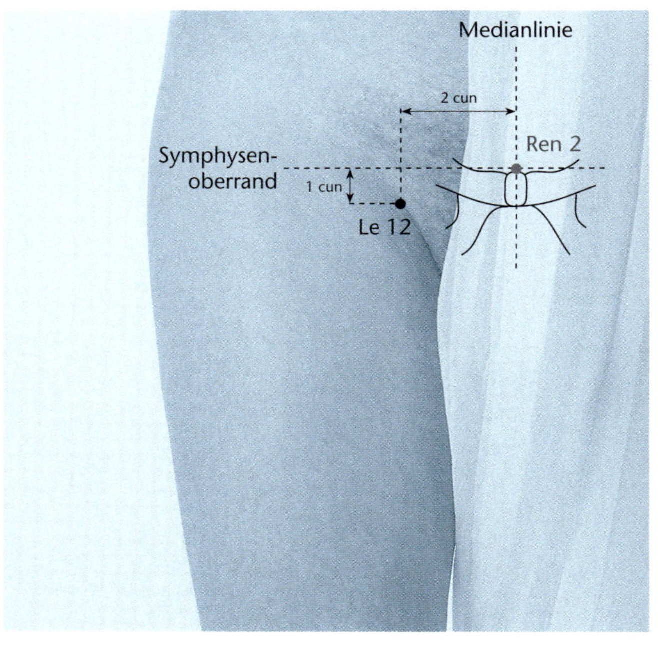

Finden

Von der Mitte des Symphysenoberrands aus 2,5 cun nach lateral und 1 cun nach distal messen. In dieser Region ist der Puls der A. femoralis tastbar. **Le 12** projiziert sich medial der Arterienpulsation. Da die V. femoralis ebenfalls medial der Arterie verläuft, sollte **Le 12** im Abstand von mindestens 1 Querfinger von der Arterienpulsation nach medial gestochen werden.

Hinweis: Ma 30 liegt 1 cun kranial und 0,5 cun medial von **Le 12.**

Punktion

Leicht schräg nach medial 0,5–0,8 cun. **Cave:** A./V. femoralis. Die Femoralvene liegt medial der Arterie und ist etwa fingerdick. **Le 12** sollte daher nicht direkt medial der Arterie gestochen werden, eine Verletzung der Vene ist unbedingt zu vermeiden. In den klassischen Texten wurde aufgrund der heiklen Lage Moxibustion empfohlen, moderne Texte verneinen Moxibustion aus den gleichen Gründen.

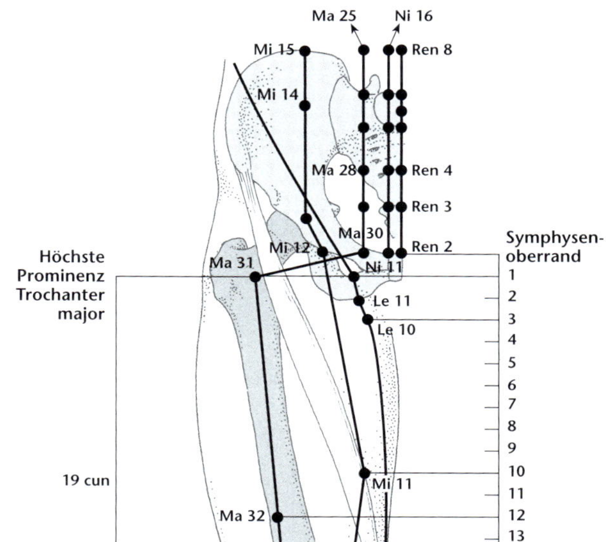

Wirkung und wichtigste Indikationen

Vertreibt Kälte aus der Le-Leitbahn, unterstützt den unteren *jiao:* Schmerzen im unteren Abdomen mit Ausstrahlung in die Genitalien, Leistenschmerzen, Uterusprolaps, *shan*-Erkrankungen.

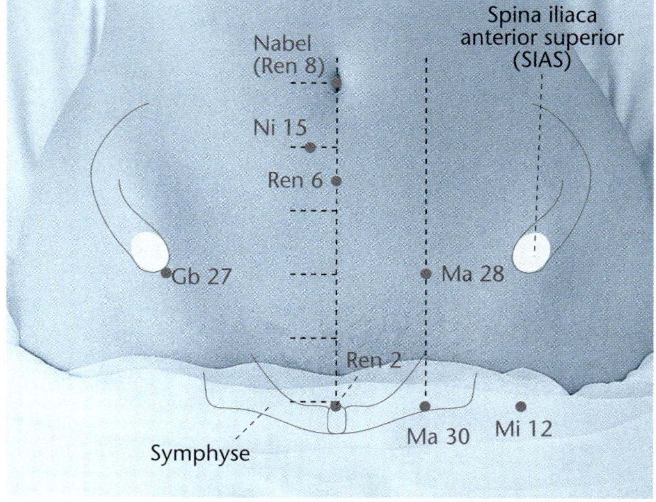

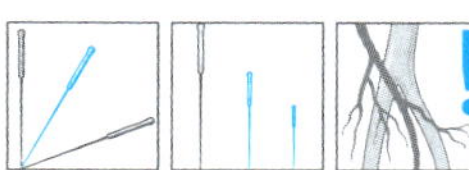

Zum Tor am Ende *zhangmen*

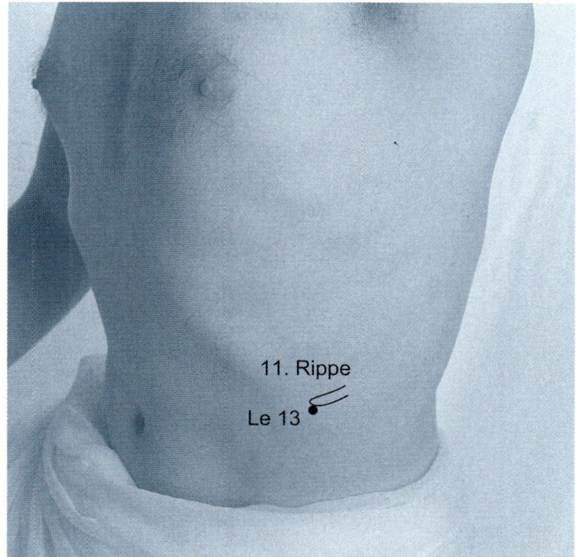

Olekranonspitze auf freiem Ende der 11. Rippe

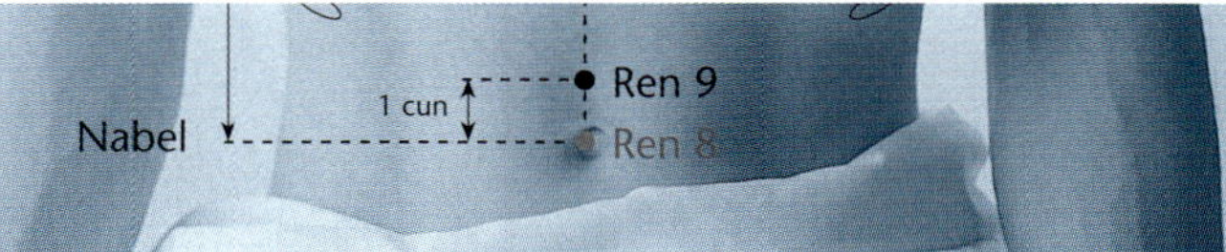

Lokalisation

Am unteren vorderen Rand des freien Endes der 11. Rippe.

Finden

Zunächst vom Abdomen aus entlang des unteren Rippenbogens palpieren, bis man das freie Ende der 11. Rippe ertastet, an deren unteren vorderen Rand **Le 13** lokalisieren.

Hinweis: Ca. auf derselben Höhe (1 cun kranial vom Nabel) liegen **Ren 9** (Medianlinie) und **Ma 24** (2 cun lateral der Medianlinie). Etwas weiter lateral und kaudaler liegt **Gb 25** (am freien Ende der 12. Rippe).

Punktion

Flach s. c. bis schräg nach medial oder lateral entlang der Rippenlinie 0,5–1 cun. **Cave:** Peritoneum, Organhypertrophien (rechts: Leber, links: Milz).

Wirkung und wichtigste Indikationen

Harmonisiert Leber und Milz, reguliert das Leber-*qi* (v. a. im mittleren und unteren *jiao*), stärkt die Milz: Erkrankungen des Magen-Darm-Trakts (v. a. bei Leber-*qi* attackiert Milz und Magen), Schmerzen in Hypochondrium und lateraler Thoraxregion, Hüft- und LWS-Beschwerden (v. a. bei Drehbewegungen).

Besonderheiten

mu-Punkt der Milz, Kreuzungspunkt mit der Gb-Leitbahn und dem *dai mai*. Einflussreicher-*hui*-Punkt (Meisterpunkt) der *zang*-Organe.

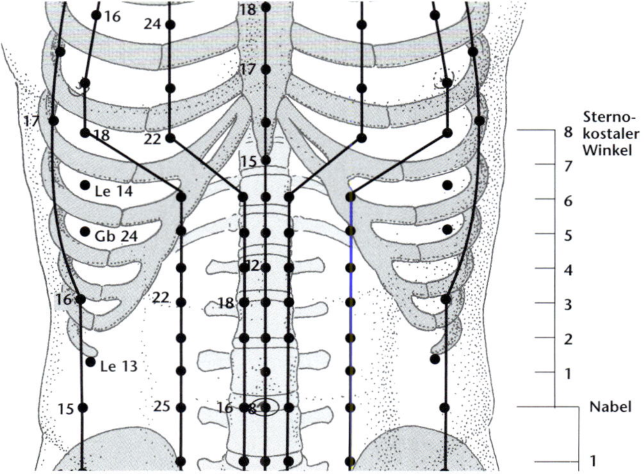

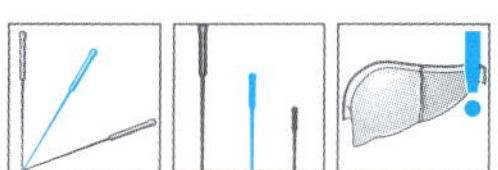

Le 14 Tor des Zyklus *qimen*

Lokalisation

Im 6. ICR, in der Mamillarlinie bzw. 4 cun lateral der Medianlinie.

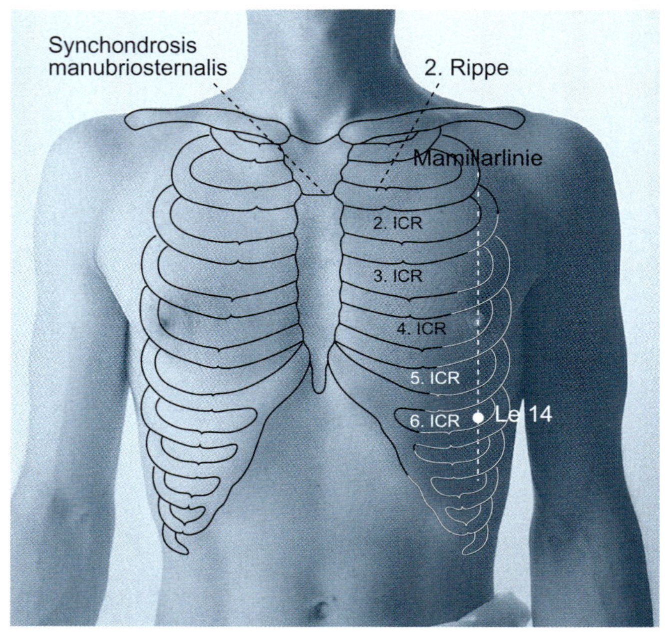

Finden

Die Mamille liegt meist auf Höhe des 4. ICR. Dann in der Mamillarlinie 2 ICR direkt nach kaudal zählen und **Le 14** im 6. ICR lokalisieren.

Oder: Zur genauen Orientierung im Interkostalbereich (➤ 3.5) zunächst auf dem Sternum die Synchondrosis manubriosternalis als deutlich querverlaufenden Knochenmarker tasten. Lateral davon befindet sich der Rippenknorpelansatz der 2. Rippe, der ICR darunter ist der 2. ICR. Von dort 4 ICR kaudalwärts zählen bis zum 6. ICR und dann **Le 14** im 6. ICR in der Mamillarlinie (d. h. 4 cun lateral der Medianlinie) lokalisieren.

Hinweis: Gb 24 liegt 1 ICR darunter im 7. ICR. Auf ca. derselben Höhe liegen jeweils 2 cun unter dem sternokostalen Winkel (➤ 3.5) **Ren 14** (Medianlinie), **Ni 21/Ma 19** (0,5/2 cun lateral der Medianlinie).

Punktion

Schräg nach lateral oder medial (bei Erkrankungen der Mammae) im ICR-Verlauf 0,5–1 cun oder flach s. c. **Cave:** Pneumothorax.

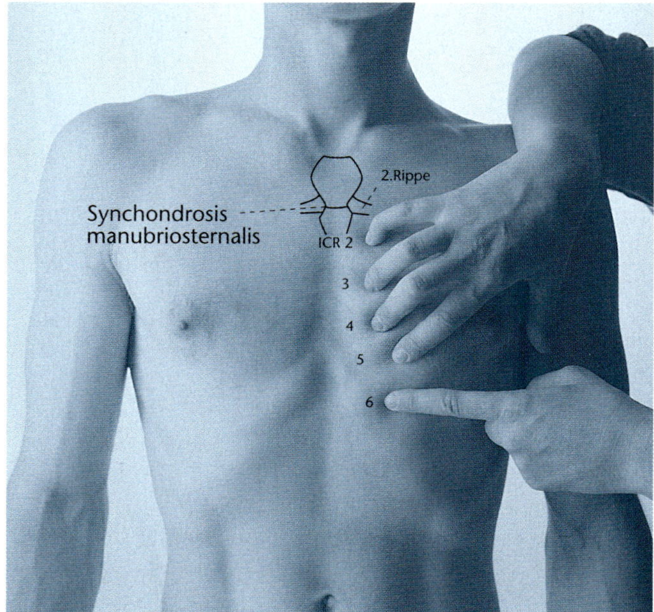

Wirkung und wichtigste Indikationen

Reguliert Leber-*qi* und -Blut (v. a. im oberen und mittleren *jiao*), kühlt das Blut, löst Ansammlungen auf, harmonisiert Leber und Magen: Erkrankungen des Magen-Darm-Trakts, Gallenblasen- und Lebererkrankungen, Spannungsgefühl und Verhärtungen in Thorax, Mammae, Hypochondrium und Abdomen, Husten und Dyspnoe, Interkostalneuralgie, Mastopathie.

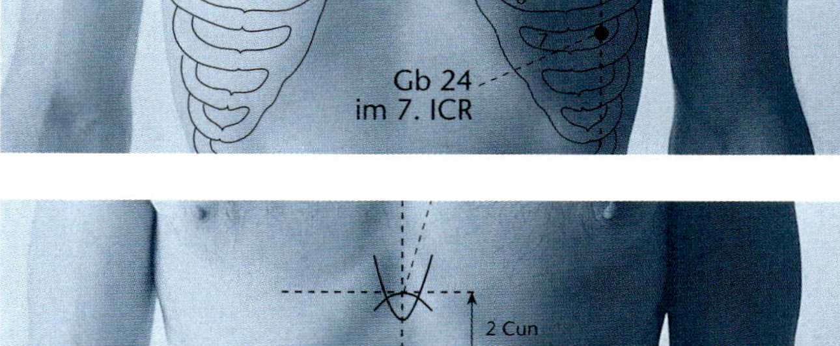

Besonderheiten

mu-Punkt der Leber, Kreuzungspunkt mit der Mi-Leitbahn und dem *yin wei mai*, Exit(Austritt)-Punkt.

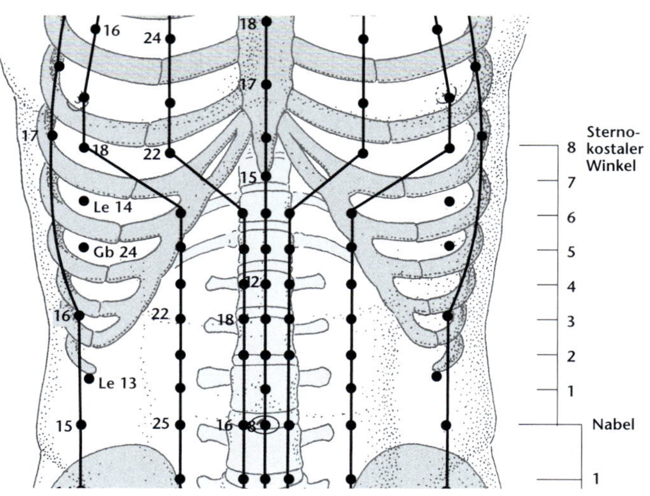

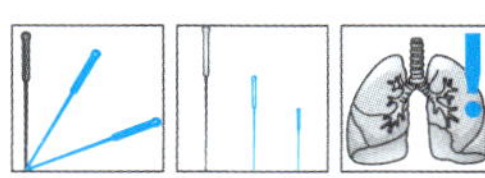

KAPITEL

5

Claudia Focks, Ulrich März

Die acht außerordentlichen Gefäße *(qi jing ba mai)* mit Punkten

Ein Überblick über die acht außerordentlichen Gefäße als System findet sich unter ➤ 1.7.

5.1 chong mai

Synonyme: Penetrationsgefäß, Durchdringungsgefäß.

Beziehungen (➤ 1.7.3)

- *yin/yang: chong mai/dai mai*
- **Zentral/Peripher:** *chong mai/yin wei mai*
  - **Versorgte Körperregion des Paares:** Herz, Thorax, Magen
  - **Öffnungspunkt: Mi 4** *(gongsun),* **Ankopplungspunkt: Pe 6** *(neiguan)*

Verlauf

Das außerordentliche Gefäß *chong mai* beginnt wie die außerordentlichen Gefäße *ren mai* und *du mai* in der kleinen Beckenregion bei *bao zhong* (bei Frauen im Uterus) bzw. einigen Autoren zufolge bei den Nieren, zieht durch die Genitalregion und teilt sich in zwei Äste auf:

- ➡ Ein **tiefer Ast** erreicht die Perineumgegend bei **Ren 1** *(huiyin),* zieht dann zur Wirbelsäule und durchdringt den Spinalkanal bis auf Höhe des BWK 1–2.
  Anmerkung: Nach einigen Autoren zieht das Gefäß über den vorderen Aspekt der Wirbelsäule.
- ➡ Der **andere Ast** taucht bei **Ma 30** *(qichong)* an der Körperoberfläche auf und teilt sich in **2 äußere Zweige** auf, wovon einer absteigt und der andere aufsteigt:
  - Der **aufsteigende Zweig** erreicht **Ni 11** *(henggu)* 0,5 cun lateral der Medianlinie auf Symphysenhöhe und zieht von hier an mit der Ni-Leitbahn bis zu **Ni 21** *(youmen).* Zunächst verläuft er 0,5 cun lateral der Medianlinie durch **Ni 12** *(dahe),* **Ni 13** *(qixue),* **Ni 14** *(siman)* und **Ni 15** *(zhongzhu),* zieht dann zur Medianlinie, trifft 1 cun unter dem Bauchnabel auf **Ren 7** *(yinjiao),* läuft dann wieder 0,5 cun lateral der Medianlinie durch **Ni 16** *(huangshu),* **Ni 17** *(shangqu),* **Ni 18** *(shiguan),* **Ni 19** *(yindu),* **Ni 20** *(futonggu)* bis zu **Ni 21** *(youmen).*
    Das Gefäß verzweigt sich nun in die einzelnen Interkostalräume, zieht dann über die Halsregion, umrundet von **innen** die Lippenregion und verbreitet sich im oberen Pharynx und der Nasenhöhlenregion
  - Der **absteigende Zweig** trifft sich mit der Ni-Hauptleitbahn und zieht entlang dem medialen Aspekt des Oberschenkels (nach dem *Ling shu* verteilt er sich in die 3 Fuß-*yin*-Leitbahnen), durchdringt die Kniekehle, folgt der medialen Begrenzung der Tibia und tritt hinter dem Malleolus medialis aus, wo er sich in zwei Unterverzweigungen aufteilt: Die **eine** zieht über die antero-mediale Begrenzung des Fußes bis zum großen Zeh, die **andere** erreicht die Fußsohle.

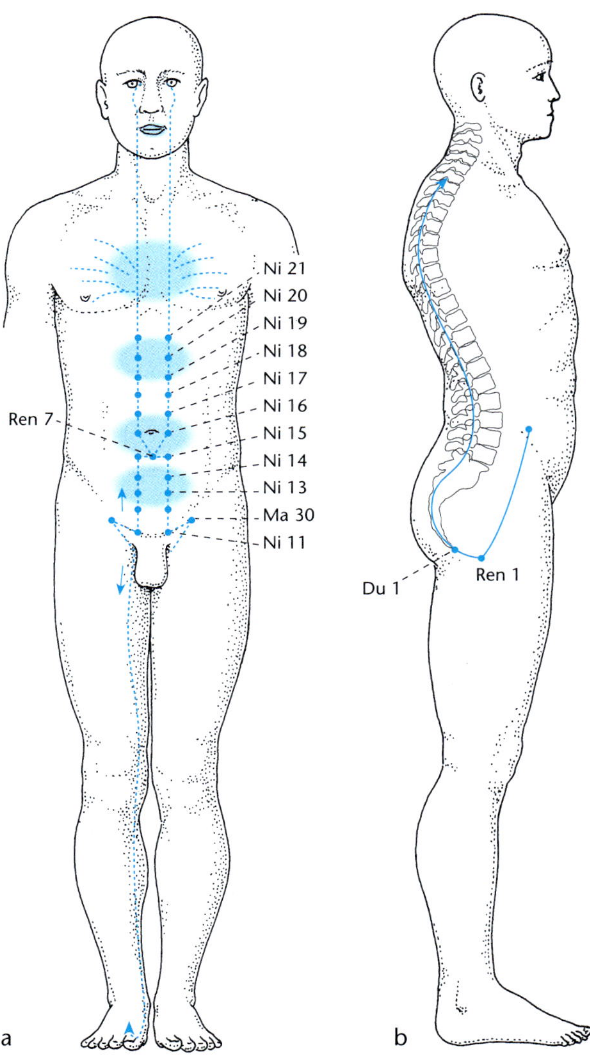

Kreuzungspunkte anderer Leitbahnen

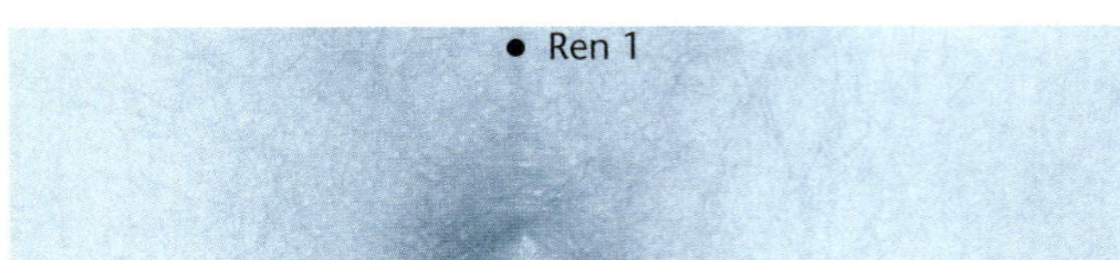

Ren 1 *(huiyin):* In der Mitte des Perineums.

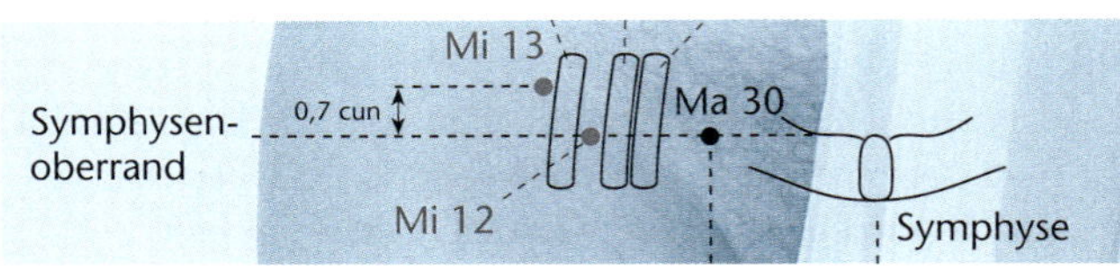

Ma 30 *(qichong):* 2 cun lateral vom Symphysenoberrand und medial der A./V. femoralis, ca. 1 cun oberhalb der Leistenbeuge.

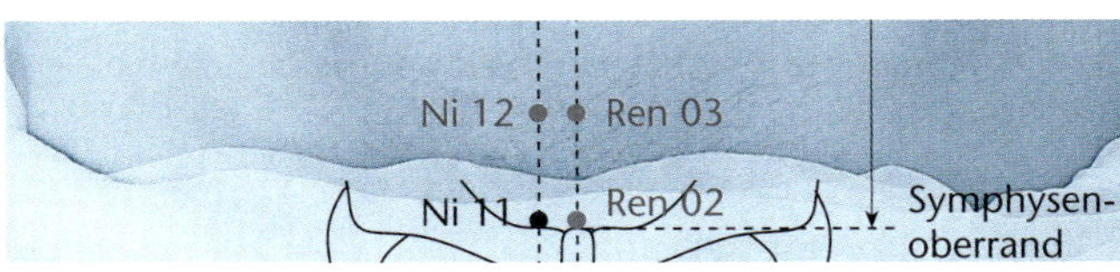

Ni 11 *(henggu):* Am Symphysenoberrand 0,5 cun lateral der Medianlinie.

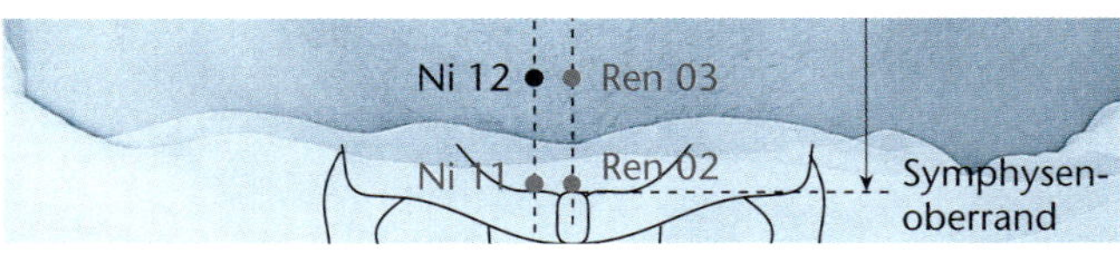

Ni 12 *(dahe):* 1 cun kranial vom Symphysenoberrand, 0,5 cun lateral der Medianlinie.

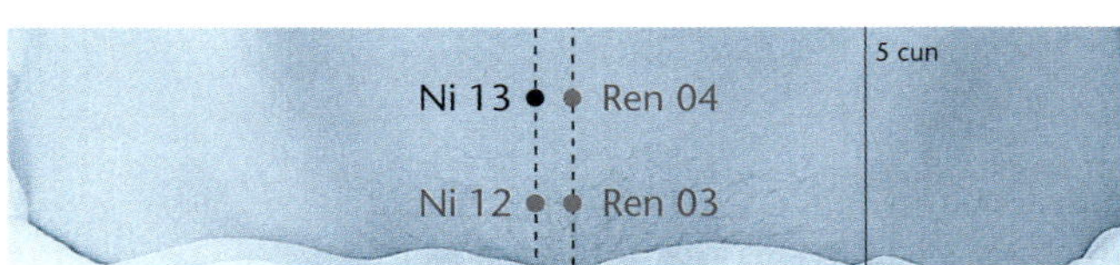

Ni 13 *(qixue):* 2 cun kranial vom Symphysenoberrand, 0,5 cun lateral der Medianlinie.

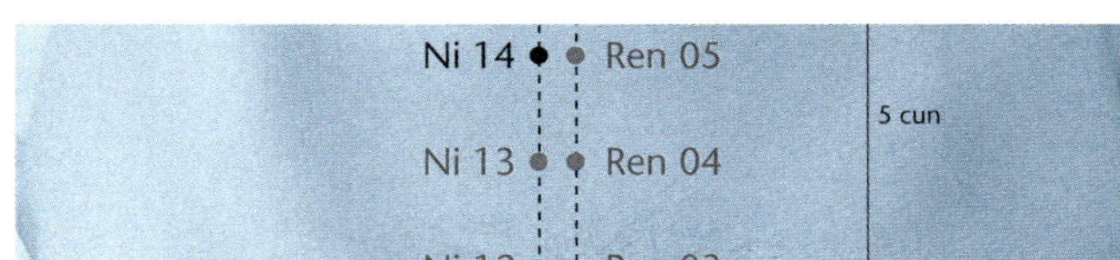

Ni 14 *(siman):* 2 cun kaudal vom Nabel, 0,5 cun lateral der Medianlinie.

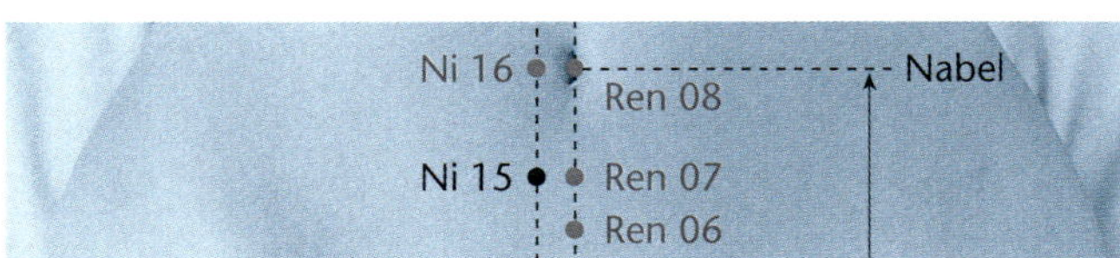

Ni 15 *(zhongzhu):* 1 cun kaudal vom Nabel, 0,5 cun lateral der Medianlinie.

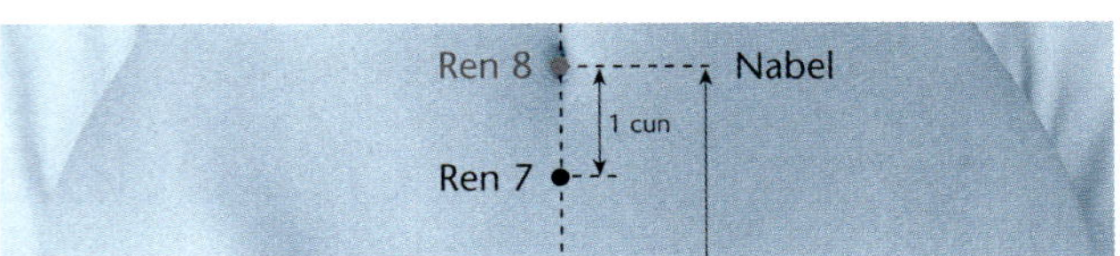

Ren 7 *(yinjiao):* 1 cun kaudal vom Nabel in der ventralen Medianlinie.

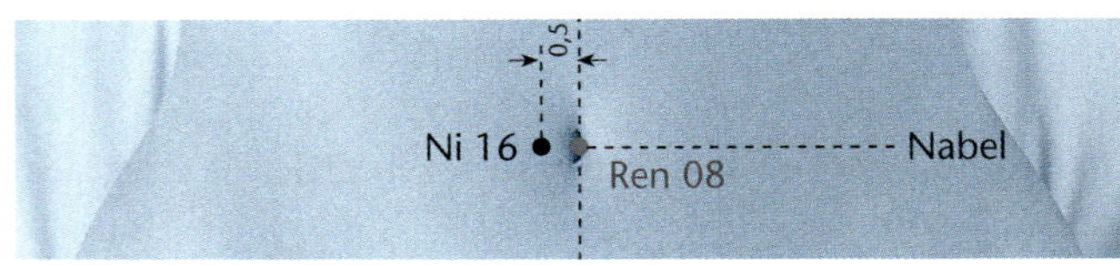

Ni 16 *(huangshu):* Auf Nabelhöhe, 0,5 cun lateral vom Zentrum des Nabels.

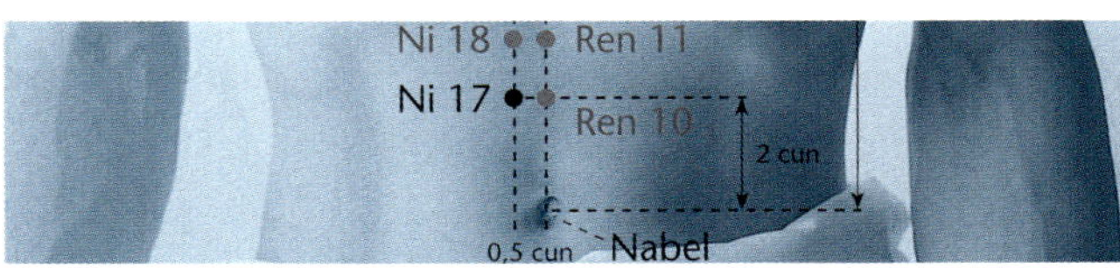

Ni 17 *(shangqu):* 2 cun kranial vom Nabel, 0,5 cun lateral der Medianlinie.

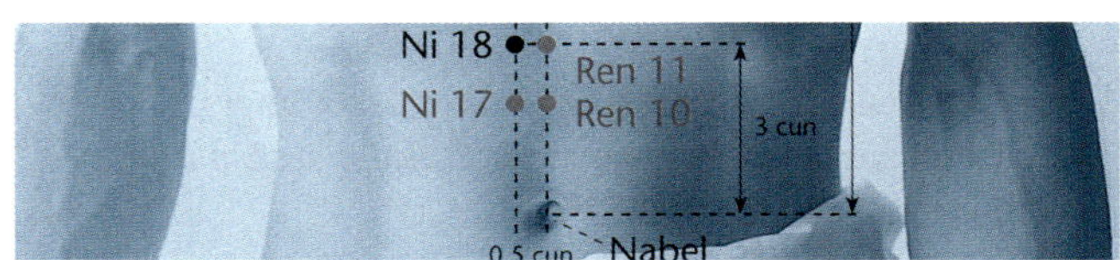

Ni 18 *(shiguan):* 3 cun kranial vom Nabel, 0,5 cun lateral der Medianlinie.

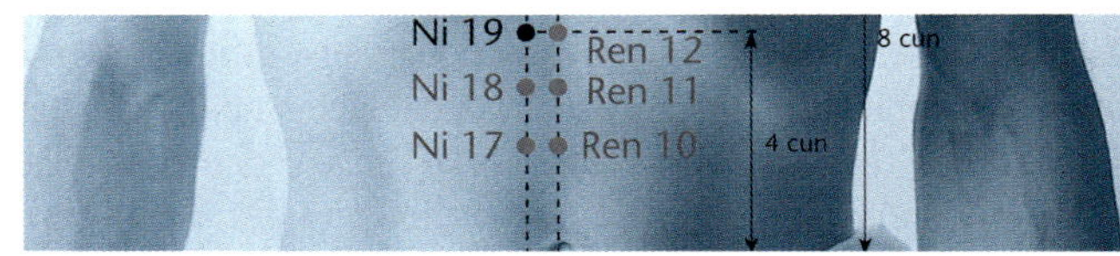

Ni 19 *(yindu):* In der Mitte zwischen sternokostalem Winkel und Nabelmitte, 0,5 cun lateral der Medianlinie.

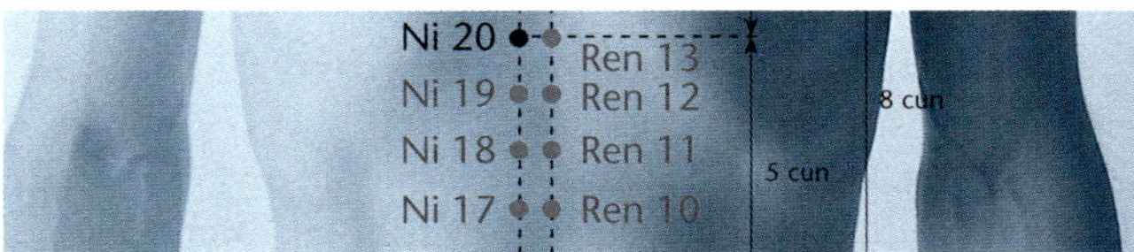

Ni 20 *(futonggu):* 3 cun kaudal vom sternokostalen Winkel bzw. 5 cun kranial vom Nabel, 0,5 cun lateral der Medianlinie.

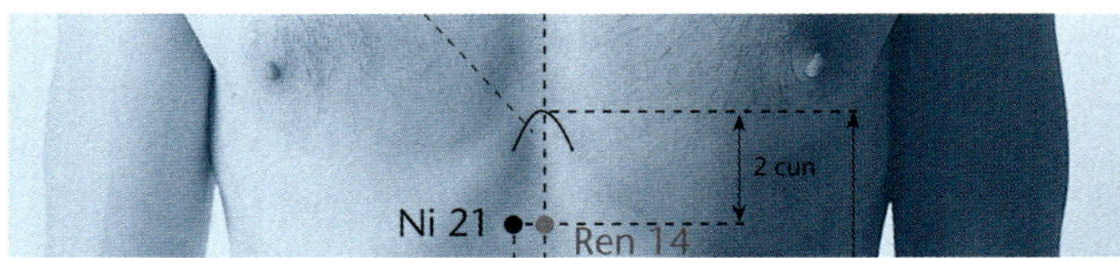

Ni 21 *(youmen):* 2 cun kaudal vom sternokostalen Winkel, 0,5 cun lateral der Medianlinie.

Verbindung zu den Leitbahnen/Organen

- Ni-Hauptleitbahn, *ren mai, du mai,* Ma- und Le-Hauptleitbahn
- Niere, Uterus

Klinische Bedeutung (➢ 1.7.2, ➢ 1.7.3)

- **See des Blutes,** enge Beziehung zu den verschiedenen Blut-Funktionen
- Enge Beziehung zum Uterus, reguliert die Menstruation
- Reguliert die 12 Hauptleitbahnen und die Blut-*xue*-Zirkulation im Körper
- Reguliert gegenläufiges *qi*
- Verbindet die Ma- und Ni-Hauptleitbahn und stärkt die Verbindung zwischen *ren mai* und *du mai*

5.2 ren mai

Synonyme: Konzeptionsgefäß, Gefäß der Empfängnis, Dienergefäß.

Beziehungen (➢ 1.7.3)

- *yin/yang: ren mai/du mai*
- **Zentral/Peripher:** *ren mai/yin qiao mai*
  - **Versorgte Körperregion des Paares:** Gesicht, Kehle, Thorax, Lunge, Diaphragma, Abdomen
  - **Öffnungspunkt: Lu 7** *(lieque),* **Ankopplungspunkt: Ni 6** *(zhaohai)*

Verlauf

Das außerordentliche Gefäß *ren mai* beginnt wie die außerordentlichen Gefäße *chong mai* und *du mai* in der kleinen Beckenregion *(bao zhong)* bzw. nach einigen Autoren bei den Nieren, verbindet sich mit den Urogenitalorganen und taucht in der Perineumgegend bei **Ren 1** *(huiyin)* an der Oberfläche auf. Von dort zieht der **äußere** Verlauf des *ren mai* entlang der vorderen Medianlinie über das Abdomen, die Brustregion, den Hals und endet am Kinn in der Mentolabialfurche bei **Ren 24** *(chengjiang),* wo er die Ma-Hauptleitbahn und das außerordentliche Gefäß *du mai* trifft. Von hier zieht das Gefäß nach **innen,** windet sich um die innere Lippenregion herum, verbindet sich mit dem außerordentlichen Gefäß *du mai* bei **Du 28** *(yinjiao)* unter dem oberen Frenulum, teilt sich dann in **2 Äste** auf, die jeweils den Orbitaunterrand bei **Ma 1** *(chengqi)* erreichen, wo sie die Ma-Hauptleitbahn sowie das außerordentliche Gefäß *yin qiao mai* kreuzen und in der Augenregion enden.

➢ Ein **innerer** Ast zieht von der Perineumgegend zur Wirbelsäule, durchdringt den Spinalkalanal bei **Du 1** *(changqiang)* und zieht in der Wirbelsäule entlang nach kranial.

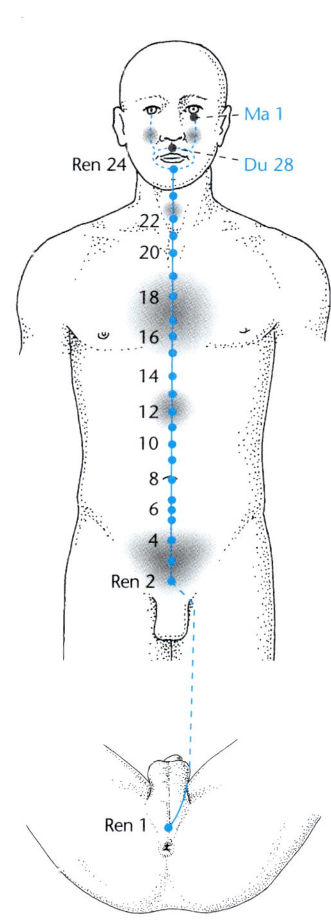

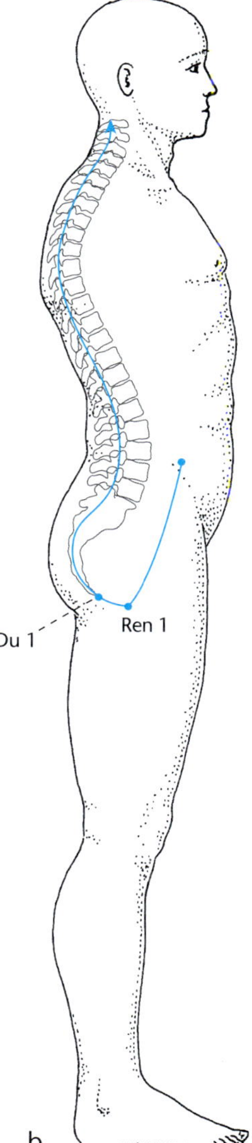

Kreuzungspunkte anderer Leitbahnen

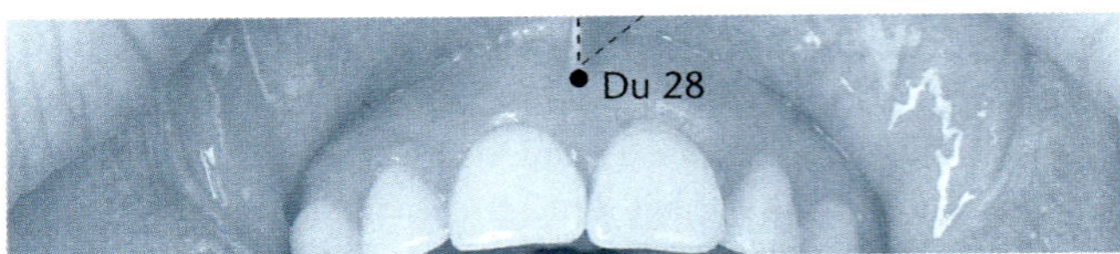

Du 28 *(yinjiao):* Innenseitig der Oberlippe im Bereich des Frenulumansatzes am oberen Zahnfleisch.

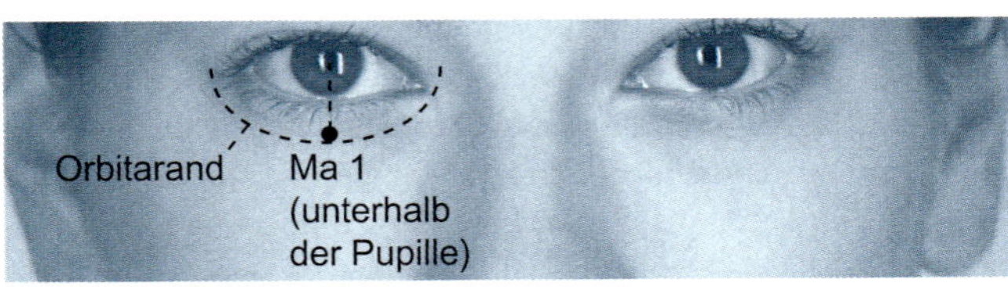

Ma 1 *(chengqi):* Beim Geradeausblicken auf einer Senkrechten durch die Pupillenmitte zwischen Augapfel und unterem Orbitarand.

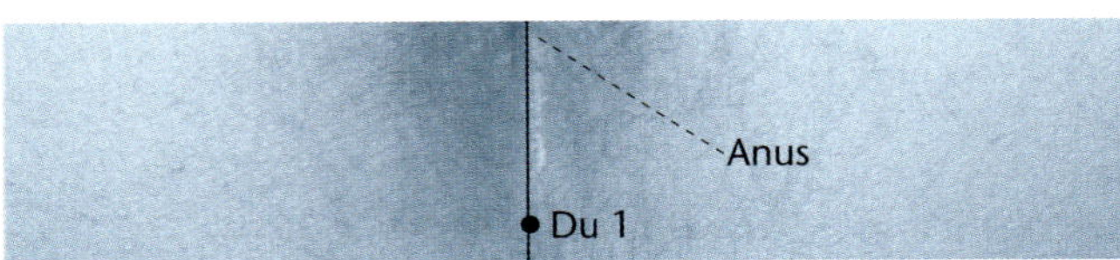

Du 1 *(changqiang):* In der dorsalen Medianlinie in der Mitte zwischen Steißbeinspitze und Anus.

Verbindung zu den Leitbahnen/Organen

- *du mai, chong mai,* Ni- und Ma-Hauptleitbahn
- Uterus, Niere

Klinische Bedeutung (➤ 1.7.2, ➤ 1.7.3)

- **See des** *yin-qi,* reguliert und zirkuliert *yin-qi* (eingeschlossen Blut, *jing* und Körperflüssigkeiten), um zu nähren und zu befeuchten
- Verbindet alle *yin*-Leitbahnen, besonders die des unteren Abdomen
- Kontrolliert die vordere Thoraxregion und das Abdomen
- Enge Verbindung zu den Funktionen der Abdominalorgane, besonders Niere, Blase, Uterus und Lunge
- Reguliert die Reproduktion
- Speichert *jing-qi,* das aus den *yin*-Leitbahnen überfließt
- Absorbiert Fülle aus den *yin*-Leitbahnen, v. a. stagnierendes *qi* und Blut

Anmerkungen zum *ren mai*

Das Gefäß *ren mai* bildet zusammen mit dem Gefäß *du mai* eine Ausnahme bei den acht außerordentlichen Gefäßen. Sie sind die einzigen der acht Gefäße, die über eigene Leitbahnpunkte verfügen, wohingegen die anderen nur durch Punkte der Hauptleitbahnen ziehen. Daher werden beide oft zusammen mit den Hauptleitbahnen genannt und als 14 Leitbahnen zusammengefasst. Dies ist aus Sicht der Leitbahnenergetik inkorrekt, da die außerordentlichen Gefäße sowohl entwicklungsgeschichtlich als auch funktionell eine Sonderstellung einnehmen (➤ 1.7).

Ebenso wie der *du mai* ist der *ren mai* nur am Körperrumpf und Kopf lokalisiert. Er verläuft also nicht entlang der Extremitäten, hat deshalb auch keine Extremitätenpunkte (und spezifischen Punkte wie z. B. die 5 Transport-*shu*-Punkte, *yuan*-Punkte), dafür aber einen ihm zugehörigen Öffnungspunkt bzw. Kardinalpunkt (➤ 8.2.8). Der *ren mai* ist das Meer des *yin* und regiert alles *yin* im Körper. Entlang seinem Verlauf liegen die ventralen Aspekte der Energiezentren (oder Chakren nach yogischer Tradition). In der daoistischen Tradition werden drei Energiezentren auf der Vorderseite beschrieben, die 3 Zinnoberfelder *(dan tian)*. Diese nehmen in der *qi-gong*-Praxis als Ausgangs- und Sammelort des *qi* eine bedeutende Rolle ein. Sie sind im *ren-mai*-Verlauf lokalisiert, entsprechen aber nicht einem einzelnen Punkt, sondern eher Arealen.

Der *ren mai* verläuft auf der *yin*-Seite des Körpers und auf ihr verteilen sich viele *mu*-Punkte, die eine direkte Wirkung auf die *zang-fu*-Organe besitzen sowie viele Kreuzungspunkte mit anderen Leitbahnen. Dies unterstreicht die überragende Bedeutung des *ren mai.*

Spezifische Punkte nach ihrer Funktion

- *luo*-**Punkt (➤ 8.2.2): Ren 15** *(jiuwei)*
- **Einflussreicher** *hui*-**Punkt (➤ 8.2.7):**
  - *qi:* **Ren 17** *(danzhong)*
  - *fu*-**Organe: Ren 12** *(zhongwan)*
- **Öffnungspunkt (➤ 8.2.8): Lu 7** *(lieque)*
- **Ankopplungspunkt (➤ 8.2.8): Ni 6** *(zhaohai)*
- **Kreuzungs-***jiaohui*-**Punkte (➤ 8.2.10):**
  - *ren mai* mit dem *chong mai* und *du mai*: **Ren 1** *(huiyin)*
  - *ren mai* mit der Le-Leitbahn: **Ren 2** *(qugu)*
  - *ren mai* mit der Mi-, Le-, Ni-Leitbahn: **Ren 3** *(zhongji)*, **Ren 4** *(guanyuan)*
  - *ren mai* mit dem *chong mai* und der Ni-Leitbahn[1]: **Ren 7** *(yinjiao)*
  - *ren mai* mit der Mi-Leitbahn und Ma-Leitbahn[1]: **Ren 10** *(xiawan)*
  - *ren mai* mit der Dü-, SJ[1]- und Ma-Leitbahn: **Ren 12** *(zhongwan)*
  - *ren mai* mit der Ma- und Dü-Leitbahn: **Ren 13** *(shangwan)*
  - *ren mai* mit der Mi[1]-, Ni-, Dü[1]- und SJ-Leitbahn: **Ren 17** *(danzhong)*
  - *ren mai* mit dem *yin wei mai:* **Ren 22** *(tiantu)*, **Ren 23** *(lianquan)*
  - *ren mai* mit dem *du mai,* der Di- und Ma-Leitbahn: **Ren 24** *(chengjiang)*
  - Anderer Leitbahnen mit dem *ren mai:* **Du 28, Ma 1, Du 1**
- **Himmelsfensterpunkt (➤ 8.2.12): Ren 22** *(tiantu)*
- **Punkt der vier Meere (➤ 8.2.13), des Meeres des** *qi*: **Ren 17** *(danzhong)*
- *Sun-Si-Miao*-**Geist-Punkte (➤ 8.2.15): Ren 1** *(huiyin)*, **Ren 24** *(chengjiang)*
- **Weitere funktionelle Punkte:**
  - *mu*-Punkt der Blase: **Ren 3** *(zhongji)*
  - *mu*-Punkt des Dünndarms: **Ren 4** *(guanyuan)*
  - *mu*-Punkt des *san jiao:* **Ren 5** *(shimen)*
  - wichtiger, allgemeiner Tonisierungs-Punkt: **Ren 6** *(qihai)*
  - *mu*-Punkt des Magens: **Ren 12** *(zhongwan)*
  - *mu*-Punkt des Herzens: **Ren 14** *(juque)*
  - *mu*-Punkt des Perikards: **Ren 17** *(danzhong)*

[1] Nur bei einigen Autoren genannt.

Spezifische Punkte in Verlaufsrichtung (numerisch)

- **Ren 1** *(huiyin):* Kreuzungs-*jiaohui*-Punkt mit dem *chong mai* und *du mai* (➤ 8.2.10), *Sun-Si-Miao*-Geist-Punkt (➤ 8.2.15)
- **Ren 2** *(qugu):* Kreuzungs-*jiaohui*-Punkt mit der Le-Leitbahn (➤ 8.2.10)
- **Ren 3** *(zhongji): mu*-Punkt der Blase (➤ 8.2.5), Kreuzungs-*jiaohui*-Punkt mit der Mi-, Le-, Ni-Leitbahn (➤ 8.2.10)
- **Ren 4** *(guan yuan): mu*-Punkt des Dünndarms (➤ 8.2.5), Kreuzungs-*jiaohui*-Punkt mit der Mi-, Le-, Ni-Leitbahn (➤ 8.2.10)
- **Ren 5** *(shimen): mu*-Punkt des *san jiao* (➤ 8.2.5)
- **Ren 6** *(qihai):* Wichtiger, allgemeiner Tonisierungs-Punkt
- **Ren 7** *(yinjiao):* Kreuzungs-*jiaohui*-Punkt mit dem *chong mai* und der Ni-Leitbahn (➤ 8.2.10)
- **Ren 10** *(xiawan):* Kreuzungs-*jiaohui*-Punkt mit der Mi-Leitbahn und Ma-Leitbahn[1] (➤ 8.2.10)
- **Ren 12** *(zhongwan):* Einflussreicher *hui*-Punkt (➤ 8.2.7) der *fu*-Organe, Kreuzungs-*jiaohui*-Punkt mit der Dü-, SJ[1]- und Ma-Leitbahn (➤ 8.2.10), *mu*-Punkt des Magens (➤ 8.2.5)
- **Ren 13** *(shangwan):* Kreuzungs-*jiaohui*-Punkt mit der Ma- und Dü-Leitbahn (➤ 8.2.10)
- **Ren 14** *(juque): mu*-Punkt des Herzens (➤ 8.2.5)
- **Ren 15** *(jiuwei): luo*-Punkt (➤ 8.2.2)
- **Ren 17** *(danzhong):* Einflussreicher *hui*-Punkt (➤ 8.2.7) des *qi*, Kreuzungs-*jiaohui*-Punkt (➤ 8.2.10) mit der Mi-, Ni-, Dü- und SJ-Leitbahn, *mu*-Punkt des Perikard (➤ 8.2.5), Punkt des Meeres des *qi*
- **Ren 22** *(tiantu):* Kreuzungs-*jiaohui*-Punkt mit dem *yin wei mai* (➤ 8.2.10); Himmelsfensterpunkt (➤ 8.2.12)
- **Ren 23** *(lianquan):* Kreuzungs-*jiaohui*-Punkt mit dem *yin wei mai* (➤ 8.2.10)
- **Ren 24** *(chengjiang):* Kreuzungs-*jiaohui*-Punkt mit dem *du mai,* der Di- und Ma-Leitbahn (➤ 8.2.10), *Sun-Si-Miao*-Geist-Punkt

luo-Gefäß des ren mai

Verlauf

Das *luo*-Gefäß des außerordentlichen Gefäßes *ren mai* (➤ 1.6) beginnt bei **Ren 15** *(jiuwei)* unterhalb des Processus xiphoideus (➤ 3) und verzweigt sich dann über die Abdomenhaut.

[1] Nur bei einigen Autoren genannt.

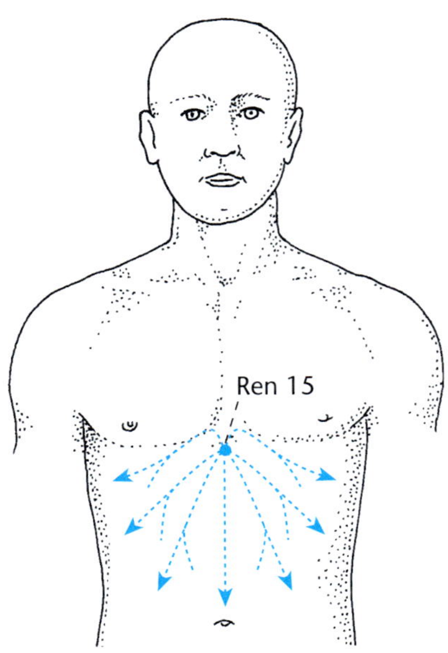

Klinische Bedeutung

Pathologie:

- **Fülle** *(shi)***:** Schmerzen der Abdomenhaut
- **Leere** *(xu)***:** Juckreiz der Abdomenhaut

Zusammentreffen des *yin huiyin*

Ren 1

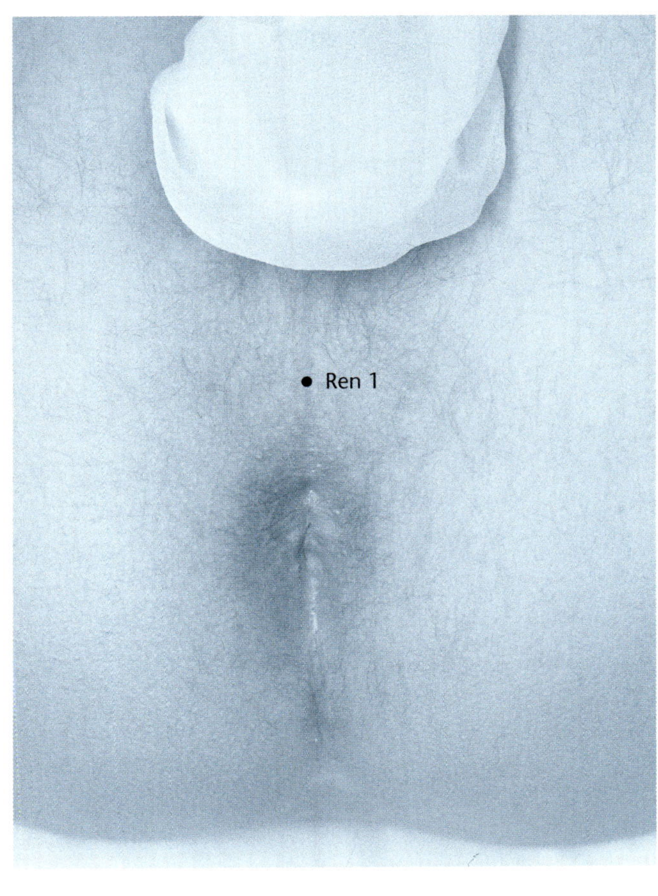

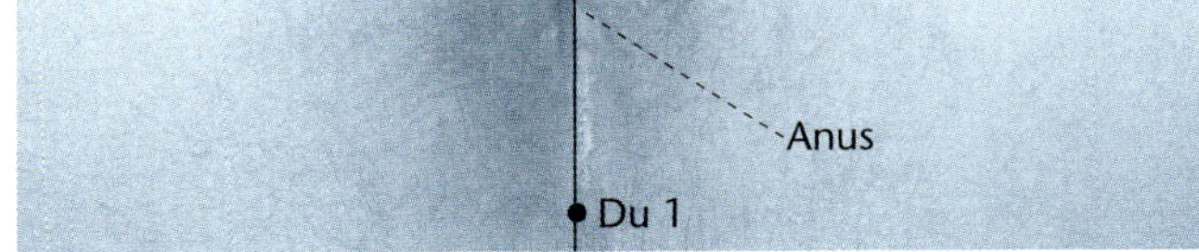

Lokalisation

In der Mitte des Perineums.

Finden

Bei Frauen: In der Mitte zwischen Anus und der hinteren Kommissur der Schamlippen. Bei Männern: In der Mitte zwischen Anus und Skrotumansatz.

Punktion

Senkrecht 0,5–1 cun. **Cave:** In der Schwangerschaft. Einigen klassischen Texten zufolge Nadelung verboten. Infektionsprophylaxe beachten.

Wirkung und wichtigste Indikationen

- **Reguliert die beiden unteren Öffnungen, beseitigt Feuchte-Hitze:** Defäkations- und Miktionsbeschwerden, Harnretention, Prostatitis, Erkrankungen der äußeren Genitalien, Rektumprolaps, Hämorrhoiden, Schmerzen in der Analregion, *shan*-Erkrankungen, Menstruationsstörungen (Amenorrhö, Zyklusunregelmäßigkeiten), Uterusprolaps
- **Beruhigt *shen*, belebt das Bewusstsein:** Als *Sun-Si-Miao*-Geist-Punkt bei Epilepsie und Manie, nach Ertrinkungstrauma (soll Wasser aus den Lungen treiben)

Besonderheiten

Kreuzungspunkt mit dem *du mai* und *chong mai. Sun Si-Miao*-Geist-Punkt, Alternativname nach Deadman, Al-Khafaji und Baker (2000) *gui cang* (Geist-Laden).

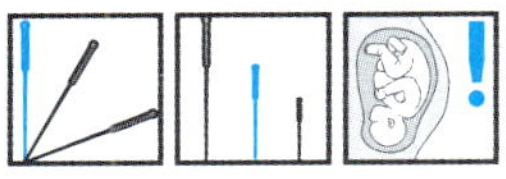

Ren 2

Gekrümmter Knochen *qugu*

Lokalisation

In der ventralen Medianlinie am Symphysenoberrand.

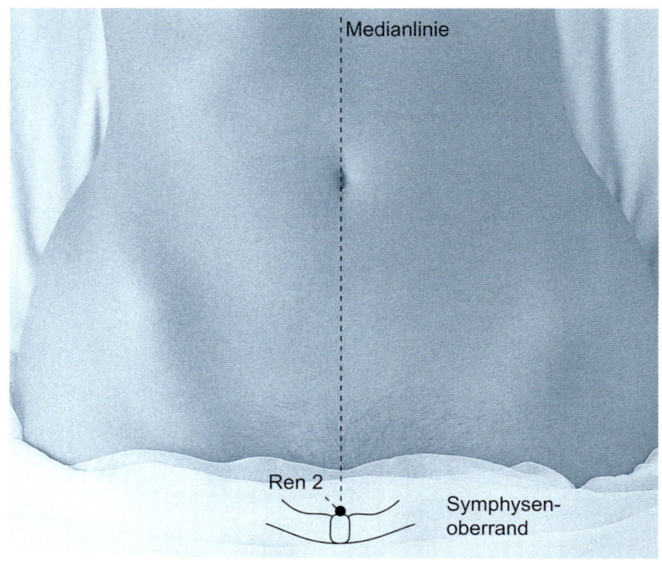

Finden

Der Symphysenoberrand ist im Bereich der Pubes in der Medianlinie zu tasten, **Ren 2** liegt direkt oberhalb des Randes.

Hinweis: Auf derselben Höhe liegen **Ni 11/Ma 30/Mi 12** (0,5/2/3,5 cun lateral der Medianlinie).

Punktion

Senkrecht 0,5–1 cun. **Cave:** Peritoneum, in der Schwangerschaft, volle Blase (vor der Punktion den Patienten bitten, die Blase zu entleeren).

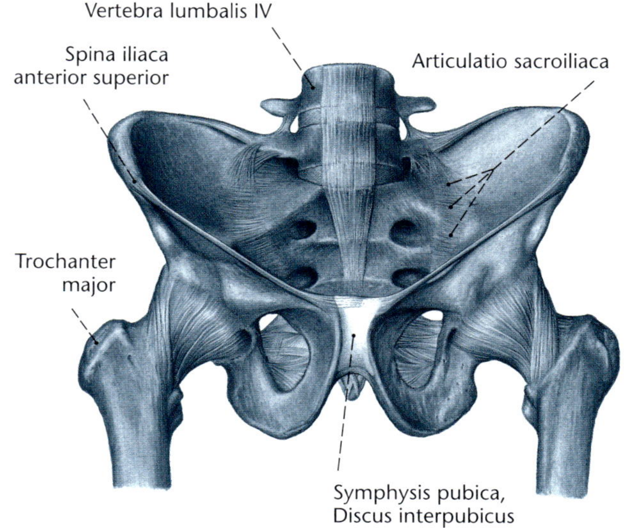

Wirkung und wichtigste Indikationen

- **Unterstützt die Miktion, wärmt** *yang* **und stärkt die Nieren:** Andrologisch-urologische Erkrankungen (Dysurie, Harnverhalt, -inkontinenz, Harnwegsinfekt, Ejakulationsstörungen, Impotenz, *shan*-Erkrankungen), extreme Erschöpfungszustände mit Kälte
- **Reguliert den unteren** *jiao:* Unterbauchbeschwerden, Menstruationsstörungen, Fluor vaginalis, Erkrankungen der äußeren Genitalien

Besonderheiten

Kreuzungspunkt mit der Le-Leitbahn.

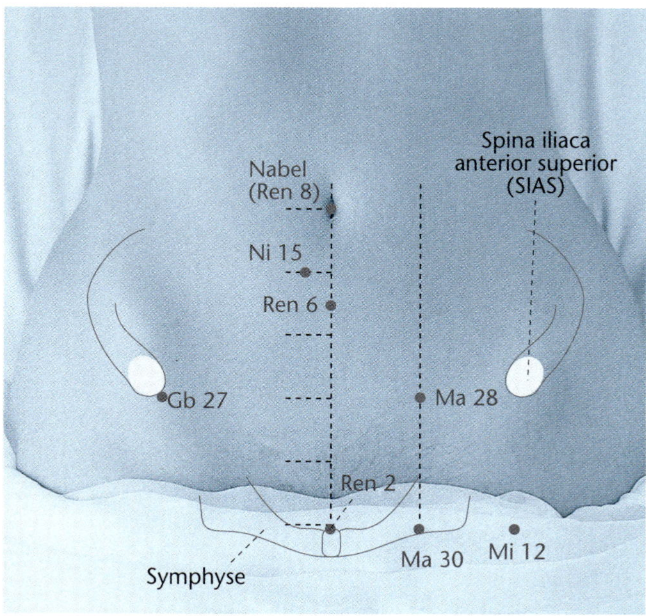

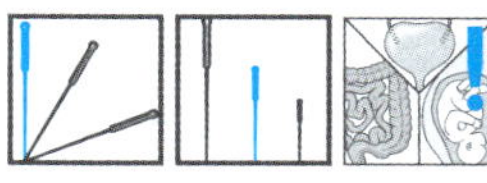

Mittlerer Pol *zhongji* Ren 3

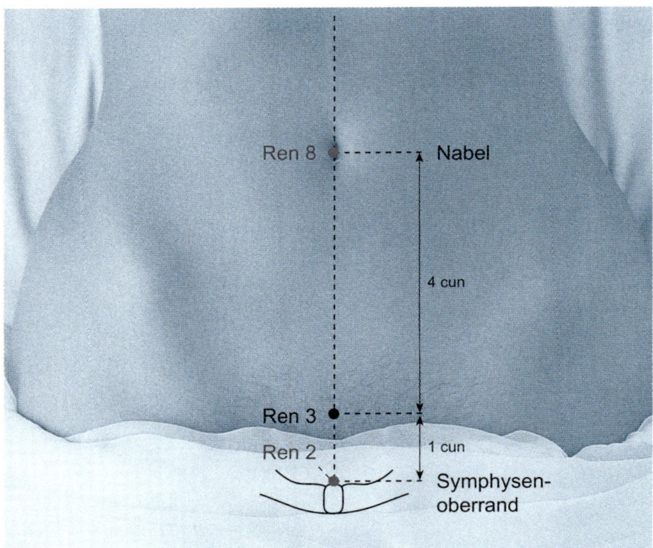

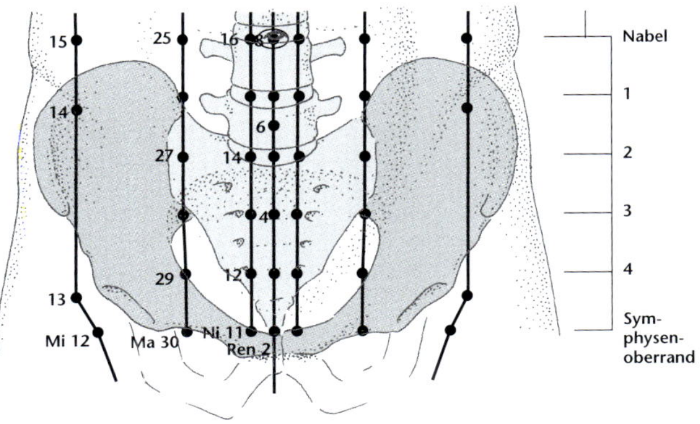

Lokalisation

In der ventralen Medianlinie 1 cun kranial vom Symphysenoberrand bzw. 4 cun kaudal vom Nabel.

Finden

Die Strecke zwischen Nabelmitte und Symphysenoberrand wird in 5 Körper-cun eingeteilt (Beachte: Proportionalmaß ➤ 2. 2). **Ren 3** liegt auf dieser Einteilung 1 cun kranial von der Mitte des Symphysenoberrands.

Hinweis: Auf derselben Höhe liegen **Ni 12/Ma 29/Ex-CA 1** *(zigong)* (0,5/2/3 cun lateral der Medianlinie).

Punktion

Senkrecht 0,5–1 cun. **Cave:** Peritoneum, in der Schwangerschaft, volle Blase (vor der Punktion den Patienten bitten, die Blase zu entleeren).

Wirkung und wichtigste Indikationen

- **Unterstützt die Blase, leitet Feuchtigkeit und Feuchte-Hitze aus, löst Stagnation, unterstützt den unteren** *jiao:* Urologisch-andrologische Erkrankungen (Miktionsbeschwerden, Ödeme, Juckreiz, Schmerzen und Schwellungen in der Genitalregion, *shan*-Erkrankungen, Prostatitis, sexuelle Funktionsstörungen wie Impotenz und Ejakulationsstörungen)
- **Reguliert die Menstruation:** Menstruationsbeschwerden, *ben tun qi* (Rennendes Ferkel-*qi*)
- **Tonisiert die Nieren (häufigerer Einsatz dafür ist Ren 4), lokal:** Beschwerden der Lumbalregion

Besonderheiten

mu-Punkt der Blase, Kreuzungspunkt mit der Le-, Ni- und Mi-Leitbahn. Wichtiger Punkt bei Erkrankungen des Urogenitaltrakts.

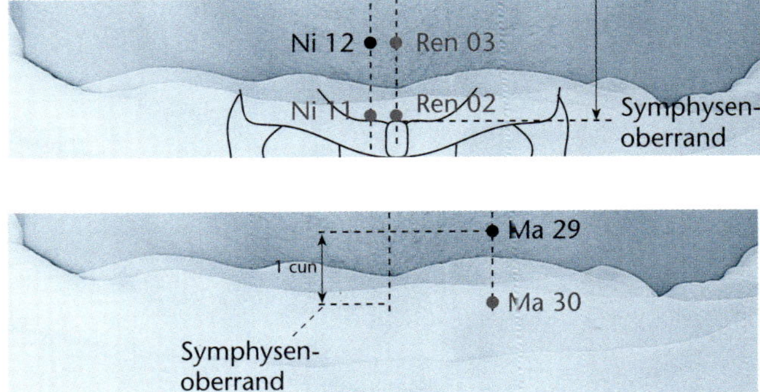

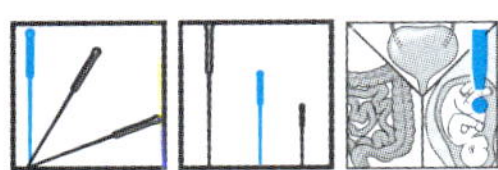

Ren 4

Grenztor zum Urspungs-*qi guanyuan*

Lokalisation

In der ventralen Medianlinie 2 cun kranial vom Symphysenoberrand bzw. 3 cun kaudal vom Nabel.

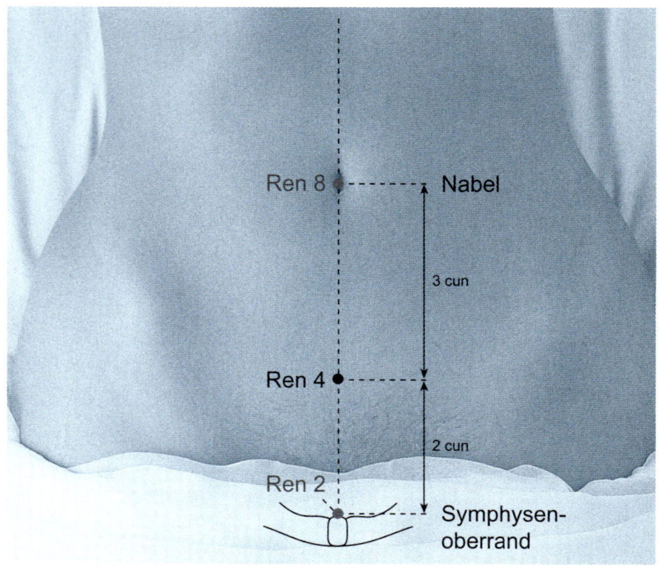

Finden

Die Strecke zwischen Nabelmitte und Symphysenoberrand wird in 5 Körper-cun eingeteilt (Beachte: Proportionalmaß ➢ 2.2). **Ren 4** liegt auf dieser Einteilung entweder 2 cun kranial vom Symphysenoberrand oder 3 cun kaudal vom Nabel.

Hinweis: Auf derselben Höhe liegen **Ni 13**/**Ma 28** (0,5/2 cun lateral der Medianlinie) und die drei Extrapunkte **Ex-CA** *(yijing)*/*(qimen)*/*(tituo)* (1/3/4 cun lateral der Medianlinie). Ca. auf derselben Höhe liegt **Gb 27** (vor und medial der SIAS).

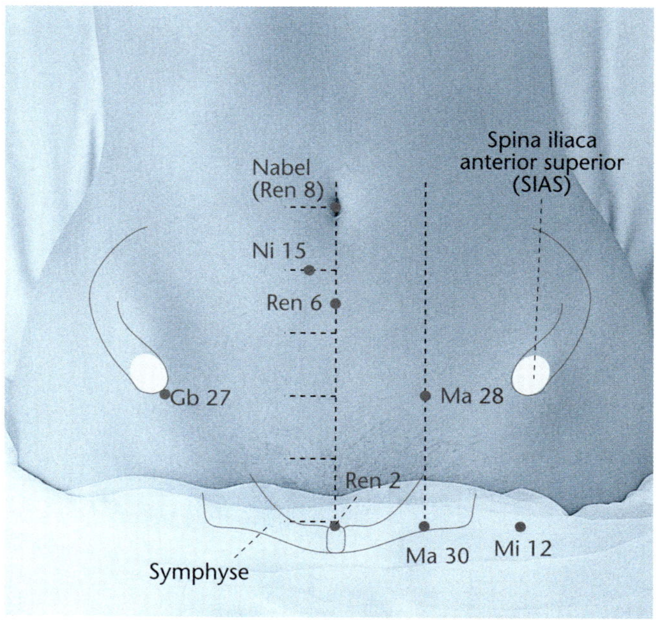

Punktion

Senkrecht 0,5–1 cun oder schräg nach inferior 1–1,5 cun. **Cave:** Peritoneum, in der Schwangerschaft, volle Blase (vor der Punktion den Patienten bitten, die Blase zu entleeren). Moxibustion des Punktes ist bei Schwächezuständen empfohlen.

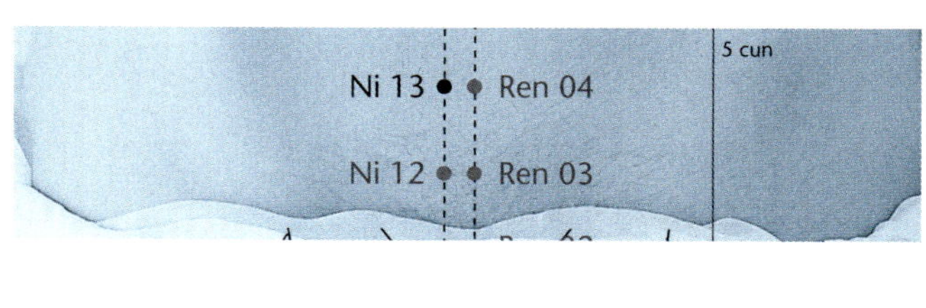

Wirkung und wichtigste Indikationen

Stärkt das *yuan-qi,* **stärkt die Essenz-***jing,* **stärkt und nährt die Nieren, wärmt und stärkt die Milz, unterstützt den Uterus, reguliert den unteren** *jiao:* Schwächezustände, Rekonvaleszenz, gynäkologische Erkrankungen, sexuelle Funktionsstörungen, Diarrhö, Stuhlinkontinenz bei Älteren, *shan*-Erkrankungen, urologische Erkrankungen (Harnretention, Dysurie, Ödeme), Schwäche, Schmerzen und Kältegefühle in der Lumbalregion.

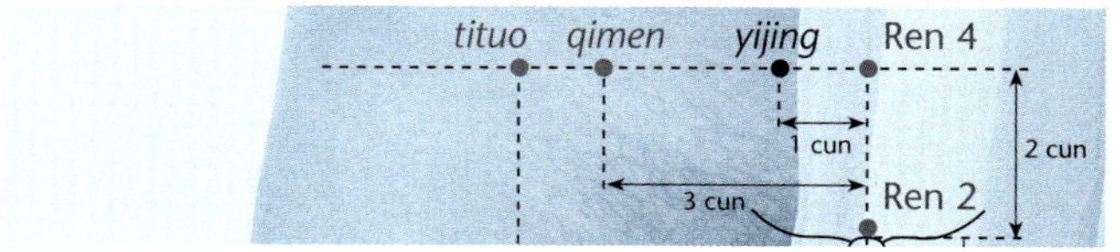

Besonderheiten

mu-Punkt des Dünndarms, Kreuzungspunkt mit der Mi-, Ni- und Le-Leitbahn. Wichtiger Tonisierungspunkt. Ein Hauptpunkt bei Urogenitalerkrankungen (v. a. gynäkologischer Bereich).

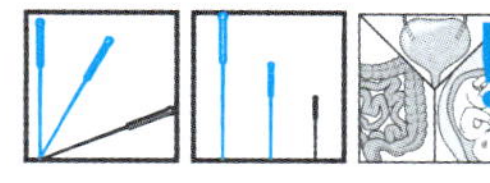

Stein-Tor *shimen* Ren 5

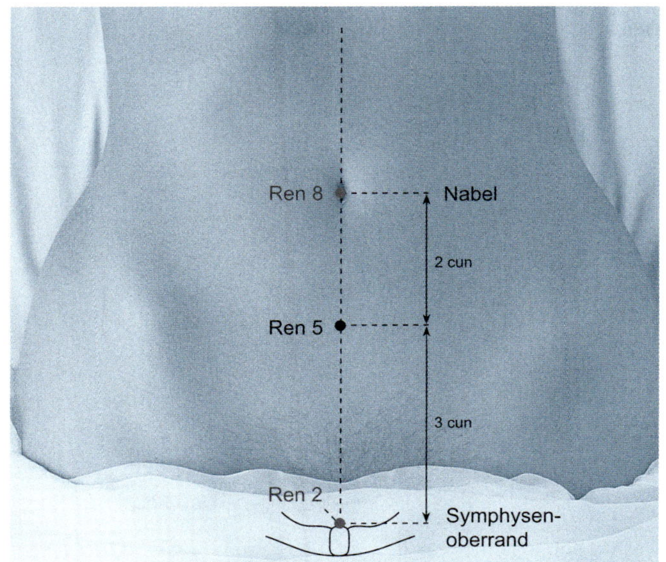

Lokalisation

In der ventralen Medianlinie, 2 cun kaudal vom Nabel bzw. 3 cun kranial vom Symphysenoberrand.

Finden

Die Strecke zwischen Nabelmitte und Symphysenoberrand wird in 5 Körper-cun eingeteilt (Beachte: Proportionalmaß ➤ 2.2). Von der Nabelmitte aus 2 cun nach kaudal messen, hier liegt **Ren 5.**

Hinweis: Auf derselben Höhe liegen **Ni 14/Ma 27** (0,5/2 cun lateral der Medianlinie).

Punktion

Senkrecht 0,8–1,5 cun. **Cave:** Peritoneum, in der Schwangerschaft.

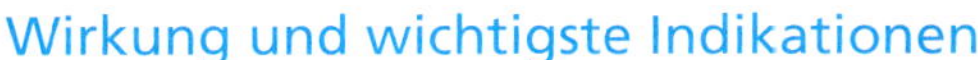

Wirkung und wichtigste Indikationen

- **Bewegt und unterstützt die Wasserwege:** Miktionsstörungen (wie erschwertes Wasserlassen, Harnverhalt, Dysurie), Ödeme, Diarrhö
- **Reguliert** *qi* **im unteren** *jiao*, **mildert Schmerzen:** Schmerzen im Unterbauch und periumbilikal, Schmerzen und Juckreiz in der Genitalregion, *ben tun qi* (Rennendes Ferkel-*qi*)
- **Reguliert den Uterus:** Verlängerter Lochialfluss, uterine Blutungen, abdominale Massen, Fluor vaginalis

Besonderheiten

mu-Punkt des *san jiao.* In einigen klassischen Texten wird vor der Nadelung dieses Punktes bei Frauen wegen Gefahr der Infertilität gewarnt (Namensbezug: Unfruchtbare Frauen wurden als „Steinfrau" bezeichnet). In moderneren Texten erfolgt keine diesbezügliche Warnung.

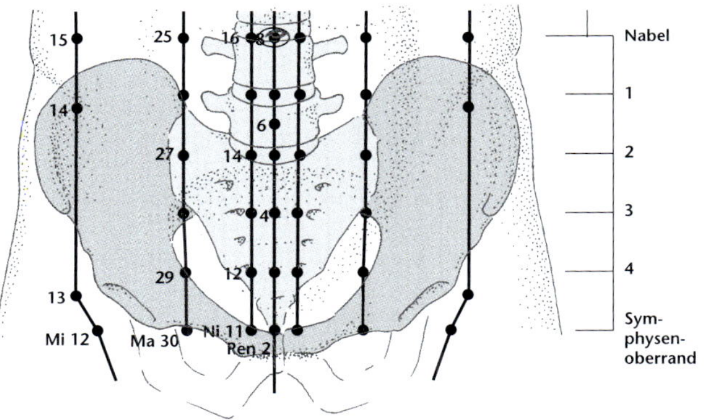

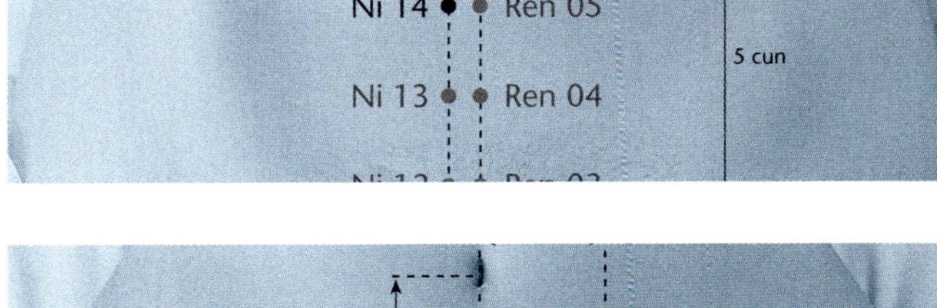

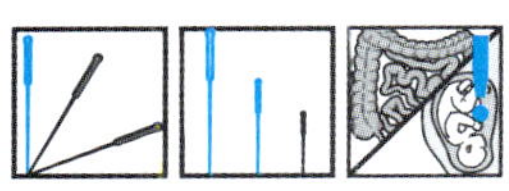

Ren 6

Meer des Ursprungs-*qi qihai*

Lokalisation

In der ventralen Medianlinie, 1,5 cun kaudal vom Nabel bzw. 3,5 cun kranial vom Symphysenoberrand.

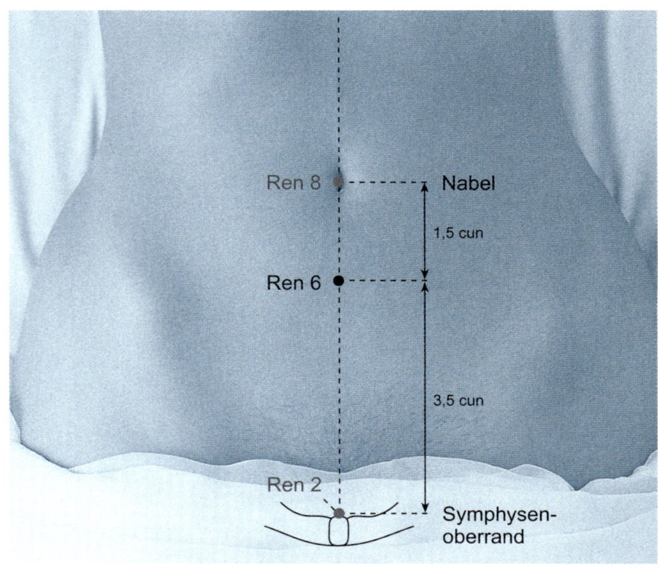

Finden

Die Strecke zwischen Nabelmitte und Symphysenoberrand wird in 5 Körper-cun eingeteilt (Beachte: Proportionalmaß ➤ 2.2). **Ren 6** liegt auf dieser Einteilung in der Medianlinie 1,5 cun kaudal vom Nabel bzw. 3,5 kranial vom Symphysenoberrand.

Punktion

Senkrecht 0,8–1,5 cun. **Cave:** Peritoneum, in der Schwangerschaft. Moxibustion empfohlen.

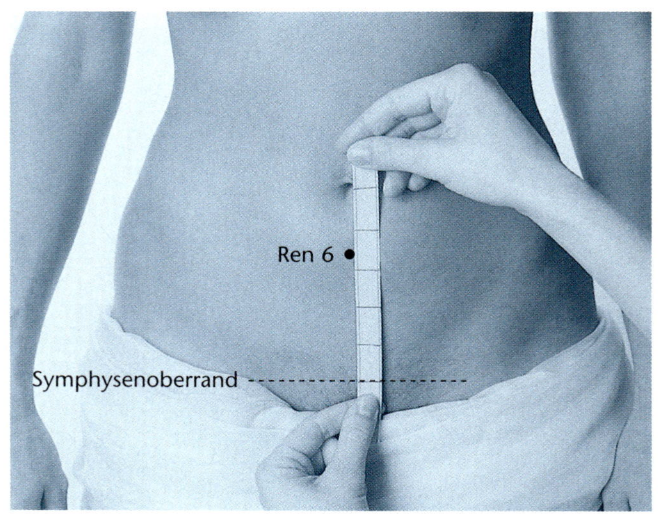

Wirkung und wichtigste Indikationen

Stärkt das *yuan-qi* sowie *qi* allgemein, stärkt die Nieren (v.a. *yang*), reguliert das *qi*, harmonisiert das Blut: Chronische Erschöpfungs- und Schwächezustände (*yang*-Mangel-Zustände), gynäkologische Erkrankungen (Menstruationsstörungen, auch durch Blut-Stase bedingt, Fertilitätsstörungen, Uterussenkung und -prolaps, Fluor vaginalis), sexuelle Funktionsstörungen (Impotenz, Ejakulationsstörungen), urologische Erkrankungen, Erkrankungen des Magen-Darm-Trakts.

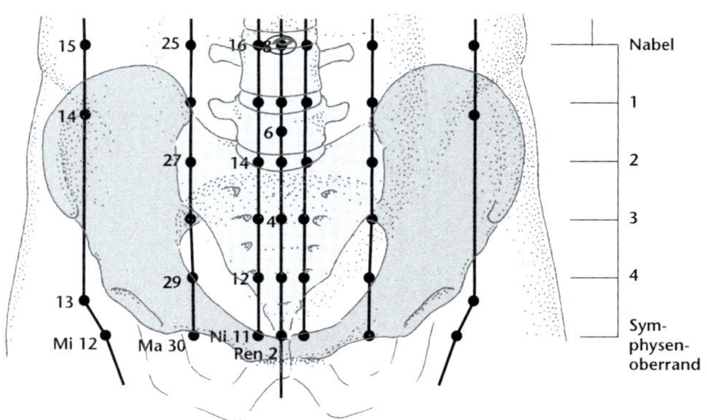

Besonderheiten

Wichtiger Tonisierungspunkt bei physisch-psychischer Erschöpfung, stärkt v. a. *qi* und *yang* mit Moxibustion. Einer der bedeutendsten Akupunkturpunkte.

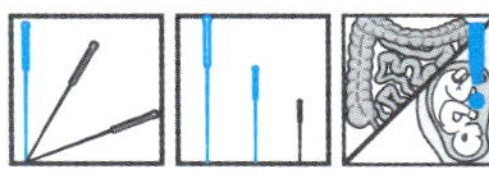

yin-Kreuzung *yinjiao* Ren 7

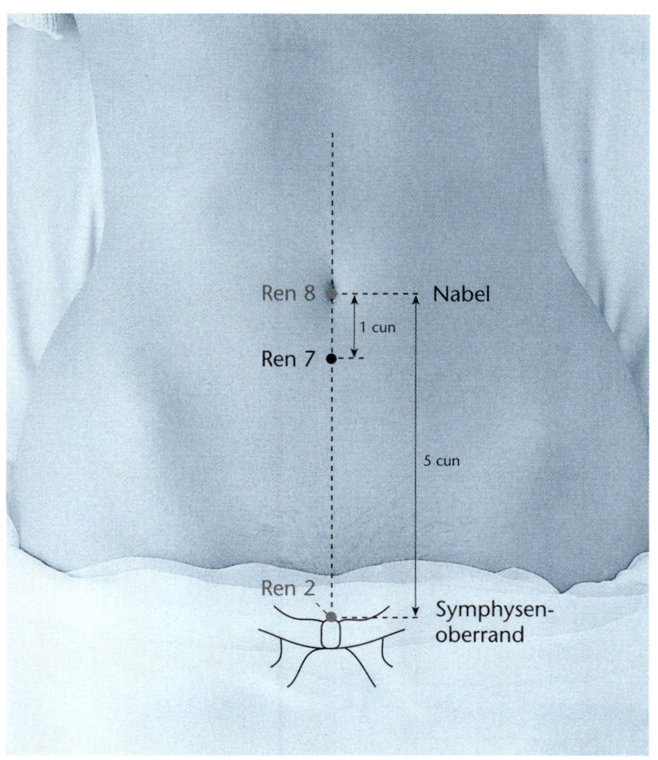

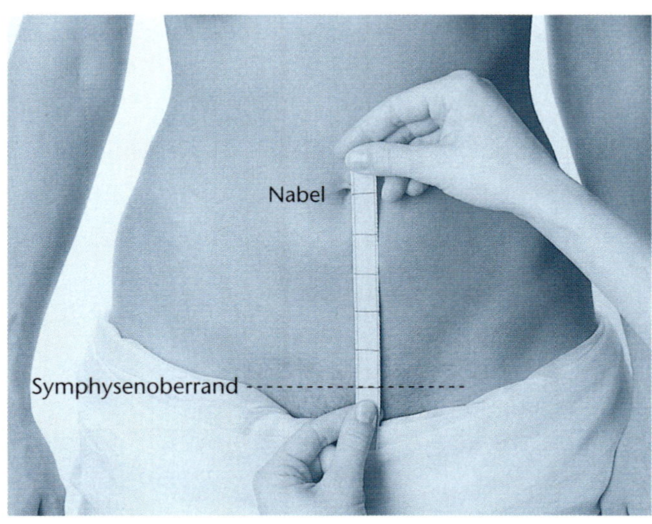

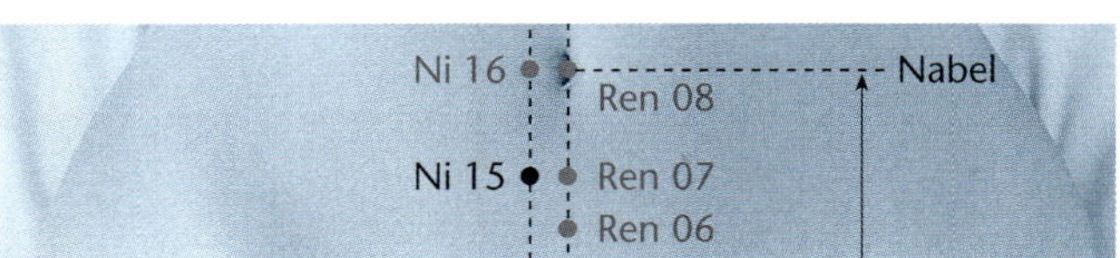

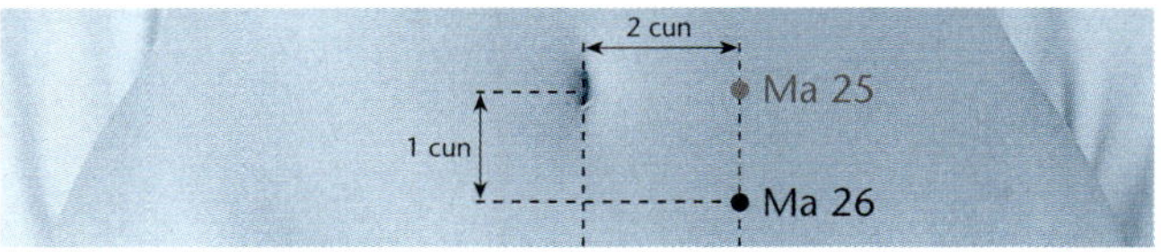

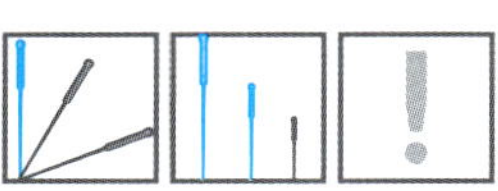

Lokalisation

In der ventralen Medianlinie, 1 cun kaudal vom Bauchnabel.

Finden

Die Strecke zwischen Nabelmitte und Symphysenoberrand wird in 5 Körper-cun eingeteilt (Beachte: Proportionalmaß ➤ 2.2). Von der Nabelmitte aus 1 cun nach kaudal messen, hier liegt **Ren 7.**

Hinweis: Auf derselben Höhe liegen **Ni 15/Ma 26** (0,5/2 lateral der Medianlinie).

Punktion

Senkrecht 0,8–1,5 cun. **Cave:** Peritoneum, in der Schwangerschaft.

Wirkung und wichtigste Indikationen

- **Reguliert die Menstruation:** Unregelmäßige Menstruation, Amenorrhö, uterine Blutungen, persistierender Lochialfluss, Fluor vaginalis
- **Reguliert den *qi*-Fluss in Unterbauch und Genitalien:** Periumbilikale Schmerzen, bis in die Genitalien ausstrahlende Unterbauchschmerzen, *shan*-Erkrankungen, Infertilität, Fluor vaginalis, Pruritus genitalis, Harn- und Stuhlretention, persistierender Lochialfluss, *ben tun qi* (Rennendes Ferkel-*qi*), Beschwerden in der Lumbalregion und den unteren Extremitäten

Besonderheiten

Kreuzungspunkt mit der Ni-Leitbahn und dem *chong mai.*

Ren 8 Palasttor des Geistes *shenque*

Lokalisation

Im Zentrum des Bauchnabels.

Finden

Ren 8 im Zentrum des Bauchnabels lokalisieren.

Hinweis: Auf derselben Höhe liegen **Ni 16/Ma 25/Mi 15** (0,5/2/4 cun lateral der Medianlinie) und **Gb 26** (auf einer Senkrechten durch das freie Ende der 11. Rippe auf Bauchnabelhöhe).

Punktion

Nadelung kontraindiziert! Nur indirekte Moxibustion z. B. auf Salz oder Ingwer, Moxazigarre, Moxakästchen.

Wirkung und wichtigste Indikationen

Wärmt und stabilisiert das ***yang*** **und den Darm:** Abominalbeschwerden und Diarrhö bei Leere-Kälte, periumbilikaler Bauchschmerz, Bewusstseinsverlust durch *yang*-Kollaps.

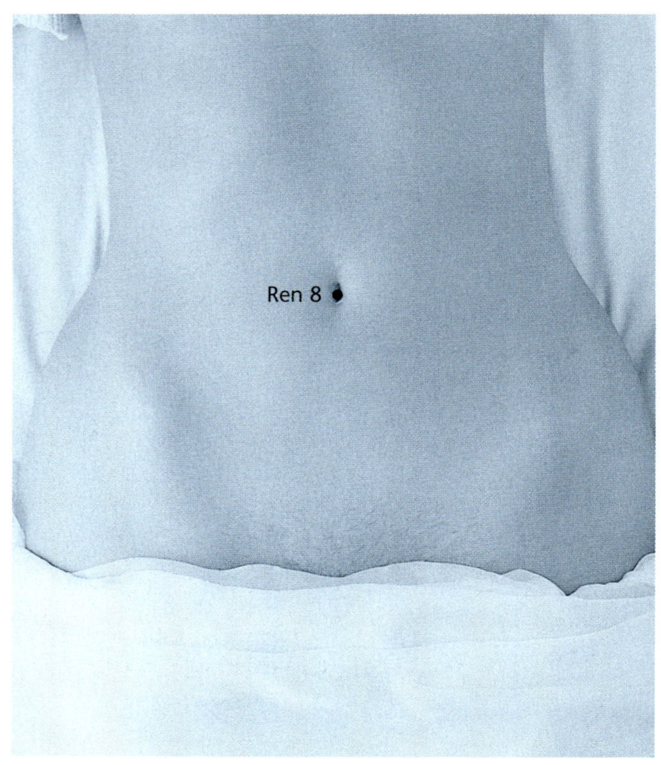

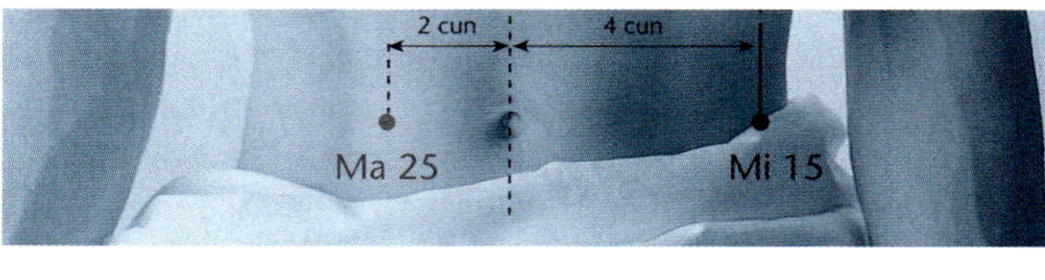

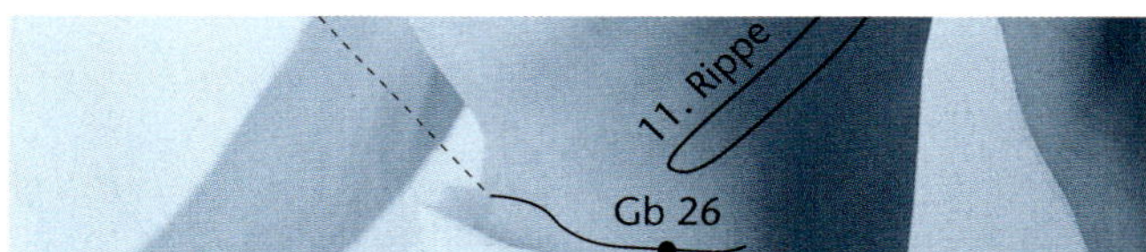

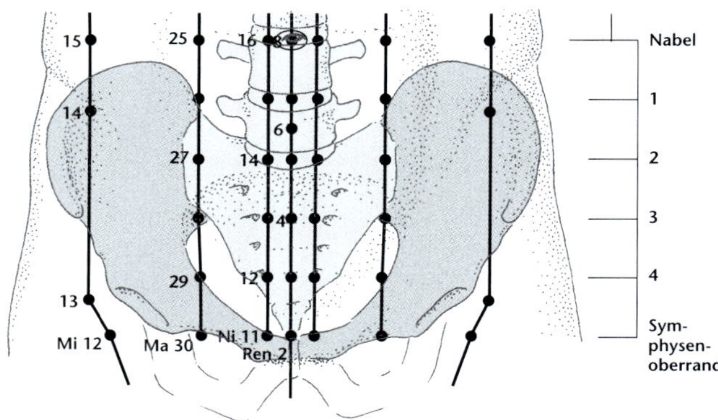

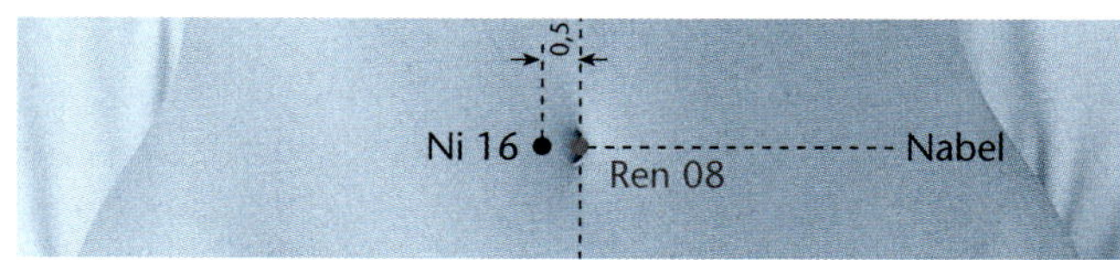

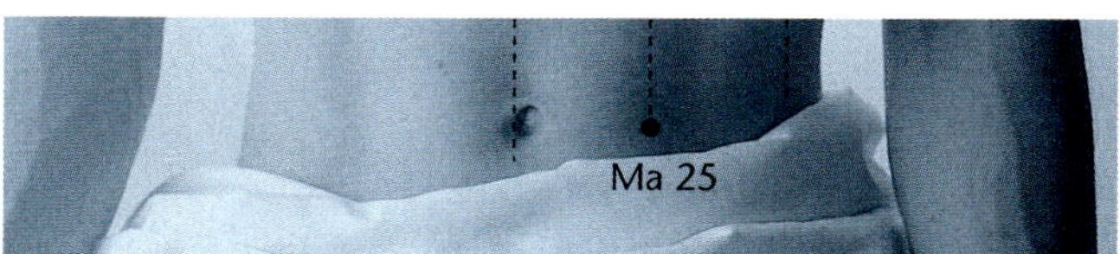

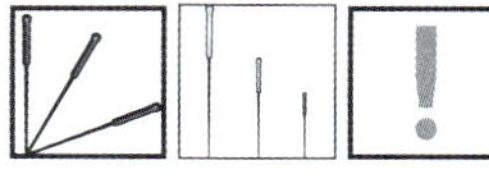

Wasserverteilung *shuifen*

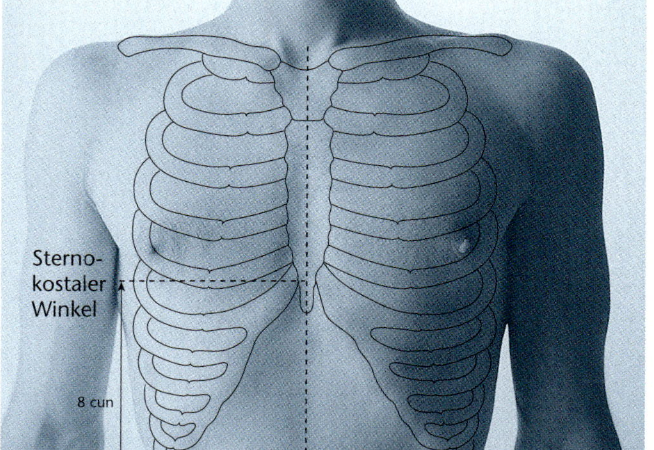

Lokalisation

In der ventralen Medianlinie 1 cun kranial vom Bauchnabel.

Finden

Die Strecke zwischen sternokostalem Winkel (➤ 3.5) und Nabel wird in 8 Körper-cun eingeteilt (Beachte: Proportionalmaß ➤ 2.2). Von der Nabelmitte aus 1 cun nach kranial messen, hier liegt **Ren 9.**

Hinweis: Auf derselben Höhe liegen **Ma 24** (2 cun lateral der Medianlinie) und ca. **Le 13** (am freien Ende der 11. Rippe).

Punktion

Senkrecht 0,8–1,5 cun. **Cave:** Peritoneum, in der Schwangerschaft.

Wirkung und wichtigste Indikationen

- **Reguliert die Wasserwege, beseitigt Ödeme:** Ödeme, Aszites (dann Moxibustion empfohlen)
- **Reguliert den Darm und zerstreut Ansammlungen:** Appetitlosigkeit, Säurereflux, Erbrechen, Schmerzen abdominal und periumbilikal, Borborygmen, Koliken, Diarrhö
- **Verzögerung des Fontanellenschlusses**

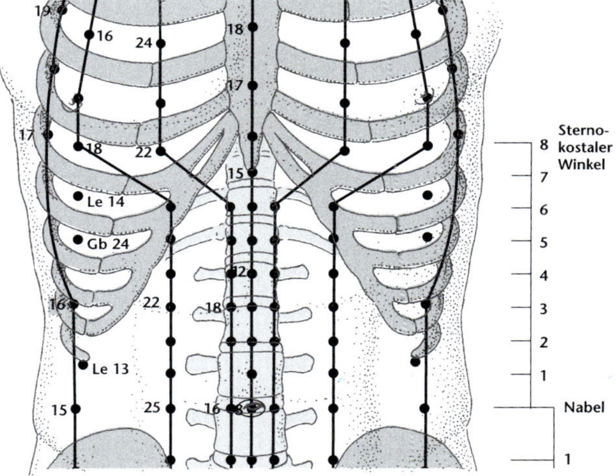

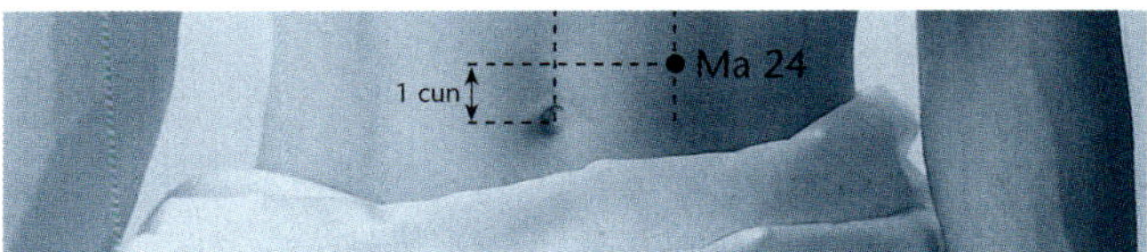

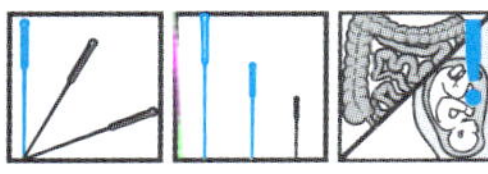

Ren 10 Untere Magengrube *xiawan*

Lokalisation

In der ventralen Medianlinie 2 cun kranial vom Bauchnabel.

Finden

Die Strecke zwischen sternokostalem Winkel (➤ 3.5) und Nabel wird in 8 Körper-cun eingeteilt (Beachte: Proportionalmaß ➤ 2.2). Von der Nabelmitte aus 2 cun nach kranial messen, hier liegt **Ren 10.**

Hinweis: Auf derselben Höhe liegen **Ni 17/Ma 23/Ex-CA** *(weishang)* (0,5/2/4 cun lateral der Medianlinie).

Punktion

Senkrecht 0,8–1,5 cun. **Cave:** Peritoneum, in der Schwangerschaft.

Wirkung und wichtigste Indikationen

Tonisiert und reguliert Milz- und Magen-*qi*, zerstreut Nahrungsstagnation: Appetitlosigkeit, Übelkeit, Erbrechen, Völlegefühl, Oberbauchschmerzen, Verdauungsstörungen.

Besonderheiten

Kreuzungspunkt mit der Mi- Leitbahn.

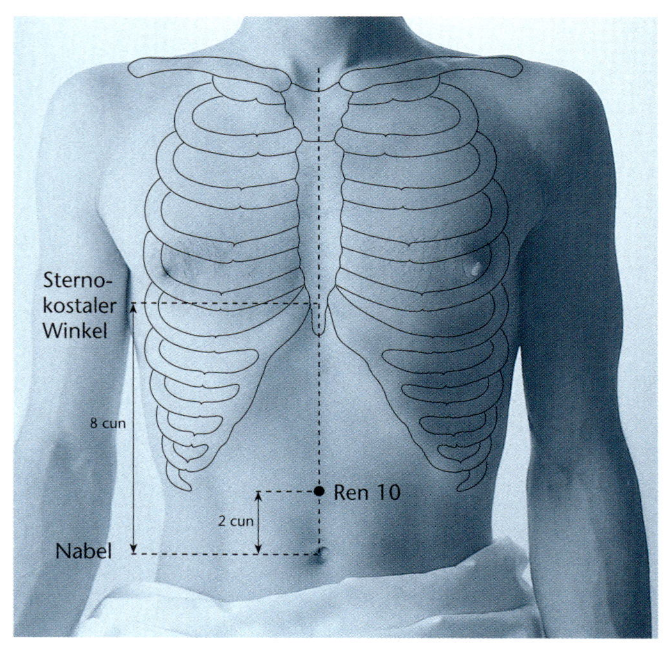

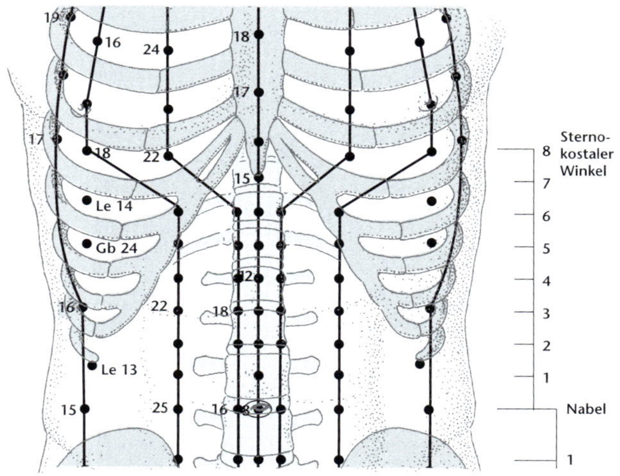

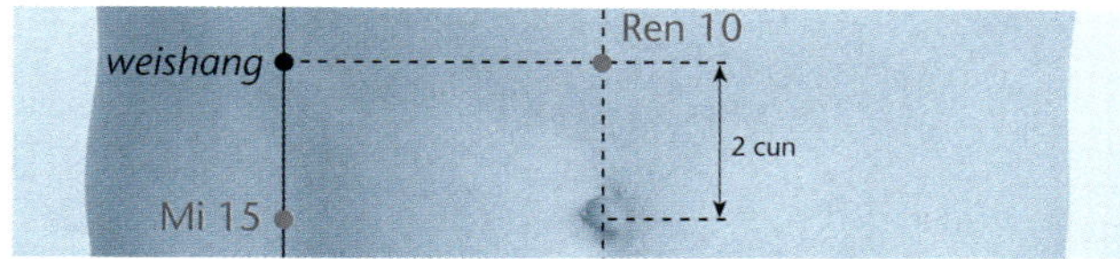

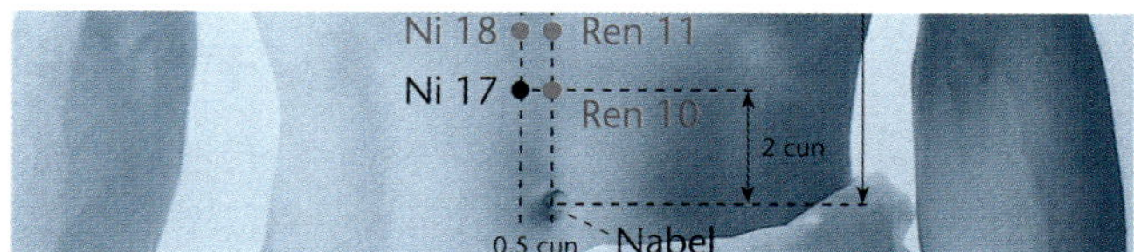

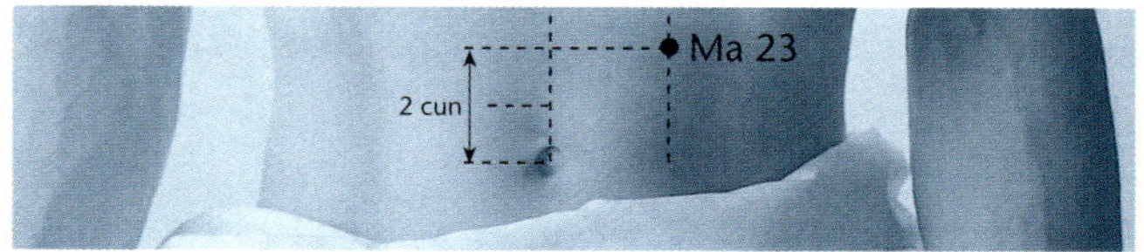

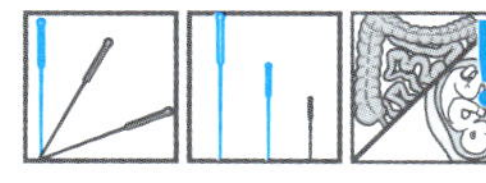

Stärkung des Inneren *jianli*

Ren 11

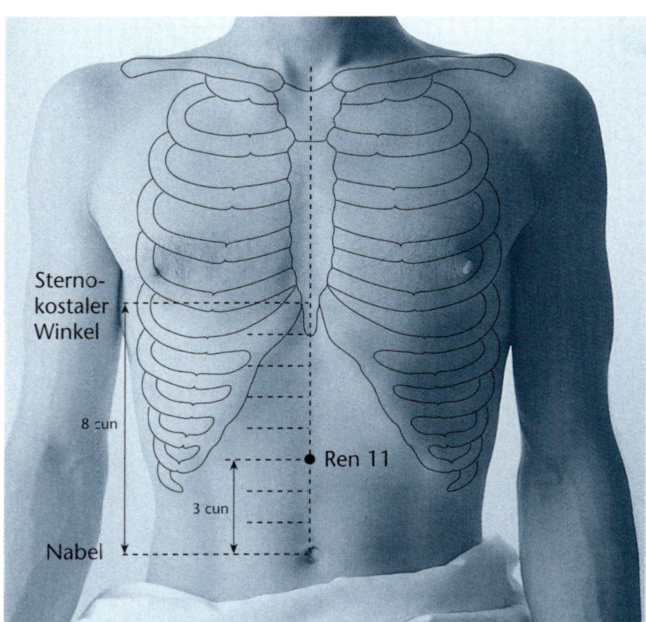

Lokalisation

In der ventralen Medianlinie 3 cun kranial vom Bauchnabel.

Finden

Die Strecke zwischen sternokostalem Winkel (➤ 2.5) und Nabel wird in 8 Körper-cun eingeteilt (Beachte: Proportionalmaß ➤ 2.2). Von der Nabelmitte aus 3 cun nach kranial messen, hier liegt **Ren 11.**

Hinweis: Auf derselben Höhe liegen **Ni 18/Ma 22/Mi 16** (0,5/2/4 cun lateral der Medianlinie).

Punktion

Senkrecht 0,8–1,5 cun. **Cave:** Peritoneum, in der Schwangerschaft.

Wirkung und wichtigste Indikationen

Harmonisiert den mittleren *jiao,* **reguliert** *qi:* Appetitlosigkeit, Übelkeit, Erbrechen, Völlegefühl, Meteorismus, Magenschmerzen, funktionelle Herzschmerzen, Ödeme.

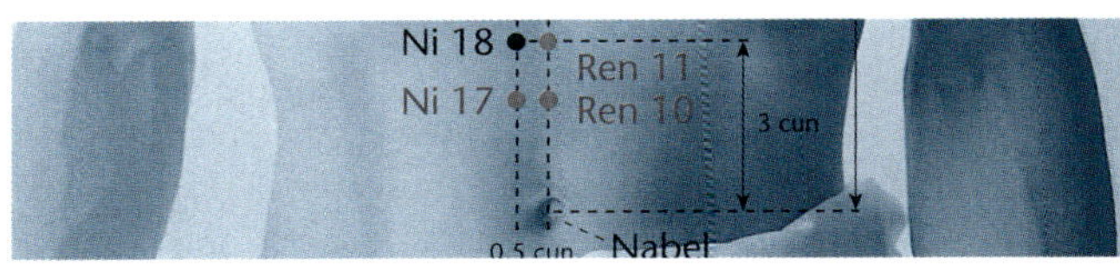

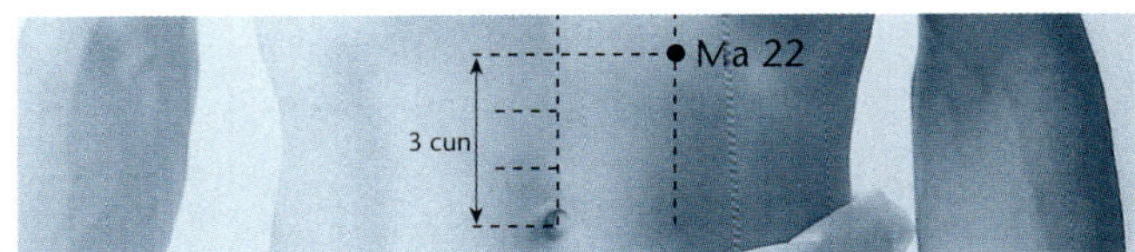

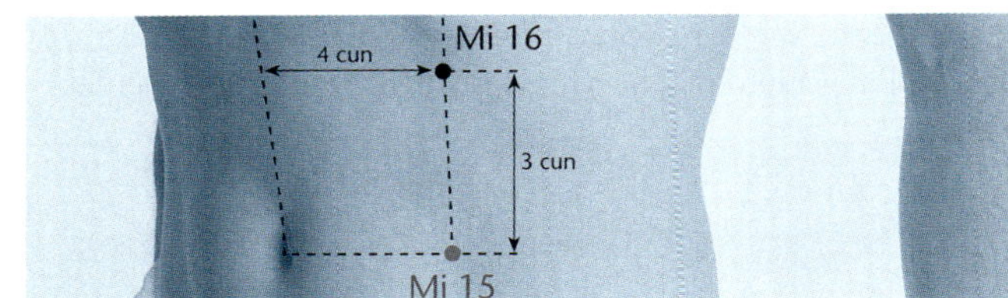

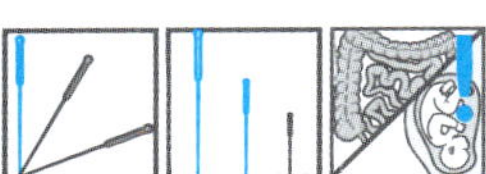

Ren 12

Mittlere Magengrube *zhongwan*

Lokalisation

In der ventralen Medianlinie, 4 cun kranial vom Nabel bzw. 4 cun kaudal vom sternokostalen Winkel.

Finden

Durch z. B. Handspanntechnik (➤ 2.3.3) den Streckenmittelpunkt zwischen sternokostalem Winkel und dem Nabel bestimmen und hier **Ren 12** lokalisieren.

Oder: Die Strecke zwischen sternokostalem Winkel (➤ 3.5) und Nabel wird in 8 Körper-cun eingeteilt (Beachte: Proportionalmaß ➤ 2.2). In der Medianlinie entweder 4 cun kranial vom Nabel oder 4 cun kaudal vom sternokostalen Winkel aus messen. Hier liegt **Ren 12.**

Hinweis: Auf derselben Höhe liegen **Ni 19/Ma 21** (0,5/2 cun lateral der Medianlinie).

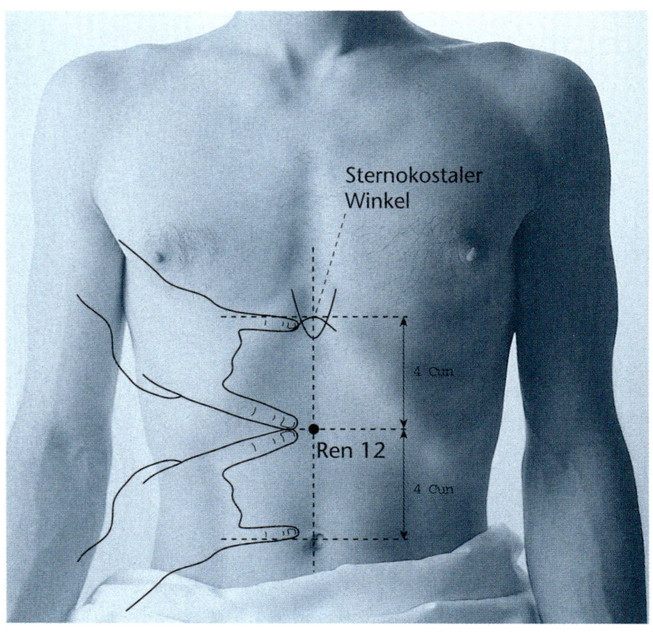

Punktion

Senkrecht 0,8–1,5 cun oder schräg in Richtung zu umliegenden Punkten (**Ma 21, Ren 10, Ren 15**). **Cave:** Peritoneum, in der Schwangerschaft. Moxibustion bei Indikation empfohlen.

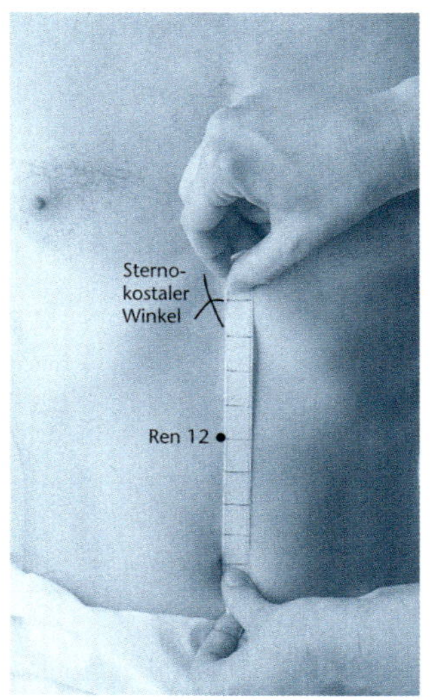

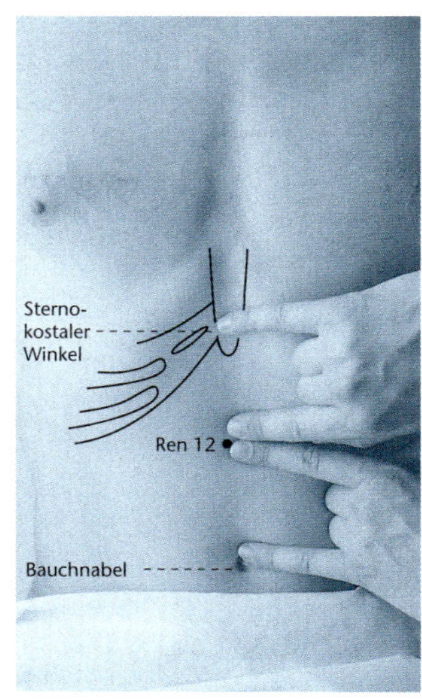

Wirkung und wichtigste Indikationen

Harmonisiert und stärkt den mittleren *jiao*, **reguliert** *qi*, **senkt gegenläufiges** *qi* **ab, mildert Schmerzen:** Erkrankungen des Magen-Darm-Trakts, „Feuchtigkeitsstörungen" im Körper: Erschöpfung, körperliches Schweregefühl, dumpfe und fixierte Schmerzen, trübe Körperabsonderungen

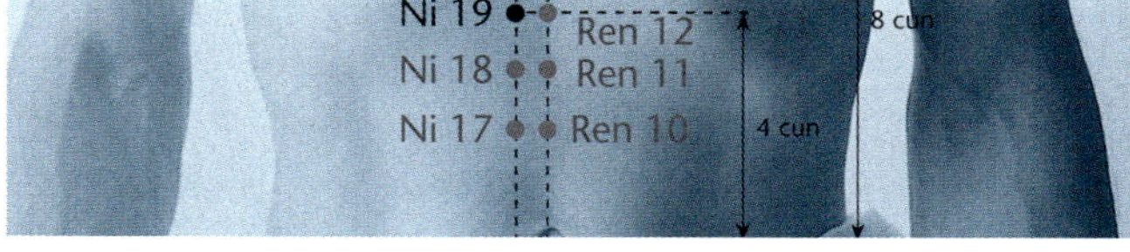

Besonderheiten

mu-Punkt des Magens, Kreuzungspunkt mit der Dü-, SJ- und Ma-Leitbahn, Einflussreicher-*hui*-Punkt (Meisterpunkt) der *fu*-Organe. Ein Hauptpunkt bei (funktionellen) Magenbeschwerden.

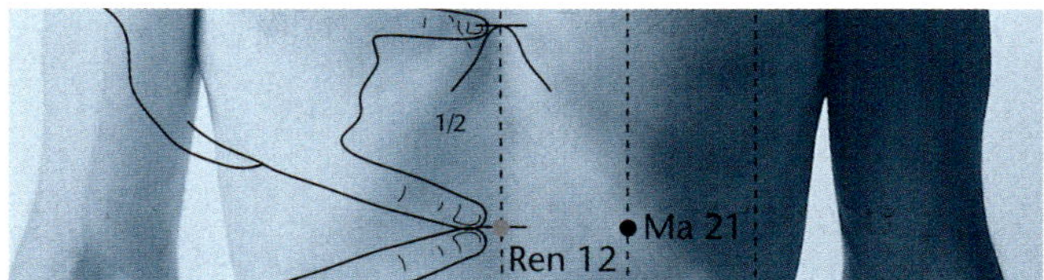

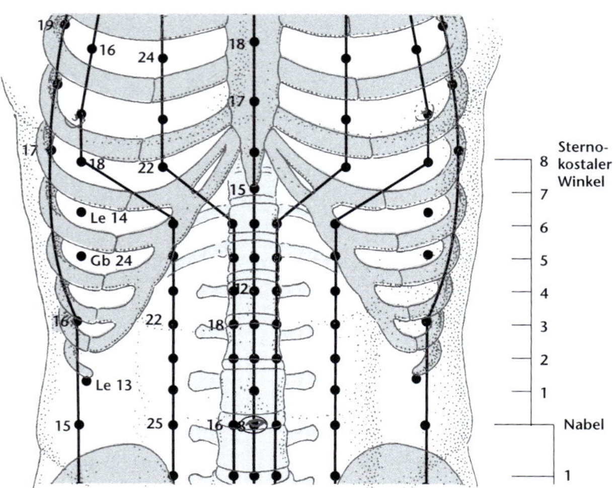

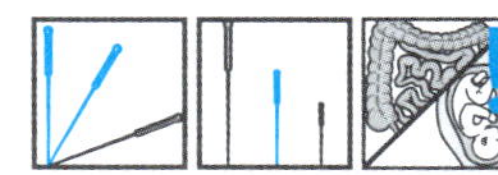

Obere Magengrube *shangwan* Ren 13

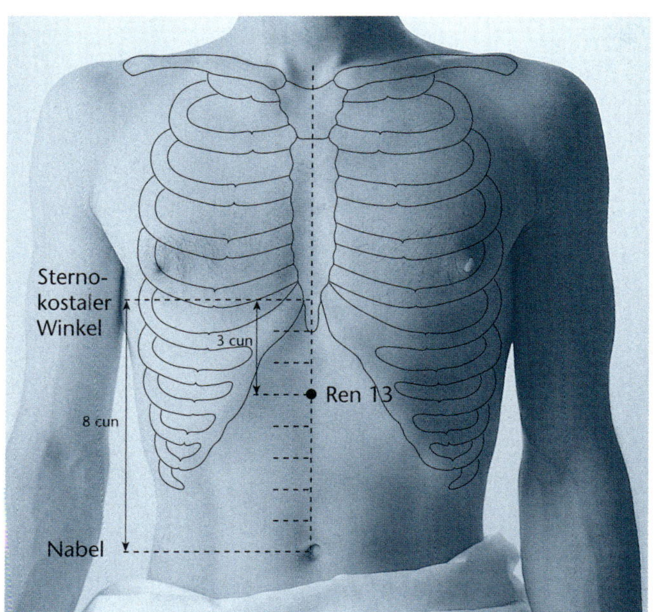

Lokalisation

In der ventralen Medianlinie 3 cun kaudal vom sternokostalen Winkel.

Finden

Die Strecke zwischen sternokostalem Winkel (➤ 2.5) und Nabel wird in 8 Körper-cun eingeteilt (Beachte: Proportionalmaß ➤ 2.2). Vom sternokostalen Winkel aus 3 cun nach kaudal messen, hier liegt **Ren 13.**

Hinweis: Auf derselben Höhe liegen **Ni 20/Ma 20** (0,5/2 cun lateral der Medianlinie) und ca. **Gb 24** (im 7. ICR unter der Mamille).

Punktion

Senkrecht 0,8–1,5 cun. **Cave:** Peritoneum, in der Schwangerschaft.

Wirkung und wichtigste Indikationen

- **Reguliert den Magen und gegenläufiges** ***qi*:** Sodbrennen, Übelkeit, Erbrechen, Singultus, Magenschmerzen, Völlegefühl nach den Mahlzeiten, *ben tun qi* (Rennendes Ferkel *qi*)
- **Reguliert das Herz:** Funktionelle Herzbeschwerden, Palpitationen, Unruhegefühl in der Herzgegend

Besonderheiten

Kreuzungspunkt mit der Ma- und Dü-Leitbahn.

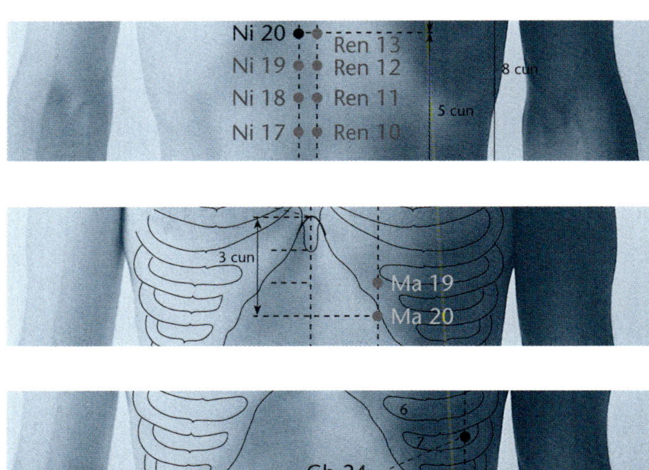

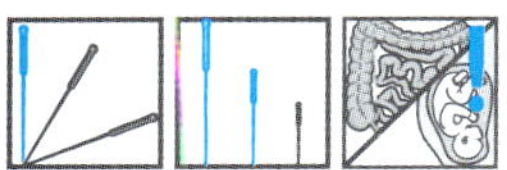

Ren 14

Großes Palasttor *juque*

Lokalisation

In der ventralen Medianlinie, 2 cun kaudal vom sternokostalen Winkel.

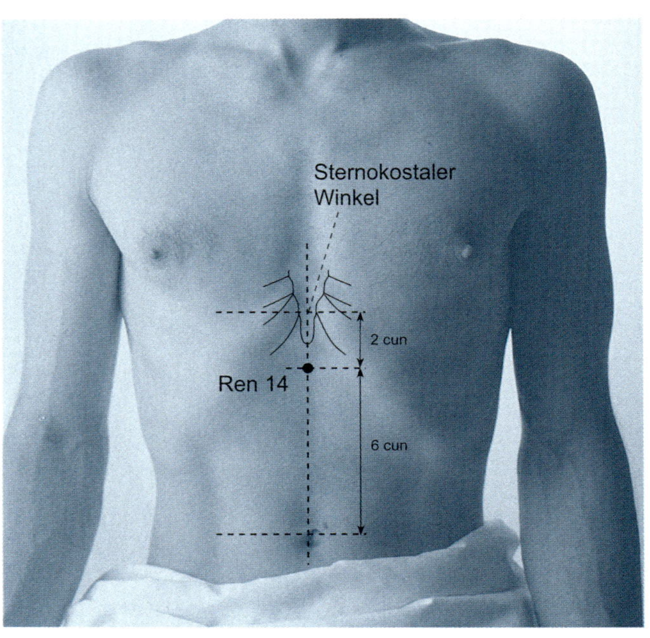

Finden

Die Strecke zwischen sternokostalem Winkel (➤ 3.5) und Nabelmitte wird in 8 Körper-cun eingeteilt (Beachte: Proportionalmaß ➤ 2.2). Auf dieser Strecke liegt **Ren 14** 2 cun kaudal vom sternokostalen Winkel.

Oder: Handspanntechnik (➤ 2.3.3): Zunächst den Streckenmittelpunkt zwischen sternokostalem Winkel und Nabel bestimmen (Lage von **Ren 12**). Dann die Mitte zwischen **Ren 12** und sternokostalem Winkel ermitteln und hier **Ren 14** lokalisieren.

Hinweis: Auf derselben Höhe liegen **Ni 21/Ma 19** (0,5/2 cun lateral der Medianlinie) sowie ca. **Le 14** (im 6. ICR in der Mamillarlinie).

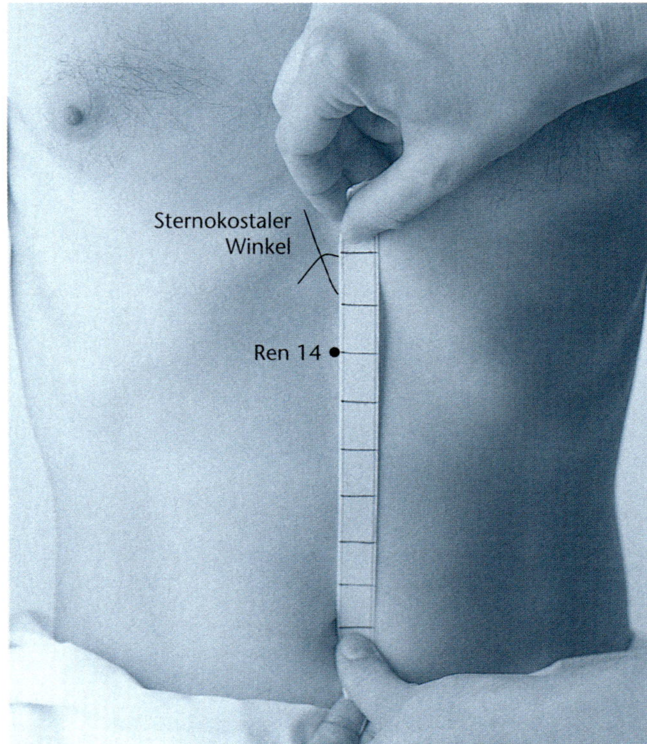

Punktion

Senkrecht oder schräg nach kaudal 0,3–1 cun oder flach s. c. Der Punkt kann sich in Abhängigkeit von Xiphoid-Normvarianten bereits auf diesen projizieren. **Cave:** Peritoneum, Organverletzungen bei Hypertrophie (rechts Leber, links Herz).

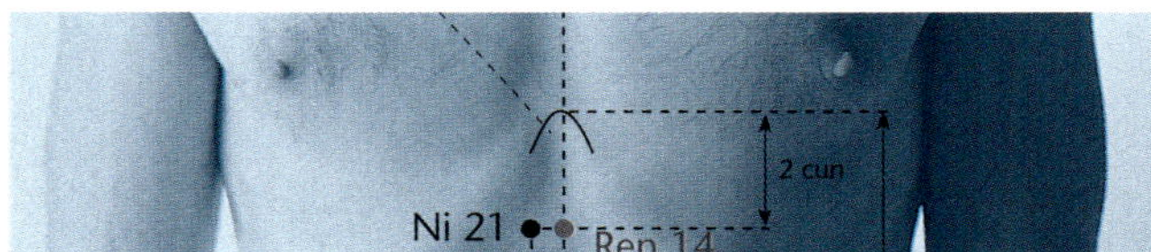

Wirkung und wichtigste Indikationen

- **Reguliert das Herz, zerstreut Stase von Schleim, lindert Schmerzen, entspannt den Thorax, senkt Lungen- und Magen-*qi* ab, harmonisiert den Magen:** Kardial, pulmonal und/oder knöchern bedingte Thoraxschmerzen, Husten, Dyspnoe, Magen-Darm-Störungen
- **Transformiert Schleim, beruhigt** *shen:* Schlafstörungen, Unruhezustände, Manie

Besonderheiten

mu-Punkt des Herzens. Lokaler Hauptpunkt bei Thoraxschmerzen durch Blut-Stase oder Schleimobstruktion.

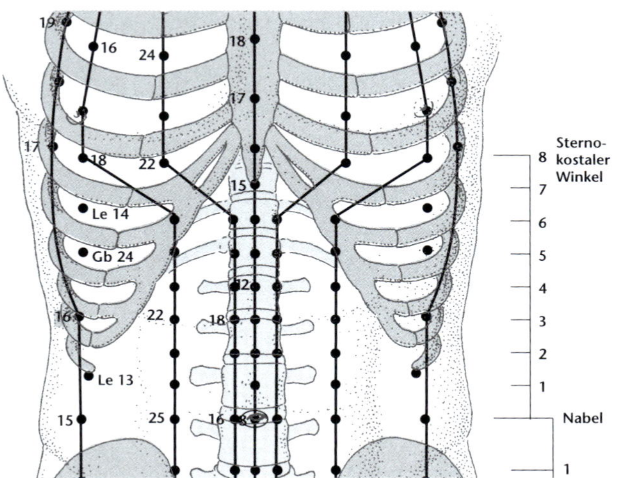

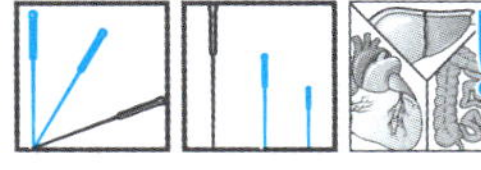

Taubenschwanz *jiuwei* Ren 15

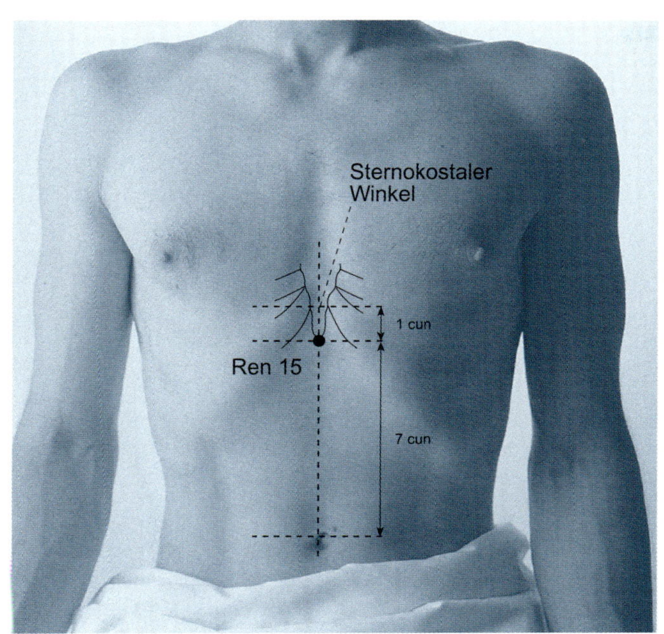

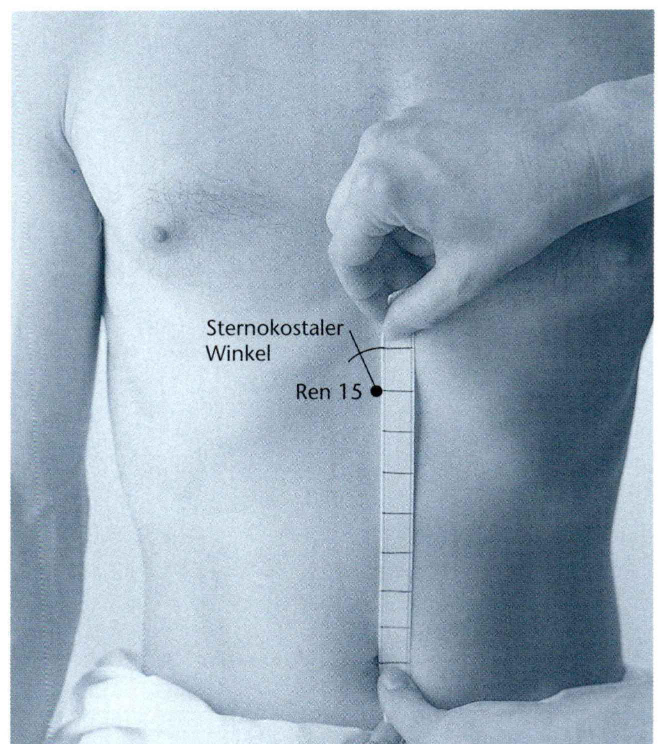

Lokalisation

In der ventralen Medianlinie, 1 cun kaudal vom sternokostalen Winkel.

Finden

Die Strecke zwischen sternokostalem Winkel (➤ 3.5) und Nabel wird in 8 Körper-cun eingeteilt (Beachte: Proportionalmaß ➤ 2.2). Auf dieser Strecke 1 cun kaudal vom sternokostalen Winkel messen und hier **Ren 15** lokalisieren. Oft liegt er direkt unter dem Ende des Schwertfortsatzes (Xiphoid), kann sich aber in Abhängigkeit von Normvarianten auch auf das Xiphoid projizieren.

Punktion

Schräg nach kaudal 0,5–1 cun. Den Patienten eine gestreckte Haltung einnehmen lassen. **Cave:** Organverletzungen bei tiefer und schräg nach kranial gerichteter Punktion möglich, v. a. bei Hypertrophien (links Leber, rechts Herz). Moxibustion nach einigen klassischen Texten kontraindiziert.

Wirkung und wichtigste Indikationen

- **Reguliert das Herz, beruhigt** *shen:* Angst-, Unruhe- und manische Zustände, Epilepsie
- **Senkt gegenläufiges Lungen- und Magen-*qi* ab, öffnet den Thorax:** Druckgefühl in Herz- und Thoraxregion, Husten, Dyspnoe, Magen-Darm-Störungen z. B. mit Reflux
- **Reguliert das** *luo*-**Gefäß des** *ren mai:* Bei Leere besteht juckende Abomenhaut, bei Fülle schmerzt die Abdomenhaut

Besonderheiten

luo-Punkt des *ren mai.* Wichtiger Beruhigungspunkt.

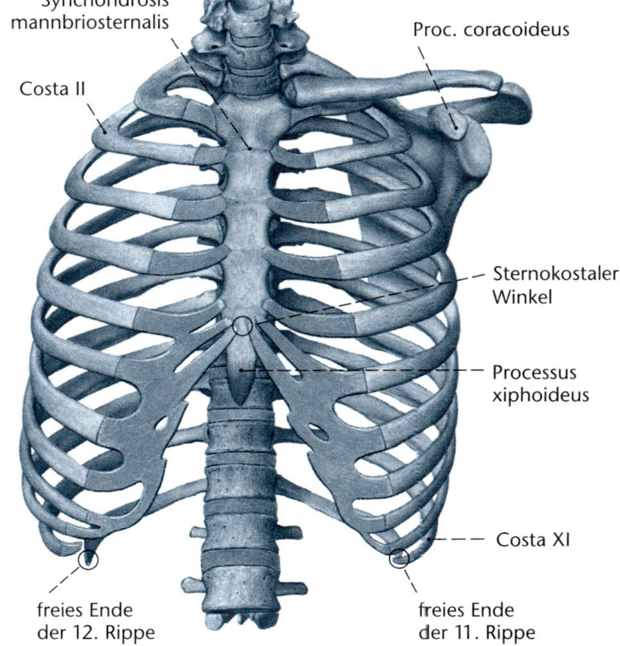

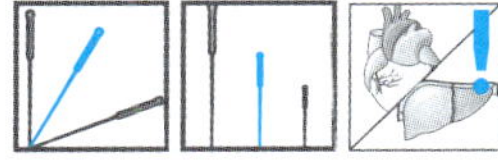

Ren 16

Mittlerer Hof *zhongting*

Lokalisation

In der ventralen Medianlinie im sternokostalen Winkel.

Finden

Ren 16 liegt im sternokostalen Winkel am Treffpunkt der beiden Rippenbögen (➤ 3.5). Beidseits entlang der Rippenbögen mit je einer Hand entlang bis in die Mitte palpieren. Hier liegt **Ren 16** in einer flachen Mulde am Übergang vom Sternum zum Processus xiphoideus.

Hinweis: Auf derselben Höhe (ca. 5. ICR) liegen **Ni 22/Ma 18/Mi 17** (2/4/6 cun lateral der Medianlinie).

Punktion

Flach s. c. 0,3–0,5 cun im oder gegen den Leitbahnverlauf. **Cave:** Bei einem gespaltenen Processus xiphoideus oder einem Foramen sternale besteht die Gefahr einer Verletzung des Herzens, daher wird sicherheitshalber ausschließlich flach subkutane Nadelung empfohlen.

Wirkung und wichtigste Indikationen

- **Öffnet den Thorax:** Thorakales Völlegefühl, präkordiale Schmerzen, Spannungsgefühl in Thorax und lateraler Rippenregion, Schluckbeschwerden in der Speiseröhre
- **Reguliert Magen-*qi*:** Übelkeit, Erbrechen

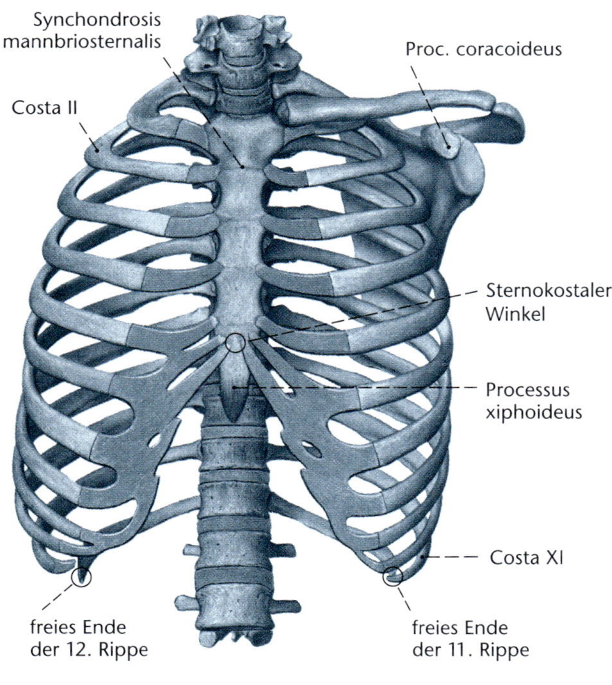

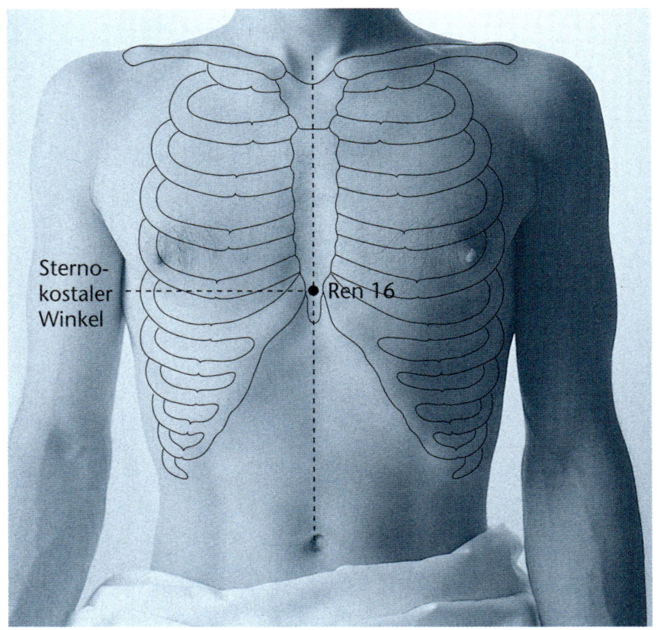

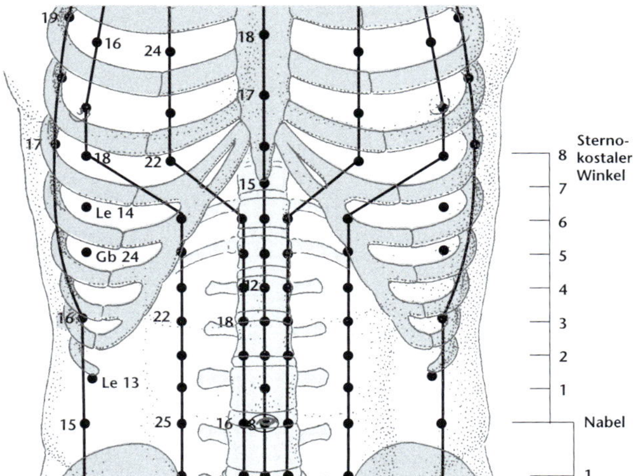

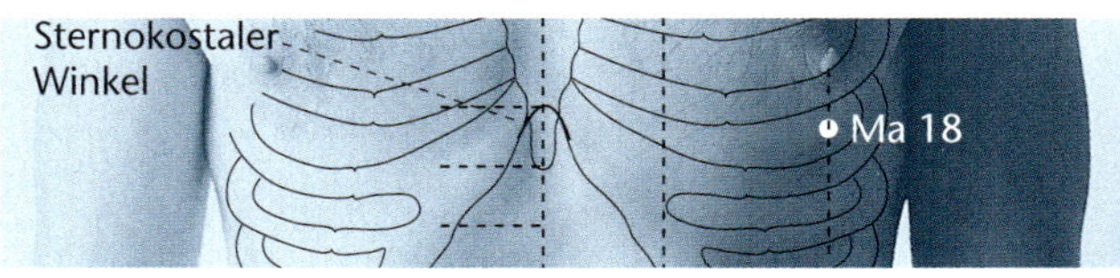

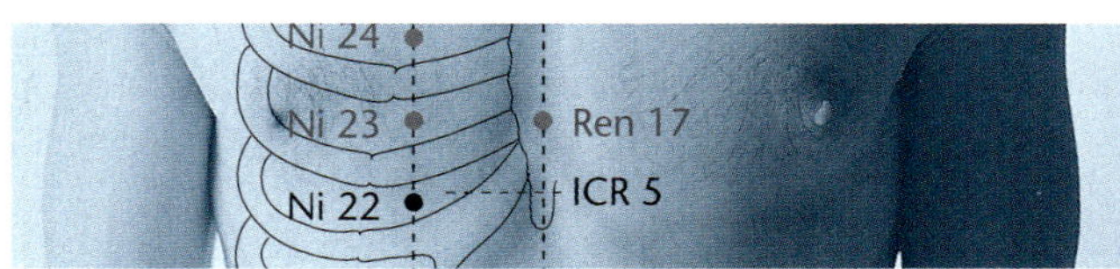

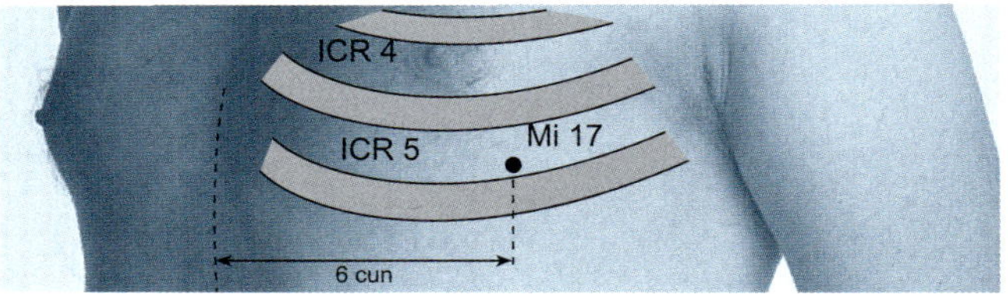

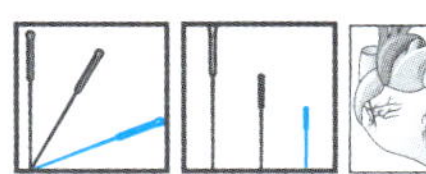

Mitte des Brustkorbs *danzhong*

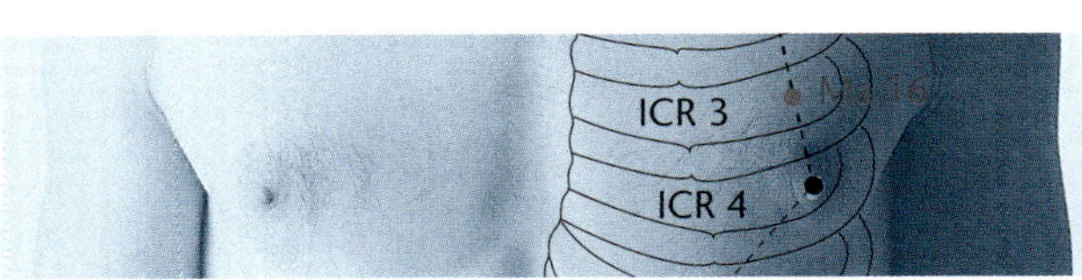

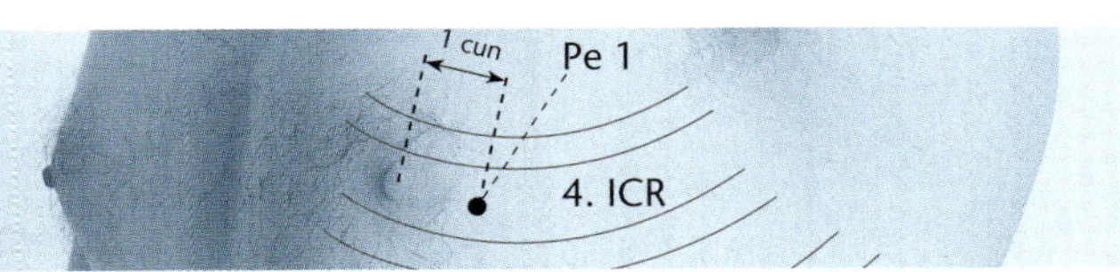

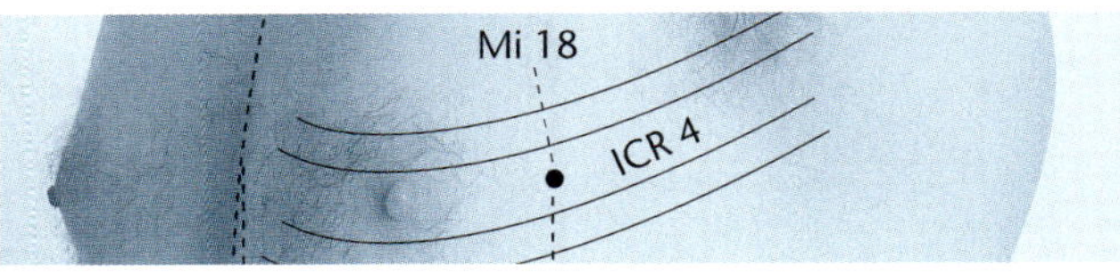

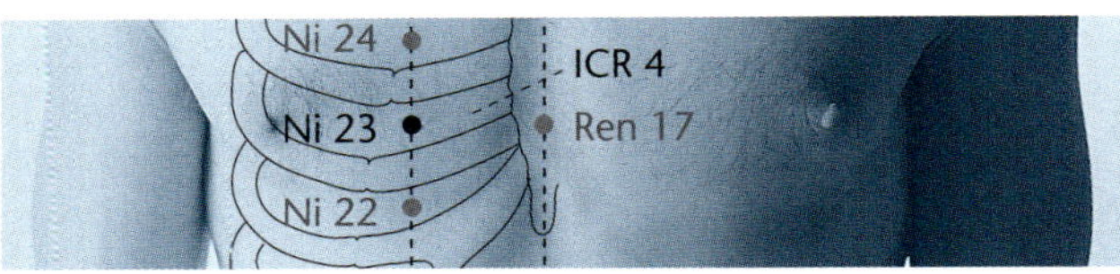

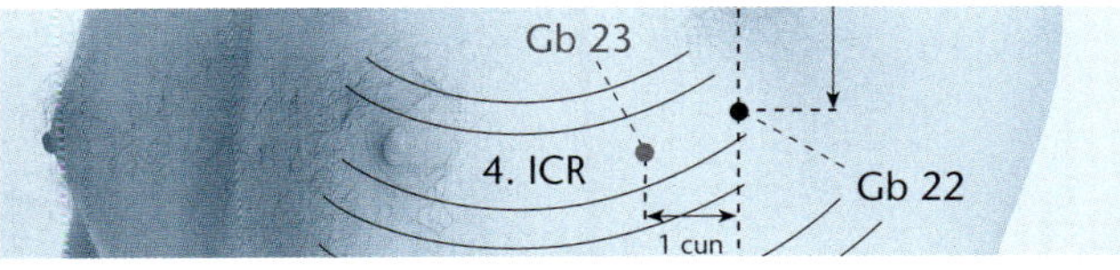

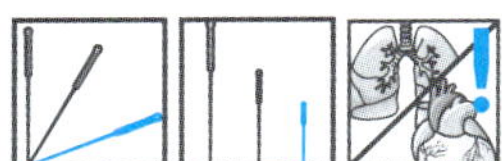

Lokalisation

In der ventralen Medianlinie auf Höhe des vierten ICR.

Finden

Ren 17 auf dem Sternum ca. mittig zwischen beiden Mamillen lokalisieren.

Oder: Zur sicheren Orientierung im Interkostalbereich (➤ 2.4.2) zunächst auf dem Sternum die Synchondrosis manubriosternalis als meist deutlich querverlaufende knöcherne Struktur tasten. Lateral davon liegt der Rippenknorpelansatz der 2. Rippe, der ICR darunter ist der 2. ICR. Von dort kaudalwärts 2 ICR bis zum 4. ICR zählen. Auf dieser Höhe auf dem Sternum **Ren 17** lokalisieren.

Hinweis: Auf derselben Höhe (4. ICR) liegen **Ni 23** (2 cun lateral der Medianlinie), **Ma 17** (Mamille), **Pe 1** (1 cun lateral der Mamille), **Mi 18** (6 cun lateral der Medianlinie), **Gb 22** (Medioaxillarlinie bzw. 3 cun unter Axillascheitlpunkt) und **Gb 23** (1 cun anterior von **Gb 22**).

Punktion

Flach s. c. 0,5–1 cun im oder gegen den Leitbahnverlauf oder bei Erkrankungen der Mammae in Richtung Mamillen. **Cave:** Intrakardiale Nadelung, Pneumothorax (die Knochenlamelle sternal evt. wegen embryonalen Ossifikationsstörungen sehr dünn). Nach einigen klassischen Texten ist die Nadelung kontraindiziert. Moxibustion v. a. zur *qi*- Tonisierung, aber cave bei Asthmatikern.

Wirkung und wichtigste Indikationen

- **Reguliert und stärkt *qi*, öffnet den Thorax, senkt gegenläufiges Lungen- und Magen-*qi* ab:** Erkrankungen des Respirationstrakts, Erbrechen, Säurereflux
- **Unterstützt die Mammae:** Laktationsstörungen, Mastitis

Besonderheiten

mu-Punkt des Perikards, Kreuzungspunkt mit der Mi-, Ni-, Dü- und SJ-Leitbahn, Einflussreicher-*hui*-Punkt (Meisterpunkt) des *qi*, Meer des *qi*. Wichtiger Punkt bei Erkrankungen des Respirationstrakts.

Ren 18

Jade-Halle *yutang*

Lokalisation

In der ventralen Medianlinie auf Höhe des dritten ICR.

Finden

Den 3. ICR entweder parasternal von der Klavikula oder von der Synchondrosis manubriosternalis (2. Rippe, ➤ 3.5) aus abzählen. Auf dieser Höhe auf dem Sternum **Ren 18** lokalisieren.

Hinweis: Auf derselben Höhe (3. ICR) liegen **Ni 24/Ma 16/Mi 19** (2/4/6 cun lateral der Medianlinie).

Punktion

Flach s. c. 0,3–0,5 cun im oder gegen den Leitbahnverlauf. **Cave:** Bei einem Foramen sternale besteht die Gefahr einer Verletzung von Herz oder Pleura, daher wird sicherheitshalber ausschließlich die flach subkutane Nadelung empfohlen.

Wirkung und wichtigste Indikationen

Öffnet den Thorax, reguliert und senkt ***qi*** **ab:** Schmerzen und Völlegefühl epigastral, thorakal und in lateraler Rippenregion, Halsschmerzen, Dysphagie, Husten, Dyspnoe, Asthma bronchiale, präkordiale Schmerzen, Erbrechen, Mamma-Erkrankungen.

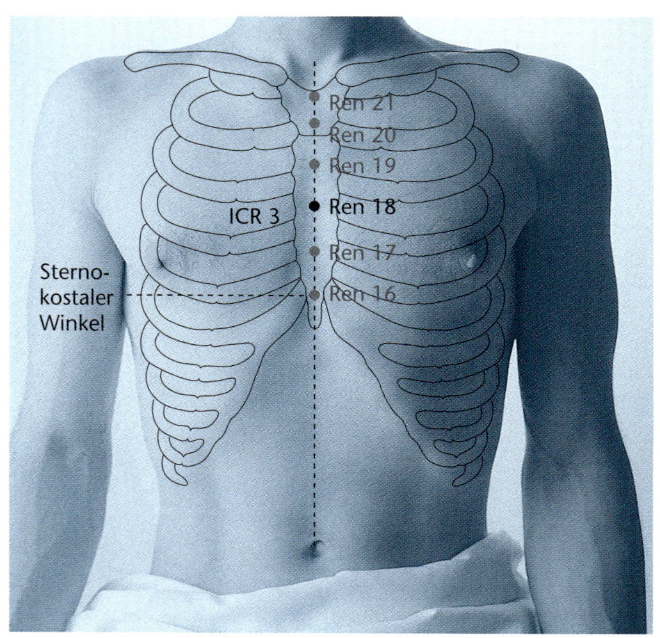

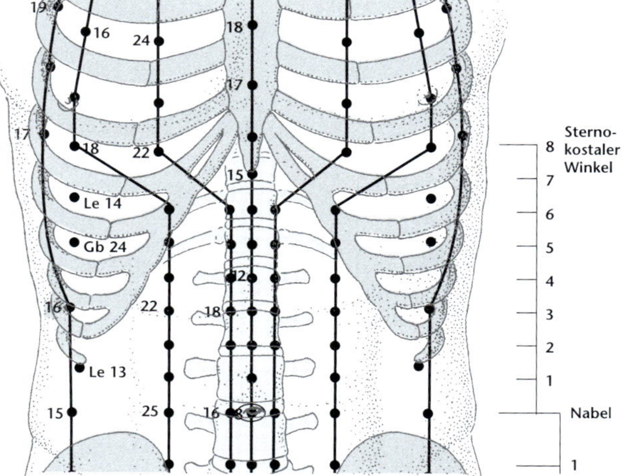

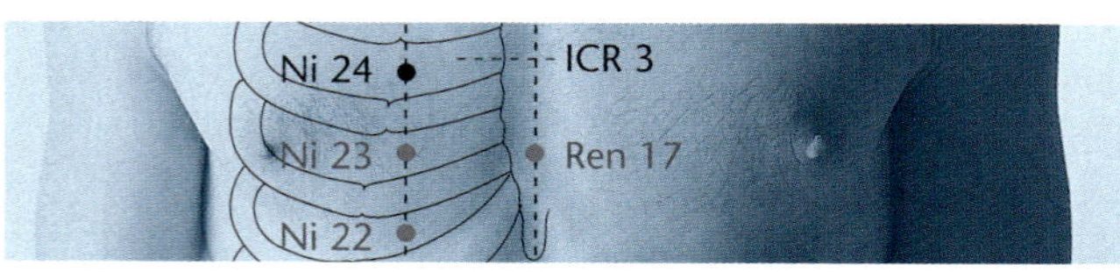

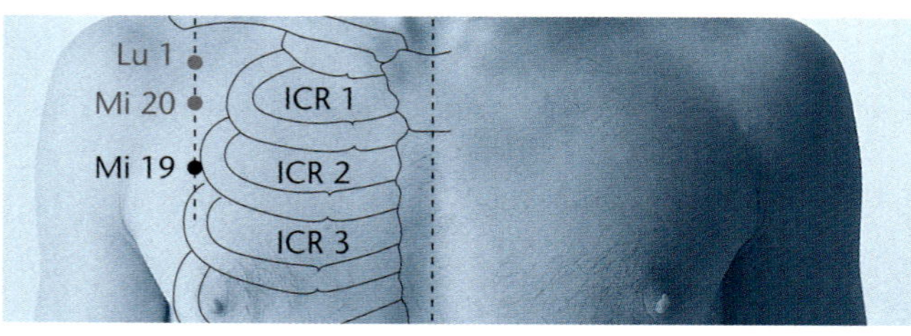

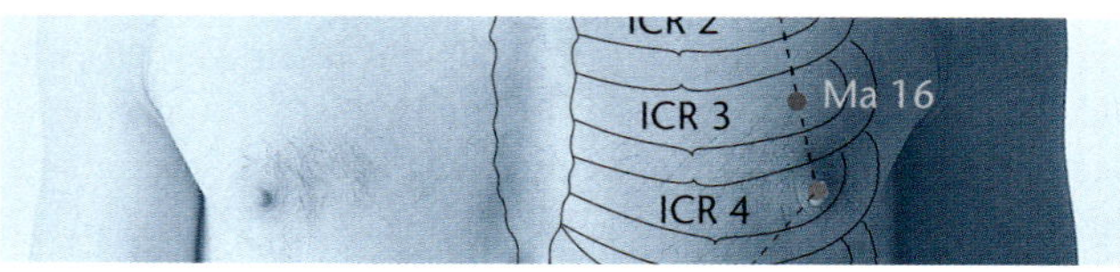

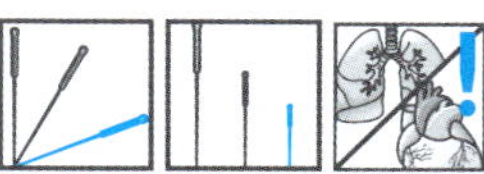

Purpur-Palast *zigong* Ren 19

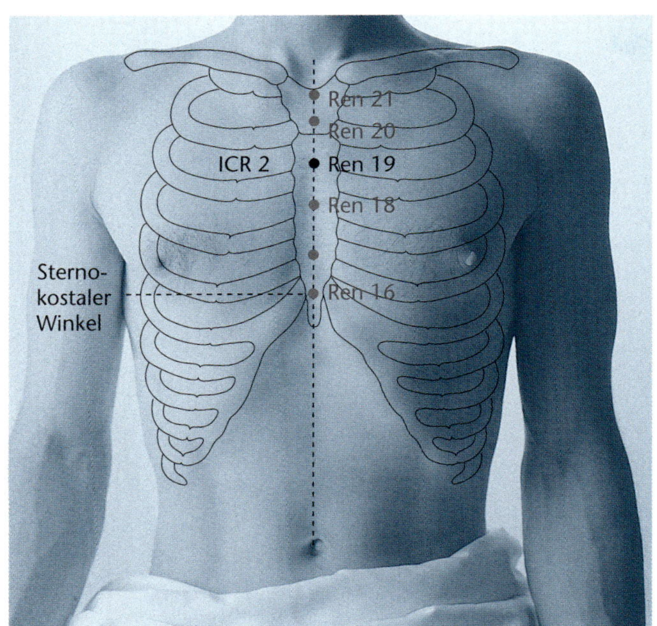

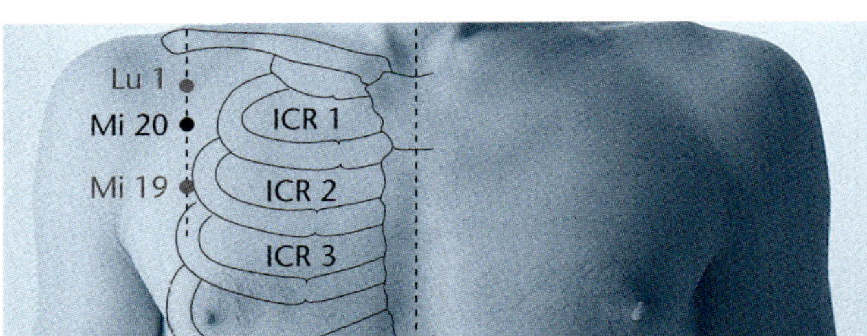

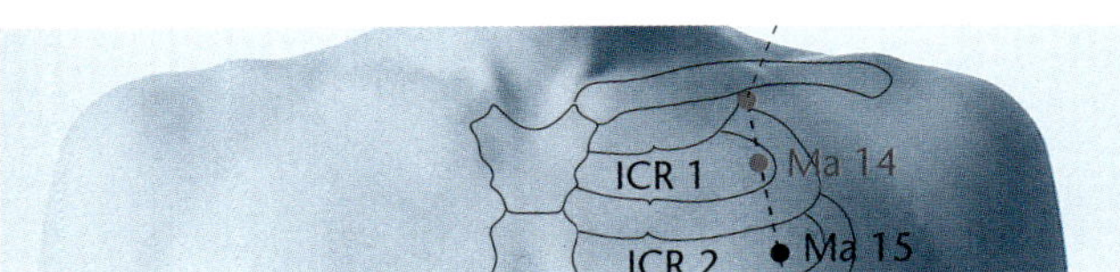

ICR 1
Ma 14
ICR 2
Ma 15

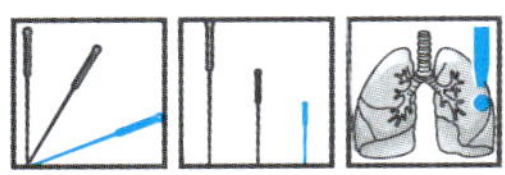

Lokalisation

In der ventralen Medianlinie auf Höhe des zweiten ICR.

Finden

Den 2. ICR entweder parasternal von der Klavikula oder von der Synchondrosis manubriosternalis (2. Rippe, ➤ 3.5) aus abzählen. Auf dieser Höhe auf dem Sternum **Ren 19** lokalisieren.

Hinweis: Auf derselben Höhe (2. ICR) liegen **Ni 25/Ma 15/Mi 20** (2/4/6 cun lateral der Medianlinie).

Punktion

Flach s.c. 0,3–0,5 cun im oder gegen den Leitbahnverlauf. **Cave:** Bei einem Foramen sternale besteht die Gefahr einer Perforation von Pleura oder Mediastinum, daher wird sicherheitshalber ausschließlich die flach subkutane Nadelung empfohlen.

Wirkung und wichtigste Indikationen

- **Öffnet den Thorax:** Schmerzen und Engegefühl thorakal und im Sternumbereich
- **Reguliert und senkt *qi* ab:** Husten, Dyspnoe, Asthma bronchiale, Erbrechen, Ösophagusspasmus, Dysphagie, Agitiertheit, Knochenschmerzen

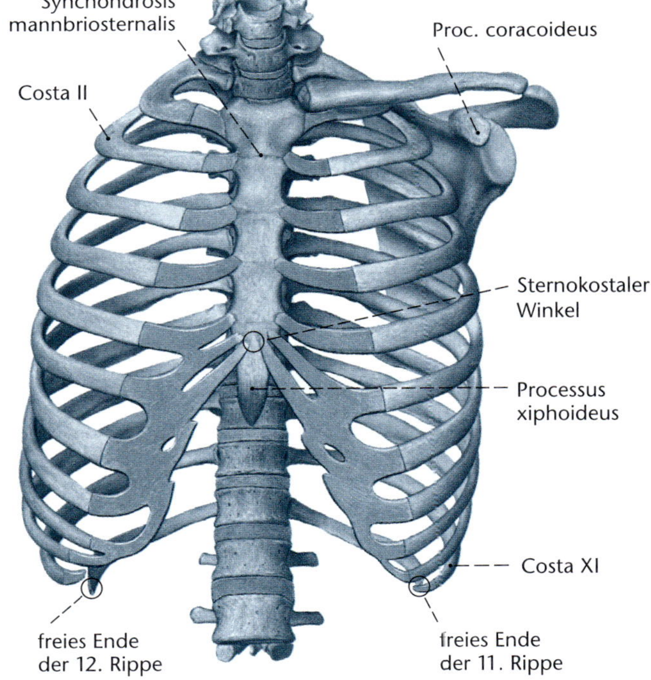

Ren 20

Geschmückter Baldachin *huagai*

Lokalisation

In der ventralen Medianlinie am unteren Abschnitt des Manubrium sterni auf Höhe des ersten ICR.

Finden

Die Synchondrosis manubriosternalis ist meist deutlich als quer verlaufende knöcherne Struktur im kranialen Abschnitt des Sternums zu tasten. Etwas oberhalb davon liegt **Ren 20** auf Höhe des 1. ICR.

Hinweis: Auf derselben Höhe (1. ICR) liegen **Ni 26/Ma 14/Lu 1** (2/4/6 cun lateral der Medianlinie).

Punktion

Flach s. c. 0,3–0,5 cun im oder gegen den Leitbahnverlauf. **Cave:** Bei einem Foramen sternale besteht die Gefahr einer Perforation von Pleura oder Mediastinum, daher wird sicherheitshalber ausschließlich die flach subkutane Nadelung empfohlen.

Wirkung und wichtigste Indikationen

- **Öffnet den Thorax:** Schmerz- und Engegefühl thorakal und in lateraler Rippenregion, Ösophagusspasmus, Dysphagie
- **Reguliert und senkt *qi* ab:** Husten, Dyspnoe, Asthma bronchiale

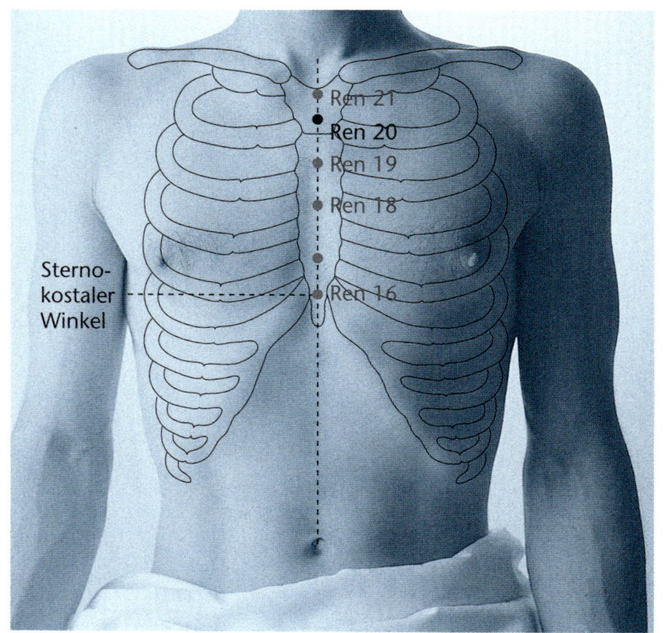

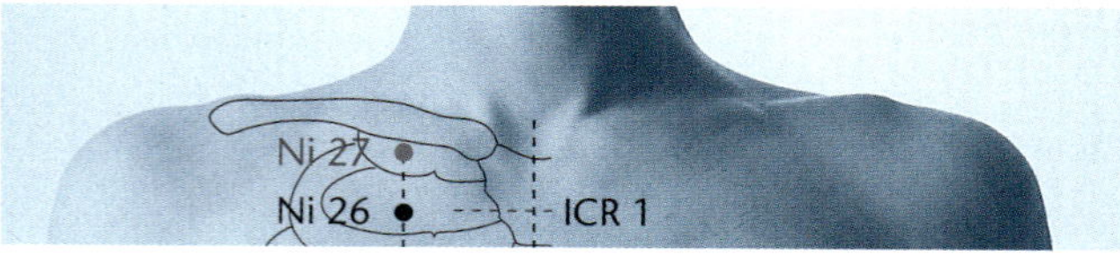

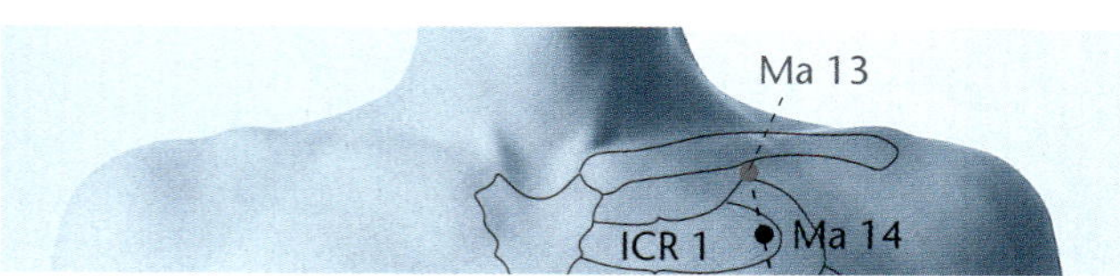

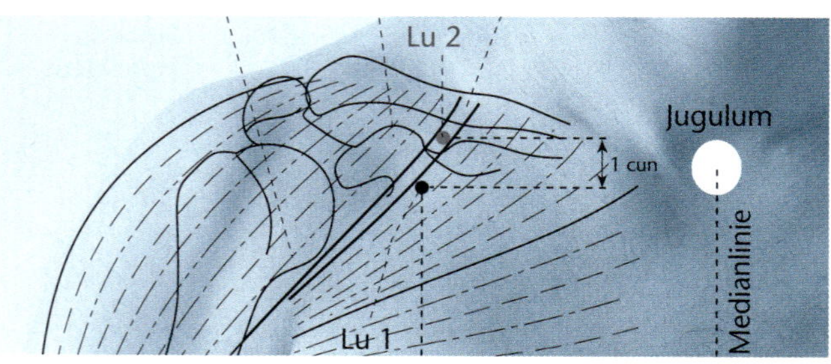

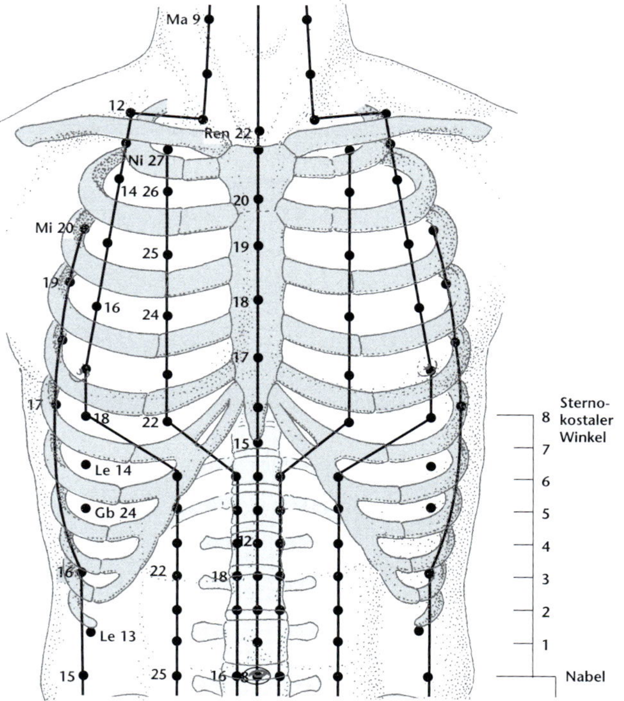

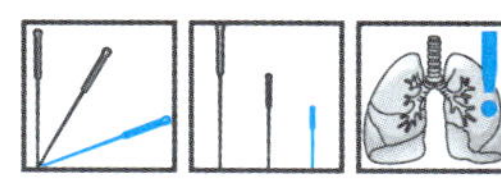

Jadeperle *xuanji* Ren 21

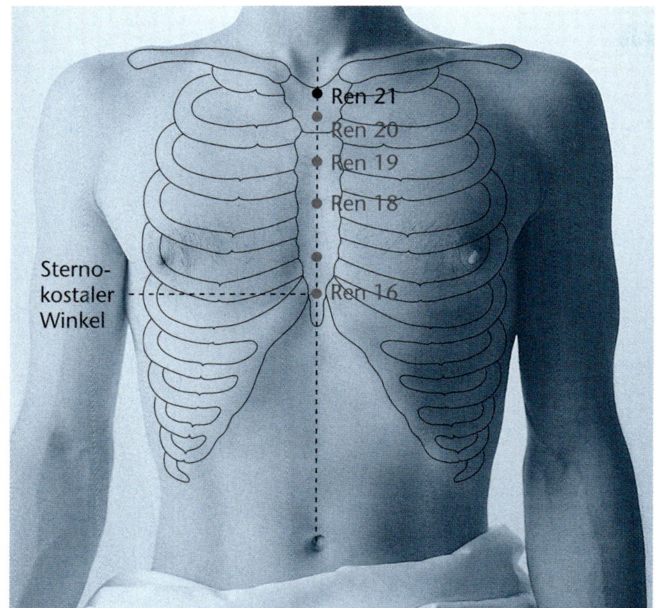

Vertebra cervicalis VI
Vertebra thoracica I
Proc. coracoideus
Cavitas glenoidalis
Klavikula
Akromion
Costa I
Costa II
Costa III
Skapula
Costa IV
Sternum
Costa VI
Costa VII
Costa VIII
Costa X
Costa XI
Vertebra thoracica XII
Costa XII
Vertebra lumbalis I

Lokalisation

In der ventralen Medianlinie unterhalb des Oberrands des Sternums.

Finden

Der Oberrand des Manubrium sterni begrenzt die Jugulargrube nach kaudal. Vom knöchernen Rand des Sternums aus nach kaudal tasten, hier liegt **Ren 21** in der Medianlinie.

Hinweis: Auf derselben Höhe unterhalb der Klavikula liegen **Ni 27/Ma 13/Lu 2** (2/4/ca. 6 cun lateral der Medianlinie).

Punktion

Flach s. c. 0,3–0,5 cun im oder gegen den Leitbahnverlauf. **Cave:** Bei einem Foramen sternale besteht die Gefahr einer Perforation von Pleura oder Mediastinum, daher wird sicherheitshalber ausschließlich die flach subkutane Nadelung empfohlen.

Wirkung und wichtigste Indikationen

- **Öffnet den Thorax:** Schmerzen und Völlegefühl thorakal und in lateraler Rippenregion
- **Unterstützt die Kehle:** Halsentzündungen
- **Senkt gegenläufiges *qi* ab:** Husten, Dyspnoe, Asthma bronchiale, Nahrungsstagnation, Ösophagusspasmus, Dysphagie

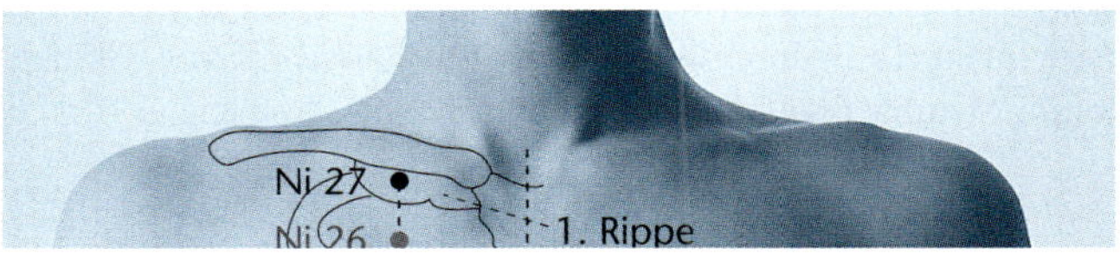

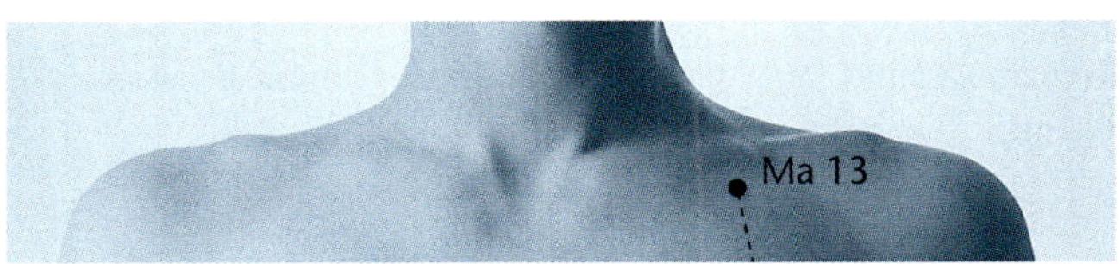

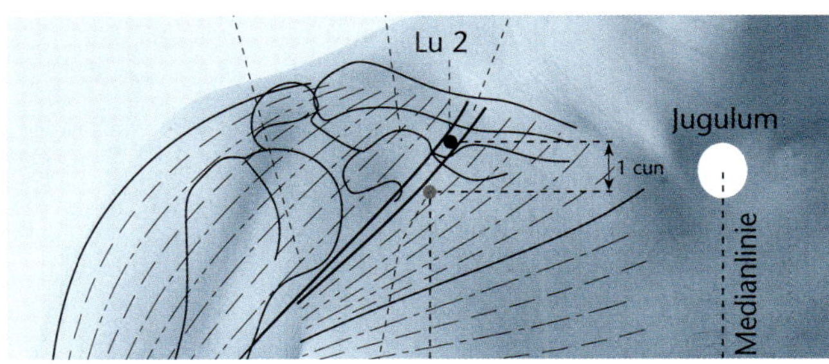

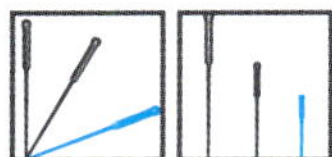

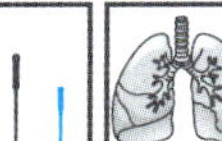

Ren 22

Himmels-Vorsprung *tiantu*

Lokalisation

0,5 cun über dem Sternum in der Mitte der Fossa suprasternalis.

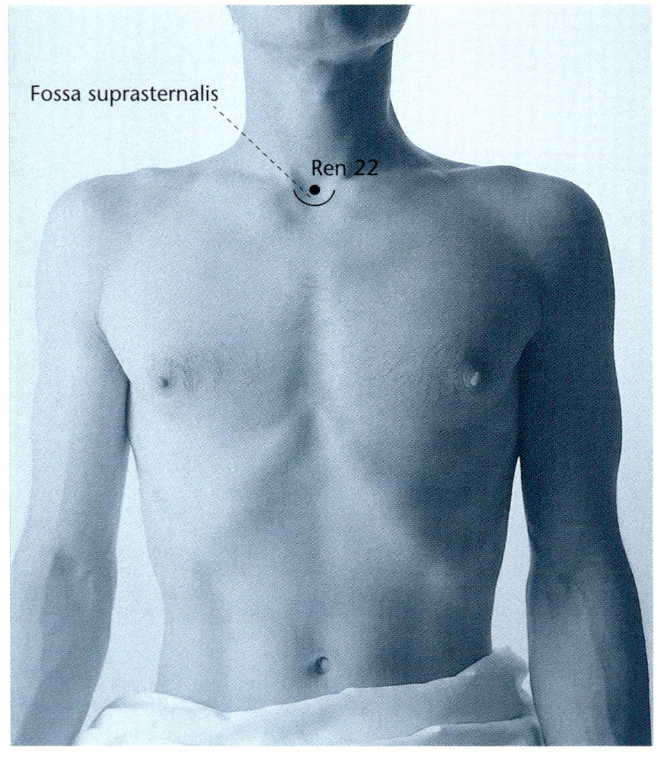

Finden

Patientenlagerung: Am sichersten in der Rückenlage möglichst mit Kissen unter den Schultern, auch sitzend mit sicherer und bequemer Kopfabstützung möglich. Das Zentrum der Fossa suprasternalis aufsuchen, das ca. 0,5 cun oberhalb des Sternums liegt. Hier **Ren 22** lokalisieren.

Punktion

Zunächst 0,2 cun senkrecht (Hautdurchstich), dann den Nadelgriff nach kranial schwenken, dadurch richtet sich die Nadelspitze kaudalwärts. Dann streng retrosternal entlang der Sternumhinterfläche ca. 0,5–1 cun vorschieben. **Cave:** Gefährlicher Punkt, eine fehlerhafte Nadelführung, z. B. senkrechte oder bei retrosternaler Nadelung seitlich abweichende Stichrichtung gefährdet die im Mediastinum gelegenen großen Gefäße und andere Organe. Anwendung nur bei sicherer Beherrschung der Nadeltechnik.

Wirkung und wichtigste Indikationen

Senkt gegenläufiges Lungen-*qi* ab, mildert Husten und Keuchatmung, unterstützt die Kehle: Erkrankungen des Respirationstrakts (Husten, Dyspnoe, Asthma bronchiale, Bronchitis, Laryngitis, Pharyngitis, Stimmbanderkrankungen), akute fieberhafte Infekte (z. B. durch Wind-Hitze) mit Halsschmerzen, Globusgefühl, Struma, Ösophagusspasmus, Singultus, Dysphagie.

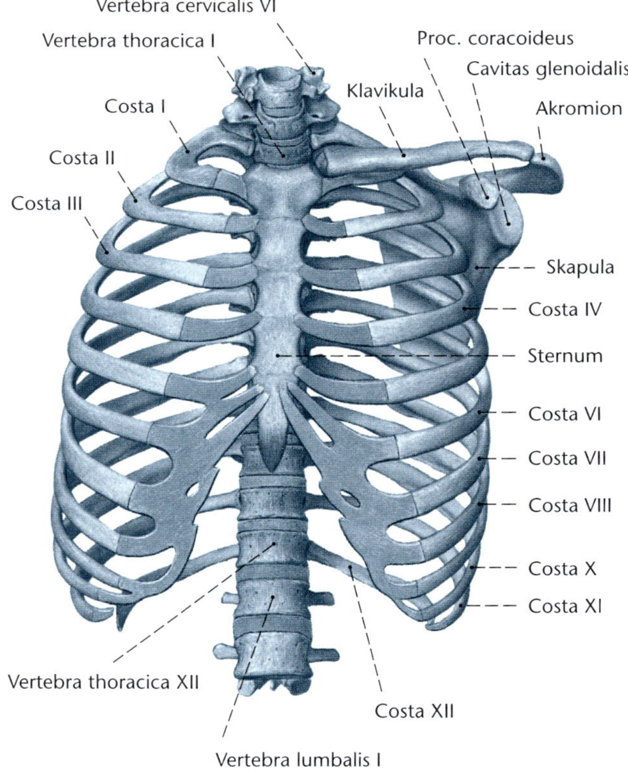

Besonderheiten

Kreuzungspunkt mit dem *yin wei mai,* Himmelsfensterpunkt. Wichtiger Notfallpunkt im akuten Asthmaanfall.

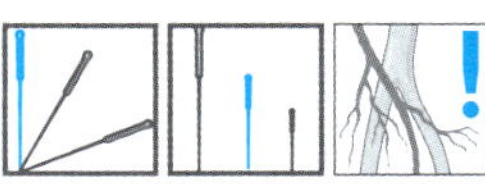

Quelle an der Ecke *lianquan* Ren 23

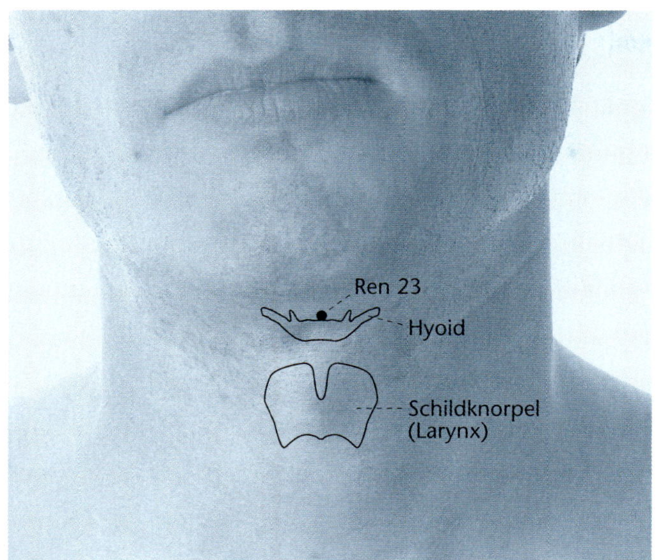

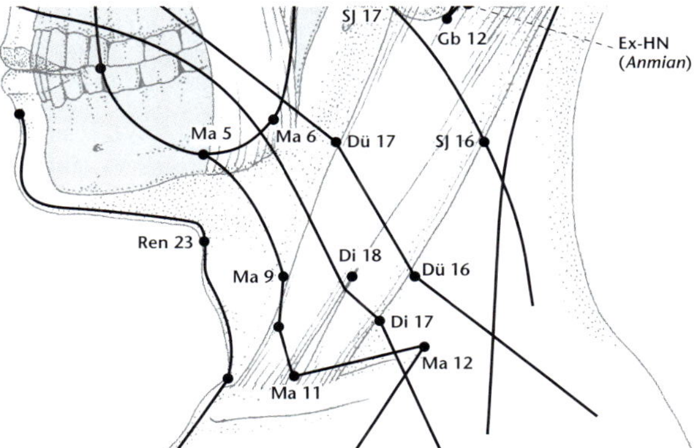

Lokalisation

In der ventralen Medianlinie über dem Oberrand des Zungenbeins (Hyoid).

Finden

Das Zungenbein ist als feine knöcherne Struktur etwas oberhalb des oberen Kehlkopfrands zu tasten. Hier ist darauf zu achten, dass der Patient den Kopf nicht rekliniert, da ansonsten die dann auftretende Gewebespannung ein Ertasten des Zungenbeins unmöglich macht. **Ren 23** liegt in der Medianlinie am Oberrand des Zungenbeins und damit (bei normalen Gewebeverhältnissen) am Übergang der Halsvertikalen zur Horizontalen des Mundbodens.

Punktion

Schräg nach kranial in Richtung auf den Zungengrund 0,3–1 cun. Moxibustion ist einigen Texten zufolge kontraindiziert.

Wirkung und wichtigste Indikationen

- **Unterstützt die Zunge:** Schmerzen und Entzündungen am Zungengrund, Schwäche oder Kontrakturen der Zungenmuskulatur, Aphasie, besonders nach Apoplex, Schluckbeschwerden
- **Senkt *qi* ab, mildert Husten:** Heiserkeit, Halsentzündungen, Trismus, Dyspnoe

Besonderheiten

Kreuzungspunkt mit dem *yin wei mai*.

Ren 24

Aufnahme des Speichelbreis *chengjiang*

Lokalisation

In der ventralen Medianlinie in der mentolabialen Furche unterhalb der Unterlippe.

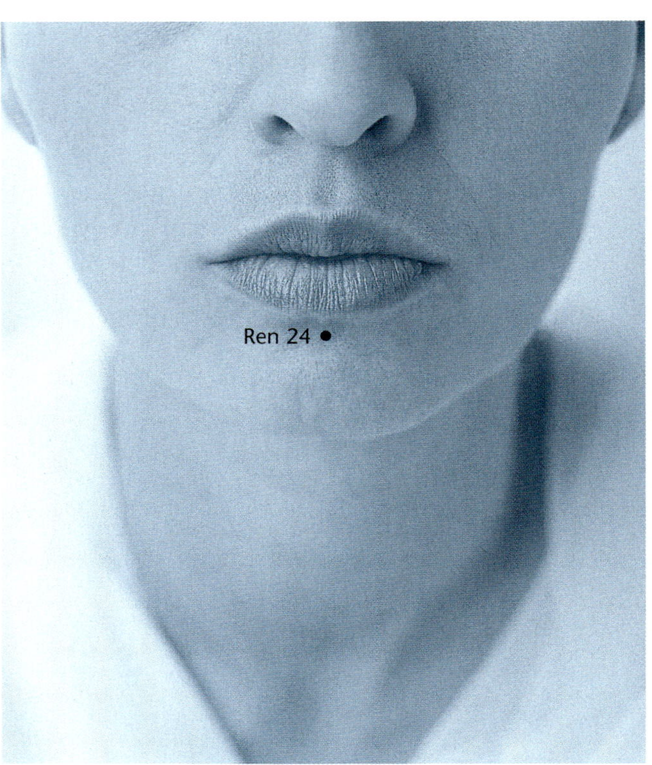

Finden

In der Kinnregion die mentolabiale Furche (➤ 3.1.3) aufsuchen, die am Kinn eine quer verlaufende Rinne am Übergang zur Unterlippe darstellt. In der Furche in der Medianlinie **Ren 24** lokalisieren.

Punktion

Schräg nach kranial 0,2–0,3 cun oder flach s. c. zu **Ma 4** *(dicang).*

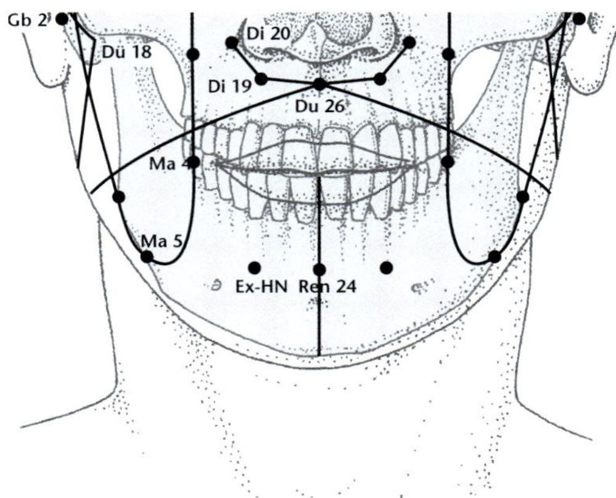

Wirkung und wichtigste Indikationen

- **Vertreibt Wind, unterstützt das Gesicht, reguliert den** *ren mai:* Fazialisparese, Trigeminusneuralgie (3. Ast), Beschwerden und Schwellungen in der Unterkieferregion, Gingivitis, Mund- und Zungenulzerationen, Hypersalivation, Zahnschmerzen oder Zahnextraktionsschmerzen im Bereich der unteren Schneidezähne, Anästhesiepunkt zur Zahnextraktion
- **Als** *Sun-Si-Miao*-**Geist-Punkt:** Epilepsie und Manie

Besonderheiten

Kreuzungspunkt mit der Ma- und Di-Leitbahn und dem *du mai, Sun Si Miao*-Geist-Punkt. Wichtiger Lokalpunkt.

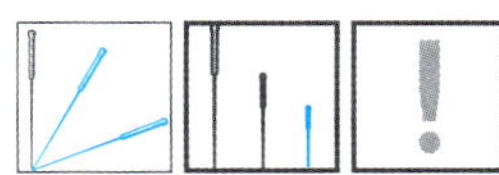

5.3 du mai

Synonyme: Lenkergefäß, Ordnergefäß, Gouverneurgefäß.

Beziehungen (➤ 1.7.3)

- *yin/yang: ren mai/du mai*
- **Zentral/Peripher:** *du mai/yang qiao mai*
  - **Versorgte Körperregion des Paares:** Innerer Augenwinkel, Nacken-, Schulter- und Rückenregion, Dü- und Bl-Leitbahnen
  - **Öffnungspunkt: Dü 3** *(houxi),* **Ankopplungspunkt: Bl 62** *(shenma)*

Verlauf

Das außerordentliche Gefäß *du mai* beginnt wie die außerordentlichen Gefäße *chong mai* und *ren mai* in der kleinen Beckenregion *(bao zhong)* bzw. einigen Autoren zufolge bei den Nieren, taucht dann in der Perineumregion an der Oberfläche auf und teilt sich in mehrere Äste:

➤ Der **Hauptverlauf** des *du mai* beginnt bei **Ren 1** *(huiyin)* in der Perineumgegend[1], erreicht **Du 1** *(changqiang)* in der Mitte zwischen Anus und Steißbeinspitze und zieht dann entlang der Wirbelsäule in der hinteren Medianlinie aufwärts. Bei **Du 12** *(shenzhu)* unter dem Dornfortsatz des 3. BWK verläuft die Leitbahn zusätzlich zum Hauptastverlauf in einer beidseitigen Verästelung bis jeweils zu **Bl 12** *(fengmen)* und vereinigt sich dann wieder bei **Du 13** *(taodao)* unter dem Dornfortsatz des 1. BWK mit dem Hauptast. Von dort aus zieht die Leitbahn dann weiter durch **Du 16** *(fengfu)* unter der Okziputunterkante. Von hier dringt ein **innerer** Zweig in das Gehirn ein. Von **Du 16** steigt der äußere Verlauf entlang der Schädelmittellinie zu **Du 20** *(baihui),* erreicht die Stirn, zieht entlang der vorderen Medianlinie über die Nase, kreuzt bei **Du 26** *(renzhong)* die Ma- und Di-Hauptleitbahn und endet **innen** am Frenulum bei **Du 28** *(yinjiao),* wo der *du mai* die Ma-Hauptleitbahn und das außerordentliche Gefäß *ren mai* trifft.

➤ **Ein Ast** des *du mai* (oder Wirbelsäulenast) beginnt bei **Ren 1** *(huiyin),* zieht dann kaudalwärts zur Steißbeinspitze, trifft dort die Ni-Hauptleitbahn und verläuft dann **innen** im Spinalkanal nach kranial bis auf Höhe des Zwischenwirbelraumes LWK 2–3 und tritt in die Nieren ein.

➤ Der **zweite Ast** des *du mai* (oder Abdominalast) beginnt ebenfalls bei **Ren 1** *(huiyin),* windet sich um die äußere Genitalregion und zieht kranialwärts zum Bauchnabel, dann durch das Herz *(xin),* weiter zur Halsregion, umrundet die Lippen, zieht zur Wangenregion und steigt weiter nach kranial zum Bereich unterhalb der Mitte der Augen bei **Ma 1** *(chengqi).*

➤ Der **dritte Ast** des *du mai* kommt bei **Bl 1** *(jingming)* an die Oberfläche und folgt den beiden Bl-Leitbahnen entlang bis zur Schädeldachmitte. Die beiden Äste laufen im Bereich des Vertex zusammen, von hier zieht eine Verästelung nach **innen** in das Gehirn. Die Leitbahn kommt bei **Du 16** *(fengfu)* wieder an die Oberfläche, wo sie in zwei Äste aufteilt, zieht durch **Bl 12** *(fengmen)* und dann weiter nach kaudal und dringt auf Höhe der Dornfortsatzunterkante LWK 2 bei **Bl 23** *(shenshu)* in das Innere des Körpers ein und endet bei den Nieren *(shen).*

[1] Nur bei einigen Autoren genannt.

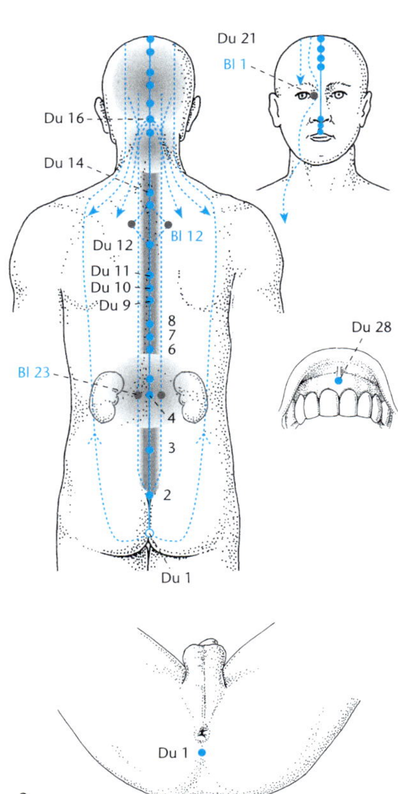

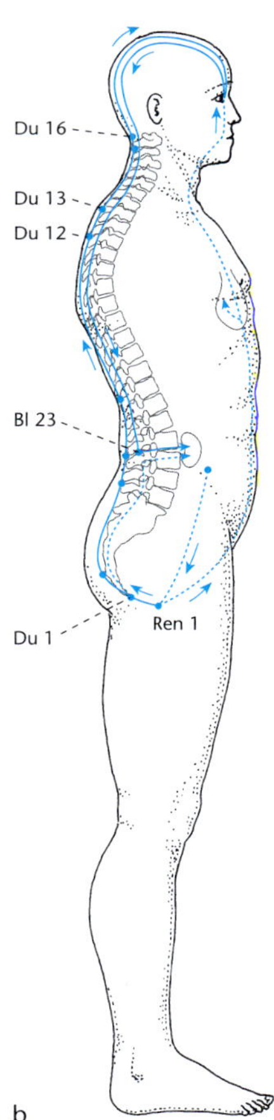

Kreuzungspunkte anderer Leitbahnen

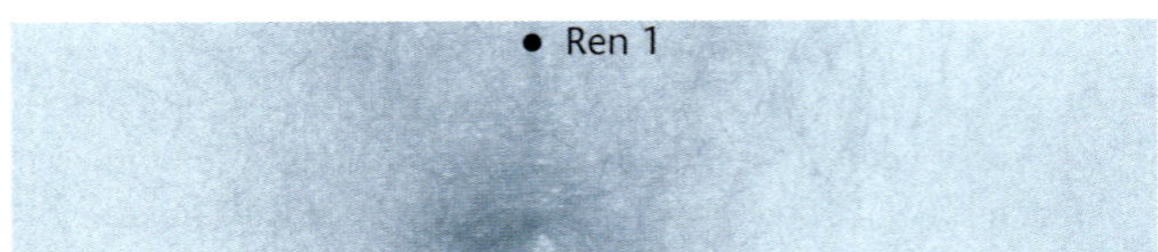

Ren 1 *(huiyin):* In der Mitte des Perineums.

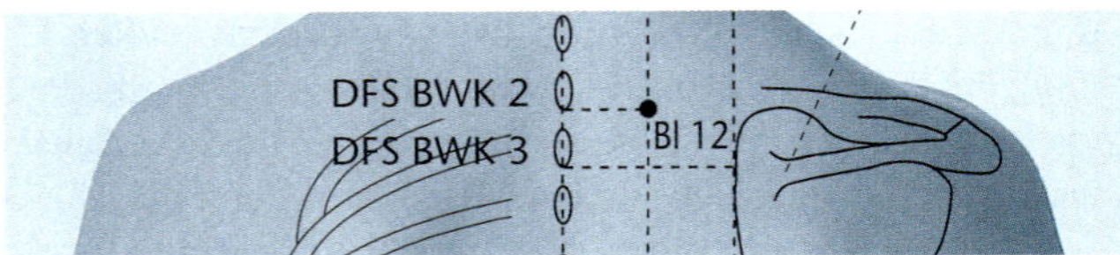

Bl 12 *(fengmen):* 1,5 cun lateral der hinteren Medianlinie auf Höhe der Dornfortsatzunterkante von BWK 2.

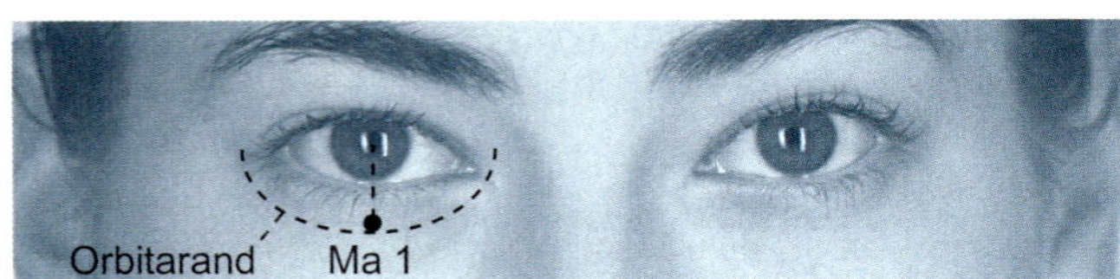

Ma 1 *(chengqi):* Beim Geradeausblicken auf einer Senkrechten durch die Pupillenmitte zwischen Augapfel und unterem Orbitarand.

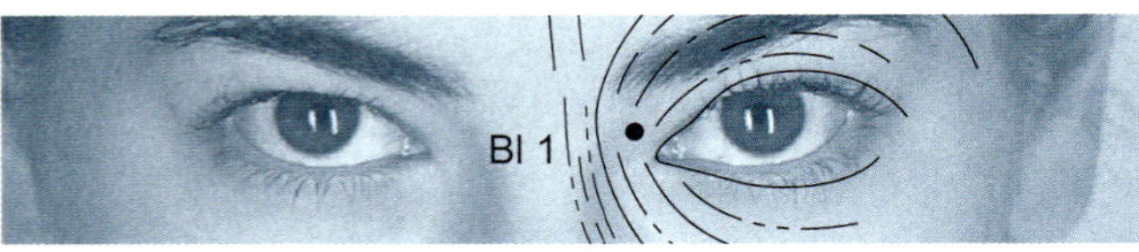

Bl 1 *(jingming):* 0,1 cun oberhalb und medial des medialen Augenwinkels in einer Vertiefung.

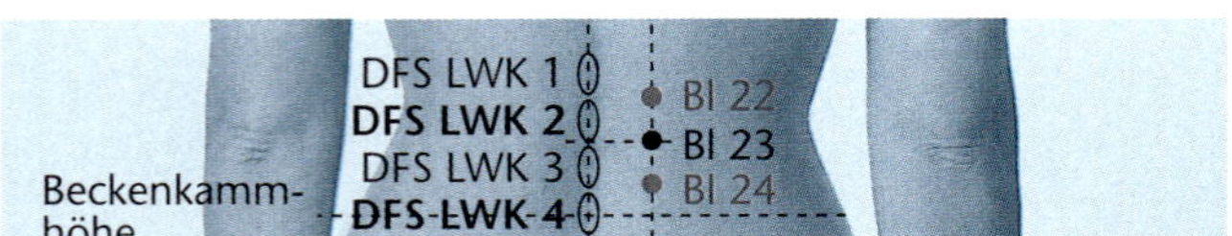

Bl 23 *(shenshu):* 1,5 cun lateral der Medianlinie auf Höhe der Dornfortsatzunterkante von LWK 2.

Verbindung zu Leitbahnen/Organen

- *ren mai, chong mai,* Bl- und Ni-Hauptleitbahn
- Uterus, Niere, Gehirn

Klinische Bedeutung (➤ 1.7.2, ➤ 1.7.3)

- **See des** *yang-qi,* stellt *yang-qi* zur Verfügung, um die Organe und Leitbahnen zu wärmen
- Unterstützt und reguliert alle *yang*-Leitbahnen, besonders die vom oberen Rücken und vom Kopf
- Beeinflusst und stärkt die Funktionen von Gehirn, Mark und Sinnesorganen
- Stärkt die Körperkonstitution und die körperliche Abwehrlage (Zirkulation von Abwehr-*wei-qi*)
- Speichert *jing-qi,* das von den *yang*-Leitbahnen überfließt
- Absorbiert Fülle aus den *yang*-Leitbahnen, vor allem Fülle-Hitze und internen Wind

Anmerkungen zum *du mai*

Das Gefäß *du mai* bildet zusammen mit dem Gefäß *ren mai* eine Ausnahme bei den acht außerordentlichen Gefäßen. Sie sind die einzigen der acht Gefäße, die über eigene Leitbahnpunkte verfügen, wohingegen die anderen nur durch Punkte der Hauptleitbahnen ziehen. Daher werden beide oft zusammen mit den Hauptleitbahnen genannt und als 14 Leitbahnen zusammengefasst. Dies ist aus Sicht der Leitbahnenergetik inkorrekt, da die außerordentlichen Gefäße sowohl entwicklungsgeschichtlich als auch funktionell eine Sonderstellung einnehmen (➤ 1.7).

Ebenso wie der *ren mai* ist der *du mai* nur am Körperrumpf und Kopf lokalisiert. Er verläuft also nicht entlang der Extremitäten, hat deshalb auch keine Extremitätenpunkte (und spezifischen Punkte wie z. B. die 5 Transport-*shu*-Punkte, *yuan*-Punkt), dafür einen zugehörigen Öffnungspunkt (➤ 8.2.8).

Der *du mai* ist das Meer des *yang* und regiert alles *yang* im Körper. Entlang seinem Verlauf liegen die dorsalen Aspekte der Energiezentren (oder Chakren nach yogischer Tradition, die ventralen Aspekte verteilen sich auf dem *ren mai*). In der spirituellen daoistischen Tradition nimmt der *du mai* eine wichtige Bedeutung für die Kultivierung des *qi* ein. Es geht um die Entwicklung des „Geist-Kindes", die durch die Öffnung und Aktivierung von Energiezentren beeinflusst wird, die im Wirbelsäulenverlauf liegen.

Zudem hat der *du mai* viele Kreuzungspunkte mit anderen Leitbahnen, was seine überragende Bedeutung unterstreicht.

Spezifische Punkte nach ihrer Funktion

- *luo*-**Punkt (➤ 8.2.2): Du 1** *(changqiang)*
- **Öffnungspunkt (➤ 8.2.8) des** *du mai:* **Dü 3** *(houxi)*
- **Ankopplungspunkt (➤ 8.2.8) des** *du mai:* **Bl 62** *(shenma)*
- **Kreuzungs-*jiaohui*-Punkte (➤ 8.2.10):**
  - *du mai* mit der Gb- und Ni-Leitbahn und dem *ren mai:* **Du 1** *(changqiang)*
  - *du mai* mit der Bl-Leitbahn: **Du 13** *(taodao)*
  - *du mai* mit allen *yang*-Leitbahnen: **Du 14** *(dazhui)*
  - *du mai* mit dem *yang wei mai:* **Du 15** *(yamen)*
  - *du mai* mit dem *yang wei mai* und dem *yang qiao mai*[1]: **Du 16** *(fengfu)*
  - *du mai* mit der Bl-Leitbahn: **Du 17** *(naohu)*
  - *du mai* mit der Bl-, Gb-, SJ-, Le-Leitbahn: **Du 20** *(baihui)*
  - *du mai* mit der Bl- und Ma-Leitbahn: **Du 24** *(shenting)*
  - *du mai* mit der Di- und Ma-Leitbahn: **Du 26** *(renzhong)*
  - *du mai* mit *ren mai* und Ma-Leitbahn[1]: **Du 28** *(yinjiao)*
  - Anderer Leitbahnen mit dem *du mai:* **Ren 1, Bl 12, Ma 1, Bl 1, Bl 23**
- **Himmelsfensterpunkt (➤ 8.2.12): Du 16** *(fengfu)*
- **Punkt der vier Meere (➤ 8.2.13):**
  - *qi:* **Du 14** *(dazhui)*, **Du 15** *(yamen)*
  - Mark: **Du 16** *(fengfu)*, **Du 20** *(baihui)*
- *Sun-Si-Miao*-**Geist-Punkt (➤ 8.2.15): Du 16** *(fengfu)*, **Du 26** *(renzhong)*
- **Weitere funktionelle Punkte:**
  - Wichtiger Punkt zur „*yang*"-Stärkung (mit Moxa): **Du 4** *(mingmen)*
  - Wichtiger Notfallpunkt: **Du 26** *(renzhong)*

Spezifische Punkte in Verlaufsrichtung (numerisch)

- **Du 1** *(changqiang): luo*-Punkt (➤ 8.2.2), Kreuzungs-*jiaohui*-punkt mit der Gb-, Ni-Leitbahn und dem *ren mai* (➤ 8.2.10)
- **Du 4** *(mingmen):* Wichtiger Punkt zur „*yang*"-Stärkung (mit Moxa)
- **Du 13** *(taodao):* Kreuzungs-*jiaohui*-Punkt mit der Bl-Leitbahn (➤ 8.2.10)
- **Du 14** *(dazhui):* Kreuzungs-*jiaohui*-Punkt mit allen *yang*-Leitbahnen (➤ 8.2.10), Punkt des Meeres des *qi* (➤ 8.2.13)
- **Du 15** *(yamen):* Kreuzungs-*jiaohui*-Punkt mit dem *yang wei mai* (➤ 8.2.10), Punkt des Meeres des *qi* (➤ 8.2.13)
- **Du 16** *(fengfu):* Punkt des Meeres des Marks (➤ 8.2.13), Himmelsfensterpunkt (➤ 8.2.12), *Sun-Si-Miao*-Geist-Punkt, Kreuzungs-*jiaohui*-Punkt mit dem *yang wei mai* und dem *yang qiao mai*[1] (➤ 8.2.10)
- **Du 17** *(naohu):* Kreuzungs-*jiaohui*-Punkt mit der Bl-Leitbahn (➤ 8.2.10)
- **Du 20** *(baihui):* Kreuzungs-*jiaohui*-Punkt mit der Bl-, Gb-, SJ-, Le-Leitbahn (➤ 8.2.10), Punkt des Meeres des Marks (➤ 8.2.13)
- **Du 24** *(shenting):* Kreuzungs-*jiaohui*-Punkt mit der Bl- und Ma-Leitbahn (➤ 4.1.10)
- **Du 26** *(renzhong):* Kreuzungs-*jiaohui*-Punkt mit der Di- und Ma-Leitbahn (➤ 8.2.10), *Sun-Si-Miao*-Geist-Punkt
- **Du 28** *(yinjiao):* Kreuzungs-*jiaohui*-Punkt mit dem *ren mai* und der Ma-Leitbahn[1]

[1] Nur bei einigen Autoren genannt.

luo-Gefäß des du mai

Verlauf

Das *luo*-Gefäß des außerordentlichen Gefäßes *du mai* beginnt beim Punkt **Du 1** *(changqiang)* zwischen Steißbeinspitze und Anus, steigt dann beidseitig parallel zur Wirbelsäule aufwärts bis zur Halsregion, verzweigt sich in der Okziputregion, wo es sich mit der Bl-Hauptleitbahn verbindet und zieht dann mit dieser zur Schulterregion, dringt auf Höhe der Skapula tiefer in den Körper ein und verzweigt sich in der paravertebralen Muskulatur.

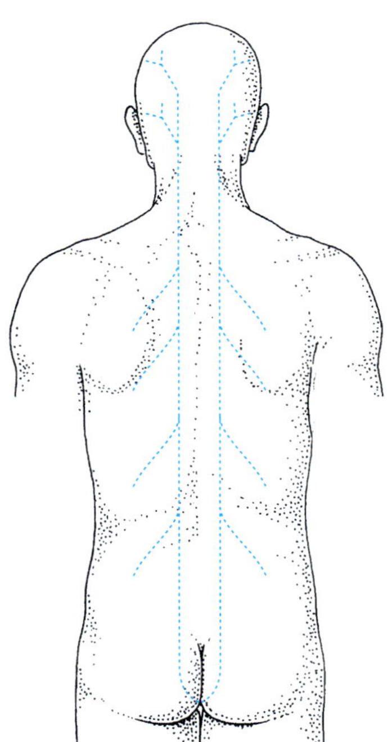

Klinische Bedeutung

Pathologie (➤ 8.2.2)

Fülle *(shi)* Bewegungseinschränkungen und Steifigkeit der Wirbelsäule.

Leere *(xu)* Schweregefühl des Kopfes, Schwindel, Gleichgewichtsstörungen.

Lang und kraftvoll *changqiang*

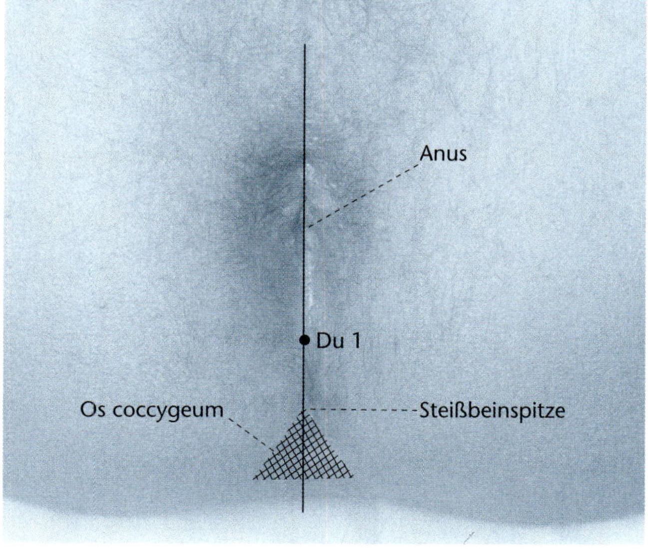

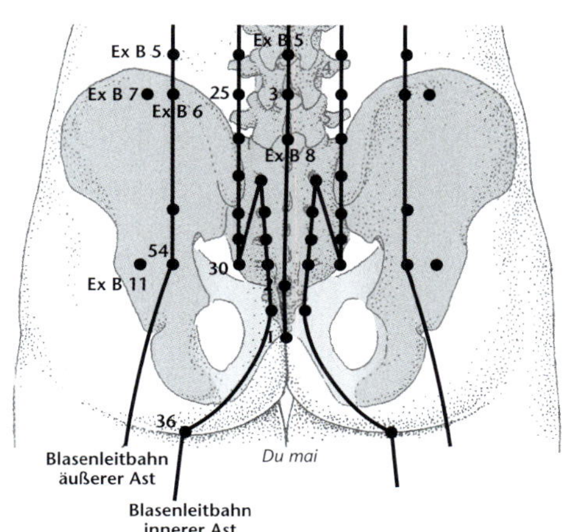

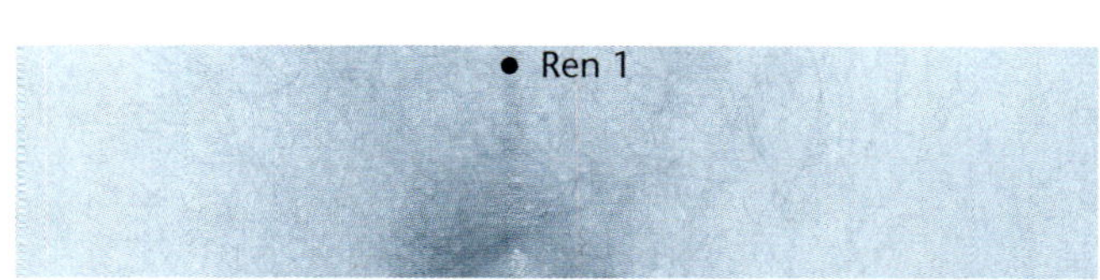

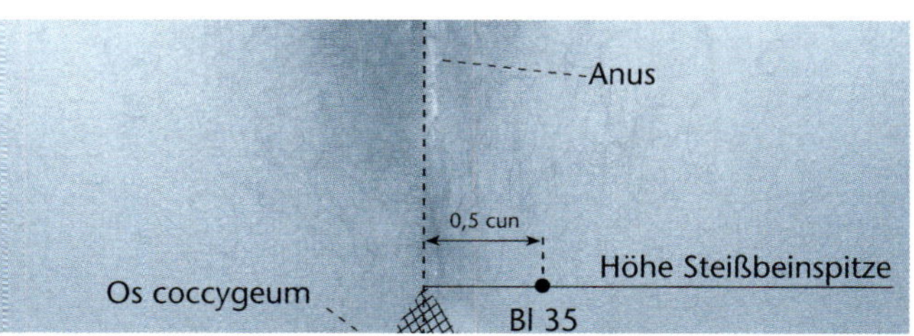

Lokalisation

In der dorsalen Medianlinie in der Mitte zwischen Steißbeinspitze und Anus.

Finden

Zunächst das Steißbein (Os coccygis) oberhalb des Anus und bis zur Steißbeinspitze hin tasten. Von dort unter Druck in Richtung Anus palpieren. Meist kann der Punkt durch Angabe einer ausgeprägten *de-qi*-Sensation lokalisiert werden.

Hinweis: Ren 1 liegt ventral des Anus und dorsal der Genitalien. **Bl 35** liegt 0,5 cun lateral der Medianlinie auf Höhe der Steißbeinspitze.

Punktion

Nach gründlicher Desinfektion senkrecht 0,5–1 cun. **Cave:** Punktion des Rektums vermeiden.

Wirkung und wichtigste Indikationen

- **Unterstützt die zwei unteren Öffnungen:** Erschwertes Wasserlassen, Dysurie, Harnretention, Hämorrhoiden, Rektumprolaps, schmerzhafte und erschwerte Defäkation, Potenzstörungen, sexuelle Funktionsstörungen
- **Macht die Leitbahn durchgängig, mildert Schmerzen:** Lumbosakrale Rückenschmerzen, Kopfschwere und -Tremor
- **Beruhigt** *shen:* Manie, Schreckhaftigkeit, Spasmen, Epilepsie

Besonderheiten

luo-Punkt des *du mai,* Kreuzungspunkt mit der Gb-, Ni-Leitbahn und dem *ren mai.*

Du 2

shu-Punkt der Lendenregion *yaoshu*

Lokalisation

In der dorsalen Medianlinie direkt im Hiatus sacralis.

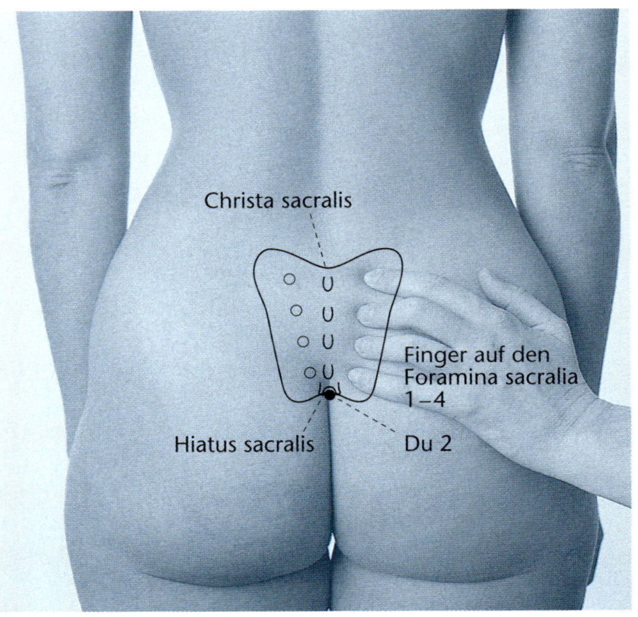

Finden

Zunächst den Hiatus sacralis (➤ 3.4.4) vom Kreuzbein aus tasten. Er ist als eine nach kaudal hin offene, U-förmige Vertiefung am kaudalen Ende der Crista iliaca palpabel. Direkt in der Mitte des Hiatus sacralis den Punkt **Du 2** lokalisieren.

Hinweis: Bl 35 liegt etwas kaudaler und 0,5 cun lateral der Medianlinie auf Höhe der Steißbeinspitze.

Punktion

Schräg nach kranial 0,5–1 cun.

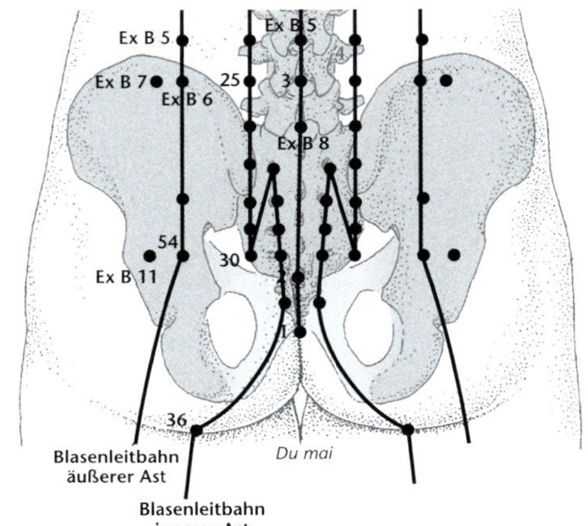

Wirkung und wichtigste Indikationen

- **Stärkt die Lumbalregion und die unteren Extremitäten:** Lumbosakrale Schmerzen und Bewegungseinschränkungen, radikuläre Rückenschmerzen mit Muskelhypotrophien der unteren Extremitäten
- **Leitet Wind-Feuchtigkeit aus:** Unregelmäßige Menstruation, Hämorrhoiden, Dysurie, Fluor vaginalis

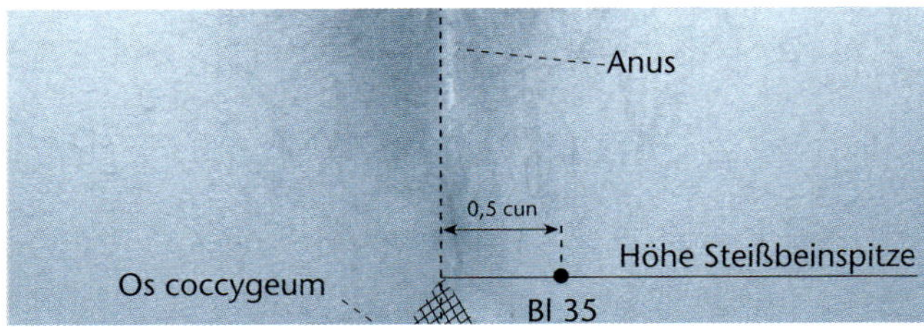

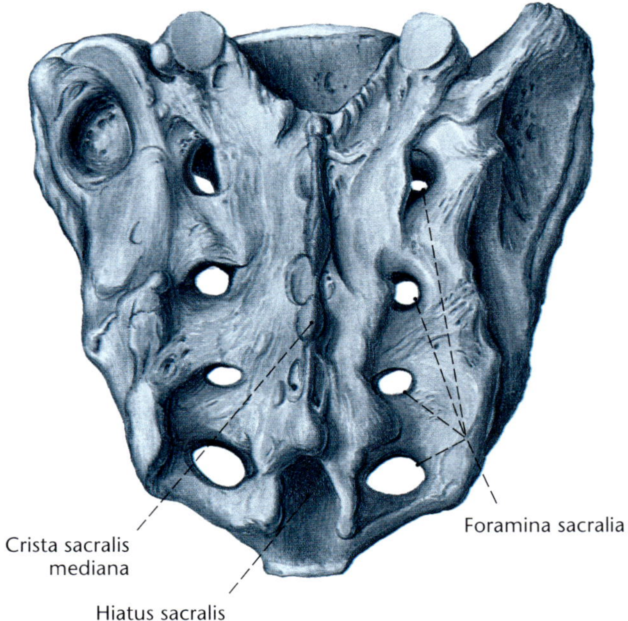

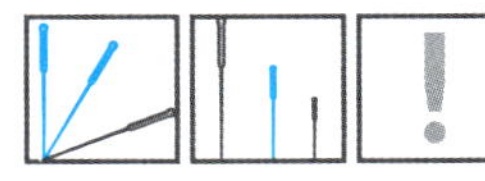

yang Grenztor der Lendenregion *yaoyangguan*

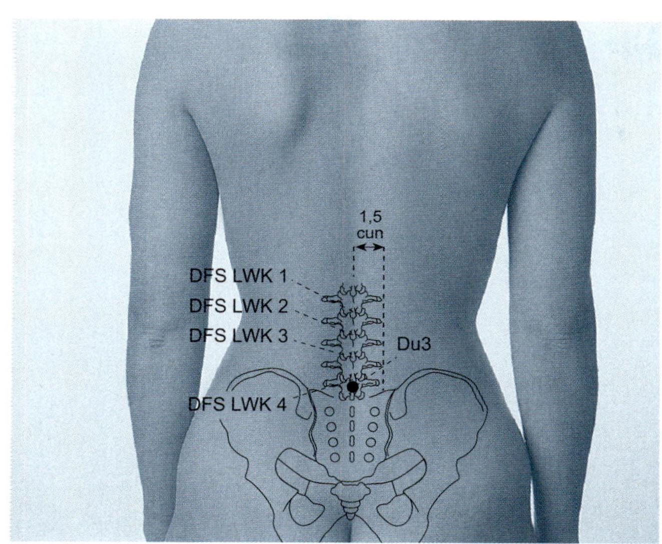

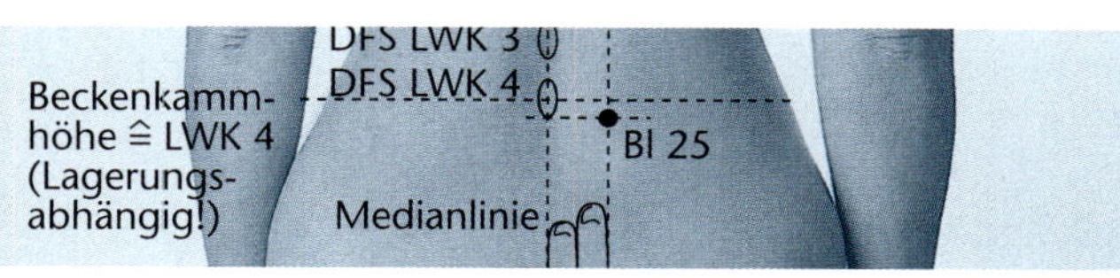

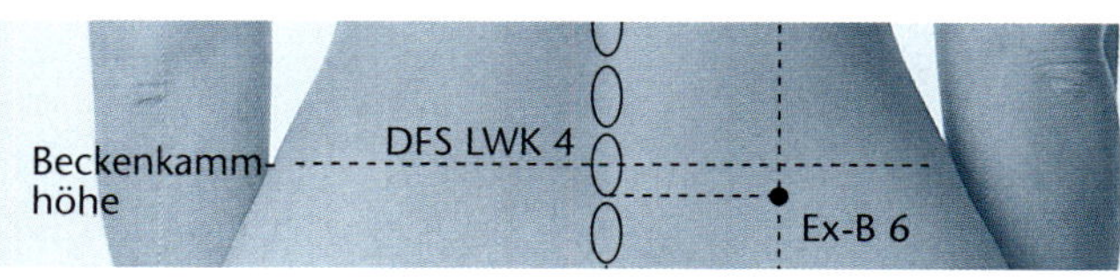

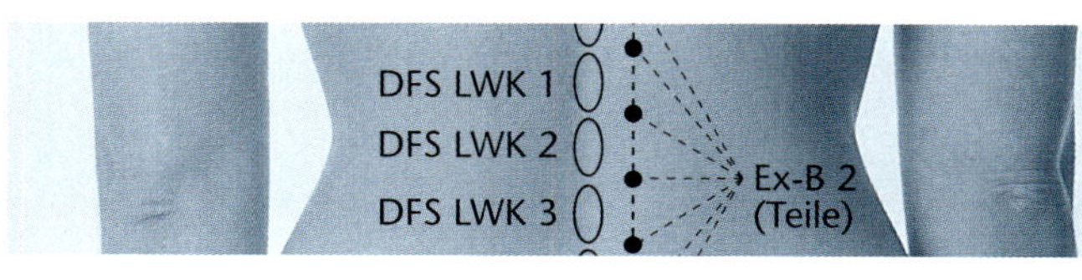

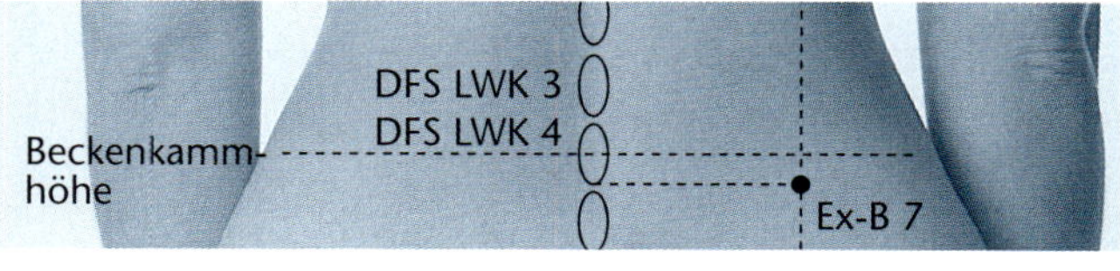

Lokalisation

In der dorsalen Medianlinie unter dem Dornfortsatz von LWK 4.

Finden

Zur Orientierung in der LWS-Region (➤ 3.4.3) am besten in Bauchlage den lumbosakralen Übergang aufsuchen: In der Mittellinie vom Sakrum ausgehend die Fortsätze der Crista sacralis nach kranial palpieren, bis unterhalb des deutlich massiveren Dornfortsatzes (DFS) von LWK 5 der lumbosakrale Übergang als Rinne tastbar ist. Vom DFS des LWK 5 aus nach kranial den nächstfolgenden Dornfortsatz (von LWK 4) tasten und darunter **Du 3** ermitteln.

Hinweis: Auf derselben Höhe liegen ein Punkt von **Ex-B 2** *(huatuojiaji)*/**Bl 25**/**Ex-B 6** *(yaoyi)*/**Ex-B 7** *(yaoyan)* (0,5/1,5/3/3,5 cun lateral der Medianlinie).

Punktion

Senkrecht oder schräg 0,5–1 cun.

Wirkung und wichtigste Indikationen

- **Vertreibt Wind-Feuchtigkeit, stärkt die Lumbalregion und die unteren Extremitäten:** *bi*-Syndrome (Rücken und Beine), Sehnenkontrakturen
- **Reguliert den unteren** *jiao:* Dysmenorrhö, Fluor albus, Impotenz, Ejakulationsstörungen

Besonderheiten

Wichtiger Lokalpunkt für kombinierte Rücken- und Beinschmerzen.

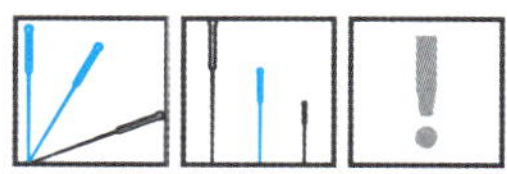

Du 4

Tor des Lebens *mingmen*

Lokalisation

In der dorsalen Medianlinie unterhalb dem Dornfortsatz von LWK 2.

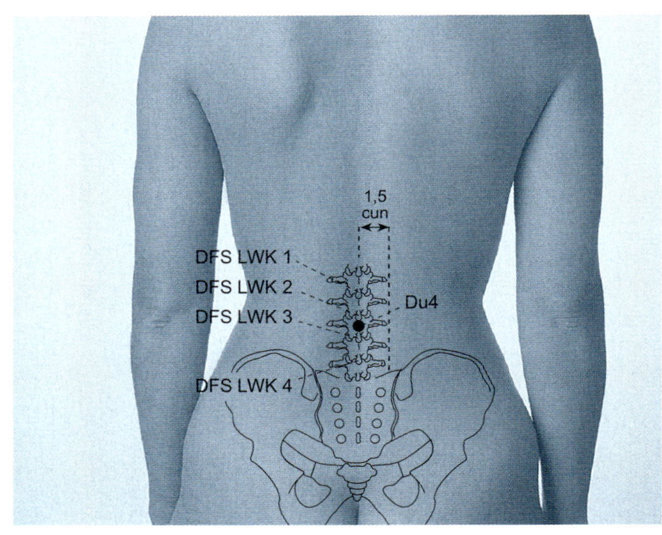

Finden

Zur Orientierung in der LWS-Region (➤ 3.4.3) am besten in Bauchlage den lumbosakralen Übergang aufsuchen: In der Mittellinie vom Sakrum ausgehend die Fortsätze der Crista sacralis nach kranial palpieren, bis unterhalb des deutlich massiveren Dornfortsatzes (DFS) von LWK 5 der lumbosakrale Übergang als Rinne tastbar ist. Vom DFS des LWK 5 aus nach kranial bis zum Dornfortsatz von LWK 2 zählen und darunter **Du 4** ermitteln.

Hinweis: Auf derselben Höhe liegen ein Punkt von **Ex-B2** *(huatuojiaji)*/**Bl 23**/**Bl 52** (0,5/1,5/3 cun lateral der Medianlinie).

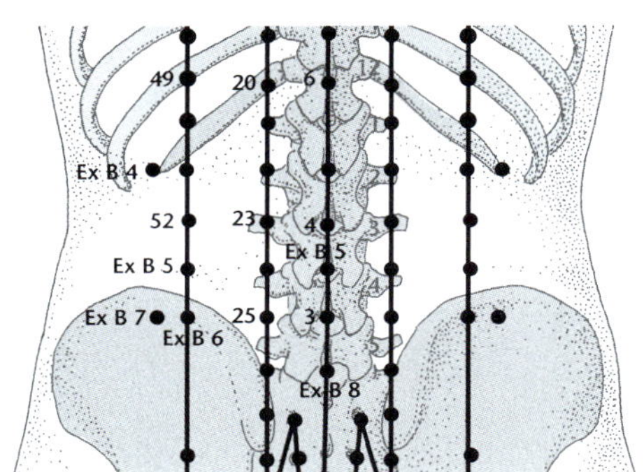

Punktion

Senkrecht bis leicht schräg nach kaudal 0,5–1 cun. **Cave:** Das Rückenmark endet meist zwischen 1. und 2. LWK, trotzdem sind in der Literatur sehr selten bei tiefer und nach kranial gerichteter Nadelführung Rückenmarkspunktionen beschrieben worden. Moxibustion bei Indikation empfohlen.

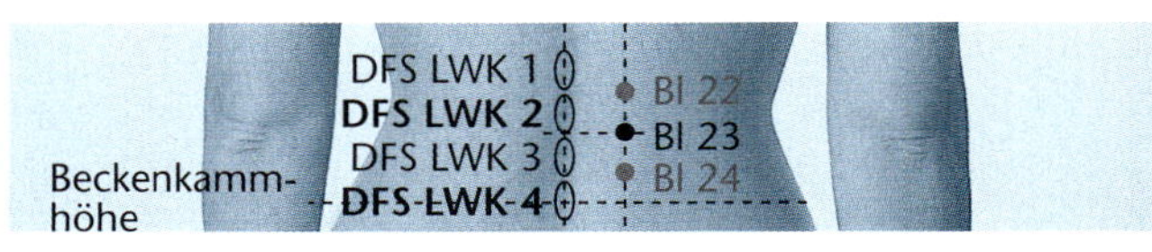

Wirkung und wichtigste Indikationen

- **Stärkt das Nieren-*yang* und wärmt *ming men* (v. a. mit Moxibustion), reguliert den *du mai,* stärkt die Lumbalregion:** Störungen des Urogenitaltrakts, sexuelle Funktionsstörungen, Rektumprolaps, Hämorrhoiden, chronische Schwächezustände (durch Nieren-*yang*- oder -*jing*-Mangel), chronische LWS-Beschwerden mit Schwäche der unteren Extremität
- **Beruhigt Wind im *du mai*:** Kopfschmerzen, Epilepsie

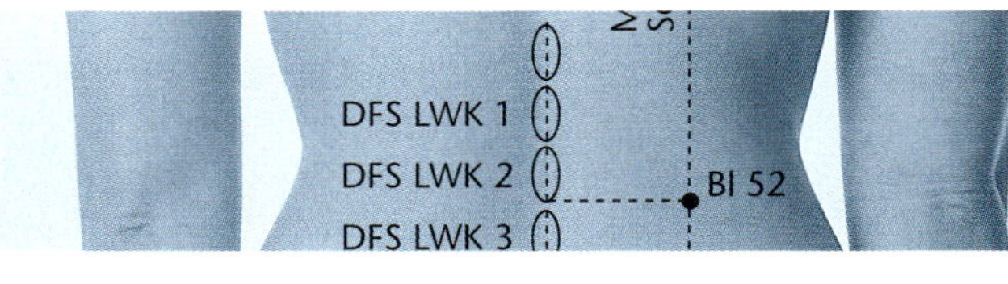

Besonderheiten

Hauptpunkt zur Stärkung v.a. des Nieren-*yang*.

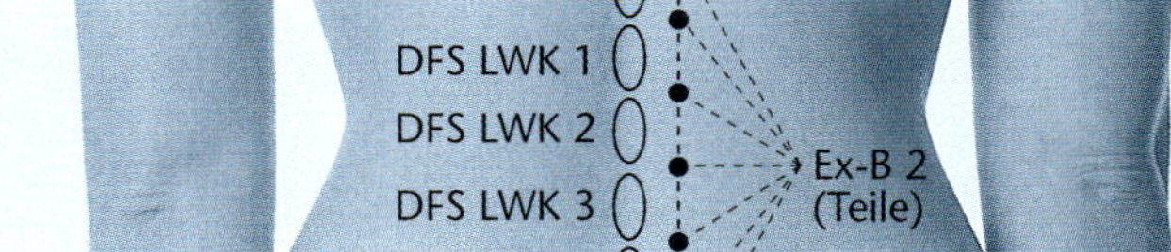

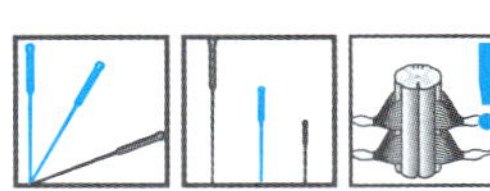

Hängender Angelpunkt *xuanshu* Du 5

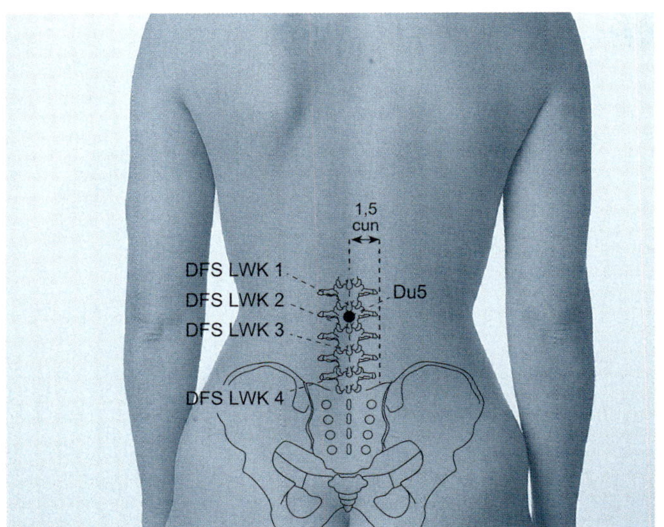

Lokalisation

In der dorsalen Medianlinie unter dem Dornfortsatz von LWK 1.

Finden

Zur Orientierung in der LWS-Region (➤ 3.4.3) am besten in Bauchlage den lumbosakralen Übergang aufsuchen: In der Mittellinie vom Sakrum ausgehend die Fortsätze der Crista sacralis nach kranial palpieren, bis unterhalb des deutlich massiveren Dornfortsatzes (DFS) von LWK 5 der lumbosakrale Übergang als Rinne tastbar ist. Vom DFS des LWK 5 aus nach kranial bis zum Dornfortsatz von LWK 1 zählen und darunter **Du 5** lokalisieren.

Hinweis: Auf derselben Höhe liegen ein Punkt von **Ex-B 2** *(huatuojiaji)*/**Bl 22**/**Bl 51**/**Ex-B 4** *(pigen)* (0,5/1,5/3/3,5 cun lateral der Medianlinie).

Punktion

Senkrecht oder leicht schräg nach kaudal 0,5–1 cun. **Cave:** Das Rückenmark endet meist zwischen 1. und 2. LWK, trotzdem sind in der Literatur sehr selten bei sehr tiefer und nach kranial gerichteter Nadelführung Rückenmarkspunktionen beschrieben worden.

Wirkung und wichtigste Indikationen

- **Stärkt die Lendenwirbelsäule:** Steifigkeit und Schmerzen in der lumbalen Rückenregion
- **Reguliert den unteren** *jiao:* Diarrhö, unverdaute Nahrungsbestandteile im Stuhl, *shan*-Erkrankungen, Hodenhochstand, *ben tun qi* (Rennendes Ferkel-*qi*)

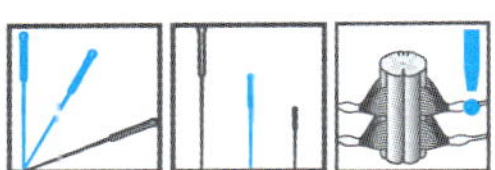

Du 6 Mitte der Wirbelsäule *jizhong*

Lokalisation

In der dorsalen Medianlinie unter dem Dornfortsatz von BWK 11.

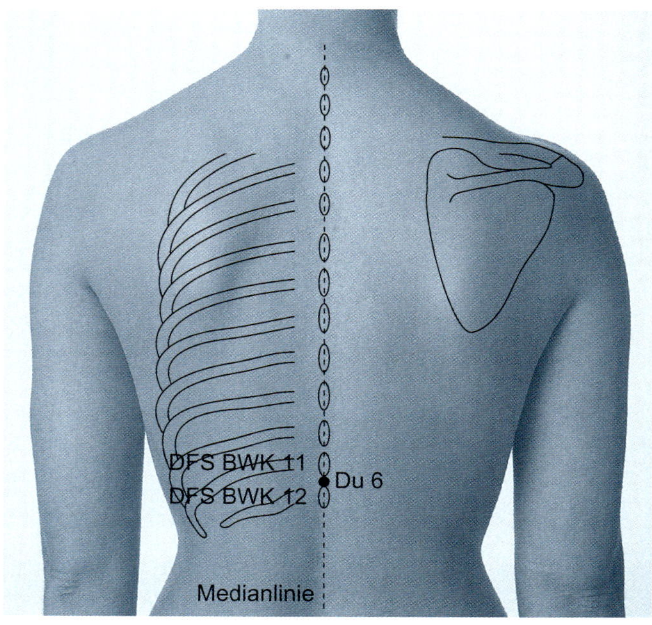

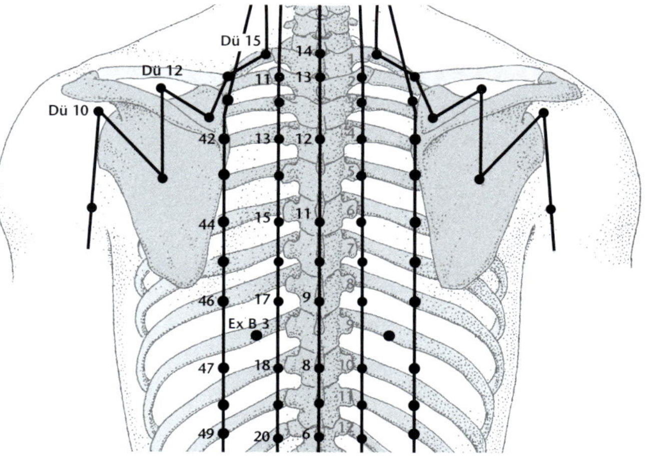

Finden

Orientierung vom Dornfortsatz von HWK 7 (➤ 3.4.1) aus. Von dort kaudalwärts 11 Dornfortsätze bis zum Dornfortsatz von BWK 11 zählen und darunter **Du 6** lokalisieren. **Oder:** Orientierende Palpation vom untersten Rippenansatz (BWK 12) aus nach kranial bis zum Dornfortsatz von BWK 11 und darunter **Du 6** ermitteln.

Hinweis: Auf derselben Höhe liegen ein Punkt von **Ex-B 2** *(huatuojiaji)*/**Bl 20**/**Bl 49** (0,5/1,5/3 cun lateral der Medianlinie).

Punktion

Senkrecht oder leicht schräg nach kaudal 0,5–1 cun. **Cave:** Eine schräge Punktion nach kranial dürfen nur erfahrene Therapeuten vornehmen, da bei kleinen Personen (oft unabhängig vom Körpergewicht) der Spinalkanal bereits ab 1,25 cun erreicht wird.

Wirkung und wichtigste Indikationen

- **Stärkt die Milz und deren Funktion, Feuchtigkeit umzuwandeln:** Abdominales Völlegefühl und Massen, Ikterus, Diarrhö, Hämorrhoiden, Rektumprolaps
- **Stärkt die Wirbelsäule:** Bewegungseinschränkungen in der LWS, Epilepsie

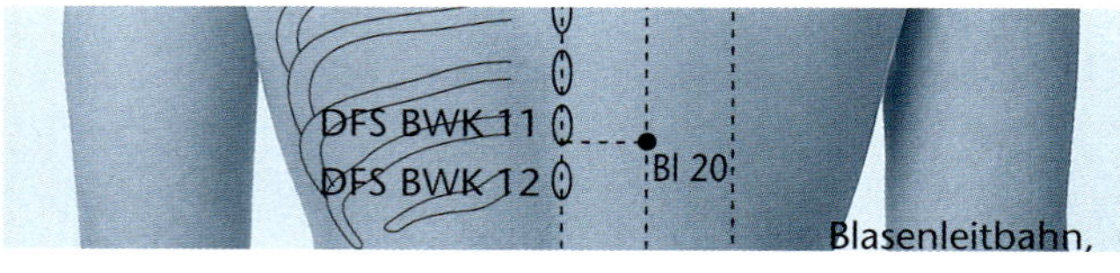

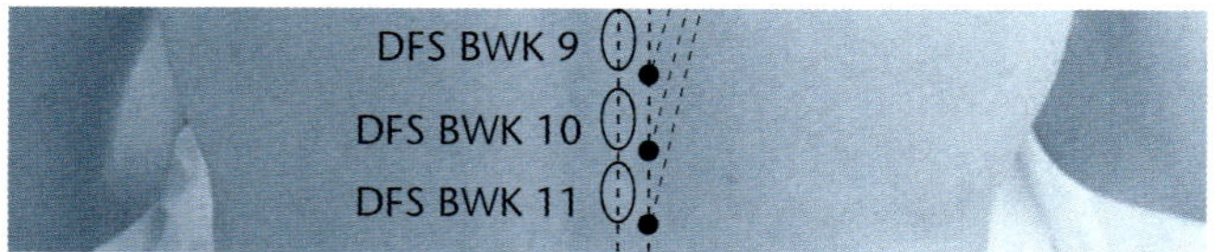

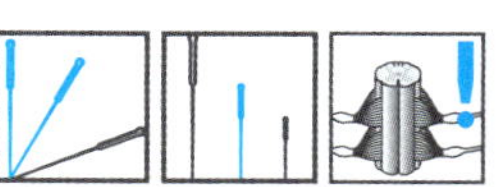

Mittlerer Angelpunkt *zhongshu* Du 7

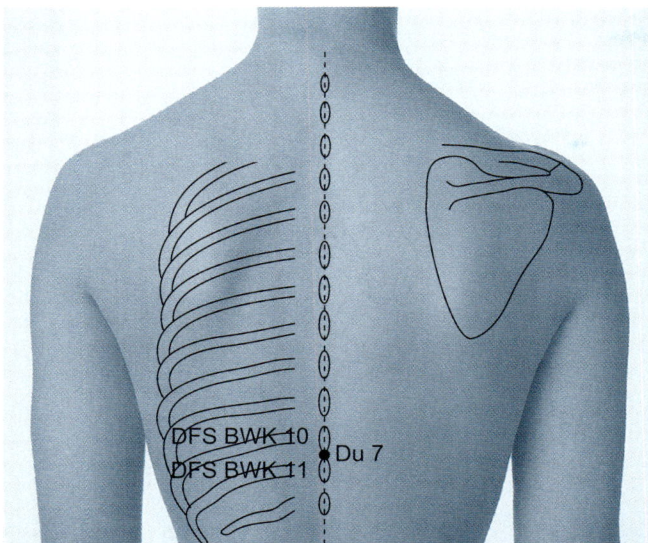

Vor- und Rückbeugung des Kopfes
2 Finger auf Dornfortsätze HWK 6 und 7
Gb 21
Dü 15
Du 14

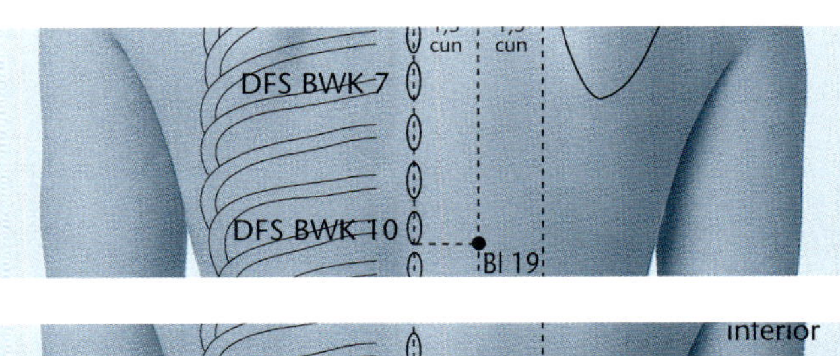

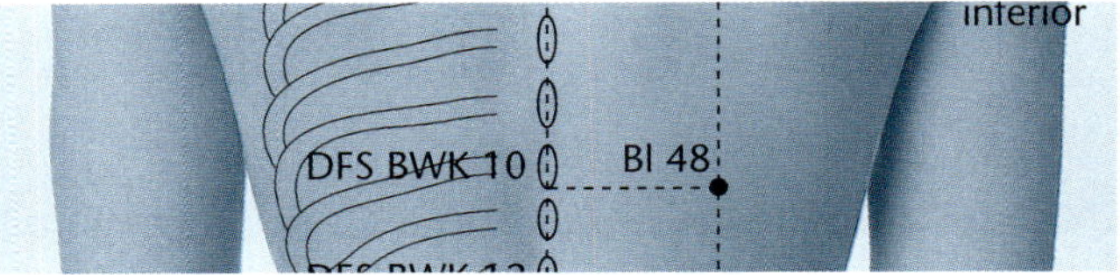

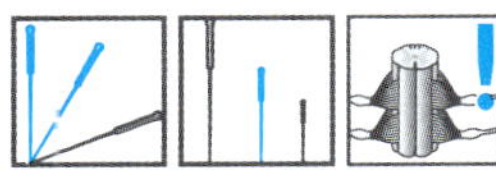

Lokalisation

In der dorsalen Medianlinie unter dem Dornfortsatz von BWK 10.

Finden

Orientierung vom Dornfortsatz von HWK 7 (➤ 3.4.1) aus. Von dort kaudalwärts 10 Dornfortsätze bis zum Dornfortsatz von BWK 10 zählen und darunter **Du 7** lokalisieren. **Oder:** Orientierende Palpation vom untersten Rippenansatz (BWK 12) aus nach kranial bis zum Dornfortsatz von BWK 10 und darunter **Du 7** ermitteln.

Hinweis: Auf derselben Höhe liegen ein Punkt von **Ex-B 2** *(huatuojiaji)*/**Bl 19**/**Bl 48** (0,5/1,5/3 cun lateral der Medianlinie).

Punktion

Senkrecht oder leicht schräg nach kaudal 0,5–1 cun. **Cave:** Eine schräge Punktion nach kranial dürfen nur erfahrene Therapeuten vornehmen, da bei kleinen Personen (oft unabhängig vom Körpergewicht) der Spinalkanal bereits ab 1,25 cun erreicht wird.

Wirkung und wichtigste Indikationen

- **Tonisiert den mittleren** *jiao:* Abdominales Völlegefühl, Appetitlosigkeit, Ikterus, Amenorrhö
- **Stärkt die Wirbelsäule:** Rückenschmerzen

Du 8

Sehnen-Kontraktion *jinsuo*

Lokalisation

In der dorsalen Medianlinie unter dem Dornfortsatz von BWK 9.

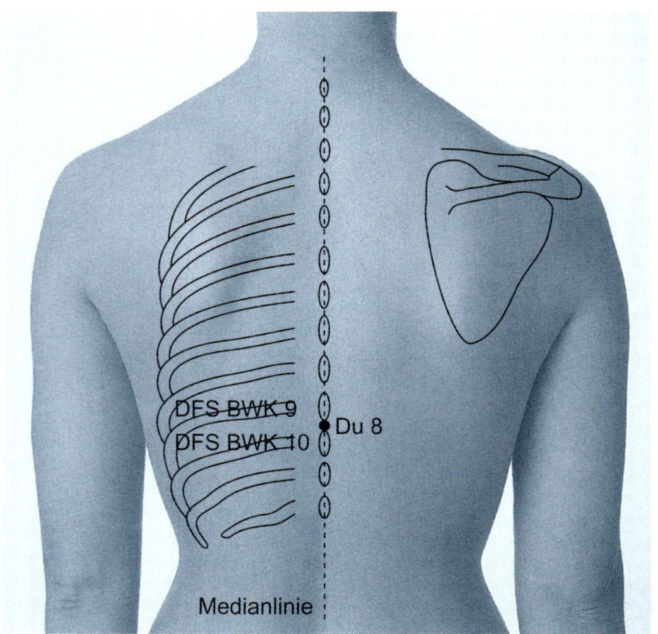

Finden

Orientierung vom Dornfortsatz von HWK 7 (➤ 3.4.1) aus. Von dort kaudalwärts 9 Dornfortsätze bis zum Dornfortsatz von BWK 9 zählen und darunter **Du 8** lokalisieren.

Hinweis: Auf derselben Höhe liegen ein Punkt von **Ex-B 2** *(huatuojiaji)*/**Bl 18**/**Bl 47** (0,5/1,5/3 cun lateral der Medianlinie).

Punktion

Senkrecht oder leicht schräg nach kaudal 0,5–1 cun. **Cave:** Eine schräge Punktion nach kranial dürfen nur erfahrene Therapeuten vornehmen, da bei kleinen Personen (oft unabhängig vom Körpergewicht) der Spinalkanal bereits ab 1,25 cun erreicht wird.

Wirkung und wichtigste Indikationen

- **Besänftigt die Leber und Wind, mildert Spasmen:** Ikterus, unterdrückter Ärger, Magenschmerzen, Spasmen, Schreckhaftigkeit, Meningismus, Herzschmerzen
- **Beruhigt** *shen:* Epilepsie, manische Zustände

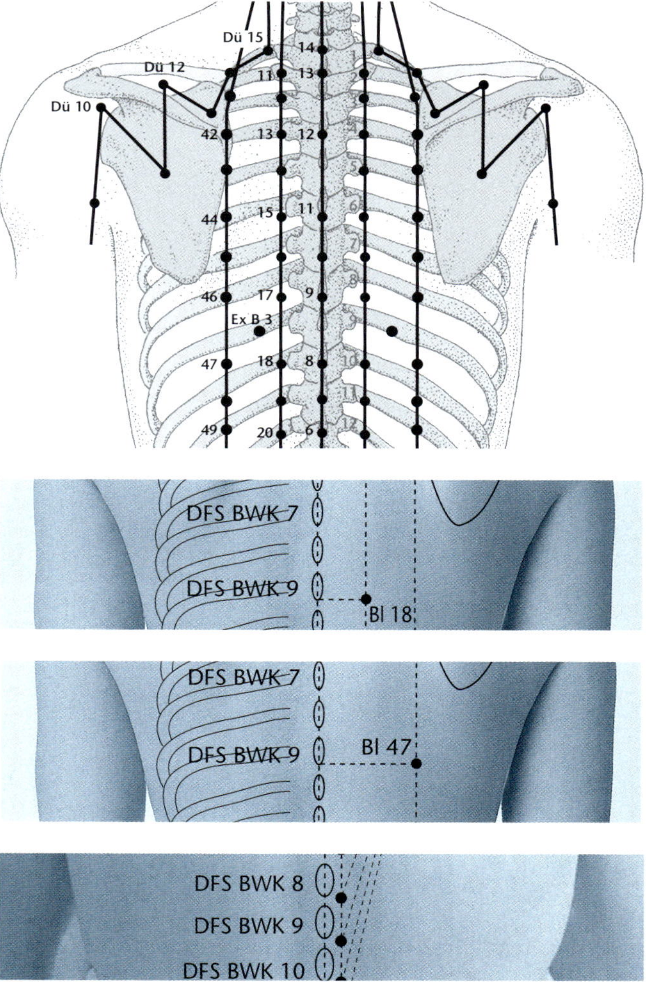

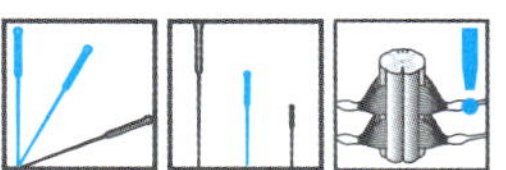

Erreichen des *yang zhiyang*

Lokalisation

In der dorsalen Medianlinie unter dem Dornfortsatz von BWK 7.

Finden

Orientierung vom Dornfortsatz von HWK 7 (➤ 3.4.1) aus. Von dort kaudalwärts 7 Dornfortsätze bis zum Dornfortsatz von BWK 7 zählen und darunter **Du 9** lokalisieren.

Hinweis: Auf derselben Höhe liegen ein Punkt von **Ex-B 2** *(huatuojiaji)*/**Bl 17**/**Bl 46** (0,5/1,5/3 cun lateral der Medianlinie).

Punktion

Senkrecht oder leicht schräg nach kaudal 0,5–1 cun. **Cave:** Eine schräge Punktion nach kranial dürfen nur erfahrene Therapeuten vornehmen, da bei kleinen Personen (oft unabhängig vom Körpergewicht) der Spinalkanal bereits ab 1,25 cun erreicht wird.

Wirkung und wichtigste Indikationen

- **Tonisiert die Milz, entfernt Feuchtigkeit und Feuchte-Hitze, reguliert den mittleren** *jiao:* Epigastrisches Völle- und Kältegefühl, Appetitlosigkeit, Borborygmen, Schwäche und Schmerzen, Ikterus
- **Öffnet den Thorax:** Angina pectoris, Völlegefühl thorakal und in lateraler Rippenregion, Husten, Dyspnoe, Wirbelsäulenbeschwerden

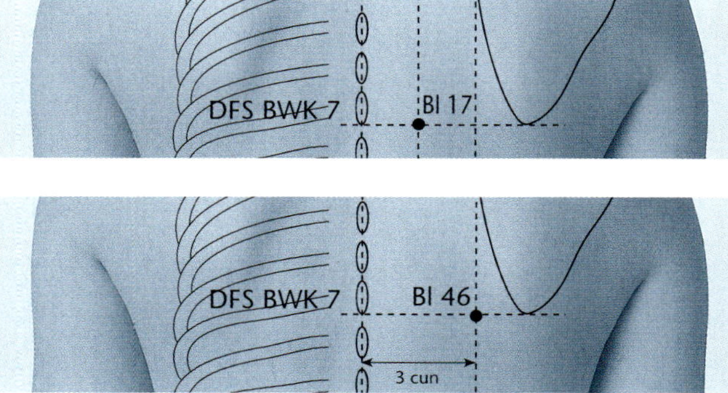

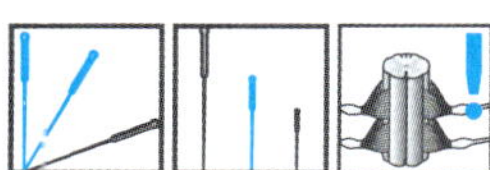

Du 10

Pavillon des Geistes *lingtai*

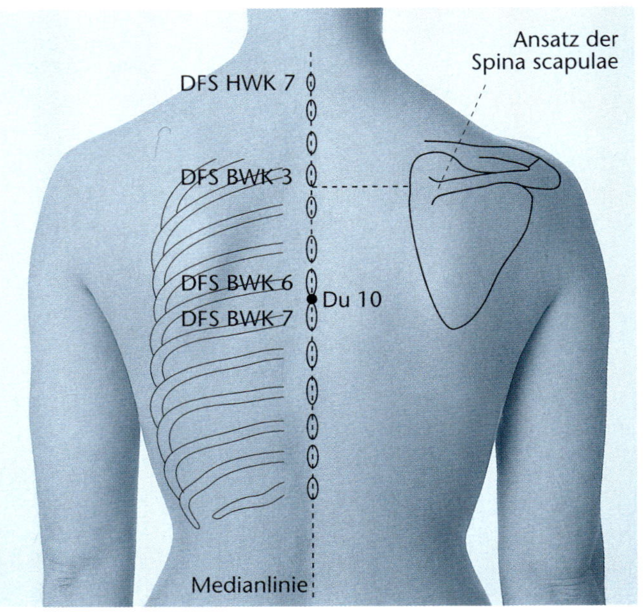

Lokalisation

In der dorsalen Medianlinie unter dem Dornfortsatz von BWK 6.

Finden

Orientierung vom Dornfortsatz von HWK 7 (➤ 3.4.1) aus. Von dort kaudalwärts 6 Dornfortsätze bis zum Dornfortsatz von BWK 6 zählen und darunter **Du 10** lokalisieren.

Hinweis: Auf derselben Höhe liegen ein Punkt von **Ex-B 2** *(huatuojiaji)*/**Bl 16**/**Bl 45** (0,5/1,5/3 cun lateral der Medianlinie).

Punktion

Senkrecht oder leicht schräg nach kaudal 0,5–1 cun. **Cave:** Eine schräge Punktion nach kranial dürfen nur erfahrene Therapeuten vornehmen, da bei kleinen Personen (oft unabhängig vom Körpergewicht) der Spinalkanal bereits ab 1,25 cun erreicht wird.

Wirkung und wichtigste Indikationen

- **Mildert Husten und Keuchatmung:** Dyspnoe, Asthma bronchiale, (chronischer) Husten, auszehrende Erkrankungen (z. B. bei „Knochendampferkrankung")
- **Leitet Hitze und toxische Hitze aus:** Hautentzündungen wie Karbunkel, Furunkel
- **Lokal, Leitbahnverlauf:** Beschwerden in Nacken- und Rückenregion (Schmerzen und Bewe gungseinschränkungen)

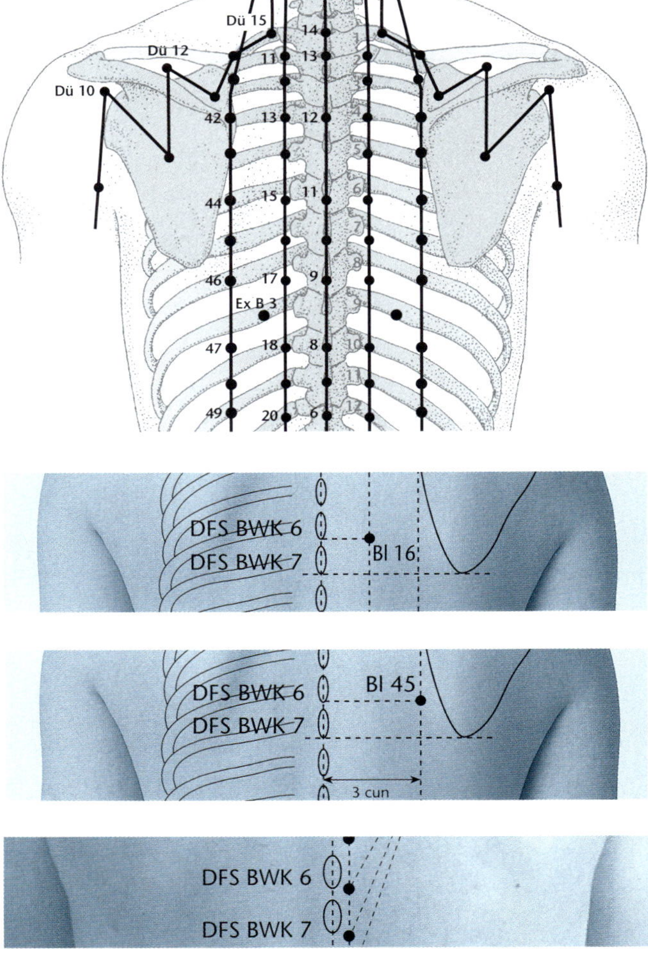

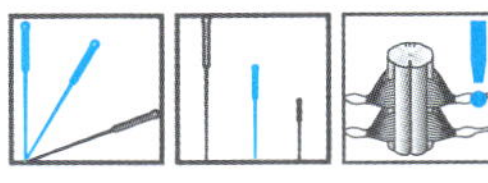

Weg des Geistes *shendao* Du 11

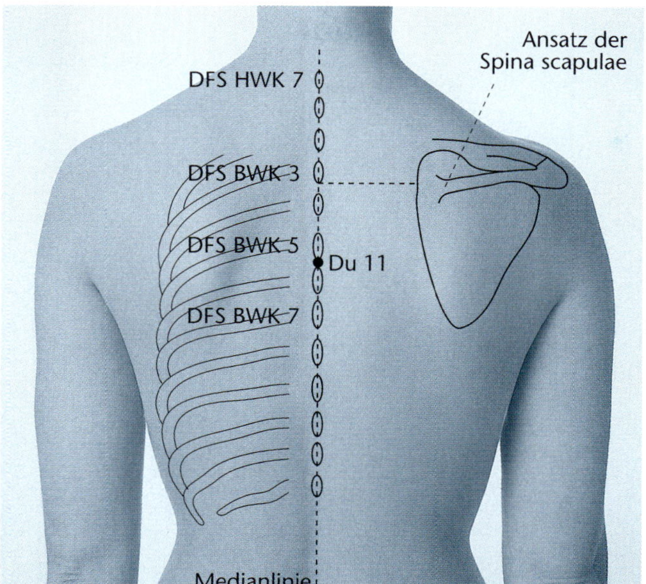

Vor- und
Rückbeugung
des Kopfes
2 Finger auf
Dornfortsätze
HWK 6 und 7
Gb 21
Dü 15
Du 14

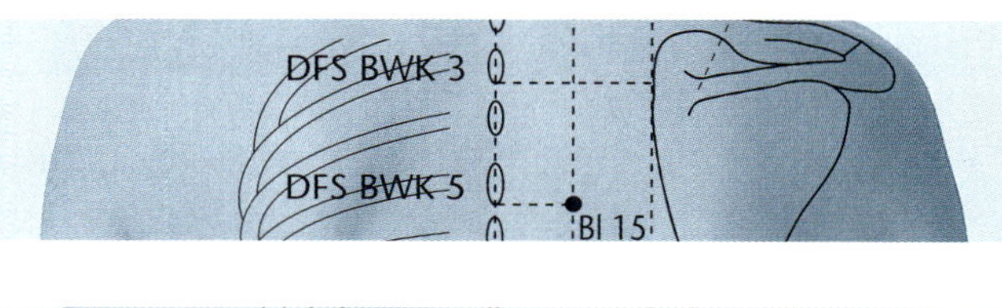

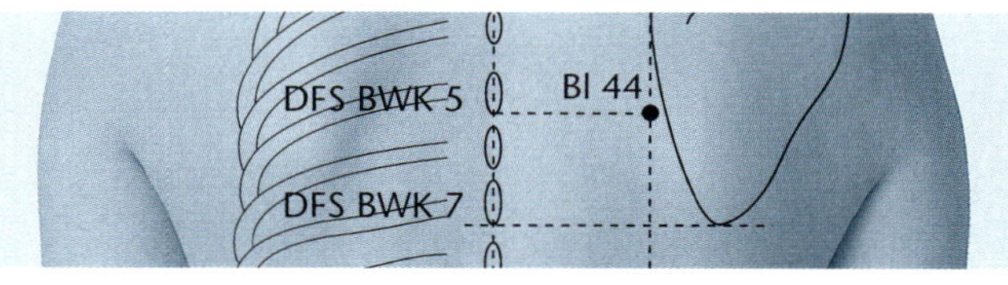

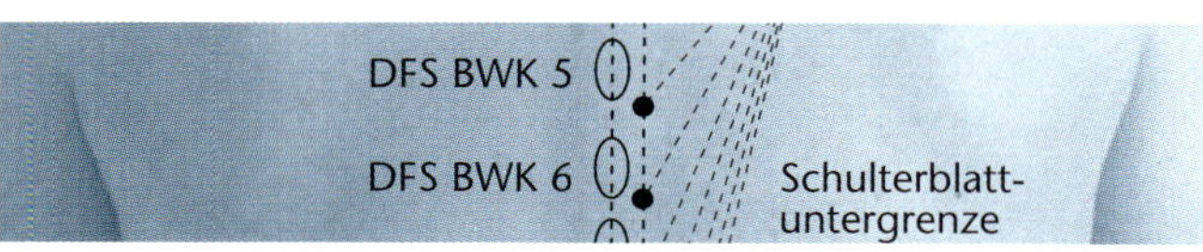

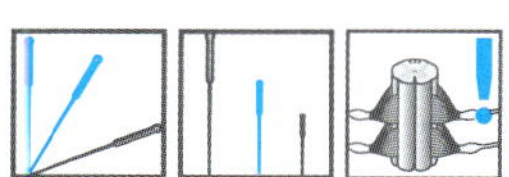

Lokalisation

In der dorsalen Medianlinie unter dem Dornfortsatz von BWK 5.

Finden

Orientierung vom Dornfortsatz von HWK 7 (➤ 3.4.1) aus. Von dort kaudalwärts 5 Dornfortsätze bis zum Dornfortsatz von BWK 5 zählen und darunter **Du 11** lokalisieren.

Hinweis: Auf derselben Höhe liegen ein Punkt von **Ex-B 2** *(huatuojiaji)*/**Bl 15**/**Bl 44** (0,5/1,5/3 cun lateral der Medianlinie).

Punktion

Senkrecht oder leicht schräg nach kaudal 0,5–1 cun. **Cave:** Eine schräge Punktion nach kranial dürfen nur erfahrene Therapeuten vornehmen, da bei kleinen Personen (oft unabhängig vom Körpergewicht) der Spinalkanal bereits ab 1,25 cun erreicht wird.

Wirkung und wichtigste Indikationen

- **Tonisiert Herz und Lunge, beruhigt** *shen:* Kurzatmigkeit, Ängstlichkeit, Palpitationen, Verwirrtheitszustände, Gedächtnisstörungen, depressive Stimmung, Epilepsie, Schreckhaftigkeit, Spasmen
- **Klärt Hitze, besänftigt Wind:** Fieberhafte Infekte mit alternierenden Kopfschmerzen, Husten, Schwindel
- **Lokal, Leitbahnverlauf:** Beschwerden in der oberen Rückenregion

Du 12

Körper-Säule *shenzhu*

Lokalisation

In der dorsalen Medianlinie unter dem Dornfortsatz von BWK 3.

Finden

Orientierung vom Dornfortsatz von HWK 7 (➤ 3.4.1) aus. Von dort kaudalwärts 3 Dornfortsätze bis zum Dornfortsatz von BWK 3 zählen und darunter **Du 12** lokalisieren.

Hinweis: Auf derselben Höhe liegen ein Punkt von **Ex-B 2** *(huatuojiaji)*/**Bl 13**/**Bl 42** (0,5/1,5/3 cun lateral der Medianlinie).

Punktion

Senkrecht oder leicht schräg nach kaudal 0,5–1 cun. **Cave:** Eine schräge Punktion nach kranial dürfen nur erfahrene Therapeuten vornehmen, da bei kleinen Personen (oft unabhängig vom Körpergewicht) der Spinalkanal bereits ab 1,25 cun erreicht wird.

Wirkung und wichtigste Indikationen

- **Besänftigt Wind:** Nasenbluten, Fieberkrämpfe, Apoplex, Epilepsie
- **Beruhigt** *shen***:** Agitiertheit, manische Zustände
- **Klärt Hitze aus Lunge und Herz:** Husten, Dyspnoe, Fieber, fieberhafte Infekte

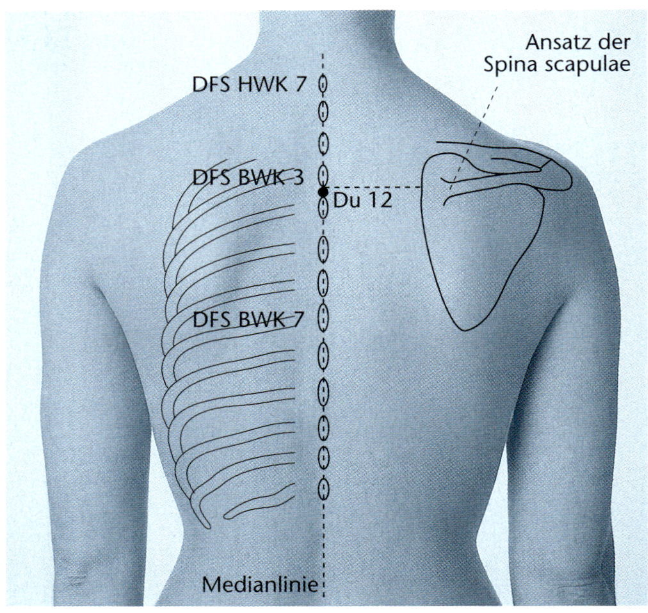

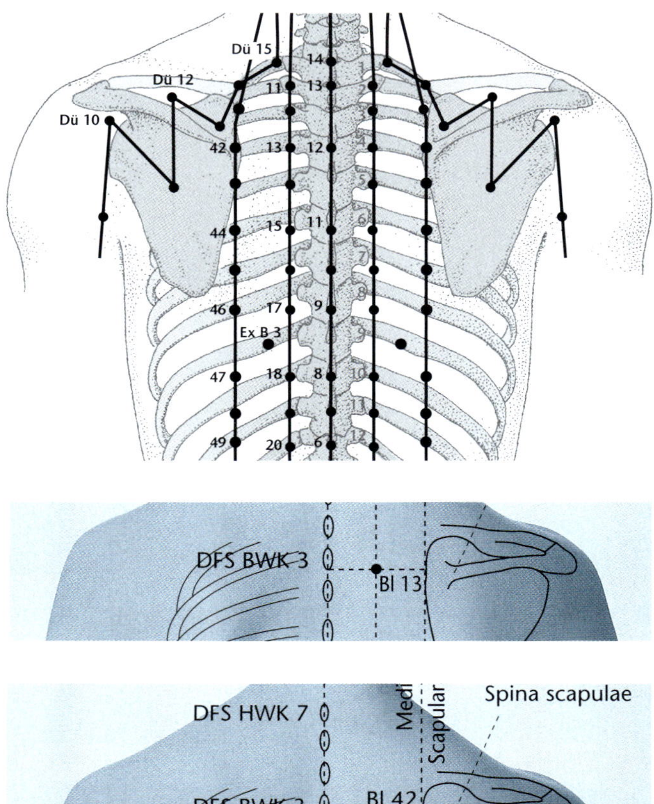

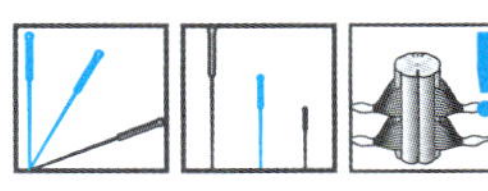

Weg zwischen den Hügeln *taodao* Du 13

Lokalisation

In der dorsalen Medianlinie unter dem Dornfortsatz von BWK 1.

Finden

Orientierung vom Dornfortsatz von HWK 7 (➤ 3.4.1) aus. Der nach kaudal folgende Dornfortsatz ist der von BWK 1, darunter in der Medianlinie **Du 13** lokalisieren.

Hinweis: Auf derselben Höhe liegen ein Punkt von **Ex-B 2** *(huatuojiaji)*/**Bl 11**/**Dü 14** (0,5/1,5/3 cun lateral der Medianlinie).

Punktion

Senkrecht oder leicht schräg nach kaudal 0,5–1 cun. **Cave:** Eine schräge Punktion nach kranial dürfen nur erfahrene Therapeuten vornehmen, da bei kleinen Personen (oft unabhängig vom Körpergewicht) der Spinalkanal bereits ab 1,25 cun erreicht wird.

Wirkung und wichtigste Indikationen

- **Klärt Hitze:** Alternierend Fieber und Frösteln, verschiedene Hitze-Syndrome, „Knochendampferkrankungen“
- **Reguliert den** *du mai:* Kopf- und Rückenschmerzen in der Medianlinie, Schwindel, klonische Krämpfe, Agitiertheit, Verwirrtheitszustände

Besonderheiten

Kreuzungspunkt mit der Bl-Leitbahn.

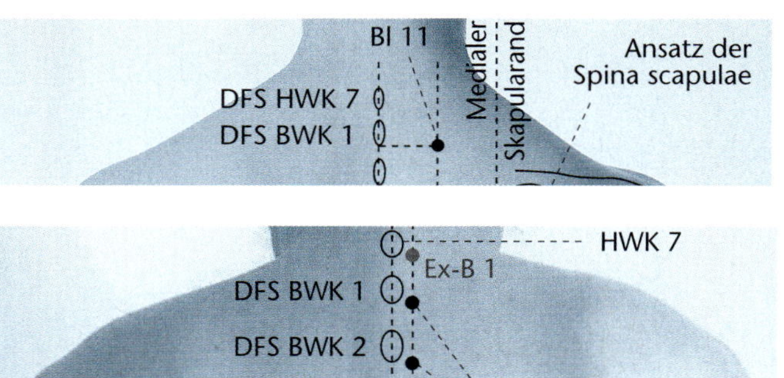

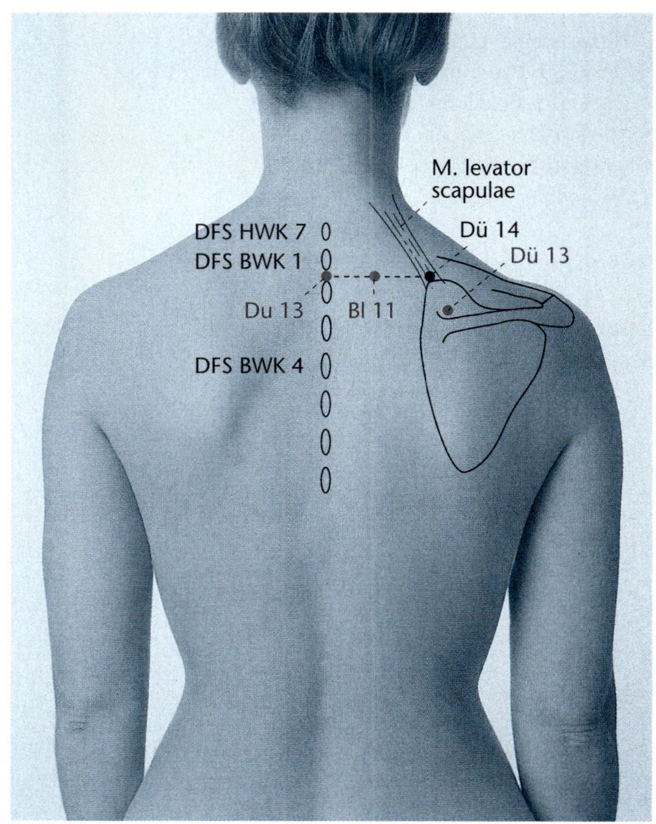

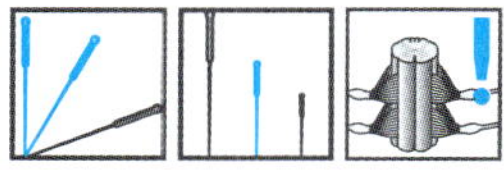

Du 14 Großer Wirbel *dazhui*

Lokalisation

In der dorsalen Medianlinie unter dem Dornfortsatz von HWK 7.

Finden

Orientierung vom Dornfortsatz von HWK 7 (➤ 3.4.1) aus: 2 Finger auf die vermuteten Dornfortsätze von HWK 6 und 7 legen und den Patienten den Kopf vor- und zurückbeugen lassen. Bei funktionsfähiger Wirbelsäule und korrekter Fingerlage ist bei der Kopfreklination unter dem oberen Finger eine Gleitbewegung von HWK 6 nach ventral zu spüren, während HWK 7 unbeweglich ist. Bleibt der Wirbel unter dem oberen Finger unbeweglich stehen, liegen die Finger meist über HWK 7 und BWK 1. Unter dem Dornfortsatz des 7. HWK **Du 14** lokalisieren.

Hinweis: Auf derselben Höhe liegen **Ex-B 1** (*dingchuan*)/**Dü 15**/ **Ex-B** *(jiehexue)* (0,5/2/3,5 cun lateral der Medianlinie).

Punktion

Senkrecht oder schräg nach kaudal 0,5–1 cun. **Cave:** Eine schräge Punktion nach kranial dürfen nur erfahrene Therapeuten vornehmen, da bei kleinen Personen (oft unabhängig vom Körpergewicht) der Spinalkanal bereits ab 1,25 cun erreicht wird.

Wirkung und wichtigste Indikationen

- **Vertreibt (äußeren) Wind, tonisiert das Außen:** Fieberhafte Infekte, ein Hauptpunkt zur Schweißregulation
- **Klärt Hitze:** Fieber, Hitzezustände, „Knochendampferkrankung", Hautkrankheiten durch Wind-Hitze, Nasenbluten
- **Beruhigt (inneren) Wind und** *shen:* Schlafstörungen, Unruhezustände, Epilepsie, Hypertonus
- **Stärkt bei Schwäche:** Erschöpfungszustände
- **Unterstützt die Wirbelsäule (v. a. HWS):** HWS-Syndrom, Nackenbeschwerden

Besonderheiten

Kreuzungspunkt mit allen *yang*-Leitbahnen, Punkt des „Meeres des *qi*".

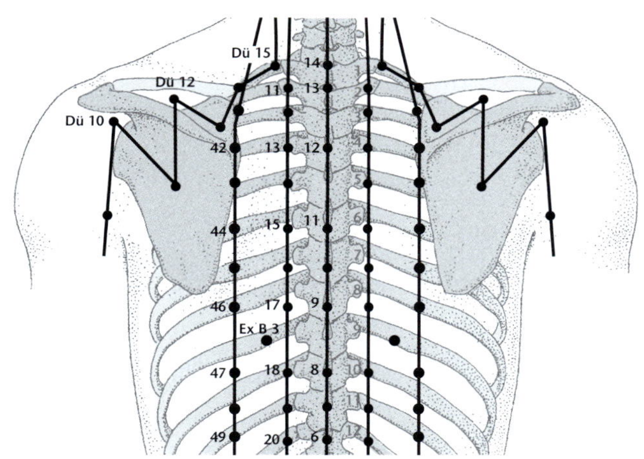

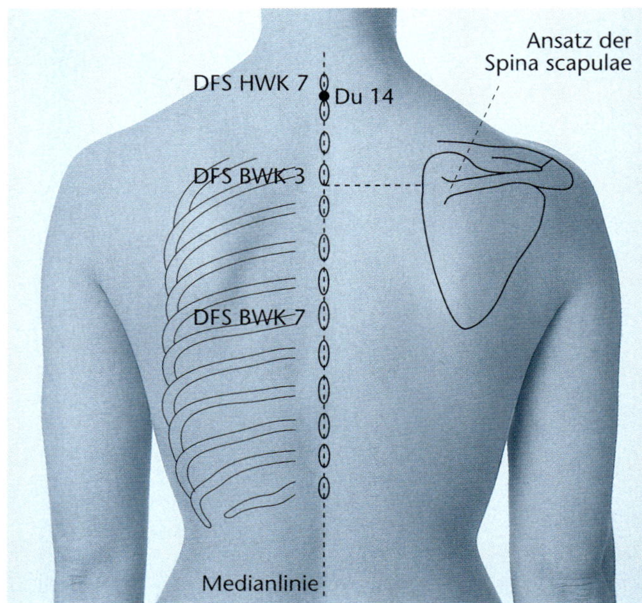

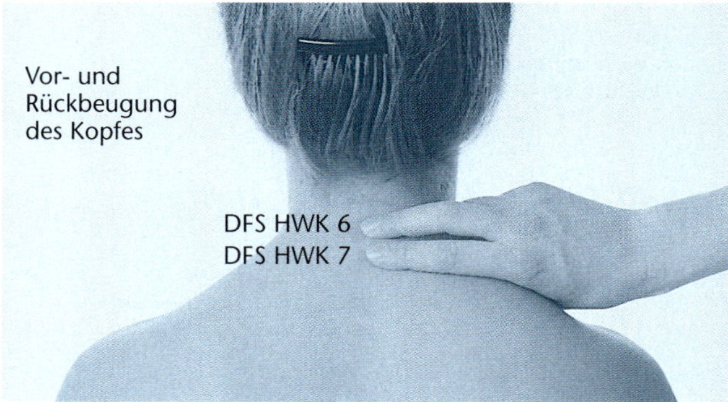

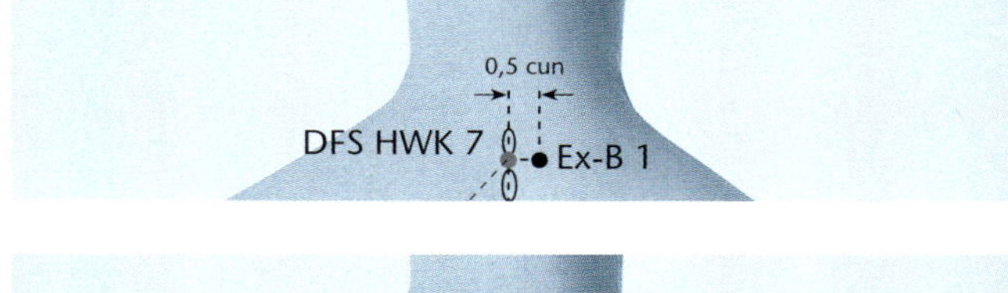

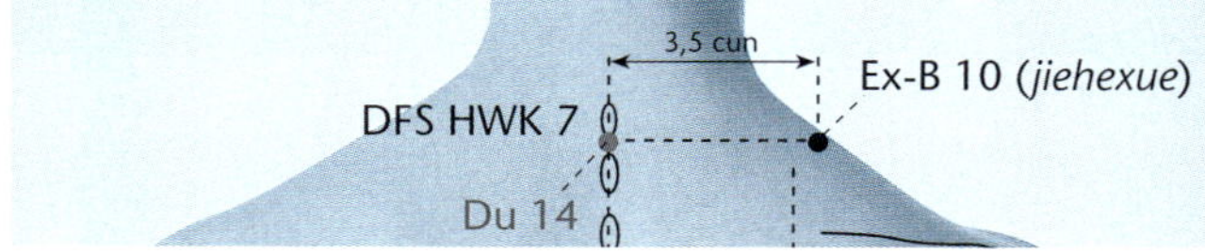

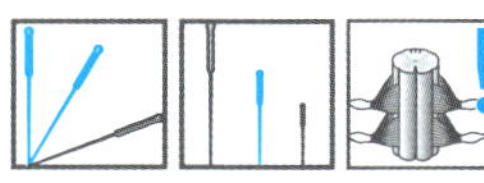

Tor der Stummheit *yamen*

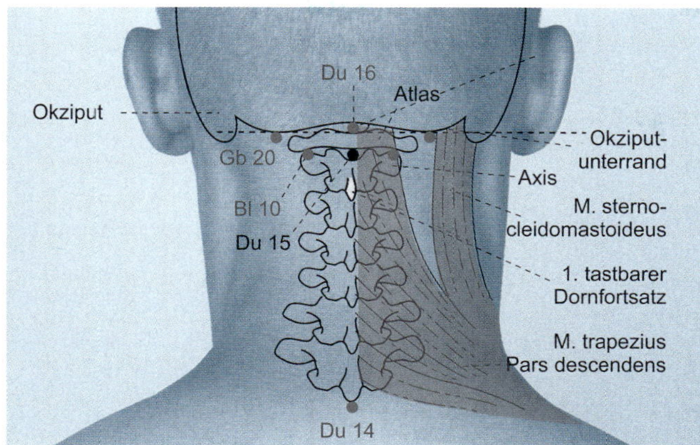

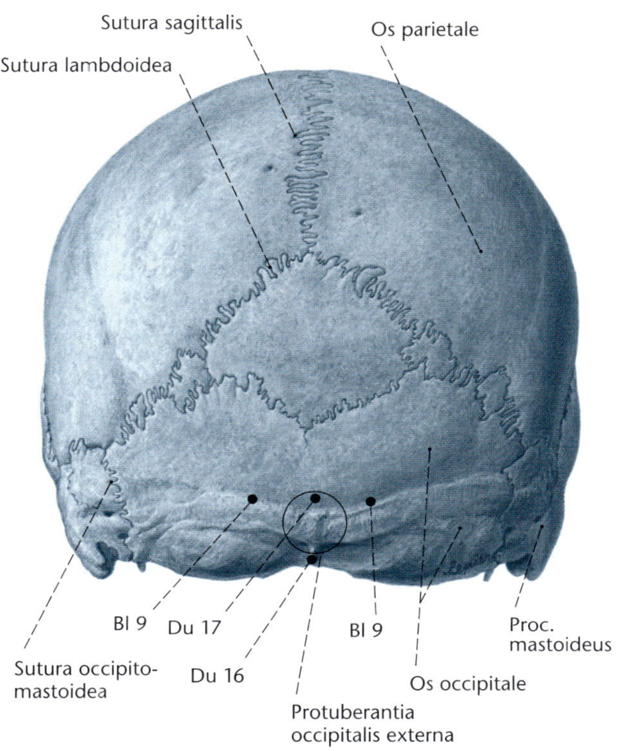

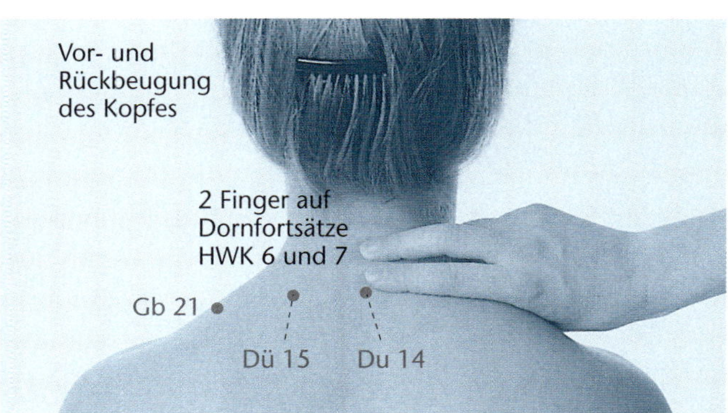

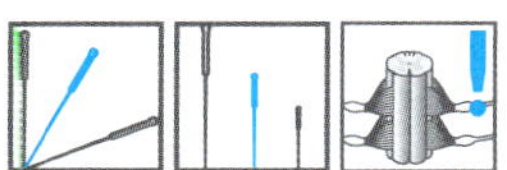

Lokalisation

In der dorsalen Medianlinie in der Nackenregion, in der Vertiefung zwischen 1. HWK (Atlas) und 2. HWK (Axis), ca. 0,5 cun unter **Du 16** (direkt unter der Protuberantia occipitalis externa).

Finden

Orientierung von der Protuberantia occipitalis externa (➤ 3.1.5) aus, die als flacher höckerartiger Vorsprung in der dorsalen Medianlinie des Okziputs, knapp über dem kraniozervikalen Übergang (➤ 3.1.5) tastbar ist. Direkt unter der Protuberantia die Vertiefung (Lage von **Du 16**) in der Medianlinie palpieren. Von dort ca. 0,5 cun kaudalwärts gleiten und hier **Du 15** lokalisieren, der sich oberhalb des 1. tastbaren Dornfortsatzes (vom Axis, der Atlas hat keinen Dornfortsatz) und ca. 0,5 cun oberhalb der hinteren Haaransatzlinie (➤ 3) projiziert.

Hinweis: Auf derselben Höhe liegt **Bl 10** am lateralen Teil des M. trapezius.

Punktion

Schräg nach kaudal 0,5–1 cun. **Cave:** Zervikalmarkverletzungen. Moxibustion einigen klassischen Texten zufolge kontraindiziert.

Wirkung und wichtigste Indikationen

- **Unterstützt Zunge, Gehör, Nacken und Wirbelsäule:** Zungensteifigkeit und -parese, Aphasie, Schwerhörigkeit, Nacken- und Wirbelsäulensteife
- **Besänftigt Wind:** Apoplex, Epilepsie, manische Zustände
- **Beseitigt** *yang*-**Hitze/Fülle:** Hohes Fieber, Hitzegefühl, Bewusstseinsverlust, Entzündungszeichen, Oligurie, Tachykardie, Agitiertheit, Verwirrtheitszustände

Besonderheiten

Kreuzungspunkt mit dem *yang wei mai.* Punkt des „Meeres des *qi*".

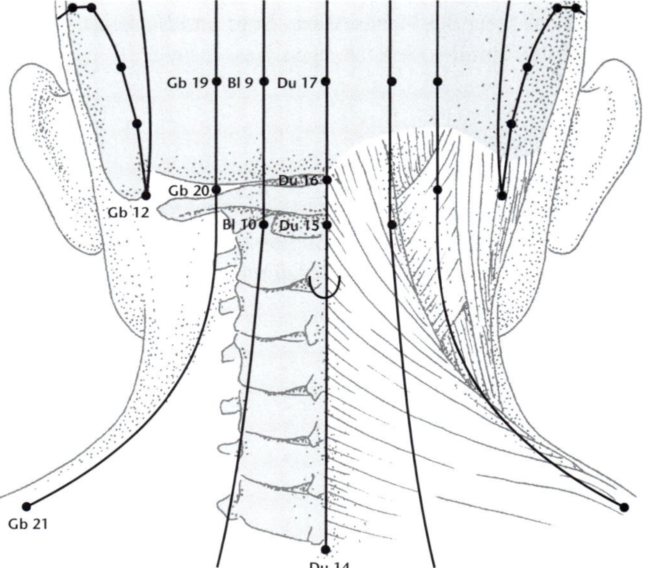

Du 16 Palast des Windes *fengfu*

Lokalisation

In der dorsalen Medianlinie direkt unter der Protuberantia occipitalis externa in einer Vertiefung zwischen den Ursprüngen beider Mm. trapezii.

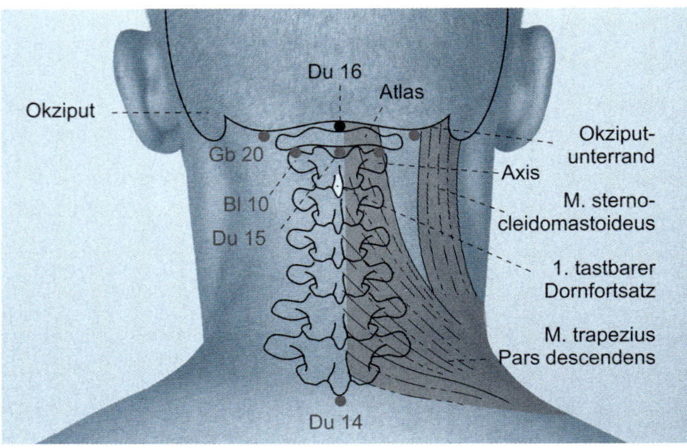

Finden

Die Protuberantia occipitalis externa (➤ 3.1.5) ist als flacher höckerartiger Vorsprung in der dorsalen Medianlinie des Okziputs, knapp über dem kraniozervikalen Übergang (➤ 3.1.5) tastbar. Direkt unterhalb die Vertiefung (**Du 16**) in der Medianlinie zwischen den Ursprüngen beider M. trapezii palpieren. Meist liegt sie ca. 1 cun von der hinteren Haaransatzlinie entfernt.

Hinweis: Auf derselben Höhe unter dem Okziput liegt **Gb 20** in der Vertiefung zwischen den Ansätzen des M. trapezius und M. sternocleidomastoideus.

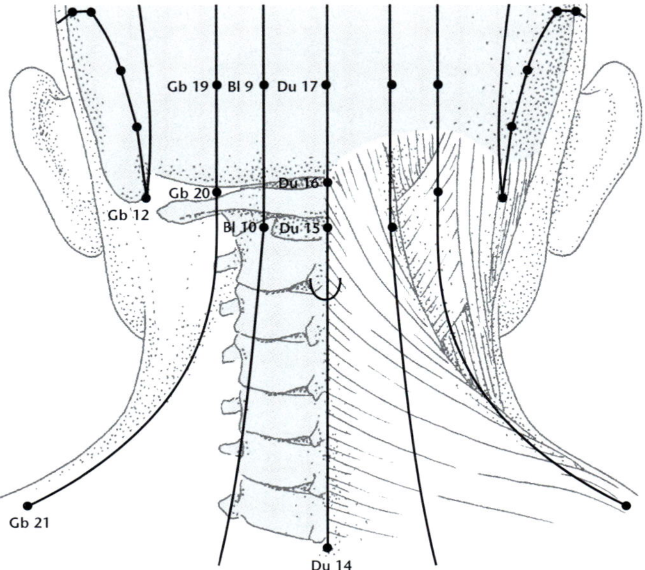

Punktion

Leicht schräg nach kaudal 0,5–1 cun, bei der Nadelung den Kopf leicht nach vorn neigen. **Cave:** Keine tiefe Nadelung vornehmen, keine Stimulation. Nadel nie nach kranial richten, da Gefahr des Einstichs bis zur Cisterna cerebellomedullaris (auch Einstichstelle für die Subokzipitalpunktion) besteht. Die Nadel sollte im Ligamentum nuchae liegen. Direkte Moxibustion ist einigen Texten zufolge kontraindiziert.

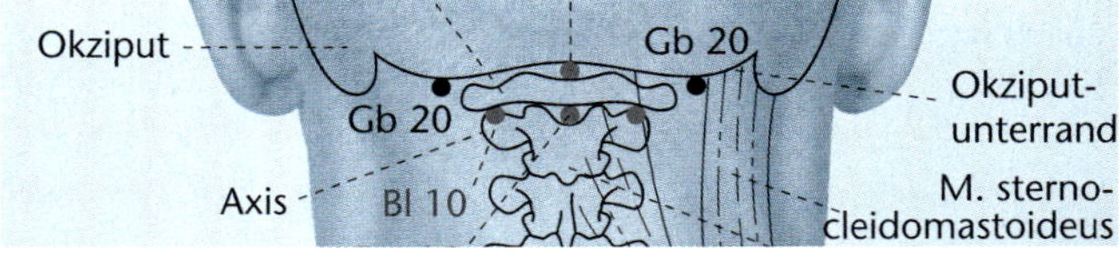

Wirkung und wichtigste Indikationen

- **Vertreibt (äußeren) Wind:** Fieberhafte Infekte, periphere Fazialisparese, Wind-*bi*-Syndrome (Gelenk- und Muskelbeschwerden)
- **Beruhigt inneren Wind und** *shen:* Neurologische Erkrankungen v. a. im Kopfbereich, Kopfschmerzen (okzipital, temporal, frontal), Migräne, Apoplex, Schwindel, Nasenbluten, manische Zustände, Epilepsie
- **Nährt das Meer des Marks, stärkt Kopf und Nacken:** Schwindel, Tinnitus, Sehstörungen, Nackensteife

Besonderheiten

Kreuzungspunkt mit dem *yang wei mai,* Punkt des „Meeres des Marks", Himmelsfensterpunkt, *Sun-Si-Miao*-Geist-Punkt, Alternativname nach Deadman, Al-Khafaji und Baker (2000) *gui zhen* (Geist-Kissen).

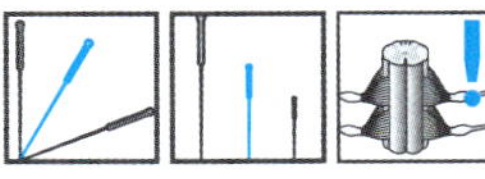

Tor zum Gehirn *naohu*

Du 17

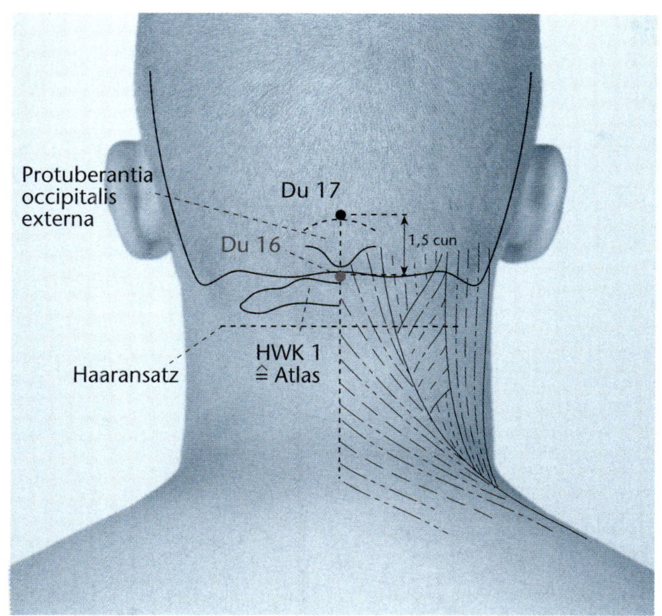

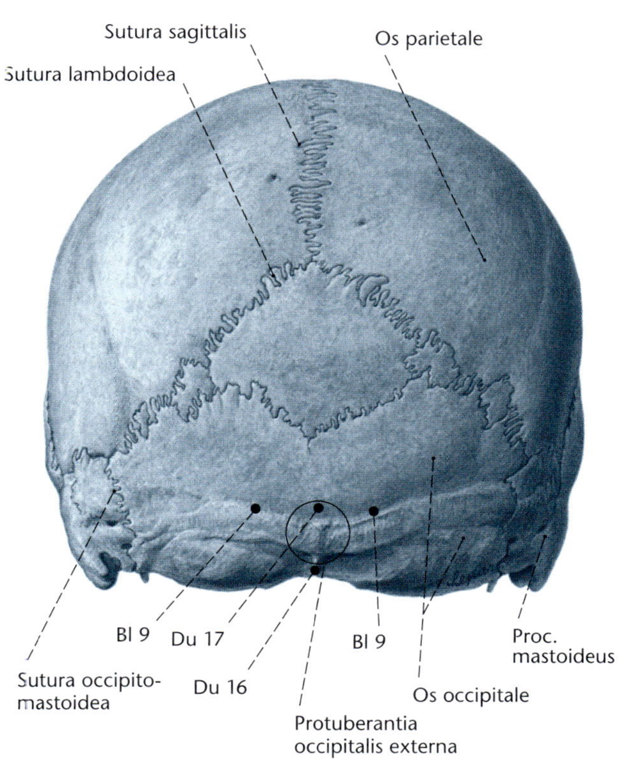

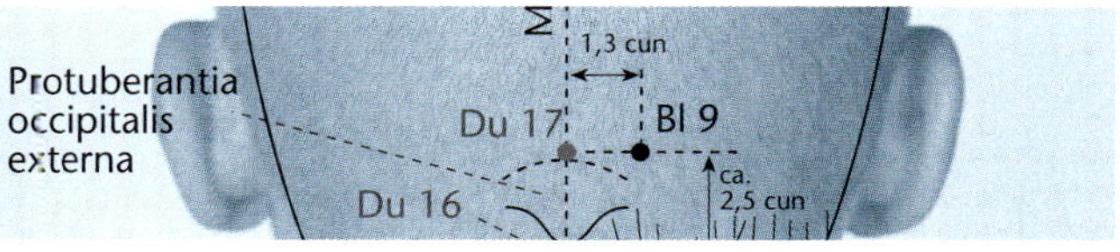

Lokalisation

In einer Vertiefung kranial der Protuberantia occipitalis externa, ca. 2,5 cun kranial der hinteren Haaransatzlinie bzw. 1,5 cun kranial von **Du 16.**

Finden

Orientierung von der Protuberantia occipitalis externa (➤ 3.1.5) aus, die als flacher höckerartiger Vorsprung in der Medianlinie des Okziputs knapp über dem zervikozervikalen Übergang tastbar ist. Dann **Du 17** in einer Vertiefung direkt oberhalb der Protuberantia lokalisieren. **Du 17** liegt ca. 2,5 cun kranial der hinteren Haaransatzlinie (➤ 3.1.5).

Hinweis: Du 16 liegt direkt unter der Protuberantia, **BL 9** liegt 1,3 cun lateral von **Du 17.**

Punktion

Flach s. c. 0,5–1 cun. Moxibustion und Nadelung sind einigen klassischen Texten zufolge kontraindiziert.

Wirkung und wichtigste Indikationen

- **Vertreibt Wind, mildert Schmerzen:** Kopfschwere und -schmerzen, Schwellungen im Kopfbereich, Nackenschmerzen und -steife
- **Stärkt die Augen:** Sehstörungen wie Myopie, Augenschmerzen, Tränenträufeln, Ikterus
- **Beruhigt** *shen:* Manische Zustände, Aphasie, Trismus

Besonderheiten

Kreuzungspunkt mit der Bl-Leitbahn.

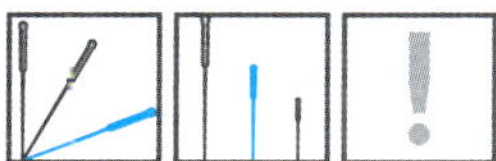

Du 18 Kräftiger Zwischenraum *qiangjian*

Lokalisation

In der dorsalen Medianlinie 1,5 cun kranial von **Du 17** (direkt oberhalb der Protuberantia occipitalis externa) bzw. 3 cun kaudal von **Du 20** (Vertex).

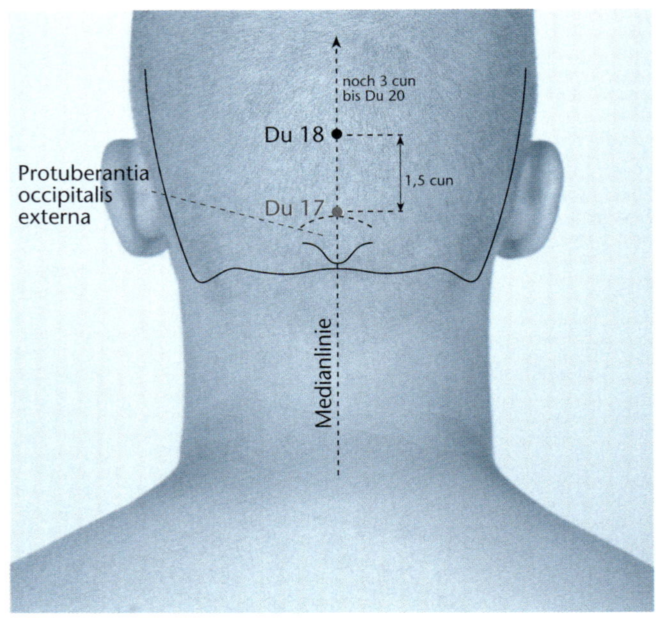

Finden

Orientierung ausgehend von der Protuberantia occipitalis externa (➤ 3.1.5), die als flacher höckerartiger Vorsprung in der Medianlinie des Okziputs tastbar ist. Dann **Du 17** in der Vertiefung direkt oberhalb der Protuberantia lokalisieren. Von dort 1,5 cun nach kranial palpieren und hier **Du 18** lokalisieren.

Hinweis: Du 20 liegt 3 cun weiter kranialwärts auf dem Vertex.

Punktion

Flach s. c. 0,5–1 cun.

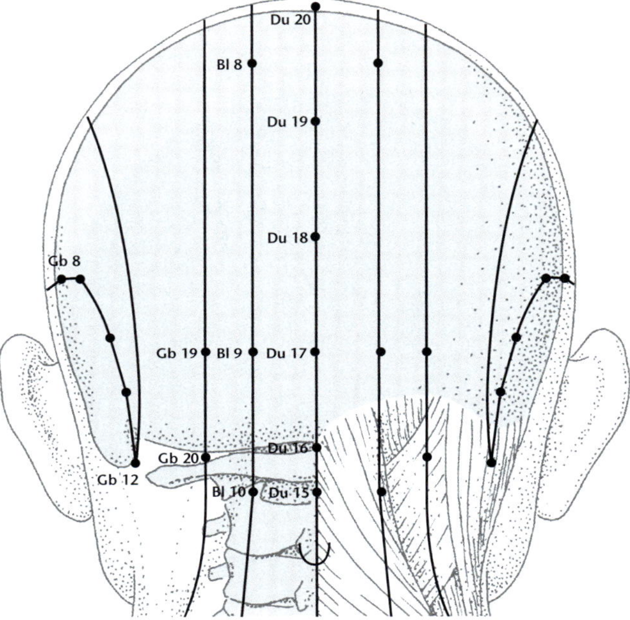

Wirkung und wichtigste Indikationen

Leitet (v. a. inneren) Wind aus, mildert Schmerzen, beruhigt *shen:* Schwindel (mit Übelkeit und Erbrechen), Epilepsie, (v. a. stechende) Kopfschmerzen, Nackenbeschwerden, Kopftremor, klonische Krämpfe, Agitiertheit, Schlaflosigkeit, manische Zustände.

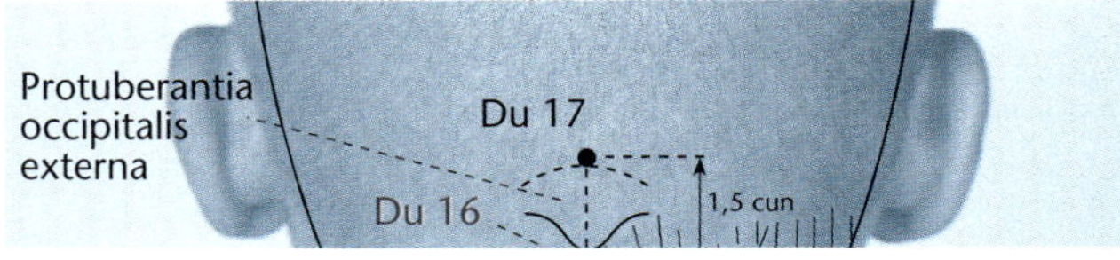

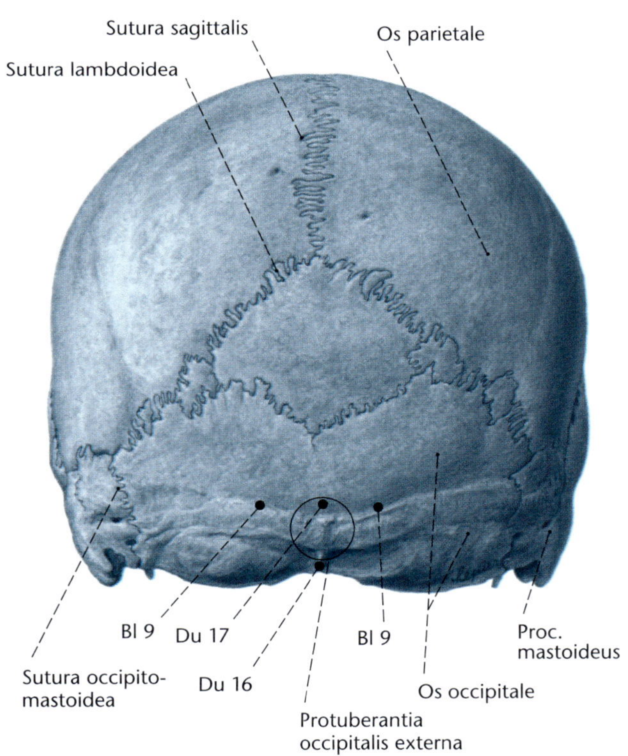

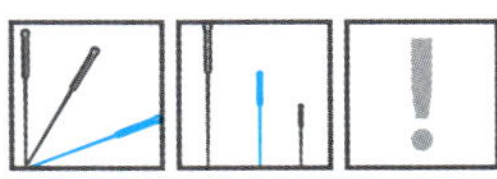

Hinter dem Scheitel *houding*

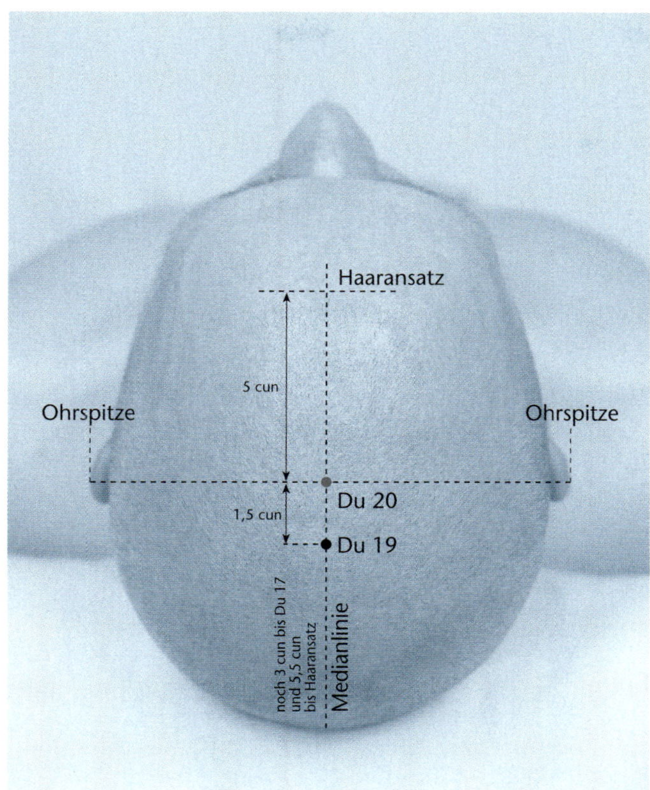

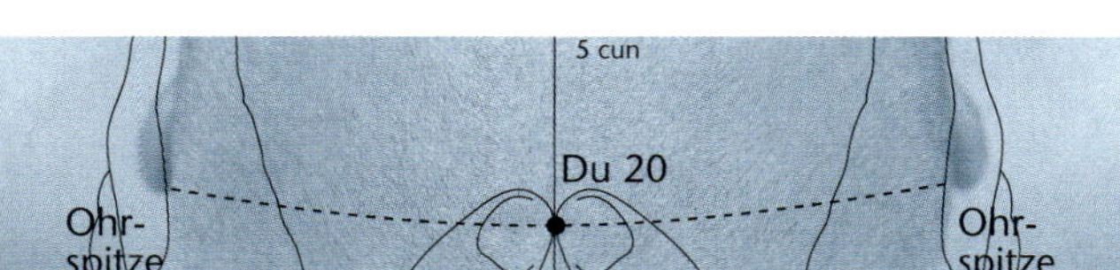

Lokalisation

In der dorsalen Medianlinie 3 cun kranial von **Du 17** (oberhalb der Protuberantia occipitalis externa) bzw. 1,5 cun posterior von **Du 20.**

Finden

Orientierung von **Du 17** aus, der direkt oberhalb der Protuberantia occipitalis externa (➤ 3.1.5) liegt. Von dort 3 cun kranialwärts den Punkt **Du 19** in der Medianlinie lokalisieren.

Oder: Orientierung von **Du 20** aus (Kreuzungspunkt der Schädeldachmittellinie mit einer Verbindungslinie zwischen beiden Ohrspitzen). Dann **Du 19** 1,5 cun posterior von **Du 20** lokalisieren.

Punktion

Flach s. c. 0,5–1 cun.

Wirkung und wichtigste Indikationen

Leitet Wind aus, mildert Schmerzen, beruhigt *shen:* Schwindel, Epilepsie, (Vertex-)Kopfschmerzen, Nackensteife, Kopftremor, Schlafstörungen.

Du 20 Hundertfaches Zusammentreffen *baihui*

Lokalisation

Im Schnittpunkt der Verbindungslinie zwischen beiden Ohrspitzen mit der Medianlinie, 5 cun von der vorderen bzw. 7 cun von der hinteren Haaransatzlinie entfernt.

Finden

Handspanntechnik (➤ 2.3.3): Hände links und rechts an die seitliche Kopfpartie des Patienten legen. Die Kleinfinger berühren dabei jeweils eine Ohrspitze. Die Daumen in der Medianlinie über dem Schädel zusammenführen und **Du 20** in der Mitte in einer seichten Delle in der Kalotte lokalisieren. **Findevariante:** Statt der Hände Gummiband mit Hälfteneinteilung verwenden (➤ 2.3.1).

Hinweis: „Inhaltliches Pendant" zu **Du 20** als höchstem Körperpunkt und Kontakt zum Himmel, ist **Ni 1** als tiefster Körperpunkt und Kontakt zur Erde.

Punktion

Flach s. c. nach dorsal (ableitende Wirkung) oder ventral (stärkende Wirkung) 0,5–1 cun. **Cave:** Auf ausreichende Kompression des Punktes achten, da Nachblutungsgefahr besteht.

Wirkung und wichtigste Indikationen

- **Beruhigt Wind und** *yang*, **unterstützt Gehirn und Sinnesorgane, beruhigt** *shen:* Schwindel, Tinnitus, Kopfschmerzen, Apoplex, psychische Störungen, Schlafstörungen, Entzugserscheinungen bei Suchterkrankungen
- **Nährt das Meer des Marks, Moxibustion hebt** *yang* **an:** Schwindel, Organsenkungen

Besonderheiten

Kreuzungspunkt mit der Bl-,Gb-,SJ und Le-Leitbahn, Punkt des „Meeres des Marks". Wichtiger Punkt, um *yang* abzusenken (ableitend) und *qi*/*yang* anzuheben (stärkend/Moxibustion).

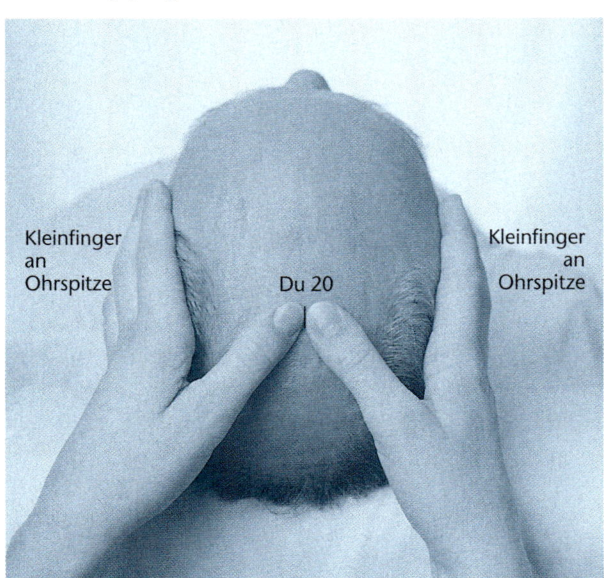

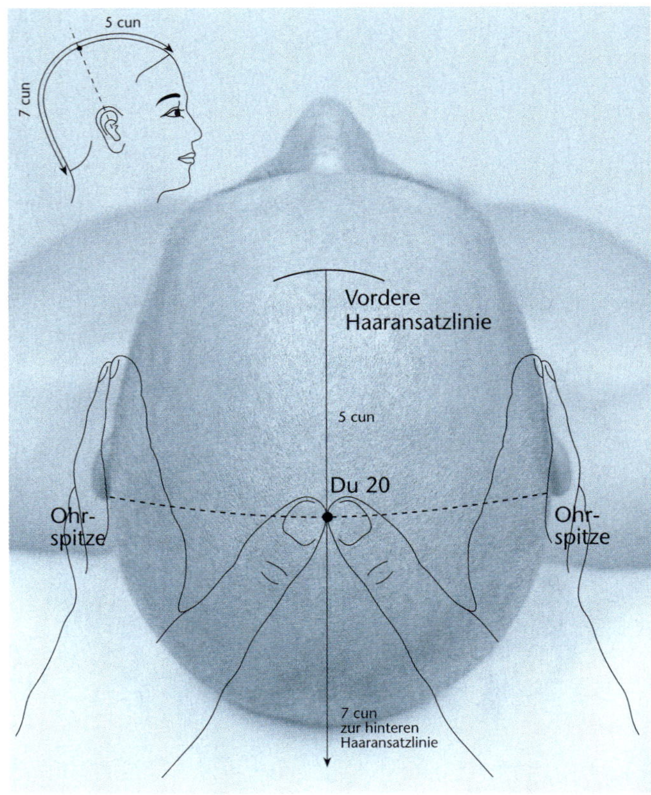

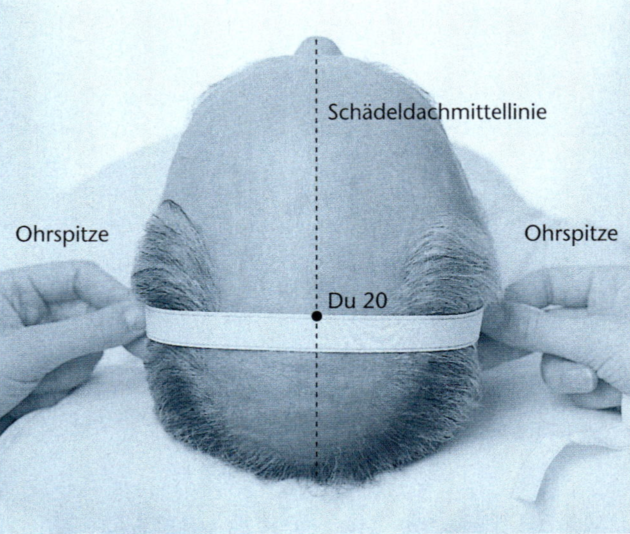

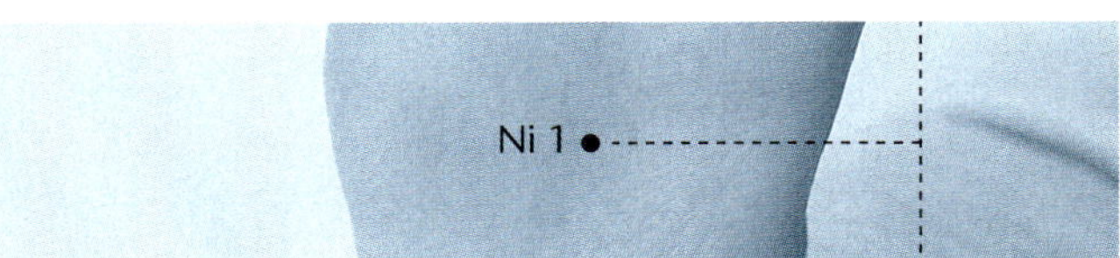

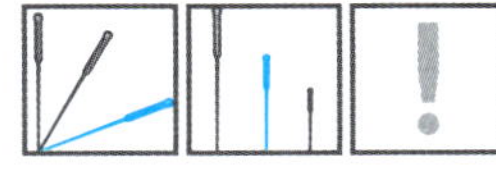

Vor dem Scheitel *qianding* Du 21

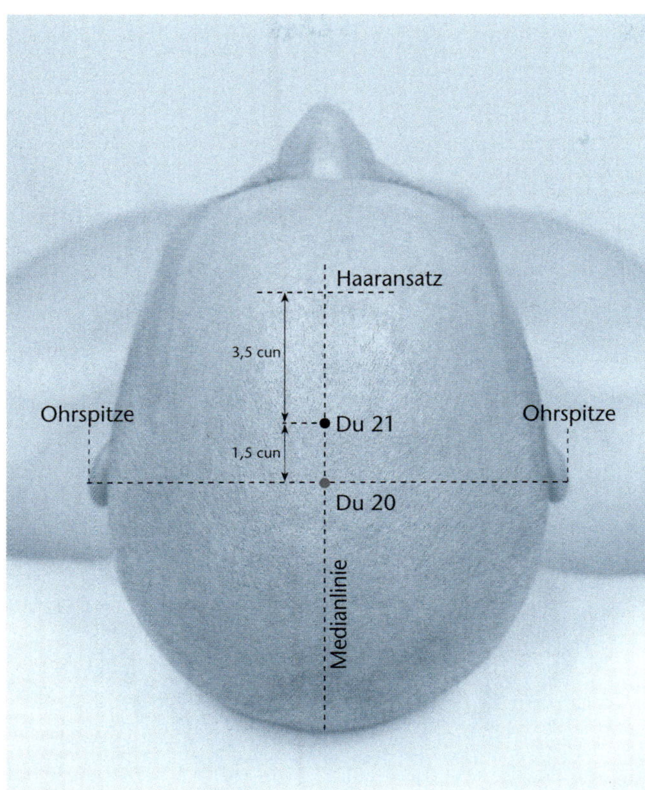

Lokalisation

In der Medianlinie 1,5 cun anterior von **Du 20** bzw. 3,5 cun kranial der vorderen Haaransatzlinie.

Finden

Orientierung von **Du 20** aus (Kreuzungspunkt der Schädeldachmittellinie mit einer Verbindungslinie zwischen beiden Ohrspitzen) und von dort 1,5 cun nach ventral messen. Hier liegt **Du 21.**

Oder: Orientierung von Mitte der vorderen Haaransatzlinie (➤ 3.1.1) aus. Von dort 3,5 cun nach kranial messen und hier **Du 21** lokalisieren. Proportionalmaß (➤ 2.2) beachten: Der Abstand zwischen Haaransatz und **Du 20** beträgt 5 cun.

Punktion

Flach s. c. 0,5–1 cun. **Cave:** Bei Kleinkindern mit noch offener Fontanelle.

Wirkung und wichtigste Indikationen

Leitet (inneren) Wind aus, mildert Krämpfe, beruhigt *shen:* Schwindel, Epilepsie, Rhinitis mit viel klarem Sekret, Gesichtsödeme, (Vertex-)Kopfschmerzen, bläuliche Schwellungen im Gesicht, Schreckhaftigkeit.

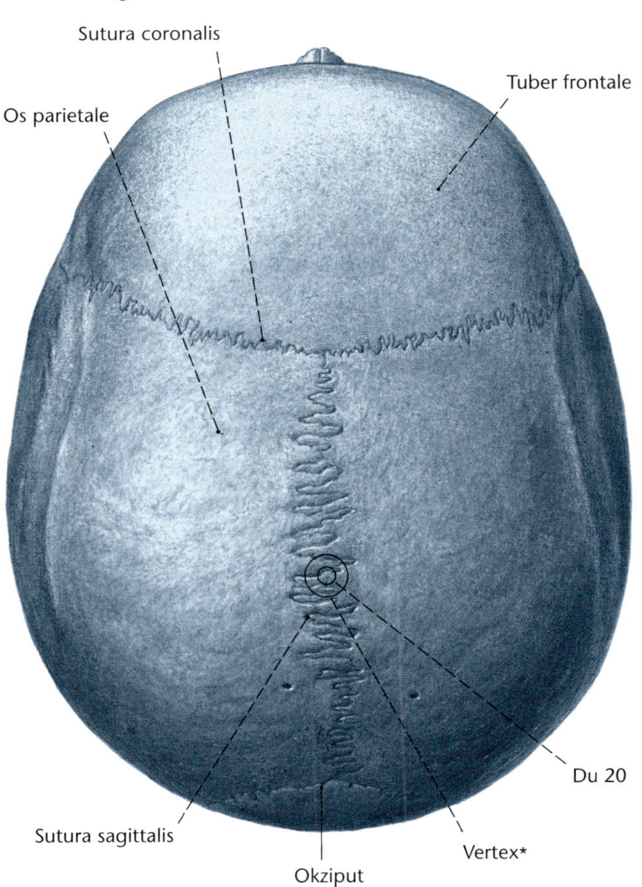

Du 22

Zusammentreffen an der (großen) Fontanelle *xinhui*

Lokalisation

In der Medianlinie, 2 cun kranial der vorderen Haaransatzlinie.

Finden

Orientierung von der vorderen Haaransatzlinie (➤ 3.1.1) aus. Von dort in der Medianlinie 2 cun kranialwärts messen und hier **Du 22** lokalisieren.

Oder: Orientierung von **Du 20** aus (Kreuzungspunkt der Schädeldachmittellinie mit einer Verbindungslinie zwischen beiden Ohrspitzen). Von dort 3 cun nach frontal messen und hier **Du 22** lokalisieren.

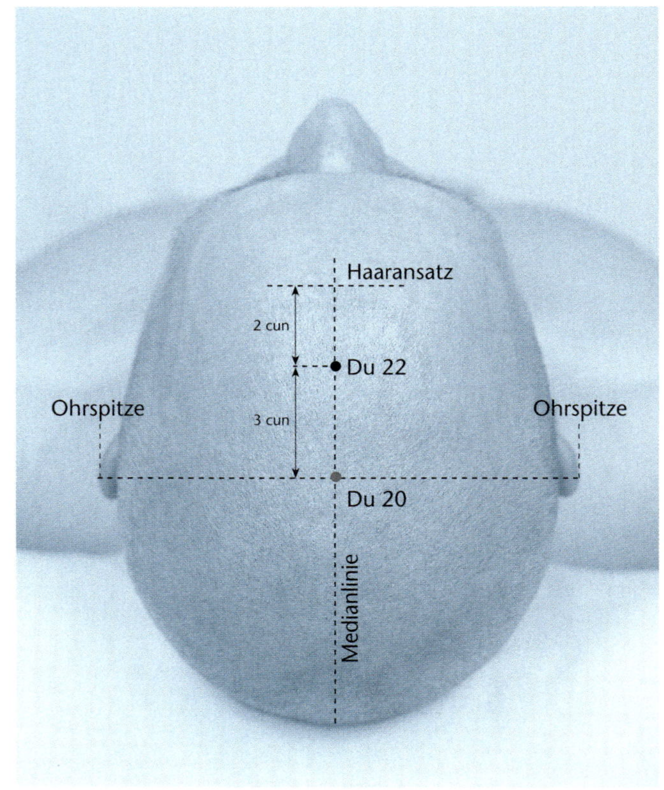

Punktion

Flach s. c. 0,5–1 cun. **Cave:** Bei Kleinkindern mit noch offener Fontanelle. Der Punkt liegt am vorderen Scheitel der Fontanelle (Namensbezug: „Fontanellenzusammenschluss").

Wirkung und wichtigste Indikationen

Leitet (inneren) Wind aus, unterstützt Nase und Kopf: Schwindel, Epilepsie, klonische Krämpfe, Kopfschmerzen, Nasenbeschwerden (Nasenbluten, -obstruktion, -polypen, Anosmie), Schreckhaftigkeit, Somnolenz.

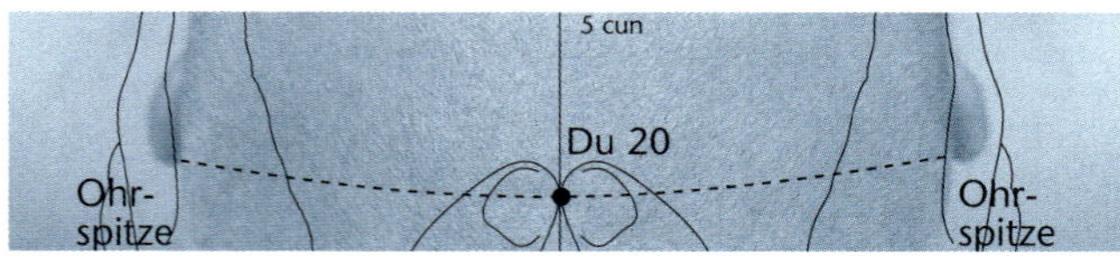

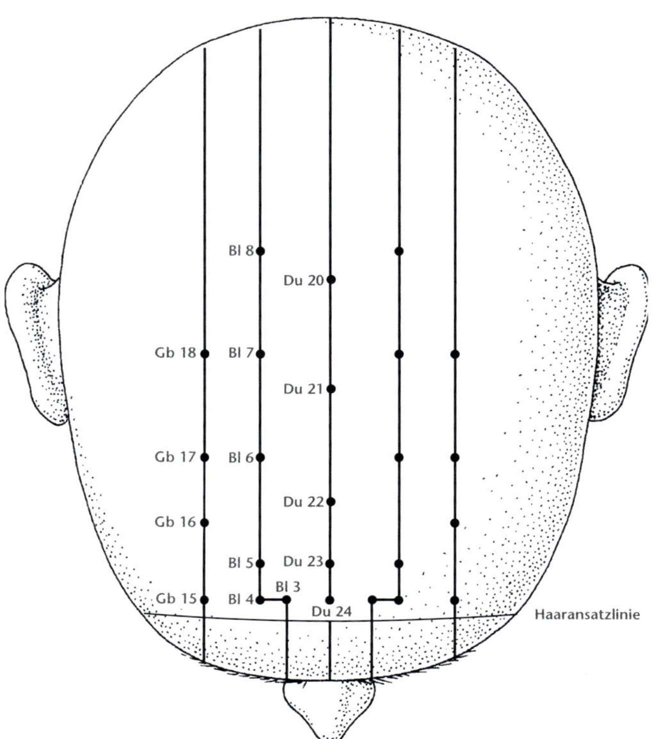

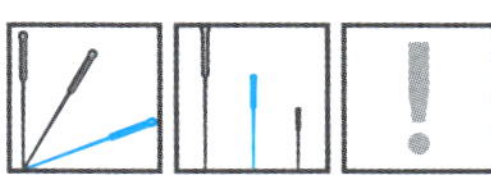

Oberer Stern *shangxing*

Du 23

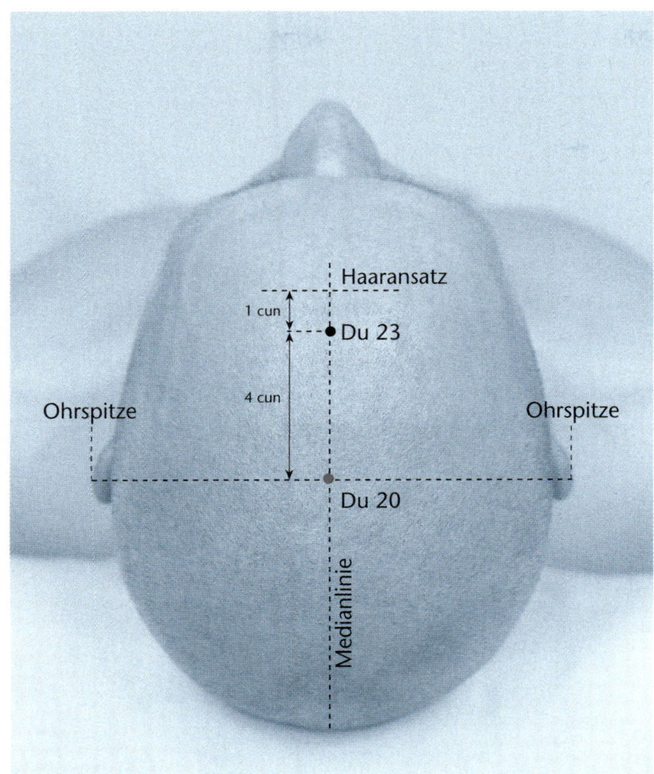

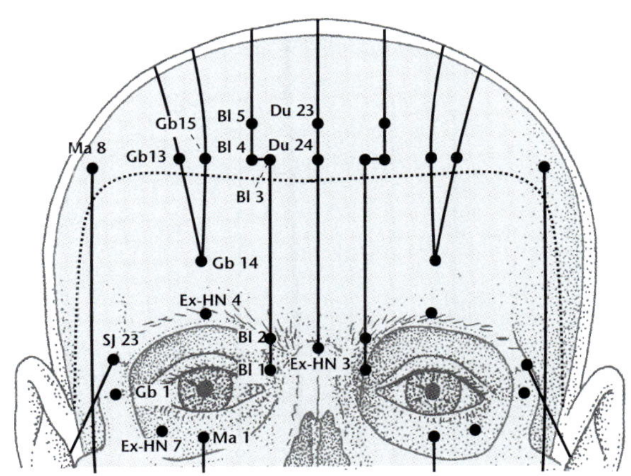

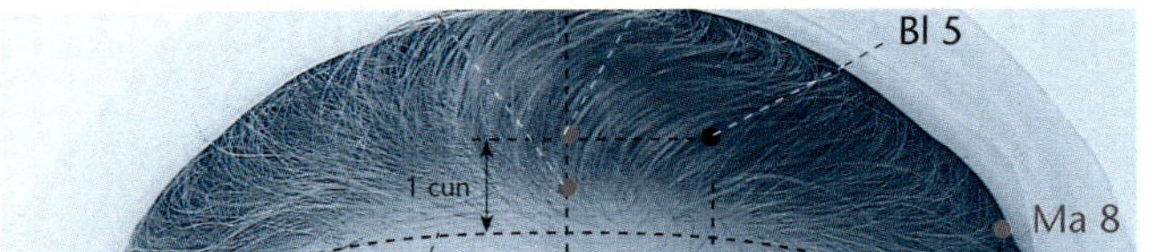

Lokalisation

In der Medianlinie, 1 cun über der vorderen Haaransatzlinie bzw. 4 cun anterior von **Du 20.**

Finden

Orientierung von der vorderen Haaransatzlinie (➤ 3.1.1) aus. Von dort in der Medianlinie 1 cun nach kranial messen und hier **Du 23** lokalisieren.

Hinweis: Auf derselben Höhe liegt **Bl 5** (1,5 cun lateral der Medianlinie).

Punktion

Flach s. c. 0,5–1 cun. **Cave:** Bei Kindern mit noch offener Fontanelle.

Wirkung und wichtigste Indikationen

- **Vertreibt Wind, unterstützt Kopf, Gesicht, Nase und Augen, mildert Schwellungen:** Nasenbeschwerden (z. B. Nasenbluten, -obstruktion, -polypen, Rhinitis, Anosmie), Gesichtsrötungen und -schwellungen, Augenerkrankungen, Schwindel
- **Beruhigt** ***shen:*** Manische Zustände

Besonderheiten

Sun-Si-Miao-Geistpunkt, Alternativname nach Deadman, Al-Khafaji und Baker (2000) *gui tang* (Geist-Halle).

Du 24

Hof des Geistes *shenting*

Lokalisation

In der Medianlinie 0,5 cun über der vorderen Haaransatzlinie.

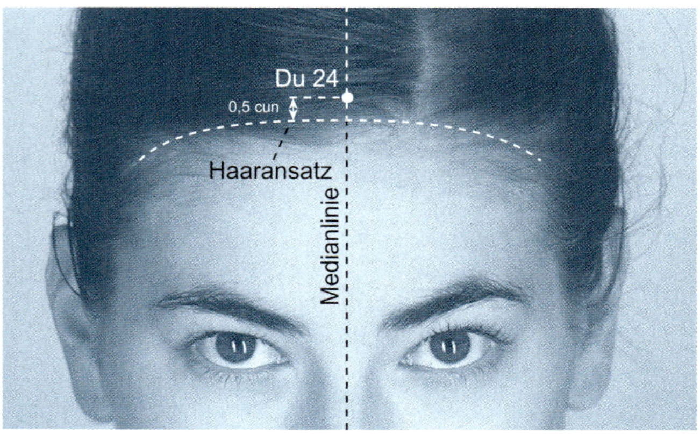

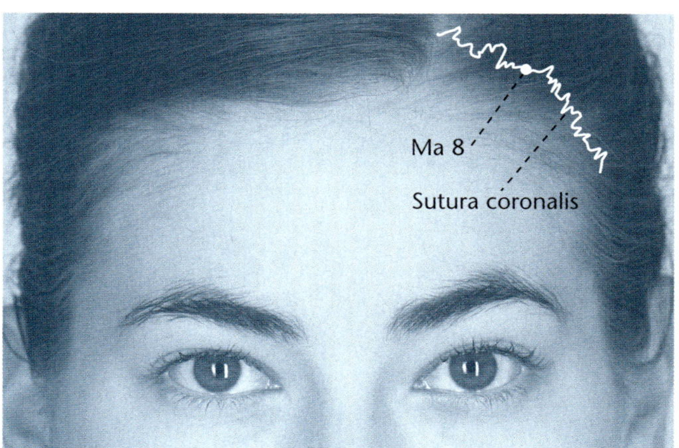

Finden

Orientierung von der vorderen Haaransatzlinie (➤ 3.1.1) aus. Von dort in der Medianlinie 0,5 nach kranial messen und hier **Du 24** lokalisieren.

Hinweis: Auf derselben Höhe (0,5 cun über der Haaransatzlinie) liegen **Bl 3** (über dem medialen Augenwinkel), **Bl 4** (1,5 cun lateral der Medianlinie),**Gb 15** (Pupillenlinie bzw. 2,25 cun lateral der Medianlinie)und **Gb 13** (3 cun lateral der Medianlinie). Die Abstände beziehen sich auf die Körper-cun-Strecke (➤ 2.2) **Du 24–Ma 8** (Stirn-Schläfen-Winkel) = 4,5 cun.

Punktion

Flach s. c. 0,5–1 cun.

Wirkung und wichtigste Indikationen

- **Unterstützt Gehirn und Kopf, leitet (inneren) Wind aus, beruhigt** *shen:* Manische Zustände, agitierte Psychose, Schreckhaftigkeit, Schlafstörungen, Bewusstseinsstörungen, Epilepsie, Schwindel mit Erbrechen, Kopfschmerzen, Apoplex
- **Stärkt Augen und Nase:** Nasenbeschwerden (z. B. Nasenbluten, -obstruktion, -polypen, Rhinitis, Anosmie), Tränenträufeln, Sehstörungen

Besonderheiten

Kreuzungspunkt mit der Bl- und Ma-Leitbahn. Ein Hauptpunkt zur *shen*-Beruhigung.

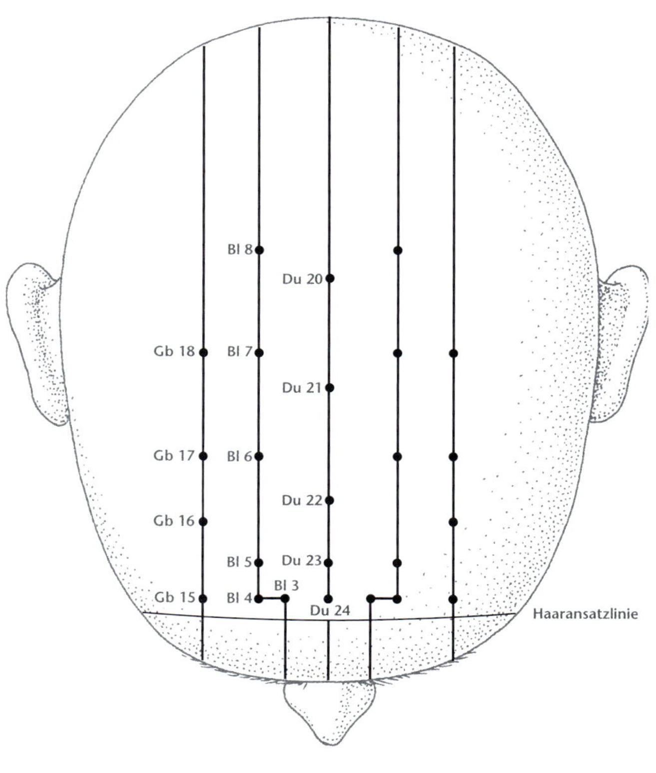

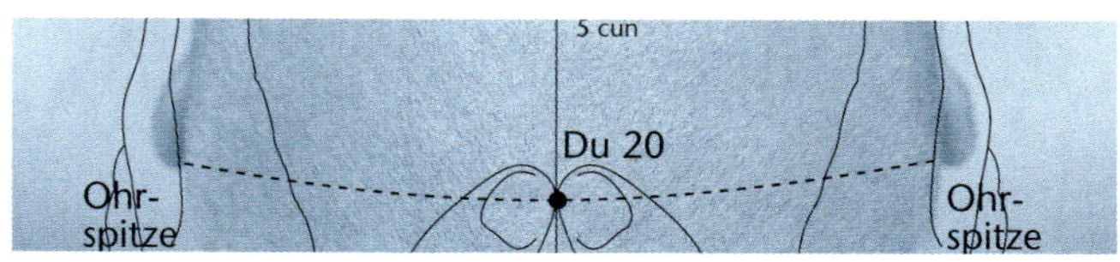

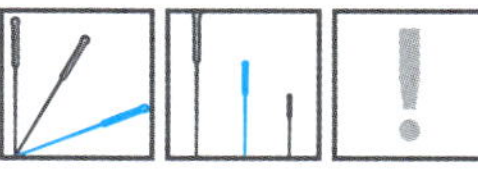

Einfacher Knochenspalt *suliao*

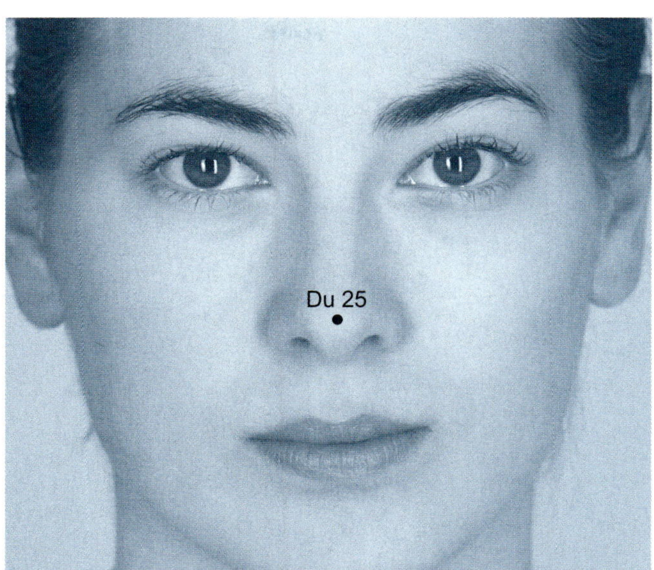

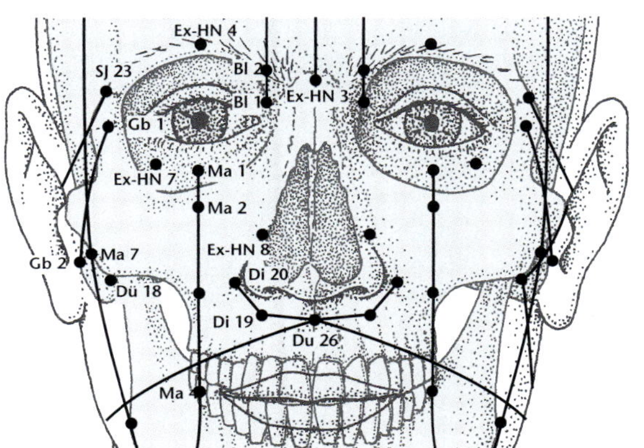

Lokalisation

Vertiefung auf der Nasenspitze.

Finden

Namensbezug: In einer in der Regel gut tastbaren Vertiefung auf der Nasenspitze.

Punktion

Senkrecht 0,2 cun oder flach s. c. nach kranial bis zu 1 cun oder Mikroaderlass. Moxibustion ist einigen klassischen Texten zufolge verboten.

Wirkung und wichtigste Indikationen

Unterstützt die Nase: Nasenbeschwerden (z. B. Nasenbluten, -obstruktion, -polypen, Rhinitis, Anosmie, Rhinophym).

Du 26

Mitte des Menschen *renzhong*

Lokalisation

Unterhalb der Nase etwas oberhalb der Mitte des Philtrums (einigen Autoren zufolge auch am Übergang vom oberen zum mittleren Drittel des Philtrums). Alternativname ist *shuigou* (Wassergraben).

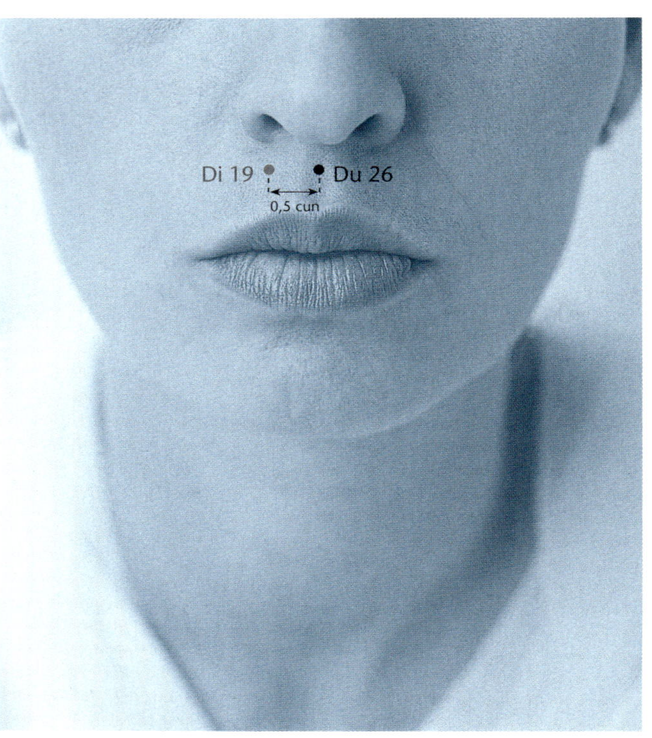

Finden

Aufsuchen des Philtrums (die deutliche Furche auf der Medianlinie zwischen der Nase und dem Oberlippenrand). Etwas oberhalb der Philtrummitte in der Medianlinie **Du 26** lokalisieren bzw. auch am Übergang des oberen zum mittleren Drittel, Drucksensitivität entscheidet.

Hinweis: Auf derselben Höhe liegt **Di 19** ca. 0,5 cun lateraler.

Punktion

Schräg nach kranial 0,3–0,5 cun. **Cave:** Schmerzhaft. Ein Hauptpunkt in akuten Notfällen, dann kräftig ableitend nadeln. Falls keine Akupunkturnadel greifbar ist, Spritzenkanüle verwenden oder alternativ kräftige Akupressur mit dem Fingernagel vornehmen. Bei Nadelkollaps zuvor die gesetzten Nadeln entfernen.

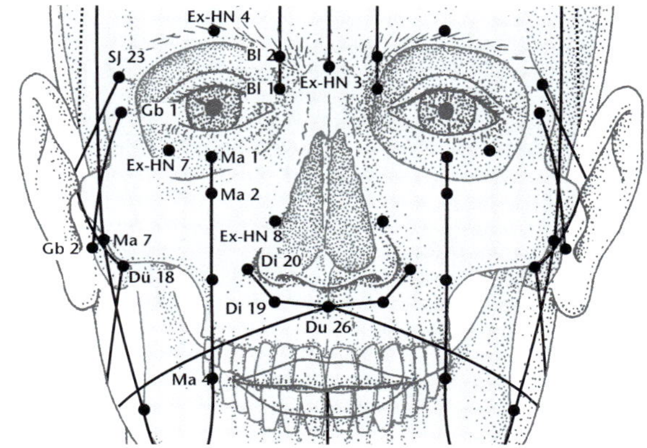

Wirkung und wichtigste Indikationen

- **Belebt das Bewusstsein:** Akute Schockzustände mit Bewusstlosigkeit, (normovolämischer) Schock, Hitzschlag, Nadelkollaps, Epilepsie, Manie, Psychosen mit Bewusstseinsverlust
- **Unterstützt Gesicht und Nase, vertreibt (äußeren) Wind:** Nasenbeschwerden, Tics, Trismus, Fazialisparese, Gesichtsschwellungen, Köperödeme
- **Unterstützt die Wirbelsäule:** Akute Lumbago (v. a. wenn Schmerzareal direkt in der WS-Medianlinie)
- **Als *Sun-Si-Miao*-Geist-Punkt:** Manische Zustände, Epilepsie

Besonderheiten

Kreuzungspunkt mit der Di- und Ma-Leitbahn, *Sun-Si-Miao*-Geist-Punkt, Alternativname nach Deadman, Al-Khafaji und Baker (2000) *gui cong* (Geist-Palast).

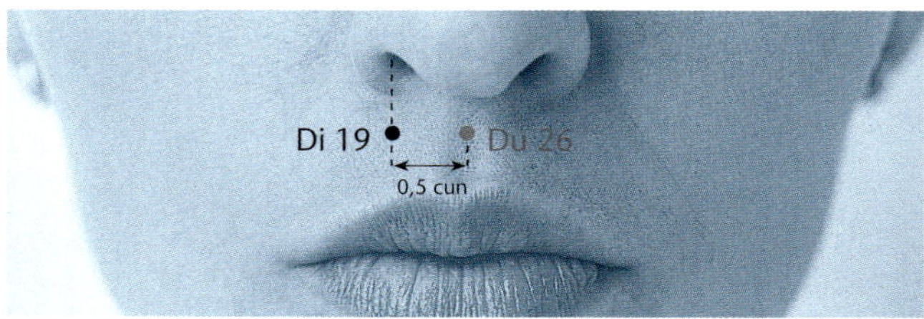

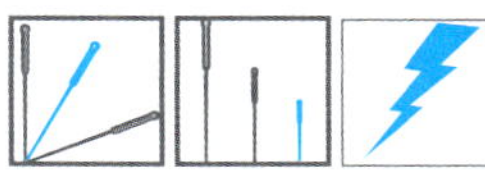

Ende der Öffnung *diuduan*

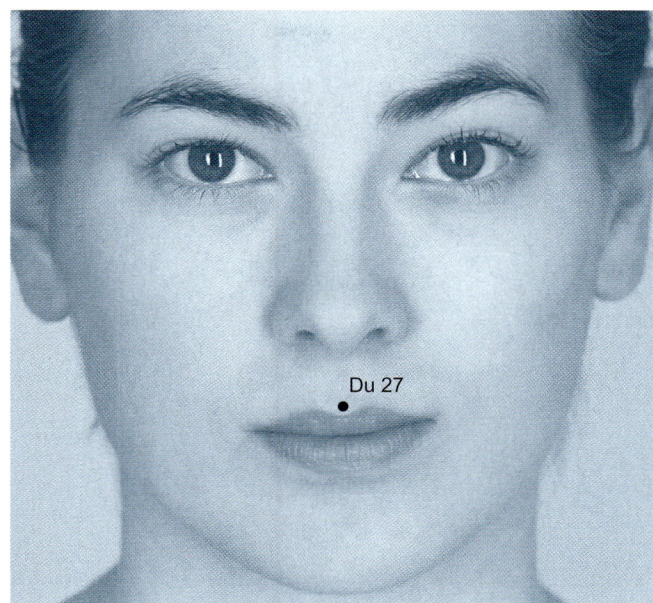

Lokalisation

In der ventralen Medianlinie am Übergang der Lippe zum Philtrum.

Finden

Namensbezug: **Du 27** liegt in der Medianlinie am Übergang der Lippe zum Philtrum.

Punktion

Schräg nach kranial bis 0,3 cun. **Cave:** Schmerzhaft. Moxibustion ist einigen Texten zufolge kontraindiziert.

Wirkung und wichtigste Indikationen

- **Klärt Hitze, befeuchtet den Körper, unterstützt den Mund:** Auszehrungserkrankung mit Durst, Mundtrockenheit, Stomatitis, Paradontitis, Lippenödem und -steifheit, Nasenbluten und -obstruktion
- **Beruhigt** *shen:* Manische Zustände, Epilepsie, Trismus

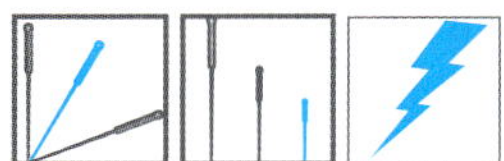

Du 28

Treffpunkt am Zahnfleisch *yinjiao*

Lokalisation

Innenseitig der Oberlippe im Bereich des Frenulumansatzes am oberen Zahnfleisch.

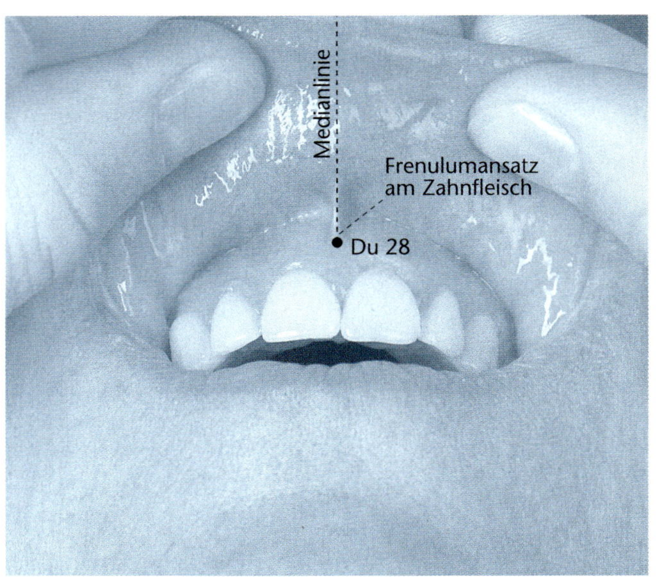

Finden

Die Oberlippe hochhalten lassen, um das Frenulum und den vorderen Gaumenbereich sichtbar darzustellen. Dann in der Medianlinie **Du 28** am Frenulumansatz (Ansatz des Lippenbändchens) am oberen Zahnfleisch lokalisieren.

Punktion

Schräg nach kranial 0,2–0,3 cun oder üblicherweise Mikroaderlass. **Cave:** Schmerzhaft. Nicht in das Frenulum hineinstechen. Moxibustion ist kontraindiziert.

Wirkung und wichtigste Indikationen

Klärt Hitze, unterstützt Zahnfleisch, Augen und Nase: Erkrankungen des Zahnfleischs (Paradontitis, Zahnfleischschwund, -bluten), entzündliche und allergische Augenerkrankungen, Nasenbeschwerden (Nasenobstruktion, -polypen, Rhinitis, Sinusitis), Gesichtsrötungen mit Unruhezuständen, Ikterus und Nackensteife.

Besonderheiten

Kreuzungspunkt mit der Ma-Leitbahn und dem *ren mai.*

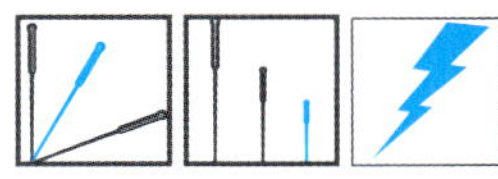

5.4 *dai mai*

Synonyme: Gürtelgefäß.

Das außerordentliche Gefäß *dai mai* ist das einzige Gefäß (bzw. auch Leitbahn), das transversal verläuft (außer die *luo*-Gefäße).

Beziehungen (➤ 1.7.3)

- *yin/yang***:** *chong mai/dai mai*
- **Zentral/Peripher:** *dai mai/yang wei mai*
  - **Versorgte Körperregion des Paares:** Laterale Augen- und Schläfenregion, Ohren, Wangen, Nacken und Schultern
  - **Öffnungspunkt: Gb 41** *(zulinqi),* **Ankopplungspunkt: SJ 5** *(waiguan)*

Verlauf

Das außerordentliche Gefäß *dai mai* beginnt in der Hypochondrialregion auf Höhe des 2. LWK, nach vielen Autoren auch bereits bei **Le 13** *(zhangmen)* am freien Ende der 11. Rippe und zieht wie ein Gürtel um die Taillenregion. Dabei kreuzt das Gefäß die Punkte **Gb 26** *(daimai),* **Gb 27** *(wushu)* und **Gb 28** *(weidao).*

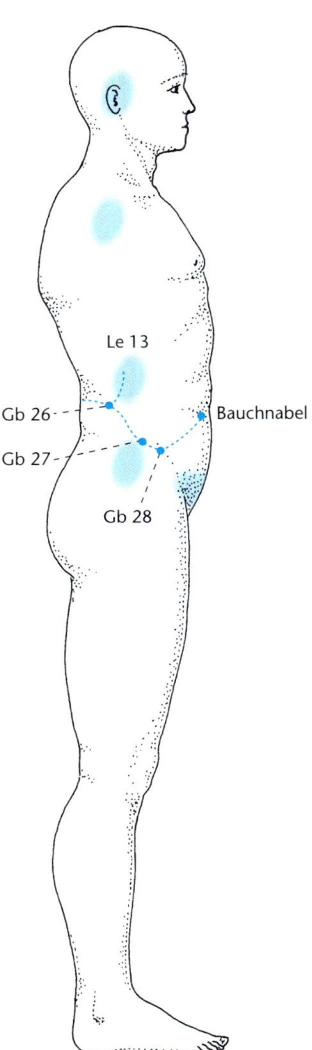

Kreuzungspunkte anderer Leitbahnen

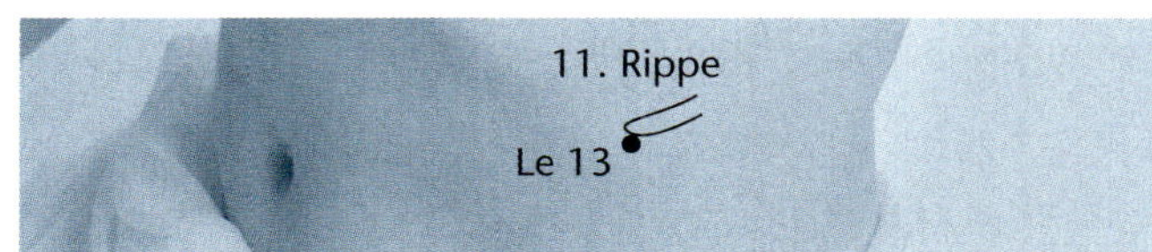

(Le 13) *(zhangmen):* Am unteren vorderen Rand des freien Endes der 11. Rippe.

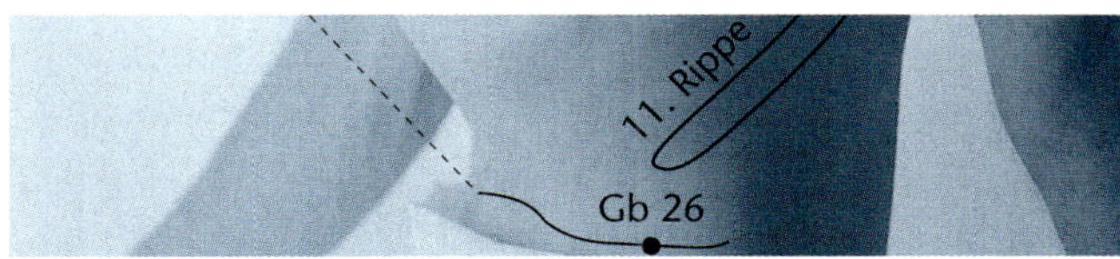

Gb 26 *(daimai):* In der lateralen Taillenregion, im Schnittpunkt einer Senkrechten durch das freie Ende der 11. Rippe und einer Horizontalen durch den Nabel.

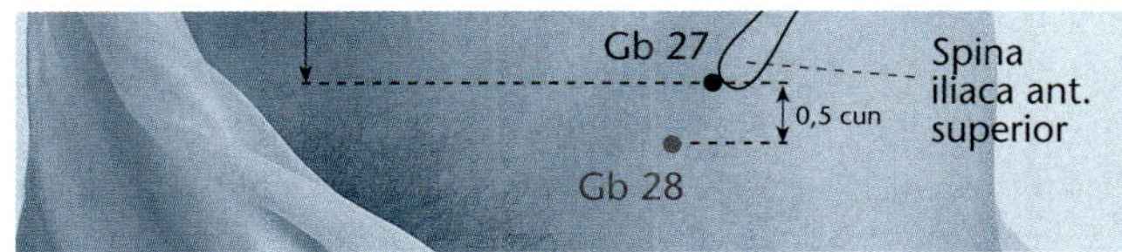

Gb 27 *(wushu):* In der lateralen Abdomenregion, in der Mulde ventral der Spina iliaca anterior superior (SIAS), ca. 3 cun unter der Nabelhöhe.

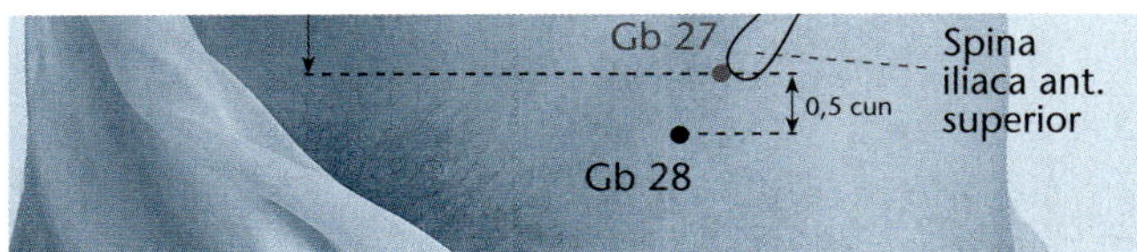

Gb 28 *(weidao):* In der lateralen Abdominalregion, ventro-kaudal der Spina iliaca anterior superior (SIAS) bzw. 0,5 cun ventro-kaudal von **Gb 27.**

Verbindung zu den Leitbahnen/Organen

- Gb- und (Le)-Hauptleitbahn, divergente Ni-Leitbahn
- Niere, Uterus

Klinische Bedeutung (➤ 1.7.2, 1.7.3)

- **Kontrolliert** und **umschließt** alle horizontal verlaufenden Leitbahnen wie ein **Gürtel**
- Verbindet die obere und untere Körperhälfte in der Taillengegend
- Reguliert den vaginalen Ausfluss
- Beseitigt Feuchte-Hitze aus dem unteren *jiao,* v.a. aus der Genitalregion
- Kontrolliert die *shaoyang*-Leitbahnen, v. a. die Gb-Leitbahn

5.5 *yin wei mai*

Synonyme: Bewahrer des *yin.*

Beziehungen (➢ 1.7.3)

- *yin/yang: yin wei mai/yang wei mai*
- **Zentral/Peripher:** *chong mai/yin wei mai*
  - **Versorgte Körperregion des Paares:** Herz, Thorax, Magen
  - **Öffnungspunkt: Pe 6** *(neiguan),* **Ankopplungspunkt: Mi 4** *(gongsun)*

Verlauf

Das außerordentliche Gefäß *yin wei mai* beginnt am Punkt **Ni 9** *(zhubin)* 5 cun proximal der Prominenz des Malleolus medialis, zieht dann entlang dem medialen Aspekt des Beines bis in die Inguinalregion, verläuft mit der Mi- und Le-Hauptleitbahn durch die Punkte **Mi 12** *(chongmen)* und **Mi 13** *(fushe),* kreuzt dann **Mi 15** *(daheng)* und **Mi 16** *(fuai)* und trifft bei **Le 14** *(qimen)* wieder gemeinsam auf Le- und Mi-Hauptleitbahn. Das Gefäß zieht dann weiter über die Thoraxregion, kreuzt **Ren 22** *(tiantu)* in der Fossa suprasternalis und läuft mit dem außerordentlichen Gefäß *ren mai* zu **Ren 23** *(lianquan),* wo es endet.

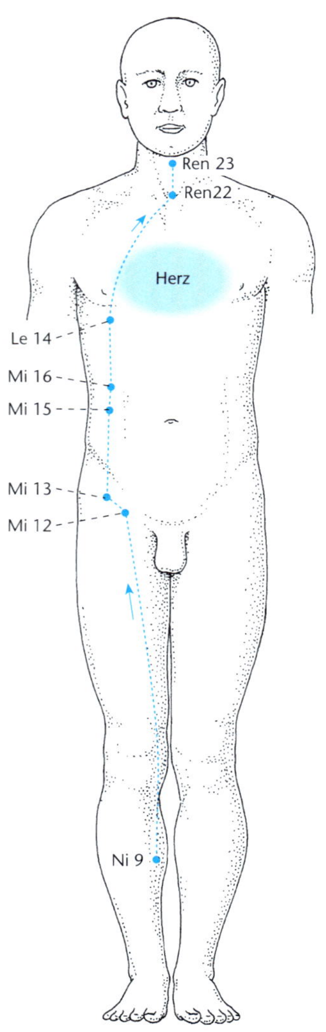

Kreuzungspunkte anderer Leitbahnen

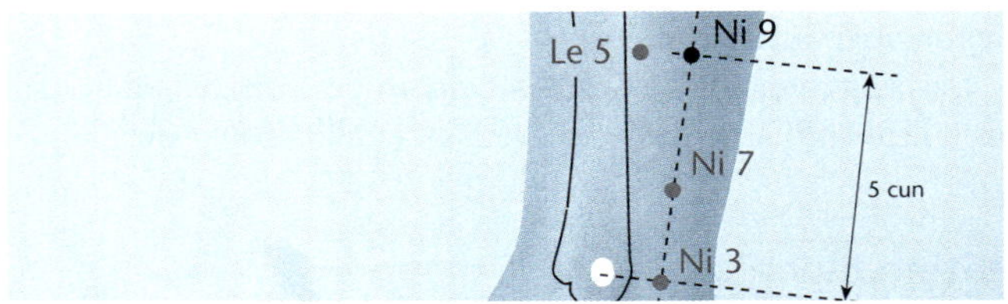

Ni 9 *(zhubin):* 5 cun proximal von der höchsten Prominenz des Malleolus medialis und 2 cun dorsal des Tibiahinterrands.

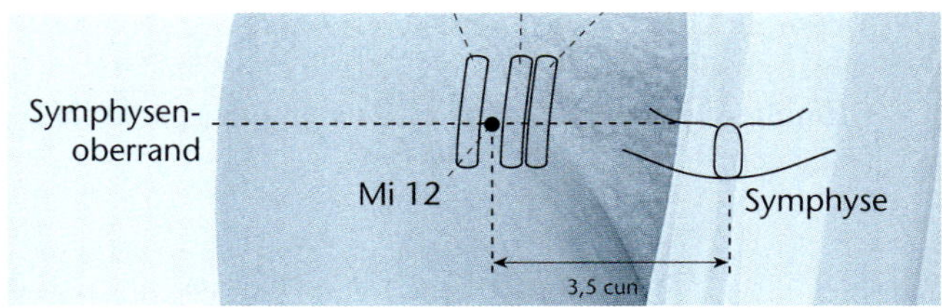

Mi 12 *(chongmen):* 3,5 cun lateral der Medianlinie auf Höhe des Symphysenoberrands, lateral der A. femoralis.

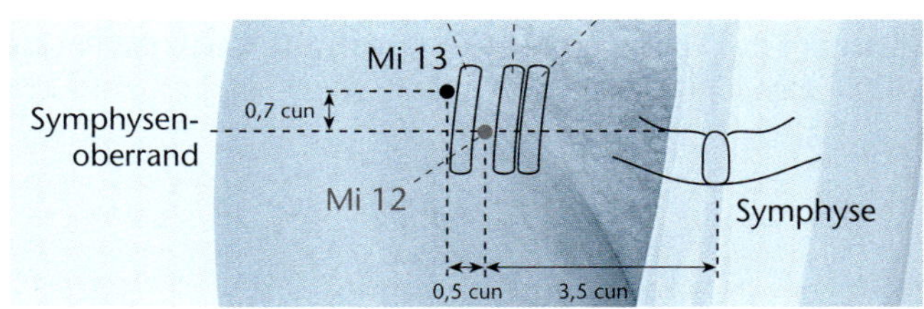

Mi 13 *(fushe):* 4 cun lateral der Medianlinie und 0,7 cun kranial von der Höhe des Symphysenoberrands.

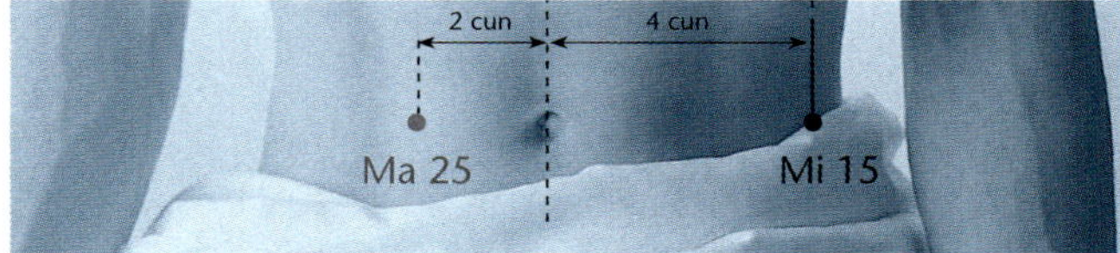

Mi 15 *(daheng):* 4 cun lateral der Nabelmitte in der Mamillarlinie.

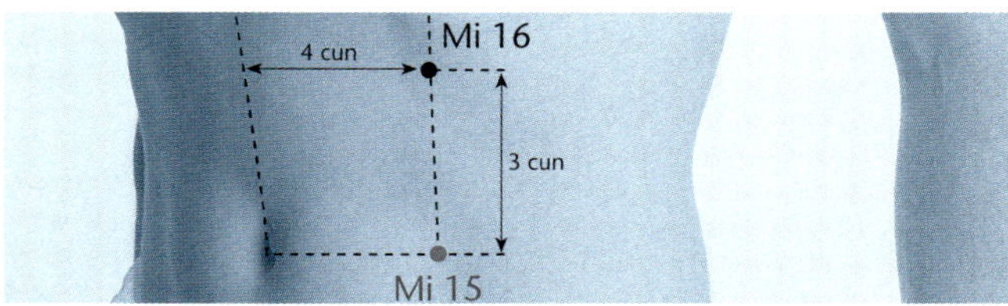

Mi 16 *(fuai):* 3 cun kranial von der Nabelmitte und 4 cun lateral der Medianlinie auf der Mamillarlinie.

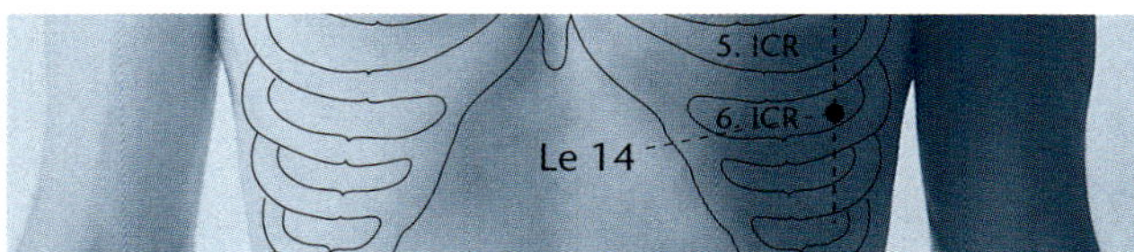

Le 14 *(qimen):* Im 6. ICR, in der Mamillarlinie bzw. 4 cun lateral der Medianlinie.

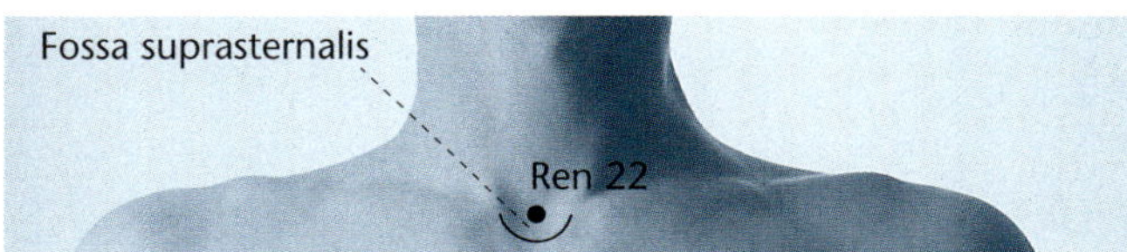

Ren 22 *(tiantu):* 0,5 cun über dem Sternum in der Mitte der Fossa suprasternalis.

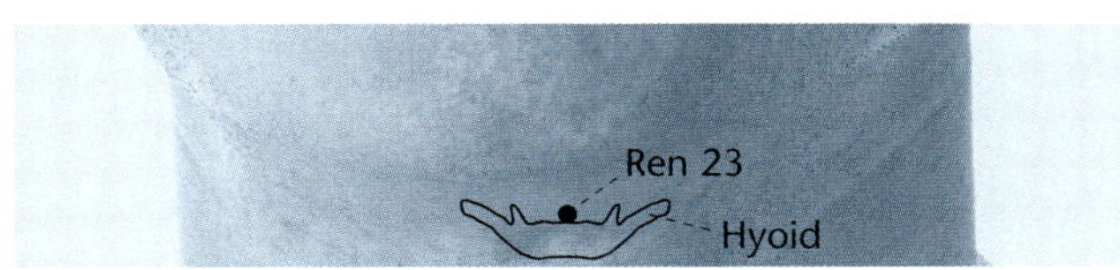

Ren 23 *(lianquan):* In der ventralen Medianlinie über dem Oberrand des Zungenbeins (Hyoid).

Verbindung zu Leitbahnen/Organen

- Ni-, Mi- und Le-Hauptleitbahn, *ren mai*
- Innere Organe

Klinische Bedeutung (➤ 1.7.2, ➤ 1.7.3)

- **Verbindet** und reguliert alle *yin*-Leitbahnen **des** Körpers, d. h. verbindet die Ni-, Mi- und Le-Leitbahnen und den *ren mai* und dominiert das **Innere** des Körpers (innere Organe)
- **Kräftigt** *yin* und Herz-Blut, v. a. bei Frauen
- **Balanciert** die Emotionen

5.6 *yang wei mai*

Synonyme: Bewahrer des *yang.*

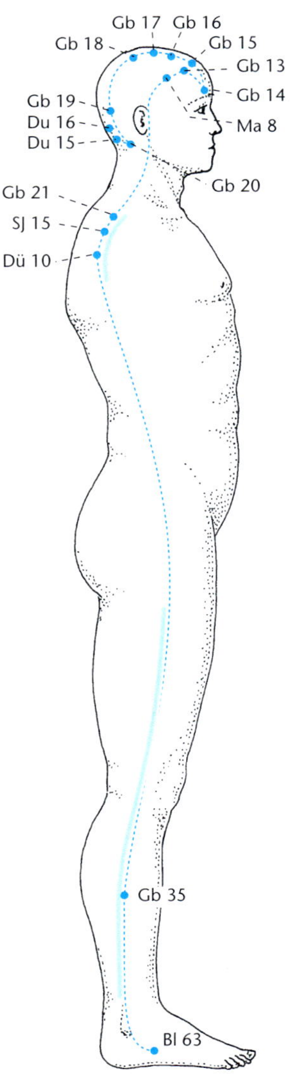

Beziehungen
(➢ 1.7.3)

- *yin/yang: yin wei mai/yang wei mai*
- **Zentral/Peripher:** *dai mai/yang wei mai*
  - **Versorgte Körperregionen des Paares:** Laterale Augen- und Schläfenregion, Ohren, Wangen, Nacken und Schultern
  - **Öffnungspunkt: SJ 5** *(waiguan),* **Ankopplungspunkt: Gb 41** *(zulinqi)*

Verlauf

Das außerordentliche Gefäß *yang wei mai* beginnt bei **Bl 63** *(jinmen)* in der Vertiefung posterior der Tuberositas des 5. Metatarsalknochens, zieht dann anterior des Malleolus lateralis, kreuzt **Gb 35** *(yangjiao),* steigt auf entlang dem lateralen Aspekt des Beines, zieht über die Hüfte, den posterioren Aspekt von Rippen und Schulter, kreuzt dann **Dü 10** *(naoshu),* **SJ 15** *(tianliao),* **Gb 21** *(jianjing)* und steigt auf zur Halsregion. Das Gefäß zieht dann vor dem Ohr (nach Deadman, Al-Khafaji und Baker, 2000) bzw. hinter der Ohrregion (z. B. nach Solinas, Mainville und Auteroche, 1998) entlang bis zur Stirn, kreuzt **Ma 8** *(touwei),* **Gb 13** *(benshen),* **Gb 14** *(yangbai),* verläuft dann weiter mit der Gb-Leitbahn von **Gb 15–Gb 20** nach dorsal, kreuzt dabei die Punkte **Gb 15** *(toulinqi),* **Gb 16** *(muchuang),* **Gb 17** *(zhengying),* **Gb 18** *(chengling),* **Gb 19** *(naokong)* und **Gb 20** *(fengchi).* Das Gefäß zieht danach in der Okziputregion zur hinteren Medianlinie und trifft dabei **Du 16** *(fengfu)* und **Du 15** *(yamen),* wo das Gefäß endet.

Kreuzungspunkte anderer Leitbahnen

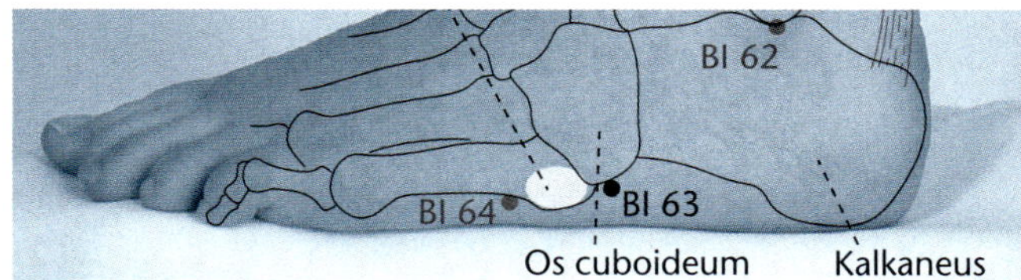

Bl 63 *(jinmen):* Am lateralen Fußrand an der Grenze zwischen Felder- und Leistenhaut von Fußsohle und -rücken, proximal der Tuberositas des Os metatarsale V, in einer Vertiefung anterior und inferior von **Bl 62** zwischen Kalkaneus und Os cuboideum.

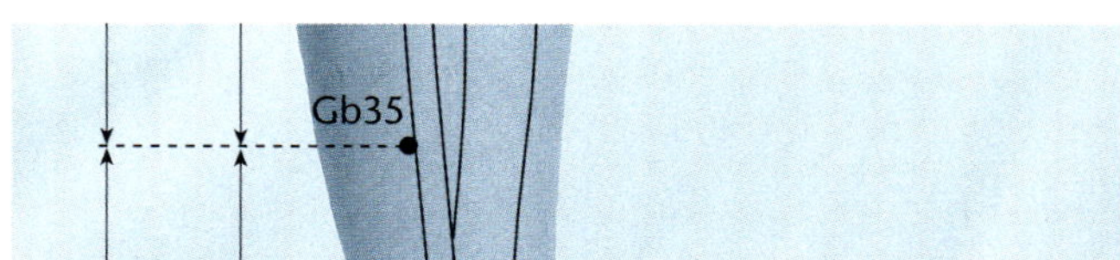

Gb 35 *(yangjiao):* 7 cun proximal der höchsten Prominenz des Malleolus lateralis am Fibula**hinter**rand.

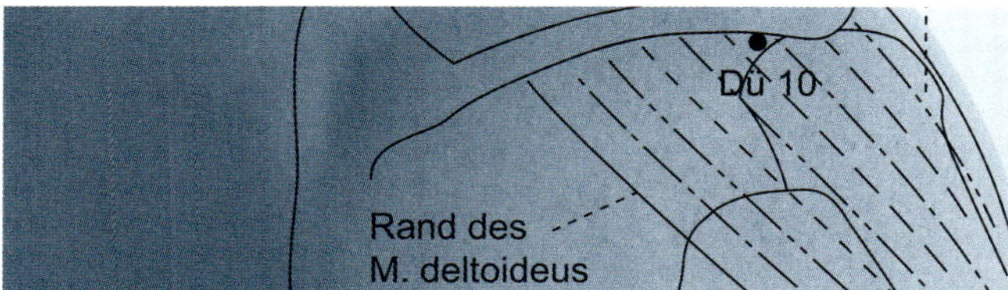

Dü 10 *(naoshu):* Bei abduziertem Arm (Normalposition) auf der Verlängerung der dorsalen Achselfalte nach kranial unter dem Rand der Spina scapulae.

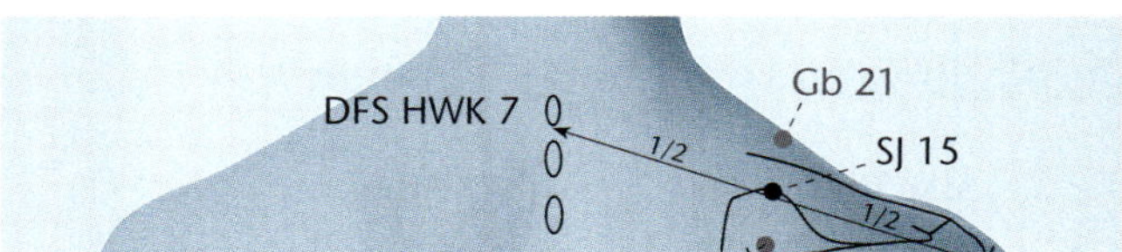

SJ 15 *(tianliao):* In der Mitte einer gedachten Linie zwischen dem Dornfortsatz des 7. HWK und lateralem Akromionrand.

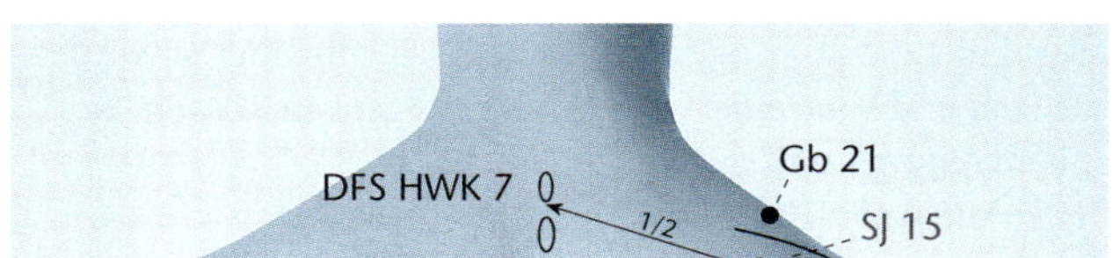

Gb 21 *(jianjing):* Im obersten Grat des M. trapezius descendens auf Höhe der Mitte der Verbindungslinie Dornfortsatz von HWK 7 und lateralem Akromionrand.

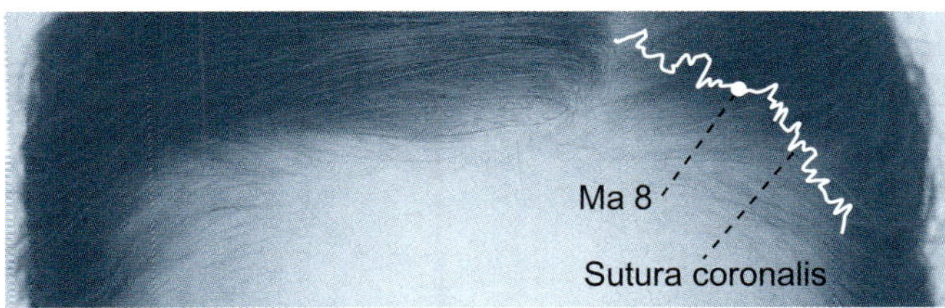

Ma 8 *(touwei):* Im Stirn-Schläfen-Winkel am Rand des M. temporalis und 0,5 cun innerhalb der vorderen Haaransatzlinie bzw. 4,5 cun lateral der vorderen Medianlinie.

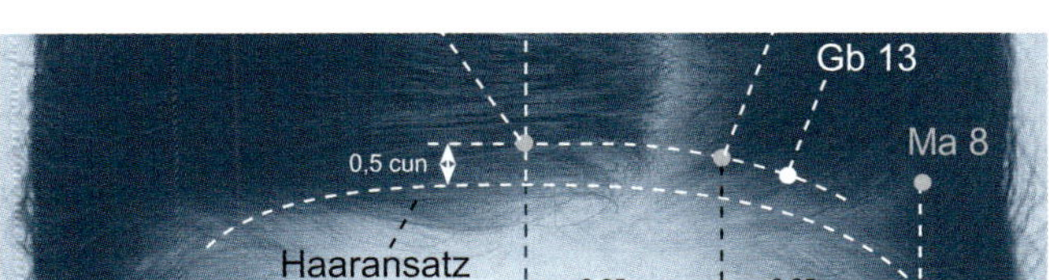

Gb 13 *(benshen):* 0,5 cun oberhalb der vorderen Haaransatzlinie und 3 cun lateral der Medianlinie (Lage von **Du 24**).

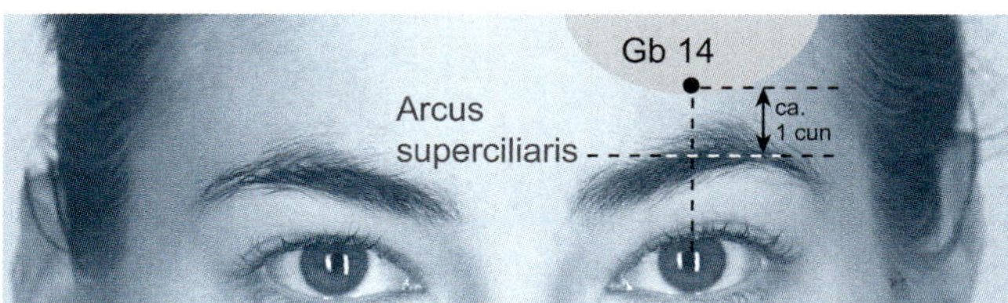

Gb 14 *(yangbai):* In der Pupillenlinie beim Geradeausblicken, ca. 1 cun kranial der Augenbrauenmitte am Übergang vom Stirnhöcker zum Überaugenbogen.

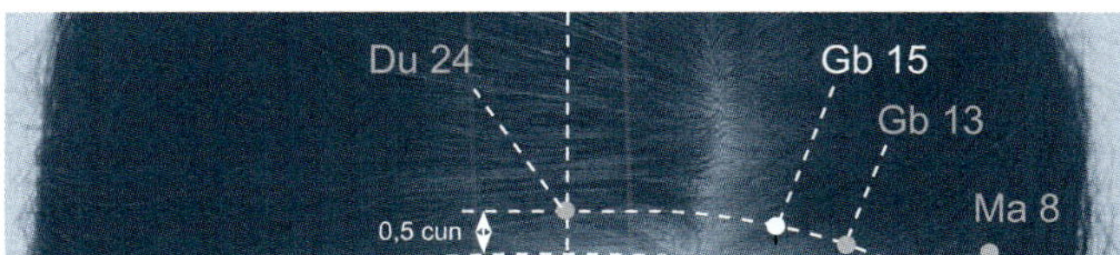

Gb 15 *(toulinqi):* 0,5 cun kranial der vorderen Haaransatzlinie in der Pupillenlinie beim Geradeausblicken.

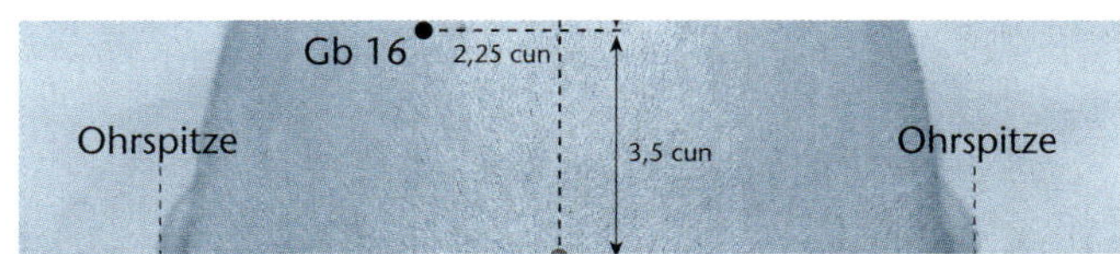

Gb 16 *(muchuang):* 1,5 cun kranial der vorderen Haaransatzlinie bzw. 3,5 cun anterior von Du 20 in der Pupillenlinie beim Geradeausblicken.

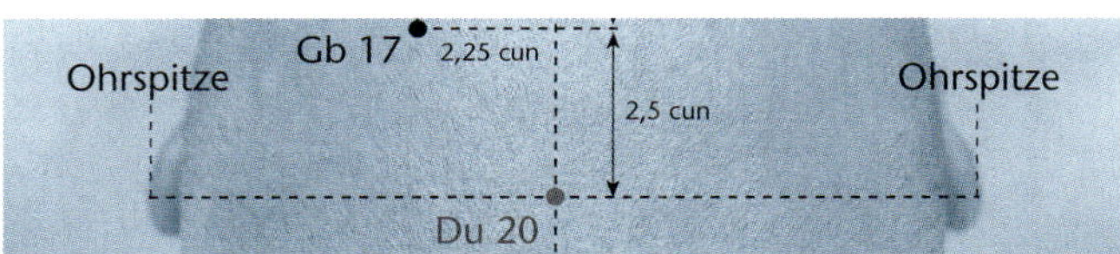

Gb 17 *(zhengying):* 2,5 cun kranial der vorderen Haaransatzlinie bzw. 2,5 cun anterior von Du 20 und 2,25 cun lateral der Medianlinie.

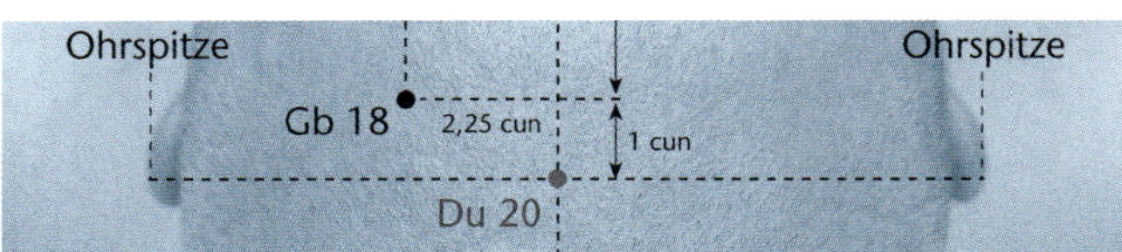

Gb 18 *(chengling):* 4 cun kranial der vorderen Haaransatzlinie bzw. 1 cun anterior von **Du 20** und 2,25 cun lateral der Medianlinie.

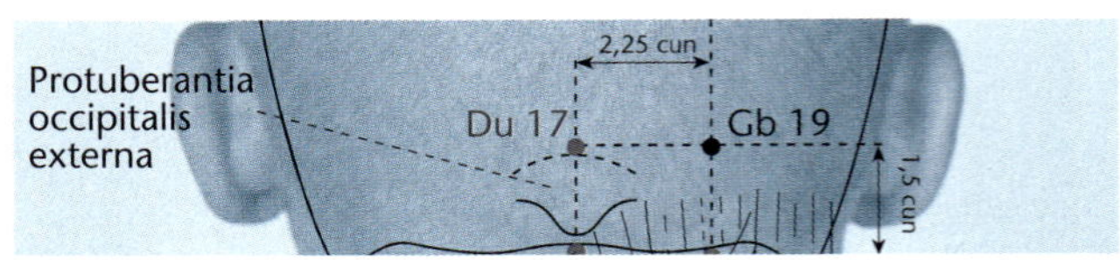

Gb 19 *(naokong):* In der Hinterkopfregion auf Höhe der Oberrands der Protuberantia occipitalis externa (Lage von **Du 17**) und 2,25 cun lateral der Medianlinie.

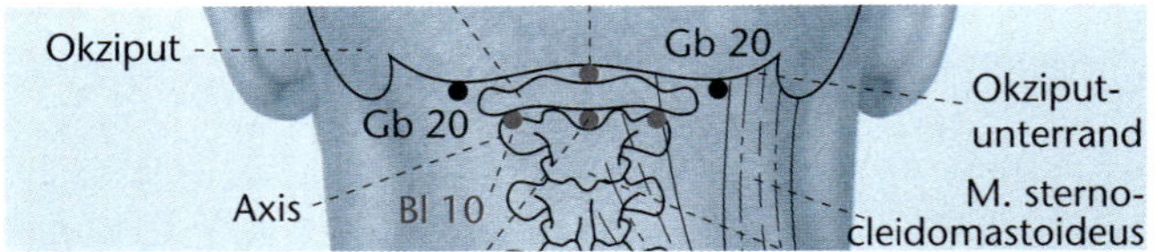

Gb 20 *(fengchi):* Unter dem Okziput in der Vertiefung zwischen den Ansätzen des M. sternocleidomastoideus und des M. trapezius.

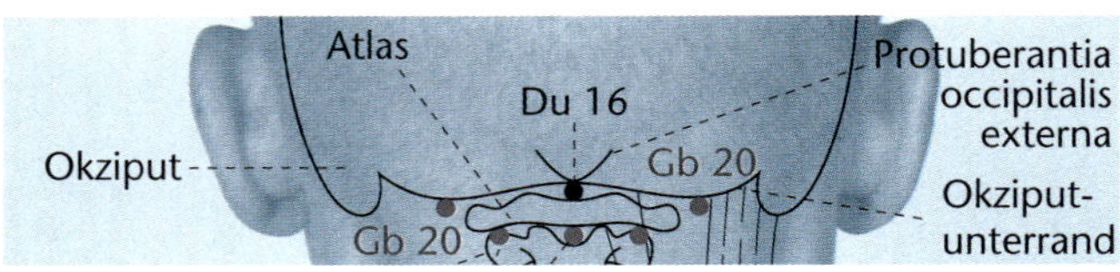

Du 16 *(feng fu):* In der dorsalen Medianlinie direkt unter der Protuberantia occipitalis externa in einer Vertiefung zwischen den Ursprüngen beider Mm. trapezii.

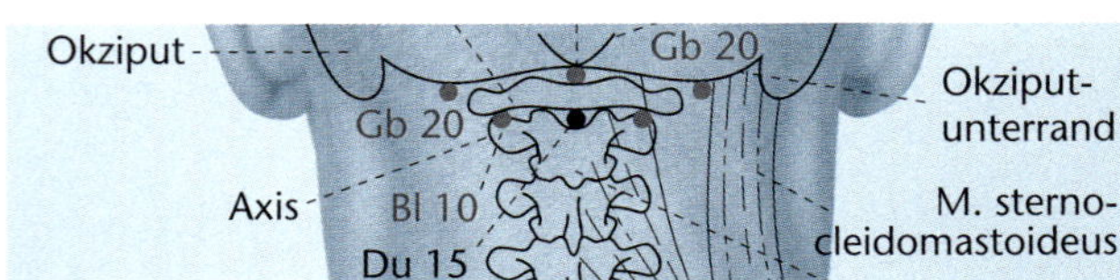

Du 15 *(yamen):* In der dorsalen Medianlinie in der Nackenregion, in der Vertiefung zwischen 1. (Atlas) und 2. HWK (Axis), ca. 0,5 cun unter **Du 16** (direkt unter der Protuberantia occipitalis externa).

Verbindung zu Leitbahnen/Organen

Bl-, Gb-, Ma-, Dü-, SJ- und Di-Hauptleitbahn, *du mai.*

Klinische Bedeutung

- **Verbindet** und reguliert alle *yang*-Leitbahnen des Körpers, d. h. verbindet die Bl-, Gb-, SJ-, Dü- und Ma-Leitbahnen sowie den *du mai* und kontrolliert das Äußere des ganzen Körpers (vor allem *taiyang*- und *shaoyang*-Leitbahnen)
- Harmonisiert Nähr-*ying-qi* und Abwehr-*wei-qi*
- Leitet äußere Wind-Kälte aus v. a. beim *shaoyang*-Syndrom

5.7 *yin qiao mai*

Synonyme: *yin*-Fersengefäß.

Beziehungen (➤ 1.7.2, 1.7.3)

- *yin/yang: yin qiao mai/yang qiao mai*
- **Zentral/Peripher:** *ren mai/yin qiao mai*
  - **Versorgte Körperregionen des Paares:** Gesicht, Kehle, Thorax, Lunge, Diaphragma, Abdomen
  - **Öffnungspunkt: Ni 6** *(zhaohai),* **Ankopplungspunkt: Lu 7** *(lieque)*

Verlauf

Das außerordentliche Gefäß *yin qiao mai* beginnt bei **Ni 2** *(rangu)* unterhalb der Tuberositas des Os navicularis (nach einigen Autoren auch erst bei **Ni 6**), zieht dann zu **Ni 6** *(zhaohai)* und **Ni 8** *(jiaoxin),* läuft weiter entlang dem postero-medialen Aspekt des Beines nach proximal bis zur äußeren Genitalregion, zieht über Abdomen- und Thoraxregion und Fossa supraclavicularis zur Hals- und Gesichtsregion und dann zum inneren Augenwinkel, wo es sich bei **Bl 1** *(jingming)* mit der Bl-Hauptleitbahn und dem außerordentlichen Gefäß *yang qiao mai* trifft und in das Gehirn eindringt.

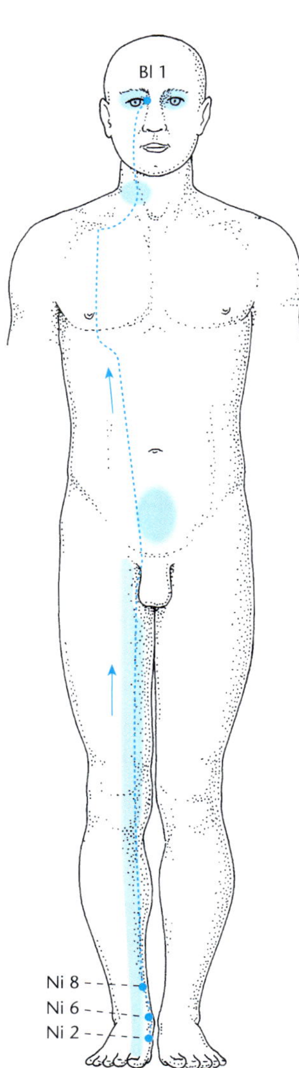

Kreuzungspunkte anderer Leitbahnen

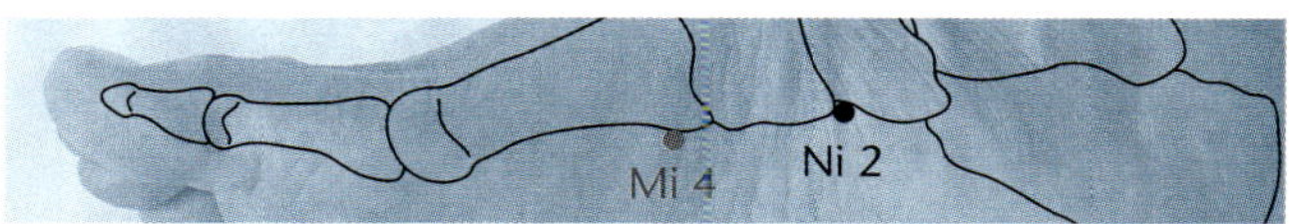

Ni 2 *(rangu):* Am medialen Fußrand in einer Vertiefung am vorderen unteren Rand des Os naviculare, an der Grenze von Leisten- und Felderhaut von Fußsohle und -rücken.

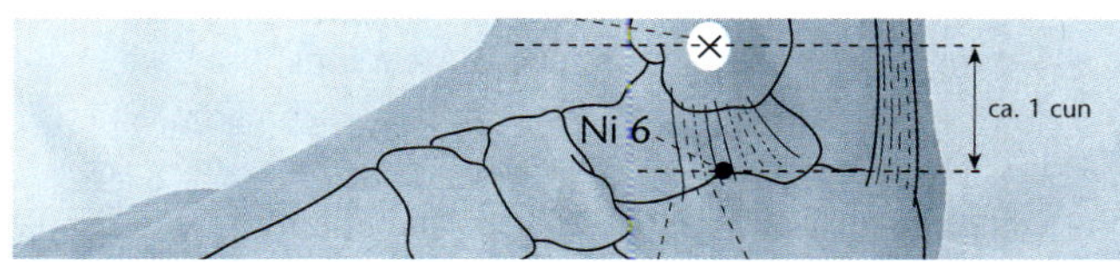

Ni 6 *(zhaohai):* In der Vertiefung distal des Unterrands des Malleolus medialis im Gelenkspaltbereich zwischen Talus und Kalkaneus.

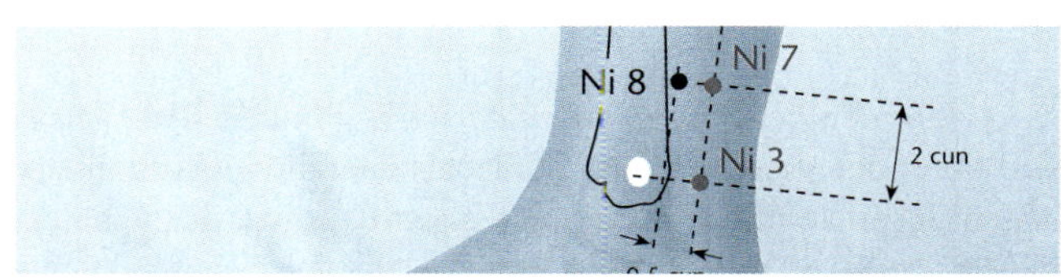

Ni 8 *(jiaoxin):* 2 cun direkt proximal der Prominenz Malleolus medialis dorsal des Tibiahinterrands.

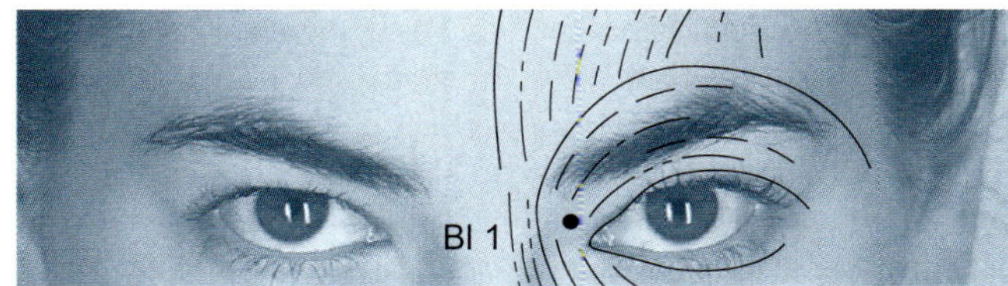

Bl 1 *(jingming):* 0,1 cun oberhalb und medial des medialen Augenwinkels in einer Vertiefung.

Verbindung zu den Leitbahnen/Organen

- Ni- und Bl-Hauptleitbahn
- Gehirn

Klinische Bedeutung (➤ 1.7.2, ➤ 1.7.3)

- Kontrolle des Beinmuskeltonus mit *yang qiao mai*
- Reguliert mit *yang qiao mai* das Öffnen und Schließen der Augen
- Reguliert die Gehirnfunktionen
- Beseitigt Stagnationen (von *qi,* Blut oder Feuchtigkeit) im unteren *jiao,* bei Frauen v. a. im Uterus

5.8 *yang qiao mai*

Synonyme: *yang*-Fersengefäß.

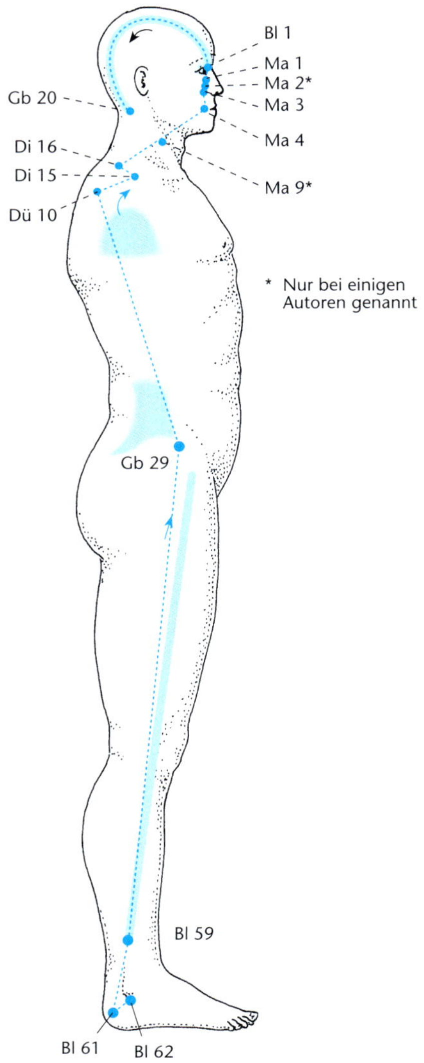

Beziehungen (> 1.7.3)

- ***yin/yang:*** *yin qiao mai/yang qiao mai*
- **Zentral/Peripher:** *du mai/yang qiao mai*
  - **Versorgte Körperregionen des Paares:** Innerer Augenwinkel, Nacken-, Schulter- und Rückenregion, Dü- und Bl-Leitbahnen
  - **Öffnungspunkt: Bl 62** *(shenmai),* Ankopplungspunkt: **Dü 3** *(houxi)*

Verlauf

Das außerordentliche Gefäß *yang qiao mai* beginnt bei **Bl 62** *(shenmai)* unter der Prominenz des Malleolus lateralis, zieht in einem kurzen Bogen zu **Bl 61** *(pucan)* und steigt dann vor der Achillessehne bis zu **Bl 59** *(fuyang)* auf, läuft am lateralen Beinaspekt entlang, kreuzt in der Hüftregion **Gb 29** *(juliao),* zieht weiter lateral über die Flankenregion und die posteriore Schulterregion, kreuzt **Dü 10** *(naoshu),* zieht zu **Di 15** *(jianyu)* und in einem Bogen zu **Di 16** *(jugu),* verläuft dann über die Fossa supraclavicularis nach ventral, zieht hoch entlang der Halsregion, kreuzt dabei nach einigen Autoren **Ma 9** *(renying)* und erreicht die Gesichtsregion. Hier verläuft das Gefäß über die Punkte **Ma 4** *(dicang),* **Ma 3** *(juliao)* und nach einigen Autoren auch **Ma 2** *(sibai)* bis zu **Ma 1** *(chengqi)* in der Infraorbitalregion, erreicht dann den Punkt **Bl 1** *(jingming),* wo er sich mit der Bl-Hauptleitbahn und dem außerordentlichen Gefäß *yin qiao mai* trifft, zieht dann über die Schädeldecke bis zu **Gb 20** *(fengchi)* und nach den Klassikern *Nan jing* und *Nei jing* auch zu **Du 16** *(fengfu),* hier dringt es in das Gehirn ein.

Kreuzungspunkte anderer Leitbahnen

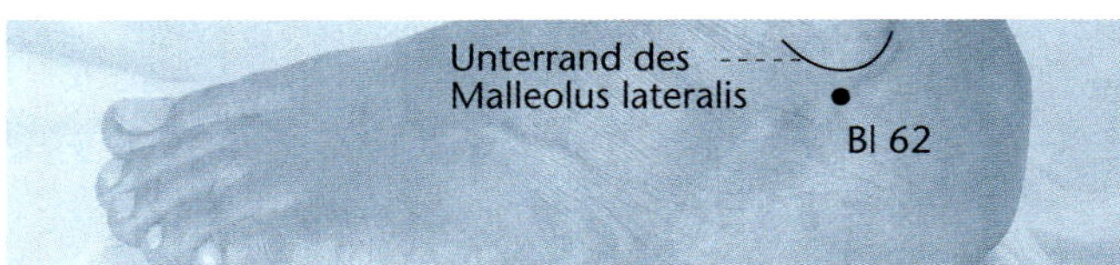

Bl 62 *(shenmai):* In der Vertiefung direkt distal der höchsten Prominenz des Malleolus lateralis über dem Gelenkspalt zwischen Talus und Kalkaneus.

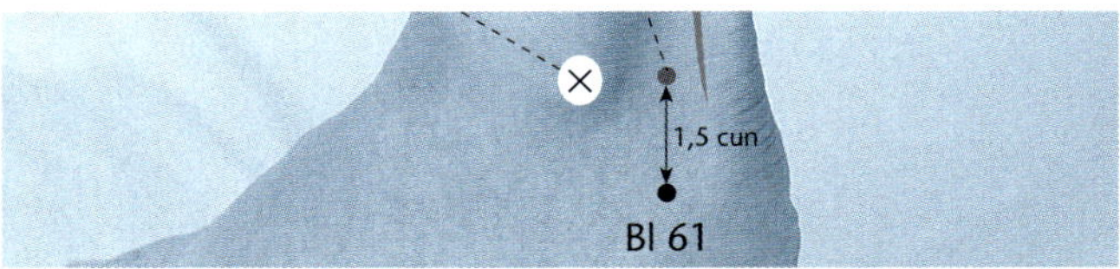

Bl 61 *(pucan):* In der lateralen Fersenregion, 1,5 cun distal von **Bl 60** (Vertiefung zwischen höchster Prominenz Malleolus lateralis und Achillessehne) in einer Mulde dorsal vom Kalkaneus am Fersenbein.

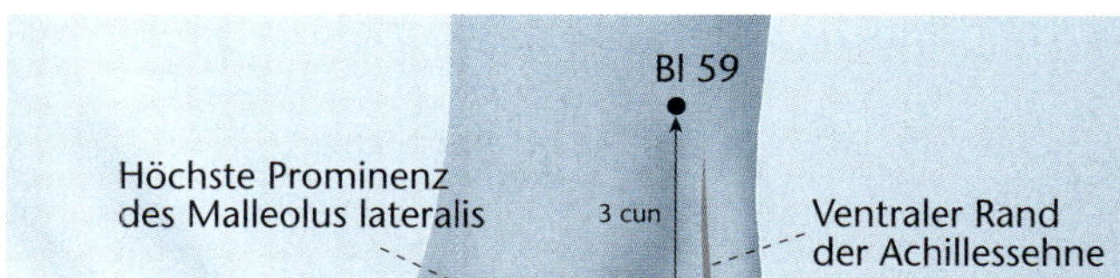

Bl 59 *(fuyang):* Laterale Unterschenkelseite, 3 cun proximal von **Bl 60** (Vertiefung zwischen höchster Prominenz Malleolus lateralis und Achillessehne).

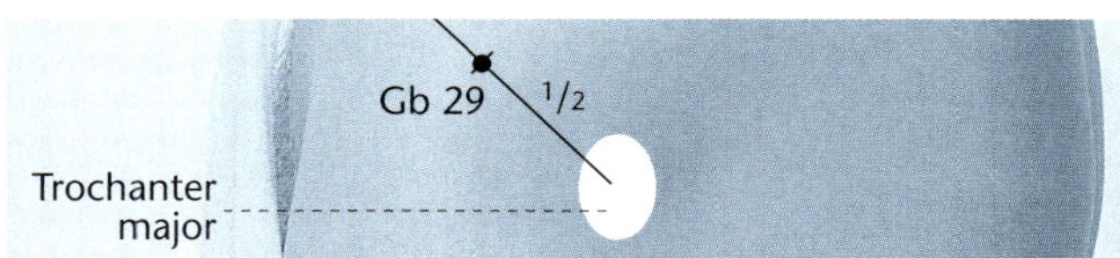

Gb 29 *(juliao):* In der Mitte der Verbindungslinie zwischen Spina iliaca anterior superior (SIAS) und Trochanter major an der Vorderkante der Darmbeinschaufel.

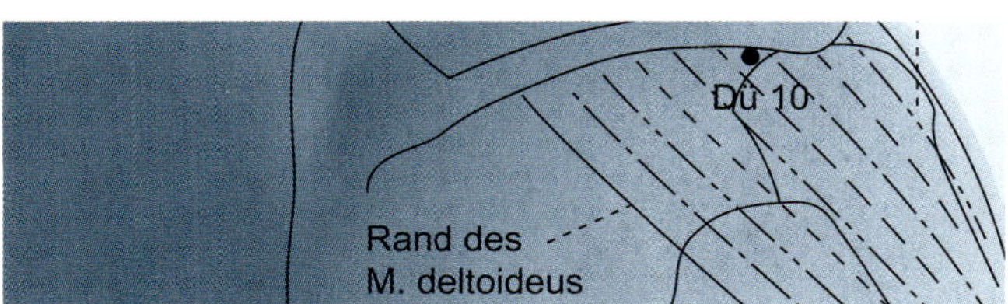

Dü 10 *(naoshu):* Bei adduziertem Arm (Normalposition) auf der Verlängerung der dorsalen Achselfalte nach kranial unter dem Rand der Spina scapulae.

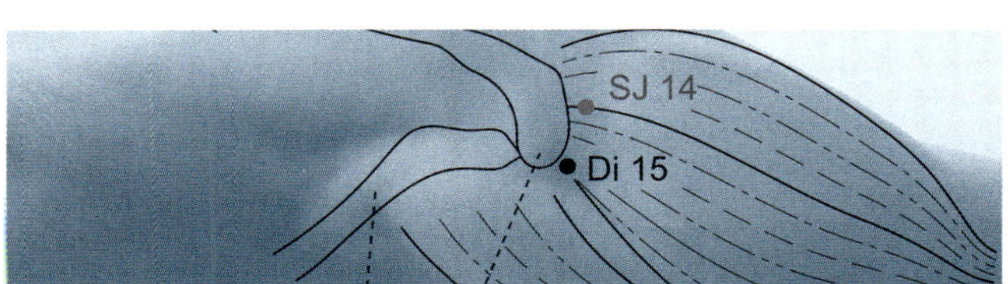

Di 15 *(jianyu):* Im mehr ventral gelegenen der zwei Grübchen, die am Übergang der Schulter zum Oberarm bei Abduktion des Armes in die Horizontale entsteht.

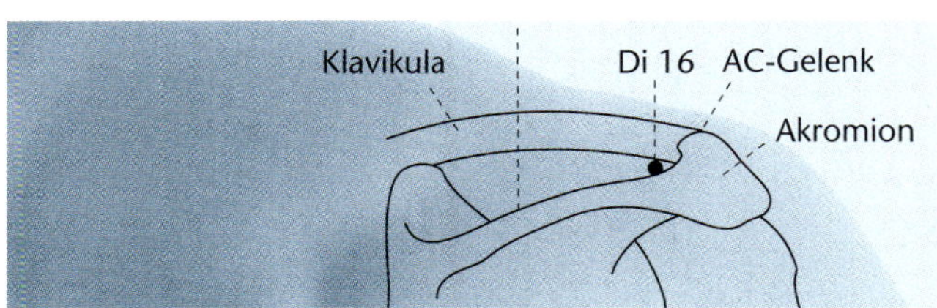

Di 16 *(jugu):* In einer Vertiefung zwischen dem lateralen Ende der Klavikula und dem Übergang der Spina scapulae ins Akromion.

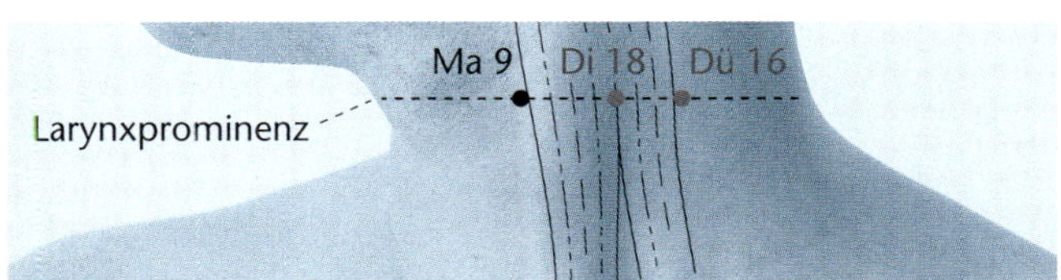

Ma 9 *(renying):* 1,5 cun lateral der ventralen Medianlinie auf Höhe der Larynxprominenz am Vorderrand des M. sternocleidomastoideus.

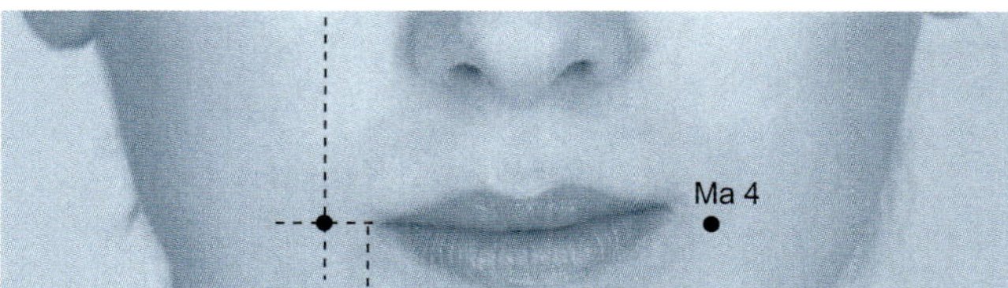

Ma 4 *(di cang):* Beim Geradeausblicken auf einer Senkrechten durch die Pupillenmitte ca. 0,4 cun lateral des Mundwinkels.

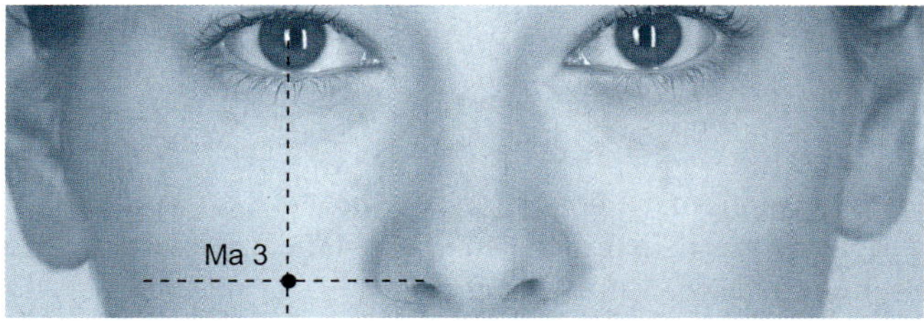

Ma 3 *(juliao):* Beim Geradeausblicken auf einer Senkrechten durch die Pupillenmitte in Höhe des Nasenflügelunterrands.

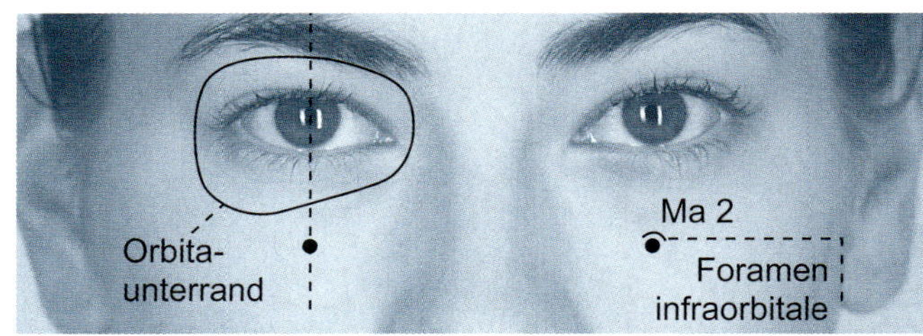

Ma 2 *(sibai):* Beim Geradeausblicken auf einer Senkrechten durch die Pupillenmitte in der Vertiefung des Foramen infraorbitale.

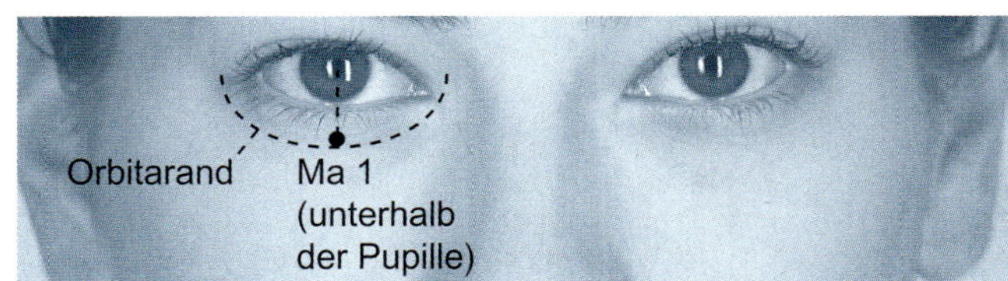

Ma 1 *(chengqi):* Beim Geradeausblicken auf einer Senkrechten durch die Pupillenmitte zwischen Augapfel und unterem Orbitarand.

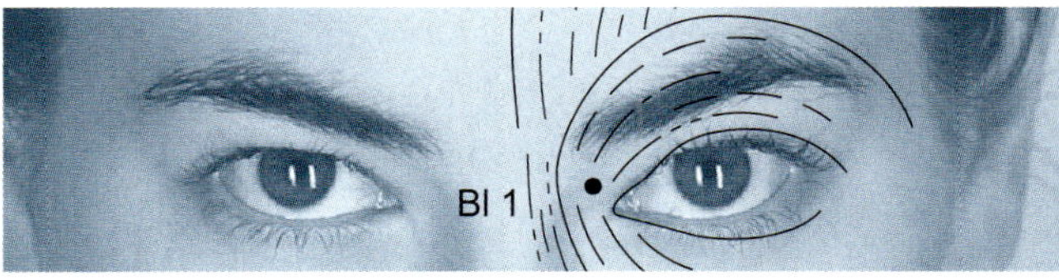

Bl 1 *(jingming):* 0,1 cun oberhalb und medial des medialen Augenwinkels in einer Vertiefung.

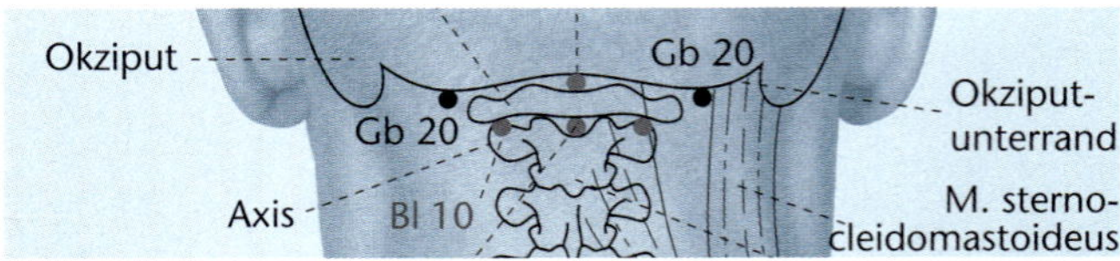

Gb 20 *(fengchi):* Unter dem Okziput in der Vertiefung zwischen den Ansätzen des M. sternocleidomastoideus und des M. trapezius.

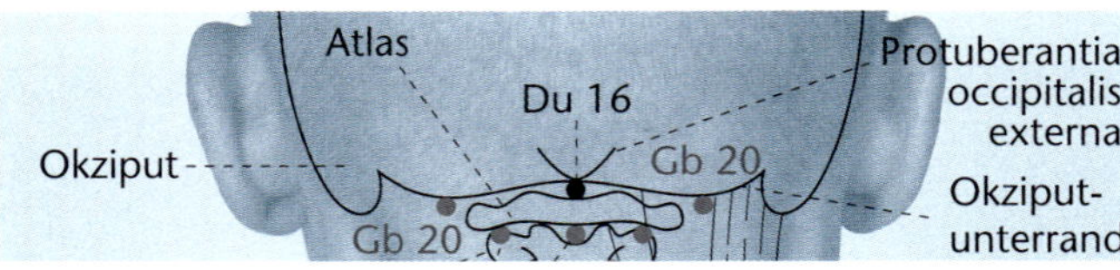

Du 16 *(fengfu):* In der dorsalen Medianlinie direkt unter der Protuberantia occipitalis externa in einer Vertiefung zwischen den Ursprüngen beider Mm. trapezii.

Verbindung zu Leitbahnen/Organen

- Ni-, Bl-, Gb-, Ma-, Di- und Dü-Hauptleitbahn
- Gehirn

Klinische Bedeutung (➢ 1.7.2, ➢ 1.7.3)

- Kontrolle des Beinmuskeltonus mit *yin qiao mai*
- Reguliert mit dem *yinqiao mai* das Öffnen und Schließen der Augen
- Reguliert die Gehirnfunktionen, entfernt inneren und äußeren Wind vom Kopf
- Befreit die Wirbelsäule von Blockaden, Stagnation, besonders nach Trauma

KAPITEL

6

Claudia Focks, Ulrich März

Extrapunkte

6.1 Nomenklatur

Neben den klassischen 361 Akupunkturpunkten auf den Leitbahnen gibt es noch die sogenannten **Ex**trapunkte (**Ex**). Diese Punkte sind meist außerhalb der regulären Leitbahnen, einige wenige aber auch auf den Leitbahnen lokalisiert. Für die Nomenklatur der Punkte wurde eine neue Systematik geschaffen, die 1991 in China gesetzlich beschlossen wurde und 48 Extrapunkte aufführt. Sie wird beschrieben im autorisierten Standardwerk aus der VR China (The location of acupoints, State Standard of the People's Republic of China, Foreign Languages Press, Beijing, 1990, auf Deutsch: Die Akupunkturpunkte. Das Standardwerk aus China, Verlag für fremdsprachige Literatur, Beijing 1993).

Von verschiedenen Autoren wurden in der Vergangenheit die Punkte mit unterschiedlichen Namen und Nummern bezeichnet, als Beispiele:

- Nguyen (van Nghi), König/Wancura: **P**unkte **a**ußerhalb der **M**eridiane (**PaM**) und **N**eu-**P**unkte (**NP**), Schnorrenberger (Wandtafeln aus dem Chinesischen übersetzt) deckt sich mit den Ziffern bei Nguyen (Van Nghi), nutzt aber für die **PaM** die Bezeichnung **Z**usatz**p**unkte (**ZP**) sowie auch **N**eu-**P**unkte (**NP**)
- Shanghai College of Traditional Medicine (Acupuncture – a comprehensive text, englische Übersetzung von O'Connor, J. und Bensky, D., nach dem sich auch Deadman et al. und Ellis/Wiseman/Boss richten): **M**iscellaneous (**M**) und **N**ew (**N**) Points
- Hempen (dtv-Atlas): **Ex**trapunkte (**Ex**)

Die folgenden Tabellen geben eine Übersicht über die in der Praxis gebräuchlichsten, in diesem Atlas aufgeführten Punkte im Hinblick auf die unterschiedlichen Bezeichnungen.

6.2 Extrapunkte: Head and Neck(Ex-HN), Kopf und Hals (Ex-KH)

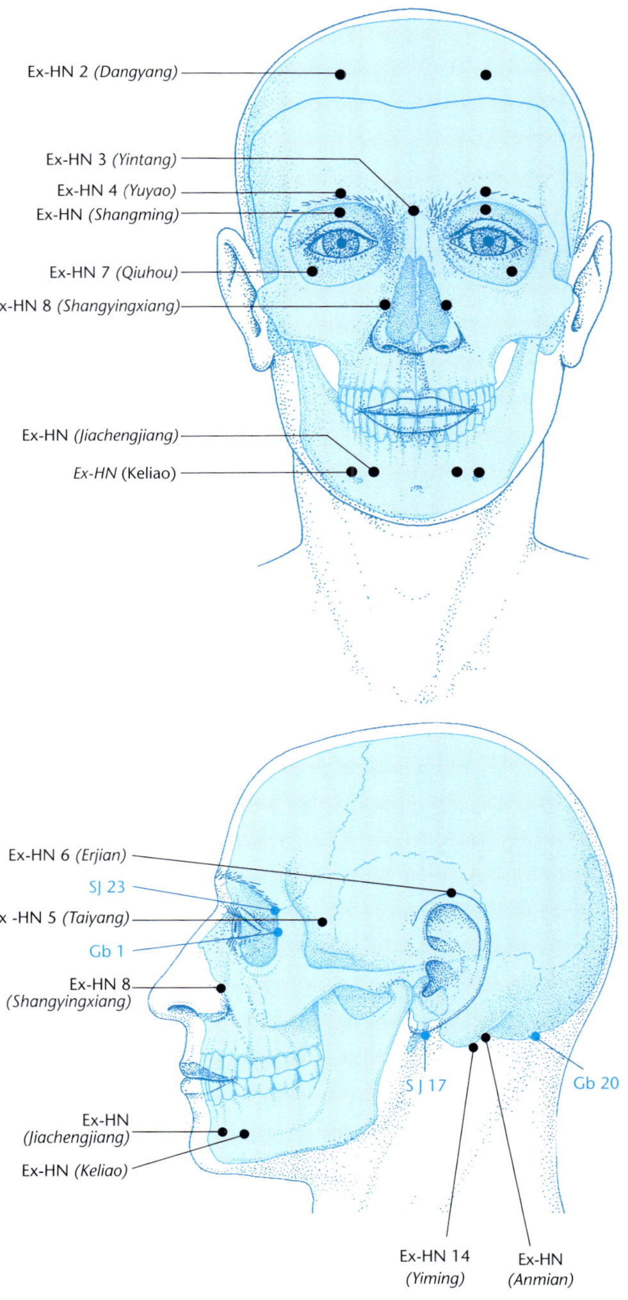

Englische Abkürzung (Standard)	*Pinyin*-Name	Nguyen (van Nghi), König/Wancura, Schnorrenberger	Shanghai College	Ex (Hempen)
Ex-HN 1	*sishencong*	PaM oder ZP 1	M-HN 1	Ex 6
Ex-HN 2	*dangyang*	–	M-HN	–
Ex-HN 3	*yintang*	PaM oder ZP 3	M-HN 3	Ex 1
Ex-HN 4	*yuyao*	PaM oder ZP 6	M-HN 6	–
Ex-HN 5	*taiyang*	PaM oder ZP 9	M-HN 9	Ex 2
Ex-HN 6	*erjian*	PaM oder ZP 10	M-HN 10	–
Ex-HN 7	*qiuhou*	PaM oder ZP 8	M-HN 8	–
Ex-HN 8	*shangyingxiang/ bitong*	NP 12 (PaM oder ZP 14[1])	M-HN 14	Ex 3
Ex-HN 9	*neiyingxiang*	–	M-HN 35	–
Ex-HN 10	*juquan*	–	M-HN 36	–
Ex-HN 11	*haiquan*	–	M-HN 37	–
Ex-HN 12	*jinjin*[2]	PaM oder ZP 20	M-HN 20	–
Ex-HN 13	*yuye*[2]	PaM oder ZP 20	M-HN 20	–
Ex-HN 14	*yiming*	PaM oder ZP 13	M-HN 13	Ex 4
Ex-HN 15	*(jing)bailao*	PaM oder ZP 30	M-HN 30	–
Weitere Extrapunkte				
Ex-HN	*shangming*	–	N-HN 4	–
Ex-HN	*anmian*[3]	NP 27 und 28 (anmian[4] 1 und 2)	N-HN 54 M-HN 54 (Deadman)	Ex 5
Ex-HN	*jiabi*	PaM oder ZP 15	–	–
Ex-HN	*jiachengjiang*	PaM oder ZP 18 (*heliao bzw. keliao*)	M-HN 18	Ex 7
Ex-HN	*chonggu/zhuidong*	PaM oder ZP 31	M-HN 31	–
Ex-HN	*jingbi*	–	M-HN 41	–

[1] Anmerkung: Nguyen (van Nghi) und Schnorrenberger beschreiben unter der chinesischen *Pinyin*-Beziehung einen anderen Punkt (Lokalisation: 0,5 Cun unterhalb des inneren Augenwinkels), die „Standard"-Lokalisation wird unter NP 12 als (*bitong*) bzw. (*bicong*) angeben.

[2] Die Extra-Punkte (*jinjin*) umd (*yuye*) werden nach der *Shanghai*-Nomenklatur sowie bei Nguyen (Van Nghi), König/Wancura und Schnorrenberger als Punktepaar beschrieben.

[3] Zum Extrapunkt *(anmian)* gibt es unterschiedliche Angaben, z. B. unterscheidet das Shanghai College und Wiseman *(anmian)* als **N-HN 54,** bei Deadman **M-HN 54,** mit der Lokalisation: Mitte zwischen **Gb 20** und **SJ 17,** Ngyuen sowie Schnorrenberger geben *(anmian)* als zwei Neupunkte an, Lokalisation: *(anmian 1)* in der Mitte zwischen **SJ 17** und **PaM 13** bzw. **Ex-HN 14** *(yiming)*, *(anmian 2)* in der Mitte zwischen **Gb 20** und **PaM 13** bzw. **Ex-HN 14** *(yiming)*. **Anmerkung:** Siehe die Lokalisation von ***(anmian)*** nach Shanghai College auf der Punktseite, Lokalisation *(anmian)* 1 und 2 nach Nguyen und Schnorrenberger auf der Übersichtszeichnung 6.1).

Vier Weise, die den Geist erhellen *sishencong*

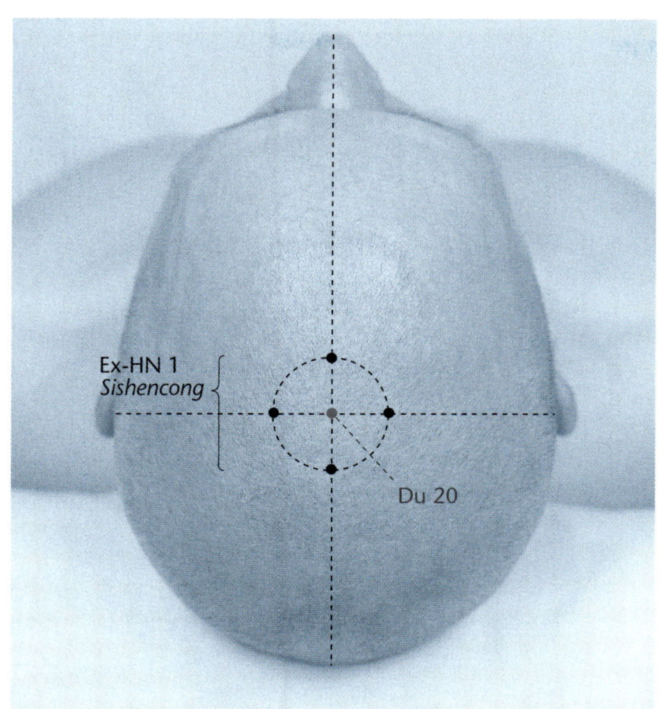

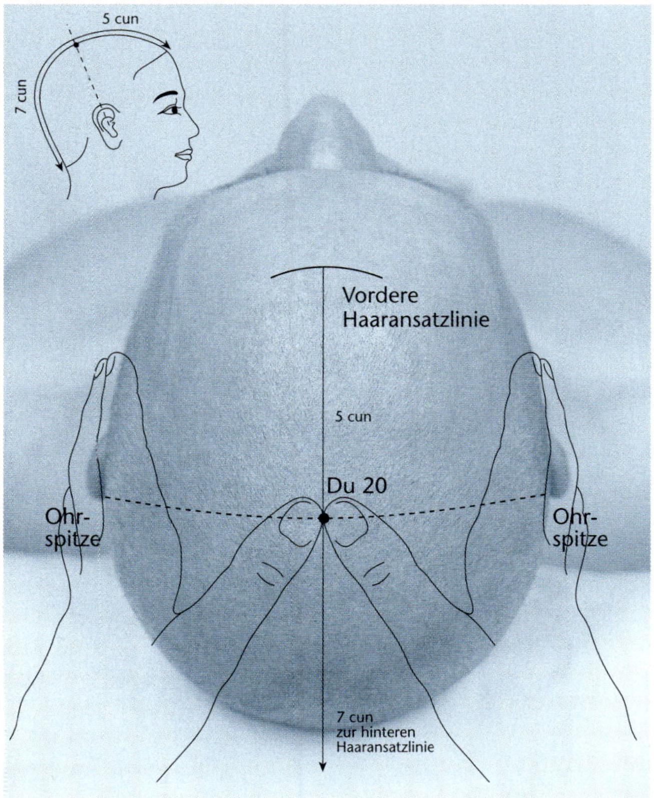

Lokalisation

Die vier Punkte liegen je 1 cun anterior und posterior sowie zu beiden Seiten von **Du 20** (➤ 3.1.1).

Finden

Orientierung von **Du 20** aus (Kreuzungspunkt der Schädeldachmittellinie mit einer Verbindungslinie zwischen beiden Ohrspitzen). **Ex-HN 1** (*sishencong*) beinhaltet vier Punkte, die kreuzförmig jeweils im Abstand von 1 cun entfernt um **Du 20** angeordnet sind. Davon liegen zwei Punkte auf dem *du mai*, während die beiden anderen jeweils 1 cun lateral von **Du 20** liegen.

Punktion

Schräg bzw. flach s. c. 0,5–1,5 cun in Richtung **Du 20.**

Wirkung

Beruhigen Wind und *shen*, **unterstützen Augen und Ohren:** Unruhe- und manische Zustände, Schlafstörungen, Epilepsie, Schwindel, Vergesslichkeit, Hemiplegie, Gedächtnisstörungen, retardierte Intelligenzentwicklung bei Kindern, Scheitel- und Halbseitenkopfschmerzen, Augen- und Ohrerkrankungen.

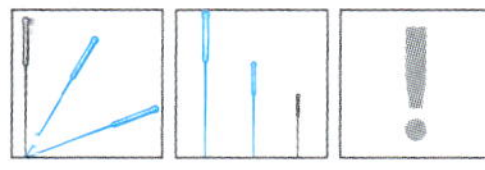

Ex-HN 2

Oberhalb des *yang dangyang*

Lokalisation

1 cun über der vorderen Haaransatzlinie in der Pupillenlinie beim Geradeausblicken.

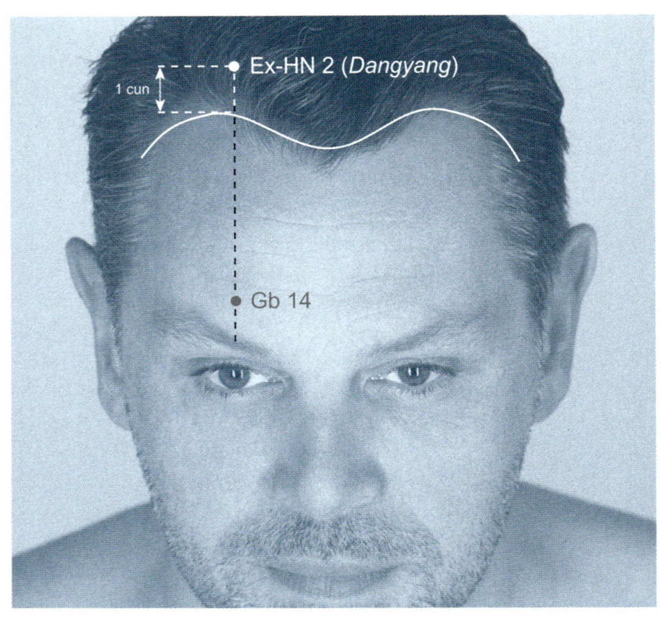

Finden

Orientierung an der vorderen Haaransatzlinie (➤ 3.1.1) und der Pupillenlinie (beim Geradeausblicken des Patienten). In der Pupillenlinie 1 cun kranial vom Haaransatz **Ex-HN 2** *(dangyang)* lokalisieren.

Hinweis: Ebenso in der Pupillenlinie liegen **Gb 14** (am Unterrand des Stirnhöckers bzw. Tuber frontale) und **Gb 15** (0,5 cun kranial der Haaransatzlinie). Ebenfalls 1 cun kranial der Haaransatzlinie, jedoch medialer, liegen **Bl 5** (1,5 cun lateral der Medianlinie) sowie **Du 23** (Medianlinie).

Punktion

Flach s. c. bis zu 0,8 cun in Richtung der Beschwerden.

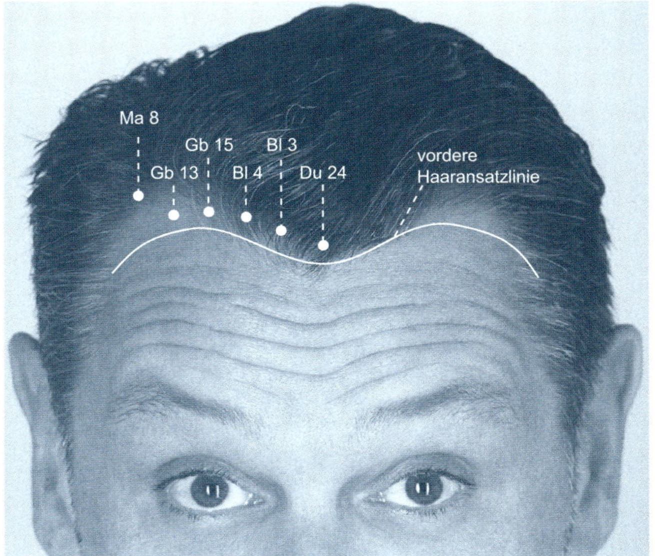

Wirkung

Vertreibt Wind und Hitze, behandelt Schmerzen, unterstützt die Augen: Kopfschmerzen (Stirn), Schwindel, Rhinitis, Sinusitis, Augenerkrankungen.

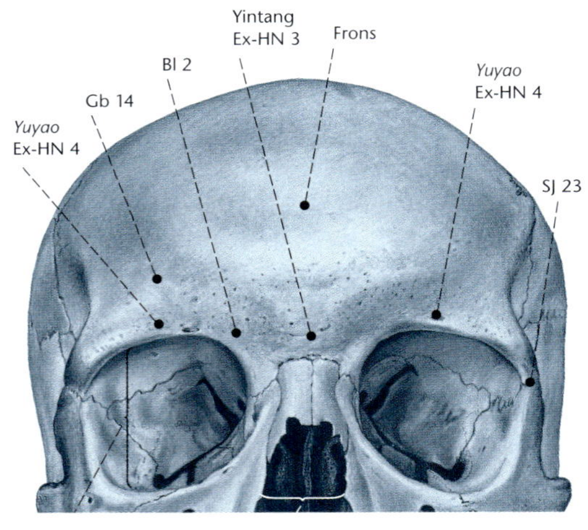

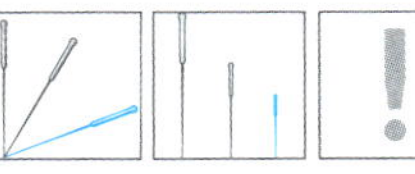

Siegel-Halle *yintang*

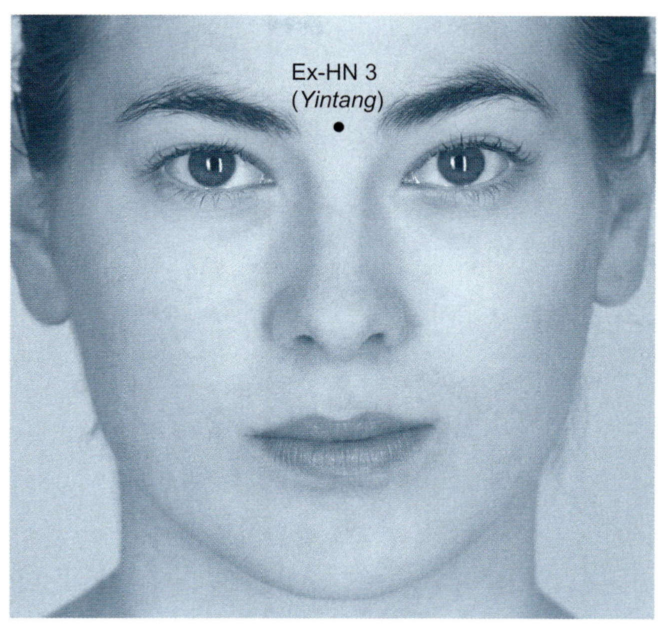

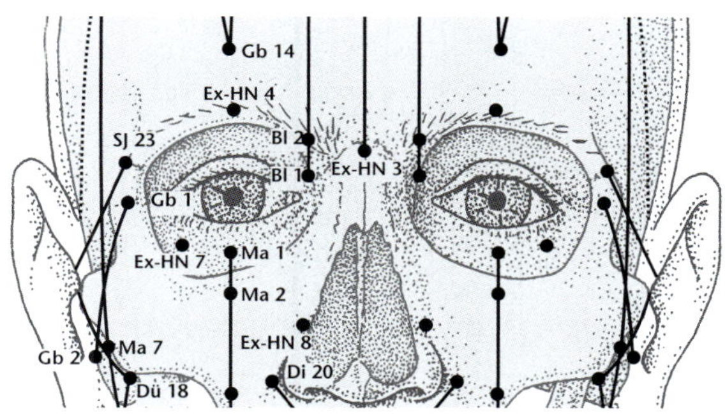

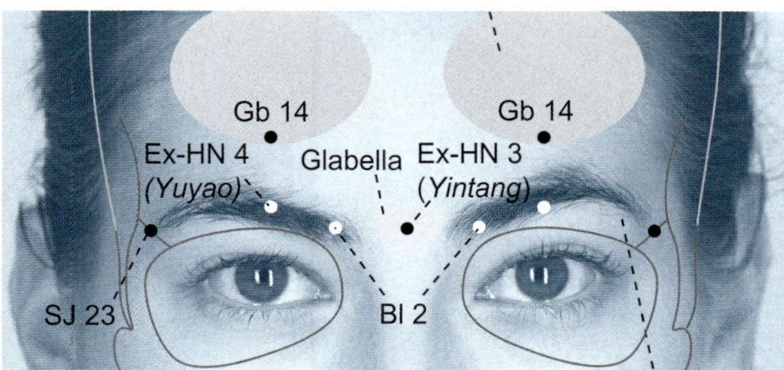

Lokalisation

Auf der ventralen Medianlinie (*du mai*) zwischen den Augenbrauen.

Finden

Orientierung ausgehend von der Glabella (➤ 3.1.1), die als ebenes erhabenes Feld oberhalb der Nasenwurzel und zwischen den Überaugenbögen (Arcus superciliares) tastbar ist. In der Medianlinie im Mittelpunkt der Glabella **Ex-HN 3** (*yintang*) zwischen den medialen Ausläufern der Augenbrauen lokalisieren.

Hinweis: Entlang der Überaugenbögen liegen von medial nach lateral die Punkte **Bl 2** (0,1 cun medial und oberhalb des medialen Augenwinkels), **Ex-HN 4** (*yuyao*) (Mitte der Augenbraue in der Pupillenlinie) und **SJ 23** (in der Vertiefung der Sutura frontozygomatica).

Punktion

Flach s. c. 0,3–0,5 cun in Richtung Nasenwurzel vorschieben oder je nach Indikation schräg oder flach s. c. in Richtung Augenbrauen (Lage von **Bl 2**) oder Mikroaderlass.

Wirkung

- **Besänftigt Wind, beruhigt** *shen:* Psychische Störungen, Epilepsie, kindliche Krampfanfälle, Schwindel
- **Unterstützt die Nase:** Nasenbeschwerden (Nasenbluten, -obstruktion, -polypen, Rhinitis, Sinusitis)
- **Bewegt** *qi* **und Blut, mildert Schmerzen:** Kopfschmerzen (Stirn), Augenbeschwerden

Besonderheiten

Häufig verwendeter Extrapunkt mit v. a. übergeordneter Wirkung.

Ex-HN 4 Fischhalle *yuyao*

Lokalisation

Mitte der Augenbraue, senkrecht in der Pupillenlinie beim Geradeausblicken.

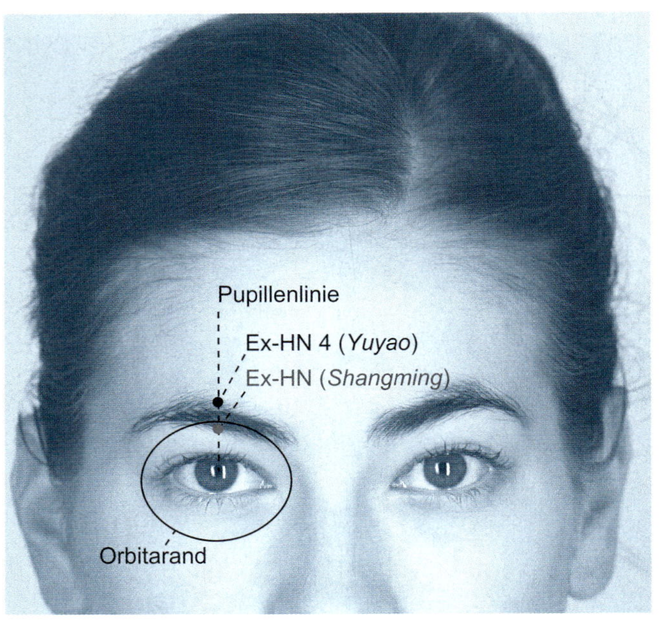

Finden

Beim Geradeausblicken des Patienten senkrecht über der Pupille in der Augenbrauenregion den oberen Orbitarand palpieren und dort **Ex-HN 4** *(yuyao)* in einer tastbaren kleinen Vertiefung auf dem Überaugenbogen lokalisieren.

Punktion

Flach s. c. 0,3–0,5 cun.

Wirkung

Unterstützt die Augen, entspannt die Sehnen, mildert Schmerzen: Augenentzündungen und -schmerzen, Sehstörungen, Tics, Ptosis, Kopfschmerzen in der Augenregion.

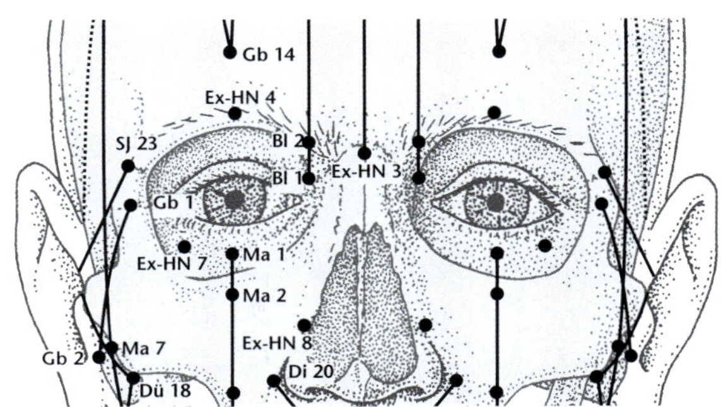

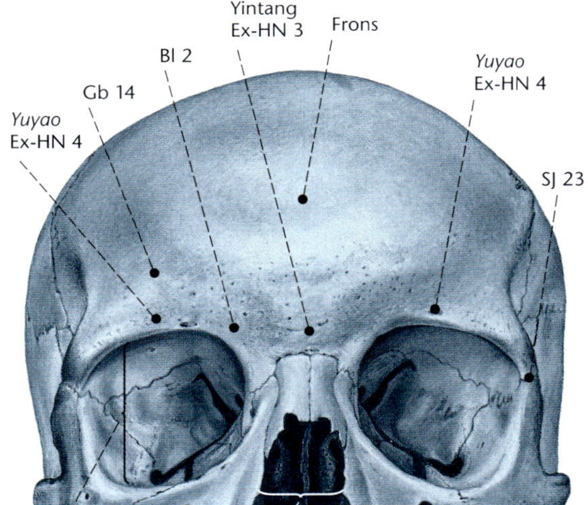

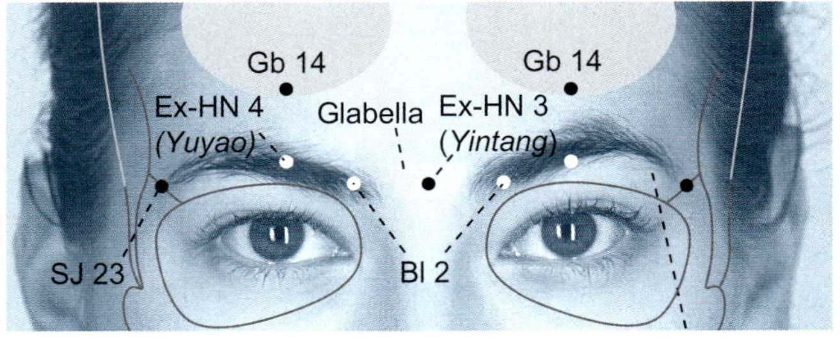

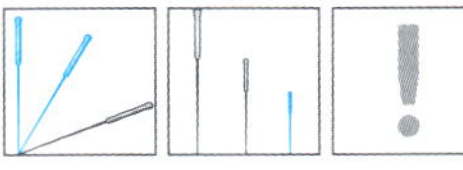

Großes *yang taiyang* Ex-HN 5

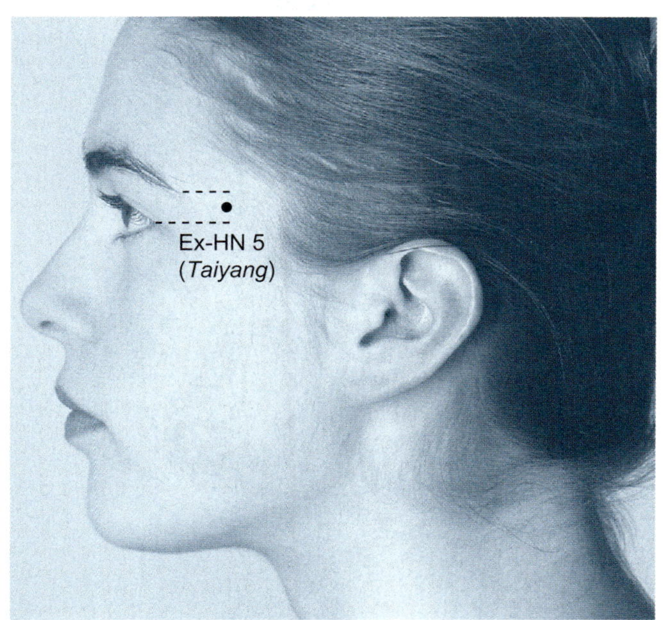

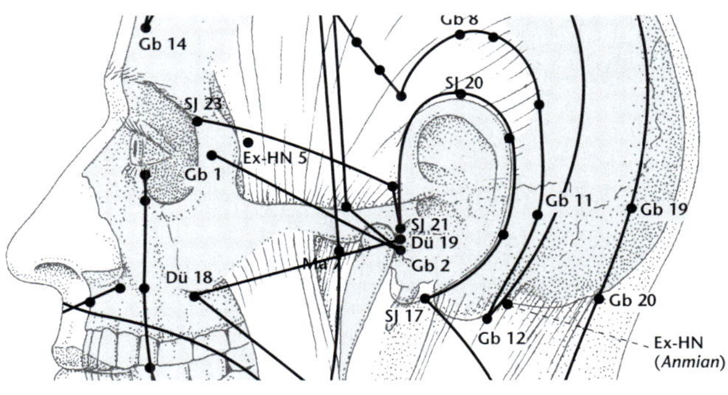

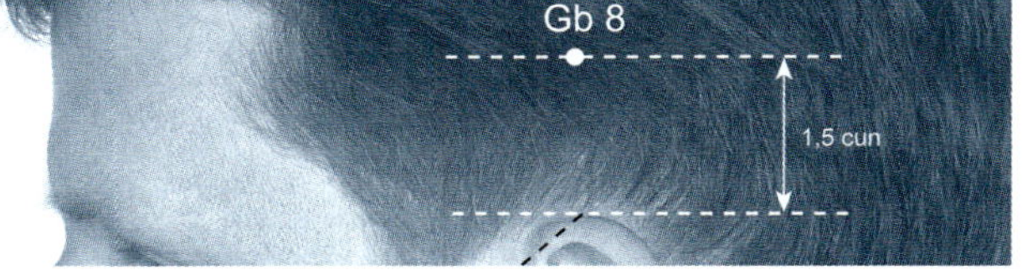

Lokalisation

In einer Vertiefung in der Schläfenregion lateral von der Mitte der Verbindungslinie laterales Augenbrauenende–lateraler Augenwinkel.

Finden

In der Schläfenregion eine gedachte Linie zwischen dem lateralen Augenbrauenende und lateralen Augenwinkel ziehen. Vom Streckenmittelpunkt aus nach lateral bis zu einer deutlichen Mulde im Schädelknochen tasten und hier **Ex-HN 5** (*taiyang)* in der Mitte der Vertiefung lokalisieren. Dieser Punkt ist v. a. bei lateralen Kopfschmerzen deutlich druckschmerzhaft und wird von den Patienten oft selbst akupressiert.

Punktion

Senkrecht 0,3–0,5 cun in den M. temporalis oder schräg nach lateral. Zur Hitze-Ausleitung mit Mikroaderlass.

Wirkung

Vertreibt Wind, klärt Hitze, mildert Schwellungen und Schmerzen: Kopfschmerzen (im Bereich der Schläfen), Migräne, Schwindel, Konjunktivitis, Zahnschmerzen, Fazialisparese, Trigeminusneuralgie.

Besonderheiten

Ein Hauptpunkt v. a. bei (lateralen) Kopfschmerzen.

Ex-HN 6 Ohr-Spitze *erjian*

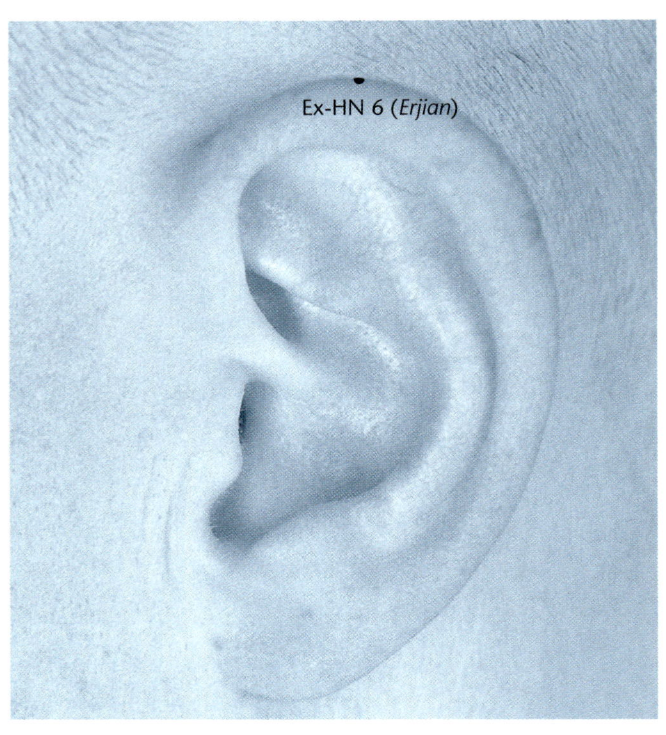

Lokalisation

Bei längs gefalteter Ohrmuschel am obersten Punkt der Ohrmuschel auf der Helix.

Finden

Ohrmuschel nach ventral umfalten und dabei den hinteren Teil der oberen Helix mit dem vorderen Teil zur Deckung bringen. Der Punkt liegt auf dem entstehenden Knick (Apex auricualae), der ebenso Ohrpunkt **78** ist.

Punktion

Senkrecht 0,1–0,2 cun. Einige Autoren empfehlen, den Punkt bei Hitzezuständen bluten zu lassen, was im Hinblick auf die Gefahr eines Othämatoms kritisch zu sehen ist. Moxibustion empfohlen bei Sehstörungen.

Wirkung

Klärt Hitze, mindert Schwellungen, unterstützt Augen und Kehle: Konjunktivitis, Augenschmerzen, Sehstörungen, einseitige Kopfschmerzen, Halsschmerzen, Rhinitis allergica.

Hinter dem Ball *qiuhou*

Ex-HN 7

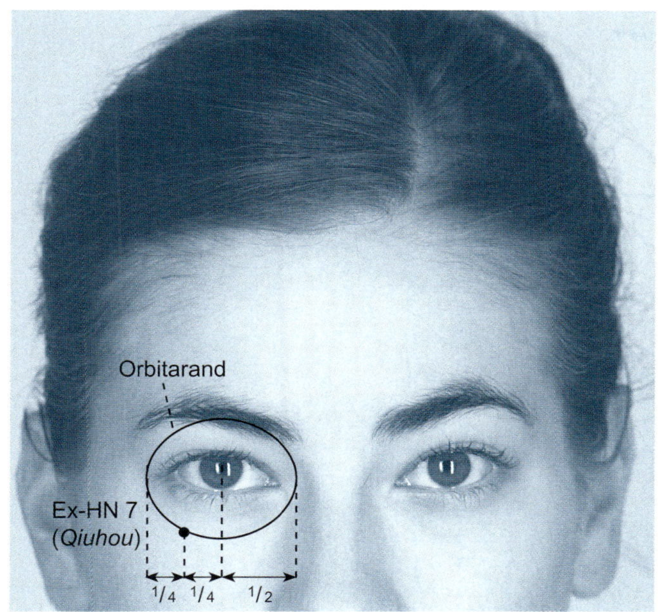

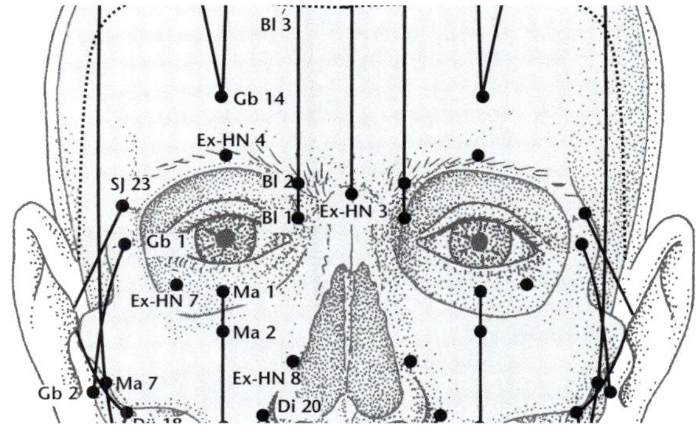

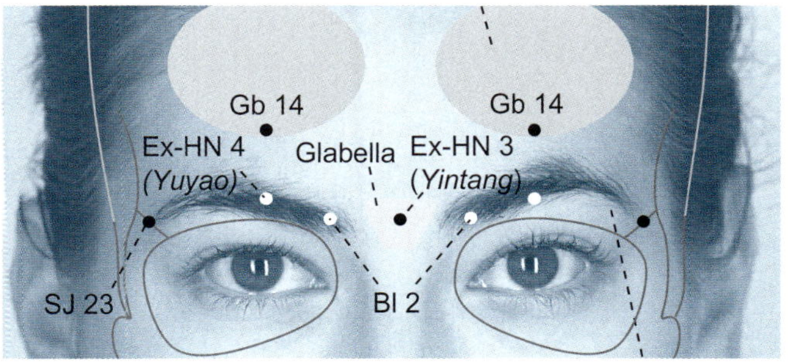

Lokalisation

Am unteren Orbitarand an der Grenze vom lateralen zum mediolateralen Viertel des Orbitarands.

Finden

Der Durchmesser der Orbita wird in seiner gesamten horizontalen Ausdehnung geviertelt. Der Punkt liegt dann auf der Höhe des Übergangs vom ersten zum zweiten Viertel von lateral, knapp über dem Orbitarand.

Punktion

Patient nach oben blicken lassen und den Bulbus sanft vom Unterlid aus anheben. Die Nadel langsam senkrecht knapp oberhalb des Knochens entlang dem Orbitarand ins Orbitafettgewebe einführen, 0,5–1 cun. **Cave:** Keine Nadelmanipulation. Augapfel und Periost nicht verletzen, venöser Plexus und Arterien an dieser Stelle. Auf Nadelschmerz achten. Nach Entfernen der Nadel ausreichend lang die Einstichstelle komprimieren, Hämatomentstehung trotzdem möglich (Patient aufklären). Moxibustion kontraindiziert. Komplikationsärmere Punkte bei Augenerkrankungen: **Bl 2, SJ 23, Gb 1, Ma 2, Ex-HN 5** (*taiyang*), **Ex-HN 4** (*yuyao*).

Wirkung

Unterstützt die Augen: Augenerkrankungen.

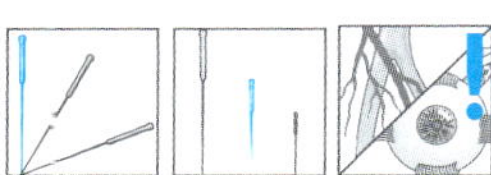

Ex-HN 8 Oberer *yingxiang shangyingxiang*

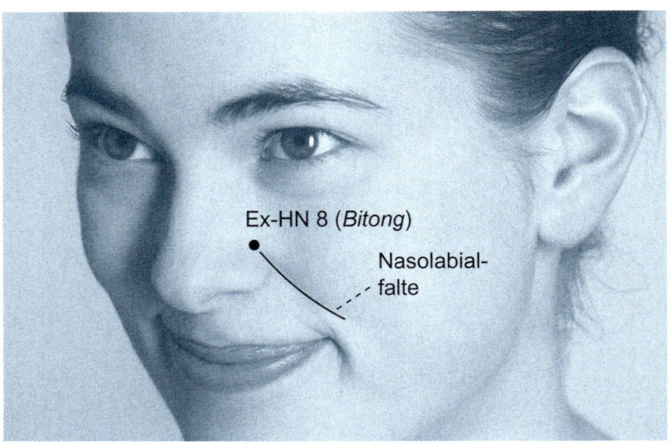

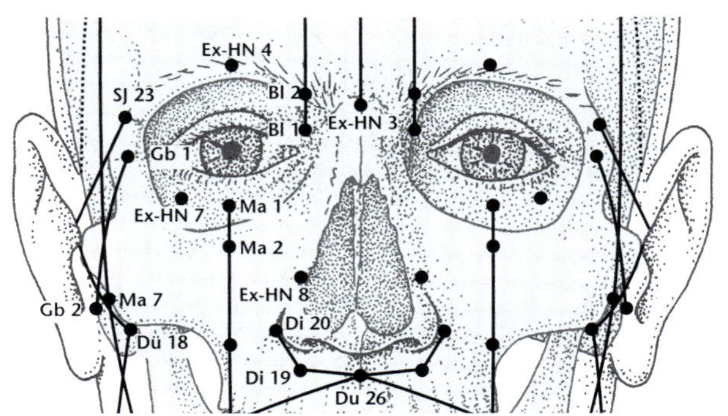

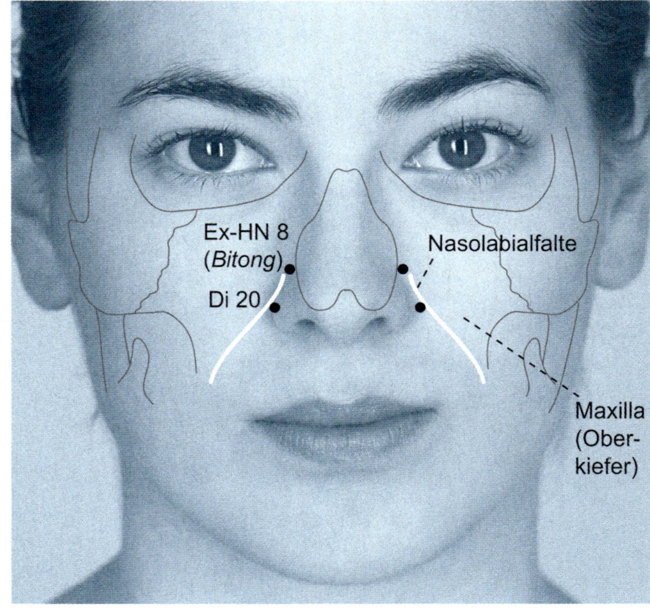

Lokalisation

Am oberen Ende der Nasolabialfalte, am Übergang von der Maxilla zur Nasenhöhle bzw. am Übergang Nasenknochen/-knorpel. Alternativname ist (*bitong*) (Freie Nase).

Finden

Am oberen Ende der Nasolabialfalte den knöchernen Rand der Nasenhöhle tasten und hier **Ex-HN 8** (*shangyingxiang* oder *bitong*) am Übergang der Nase zur Wange lokalisieren.

Punktion

Flach s. c. 0,3–0,5 cun nach kranial oder medial. **Cave:** Schmerzhaft.

Wirkung

Öffnet und stärkt die Nase: Nasenbeschwerden (Nasenobstruktion, -bluten, -polypen, Rhinitis, Sinusitis, Rhinitis allergica).

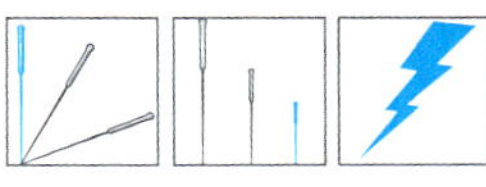

Innerer *yingxiang neiyingxiang*

Ex-HN 9

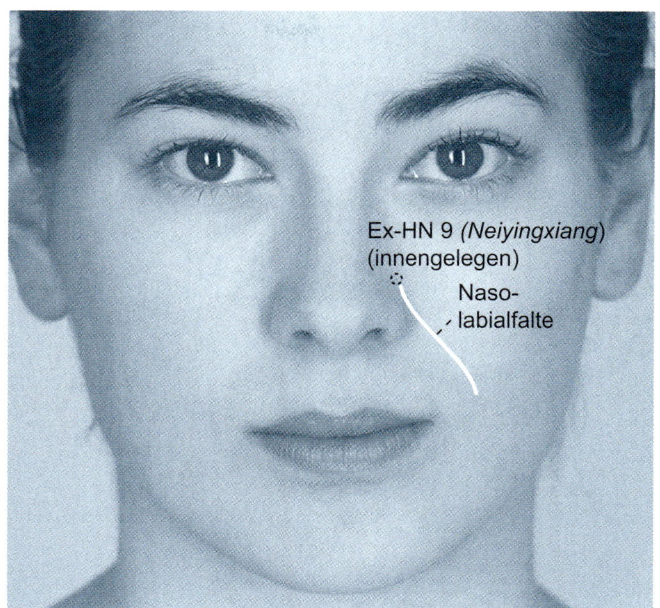

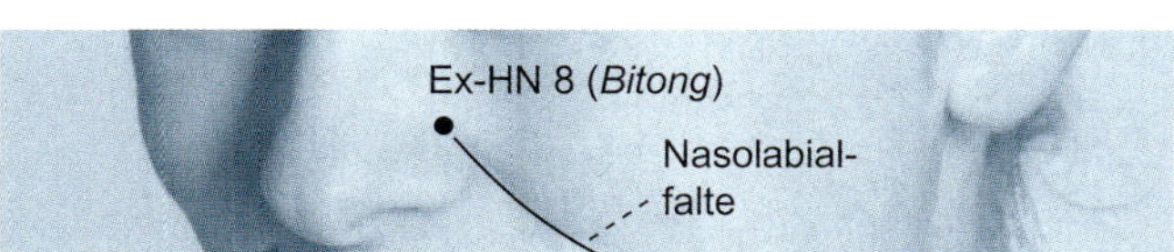

Lokalisation

Innerhalb der Nasenhöhle, am Übergang zwischen Nasenknochen und Knorpel.

Finden

Der Punkt befindet sich „gegenüber" dem außen liegenden **Ex-HN 8** (*shangyingxiang* oder *bitong*), der am oberen Ende der Nasolabialfalte liegt.

Punktion

Mikroaderlass: Kurz stechen und bluten lassen (Nadel, Lanzette oder Dreikantnadel). **Cave:** Schmerzhaft. Bei Blutgerinnungsstörungen bzw. unter Antikoagulanzientherapie kontraindiziert.

Wirkung und wichtigste Indikationen

Klärt Hitze, leitet Feuer aus, belebt das Bewusstsein: Schmerzen und Entzündungen der Nase, Sonnenstich, Schwindel, Kollaps, Rhinitis, Kopfschmerzanfälle.

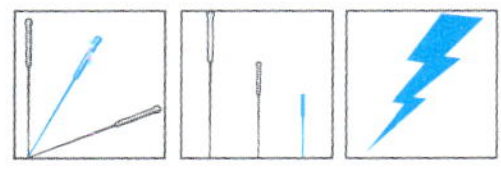

Ex-HN 10 Zusammenfließende Quelle *juquan*

Lokalisation

Bei maximaler Extension der Zunge im Zentrum des Zungenrückens.

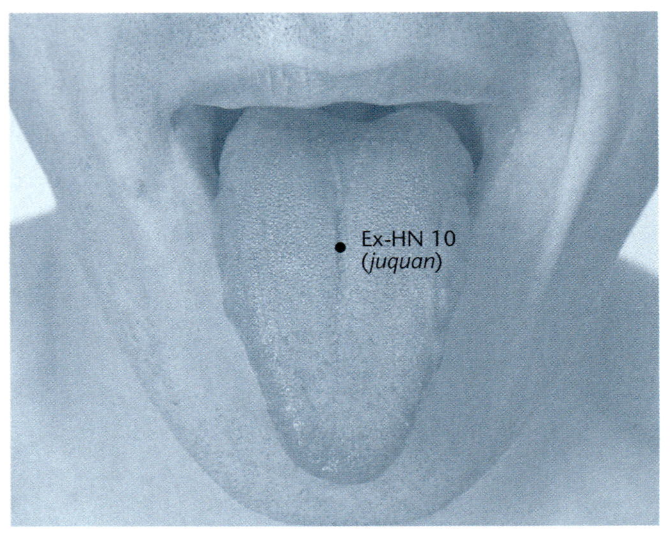

Punktion

Senkrecht 0,1–0,2 cun. **Cave:** Nur kurze Stimulation, Nadel dann sofort wieder entfernen und komprimieren, schmerzhafte Punktion.

Wirkung und wichtigste Indikationen

Klärt Hitze, befeuchtet, lindert Husten, macht die *luo*-Gefäße durchgängig: Zungendeviation, verminderte Beweglichkeit oder Atrophie der Zungenmuskulatur, z. B. nach Apoplex, Durst bei Diabetes mellitus, Asthma bronchiale, Bronchitis, Geschmacksverlust.

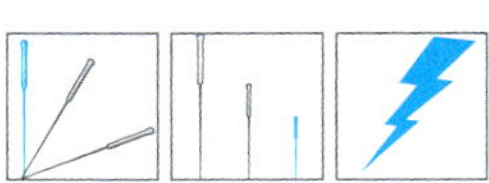

Meeres-Quelle *haiquan*

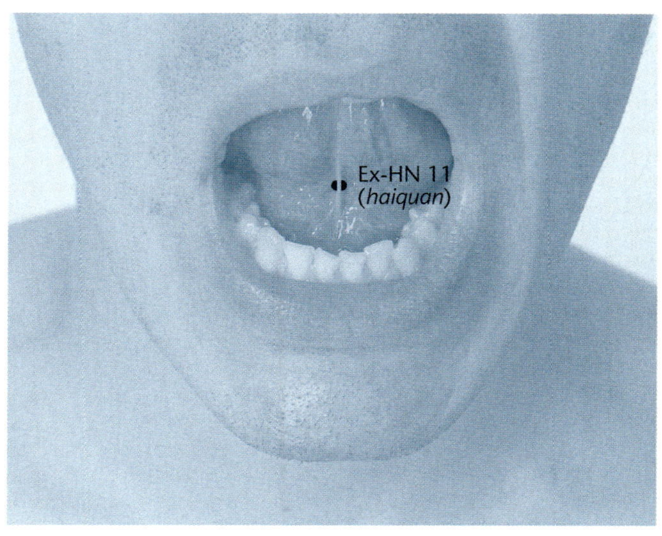

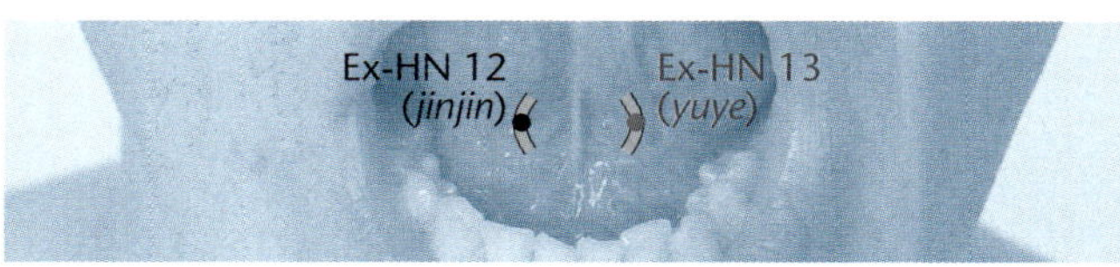

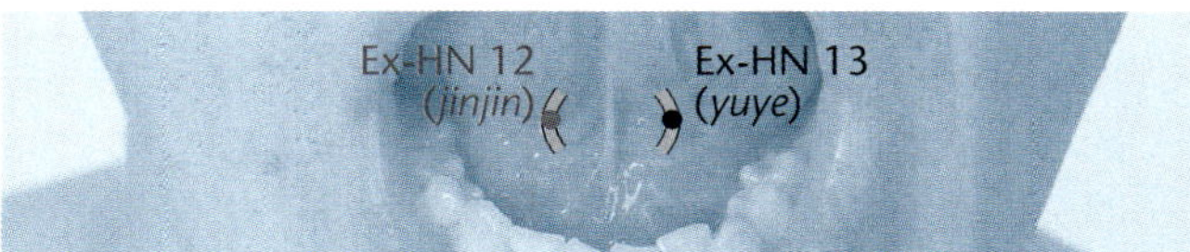

Lokalisation

Mittelpunkt des Zungenfrenulums zwischen **Ex-HN 12** *(jinjin)* und **Ex-HN 13** *(yuye)*.

Finden

Den Patienten auffordern, die Zunge nach oben zu rollen, wodurch das Zungenfrenulum sichtbar wird. Um eine Verletzung des Zungenfrenulums zu vermeiden, sollte der Punkt an der Basis des Frenulums lokalisiert werden.

Punktion

Mikroaderlass: Kurz stechen (Nadel, Lanzette oder Dreikantnadel) und Blutenlassen und sofort komprimieren. **Cave:** Schmerzhaft. Bei Blutgerinnungsstörungen bzw. unter Antikoagulanzientherapie kontraindiziert.

Wirkung und wichtigste Indikationen

Klärt Hitze, mildert Durst, befeuchtet, mindert Schwellungen: Mund- und Zungenulzerationen, Durst bei Diabetes mellitus, Singultus.

Besonderheiten

Sun-Si-Miao-Geist-Punkt, Alternativname nach Deadman, Al-Khafaji und Baker (2000) *gui feng* (Geist-Siegel).

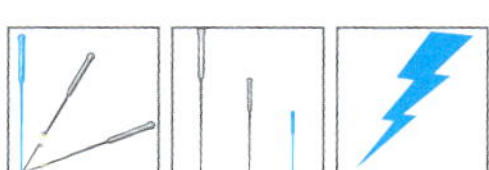

Ex-HN 12 Goldene Flüssigkeit *jinjin*

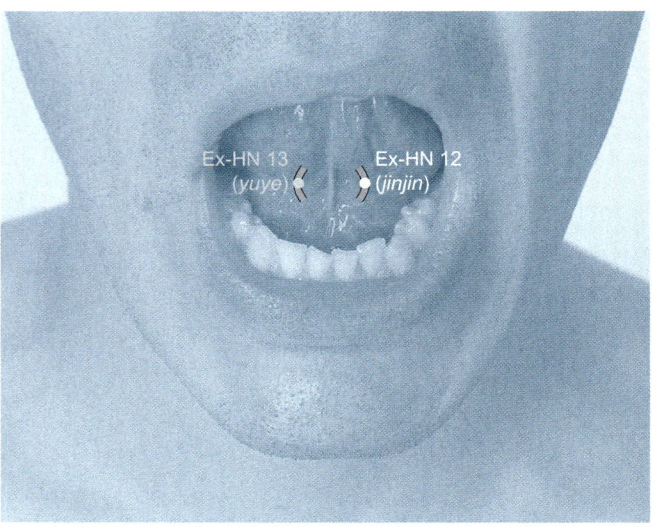

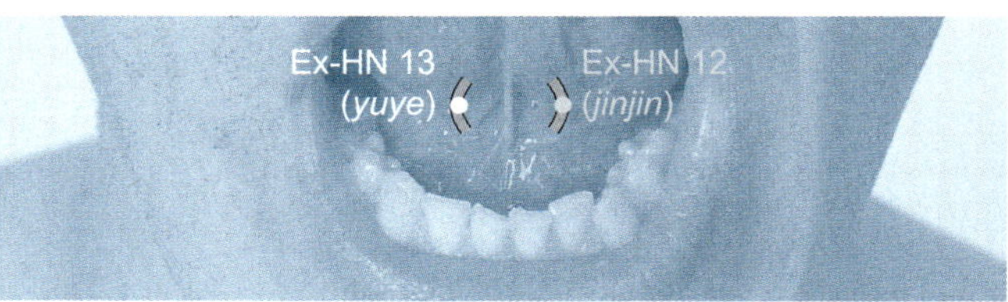

Lokalisation

An der Zungenunterseite auf der großen Zungenvene links vom Frenulum.

Finden

Den Patienten auffordern, die Zunge nach oben zu rollen, wodurch die Zungenvenen sichtbar werden.

Punktion

Mikroaderlass: Kurz stechen (Nadel, Lanzette oder Dreikantnadel) und Blutenlassen und sofort komprimieren, oft in Kombination mit **Ex-HN 13** *(yuye)*. **Cave:** Schmerzhaft. Bei Blutgerinnungsstörungen bzw. unter Antikoagulanzientherapie kontraindiziert.

Wirkung und wichtigste Indikationen

Klärt Hitze, mildert Schwellung, belebt die Sinne: Mund- und Zungenulzera, Entzündungen im Mundraum, Deviation der Zunge, verminderte Beweglichkeit und Atrophie der Zungenmuskulatur, akute Tonsillitis.

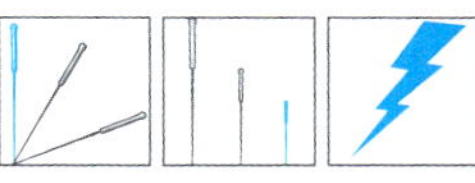

Jade-Flüssigkeit *yuye* Ex-HN 13

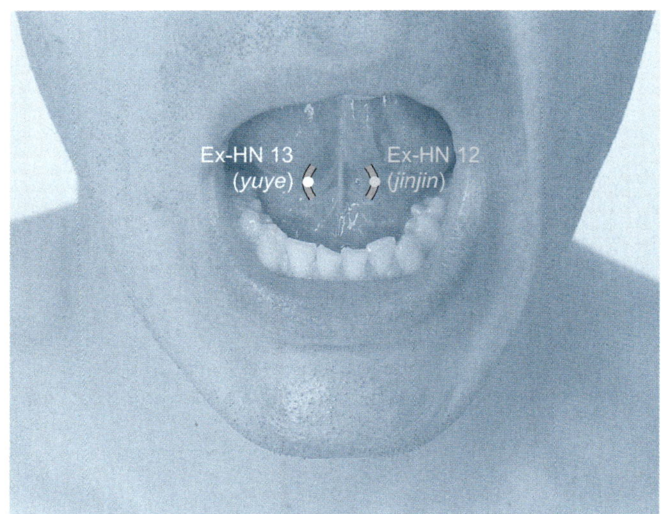

Lokalisation

An der Zungenunterseite auf der großen Zungenvene rechts vom Frenulum.

Finden

Den Patienten auffordern, die Zunge nach oben zu rollen, wodurch die Zungenvenen sichtbar werden.

Punktion

Mikroaderlass: Kurz stechen und bluten lassen (Nadel, Lanzette oder Dreikantnadel), oft in Kombination mit **Ex-HN 12** *(jinjin).* **Cave:** Schmerzhaft. Bei Blutgerinnungsstörungen bzw. unter Antikoagulanzientherapie kontraindiziert.

Wirkung und wichtigste Indikationen

Klärt Hitze, mildert Schwellungen, belebt die Sinne: Mund- und Zungenulzera, Entzündungen im Mundraum, Deviation der Zunge, verminderte Beweglichkeit und Atrophie der Zungenmuskulatur.

Ex-HN 14

Das Auge erhellen *yiming*

Lokalisation

Dorsal des Ohrläppchens, ca. 1 cun dorsal von **SJ 17.**

Finden

Ex-HN 14 *(yiming)* liegt auf einer Linie, die **SJ 17** (unter dem Ohrläppchen im Winkel zwischen Mandibula und Mastoid) mit **Gb 20** (am Okziputunterrand in der Vertiefung zwischen den Ansätzen der Mm. sternocleidomastoideus und trapezius) verbindet. Von **SJ 17** aus 1 cun nach dorsal messen, **Ex-HN 14** *(yiming)* liegt hinter dem Mastoid.

Hinweis: Etwas oberhalb und dorsal von **Ex-HN 14** *(yiming)* liegt **Ex-HN** *(anmian)* im Winkel zwischen Mastoid und Okziput.

Punktion

Senkrecht 0,5–1 cun.

Wirkung und wichtigste Indikationen

Besänftigt Wind, unterstützt die Augen: Augen- und Ohrerkrankungen, Schwindel, Schlafstörungen.

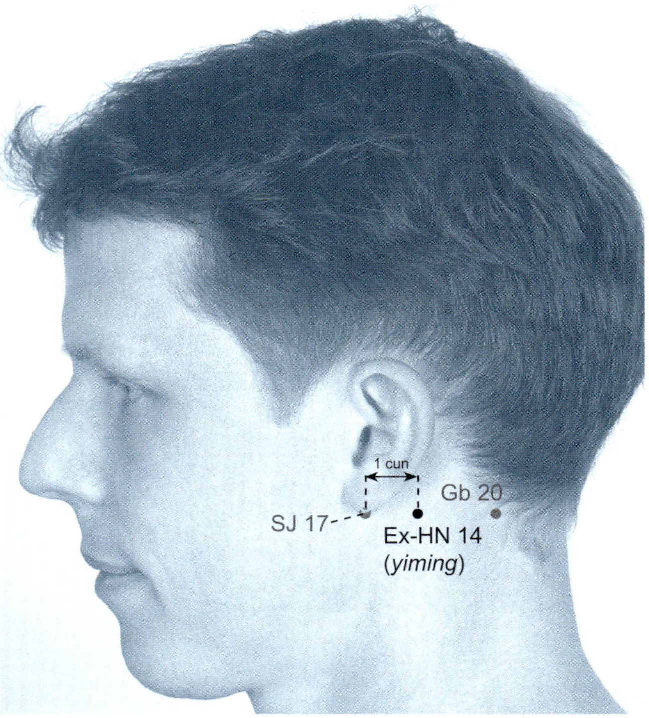

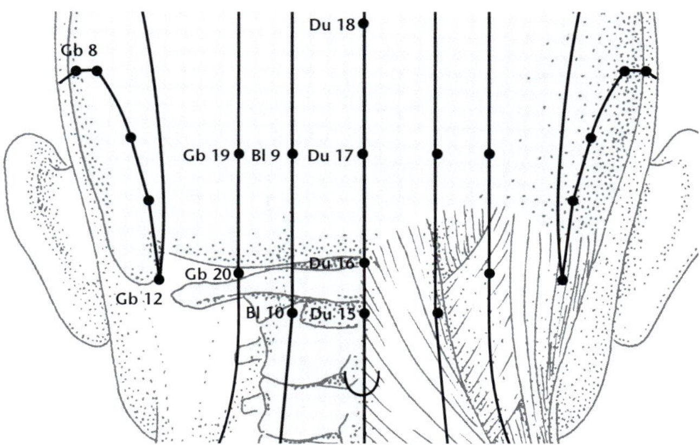

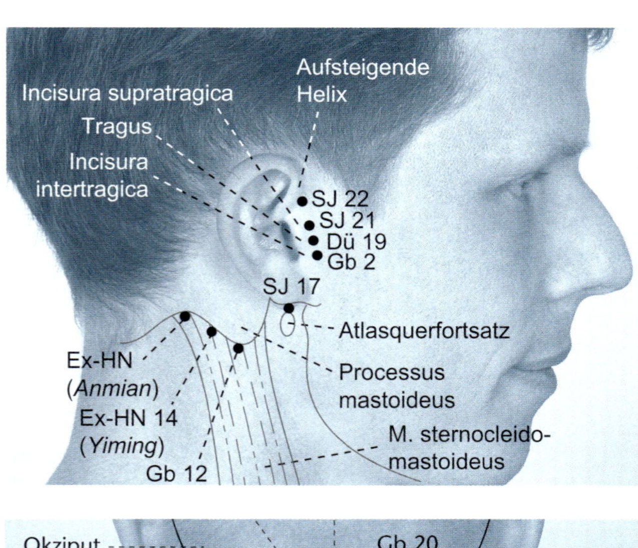

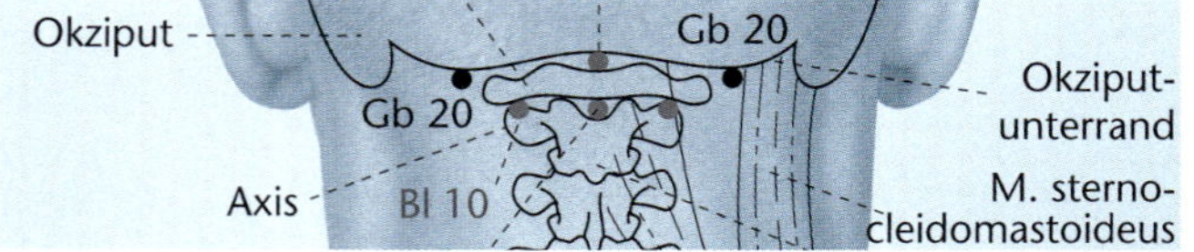

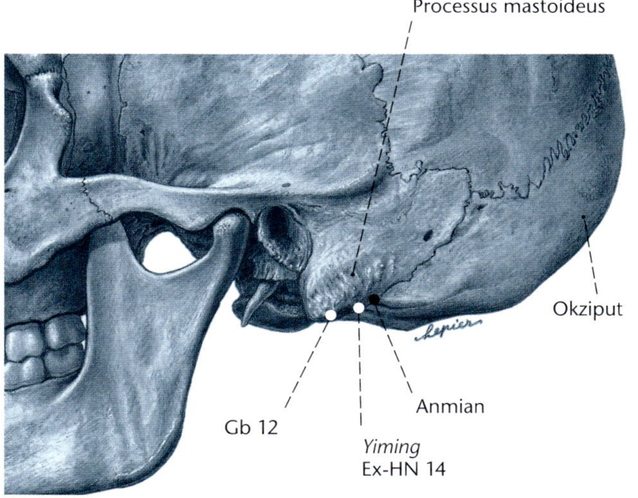

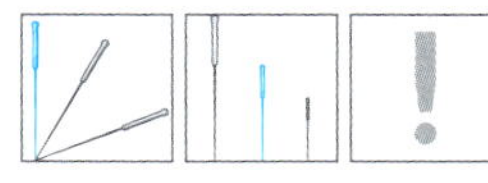

Zervikaler Tuberkulose-Punkt *jingbailao/bailao*

Ex-HN 15

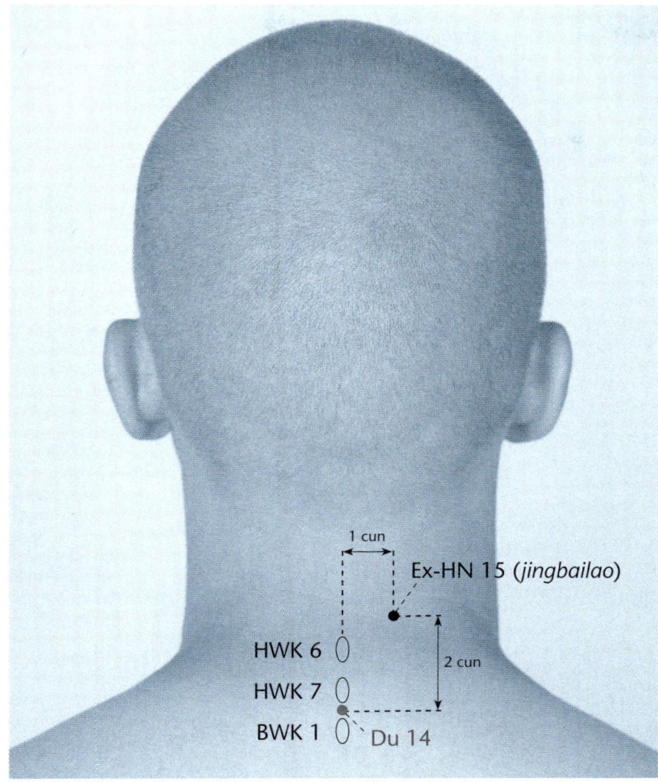

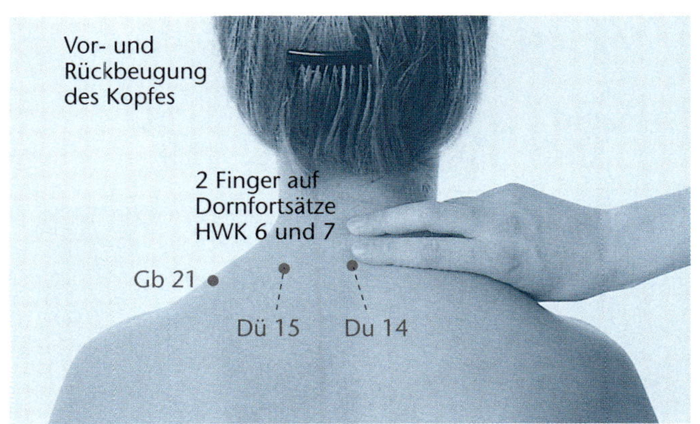

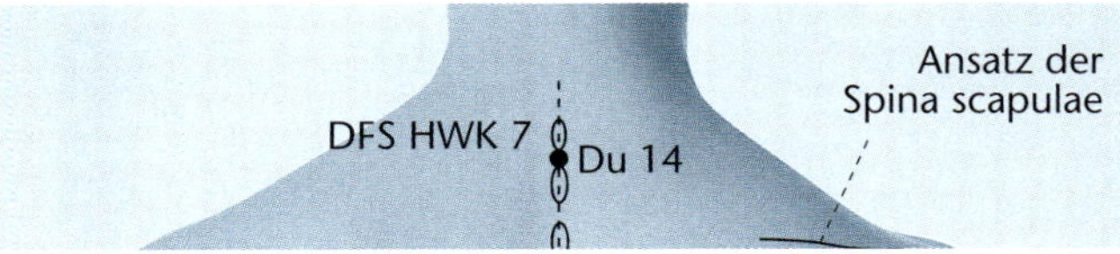

Lokalisation

In der Nackenregion, 2 cun kranial von **Du 14** (unter dem DFS von HWK 7) und 1 cun lateral der dorsalen Medianlinie.

Finden

Orientierung vom Dornfortsatz von HWK 7 (➤ 3.4.1) aus und zunächst darunter **Du 14** *(dazhui)* lokalisieren. Von dort aus 1 cun nach lateral und 2 cun nach kranial messen und hier **Ex-HN 15** *(jingbailao)* lokalisieren.

Punktion

Senkrecht 0,5–0,8 cun.

Wirkung und wichtigste Indikationen

Transformiert Schleim, weicht Knoten auf, lindert Husten und Dyspnoe: Geschwollene Lymphknoten, Lymphadenitis, eingeschlossene pathogene Faktoren, Spontan- und Nachtschweiß, „Knochendampferkrankung".

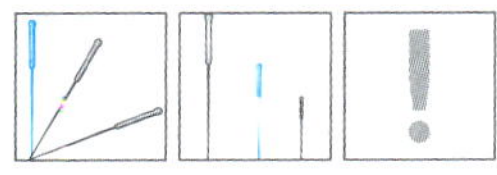

Ex-HN Oberes Leuchten *shangming*

Lokalisation

Senkrecht oberhalb der Pupille unter dem Orbitarand.

Finden

Beim Geradeausblicken des Patienten senkrecht über der Pupille den Rand der Orbita tasten. **Ex-HN** *(shangming)* liegt zwischen Bulbus und oberem Orbitarand.

Punktion

Bulbus sanft nach kaudal drücken, Nadel langsam senkrecht knapp unterhalb des Knochens 0,5 bis 1 cun ins Orbitafettgewebe einführen. **Cave:** Auf Nadelschmerz achten. Keine Nadelmanipulation. Nach Nadelentfernung entsprechend lang die Einstichstelle komprimieren, Hämatomentstehung trotzdem möglich (Patient aufklären). Komplikationsärmere Punkte bei Augenerkrankungen: **Bl 2, SJ 23, Gb 1, Ma 2, Ex-HN 5** *(taiyang)*, **Ex-HN 4** *(yuyao)*.

Wirkung und wichtigste Indikationen

Unterstützt die Augen: Augenerkrankungen.

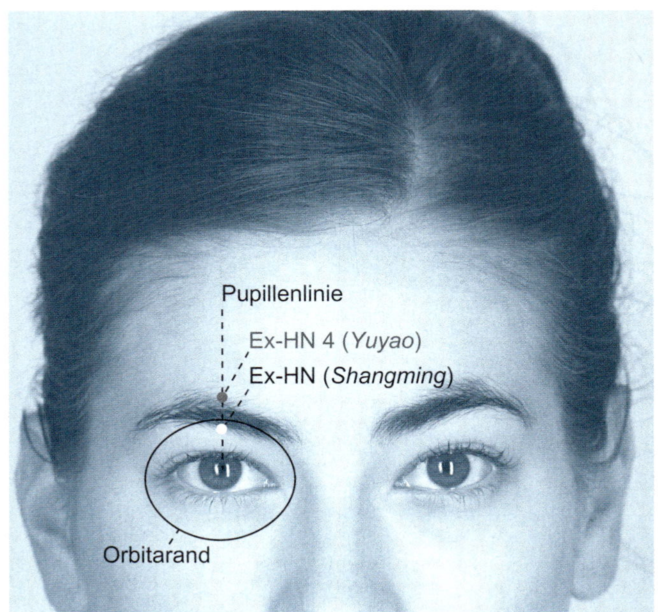

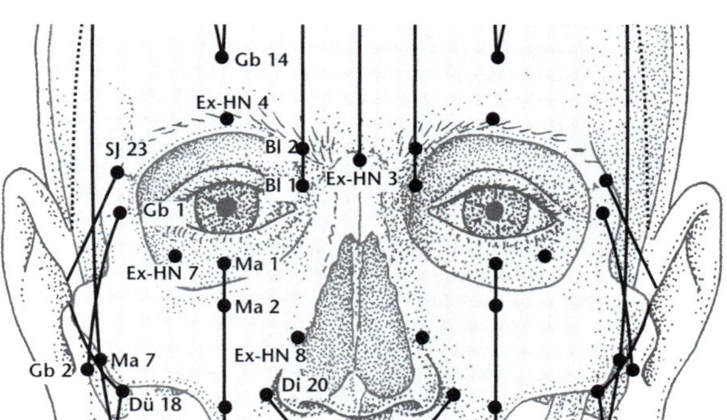

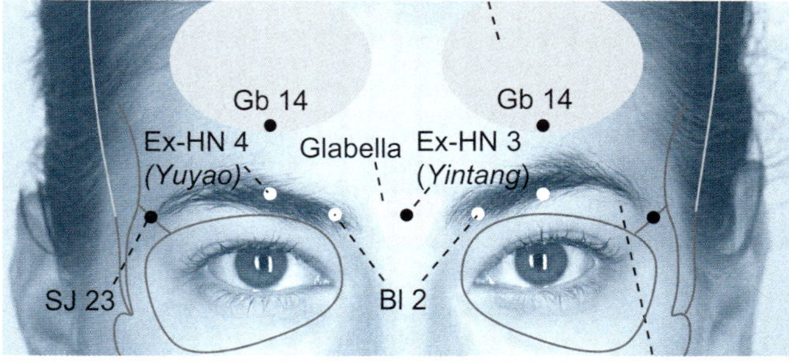

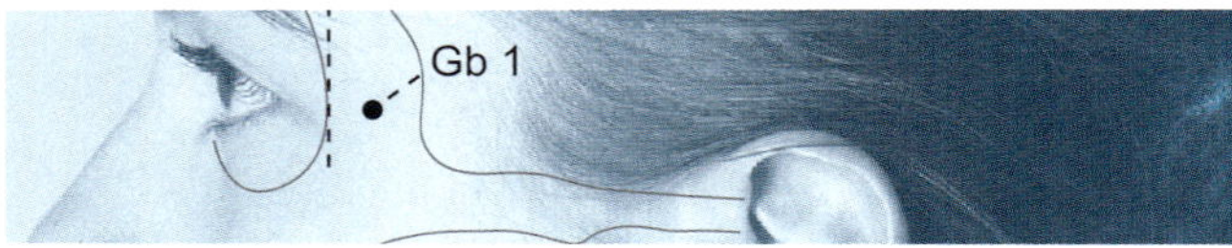

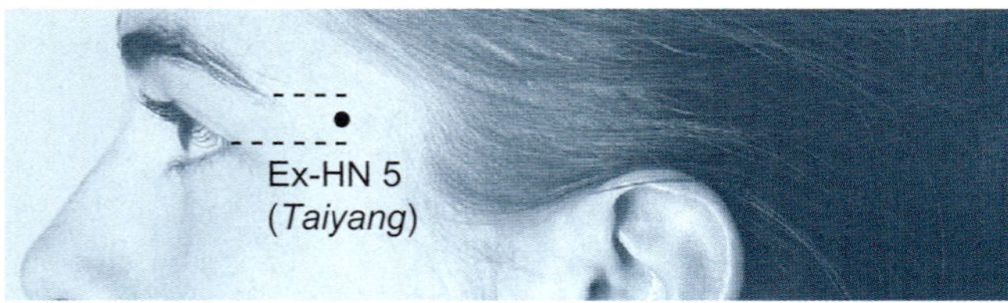

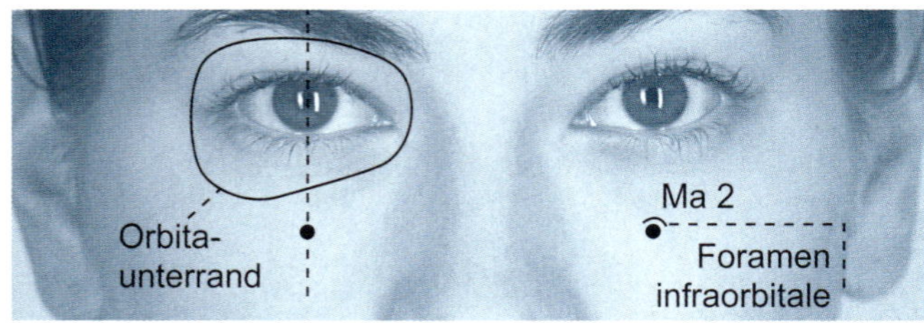

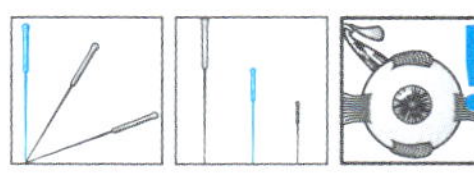

Ruhiger Schlaf *anmian*

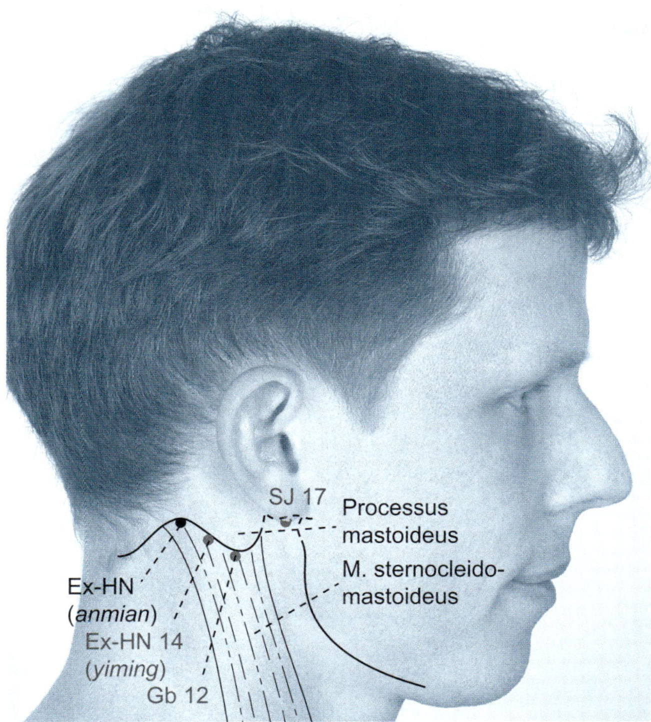

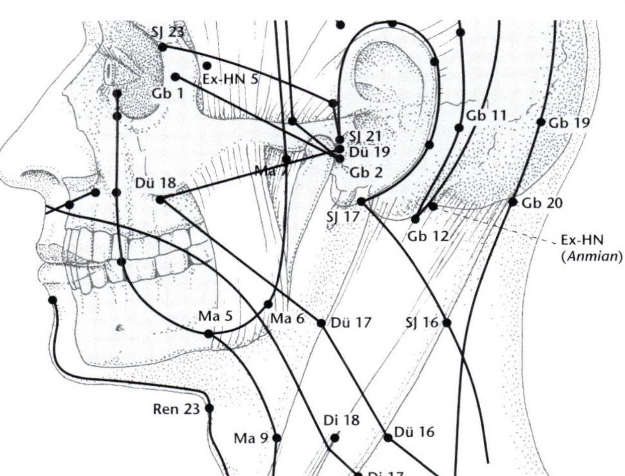

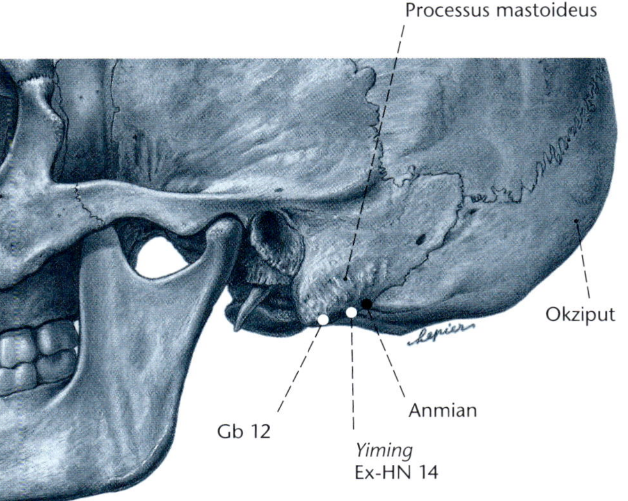

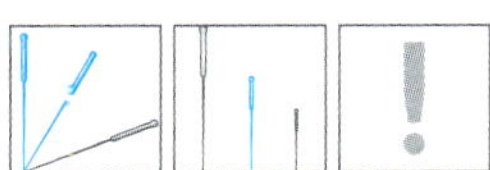

Lokalisation

Hinter dem Ohr, in der Mitte zwischen **SJ 17** und **Gb 20** und hinter dem Processus mastoideus.

Finden

Zunächst Lokalisation von **SJ 17** (am besten bei geöffnetem Mund direkt unter dem Ohrläppchen als Vertiefung zwischen Unterkiefer und Processus mastoideus ➤ 3.1). Dann **Gb 20** am Okziputunterrand in der Vertiefung zwischen den Ansätzen des M. sternocleidomastoideus und M. trapezius lokalisieren. Ca. in der Mitte zwischen diesen beiden Punkten **Ex-HN** (*anmian*) lokalisieren, der sich meist etwas hinter dem Mastoid und oberhalb von **Gb 12** in einer Vertiefung am Okziputunterrand projiziert.

Punktion

Senkrecht oder schräg 0,5–1 cun in Richtung **SJ 17** oder **Gb 20**.

Wirkung und wichtigste Indikationen

Beruhigt *shen***:** Kopfschmerzen, Schwindel, Schlafstörungen, Palpitationen, Unruhezustände, Hypertonus, Tinnitus.

Besonderheiten

Wichtiger Beruhigungs- und Schlafpunkt.

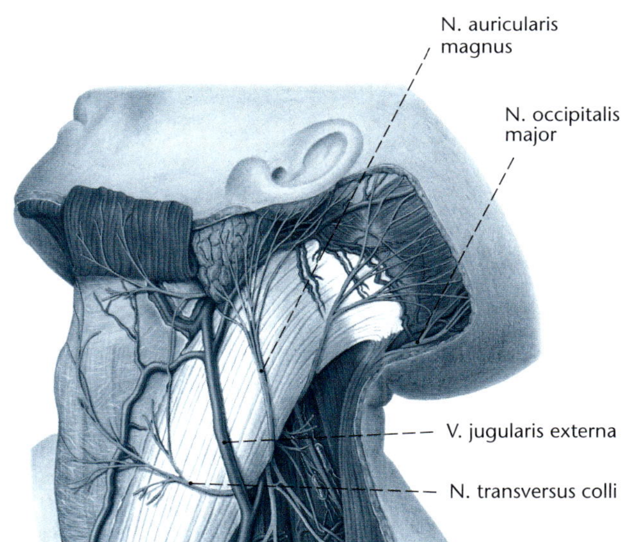

Ex-HN

Mediale Wange *jiali*

Lokalisation

Innerhalb des Mundes auf der Wangenschleimhaut, 1 cun hinter dem Mundwinkel.

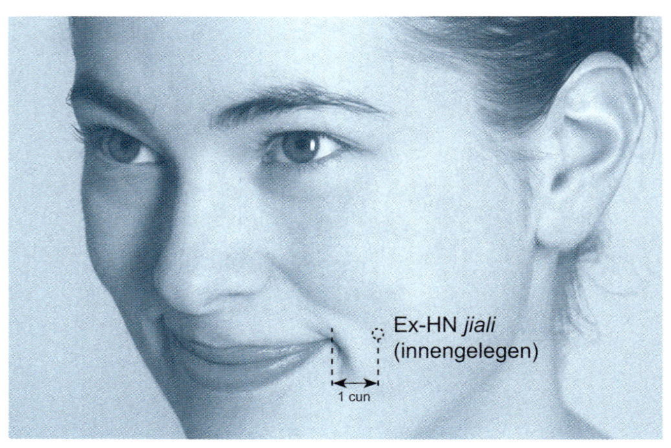

Finden

Den Punkt innen auf der Wangenschleimhaut 1 cun hinter dem Mundwinkel lokalisieren.

Punktion

Schräg nach dorsal 0,3–0,5 cun, Mikroaderlass. **Cave:** Schmerzhaft. Bei Blutgerinnungsstörungen bzw. unter Antikoagulanzientherapie kontraindiziert.

Wirkung und wichtigste Indikationen

Klärt Hitze: Entzündungen in Mund und Rachen, Gastritis.

Lateraler chengjiang *jiachengjiang*

Ex-HN

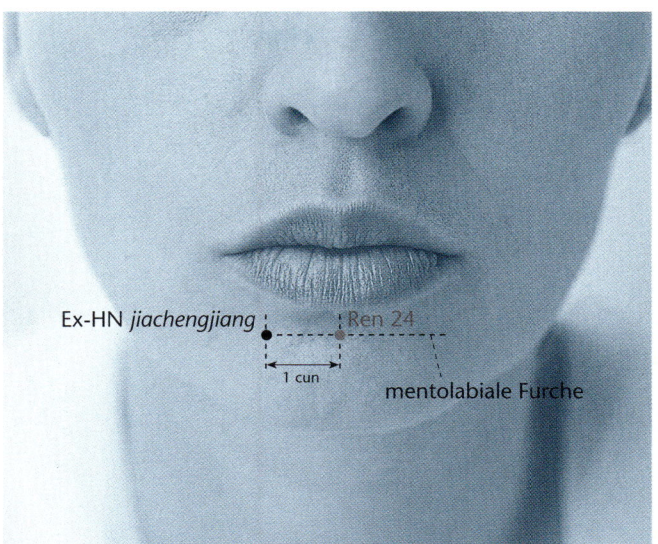

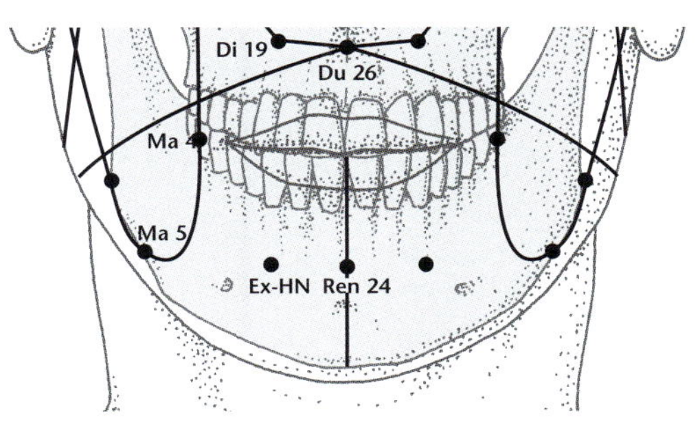

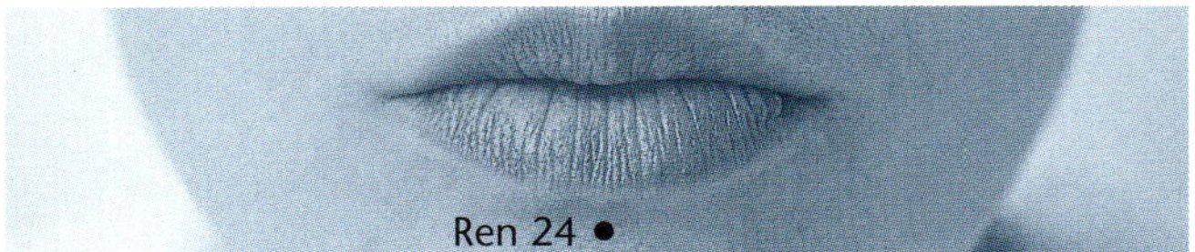

Lokalisation

1 cun lateral der Mitte der mentolabialen Furche im Bereich des Foramen mentale.

Finden

Den Punkt ca. 1 cun lateral der Mitte der mentolabialen Furche (Lage von **Ren 24** *chengjiang)* lokalisieren.

Punktion

Senkrecht 0,3–0,5 cun oder schräg bis zu 1 cun in Richtung Foramen mentale oder flach s. c.

Wirkung und wichtigste Indikationen

Vertreibt Wind, belebt *qi* und Blut, mildert Schmerzen: Fazialisparese, Trigeminusneuralgie (3. Ast), Zahnschmerzen, Mund- und Rachenulzerationen, Gingivitis.

Ex-HN

Prominenter Knochen *chonggu zhuidong*

Lokalisation

Unter dem Dornfortsatz des 6. Halswirbels.

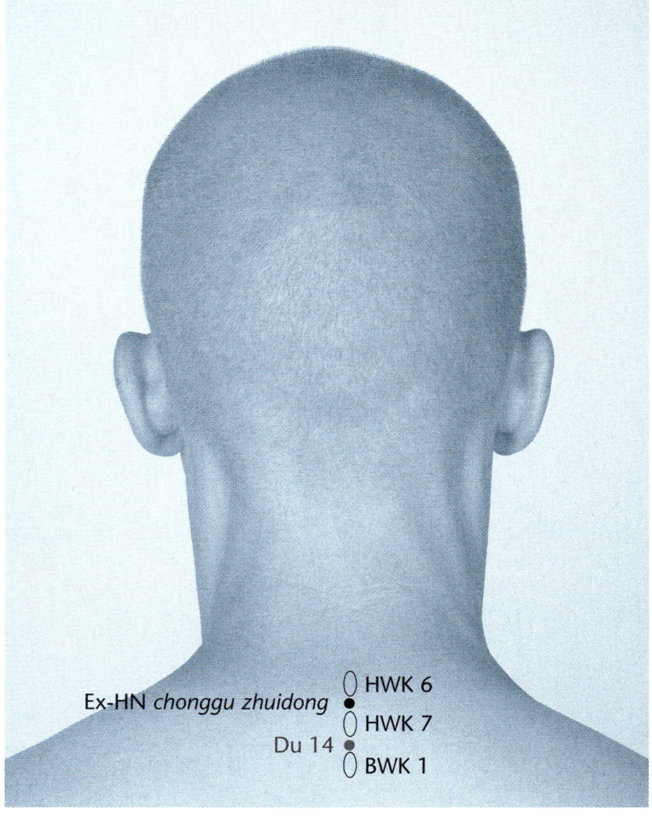

Finden

Orientierung vom Dornfortsatz HWK 7 (3.4.1) aus: 2 Finger auf die vermuteten Dornfortsätze von HWK 6 und 7 legen und den Patienten den Kopf vor- und rückbeugen lassen. Bei funktionsfähiger Wirbelsäule und korrekter Fingerlage ist bei der Kopfreklination unter dem oberen Finger eine Gleitbewegung von HWK 6 nach ventral zu spüren, während HWK 7 unbeweglich ist. Bleibt der Wirbel unter dem oberen Finger unbeweglich stehen, liegen die Finger meist über HWK 7 und BWK 1. Unter dem Dornfortsatz des 6. HWK **Ex-HN** *(chonggu zhuidong)* lokalisieren.

Anmerkung: Tatsächlich ist der „prominente Knochen" (Vertebra prominens) entweder der kaudal unter **Ex-HN** *(chonggu zhuidong)* liegende Dornfortsatz von HWK 7 oder der von BWK 1, zwischen beiden liegt **Du 14.**

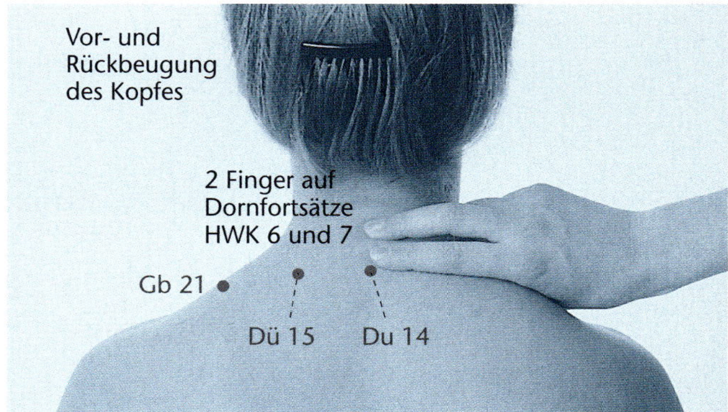

Punktion

Schräg nach kranial 0,5–1 cun.

Wirkung und wichtigste Indikationen

- **Vertreibt äußere pathogene Faktoren:** Husten, Erkältung, Schluckbeschwerden, Nackenschmerzen
- **Reguliert** ***shen:*** Erregungszustände, Depression

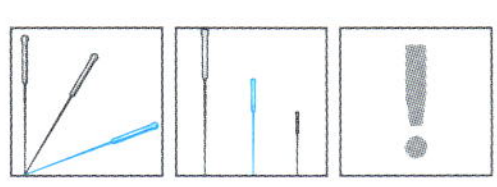

Oberer Arm *jingbi*

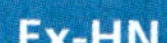

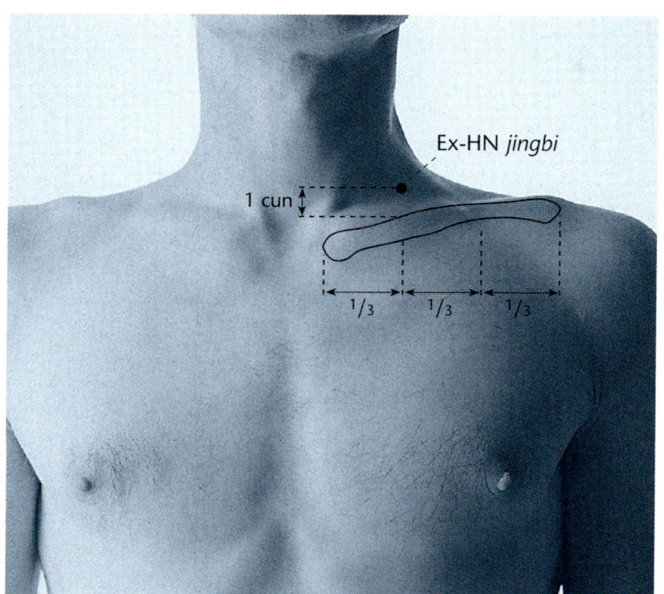

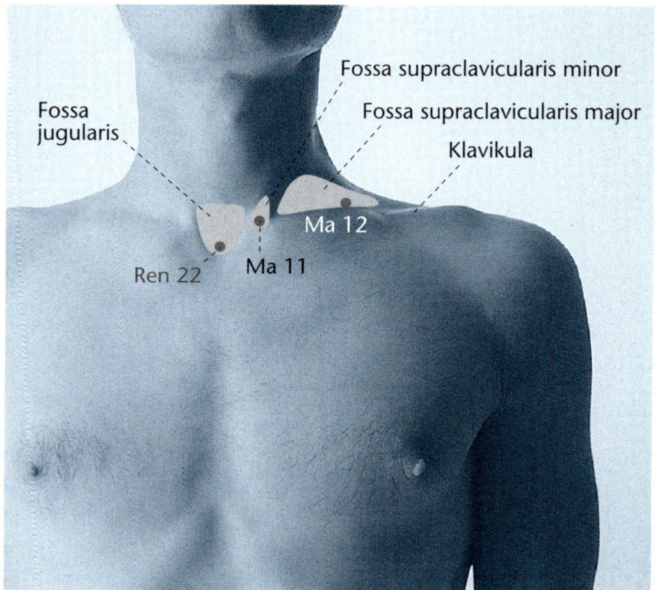

Lokalisation

1 cun oberhalb des Übergangs zwischen medialem und mittlerem Drittel der Klavikula.

Finden

Ein Drittel der Länge der Klavikula von ihrem medialen Ende her messen, dann 1 cun nach kranial in die Fossa supraclavicularis und hier den Extrapunkt lokalisieren. Er liegt über dem Plexus brachialis.

Hinweis: Ganz in der Nähe befindet sich **Ma 12** direkt oberhalb der Mitte der Klavikula.

Punktion

Senkrecht 0,3–0,5 cun. Bei der Punktion bzw. Nadelstimulation sollte ein bis in die Finger ausstrahlendes Kribbeln oder Wärmegefühl ausgelöst werden. **Cave:** Pneumothorax.

Wirkung und wichtigste Indikationen

Macht die Leitbahnen durchgängig: Parästhesien und Paresen der oberen Extremität.

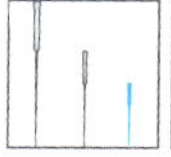

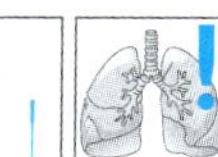

6.3 Extrapunkte: Chest and Abdomen (Ex-CA), Brust und Bauch (Ex-BB)

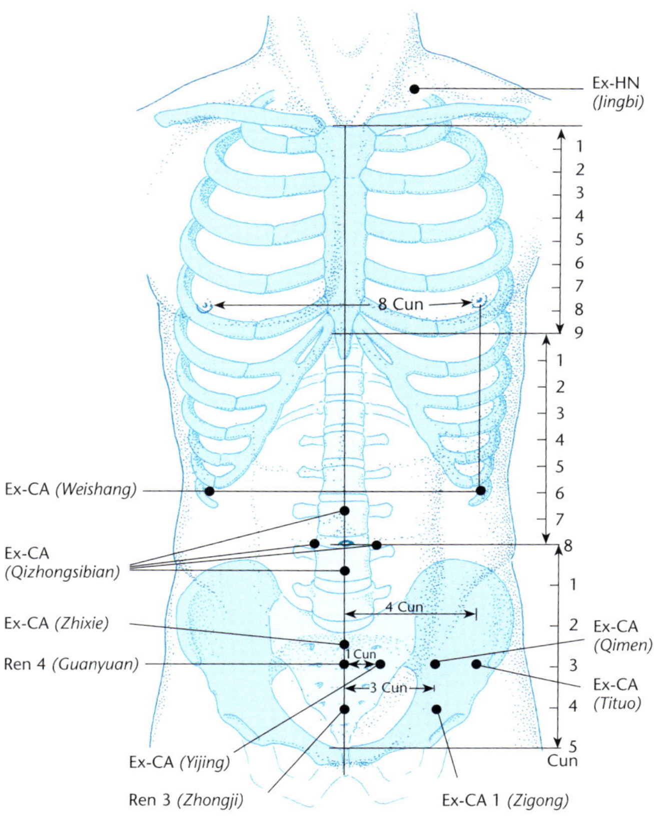

Englische Abkürzung (Standard)	*Pinyin*-Name	Nguyen (Van Nghi), König/Wancura, Schnorrenberger	Shanghai College	Ex (Hempen)
Ex-CA 1	*zigong*	PaM oder ZP 49	M-CA 18	Ex 9
Weitere Extrapunkte				
Ex-CA	*weishang*	–	–	–
Ex-CA	*qizhongsibian*	–	–	–
Ex-CA	*yijing*	PaM oder ZP 45	–	–
Ex-CA	*qimen*	PaM oder ZP 46	–	–
Ex-CA	*tituo*	NP 39	M-CA 4	–
Ex-CA	*zhixie*	NP 38	N-CA 3	–

Palast des Kindes *zigong* Ex-CA 1

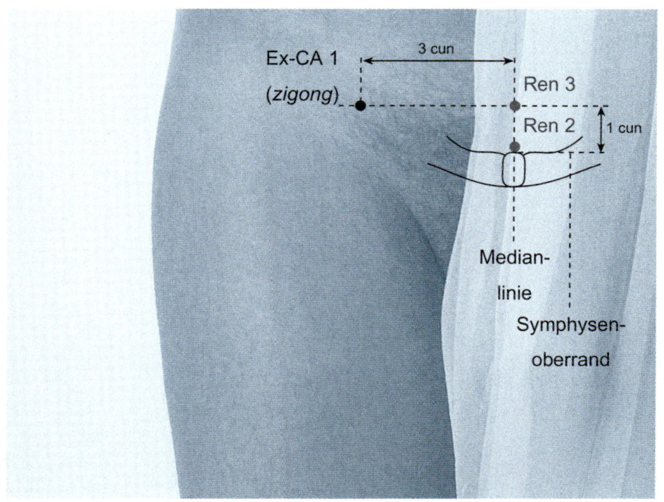

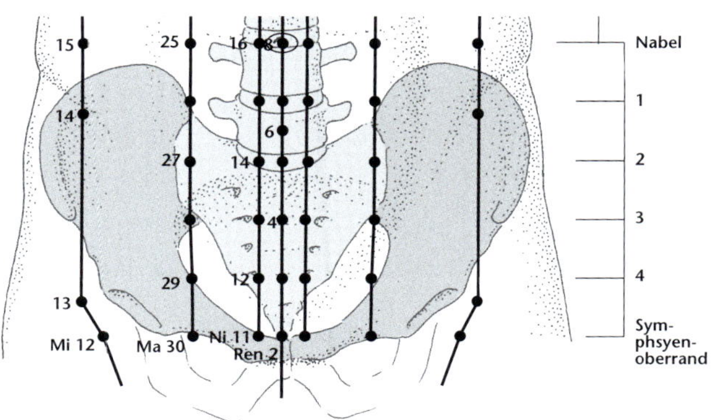

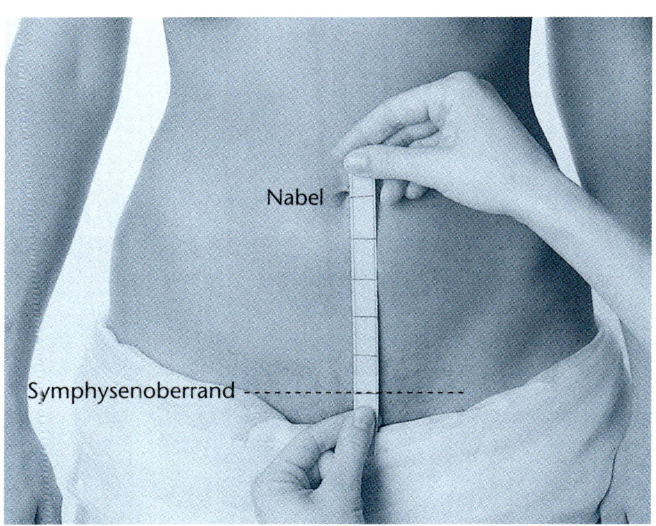

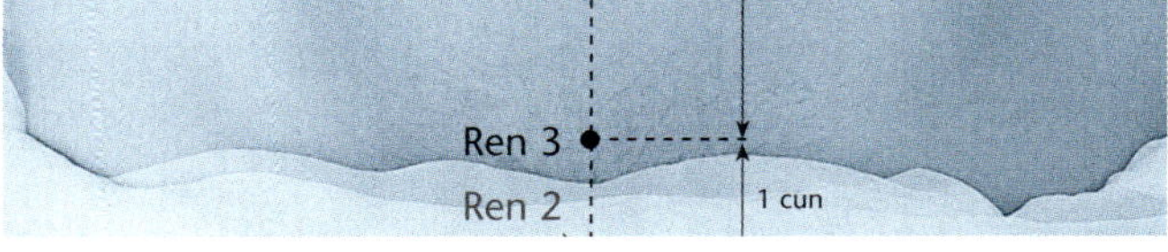

Lokalisation

1 cun kranial vom Symphysenoberrand (Lage von **Ren 3**) und 3 cun lateral der ventralen Medianlinie.

Finden

Die Strecke zwischen Nabelmitte und Symphysenoberrand wird in 5 Körper-cun eingeteilt (Beachte: Proportionalmaß ➤ 2.1). Von der Mitte des Symphysenoberrands aus 1 cun nach kranial messen (Lage von **Ren 3**) und dann 3 cun nach lateral zu **Ex-CA 1** *(zigong)*.

Hinweis: Auf derselben Höhe liegen **Ren 3** (Medianlinie), **Ni 12**/**Ma 29** (0,5/2 cun lateral der Medianlinie).

Punktion

Senkrecht 0,5–1 cun oder schräg 1–2 cun in Richtung Symphsenoberrand. Bei Uterusprolaps für hebende *deqi*-Sensationen das Drehen anwenden. **Cave:** Peritoneum, in der Schwangerschaft, volle Blase (vor der Nadelung den Patienten bitten, die Blase zu entleeren).

Wirkung und wichtigste Indikationen

- **Stärkt** *qi* **und hebt es an:** Infertilität, Uterusprolaps und -senkung
- **Reguliert die Menstruation, mildert Schmerz:** Dysmenorrhö, Zyklusunregelmäßigkeiten, Beschwerden im Unterbauch

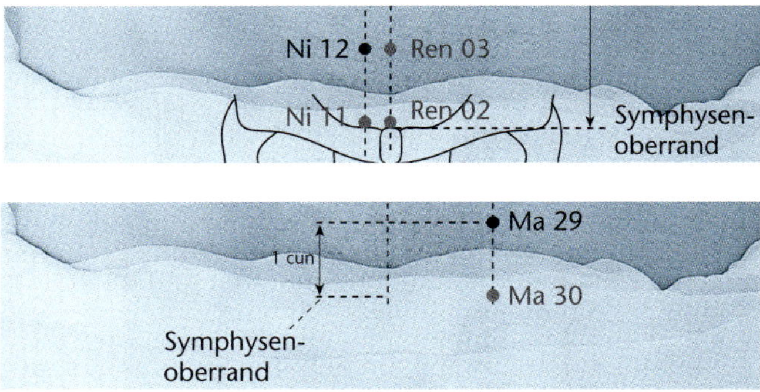

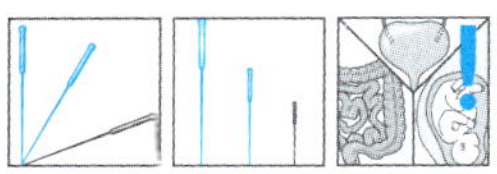

Ex-CA

Heben des Magens *weishang*

Lokalisation

Auf der Mi-Leitbahn 4 cun lateral und 2 cun kranial vom Bauchnabel.

Finden

Die Strecke zwischen sternokostalem Winkel (➤ 2.5) und Nabel wird in 8 Körper-cun eingeteilt (Beachte: Proportionalmaß ➤ 2.2). Vom Bauchnabel aus 2 cun nach kranial messen (Lage von **Ren 10**) und dann 4 cun nach lateral zu **Ex-CA** *(weishang)*.

Hinweis: Auf derselben Höhe liegen **Ren 10** (Medianlinie) und **Ni 17/Ma 23** (0,5/2 cun lateral der Medianlinie). **Mi 16** liegt 1 cun oberhalb von **Ex-CA** *(weishang)*.

Punktion

Schräg in Richtung Bauchnabel 2–3 cun. **Cave:** Peritoneum, Schwangerschaft.

Wirkung und wichtigste Indikationen

Gastroptosis, Schmerzen im Abdomen.

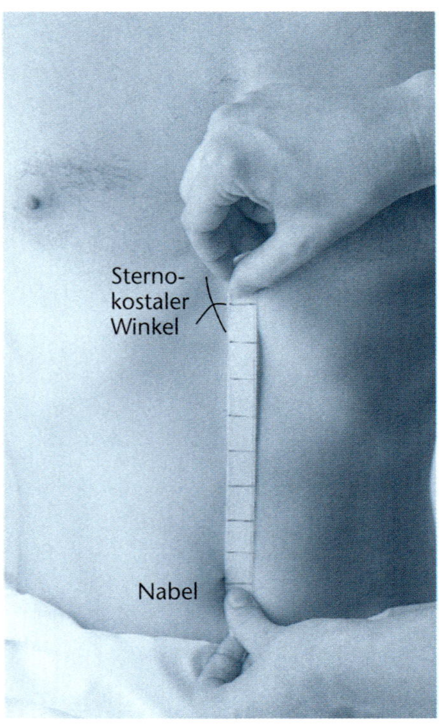

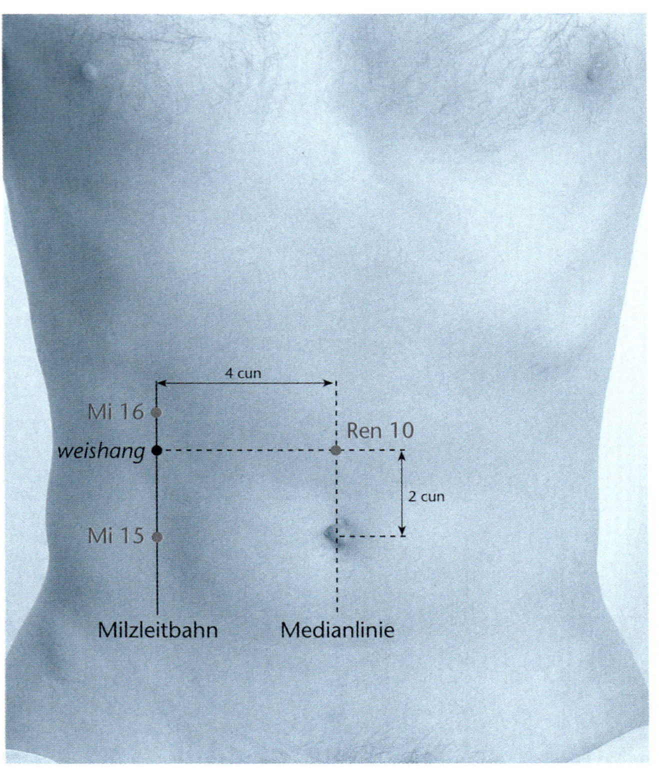

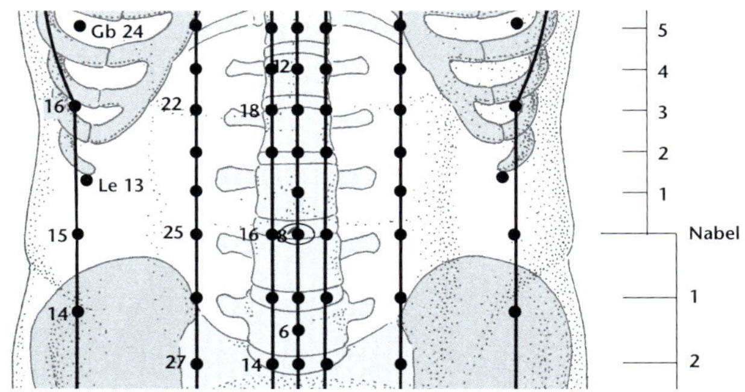

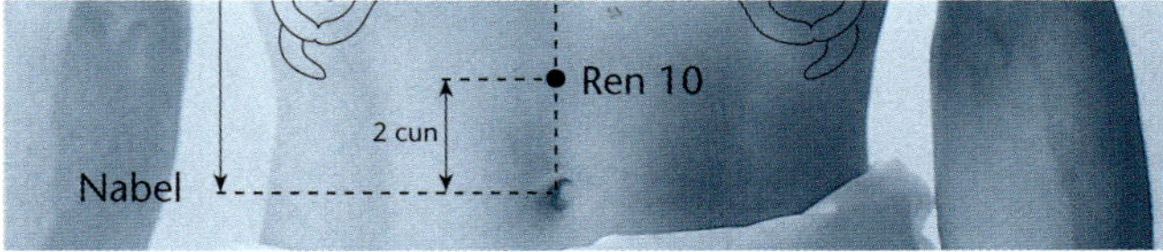

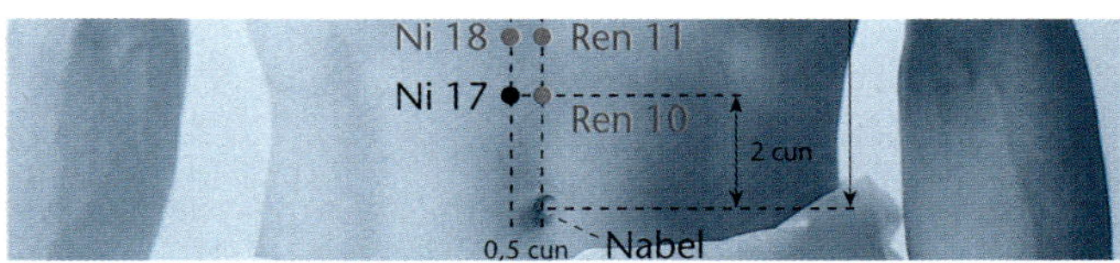

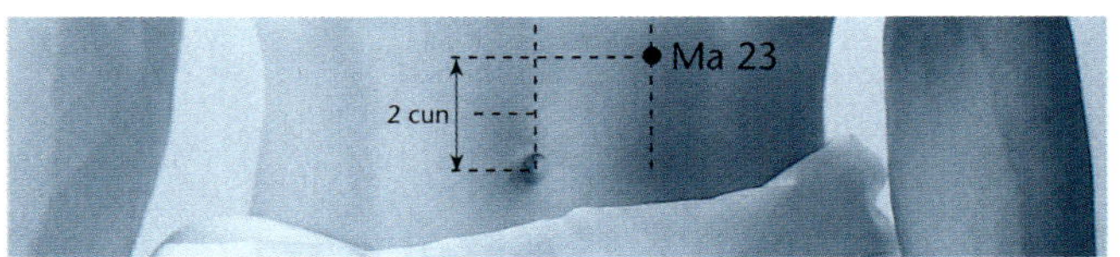

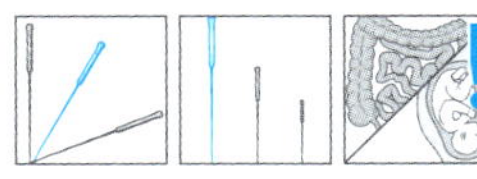

Vier Punkte um den Bauchnabel *qizhongsibian*

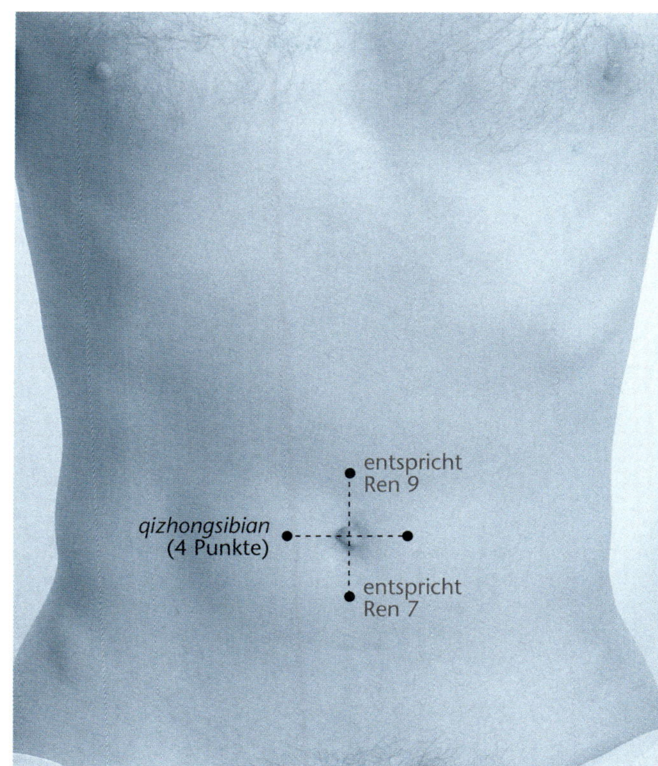

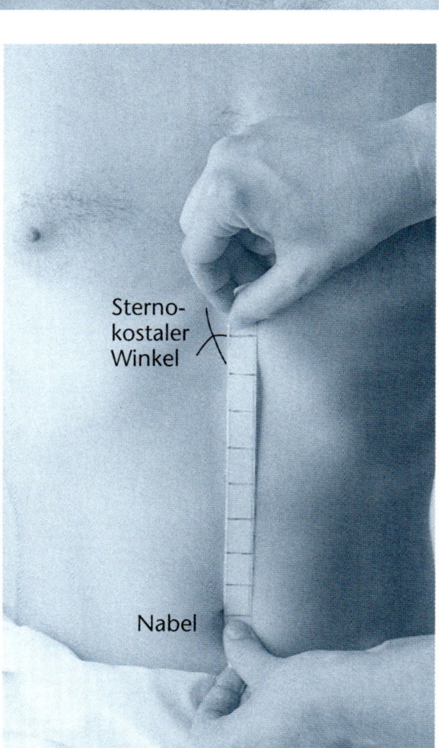

Lokalisation

Vier Punkte, die jeweils 1 cun lateral zu beiden Seiten des Bauchnabels, sowie kranial und kaudal davon angeordnet sind.

Finden

Die 4 Punkte liegen kreuzförmig um den Bauchnabel herum.

Punktion

Senkrecht 0,5–1 cun. **Cave:** Peritoneum, Schwangerschaft.

Wirkung

Meteorismus, Diarrhö, Dyspepsie, Dysmenorrhö.

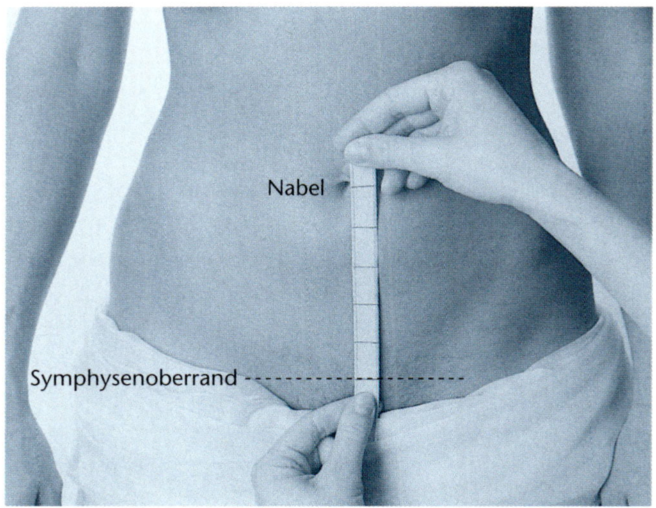

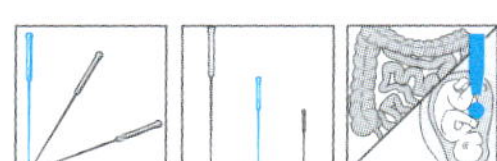

Ex-CA

Samenverlust *yijing*

Lokalisation

2 cun kranial vom Symphysenoberrand und 1 cun lateral der ventralen Medianlinie.

Finden

Die Strecke zwischen Nabelmitte und Symphysenoberrand wird in 5 Körper-cun eingeteilt (Beachte: Proportionalmaß ➤ 2.2). Von der Mitte des Symphysenoberrands aus 2 cun nach kranial messen (Lage von **Ren 4**) und dann 1 cun nach lateral zu **Ex-CA** *(yijing)*.

Hinweis: Auf derselben Höhe liegen **Ni 13/Ma 28/Ex-CA** *(qimen)*/**Ex-CA** *(tituo)* (0,5/2/3/4 cun lateral der Medianlinie) und ca. **Gb 27** (medial der SIAS).

Punktion

Senkrecht 1,2–2 cun. **Cave:** Peritoneum, in der Schwangerschaft, volle Blase (vor Nadelung den Patienten bitten, die Blase zu entleeren).

Wirkung und wichtigste Indikationen

Ejakulationsstörungen, Impotenz, Skrotalekzem.

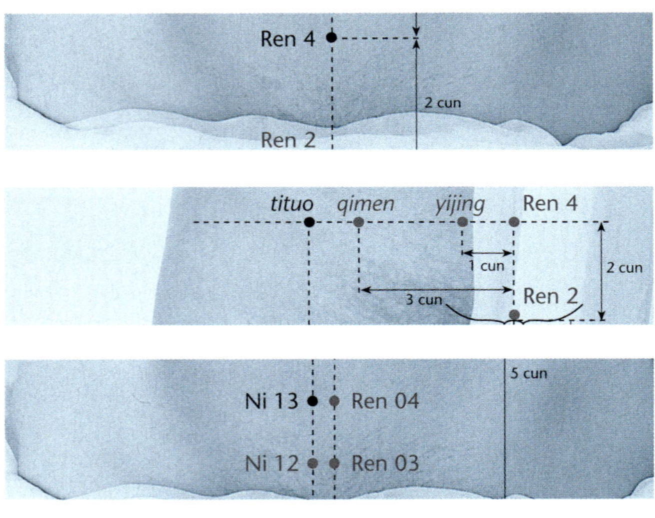

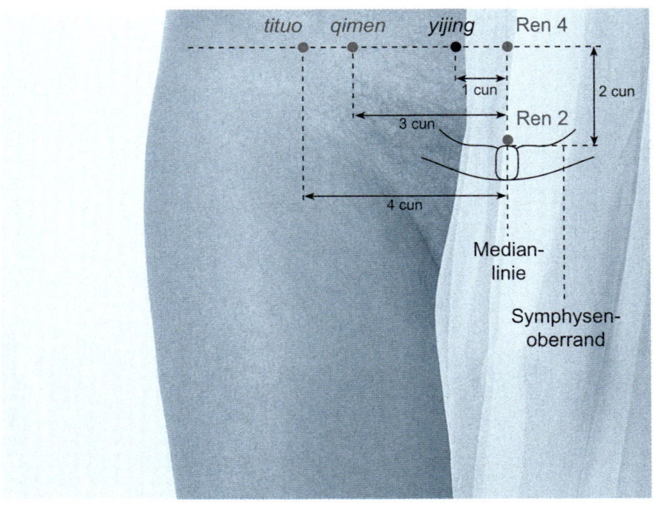

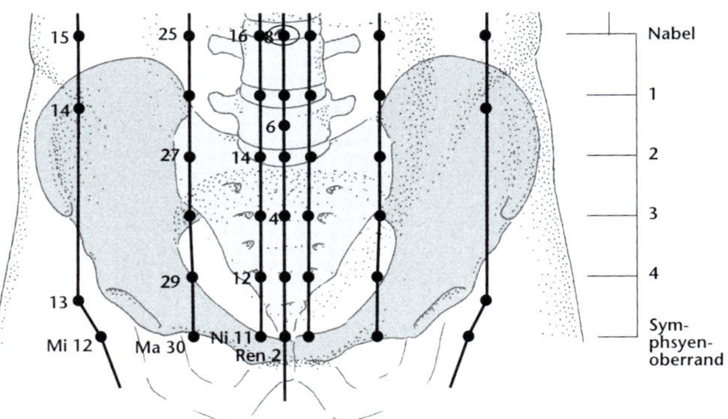

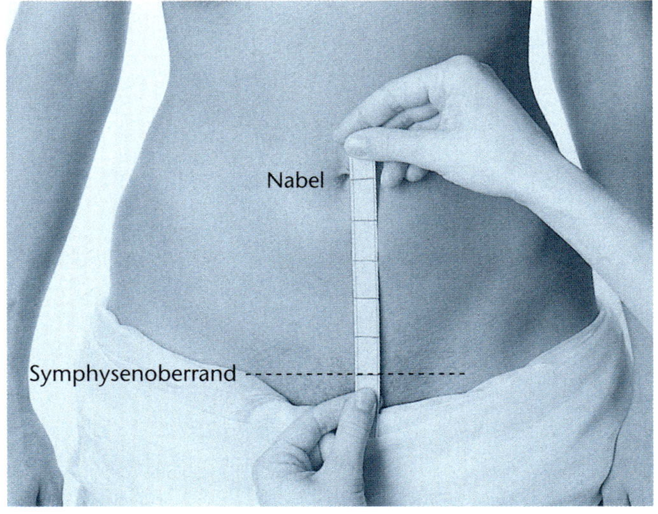

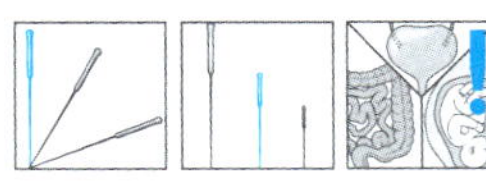

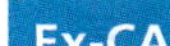

qi-Tor *qimen*

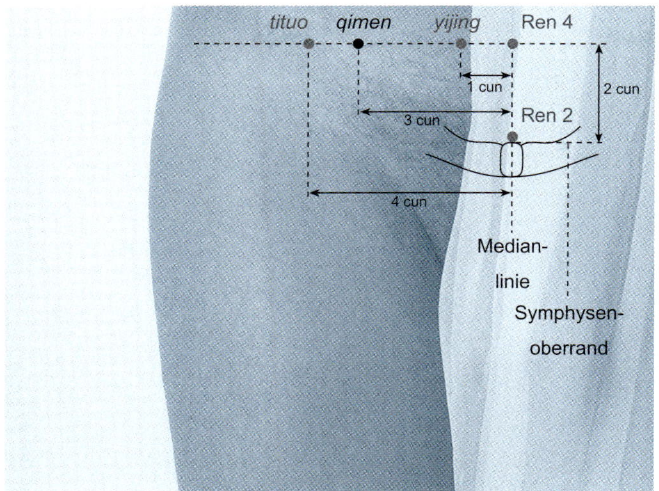

Lokalisation

2 cun kranial vom Symphysenoberrand und 3 cun lateral der ventralen Medianlinie.

Finden

Die Strecke zwischen Nabelmitte und Symphysenoberrand wird in 5 Körper-cun eingeteilt (Beachte: Proportionalmaß ➤ 2.2). Von der Mitte des Symphysenoberrands zunächst 2 cun nach kranial messen (Lage von **Ren 4**) und dann 3 cun nach lateral zu **Ex-CA** *(qimen)*.

Hinweis: Auf derselben Höhe liegen **Ni 13/Ex-CA** *(yijing)*/**Ma 28/Ex-CA** *(tituo)* (0,5/1/2/4 lateral der Medianlinie) und ca. **Gb 27** (medial der SIAS).

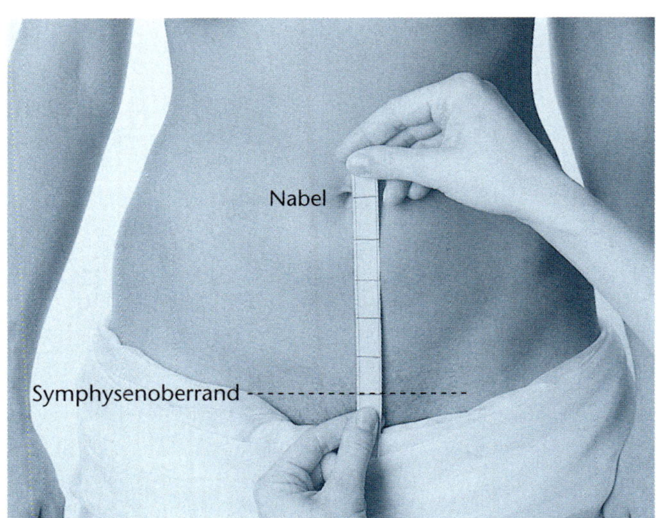

Punktion

Senkrecht 1,5–2 cun. **Cave:** Peritoneum, in der Schwangerschaft.

Wirkung und wichtigste Indikationen

Metrorrhagie, Sterilität der Frau, Orchitis, Harnwegsinfekt, verstärkter Lochialfluss.

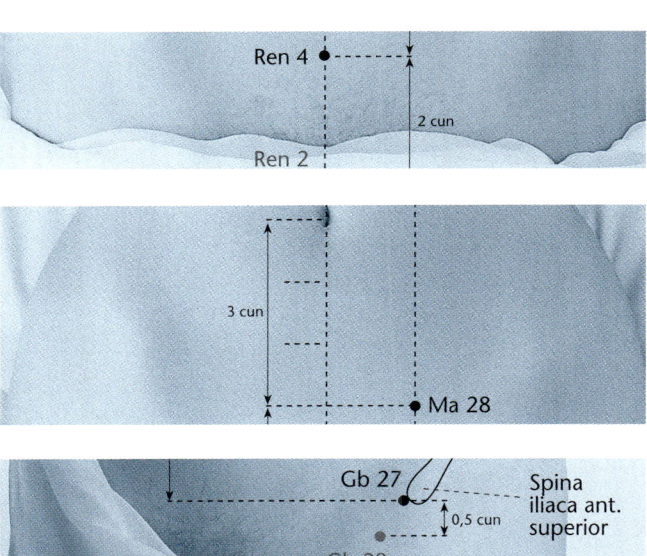

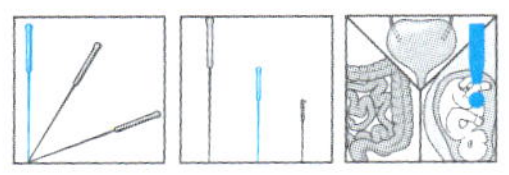

Ex-CA Hebender Punkt *tituo*

Lokalisation

2 cun kranial vom Symphysenoberrand und 4 cun lateral der ventralen Medianlinie.

Finden

Die Strecke zwischen Nabelmitte und Symphysenoberrand wird in 5 Körper-cun eingeteilt (Beachte: Proportionalmaß ➤ 2.2). Von der Mitte des Symphysenoberrands 2 cun nach kranial messen (Lage von **Ren 4**) und dann 4 cun nach lateral zu **Ex-CA** *(tituo)*, der sich medial der Spina iliaca anterior superior (SIAS) projiziert.

Hinweis: Auf derselben Höhe liegen **Ni 13**/**Ex-CA** *(yijing)*/**Ma 28**/**Ex-CA** *(qimen)* (0,5/1/2/3 cun lateral der Medianlinie) und ca. **Gb 27** (medial der SIAS).

Punktion

Senkrecht 0,5–1 cun. **Cave:** Peritoneum, in der Schwangerschaft.

Wirkung und wichtigste Indikationen

Hebt *qi* **an:** Uterusprolaps, Dysmenorrhö, Schmerzen und Spannung abdominal.

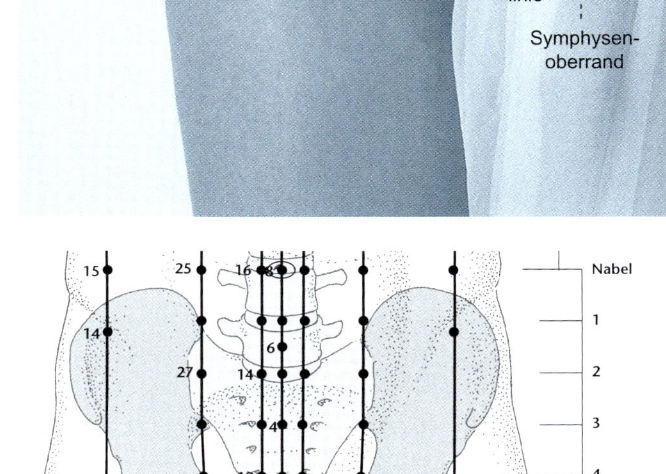

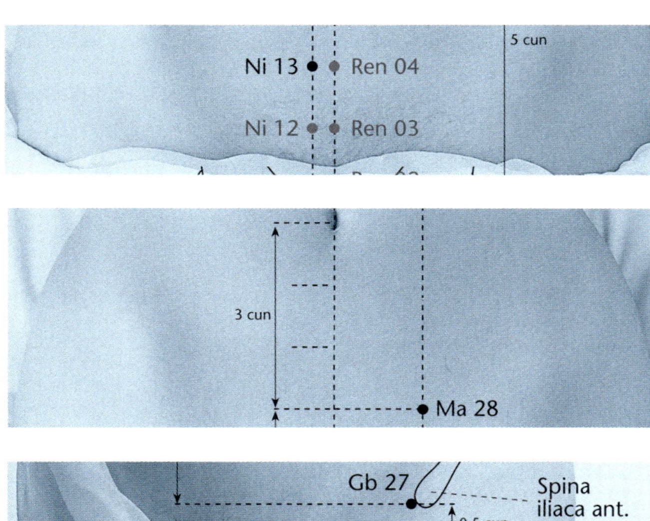

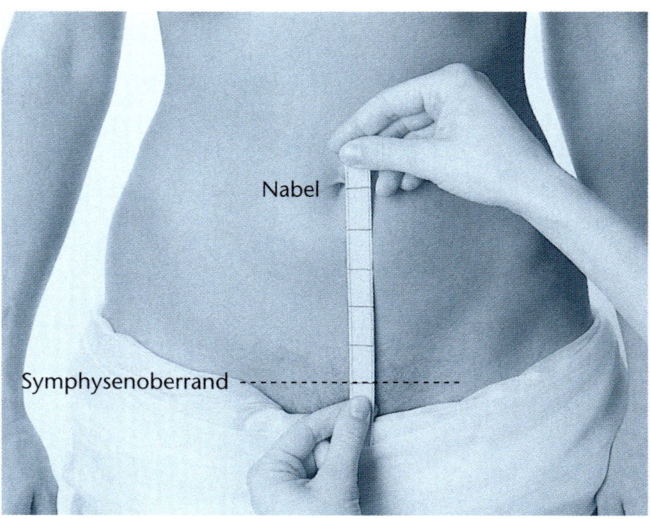

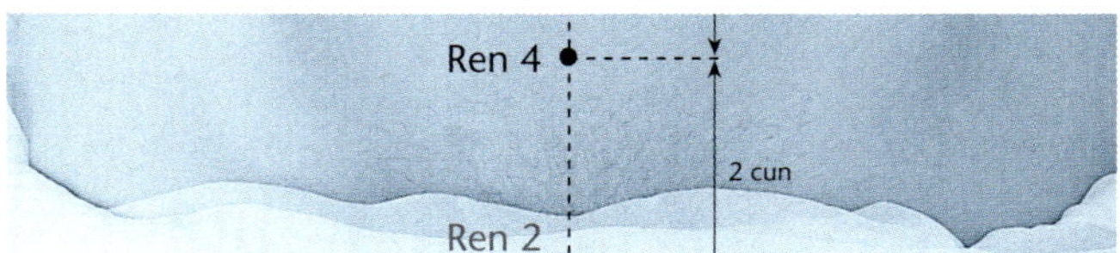

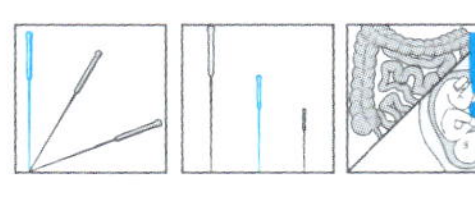

Diarrhö beenden *zhixie*

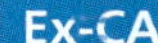

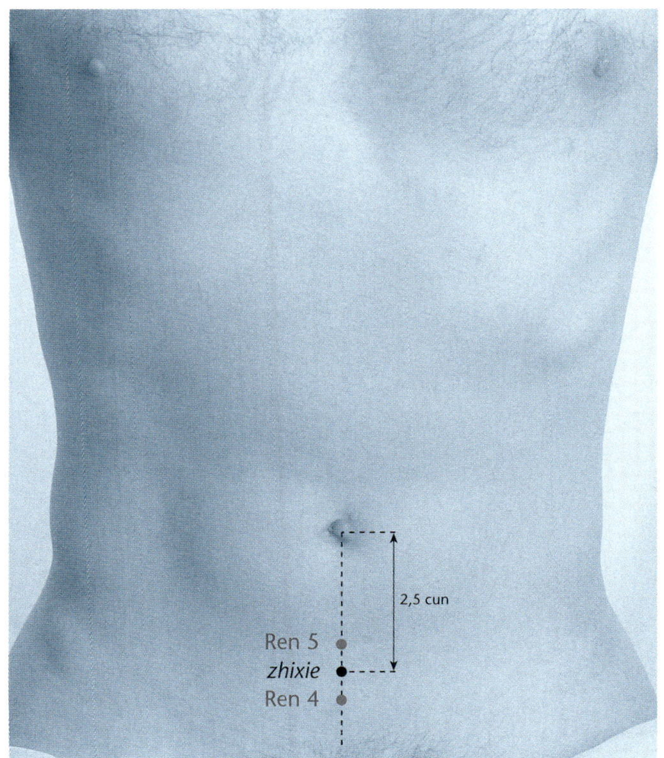

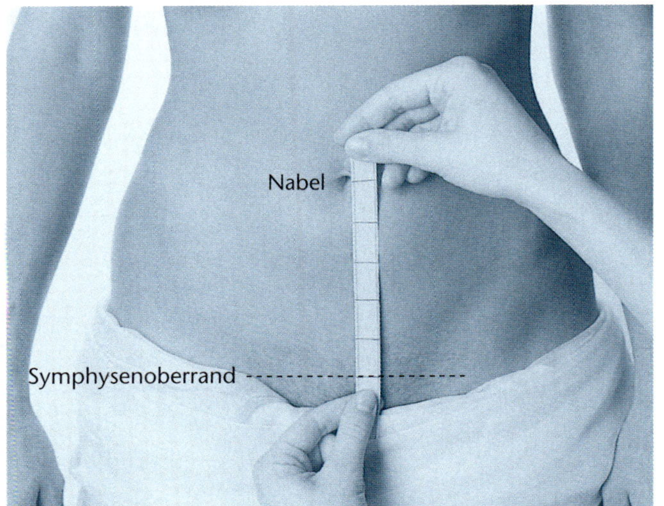

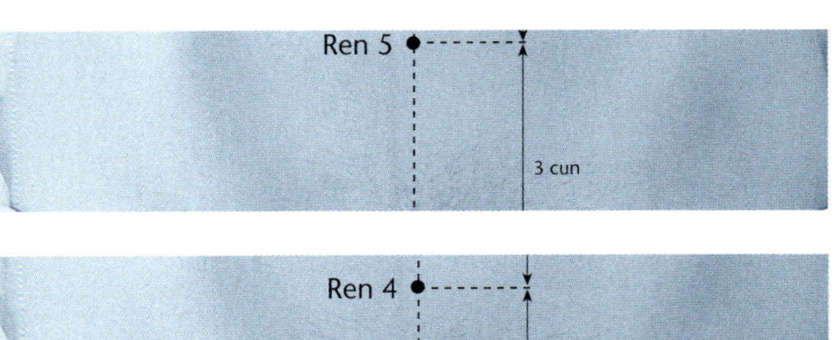

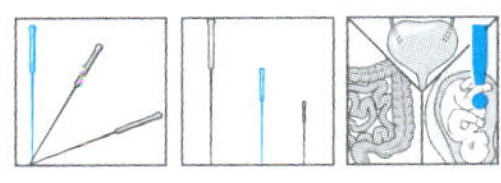

Lokalisation

Auf der ventralen Medianlinie 2,5 cun kaudal vom Nabel.

Finden

Die Strecke zwischen Nabelmitte und Symphysenoberrand wird in 5 Körper-cun eingeteilt (Beachte: Proportionalmaß ➤ 2.2). **Ex-CA** *(zhixie)* liegt in der Mitte dieser Strecke und damit zwischen **Ren 5** (2 cun kaudal vom Nabel) und **Ren 4** (2 cun kranial vom Symphysenoberrand).

Oder: Handspanntechnik (➤ 2.3.3): Die Strecke zwischen Nabel und Symphysenoberrand halbieren und im Streckenmittelpunkt den Punkt **Ex-CA** *(zhixie)* lokalisieren.

Punktion

Senkrecht 0,5–1 cun. **Cave:** Peritoneum, in der Schwangerschaft, volle Blase (vor Nadelung den Patienten bitten, die Blase zu entleeren).

Wirkung und wichtigste Indikationen

Beendet Diarrhö.

Ex-CA

Moxibustions-Dreieck *sanjiaojiu*

Lokalisation

Die drei Punkte liegen auf den Ecken eines gleichseitigen Dreiecks, dessen Spitze der Bauchnabel bildet und dessen Basis einer Horizontalen auf dem Unterbauch entspricht. Die Seitenlänge entspricht der „Breite eines Lächelns des Patienten".

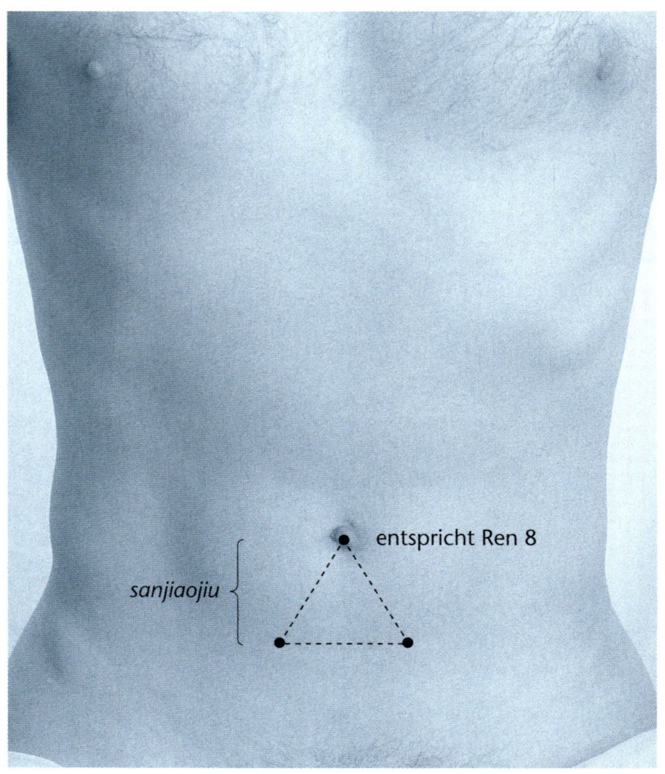

Finden

Es ist hilfreich, den Patienten über die Lokalisierung aufzuklären. Dies führt in der Regel unweigerlich zu einem Lächeln, das dann „visuell gemessen" werden kann.

Punktion

Keine Punktion, ausschließlich Behandlung mit Moxibustion.

Wirkung und wichtigste Indikationen

Reguliert *qi*, mildert Schmerzen, beendet Diarrhö: Chronische Diarrhö, Schmerzen im Abdomen (besonders periumbilikal), *shan*-Erkrankungen, *ben tun qi* (Rennendes Ferkel-*qi*).

6.4 Extrapunkte: Back (Ex-B), Rücken (Ex-R)

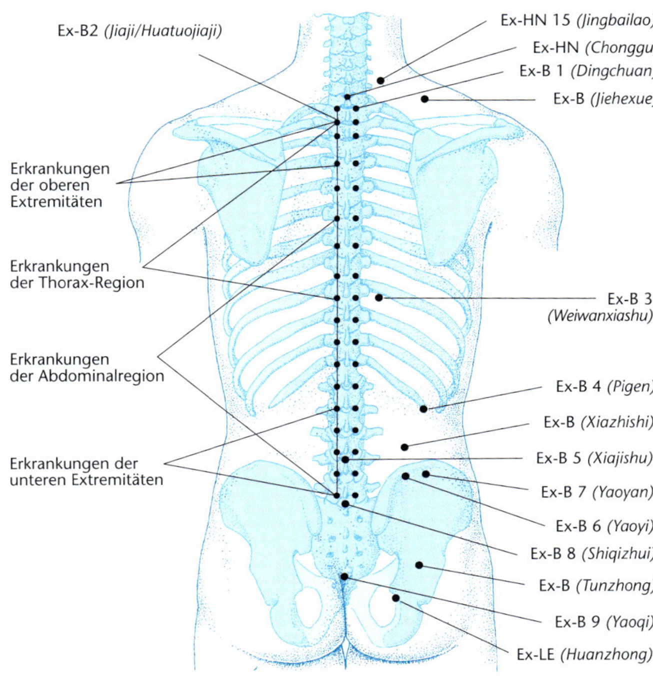

Englische Abkürzung (Standard)	*Pinyin*-Name	Nguyen (Van Nghi), König/ Wancura, Schnorrenberger	Shanghai College	Ex (Hempen)
Ex-B 1	*dingchuan*	NP 45	M-BW 1	Ex 10
Ex-B 2	*huatuojiaji/jiaji*	PaM oder ZP 85	M-BW 35	Ex 12
Ex-B 3	*weiwanxiashu/waiguanxiashu/bashu oder yihu*	PaM oder ZP 62	M-BW 12	–
Ex-B 4	*pigen*	PaM oder ZP 66	M-BW 16	–
Ex-B 5	*xiajishu*	PaM oder ZP 71	M-BW 21	–
Ex-B 6	*yaoyi*	PaM oder ZP 73	M-BW 23	–
Ex-B 7	*yaoyan*	PaM oder ZP 74	M-BW 24	–
Ex-B 8	*shiqizhui/shiqizhuixia*	PaM oder ZP 75	M-BW 25	Ex 11
Ex-B 9	*yaoqi*	PaM oder ZP 79	M-BW 29	–
Weitere Extrapunkte				
Ex-B	*jiehexue*	NP 47	N-BW 6	–
Ex-B	*tunzhong*	PaM oder ZP 83	M-BW 33	–

Asthma beruhigen *dingchuan*

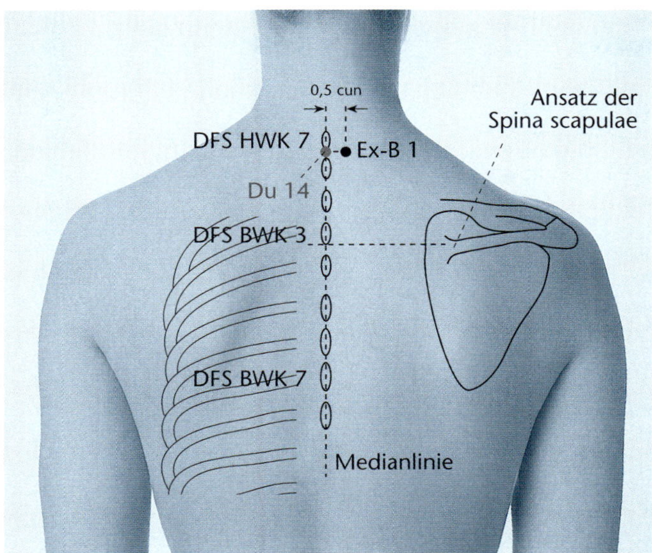

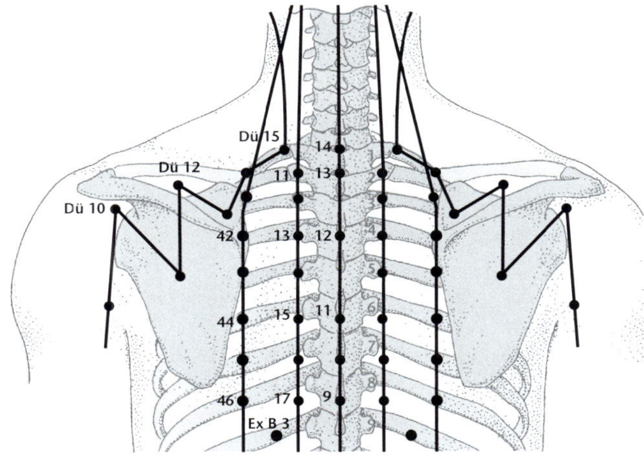

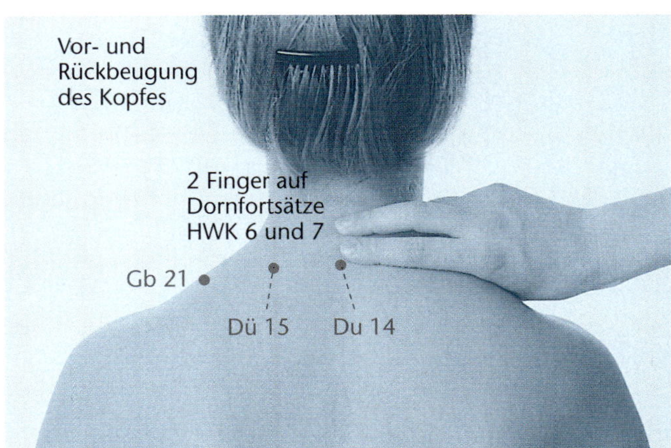

Lokalisation

0,5 cun lateral der Dornfortsatzunterkante von HWK 7.

Finden

Orientierung ausgehend vom Dornfortsatz von HWK 7 (➤ 3.4.1): Zwei Finger auf die vermuteten Dornfortsätze von HWK 6 und 7 legen und den Patienten den Kopf vor- und rückbeugen lassen. Bei funktionsfähiger Wirbelsäule und korrekter Fingerlage ist bei der Kopfreklination unter dem oberen Finger eine Gleitbewegung von HWK 6 nach ventral zu spüren, während HWK 7 unbeweglich ist. Bleibt der Wirbel unter dem oberen Finger unbeweglich stehen, liegen die Finger meist über HWK 7 und BWK 1. Auf Höhe der Dornfortsatzunterkante des 7. HWK 0,5 cun nach lateral messen und dort **Ex-B 1** *(dingchuan)* lokalisieren.

Hinweis: Auf derselben Höhe liegen **Du 14** (Medianlinie), **Dü 15/Ex-B** *(jiehexue)* (2/3,5 cun lateral der Medianlinie).

Punktion

Senkrecht bis schräg zur Wirbelsäule 0,5–1 cun.

Wirkung und wichtigste Indikationen

- **Besänftigt Dyspnoe und Keuchatmung, lindert Husten:** Asthma bronchiale, Keuchatmung, (akute) Dyspnoe, Husten, Bronchitis, Urtikaria
- **Lokal:** Schmerzen in Schulter und oberer Rückenregion

Besonderheiten

Moderner Hauptpunkt für akute Atemnot.

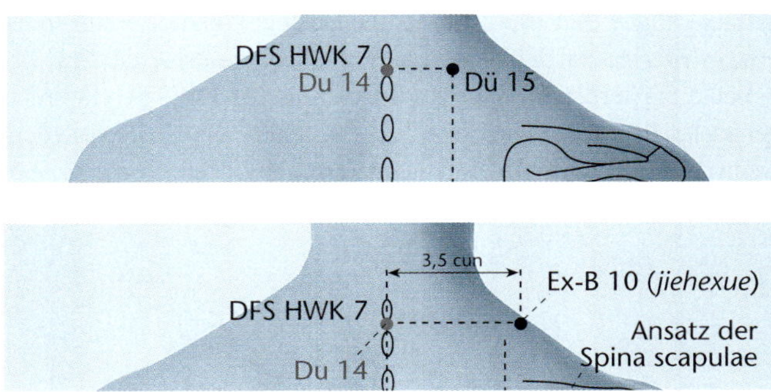

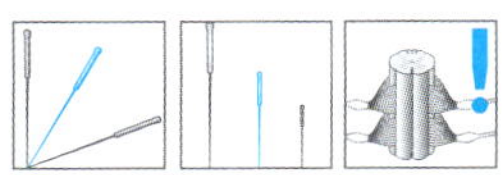

Ex-B 2 Punkte beidseits der Wirbelsäule/Huatuo's Punkte *huatuojiaji*

Lokalisation

17 Punktpaare, die jeweils 0,5 cun lateral der Dornfortsatzunterkante beidseits der Wirbelsäule und anatomisch im Bereich der kleinen Wirbelgelenke (Facettengelenke) liegen:

- 12 thorakale Punktpaare *(xiongjiaji):* zwischen BWK 1 und BWK 12
- 5 lumbale Punktpaare *(yaojiaji):* zwischen LWK 1 und LWK 5.
- Je nach Schule werden auch entsprechende Punkte lateral der HWS als „ergänzende *huatuojiaji*" beschrieben.

Finden

Je nach Beschwerden die Höhe des **Ex-B 2** auswählen, entsprechende Dornfortsatzunterkante aufsuchen und 0,5 cun beidseits lateral davon das jeweilige Punktpaar lokalisieren.

Punktion

Senkrecht 0,5–1 cun senkrecht oder schräg nach medial in Richtung WS, lumbal bis 1,5 cun. **Anmerkung:** Bei schräger Punktionsrichtung des inneren Bl-Astes werden mit der Nadelspitze die *huatuojiaji*-Punkte erreicht.

Wirkung und wichtigste Indikationen

Regulieren und harmonisieren die 5 *zang-* **und 6** *fu-***Organe** abhängig von der Punktlokalisation: Funktionsstörungen der inneren Organe entsprechend der segmentalen Innervation: Indikationsbereich wie die auf derselben Höhe liegenden Rücken-*shu*-Punkte der Bl-Leitbahn, Störungen der WS, WS-Schmerzen nahe der dorsalen Medianlinie, radikuläre Syndrome, Interkostal- und Postzosterneuralgien auf der entsprechenden Höhe.

Besonderheiten

Bei Funktionsstörungen im Bereich der Facettengelenke der Halswirbelsäule finden sich häufig auch druckdolente Punkte 0,5 cun (oder etwas weiter) lateral der Dornfortsatzunterkante beidseits der Halswirbelsäule. Sie werden in China v. a. bei chronischen HWS-Beschwerden genadelt, eignen sich aber auch bei z. B. akuten HWS-Beschwerden, wenn die Facettengelenke druckschmerzhaft und/oder verquollen sind.

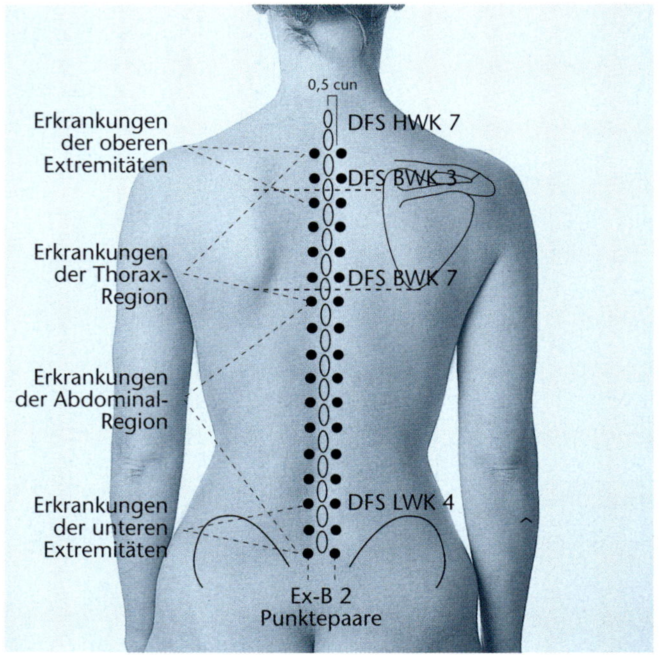

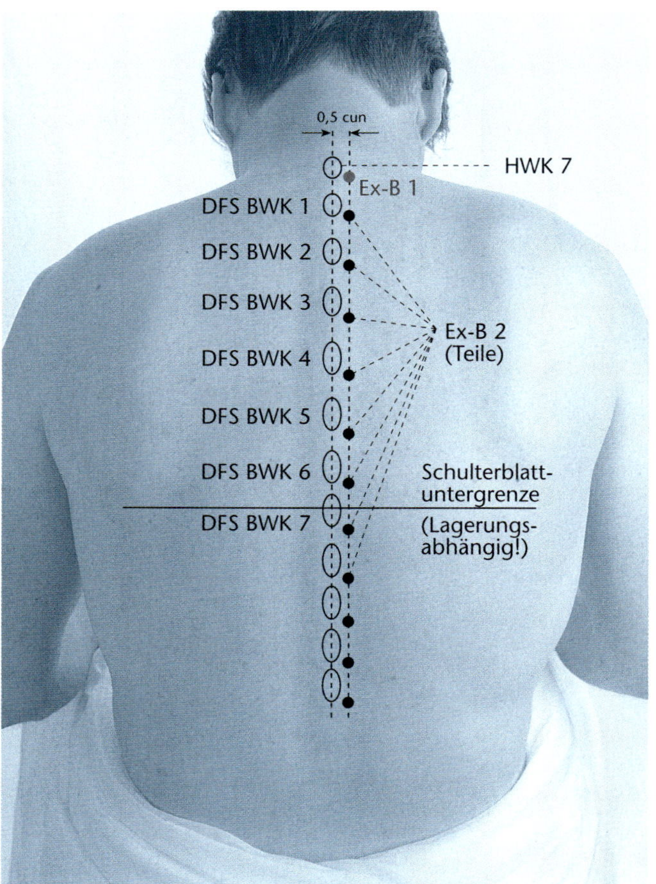

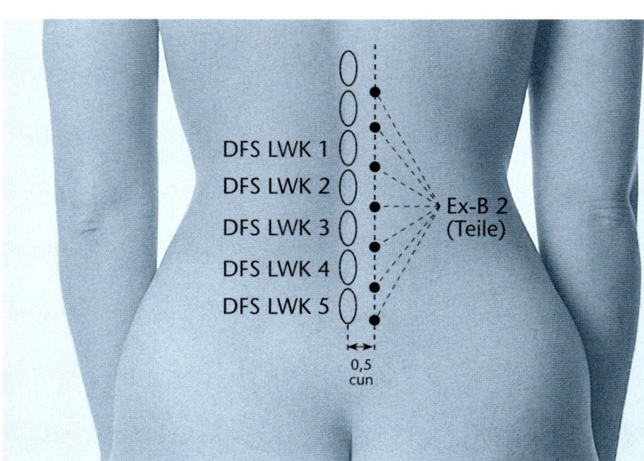

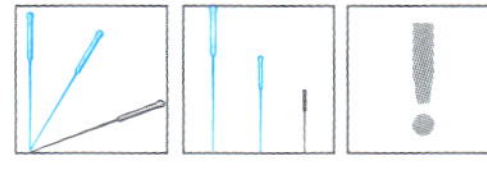

shu-Punkt des unteren Magenkanals *weiwanxiashu*

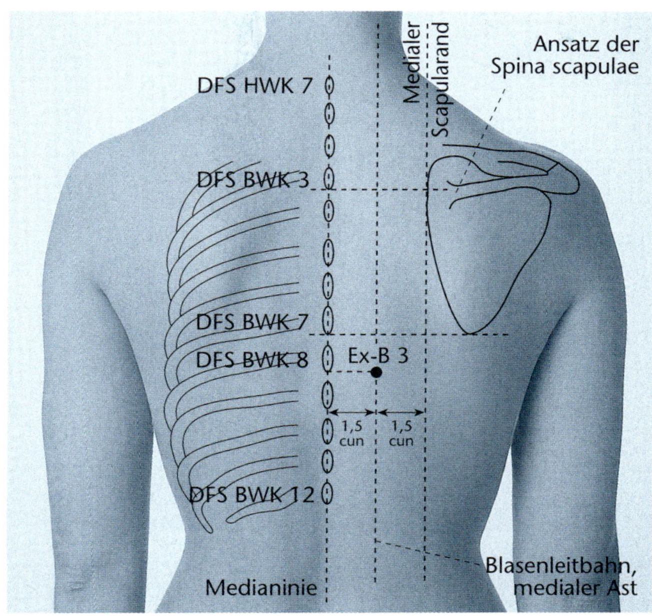

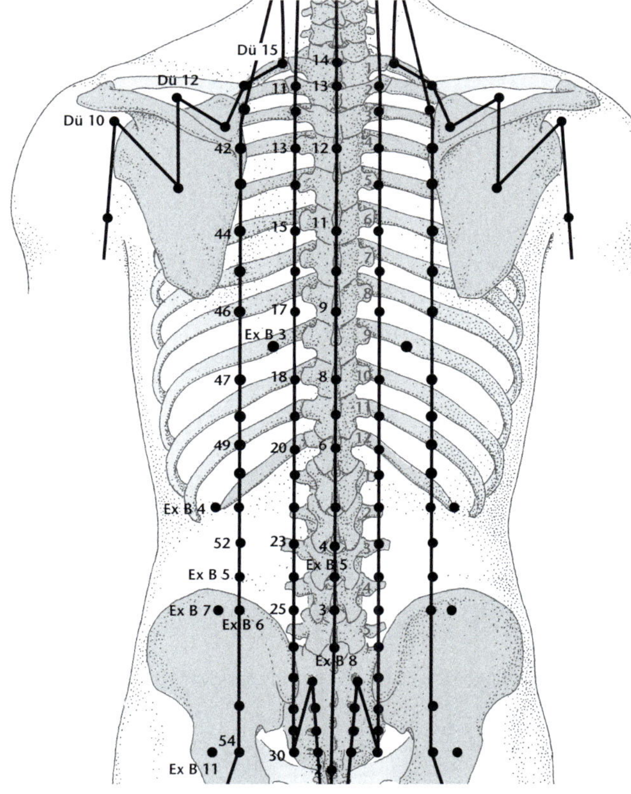

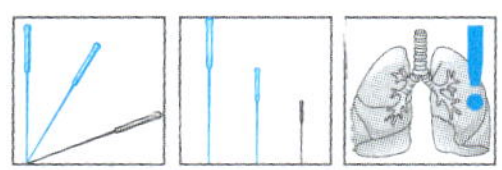

Lokalisation

1,5 cun lateral des Dornfortsatzes von BWK 8.

Finden

Orientierung vom Dornfortsatz von HWK 7 (➤ 3.4.1) aus: Zwei Finger auf die vermuteten Dornfortsätze von HWK 6 und 7 legen und den Patienten den Kopf vor- und zurückbeugen lassen. Bei funktionsfähiger Wirbelsäule und korrekter Fingerlage ist bei der Kopfreklination unter dem oberen Finger eine Gleitbewegung von HWK 6 nach ventral zu spüren, während HWK 7 unbeweglich ist. Bleibt der Wirbel unter dem oberen Finger unbeweglich stehen, liegen die Finger meist über HWK 7 und BWK 1. Von dort 8 Dornfortsätze kaudalwärts bis zur Dornfortsatzunterkante BWK 8 zählen. Auf dieser Höhe 1,5 cun nach lateral messen und **Ex-B 3** *(weiwanxiashu)* auf der höchsten Erhebung der paraspinalen Muskulatur lokalisieren.

Hinweis: Auf derselben Höhe liegt ein Punkt von **Ex-B 2** *(huatuojiaji)* (0,5 cun lateral der Medianlinie).

Punktion

Senkrecht 0,5–1 cun, bei schräger Nadelung nach medial bis 1,5 cun. **Cave:** Pneumothorax.

Wirkung und wichtigste Indikationen

Klärt Hitze und befeuchtet: Diabetes mellitus mit Durst, Mund- und Rachentrockenheit, epigastrische Schmerzen z. B. durch Gastritis, gürtelförmiger Schmerz bei Pankreatitis.

Ex-B 4

Völle mildernder Punkt *pigen*

Lokalisation

3,5 cun lateral der dorsalen Medianlinie auf Höhe der Dornfortsatzunterkante von LWK 1.

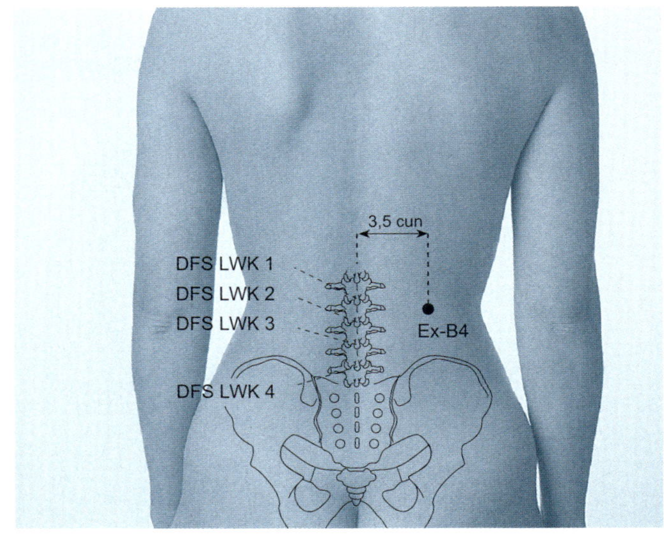

Finden

Zur Orientierung in der LWS-Region (➤ 3.4.3) am besten in Bauchlage den lumbosakralen Übergang aufsuchen: In der Mittellinie vom Sakrum über die Fortsätze der Crista sacralis nach kranial palpieren, bis unterhalb des deutlich massiveren Dornfortsatzes (DFS) von LWK 5 der lumbosakrale Übergang als Rinne tastbar ist. Vom DFS von LWK 5 nach kranial bis zur Dornfortsatzunterkante von LWK 1 zählen und auf dieser Höhe 3,5 cun nach lateral **Ex-B 4** *(pigen)* lokalisieren.

Hinweis: Auf derselben Höhe liegen **Du 5** (Medianlinie), ein Punkt von **Ex-B 2** *(huatuojiaji)*/**Bl 22**/**Bl 51** (0,5/1,5/3 cun lateral der Medianlinie) sowie ca. **Gb 25** (am Unterrand des freien Endes der 12. Rippe).

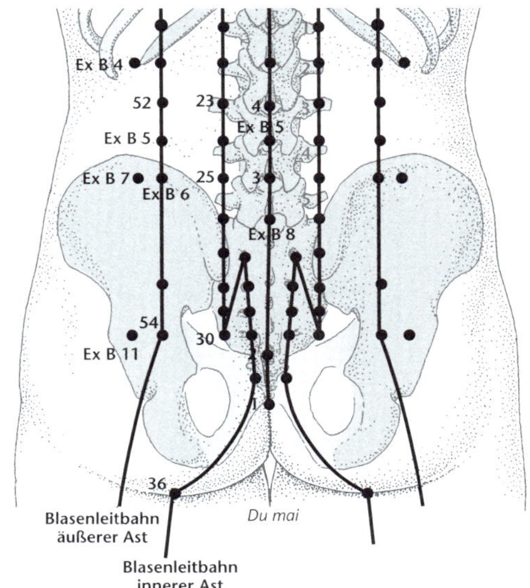

Punktion

Schräg nach medial 0,8–1 cun. **Cave:** Peritoneum, Niere.

Wirkung und wichtigste Indikationen

- **Verbessert den *qi*-Fluss in und zwischen oberem und mittlerem *jiao*:** Völlegefühl in Thorax und Abdomen, Hypertrophie der Oberbauchorgane, Übelkeit
- **Beseitigt regionale *qi*- und Blut-Stagnationen:** Schmerzen durch Leistenhernie, lumbale Rückenschmerzen

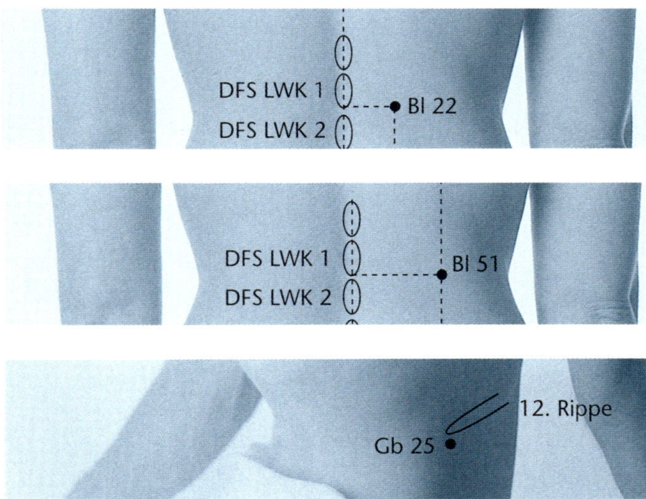

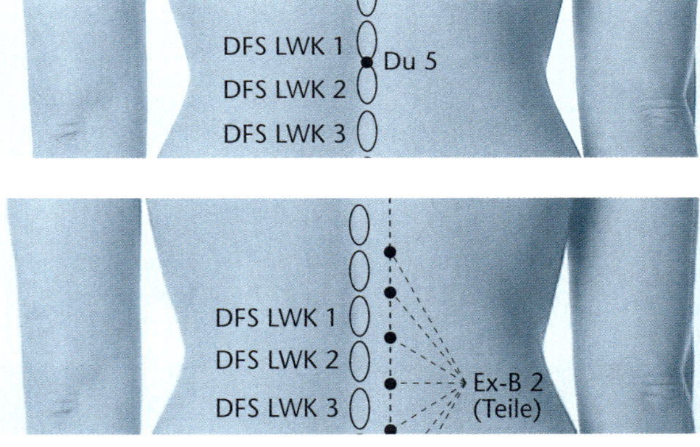

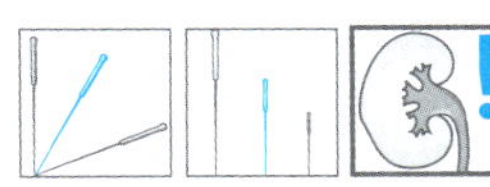

Unterer *shu*-Punkt *xiajishu*

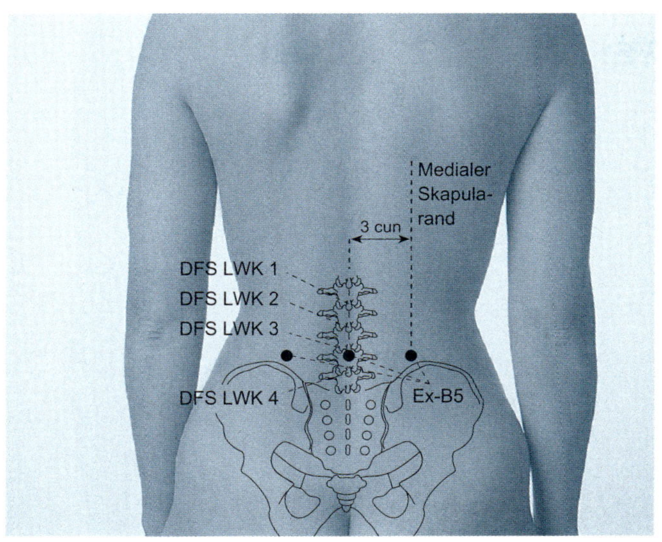

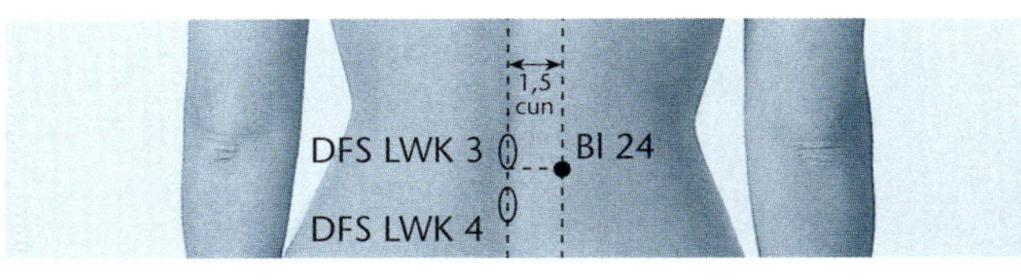

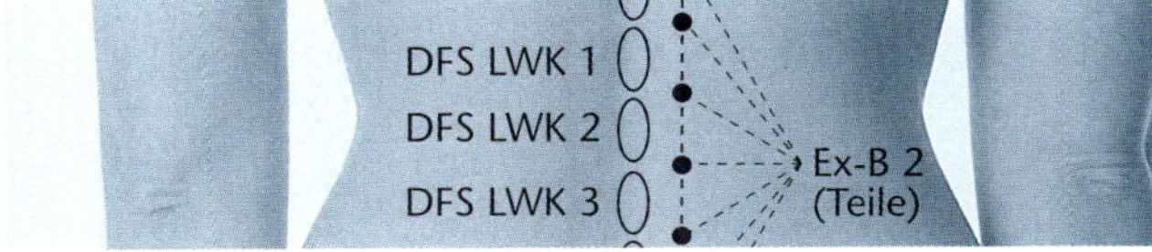

Lokalisation

Nach einigen Autoren Punktetrias: Ein Punkt in der Medianlinie unter dem Dornfortsatz des LWK 3 (übliche und alleinige Lokalisation des Extrapunktes). Laterale Punkte: jeweils 3 cun lateral des Punktes in der Medianlinie.

Finden

Zur Orientierung in der LWS-Region (➤ 3.4.3) am besten in Bauchlage den lumbosakralen Übergang aufsuchen: In der Mittellinie vom Sakrum über die Fortsätze der Crista sacralis nach kranial palpieren, bis unterhalb des deutlich massiveren Dornfortsatzes (DFS) von LWK 5 der lumbosakrale Übergang als Rinne tastbar ist. Vom DFS von LWK 5 nach kranial bis zur Dornfortsatzunterkante von LWK 3 palpieren. Darunter in der Medianlinie den medialen Punkt von **Ex-B 5** sowie jeweils 3 cun lateral davon die beiden lateralen Punkte lokalisieren. Die lateralen Punkte projizieren sich auf den äußeren Bl-Ast.

Hinweis: Auf derselben Höhe liegen ein Punkt von **Ex-B2** *(huatuojiaji)*/**Bl 24** (0,5/1,5 cun lateral der Medianlinie).

Punktion

Senkrecht oder leicht schräg nach kaudal 0,5–0,8 cun.

Wirkung und wichtigste Indikationen

- **Tonisiert Nieren-***yang:* Urogenitalerkrankungen, Impotenz
- **Bewegt lokal** *qi* **und Blut:** Lumbale Rückenschmerzen

Besonderheiten

Eigentlich handelt es sich um einen Einzelpunkt und um ein Punktepaar mit jeweils unterschiedlichen Indikationen: Je nach Schule und klinischen Erfordernissen Einsatz der lateralen Punkte meist bei seitendifferenten, regionalen *qi*- und Blut-Stagnationen und der unterhalb des DFS gelegene Punkt bei Nieren-*yang*-Mangel.

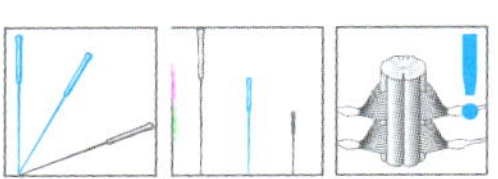

Ex-B 6 Rückenschmerzpunkt *yaoyi*

Lokalisation

3 cun lateral der Medianlinie auf Höhe der Dornfortsatzunterkante von LWK 4.

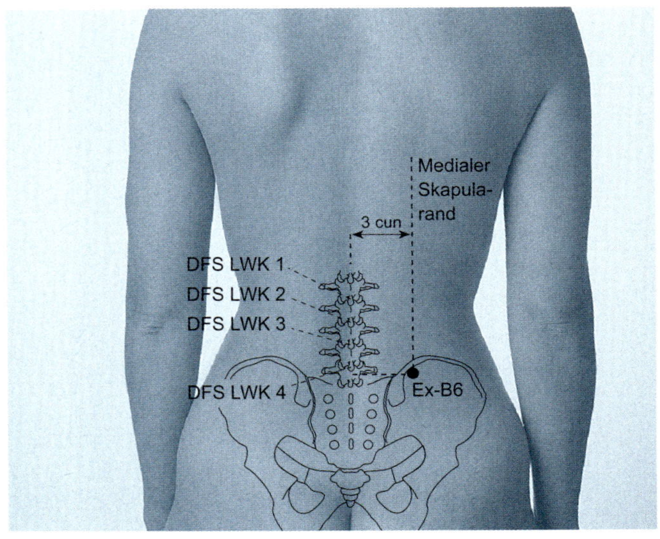

Finden

Zur Orientierung in der LWS-Region (➤ 3.4.3) am besten in Bauchlage den lumbosakralen Übergang aufsuchen: In der Mittellinie vom Sakrum über die Fortsätze der Crista sacralis nach kranial palpieren, bis unterhalb des deutlich massiveren Dornfortsatzes (DFS) von LWK 5 der lumbosakrale Übergang als Rinne tastbar ist. Vom DFS von LWK 5 nach kranial die nächstfolgende Dornfortsatzunterkante (LWK 4) palpieren. Von dort aus 3 cun nach lateral **Ex-B 6** *(yaoyi)* lokalisieren. Der Punkt projiziert sich auf den äußeren Bl-Ast.

Hinweis: Auf derselben Höhe befinden sich **Du 3** (Medianlinie), ein Punkt von **Ex-B 2** *(huatuojiaji)*/**Bl 25**/**Ex-B 7** *(yaoyan)* (0,5/1,5/3,5 cun lateral der Medianlinie).

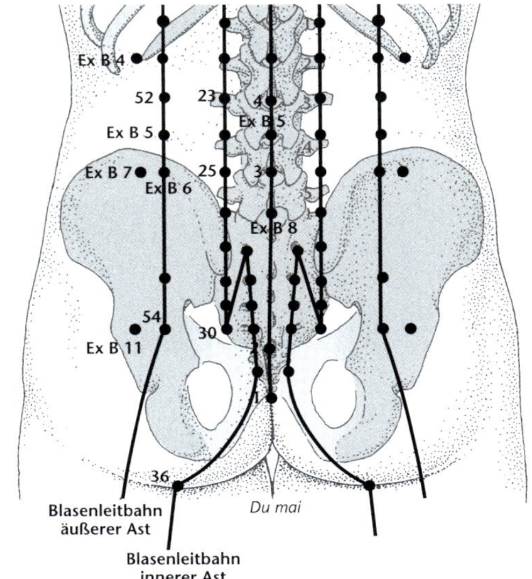

Punktion

Senkrecht 0,5–0,8 cun.

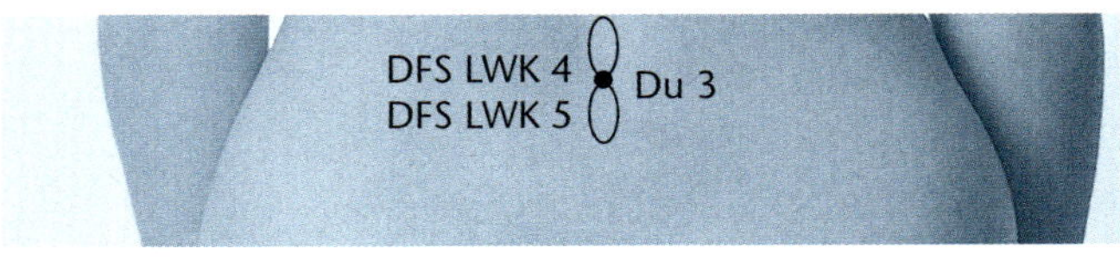

Wirkung und wichtigste Indikationen

Bewegt lokal *qi* **und Blut:** Lumbale Rückenschmerzen.

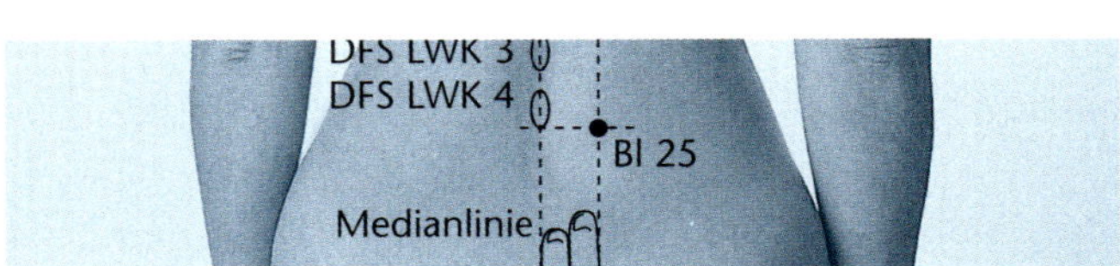

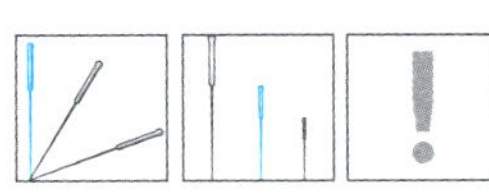

Auge in der Lendenregion *yaoyan*

Ex-B 7

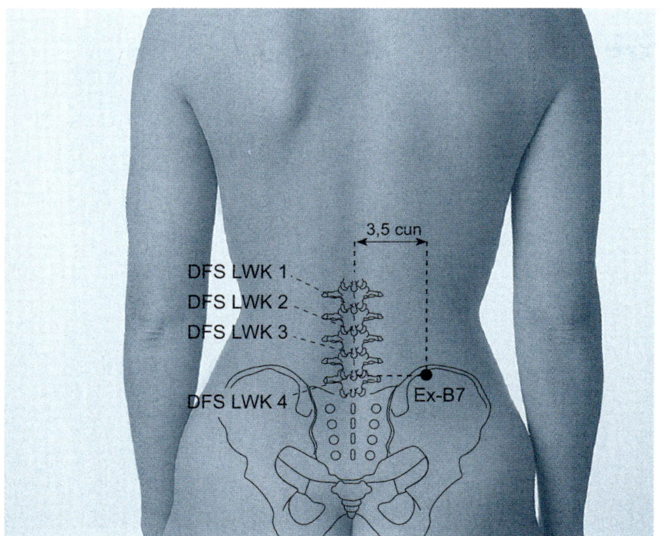

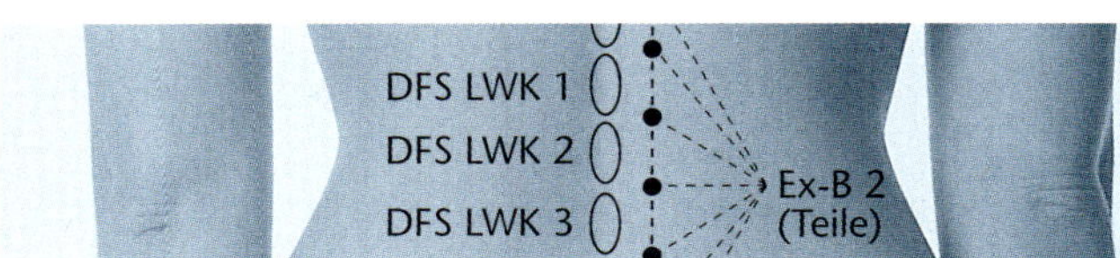

Lokalisation

3,5 cun lateral der Medianlinie auf Höhe der Dornfortsatzunterkante von LWK 4.

Finden

Zur Orientierung in der LWS-Region (➤ 3.4.3) am besten in Bauchlage den lumbosakralen Übergang aufsuchen: In der Mittellinie vom Sakrum über die Fortsätze der Crista sacralis nach kranial palpieren, bis unterhalb des deutlich massiveren Dornfortsatzes von LWK 5 der lumbosakrale Übergang als Rinne tastbar ist. Vom DFS von LWK 5 nach kranial die nächstfolgende Dornfortsatzunterkante (LWK 4) palpieren. Von dort aus 3,5 cun nach lateral **Ex-B 7** *(yaoyan)* lokalisieren.

Hinweis: Auf derselben Höhe liegen **Du 3** (Medianlinie), ein Punkt von **Ex-B 2** *(huatuojiaji)*/**Bl 25**/**Ex-B 6** *(yaoyi)* (0,5/1,5/3 cun lateral der Medianlinie).

Punktion

Senkrecht 0,5–0,8 cun.

Wirkung und wichtigste Indikationen

Stärkt die Nieren und die Lumbalregion, entspannt die Muskulatur, mildert Schmerzen: Nieren-Mangel-Syndrom mit Lumbalschmerzen und -schwäche, lumbale Rückenschmerzen, Sakroilitis, M. Bechterew.

Ex-B 8

17. Wirbelkörper *shiqizhui/shiqizhuixia*

Lokalisation

In der dorsalen Medianlinie unter dem Dornfortsatz von LWK 5.

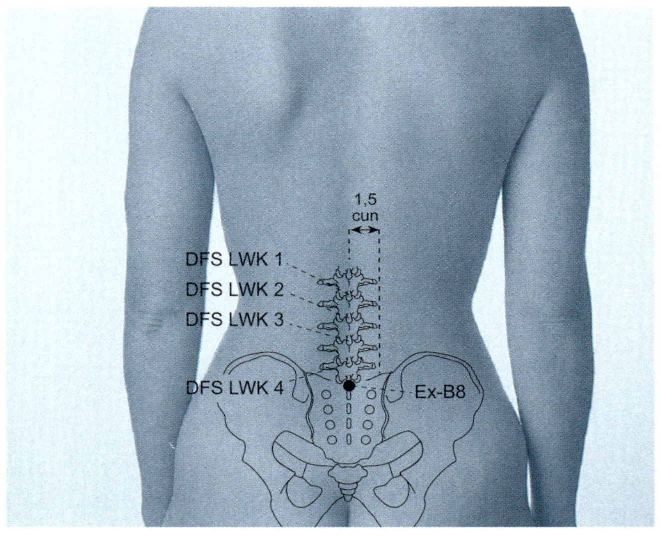

Finden

Zur Orientierung in der LWS-Region (➤ 3.4.3) am besten in Bauchlage den lumbosakralen Übergang aufsuchen: In der Mittellinie vom Sakrum über die Fortsätze der Crista sacralis nach kranial palpieren, bis unterhalb des deutlich massiveren Dornfortsatzes von LWK 5 der lumbosakrale Übergang als Rinne tastbar ist, in der **Ex-B 8** lokalisiert wird.

Hinweis: Auf derselben Höhe liegen ein Punkt von **Ex-B 2** *(huatuojiaji)*/**Bl 26** (0,5/1,5 cun lateral der Medianlinie).

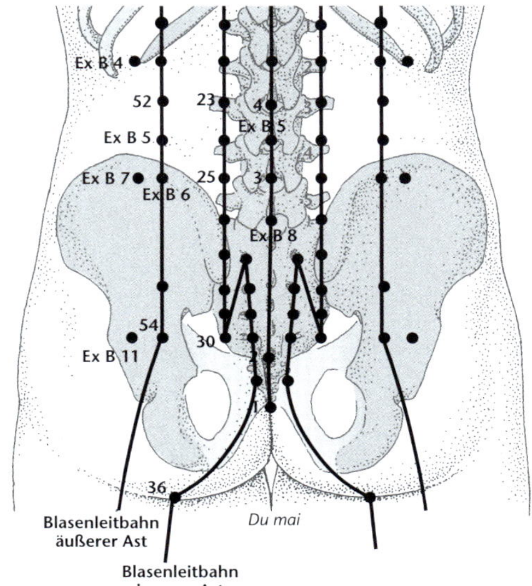

Punktion

Senkrecht 0,5–1 cun. Das Rückenmark endet meist zwischen 1. Und 2. LWK. **Cave:** Bei Wehenbereitschaft kann der Punkt geburtseinleitend wirken.

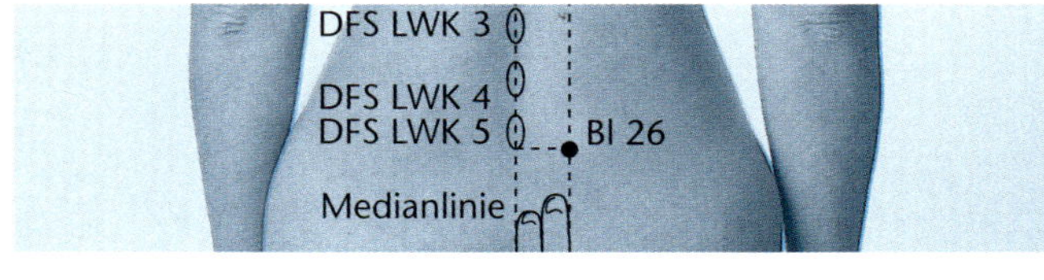

Wirkung und wichtigste Indikationen

- **Tonisiert die Niere:** Dysmenorrhö, Zwischenblutungen, Dysurie, Enuresis, Fehllage eines Fötus, zur Geburtseinleitung
- **Bewegt** *qi* **und Blut:** Beschwerden in der Lumbosakral-Region (LWK 5/S 1), Schmerzen in der unteren Extremität

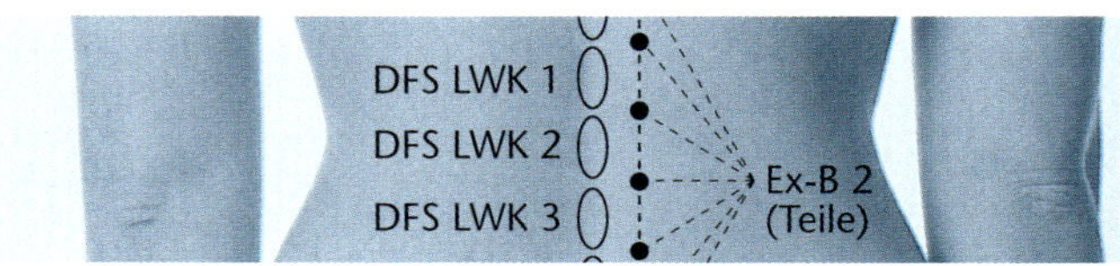

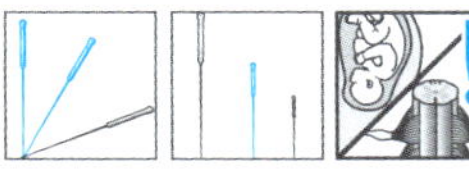

Wunderwirkender Lumbalpunkt *yaoqi*

Ex-B 9

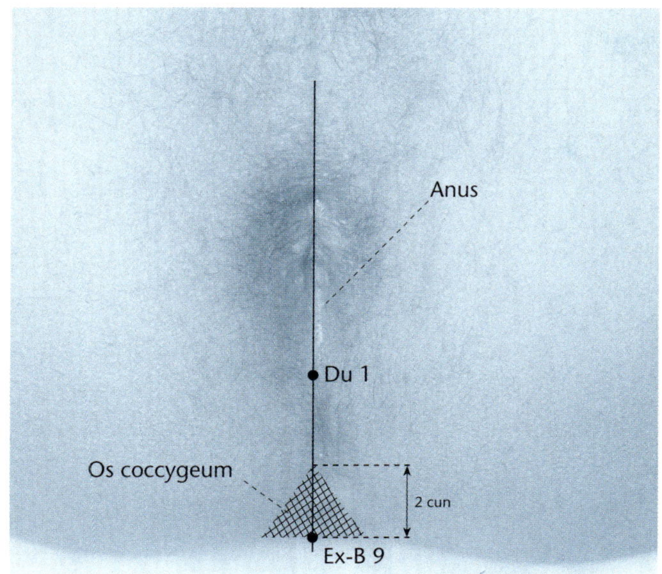

Lokalisation

2 cun kranial des kaudalen Endes des Os coccygis (Steißbein).

Finden

Zunächst das Steißbein oberhalb des Anus aufsuchen und dann bis zur Steißbeingrenze palpieren. Von dort 2 cun nach kranial befindet sich **Ex-B 9** in der Vertiefung zwischen den Sakralfortsätzen (Cornu sacralia).

Hinweis: Du 1 wird auf der Medianlinie in der Mitte zwischen Steißbeinspitze und Anus lokalisiert.

Punktion

Schräg nach kranial bis zu 1,5 cun.

Wirkung und wichtigste Indikationen

Beruhigt *shen:* Manische Zustände, Zwangsstörungen, Epilepsie, Schlafstörungen, Spannungskopfschmerzen.

Ex-B

Tuberkulosepunkt *jiehexue*

Lokalisation

In der Medianlinie 3,5 cun lateral der Dornfortsatzunterkante von HWK 7.

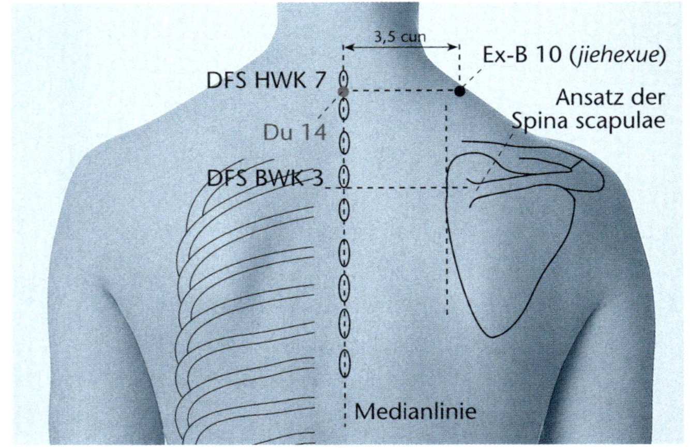

Finden

Orientierung ausgehend vom Dornfortsatz HWK 7 (➤ 3.4.1): 2 Finger auf die vermuteten Dornfortsätze von HWK 6 und 7 legen und den Patienten den Kopf vor- und zurückbeugen lassen. Bei funktionsfähiger Wirbelsäule und korrekter Fingerlage ist bei der Kopfreklination unter dem oberen Finger eine Gleitbewegung von HWK 6 nach ventral zu spüren, während HWK 7 unbeweglich ist. Bleibt der Wirbel unter dem oberen Finger unbeweglich stehen, liegen die Finger meist über HWK 7 und BWK 1. Auf der Höhe der Dornfortsatzunterkante von HWK 7 aus 3,5 cun nach lateral palpieren und dort **Ex-B** *(jiehexue)* lokalisieren.

Hinweis: Auf derselben Höhe liegen **Du 14** (Medianlinie), ein Punkt von **Ex-B 2** *(huatuojiaji)*/**Dü 15** (0,5 cun/2 cun lateral der Medianlinie).

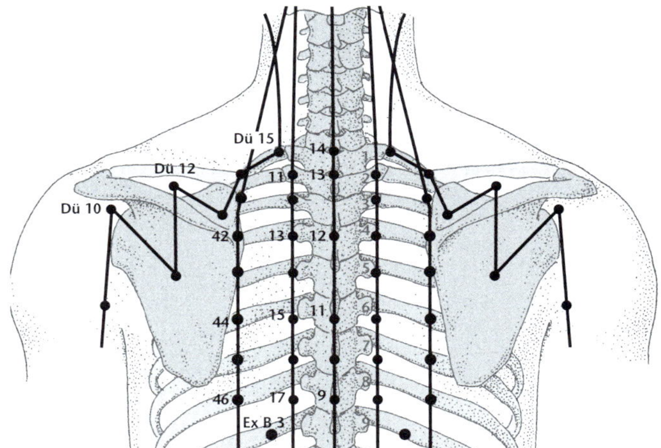

Punktion

Senkrecht 0,5–0,8 cun. **Cave:** Pneumothorax.

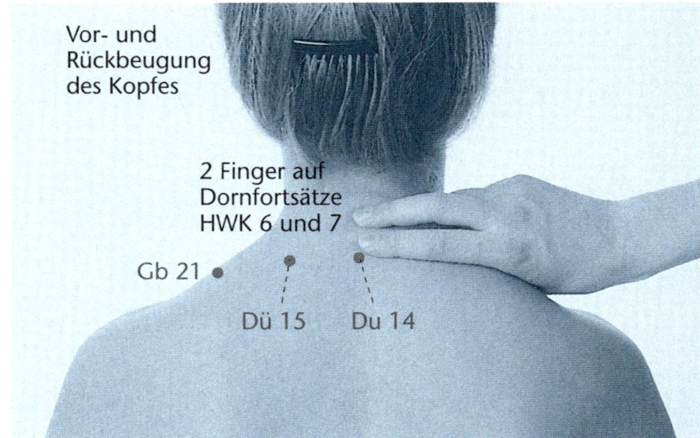

Wirkung und wichtigste Indikationen

- **Tonisiert die Lunge:** Husten, Asthma bronchiale, Lungentuberkulose
- **Bewegt *qi* und Blut lokal:** Nackenverspannungen

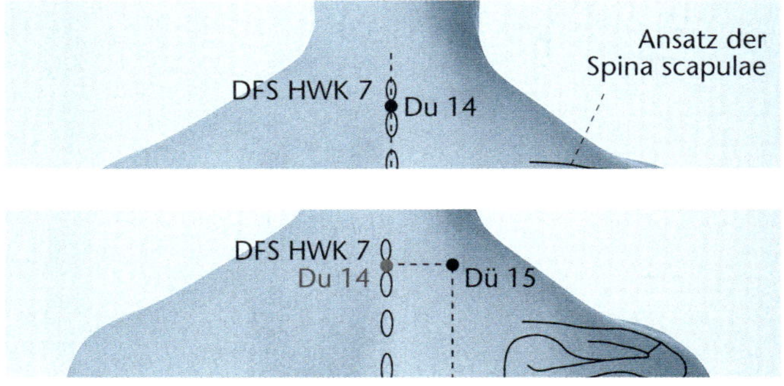

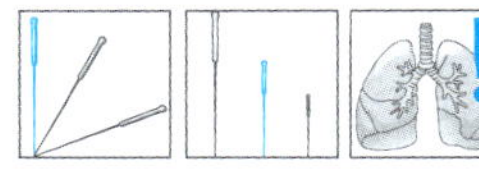

Mitte des Gesäßes *tunzhong*

Ex-B

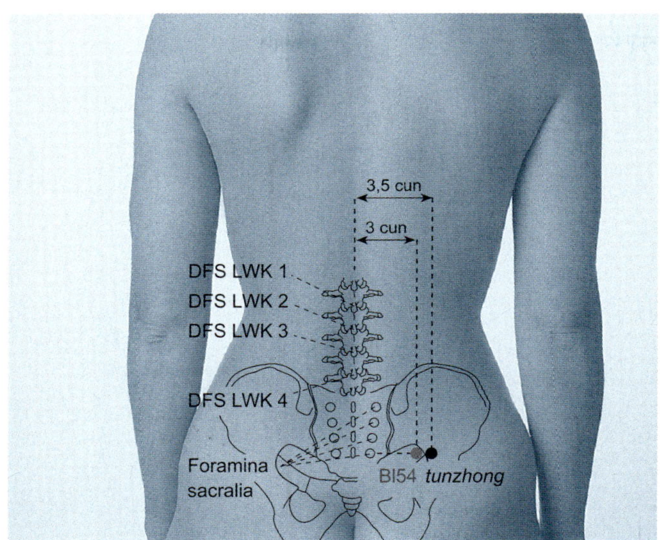

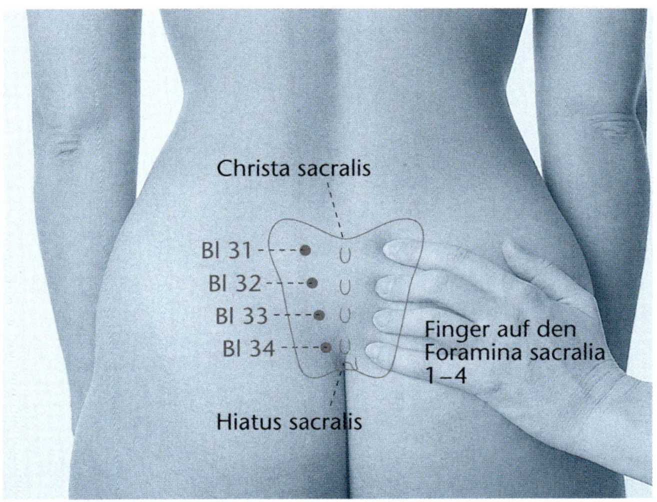

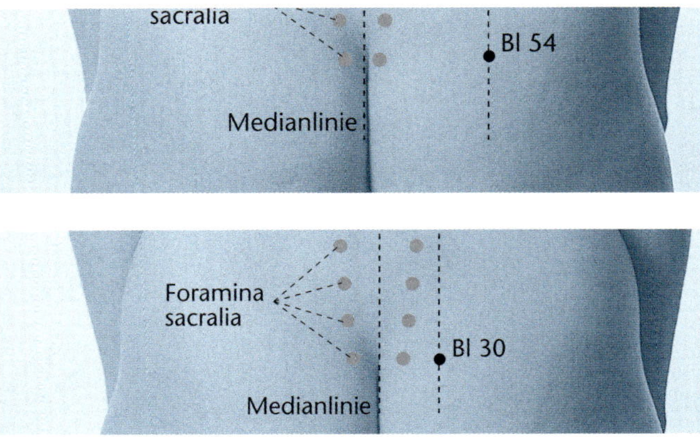

Lokalisation

3,5 cun lateral der dorsalen Medianlinie auf Höhe des 4. Foramen sacrale etwa in der Mitte der Gesäßbacke.

Finden

Orientierung in der Region von LWS und Kreuzbein (➤ 3.4.2, ➤ 3.4.3). Zwischen lumbosakralem Übergang und Hiatus sacralis liegen die häufig tastbaren vier Foramina sacralia in relativ gleichmäßigen Abständen etwa einen Querfinger beidseits der Medianlinie, wobei sie sich nach kaudal der Medianlinie zunehmend annähern. **Ex-B** *(tunzhong)* auf Höhe des 4. Sakrallochs und 3,5 cun lateral der Medianlinie etwa in der Mitte der Gesäßhälfte lokalisieren.

Hinweis: Auf derselben Höhe liegen **Bl 34** (im 4. Foramen sacrale),**Bl 30**/**Bl 54** (1,5/3 cun lateral der Medianlinie).

Punktion

Senkrecht 2–3 cun.

Wirkung und wichtigste Indikationen

Bewegt *qi* **und Blut lokal:** Lumbale Rückenschmerzen, nichtradikuläre und radikuläre ausstrahlende Rückenschmerzen.

6.5 Extrapunkte: Upper Extremities (Ex-UE), Arm und Hand (Ex-AH)

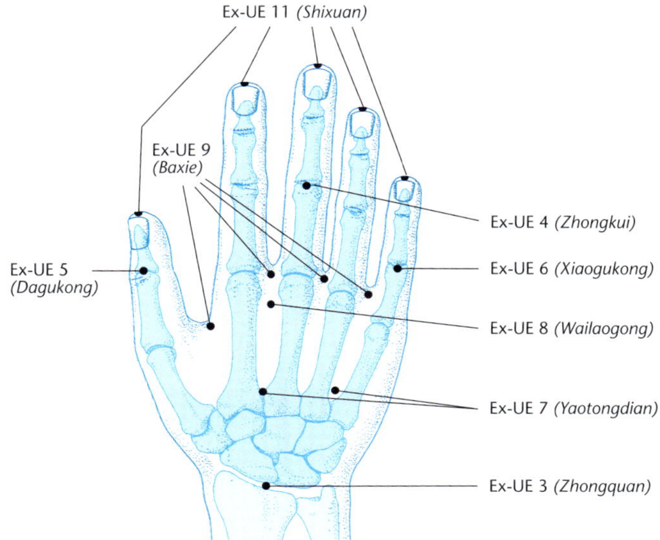

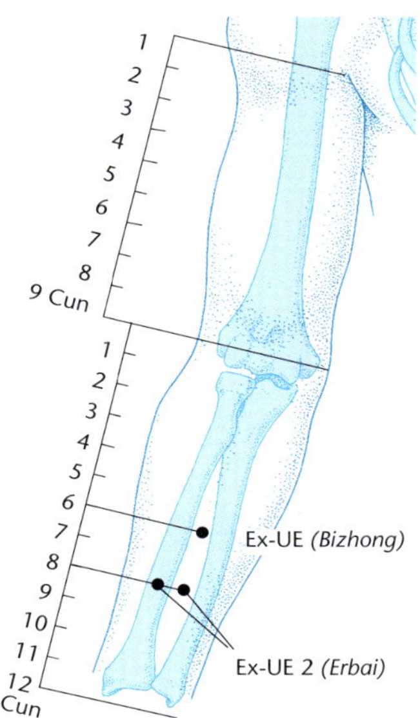

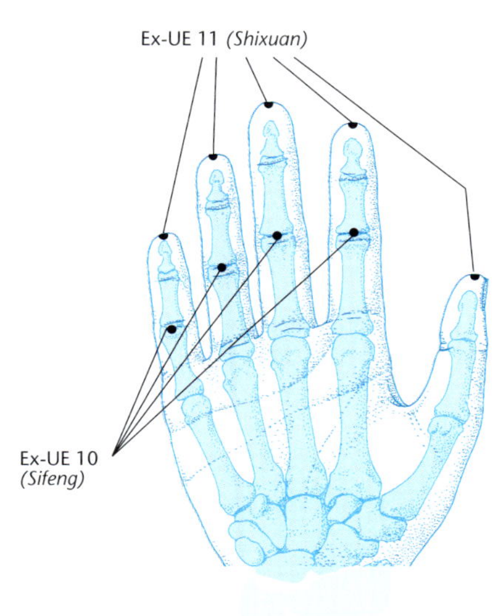

Englische Abkürzung (Standard)	*Pinyin*-Name	Nguyen (Van Nghi), König/Wancura, Schnorrenberger	Shanghai College	Ex (Hempen)
Ex-UE 1	*zhoujian*	–	M-UE 46	–
Ex-UE 2	*erbai*	PaM oder ZP 114	M-UE 29	–
Ex-UE 3	*zhongquan*	PaM oder ZP 118	M-UE 33	–
Ex-UE 4	*zhongkui*	PaM 101	M-UE 16	–
Ex-UE 5	*dagukong*	PaM oder ZP 100	M-UE 15	–
Ex-UE 6	*xiaogukong*	PaM oder ZP 102	M-UE 17	–
Ex-UE 7	*yaotongxue/yaotongdian*	Hand-Punkt 2 PaM oder ZP 110/111[4]	M-UE	Ex 18
Ex-UE 8	*wailaogong*[5]*/luozhen*	PaM oder ZP 108[6]	M-UE 24	Ex 17
Ex-UE 9	*baxie*	PaM oder ZP 107	M-UE 22	Ex 14
Ex-UE 10	*sifeng*	–	M-UE 9	Ex 13
Ex-UE 11	*shixuan*	PaM oder ZP 86	M-UE 1	Ex 15
Weitere Extrapunkte				
Ex-UE	*jianqian/jianneiling*	In NP 74[7] *(sanjian)* enthalten: *jianyu* (Di 15) *jianqian, jianhou*	M-UE 48[8]	Ex 16
Ex-UE	*bizhong*	PaM oder ZP 115	M-UE 30	–

[4] Unterscheidung des Punktes **EX-UE 7** *(yaotongdian* bzw. *yaotongxue)* bei Nguyen (Van Nghi) und Schnorrenberger als 2 Punkte mit anderen chinesischen *pinyin*-Bezeichnungen: **PaM** oder **ZP 110** *(weiling)* und **ZP 111** *(jingling)*. Lokalisation entspricht auch dem Hand-Punkt 2.

[5] Unterscheidung bei Nguyen (van Nghi) und Schnorrenberger von **PaM** bzw. **ZP 108** *(luozhen)*, dessen Lokalisation mit der Lokalisation **Ex-UE 8** *(wailaogong)* übereinstimmt: Auf dem Handrücken zwischen dem 2. und 3. Metakarpophalangealknochen, ca. 0,5 cun vom Metakarpophalangealgelenk entfernt sowie **PaM** bzw. **ZP 109** *(wailaogong)* mit folgender Lokalisation: In der Mitte einer Verbindungslinie vom Handgelenk zum Köpfchen des 3. Metakarpale, zwischen den Metakarpalknochen, genau dem Punkt **Pe 8** *(laogong)* gegenüber, daher auch die Bezeichnung „äußerer" („*wai*" *laogong)*

[6] Unterscheidung bei Nguyen (Van Nghi) und Schnorrenberger von **PaM** bzw. **ZP 108** *(luozhen)*, dessen Lokalisation mit der Lokalisation **Ex-UE 8** *(wailaogong)* übereinstimmt: Auf dem Handrücken zwischen dem 2. und 3. Metakarpophalangealknochen, ca. 0,5 cun vom Metakarpophalangealgelenk entfernt sowie **PaM** bzw. **ZP 109** *(wailaogong)* mit folgender Lokalisation: In der Mitte einer Verbindungslinie vom Handgelenk zum Köpfchen des 3. Metakarpale, zwischen den Metakarpalknochen, genau dem Punkt **Pe 8** *(laogong)* gegenüber, daher auch die Bezeichnung „äußerer" („*wai*" *laogong)*.

[7] **NP 74** (*jiansanzhen*: Drei Nadelstiche an der Schulter) nach Schnorrenberger 3 Punkte: der erste ist identisch mit **Di 15** (*jianyu*), der zweite (*jianqian*: vor der Schulter gelegen) wird 1 cun über dem oberen Axillarfaltende lokalisiert, der dritte (*jianhou*: hinter der Schulter gelegen) wird 1,5 cun über dem oberen Ende der dorsalen Achselfalte lokalisiert.

[8] **M-UE 48** *(jianqian)* nach Deadman, Al-Khafaji und Baker (2000) in der Mitte zwischen vorderer Axillarfalte und **Di 15** (im Shanghai College nicht beschrieben), Lokalisation auf Punktseite.

Ellenbogenspitze *zhoujian* Ex-UE 1

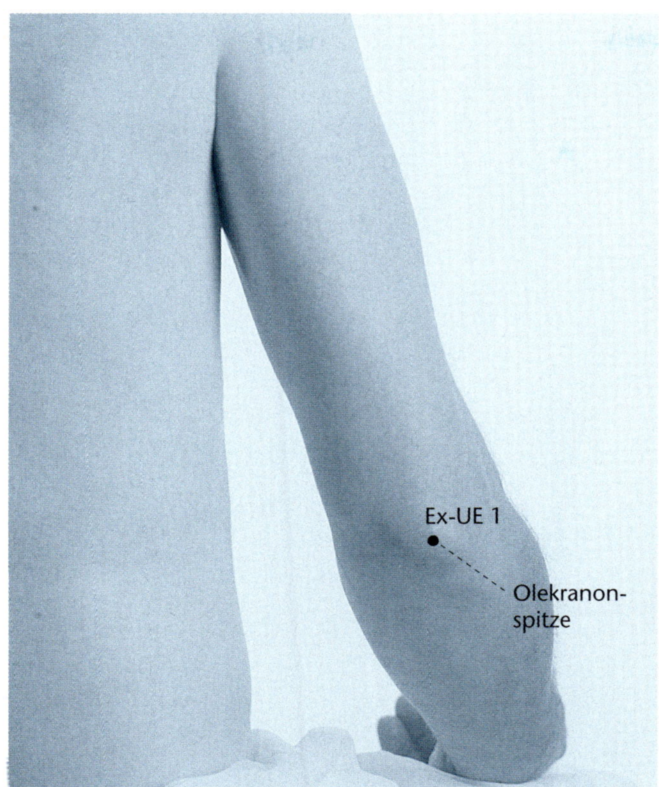

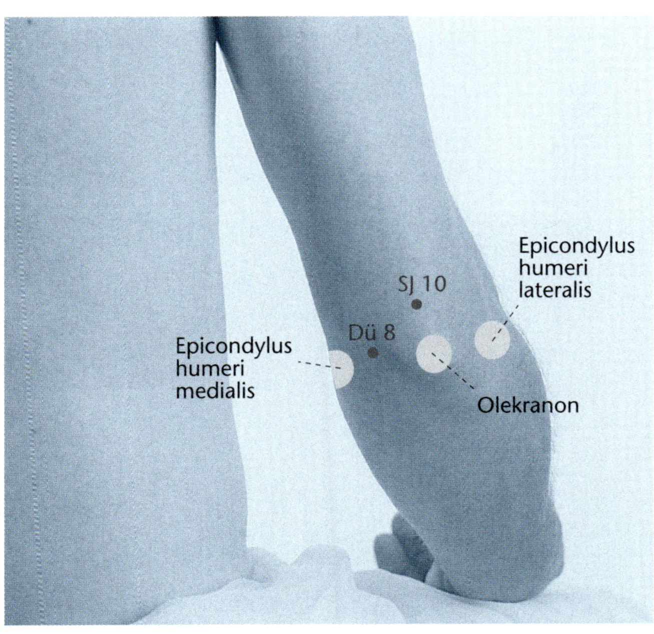

Lokalisation

Auf der Olekranonspitze.

Finden

Auf der Spitze des Olekranons. Bei Ellbogenflexion ist der Punkt gut zu lokalisieren.

Punktion

Ausschließlich Moxibustion.

Wirkung und wichtigste Indikationen

Transformiert Schleim, zerstreut Schwellungen: Abszesse, Bursitis olecrani, Lymphknotenschwellungen, Furunkel, Karbunkel.

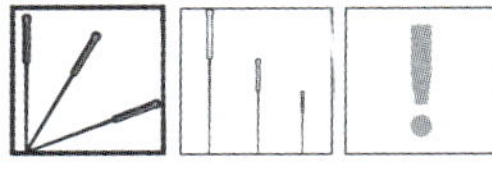

Ex-UE 2 Zwei Weiße *erbai*

Lokalisation

Punktepaar auf dem palmaren Unterarm 4 cun proximal vom Handgelenkspalt („distale Handgelenkbeugefalte“) beidseits der Sehne des M. flexor carpi radialis.

Finden

Der palmare Handgelenkspalt (> 3.3.3) kann durch lockere Handbewegungen deutlich getastet werden. Von der Mitte des Gelenkspalts (Lage von **Pe 7**) aus 4 cun nach proximal messen und auf dieser Höhe jeweils einen Punkt lateral und medial der Sehne des M. flexor carpi radialis lokalisieren.

Oder: Strecke zwischen Ellenbeugefalte (bei **Pe 3**) und Handgelenkspalt (bei **Pe 7**) beträgt 12 cun. Strecke dritteln und das Punktepaar auf dem 1. Drittelabstand vom Handgelenk aus lokalisieren. (Hilfe: Handspanntechnik oder Gummiband > 2.3).

Punktion

Senkrecht bis 1 cun oder schräg nach proximal bis 1,5 cun.

Wirkung und wichtigste Indikationen

Hebt *qi* **an:** Rektumprolaps, Hämorrhoiden, Juckreiz des Anus.

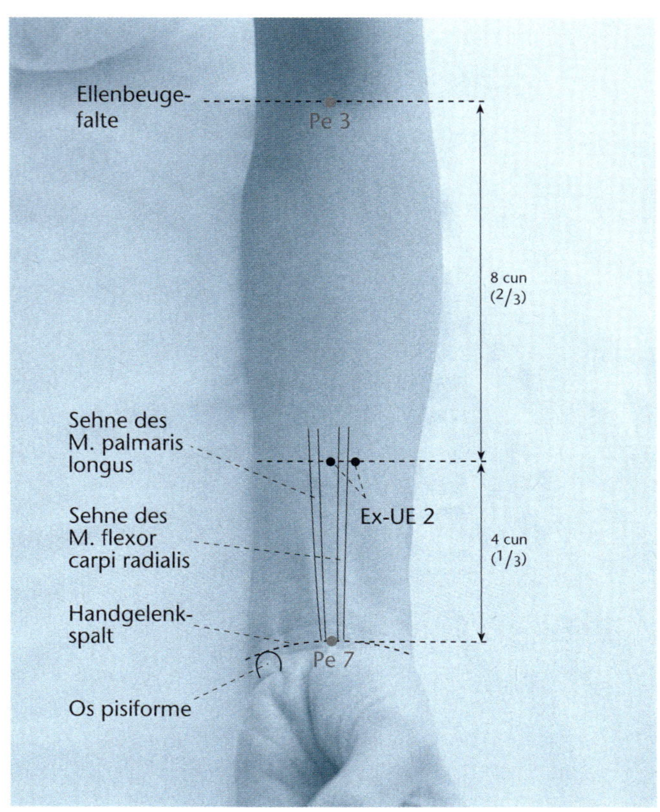

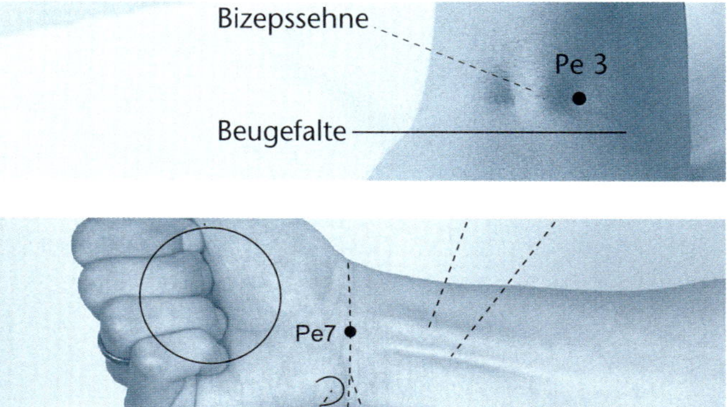

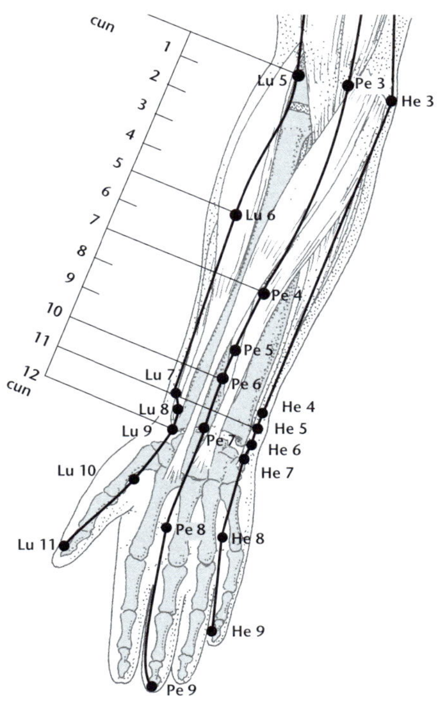

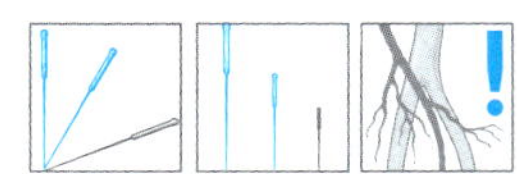

Dorsale Quelle *zhongquan*

Ex-UE 3

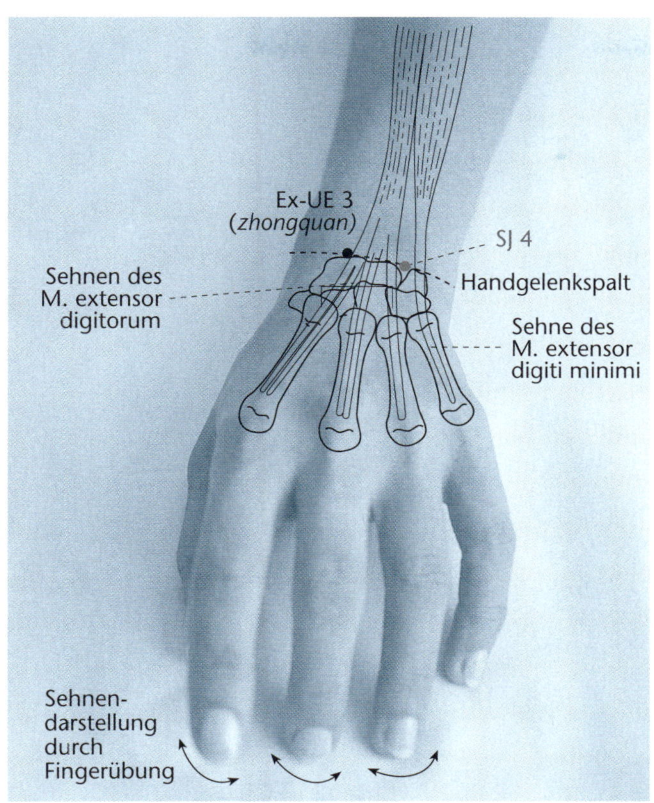

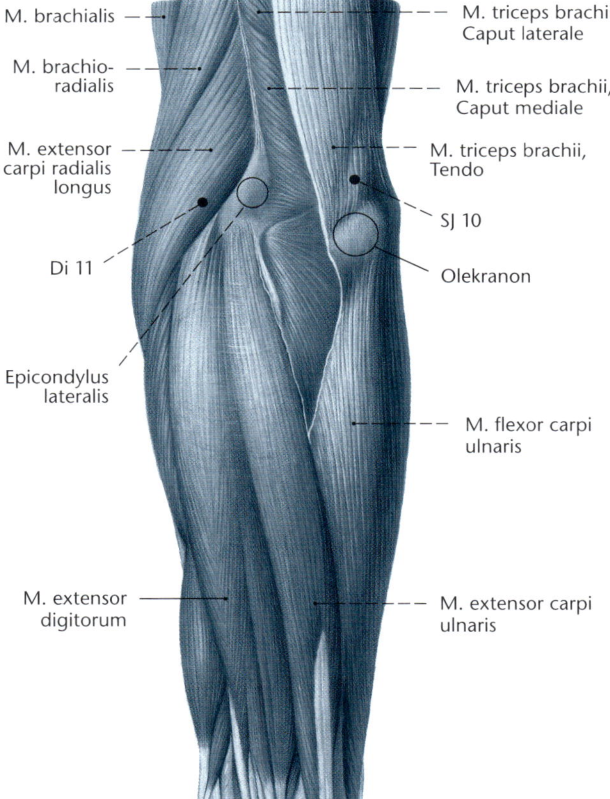

Lokalisation

Radial der Sehne des M. extensor digitorum communis über dem dorsalen Handgelenkspalt („dorsale Handgelenkfalte").

Finden

Der dorsale Handgelenkspalt (3.3.3) kann durch lockere Handbewegungen deutlich getastet werden. **Ex-UE 3** *(zhongquan)* im Handgelenkspalt radial des Sehnenbündels des M. extensor digitorum communis lokalisieren. Die Sehnen lassen sich durch Fingerübungen und Überstreckung der 3 mittleren Finger gut darstellen.

Hinweis: SJ 4 liegt auf derselben Höhe, jedoch ulnar der Sehnen des M. extensor digitorum communis.

Punktion

Senkrecht 0,3–0,5 cun.

Wirkung und wichtigste Indikationen

Harmonisiert den *qi***-Fluss zwischen oberem und mittlerem** *jiao:* Thorakales, epigastrisches und abdominales Druck- und Völlegefühl und Schmerzen, Husten, Dyspnoe, Asthma bronchiale.

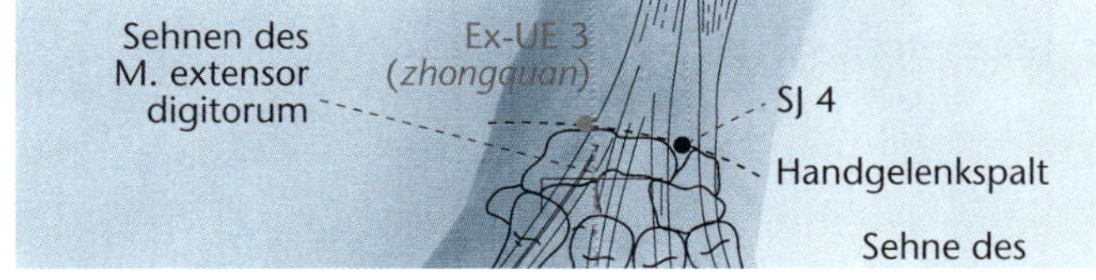

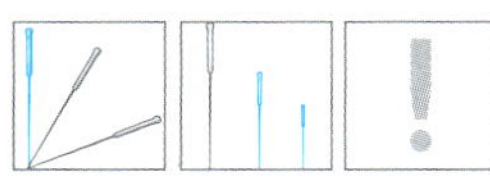

Ex-UE 4 Mittlerer Fingerrücken *zhongkui*

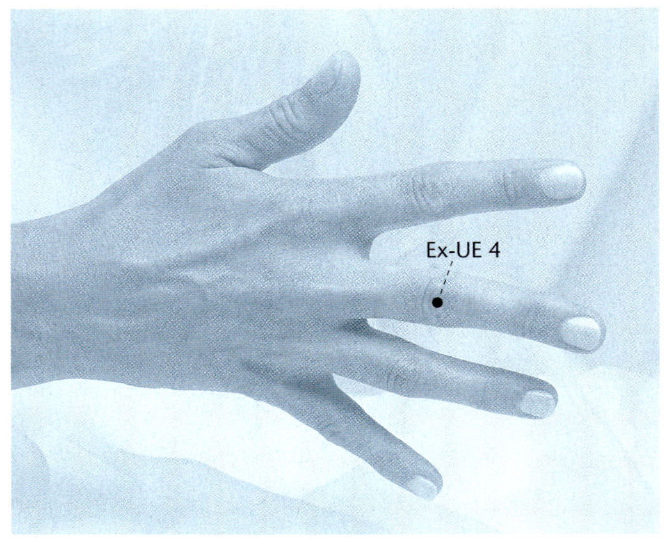

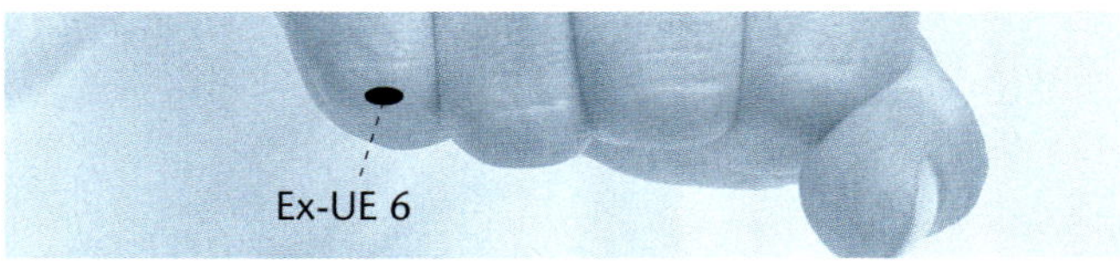

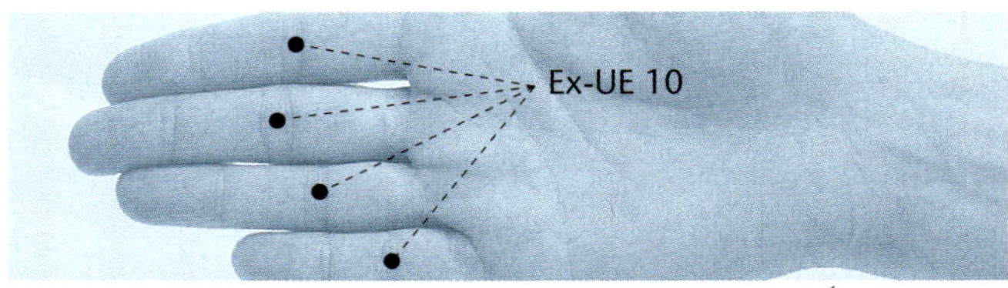

Lokalisation

Namensbezug: Auf der Mittelfingerstreckseite in der Mitte der Querfalten über dem proximalen Interphalangealgelenk (PIP).

Finden

Das proximale Interphalangealgelenk (PIP) des Mittelfingers leicht beugen lassen. Der Punkt befindet sich auf dem Scheitelpunkt des gebeugten Gelenkrückens.

Hinweis: An identischer Position auf dem Kleinfinger liegt **Ex-UE 6** (*xiaogukong*) – Mitte des proximalen PIP des Kleinfingers. In vergleichbarer Position auf der volaren Fingerseite befindet sich ein Punkt von **Ex-UE 10** (*sifeng*). Es gibt vier Punkte auf der volaren Fingerseite jeder Hand, in der Mitte der Falte der proximalen Interphalangealgelenke von Finger II–V.

Punktion

Je nach Indikation kurz oberflächlich stechen und bluten lassen (Mikroaderlass) oder Moxibustion anwenden.

Wirkung und wichtigste Indikationen

- **Senkt gegenläufiges Magen-*qi* ab:** Singultus, Übelkeit, Erbrechen
- **Leitet Hitze aus:** Nasen- und Zahnfleischbluten

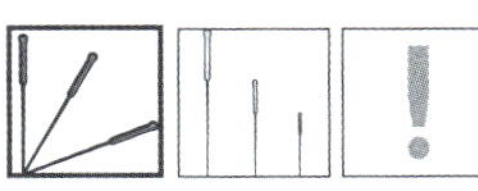

Großes Knochen-Loch *dagukong* Ex-UE 5

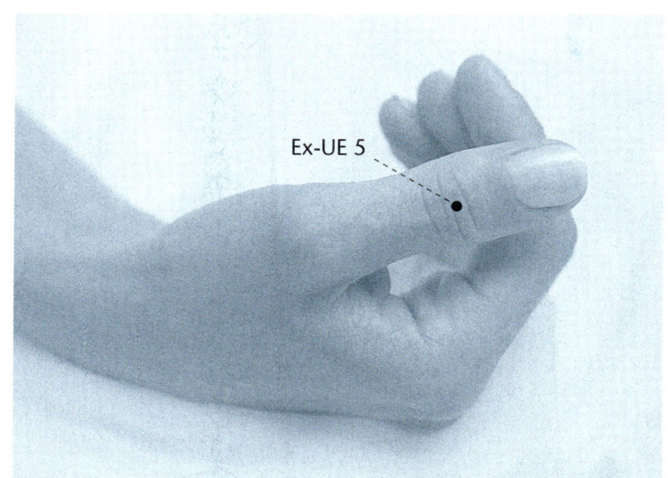

Lokalisation

Namensbezug: Auf der Daumenstreckseite in der Mitte der Querfalten über dem Interphalangealgelenk.

Finden

Das Interphalangealgelenk des Daumens leicht beugen lassen. Der Punkt befindet sich auf dem Scheitelpunkt des gebeugten Gelenkrückens.

Punktion

Mikroaderlass oder Moxibustion.

Wirkung und wichtigste Indikationen

- **Leitet Hitze aus:** Augenschmerzen, Konjunktivitis, Nasenbluten
- **Harmonisiert den mittleren** ***jiao*****:** Erbrechen, Diarrhö

Ex-UE 6 Kleines Knochen-Loch *xiaogukong*

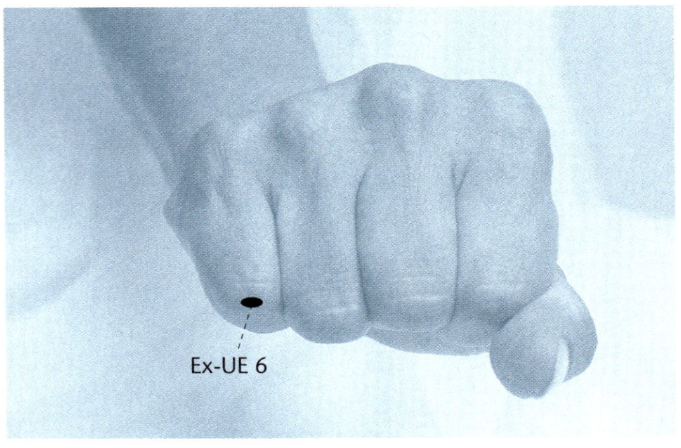

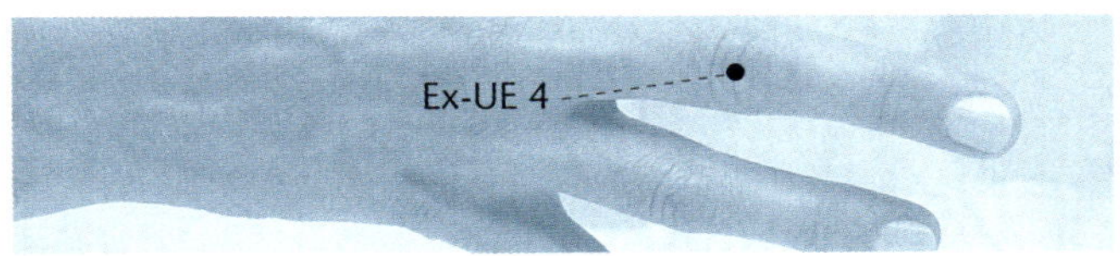

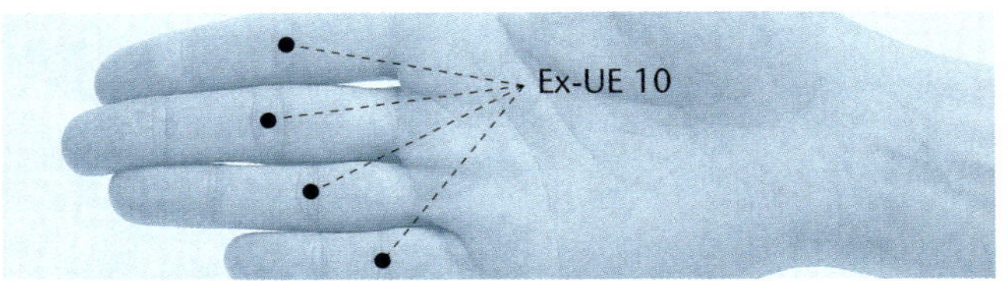

Lokalisation

Namensbezug: Auf der Kleinfingerstreckseite in der Mitte der Querfalten über dem proximalen Interphalangealgelenk (PIP).

Finden

Das proximale Interphalangealgelenk (PIP) des Kleinfingers leicht beugen lassen. Der Punkt befindet sich auf dem Scheitelpunkt des gebeugten Gelenkrückens.

Hinweis: An identischer Position auf dem Mittelfinger liegt **Ex-UE 4** *(zhongkui)* (Mitte des proximalen PIP des Mittelfingers). In vergleichbarer Position auf der volaren Fingerseite befindet sich ein Punkt von **Ex-UE 10** *(sifeng)*. Es gibt vier Punkte auf der volaren Fingerseite jeder Hand, in der Mitte der Falte der proximalen Interphalangealgelenke von Finger II–V.

Punktion

Mikroaderlass oder Moxibustion.

Wirkung und wichtigste Indikationen

Leitet Hitze aus: Augenerkrankungen, Halsschmerzen, Gelenküberwärmung.

Lumbago-Punkte *yaotongdian*

Ex-UE 7

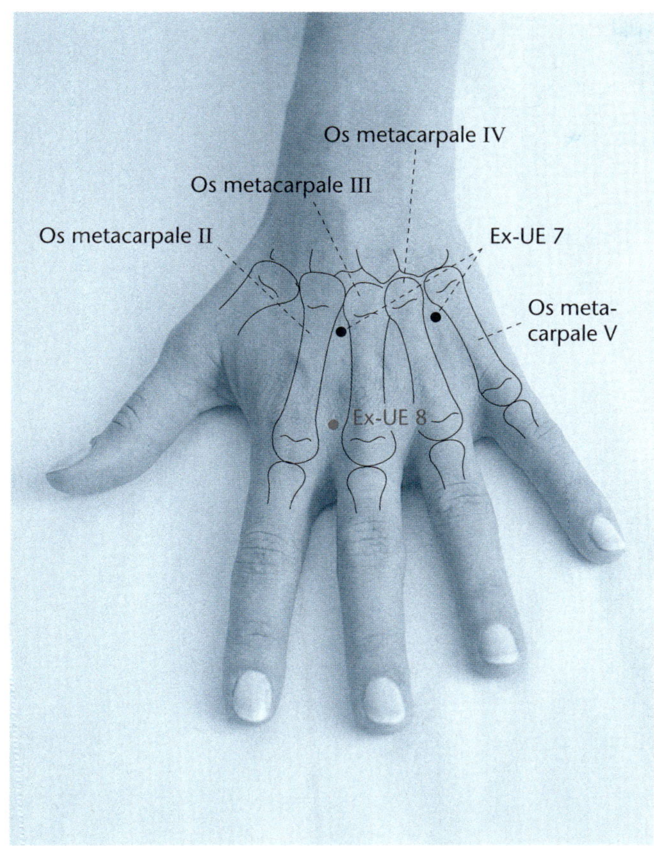

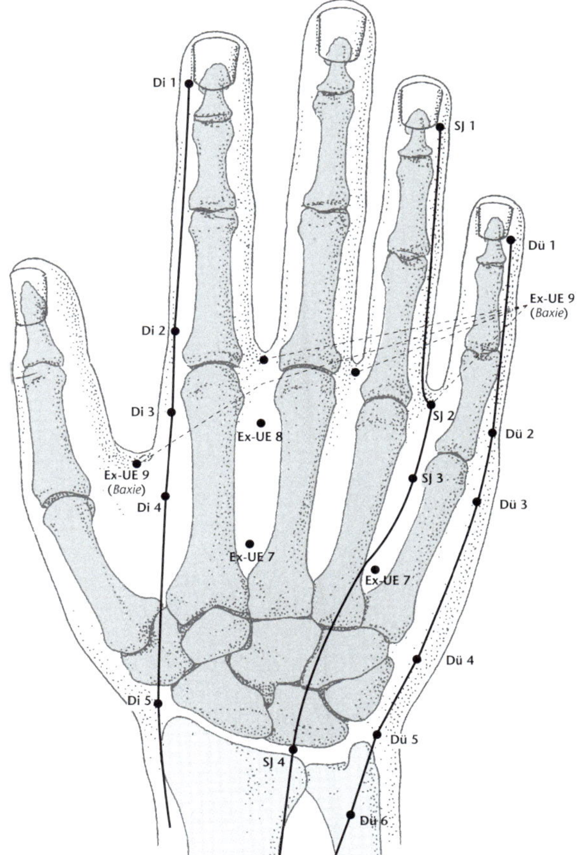

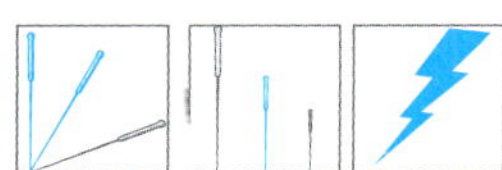

Lokalisation

Zwei Punkte auf dem dorsalen Handrücken zwischen 2./3. sowie 4./5. Metakarpalknochen, jeweils auf Höhe des Übergangs vom Schaft zur Basis der Metakarpalknochen.

Finden

Auf dem dorsalen Handrücken mit den Fingern jeweils in der Rinne zwischen 2. und 3. Metakarpalknochen sowie zwischen 4. und 5. Metakarpalknochen vom Handrücken aus in Richtung Handgelenk gleiten, bis die Tastfinger im Übergangsbereich Schaft zur Basis der jeweiligen Metakarpalknochen etwas abgebremst werden. Hier in den Vertiefungen die Punkte von **Ex-UE 7** *(yaotongdian* bzw. *yaotongxue)* lokalisieren.

Punktion

Senkrecht oder leicht schräg in Richtung Hohlhandmitte 0,5–1 cun. **Cave:** Schmerzhaft, keine Fernpunktstimulation bei Patienten mit schwacher Konstitution, da Gefahr des Nadelkollaps.

Wirkung und wichtigste Indikationen

Stärken *qi* und Blut in der Lumbalregion, lindern Schmerzen: Akute Lumbago und Lumboischialgie, v. a. wenn der Schmerz sich einseitig der Mittellinie projiziert.

Besonderheiten

Sehr wirksamer Fernpunkt bei akuten LWS-Beschwerden.

Ex-UE 8 Äußerer Pe 8/Steifer Nacken *wailaogong/luozhen/xianqiang*

Lokalisation

Auf dem Handrücken zwischen dem 2. und 3. Metakarpalknochen proximal der Metakarpophalangealgelenke, im Übergangsbereich Schaft/Köpfchen der jeweiligen Metakarpalknochen.

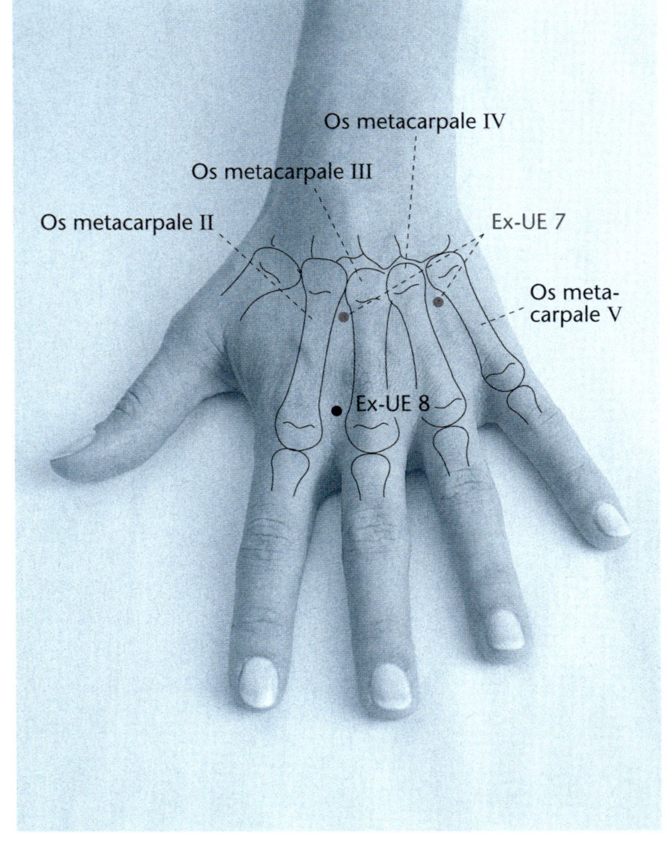

Finden

Lokalisation am besten bei lockerem Faustschluss. Mit dem Tastfinger auf dem dorsalen Handrücken in der Rinne zwischen dem 2. und 3. Metakarpalknochen vom Handgelenk aus in Richtung Finger gleiten. Im Übergangsbereich vom Schaft zum Köpfchen der beiden Metakarpalknochen proximal der Fingergrundgelenke wird der Finger etwas abgebremst. Hier in der Vertiefung **Ex-UE 8** *(wailaogong)* lokalisieren.

Hinweis: In vergleichbarer Position, jedoch zwischen dem 4. und 5. Metakarpalknochen, liegt **SJ 3.**

Punktion

Senkrecht oder schräg 0,5–1 cun. **Cave:** Schmerzhaft, keine Fernpunktstimulation bei Patienten mit schwacher Konstitution, da Gefahr des Nadelkollaps.

Wirkung und wichtigste Indikationen

Bewegt ***qi*** **und Blut in der HWS:** Akuter Tortikollis, Nackensteife und -schmerzen, Schulter- und Armschmerzen.

Besonderheiten

Sehr wirksamer Fernpunkt bei (akutem) Tortikollis.

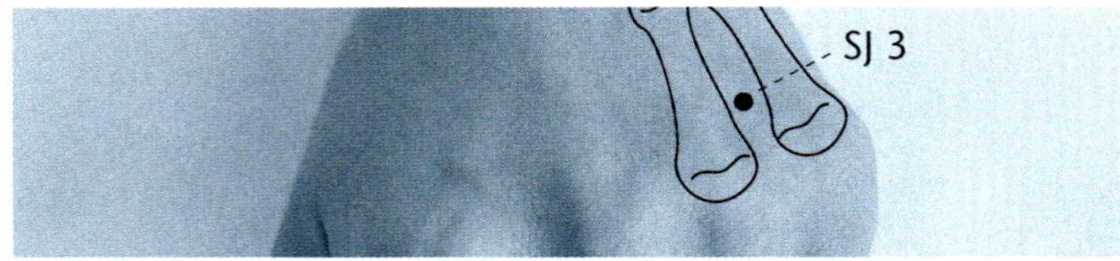

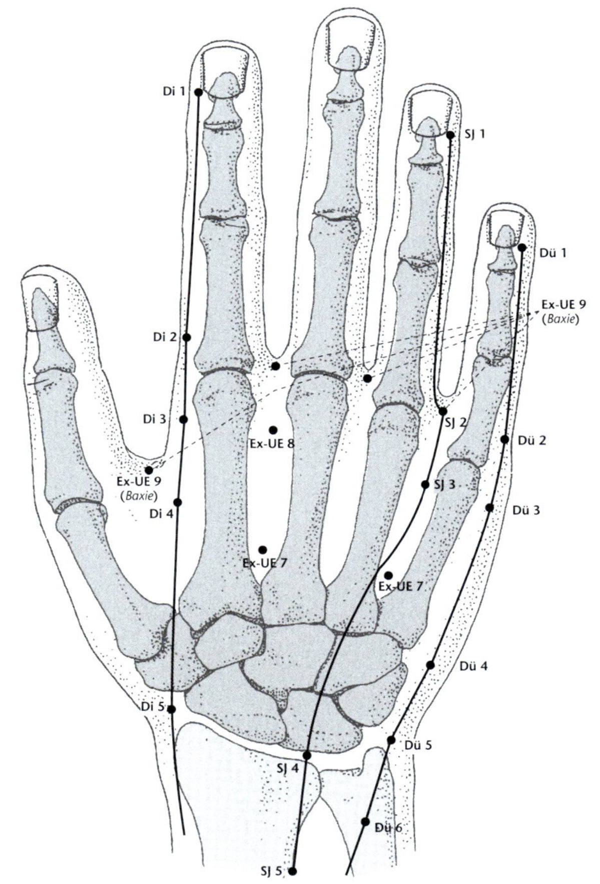

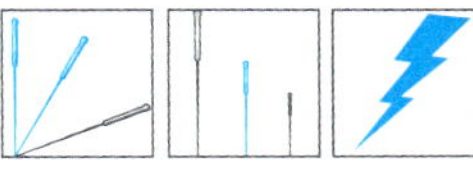

Acht (gegen) pathogene Faktoren *baxie*

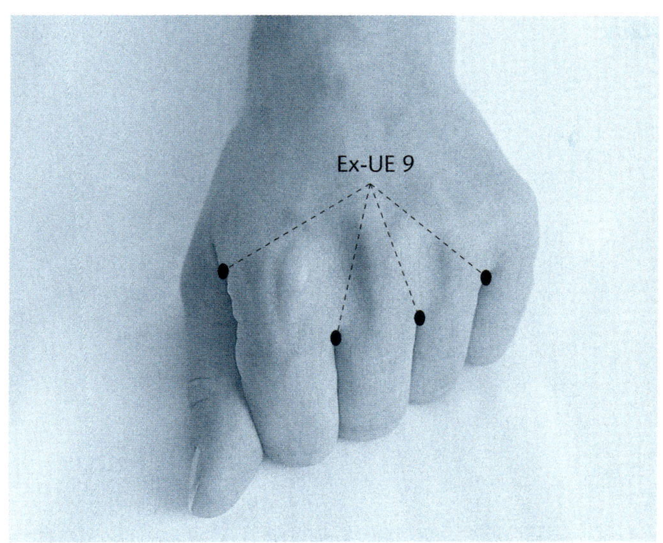

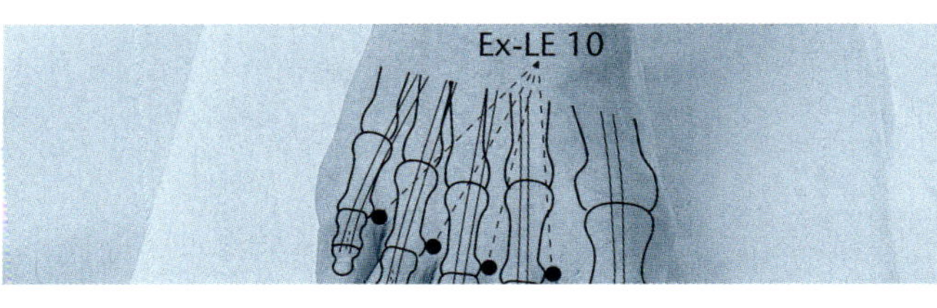

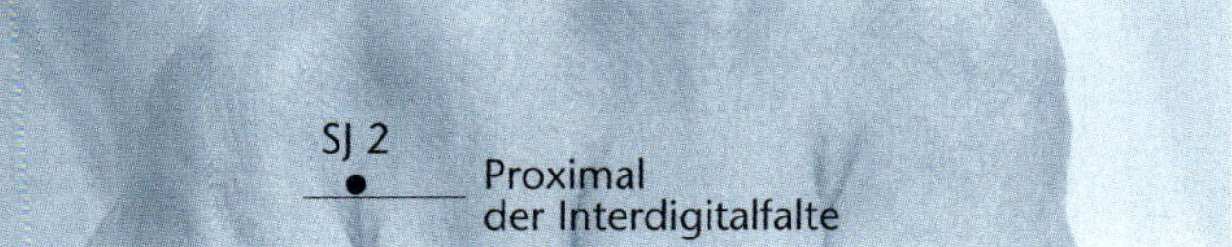

Lokalisation

Etwas proximal der Interdigitalfaltenenden zwischen den Fingern.

Finden

Lokalisation bei leichtem Faustschluss. Etwas entfernt von den Interdigitalfalten zwischen den Fingern die **Ex-UE 9** lokalisieren.

Hinweis: SJ 2 (zwischen 4. und 5. Finger) ist ein Teilpunkt von **Ex-UE 9** *(baxie)*. In vergleichbarer Position am Fuß liegt **Ex-LE 10** (*bafeng*) (nahe der Interdigitalfalten der Zehen). **Le 2, Ma 44** und **Gb 43** sind Teilpunkte von **Ex-LE 10.**

Punktion

Schräg nach proximal oder parallel zu den Metakarpalknochen.

Wirkung und wichtigste Indikationen

Klärt Hitze, mildert Schwellungen: Arthritis der Finger- und Handgelenke, Kopf-, Zahn- und Halsschmerzen, Konjunktivitis, fieberhafte Infekte.

Ex-UE 10 Vier (auf den) Falten *sifeng*

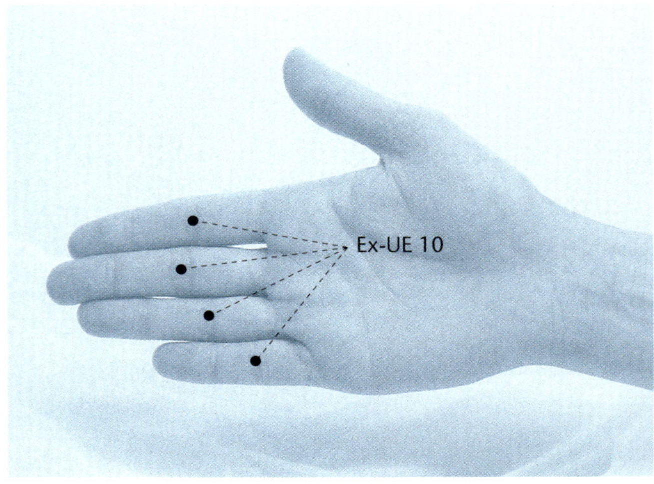

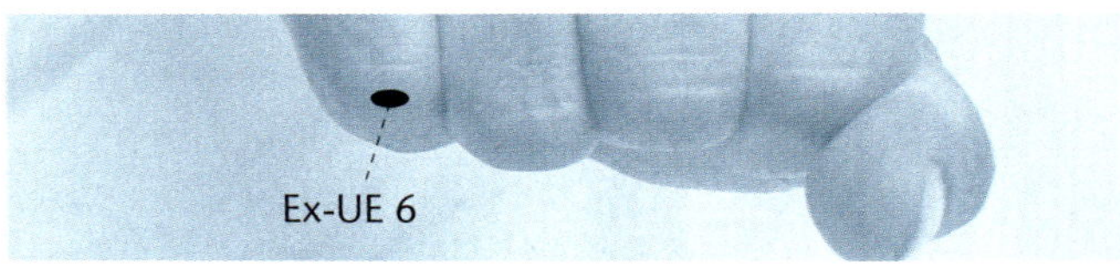

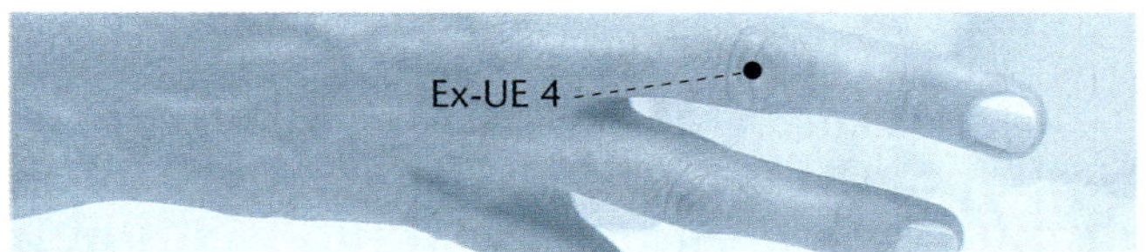

Lokalisation

Auf der palmaren Seite der Finger II bis V in der Mitte der tiefsten Falten über dem jeweiligen proximalen Interphalangealgelenk (PIP).

Finden

Auf der palmaren Seite der Finger II bis V in der Mitte der Falten des PIP.

Hinweis: In vergleichbarer Position, jedoch auf der Streckseite liegen **Ex-UE 4** (*zhongkui*) (Mittelfinger in der Mitte über den Querfalten des proximalen Interphalangealgelenks) und **Ex-UE 6** (*xiaogukong*) (Kleinfinger in der Mitte über den Querfalten des proximalen Interphalangealgelenks).

Punktion

Mikroaderlass und Ausdrücken von Gewebsflüssigkeit und Blut.

Wirkung und wichtigste Indikationen

Harmonisiert den *qi***-Fluss zwischen oberem und mittlerem** ***jiao*:** Keuchhusten, Pseudokrupp, Asthma, Husten, Magendruck, Diarrhö.

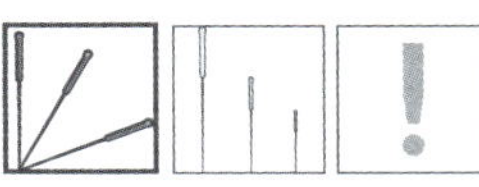

Zehn zerstreuende Punkte *shixuan*

Ex-UE 11

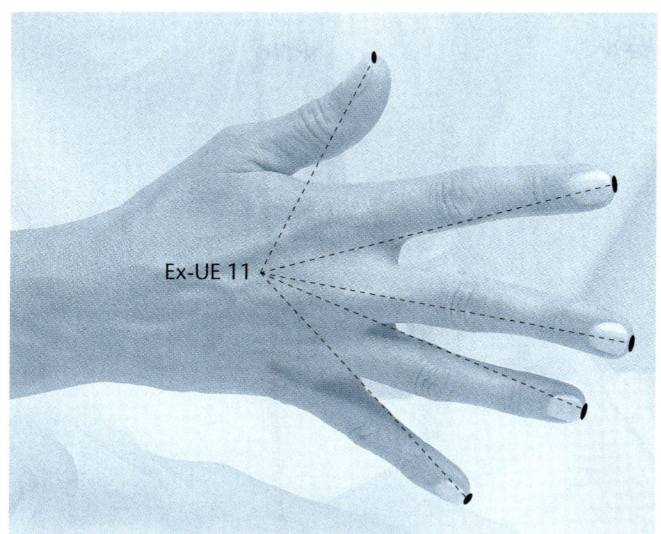

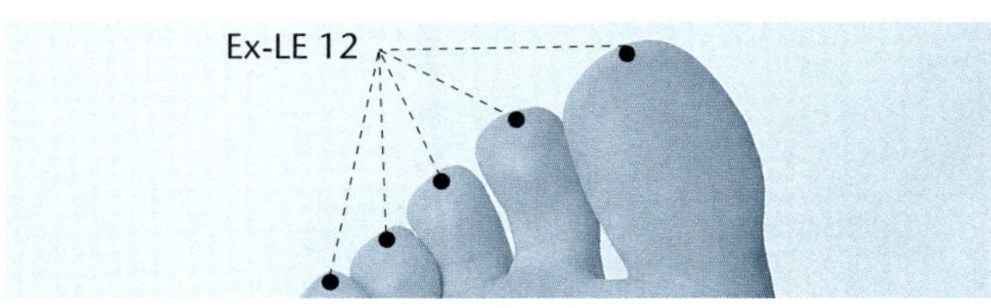

Lokalisation

Auf den Fingerspitzen aller 10 Finger.

Finden

Auf den Fingerspitzen aller 10 Finger, jeweils am Scheitelpunkt des Fingers 0,1 cun vom freien Rand des Nagels entfernt.

Hinweis: In vergleichbarer Position am Fuß liegt **Ex-LE 12** *(qiduan)* (auf den Zehenspitzen aller 10 Zehen).

Punktion

Mikroaderlass.

Wirkung und wichtigste Indikationen

Befreit die Sinne, belebt das Bewusstsein, entfernt Hitze, besänftigt Wind: Fieber, Sonnenstich, Epilepsie, manische Zustände, Halsschmerzen, Kollaps.

Ex-UE Vorderer Schulterpunkt *jianqian/jianneiling*

Lokalisation

In der Mitte einer gedachten Linie zwischen dem Ende der ventralen Axillarfalte und **Di 15.**

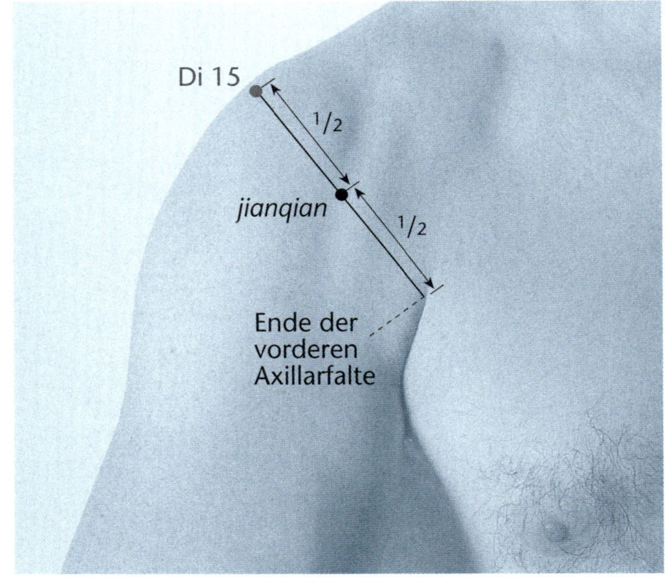

Finden

Der Humeruskopf liegt unter dem Akromion und ragt weiter nach lateral und ventral. Bei Abduktion des Armes in die Horizontale entstehen am Übergang der Schulter zum Oberarm zwei flache Grübchen. In dem mehr ventral gelegenen Grübchen liegt **Di 15.** Als oberes Ende der Axillarfalte gilt der tastbare Rand des M. pectoralis major an der vorderen Begrenzung der Axilla. In der Mitte zwischen diesen beiden Orientierungspunkten liegt **Ex-UE** *(jianqian)* auf dem ventralen Aspekt des Humeruskopfes, hier liegt das Tuberculum minus, Ansatzpunkt der Sehne des M. subscapularis.

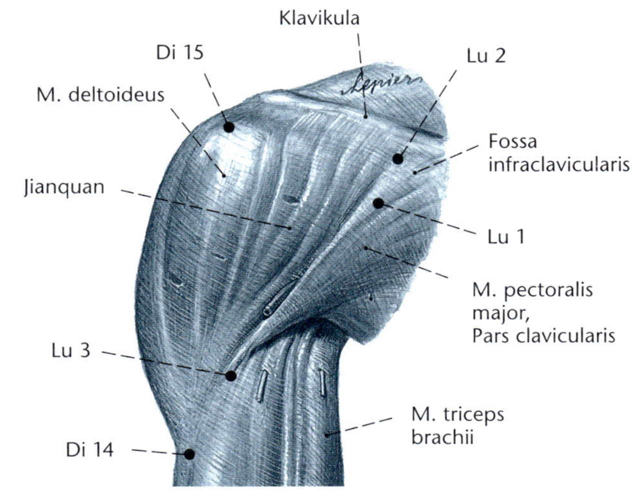

Punktion

Senkrecht bis 1,5 cun.

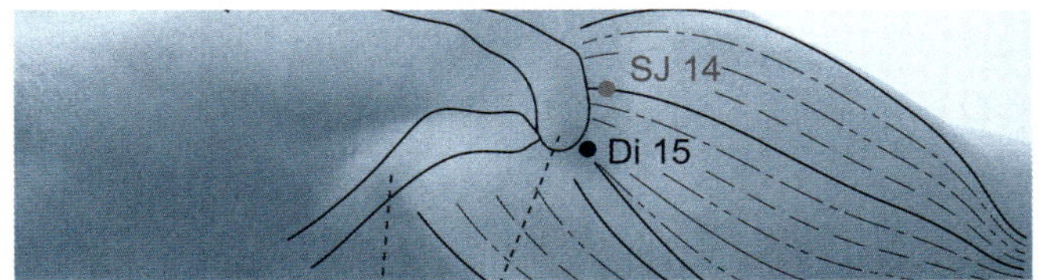

Wirkung und wichtigste Indikationen

Belebt *qi* **und Blut, stärkt die Schulter:** Schulterschmerzen, Muskelhypotrophien.

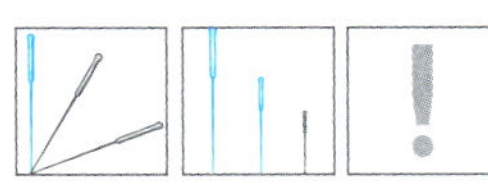

Armmitte *bizhong*

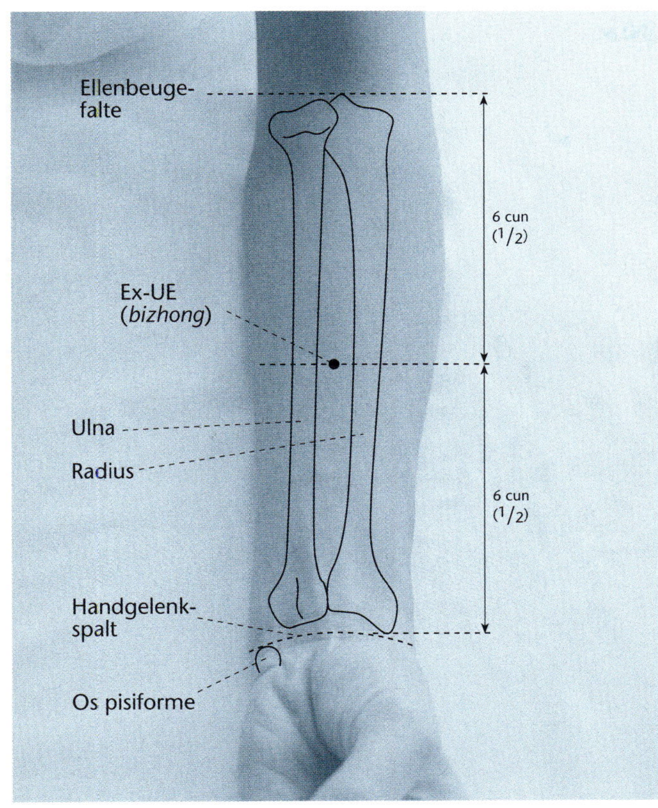

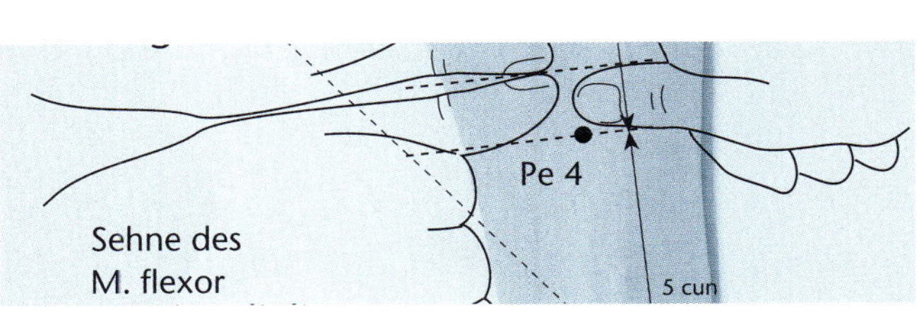

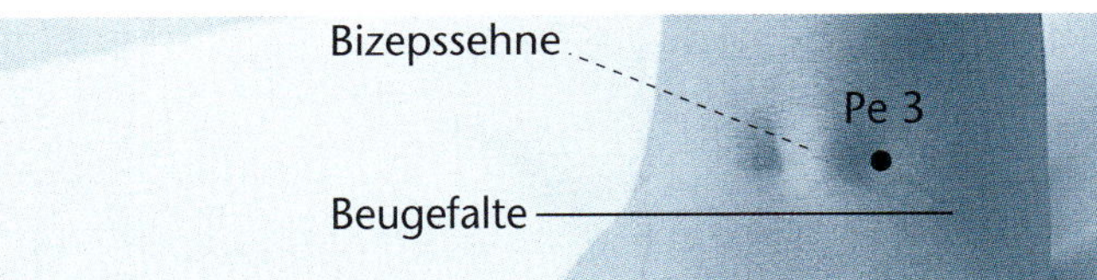

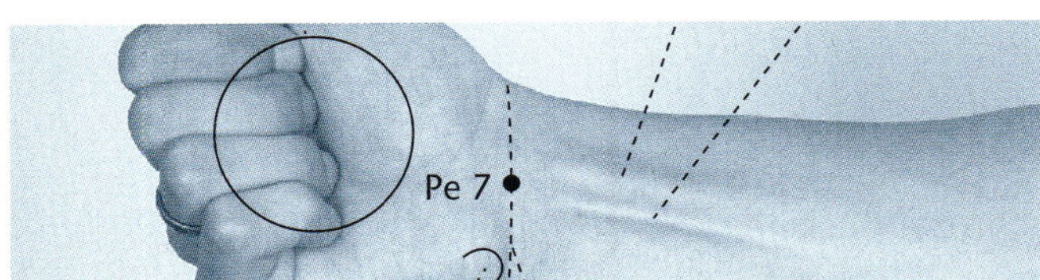

Lokalisation

Am Unterarm in der Mitte zwischen Ellenbeuge und palmarem Handgelenkspalt („distale Handgelenkbeugefalte").

Finden

Den Unterarm entspannt in Supinationsstellung lagern. Der palmare Handgelenkspalt (➤ 3.3.3) ist durch lockere Handbewegungen gut tastbar. Handspanntechnik (➤ 2.3.3): Strecke zwischen Mitte des Handgelenkspalts (Lage von **Pe 7**) und Ellenbeugefalte (Lage von **Pe 3)** halbieren und auf der Höhe des Streckenmittelpunktes **Ex-UE** *(bizhong)* in der Mitte zwischen Radius und Ulna lokalisieren.

Hinweis: Pe 4 liegt 1 cun distal vom Streckenmittelpunkt **Pe 3–Pe 7**, d. h. 5 cun proximal von **Pe 7.**

Punktion

Senkrecht 1–1,5 cun.

Wirkung und wichtigste Indikationen

Belebt *qi* **und Blut:** Hand- und Unterarmschmerzen.

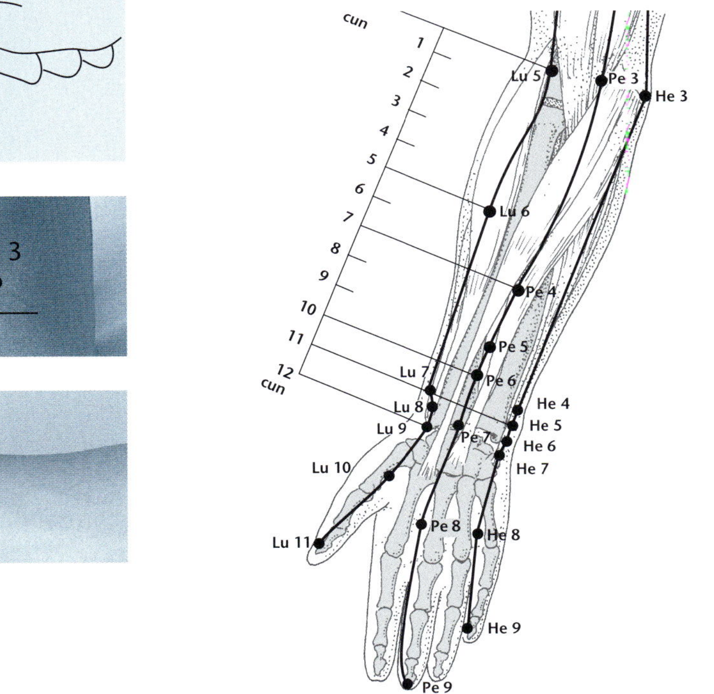

6.6 Extrapunkte: Lower Extremities (Ex-LE), Bein und Fuß (Ex-BF)

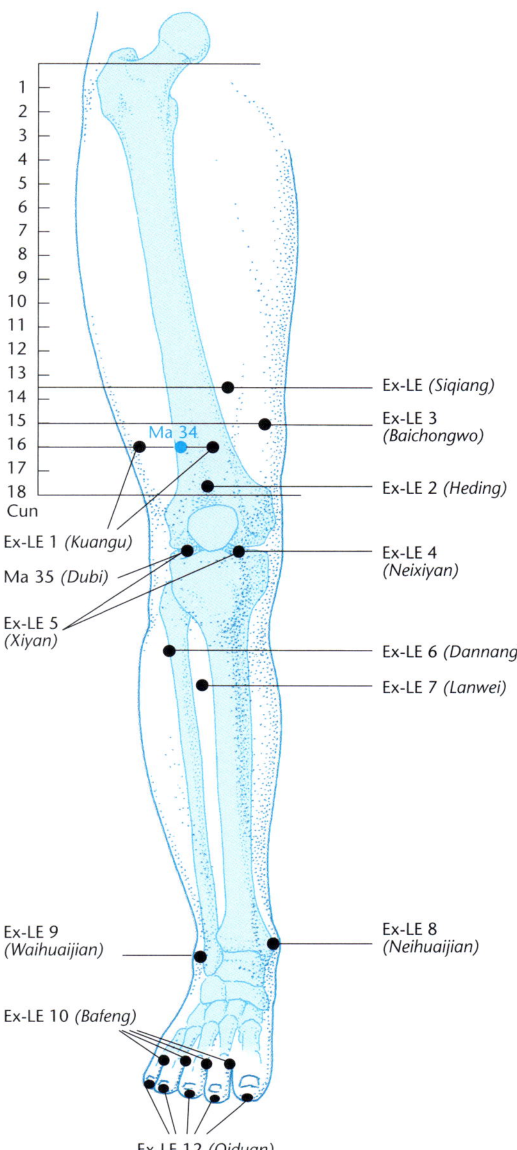

Englische Abkürzung (Standard)	*Pinyin*-Name	Nguyen (Van Nghi), König/Wancura, Schnorrenberger	Shanghai College	Ex (Hempen)
Ex-LE 1	*kuangu*	PaM oder ZP 165 *(changgu)*	M-LE 28	–
Ex-LE 2	*heding/xiding*	PaM oder ZP 156	M-LE 27	–
Ex-LE 3	*baichongwo*	PaM oder ZP 163	M-LE 34	Ex 21
Ex-LE 4	*neixiyan*	(PaM oder ZP 145)	M-LE	(Ex 23)
Ex-LE 5	*xiyan*	PaM oder ZP 145	M-LE	Ex 23
Ex-LE 6	*dannangxue*	PaM oder ZP 152	M-LE 23	
Ex-LE 7	*lanweixue*	PaM oder ZP 142	M-LE 13	Ex 22
Ex-LE 8	*neihuaijian*	PaM oder ZP 146	M-LE 17	–
Ex-LE 9	*waihuaijian*	PaM oder ZP 151	M-LE 22	–
Ex-LE 10	*bafeng*	PaM oder ZP 137	M-LE 8	Ex 19
Ex-LE 11	*duyin*	–	M-LE	–
Ex-LE 12	*qiduan*	–	M-LE 6	–
Weitere Extrapunkte				
Ex-LE	*huanzhong*	PaM oder ZP 84	M-BW 34	Ex 20
Ex-LE	*siqiang*	NP 94	N-LE 19	–
Ex-LE	*lineiting*	PaM oder ZP 130	M-LE 1	–

Hüftknochen *kuangu*

Ex-LE 1

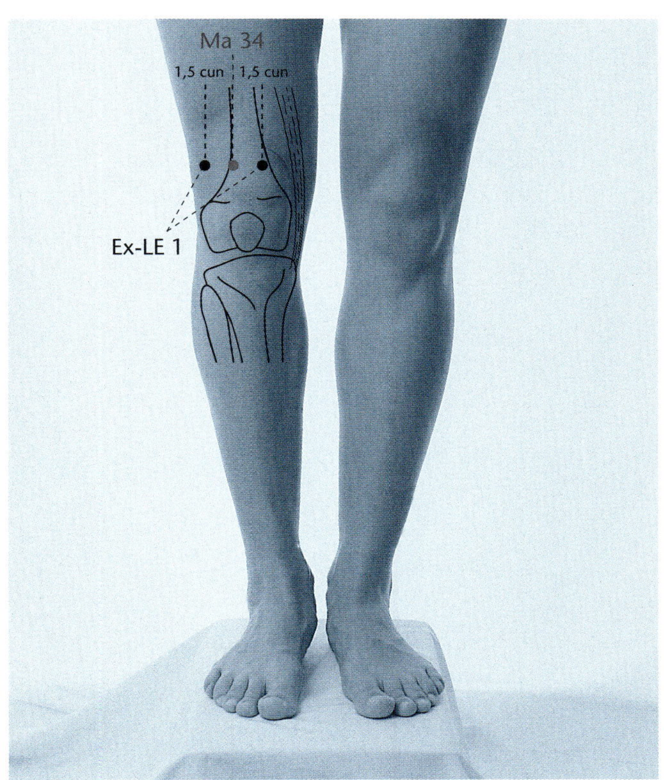

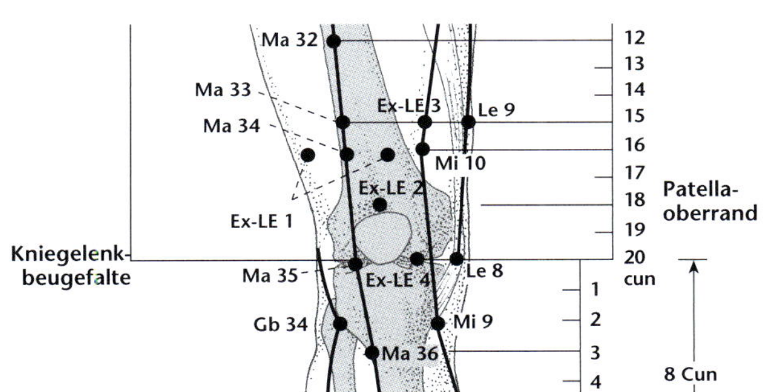

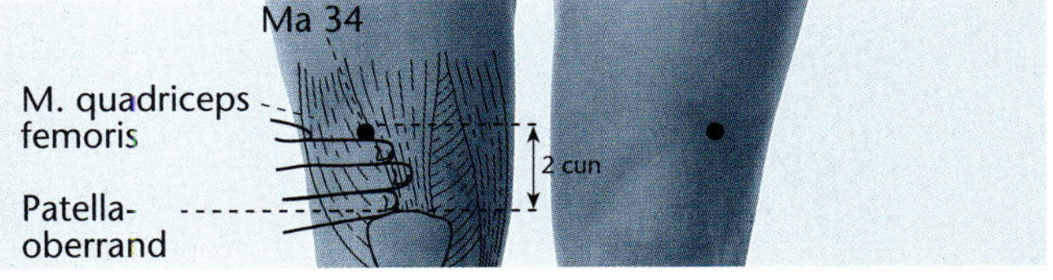

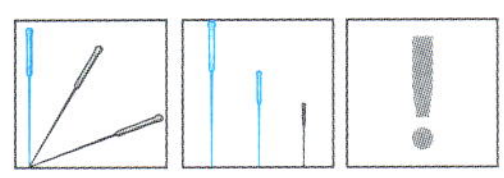

Lokalisation

Punktepaar, das 2 cun proximal der Patella und jeweils 1,5 cun lateral und medial von **Ma 34** *(liangqiu)* liegt.

Finden

Orientierung von **Ma 34** aus: Vom lateralen Patellaoberrand 2 cun nach proximal messen und dort **Ma 34** in einer Mulde im M. vastus lateralis palpieren. Dann jeweils 1,5 cun lateral und medial davon die beiden Punkte von **Ex-LE 1** *(kuangu)* lokalisieren.

Punktion

Senkrecht 1–1,5 cun.

Wirkung und wichtigste Indikationen

Bewegen *qi* **und Blut, mildern Schmerzen:** Funktionsstörungen des Kniegelenks und der unteren Extremität.

Ex-LE 2 Kranichs Gipfel (Knie-Spitze) *heding/xiding*

Lokalisation

In der Mitte des Patellaoberrands.

Finden

Lokalisation und Punktion am besten bei leichter Knieflexion (Knierolle). Die Mitte des Patellaoberrands aufsuchen und hier **Ex-LE 2** *(heding)* lokalisieren.

Punktion

Senkrecht 0,5–0,8 cun.

Wirkung und wichtigste Indikationen

Bewegt *qi* **und Blut, unterstützt das Kniegelenk:** Funktionsstörungen von Knie und unterer Extremität, Schmerzen, Ödeme, Parästhesien.

Besonderheiten

Wichtiger Lokalpunkt.

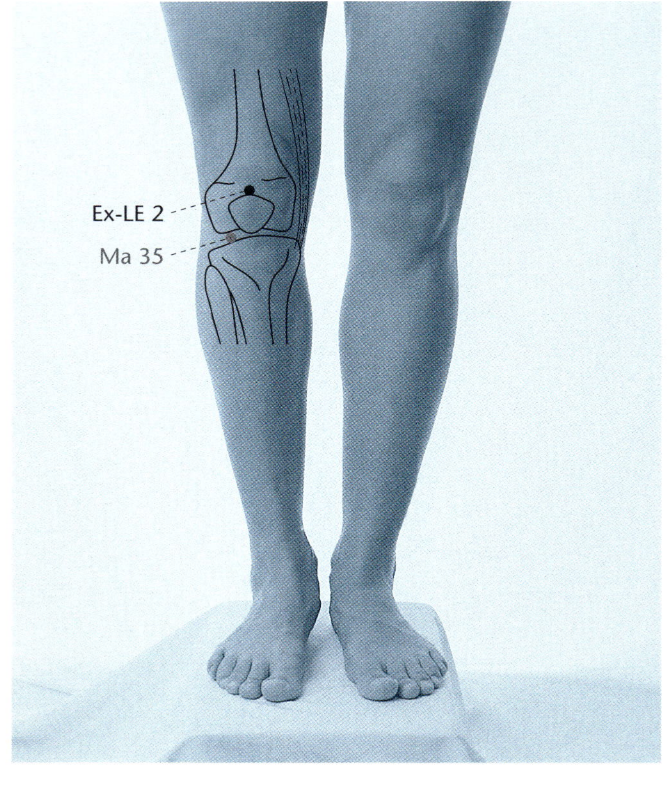

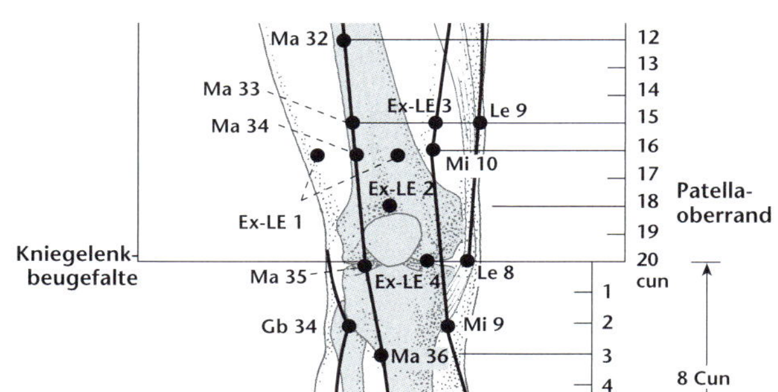

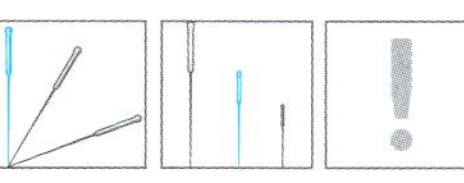

Insektennest *baichongwo*

Ex-LE 3

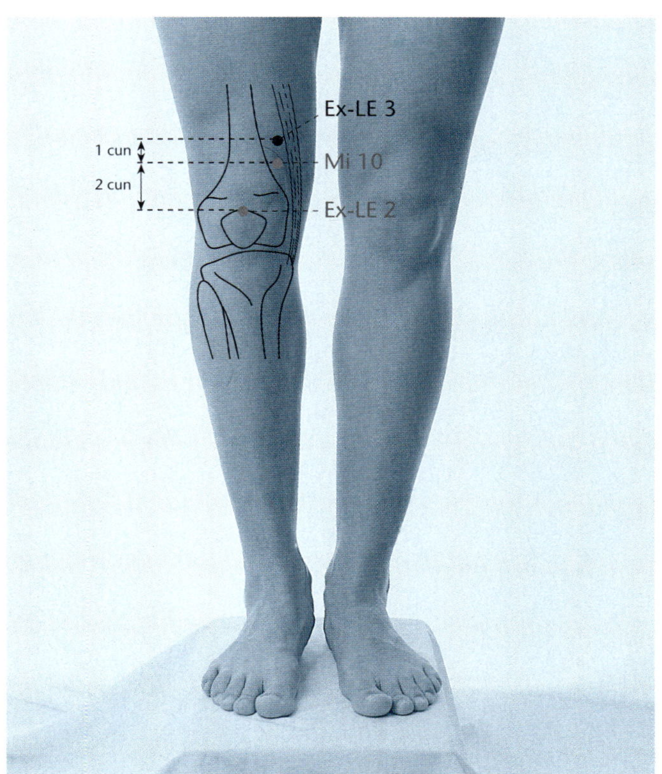

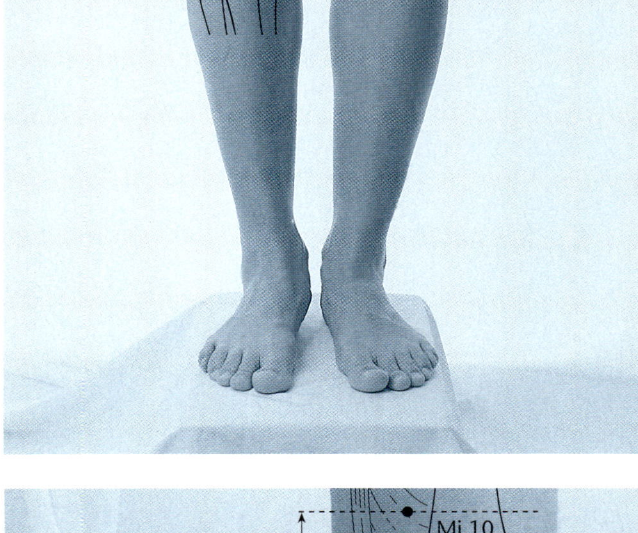

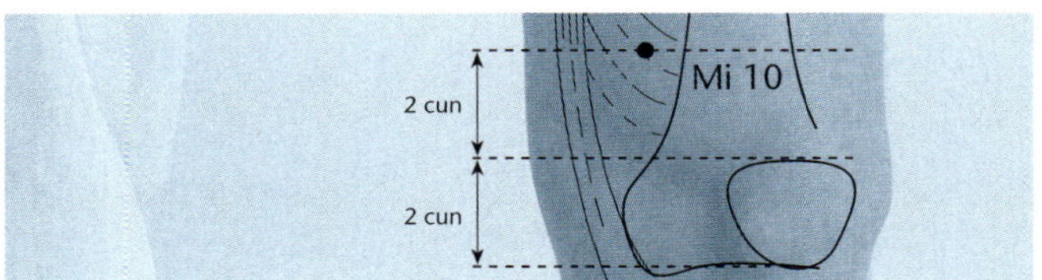

Lokalisation

3 cun proximal und 1 cun medial vom medialen Patellaoberrand in einer Mulde im M. vastus medialis bzw. 1 cun proximal von **Mi 10.**

Finden

Lokalisation bei leichter Knieflexion (Knierolle). Orientierung vom medialen Patellaoberrand aus, von dort 3 cun (1 Handbreite) nach proximal messen und etwas medial **Ex-LE 3** *(baichongwo)* in einer kleinen Mulde im M. vastus medialis lokalisieren.

Punktion

Senkrecht 1–2 cun.

Wirkung und wichtigste Indikationen

Klärt Blut-Hitze, beseitigt Wind, leitet Feuchtigkeit aus: Hauterkrankungen, Juckreiz (Dermatitis, Urtikaria, Einsatz auch bei allergischen Erkrankungen).

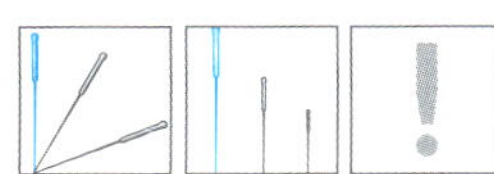

Ex-LE 4 Inneres Knieauge *neixiyan*

Lokalisation

Bei Knieflexion in der Vertiefung medial des Ligamentum patellae unterhalb der Patella.

Finden

Lokalisation bei leichter Knieflexion (Knierolle): Unterhalb der Patella medial des Ligamentum patellae in einer deutlichen Vertiefung (mediales/inneres „Knieauge") den Punkt **Ex-LE 4** *(neixiyan)* lokalisieren. Das laterale/äußere „Knieauge" entspricht **Ma 35** *(dubi)*. Gemeinsam bilden sie den Extrapunkt **Ex-LE 5** *(xiyan)*.

Punktion

Senkrecht oder schräg in Richtung laterales Knieauge (**Ma 35**) 0,5–1 cun. **Cave:** Kniegelenk.

Wirkung und wichtigste Indikationen

Kniegelenkerkrankungen.

Besonderheiten

Wichtiger Lokalpunkt.

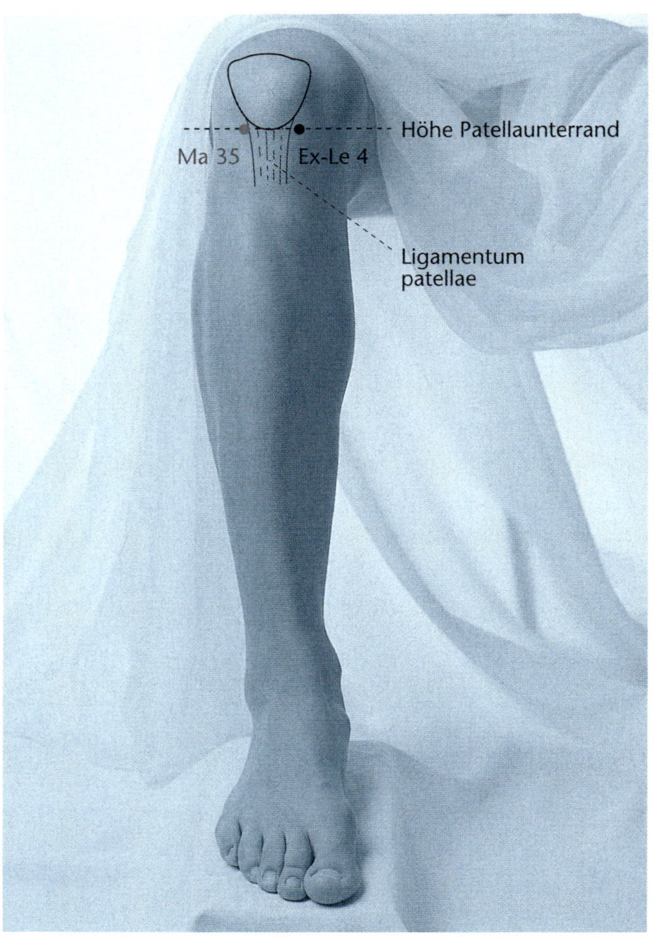

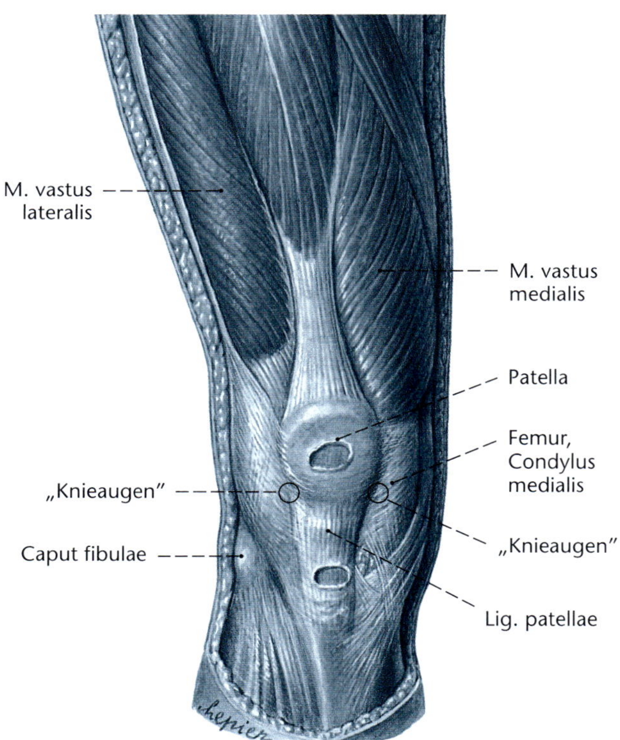

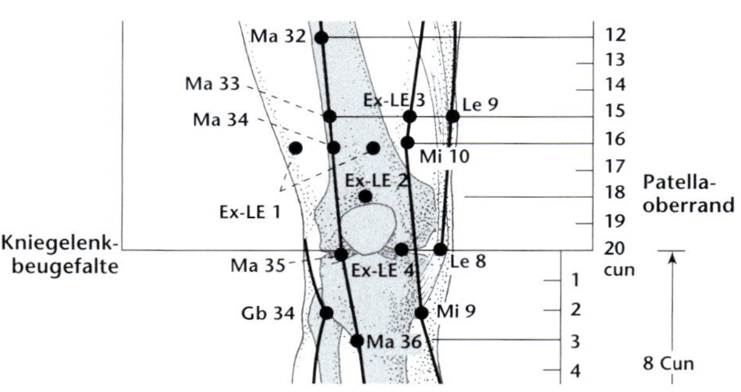

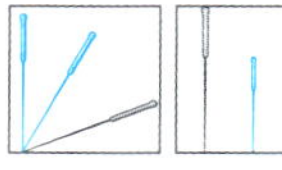

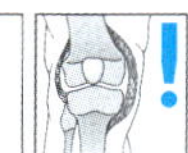

Knieaugen *xiyan*

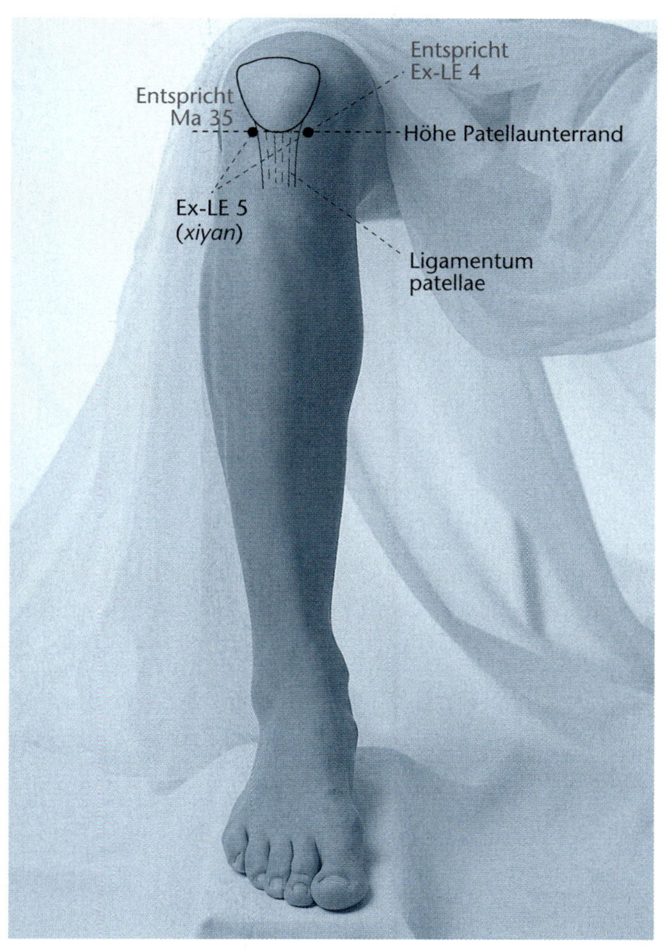

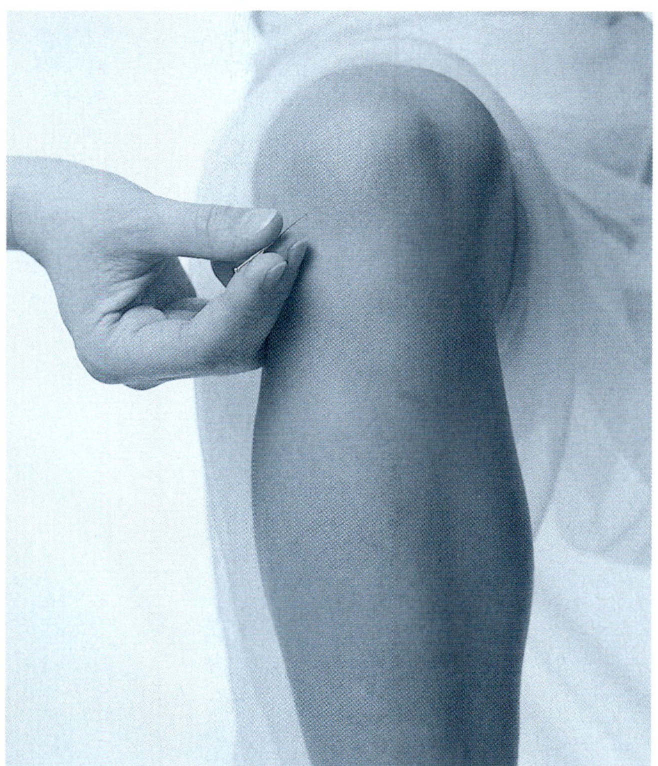

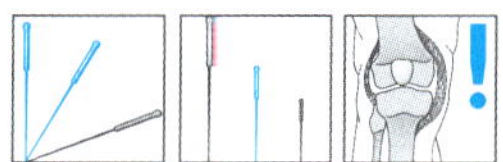

Lokalisation

Bei Knieflexion liegt der Punkt in den beiden Vertiefungen medial und lateral des Ligamentum patellae unterhalb der Patella. **Ex-LE 5** *(xiyan)* beinhaltet zwei Punkte: **Ex-LE 4** (*neixiyan*) und **Ma 35** *(dubi)*.

Finden

Lokalisation bei leichter Knieflexion (Knierolle): Auf der Höhe des Unterrands der Patella, jeweils lateral und medial des Ligamentum patellae das laterale/äußere (**Ma 35**) und mediale/innere Knieauge (**Ex-LE 4** *neixiyan*) lokalisieren. Gemeinsam bilden sie den **Ex-LE 5** *(xiyan)*.

Punktion

Mediales Knieauge: Senkrecht oder schräg in Richtung laterales Knieauge, **laterales Knieauge:** Senkrecht oder schräg in Richtung mediales Knieauge, jeweils 0,5–1 cun.

Cave: Nicht zu tief nadeln wegen möglicher intraartikulärer Punktion, die Punkte entsprechen den Einstichstellen des arthroskopischen Zugangs.

Wirkung und wichtigste Indikationen

Beseitigen Wind-Feuchtigkeit und Schwellungen, mildern Schmerzen: Knieerkrankungen jeglicher Genese, Parästhesien, Atrophie der unteren Extremität.

Besonderheiten

Wichtige Lokalpunkte bei Kniegelenkbeschwerden.

Ex-LE 6

Gallenblase *dannang/dannangxue/dannangdian*

Lokalisation

Drucksensibelster Punkt ca. 1–2 cun distal von **Gb 34** auf der Gb-Leitbahn des **rechten** Beines.

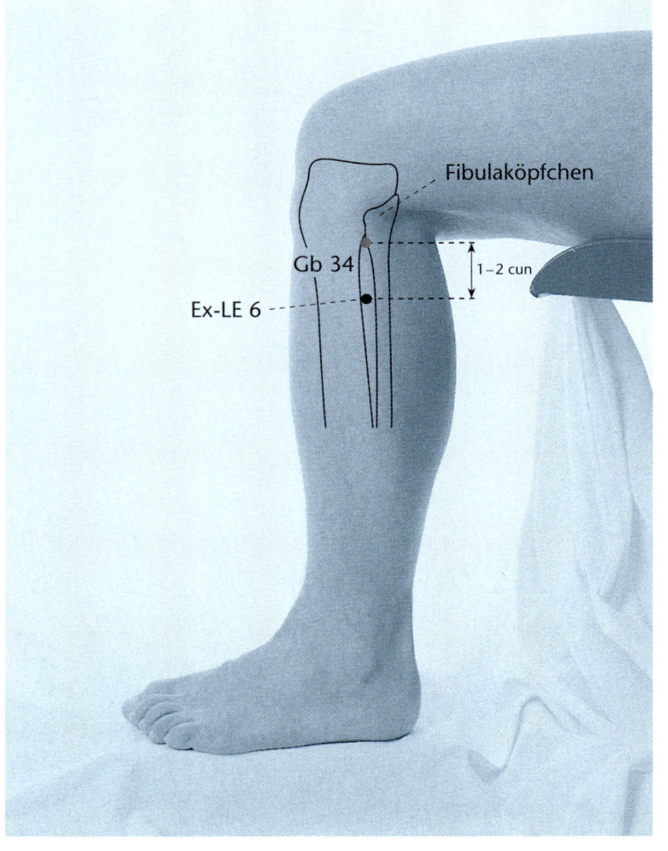

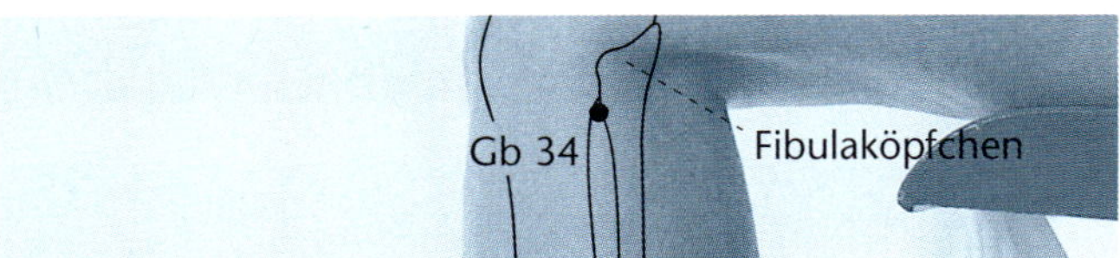

Finden

Lokalisation des Punktes auf dem rechten Bein (entspricht einseitiger Lage der Gallenblase), am besten bei Lagerung in Knieflexion (Knierolle). Orientierung von **Gb 3**: Das Fibulaköpfchen im Bereich der Hosennaht tasten und es wie eine Pinzette mit Zeige- und Mittelfinger umfassen. Von dort mit den beiden Tastfingern nach distal gleiten. Der weiter medial gelegene Finger rutscht dann in eine Vertiefung direkt unter und vor dem Fibulaköpfchen (Lage von **Gb 34**). Von hier ausgehend ca. 1–2 cun entlang der Gb-Leitbahn palpieren und **Ex-LE 6** *(dannangxue)* in der drucksensibelsten Stelle lokalisieren.

Punktion

Senkrecht 1–1,5 cun.

Wirkung und wichtigste Indikationen

Klärt Hitze, beseitigt Feuchtigkeit: Akute und chronische Gallenblasenerkrankungen wie Cholezystitis und Cholelithiasis (bei Druckschmerzhaftigkeit auch diagnostisch von Bedeutung), Spannungen und Schmerzen in der lateralen Rippenregion, lokal und regional bei Parästhesien und Paresen der unteren Extremität.

Appendix *lanwei/lanweixue*

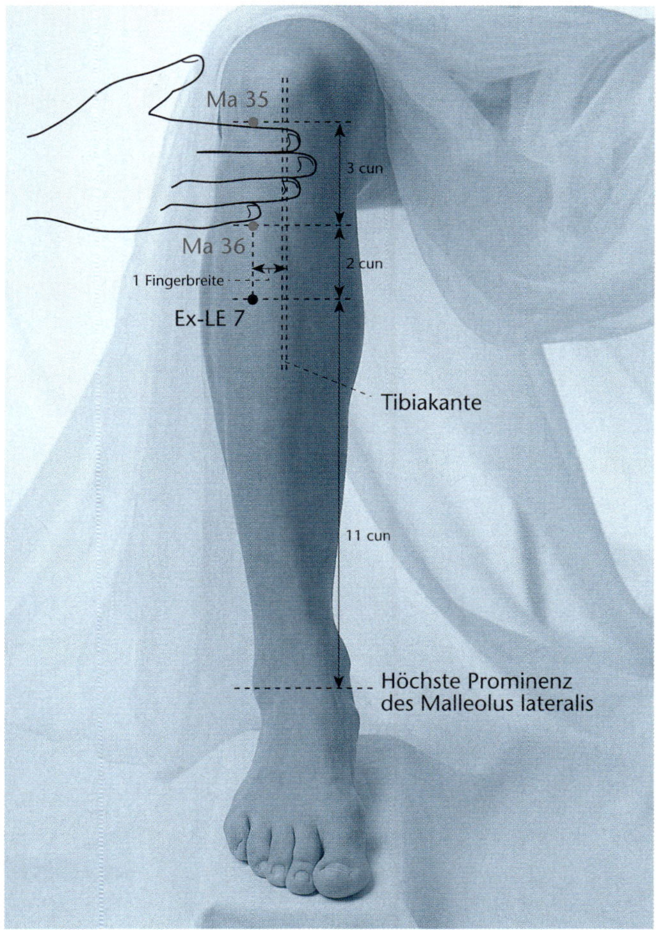

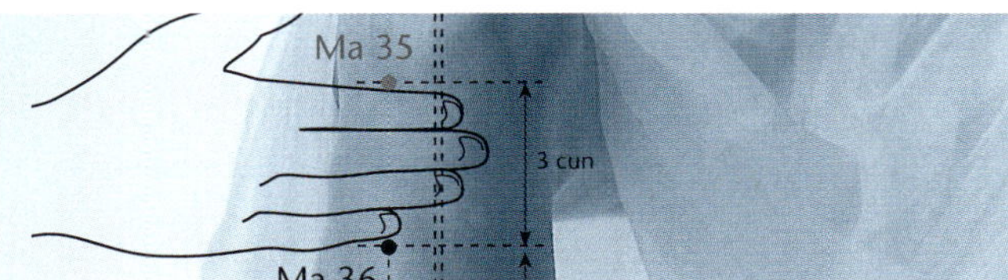

Lokalisation

Drucksensibelster Punkt ca. 2 cun distal von **Ma 36** auf der Ma-Leitbahn des **rechten** Beines.

Finden

Lokalisation des Punktes auf dem rechten Bein (entspricht einseitiger Lage des Appendix im rechten Abdomen). Orientierung von **Ma 36** aus (3 cun distal vom Kniegelenkspalt und 1 Fingerbreite lateral der Tibiakante). Von dort entlang der Ma-Leitbahn ca. 2 cun nach distal palpieren und **Ex- LE 7** *(lanweixue)* in der drucksensibelsten Stelle lokalisieren.

Punktion

Senkrecht 1–1,5 cun.

Wirkung und wichtigste Indikationen

Bewegt *qi* und Blut, klärt Hitze und Feuer-Toxine aus dem Dickdarm: Akute und chronische Appendizitis (auch diagnostischer Einsatz), lokal und regional bei Parästhesien und Paresen der unteren Extremität.

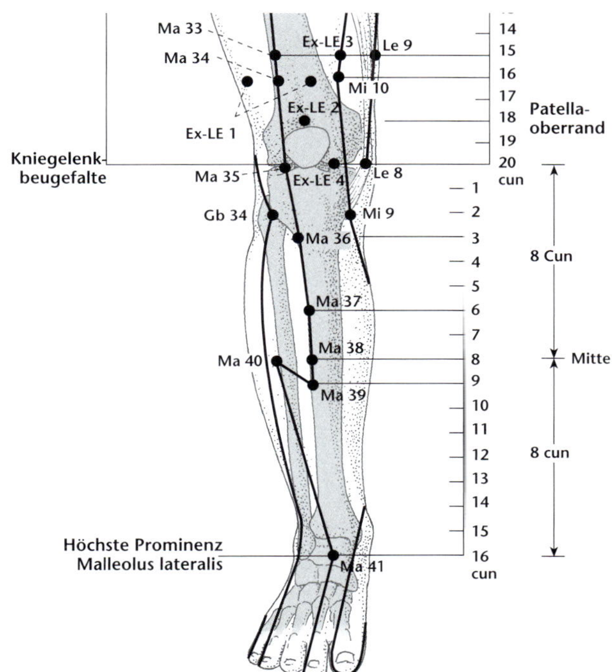

Ex-LE 8 Innenknöchel-Spitze *neihuaijian*

Lokalisation

Höchster Punkt des Malleolus medialis.

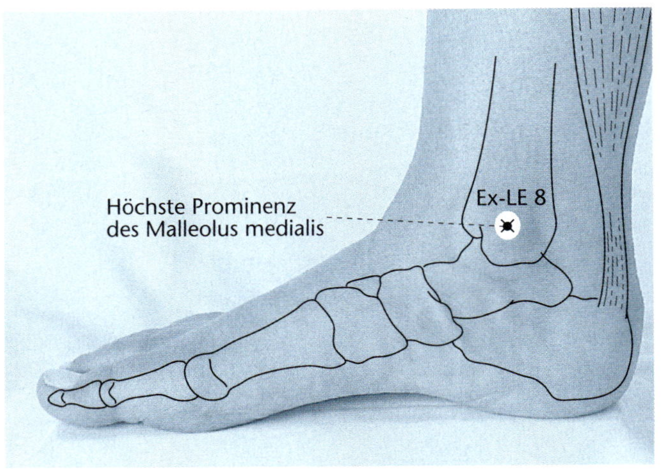

Finden

Die höchste Prominenz des Malleolus medialis aufsuchen und hier **Ex-LE 8** (*neihuaijian*) lokalisieren.

Hinweis: In vergleichbarer Position, aber auf dem lateralen Malleolus liegt **Ex-LE 9** (*waihuaijian*).

Punktion

Flach s. c. 0,1 cun oder Mikroaderlass.

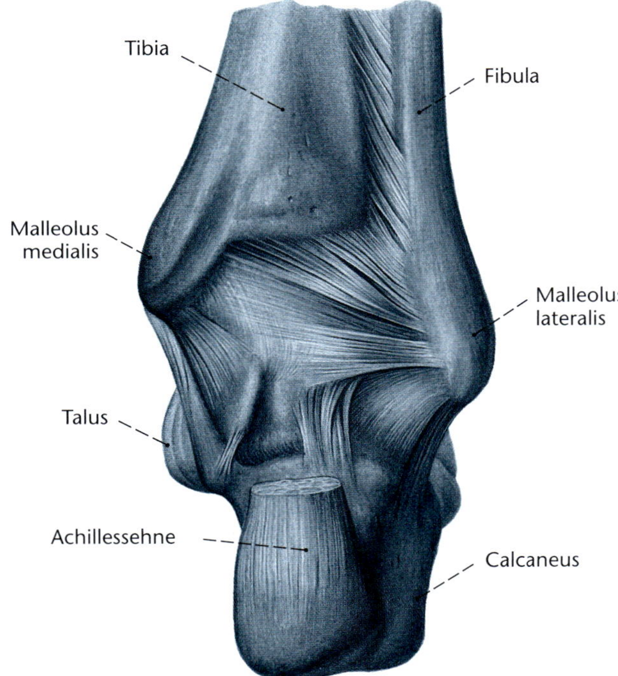

Wirkung und wichtigste Indikationen

Macht die *luo*-Gefäße durchgängig, mildert Schmerzen: Schmerzen der medialen Knöchelregion, Zahnschmerzen.

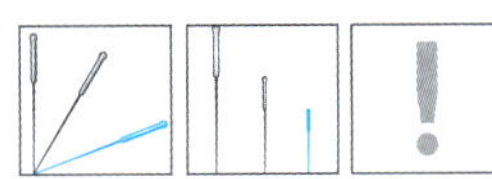

Außenknöchel-Spitze *waihuaijian*

Ex-LE 9

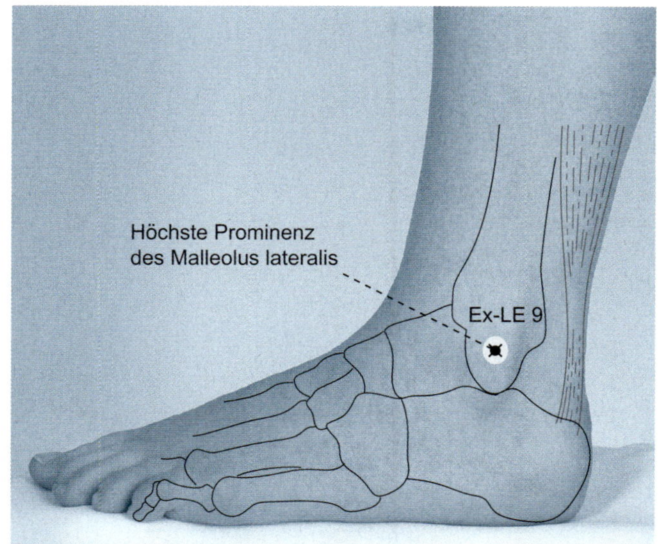

Lokalisation

Höchste Prominenz des Malleolus lateralis.

Finden

Die höchste Prominenz des Malleolus lateralis aufsuchen und hier **Ex-LE 9** *(waihuaijian)* lokalisieren.

Hinweis: In vergleichbarer Position, aber auf dem medialen Malleolus, liegt **Ex-LE 8** *(neihuaijian).*

Punktion

Flach s. c. 0,1 cun oder Mikroaderlass.

Wirkung und wichtigste Indikationen

Unterstützt die Miktion, klärt Hitze, mildert Schmerzen: Schmerzen der lateralen Knöchelregion, Muskelkrämpfe in der Sprunggelenkregion, akuter Harnwegsinfekt.

Ex-LE 10 Acht Winde *bafeng*

Lokalisation

Insgesamt acht Punkte auf den beiden Fußrücken, jeweils etwas proximal der Interdigitalfaltenenden zwischen den Zehen.

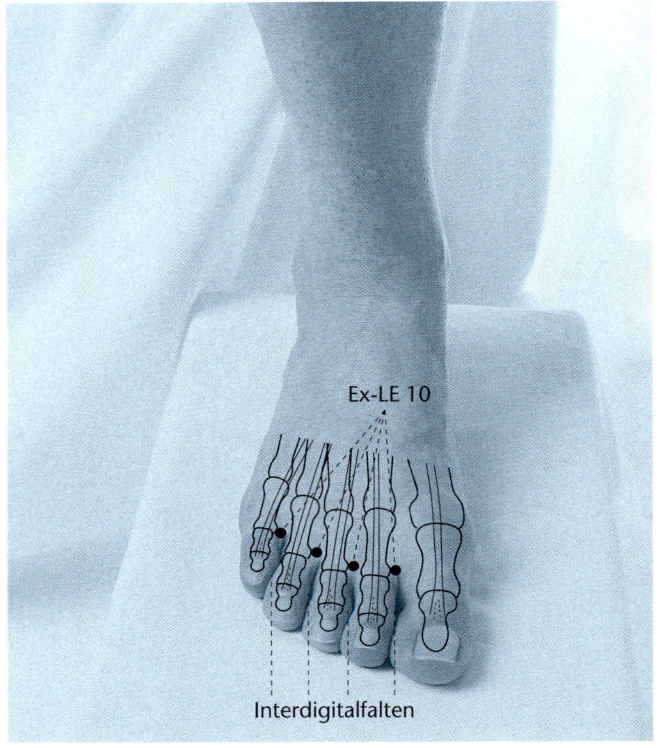

Finden

Auf dem Fußrücken die Punkte von **Ex-LE 10** *(bafeng)* zwischen den Zehen jeweils proximal des Interdigitalfaltenendes lokalisieren. **Anmerkung: Le 2** *(xingjian),* **Ma 44** *(neiting)* und **Gb 43** *(xiabai)* sind in **Ex-LE 10** *(bafeng)* als Teilpunkte enthalten.

Hinweis: In vergleichbarer Position an der Hand liegt **Ex-UE 9** *(baxie).* Es handelt sich um acht Punkte auf den Handrücken, jeweils proximal der Interdigitalfaltenenden der Finger, wobei **SJ 2** in **Ex-UE 9** aufgeht.

Punktion

Schräg nach proximal 0,3–1 cun oder Mikroaderlass.

Wirkung und wichtigste Indikationen

Klären Hitze, beseitigen Schwellungen, mildern Schmerzen: Fußbeschwerden (geröteter, geschwollener und schmerzhafter Fußrücken), Kopfschmerzen, Zyklusunregelmäßigkeiten.

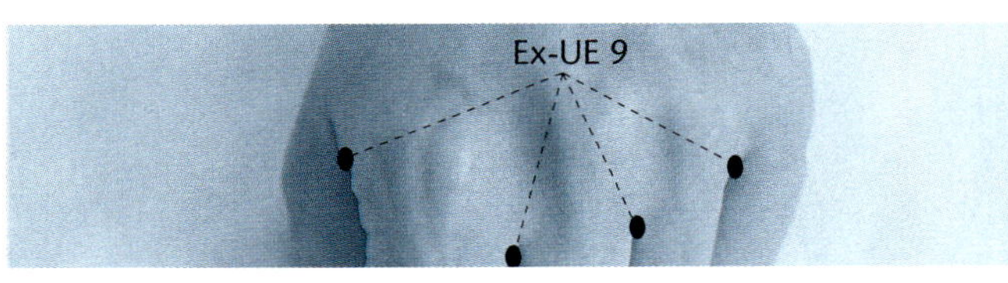

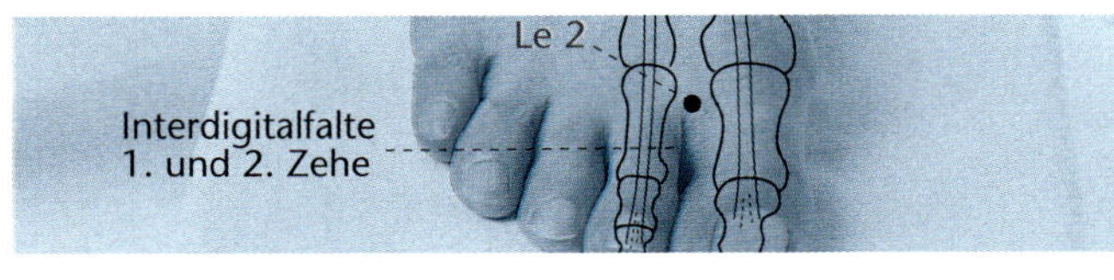

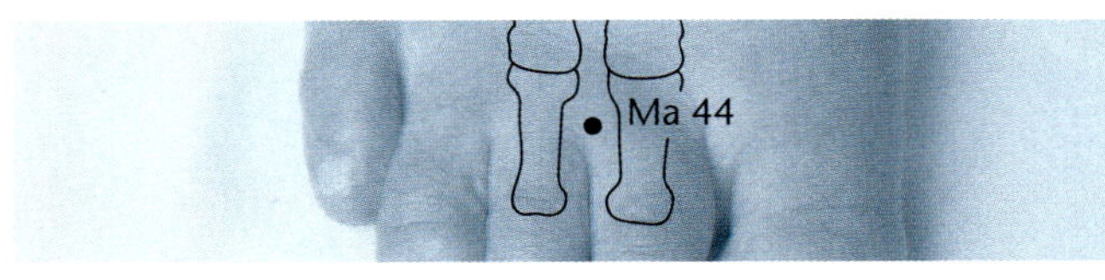

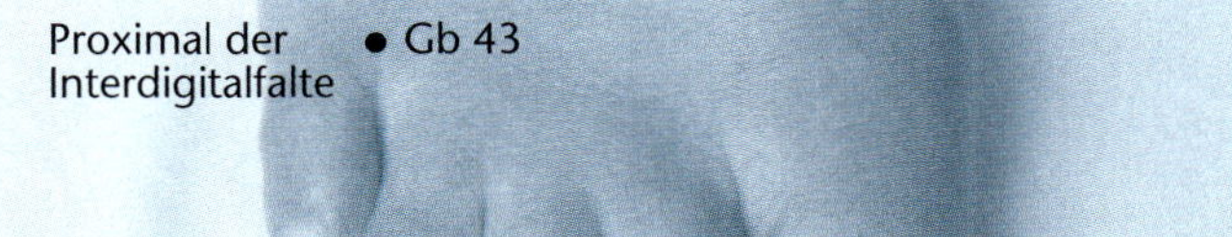

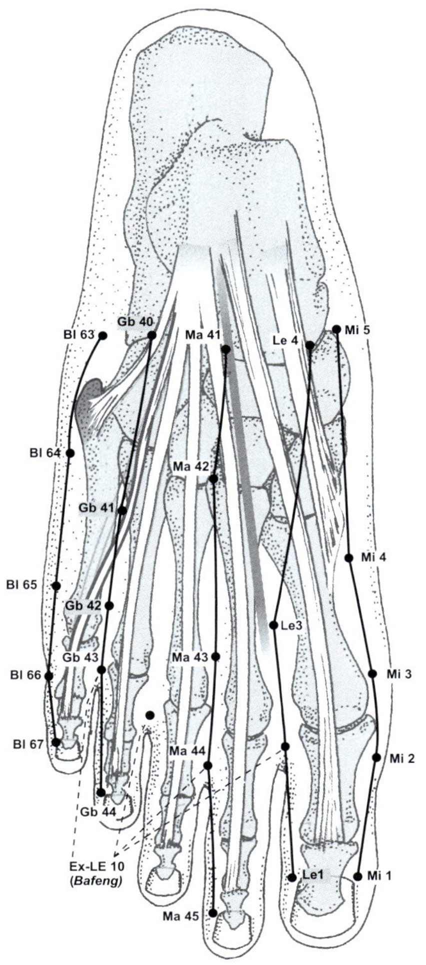

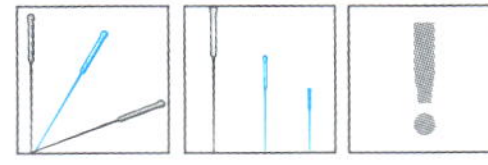

Einziger (im) *yin duyin* Ex-LE 12

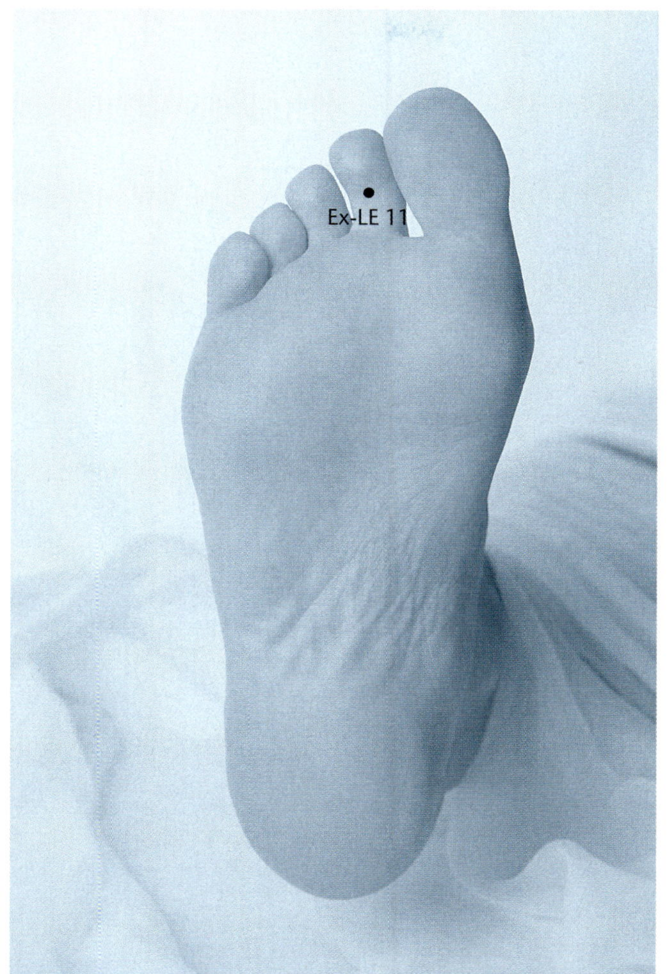

Lokalisation

Plantar in der Mitte der Querfalte des distalen Interphalangealgelenks der zweiten Zehe.

Finden

Die zweite Zehe von plantar aufsuchen. In der Mitte der Querfalte des distalen Interphalangealgelenks **Ex-LE 11** *(duyin)* lokalisieren.

Punktion

Senkrecht oder flach s. c. 0,2–0,3 cun oder Mikroaderlass oder Moxibustion.

Wirkung und wichtigste Indikationen

Belebt das Blut, reguliert die Menstruation: Akute Angina pectoris, Schmerzen thorakal und hypochondrial, Übelkeit, Erbrechen, Plazentaretention, unregelmäßige Menstruation, Ingunialhernien.

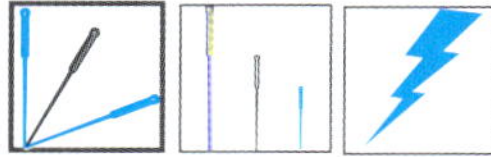

Ex-LE 12 *qi*-Enden *qiduan*

Lokalisation

Auf der Zehenspitze aller „10 Zehen“.

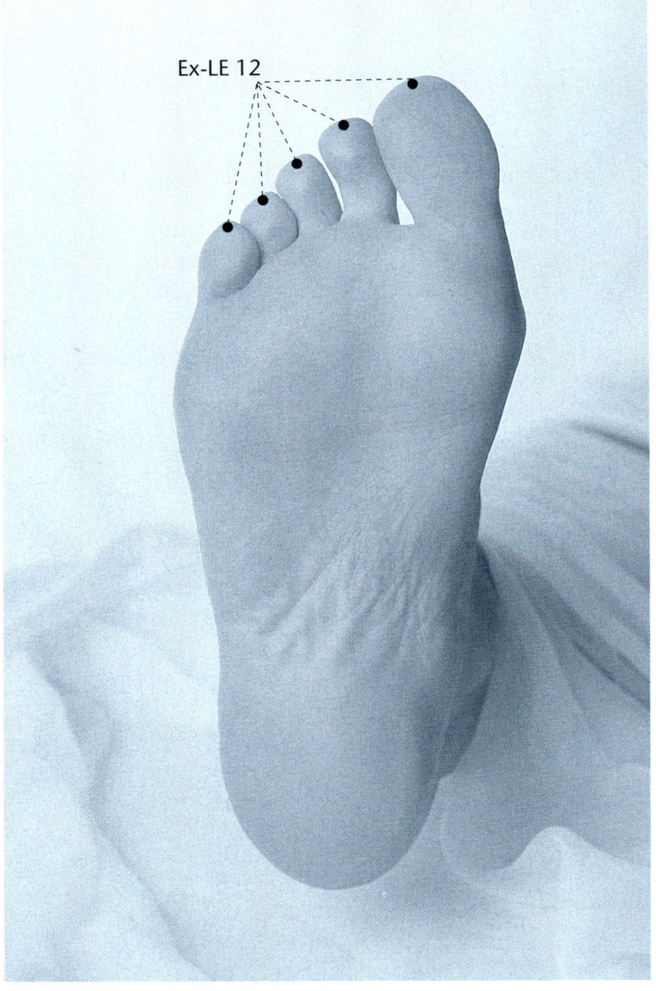

Finden

Die Punkte von **Ex-LE 12** *(qiduan)* auf der Zehenspitze aller zehn Zehen jeweils am Scheitelpunkt der Zehe, 0,1 cun vom freien Rand des Nagels entfernt, lokalisieren.

Hinweis: An vergleichbarer Position an der Hand liegen die Punkte von **Ex-UE 11** *(shixuan)* jeweils an den Fingerspitzen der zehn Finger.

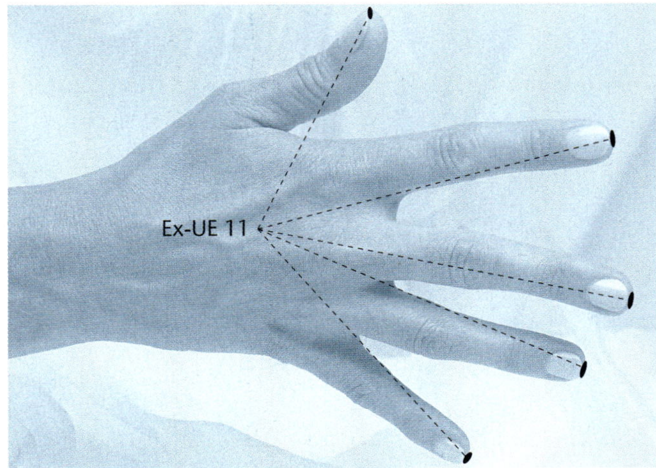

Punktion

Mikroaderlass.

Wirkung und wichtigste Indikationen

Synkopen, Fußödeme, akute Schmerzen im Abdomen.

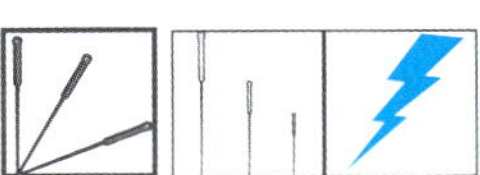

Mitte des Kreises *huanzhong*

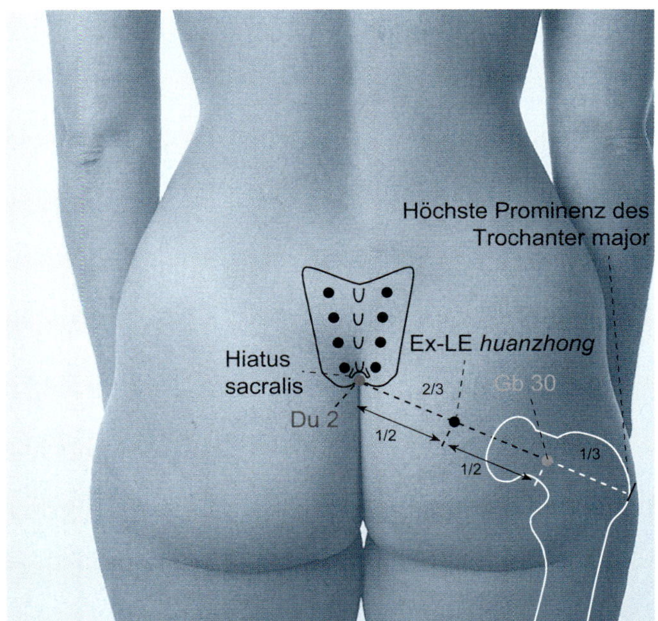

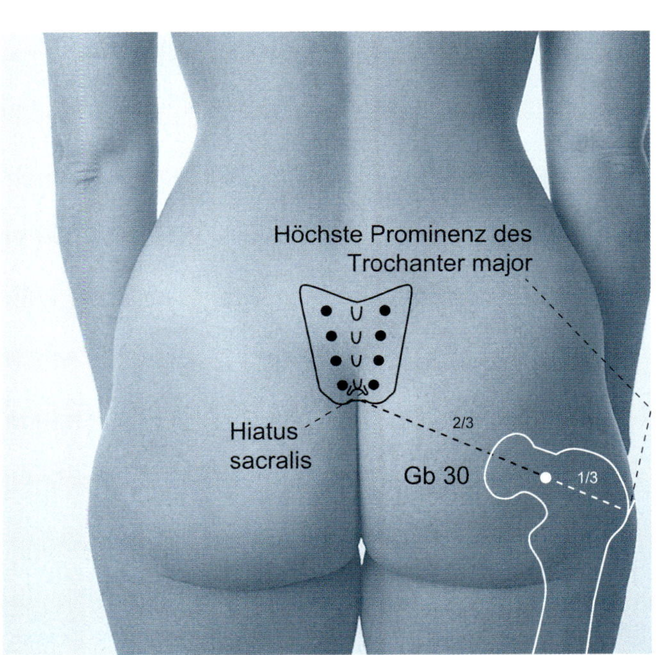

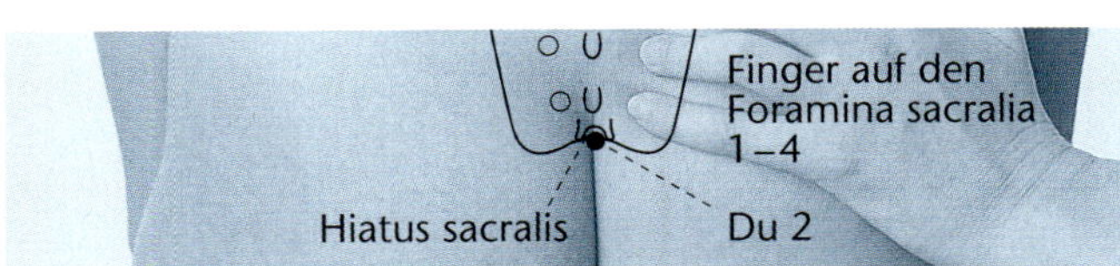

Lokalisation

In der Mitte zwischen **Gb 30** (*huantiao*) und **Du 2** *(yaoshu)*.

Finden

Zunächst die beiden Orientierungspunkte aufsuchen. Zur Lokalisation von **Gb 30** die Strecke zwischen Prominenz Trochanter major (➤ 3.6) und Hiatus sacralis (➤ 3.4.4) dritteln und **Gb 30** auf dem lateralsten Drittelabstand lokalisieren. Dann **Du 2** direkt unter dem Hiatus sacralis ermitteln. Danach **Ex-LE** *(huanzhong)* im Streckenmittelpunkt zwischen diesen beiden Orientierungspunkten ausmachen.

Punktion

Senkrecht 2–2,5 cun.

Wirkung und wichtigste Indikationen

Lumboischialgie, Harnwegsinfekt, Hämorrhoiden, Paresen der unteren Extremitäten.

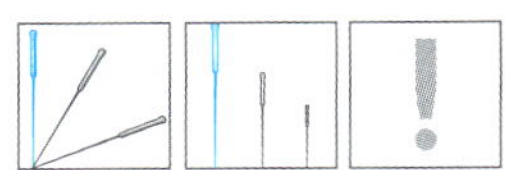

Ex-LE Vier Muskeln stärkender Punkt *siqiang*

Lokalisation

4,5 cun proximal der Mitte des Patellaoberrands.

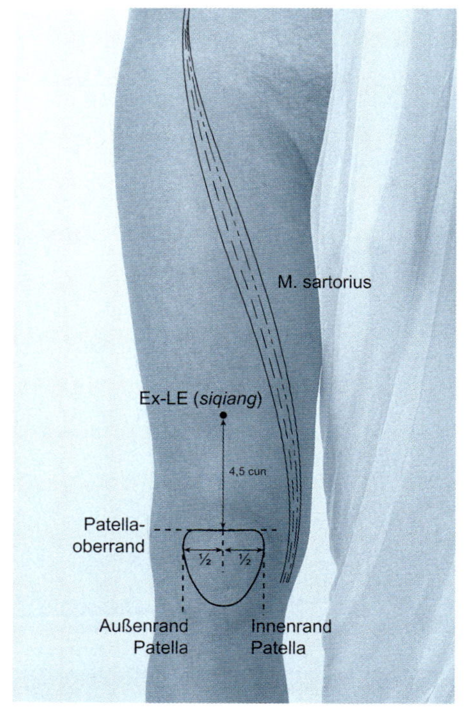

Finden

Orientierung von der Mitte des Patellaoberrands aus. Von dort 4,5 cun (1 Handbreite und 2 Querfinger) nach proximal messen und hier **Ex-LE** (*siqiang*) lokalisieren. **Oder:** Die Verbindungslinie zwischen dem Symphysenoberrand und dem Patellaoberrand beträgt 18 cun (➤ 2.2). Diese Strecke vierteln (z. B. durch Handspanntechnik oder Gummiband ➤ 2) und **Ex-LE** (*siqiang*) am 1. Viertelabstandspunkt von der Mitte des Patellaoberrands aus ermitteln.

Punktion

Senkrecht 1–2 cun.

Wirkung und wichtigste Indikationen

Paresen und Muskelatrophien der unteren Extremität, speziell des M. quadriceps femoris.

Besonderheiten

„Vier Muskeln" beziehen sich auf die vier Anteile des M. quadriceps femoris.

Plantarer Innerer Raum *lineiting*

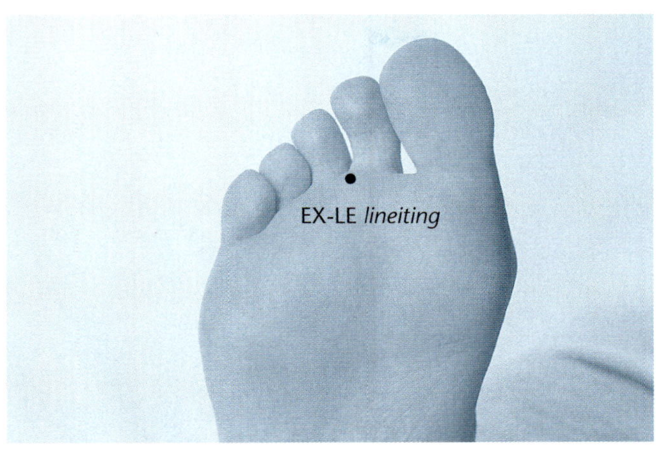

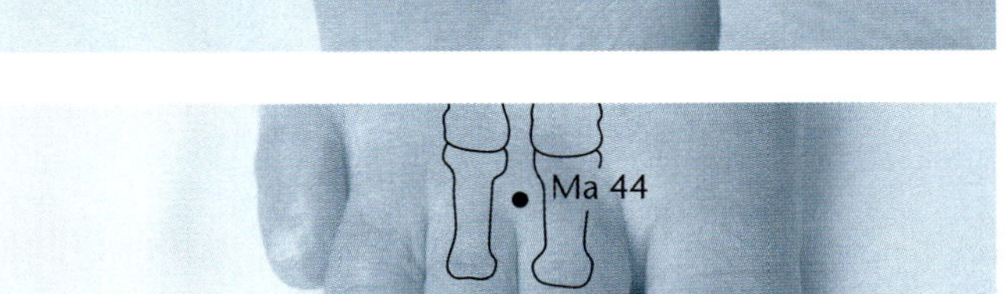

Lokalisation

Plantar zwischen dem 2. und 3. Metatarsalknochen gegenüber von **Ma 44** (*neiting*).

Finden

Den Zehenzwischenraum zwischen 2. und 3. Zehe von plantar her aufsuchen. Der Extrapunkt **Ex-LE** (*lineiting*) liegt gegenüber von **Ma 44** (proximal der Interdigitalfalte zwischen 2. und 3. Zehe auf der dorsalen Seite).

Punktion

Senkrecht 0,2–0,3 cun in Richtung **Ma 44**. **Cave:** Schmerzhaft.

Wirkung und wichtigste Indikationen

Akute epigastrische Schmerzen, lokale Schmerzen, Epilepsie, Unruhezustände.

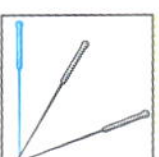

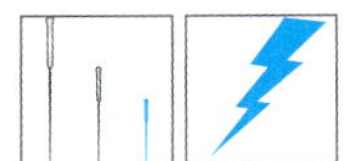

KAPITEL

7

Claudia Focks

Wichtige Punkte der Regionen

7.1 Kopf frontal

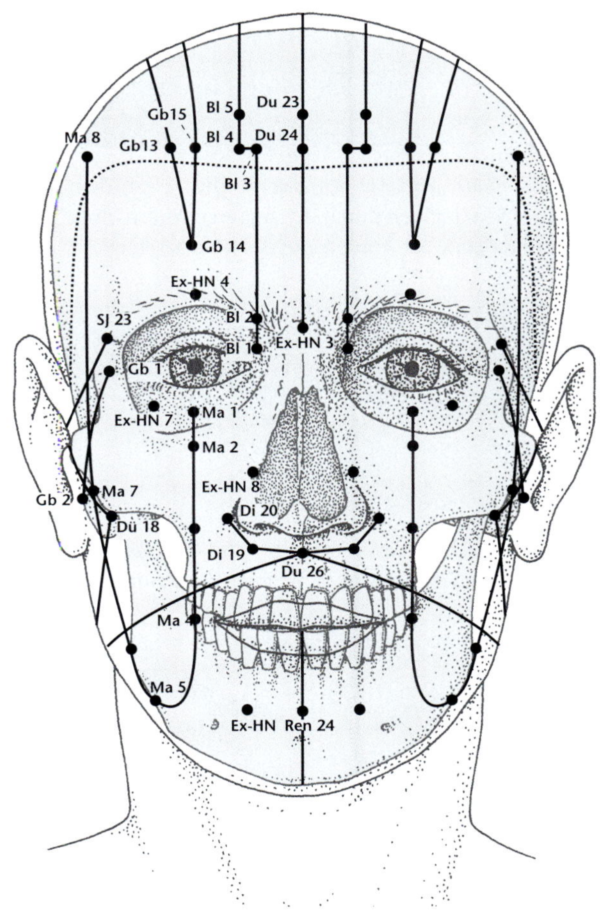

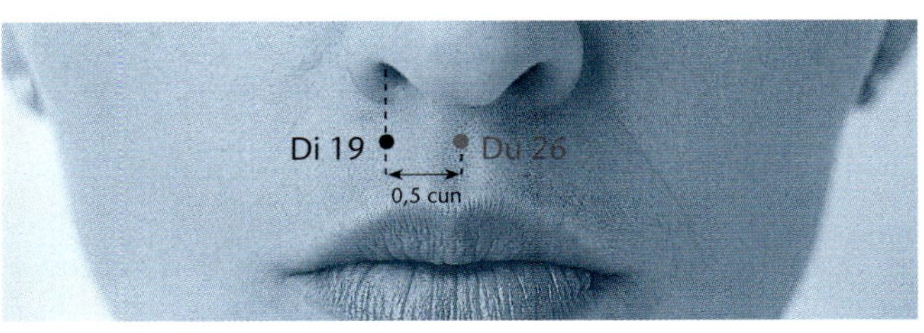

Di 19 *(kouheliao)* **„Körnchengrube"** Direkt unter dem lateralen Nasenlochrand auf Höhe von **Du 26**.

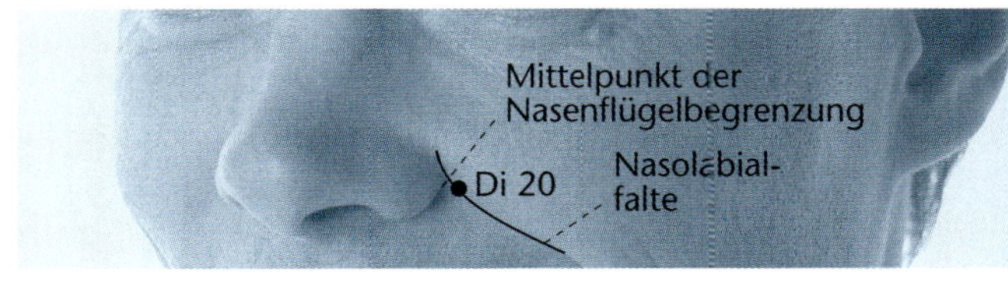

Di 20 *(yingxiang)* **„Düfte empfangen"** Nahe der Nasolabialfalte auf Höhe des Mittelpunktes der seitlichen Nasenflügelbegrenzung.

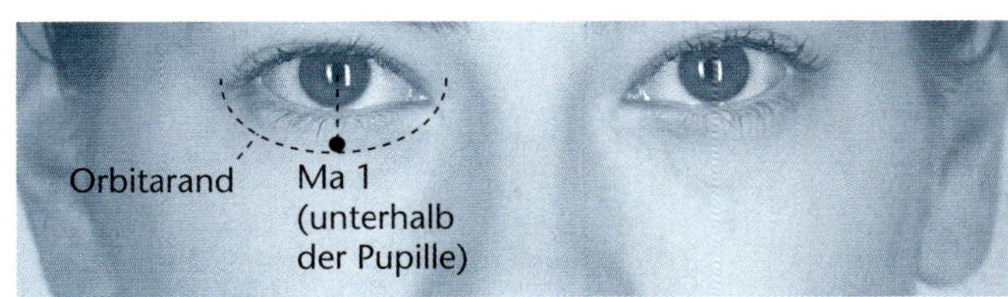

Ma 1 *(chengqi)* **„Tränensammler"** In der Pupillenlinie beim Geradeausblicken zwischen Augapfel und Infraorbitalrand.

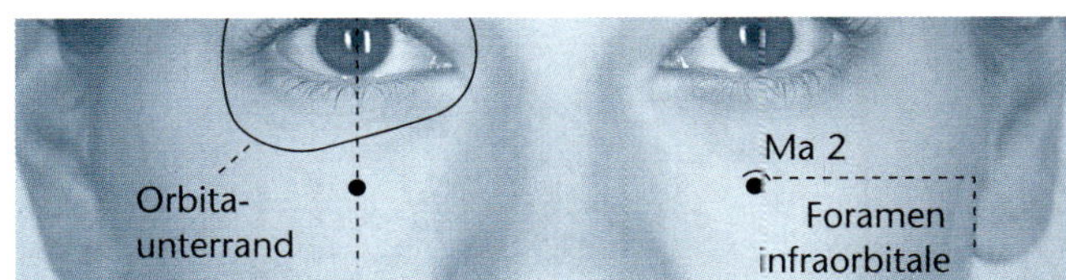

Ma 2 *(sibai)* **„In vier Richtungen klar"** In der Pupillenlinie beim Geradeausblicken in der Vertiefung des Foramen infraorbitale.

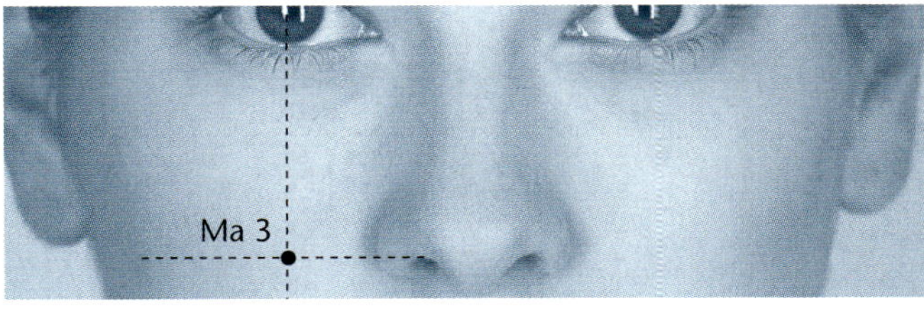

Ma 3 *(juliao)* **„Großer Knochenspalt"** In der Pupillenlinie beim Geradeausblicken auf Höhe des Nasenflügelunterrandes.

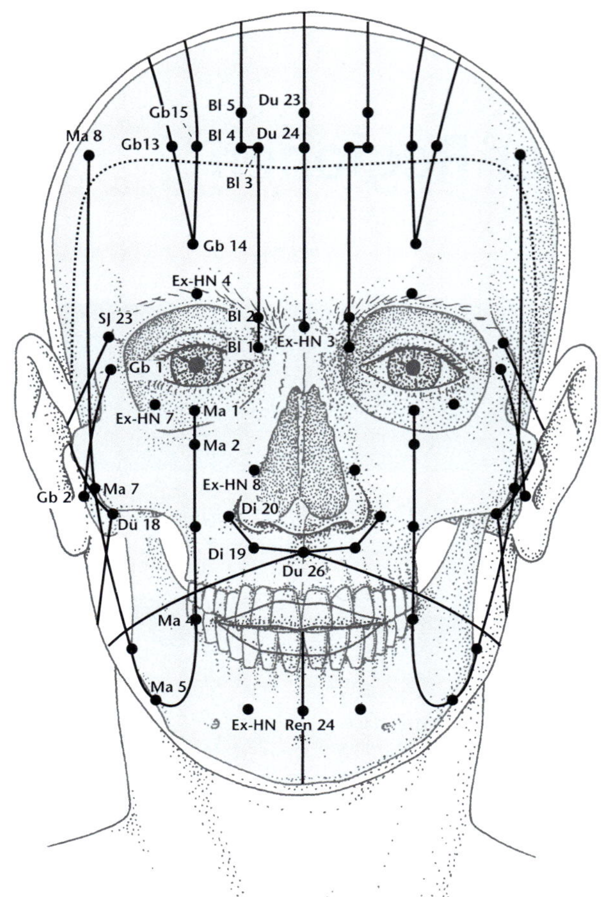

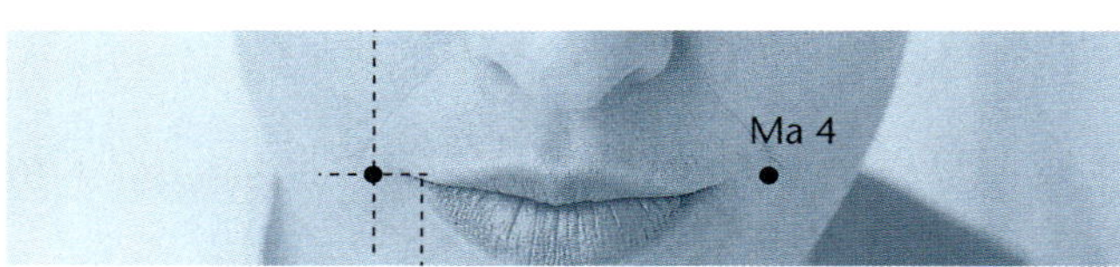

Ma 4 *(dicang)* **„Kornspeicher der Erde"** In der Pupillenlinie beim Geradeausblicken ca. 0,4 cun lateral des Mundwinkels.

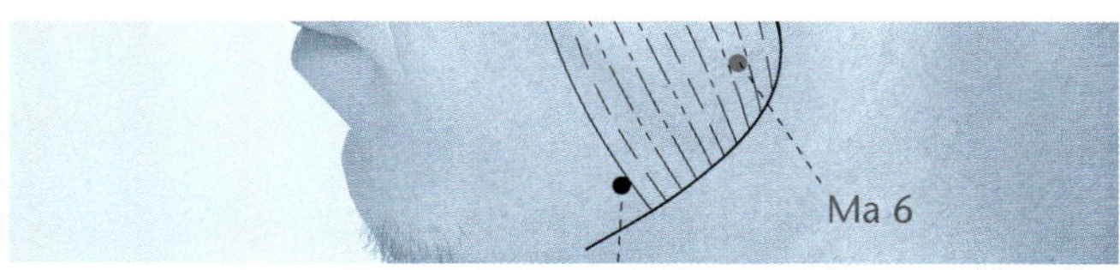

Ma 5 *(daying)* **„Großer Empfang"** Auf der lateralen Mandibula vor dem Rand des M. masseter (Patienten bitten, fest zuzubeißen), Ast der A. facialis palpabel.

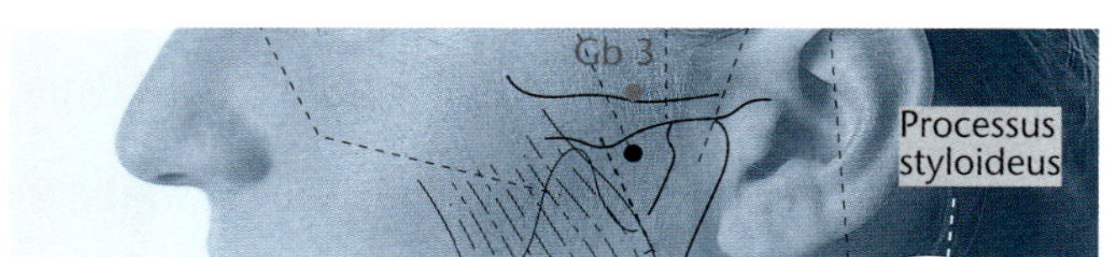

Ma 7 *(xiaguan)* **„Unteres Grenztor"** Bei geschlossenem Mund unter dem Jochbeinbogen in der Mitte der Vertiefung der Incisura mandibulae zwischen dem Processus coronoideus und Processus condylaris der Mandibula.

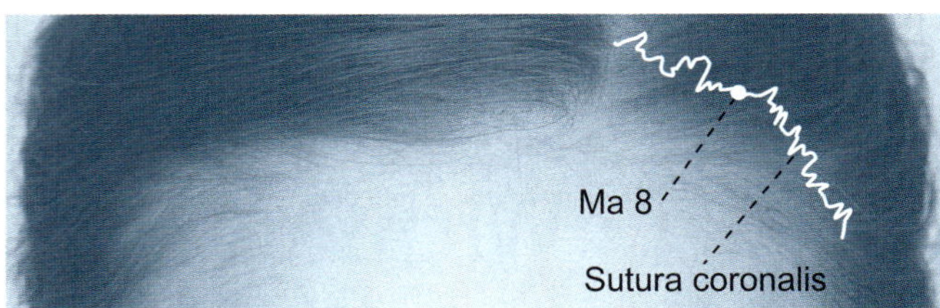

Ma 8 *(touwei)* **„Kopf-Unterstützung"** Im Stirn-Schläfenwinkel in einer tastbaren Furche (Sutura coronalis) ein kleines Stück innerhalb des natürlichen Haaransatzes.

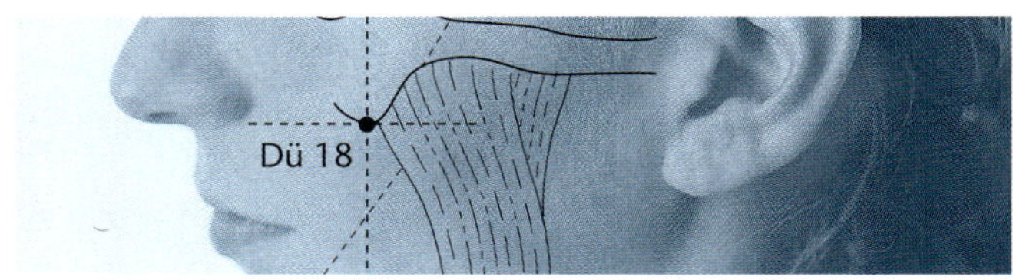

Dü 18 *(quanliao)* **„Jochbeinknochenspalte"** Auf dem Schnittpunkt einer Senkrechten durch den äußeren Augenwinkel mit der Jochbeinunterkante am Vorderrand des M. masseter.

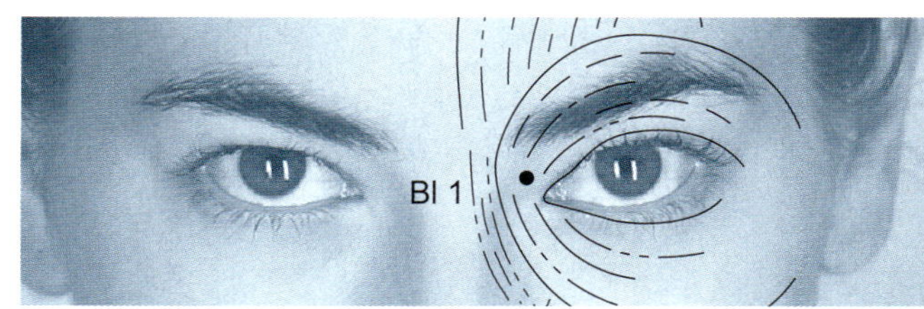

Bl 1 *(jingming)* **„Strahlende Augen"** 0,1 cun medial und oberhalb des medialen Augenwinkels in einer Vertiefung.

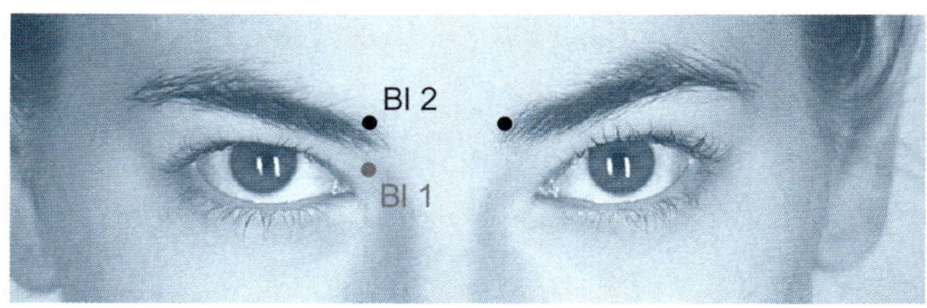

Bl 2 *(cuanzhu)* **„Bambus sammeln"** In einer Vertiefung am medialen Augenbrauenende direkt über dem medialen Augenwinkel (Lage von **Bl 1**).

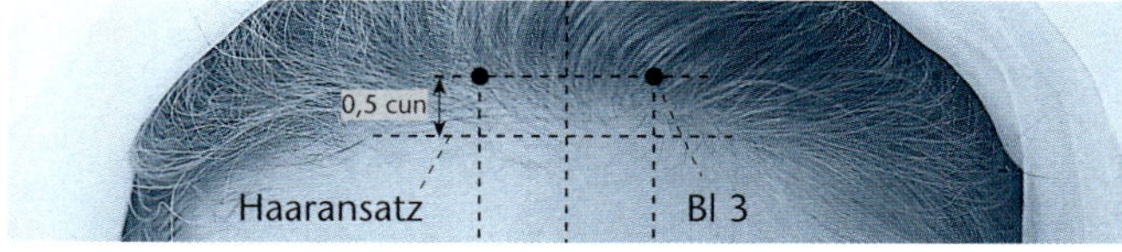

Bl 3 *(meichong)* **„Augenbrauenpassage"** 0,5 cun oberhalb der vorderen Haaransatzlinie senkrecht über dem medialen Augenwinkel (Lage von **Bl 1**).

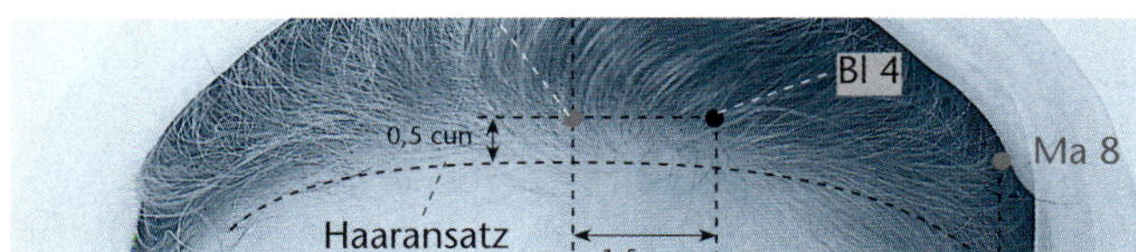

Bl 4 *(qucha)* **„Gekrümmte Abweichung"** 0,5 cun oberhalb der vorderen Haaransatzlinie und 1,5 cun lateral der Medianlinie bzw. im medialen Drittelabstandspunkt der Verbindungslinie **Du 24–Ma 8** (≈4,5 cun).

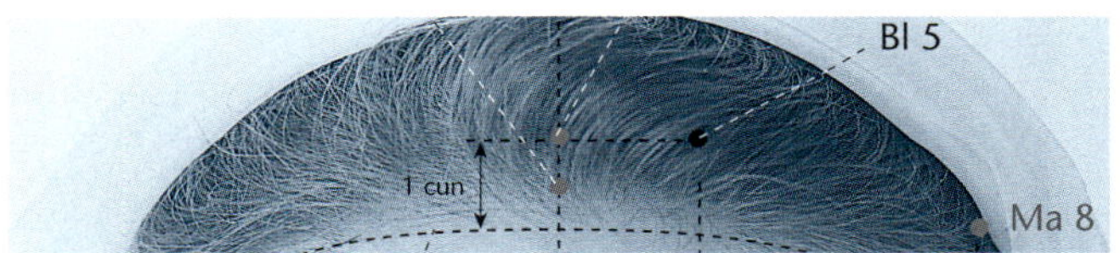

Bl 5 *(wuchu)* **„Fünfter Platz"** 1 cun oberhalb der vorderen Haaransatzlinie und 1,5 cun lateral der Medianlinie (d. h. direkt über **Bl 4,** auf der Höhe von **Du 23**).

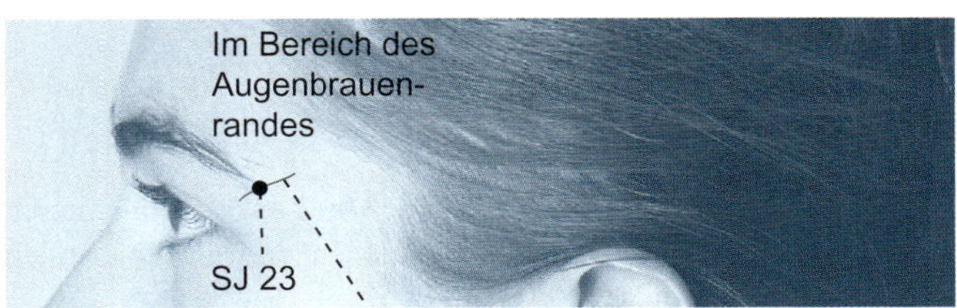

SJ 23 *(sizhukong)* **„Seidenbambus-Loch"** Am lateralen Augenbrauenende in der knöchernen Vertiefung (Sutura frontozygomatica) zwischen Os frontale und Os zygomaticum.

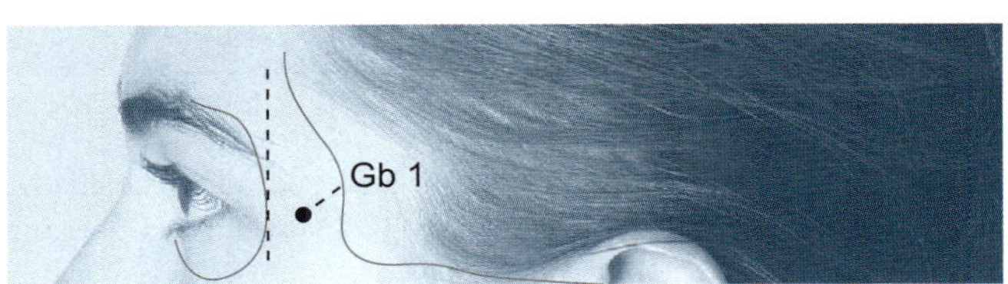

Gb 1 *(tongziliao)* **„Pupillenknochen-Spalt"** In einer knöchernen Vertiefung an der Außenseite der Orbita auf Höhe des lateralen Augenwinkels.

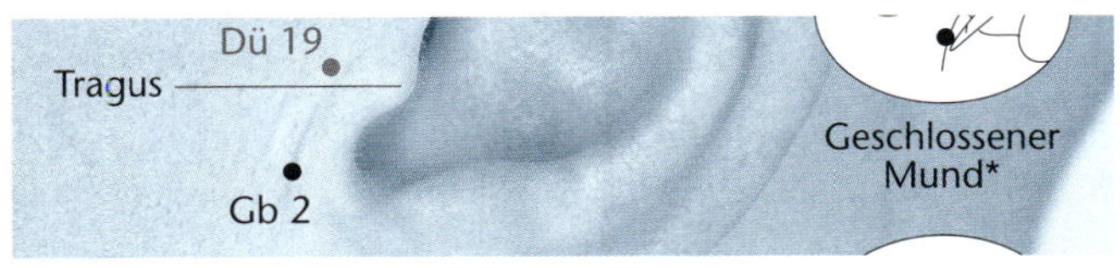

Gb 2 *(tinghui)* **„Kreuzungspunkt des Hörens"** Vor dem Ohr in der Vertiefung auf Höhe der Incisura intertragica an der Untergrenze des Processus condylaris der Mandibula.

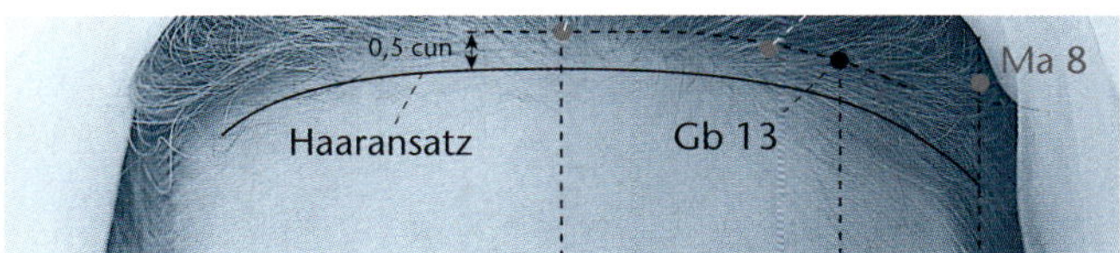

Gb 13 *(benshen)* **„Wurzel des Geistes"** 0,5 cun oberhalb der vorderen Haaransatzlinie und 3 cun lateral der Medianlinie bzw. auf dem lateralen Drittelabstandspunkt der Verbindungslinie **Du 24–Ma 8** (≈4,5 cun).

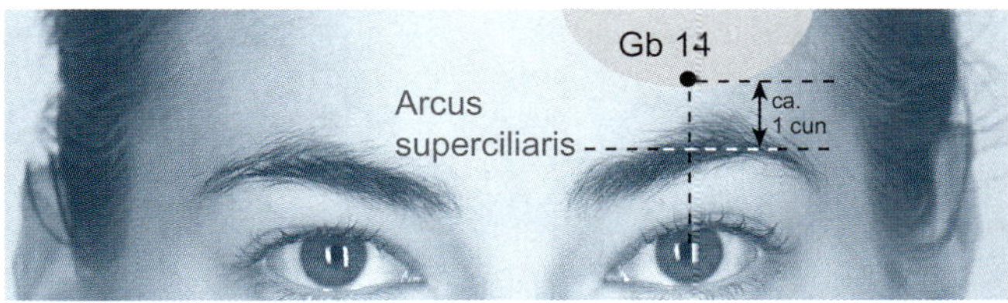

Gb 14 *(yangbai)* **„yang-Weiß"** In der Pupillenlinie beim Geradeausblicken, 1 cun oberhalb der Augenbrauenmitte am Übergang vom Stirnhöcker zum Überaugenbogen.

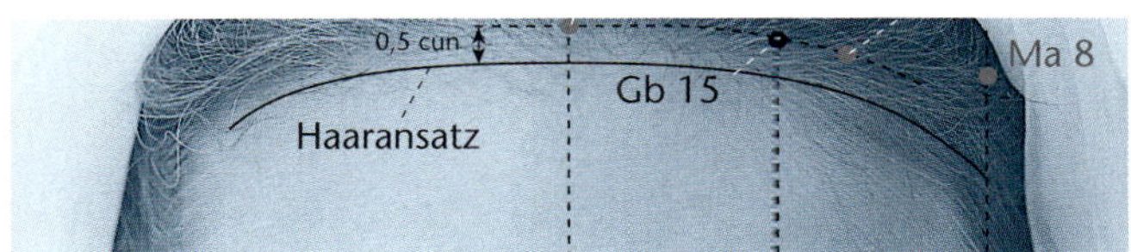

Gb 15 *(toulinqi)* **„Fließende Tränen am Kopf"** In der Pupillenlinie beim Geradeausblicken und 0,5 cun oberhalb der vorderen Haaransatzlinie bzw. Mitte der Verbindungslinie **Du 24–Ma 8** (≈4,5 cun).

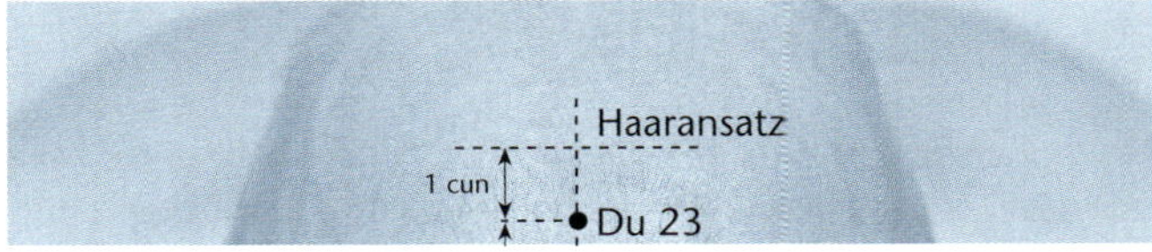

Du 23 *(shangxing)* **„Oberer Stern"** In der Medianlinie, 1 cun oberhalb der vorderen Haaransatzlinie bzw. 4 cun anterior von **Du 20**.

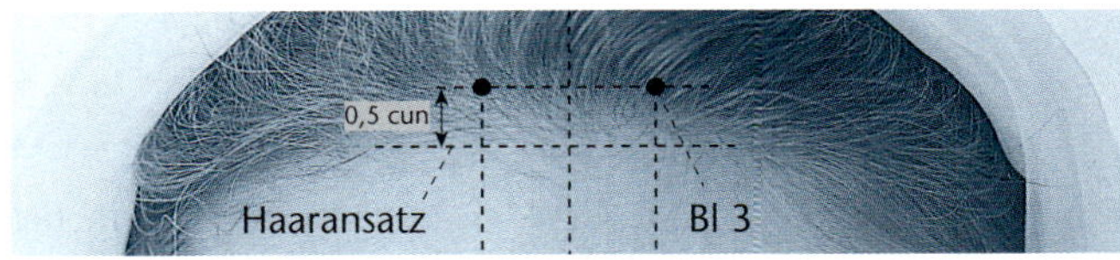

Du 24 *(shenting)* **„Hof des Geistes"** In der Medianlinie 0,5 cun oberhalb der Haaransatzlinie.

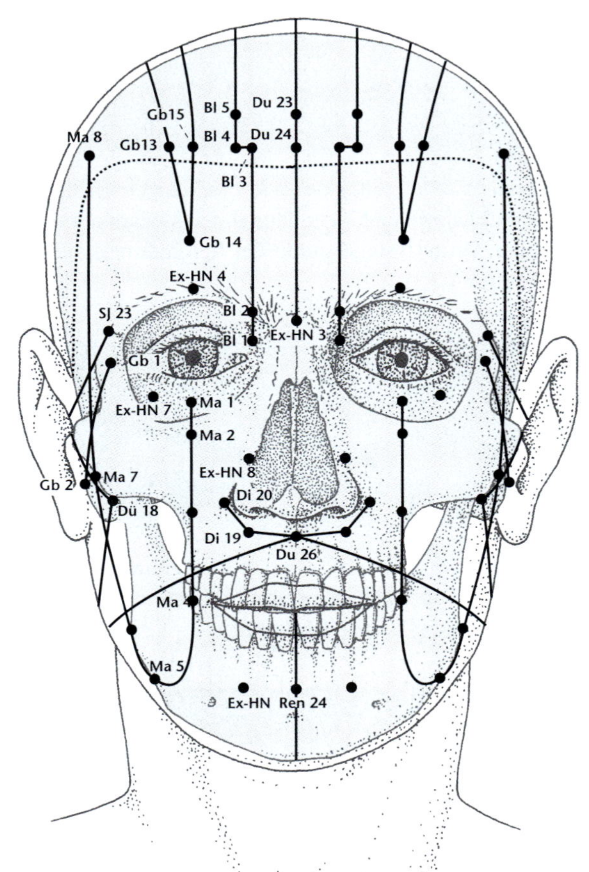

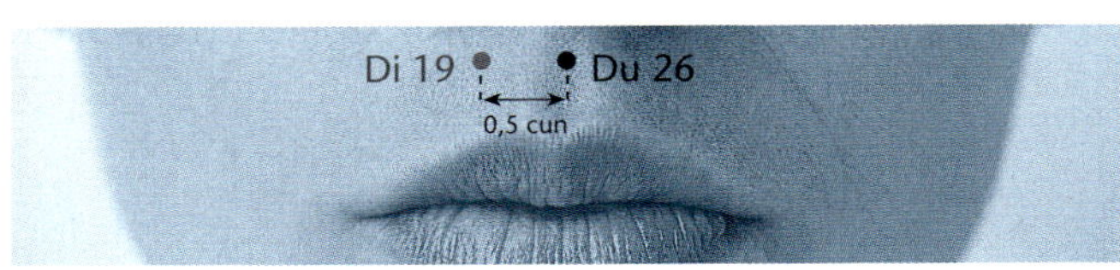

Du 26 *(renzhong)* **„Mitte des Menschen" oder (shuigou) „Wasserrinne"** In der Medianlinie etwas oberhalb der Mitte des Philtrums (bzw. auch Angabe: am Übergang vom oberen zum mittleren Drittel des Philtrums).

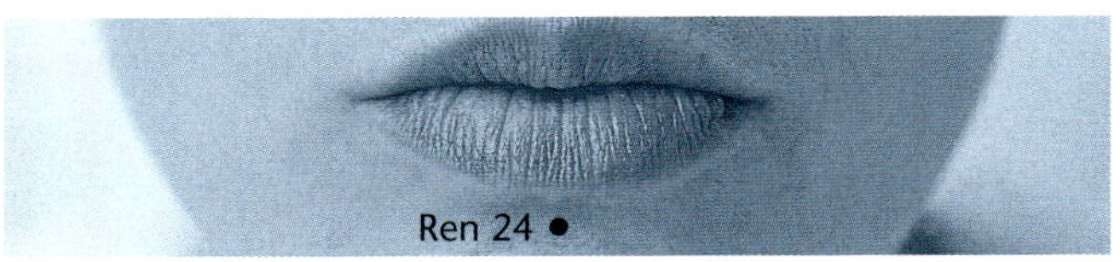

Ren 24 *(chengjiang)* **„Aufnahme des Speichelbreis"** In der Medianlinie in der mentolabialen Furche unterhalb der Unterlippe.

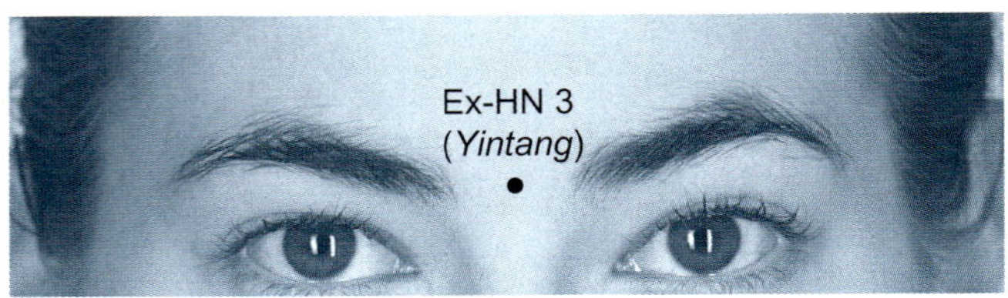

Ex-HN 3 *(yintang)* **„Siegel-Halle"** In der Medianlinie in der Mitte zwischen den Augenbrauen.

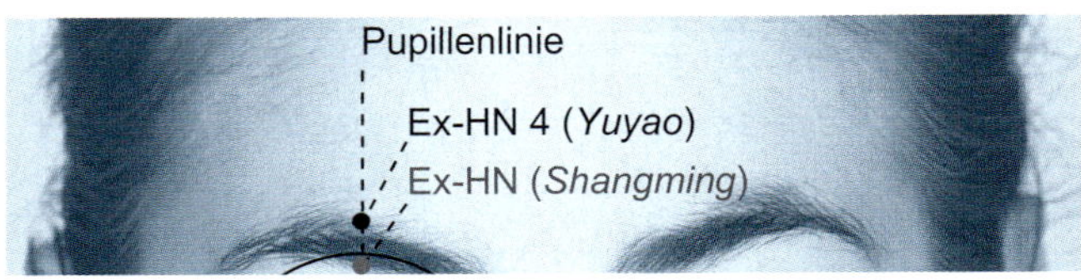

Ex-HN 4 *(yuyao)* **„Fisch-Taille"** Mitte der Augenbraue, in der Pupillenlinie beim Geradeausblicken.

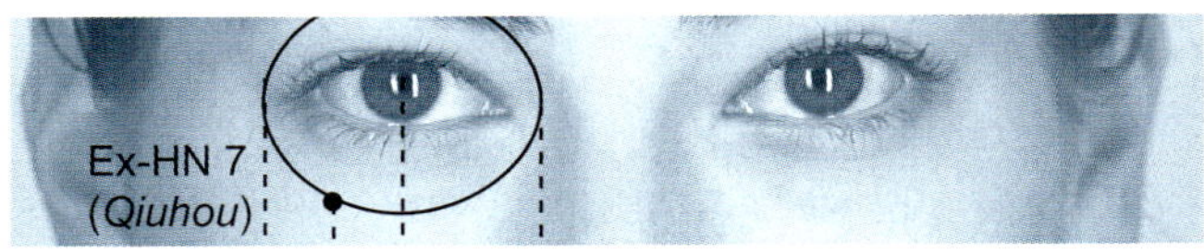

Ex-HN 7 *(qiuhou)* **„Hinter dem Ball (Bulbus)"** Am unteren Orbitarand an der Grenze zwischen lateralem zum mediolateralen Viertel des Orbitarandes.

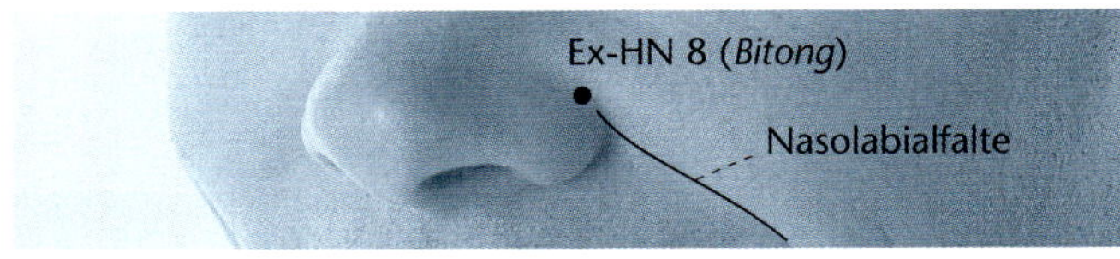

Ex-HN 8 *(shangyingxiang)* **„Oberer (Di 20) yingxiang" oder (bitong) „Freie Nase"** Am oberen Ende der Nasolabialfalte, am Übergang von der Maxilla zur Nasenhöhle bzw. am Übergang Nasenknochen/-knorpel.

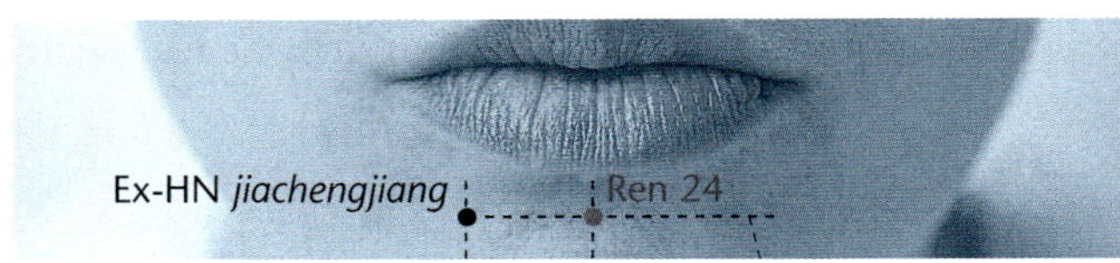

Ex-HN *(jiachengjiang)* **„Lateraler chengjiang"** 1 cun lateral der Mitte der mentolabialen Furche im Bereich des Foramen mentale (Lage von **Ren 24** *[cheng jiang]*).

7.2 Kopf und Halsregion lateral

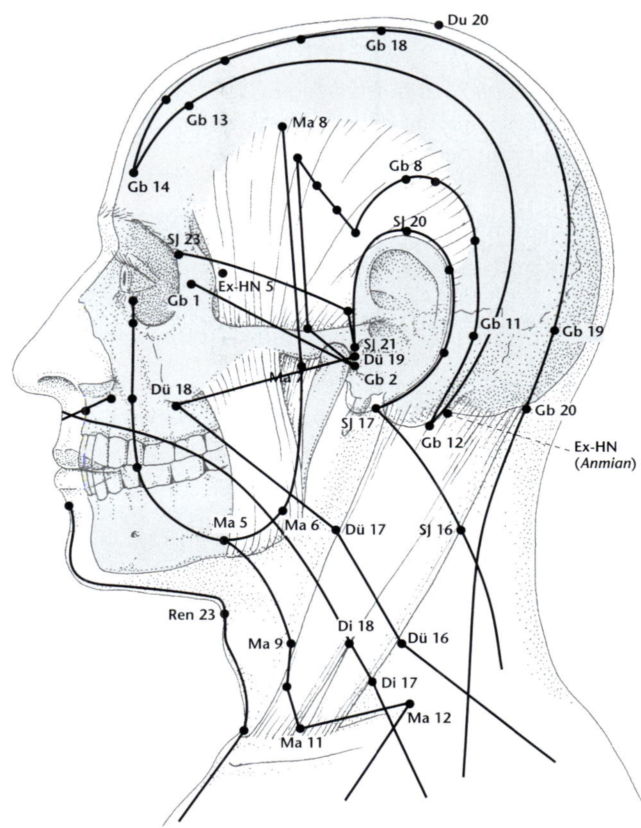

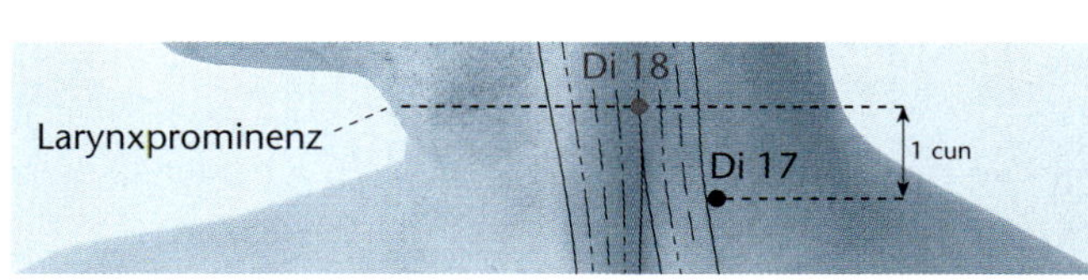

Di 17 *(tianding)* **„Himmels-Dreifuß"** Am Hinterrand des M. sternocleidomastoideus, 1 cun kaudal von der Höhe der Larynx-Prominenz.

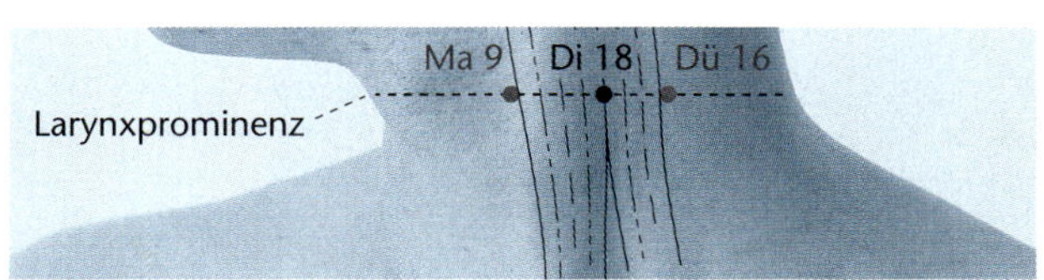

Di 18 *(futu)* **„Unterstützer der Vorwölbung"** Am seitlichen Hals auf Höhe der Larynxprominenz zwischen dem sternalen und klavikulären Kopf des M. sternocleidomastoideus.

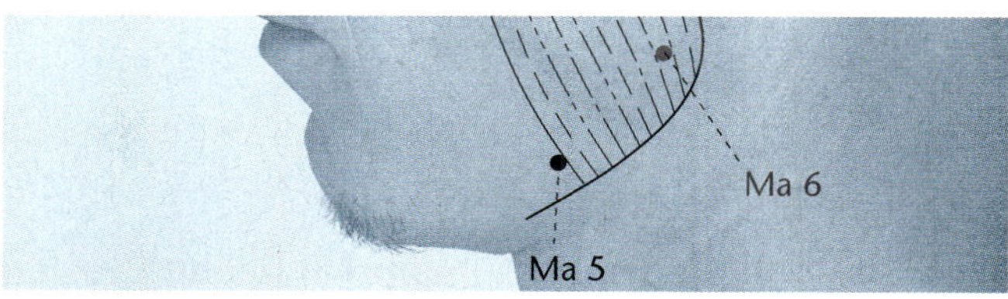

Ma 5 *(daying)* **„Großer Empfang"** Auf der lateralen Mandibula vor dem Rand des M. masseter (Pat. bitten, fest zuzubeißen), Ast der A. facialis palpabel.

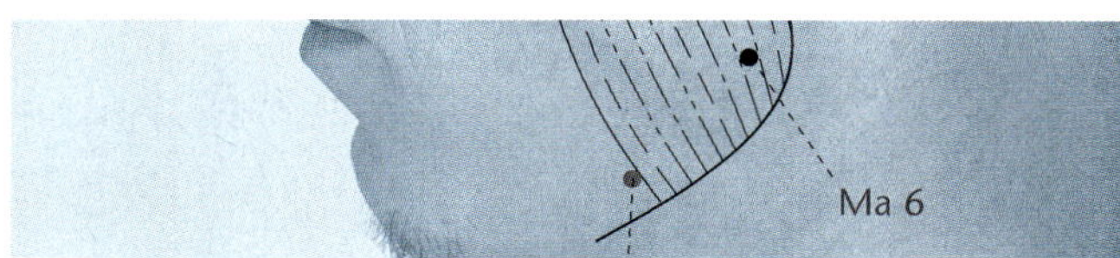

Ma 6 *(jiache)* **„Kieferknochen"** Bei starkem Kaudruck auf der höchsten Erhebung des M. masseter, eine Fingerbreite vor und oberhalb des Unterkieferwinkels.

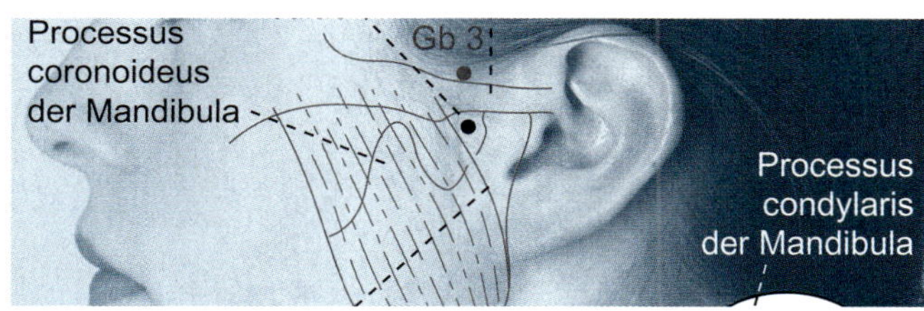

Ma 7 *(xiaguan)* **„Unteres Grenztor"** Bei geschlossenem Mund unter dem Jochbeinbogen in der Mitte der Vertiefung der Incisura mandibulae zwischen Processus coronoideus und Processus condylaris der Mandibula.

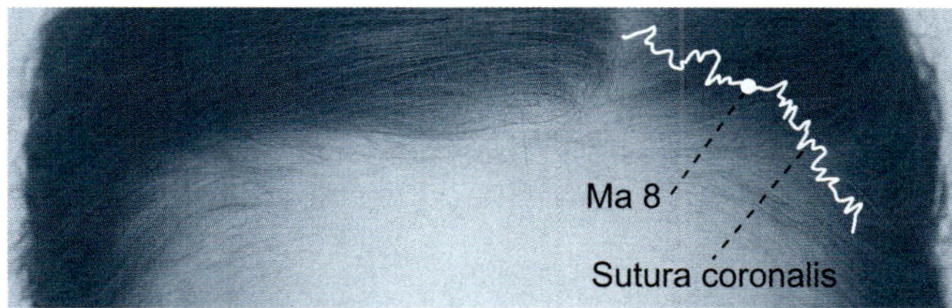

Ma 8 *(touwei)* **„Kopf-Unterstützung"** Im Stirn-/Schläfenwinkel in einer tastbaren Furche (Sutura coronalis) ein kleines Stück innerhalb des natürlichen Haaransatzes.

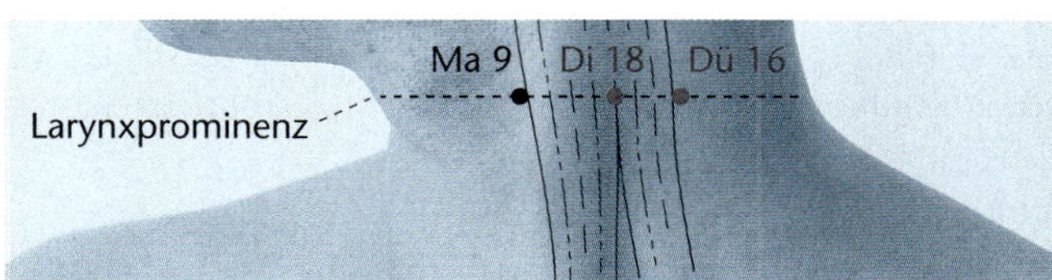

Ma 9 *(renying)* **„Willkommenheißen des Menschen"** 1,5 cun lateral der Medianlinie auf Höhe der Larynxprominenz am Vorderrand des M. sternocleidomastoideus.

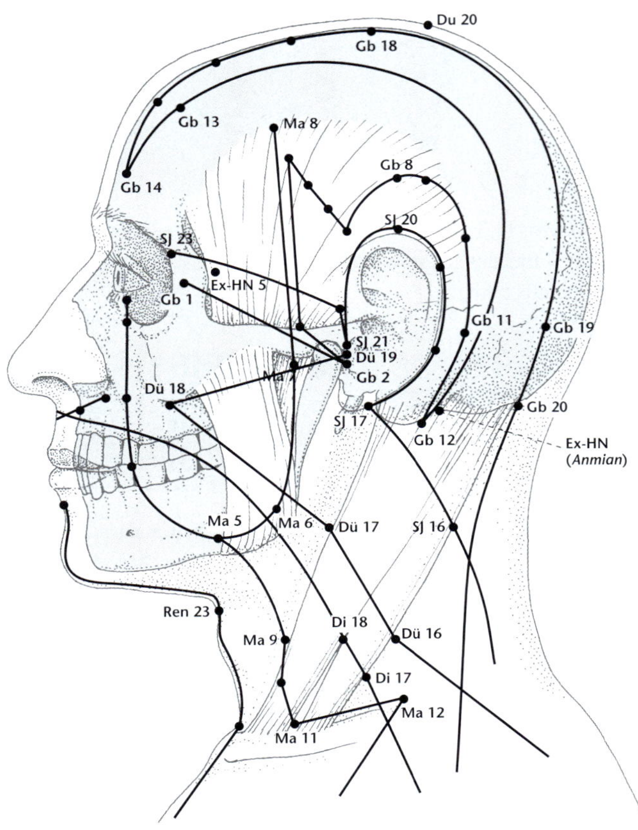

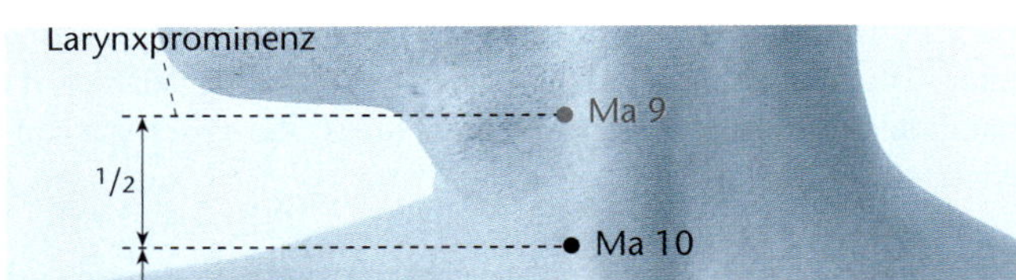

Ma 10 *(shuitu)* **„Hervorsprudelndes Wasser"** Am Vorderrand des M. sternocleidomastoideus in der Mitte einer Linie **Ma 9–Ma 11.**

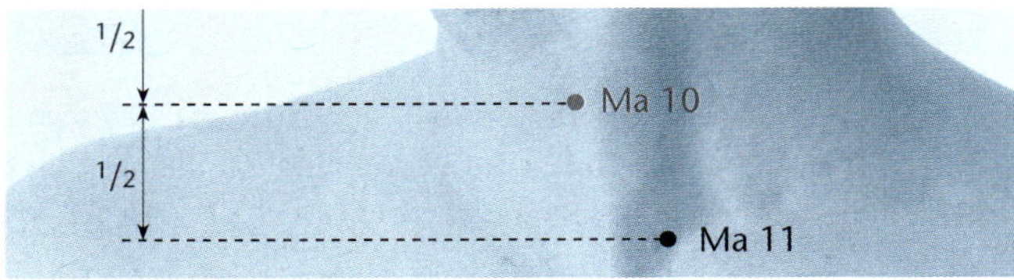

Ma 11 *(qishe)* **„Haus des qi"** Am Oberrand der Klavikula zwischen den beiden sehnigen Ansätzen des M. sternocleidomastoideus (in der Fossa supraclavicularis minor).

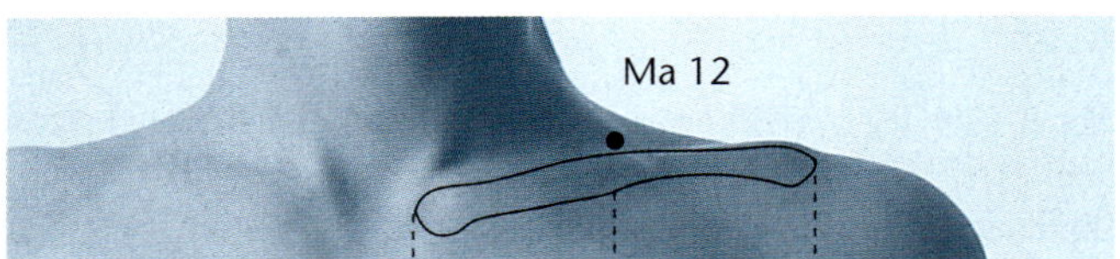

Ma 12 *(quepen)* **„Leere Schale"** In der Fossa supraclavicularis major über der Mitte der Klavikula, ca. 4 cun lateral der Medianlinie.

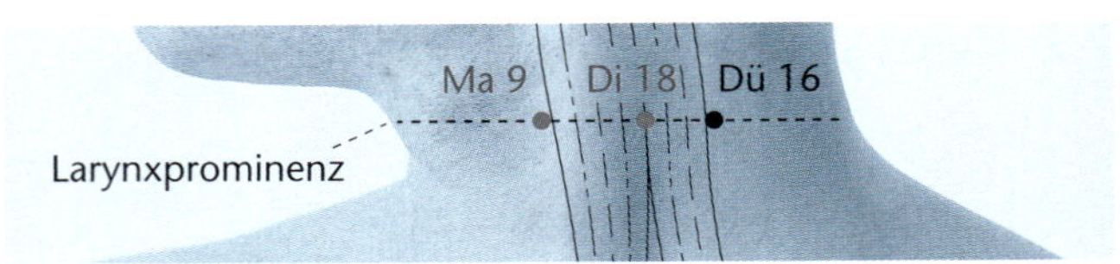

Dü 16 *(tianchuang)* **„Himmels-Fenster"** Ca. 3,5 cun lateral der ventralen Medianlinie auf Höhe der Larynxprominenz am Hinterrand des M. sternocleidomastoideus.

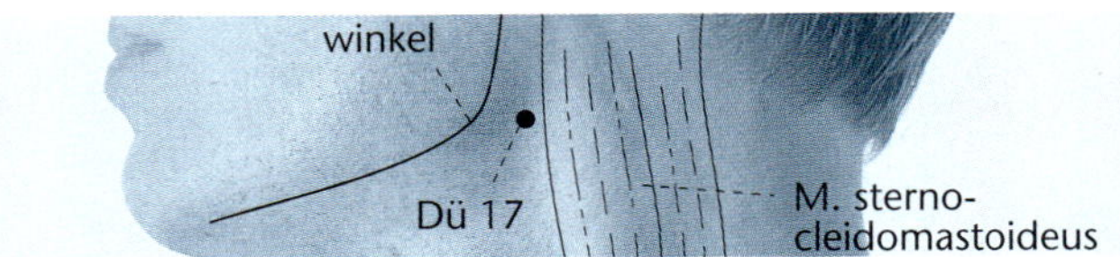

Dü 17 *(tianrong)* **„Himmels-Antlitz"** Dorsal des Unterkieferwinkels (Angulus mandibulae) und vor dem Vorderrand des M. sternocleidomastoideus.

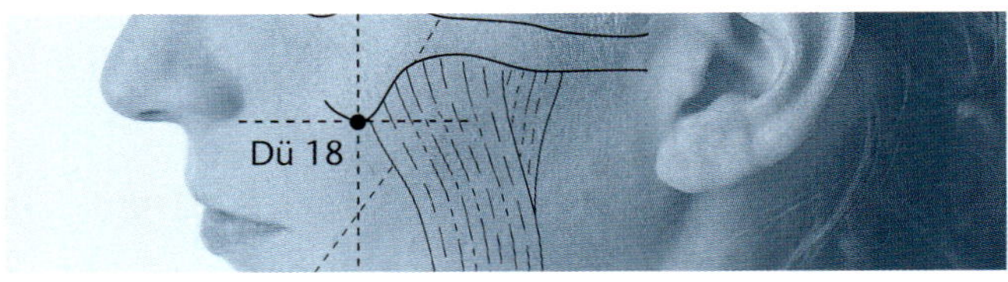

Dü 18 *(quanliao)* **„Jochbeinknochenspalte"** Auf dem Schnittpunkt einer Senkrechten durch den äußeren Augenwinkel mit der Jochbeinunterkante am Vorderrand des M. masseter.

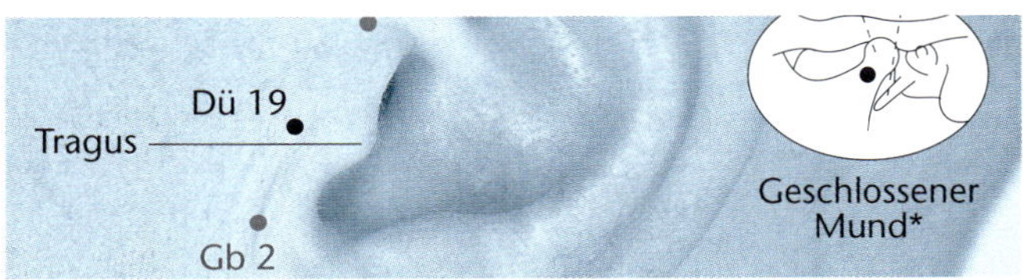

Dü 19 *(tinggong)* **„Palast des Hörens"** Vor dem Ohr auf Höhe der Tragusmitte in einer Vertiefung zwischen Tragus und Processus condylaris der Mandibula.

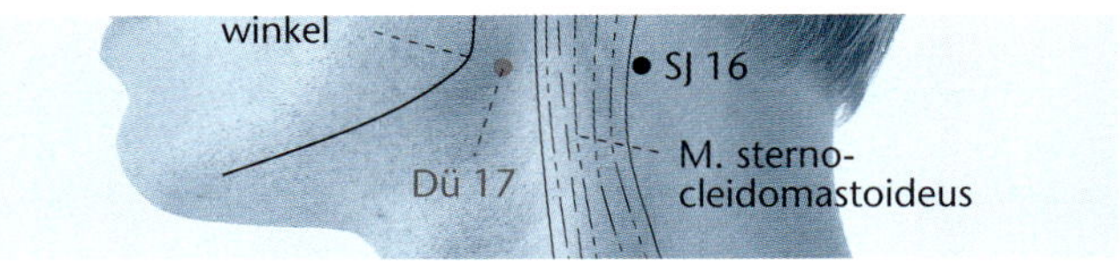

SJ 16 *(tianyou)* **„Himmels-Fenster"** Unterhalb des Processus mastoideus am Hinterrand des M. sternocleidomastoideus auf Kieferwinkelhöhe.

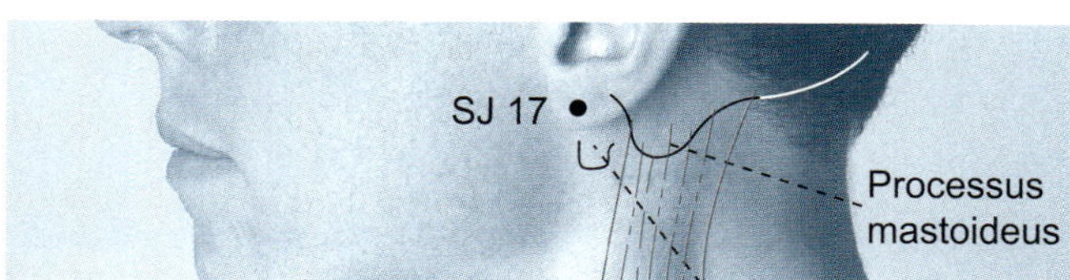

SJ 17 *(yifeng)* „Wind-Schild" Bei geöffnetem Mund in der Vertiefung unter dem Unterrand der Ohrmuschel zwischen Processus mastoideus und Mandibula.

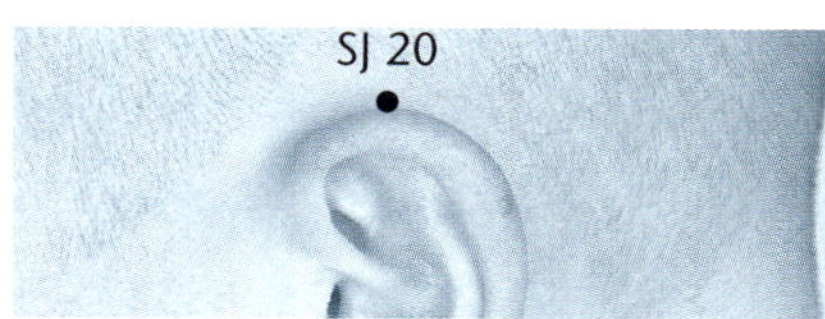

SJ 20 *(jiaosun)* „Kleine Ecke" Direkt kranial der Ohrspitze (Apex auriculae) an der Haargrenze.

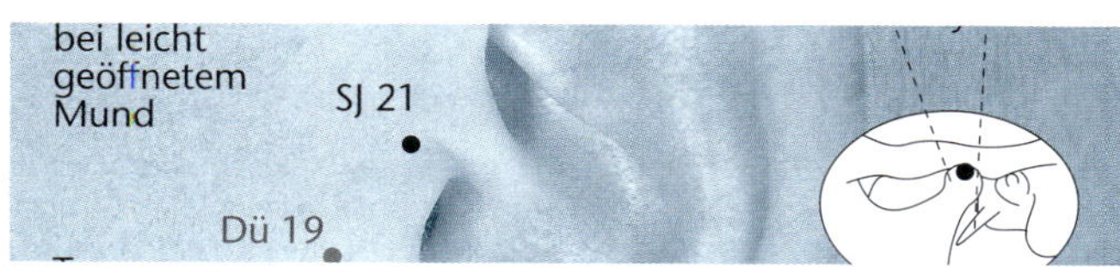

SJ 21 *(ermen)* „Ohr-Tor" Vor dem Ohr, in der Vertiefung auf Höhe der Incisura supratragica und etwas dorso-kranial des Processus condylaris der Mandibula.

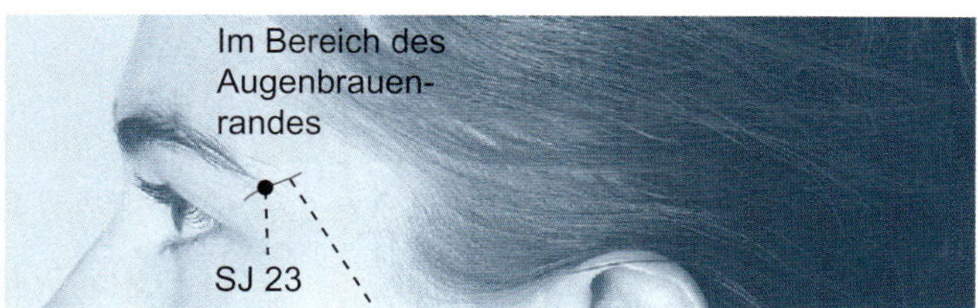

SJ 23 *(sizhukong)* „Seidenbambus-Loch" Im Bereich des lateralen Augenbrauenendes in der knöchernen Vertiefung der Sutura frontozygomatica zwischen Os frontale und Os zygomaticum.

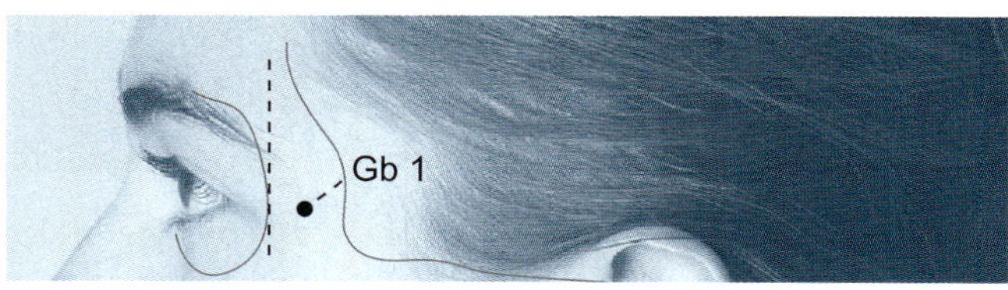

Gb 1 *(tongziliao)* „Pupillenknochen-Spalt" In der knöchernen Vertiefung an der Orbitaaußenseite auf Höhe des lateralen Augenwinkels.

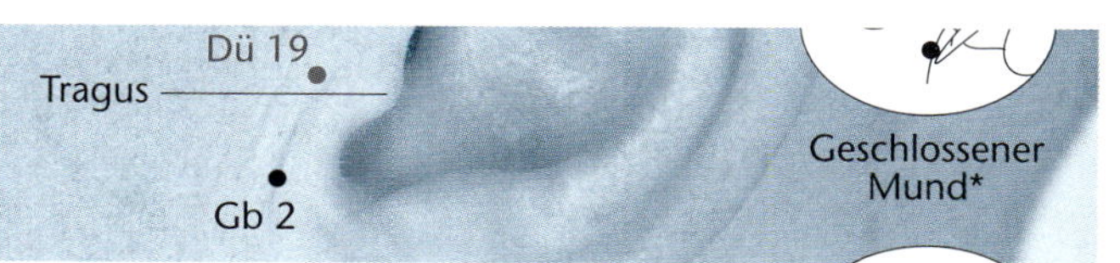

Gb 2 *(tinghui)* „Kreuzungspunkt des Hörens" Vor dem Ohr in der Vertiefung auf Höhe der Incisura intertragica an der Untergrenze des Processus condylaris der Mandibula.

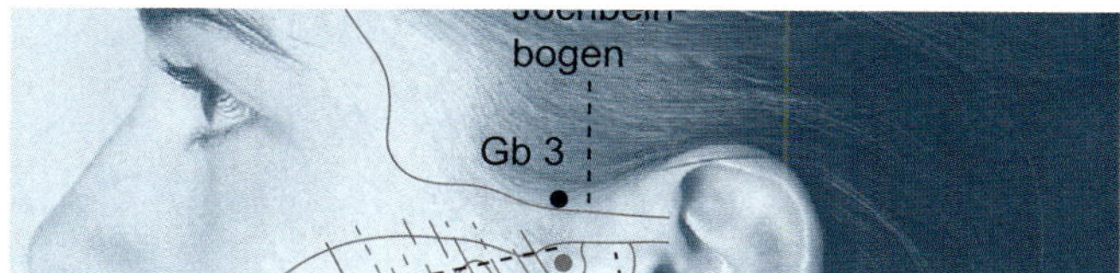

Gb 3 *(shangguan)* „Obere Grenze" In einer Vertiefung am Oberrand des Os zygomaticus (Jochbein) ca. 1 cun vor der Ohrwurzel und kranial von **Ma 7** (Unterrand Jochbein).

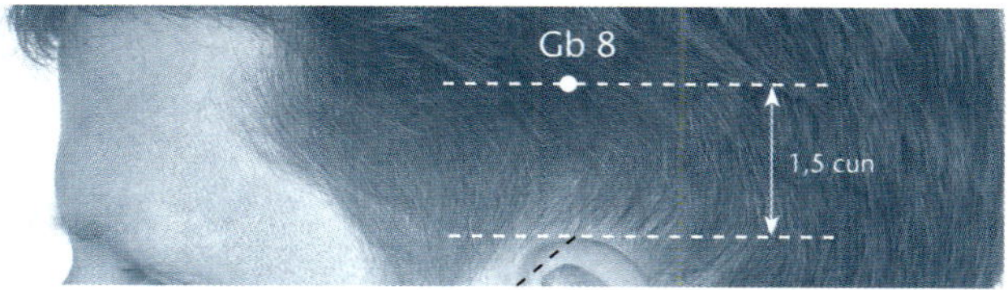

Gb 8 *(shuaigu)* „Führendes Tal" Direkt kranial der über der Ohrmuschelspitze (Apex auriculae) in einer Mulde am oberen Rand des M. temporalis, ca. 1,5 cun oberhalb der Haaransatzlinie.

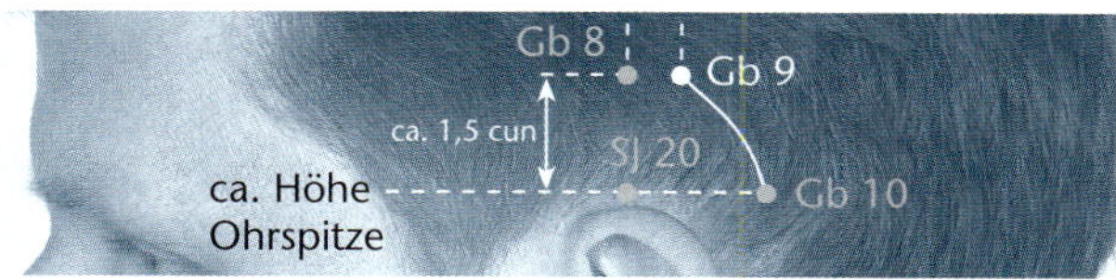

Gb 9 *(tianchong)* „Himmels-Ansturm" Direkt kranial des Hinterrands der Ohrmuschel, in einer Mulde ca. 0,5 cun dorsal von **Gb 8.** Der Punkt projiziert sich ca. 2 cun oberhalb der Haaransatzlinie.

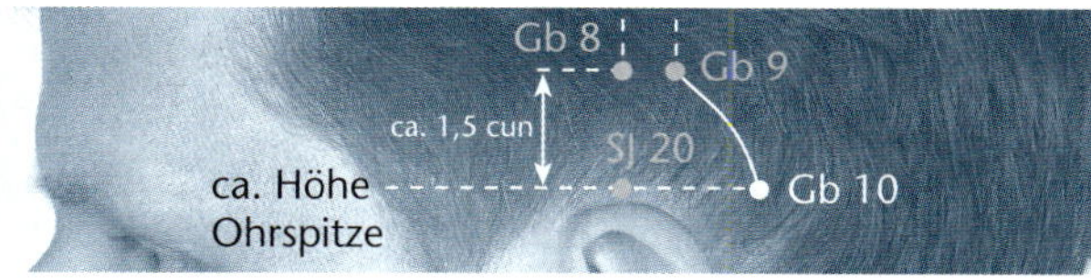

Gb 10 *(fubai)* „Flutendes Weiß" Hinter dem Ohr auf dem oberen Drittelabstandspunkt der kurvigen Verbindungslinie **Gb 9–Gb 12,** dorso-kranial des Processus mastoideus.

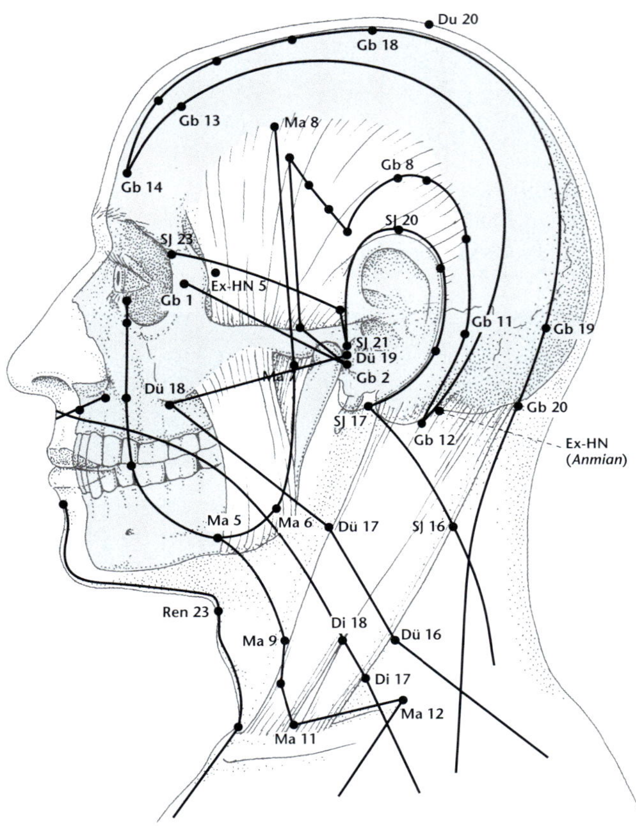

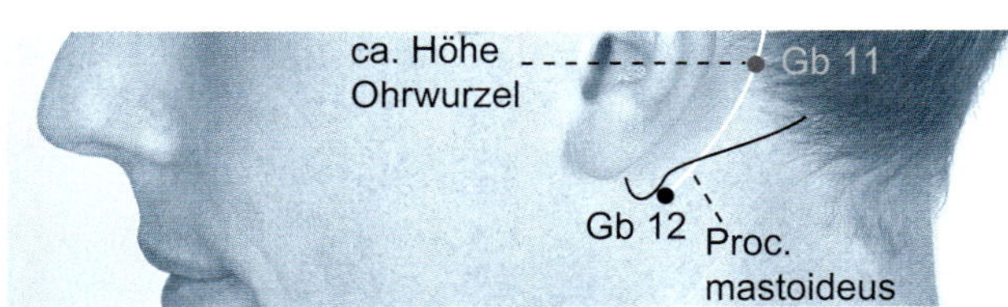

Gb 11 *(touqiaoyin)* **„yin-Öffnung am Kopf"** Hinter dem Ohr auf dem unteren Drittelabstandpunkt der kurvigen Verbindungslinie **Gb 9–Gb 12,** dorso-kranial des Processus mastoideus.

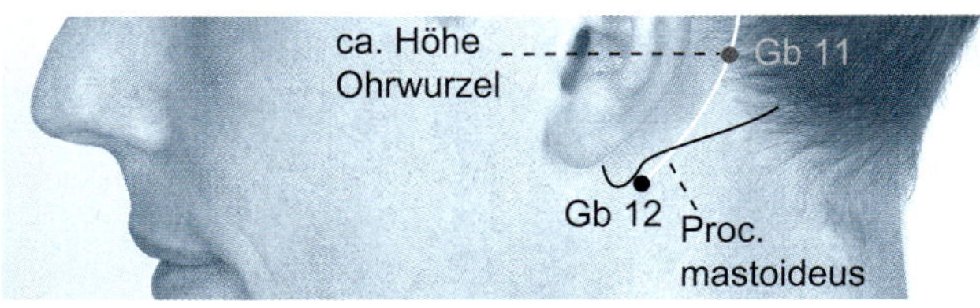

Gb 12 *(wangu)* **„Ende der Schädelknochen (Processus mastoideus)"** In dem Grübchen direkt hinter und unterhalb (dorso-kaudal) des Processus mastoideus.

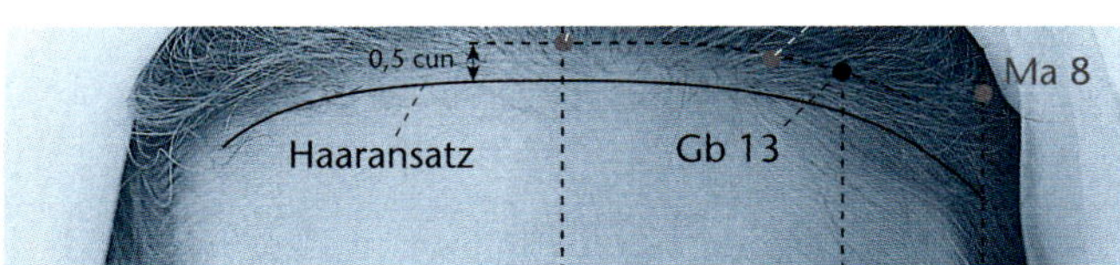

Gb 13 *(benshen)* **„Wurzel des Geistes"** 0,5 cun oberhalb der vorderen Haaransatzlinie und 3 cun lateral der vorderen Medianlinie bzw. auf dem lateralen Drittelabstandspunkt der Verbindungslinie **Du 24–Ma 8** (≈ 4,5 cun).

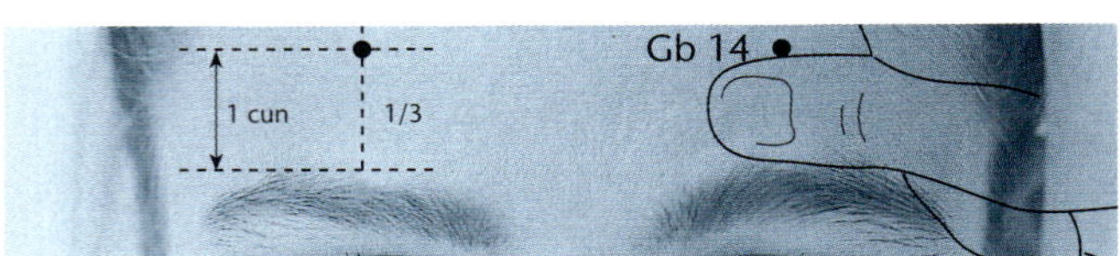

Gb 14 *(yangbai)* **„yang-Weiß"** In der Pupillenlinie beim Geradeausblicken ca. 1 cun oberhalb der Augenbraue am Übergang vom Stirnhöcker zum Überaugenbogen.

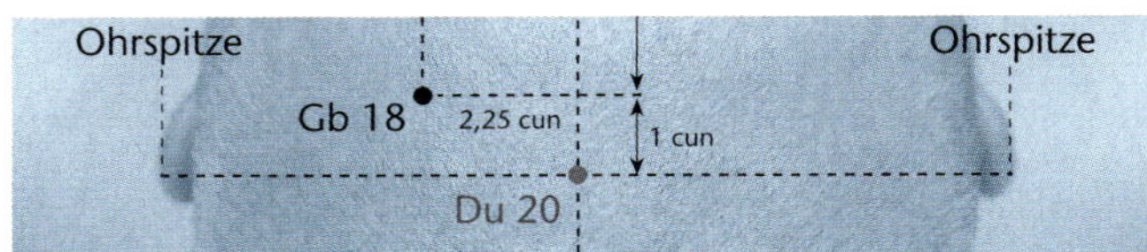

Gb 18 *(chengling)* **„Geist empfangen"** 4 cun oberhalb der vorderen Haaransatzlinie bzw. 1 cun anterior von **Du 20** auf der Verbindungslinie **Gb 15–Gb 20** bzw. 2,25 cun (Hälfte der Verbindungslinie **Ma 8–Du 24**) lateral der Medianlinie.

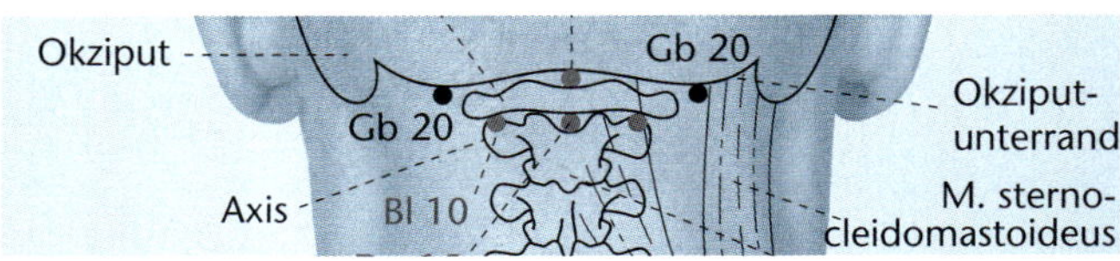

Gb 20 *(fengchi)* **„Wind-Teich"** Kaudal vom Okziput in dem Grübchen zwischen den Ansätzen der Mm. sternocleidomastoideus und trapezius.

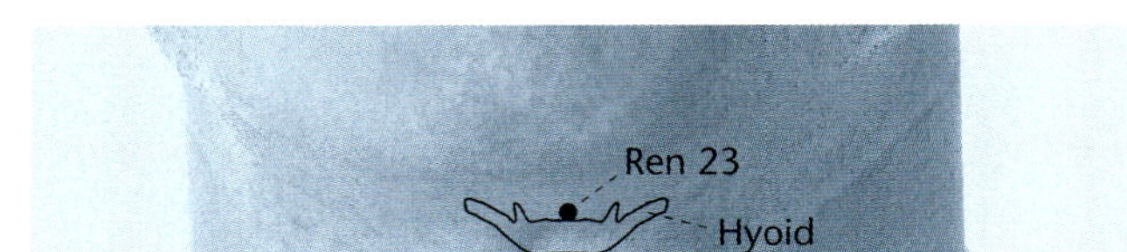

Ren 23 *(tianquan)* **„Quelle an der Ecke"** In der ventralen Medianlinie über dem Oberrand des Zungenbeins (Hyoid).

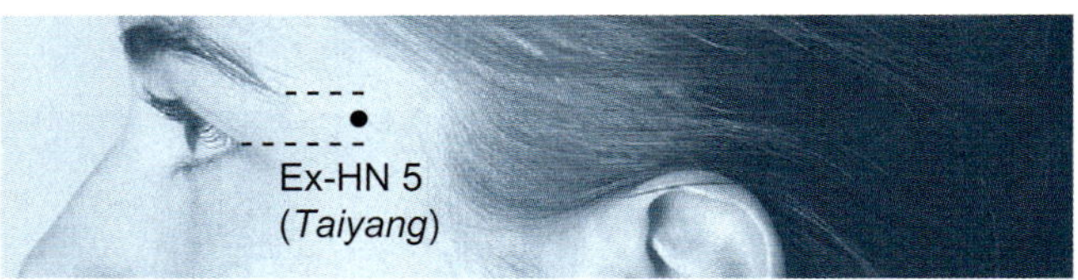

Ex-HN 5 *(taiyang)* **„Großes yang"** In einer Vertiefung in der Schläfenregion lateral von der Mitte der Verbindungslinie laterales Augenbrauenende–lateraler Augenwinkel.

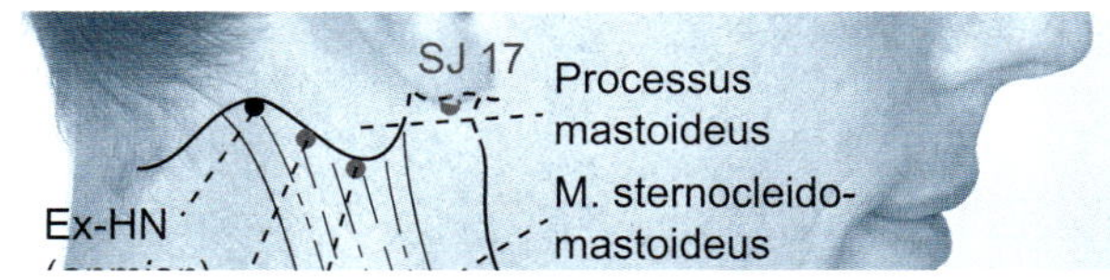

Ex-HN *(anmian)* **„Ruhiger Schlaf"** Hinter dem Ohr, in der Mitte zwischen **SJ 17** und **Gb 20** und hinter dem Processus mastoideus.

7.3 Nackenregion

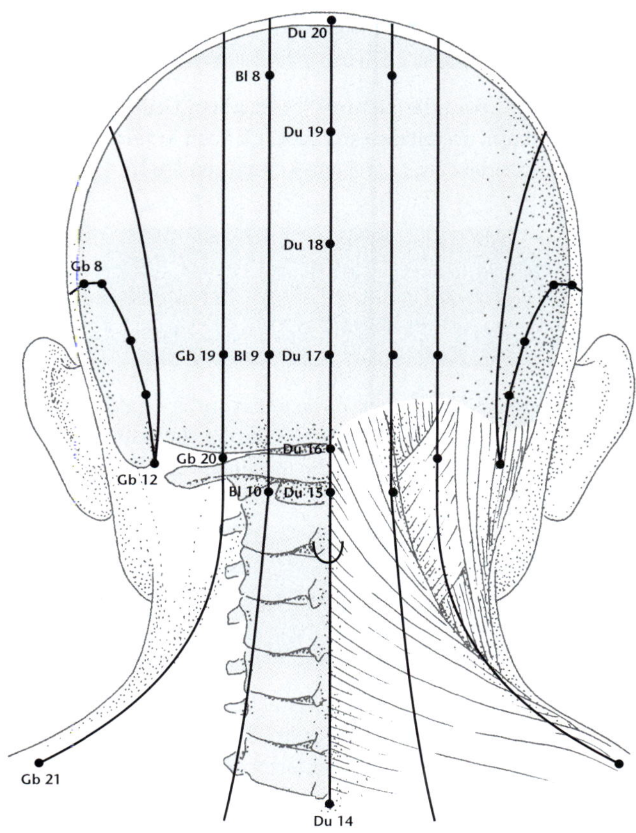

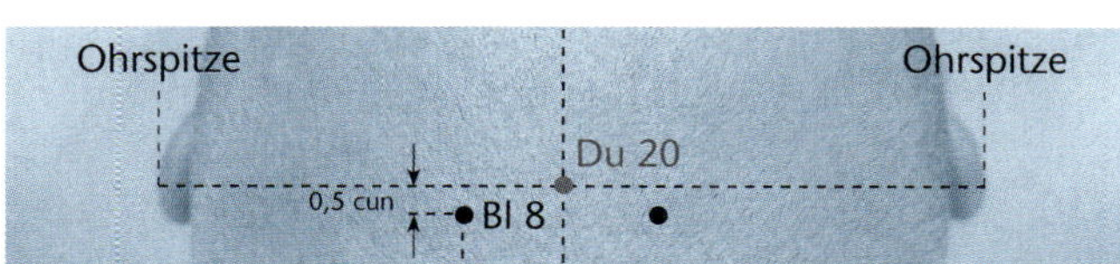

Bl 8 *(luoque)* **„Zurückkehrende Verbindung"** 5,5 cun oberhalb der vorderen Haaransatzlinie bzw. 0,5 cun posterior von **Du 20** und 1,5 cun lateral der Medianlinie.

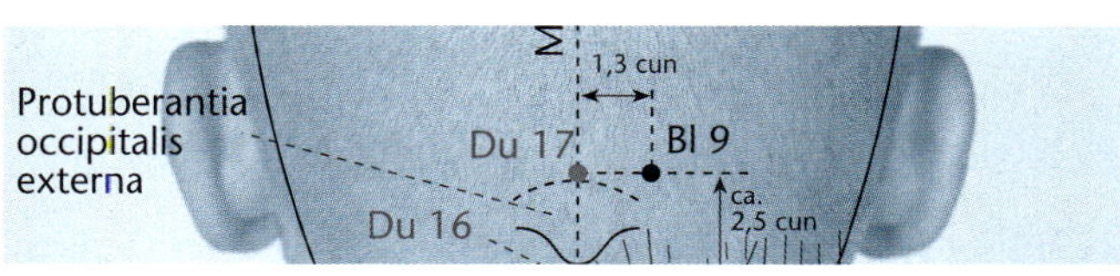

Bl 9 *(yuzhen)* **„Jadekissen"** 1,3 cun lateral von **Du 17** (direkt oberhalb der Protuberantia occipitalis externa).

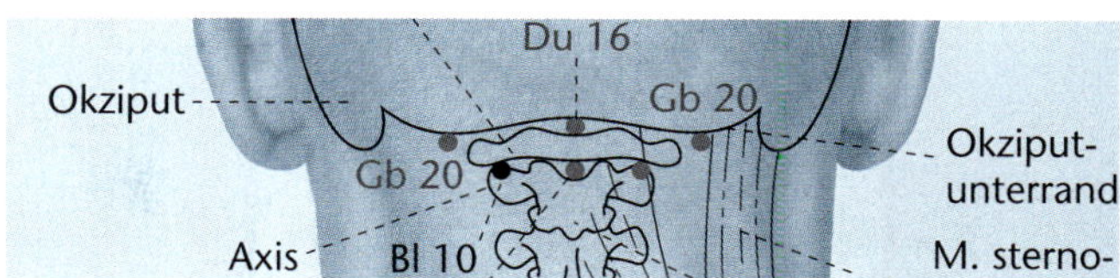

Bl 10 *(tianzhu)* **„Himmels-Säule"** Ca. 1,3 cun lateral der Medianlinie (Lage von **Du 15**) im Ansatzbereich des M. trapezius an der Okziputunterkante nahe der Austrittsstelle des N. occipitalis major.

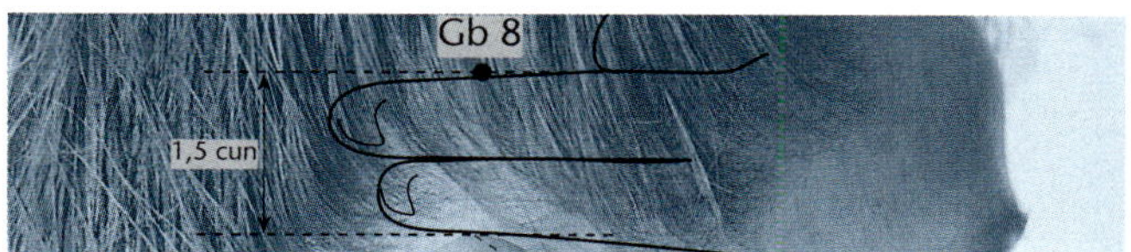

Gb 8 *(shuaigu)* **„Führendes Tal"** Direkt kranial der Ohrmuschelspitze (Apex auriculae) in einem Grübchen des M. temporalis, ca. 1,5 cun oberhalb der Haaransatzlinie.

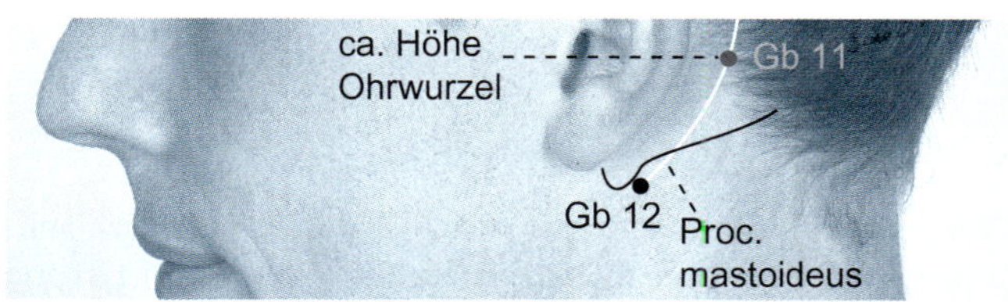

Gb 12 *(wangu)* **„Ende der Schädelknochen (Processus mastoideus)"** In dem Grübchen direkt hinter und unterhalb (dorso-kaudal) des Processus mastoideus.

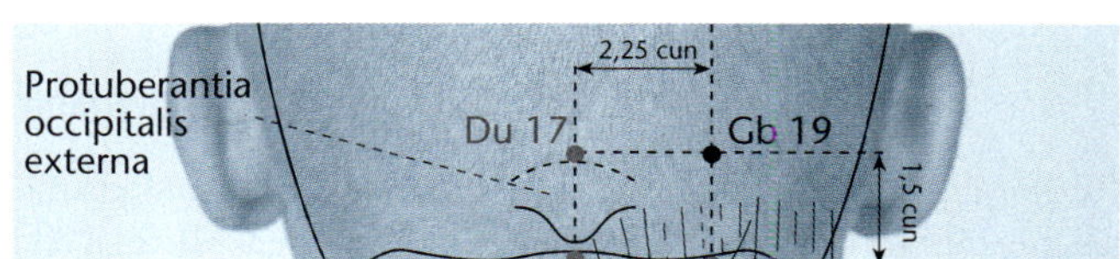

Gb 19 *(naokong)* **„Gehirn-Gewölbe"** In der Hinterkopfregion, auf Höhe des Oberrandes der Protuberantia occipitalis externa (Lage von **Du 17**) und 2,25 cun lateral der Medianlinie.

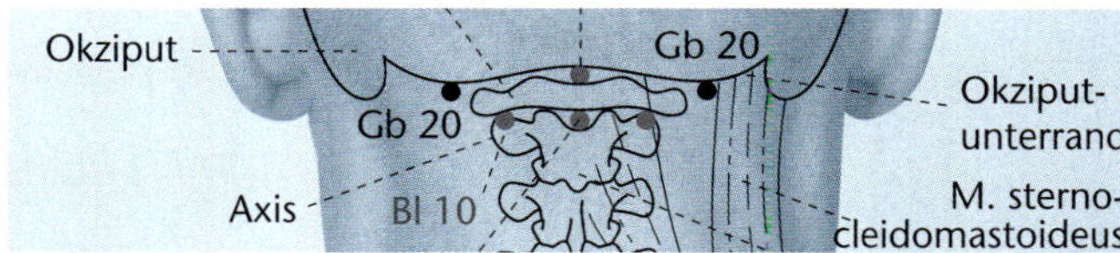

Gb 20 *(fengchi)* **„Wind-Teich"** Kaudal vom Okziput, in dem Grübchen zwischen den Ansätzen der Mm. sternocleidomastoideus und trapezius.

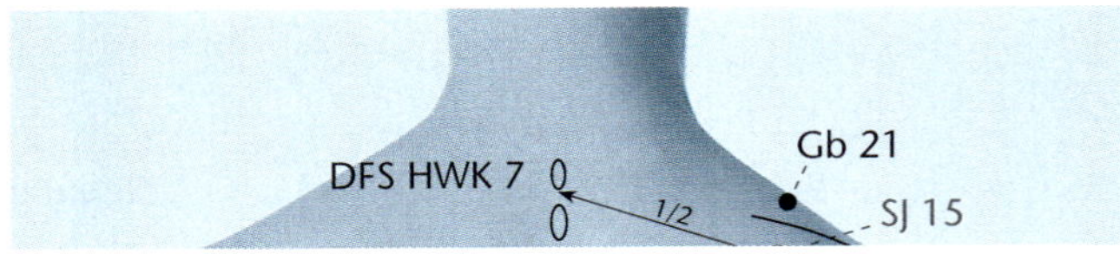

Gb 21 *(jianjing)* **„Schulter-Brunnen“** Im höchsten Punkt der Schulter, auf Höhe der Verbindungslinie: Dornfortsatzunterkante von HWK 7–lateraler Akromionrand.

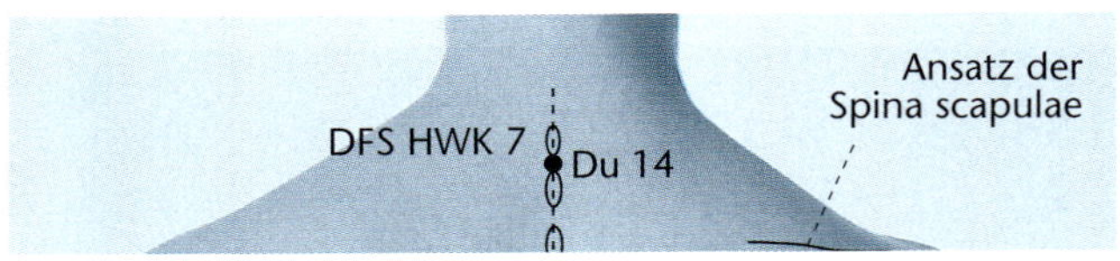

Du 14 *(dazhui)* **„Großer Wirbel“** In der dorsalen Medianlinie unter dem Dornfortsatz von HWK 7.

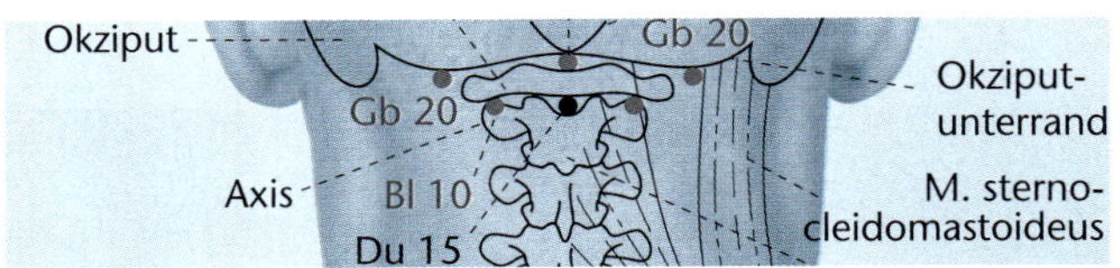

Du 15 *(yamen)* **„Tor der Stummheit“** In der dorsalen Medianlinie in der Nackenregion, in der **Vertiefung** zwischen 1. (Atlas) und 2. HWK (Axis = 1. tastbarer Dornfortsatz), ca. 0,5 cun unter **Du 16**.

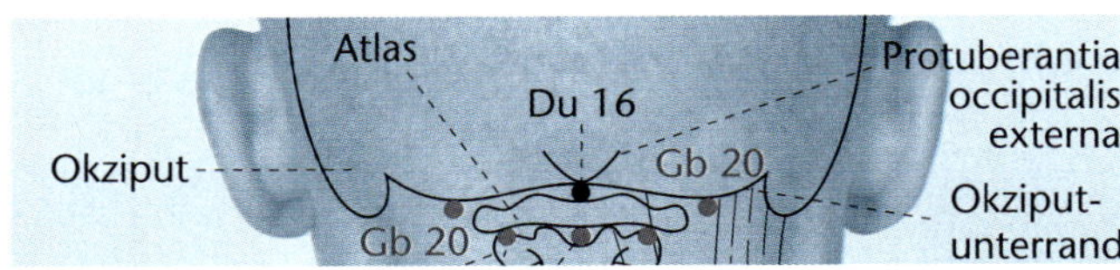

Du 16 *(fengfu)* **„Palast des Windes“** In der dorsalen Medianlinie direkt unter der Protuberantia occipitalis externa zwischen den Ursprüngen beider Mm. trapezii, ca. 1 cun oberhalb der hinteren Haaransatzlinie.

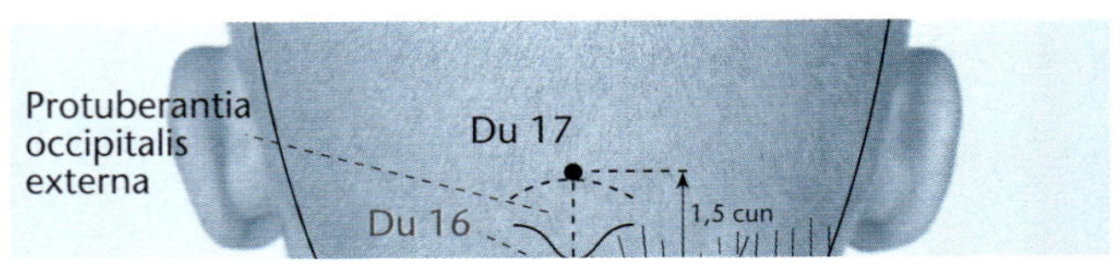

Du 17 *(naohu)* **„Türe des Gehirns“** In einem Grübchen kranial der Protuberantia occipitalis externa, ca. 2,5 cun kranial der hinteren Haaransatzlinie bzw. ca. 1,5 cun kranial von **Du 16**.

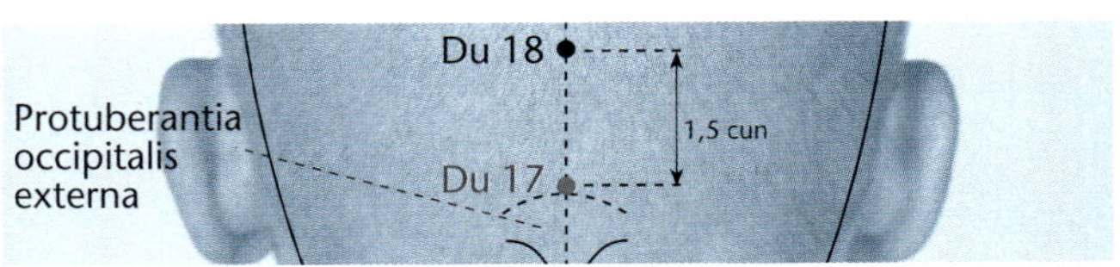

Du 18 *(qiangjian)* **„Kräftiger Zwischenraum“** In der dorsalen Medianlinie 1,5 cun kranial von **Du 17** (direkt oberhalb der Protuberantia occipitalis externa) bzw. 3 cun kaudal von **Du 20** (Vertex).

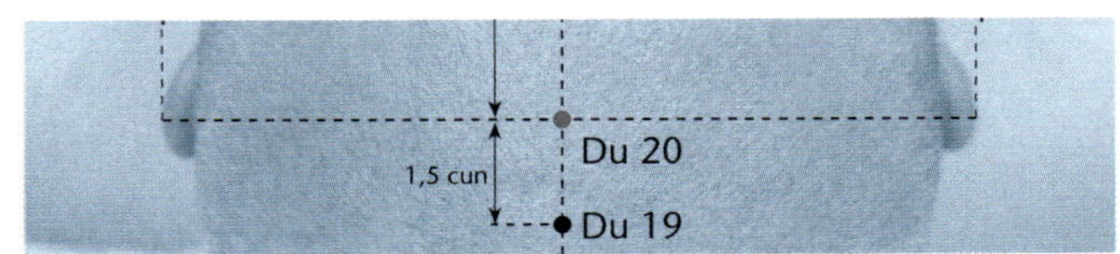

Du 19 *(houding)* **„Hinter dem Scheitel“** In der dorsalen Medianlinie 3 cun kranial von **Du 17** (direkt oberhalb der Protuberantia occipitalis externa) bzw. 1,5 cun posterior von **Du 20**.

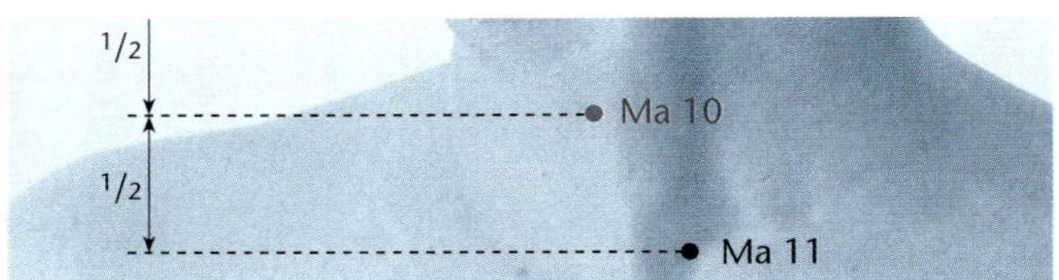

Du 20 *(baihui)* **„Hundertfaches Zusammentreffen“** Im Schnittpunkt der Verbindungslinie zwischen beiden Ohrspitzen mit der Medianlinie, 5 cun von der vorderen bzw. 7 cun von der hinteren Haaransatzlinie entfernt.

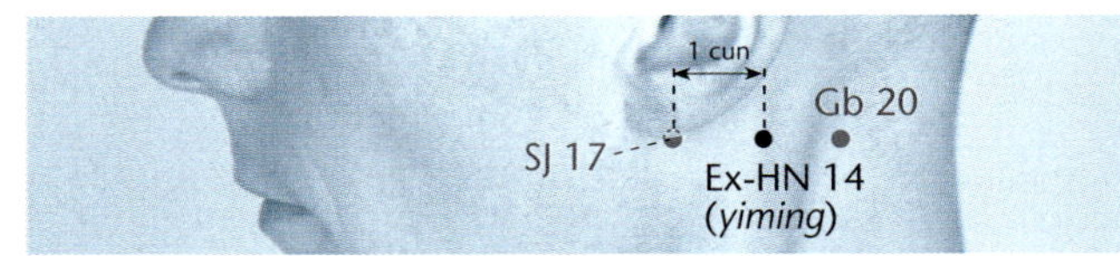

Ex-HN 14 *(yiming)* **„Das Auge erhellen“** Dorsal des Ohrläppchens, ca. 1 cun dorsal von **SJ 17**.

7.4 Schädeldach

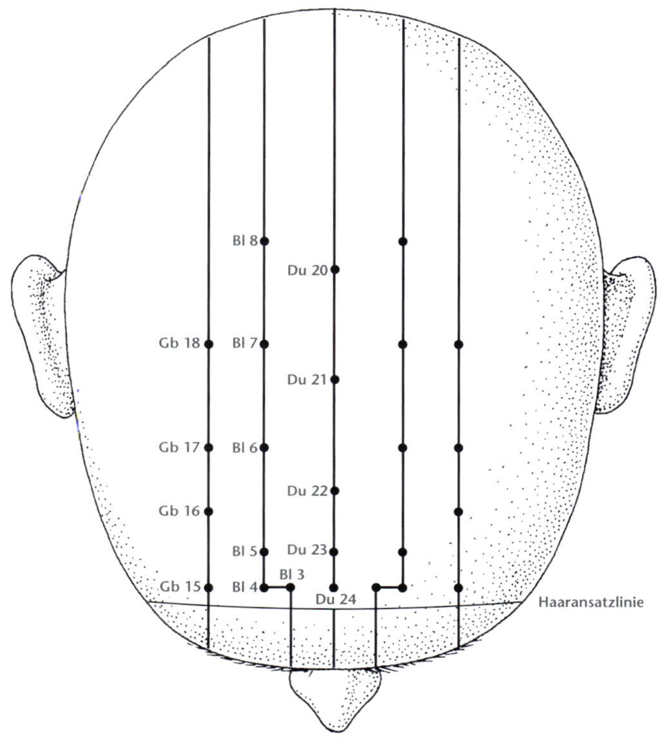

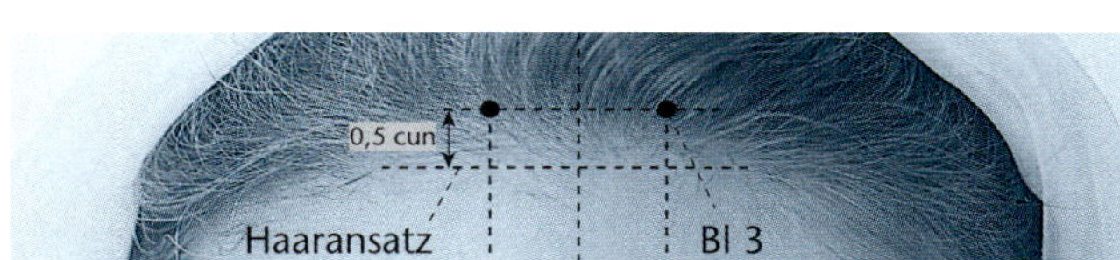

Bl 3 *(meichong)* **„Ansturm über der Augenbraue"** 0,5 cun oberhalb der vorderen Haaransatzlinie senkrecht über dem medialen Augenwinkel (**Bl 1**).

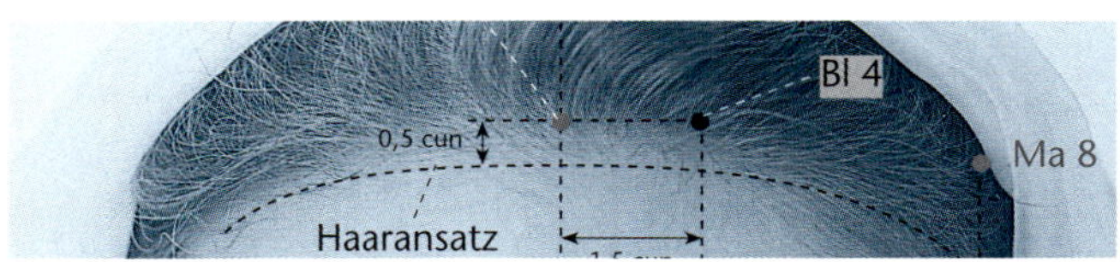

Bl 4 *(qucha)* **„Gekrümmte Abweichung"** 0,5 cun oberhalb der vorderen Haaransatzlinie und 1,5 cun lateral der Medianlinie bzw. im 1. Drittelabstandspunkt der Linie **Du 24–Ma 8**(≈ 4,5 cun).

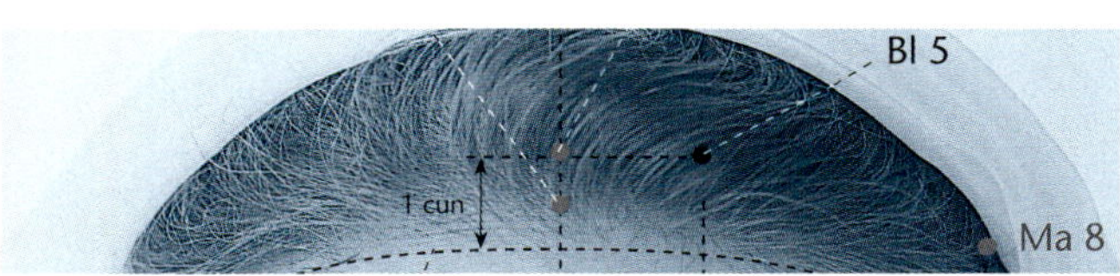

Bl 5 *(wuchu)* **„Fünfter Platz"** 1 cun oberhalb der vorderen Haaransatzlinie und 1,5 cun lateral der Medianlinie bzw. im 1. Drittelabstandspunkt der Linie **Du 24–Ma 8**(≈ 4,5 cun, Punkt liegt auf Höhe von **Du 23**).

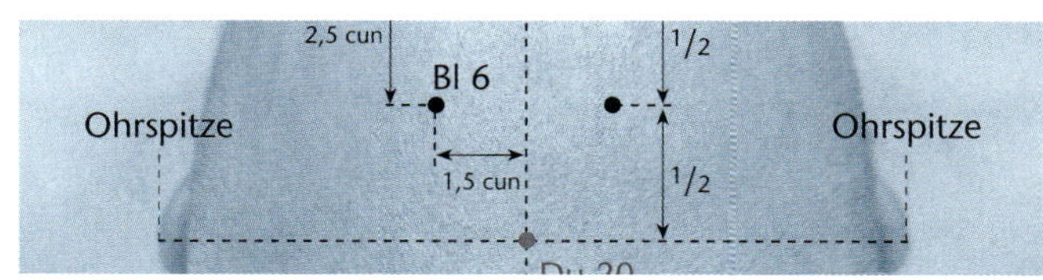

Bl 6 *(chengguang)* **„Empfang des Lichts"** 2,5 cun oberhalb der vorderen Haaransatzlinie und 1,5 cun lateral der Medianlinie bzw. im 1. Drittelabstandspunkt der Linie **Du 24–Ma 8**(≈ 4,5 cun).

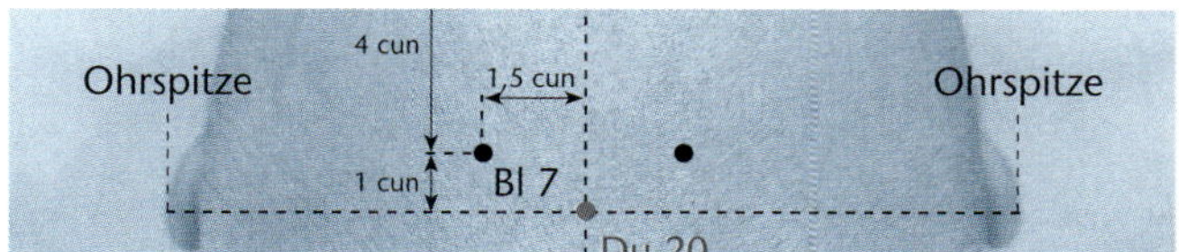

Bl 7 *(tongtian)* **„Himmels-Passage"** 4 cun oberhalb der vorderen Haaransatzlinie bzw. 1 cun anterior von **Du 20** und 1,5 cun lateral der Medianlinie.

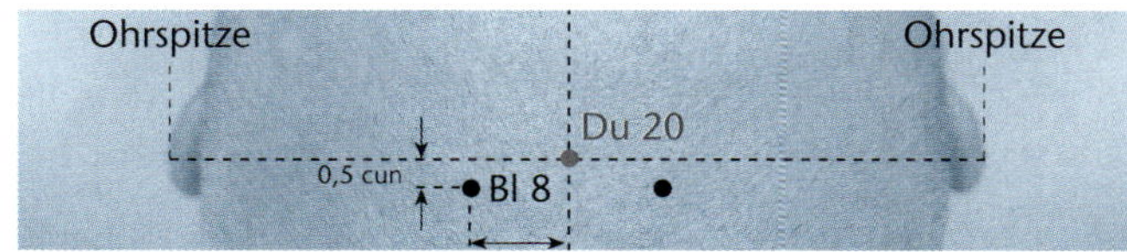

Bl 8 *(luoque)* **„Zurückkehrende Verbindung"** 5,5 cun oberhalb der vorderen Haaransatzlinie bzw. 0,5 cun dorsal von **Du 20** und 1,5 cun lateral der Medianlinie.

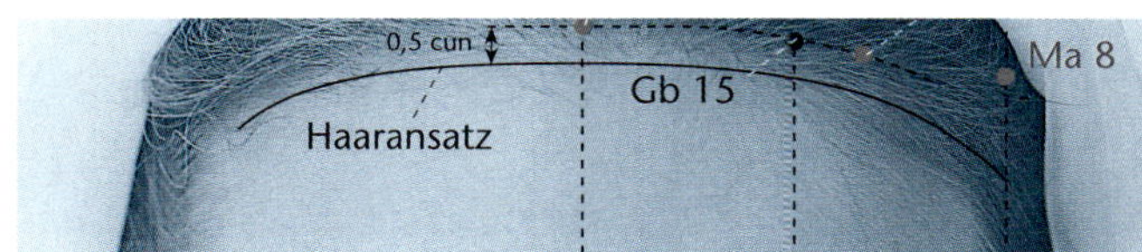

Gb 15 *(toulinqi)* **„Fließende Tränen am Kopf"** In der Pupillenlinie beim Geradeausblicken und 0,5 cun oberhalb der vorderen Haaransatzlinie.

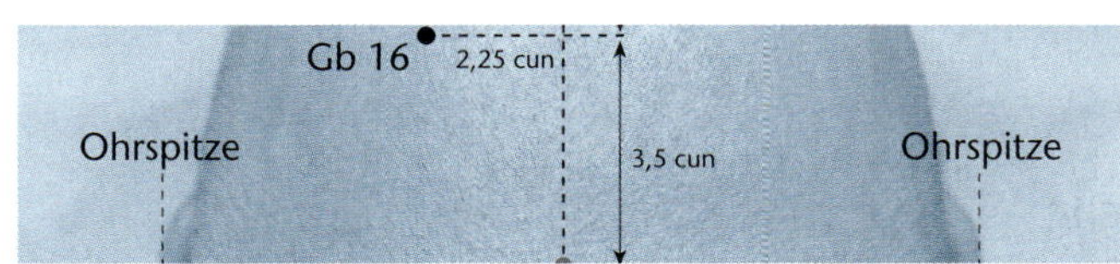

Gb 16 *(muchuang)* **„Augen-Fenster"** 1,5 cun oberhalb der vorderen Haaransatzlinie in der Pupillenlinie bzw. 2,25 cun lateral der Medianlinie (Mitte der Verbindungslinie **Du 24–Ma 8**).

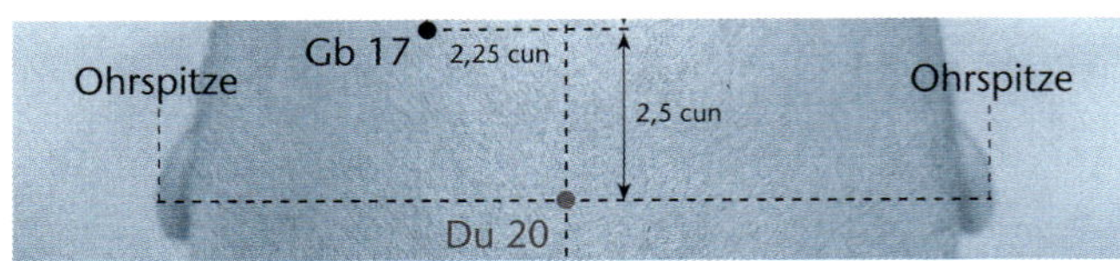

Gb 17 *(zhengying)* **„Aufrechtes Lager"** 2,5 cun kranial der vorderen Haaransatzlinie in der Pupillenlinie bzw. 2,25 cun lateral der Medianlinie.

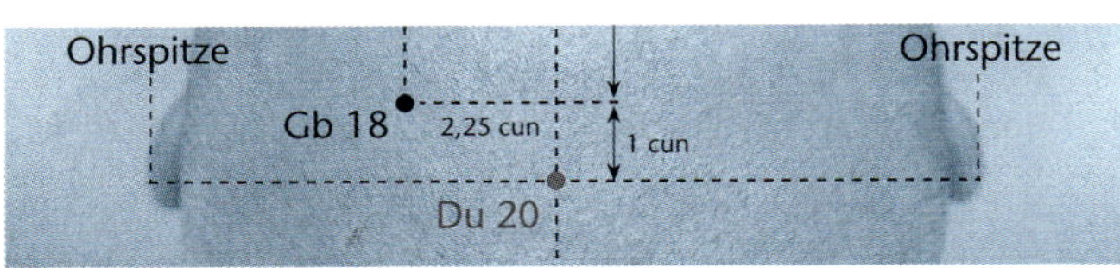

Gb 18 *(cheng ling)* **„Geist empfangen"** 1 cun anterior von **Du 20** und 2,25 cun lateral der Medianlinie.

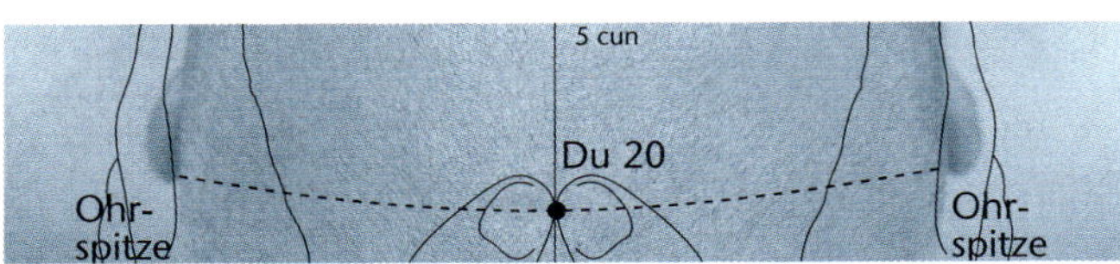

Du 20 *(baihui)* **„Hundertfaches Zusammentreffen"** Im Schnittpunkt der Verbindungslinie zwischen beiden Ohrspitzen mit der Medianlinie, 5 cun von der vorderen bzw. 7 cun von der hinteren Haaransatzlinie entfernt.

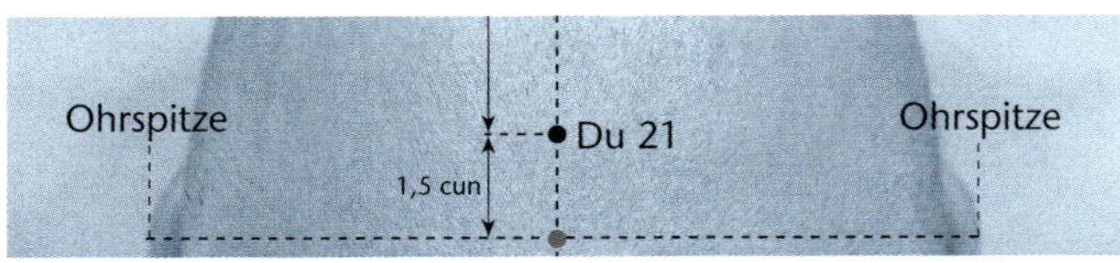

Du 21 *(qianding)* **„Vor dem Scheitel"** In der Medianlinie 1,5 cun anterior von **Du 20** bzw. 3,5 cun oberhalb der vorderen Haaransatzlinie.

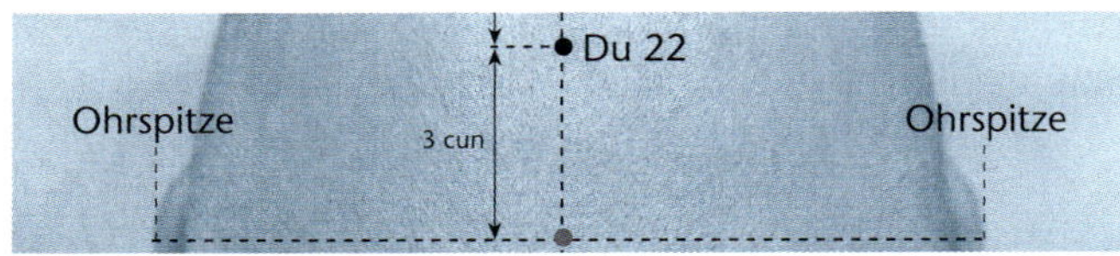

Du 22 *(xinhui)* **„Zusammentreffen an der (großen) Fontanelle"** In der Medianlinie 2 cun oberhalb der vorderen Haaransatzlinie.

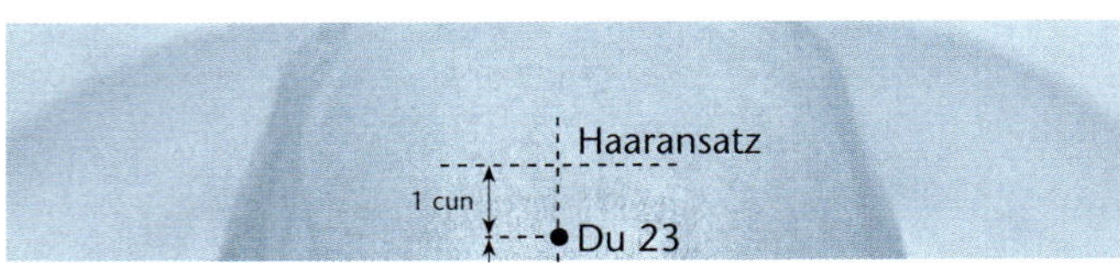

Du 23 *(shangxing)* **„Oberer Stern"** In der Medianlinie 1 cun oberhalb der vorderen Haaransatzlinie.

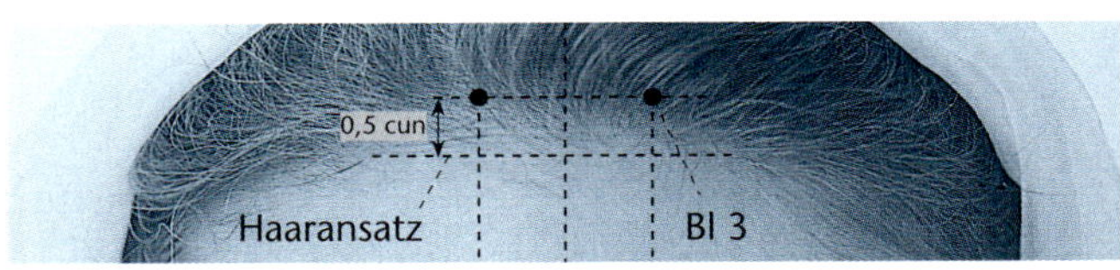

Du 24 *(shenting)* **„Hof des Geistes"** In der Medianlinie 0,5 cun oberhalb der vorderen Haaransatzlinie.

7.5 Rücken

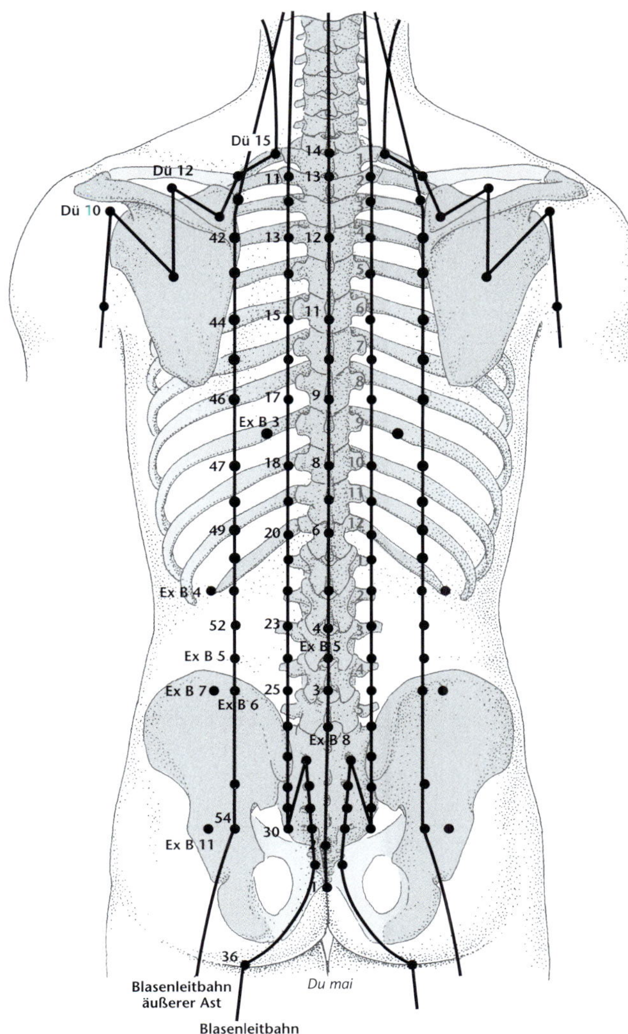

Dü 15
Dü 12
Dü 10
Ex B 3
Ex B 4
Ex B 5
Ex B 7
Ex B 6
Ex B 5
Ex B 8
Ex B 11
Blasenleitbahn äußerer Ast
Blasenleitbahn innerer Ast
Du mai

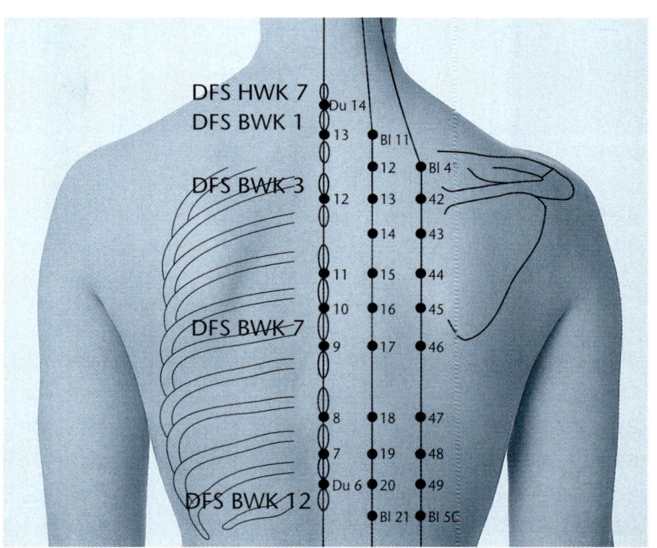

DFS HWK 7
DFS BWK 1
DFS BWK 3
DFS BWK 7
DFS BWK 12
Du 14
Bl 11
Du 6
Bl 21

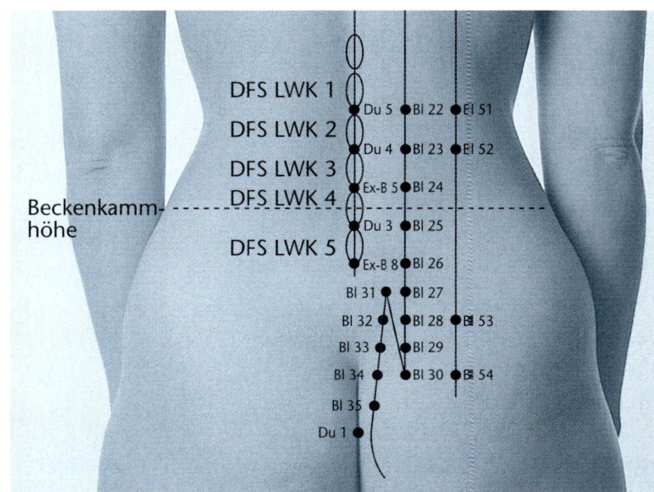

DFS LWK 1
DFS LWK 2
DFS LWK 3
DFS LWK 4
DFS LWK 5
Beckenkamm-höhe
Du 5
Bl 22
Du 4
Bl 23
Ex-B 5
Bl 24
Du 3
Bl 25
Ex-B 8
Bl 26
Bl 31
Bl 27
Bl 32
Bl 28
Bl 53
Bl 33
Bl 29
Bl 34
Bl 30
Bl 54
Bl 35
Du 1

Wirbelsäule	Unter dem Dornfortsatz bzw. im Foramen sacrale	0,5 cun lateral der Medianlinie, Höhe Dornfortsatzunterkante bzw. Foramen sacrale	1,5 cun lateral der Medianlinie, Höhe Dornfortsatzunterkante bzw. Foramen sacrale	3 cun lateral der Medianlinie, Höhe Dornfortsatzunterkante bzw. Foramen sacrale
HWK 7	Du 14	Ex-B1 *(dingchuan)*	**2 cun lateral** Dü 15	**3,5 cun lateral** Ex-B *(jiehexue)*
BWK 1	Du 13	Punkt von Ex-B2 *(huatuojiaji)*	Bl 11	Dü 14
BWK 2		Punkt von Ex-B2 *(huatuojiaji)*	Bl 12	Bl 41/ca. Dü 13 (auf dem Schulterblatt über der auslaufenden Spina scapulae)
BWK 3	Du 12	Punkt von Ex-B2 *(huatuojiaji)*	Bl 13	Bl 42
BWK 4		Punkt von Ex-B2 *(huatuojiaji)*	Bl 14	Bl 43
BWK 5	Du 11	Punkt von Ex-B2 *(huatuojiaji)*	Bl 15	Bl 44
BWK 6	Du 10	Punkt von Ex-B2 *(huatuojiaji)*	Bl 16	Bl 45
BWK 7	Du 9	Punkt von Ex-B2 *(huatuojiaji)*	Bl 17	Bl 46
BWK 8		Punkt von Ex-B2 *(huatuojiaji)*	Ex-B3 *(weiwanxiashu)*	
BWK 9	Du 8	Punkt von Ex-B2 *(huatuojiaji)*	Bl 18	Bl 47
BWK 10	Du 7	Punkt von Ex-B2 *(huatuojiaji)*	Bl 19	Bl 48
BWK 11	Du 6	Punkt von Ex-B2 *(huatuojiaji)*	Bl 20	Bl 49
BWK 12		Punkt von Ex-B2 *(huatuojiaji)*	Bl 21	Bl 50
LWK 1	Du 5	Punkt von Ex-B2 *(huatuojiaji)*	Bl 22	Bl 51/Ex-B4 (3,5 cun lateral)
LWK 2	Du 4	Punkt von Ex-B2 *(huatuojiaji)*	Bl 23	Bl 52
LWK 3	Ex-B5 *(xiajishu)*	Punkt von Ex-B2 *(huatuojiaji)*	Bl 24	Ex-B5 (nach WHO, sind 3 Punkte)
LWK 4	Du 3	Punkt von Ex-B2 *(huatuojiaji)*	Bl 25	Ex-B6/Ex-B7 (3,5 cun lateral)
LWK 5	Ex-B8	Punkt von Ex-B2 *(huatuojiaji)*	Bl 26	–
1. Foramen sacrale	Bl 31	–	Bl 27	–
2. Foramen sacrale	Bl 32	–	Bl 28	Bl 53
3. Foramen sacrale	Bl 33	–	Bl 29	–
4. Foramen sacrale	Bl 34	–	Bl 30	Bl 54/Ex-B *(tunzhong)* (3,5 cun lateral)
Hiatus sacralis	Du 2	–	–	–
–	–	Bl 35 (0,5 cun lateral und unterhalb Du 2)	–	–
Zwischen Steißbein und Anus	Du 1	–	–	–

7.6 Thorax und Abdomen frontal und lateral

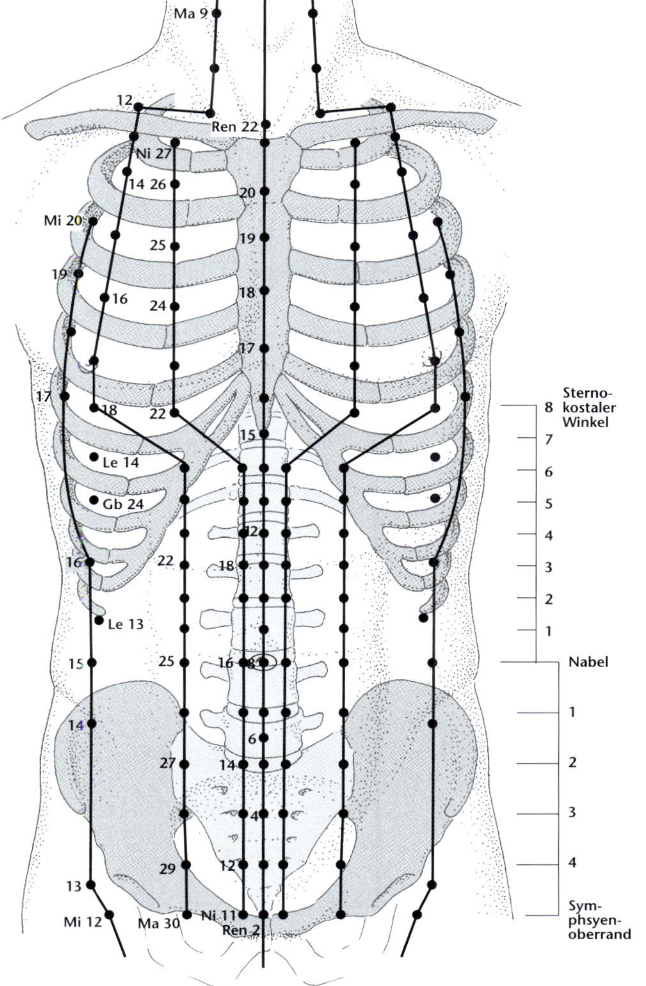

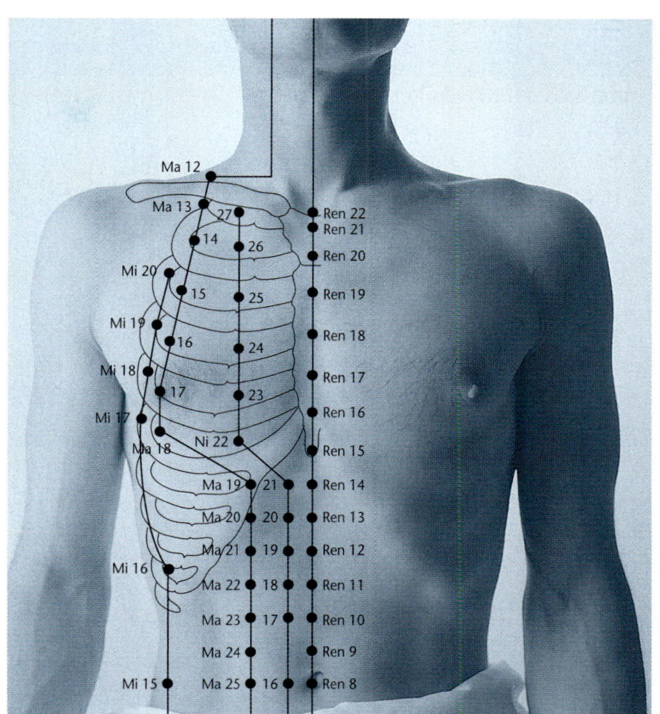

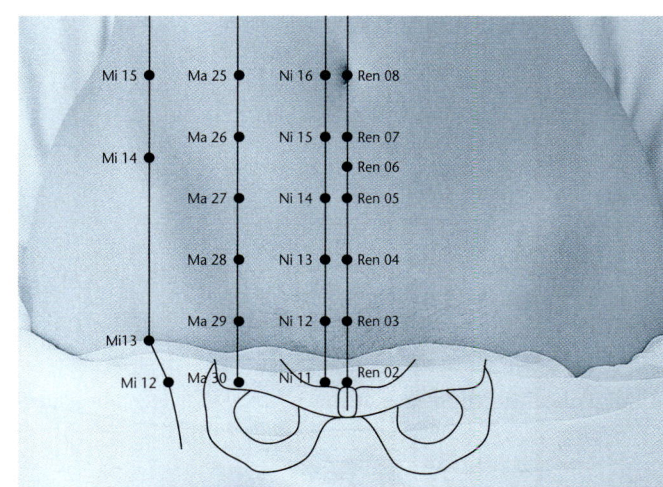

Anatomische Höhe	*ren mai* (Medianlinie)	Ni-Leitbahn (2 cun lateral Medianlinie)	Ma-Leitbahn (4 cun lateral Medianlinie)	Andere (6 cun lateral Medianlinie)
Unterhalb der Klavikula	≈ Ren 21	Ni 27	Ma 13	Lu 2
1. ICR	Ren 20	Ni 26	Ma 14	Lu 1
2. ICR	Ren 19	Ni 25	Ma 15	Mi 20
3. ICR	Ren 18	Ni 24	Ma 16	Mi 19
4. ICR	Ren 17	Ni 23	Ma 17 (Mamille)	Mi 18/Pe 1 (1 cun lateral Mamille)/Gb 22 (3 cun unter Axillascheitelpunkt) Gb 23 (1 cun anterior Gb 22)
5. ICR	Ren 16	Ni 22	Ma 18	Mi 17
Anatomische Höhe	***ren mai* (Medianlinie)**	**Ni -Leitbahn (0,5 cun lateral Medianlinie)**	**Ma -Leitbahn (2 cun lateral Medianlinie)**	**Andere (4 cun Medianlinie bzw. Mamillarlinie)**
6 cun oberhalb/6. ICR	Ren 14	Ni 21	Ma 19	Le 14 (6. ICR)
5 cun oberhalb/7. ICR	Ren 13	Ni 20	Ma 20	Gb 24 (7. ICR)
4 cun oberhalb	Ren 12	Ni 19	Ma 21	
3 cun oberhalb	Ren 11	Ni 18	Ma 22	Mi 16
2 cun oberhalb	Ren 10	Ni 17	Ma 23	Ex-CA (*weishang*)
1 cun oberhalb	Ren 9		Ma 24	≈ Le 13 (freies Ende 11. Rippe)
Nabelhöhe	Ren 8	Ni 16	Ma 25	Mi 15, Gb 26 (senkrecht durch freies Ende 11. Rippe/ Bauchnabel)
1 cun unterhalb	Ren 7	Ni 15	Ma 26	
(1,5 cun unterhalb)	Ren 6			
2 cun unterhalb	Ren 5	Ni 14	Ma 27	
(2,5 cun unterhalb)	Ex-CA *(zhixie)*			
3 cun unterhalb	Ren 4	Ni 13	Ma 28	Ex-CA (*tituo*)/Ex-CA (*qimen*)/ Ex-CA *(yijing)*(4/3/1 cun lateral Medianlinie)/≈ Gb 27 (vor und medial SIAS)
4 cun unterhalb	Ren 3	Ni 12	Ma 29	Ex-CA 1 (*zigong*, 3 cun lateral Medianlinie)
Symphysenhöhe	Ren 2	Ni 11	Ma 30	Mi 12 (3,5 cun lateral Medianlinie)

Anmerkung: ICR-/Rippenverlauf nach lateral ansteigend beachten!

7.7 Schulter- und Armregion dorsal

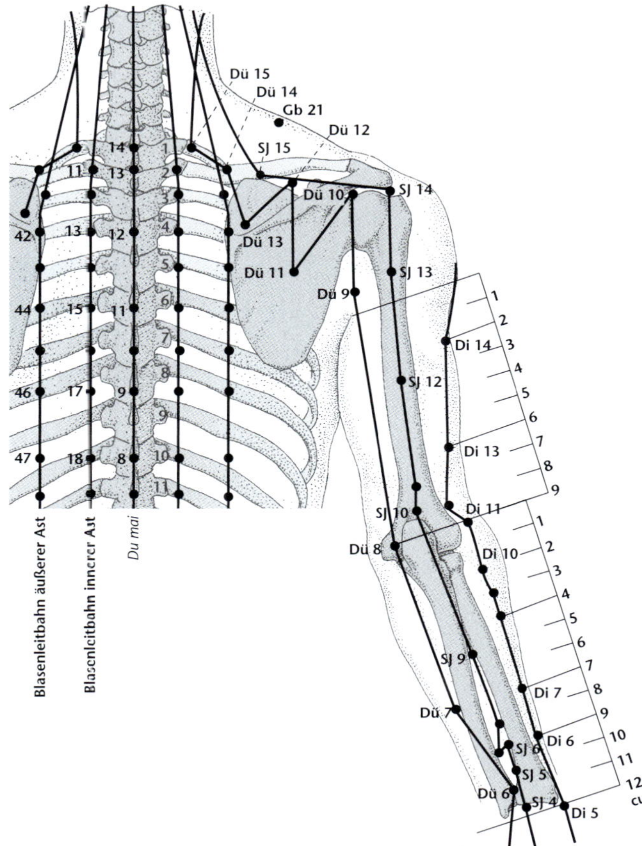

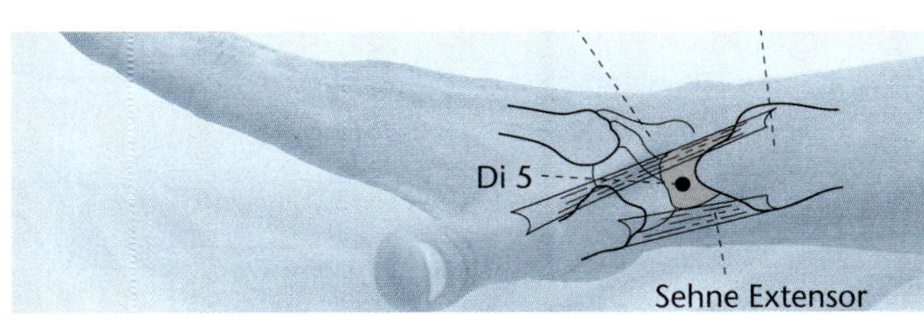

Di 5 *(yangxi)* **„yang-Schlucht"** An der radialen Seite des Handgelenks, bei abduziertem Daumen in der Vertiefung zwischen den Sehnen der Mm. extensores pollicis longus und brevis (Tabatière/snuffbox).

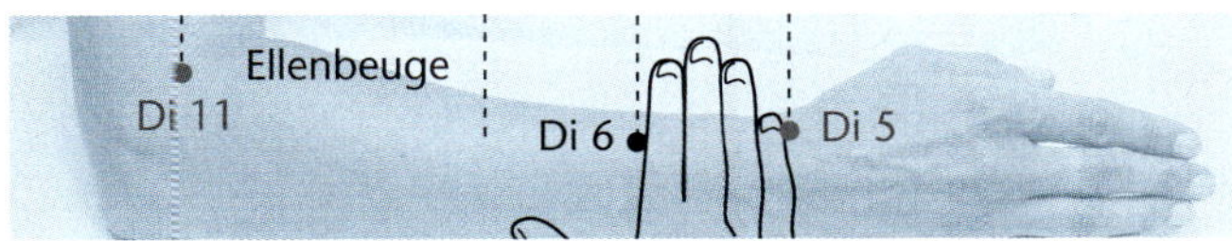

Di 6 *(pianli)* **„Schräger Durchgang"** 3 cun proximal von **Di 5** (Mitte Tabatière) auf der Verbindungslinie zwischen **Di 5** und **Di 11** zwischen den Sehnen der Mm. abductor pollicis longus und extensor pollicis brevis auf Höhe des Muskel-/Sehnen-Überganges.

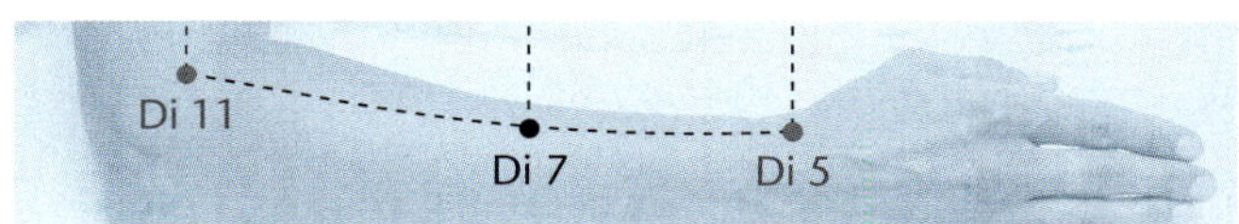

Di 7 *(wenliu)* **„Warmer Strom"** 5 cun proximal von **Di 5** (Mitte Tabatière) in Richtung des lateralen Endes der Ellenbeugefalte bzw. 1 cun distal der Mitte der Strecke zwischen **Di 5** und **Di 11**.

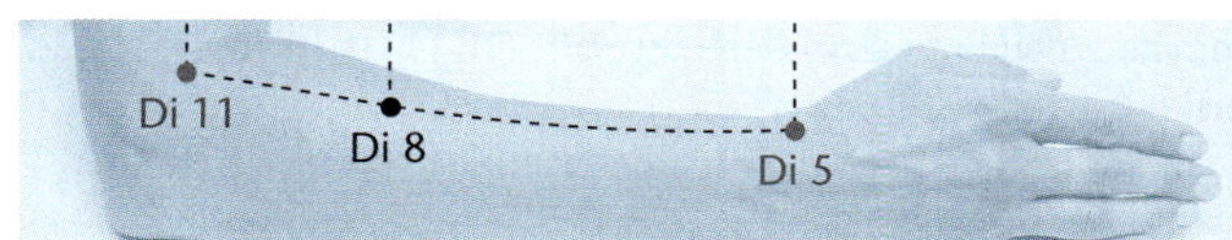

Di 8 *(xialian)* **„Unterer (Arm-)Vorsprung"** 4 cun distal des lateralen Endes der Ellenbeugefalte in Richtung zu **Di 5** (Mitte Tabatière) auf einer Linie **Di 11** zu **Di 5**.

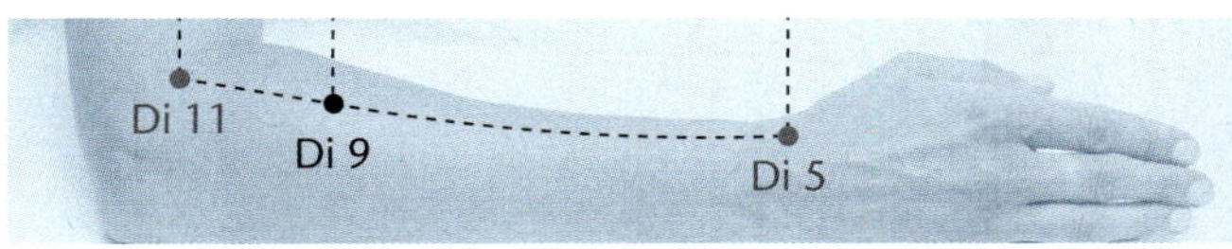

Di 9 *(shanglian)* **„Oberer (Arm-)Vorsprung"** 3 cun distal des lateralen Endes der Ellenbeugefalte in Richtung zu **Di 5** (Mitte Tabatière) auf einer Linie **Di 11** zu **Di 5**.

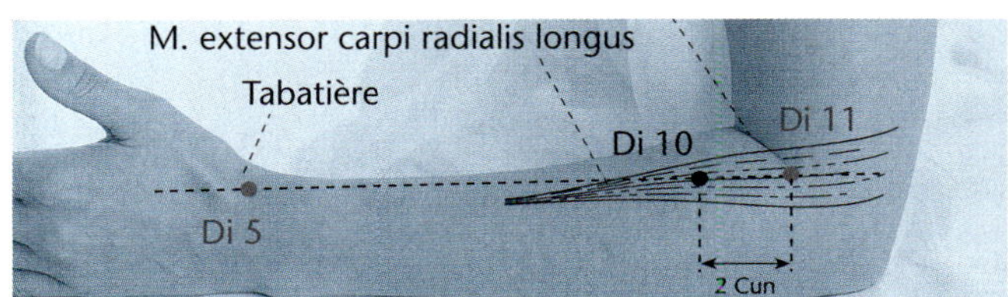

Di 10 *(shousanli)* **„Drei Entfernungen am Arm"** 2 cun distal von **Di 11** (Ellenbeugefalte) auf der Verbindungslinie zu **Di 5** im M. extensor carpi radialis longus, bei tieferem Stich im M. supinator.

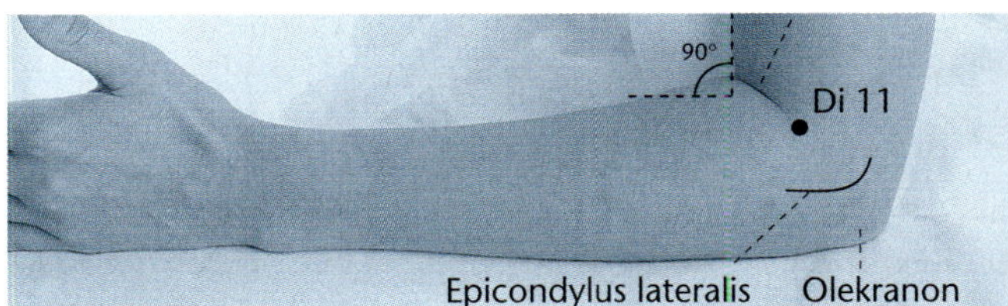

Di 11 *(quchi)* **„Gekrümmter Teich"** Bei Ellbogenflexion am lateralen Ende der Ellenbeugefalte in einer Vertiefung zwischen Faltenende und Epicondylus lateralis humeri im Bereich des M. extensor carpi radialis longus.

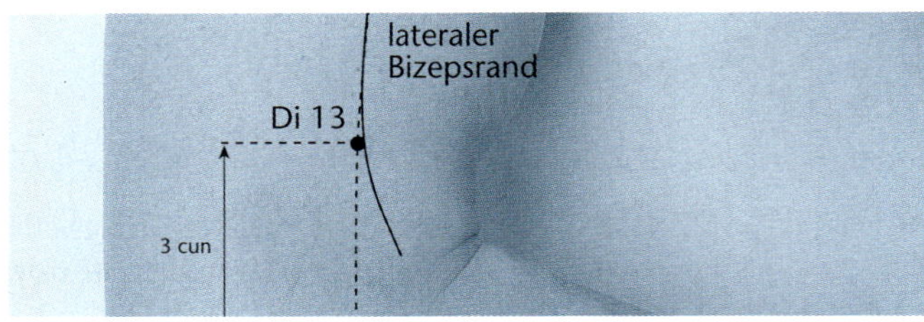

Di 13 *(shouwuli)* **„Fünf Entfernungen am Arm"** 3 cun proximal vom lateralen Ende der Ellenbeugefalte (**Di 11**) in Richtung Humeruskopf.

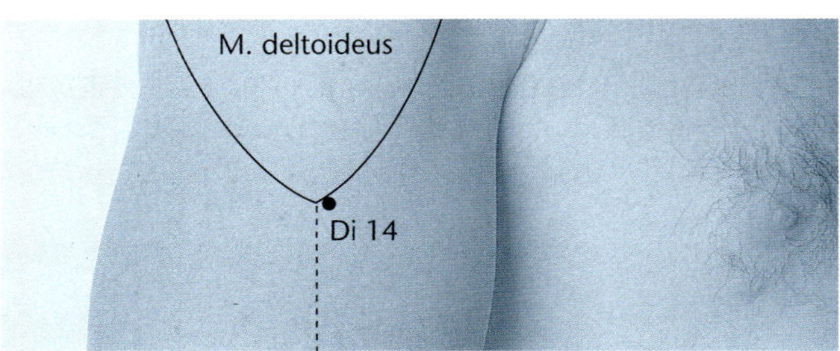

Di 14 *(binao)* **„(Angespannter) Oberarmmuskel"** Auf der Oberarmaußenseite auf der Verbindungslinie **Di 11–Di 15**, 7 cun proximal von **Di 11** am unteren, spitz zulaufenden Ansatz des M. deltoideus.

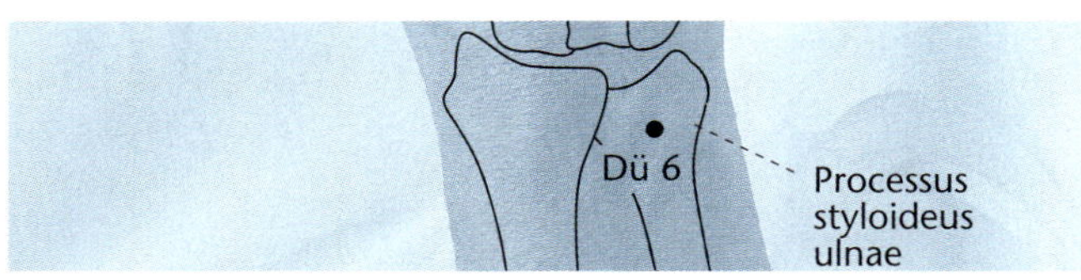

Dü 6 *(yanglao)* **„Pflege im Alter"** In der Vertiefung radial und proximal des Processus styloideus ulnae, die bei der Handbewegung von der Pronations- zur Supinationsstellung entsteht.

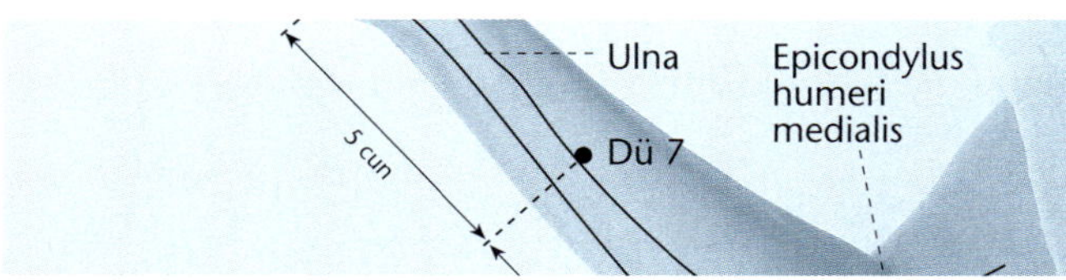

Dü 7 *(zhizheng)* **„Zweig der Hauptleitbahn"** 5 cun proximal vom Handgelenkspalt auf der Verbindungslinie **Dü 5–Dü 8** bzw. 1 cun distal der Mitte dieser Strecke.

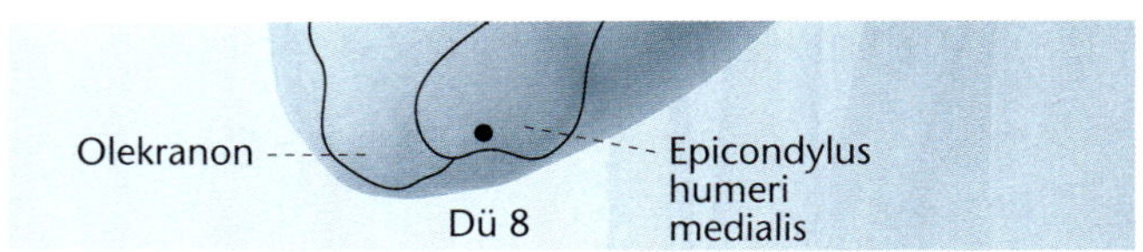

Dü 8 *(xiaohai)* **„Meer der Dünndarm-Leitbahn"** Bei Ellbogenflexion in der Rinne (Sulcus ulnaris) zwischen dem Olekranon ulnae und dem medialem Epicondylus humeri.

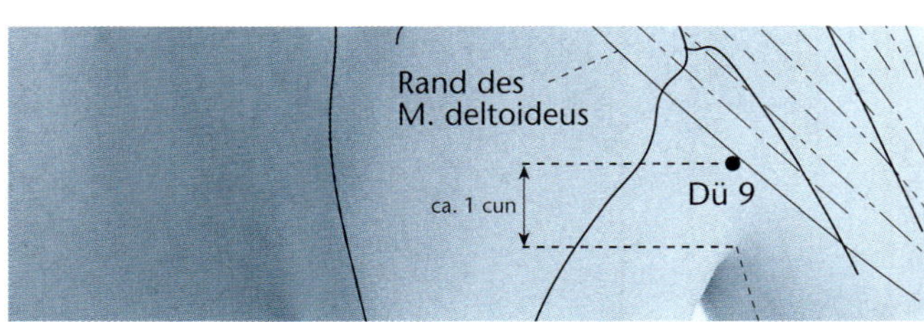

Dü 9 *(jianzhen)* **„Geradheit der Schulter"** Bei adduziertem Arm (Normalposition) auf der Verlängerung der dorsalen Achselfalte nach kranial vor dem Unterrand des M. deltoideus, ca. 1 cun kranial des dorsalen Achselfaltenendes.

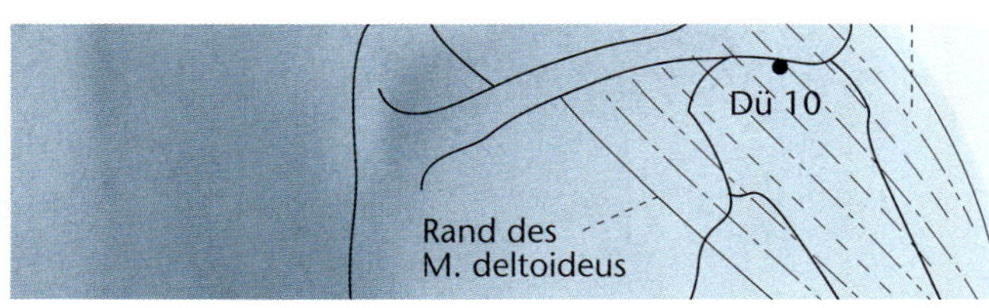

Dü 10 *(naoshu)* **„shu-Punkt zum Oberarm"** Bei adduziertem Arm (Normalposition) auf der Verlängerung der dorsalen Achselfalte unter dem Rand der Spina scapulae.

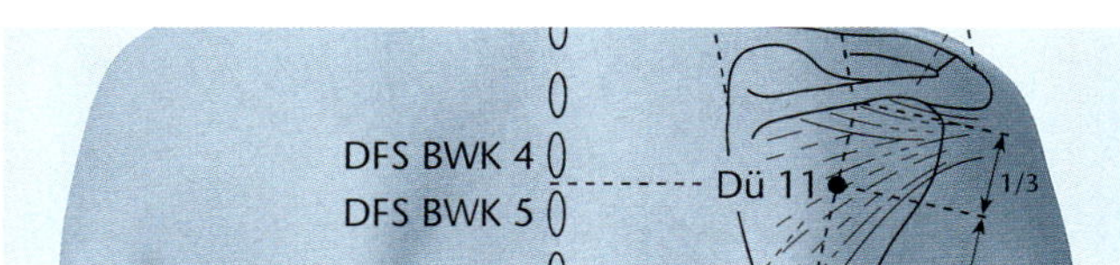

Dü 11 *(tianzong)* **„Himmels-Ahnen (zong-qi des Himmels)"** Auf der Skapula, in einer Vertiefung im M. infraspinatus, ca. im 1. Drittelabstand der Verbindungslinie: Mitte der Spina scapulae–Angulus inferior scapulae.

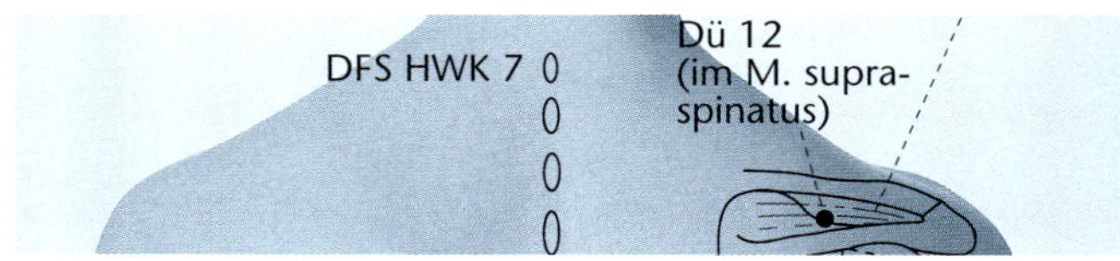

Dü 12 *(bingfeng)* **„Windfang"** Senkrecht über **Dü 11,** in der Mitte der Fossa supraspinata der Skapula.

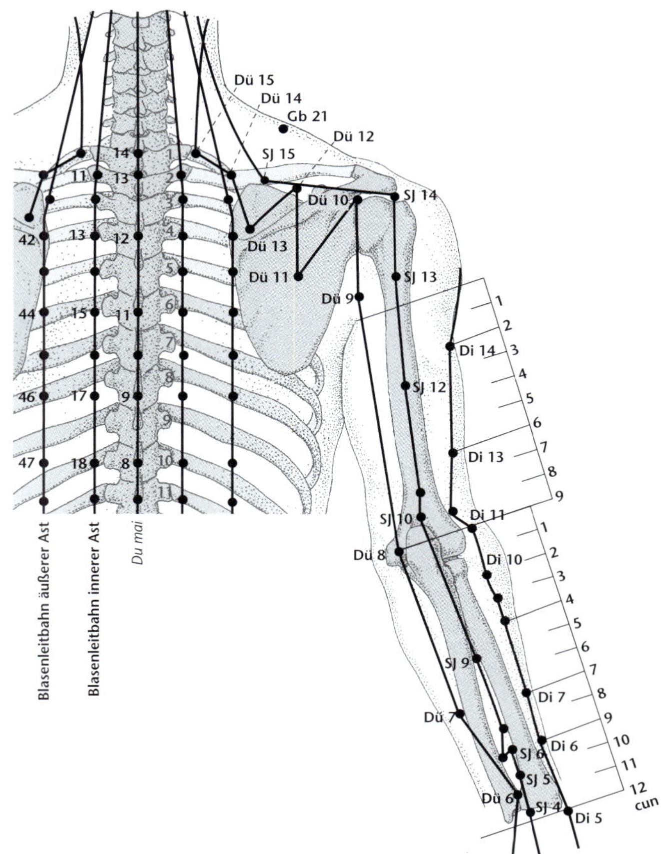

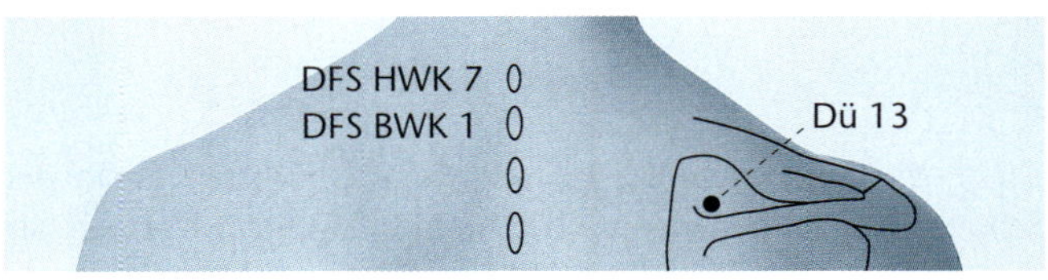

Dü 13 *(quyuan)* **„Gekrümmte Mauer"** Am medialen Ende der Fossa supraspinata.

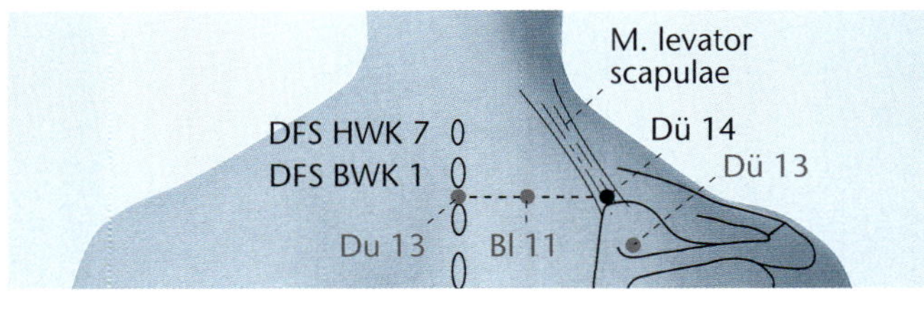

Dü 14 *(jianwaishu)* **„shu-Punkt zur Schulteraußenseite"** 3 cun lateral der Dornfortsatzunterkante von BWK 1 (**Du 13**) im Ansatzbereich des M. levator scapulae an der Skapula.

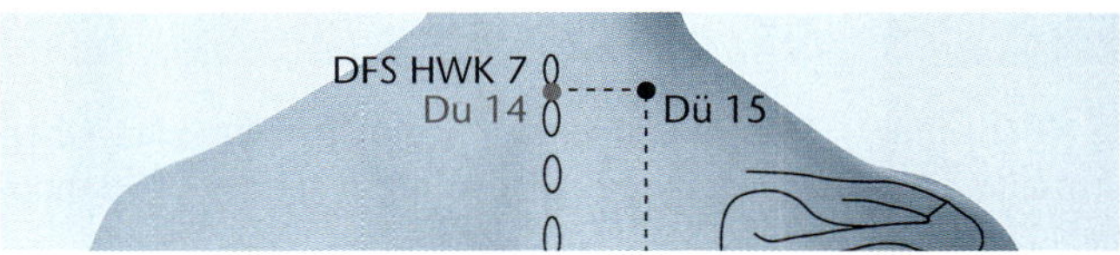

Dü 15 *(jianzhongshu)* **„shu-Punkt zur Schultermitte"** 2 cun lateral der Dornfortsatzunterkante von HWK 7 (**Du 14**).

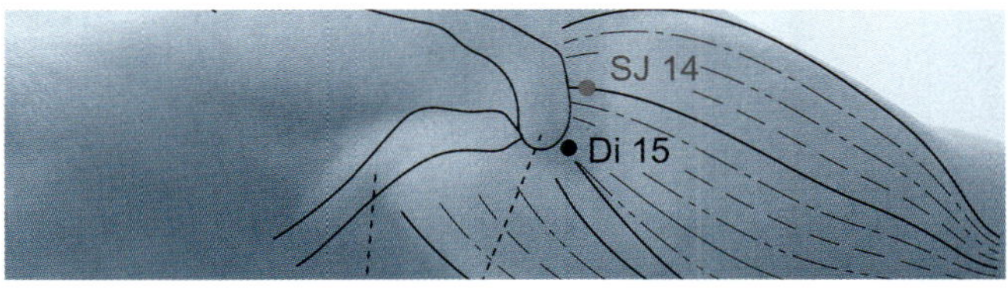

SJ 4 *(yangchi)* **„yang-Teich"** Im dorsalen Handgelenkspalt in der Sehnenlücke ulnar der Sehnen des M. extensor digitorum.

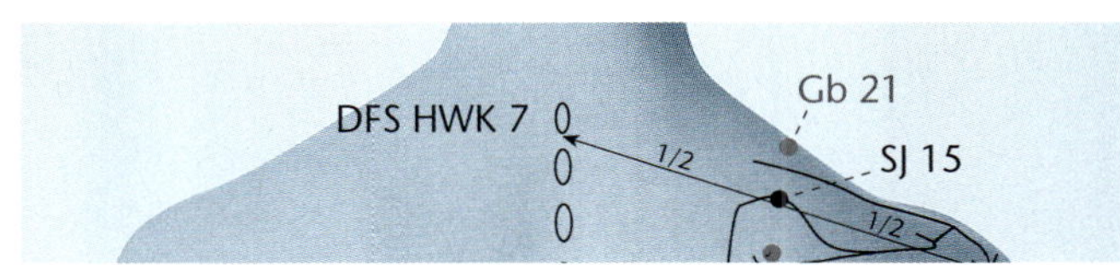

SJ 5 *(waiguan)* **„Äußeres Grenztor"** 2 cun proximal vom dorsalen Handgelenkspalt (Lage von **SJ 4**) zwischen Radius und Ulna.

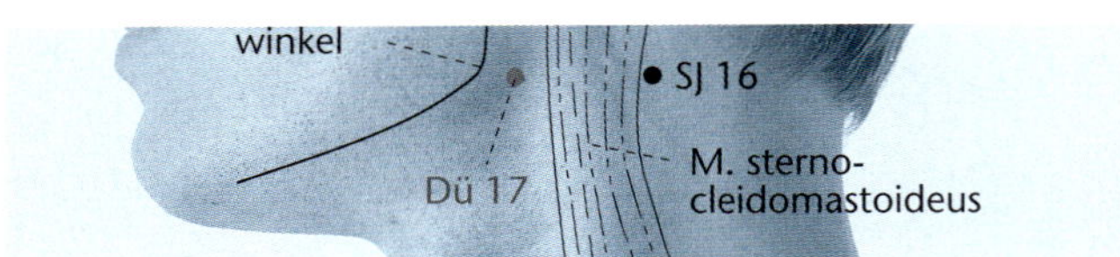

SJ 6 *(zhigou)* **„Abzweigung aus der Rinne"** 3 cun proximal vom dorsalen Handgelenkspalt (Lage von **SJ 4**) zwischen Radius und Ulna, radial des M. extensor digitorum communis.

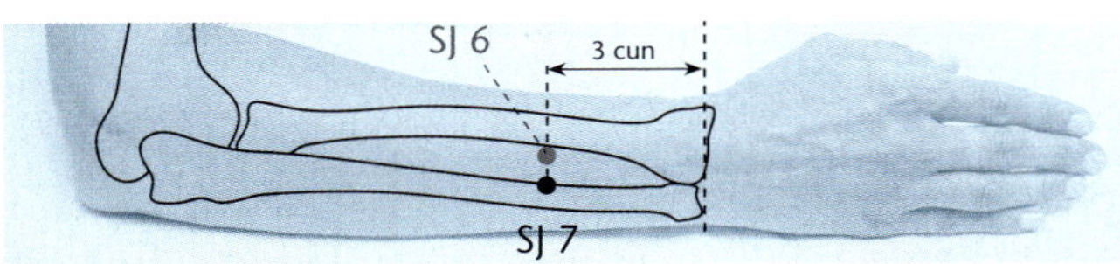

SJ 7 *(huizhong)* **„Zahlreiches Zusammentreffen"** 3 cun proximal vom dorsalen Handgelenkspalt (Lage von **SJ 4**) und 0,5 cun ulnar der Unterarmmitte.

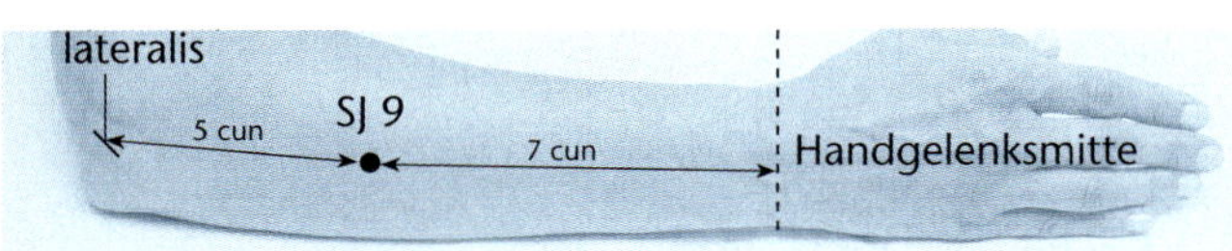

SJ 9 *(sidu)* **„Vier Flüsse"** 7 cun proximal vom dorsalen Handgelenkspalt (Lage von **SJ 4**) zwischen Radius und Ulna.

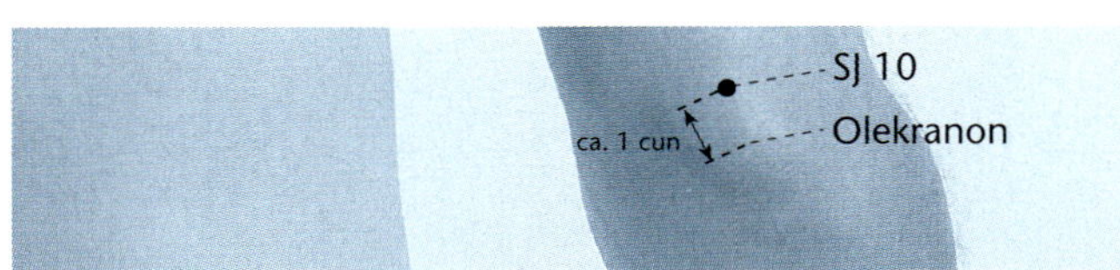

SJ 10 *(tianjing)* **„Himmels-Brunnen"** Auf der lateralen Oberarmseite, in einer Vertiefung ca. 1 cun proximal des Olekranons bei Ellbogenflexion.

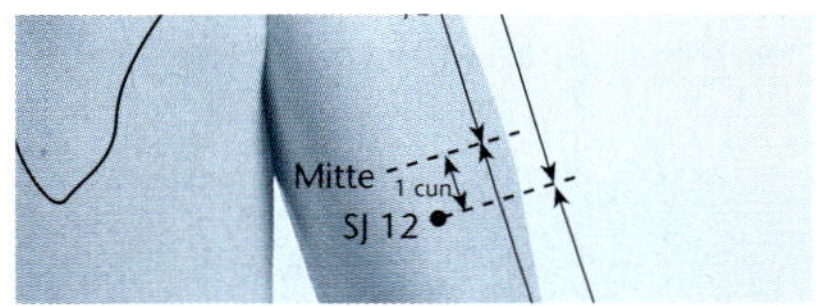

SJ 12 *(xiaoluo)* **„Wasserverteilung im Flussbett"** 4 cun proximal von **SJ 10** auf einer Linie zwischen Olekranon–dorsaler Akromionpol (Lage von **SJ 14**).

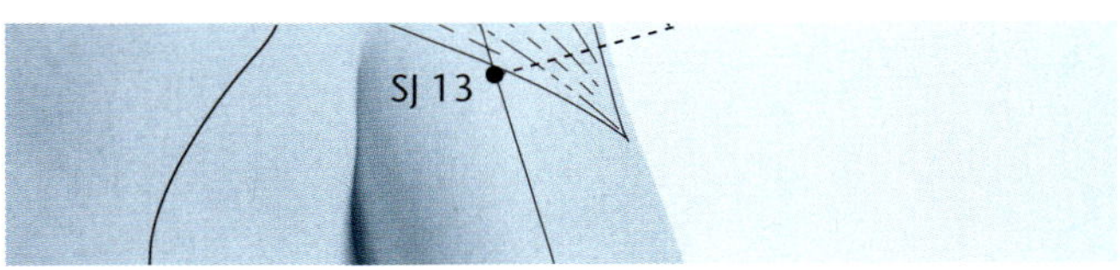

SJ 13 *(naohui)* **„Zusammentreffen der Schultermuskulatur"** 3 cun distal vom dorsalen Akromionpol (Lage von **SJ 14**) auf der Linie: **SJ 14**–Olekranon und am Schnittpunkt der Linie mit dem Hinterrand des M. deltoideus.

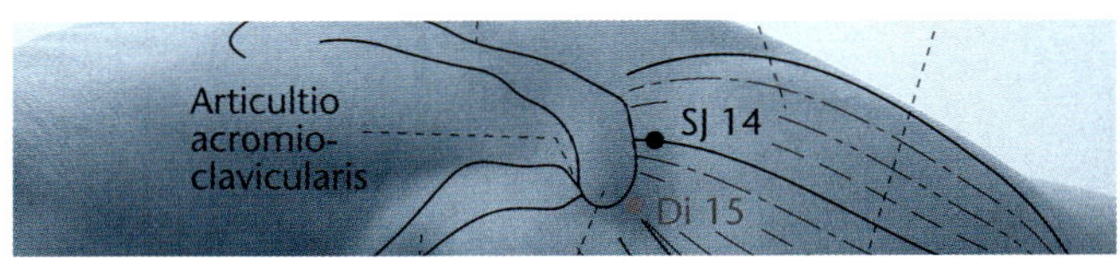

SJ 14 *(jianliao)* **„Schulterknochen-Spalt"** Unter dem dorsalen Akromionpol bei seitwärts abduziertem Arm in der hinteren der beiden Mulden auf dem Schultergelenk.

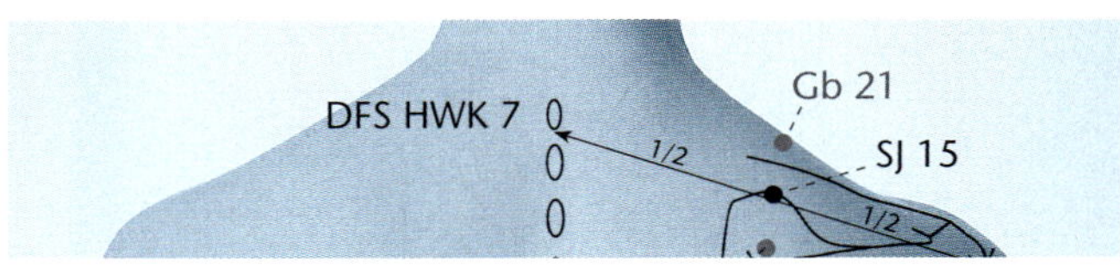

SJ 15 *(tianliao)* **„Himmels-Spalt"** In der Mitte einer gedachten Linie zwischen dem Dornfortsatz des 7. HWK und dem lateralen Akromionrand.

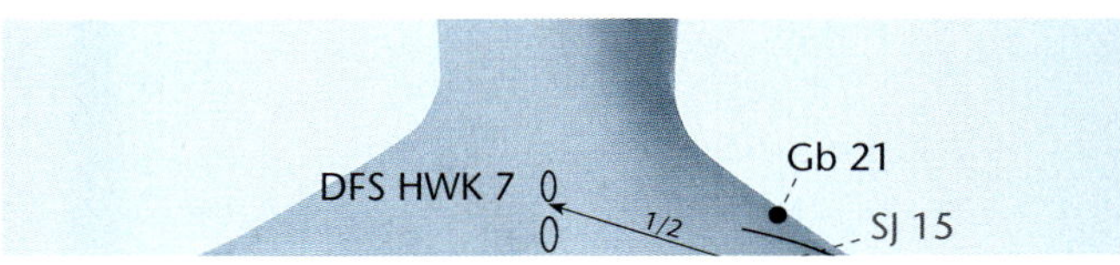

Gb 21 *(jianjing)* **„Schulter-Brunnen"** Im höchsten Punkt der Schulter, auf Höhe der Mitte der Verbindungslinie: Dornfortsatz von HWK 7–lateraler Akromionrand.

7.8 Schulter- und Armregion frontal

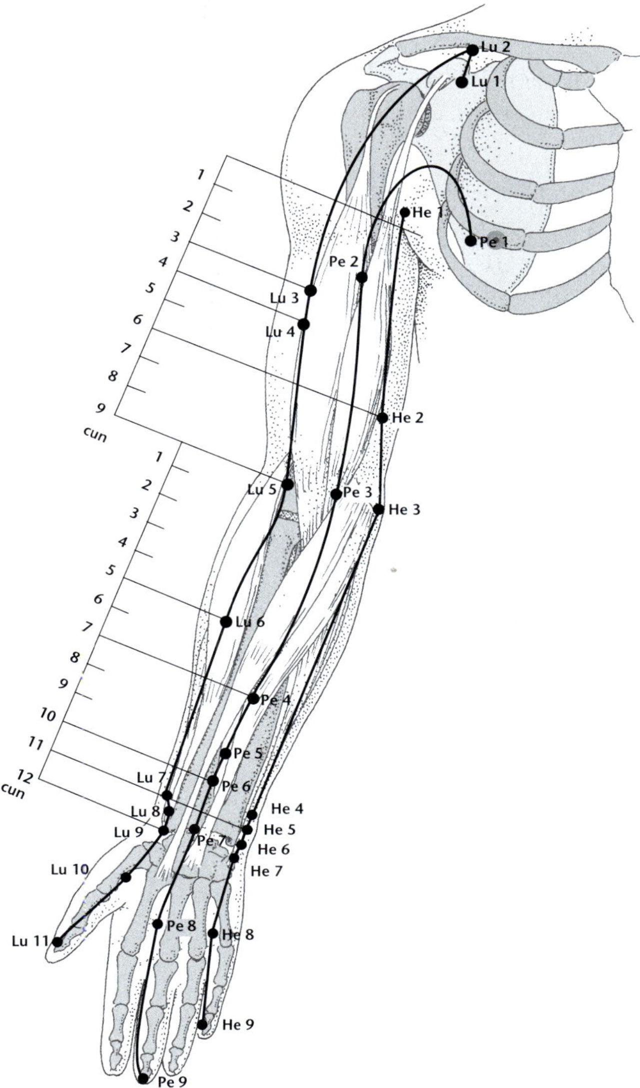

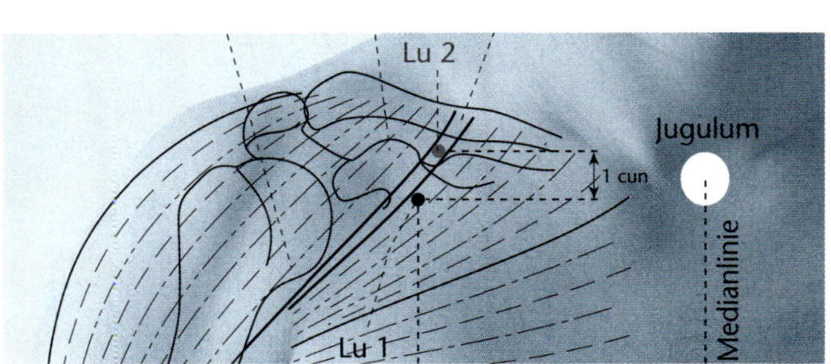

Lu 1 *(zhongfu)* **„Residenz der Mitte"** 6 cun lateral der ventralen Medianlinie und ca. 1 cun unterhalb von **Lu 2,** etwas medial der unteren Begrenzung des Processus coracoideus und ca. auf Höhe des 1. ICR.

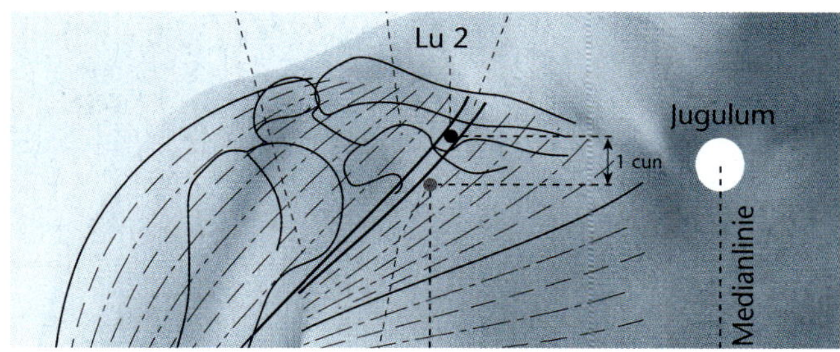

Lu 2 *(yunmen)* **„Wolkentor"** 6 cun lateral der ventralen Medianlinie unterhalb der Klavikula ca. im Zentrum des deltoideopektoralen Dreiecks.

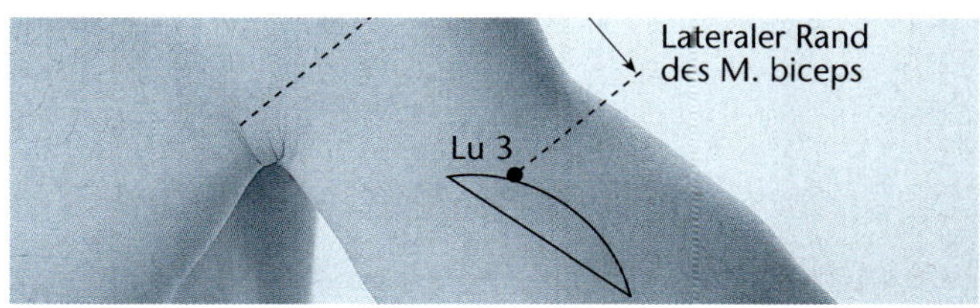

Lu 3 *(tianfu)* **„Himmels-Residenz"** Auf der Oberarminnenseite 3 cun distal vom ventralen Ende der Axillarfalte im Sulcus bicipitalis lateralis.

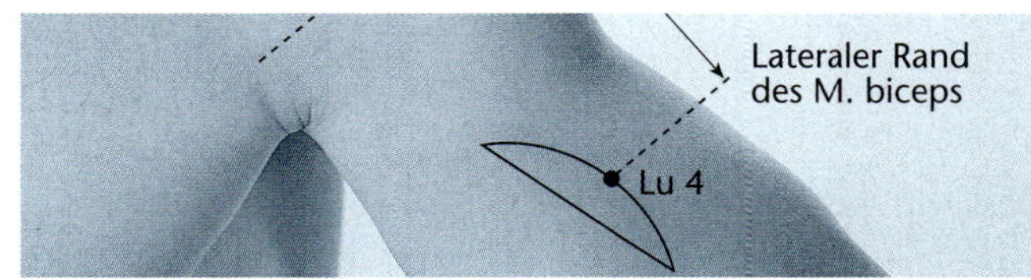

Lu 4 *(xiabai)* **„Eingezwängtes Weiß"** Auf der Oberarminnenseite 4 cun distal vom ventralen Ende der Axillarfalte im Sulcus bicipitalis lateralis.

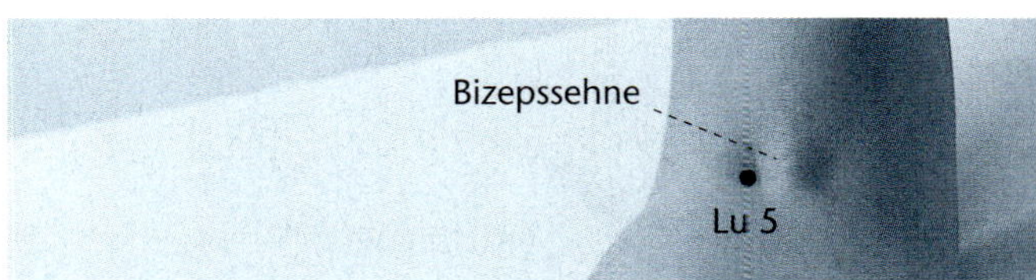

Lu 5 *(chize)* **„Ellenbeugen-Teich"** Radial der Bizepssehne in der Ellenbeugefalte.

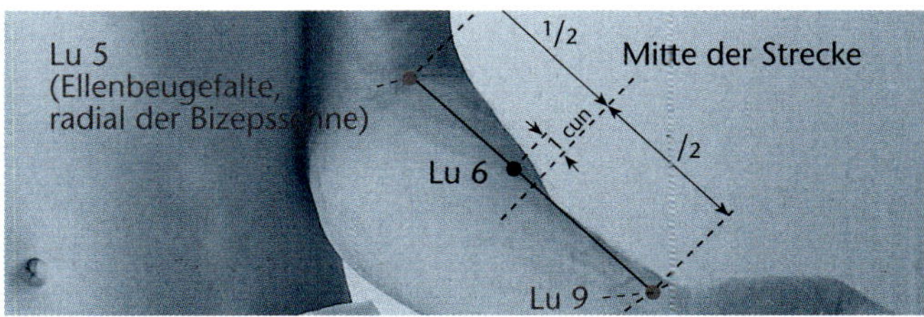

Lu 6 *(kongzui)* **„Größtes Loch"** Auf der Verbindungslinie zwischen **Lu 5–Lu 9,** 5 cun distal von **Lu 5** bzw. 7 cun proximal von **Lu 9** (im Handgelenkspalt).

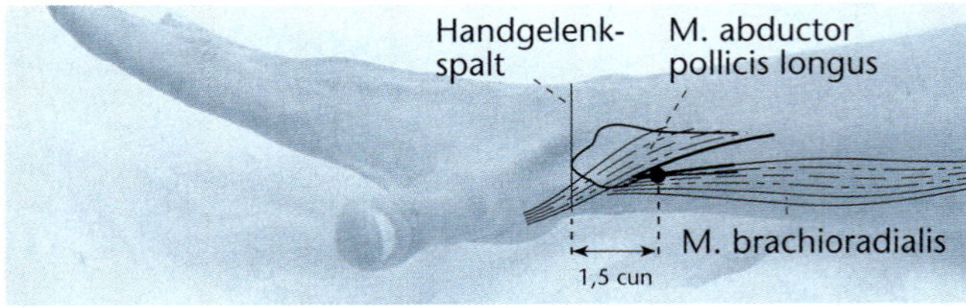

Lu 7 *(lieque)* **„Lückenspalte"** Radialseitig am Unterarm, direkt über dem Processus styloideus radii ca. 1,5 cun proximal des Handgelenkspalts („-falte") in einer V-förmigen Rinne.

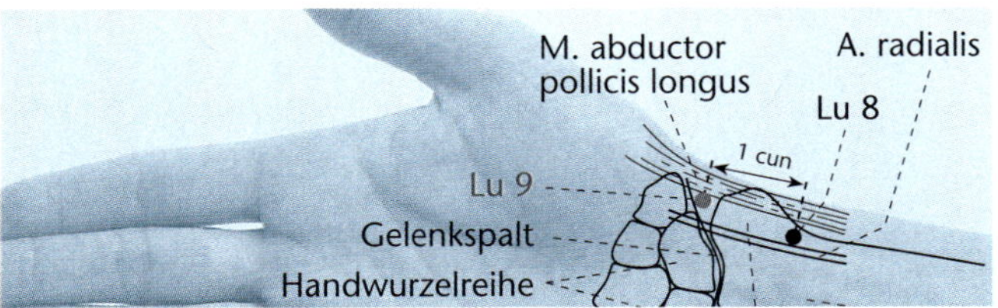

Lu 8 *(jingqu)* **„Durchflossener Wassergraben"** Radial der A. radialis 1 cun proximal vom palmaren Handgelenkspalt („distale Handgelenkbeugefalte").

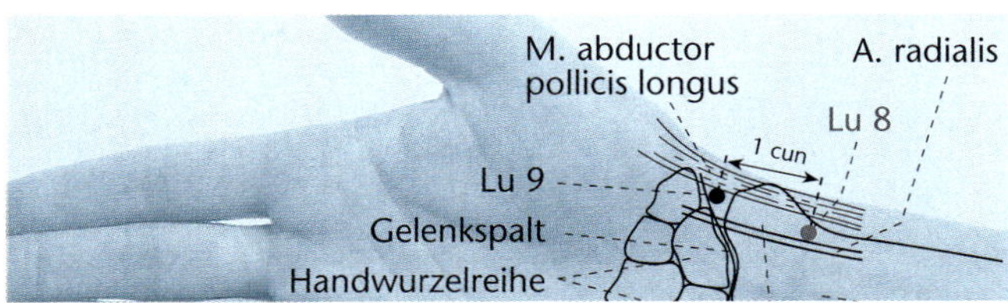

Lu 9 *(taiyuan)* **„Großer Wasserschlund"** Im palmaren Handgelenkspalt („distale Handgelenkbeugefalte"), radial der A. radialis und ulnar der Sehne des M. abductor pollicis longus.

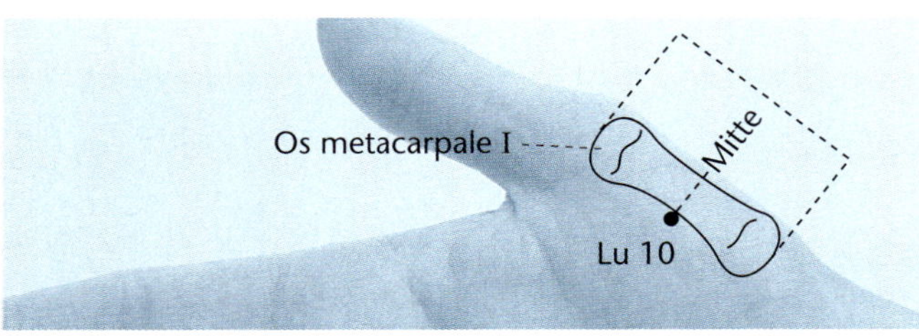

Lu 10 *(yuji)* **„Fischbauchgrenze"** Am palmaren Rand auf dem Daumenballen in der Mitte des Os metacarpale I.

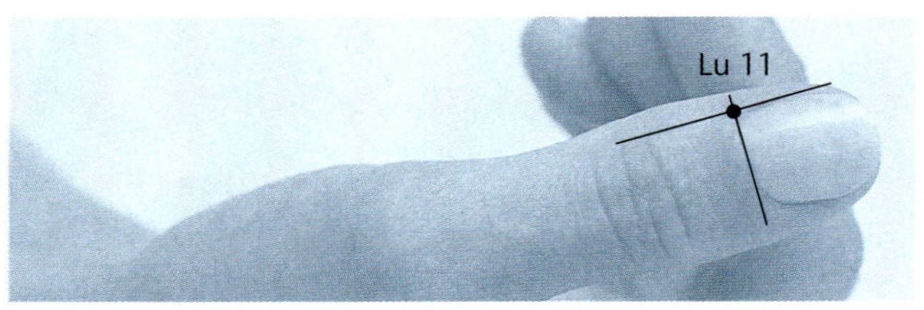

Lu 11 *(shaoshang)* **„Junges Metall"** 0,1 cun proximal und lateral des radialen Nagelfalzwinkels des Daumens.

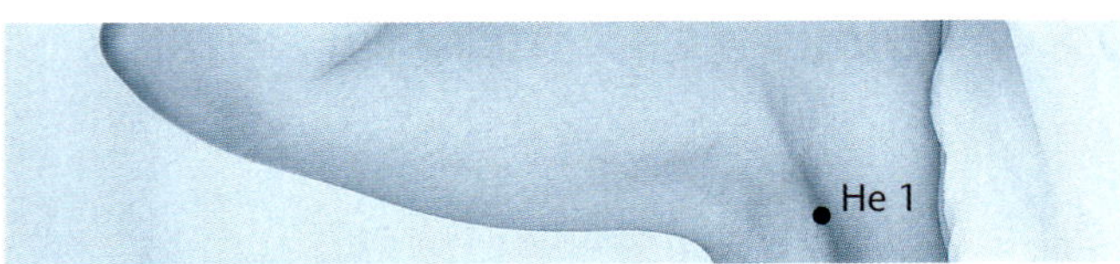

He 1 *(jiquan)* **„Höchste Quelle"** Bei abduziertem Arm in der Mitte der Achselhöhle medial der A. axillaris.

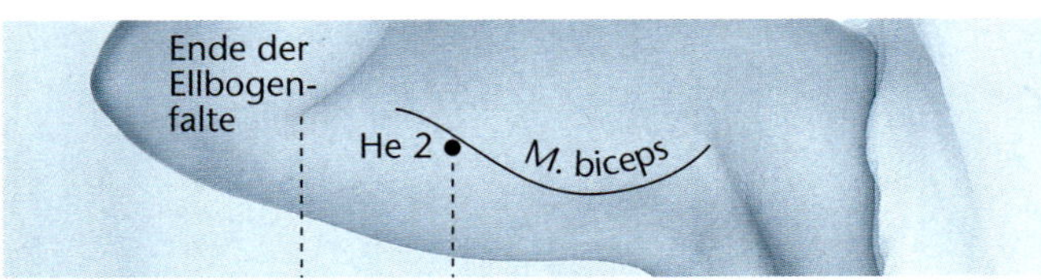

He 2 *(qingling)* **„Frischer (grüner) Geist"** 3 cun proximal der Ellenbeugefalte am medialen Rand des M. biceps brachii.

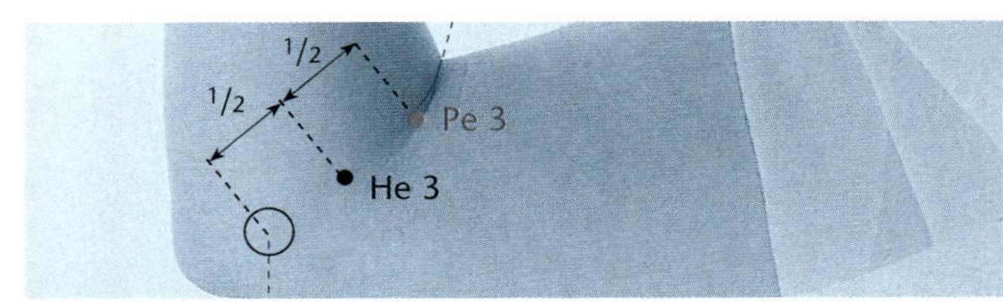

He 3 *(shaohai)* **„Meer des kleinen yin"** Bei Ellbogenflexion in der Vertiefung zwischen dem ulnaren Ende der Ellenbeugefalte und dem Epicondylus ulnaris humeri.

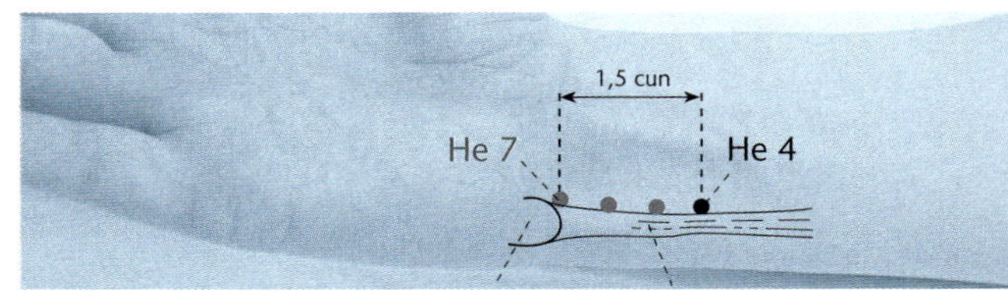

He 4 *(lingdao)* **„Weg des Geistes"** 1,5 cun proximal vom palmaren Handgelenkspalt radial der Sehne des M. flexor carpi ulnaris.

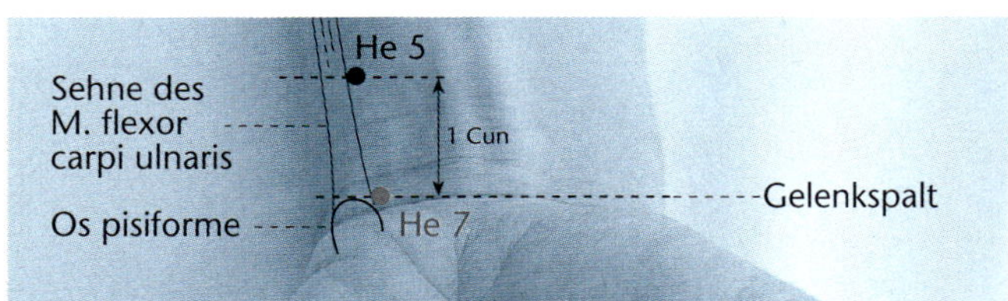

He 5 *(tongli)* **„Verbindung mit dem Inneren"** 1 cun proximal vom palmaren Handgelenkspalt radial der Sehne des M. flexor carpi ulnaris.

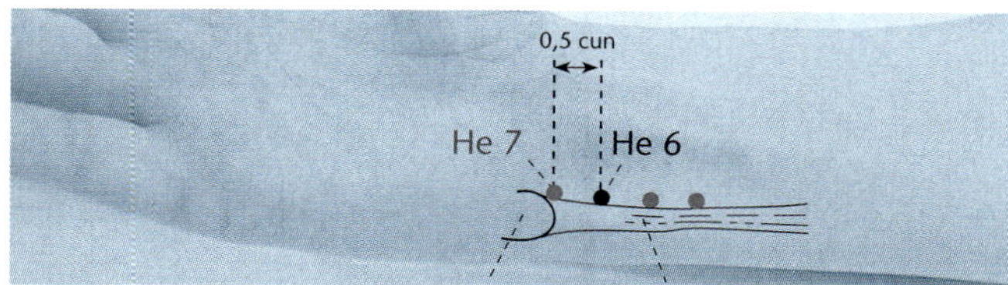

He 6 *(yinxi)* **„Spalte des yin"** 0,5 cun proximal vom palmaren Handgelenkspalt radial der Sehne des M. flexor carpi ulnaris.

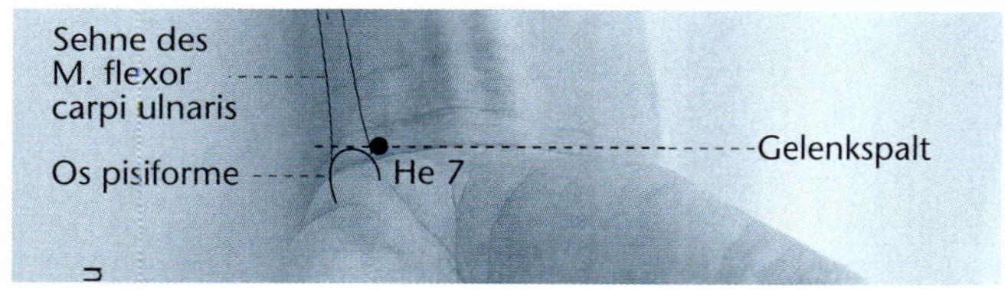

He 7 *(shenmen)* **„Tor des Geistes"** Im palmaren Handgelenkspalt („distale Handgelenkbeugefalte") radial des Sehnenansatzes des M. flexor carpi ulnaris proximal des Os pisiforme.

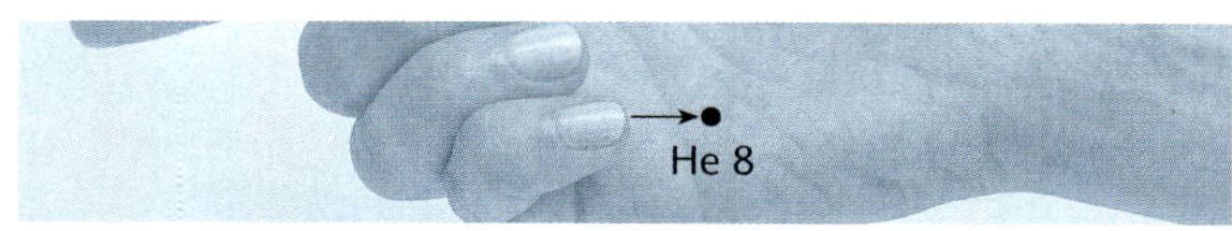

He 8 *(shaofu)* **„Residenz des kleinen yin"** In der Handinnenfläche zwischen dem Os metacarpale IV und V.

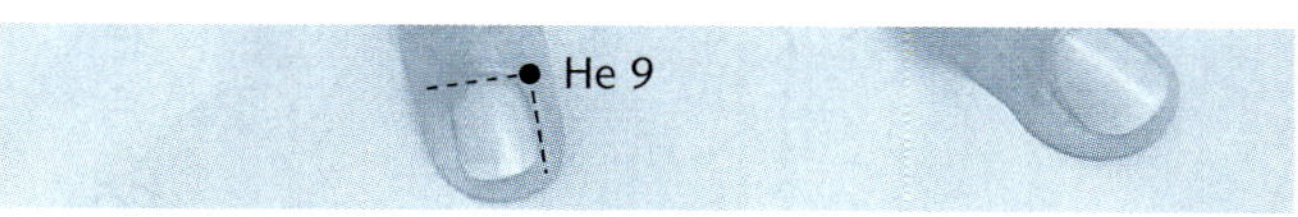

He 9 *(shao chong)* **„Ansturm des kleinen yin"** 0,1 cun proximal und radial des radialen Nagelfalzwinkels des Kleinfingers.

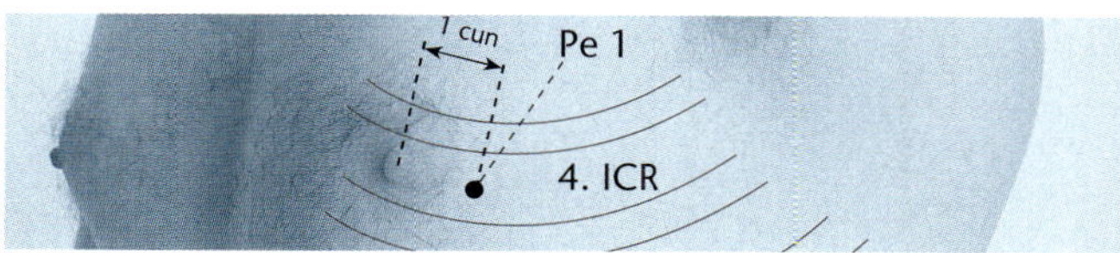

Pe 1 *(tianchi)* **„Himmels-Teich"** 1 cun lateral der Mamille im 4. ICR.

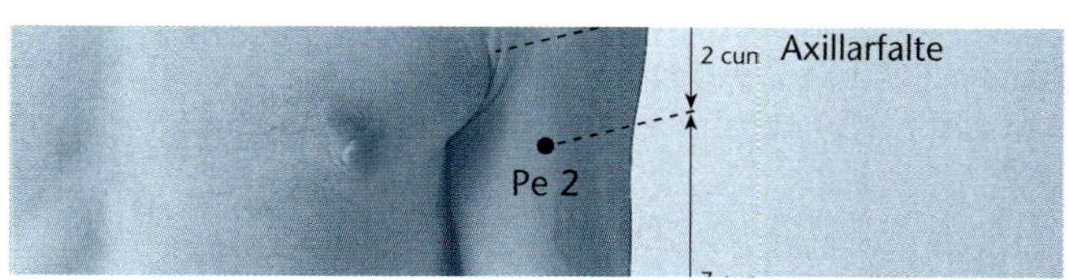

Pe 2 *(tianquan)* **„Himmels-Quelle"** Zwischen den zwei Köpfen des M. biceps brachii, 2 cun distal des ventralen Axillarfaltenendes.

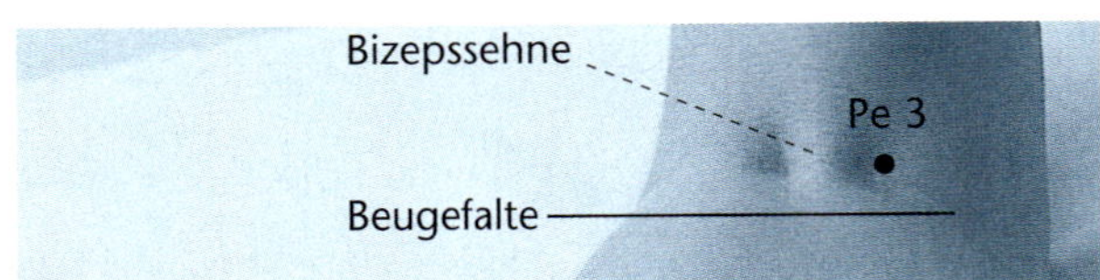

Pe 3 *(quze)* **„Wasserreservoir in der Krümmung"** In der Ellenbeugefalte ulnar der Bizepssehne, zwischen Sehne und A. brachialis.

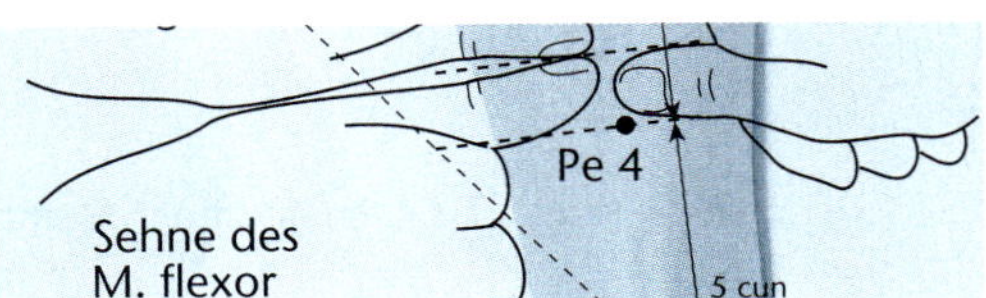

Pe 4 *(ximen)* **„Spalten-Tor"** 5 cun proximal vom palmaren Handgelenkspalt zwischen den Sehnen der Mm. palmaris longus und flexor carpi radialis bzw. 1 cun distal der Mitte der Linie **Pe 3–Pe 7**.

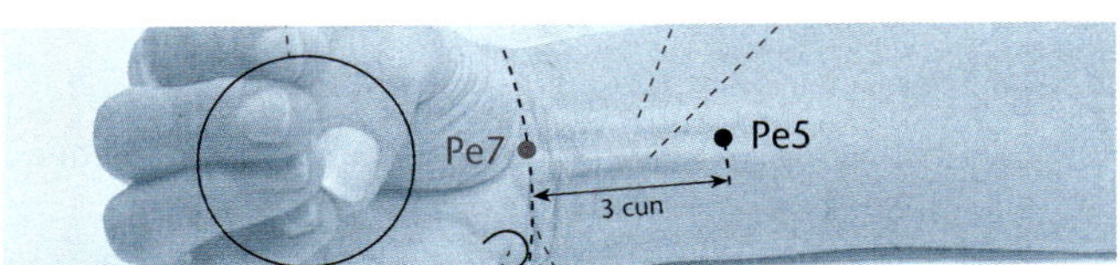

Pe 5 *(jianshi)* **„Dazwischentretender Bote"** 3 cun proximal vom palmaren Handgelenkspalt zwischen den Sehnen der Mm. palmaris longus und flexor carpi radialis.

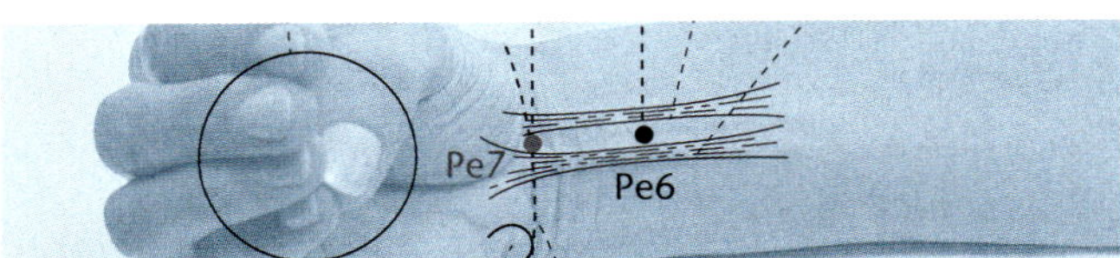

Pe 6 *(neiguan)* **„Inneres Grenztor"** 2 cun proximal vom palmaren Handgelenkspalt zwischen den Sehnen der Mm. palmaris longus und flexor carpi radialis.

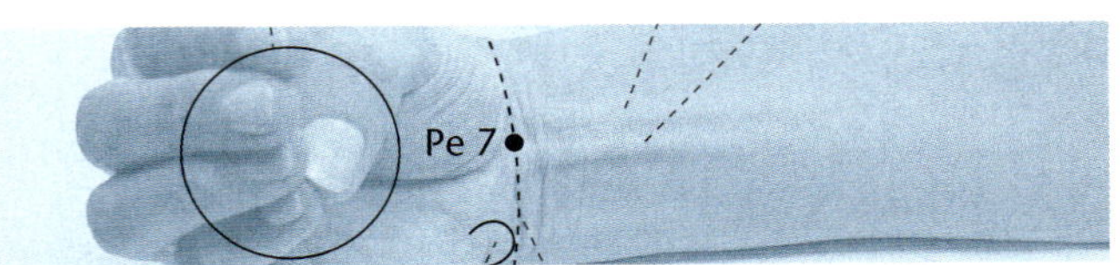

Pe 7 *(daling)* **„Großer Hügel"** In der Mitte des palmaren Handgelenkspalts („distale Handgelenkbeugefalte") zwischen den Sehnen der Mm. palmaris longus und flexor carpi radialis.

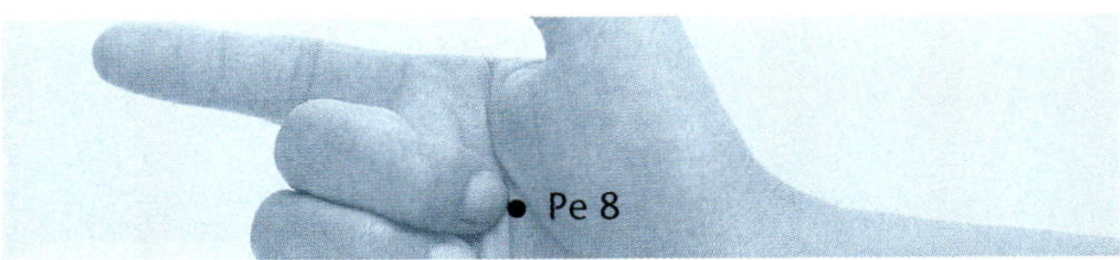

Pe 8 *(laogong)* **„Palast der mühevollen Arbeit"** In der Mitte der Handfläche zwischen dem 2. und 3. Metakarpalknochen und etwas näher zum 3. Metakarpalknochen. Bei Faustschluß liegt der Punkt unter der Mittelfingerspitze.

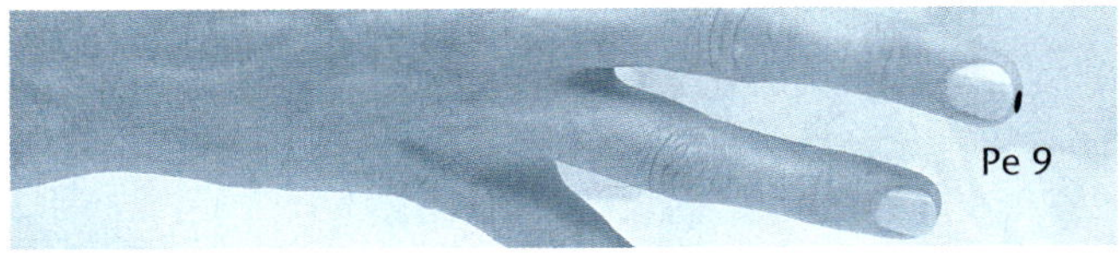

Pe 9 *(zhongchong)* **„Zentraler Ansturm"** Distalste Stelle der Mittelfingerspitze.

7.9 Hand dorsal

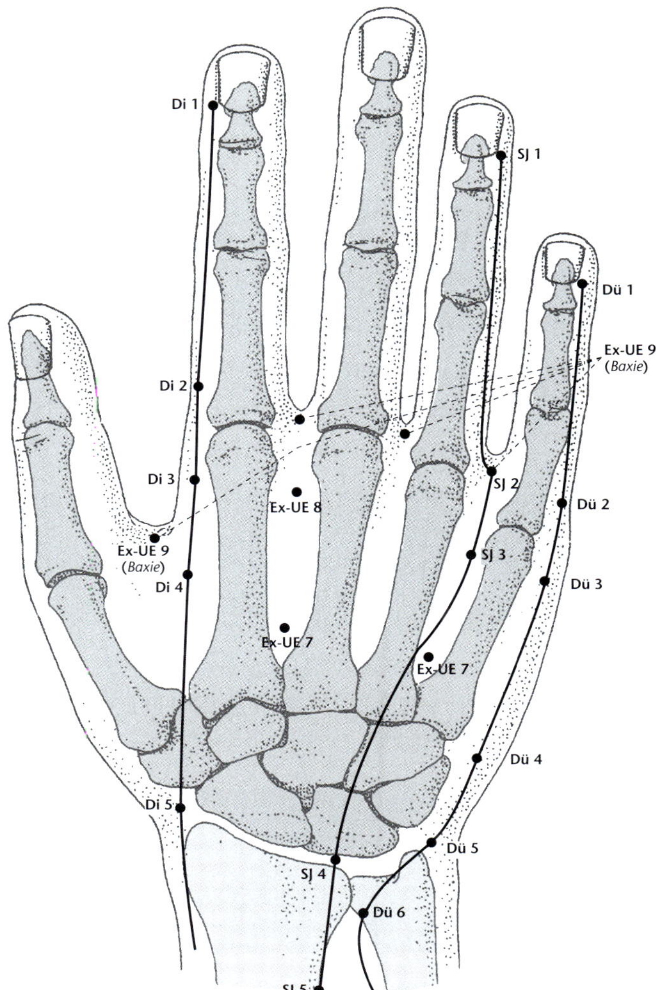

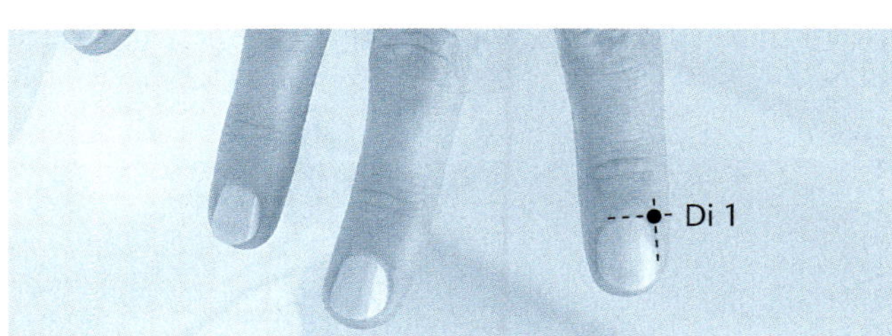

Di 1 *(shangyang)* **„Yang der Wandlungsphase Metall"** 0,1 cun proximal und radial des radialen Nagelfalzwinkels des Zeigefingers.

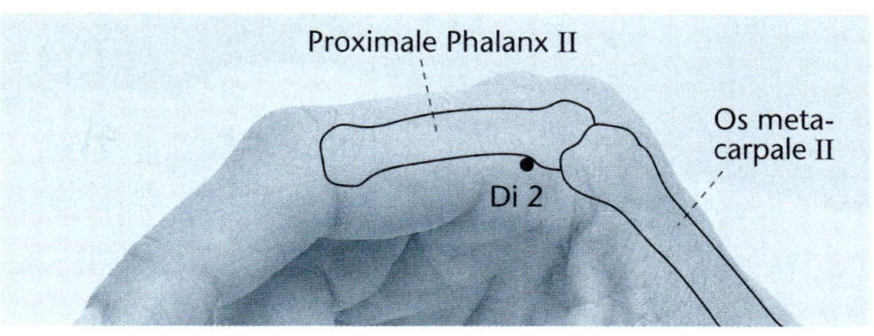

Di 2 *(erjian)* **„Zweiter Zwischenraum"** An der radialen Seite des Zeigefingers distal des Zeigefingergrundgelenks am Übergang vom Schaft zur Basis der proximalen Zeigefingerphalanx.

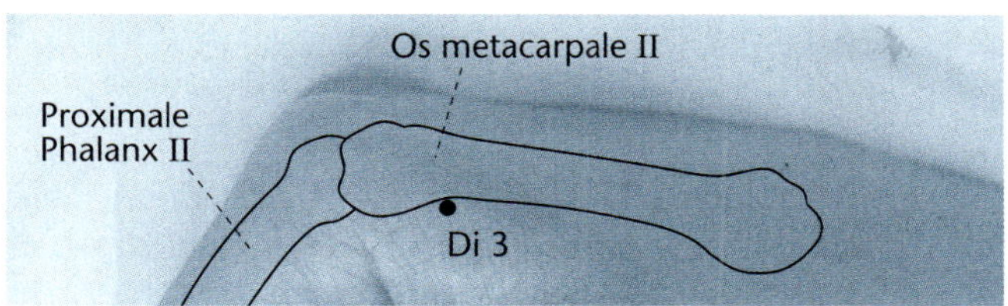

Di 3 *(sanjian)* **„Dritter Zwischenraum"** An der radialen Seite des Zeigefingers proximal des Zeigefingergrundgelenks am Übergang vom Schaft zum Köpfchen des 2. Metakarpalknochens.

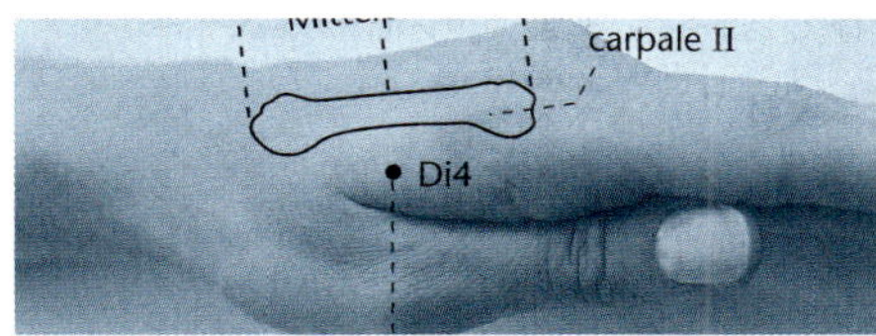

Di 4 *(hegu)* **„Talverbindung"** Auf der Radialseite zwischen den Ossa mecarpalia I und II (näher zu II) und ca. in der Mitte der Länge des 2. Metakarpalknochens.

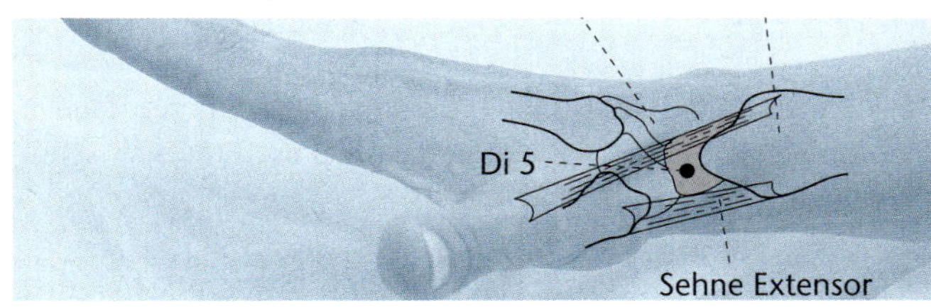

Di 5 *(yangxi)* **„yang-Schlucht"** An der radialen Seite des Handgelenks, bei abduziertem Daumen in der Vertiefung zwischen den Sehnen der Mm. extensores pollicis longus und brevis (Tabatière/ snuffbox).

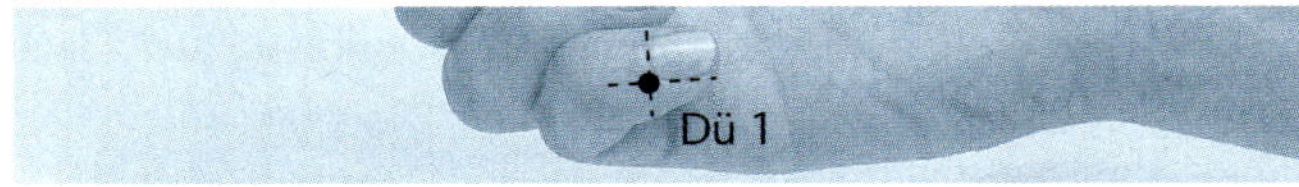

Dü 1 *(shaoze)* **„Kleiner Teich"** 0,1 cun proximal und lateral des ulnaren Nagelfalzwinkels des Kleinfingers.

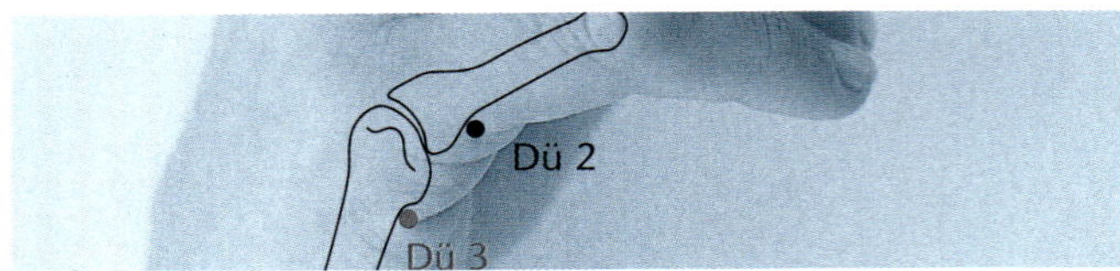

Dü 2 *(qiangu)* **„Vorderes Tal"** An der ulnaren Seite des Kleinfingers distal des Grundgelenks, am Übergang vom Schaft zur Basis der proximalen Phalanx.

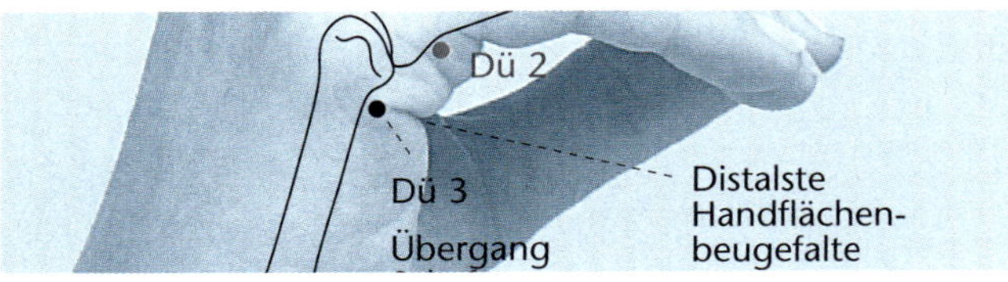

Dü 3 *(houxi)* **„Hinterer Schluchtenbach"** An der ulnaren Handkante in der Vertiefung proximal des Kleinfingergrundgelenks am Übergang vom Schaft zum Köpfchen des 5. Metakarpalknochens.

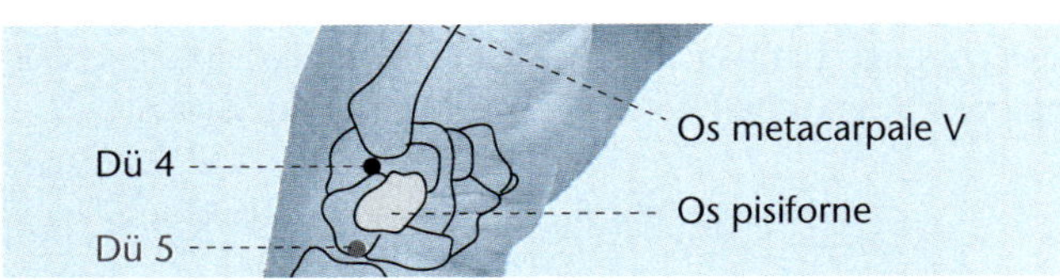

Dü 4 *(wangu)* **„Handgelenkknochen"** An der ulnaren Handkante zwischen 5. Metakarpalknochen und Handwurzel an der Grenze zwischen Felder- und Leistenhaut von Handfläche/-rücken.

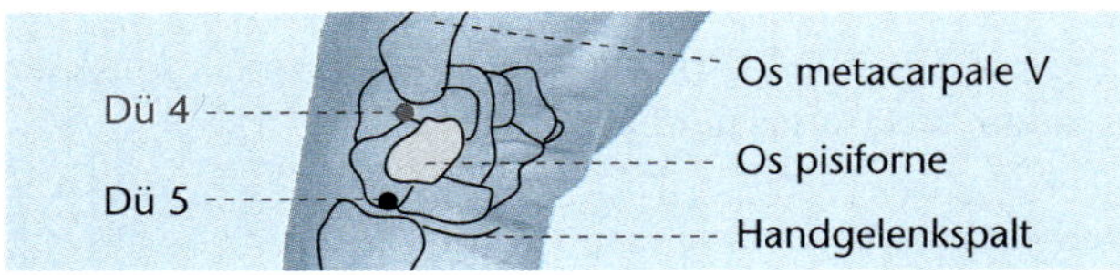

Dü 5 *(yanggu)* **„Tal des yang"** Am ulnaren Aspekt des Handgelenks in der Vertiefung radial und proximal des Processus styloideus ulnae auf Höhe des Gelenkspalts.

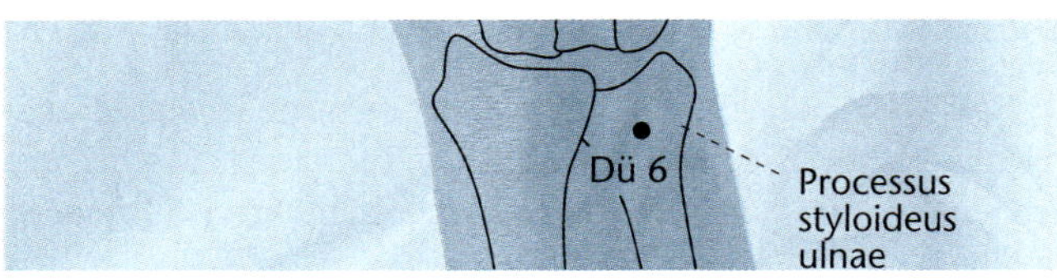

Dü 6 *(yanglao)* **„Pflege des Alters"** Auf der Unterarmaußenseite in der Vertiefung radial und proximal des Processus styloideus ulnae, die bei der Handbewegung von der Pronations- zur Supinationsstellung entsteht.

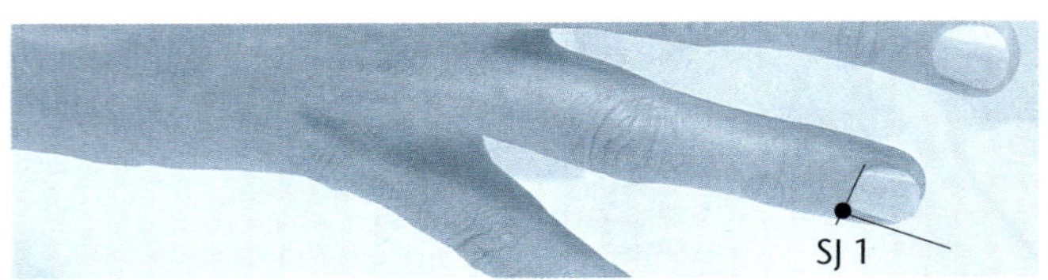

SJ 1 *(guanchong)* **„Passtor-Ansturm"** 0,1 cun proximal und ulnar des ulnaren Nagelfalzwinkels des Ringfingers (4. Finger).

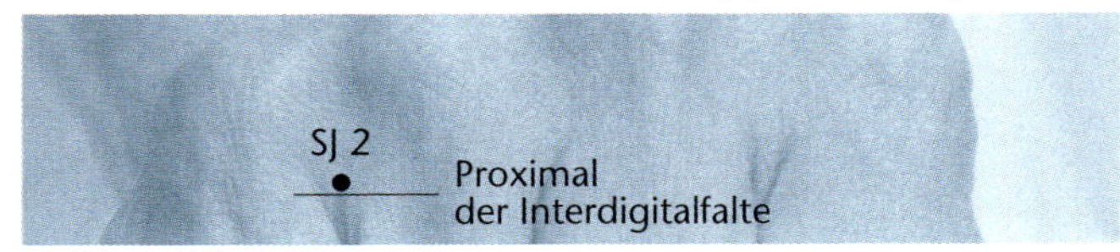

SJ 2 *(yemen)* **„Flüssigkeits-Tor"** Zwischen dem Klein- und Ringfinger proximal der Interdigitalfalte; Lokalisation bei lockerem Faustschluss.

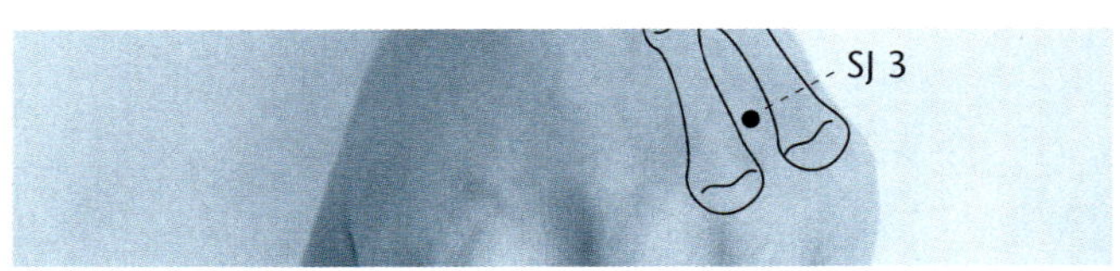

SJ 3 *(zhongzhu)* **„Mittlere Insel"** Auf dem Handrücken in einer Vertiefung zwischen 4. und 5. Metakarpalknochen proximal der Metakarpophalangealgelenke.

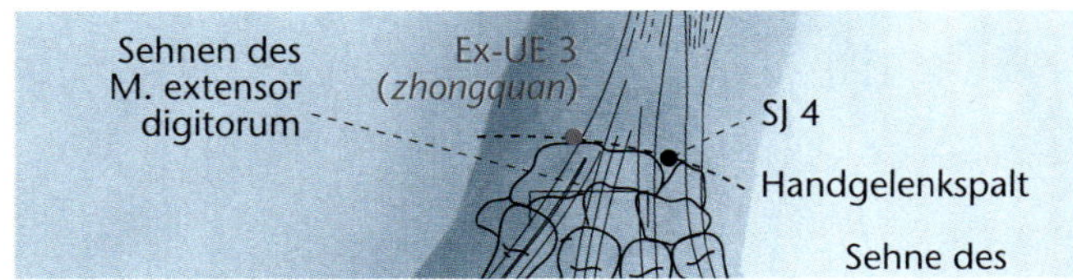

SJ 4 *(yangchi)* **„yang-Teich"** Im dorsalen Handgelenkspalt („Handgelenkfalte") in der Sehnenlücke ulnar der Sehnen des M. extensor digitorum und radial der Sehne des M. extensor digiti minimi.

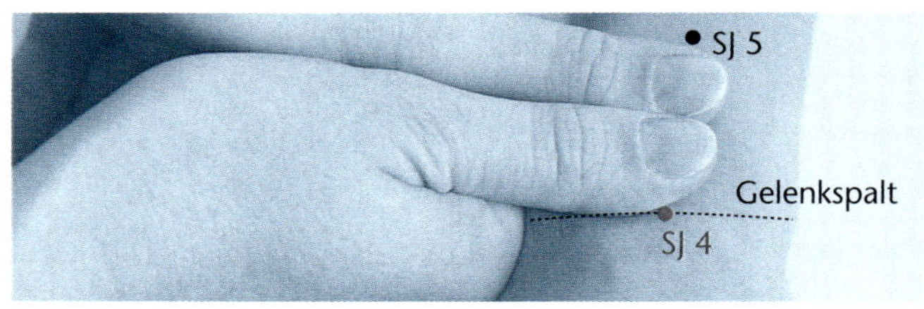

SJ 5 *(waiguan)* **„Äußeres Grenztor"** 2 cun proximal vom dorsalen Handgelenkspalt zwischen Radius und Ulna.

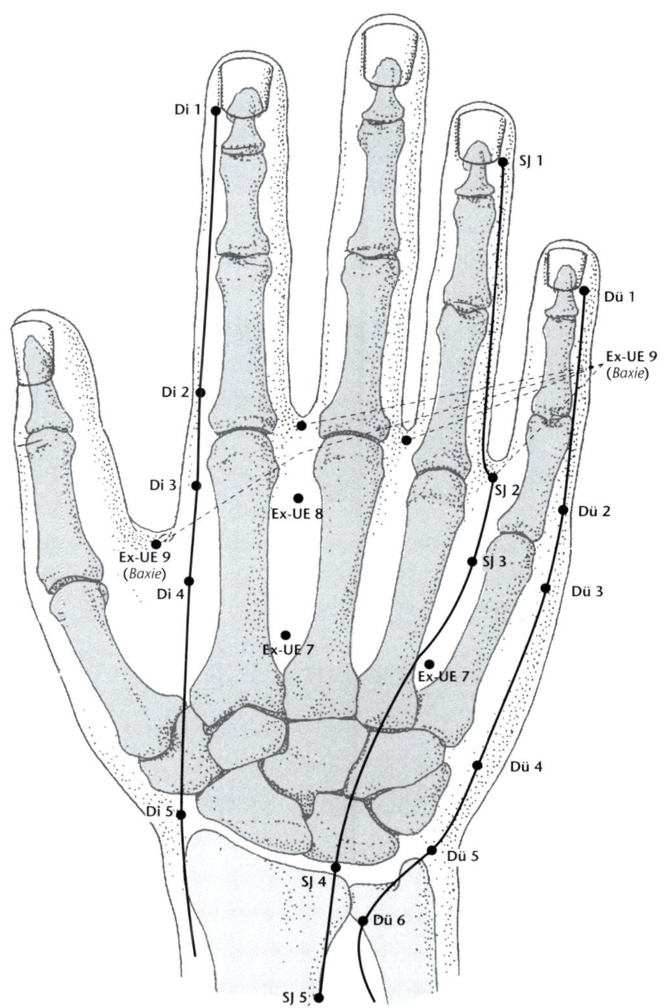

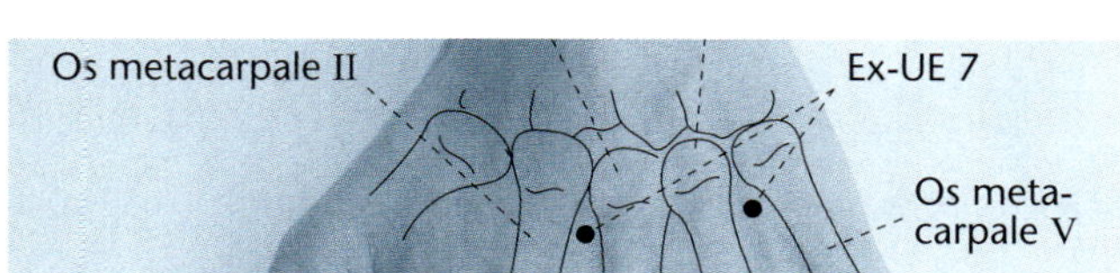

Ex-UE 7 *(yaotongdian/yaotongxue)* **„Lumbago-Punkte"** Zwei Punkte auf dem Handrücken zwischen dem 2./3. sowie dem 4./5. Metakarpalknochen, jeweils auf Höhe des Übergangs Schaft/ Basis der Metakarpalknochen.

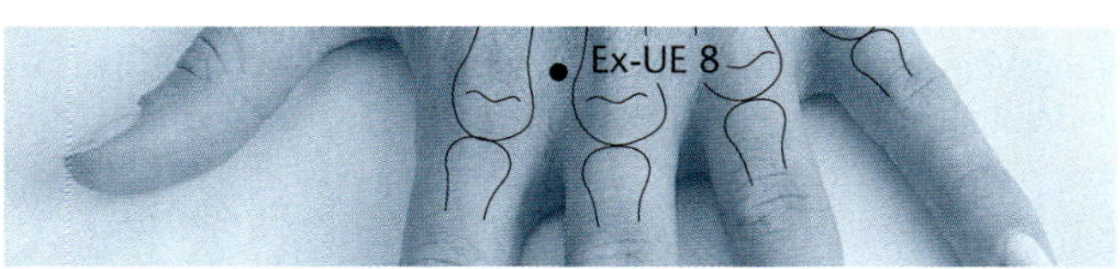

Ex-UE 8 *(wailaogong/luozhen/xianqiang)* **„Äußerer Pe 8/Steifer Nacken"** Auf dem Handrücken, zwischen dem 2./3. Metakarpalknochen proximal der Metakarpophalangealgelenke, im Übergangsbereich Schaft/Köpfchen der jeweiligen Metakarpalknochen.

7.10 Beinansicht frontal

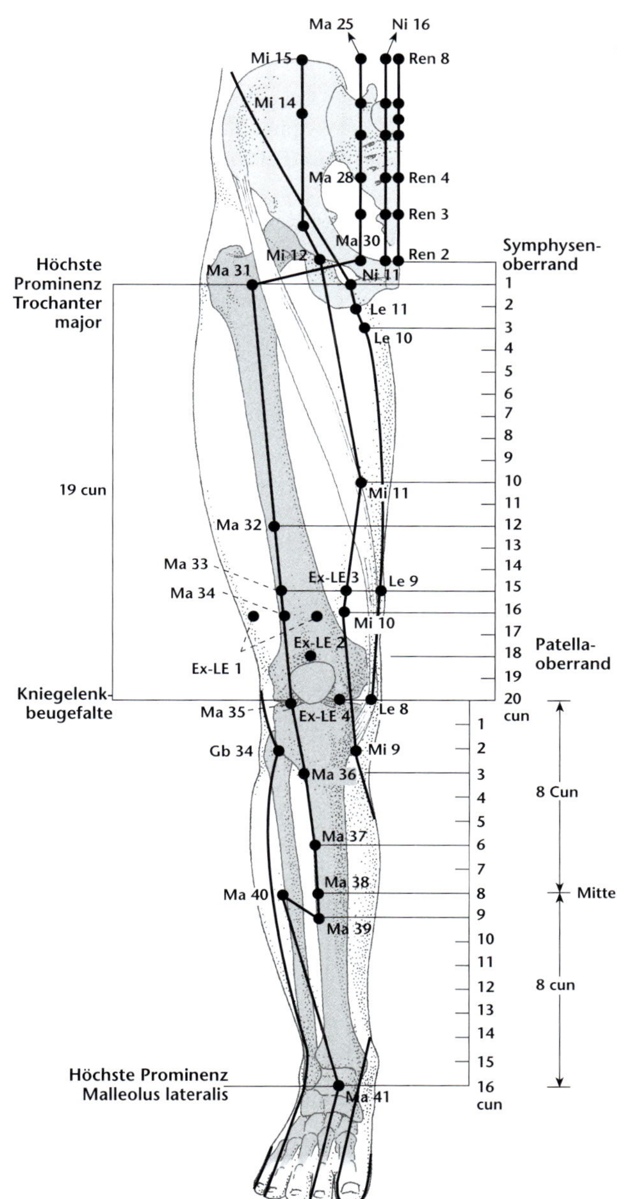

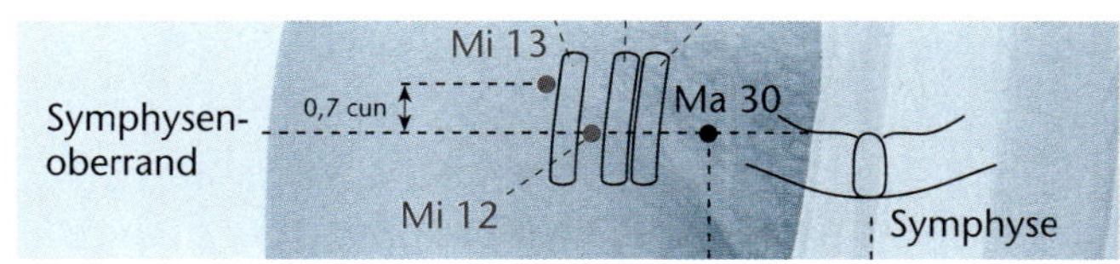

Ma 30 *(qichong)* **„Ansturm des qi"** 2 cun lateral vom Symphysenoberrand medial der A./V. femoralis, ca. 1 cun oberhalb der Leistenbeuge.

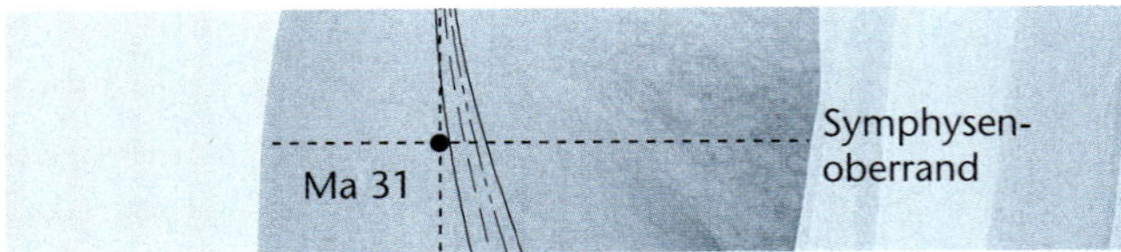

Ma 31 *(biguan)* **„Oberschenkel-Grenztor"** Auf Höhe des Symphysenunterrandes kaudal der Spina illiaca anterior superior (SIAS) und lateral des M. sartorius (bei Hüftflexion).

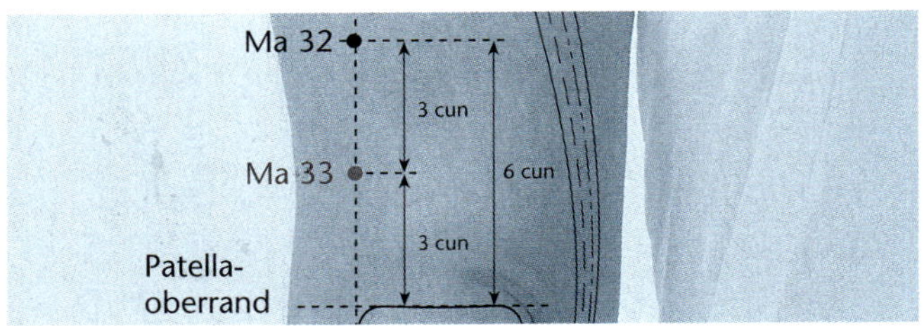

Ma 32 *(futu)* **„Versteckter Hase"** Auf dem Oberschenkel 6 cun proximal vom lateralen Patellaoberrand auf der Verbindungslinie zur Spina iliaca anterior superior (SIAS).

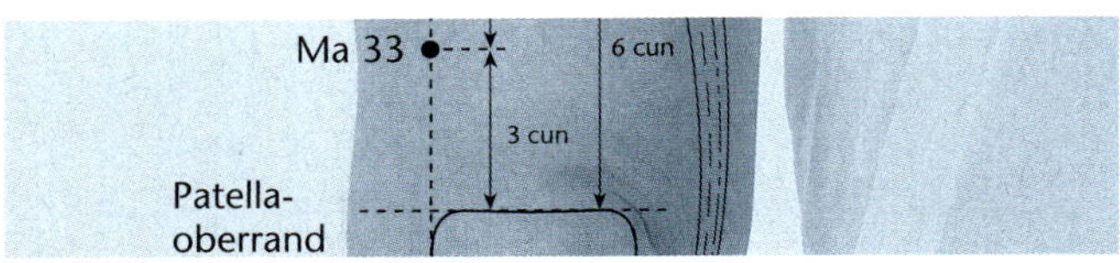

Ma 33 *(yinshi)* **„yin-Marktplatz"** 3 cun proximal vom lateralen Patellaoberrand auf der Verbindungslinie zur Spina iliaca anterior superior (SIAS).

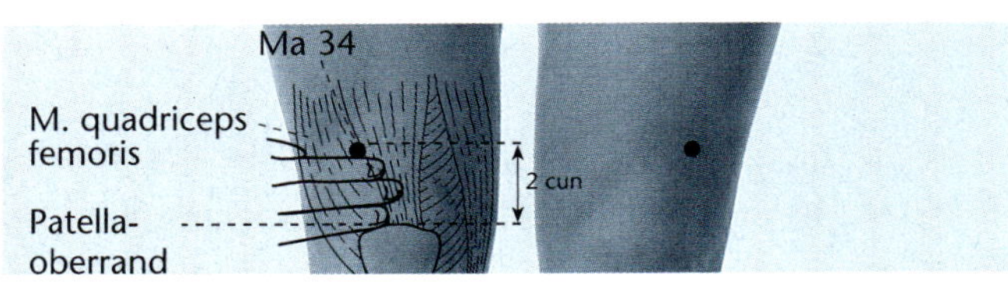

Ma 34 *(liangqiu)* **„Bergrücken und Hügel"** 2 cun proximal vom lateralen Patellaoberrand auf der Verbindungslinie zur Spina iliaca anterior superior (SIAS) in einer Vertiefung des M. quadriceps femoris.

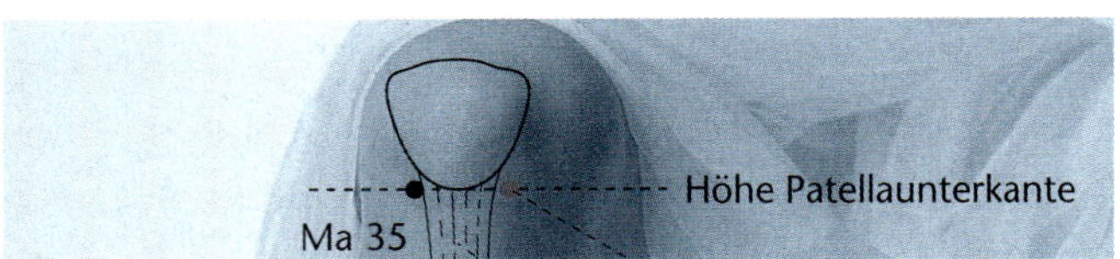

Ma 35 *(dubi)* **„Kalbsnase"** Bei Knieflexion direkt unterhalb und seitlich der Patella in einer Vertiefung lateral des Ligamentum patellae, entspricht dem lateralen/äußeren Knieauge, in Kombination mit **Ex-LE 4** entsteht **Ex-LE 5** *(xiyan)*.

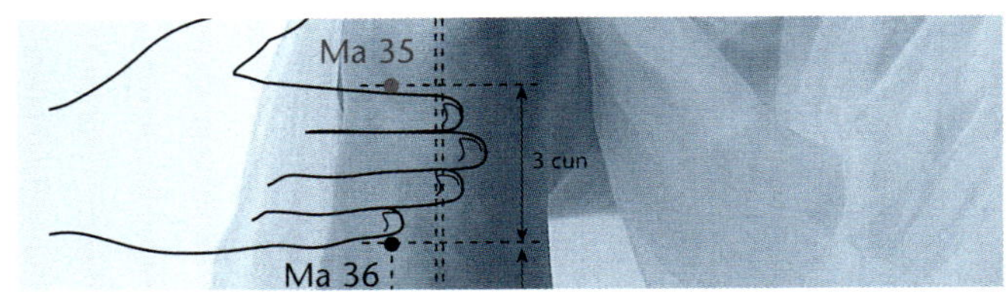

Ma 36 *(zusanli)* **„Drei Entfernungen am Fuß"** 3 cun distal von **Ma 35** und 1 Fingerbreite lateral der Tibiavorderkante im M. tibialis anterior.

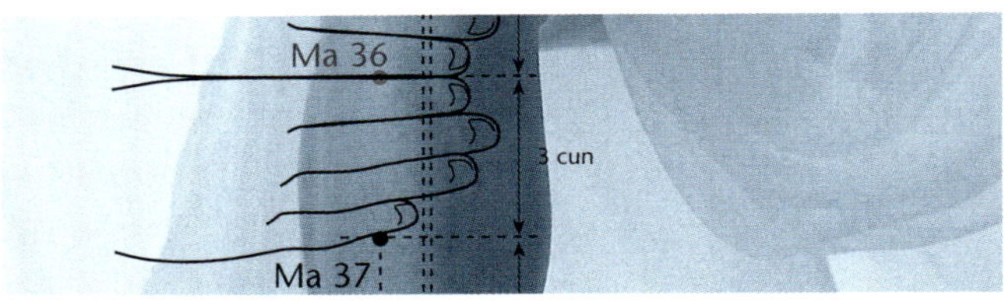

Ma 37 *(shangjuxu)* **„Oberhalb der großen Leere"** 6 cun distal von **Ma 35** bzw. 3 cun distal von **Ma 36** und 1 Fingerbreite lateral der Tibiavorderkante im M. tibialis anterior.

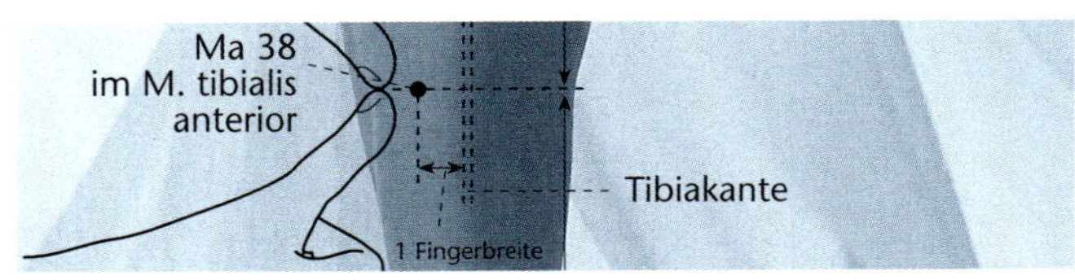

Ma 38 *(tiaokou)* **„Längliche Spalte"** In der Mitte der Verbindungslinie **Ma 35–Ma 41** und 1 Fingerbreite lateral der Tibiavorderkante im M. tibialis anterior.

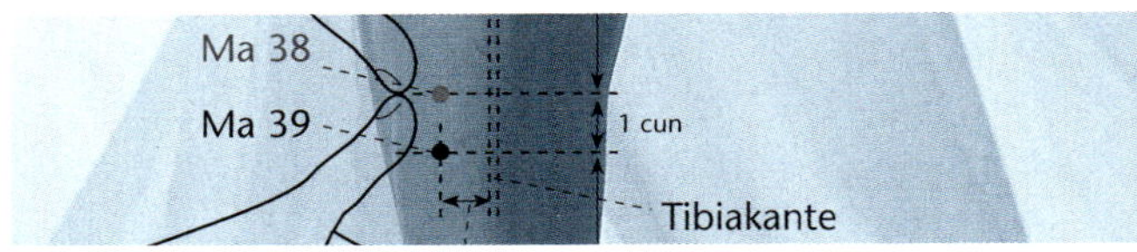

Ma 39 *(xiajuxu)* **„Unterhalb der großen Leere"** 1 cun distal von **Ma 38**.

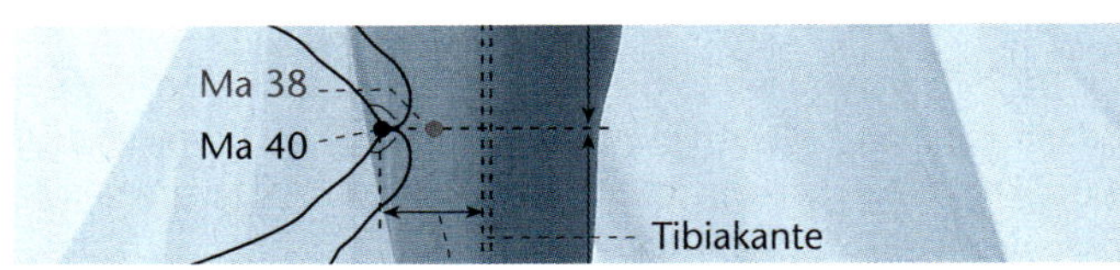

Ma 40 *(fenglong)* **„Reichliche Fülle"** In der Mitte der Verbindungslinie **Ma 35–Ma 41** und 2 Fingerbreiten lateral der Tibiavorderkante bzw. 1 Fingerbreite lateral von **Ma 38** zwischen den Mm. extensor digitorum longus und peronaeus brevis.

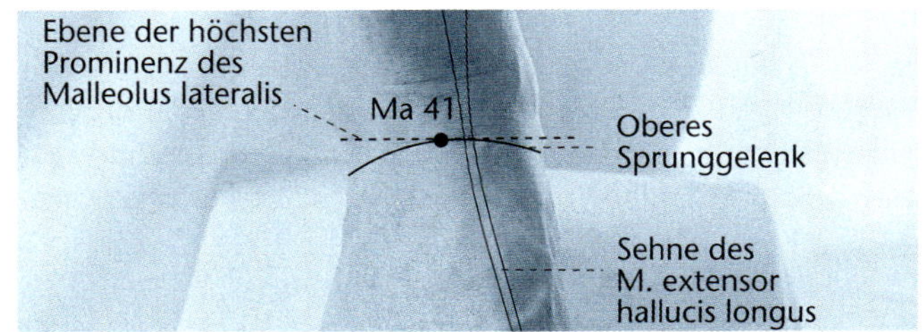

Ma 41 *(jiexi)* **„Teilender Strom (Tibiamulde)"** In der Sprunggelenkregion in der Vertiefung zwischen den Sehnen des M. extensor digitorum longus und M. hallucis longus.

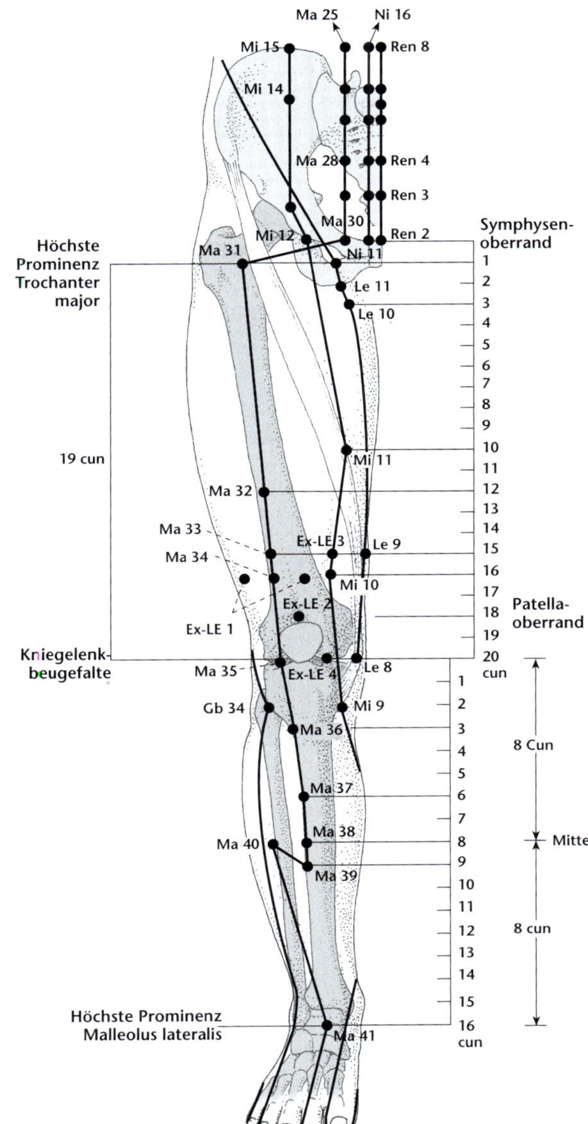

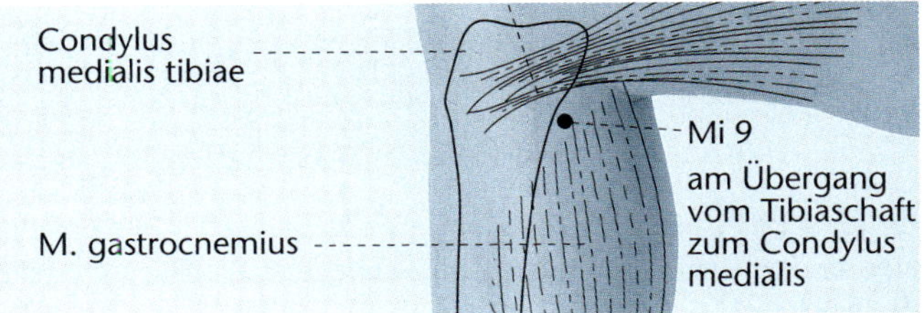

Mi 9 *(yinlingquan)* **„Quelle unter dem yin-Hügel"** Bei Knieflexion in der Vertiefung distal des Condylus medialis tibiae am Übergang Corpus/Condylus der Tibia.

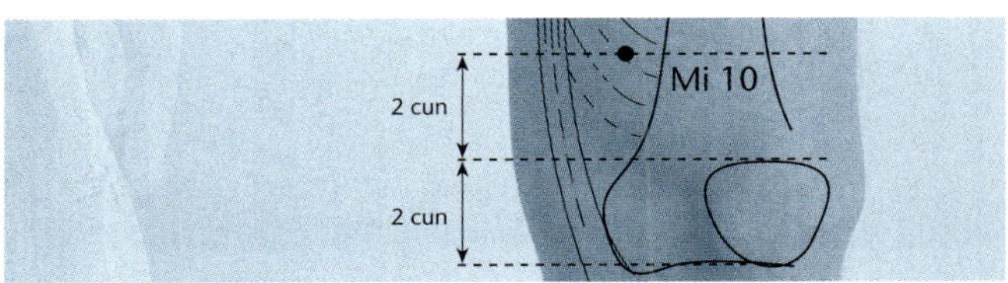

Mi 10 *(xuehai)* **„Meer des Blutes"** Bei Knieflexion 2 cun proximal des medialen Patellaoberrandes und etwas medial in einer Mulde des M. vastus medialis.

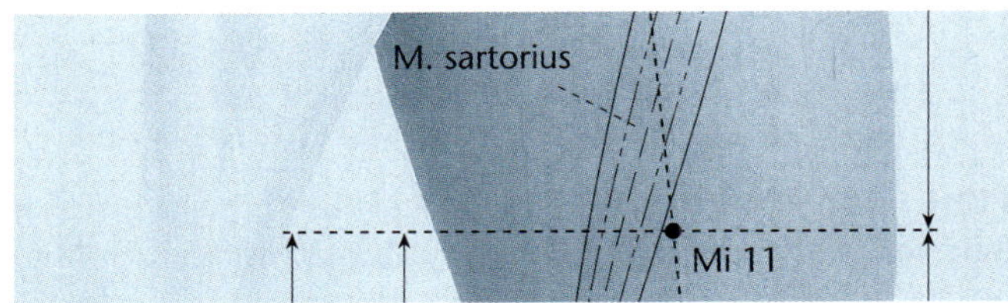

Mi 11 *(jimen)* **„Sieb-Tor"** 6 cun proximal von **Mi 10,** d. h. 8 cun proximal des medialen Patellaoberrandes auf Höhe der Femurmitte zwischen den Mm. sartorius und vastus medialis.

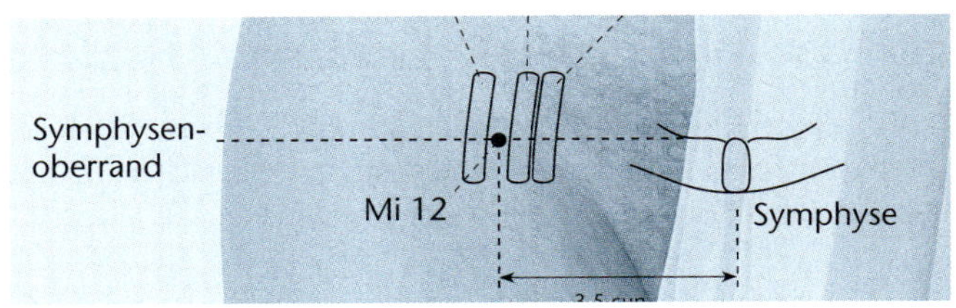

Mi 12 *(chongmen)* **„Tor des Ansturms"** 3,5 cun lateral der ventralen Medianlinie auf Höhe des Symphysenoberrandes, lateral der A. femoralis.

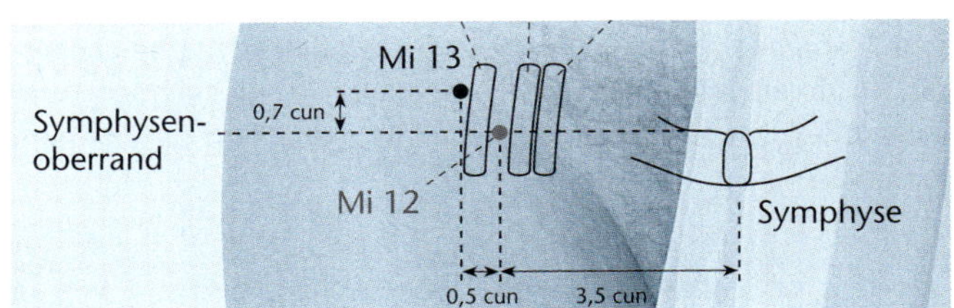

Mi 13 *(fushe)* **„Versammlungshalle der Hohlorgane"** 4 cun lateral der Medianlinie (Mamillarlinie) und 0,7 cun kranial von der Höhe des Symphysenoberrandes.

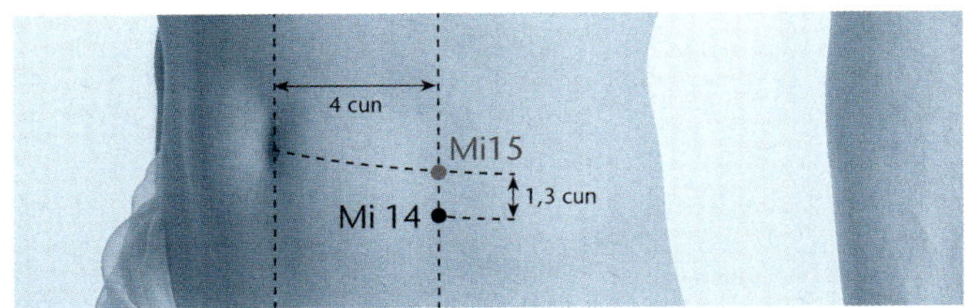

Mi 14 *(fujie)* **„Knoten im Abdomen"** 4 cun lateral der Medianlinie (Mamillarlinie), 3 cun kranial von **Mi 13** bzw. 1,3 cun kaudal von **Mi 15** (Nabelhöhe).

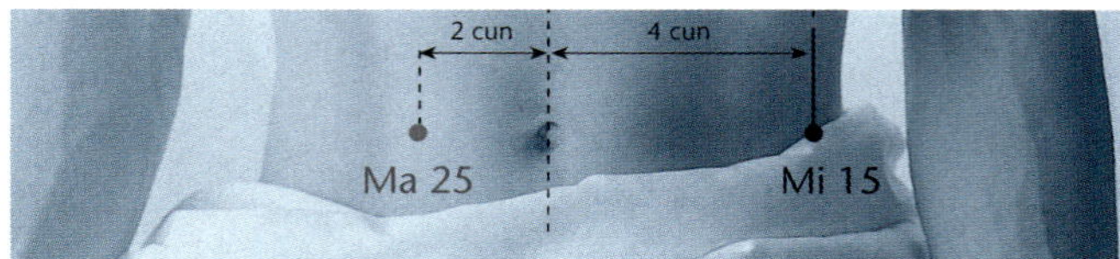

Mi 15 *(daheng)* **„Große transversale Linie"** 4 cun lateral der Nabelmitte (Mamillarlinie).

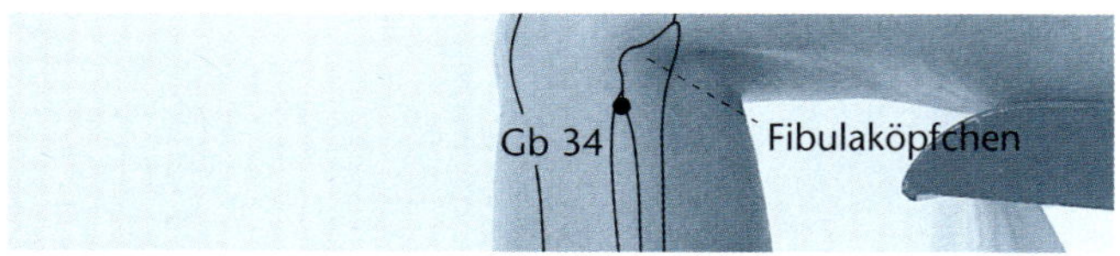

Gb 34 *(yanglingquan)* **„Quelle am yang-Hügel"** In der Vertiefung vor und unterhalb des Fibulaköpfchens zwischen den Mm. peronaeus longus und extensor digitorum longus.

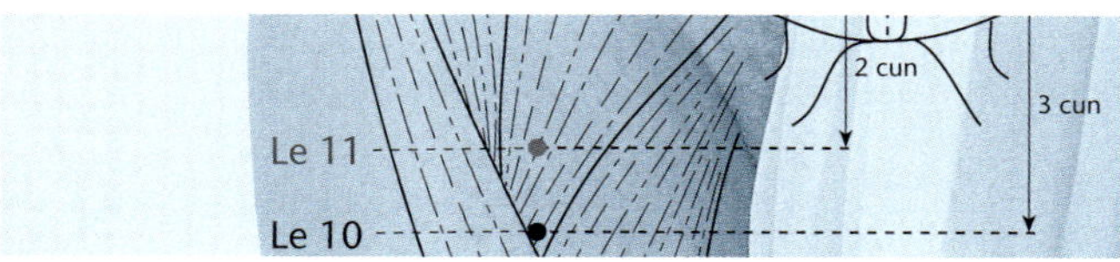

Le 10 *(zuwuli)* **„Fünf Entfernungen am Fuß"** 3 cun distal des Symphysenoberrandes an der Vorderseite des Oberschenkels am lateralen Rand des M. adductor longus.

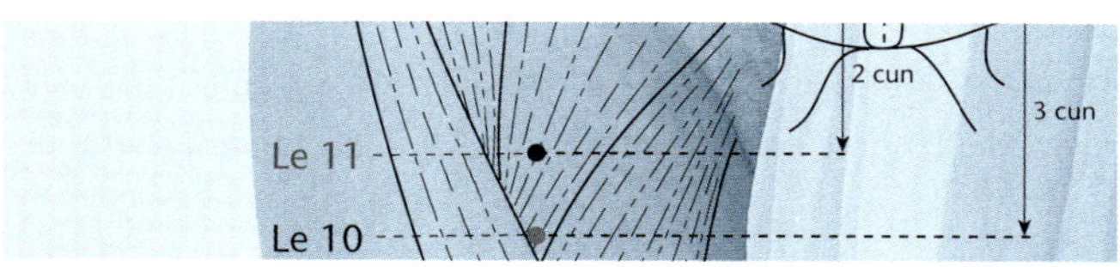

Le 11 *(yinlian)* **„Ecke des yin"** 2 cun distal des Symphysenoberrandes am lateralen Rand des M. abductor longus oder ca. 1 cun kaudal des Durchtritts der A. femoralis unter dem Ligamentum inguinale.

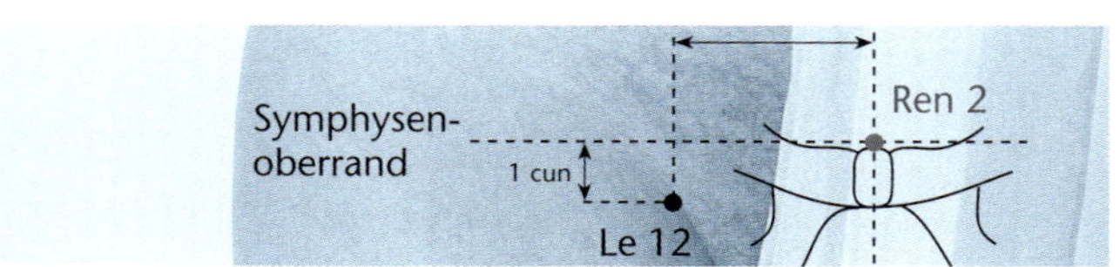

Le 12 *(jimai)* **„Drängende, erregte Ader"** 2,5 cun lateral und ca. 1 cun kaudal von der Mitte des Symphysenoberrandes (**Ren 2**) in der Leistenbeuge über der palpaplen A. femoralis.

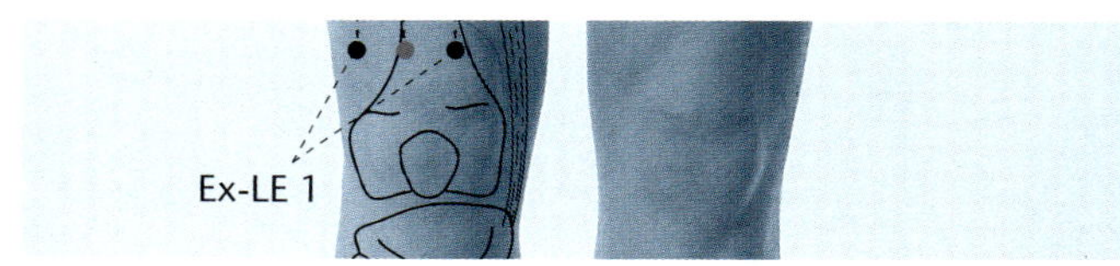

Ex-LE 1 *(kuangu)* **„Hüftknochen"** Punktepaar, das 2 cun oberhalb der Patella und jeweils 1,5 cun lateral und medial von **Ma 34** liegt.

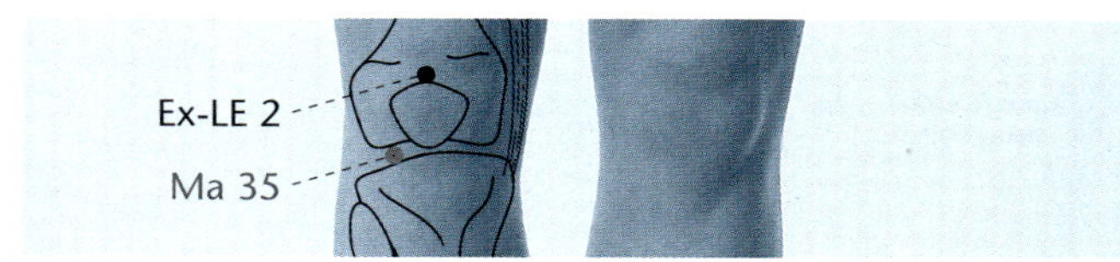

Ex-LE 2 *(heding/xiding)* **„Kranich's Gipfel (Kniespitze)"** In der Mitte des Patellaoberrandes.

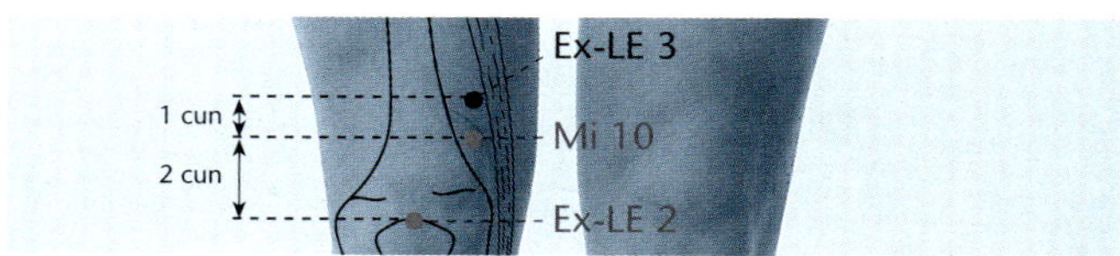

Ex-LE 3 *(baichongwo)* **„Insektennest"** 3 cun proximal und ca. 1 cun medial vom medialen Patellaoberrand in einer Vertiefung im M. vastus medialis bzw. 1 cun proximal von **Mi 10**.

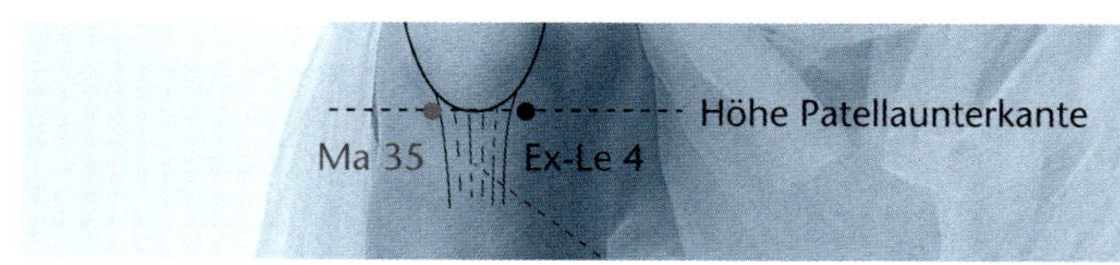

Ex-LE 4 *(neixyan)* **„Mediales/Inneres Knieauge"** Bei Knieflexion in der Vertiefung medial des Ligamentum patellae unterhalb der Patella.

7.11 Beinansicht medial

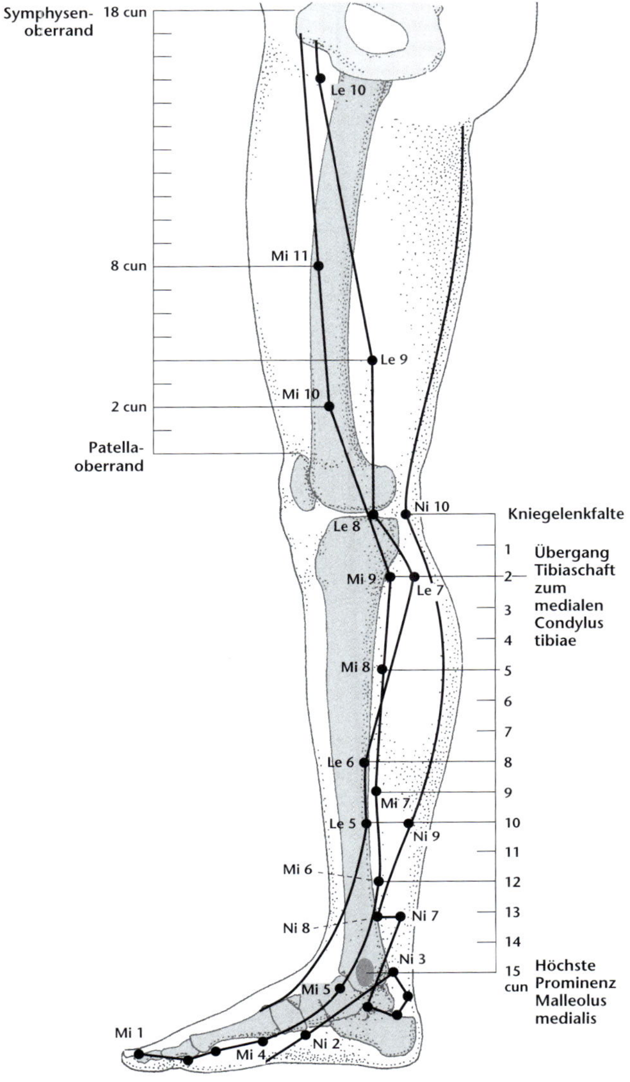

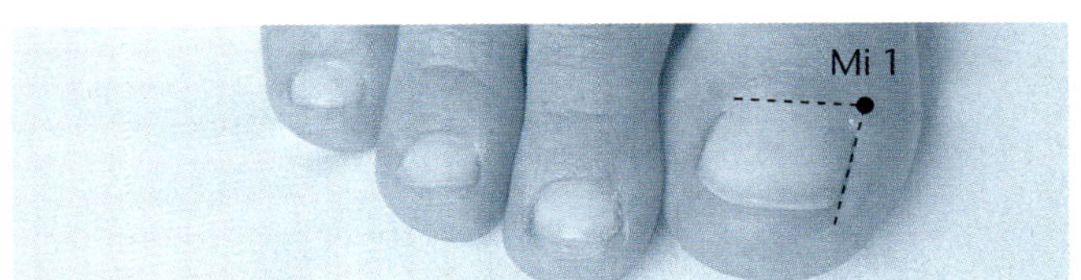

Mi 1 *(yinbai)* **„Verborgenes Weiß"** 0,1 cun proximal und medial des medialen Nagelfalzwinkels der Großzehe.

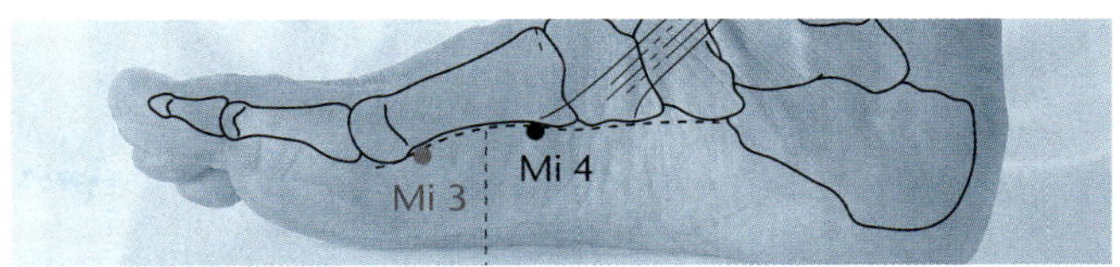

Mi 4 *(gongsun)* **„Enkel des Fürsten"** In der Vertiefung distal der Basis des Os metatarsale I an der Grenze zwischen Felder- und Leistenhaut von Fußrücken/-sohle.

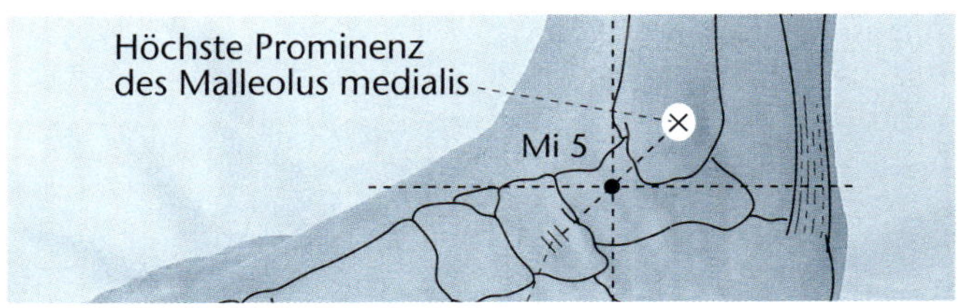

Mi 5 *(shangqiu)* **„shang am Erdhügel (Metallhügel)"** In der Vertiefung im Schnittpunkt einer Senkrechten an der Vorderkante und einer Horizontalen an der Unterkante des Malleolus medialis.

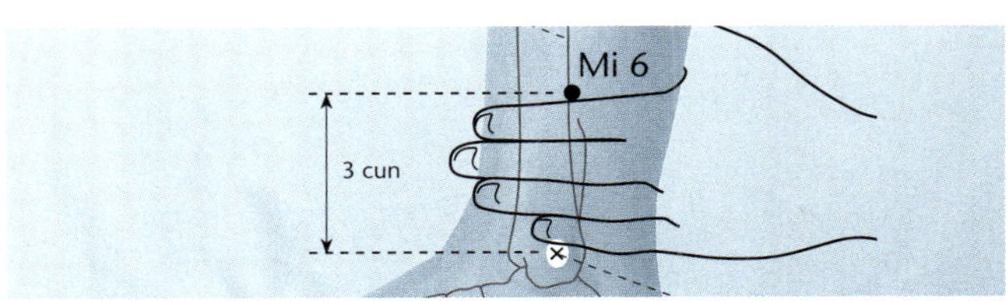

Mi 6 *(sanyinjiao)* **„Treffpunkt der drei yin"** 3 cun proximal der höchsten Prominenz des Malleolus medialis dorsal der medialen Tibiakante.

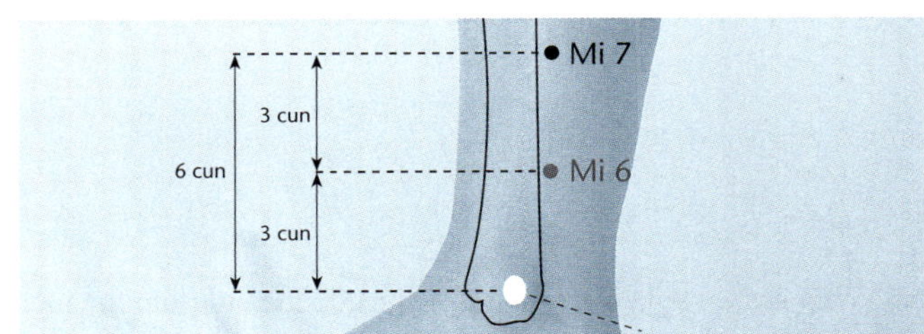

Mi 7 *(lougu)* **„Tropfendes Tal"** 6 cun proximal der höchsten Prominenz des Malleolus medialis dorsal der medialen Tibiakante.

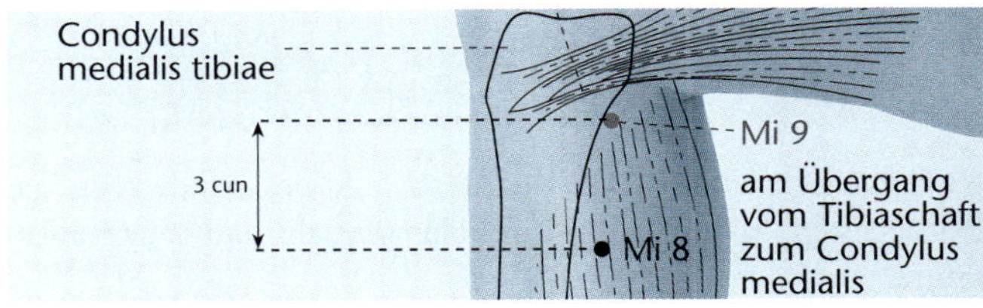

Mi 8 *(diji)* **„Erd-Drehpunkt"** 3 cun distal von **Mi 9** (am Übergang Schaft/Condylus medialis der Tibia) dorsal der medialen Tibiakante.

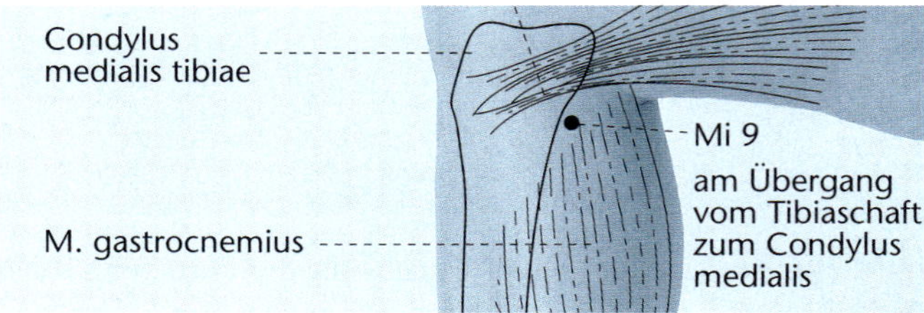

Mi 9 *(yinlingquan)* **„Quelle des yin-Hügels"** Bei Knieflexion in der Vertiefung distal des Condylus medialis tibiae am Übergang Corpus/Condylus medialis tibiae.

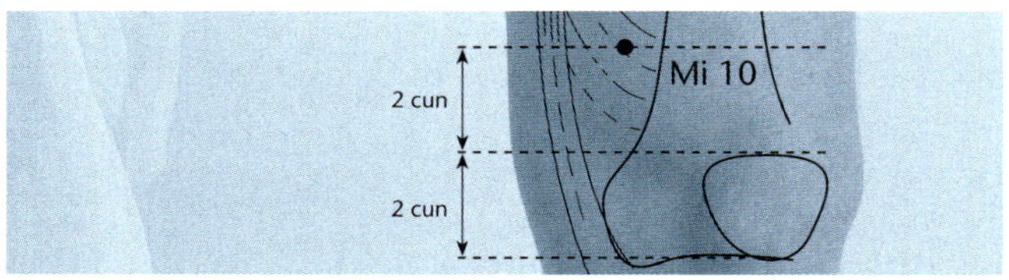

Mi 10 *(xuehai)* **„Meer des Blutes"** Bei Knieflexion 2 cun proximal des medialen Patellaoberrandes und etwas medial in einer Mulde des M. vastus medialis.

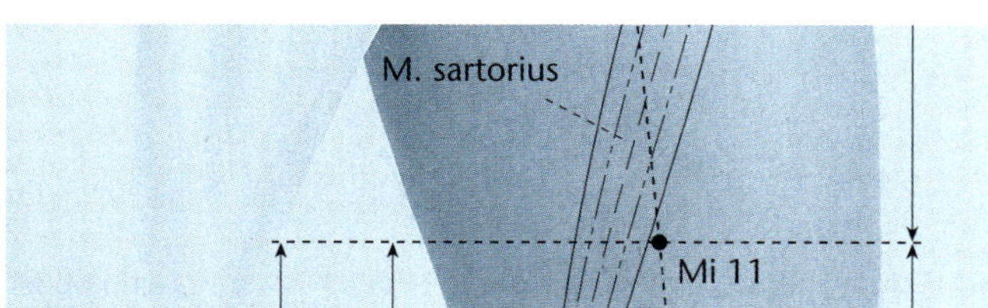

Mi 11 *(jimen)* **„Sieb-Tor"** 6 cun proximal von **Mi 10**, d. h. 8 cun proximal des medialen Patellaoberrandes, auf Höhe der Femurmitte zwischen den Mm. sartorius und vastus medialis.

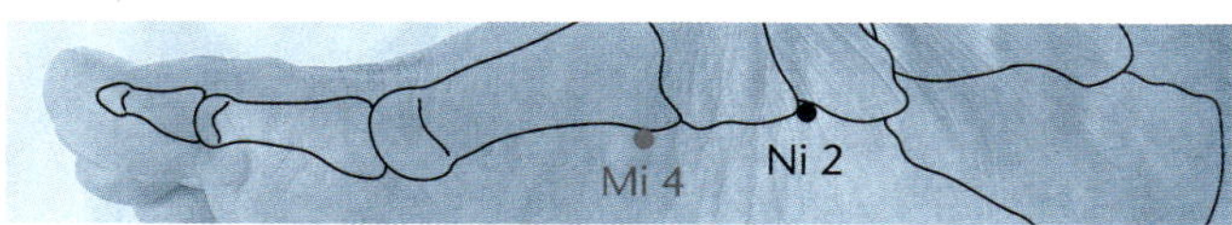

Ni 2 *(rangu)* **„Brennendes Tal"** Am medialen Fußrand in einer Vertiefung am vorderen unteren Rand des Os naviculare, an der Grenze zwischen Felder- und Leistenhaut von Fußsohle/-rücken.

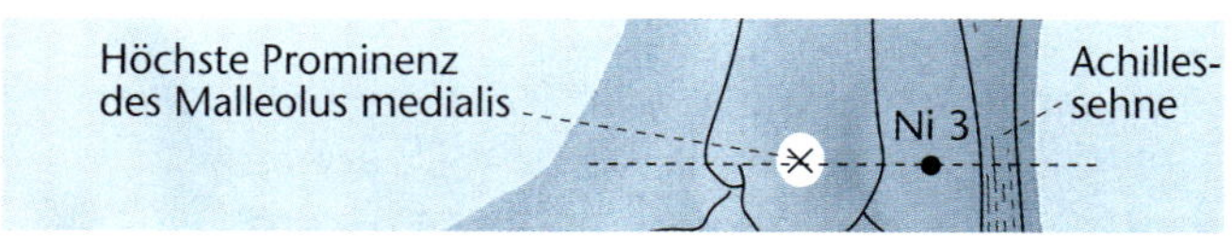

Ni 3 *(taixi)* **„Großer Schluchtenbach"** In der Mulde zwischen der höchsten Prominenz des Malleolus medialis und der Achillessehne.

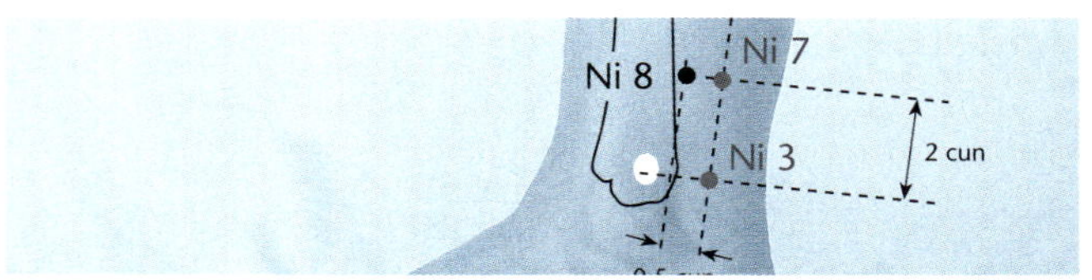

Ni 7 *(fuliu)* **„Wiederherstellung des Fliessens"** 2 cun proximal von **Ni 3** in einer Vertiefung am Vorderrand der Achillessehne.

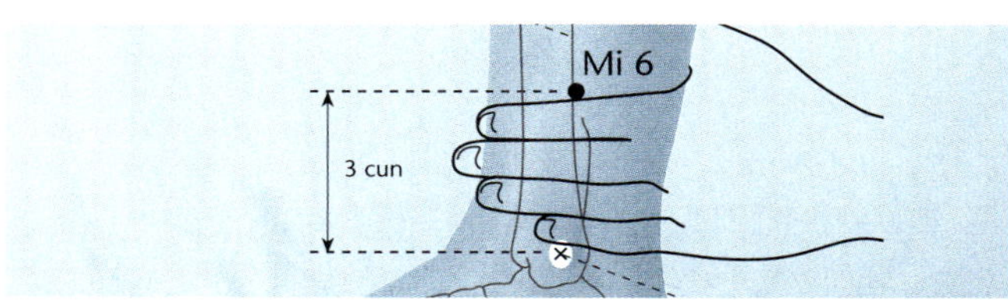

Ni 8 *(jiaoxin)* **„Gegenseitiges Vertrauen"** 2 cun direkt proximal der höchsten Prominenz des Malleolus medialis dorsal des Tibiahinterrandes.

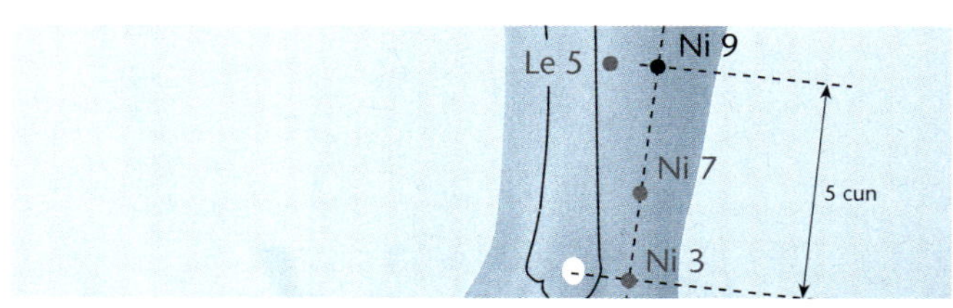

Ni 9 *(zhubin)* **„Erbaut für den Gast"** 5 cun proximal der höchsten Prominenz des Malleolus medialis und 2 cun dorsal des Tibiahinterrandes.

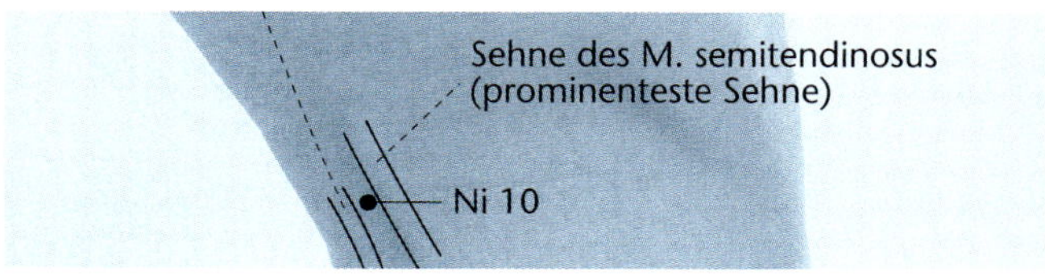

Ni 10 *(yingu)* **„yin-Tal"** In der medialen Kniekehle zwischen den Sehnen der Mm. semimembranosus und semitendinosus auf Höhe des Kniegelenkspalts.

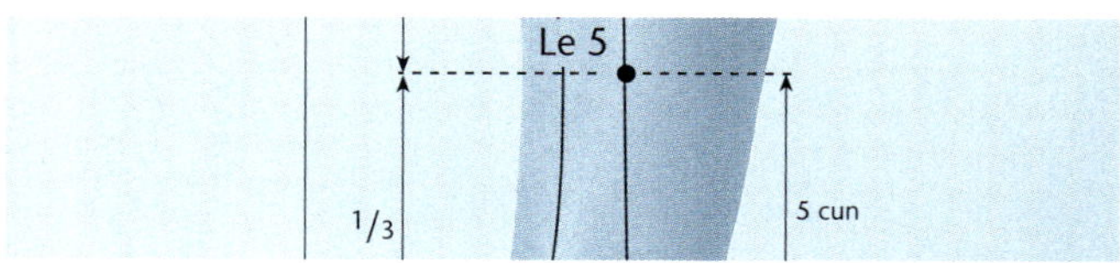

Le 5 *(ligou)* **„Rinne der Muschel (des Holzwurms)"** 5 cun proximal der höchsten Prominenz des Malleolus medialis auf/nahe bzw. dorsal des Tibiahinterrandes.

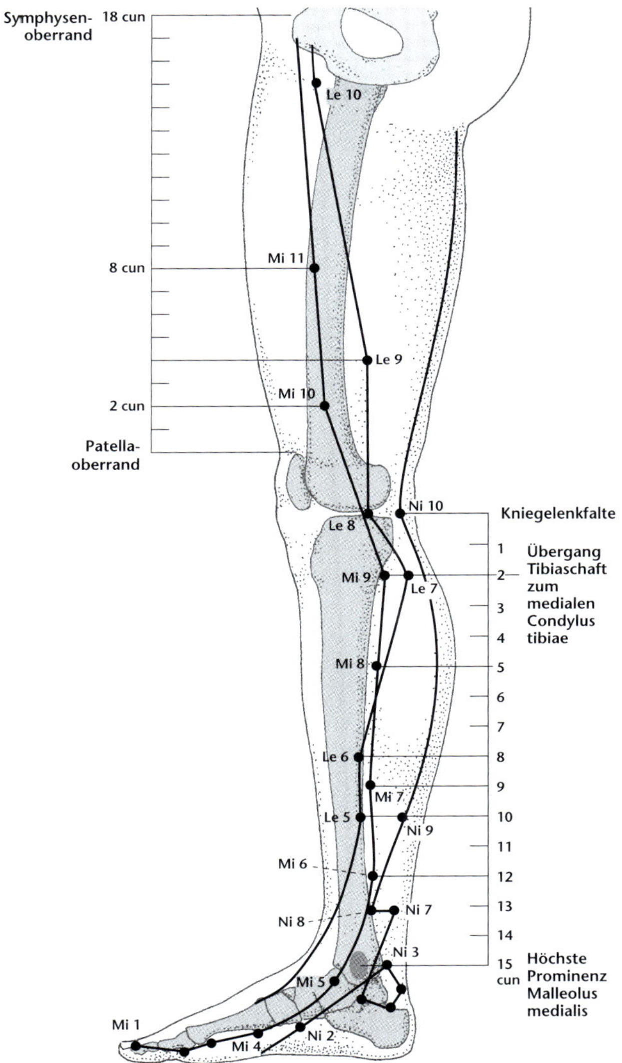

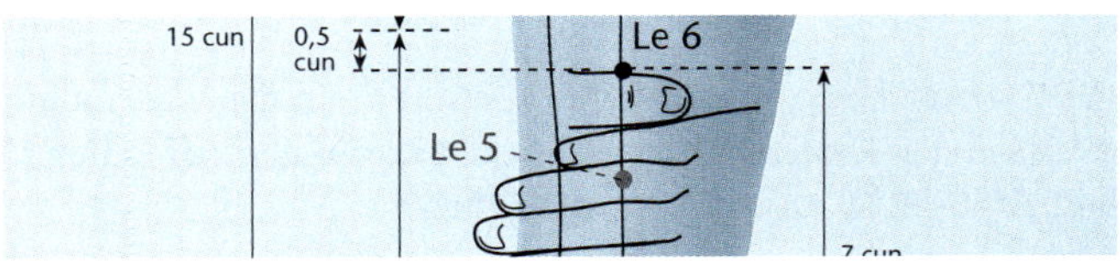

Le 6 *(zhongdu)* **„Mittlere (Haupt-)Stadt"** 7 cun proximal der höchsten Prominenz des Malleolus medialis auf/nahe bzw. dorsal des Tibiahinterrandes.

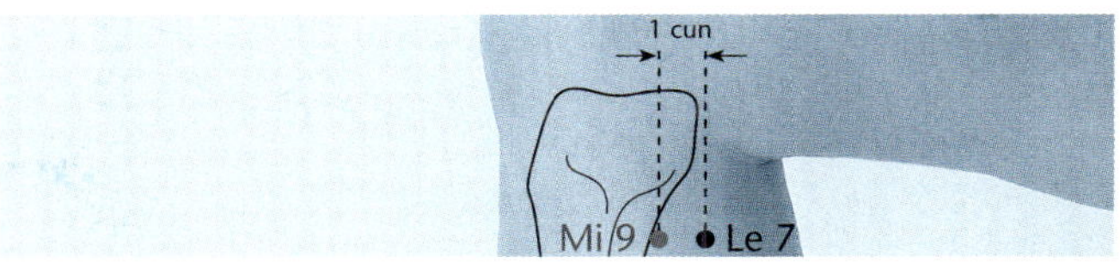

Le 7 *(xiguan)* **„Knie-Grenztor"** Am Übergang vom Tibiaschaft zum medialen Condylus tibiae, 1 cun dorsal von **Mi 9**.

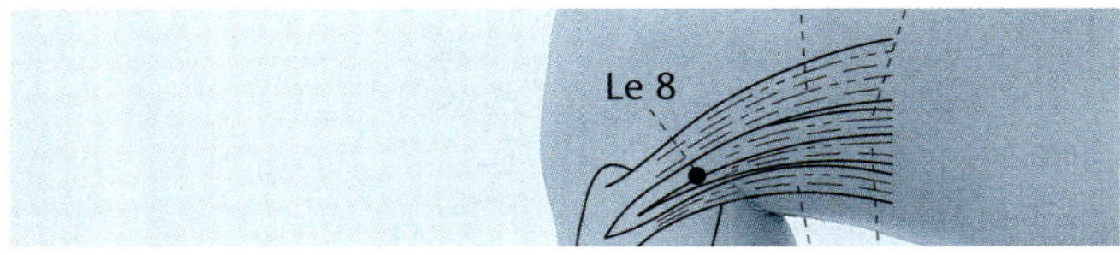

Le 8 *(ququan)* **„Gekrümmte Quelle"** Bei Knieflexion proximal des medialen Kniefaltenendes (Höhe Kniegelenkspalt) in einer Vertiefung vor den Sehnen der Mm. semimembranosus und semitendinosus.

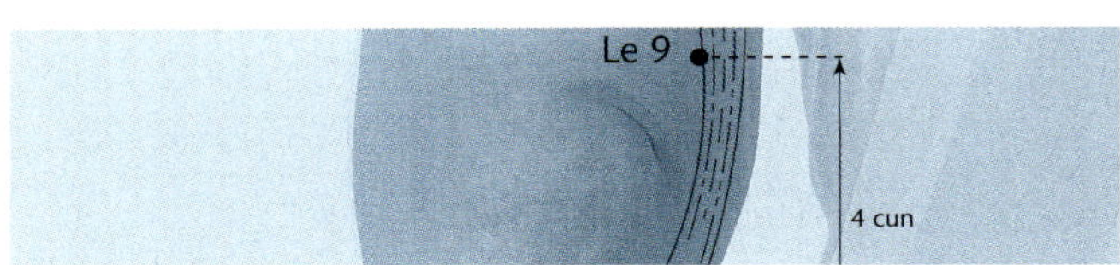

Le 9 *(yinbao)* **„Hülle des yin"** 4 cun proximal des medialen Femurcondylus zwischen den Mm. sartorius und vastus medialis.

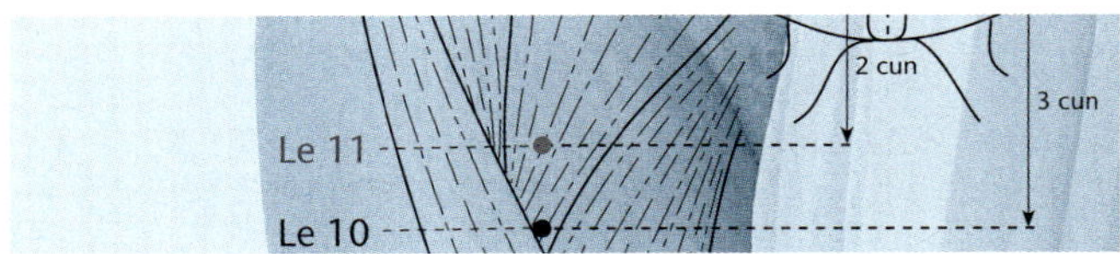

Le 10 *(zuwuli)* **„Fünf Entfernungen am Fuß"** 3 cun distal des Symphysenoberrandes (Höhe **Ma 30**) an der Vorderseite des Oberschenkels, am lateralen Rand des M. adductor longus.

7.12 Beinansicht lateral

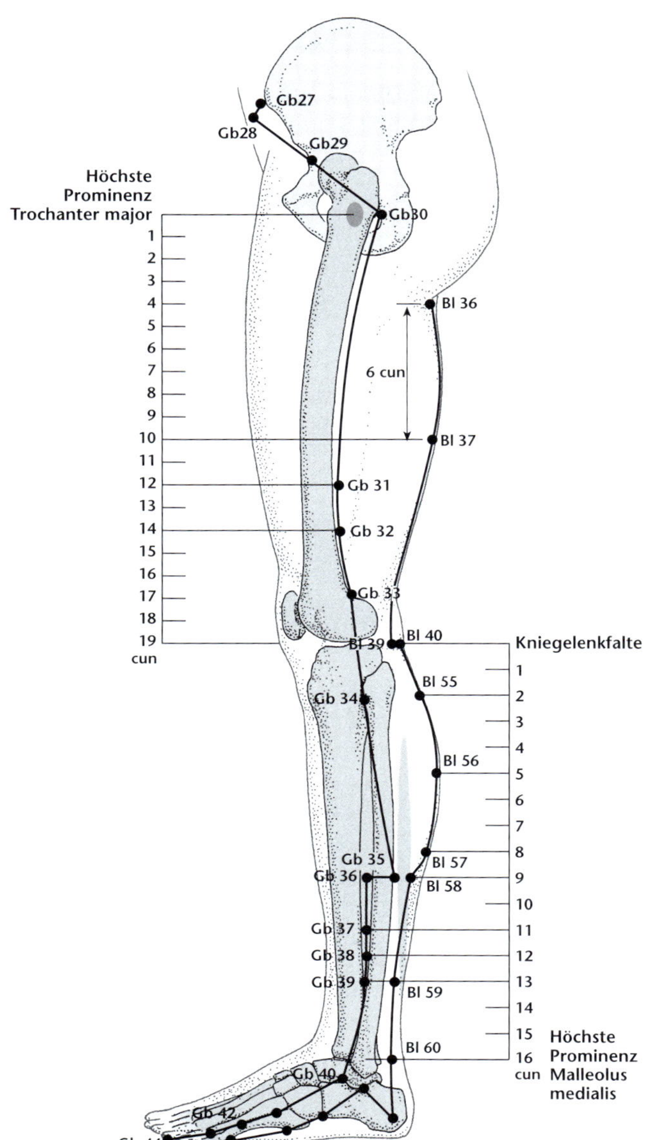

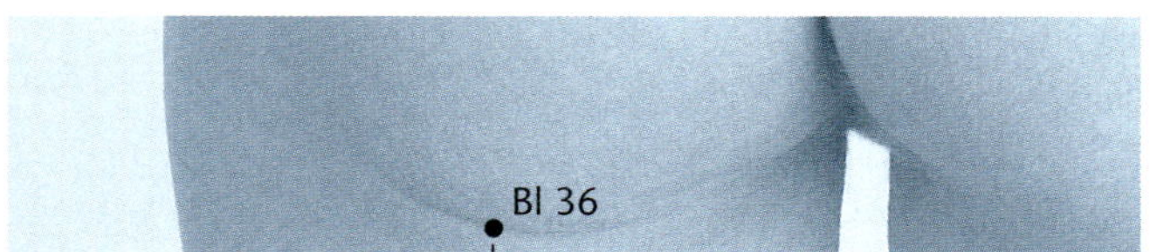

Bl 36 *(chengfu)* **„Empfangen von Unterstützung"** In der Glutealfalte („Sitzfalte") senkrecht über der Kniekehlenmitte (**Bl 40**).

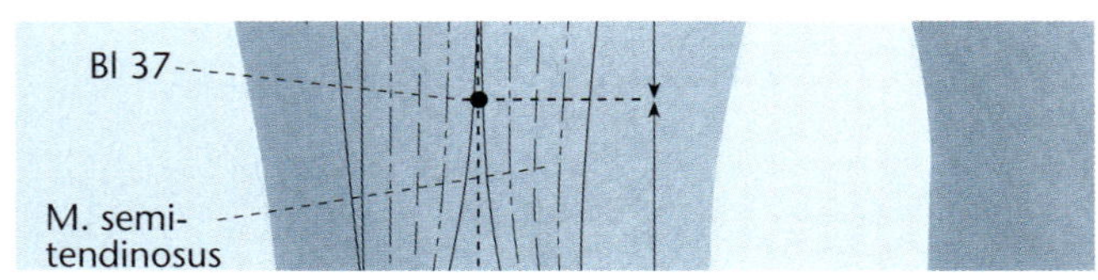

Bl 37 *(yinmen)* **„Tor des Reichtums"** 6 cun distal von **Bl 36** (Sitzfalte) auf der Linie **Bl 36–Bl 40** (Kniekehlenmitte) in einer Lücke zwischen der Muskulatur.

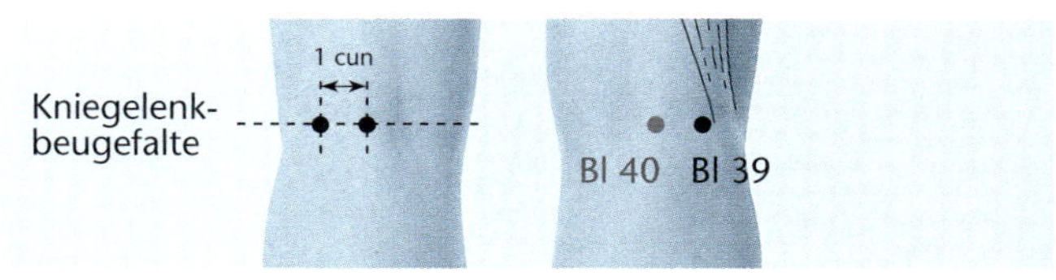

Bl 39 *(weiyang)* **„Außen in der Biegung"** Laterales Ende der Kniegelenkbeugefalte auf der medialen Seite der Sehne des Caput longum des M. biceps femoris 1 cun lateral von **Bl 40** (Kniekehlenmitte).

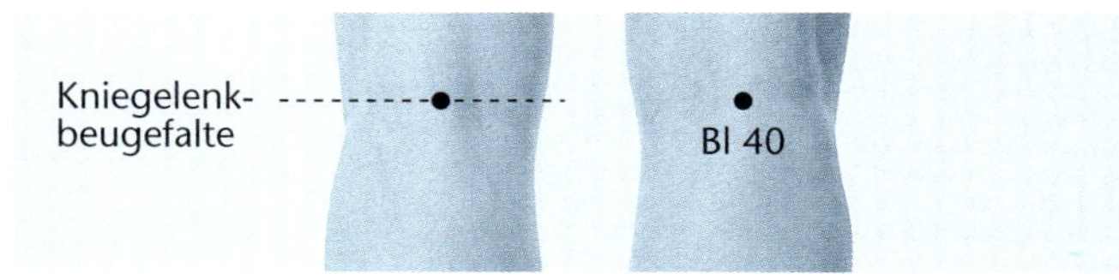

Bl 40 *(weizhong)* **„Mitten in der Biegung"** In der Mitte der Kniegelenkbeugefalte zwischen den Sehnen der Mm. biceps femoris und semitendinosus.

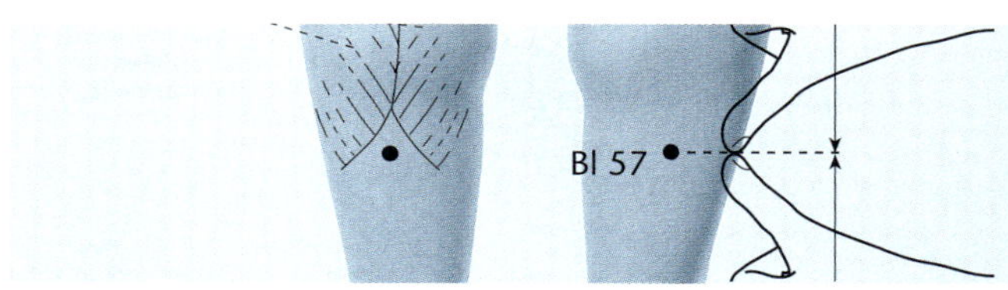

Bl 57 *(chengshan)* **„(Muskel-)Berg-Stütze"** In der Wadenmitte zwischen den Köpfen des M. gastrocnemius auf der Verbindungslinie **Bl 40–Bl 60,** ca. 8 cun distal von **Bl 40.**

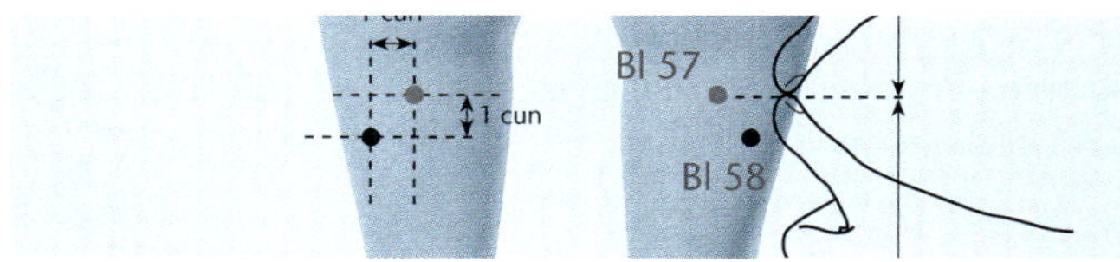

Bl 58 *(feiyang)* **„Aufrichten zum Flug"** 1 cun distal und 1 cun lateral von **Bl 57** bzw. 7 cun proximal von **Bl 60** am Fibula**hinter**rand und am unteren Rand des M. gastrocnemius.

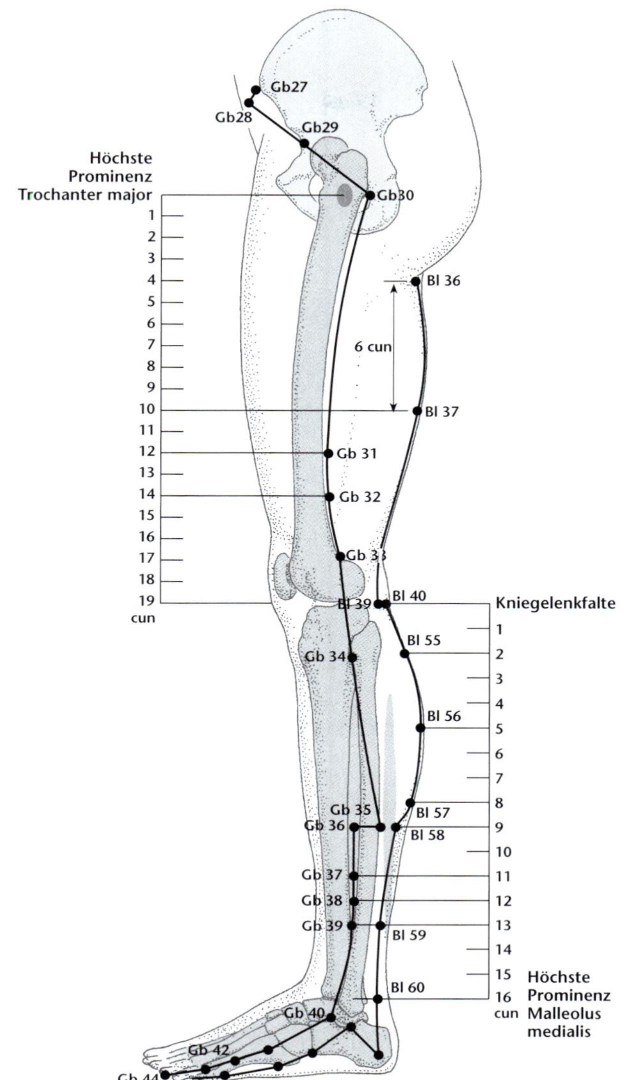

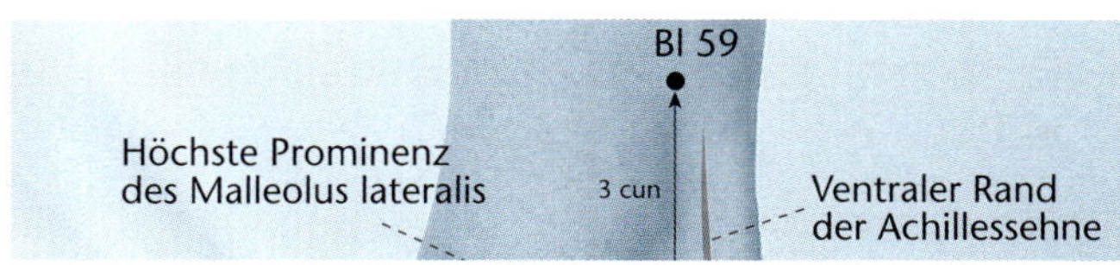

Bl 59 *(fuyang)* **„yang des Fußknochens"** Laterale Unterschenkelseite, 3 cun proximal von **Bl 60** (Vertiefung zwischen höchster Prominenz des Malleolus lateralis und Achillessehne).

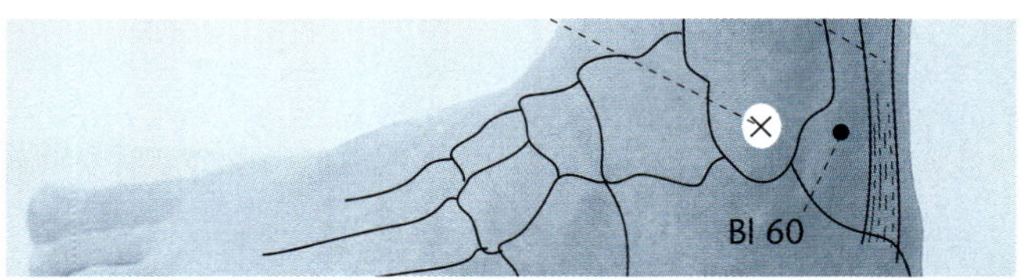

Bl 60 *(kunlun)* **„kunlun-Gebirge"** In der Vertiefung in der Verbindungslinie zwischen der Achillessehne und der höchsten Prominenz des Malleolus lateralis.

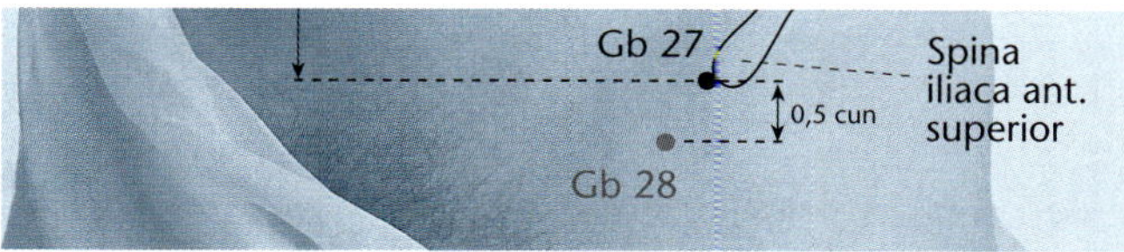

Gb 27 *(wushu)* **„Fünf Drehpfeiler"** In der lateralen Abdomenregion, in der Mulde medial der Spina iliaca anterior superior (SIAS), ca. 3 cun kaudal der Nabelhöhe.

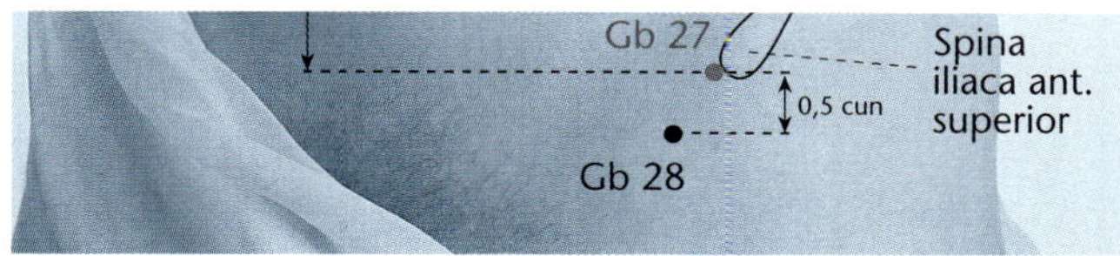

Gb 28 *(weidao)* **„Verbindungsweg"** In der lateralen Abdomenregion, ventro-kaudal der Spina iliaca anterior superior (SIAS) bzw. 0,5 cun ventro-kaudal von **Gb 27**.

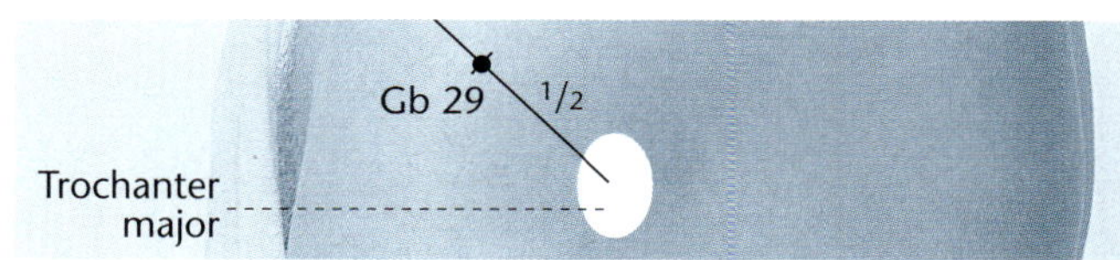

Gb 29 *(juliao)* **„Liegt im Knochenspalt"** In der Mitte der Verbindungslinie zwischen Spina iliaca anterior superior (SIAS) und dem Trochanter major an der Vorderkante der Darmbeinschaufel.

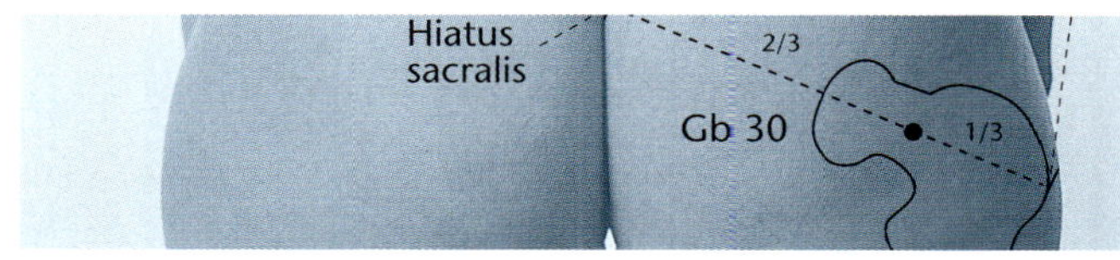

Gb 30 *(huantiao)* **„Beugen und Springen"** In Seitenlage befindet sich der Punkt auf der Grenze zwischen mittlerem und lateralem Drittel der Linie: Trochanter major–Hiatus sacralis.

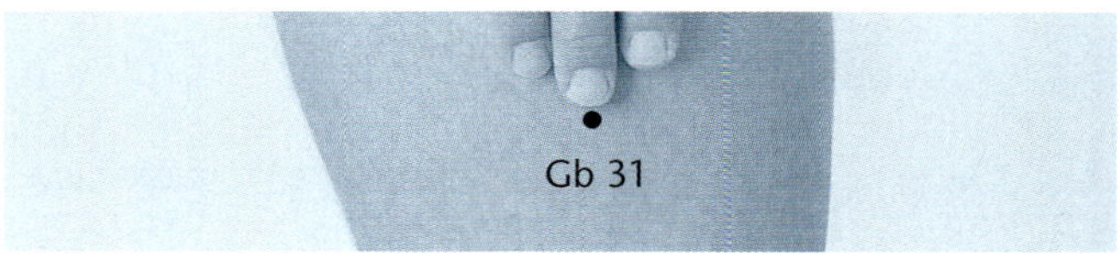

Gb 31 *(fengshi)* **„Marktplatz des Windes"** Am lateralen Oberschenkel distal des Trochanter major, ca. 7 cun proximal der Kniegelenkfalte.

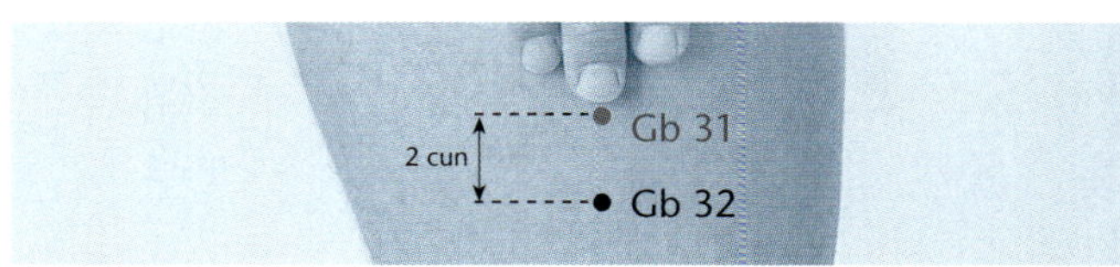

Gb 32 *(zhongdu)* **„Mittlerer Wassergraben"** Am lateralen Oberschenkel, 5 cun proximal der Kniegelenkfalte zwischen den Mm. vastus lateralis und biceps femoris.

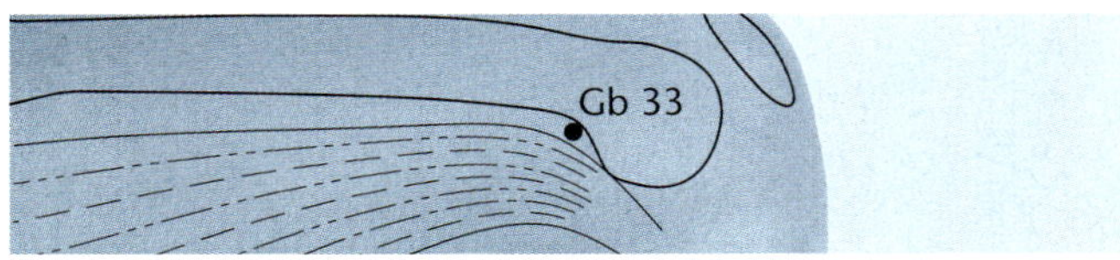

Gb 33 *(xiyangguan)* **„yang-Tor des Knies“** In der lateralen Knieregion, bei Knieflexion in der Vertiefung proximal des Epicondylus lateralis des Femur, die vom Femurschaft mit der Sehne des M. biceps femoris gebildet wird, ca. 3 cun proximal von **Gb 34**.

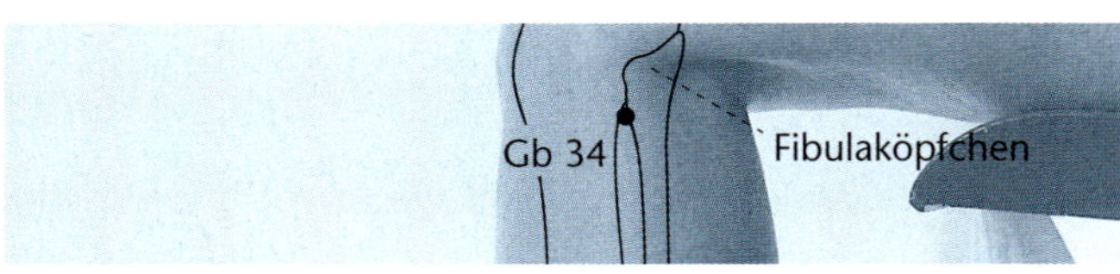

Gb 34 *(yanglingquan)* **„Quelle am yang-Hügel“** In der Vertiefung vor und unterhalb des Fibulaköpfchens zwischen den Mm. peronaeus longus und extensor digitorum longus.

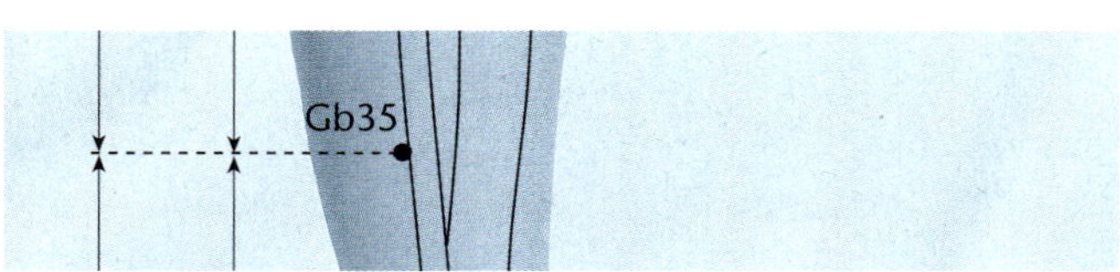

Gb 35 *(yangjiao)* **„yang-Treffpunkt“** 7 cun proximal der höchsten Prominenz des Malleolus lateralis am Fibula**hinter**rand.

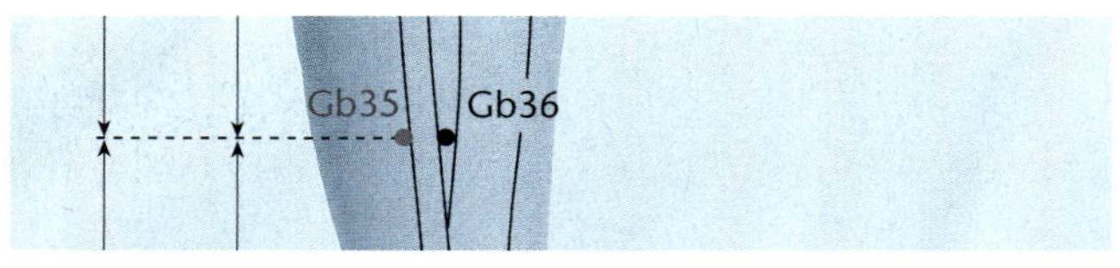

Gb 36 *(waiqiu)* **„Äußerer Hügel“** 7 cun proximal der höchsten Prominenz des Malleolus lateralis am Fibula**vorder**rand.

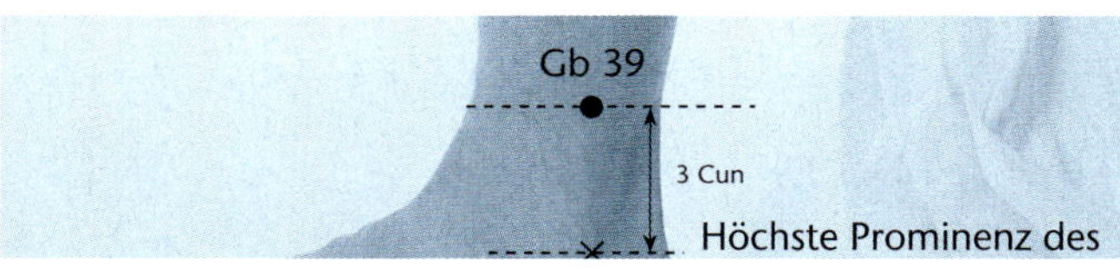

Gb 39 *(xuanzhong)* **„Aufgehängte Glocke“** 3 cun proximal der höchsten Prominenz des Malleolus lateralis am Fibula**vorder**rand.

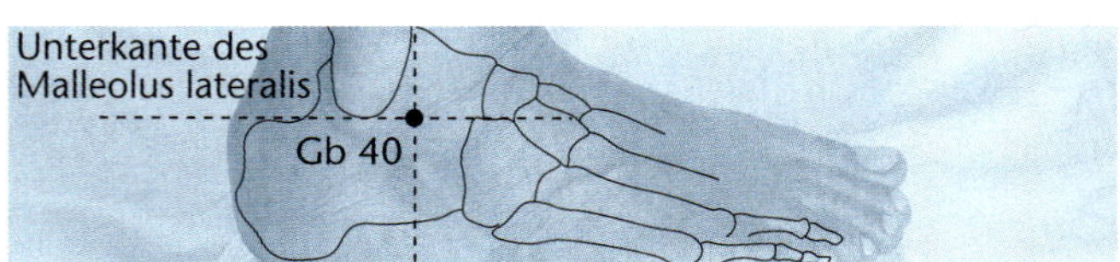

Gb 40 *(qiuxu)* **„Hügel und Ruinen“** In der Vertiefung vor und unterhalb des Malleolus lateralis und lateral der Sehnen des M. extensor digitorum longus.

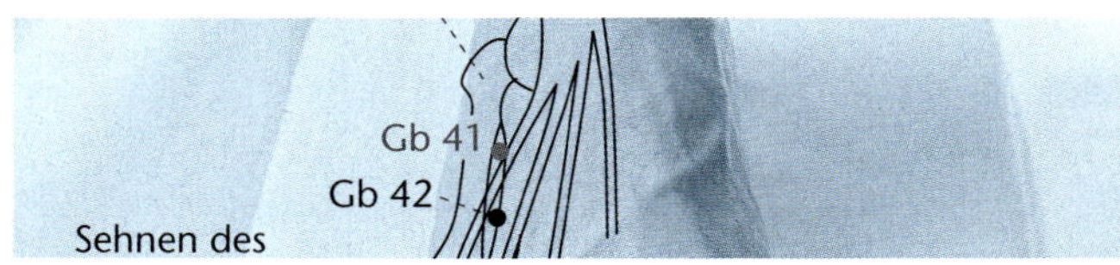

Gb 42 *(diwuhui)* **„Fünfer-Treffen der Erde“** Zwischen dem4. und 5. Metatarsalknochen proximal der Zehengrundgelenke und medial des Sehnenastes des M. extensor digitorum longus.

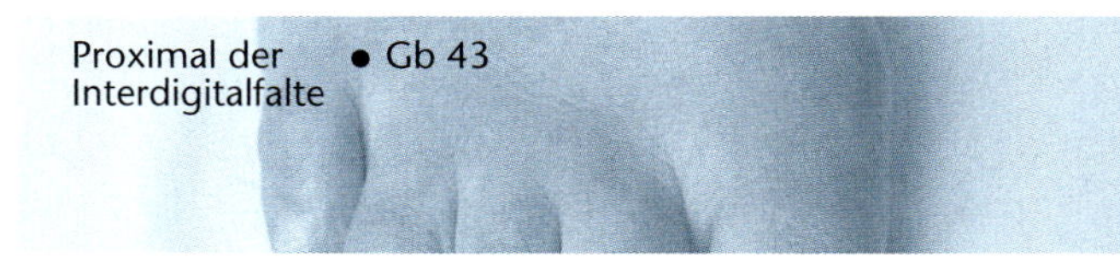

Gb 43 *(jiaxi/xiaxi)* **„Eingezwängter Schluchtenbach“** Zwischen der 4. und 5. Zehe proximal der Interdigitalfalte.

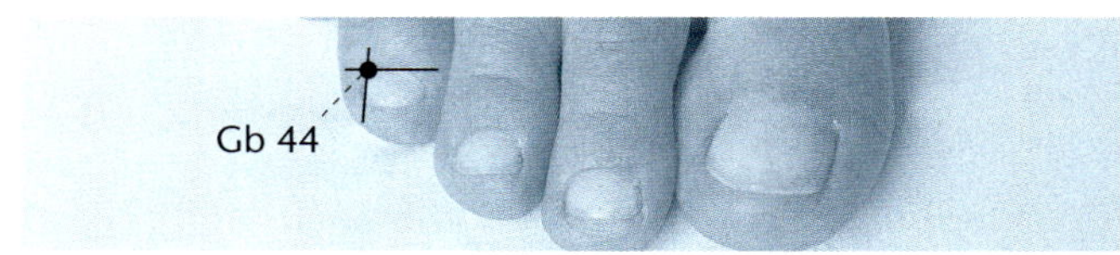

Gb 44 *(zuqiaoyin)* **„yin-Höhle am Fuß“** 0,1 cun proximal und lateral des lateralen Nagelfalzwinkels der 4. Zehe.

7.13 Fußaufsicht

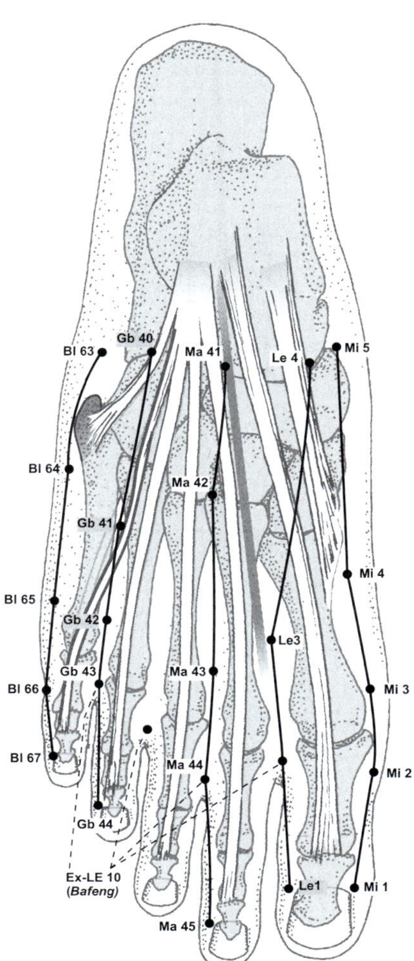

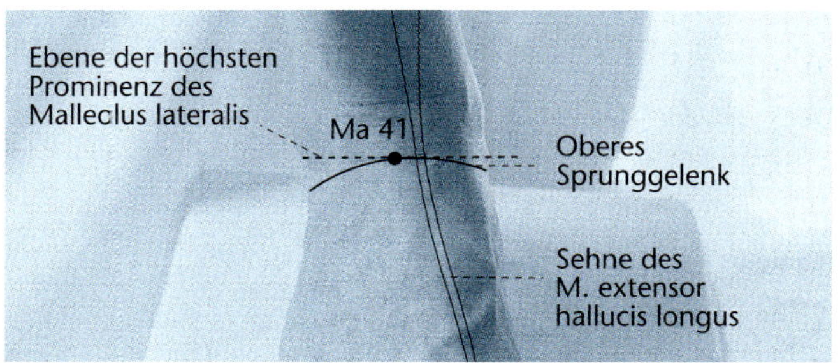

Ma 41 *(jiexi)* **„Teilender Strom (Tibiamulde)"** In der Sprunggelenkregion in der Vertiefung zwischen den Sehnen des M. extensor digitorum longus und M. hallucis longus.

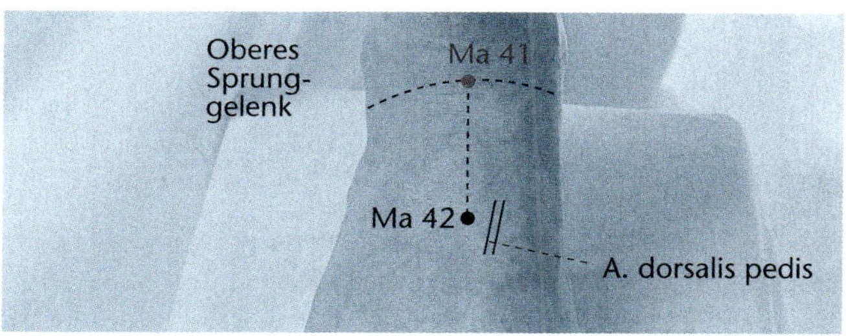

Ma 42 *(chongyang)* **„Ansturm des yang"** Höchster Punkt des Fußrückens zwischen den Sehnen des M. extensor hallucis longus und M. extensor digitorum longus direkt lateral der Taststelle der A. dorsalis pedis. Knöcherne Begrenzung ist nach proximal Os metatarsale II und III und nach distal die Os cuneiforme II und III. **Lagevariante:** Der Punkt kann manchmal auch lateral des medialen Sehnenanteils des M. extensor digitorum longus (Verlauf zur 2. Zehe) tastbar sein.

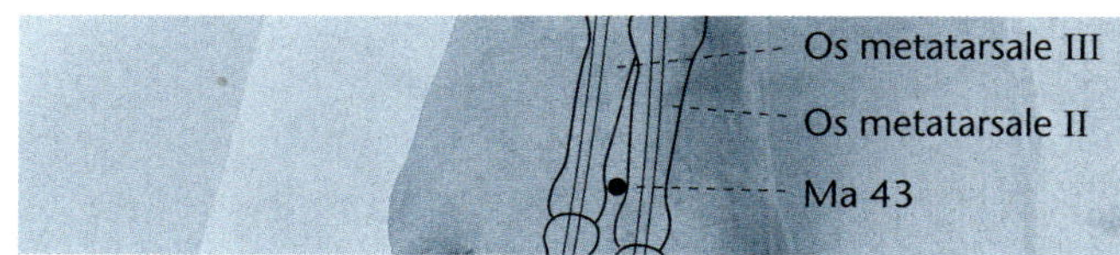

Ma 43 *(xiangu)* **„Versunkenes Tal"** In der Vertiefung zwischen Os metatarsale II und III im Übergangsbereich Schaft/Köpfchen der beiden Metatarsalknochen.

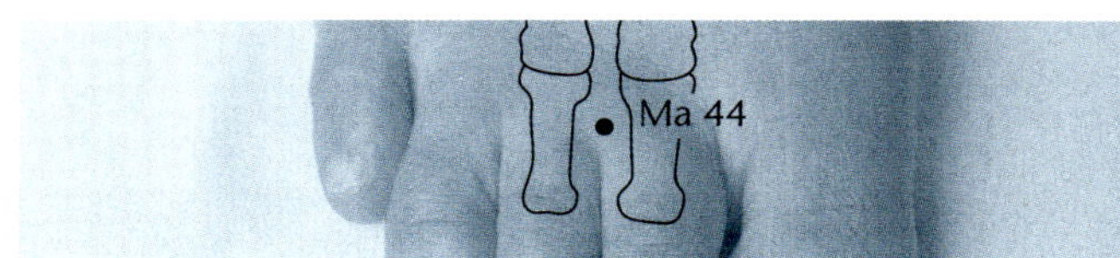

Ma 44 *(neiting)* **„Innenhof"** Zwischen der 2. und 3. Zehe proximal der Interdigitalfalte.

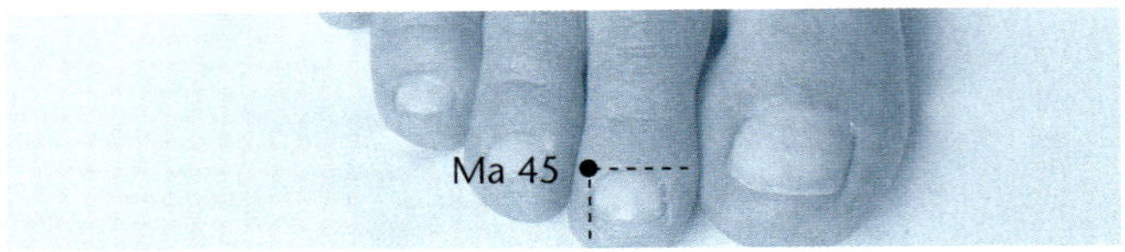

Ma 45 ***(lidui)*** **„Starke Öffnung“** 0,1 cun proximal und lateral des lateralen Nagelfalzwinkels der 2. Zehe.

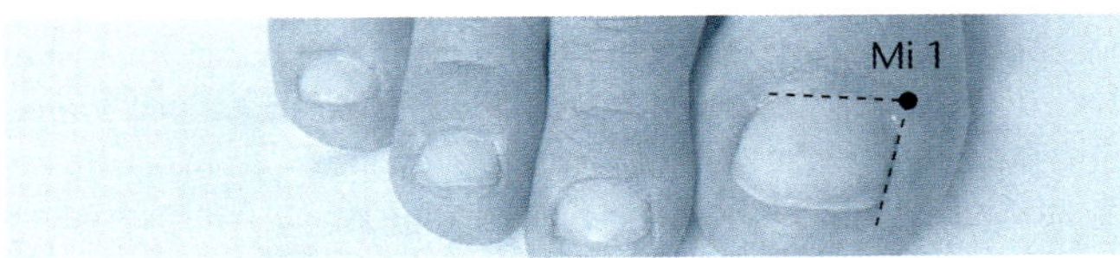

Mi 1 ***(yinbai)*** **„Verborgenes Weiß“** 0,1 cun proximal und medial des medialen Nagelfalzwinkels der Großzehe.

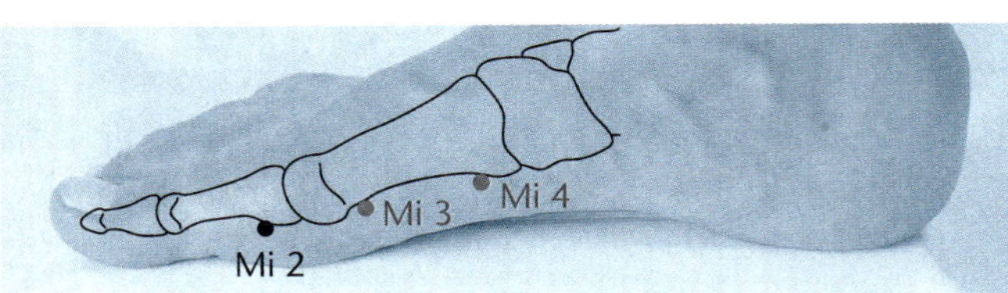

Mi 2 ***(dadu)*** **„Große Stadt“** Am medialen Großzehenrand von distal nach proximal in Richtung Grundgelenk palpieren, bis der Übergang vom Schaft zur Basis der Grundphalanx tastbar ist. **Mi 2** liegt distal der als deutliche Stufe tastbaren Basis, etwas unterhalb der äußersten Wölbung des Knochens an der Grenze zwischen Felder- und Leistenhaut von Fußrücken/-sohle.

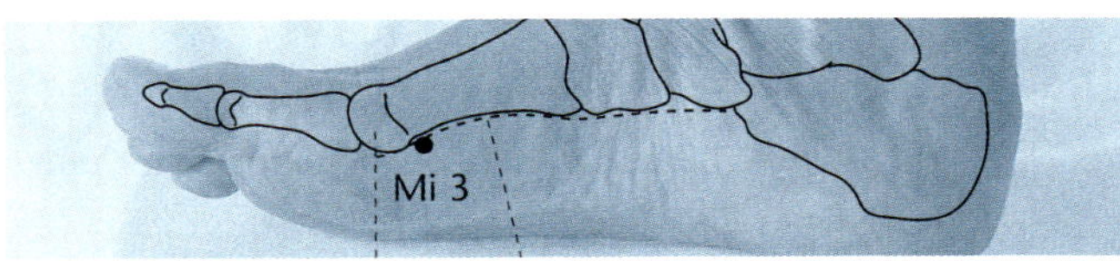

Mi 3 ***(taibai)*** **„Großes Weiß“** Am medialen Fußrand in der Vertiefung proximal des Köpfchens des Os metatarsale I an der Grenze zwischen Felder- und Leistenhaut von Fußrücken/-sohle.

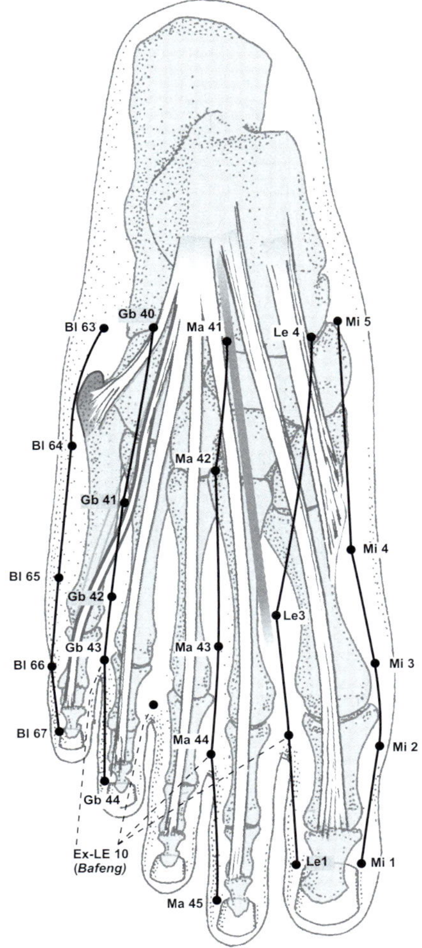

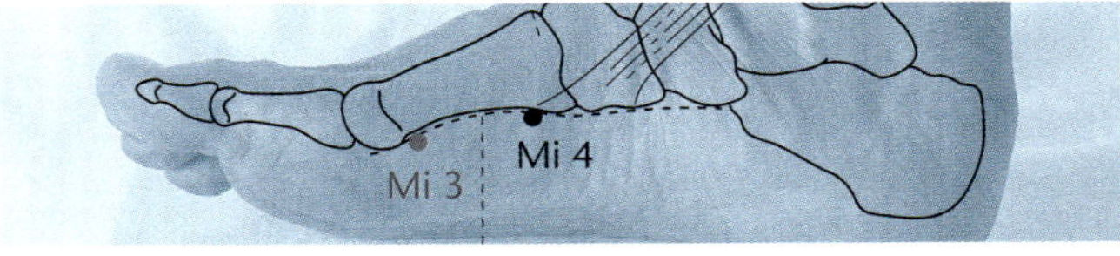

Mi 4 ***(gongsun)*** **„Enkel des Fürsten“** In der Vertiefung distal der Basis des Os metatarsale I an der Grenze zwischen Felder- und Leistenhaut von Fußrücken/-sohle.

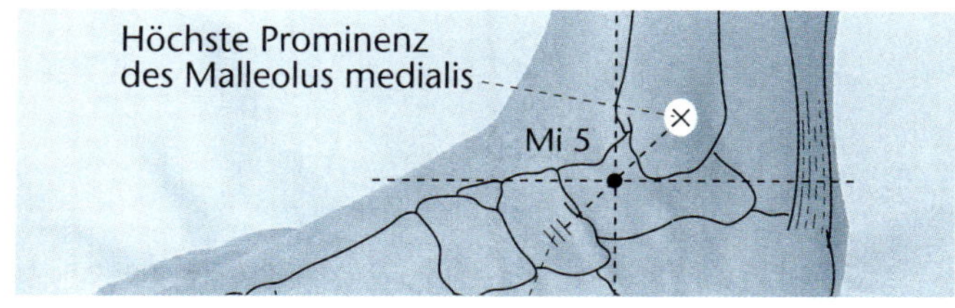

Mi 5 *(shangqiu)* **„shang am Erdhügel (Metallhügel)"** In der Vertiefung im Schnittpunkt einer Senkrechten an der Vorderkante und einer Horizontalen an der Unterkante des Malleolus medialis. Oder: Vertiefung in der Mitte der Verbindungslinie zwischen höchster Prominenz des Malleolus medialis und Tuberositas Os navicularis.

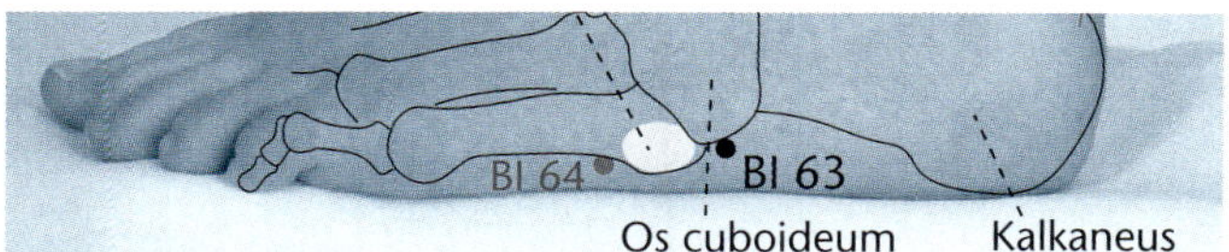

Bl 63 *(jinmen)* **„Goldenes Tor"** Am lateralen Fußrand an der Grenze zwischen Felder- und Leistenhaut von Fußsohle/-rücken, proximal der Tuberositas des Os metatarsale V, in einer Vertiefung anterior und inferior von **Bl 62** zwischen Kalkaneus und Os cuboideum.

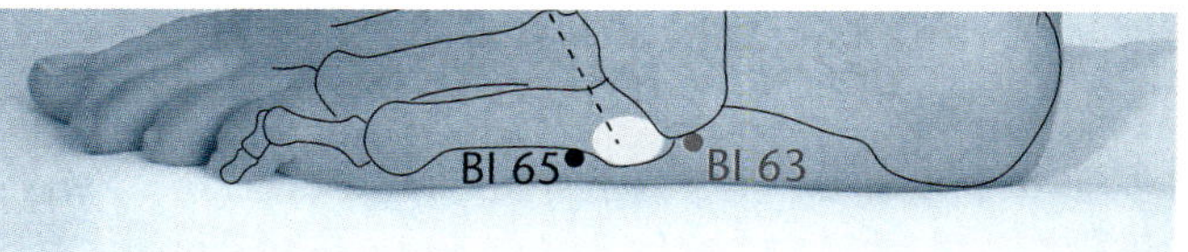

Bl 64 *(jinggu)* **„Hauptknochen"** Distal der Tuberositas des Os metatarsale V an der Grenze zwischen Felder- und Leistenhaut von Fußsohle/-rücken.

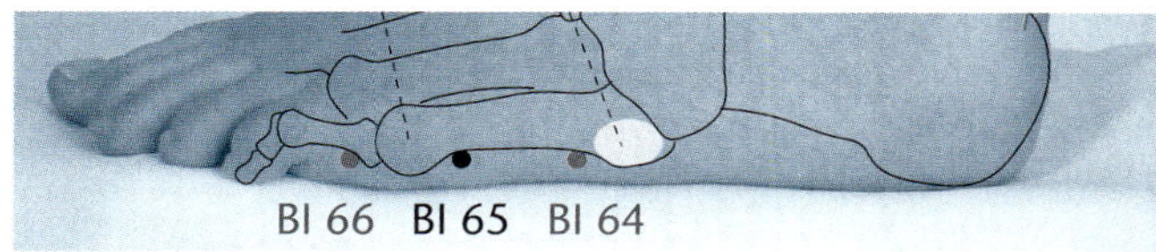

Bl 65 *(shugu)* **„Gebundener Knochen"** Am lateralen Fußrand an der Grenze zwischen Felder- und Leistenhaut von Fußsohle/-rücken in der Mulde proximal des Köpfchens von Os metatarsale V.

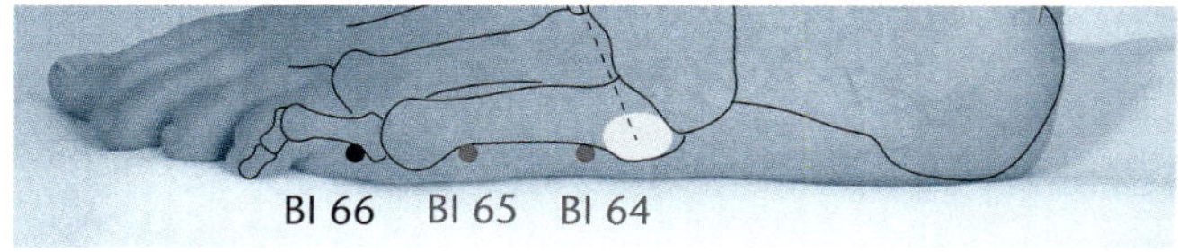

Bl 66 *(zutonggu)* **„Durchgangstal am Fuß"** Am lateralen Fußrand an der Grenze zwischen Felder- und Leistenhaut von Fußsohle/-rücken in der Mulde distal des Kleinzehengrundgelenks.

Bl 67 *(zhiyin)* **„yin erreichen"** 0,1 cun proximal und lateral des lateralen Nagelfalzwinkels der Kleinzehe.

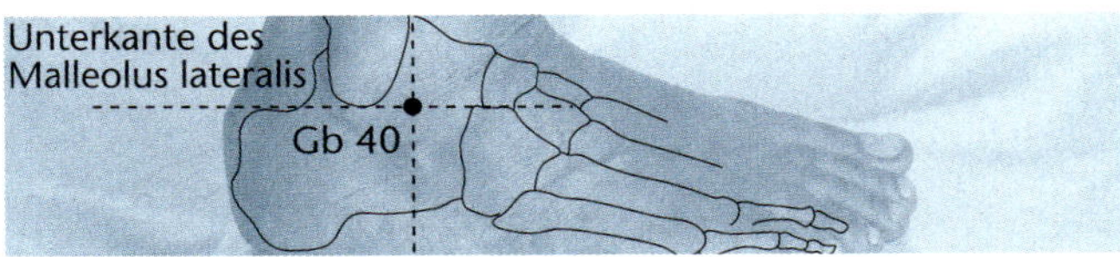

Gb 40 *(qiuxu)* **„Hügel und Ruinen"** In der Vertiefung vor und unterhalb des Malleolus lateralis und lateral der Sehnen des M. extensor digitorum longus.

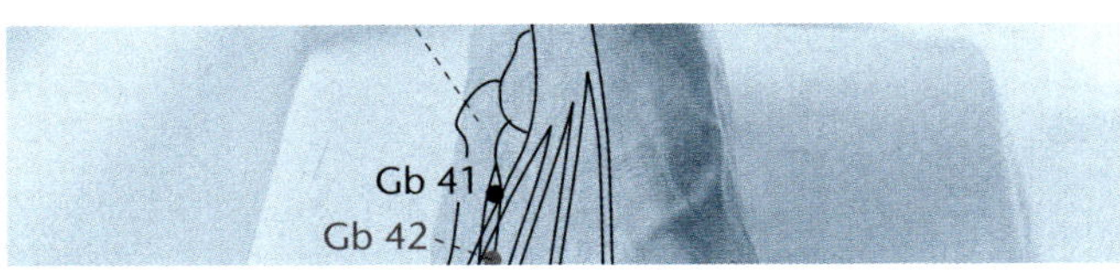

Gb 41 *(zulinqi)* **„Tränenabstieg am Fuß"** In einer Vertiefung am Übergang vom Schaft zur Basis der 4. und 5. Metatarsalknochen lateral der Sehne des M. extensor digitorum minimi longus.

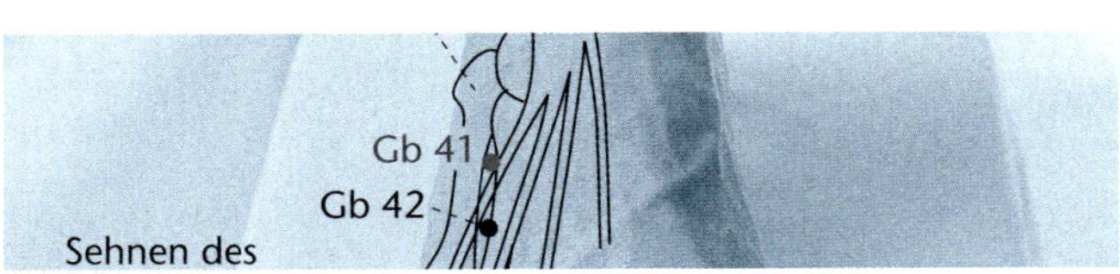

Gb 42 *(diwuhui)* **„Fünfer Treffen auf der Erde"** Zwischen dem 4. und 5. Metatarsalknochen proximal der Zehengrundgelenke und medial der Sehne des M. extensor digitorum minimi longus.

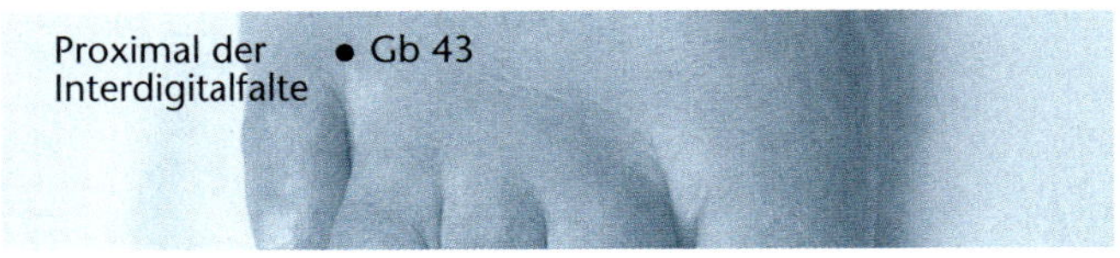

Gb 43 *(xiaxi)* **„Eingezwängter Schluchtenbach"** Zwischen der 4. und 5. Zehe proximal der Interdigitalfalte.

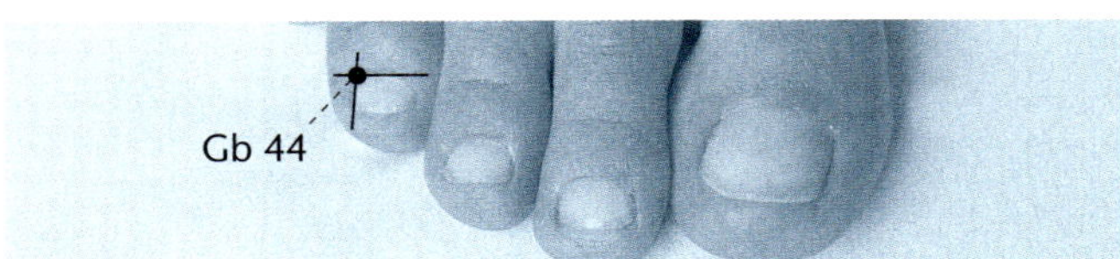

Gb 44 *(zuqiaoyin)* **„yin-Höhle am Fuß"** 0,1 cun proximal und lateral des lateralen Nagelfalzwinkels der 4. Zehe.

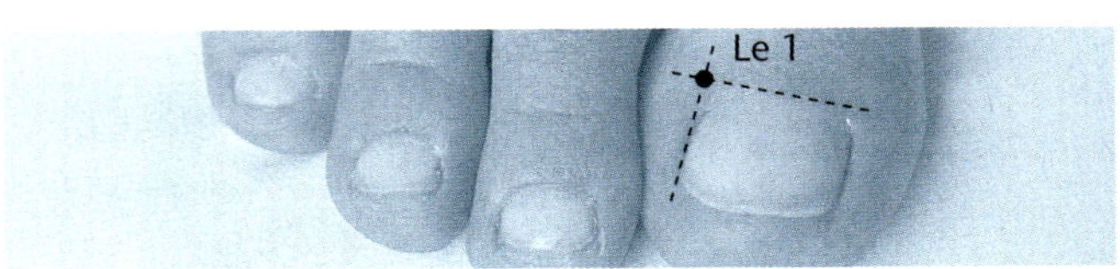

Le 1 *(dadun)* **„Große Aufrichtigkeit"** 0,1 cun proximal und lateral des lateralen Nagelfalzwinkels der Großzehe.

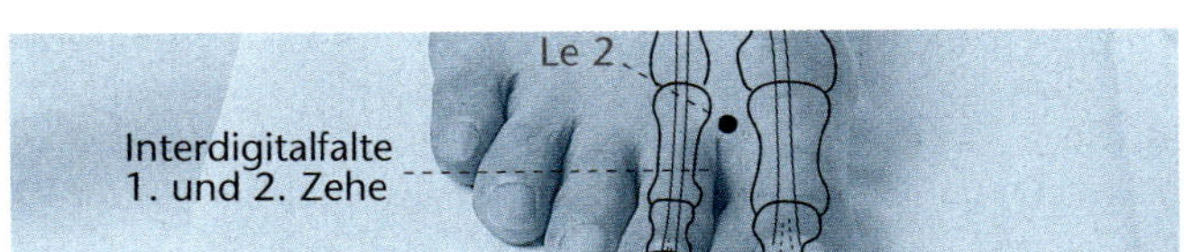

Le 2 *(xingjian)* **„Zwischenraum der Bewegung"** Zwischen der 1. und 2. Zehe proximal der Interdigitalfalte.

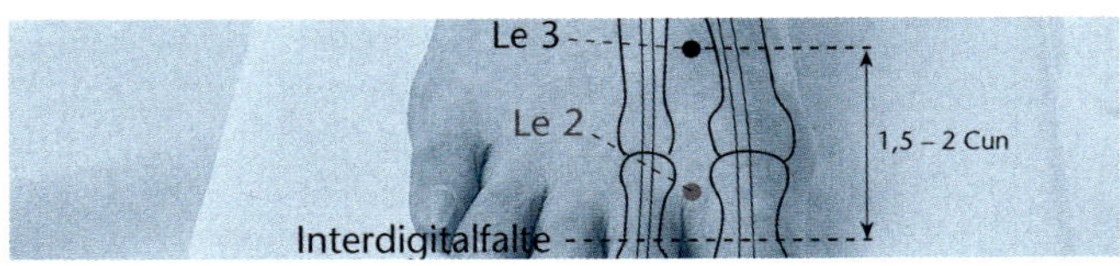

Le 3 *(taichong)* **„Großer Ansturm"** In der Vertiefung zwischen den Grundgelenken und dem proximalen Winkel von Os metatarsale I und II.

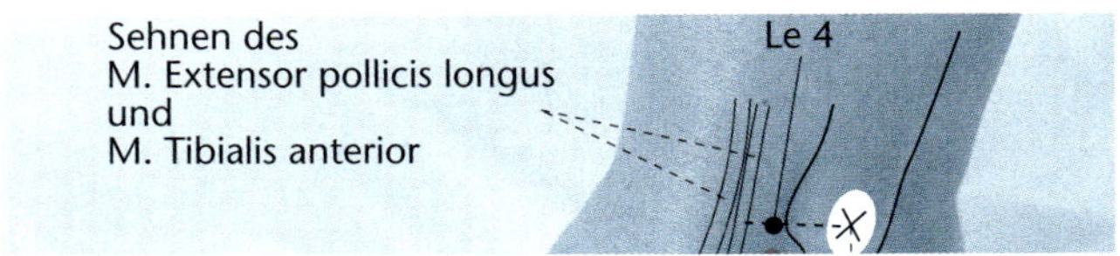

Le 4 *(zhongfeng)* **„Mitten auf dem Siegel"** In der Vertiefung medial der Sehne des M. tibialis anterior auf Gelenkspalthöhe ventral des Malleolus medialis auf der Verbindungslinie zwischen **Ma 41** und **Mi 5**.

7.14 Fuß medial

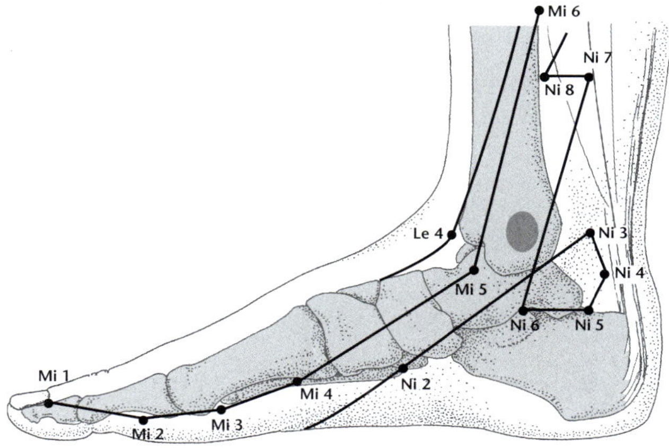

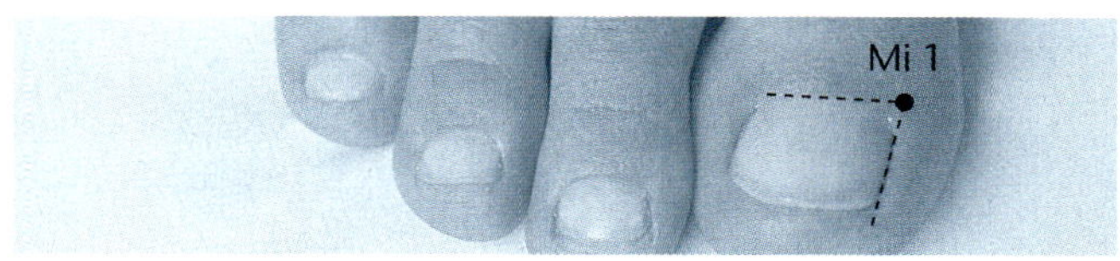

Mi 1 *(yinbai)* **„Verborgenes Weiß"** 0,1 cun proximal und medial des medialen Nagelfalzwinkels der Großzehe.

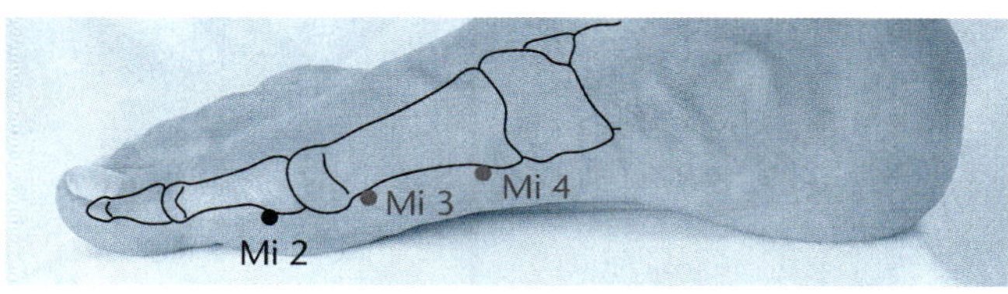

Mi 2 *(dadu)* **„Große Stadt"** Am medialen Großzehenrand von distal nach proximal in Richtung Grundgelenk palpieren, bis der Übergang vom Schaft zur Basis der Grundphalanx tastbar ist. **Mi 2** liegt distal der als deutliche Stufe tastbaren Basis, etwas unterhalb der äußersten Wölbung des Knochens an der Grenze zwischen Felder- und Leistenhaut von Fußsohle/-rücken.

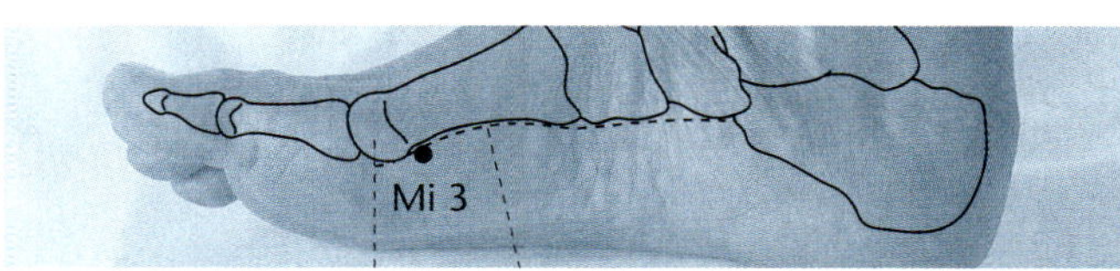

Mi 3 *(taibai)* **„Großes Weiß"** Am medialen Fußrand in der Vertiefung proximal des Köpfchens des Os metatarsale I an der Grenze zwischen Felder- und Leistenhaut von Fußsohle/-rücken.

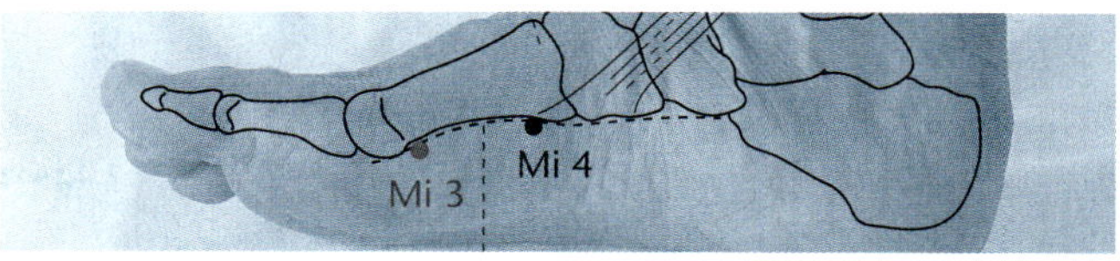

Mi 4 *(gongsun)* **„Enkel des Fürsten"** In der Vertiefung distal der Basis des Os metatarsale I an der Grenze zwischen Felder- und Leistenhaut von Fußsohle/-rücken.

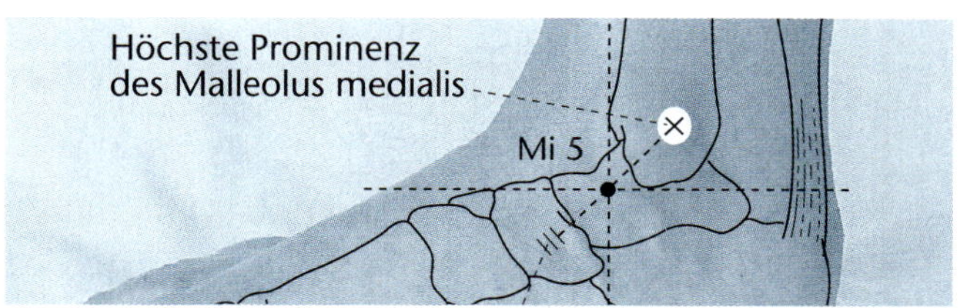

Mi 5 *(shangqiu)* **„shang am Erdhügel (Metallhügel)"** In der Vertiefung im Schnittpunkt einer Senkrechten an der Vorderkante und einer Horizontalen an der Unterkante des Malleolus medialis. Oder: Vertiefung in der Mitte der Verbindungslinie zwischen höchster Prominenz des Malleolus medialis und Tuberositas Os navicularis.

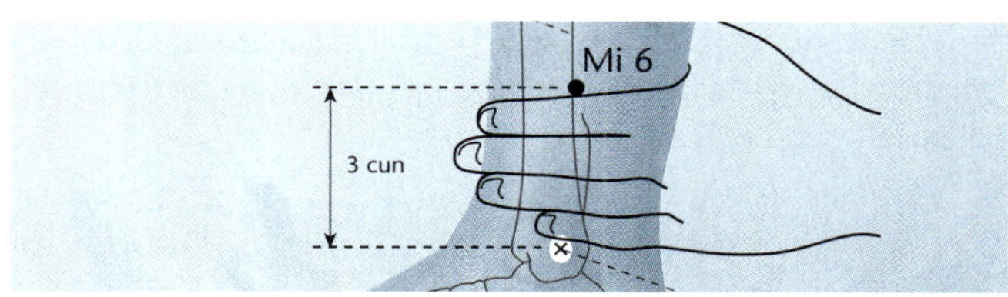

Mi 6 *(sanyinjiao)* **„Treffpunkt der drei yin"** 3 cun proximal der höchsten Prominenz des Malleolus medialis am medialen Tibiahinterrand.

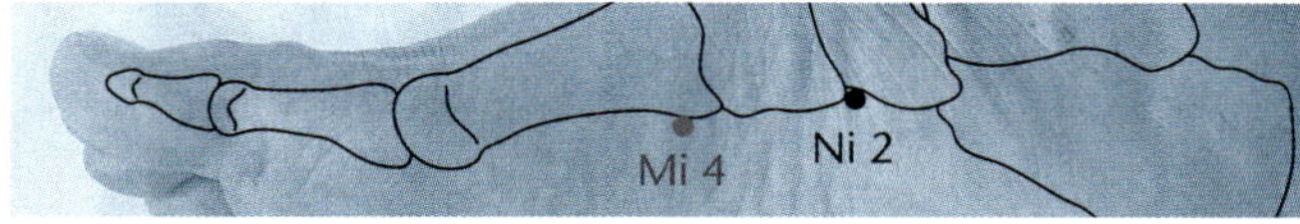

Ni 2 *(rangu)* **„Brennendes Tal"** Am medialen Fußrand in einer Vertiefung am vorderen unteren Rand des Os naviculare, an der Grenze zwischen Felder- und Leistenhaut von Fußsohle/-rücken.

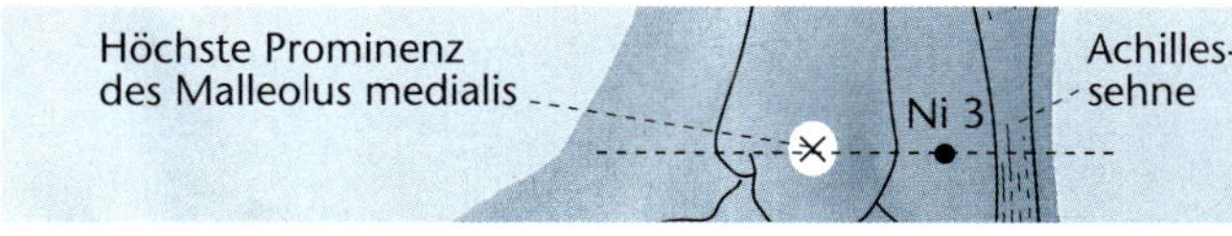

Ni 3 *(taixi)* **„Großer Schluchtenbach"** In der Mulde zwischen der höchsten Prominenz des Malleolus medialis und der Achillessehne.

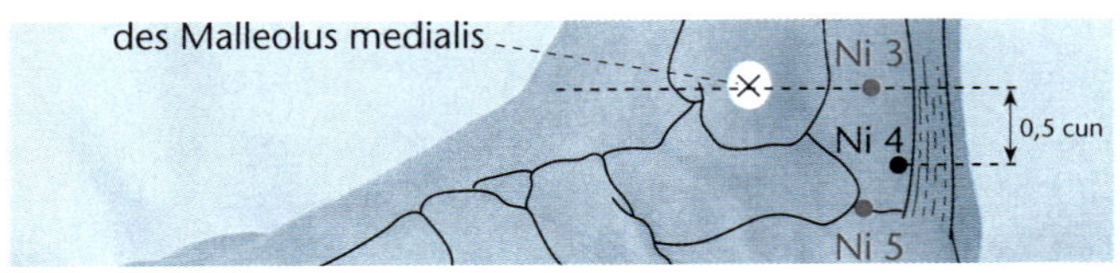

Ni 4 *(dazhong)* **„Großer Becher"** Vor dem medialen Rand der Achillessehne oberhalb ihres Ansatzes am Kalkaneus, ca. 0,5 cun distal und dorsal von **Ni 3**.

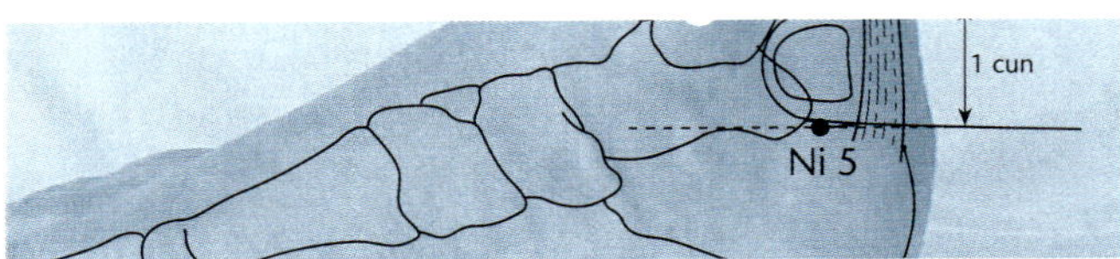

Ni 5 *(shuiquan)* **„Wasser-Quelle"** 1 cun distal von **Ni 3** in einer Vertiefung im Gelenkspaltbereich zwischen Talus und Kalkaneus.

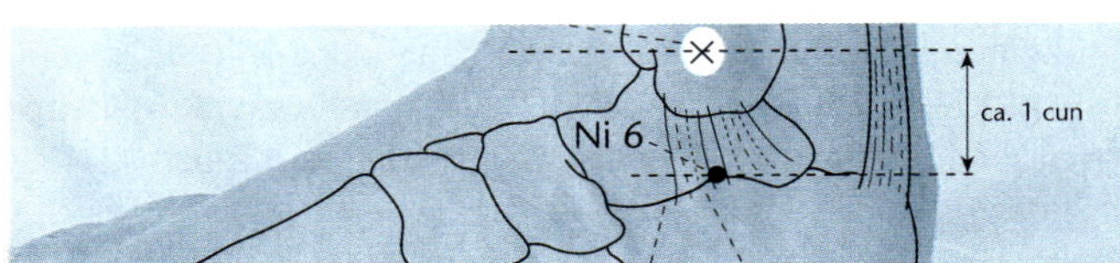

Ni 6 *(zhaohai)* **„Blick zum Meer"** In der Vertiefung distal des Unterrandes des Malleolus medialis im Gelenkspaltbereich zwischen Talus und Kalkaneus.

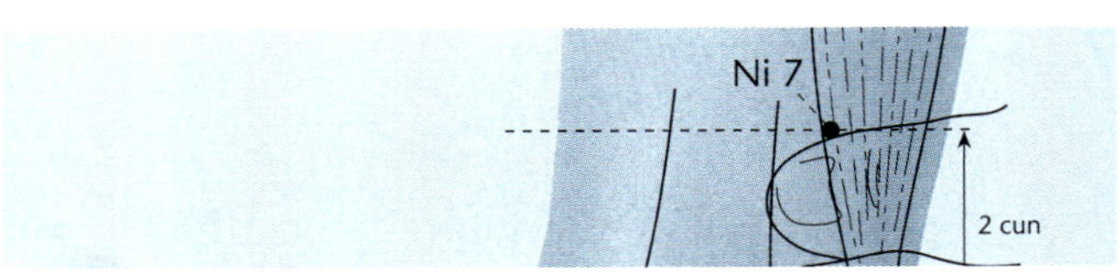

Ni 7 *(fuliu)* **„Wiederherstellung des Fließens"** 2 cun direkt proximal von **Ni 3** am Vorderrand der Achillessehne.

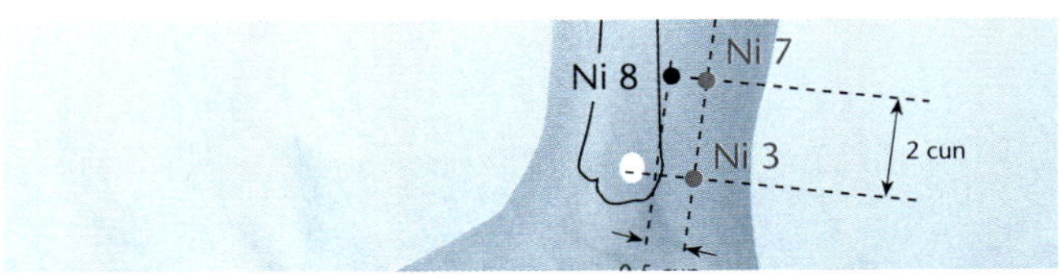

Ni 8 *(jiaoxin)* **„Gegenseitiges Vertrauen"** 2 cun direkt proximal der Prominenz des Malleolus medialis dorsal des Tibiahinterrandes.

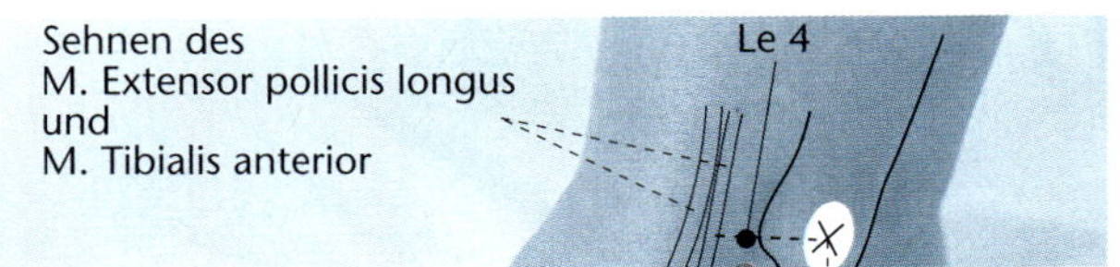

Le 4 *(zhongfeng)* **„Mitten auf dem Siegel"** In der Vertiefung medial der Sehne des M. tibialis anterior auf Gelenkspalthöhe ventral des Malleolus medialis auf der Verbindungslinie zwischen **Ma 41** und **Mi 5**.

7.15 Fuß lateral

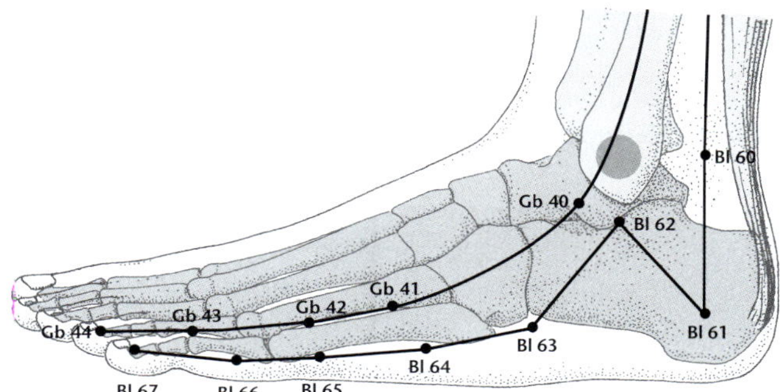

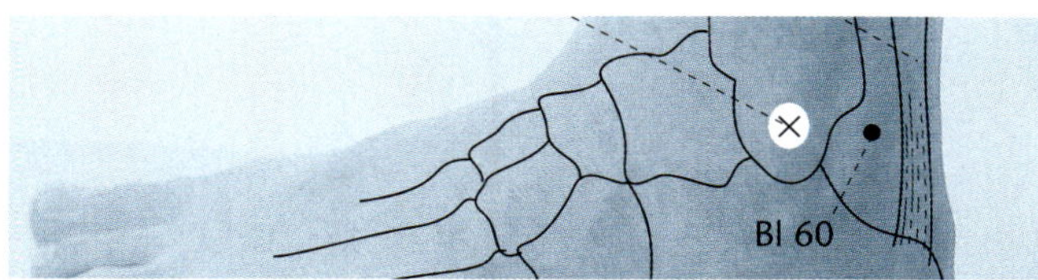

Bl 60 *(kunlun)* **„kunlun-Gebirge“** In der Vertiefung in der Verbindungslinie zwischen Achillessehne und höchster Prominenz des Malleolus lateralis.

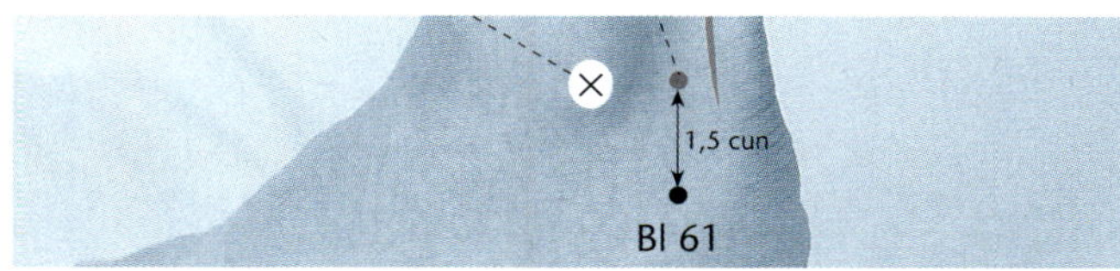

Bl 61 *(pucan)* **„Kniende Verbeugung“** In der lateralen Fersenregion, 1,5 cun distal von **Bl 60** (Vertiefung zwischen höchster Prominenz Malleolus lateralis und Achillessehne) in einer Mulde dorsal vom Kalkaneus am Fersenbein.

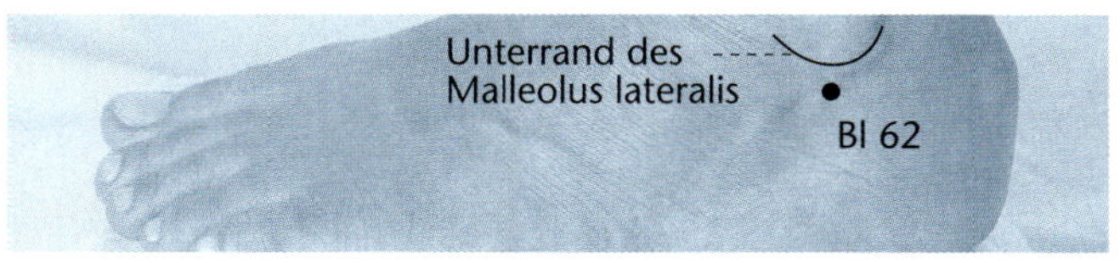

Bl 62 *(shenmai)* **„Ausgestrecktes Gefäß“** In der Vertiefung direkt distal der höchsten Prominenz des Malleolus lateralis über dem Gelenkspalt zwischen Talus und Kalkaneus.

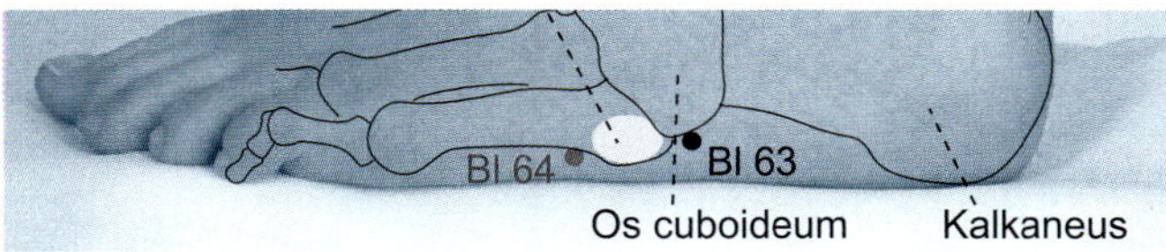

Bl 63 *(jinmen)* **„Goldenes Tor“** Am lateralen Fußrand, proximal der Tuberositas des Os metatarsale V, in einer Vertiefung anterior und inferior von **Bl 62** zwischen Kalkaneus und Os cuboideum.

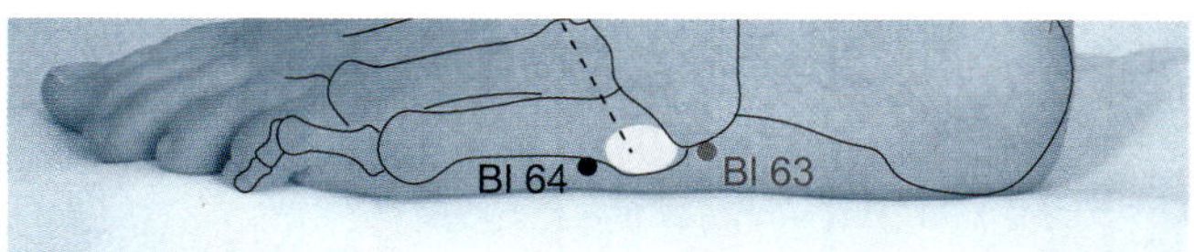

Bl 64 *(jinggu)* **„Großer Knochen“** Distal der Tuberositas des Os metatarsale V an der Grenze zwischen Felder- und Leistenhaut von Fußsohle/-rücken.

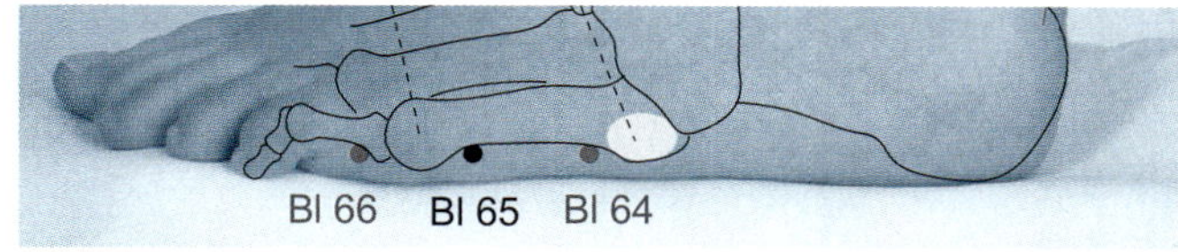

Bl 65 *(shugu)* **„Gebundener Knochen“** Am lateralen Fußrand an der Grenze zwischen Felder- und Leistenhaut von Fußsohle/-rücken in der Mulde proximal des Köpfchens von Os metatarsale V.

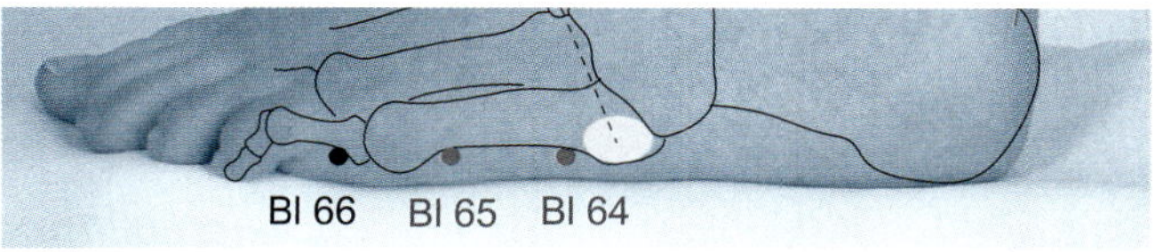

Bl 66 *(zutonggu)* **„Durchgangstal am Fuß“** Am lateralen Fußrand an der Grenze zwischen Felder- und Leistenhaut von Fußsohle/-rücken in der Mulde distal des Kleinzehengrundgelenkes.

Bl 67 *(zhiyin)* **„yin erreichen“** 0,1 cun proximal und lateral des lateralen Nagelfalzwinkels der Kleinzehe.

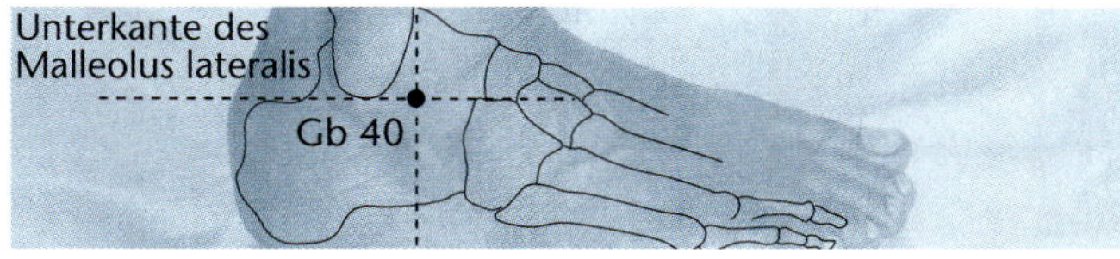

Gb 40 *(qiuxu)* **„Hügel und Ruinen“** In der Vertiefung vor und unterhalb des Malleolus lateralis und lateral der Sehnen des M. extensor digitorum longus.

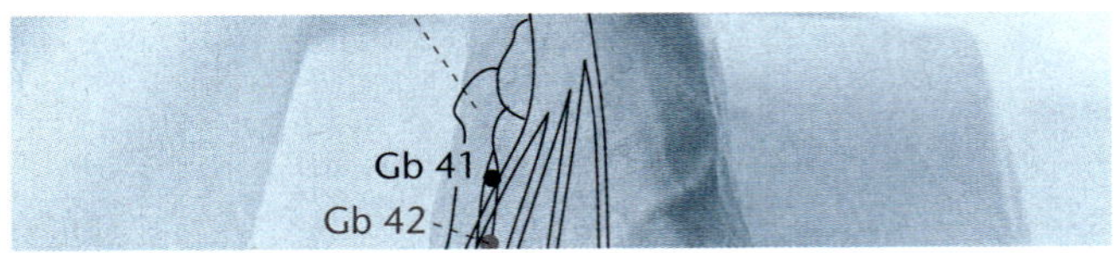

Gb 41 *(zulinqi)* **„Tränenabstieg am Fuß"** In einer Vertiefung am Übergang vom Schaft zur Basis der 4. und 5. Metatarsalknochen lateral des Sehnenastes des M. extensor digitorum minimi longus.

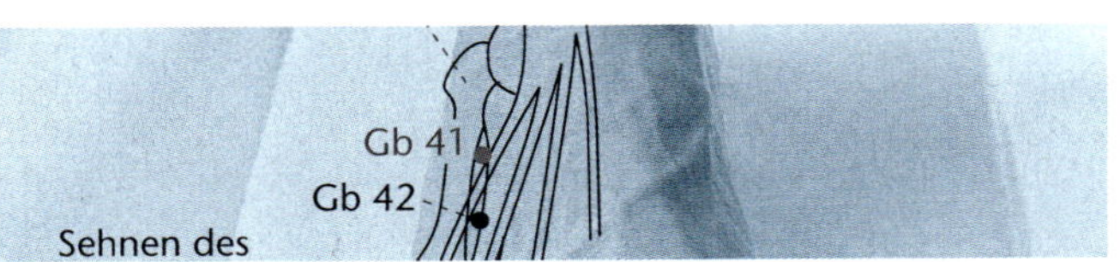

Gb 42 *(diwuhui)* **„Fünfer-Treffen auf der Erde"** Zwischen dem 4. und 5. Metatarsalknochen proximal der Zehengrundgelenke und medial der Sehne des M. extensor digitorum minimi longus.

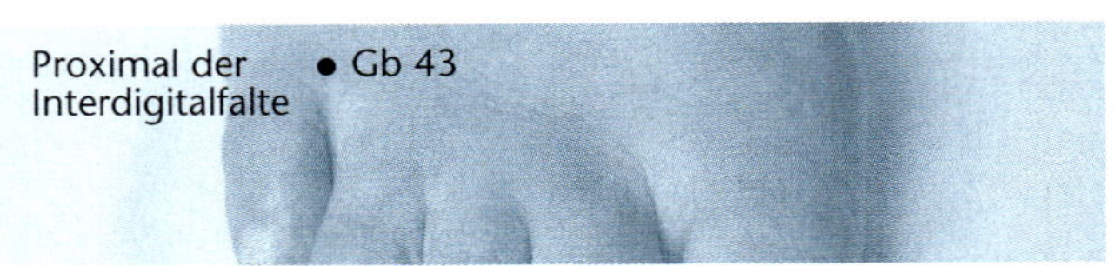

Gb 43 *(xiaxi)* **„Eingezwängter Schluchtenbach"** Zwischen der 4. und 5. Zehe proximal der Interdigitalfalte.

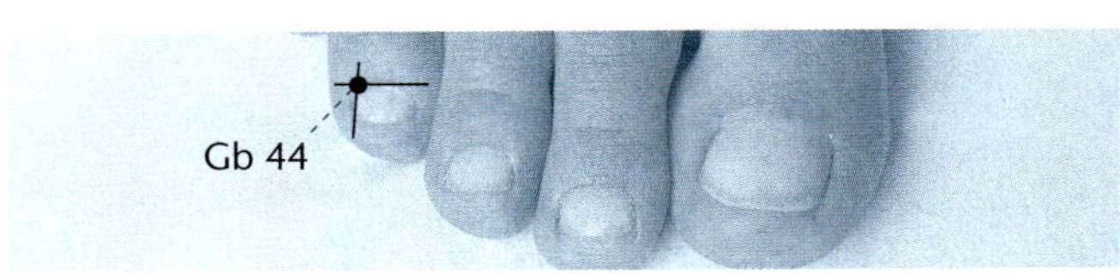

Gb 44 *(zuqiaoyin)* **„yin-Höhle am Fuß"** 0,1 cun proximal und lateral des lateralen Nagelfalzwinkels der 4. Zehe.

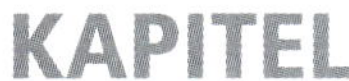

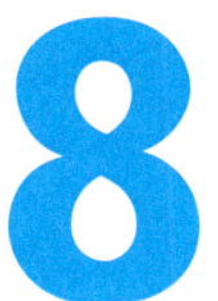

Claudia Focks

Punktkategorien und Punktauswahl

8.1 Übersicht

Auf den Leitbahnen liegen insgesamt 361 Akupunkturpunkte. Die Punkte, korrekt übersetzt eher „Löcher“ oder „Öffnungen“, werden bei der Akupressur durch Massage und bei der Akupunktur durch Nadelstich stimuliert. Daneben gibt es viele so genannte Extra-Punkte, die außerhalb der beschriebenen Leitbahnen liegen. Die wichtigsten, die von der WHO klassifiziert wurden, finden sich in Kapitel 6.

Akupunkturpunkte wirken:

- **Lokal** (z. B. Punkte in der Ellbogenregion auf Erkrankungen des Ellbogens)
- **Regional** (z. B. in Bezug auf den Leitbahnverlauf wie Armpunkte auf die obere Extremität)
- Einige auf das **zugehörige** *zang-fu*-Organ
- Einige zusätzlich durch **besondere Funktionen** (z. B. Punkte, die den *shen* beruhigen oder Hitze ausleiten etc.).

Die nachfolgende Tabelle enthält eine Übersicht zu allgemeinen **Indikationen der Leitbahnpunkte**.

Leitbahn	Indikationsbereiche		
Hand-*yin*-Leitbahnen			
Lu	Lunge, Hals		Erkrankungen der Thoraxregion
Pe	Herz, Magen	*shen*-Erkrankungen	
He	Herz		
Hand-*yang*-Leitbahnen			
Di	Gesicht, Mund, Nacken, Zähne, Nase		Augen-, Halserkrankungen, fieberhafte Erkältungskrankheiten
SJ	Kopf/Rippen lateral	Ohrerkrankungen	
Dü	Hinterkopf, Schulter, Skapula, *shen*-Erkrankungen		
Fuß-*yin*-Leitbahnen			
Mi	Milz, Magen, Darm		Urogenitalerkrankungen, Menstruationsstörungen, Fluor vaginalis, *shen*-Erkrankungen
Le	Leber, Genitalien		
Ni	Niere, Lunge, Hals		
Fuß-*yang*-Leitbahnen			
Ma	Kopf vorne, Gesicht, Mund, Zähne, Hals, Magen, Darm		*shen*- Erkrankungen, fieberhafte Erkältungskrankheiten
Gb	Kopf lateral, Ohren, laterale Rippenregion	Augenerkrankungen	
Bl	Hinterkopf, unterer Rücken		

8.2 Spezifische Punkte

Spezifische Punkte (auch Steuerungspunkte, Reaktionspunkte, Spezialpunkte oder „besonders qualifizierte Löcher“) sind eine Zusammenfassung von Punkten in Gruppen, entweder unter derselben Thematik bzw. Funktion oder derselben Lokalisation in Bezug auf den jeweiligen Leitbahnverlauf (siehe Gesamtübersicht hinterer Buchumschlag).

8.2.1 *yuan*-Punkte *(yuan xue)*

Der *yuan*-Punkt (auch Quell- oder Ursprungs-*qi*-Punkt) kennzeichnet die Stelle der Leitbahn, an der das *yuan-qi* (➤ 1.1.4) des zugehörigen Funktionskreises an die Körperoberfläche gelangt.

Lokalisation

Die yuan-Punkte liegen jeweils in der Hand- bzw. Sprunggelenksregion.

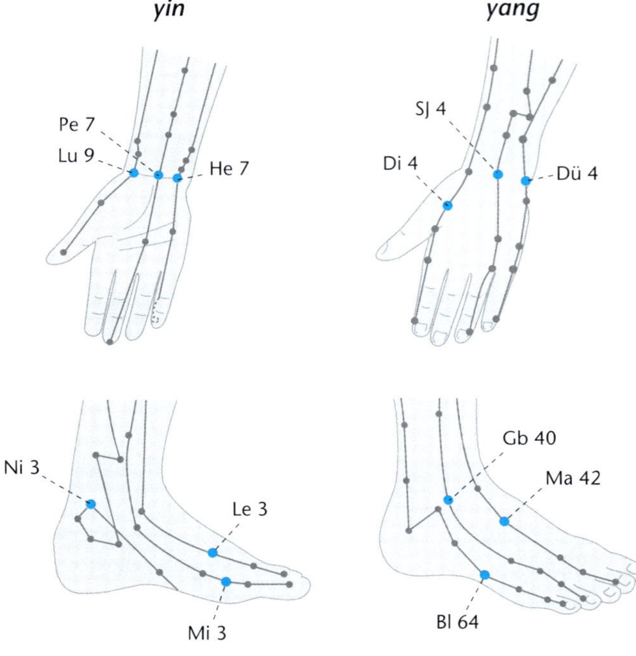

yuan-Punkte auf den *yin*-Leitbahnen

- **Lokalisation:** Es handelt sich jeweils um den **3. Leitbahn-Punkt** von der Peripherie aus gezählt. Sie sind gleichzeitig die Bach-*shu*-Punkte und Erd-Punkte der Leitbahn.
  - **Lu 9** *(taiyuan)*
  - **Mi 3** *(taibai)*
  - **He 7** *(shenmen)*
  - **Ni 3** *(taixi)*
  - **Pe 7** *(daling)*
  - **Le 3** *(taichong)*
- **Wirkung:**
  - Stärken bei Schwäche- und/oder Mangelzuständen des zugehörigen *zang*-Organs (ein Hauptpunkt bei dieser Indikation)
  - Regulieren das *yin-yang*-Gleichgewicht, d. h. sie wirken homöostatisch ausgleichend
  - Da sie gleichzeitig die Erd-Punkte der jeweiligen *yin*-Leitbahn sind, wirken sie „erdend", also stabilisierend auf Körper, Emotionen und Geist

yuan-Punkte auf den *yang*-Leitbahnen

- **Lokalisation:** Jeweils der **4. Leitbahn-Punkt** von der Peripherie aus gezählt, außer bei der Gb-Leitbahn (hier ist es der 5. Leitbahn-Punkt). Aus Sicht der Leitbahn-Energetik liegen sie immer zwischen den Bach-*shu*-Punkten und den Fluss-*jing*-Punkten.
  - **Di 4** *(hegu)*
  - **Ma 42** *(chongyang)*
  - **Dü 4** *(wangu)*
  - **Bl 64** *(jinggu)*
  - **SJ 4** *(yangchi)*
  - **Gb 40** *(qiuxu)*
- **Wirkung:**
  - Vertreiben äußere pathogene Faktoren bei Fülle-Syndromen (Hauptindikation)
  - Stärken das zugehörige *fu*-Organ

Praktischer Einsatz

- **Diagnostisch:** Häufig Druckdolenz oder Hautveränderungen, wie z. B. Verfärbungen, Schwellungen, Rötungen etc. im Punktbereich bei Störungen der betroffenen Leitbahn sowie des zugehörigen *zang-fu*-Organs
- **Therapeutisch:**
  - In Kombination mit dem *luo*-Punkt (Gastgeber-Gast-Kombination) der Innen/Außen gekoppelten Leitbahn (➤ 1.2.2) zur Steigerung des Therapieeffekts und zum Ausgleich von *yin* und *yang* (➤ 8.4.3)
  - In Kombination mit dem jeweiligem Rücken-Transport-*shu*-Punkt (➤ 8.2.4) Einsatz bei Erkrankungen der *zang-/fu*-Organe
  - Nach Wiseman und Feng Ye (1998) können die *yuan*-Punkte bei Mangel in Leitbahn oder Organ stärkend (+), bei Fülle in Leitbahn oder Organ auch ableitend (-) genadelt werden.

8.2.2 *luo*-Punkte *(luo xue)*

Die *luo*-Punkte (auch Durchgangs- oder Passagepunkte) liegen in Körperzonen, an denen sich die *luo*- oder Netzgefäße (➤ 1.5) verzweigen, die die Außen/Innen *(biao/li)* gekoppelten *yin*- und *yang*-Leitbahnen (➤ 1.2.2) miteinander verbinden.

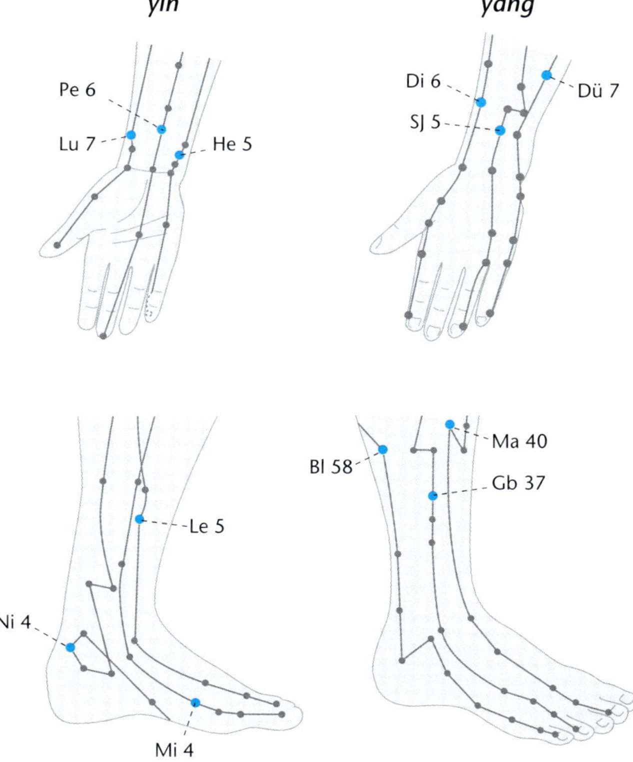

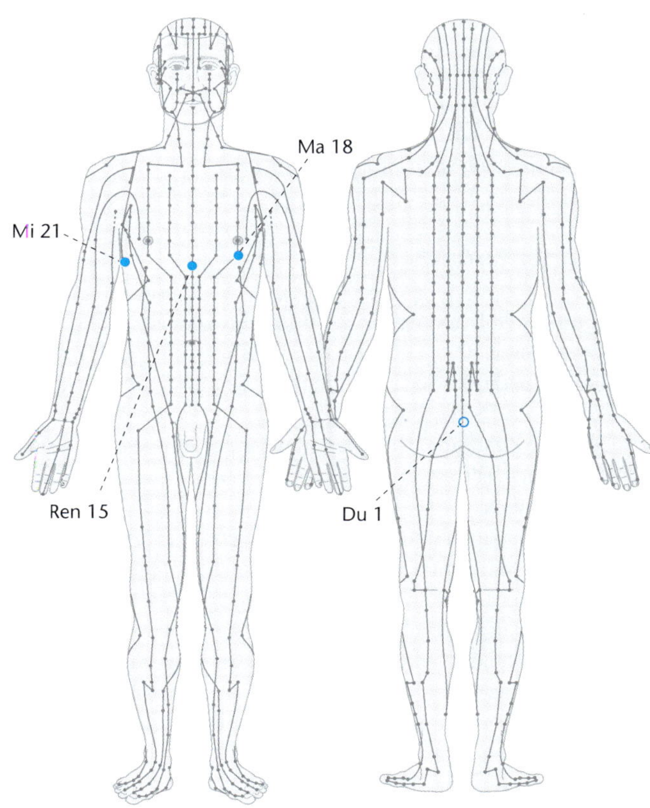

Lokalisation

Die *luo*-Punkte der Haupt-Leitbahnen der oberen Extremität liegen zwischen den Fingern und dem Ellenbogengelenk, der unteren Extremität zwischen den Zehen und dem Kniegelenk.

- *luo*-**Punkte der** *yin*-**Hauptleitbahnen:**
  - Hand-*yin*-Leitbahnen: **Lu 7** *(lieque),* **Pe 6** *(neiguan),* **He 5** *(tongli)*
  - Fuß-*yin*-Leitbahnen: **Mi 4** *(gongsun),* **Le 5** *(ligou),* **Ni 4** *(dazhong)*
- *luo*-**Punkte der** *yang*-**Hauptleitbahnen:**
  - Hand-*yang*-Leitbahnen: **Di 6** *(pianli),* **SJ 5** *(waiguan),* **Dü 7** *(zhizheng)*
  - Fuß-*yang*-Leitbahnen: **Ma 40** *(fenglong),* **Gb 37** *(guangming),* **Bl 58** *(feiyang)*
- *luo*-**Punkt des** *ren mai:* **Ren 15** *(jiuwei),* **Wirkung:** Regiert die *luo*-Gefäße der *yin*-Leitbahnen, **Indikation:** Abdominale Erkrankungen und Störungen
- *luo*-**Punkt des** *du mai:* **Du 1** *(changqiang),* **Wirkung:** Regiert die *luo*-Gefäße der *yang*-Leitbahnen, **Indikation:** Rückenbeschwerden
- **Haupt-***luo***-Punkt der Milz: Mi 21** *(dabao),* **Wirkung:** Steht mit allen *luo*-Gefäßen in Verbindung und regiert alle *luo*- und Blutgefäße des Körpers, **Indikation:** Gelenkerkrankungen, allgemeine Schwäche- und Schmerzzustände
- **Haupt-***luo***-Punkt des Magens:** *xu li*[1] nahe **Ma 18** links, kontraindiziert für die Moxibustion, nur oberflächliche Nadelung empfohlen. **Indikation:** Atmungsprobleme und Herzbeschwerden wie bei Asthma, Dyspnoe, Emphysem und Bradykardie, auch bei Kurzatmigkeit bedingt durch Angstattacken.

Praktischer Einsatz

- **Diagnostisch:**
  - Bei Fülle-Syndromen sind die *luo*-bzw. Netzgefäße oft sichtbar, z. B. durch Hautverfärbungen und -verquellungen: Bei Kälte-Schmerzen meist bläulich-grünliche, bei Hitze-Syndromen rötliche, bei chronischer Stagnation und Stase dunkle bis dunkel-violette Hautveränderung.
  - Bei Mangel-Syndromen oft keine Verfärbung, sondern in schwerwiegenden chronischen Fällen (z. B. starker *qi*-Mangel) eher als auffällige muskuläre Schlaffheit, z. B. als Delle oder Vertiefung im Punktareal.
- **Therapeutisch:**
  - Bei Erkrankungen und Störungen von korrespondierendem *zang-/fu*-Organ bzw. Leitbahn
  - Bei Erkrankungen von Außen/Innen *(biao/li)* gekoppeltem Organ/Leitbahn
  - Bei Störungen, die durch Ansammlungen von pathologischen Substanzen verursacht oder verkompliziert werden, wie z. B. bei *qi*-Stagnation, Blut-Stase, Feuchtigkeits- und Schleimretention
  - Einsatz vieler *luo*-Punkte, vor allem von den *yin*-Leitbahnen, bei psychoemotionalen Problemen, wie z. B. klassisch die Punkte **Pe 6** *(neiguan)* und **He 5** *(tongli).*
  - Bei Fülle-Syndromen mit *qi*-Stagnation und Blut-Stase: Mikroaderlass (Dreikantnadel, Lanzette oder Pflaumenblütenhämmerchen) an *luo*-Punkt der betroffenen Leitbahn.
  - Differenzierte therapeutische Kombinationsvorschläge siehe ➤ 8.4.3.

8.2.3 *xi*-Punkte *(xi xue)*

Lokalisation

Die *xi*-Punkte (auch Grenz-, Spalt- oder Spaltenpunkte) verteilen sich mit Ausnahme von **Ma 34** (Oberschenkelregion) bei der oberen Extremität zwischen Fingern und Ellbogen sowie bei der unteren Extremität zwischen Zehen und Knien.

---

[1] *Xu li* wird in der westlichen Literatur selten beschrieben. Die Lage und Bedeutung des Punktes bezieht sich auf das *Su Wen*, 18. Kapitel: „Das große *luo*-Gefäß des Magens beginnt im Magen, durchläuft das Zwerchfell, verbindet sich mit den Lungen und tritt im Punkt **Ma 18** *(rugen)* unter der linken Brust an die Oberfläche. Seine Energiebewegung ist außen zu sehen und an ihr kann man den Zustand des *zong-qi* (➤ 1.1.4) beurteilen." (nach Nguyen van Nghi, 1989). *Xu li* ist das einzige *luo*-Gefäß, das direkt von einem *fu*-Organ abzweigt und spielt eine besondere Rolle in der koreanischen Akupunktur.

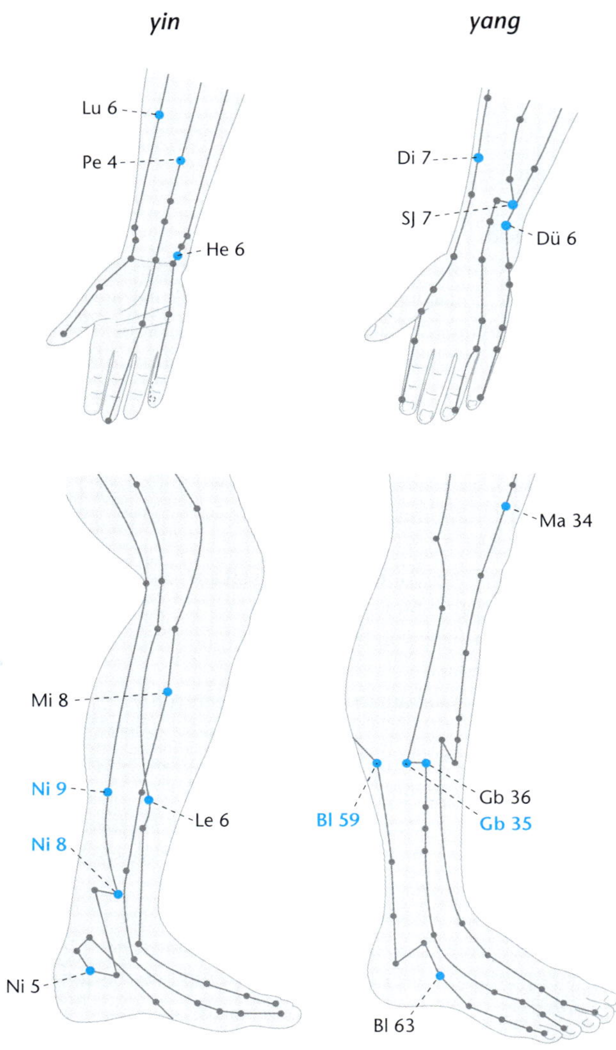

xi-Punkte der *yin*-Hauptleitbahnen

- **Hand-*yin*-Leitbahnen:**
  - **Lu 6** *(kongzui)*
  - **He 6** *(yinxi)*
  - **Pe 4** *(ximen)*
- **Fuß-*yin*-Leitbahnen:**
  - **Mi 8** *(diji)*
  - **Ni 5** *(shuiquan)*
  - **Le 6** *(zhongdu)*

xi-Punkte der *yang*-Hauptleitbahnen

- **Hand-*yang*-Leitbahnen:**
  - **Di 7** *(wenliu)*
  - **Dü 6** *(yanglao)*
  - **SJ 7** *(huizong)*
- **Fuß-*yang*-Leitbahnen:**
  - **Ma 34** *(liangqiu)*
  - **Bl 63** *(jinmen)*
  - **Gb 36** *(waiqiu)*

xi-Punkte der außerordentlichen Gefäße

- *xi*-Punkt des *yin wei mai:* **Ni 9** *(zhubin)*
- *xi*-Punkt des *yang wei mai:* **Gb 35** *(yangjiao)*
- *xi*-Punkt des *yin qiao mai:* **Ni 8** *(jiaoxin)*
- *xi*-Punkt des *yang qiao mai:* **Bl 59** *(fuyang)*

Praktischer Einsatz

- **Diagnostisch:** Hinweise bei Störungen im Leitbahn- und *zang-/fu*-Organbereich:
  - **Fülle-Zustände:** Scharfer intensiver Schmerz auf Druck oder Rötung und Schwellung am Punkt
  - **Mangel-Zustände:** Dumpfer oder milder Schmerz auf Druck oder eine Delle am Punkt
- **Therapeutisch:**
  - Meist bei akuten und/oder bei therapieresistenten Erkrankungen, vor allem bei Fülle- und Schmerzzuständen von betroffener Leitbahn und/oder zugehörigem *zang-/fu*-Organ. In diesem Fall bei guter Konstitution des Patienten eine ableitende Nadeltechnik wählen. Insbesondere bei Schmerzzuständen erweisen sich die *xi*-Punkte als effektiv
  - Einsatz der *xi*-Punkte der *yin*-Leitbahnen zusätzlich in der Therapie von Erkrankungen des Blutes
  - Zur Steigerung des Therapieeffekts ist auch die entsprechende Kombination mit einem Einflussreichen-*hui*-Punkt der acht Gewebearten (➤ 8.2.7) sinnvoll.

8.2.4 Rücken-*shu*-Punkte *(bei shu xue)*

Lokalisation

Die Rücken-Transport-*shu*-Punkte (auch Zustimmungspunkte) liegen auf dem inneren Bl-Ast am Rücken in Höhe des zugehörigen *zang-fu*-Organs. Sie projizieren sich meist auf derselben Höhe wie ihre entsprechenden ventral gelegenen *mu*-Punkte (➤ 8.2.5).

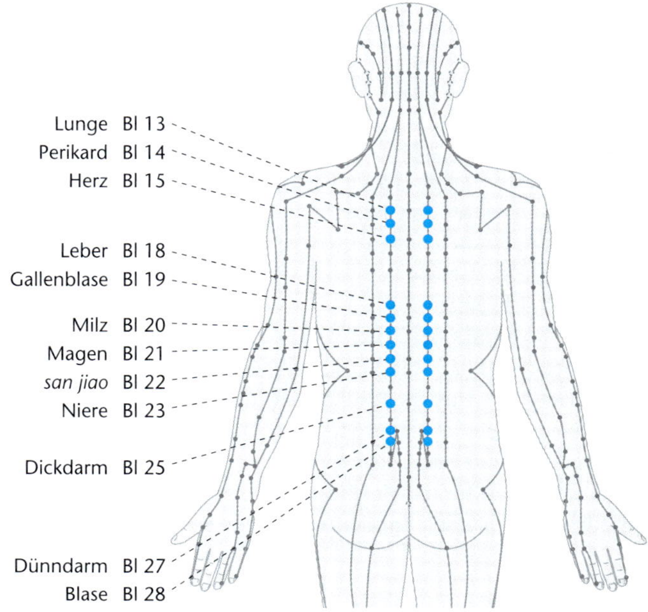

Organ	*shu*-Punkt
Lunge	**Bl 13** *(feishu)*
Dickdarm	**Bl 25** *(dachangshu)*
Magen	**Bl 21** *(weishu)*
Milz	**Bl 20** *(pishu)*
Herz	**Bl 15** *(xinshu)*
Dünndarm	**Bl 27** *(xiaochangshu)*
Blase	**Bl 28** *(pangguangshu)*
Niere	**Bl 23** *(shenshu)*
Perikard	**Bl 14** *(jueyinshu)*
san jiao	**Bl 22** *(sanjiaoshu)*
Gallenblase	**Bl 19** *(danshu)*
Leber	**Bl 18** *(ganshu)*

Praktischer Einsatz

- **Diagnostisch:** Oft spontan- und/oder druckdolent bei Störungen des zugehörigen *zang-/fu*-Organs
- **Therapeutisch:**
  - Einsatz meist bei Erkrankungen des korrespondierenden *zang-/fu*-Organs. Sie stärken das *yang* bei *yin*-Erkrankung (chronische Erkrankungen, Kälte-Syndrome, Mangel-Syndrome oder Erkrankung eines *zang*-Organs), aber auch bei akuten Erkrankungen der inneren Organe.
  - Bei Erkrankung der Sinnesorgane jeweils den Rücken-*shu*-Punkt des zugeordneten *zang*-Organs auswählen. Beispiel: Bei Augenerkrankungen zusätzlich den Rücken-Transport-*shu*-Punkt der Leber **Bl 18** *(ganshu)* nadeln.

MERKE

Bei Fülle-Syndrom ableitend (-), bei Mangel-Syndrom stärkend (+) nadeln oder mit Moxibustion bei Mangel-Syndrom ohne Hitzezeichen behandeln, um die inneren Organe zu erwärmen. Nadeln nur kurz (ca. 10 min) belassen, bei längerer Nadelverweildauer eher ein sedierender Effekt bzw. Ermüdung des Patienten.

8.2.5 *mu*-Punkte *(mu xue)*

Lokalisation

Die *mu*-Punkte (auch Alarm-Punkte oder Versammlungslöcher, *mu* bedeutet „sammeln") liegen meist in der Thorax- und Abdomenregion jeweils in der Nähe ihres zugeordneten *zang-/fu*-Organs.

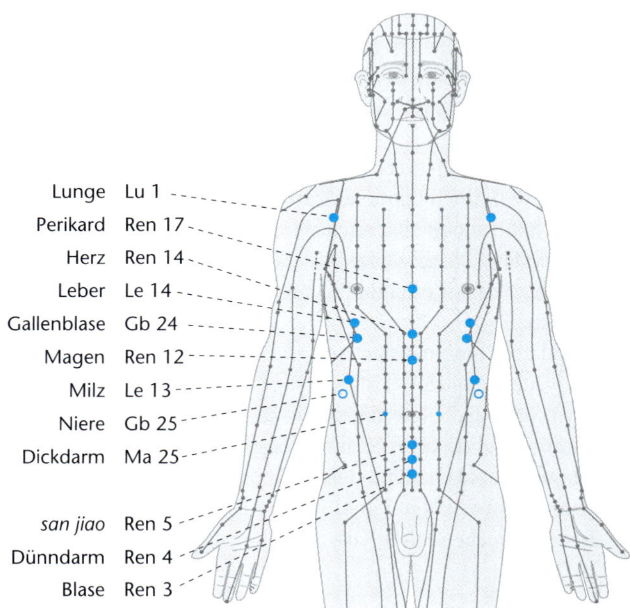

Organ	*mu*-Punkt
Lunge	**Lu 1** *(zhongfu)* reguliert Lungen-*qi,* klärt Hitze in der Lunge
Dickdarm	**Ma 25** *(tianshu)* reguliert Milz, Magen und Darm, entfernt Feuchtigkeit und Feuchte-Hitze (beendet Diarrhö und Schmerzen)
Magen	**Ren 12** *(zhongwan)* harmonisiert und stärkt den mittleren *jiao,* reguliert *qi*
Milz	**Le 13** *(zhangmen)* harmonisiert Leber und Milz, reguliert das Leber-*qi,* stärkt die Milz
Herz	**Ren 14** *(juque)* reguliert das Herz, zerstreut Stase von Schleim, mildert Schmerzen, öffnet den Thorax, beruhigt *shen*
Dünndarm	**Ren 4** *(guanyuan)* stärkt das *yuan-qi,* stärkt die Essenz-*jing,* stärkt und nährt die Nieren, wärmt und stärkt die Milz, unterstützt den Uterus, reguliert den unteren *jiao*
Blase	**Ren 3** *(zhongji)* unterstützt die Blase, leitet Feuchtigkeit und Feuchte-Hitze aus, löst Stagnation, unterstützt den unteren *jiao*
Niere	**Gb 25** *(jingmen)* stärkt die Nieren, reguliert die Wasserwege, stärkt die Milz, reguliert die Därme, unterstützt die Lumbalregion
Perikard	**Ren 17** *(danzhong)* reguliert und stärkt *qi,* öffnet den Thorax, senkt gegenläufiges Lungen- und Magen-*qi* ab, unterstützt die Mammae
san jiao	**Ren 5** *(shimen)* reguliert und unterstützt die Wasserwege und die Menstruation, reguliert den unteren *jiao*
Gallenblase	**Gb 24** *(riyue)* unterstützt die Gallenblase, reguliert Leber-*qi,* entfernt Feuchte-Hitze, senkt gegenläufiges *qi* ab, harmonisiert den mittleren *jiao*
Leber	**Le 14** *(qimen)* reguliert Leber-*qi* und -Blut (v. a. im oberen und mittleren *jiao*), kühlt das Blut, löst Ansammlungen auf, harmonisiert Leber und Magen

Praktischer Einsatz

- **Diagnostisch:** Oft spontan- oder druckdolent bei Störungen des jeweiligen *zang-/fu*-Organs.
- **Therapeutisch:**
  - Reguliert die entsprechenden *zang-/fu*-Organe, v. a. bei *yang*-Syndromen (akute Erkrankungen, Hitze-Syndrome, Fülle-Syndrome), aber auch bei chronischen Erkrankungen. Je nachdem, ob ein Fülle- oder Mangel-Syndrom besteht, entweder eine stärkende (+) oder ableitende (-) Nadeltechnik wählen.
  - Mögliche Kombinationen: *shu-mu*-Methode (➤ 8.4.2): Entweder zeitgleich (längerfristiger Therapieerfolg) in einer Sitzung die jeweiligen *shu-* und *mu*-Punkte oder alternierend (in einer Sitzung den *shu-*, in der nächsten den *mu*-Punkt) nadeln. Bei der Therapie der *fu*-Organe den unteren-Meer-*xiahe*-Punkt (➤ 8.2.9) mit dem *mu*-Punkt des entsprechenden *fu*-Organs in Kombination nadeln.

8.2.6 Fünf Transport-*shu*-Punkte

Die fünf Transport-*shu*-Punkte (auch Antike, Wandlungsphasen- oder Element-Punkte) verteilen sich an der oberen Extremität **zwischen Finger- und Ellbogenregion** bzw. an der unteren Extremität **zwischen Zehen- und Knieregion**.

Transport-*shu*- oder Wandlungsphasen-Punkte?

Es werden zwei Theorie-Modelle bezüglich des praktischen Einsatzes der Punkte unterschieden, nämlich ihre Rolle als a) **Transport-*shu*-Punkte** im Rahmen der Theorie nach dem Leitbahn-*qi*-Fluss (siehe Ausführungen unten) und als b) **Wandlungsphasen bzw. Elementpunkte** im Rahmen der Theorie der 5 Wandlungsphasen (differenzierte Abhandlung ➤ 8.3.5). Die fünf Transport-*shu*-Punkte sind demnach zwar in der Lokalisation identisch mit den fünf Wandlungsphasen-Punkten, aber ihre Dynamik und Einsatzmöglichkeiten innerhalb des Systems des Leitbahn-*qi*-Flusses ist eher unabhängig, bisweilen sogar konträr zu ihren Funktionen als Wandlungsphasen-Punkte.

In der Praxis hat es sich bewährt, die Punkte jeweils nach dem für die Therapie angezeigten Theorie-Modell zu nutzen, d. h. die Punkte gezielt nach einer der beiden Modelle einzusetzen. Die Anwendung der fünf Transport-*shu*-Punkte nach der Leitbahn-*qi*-Fluss-Theorie findet sich nachfolgend in diesem Unterkapitel, die Anwendung der Punkte nach den fünf Wandlungsphasen in Kapitel ➤ 8.3.5.

Funktionen

Transport-*shu*-Punkte (Antike Punkte): Dieser Punktbeschreibung liegen ältere Vorstellungen des Leitbahn-*qi*-Flusses zugrunde, die sich auf ein „zentripetales Zirkulationsmodell" (➤ 1.1.1) beziehen. Dabei wird das *qi* von außen (an den Akren von der Umgebung bzw. vom Himmel) aufgenommen und in das Innere des Körpers geleitet. Vergleichbar mit einem Flusslauf von der Quelle bis zur Einmündung ins Meer fließt dabei das Leitbahn-*qi* von peripher bis in die Ellbogen- bzw. Knieregion und dann weiter nach innen.

- Dabei beginnt der Fluss sehr oberflächlich jeweils an den Akren mit dem *jing*-Punkt (übersetzt als „Brunnen" oder „Quelle"). Das Wasser kommt hier an die Oberfläche, es ist dynamisch und instabil (Polaritätswechsel *yin/yang* bzw. *yang/yin*).
- Danach wandelt sich der Wasserlauf in Quelle (*ying*) und Bach (*shu*), die beide weiterhin dynamisch sind – das Wasser fließt hier schnell und noch oberflächlich.
- Der zunehmend tiefer fließende Wasserlauf wird breiter und langsamer wie ein Fluss (*jing*) und ergießt sich schließlich als breiter Strom in das Meer (*he*).

Mit dem Bild des Flussverlaufs können Störungen durch pathogene Faktoren (*xie-qi*) erklärt werden. Aufgrund der oberflächlicheren Lage der Peripherie-Punkte können hier einerseits leicht äußere Pathogene in den Körper eindringen, andererseits aber auch mit relativ wenig Aufwand wieder aus dem Körper eliminiert werden. Vergleicht man Flussverlauf und Pathogene mit einem Lastschiff, das distal an den Akren startet und Pathogene als Gefahrengut mit sich transportiert, dann kann das Gefahrengut umso einfacher abgeworfen bzw. im Sinne der Leitbahnenergetik ausgeleitet werden, je weiter sich ein Leitbahnpunkt in der Peripherie befindet, d. h. je dynamischer er ist. Hat es aber bereits die Meer-*he*-Punkte erreicht, verschwindet das Schiff und mit ihm die gefährliche Ladung im Meer und kann nachfolgend die inneren *zang-/fu*-Organe schädigen. Ziel der therapeutischen Maßnahmen ist es daher, die Pathogene möglichst frühzeitig wieder aus dem Körper zu entfernen.

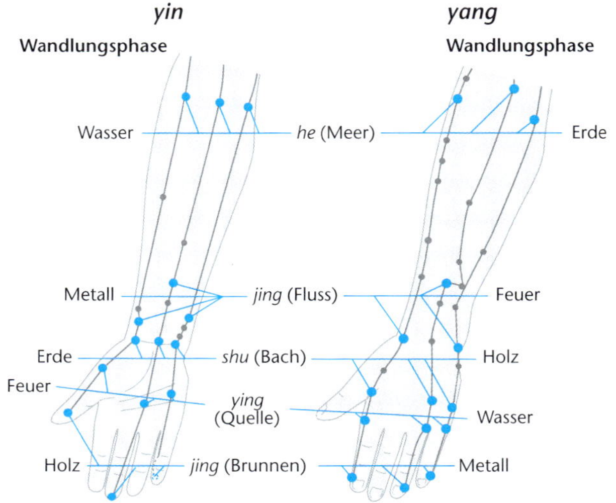

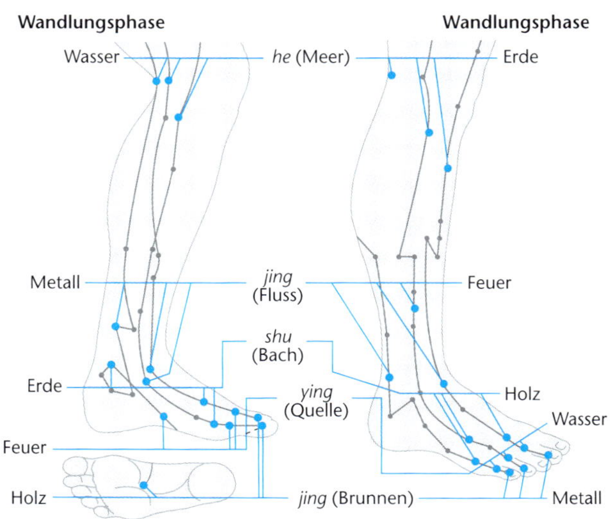

Punktübersicht und praktischer Einsatz

Transport-*shu*-Punkte der *yin*-Leitbahnen

Wandlungs-phase/Leit-bahn	Holz-Punkt	Feuer-Punkt	Erd-Punkt	Metall-Punkt	Wasser-Punkt
Lu	Lu 11	Lu 10	Lu 9 +	Lu 8	Lu 5 –
Mi	Mi 1	Mi 2 +	Mi 3	Mi 5 –	Mi 9
He	He 9 +	He 8	He 7 –	He 4	He 3
Ni	Ni 1 –	Ni 2	Ni 3	Ni 7 +	Ni 10
Pe	Pe 9 +	Pe 8	Pe 7 –	Pe 5	Pe 3
Le	Le 1	Le 2 –	Le 3	Le 4	Le 8 +
Leitbahn-*qi*-Fluss	Brunnen-*jing*-Punkt	Quell-*ying*-Punkt	Bach-*shu*-Punkt	Fluss-*jing*-Punkt	Meer-*he*-Punkt

+ Tonisierungspunkt, - Sedierungspunkt

Transport-*shu*-Punkte der *yang*-Leitbahnen

Wandlungs-phase/Leit-bahn	Metall-Punkt	Wasser-Punkt	Holz-Punkt	Feuer-Punkt	Erd-Punkt
Di	Di 1	Di 2 –	Di 3	Di 5	Di 11 +
Ma	Ma 45 –	Ma 44	Ma 43	Ma 41 +	Ma 36
Dü	Dü 1	Dü 2	Dü 3 +	Dü 5	Dü 8 –
Bl	Bl 67 +	Bl 66	Bl 65 –	Bl 60	Bl 40
SJ	SJ 1	SJ 2	SJ 3 +	SJ 6	SJ 10 –
Gb	Gb 44	Gb 43 +	Gb 41	Gb 38 –	Gb 34
Leitbahn-*qi*-Fluss	Brunnen-*jing*-Punkt	Quell-*ying*-Punkt	Bach-*shu*-Punkt	Fluss-*jing*-Punkt	Meer-*he*-Punkt

+ Tonisierungspunkt, - Sedierungspunkt

Brunen-*jing*-Punkt *(jing xue)*

Der Brunnen-*jing*-Punkt (auch übersetzt als Quell-*jing*-Punkt) einer Leitbahn ist nach den fünf Wandlungsphasen (➤ 8.3.5) auf den *yin*-Leitbahnen gleichzeitig der **Holz**-, auf den *yang*-Leitbahnen gleichzeitig der **Metall**-Punkt.

Brunnen-*jing*-Punkte der *yin*-Leitbahnen

Wandlungs-phase/Leit-bahn	Holz-Punkt	Feuer-Punkt	Erd-Punkt	Metall-Punkt	Wasser-Punkt
Lu	Lu 11	Lu 10	Lu 9 +	Lu 8	Lu 5 –
Mi	Mi 1	Mi 2 +	Mi 3	Mi 5 –	Mi 9
He	He 9 +	He 8	He 7 –	He 4	He 3
Ni	Ni 1 –	Ni 2	Ni 3	Ni 7 +	Ni 10
Pe	Pe 9 +	Pe 8	Pe 7 –	Pe 5	Pe 3
Le	Le 1	Le 2 –	Le 3	Le 4	Le 8 +
Leitbahn-*qi*-Fluss	Brunnen-*jing*-Punkt	Quell-*ying*-Punkt	Bach-*shu*-Punkt	Fluss-*jing*-Punkt	Meer-*he*-Punkt

+ Tonisierungspunkt, - Sedierungspunkt

Brunnen-*jing*-Punkte der *yang*-Leitbahnen

Wandlungs-phase/Leit-bahn	Metall-Punkt	Wasser-Punkt	Holz-Punkt	Feuer-Punkt	Erd-Punkt
Di	Di 1	Di 2 –	Di 3	Di 5	Di 11 +
Ma	Ma 45 –	Ma 44	Ma 43	Ma 41 +	Ma 36
Dü	Dü 1	Dü 2	Dü 3 +	Dü 5	Dü 8 –
Bl	Bl 67 +	Bl 66	Bl 65 –	Bl 60	Bl 40
SJ	SJ 1	SJ 2	SJ 3 +	SJ 6	SJ 10 –
Gb	Gb 44	Gb 43 +	Gb 41	Gb 38 –	Gb 34
Leitbahn-*qi*-Fluss	Brunnen-*jing*-Punkt	Quell-*ying*-Punkt	Bach-*shu*-Punkt	Fluss-*jing*-Punkt	Meer-*he*-Punkt

+ Tonisierungspunkt, - Sedierungspunkt

- **Lokalisation:** Jeweils der End- bzw. Anfangspunkt an den Finger- oder Zehenspitzen (Ausnahme: **Ni 1** an der Fußsohle). Der Leitbahnverlauf ist hier am oberflächlichsten und es findet im Sinne der Leitbahnenergetik ein Polaritätswechsel statt, entweder von *yin* nach *yang* oder von *yang* nach *yin*. **Cave:** Die Nadelung ist intensiv, schmerzhaft und bedeutet einen starken Reiz für das System.
- **Wirkung:**
  - Klärt Hitze, stellt das Bewusstsein wieder her, beseitigt Hitze und Fülle vom oberen Leitbahnende
  - Beseitigt Fülle und Kälte unterhalb des Herzens
  - Bei *shen*-Störungen
- **Indikation:**
  - In Akut- und Notfällen schnelle Elimination von äußeren pathogenen Faktoren *(xie qi),* vor allem Hitze, wirkt stark auf die Psyche z. B. bei Koma, Kollaps- und Schockzuständen, aber auch bei starker Reizbarkeit und Unruhezuständen
  - Die Punkte der *yin*-Leitbahnen wirken zusätzlich bei Störungen des zugehörigen *zang*-Organs und bei der Ausleitung von innerem Wind

  - Mikroaderlass (Blutenlassen) des Punktes bei Hitze und Fülle im Leitbahn-Bereich, v. a. zur Ableitung vom oberen Körperbereich
- **Beispiele:**
  - **Lu 11** mit Mikroaderlass bei akuten schmerzhaften Halsentzündungen
  - **Ni 1** bei Krämpfen und Bewusstlosigkeit
  - **He 9** bei Kollaps
  - **Mi 1** bei uterinen Blutungen
  - **Ni 1** bei starken Unruhezuständen
  - **Pe 9** sowie **He 9** bei inneren Unruhezuständen und Schlafstörungen.

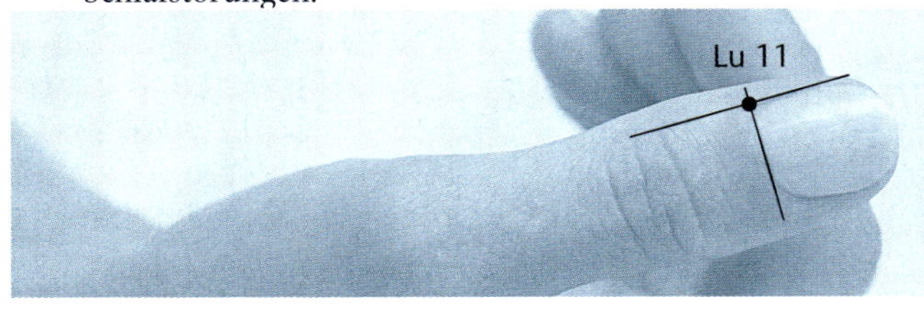

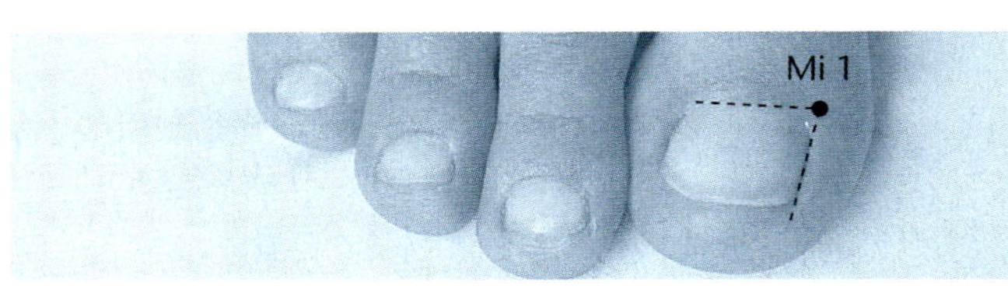

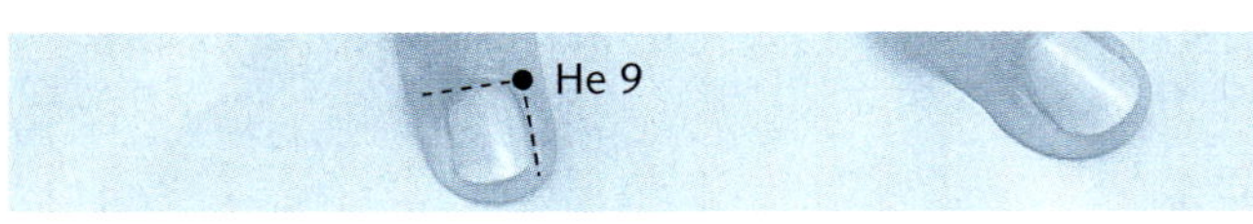

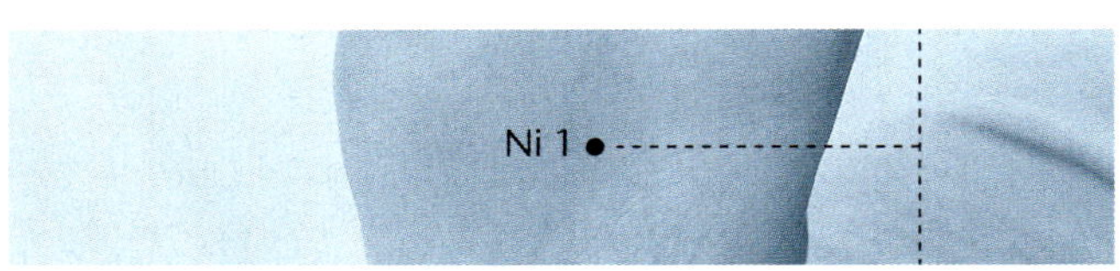

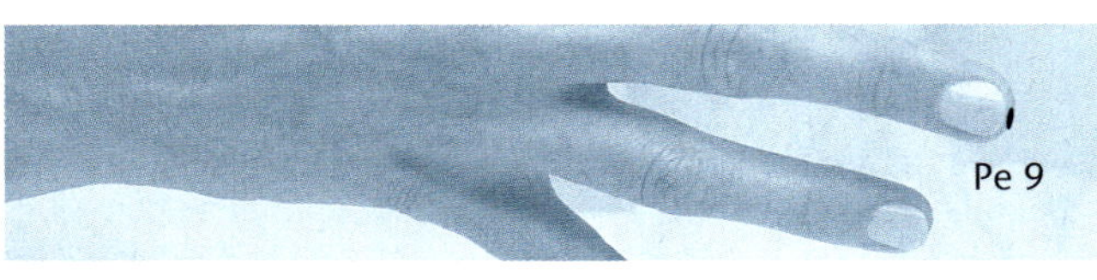

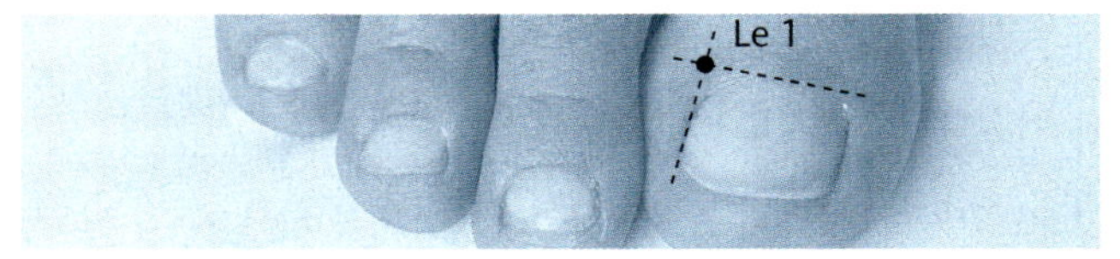

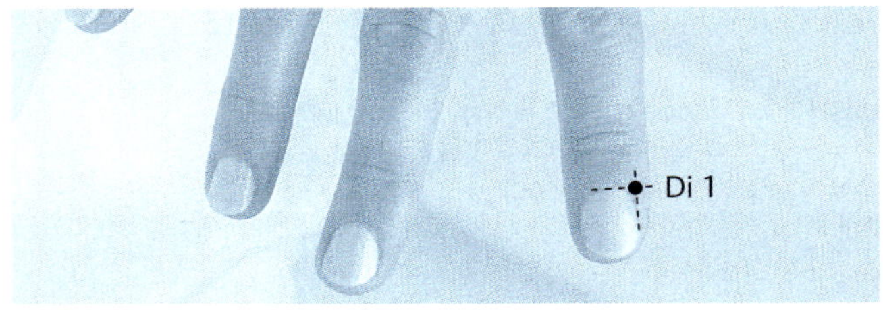

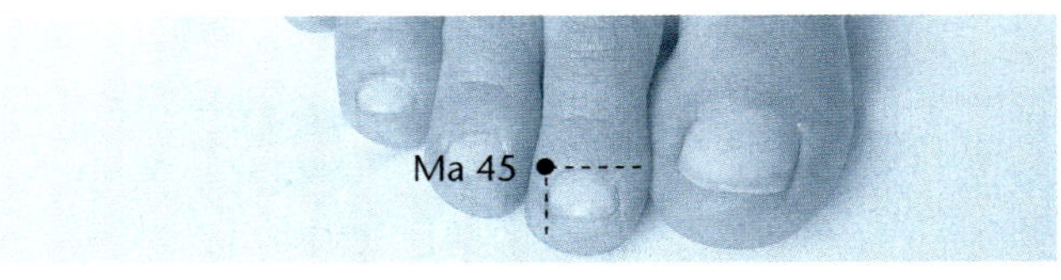

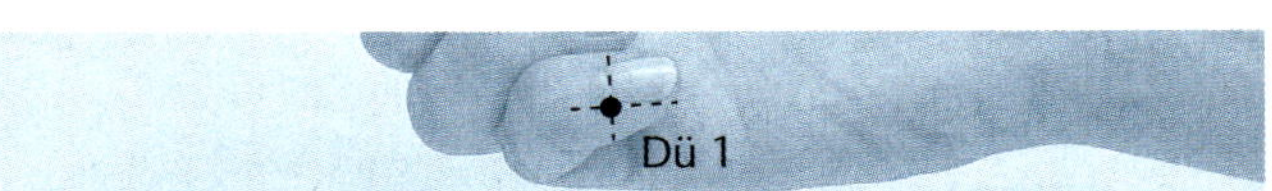

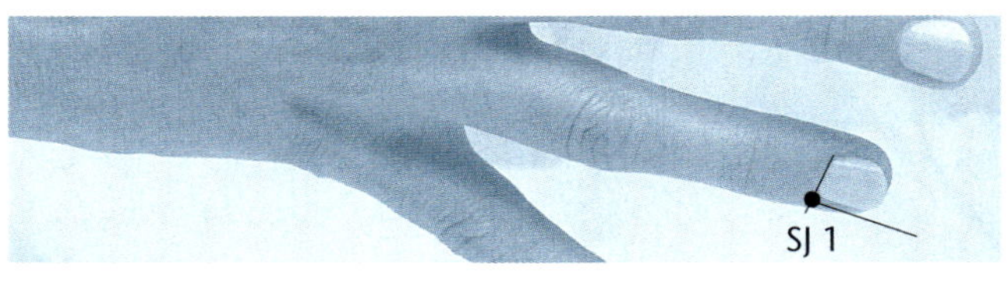

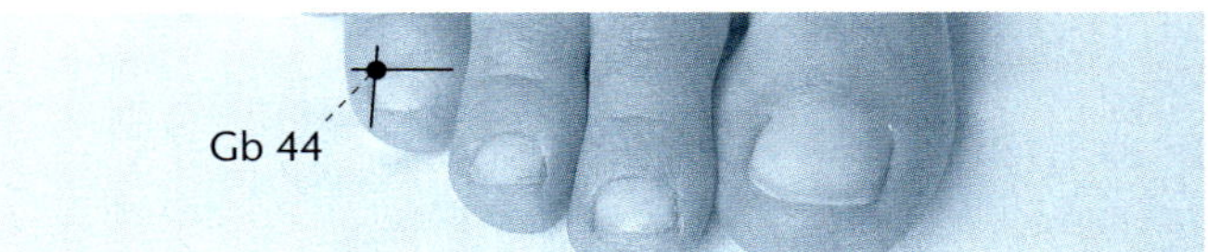

Quell-*ying*-Punkt *(ying xue)*

Der Quell-*ying*-Punkt (auch übersetzt als Bach-*ying*-Punkt) ist nach den fünf Wandlungsphasen (➤ 8.3.5) auf den *yin*-Leitbahnen gleichzeitig der **Feuer**-Punkt, auf den *yang*-Leitbahnen gleichzeitig der **Wasser**-Punkt. **Cave:** Teilweise schmerzhafte Nadelung, z. B. **Lu 10, Pe 8, He 8.**

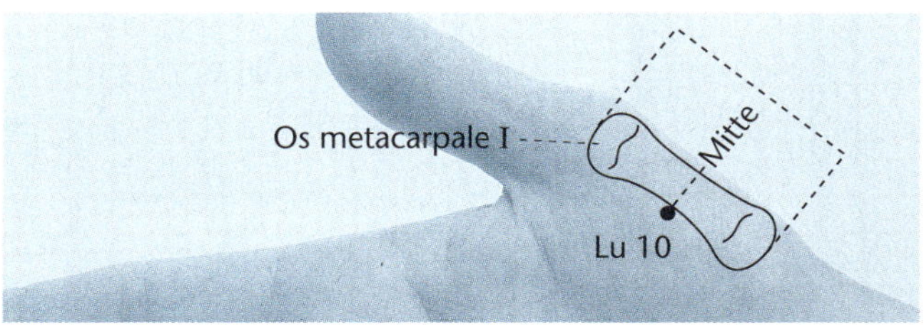

Quell-*ying*-Punkte der *yin*-Leitbahnen

Wandlungs-phase/ Leitbahn	Holz-Punkt	Feuer-Punkt	Erd-Punkt	Metall-Punkt	Wasser-Punkt
Lu	Lu 11	Lu 10	Lu 9 +	Lu 8	Lu 5 –
Mi	Mi 1	Mi 2 +	Mi 3	Mi 5 –	Mi 9
He	He 9 +	He 8	He 7 –	He 4	He 3
Ni	Ni 1 –	Ni 2	Ni 3	Ni 7 +	Ni 10
Pe	Pe 9 +	Pe 8	Pe 7 –	Pe 5	Pe 3
Le	Le 1	Le 2 –	Le 3	Le 4	Le 8 +
Leitbahn-*qi*-Fluss	Brunnen-*jing*-Punkt	Quell-*ying*-Punkt	Bach-*shu*-Punkt	Fluss-*jing*-Punkt	Meer-*he*-Punkt

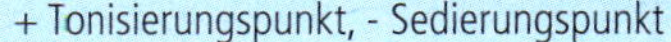
+ Tonisierungspunkt, - Sedierungspunkt

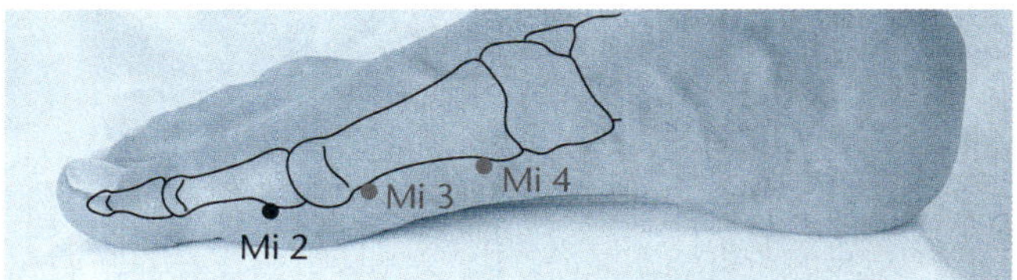

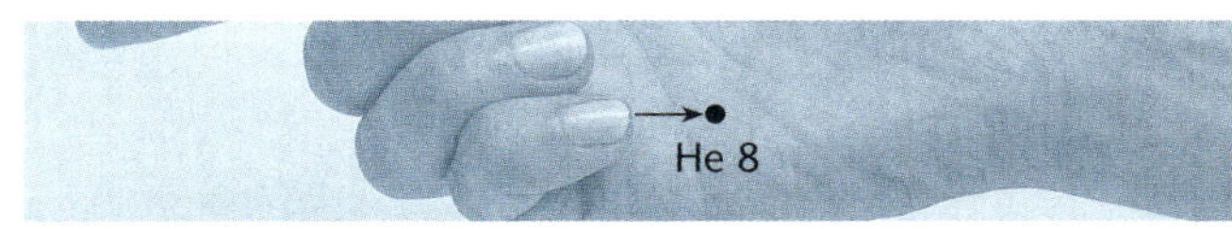

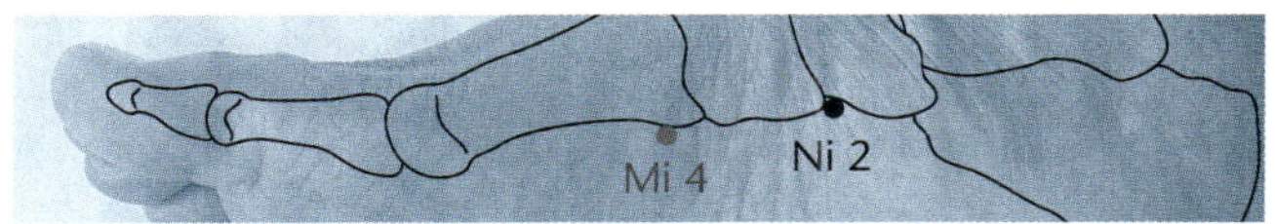

Quell-*ying*-Punkte der *yang*-Leitbahnen

Wandlungs-phase/ Leit-bahn	Metall-Punkt	Wasser-Punkt	Holz-Punkt	Feuer-Punkt	Erd-Punkt
Di	Di 1	Di 2 –	Di 3	Di 5	Di 11 +
Ma	Ma 45 –	Ma 44	Ma 43	Ma 41 +	Ma 36
Dü	Dü 1	Dü 2	Dü 3 +	Dü 5	Dü 8 –
Bl	Bl 67 +	Bl 66	Bl 65 –	Bl 60	Bl 40
SJ	SJ 1	SJ 2	SJ 3 +	SJ 6	SJ 10 –
Gb	Gb 44	Gb 43 +	Gb 41	Gb 38 –	Gb 34
Leitbahn-*qi*-Fluss	Brunnen-*jing*-Punkt	Quell-*ying*-Punkt	Bach-*shu*-Punkt	Fluss-*jing*-Punkt	Meer-*he*-Punkt

+ Tonisierungspunkt, - Sedierungspunkt

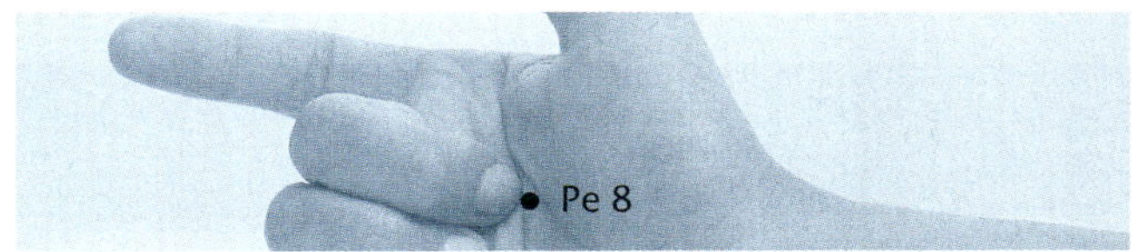

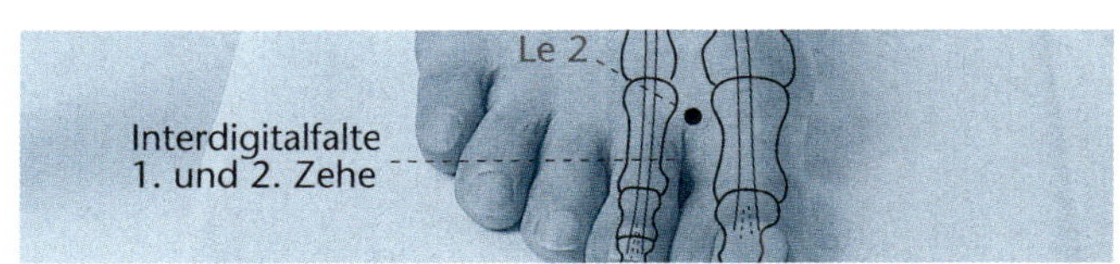

- **Lokalisation:** Jeweils der 2. Leitbahnpunkt von der Peripherie aus gezählt. Lage an der oberen Extremität zwischen den Phalanx- bzw. Metakarpalknochen, an der unteren Extremität zwischen den Phalanxknochen außer **Ni 2.**
- **Wirkung:**
  - Sehr dynamische Punkte
  - Eliminieren äußere und innere pathogene Faktoren
  - Klären vor allem Hitze vom zugeordneten *zang-/fu*-Organ und der Leitbahn besonders vom oberen Körperbereich
- **Indikation:** Fieberhafte Erkrankungen. Empfehlung, bei Außen-Hitze-Syndromen über *yang*-Leitbahn-Punkte, bei Innen-Hitze- bzw. Mangel-Syndromen über *yin*-Leitbahn-Punkte zu behandeln
- **Beispiele:**
  - **Lu 10** bei akuten, schmerzhaften Halsentzündungen
  - **Ma 44** bei akuten Stirnkopfschmerzen oder akuten Entzündungen im Gesichtsbereich
  - **Le 2** bei starken lateralen Kopfschmerzen z. B. durch loderndes Leber-Feuer

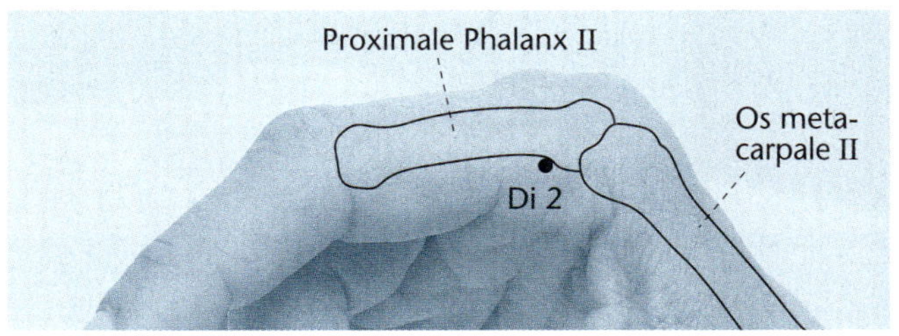

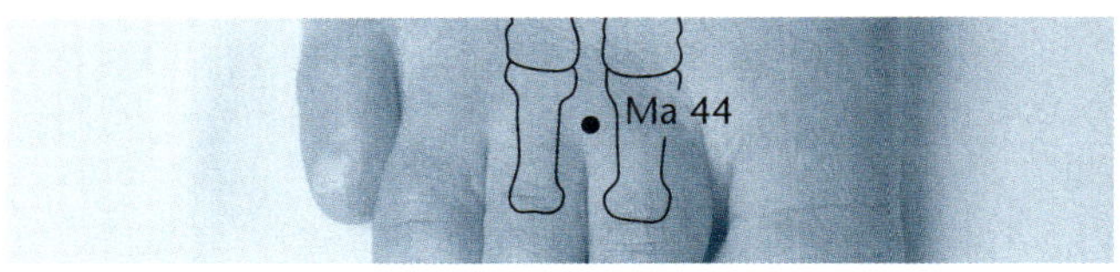

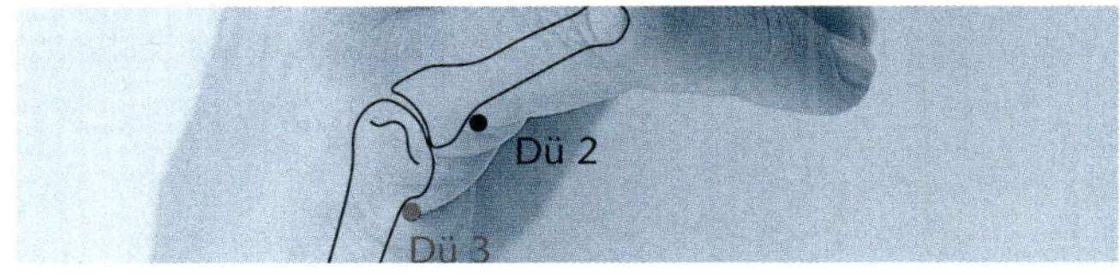

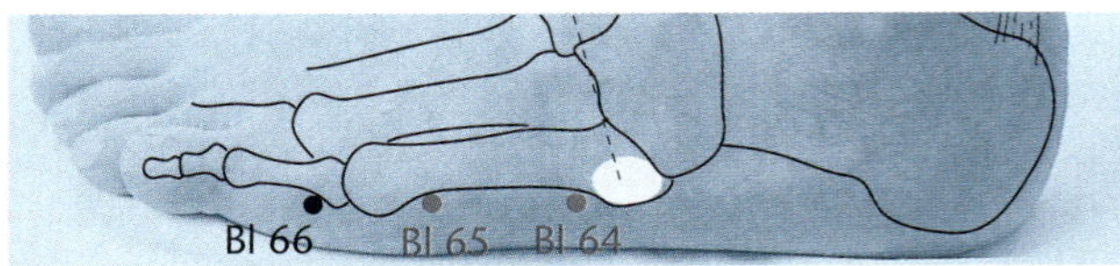

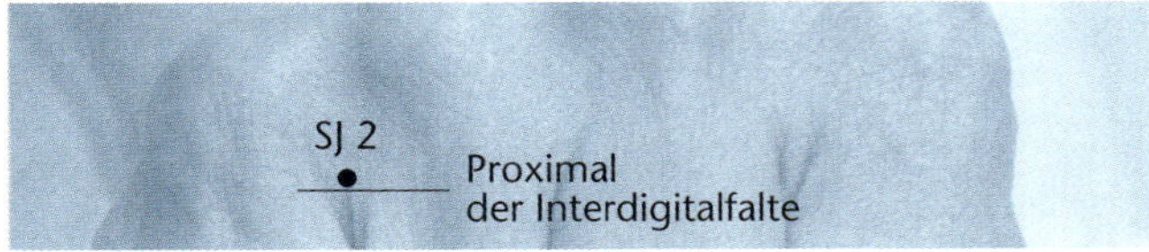

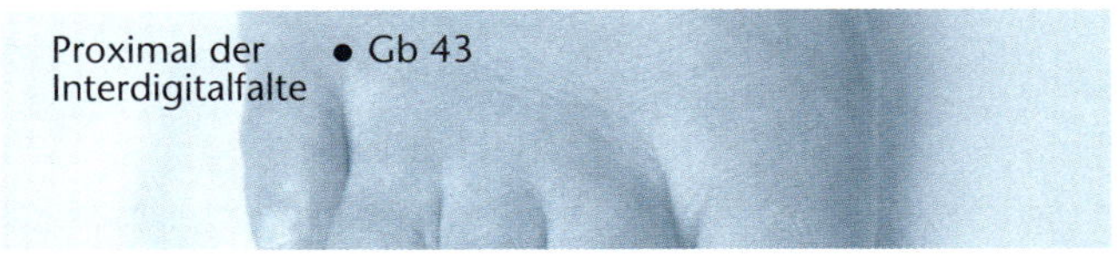

Bach-*shu*-Punkte *(shu xue)*

Der Bach-*shu*-Punkt (auch Fluss-*shu*-Punkt) ist nach den fünf Wandlungsphasen (➤ 8.3.5) auf den *yin*-Leitbahnen gleichzeitig der **Erd**-Punkt und der *yuan*-Punkt (➤ 8.2.1) der Leitbahn, auf den *yang*-Leitbahnen gleichzeitig der **Holz**-Punkt.

Bach-*shu*-Punkte der *yin*-Leitbahnen

Wandlungsphase/ Leitbahn	Holz-Punkt	Feuer-Punkt	Erd-Punkt	Metall-Punkt	Wasser-Punkt
Lu	Lu 11	Lu 10	Lu 9 +	Lu 8	Lu 5 –
Mi	Mi 1	Mi 2 +	Mi 3	Mi 5 –	Mi 9
He	He 9 +	He 8	He 7 –	He 4	He 3
Ni	Ni 1 –	Ni 2	Ni 3	Ni 7 +	Ni 10
Pe	Pe 9 +	Pe 8	Pe 7 –	Pe 5	Pe 3
Le	Le 1	Le 2 –	Le 3	Le 4	Le 8 +
Leitbahn-*qi*-Fluss	Brunnen-*jing*-Punkt	Quell-*ying*-Punkt	Bach-*shu*-Punkt	Fluss-*jing*-Punkt	Meer-*he*-Punkt

+ Tonisierungspunkt, - Sedierungspunkt

Bach-*shu*-Punkte der *yang*-Leitbahnen

Wandlungsphase/ Leitbahn	Metall-Punkt	Wasser-Punkt	Holz-Punkt	Feuer-Punkt	Erd-Punkt
Di	Di 1	Di 2 –	Di 3	Di 5	Di 11 +
Ma	Ma 45 –	Ma 44	Ma 43	Ma 41 +	Ma 36
Dü	Dü 1	Dü 2	Dü 3 +	Dü 5	Dü 8 –
Bl	Bl 67 +	Bl 66	Bl 65 –	Bl 60	Bl 40
SJ	SJ 1	SJ 2	SJ 3 +	SJ 6	SJ 10 –
Gb	Gb 44	Gb 43 +	Gb 41	Gb 38 –	Gb 34
Leitbahn-*qi*-Fluss	Brunnen-*jing*-Punkt	Quell-*ying*-Punkt	Bach-*shu*-Punkt	Fluss-*jing*-Punkt	Meer-*he*-Punkt

+ Tonisierungspunkt, - Sedierungspunkt

- **Lokalisation:** Jeweils der 3. Leitbahnpunkt von der Peripherie aus gezählt, außer bei der Gb-Leitbahn ist es der 4. Leitbahnpunkt. Lage jeweils proximal des Metakarpophalangeal- oder Metatarsophalangealgelenks mit den Ausnahmen **Ni 3** (posterior des Malleolus medialis), **Le 3** und **Mi 3** (jeweils an den distalen Enden der Mittelfußknochen) sowie **Lu 9, He 7** und **Pe 7** (Handgelenkspalt). Der *qi*-Fluss verläuft an diesen Stellen bereits etwas tiefer, d. h. das Flussbett wird breiter und tiefer. Sie gelten als Eintrittspunkte für pathogene Faktoren
- **Wirkung:** Ihre Nadelung stärkt das Abwehr-*wei-qi* (➤ 1.1.4) und die Eliminierung pathogener Faktoren aus der jeweiligen Leitbahn
- **Indikation:**
  - Schmerzhafte Gelenkerkrankungen (v. a. durch Feuchtigkeit, aber auch pathogenen Wind verursachte *bi*-Syndrome)
  - Körperliches Schweregefühl
  - *shaoyang*-Syndrome mit alternierenden Symptomen
  - Bei Außen-Syndromen v. a. die Bach-*shu*-Punkte der *yang*-Leitbahnen einsetzen, die spezifisch auf ihre entsprechende Leitbahn wirken.
  - Bei Innen-Syndromen die Bach-*shu*-Punkte der *yin*-Leitbahnen nutzen als wichtige Punkte zur Stärkung und Harmonisierung des jeweiligen *zang*-Organs (diese Wirkung wird teilweise durch ihre gleichzeitige Funktion als *yuan*-Punkte mitbestimmt).

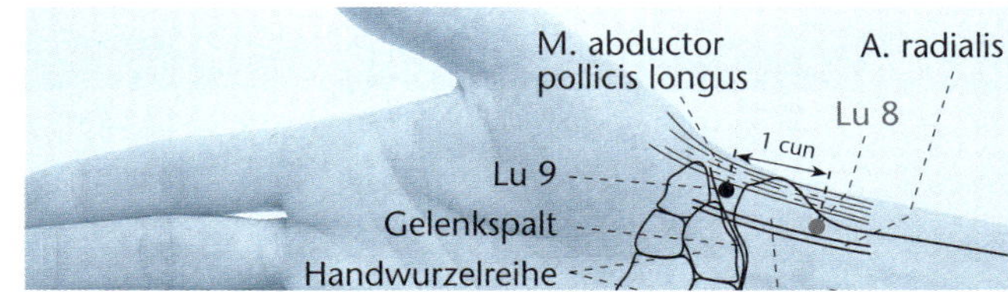

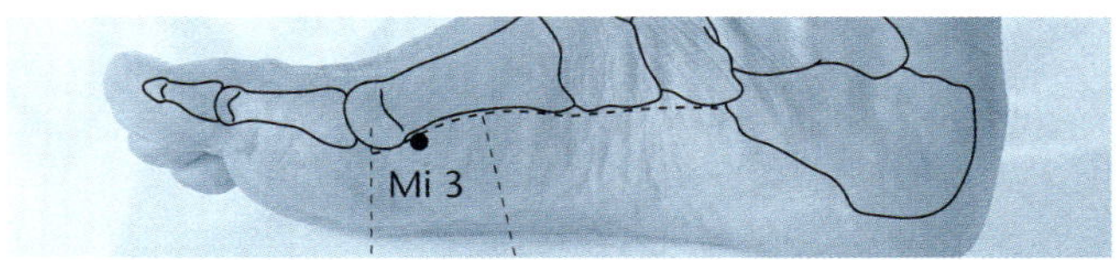

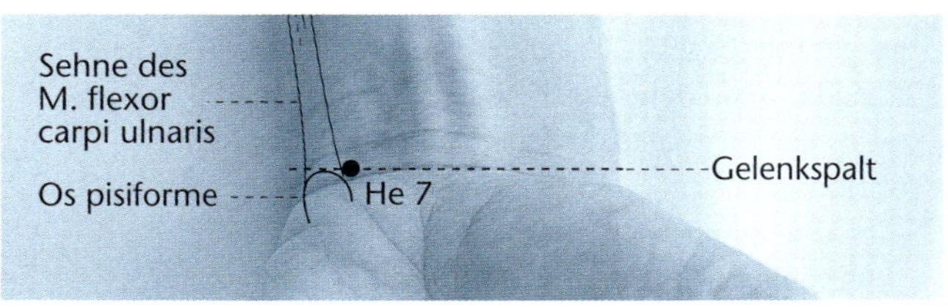

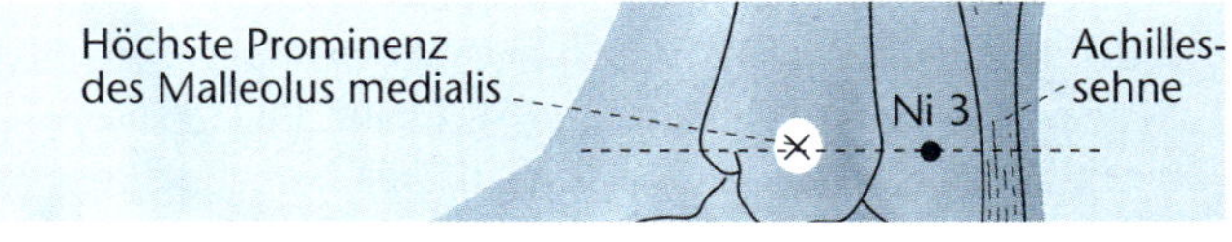

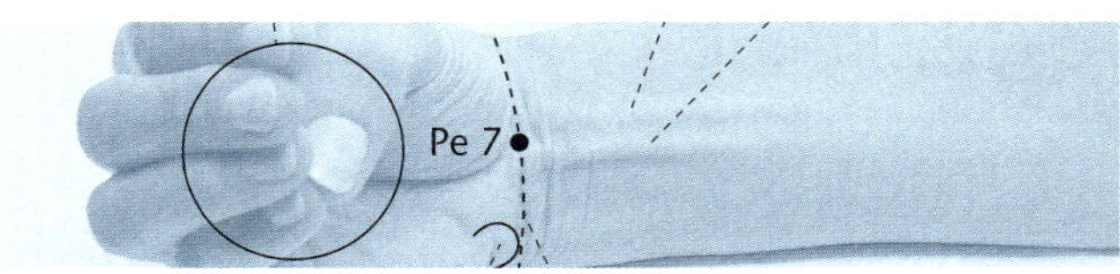

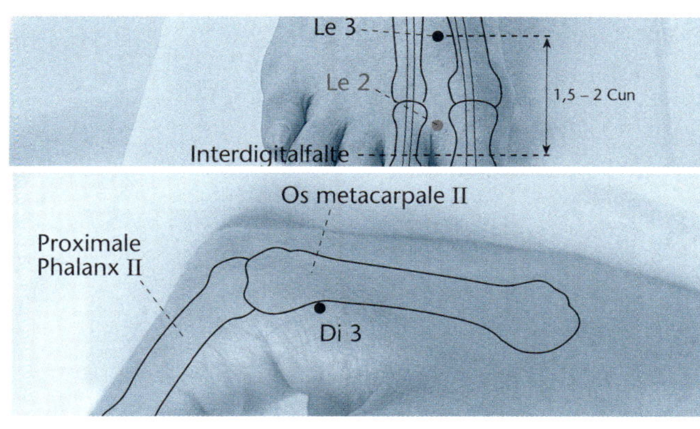

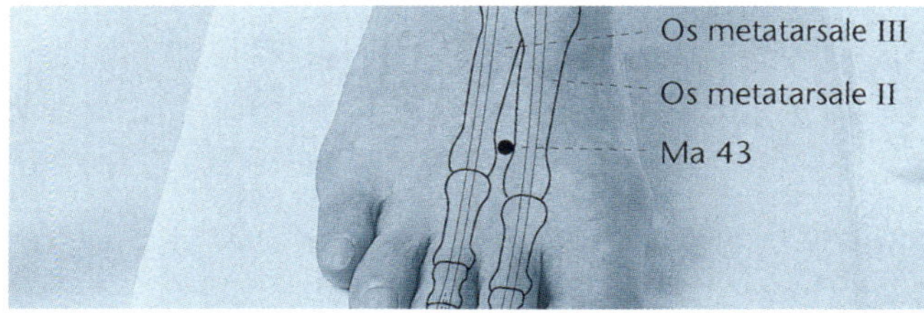

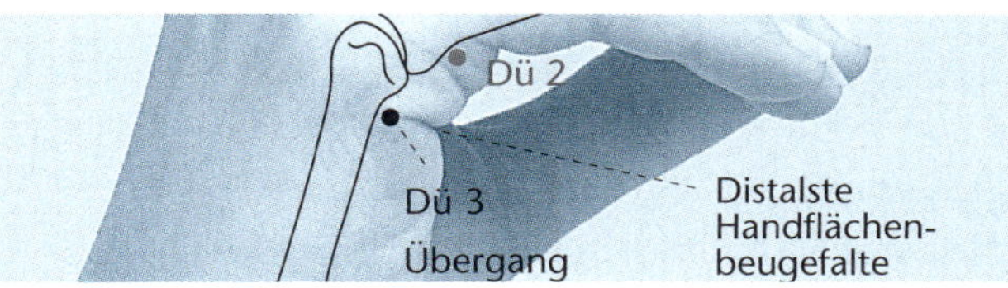

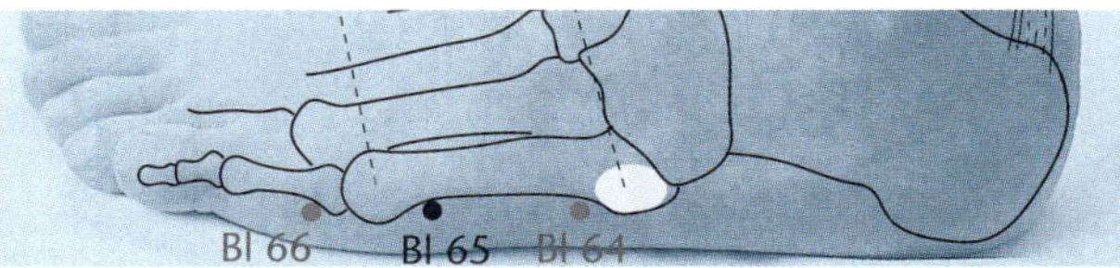

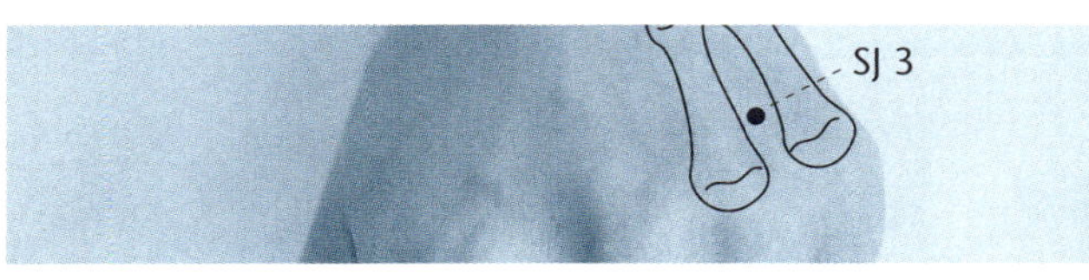

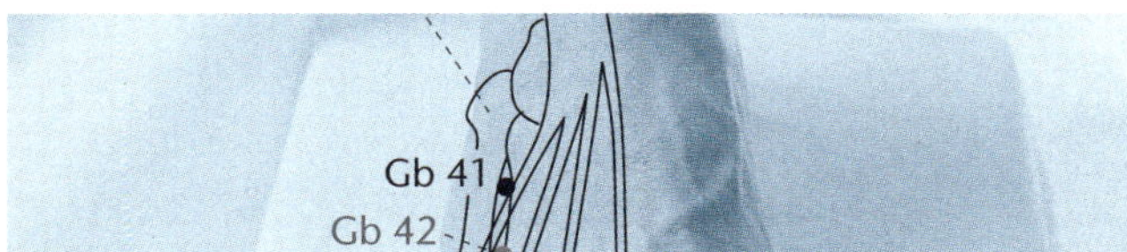

Fluss-*jing*-Punkte *(jing xue)*

Der Fluss-*jing*-Punkt (auch übersetzt als Strom-*jing*-Punkt) ist nach den fünf Wandlungsphasen (› 8.3.5) auf den *yin*-Leitbahnen gleichzeitig der **Metall**-Punkt, auf den *yang*-Leitbahnen gleichzeitig der **Feuer**-Punkt.

Fluss-*jing*-Punkte der *yin*-Leitbahnen

Wandlungs-phase/Leit-bahn	Holz-Punkt	Feuer-Punkt	Erd-Punkt	Metall-Punkt	Wasser-Punkt
Lu	Lu 11	Lu 10	Lu 9 +	Lu 8	Lu 5 –
Mi	Mi 1	Mi 2 +	Mi 3	Mi 5 –	Mi 9
He	He 9 +	He 8	He 7 –	He 4	He 3
Ni	Ni 1 –	Ni 2	Ni 3	Ni 7 +	Ni 10
Pe	Pe 9 +	Pe 8	Pe 7 –	Pe 5	Pe 3
Le	Le 1	Le 2 –	Le 3	Le 4	Le 8 +
Leitbahn-*qi*-Fluss	Brunnen-*jing*-Punkt	Quell-*ying*-Punkt	Bach-*shu*-Punkt	Fluss-*jing*-Punkt	Meer-*he*-Punkt

+ Tonisierungspunkt, - Sedierungspunkt

Fluss-*jing*-Punkte der *yang*-Leitbahnen

Wandlungs-phase/Leit-bahn	Metall-Punkt	Wasser-Punkt	Holz-Punkt	Feuer-Punkt	Erd-Punkt
Di	Di 1	Di 2 –	Di 3	Di 5	Di 11 +
Ma	Ma 45 –	Ma 44	Ma 43	Ma 41 +	Ma 36
Dü	Dü 1	Dü 2	Dü 3 +	Dü 5	Dü 8 –
Bl	Bl 67 +	Bl 66	Bl 65 –	Bl 60	Bl 40
SJ	SJ 1	SJ 2	SJ 3 +	SJ 6	SJ 10 –
Gb	Gb 44	Gb 43 +	Gb 41	Gb 38 –	Gb 34
Leitbahn-*qi*-Fluss	Brunnen-*jing*-Punkt	Quell-*ying*-Punkt	Bach-*shu*-Punkt	Fluss-*jing*-Punkt	Meer-*he*-Punkt

+ Tonisierungspunkt, - Sedierungspunkt

- **Lokalisation:** Lage zwischen dem Bach-*shu*-Punkt und dem Meer-*he*-Punkt der jeweiligen Leitbahn, d. h. an der oberen Extremität entweder über oder proximal oder distal vom Handgelenk, an der unteren Extremität über oder proximal oder distal vom Fußgelenk. Der *qi*-Fluss verbreitert sich zunehmend, wird langsamer, tiefer und größer – daher wird auch die Punktwirkung weniger dynamisch im Vergleich zu den ersten drei Transport-*shu*-Punkten einer Leitbahn. Äußere Pathogene dringen hier bereits tiefer in den Körper ein, v. a. in die Gelenk-, Knochen- und Sehnenregionen.
- **Wirkung:** Lenken äußere pathogene Faktoren in Richtung von Gelenken, Knochen und Sehnen um.
- **Indikation:**
  - Dyspnoe, Beschwerden im Rachenraum wie Halsentzündungen, Husten (Erkrankungen der Stimme)
  - Wechsel von Fieber/Frösteln (v. a. die *yin*-Leitbahn-Punkte nutzen)
  - Einsatz bei *bi*-Syndromen wie schmerzhaften Gelenk- und Sehnenerkrankungen.

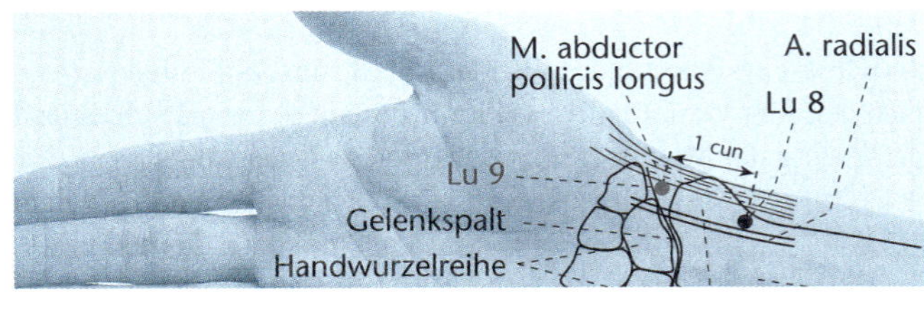

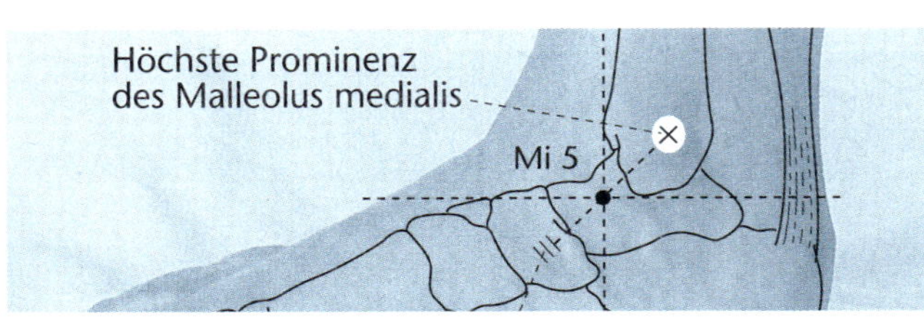

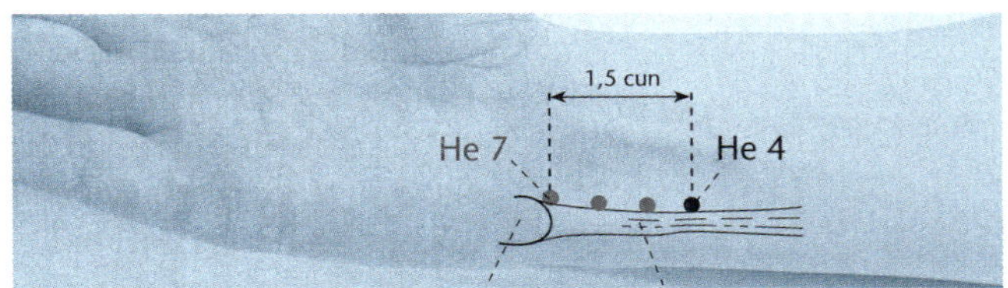

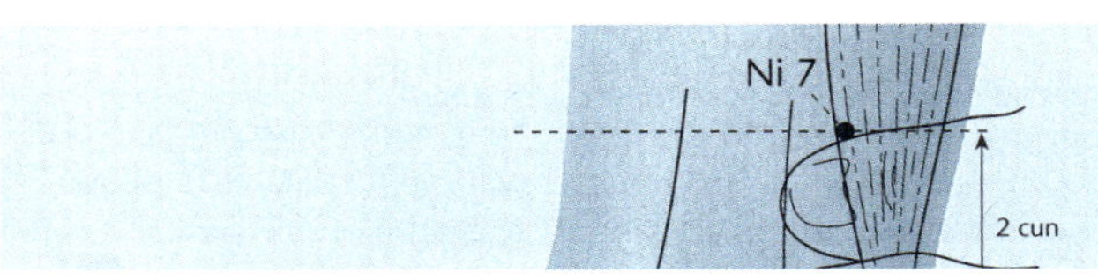

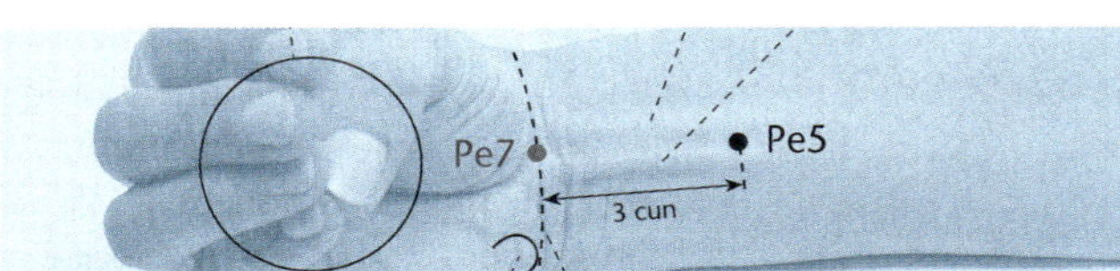

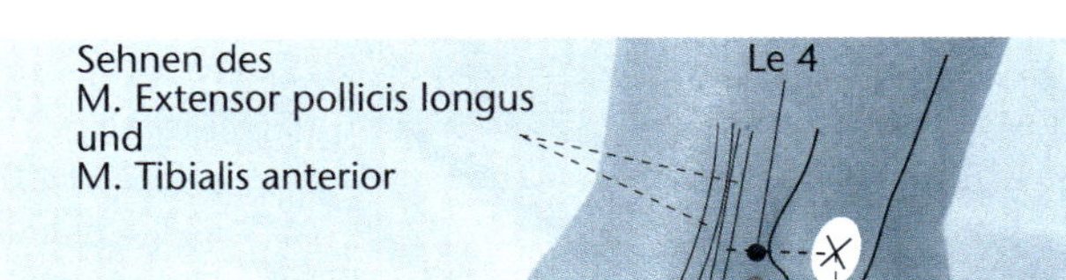

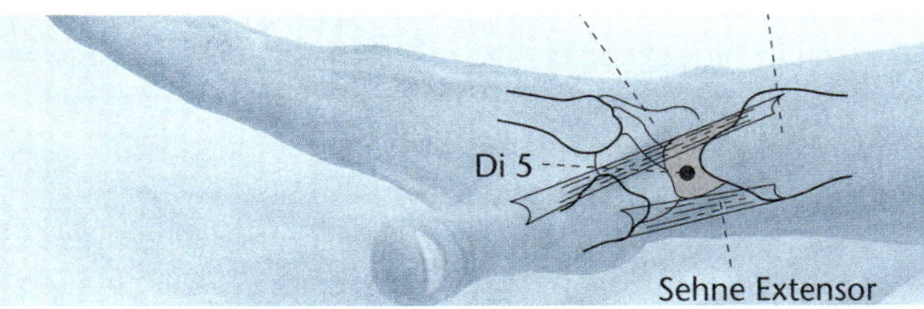

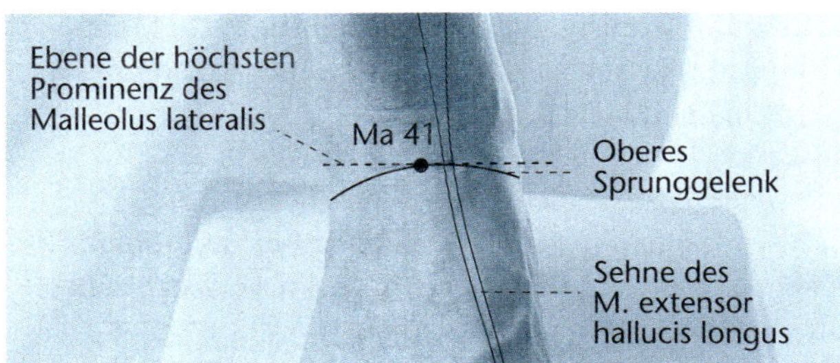

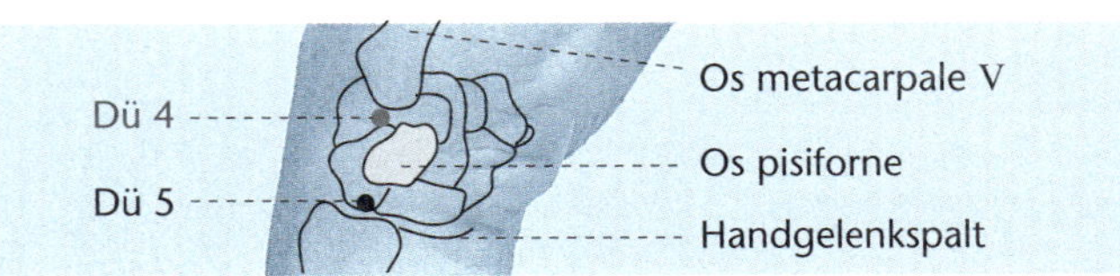

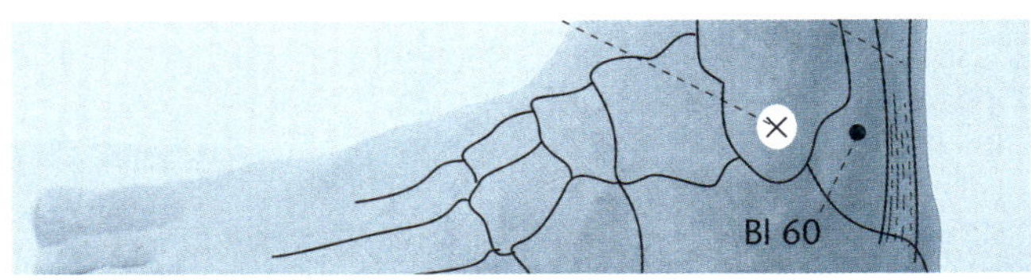

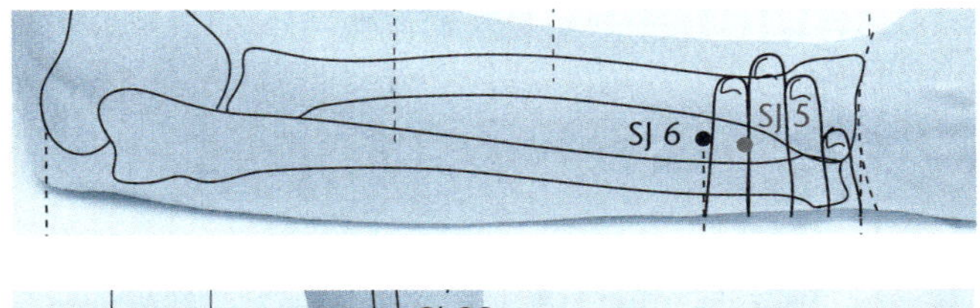

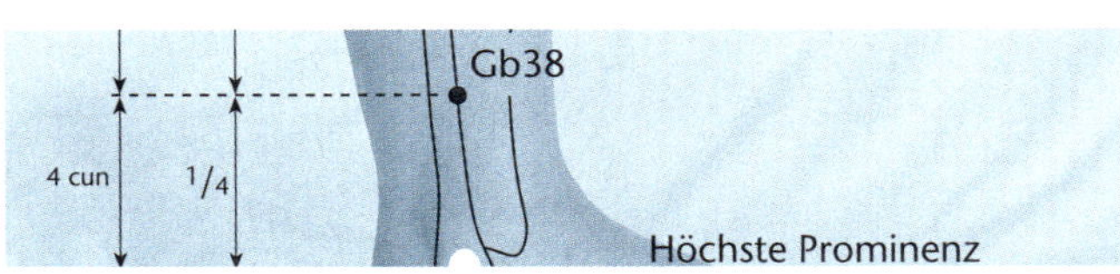

Meer-*he*-Punkte *(he xue)*

Der Meer-*he*-Punkt ist nach den fünf Wandlungsphasen (➤ 8.3.5) auf den *yin*-Leitbahnen gleichzeitig der **Wasser**-Punkt, auf den *yang*-Leitbahnen gleichzeitig der **Erd**-Punkt.

Meer-*he*-Punkte der *yin*-Leitbahnen

Wandlungsphase/Leitbahn	Holz-Punkt	Feuer-Punkt	Erd-Punkt	Metall-Punkt	Wasser-Punkt
Lu	Lu 11	Lu 10	Lu 9 +	Lu 8	Lu 5 –
Mi	Mi 1	Mi 2 +	Mi 3	Mi 5 –	Mi 9
He	He 9 +	He 8	He 7 –	He 4	He 3
Ni	Ni 1 –	Ni 2	Ni 3	Ni 7 +	Ni 10
Pe	Pe 9 +	Pe 8	Pe 7 –	Pe 5	Pe 3
Le	Le 1	Le 2 –	Le 3	Le 4	Le 8 +
Leitbahn-*qi*-Fluss	Brunnen-*jing*-Punkt	Quell-*ying*-Punkt	Bach-*shu*-Punkt	Fluss-*jing*-Punkt	Meer-*he*-Punkt
+ Tonisierungspunkt, - Sedierungspunkt					

Meer-*he*-Punkte der *yang*-Leitbahnen

Wandlungsphase/Leitbahn	Metall-Punkt	Wasser-Punkt	Holz-Punkt	Feuer-Punkt	Erd-Punkt
Di	Di 1	Di 2 –	Di 3	Di 5	Di 11 +
Ma	Ma 45 –	Ma 44	Ma 43	Ma 41 +	Ma 36
Dü	Dü 1	Dü 2	Dü 3 +	Dü 5	Dü 8 –
Bl	Bl 67 +	Bl 66	Bl 65 –	Bl 60	Bl 40
SJ	SJ 1	SJ 2	SJ 3 +	SJ 6	SJ 10 –
Gb	Gb 44	Gb 43 +	Gb 41	Gb 38 –	Gb 34
Leitbahn-*qi*-Fluss	Brunnen-*jing*-Punkt	Quell-*ying*-Punkt	Bach-*shu*-Punkt	Fluss-*jing*-Punkt	Meer-*he*-Punkt
+ Tonisierungspunkt, - Sedierungspunkt					

- **Lokalisation:** Lage an der oberen Extremität im Bereich der Ellbogenregion, an der unteren Extremität in der Knieregion. Der *qi*-Fluss-Verlauf ist hier sehr breit, tief und langsam geworden, endet sozusagen im tiefen Meer und das „Gefahrengut" kann bei nicht adäquater Therapie nach innen in den Körper „verschwinden". Äußere Pathogene (*xie qi*), die zuvor nicht im Leitbahnverlauf eliminiert wurden, können jetzt in das Innere des Körpers gelangen und die *zang-/fu*-Organe schädigen.
- **Wirkung:**
  - Senken gegenläufiges *qi* ab und beenden Diarrhö
  - Bei Erkrankungen der *fu*-Organe (v.a. die Punkte der unteren Extremität)
- **Indikation:**
  - Einsatz bei Erkrankungen der *fu*-Organe v. a. des Gastrointestinaltrakts mit Symptomen wie Erbrechen und Diarrhö
  - Einige Punkte auch bei Hauterkrankungen, z. B. **Di 11, Bl 40**

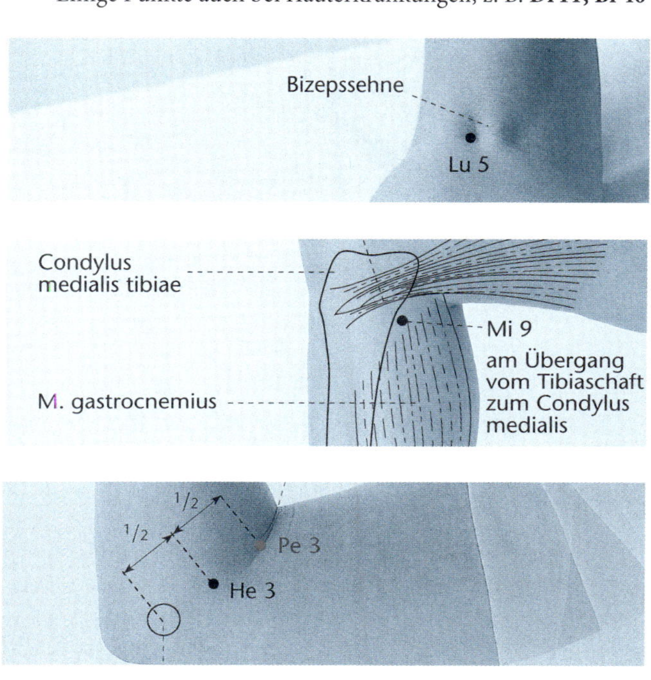

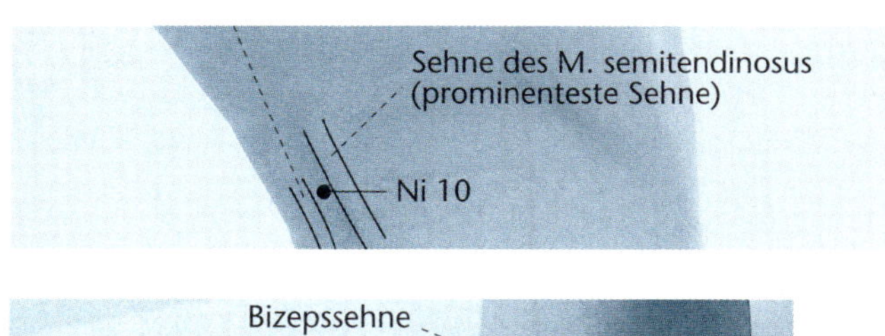

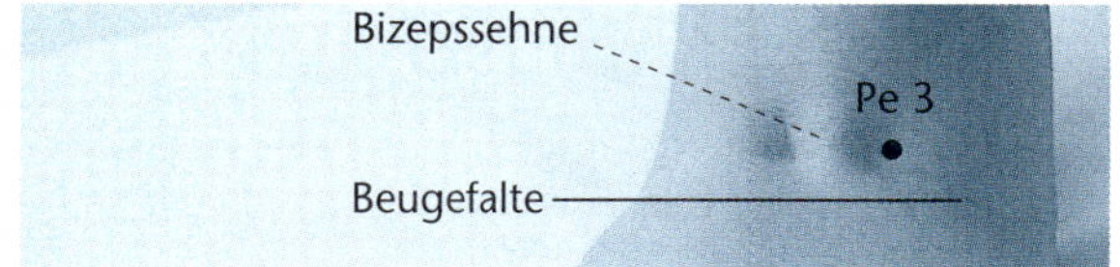

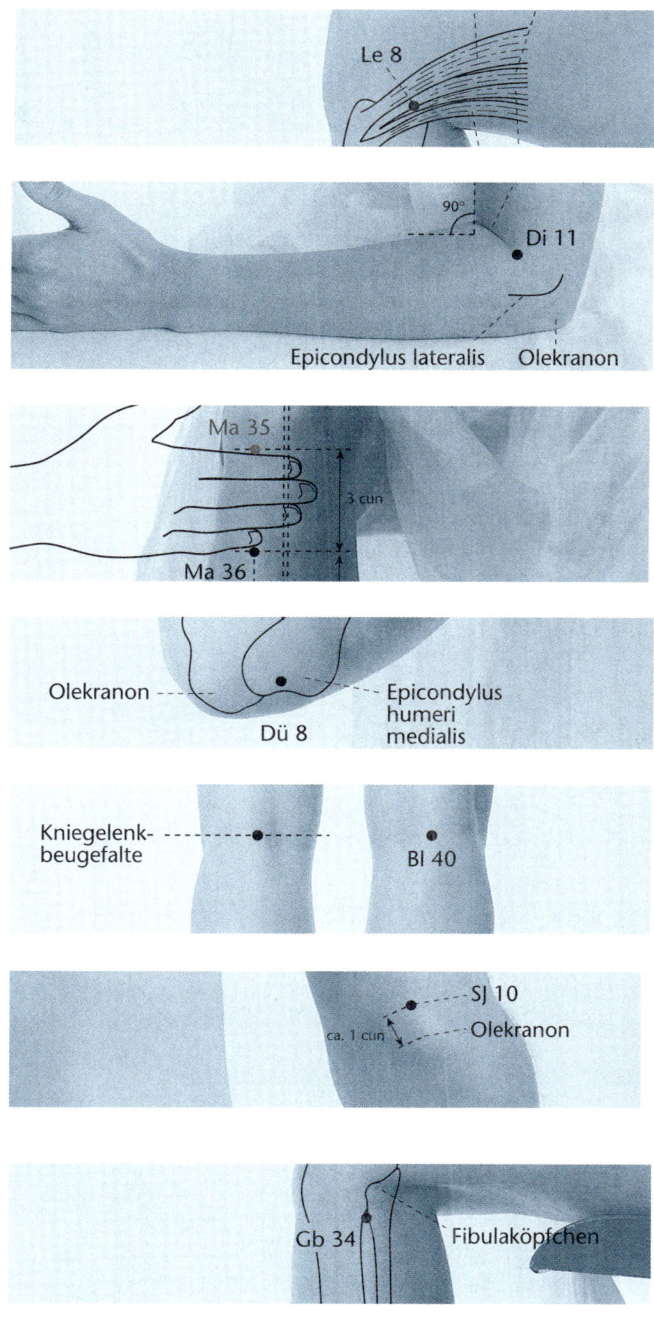

8.2.7 Einflussreiche-*hui*-Punkte der acht Gewebearten

An den *hui*-Punkten (auch Meisterpunkte der acht Gewebe) sammelt sich das *qi* der zugeordneten Körpergewebe und können durch diese beeinflusst werden.

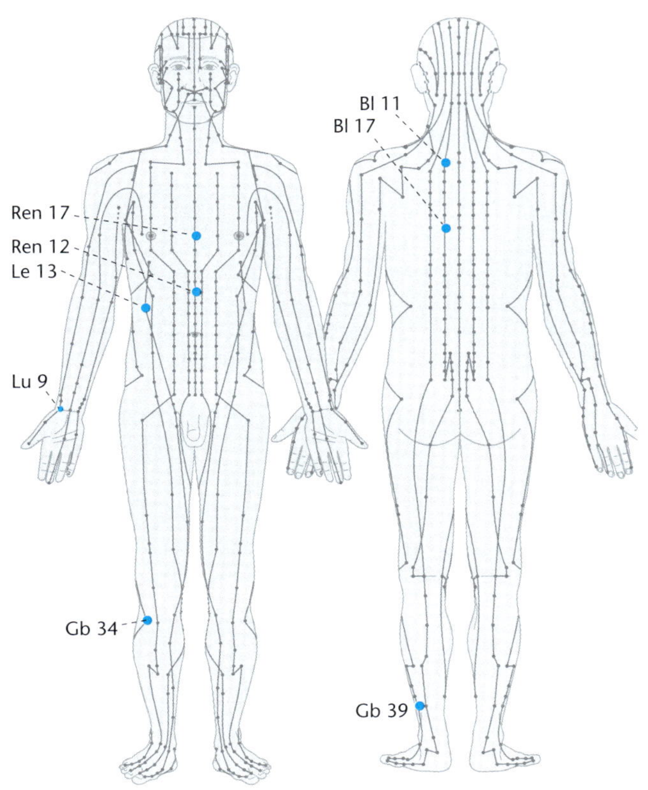

Tab. 8.5 Einflussreiche-*hui*-Punkte

Punkt	Körpergewebe	Indikationen
Le 13 *(zhangmen)*	*zang*-Organe	Erkrankungen der *zang*-Organe (stärkt die Milz und indirekt alle *zang*-Organe)
Ren 12 *(zhongwan)*	*fu*-Organe	Erkrankungen der *fu*-Organe z. B. im Gastrointestinaltrakt
Ren 17 *(danzhong)*	*qi,* Punkt hat einen starken Effekt auf *zong-qi*	Respiratorische Erkrankungen und Störungen des *qi*-Flusses wie Singultus; kontrolliert das *zong-qi* und damit Lungen- und Herz-Funktion
Bl 17 *(geshu)*	Blut	Erkrankungen des Blutes wie Anämie, Blut-Stase, Hämorrhagien und gynäkologische Erkrankungen
Gb 34 *(yanglingquan)*	Sehnen	Erkrankungen der Gelenke, Sehnen und Muskeln
Lu 9 *(taiyuan)*	Blutgefäße	Stimuliert die periphere Blut-Zirkulation durch Harmonisierung von *zong-qi* und Blutfluss, Gefäßerkrankungen wie Vaskulitis, Arteriosklerose
Bl 11 *(dazhu)*	Knochen	Erkrankungen im Knochenbereich wie Beschwerden in Schulter, Wirbelsäule, Gelenk- und Knochenschmerzen
Gb 39 *(xuanzhong)*	Knochenmark	Erkrankungen im Bereich von Knochen-, Rückenmark und Hirnsubstanz (Nervensubstanz)

8.2.8 Öffnungspunkte der acht außerordentlichen Gefäße

Die Öffnungspunkte der acht außerordentlichen Gefäße (auch Kardinalpunkte, Einschaltpunkte, Schlüsselpunkte) zeigt die Tabelle. Differenzierte Ausführungen zu Entstehung und Verläufen der außerordentlichen Gefäße ➤ 1.7, ➤ Kap. 5.

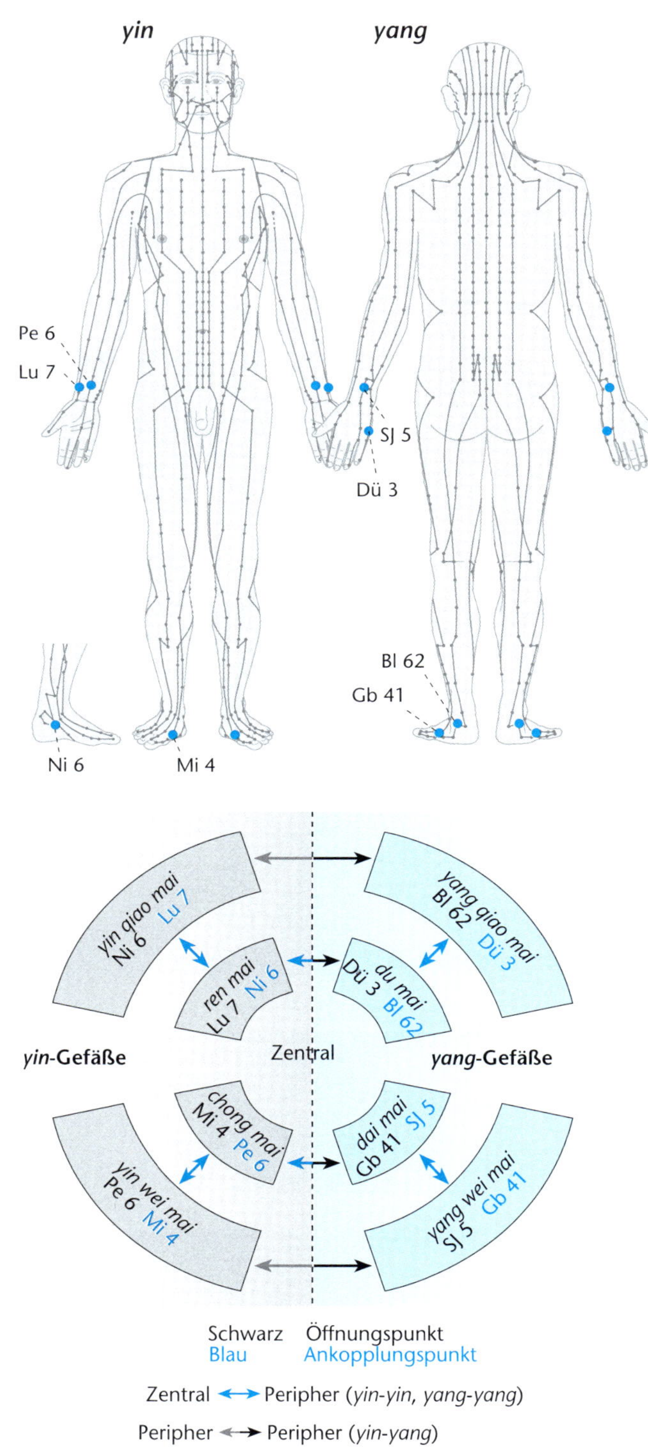

Punkte

Paare	Außerordentliches Gefäß	Öffnungspunkt	Ankopplungspunkt (Öffnungspunkt des Partners)	Versorgte Körperregion
Paar 1	*chong mai*	**Mi 4** *(gongsun)*	**Pe 6** *(neiguan)*	Herz, Thorax, Magen
	yin wei mai	**Pe 6** *(neiguan)*	**Mi 4** *(gongsun)*	
Paar 2	*du mai*	**Dü 3** *(houxi)*	**Bl 62** *(shenmai)*	Medialer Augenwinkel, Nacken-Schulter-Rückenregion, Dü- und Bl-Leitbahnen
	yang qiao mai	**Bl 62** *(shenmai)*	**Dü 3** *(houxi)*	
Paar 3	*dai mai*	**Gb 41** *(zulinqi)*	**SJ 5** *(waiguan)*	Laterale Augen- und Schläfenregion, Ohren, Wangen, Nacken und Schultern
	yang wei mai	**SJ 5** *(waiguan)*	**Gb 41** *(zulinqi)*	
Paar 4	*ren mai*	**Lu 7** *(lieque)*	**Ni 6** *(zhaohai)*	Gesicht, Kehle, Thorax, Lunge, Diaphragma, Abdomen
	yin qiao mai	**Ni 6** *(zhaohai)*	**Lu 7** *(lieque)*	

Praktischer Einsatz

Es gibt unterschiedliche Angaben dazu, wie die Öffnungs- und Ankopplungspunkte der außerordentlichen Gefäße genadelt werden sollen. In der Praxis mit gutem therapeutischem Effekt hat sich die nachfolgende Vorgehensweise bewährt.

Um ein außerordentlichen Gefäß zu öffnen bzw. zu regulieren:

- Zuerst den jeweiligen **Öffnungspunkt** mit nachfolgend dem **kontralateralen Ankopplungspunkt** (Öffnungspunkt des korrespondierenden Partners) nadeln. Dadurch wird eine Mobilisierung, Dynamisierung und Regulierung des in dem Gefäß fließenden *qi* angeregt.
- In einer nächsten Sitzung kann entweder der *xi*-**Punkt** des außerordentlichen Gefäßes (➤ 8.2.3) oder aber in der gleichen oder nächsten Sitzung andere Leitbahnpunkte des Gefäßes (siehe Leitbahnverläufe ➤ Kap. 5) angeschlossen werden, um den dynamisierten *qi*-Fluss im Gefäß weiter zu unterstützen.

Nach Kirschbaum (1995) wird zusätzlich folgende differenzierte Vorgehensweise für die Durchführung der „Öffnung" eines außerordentlichen Gefäßes vorgeschlagen:

- **Bei Frauen:** Zunächst den **Öffnungspunkt** auf der **rechten** Seite energetisch neutral nadeln, danach den **Ankopplungspunkt** energetisch neutral **links.** Daran anschließend können noch andere Punkte des jeweiligen Gefäßes genadelt werden.
- **Bei Männern:** Zunächst den **Öffnungspunkt** auf der **linken** Seite energetisch neutral nadeln, danach den **Ankopplungspunkt** energetisch neutral **rechts.** Zuletzt können noch andere Punkte des jeweiligen Gefäßes genadelt werden.
- **Nadelverweildauer:** Die Nadeln werden jeweils 20–25 min belassen und danach in umgekehrter Reihenfolge entfernt.

8.2.9 Untere-Meer-*xiahe*-Punkte

Die Unteren-Meer-*xiahe*-Punkte werden als Hauptpunkte bei Erkrankungen der korrespondierenden *fu*-Organe eingesetzt.

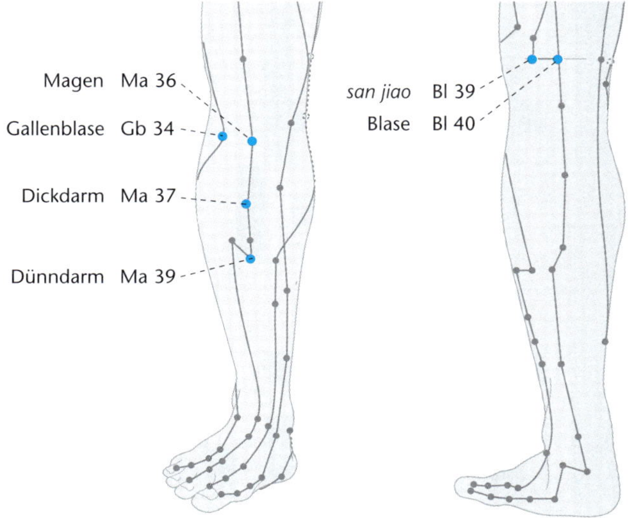

- **Ma 36** *(zusanli): xiahe*-Punkt des Magens. Indikation: Appetitlosigkeit, Schmerz und Völlegefühl epigastral, Säurereflux, Bauchschmerzen, Obstipation, Diarrhö
- **Ma 37** *(shangjuxu): xiahe*-Punkt des Dickdarms. Indikation: Appendizitis, Diarrhö
- **Ma 39** *(xiajuxu): xiahe*-Punkt des Dünndarms. Indikation: Diarrhö, Bauchschmerzen
- **Gb 34** *(yanglingquan): xiahe*-Punkt der Gallenblase. Indikation: Cholezystitis, Erbrechen
- **Bl 40** *(weizhong): xiahe*-Punkt der Blase. Indikation: Harninkontinenz, Harnverhalt
- **Bl 39** *(weiyang): xiahe*-Punkt des *san jiao.* Indikation: Harninkontinenz, Harnverhalt

8.2.10 Kreuzungs-*jiaohui*-Punkte

Kreuzungs-*jiaohui*-Punkte (auch Verbindungspunkte) sind Kreuzungsstellen mehrerer Leitbahnen und Gefäße, die durch die Beeinflussung von mehreren Leitbahnen bei der Nadelung oft ein großes Wirkungsspektrum haben. Dadurch kann z. B. die Nadelanzahl bei gutem Therapieeffekt reduziert werden. ###Tabelle fehlerhaft siehe Atlas, bitte nachkorrigieren###

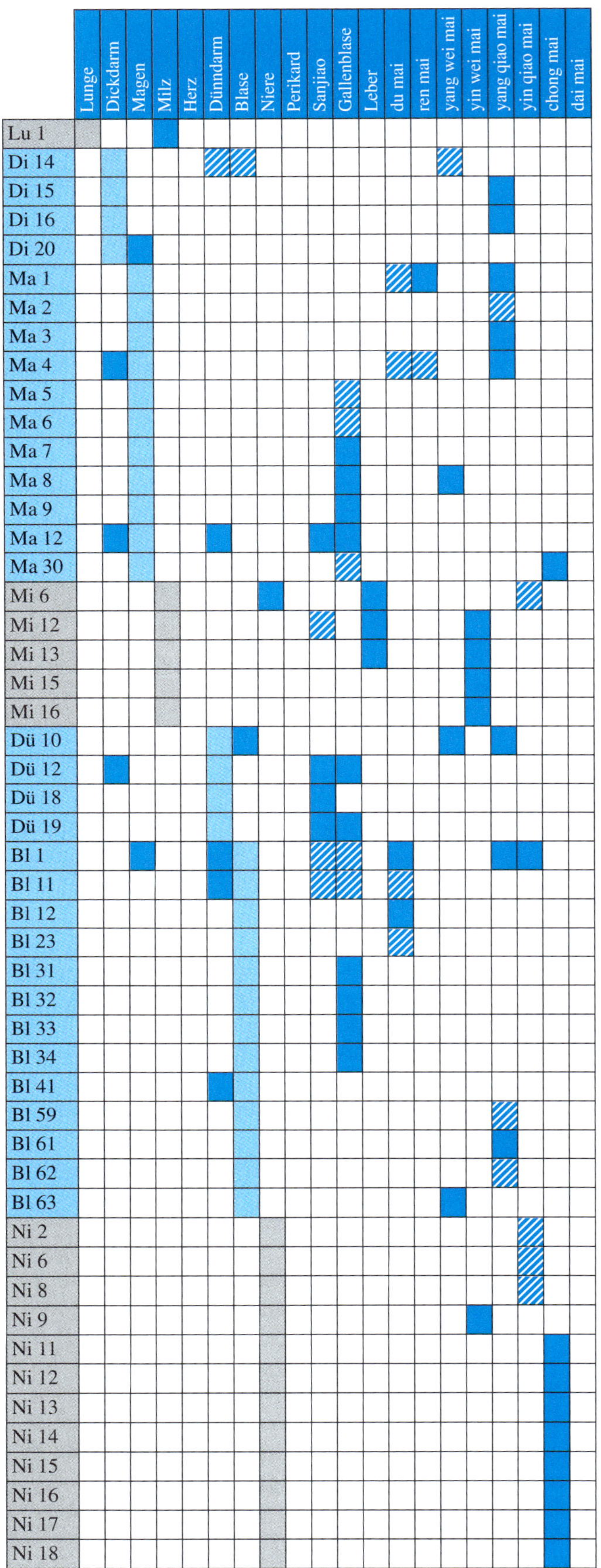
Lunge
Dickdarm
Magen
Milz
Herz
Dünndarm
Blase
Niere
Perikard
Sanjiao
Gallenblase
Leber
du mai
ren mai
yang wei mai
yin wei mai
yang qiao mai
yin qiao mai
chong mai
dai mai
Lu 1
Di 14
Di 15
Di 16
Di 20
Ma 1
Ma 2
Ma 3
Ma 4
Ma 5
Ma 6
Ma 7
Ma 8
Ma 9
Ma 12
Ma 30
Mi 6
Mi 12
Mi 13
Mi 15
Mi 16
Dü 10
Dü 12
Dü 18
Dü 19
Bl 1
Bl 11
Bl 12
Bl 23
Bl 31
Bl 32
Bl 33
Bl 34
Bl 41
Bl 59
Bl 61
Bl 62
Bl 63
Ni 2
Ni 6
Ni 8
Ni 9
Ni 11
Ni 12
Ni 13
Ni 14
Ni 15
Ni 16
Ni 17
Ni 18

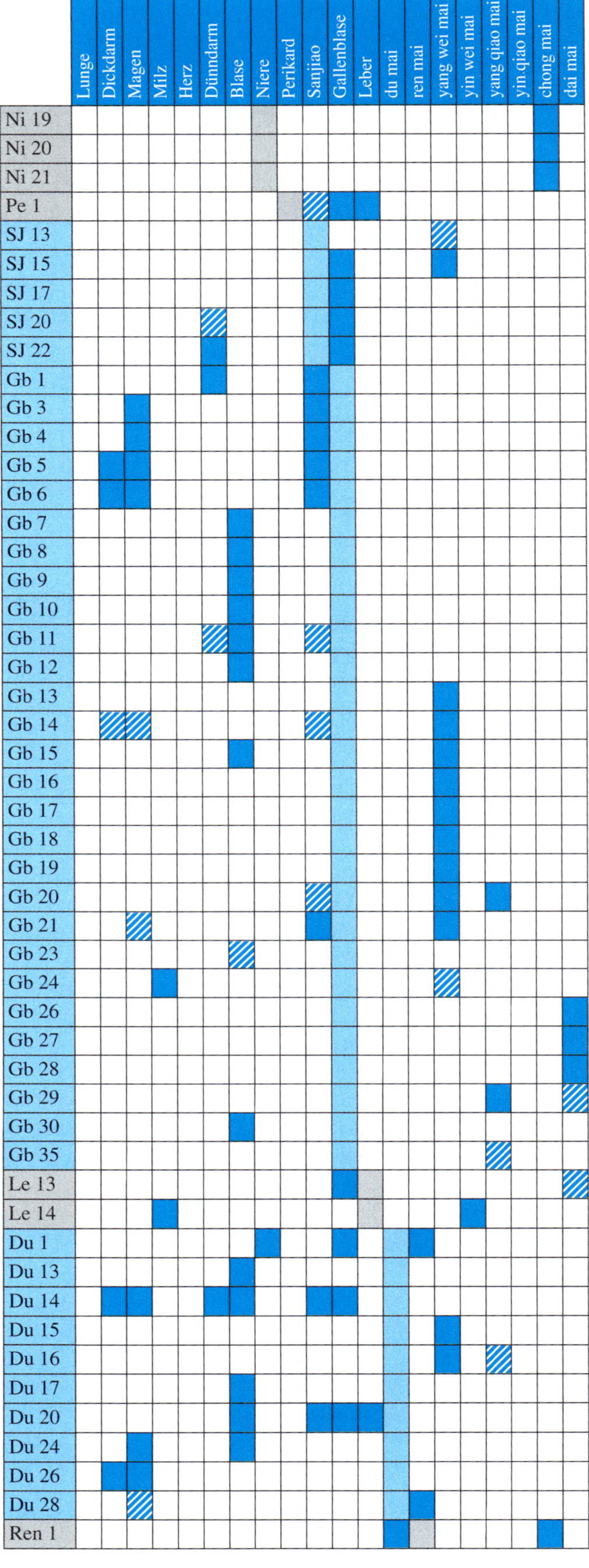
Lunge
Dickdarm
Magen
Milz
Herz
Dünndarm
Blase
Niere
Perikard
Sanjiao
Gallenblase
Leber
du mai
ren mai
yang wei mai
yin wei mai
yang qiao mai
yin qiao mai
chong mai
dai mai
Ni 19
Ni 20
Ni 21
Pe 1
SJ 13
SJ 15
SJ 17
SJ 20
SJ 22
Gb 1
Gb 3
Gb 4
Gb 5
Gb 6
Gb 7
Gb 8
Gb 9
Gb 10
Gb 11
Gb 12
Gb 13
Gb 14
Gb 15
Gb 16
Gb 17
Gb 18
Gb 19
Gb 20
Gb 21
Gb 23
Gb 24
Gb 26
Gb 27
Gb 28
Gb 29
Gb 30
Gb 35
Le 13
Le 14
Du 1
Du 13
Du 14
Du 15
Du 16
Du 17
Du 20
Du 24
Du 26
Du 28
Ren 1

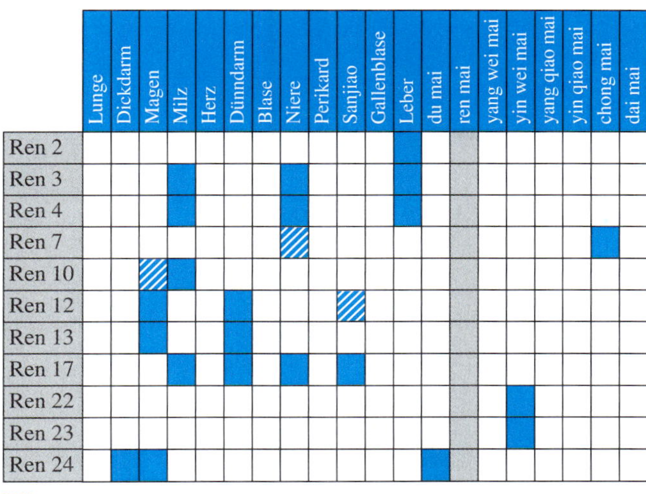

	Lunge	Dickdarm	Magen	Milz	Herz	Dünndarm	Blase	Niere	Perikard	Sanjiao	Gallenblase	Leber	du mai	ren mai	yang wei mai	yin wei mai	yang qiao mai	yin qiao mai	chong mai	dai mai
Ren 2												X								
Ren 3				X				X				X								
Ren 4				X				X				X								
Ren 7								(X)											X	
Ren 10			(X)	X																
Ren 12			X			X				(X)										
Ren 13			X			X														
Ren 17				X		X		X		X										
Ren 22																X				
Ren 23																X				
Ren 24		X	X										X							

 Nur bei einigen Autoren genannt

8.2.11 *Gao-Wu*-Kommandopunkte

Die *Gao-Wu*-Kommandopunkte (auch Meisterpunkte der Regionen) sind Punkte mit großem Einfluss auf bestimmte Körperregionen. Der therapeutische Einsatz dieser Punkte in Kombination mit Punkten spezifischer Wirkung sowie Lokalpunkten verstärkt die Wirkung auf die jeweilige Region.

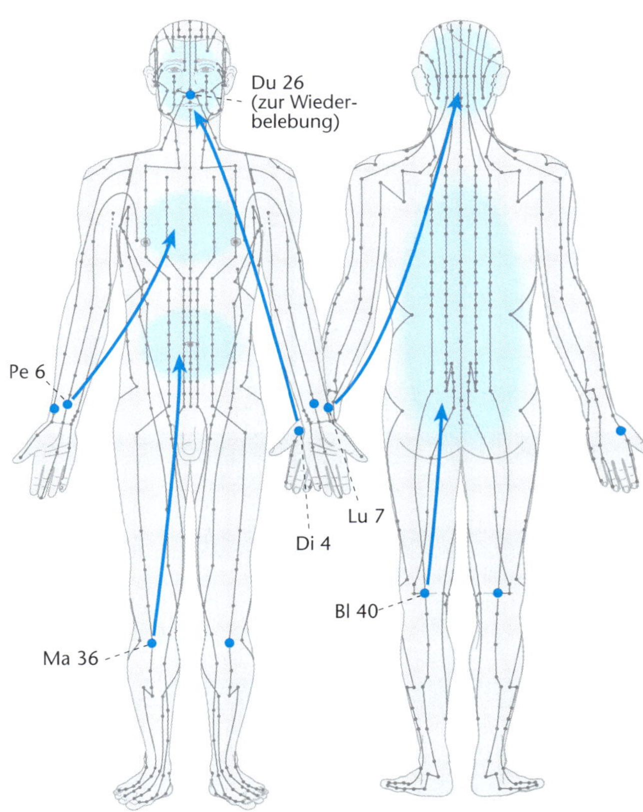

- **Ma 36** *(zusanli):* Alle Erkrankungen der Bauchregion
- **Di 4** *(hegu):* Gesichtsregion und Erkrankungen im Mundbereich
- **Lu 7** *(lieque):* Okzipitalregion
- **Bl 40** *(weizhong):* Rücken und Lumbalgegend
- **Pe 6** *(neiguan):* Thoraxregion
- **Du 26** *(renzhong):* Zur Wiederbelebung (wird nach einigen Autoren hinzugefügt, z. B. Deadman, Al-Khafaji und Baker, 2000)

8.2.12 Himmelsfensterpunkte

In den chinesischen Klassikern findet sich nur wenig über diese Punkte beschrieben. Im anglo-amerikanischen Raum gibt es Ausführungen z. B. bei Ross (1998) und Deadman, Al-Khafaji und Baker (2000), auf die hier Bezug genommen wird.

- **Lokalisation:** Acht der Himmelsfensterpunkte befinden sich in der Halsregion (Ausnahme **Lu 3** am Oberarm und **Pe 1** in der Thoraxregion), dies könnte auf die Funktion der Himmelsfensterpunkte hinweisen, den Fluss zwischen Kopf und Körper zu regulieren.
  - **Lu 3** *(tianfu)*
  - **Di 18** *(futu)*
  - **Pe 1** *(tianchi)*
  - **SJ 16** *(tianyou)*
  - **Dü 16** *(tianchuang)*
  - **Dü 17** *(tianrong)*
  - **Ma 9** *(renying)*
  - **Bl 10** *(tianzhu)*
  - **Ren 22** *(tiantu)*
  - **Du 16** *(fengfu)*
- **Anmerkung:** Nach Deadman, Al-Khafaji und Baker (2000) wird gemäß dem Autor *Ma Shi* **Dü 17** mit **Gb 9** *(tianchong)* ausgetauscht. Mit dieser Änderung wären alle 6 zum Kopf ziehenden *yang*-Leitbahnen vertreten.
- **Praktischer Einsatz: Störungen des *qi*-Flusses, z. B.:**
  - **Lu 3, Di 18, Ren 22** bei gegenläufigem Lungen-*qi* mit Husten, Keuchatmung etc.
  - **Pe 1** bei gegenläufigem Lungen-*qi* mit viel Schleim
  - **Ma 9** bei gegenläufigem Lungen- und Magen-*qi*
  - **Bl 10** bei Schwindel, Kopfschmerz und Nackensteifigkeit etc.
  - **Du 16** bei innerem Leber-Wind

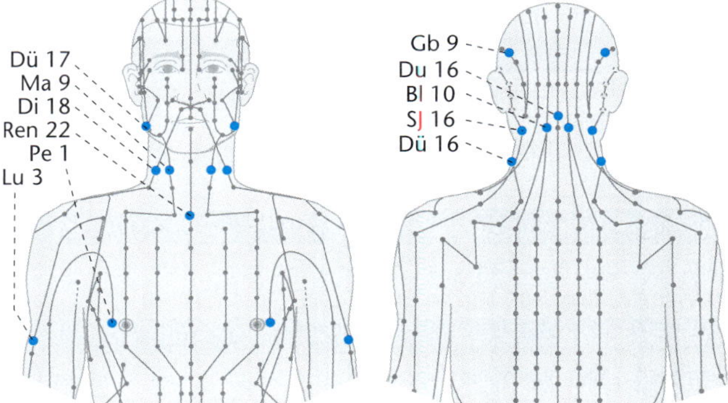

- Bei **Struma, Schwellungen, Schmerz** und *qi*-Stagnationen in der Hals- und Nackenregion: Vor allem Einsatz der Punkte in der lokalen Region
- Bei **Erkrankungen** mit **akutem Beginn, z. B.:**
  - **Di 18** bei plötzlicher Aphonie
  - **Ma 9** bei akut einsetzender Diarrhö
  - **Dü 16** bei plötzlicher Aphonie z. B. nach Apoplex
  - **Bl 10** bei Epilepsie
  - **SJ 16** bei Hörsturz
  - **Ren 22** bei akuter Atemnot
  - **Du 16** bei plötzlicher Aphasie durch Apoplex
- **Psychoemotionale Erkrankungen:**
  - **Lu 3** bei Somnolenz, Trauer, Desorientiertheit, Vergesslichkeit, Schlaflosigkeit
  - **Dü 16** bei manischer Agitiertheit und manischer Depression
  - **Bl 10** bei Manie, Halluzinationen, Epilepsie, kindlichen Krampfanfällen
  - **SJ 16** bei wirren Träumen
  - **Du 16** bei Manie, Trauer und Ängstlichkeit mit angstinduziertem Herzklopfen
- **Erkrankungen der Sinnesorgane:**
  - **Lu 3** bei Nasenbluten, verschwommenem Sehen, Kurzsichtigkeit
  - **Ma 9** bei verschwommenem Sehen
  - **Dü 16** bei Taubheit, Tinnitus, Ohrenschmerzen
  - **Dü 17** bei Tinnitus und Taubheit
  - **Bl 10** bei Augenschmerzen, verschwommenem Sehen, Tränenfluss, Sprachschwierigkeiten, Nasenverstopfung, Verlust des Riechvermögens
  - **SJ 16** bei Hörstörungen, Sehstörungen, Augenschmerzen, Tränenfluss, Verlust des Riechvermögens, Nasenverstopfung
  - **Du 16** bei Sprachstörungen (z. B. nach Apoplex), verschwommenem Sehen, Nasenbluten
  - **Ren 22** bei Sprachstörungen

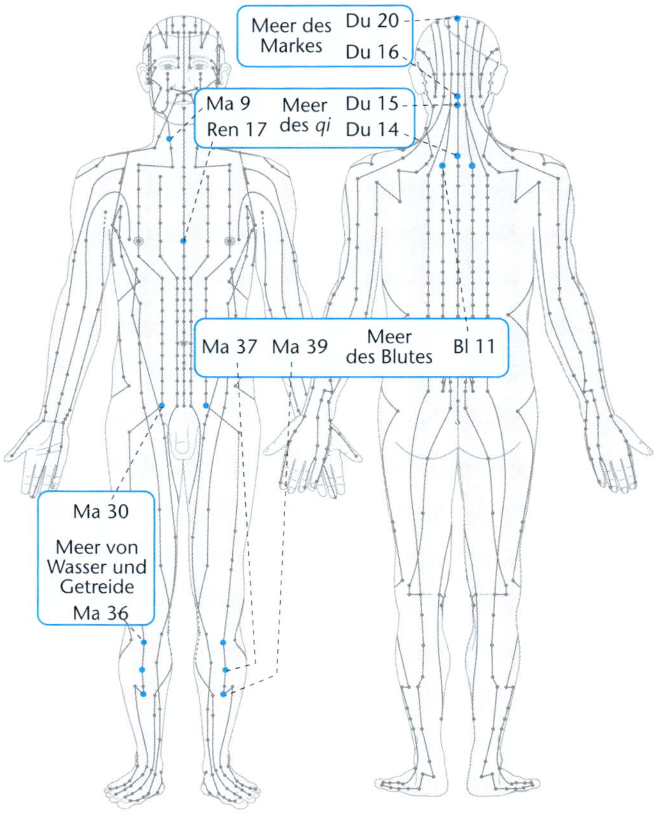

8.2.13 Die Punkte der vier Meere

Die Punkte haben einen besonderen Einfluss auf das jeweilige „Meer" und unterstützen es.

Meer des *qi*	**Ma 9** *(renying)*, **Ren 17** *(danzhong)*, **Du 15** *(yamen)*, **Du 14** *(dazhui)*
Ling Shu[2]: „Wenn das Meer des *qi* in Fülle ist, zeigt sich Fülle im Thorax, Kurzatmigkeit und eine rote Gesichtsfarbe. Wenn das Meer des *qi* im Mangel (Leere) ist, zeigt sich wenig Energie zum Sprechen."	
Meer des Blutes	**Bl 11** *(dazhu)*, **Ma 37** *(shangjuxu)*, **Ma 39** *(xiajuxu)*
Ling Shu[2]: „Der *chong mai* ist das Meer aller Leitbahnen. Im oberen Bereich befindet es sich bei **Bl 11** und in den unteren Bereichen endet er bei **Ma 37** und **Ma 39.** Wenn das Meer des Blutes in Fülle ist, dann hat derjenige das Gefühl, sein Körper wäre größer. Er fühlt sich unwohl, weiß aber nicht, was erkrankt ist. Wenn das Meer des Blutes im Mangel (Leere) ist, dann hat er das Gefühl, als ob sein Körper kleiner ist. Er fühlt sich reduziert, weiß aber nicht, was erkrankt ist."	
Meer von Wasser und Getreide	**Ma 30** *(qichong)* als oberer Punkt, **Ma 36** *(zusanli)* als unterer Punkt des Meeres der Nahrung
Ling Shu[2]: „Wenn das Meer der Nahrung in Fülle ist, dann zeigt sich abdominales Völlegefühl, und wenn es im Mangel ist, dann zeigt sich eine Unfähigkeit, zu essen."	
Meer des Markes	**Du 20** *(baihui)*, **Du 16** *(fengfu)*
Ling Shu[2]: „Sein oberer Punkt ist die Kopfspitze, unterhalb ist es **Du 16.** Wenn das Meer des Markes in Fülle ist, fühlt sich der Körper leicht an und gibt viel Kraft, und das Selbst einer Person übersteigt den normalen Spiegel; ist das Meer des Markes in Leere, kommt es zu einem Wirbelgefühl im Gehirn, Schwindel, Tinnitus, Schmerzen der Unterschenkel, Beeinträchtigung der Sehfähigkeit, Indolenz und Verlangen zu Schlafen."	

[2] Übersetzungen des *Ling Shu* nach Deadman, Al-Khafaji und Baker (1998, 2000)

8.2.14 Himmelssternpunkte nach *Ma Dan Yang*

Zunächst 11, später 12 Punkte von *Ma Dan Yang* (ein berühmter Arzt der *Jin*-Dynastie), die er als die wichtigsten Akupunkturpunkte des Körpers ansah. Anmerkung: Der Arzt *Xu Feng* zählte später zu den 11 Punkten **Le 3** als 12. Punkt dazu.

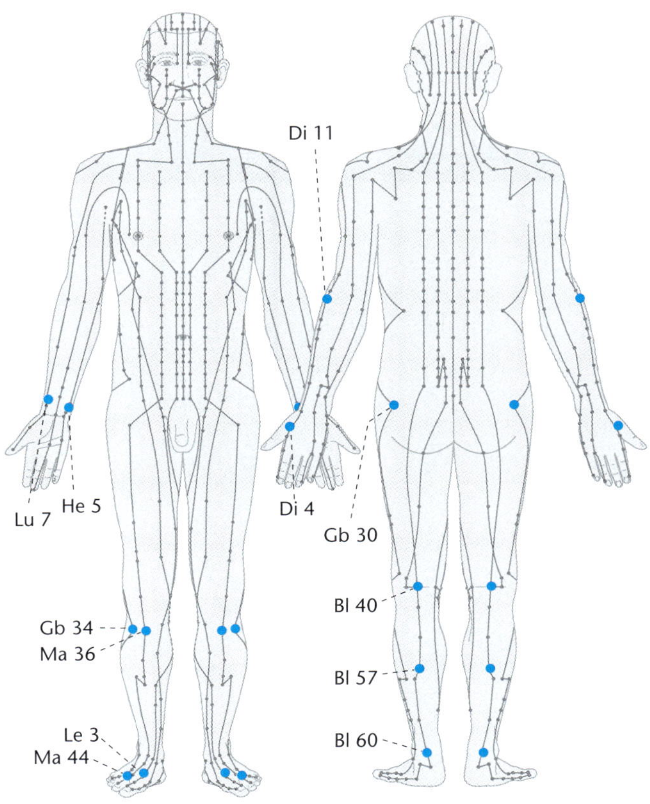

- **Lu 7** *(lieque)*
- **Di 4** *(hegu)*
- **Di 11** *(quchi)*
- **Ma 36** *(zusanli)*
- **Ma 44** *(neiting)*
- **He 5** *(tongli)*
- **Bl 40** *(weizhong)*
- **Bl 57** *(chengshan)*
- **Bl 60** *(kunlun)*
- **Gb 30** *(huantiao)*
- **Gb 34** *(yanglingquan)*
- **Le 3** *(taichong)*

8.2.15 *Sun-Si-Miao*-Geist-Punkte

Diese 13 Punkte (auch 13 Geister- oder Dämonen-Punkte) beziehen sich auf eine Methode von *Sun Si Miao* (einem berühmten Arzt der *Tang*-Dynastie), die bei Störungen eingesetzt wurden, die heute eher unter schwere manische Störungen und/oder Epilepsie eingeordnet würden. Jeder *Sun-Si-Miao*-Geist-Punkt besitzt einen alternativen chinesischen Namen, in dem jeweils auch das Wort Geist im Sinne von Dämon/Geister *(gui)* enthalten ist. Hier wird die deutsche Übersetzung nach Deadman, Al-Khafaji und Baker (2000) aufgeführt. Nach Deadman et al. gingen einige Autoren davon aus, dass *gui xin* eher **Lu 9** *(taiyuan)* als **Pe 7** *(daling)* sei und *gui lu* eher **Pe 5** *(jianshi)* oder **Pe 8** *(laogong)* anstatt **Bl 62.** Es existieren bezüglich der aufgeführten Punktliste Varianten, z. B. von dem chinesichen Arzt *Gao Wu*, der **Bl 62, Du 23, Ren 1** (Original: *yumentou/yinxiafeng*) und **Di 11** aus der Liste entfernte, dafür aber **Du 24, Ma 17, Le 2** und **Gb 34** nannte.

	Name	Alternativer Name	Übersetzung
Du 26	*renzhong*	*gui gong*	Geist-Palast
Du 16	*fengfu*	*gui zhen*	Geist-Kissen
Du 23	*shangxing*	*gui tang*	Geist-Halle
Ren 24	*chengjiang*	*gui shi*	Geist-Markt
Lu 11	*shaoshang*	*gui xin*	Geist-Glauben
Di 11	*quchi*	*gui tui*	Geist-Bein
Ma 6	*jiache*	*gui chuang*	Bett des Geistes
Mi 1	*yinbai*	*gui lei*	Geist-Festung
Pe 7	*daling*	*gui xin*	Geist-Herz
Pe 8	*laogong*	*gui cu*	Geist-Höhle
Bl 62	*shenmai*	*gui lu*	Geist-Weg
Ex-HN 11	*haiquan*	*gui feng*	Geist-Siegel
Ren 1[3]	*huiyin*	*gui cang*	Geist-Laden

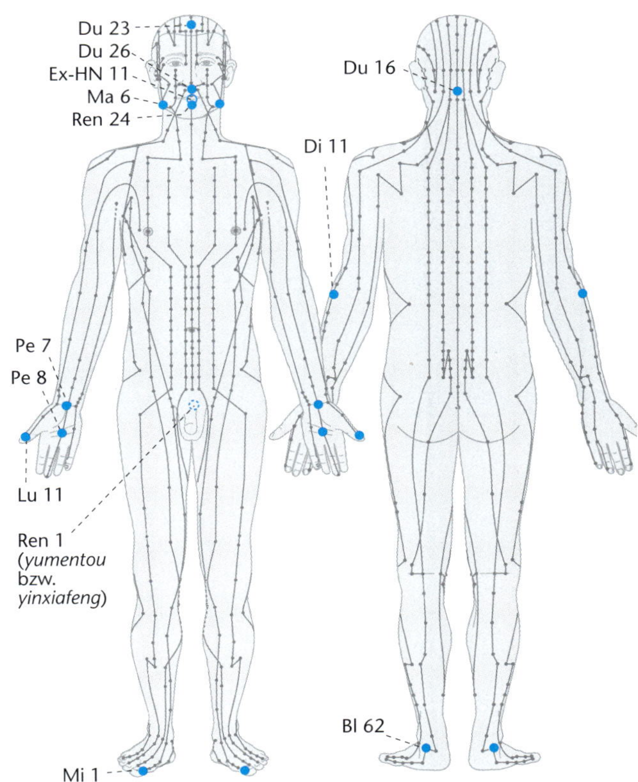

[3] *Yumentou* (bei Frauen) und *yinxiafeng* (bei Männer), diese beiden Extrapunkte entsprechen etwa **Ren 1** *(huiyin) gui cang* (Geist-Laden)

8.2.16 Entry(Eintritt)-/Exit(Austritt)-Punkte

Die Entry(Eintritt)-/Exit(Austritt)-Punkte werden in der modernen chinesischen Literatur nicht als eine separate Punktkategorie berücksichtigt, sondern finden sich eher in der westlichen Literatur wie z. B. Jarrett (2003), Hicks, Hicks und Mole (2004) sowie Pirog (1996). Nach Hicks et al. werden aber originär chinesische Quellen angenommen. Die Punkte beziehen sich auf den Verlauf des *qi*-Flusses innerhalb der Organuhr (➤ 1.1.4). Beim Übergang von einer Leitbahn zur anderen werden Verbindungen bzw. *shunts* postuliert. Beim Entry(Eintritt)-Punkt einer Leitbahn fließt das *qi* von der vorhergehenden Leitbahn ein, am Exit(Austritt)-Punkt fließt es von einer Leitbahn in die nach der Organuhr folgende Leitbahn. Dabei entsprechen die Ein- bzw. Austrittpunkte oft, aber nicht immer dem Anfangs- bzw. Endpunkt der jeweiligen Leitbahn.

Leitbahn (Anfangs-/ Endpunkt)	Uhrzeit/Maximale Durchflusszeit	Entry(Eintritt)-Punkt bzw. Exit(Austritt)-Punkt im Verlauf		
Lu (Lu 1/Lu 11)	3–5 Uhr	Lu 1 *(zhongfu)*	→	Lu 7 *(lieque)**
				↓
Di (Di 1/Di 20)	5–7 Uhr	Di 20 *(yingxiang)*	←	Di 4 *(hegu)**
		↓		
Ma (Ma 1/Ma 45)	7–9 Uhr	Ma 1 *(chengqi)*	→	Ma 42 *(chongyang)**
				↓
Mi (Mi 1/Mi 21)	9–11 Uhr	Mi 21 *(dabao)*	←	Mi 1 *(yinbai)*
		↓		
He (He 1/He 9)	11–13 Uhr	He 1 *(jiquan)*	→	He 9 *(shaochong)*
				↓
Dü (Dü 1/Dü 19)	13–15 Uhr	Dü 19 *(tinggong)*	←	Dü 1 *(shaoze)*
		↓		
Bl (Bl 1/Bl 67)	15–17 Uhr	Bl 1 *(jingming)*	→	Bl 67 *(zhiyin)*
				↓
Ni (Ni 1/Ni 27)	17–19 Uhr	Ni 22 *(bulang)**	←	Ni 1 *(yongquan)*
		↓		
Pe (Pe 1/Pe 9)	19–21 Uhr	Pe 1 *(tianchi)***	→	Pe 8 *(laogong)*
				↓
SJ (SJ 1/SJ 23)	21–23 Uhr	SJ 22 *(erheliao)**	←	SJ 1 *(guanchong)*
		↓		
Gb (Gb 1/Gb 44)	23–1 Uhr	Gb 1 *(tongziliao)*	→	Gb 41 *(zulinqi)**
				↓
Le (Le 1/Le 14)	1–3 Uhr	Le 14 *(qimen)*	←	Le 1 *(dadun)*

* Eintritt- bzw. Austrittpunkte entsprechen nicht den Anfangs- bzw. Endpunkten der jeweiligen Leitbahn.
** bei Frauen wird wegen der anatomischen Lokalisation von **Pe 1** zur Brust oft zur Therapie **Pe 2** angegeben

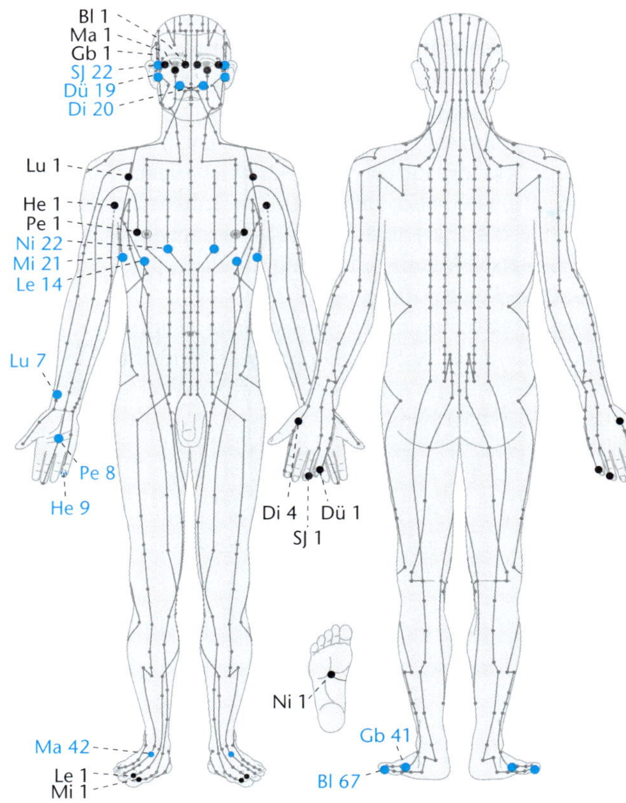

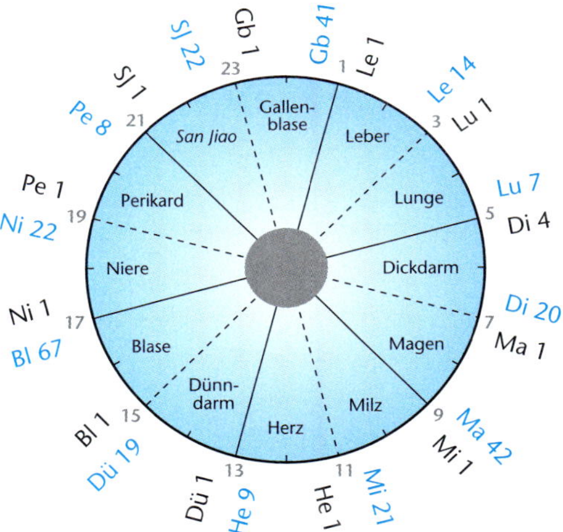

Die Pulsdiagnose kann diagnostisch auf eine partielle oder vollständige Blockade zwischen Ein- und Austrittpunkten hinweisen. Der Block führt zu einer Drosselung des *qi*-Flusses in der nachfolgenden Leitbahn. Um den Shunt, den Fluss zwischen den Leitbahnen wieder herzustellen, nadelt man den Austritt-Punkt der blockierten Leitbahn gleichzeitig mit dem Eintritt-Punkt der nachfolgenden Leitbahn. Zusätzlich können nach Hicks, Hicks und Mole (2004) auch mehrere Ein-/Austrittpunkte vor und nach den betroffenen Leitbahnen gewählt werden, um den blockierten Fluss auf einer größeren Strecke zu regulieren. Die Nadelung sollte auch bei einseitigen Störungen immer **bilateral** erfolgen. Besteht dagegen nicht ein Shunt zwischen zwei Leitbahnen, sondern ist eine Leitbahn insgesamt in ihrer Zirkulation, z. B. durch eine Narbe blockiert, kann durch die gleichzeitige Nadelung von ihrem Ein- und Austrittpunkt der gesamte Leitbahnfluss dynamisiert und gestärkt werden.

Pirog (1996) vergleicht die Punkte mit den Ein- bzw. Auslassventilen von Wasserhähnen, die den Zu- und Ablauf in einer Leitung („den Leitbahnen") regulieren.

- Stärkende Nadeltechnik des Eintritt-Punktes bewirkt einen vermehrten Zufluss zur Leitbahn vergleichbar dem Öffnen eines Einlassventils. Beispiel: **Lu 1** + öffnet das Einlassventil, die zuvor z. B. in Leere befindliche Lu-Leitbahn erhält mehr *qi*-Fluss.
- Stärkende Nadeltechnik des Austritt-Punktes reduziert den Fluss in der betreffenden Leitbahn vergleichbar dem Öffnen eines Auslassventils. Beispiel: **Le 14** + öffnet das Auslassventil, die Fülle der Le-Leitbahn wird abgeleitet.
- Ableitende Nadeltechnik des Eintritt-Punktes reduziert den *qi*-Fluss in der betreffenden Leitbahn vergleichbar dem Schließen eines Einlass-Ventils. Beispiel: **Lu 1**– schließt das Einlassventil und reduziert den Zu-Fluss aus der Le-Leitbahn (z. B. bei einer bereits bestehenden Fülle in der Lu-Leitbahn).
- Ableitende Nadeltechnik des Austritt-Punktes stärkt den *qi*-Fluss in der jeweiligen Leitbahn vergleichbar dem Schließen eines Auslassventils. Beispiel: **Le 14**– schließt das Auslassventil, es verhindert den weiteren Verlust einer bereits in Leere befindlichen Le-Leitbahn.

8.3 Punktauswahlstrategien

8.3.1 Lokal-, Regional- und Fernpunkte

Lokalisation

- **Lokalpunkte:** Sie liegen direkt in der Erkrankungsregion, jeder druckdolente Punkt (*ashi*-Punkt) kann ein Lokalpunkt sein. **Indikation:** Am effektivsten in der Therapie chronischer lokaler Erkrankungen, aber auch bei akuten Störungen.
- **Regionalpunkte**: Diese liegen in der Nähe der Erkrankung oder Schmerzregion. **Indikation:** Bewährt statt Lokalpunkten bei akuten schmerzhaften Erkrankungen, zur Stärkung des Therapieeffekts der Lokal- und Fernpunkte.
- **Fernpunkte**: Sie liegen „fern" der Erkrankung, besitzen aber eine therapeutische Wirkung auf die Erkrankungsregion entweder direkt auf die Region oder durch einen Bezug innerhalb des Leitbahnsystems (➤ 1, auch ➤ 8.3.2, Fernpunktauswahl). Die wirksamsten und dynamischsten Fernpunkte liegen jeweils distal vom Knie (Beinregion) oder vom Ellenbogen (Armregion). Generell sind die Fernpunkte der Fuß-Leitbahnen dynamischer und stärker wirksam im Vergleich zu denen der Hand-Leitbahnen. **Indikation:** V. a. akute, aber auch chronische Störungen, Funktion nach CM: Machen die Leitbahn durchgängig bei Kälte-, Feuchtigkeits- und Wind-Invasion oder bei *qi*-und Blut-Zirkulationsstörungen.

Nadeltechniken Fernpunkte

- **Nadeltechnik:** In Akutfällen und bei starken Schmerzzuständen können die Fernpunkte ableitend genadelt werden, um den *qi*-Fluss der blockierten Leitbahnen stärker zu aktivieren.

- **Fernpunktstimulation:** Anwendung bei schmerzhaft eingeschränkter Beweglichkeit im Bereich des Skelettsystems. **Technik:** Der Therapeut stimuliert den entsprechend ausgewählten Fernpunkt mit stark ableitender Nadelungstechnik, während der Patient das betroffene Gelenk bewegt.
- **Wirkungsverstärkung:** Durch gleichzeitige Kombination von Fernpunkten der Hand- mit Fernpunkten der Fuß-Leitbahnen oder die Kombination von Fernpunkten mit entsprechenden Lokal- und Regionalpunkten (➤ 8.4.1).

8.3.2 Punktauswahl nach betroffener Leitbahn

Kennzeichnet eine Punktauswahl, die sich auf das Leitbahnsystem (➤ 1) bezieht:

- Auswahl von Punkten einer Leitbahn, die durch das Erkrankungsgebiet verläuft
- Punkte einer Leitbahn, die in **Innen/Außen-Kopplung** (➤ 1.2) zur betroffenen Leitbahn steht
- Leitbahnpunkte derselben Achse, wie z. B. Punkte der *yangming*-Achse (Di/Ma) oder *taiyang*-Achse (Dü/Bl) etc. ➤ 1.2.3.

Fernpunktauswahl nach korrespondierenden Arealen

Die Fernpunkte können nach korrespondierenden Arealen ausgewählt werden. Dabei zunächst die betroffene Region untersuchen, dann das mit dieser Region korrespondierende Areal auf der kontralateralen Seite nadeln.

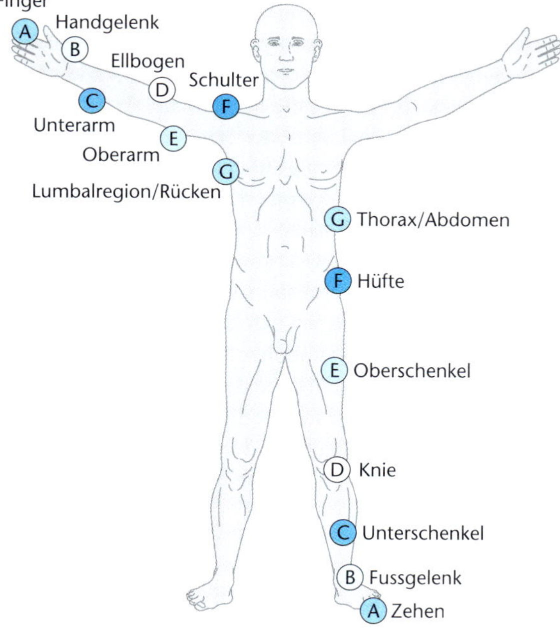

Fernpunktauswahl nach Innen/Außen-gekoppelten Leitbahnen

Punktauswahl nach Leitbahnen, die in einer Innen/Außen-Beziehung *(yin/yang)* miteinander gekoppelt sind. Dabei die betroffene Störung auf der erkrankten Seite aufsuchen und auf der kontralateralen Seite am effektivsten den korrespondierenden Punkt (Spiegel-Punkt) der Innen/Außen gekoppelten Leitbahn mit ableitender Nadeltechnik nadeln. Ein spezifisches Beispiel dafür ist die *yuan-luo*-Kombination (➤ 8.3.2)

Beispiel: Störung auf der Ma-Leitbahn (Fuß-*yangming*) und Punkt auf der Innen/Außen gekoppelten Mi-Leitbahn (Fuß-*taiyin*). Zum Beispiel bei Knieschmerzen bei **Ma 35** auf der kontralateralen Seite den Punkt **Mi 9** nadeln.

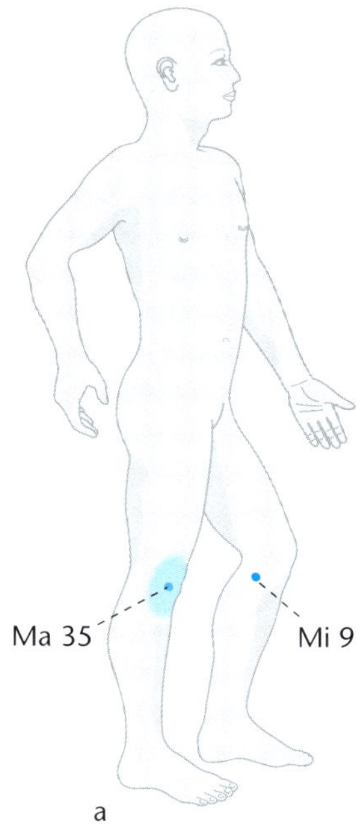

a

Fernpunktauswahl nach Achsen- bzw. Schichtverbindung

Kennzeichnet die Fernpunktauswahl nach Leitbahnen einer Achse bzw. Schicht *(taiyin, taiyang* etc., siehe auch *liu jing*, die 6 großen Leitbahnen ➤ 1.2.3). Dadurch werden Störungen im Bereich einer Hand-Achse mit korrespondierenden Punkten der Fuß-Achse ausgeglichen und umgekehrt.

Beispiel: Störungen im Bereich des Hand-*taiyin* (Lu-Leitbahn) können durch Punkte des Fuß-*taiyin* (Mi-Leitbahn) ausgeglichen werden, die kontralateral zur Störung genadelt werden. So können Schulterschmerzen mit eingeschränkter Beweglichkeit mit Punctum maximum des Schmerzes bei **Lu 1** *(zhongfu)* durch kontralaterale, ableitende Nadelung von **Mi 9** *(yinlingquan)* verbessert werden.

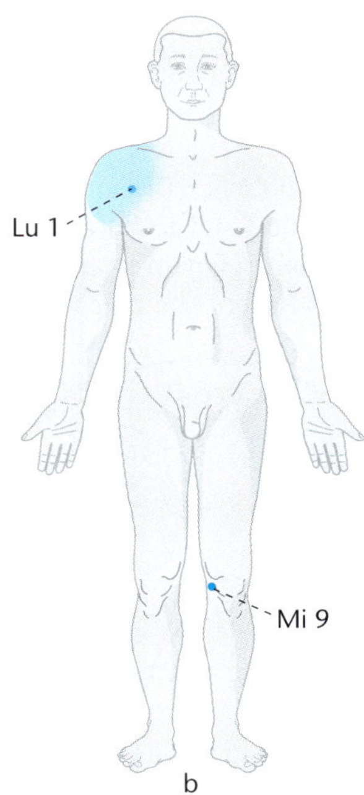

Fernpunktauswahl nach der Organuhr

Auswahl von Fernpunkten von Leitbahnen, die sich nach der Organuhr gegenüberliegen (➤ 1.4). Dabei behandeln Hand-Leitbahnen die Fuß-Leitbahnen und Fuß-Leitbahnen die Hand-Leitbahnen.

Beispiel: Bei einer Störung im Bereich der Gb-Leitbahn (Fuß-*shaoyang*) auf derselben Seite einen Punkt der in der Organuhr gegenüberliegenden He-Leitbahn (Hand-*shaoyin*) nadeln, entweder auf der gleichen oder gegenüberliegenden Seite.

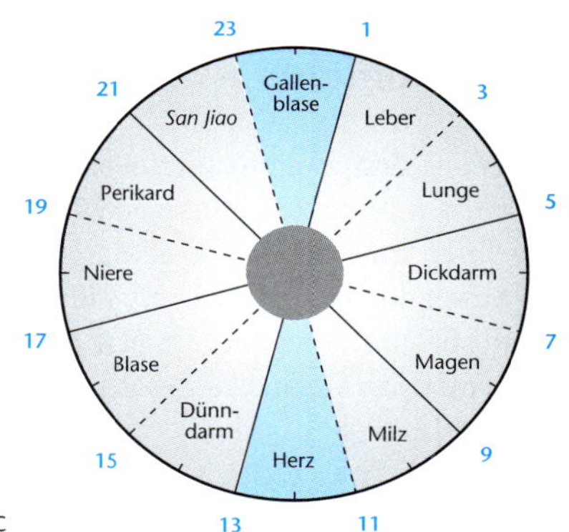

8.3.3 Punktauswahl nach Symptomen

Punkte können auch nach tradierten, praktischen Therapieerfahrungen ausgewählt werden. Solch eine Punktauswahl soll und kann natürlich eine Differenzialdiagnose mit ursächlicher Behandlung nicht ersetzen, kann aber in Situationen, die ein rasches Handeln erfordern, hilfreich sein. Beispiele:

- Bei Fieber: **Du 14** oder **Di 11**
- Bei akuten Magen-Darmstörungen: **Ma 36, Ren 12**

8.3.4 Punktauswahl nach dem Organ-*qi*-Fluss

Der physiologische *qi*-Fluss der Leber und Milz ist aufsteigend, der von Lunge und Magen absteigend (*qi*-Mechanismus der Mitte).

- **Sinkenden *qi*-Fluss stimulieren:**
  - **Magen:** Ren 10, Ren 13, Ma 34, Ma 44, Ma 45, Di 4
  - **Lunge:** Lu 1, Lu 5, Lu 7
  - **Herz:** He 5, He 8, Ren 15
  - **Niere:** Ni 1, Ni 7, Ren 4
  - **Leber:** Le 2, Le 3, Le 1, Le 14
- **Aufsteigenden *qi*-Fluss stimulieren:**
  - **Milz:** Ren 6, Ren 12, Du 20, Bl 20

8.3.5 Punktauswahl nach den 5 Wandlungsphasen (Elementen)

Die 5 Wandlungsphasen-Punkte sind zwar in ihrer Lokalisation identisch mit den 5 Transport-*shu*-Punkten (siehe ausführlicher ➤ 8.2.6), jedoch nicht in ihrer Anwendungsweise. Es gibt verschiedene Schulen und Anwendungsmöglichkeiten für die 5 Wandlungsphasen in Diagnostik und Therapie. Im Rahmen des Atlas werden nur einige vereinfachte Möglichkeiten der Therapie aufgeführt.

Tonisierungs- und Sedierungspunkte auf den *yin*-Leitbahnen

Wandlungsphase/ Leitbahn	Holz-Punkt	Feuer-Punkt	Erd-Punkt	Metall-Punkt	Wasser-Punkt
Lu	Lu 11	Lu 10	Lu 9 +	Lu 8	Lu 5 –
Mi	Mi 1	Mi 2 +	Mi 3	Mi 5 –	Mi 9
He	He 9 +	He 8	He 7 –	He 4	He 3
Ni	Ni 1 –	Ni 2	Ni 3	Ni 7 +	Ni 10
Pe	Pe 9 +	Pe 8	Pe 7 –	Pe 5	Pe 3
Le	Le 1	Le 2 –	Le 3	Le 4	Le 8 +
Leitbahn-*qi*-Fluss (➤ 8.1.6)	Brunnen-*jing*-Punkt	Quell-*ying*-Punkt	Bach-*shu*-Punkt	Fluss-*jing*-Punkt	Meer-*he*-Punkt

Tonisierungs- und Sedierungspunkte auf den *yang*-Leitbahnen

Wandlungsphase/Leitbahn	Metall-Punkt	Wasser-Punkt	Holz-Punkt	Feuer-Punkt	Erd-Punkt
Di	Di 1	Di 2 –	Di 3	Di 5	Di 11 +
Ma	Ma 45 –	Ma 44	Ma 43	Ma 41 +	Ma 36
Dü	Dü 1	Dü 2	Dü 3 +	Dü 5	Dü 8 –
Bl	Bl 67 +	Bl 66	Bl 65 –	Bl 60	Bl 40
SJ	SJ 1	SJ 2	SJ 3 +	SJ 6	SJ 10 –
Gb	Gb 44	Gb 43 +	Gb 41	Gb 38 –	Gb 34
Leitbahn-*qi*-Fluss (➤ 8.1.6)	Brunnen-*jing*-Punkt	Quell-*ying*-Punkt	Bach-*shu*-Punkt	Fluss-*jing*-Punkt	Meer-*he*-Punkt

Zyklen

Die fünf Wandlungsphasen beeinflussen sich sowohl in physiologischer (*sheng*- und *ke*-Zyklus) als auch in pathologischer (*cheng*-, *wu*- und teilweise *sheng*-Zyklus) Hinsicht gegenseitig. Bei Störungen dieses Gleichgewichts kommt es zu pathologischen Syndromen.

- *sheng*-**Zyklus** (Hervorbringungs-, Geburts-, Fütterungs- oder Mutter-Sohn-Zyklus): Eine Wandlungsphase ernährt und erzeugt die nächste. Jede Phase ist Ernährerin (Mutter) und wird zugleich von einer anderen, vorhergehenden Wandlungsphase ernährt (Sohn). Feuer nährt die Erde, Erde nährt Metall, Metall nährt Wasser, Wasser nährt Holz und Holz nährt wiederum Feuer. Pathologische Zustände: Entweder ist die Mutter zu schwach und kann den Sohn nicht ausreichend ernähren oder der Sohn ist zu stark, nimmt der Mutter zu viel weg und schwächt diese.
- *ke*-**Zyklus** (Kontrollzyklus): Eine Wandlungsphase hält die andere unter Kontrolle und wird wiederum von einer anderen Phase kontrolliert.
- *cheng*-**Zyklus** (Überkontrolle): Die kontrollierte Phase wird pathologisch unterdrückt und geschwächt.
- *wu*-**Zyklus** (Verspottung): Eine Wandlungsphase wird pathologisch stärker als ihre Kontrollphase.

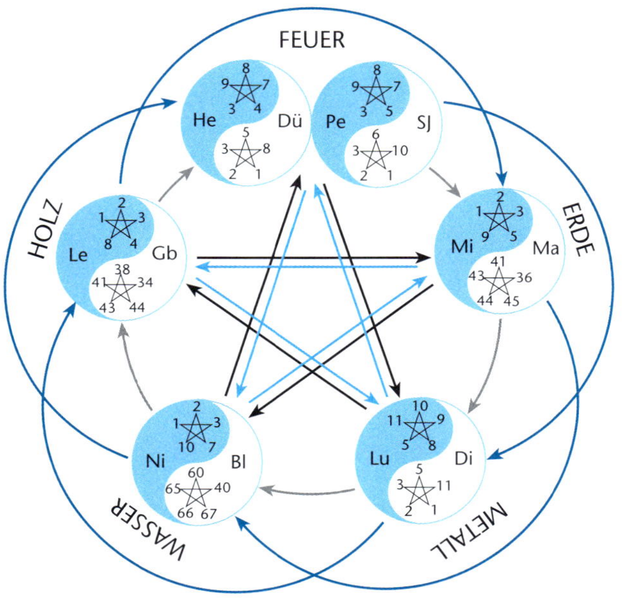

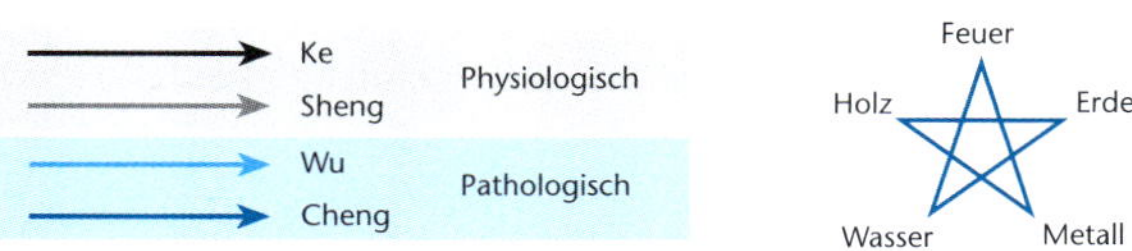

Einfache Punktauswahl nach dem *sheng*-Zyklus

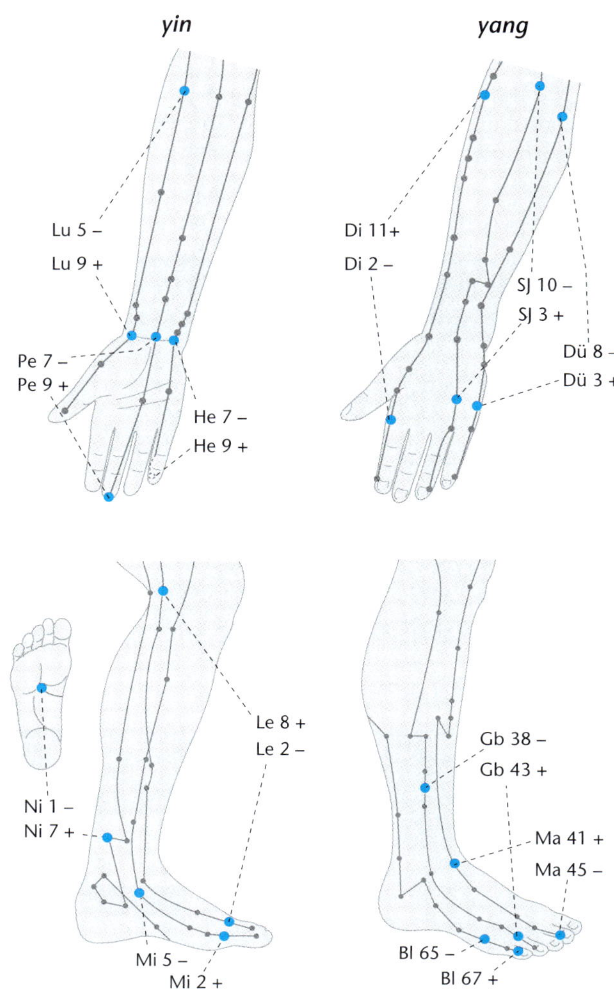

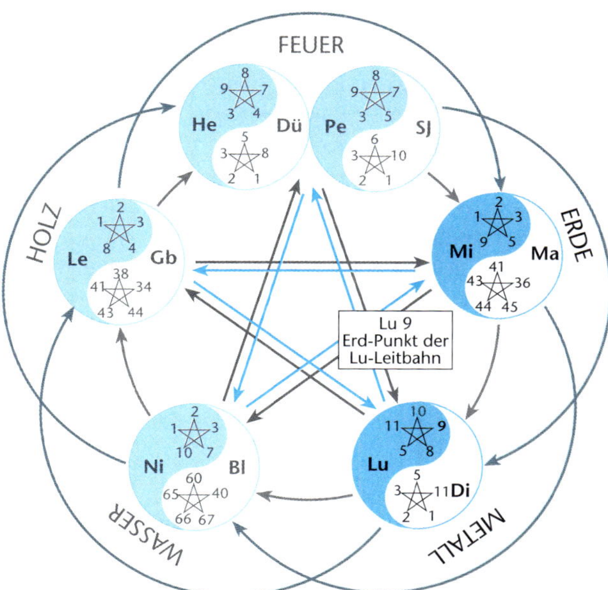

Therapieprinzip: Bei Mangel-Zuständen die Mutter stärken, bei Fülle-Zuständen den Sohn ableiten (sedieren). Mutter-Sohn-Punkte beziehen sich auch auf die Bezeichnung Tonisierungs- und Sedierungs-Punkte der jeweiligen Leitbahn. Um die gewünschte Wirkung zu erzielen, ist auch die korrekte Nadelungstechnik entscheidend,

- Tonisierungspunkte stärkend,
- Sedierungspunkte ableitend nadeln.

Anmerkung: Die Bezeichnung Tonisierungs- und Sedierungspunkte ist umstritten, da die Eigenschaften eines Punktes oft durch seine anderen Eigenschaften übertönt werden. So werden z. B. **Pe 9** und **He 9** zwar der Theorie der Wandlungsphasen nach zu den Tonisierungspunkten gezählt, da sie der Wandlungsphase der Mutter zugerechnet werden. Therapeutischen Einsatz finden sie aber häufiger, z. B. im Akutfall als Brunnen-*jing*-Punkte im Sinne des Leitbahn-*qi*-Flusses, vor allem um Hitze abzuleiten.

Praxisbeispiele nach dem *sheng*-Zyklus:

- **Mangel-Zustand:** Bei einem Mangel von Leitbahn/Organ, den Punkt auf der Leitbahn wählen, der der Wandlungsphase der Mutter auf der Leitbahn entspricht und diesen zusätzlich stärkend nadeln.
  Beispiel: Die Erde ist die Mutter des Metalls. Wenn die Lunge (Metall) im Mangel ist, dann sollte der Erdpunkt der Lu-Leitbahn, also **Lu 9** stärkend genadelt werden.
- **Fülle-Zustand:** Bei einer Fülle von Leitbahn/Organ den Punkt auf der Leitbahn wählen, der der Wandlungsphase des Sohnes auf der Leitbahn entspricht und diesen zusätzlich ableitend nadeln.
  Beispiel: Das Wasser ist der Sohn des Metalls. Wenn die Lunge (Metall) in Fülle ist, dann sollte der Wasser-Punkt der Lu-Leitbahn, also **Lu 5** ableitend genadelt werden.

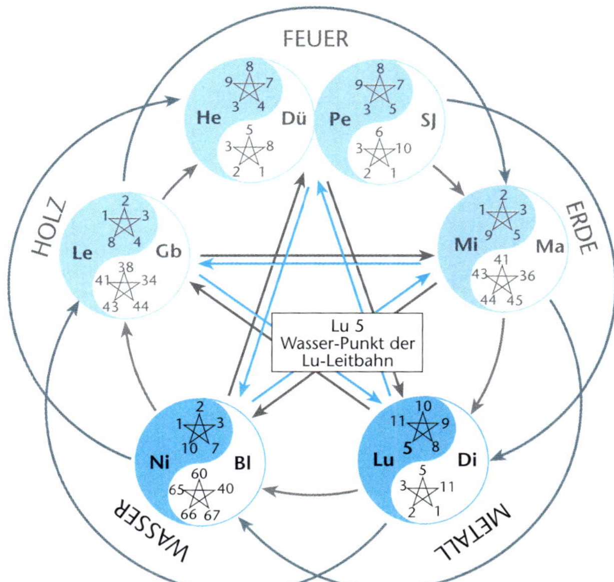

Punktauswahl nach dem *ke*-Zyklus

Die fünf Wandlungsphasen-Punkte können auch zur Therapie äußerer pathogener Faktoren herangezogen werden. Hier nutzt man v.a. den ***ke*-Zyklus (Kontrollzyklus)**:

- Auf der *yin*-Leitbahn den Punkt auswählen, der den pathogenen Faktor repräsentiert (z. B. bei Hitze den Feuer-Punkt) und ableitend nadeln.
- Zusätzlich auf der gekoppelten *yang*-Leitbahn den Punkt auswählen, der den pathogenen Faktor kontrolliert (nach dem *ke*- oder Kontroll-Zyklus und diesen stärkend nadeln.

Einsatz der Phasen-Punkte zur Elimination äußerer Faktoren

Es besteht ein Zusammenhang zwischen den fünf Wandlungsphasen und den pathogenen Faktoren [nach Maciocia (1994); Ross (1998) vertritt dagegen die Ansicht, die Punkte nur bei inneren Erkrankungen einzusetzen]:

- Das Holz entspricht dem Wind.
- Das Feuer entspricht der Hitze (dem Feuer).
- Die Erde entspricht der Feuchtigkeit.
- Das Metall entspricht der Trockenheit. Hier macht Maciocia (1994) eine Ausnahme in der Therapieanwendung: Der Metallpunkt sollte nicht zur Behandlung von Trockenheit genadelt werden, sondern in dieser Situation muss befeuchtet werden.
- Das Wasser entspricht der Kälte.

Übereinstimmend mit diesen Wechselbeziehungen können die **Wandlungsphasen-Punkte** zur Ausleitung von Pathogenen angewendet werden, wie folgendes Beispiel zeigt.

- Beispiel: Akute Halsentzündung mit Fieber, starker Rachenrötung, -schwellung und -schmerzen durch Wind-Hitze
- Betroffene Wandlungsphasen: Holz (Wind) und Feuer (Hitze)
- Betroffenes Organ/Leitbahn: Lunge
- Therapie: Holz-Punkt auf der Lu-Leitbahn **(Lu 11)** und Feuer-Punkt auf der Lu-Leitbahn **(Lu 10)** nadeln

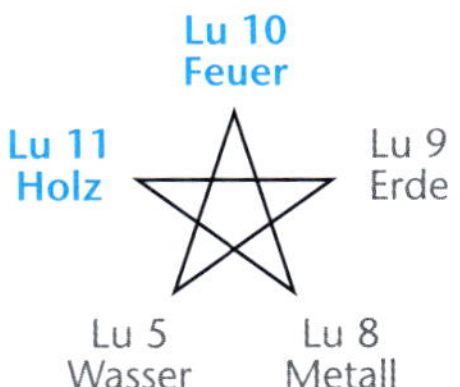

ben-Punkte

Der *ben*-Punkt (auch Wurzel-, Element- oder Wandlungsphasenpunkt) ist jeweils der Punkt, an dem sich die Wandlungsphase in ihrem „Element“ (ihrer Wandlungsphase) befindet. Beispiel: Die Milz gehört zur Wandlungsphase Erde. Der Erdpunkt der Mi-Leitbahn ist somit der zugehörige *ben*-Punkt.

ben-Punkte auf den *yin*-Leitbahnen

Wandlungsphase/Leitbahn	Holz-Punkt	Feuer--Punkt	Erd-Punkt	Metall-Punkt	Wasser--Punkt
Lu	Lu 11	Lu 10	Lu 9 +	Lu 8	Lu 5 –
Mi	Mi 1	Mi 2 +	Mi 3	Mi 5 –	Mi 9
He	He 9 +	He 8	He 7 –	He 4	He 3
Ni	Ni 1 –	Ni 2	Ni 3	Ni 7 +	Ni 10
Pe	Pe 9 +	Pe 8	Pe 7 –	Pe 5	Pe 3
Le	Le 1	Le 2 –	Le 3	Le 4	Le 8 +
Leitbahn-*qi*-Fluss (8.1.6)	Brunnen-*jing*-Punkt	Quell-*ying*-Punkt	Bach-*shu*-Punkt	Fluss-*jing*-Punkt	Meer-*he*-Punkt
+ Tonisierungspunkt, - Sedierungspunkt					

ben-Punkte auf den *yang*-Leitbahnen

Wandlungsphase/Leitbahn	Metall-Punkt	Wasser--Punkt	Holz--Punkt	Feuer--Punkt	Erd-Punkt
Di	Di 1	Di 2 –	Di 3	Di 5	Di 11 +
Ma	Ma 45 –	Ma 44	Ma 43	Ma 41 +	Ma 36
Dü	Dü 1	Dü 2	Dü 3 +	Dü 5	Dü 8 –
Bl	Bl 67 +	Bl 66	Bl 65 –	Bl 60	Bl 40
SJ	SJ 1	SJ 2	SJ 3 +	SJ 6	SJ 10 –
Gb	Gb 44	Gb 43 +	Gb 41	Gb 38 –	Gb 34
Leitbahn-*qi*-Fluss (8.1.6)	Brunnen-*jing*-Punkt	Quell-*ying*-Punkt	Bach-*shu*-Punkt	Fluss-*jing*-Punkt	Meer-*he*-Punkt

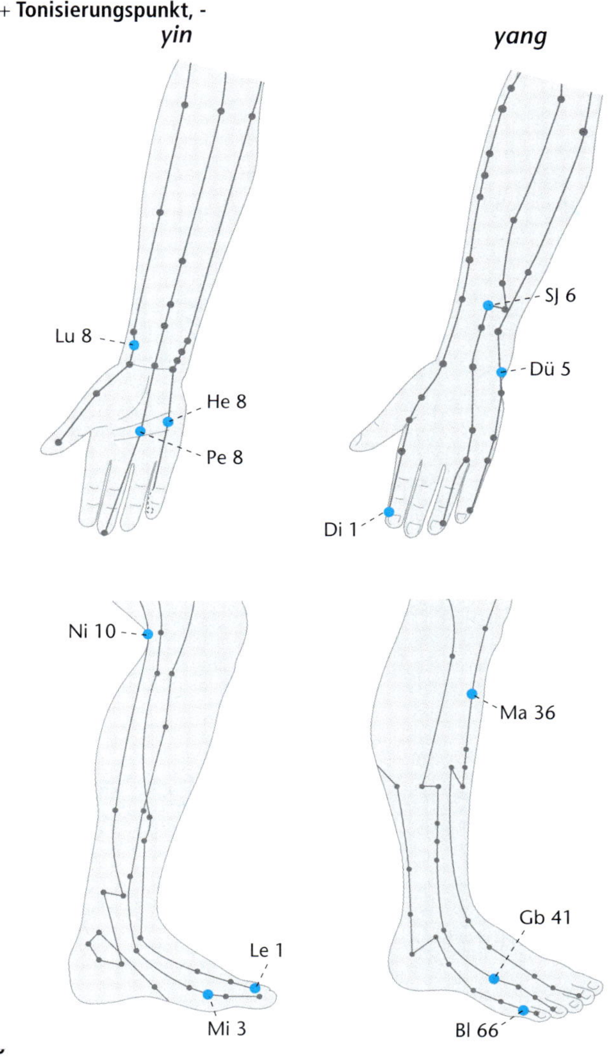

Ben-Punkte können wie folgt eingesetzt werden:

- **Mangel-Zustände:** Stärkende Nadeltechnik des jeweiligen *ben*-Punktes stärkt das zugehörige Organ bzw. die Leitbahn (z. B. bei Mangel-Zustand).
- **Fülle-Zustände:** Bei der ableitenden Nadeltechnik des *ben*-Punktes wird Fülle des zugehörige Organs bzw. der Leitbahn abgeleitet.
- **Spiritueller Aspekt:** Die *ben*-Punkte der *yin*-Leitbahnen haben zusätzlich eine Wirkung auf den spirituellen Aspekt der jeweiligen Wandlungsphase. So soll der Lungen-*ben*-Punkt **Lu 8** auf *po* (die Körperseele), der Herz-*ben*-Punkt **He 8** auf *shen* (den Geist), der Milz-*ben*-Punkt **Mi 3** auf *yi* (das Denken), der Leber-*ben*-Punkt **Le 1** auf *hun* (die Wanderseele) und der Nieren-*ben*-Punkt **Ni 10** auf *zhi* (die Willenskraft) jeweils eine besondere Wirkung entfalten.

8.4 Punktkombination

8.4.1 Lokalpunkt-Fernpunkt-Kombination

Die Punktauswahl und -kombination kann nach Körperregionen- und Leitbahnbezug (➤ 8.3.1, ➤ 8.2.2) erfolgen.

- **Bei Erkrankungen im Leitbahn-Bereich:** Z.B. bei *bi*-Syndromen von Sehnen und Gelenken zuerst eine Fernpunktstimulation durchführen. Danach Lokal- und Regionalpunkte nach Druckdolenz auswählen und nadeln und/ oder nachfolgend schröpfen.
- **Bei Erkrankungen der *zang-/fu*-Organe:** In akuten Fällen gilt, zunächst oft nur Fernpunkte einzusetzen. Nach der Besserung z. B. einer akuten Schmerzsymptomatik auch Lokalpunkte nutzen. In chronischen Fällen ist eine gleichzeitige Kombination von Lokal- und Fernpunkten (Regionalpunkte hier v. a. *shu-mu*-Punkte ➤ 8.4.2) oder die Kombination von Öffnungspunkt eines außerordentlichen Gefäßes (➤ 8.2.8) mit Lokalpunkten der erkrankten Region angezeigt.

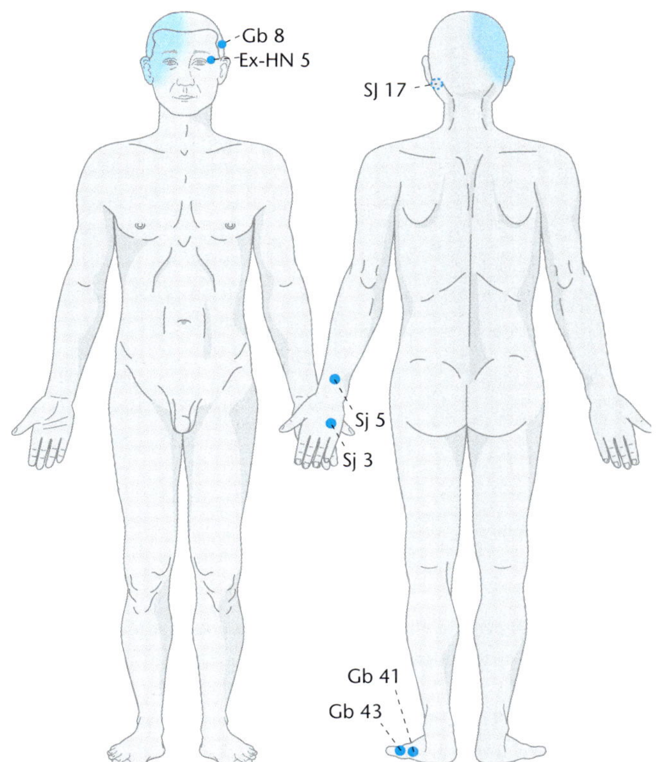

8.4.2 Vorne-Hinten-Kombination

Kennzeichnet v. a. die Kombination von ventralen mit dorsalen Punkten.

- **Ventrale Punkte:** Meist Punkte in Thorax- und Abdomenregion
- **Dorsale Punkte:** Punkte der Rücken- und Taillenregion

shu-mu-Methode

Die **wichtigste Variante** der Vorne-Hinten-Kombination ist die Kombination des Rücken-*shu*-Punktes (➤ 8.2.4) mit dem *mu*-Punkt (➤ 8.2.5) des jeweils betroffenen *zang-/fu*-Organs ist die *shu-mu*-Methode. Sie steigert und verlängert den Therapieeffekt z. B. gegenüber alleiniger Anwendung der Punkte. Sie wirkt stark *yin-yang*-balancierend und hat sich besonders bei chronischen Erkrankungen des jeweiligen *zang/fu*-Organs bewährt.

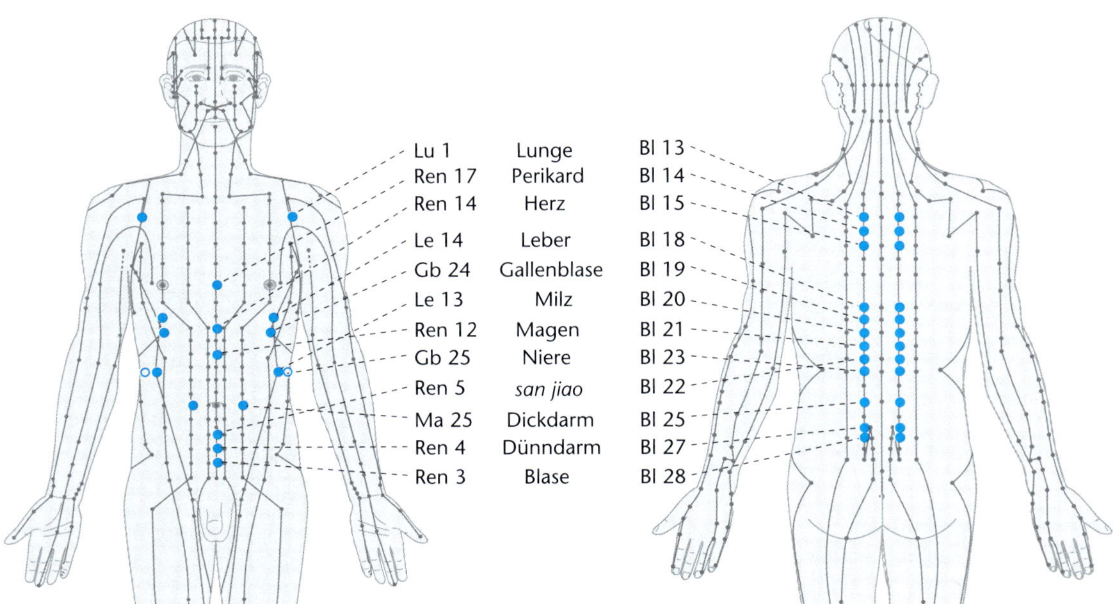

Die *shu-/mu*-Methode wird in der Praxis wie folgt angewendet:

- In einer Sitzung gleichzeitig den Rücken-*shu*- und den *mu*-Punkt nadeln.
- Bei kürzerer Therapiefrequenz können die Rücken-*shu*- und *mu*-Punkte auch alternierend behandelt werden, d. h. z. B. in einer Therapiesitzung zunächst den Rücken-*shu*-Punkt nadeln, in der nächsten den entsprechenden *mu*-Punkt etc.
- Die *shu-mu*-Kombination kann auch zum Ausgleich bei inkorrekter Behandlung genutzt werden: Z. B. bei zu langer Nadelverweildauer in den Rücken-*shu*-Punkten mit Ermüdungssymptomen des Patienten danach die *mu*-Punkte zum Ausgleich nadeln.

Ausgleich zwischen *ren mai* und *du mai*

Die Punkte des *ren mai* liegen **ventral,** die des *du mai* vorwiegend **dorsal.** Die Kombination von *du-mai-* mit *ren-mai*-Punkten wirkt *yin-yang*-balancierend und reguliert den Aufwärts- und Abwärtsfluss des *qi.* Einerseits findet also ein Ausgleich zwischen „Vorne und Hinten", zudem aber auch zwischen „*yin* und *yang*" statt. Des Weiteren beeinflusst diese Kombination stark die Psyche und wirkt je nach Nadeltechnik und Punktauswahl psychisch beruhigend oder anregend (Abb. nach Ross, 1998).

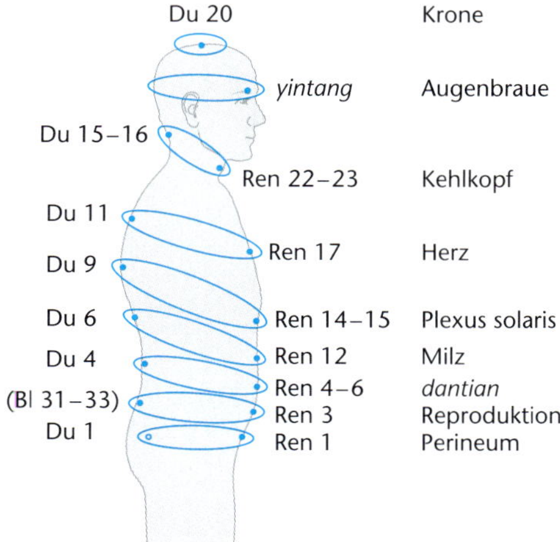

8.4.3 *yin-yang*-Kombination

Synonyme: Innen-/Außen-Kombination, Kombination von *yin*- mit *yang*-Leitbahnpunkten. Die *yin-yang*-Kombination gleicht den Fluss von *yin* und *yang* innerhalb der Leitbahnen aus. Sie bezieht sich auf die Leitbahnenergetik (Leitbahnumläufe ➤ Abb. 1.12).

MERKE

- Nadelung zu vieler *yang*-Leitbahnpunkte führt zu Nervosität und Unruhe beim Patienten. In diesem Fall kann die Nadelung von *yin*-Leitbahnpunkten ausgleichen und beruhigen.
- Nadelung zu vieler *yin*-Leitbahnpunkte bewirkt Müdigkeit. In diesem Fall kann die Nadelung von *yang*-Leitbahnpunkten ausgleichen und anregend wirken.

yin-yang-Ausgleich bei gekoppelten Leitbahnen

Dieser Ausgleich bezieht sich auf die **Innen/Außen gekoppelten** Leitbahnen eines Umlaufes: Z. B sind Lu- und Di-Leitbahn die Innen/Außen gekoppelten Leitbahnen des Hand-*yangming*, dagegen Ma- und Mi-Leitbahn die Innen/Außen gekoppelten Leitbahnen des Fuß-*yangming*. Er bewirkt eine Steigerung des Therapieeffekts gegenüber der alleinigen Punktanwendung.

***yuan-/luo*-Kombination:** Dies ist die **wichtigste** innerhalb der yin-yang-Kombinationen (Synonym: Gastgeber-*(yuan)*/Gast-/*(luo)*-Kombination): Klassisch ist damit die Kombination des *yuan*-Punktes (➤ 8.2.1) von primär erkrankter Leitbahn/Organ mit dem *luo*-Punkt (➤ 8.2.2) der Innen/Außen gekoppelten Leitbahn gemeint. Unterschieden werden folgende wichtigen *yuan-/luo*-Kombinationen:

- **Di 4** *(hegu)* und **Lu 7** *(lieque)* stärkt die Lungen-*qi*-Absenkungs-Funktion, vertreibt äußere pathogene Faktoren, stärkt Abwehr-*wei-qi*, beruhigt *shen*
- **Mi 3** *(taibai)* und **Ma 40** *(fenglong)* stärkt die Milz und transformiert Schleim
- **Le 3** *(taichong)* und **Gb 37** *(guangming)* klärt die Augen bei Leber-Syndromen
- **SJ 4** *(yangchi)* und **Pe 6** *(neiguan)* reguliert den *san jiao*, bewegt das Leber-*qi*, beruhigt *shen*, entspannt die Muskeln in Nacken- und Schulterregion.

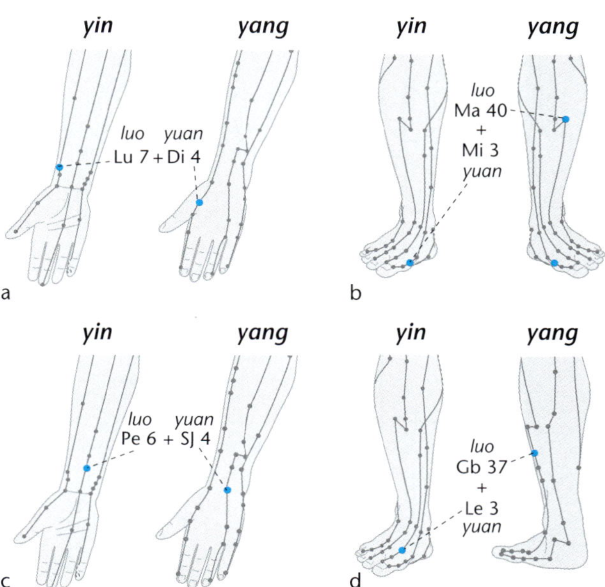

Es gibt die folgenden **weiteren Therapiemöglichkeiten** bei gekoppelten Leitbahnen bzw. modifizierte *yuan-/luo*-Kombinationen:

- Kombination beider *luo*-Punkte von Innen/Außen gekoppelten Leitbahnen steigert allgemein den beabsichtigten Therapieeffekt, z. B. **Ma 40** und **Mi 4** bei Bauchschmerzen.
- Kombination von *yuan*-Punkt und *luo*-Punkt derselben *yin*-Leitbahn bei chronischen Erkrankungen steigert den Therapieeffekt, z. B. **Lu 9** und **Lu 7** bei chronischem Husten.
- Nur den *yuan*-Punkt der *yang*-Leitbahn bei Erkrankungen der gekoppelten *yin*-Leitbahn nadeln, z. B. **Di 4** (*yuan*-Punkt) bei akuten Erkältungserkrankungen (als Lungen-Syndrom) akupunktieren.
- Bei einseitigen Beschwerden des Bewegungsapparates auf einer *yang*-Leitbahn: Zusätzlich zu den Lokal-/Regionalpunkten im betroffenen Leitbahnverlauf den *luo*-Punkt der kontralateralen Innen/Außen gekoppelten *yin*-Leitbahn nadeln. Dies fördert den *yin-yang*-Ausgleich und wird vor allem bei Leitbahn-Störungen eingesetzt. Beispiel: Bei einseitigen Schulter- und Armschmerzen im Verlauf der Di-Leitbahn Kombination von Di-Punkten auf der betroffenen Seite mit der kontralateralen Nadelung von **Lu 7.**

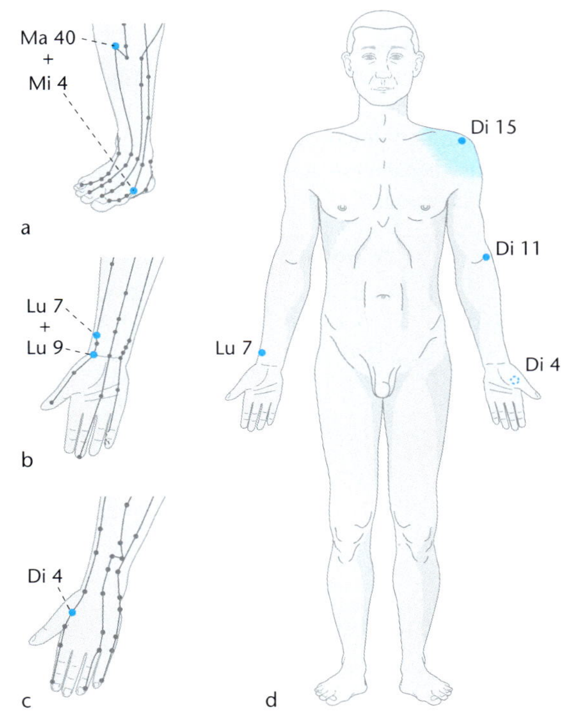

yin-/yang-Ausgleich bei nicht gekoppelten Leitbahnen

Beispiele für den Ausgleich bei nicht gekoppelten Leitbahnen sind folgende Kombinationen:

- **Ma 36 + Pe 6:** Harmonisiert den mittleren *jiao*, senkt gegenläufiges Magen-*qi* ab
- **Di 4 + Le 3:** Wichtige Kombination zur Regulation des *qi*-Flusses im Körper

8.4.4 Oben-Unten-Kombination

- **Ausgleich** zwischen der **oberen** und **unteren** Körperregion durch gleichmäßige Verteilung der ausgewählten Punkte, z. B. bei Kopfschmerzen **Di 4** an der oberen Extremität und **Ma 44** an der unteren Extremität gemeinsam nadeln.
- **Fördert** den gleichmäßigen *qi*-**Fluss** in den Leitbahnen. Beispiel: Die Punktion des Öffnungs- und Ankopplungspunktes eines außerordentlichen Gefäßes (➤ 8.2.8).

Die **Oben-/Unten-Kombination eher nicht anwenden:**

- Bei akuten Gelenk- oder Rückenbeschwerden mit Bewegungseinschränkung, sondern hier zunächst nur ableitende Fernpunktstimulation
- Bei einer energetischen Dysbalance zwischen oberer und unterer Körperregion. Zum Beispiel bei Hitze in der Kopfregion (z. B. Nieren-*yin*-Mangel mit Mangel-Feuer) zunächst **Ni 1** nadeln, um den *qi*-Fluss von kranial nach kaudal zu lenken oder z. B. bei Uterusprolaps Moxibustion auf **Du 20**, um den *qi*-Fluss von kaudal nach kranial lenken.

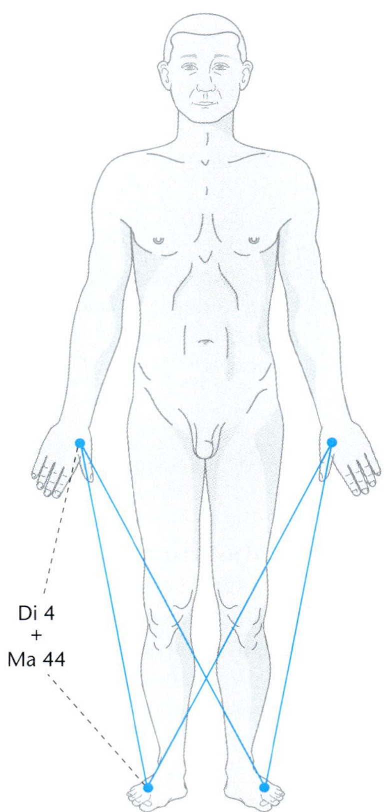

8.4.5 Links-Rechts-Kombination

Ausgleich zwischen rechter und linker Körperhälfte meist durch beidseitiges Stechen der ausgewählten Punkte. Therapieverstärkung im Gegensatz zu einseitiger Nadelung.

Praktischer Einsatz bei gekoppelten Leitbahnen (➤ 1.2.3)

- Bei akuten Leitbahnstörungen mit einseitigen Beschwerden durch das Eindringen äußerer pathogener Faktoren: Kombination von **Lokalpunkten** der betroffenen Seite mit dem *luo*-**Punkt** der **betroffenen** Leitbahn auf der **kontralateralen** Seite
- Bei chronischen Leitbahnstörungen mit einseitigen Beschwerden durch das Eindringen pathogener Faktoren: Kombination von **Lokalpunkten** der betroffenen Seite mit dem *luo*-**Punkt** der **gekoppelten** Leitbahn auf der **kontralateralen** Seite (stärkende Nadeltechnik)

Indikationen für einseitige und/oder kontralaterale Nadelung eines Punktes

- **Bei akuten, schmerzhaften Erkrankungen:** Kontralateral oder diagonal akupunktieren (korrespondierende Hand- und Fuß-Leitbahn, siehe auch ➤ 8.3.1. und ➤ 8.4.2)
- **Bei chronischen Gelenkbeschwerden:** Bei ipsilateraler Nadelung von mehreren Punkten im Leitbahnverlauf zum Ausgleich kontralaterale Punkte nadeln
- **In der Therapie bei Kindern** (weniger Nadeln)
- **Nach lang andauernder Therapie:** Zeitweise kontralaterale Nadelung der gesunden Seite zum Ausgleich
- **Bei den außerordentlichen Gefäßen** (➤ 1.7, ➤ Kap. 5, ➤ 8.2.8)

8.4.6 Kettenschloss-Kombination

Synonyme: Reihenstich-Kombination, grand piqure

Zwei bis drei oder mehr Akupunkturpunkte werden entlang einer Leitbahn in „Reihe" gestochen. Die Kettenschloss-Kombination wird meist bei Erkrankungen des Bewegungsapparates oder des Nervensystems eingesetzt.

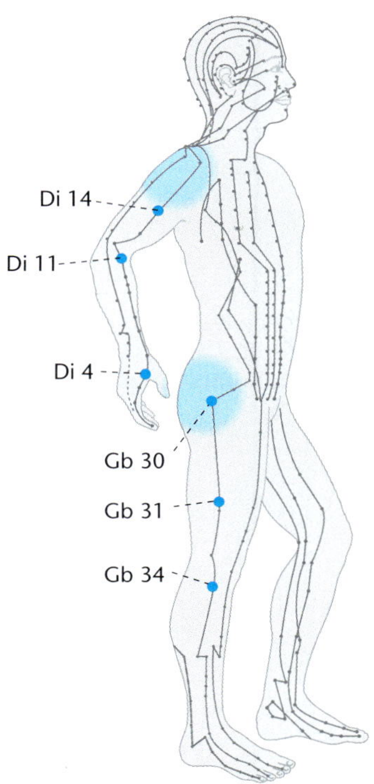

8.4.7 Behandlung nach der Organuhr

Jeder Leitbahn/jedem Organ wird während eines 24-h-Zyklus jeweils ein 2-stündiger maximaler Energiedurchfluss zugeordnet (➤ Abb. 1.7, chinesische Organuhr).

Ist ein Organ in seiner Maximalzeit, befindet sich gleichzeitig das gegenüberliegende Organ in seiner Minimalzeit, d. h. es besitzt zu dieser Zeit nur seinen minimalen *qi*-Fluss. Symptome einer Gesundheitsstörung, die gehäuft oder regelmäßig zu einer bestimmten Tageszeit auftreten, können auf eine Funktionsstörung des Organs hinweisen, das dann seine „Maximalzeit" (bei Fülle-Syndrom) oder aber auch seine Minimalzeit (bei Mangel-Syndrom) hat.

Beispiel: Durchschlafstörungen regelmäßig zwischen 1 und 3 Uhr können auf eine Störung des Funktionskreises Leber hinweisen. In diesem Fall könnte zur Therapie der Tonisierungs- und/oder *luo*-Punkt der in der Organuhr gegenüberliegenden Leitbahn herangezogen werden, d. h. der Tonisierungs- oder *luo*-Punkt der Dü-Leitbahn, d. h. **Dü 3** *(houxi)* bzw. **Dü 7** *(zhizheng).*

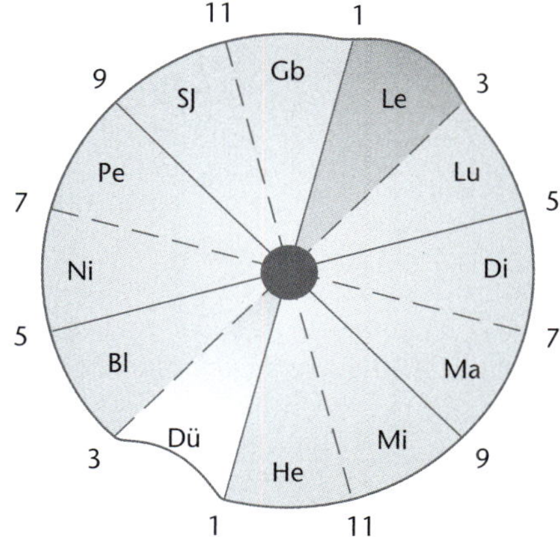

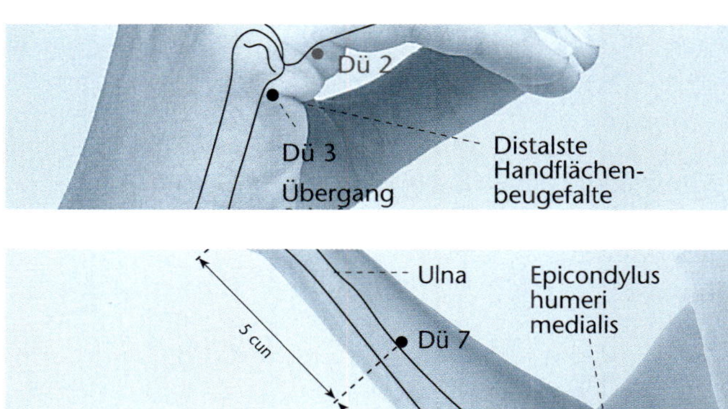

Anmerkung: Die chinesische Medizin kennt sehr differenzierte Methoden der Chrono-Akupunktur wie z. B. *zi wu liu zhu*-Methode, *ling gui ba fa*-Methode, bei denen Punkte zu spezifischen Zeiten genadelt werden.

8.4.8 Praktische Anwendung

Ein Beispiel für die Anwendung der verschiedenen Punktkombinationen (8.4.1–8.4.5) anhand der akuten Dysmenorrhö findet sich in der nachfolgenden Abbildung.

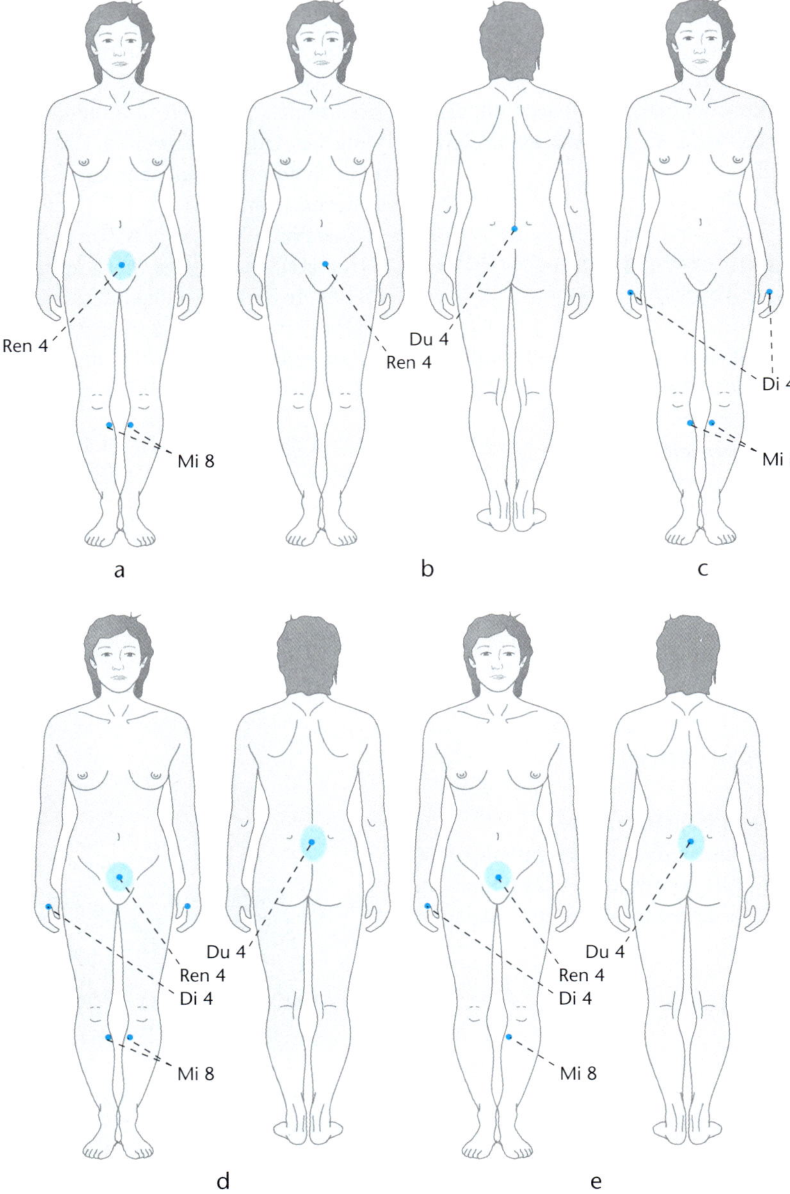

Mögliche Punktekombinationen bei der Behandlung der Dysmenorrhö. a) Kombination von Nah- und Fernpunkten (→ 8.3.1). b) Kombination Hinten-Vorn (→ 8.3.2) und *yin*-yang (→ 8.3.3). c) Kombination yin-yang (→ 8.3.3) und Oben-Unten (→ 8.3.4). d) Kombination aller bisher genannten Punktkombinationen (8.3.1–8.3.4). e) Zusätzlich Kombination Links-Rechts (→ 8.3.5).

KAPITEL

9

Ingolf Hosbach

Wissenschaftliche Datenlage

9.1 Geschichtswissenschaftlicher Rückblick

Üblicherweise beginnen geschichtliche Kapitel in Akupunktur-Veröffentlichungen mit Verweisen auf die mehr als 2000-jährige Anwendungszeit. Doch schadet dies häufig der Akupunktur, da historische wie medizinische Laien die Akupunktur gern in Misskredit bringen, indem sie auf die schamanistischen Anfänge hinweisen. Es ist viel entscheidender für ein nach heutigem Stand der Geschichtswissenschaft korrekteres Verständnis der heute angewandten Akupunktur, die chinesische Medizin in den gesellschaftlichen Umbrüchen der chinesischen Nation im 19. und 20. Jahrhundert zu reflektieren.

9.1.1 Risiko Akupunktur?

Es gehört zu den eigentümlichen Zufällen der Geschichte, dass im Zeitraum des Erscheinens der ersten wissenschaftlichen Veröffentlichungen über Akupunktur in französischer und englischer Sprache zwischen 1816 und 1826 die Akupunktur im Herkunftsland China 1822 durch ein kaiserliches Dekret von der medizinischen Behandlung chinesischer Kaiser ausgenommen wurde. Dies wiegt scheinbar umso schwerer, da zu diesem Zeitpunkt die chinesische Medizin noch weitestgehend unbeeinflusst von fremden, v. a. westlichen, Einflüssen war.

Gleichzeitig gehört dieser geschichtliche Zufall zu den am meisten missverstandenen Fakten gerade der Kritiker der chinesischen Medizin, denn das Dekret wurde nach heutiger Kenntnis weniger aus einer akademischen Wirksamkeitsbewertung als vielmehr aus **Sicherheitsbedenken** heraus veröffentlicht: Die Anwendung von vergleichsweise dicken und starren Akupunkturnadeln stellte an einem korrupten und von Geheimgesellschaften unterwanderten kaiserlichen Haushalt ein Sicherheitsrisiko für Kaiser Daoguang (1782–1850) dar, der sich erst wenige Jahre zuvor 1813 als Kronprinz gegen die Geheimgesellschaft Weißer Lotus mit eigener Waffe innerhalb der verbotenen Stadt verteidigen musste. Zusätzlich ging die Anwendung von Akupunktur bei dem damaligen ungenügenden Wissen um Desinfektion, Stahlherstellung und innerer Anatomie mit einem erheblichen Risiko hinsichtlich Infektionen, Nadelbruch und Verletzungen einher.

9.1.2 Akupunktur nur als Nebenfach

Zusätzlich ist bei der Bewertung des wissenschaftlichen Stellenwertes der damaligen Akupunktur zu berücksichtigen, dass sowohl der Anspruch an akademisch ausgebildete Ärzte des Kaisers als auch an die Rolle der Akupunktur im therapeutischen Portfolio eine wesentlich andere als heute war: Der kaiserliche Arzt war hauptsächlich präventiv tätig und wurde ausgewechselt, wenn der Kaiser erkrankte. Das passte nicht zur damaligen Rolle der Akupunktur, die hauptsächlich als eine **Notfall**- oder **Akut-Intervention** eingesetzt wurde, bis die Wirkung der Phytotherapie einsetzte, wie aus den wenigen zeitgenössischen Behandlungsberichten hervorgeht. So war die Akupunktur an der Kaiserlichen Medizinischen Akademie schon 1571 während der Ming-Dynastie von einem der 13 Hauptfächer zu einem **Nebenfach** erklärt worden.

9.1.3 Chinesische Medizin als Spiegel der Gesellschaft

Jedoch dürften weder die Änderung von 1571 noch das Dekret von 1822 wesentliche Auswirkungen auf die Gesundheitsversorgung der chinesischen Bevölkerung gehabt haben, da davon nur die kaiserlichen Ärzte und die Amtsärzte (*guanyi,* 官醫) in geringem Ausmaß betroffen waren. Die medizinische Versorgung ruhte auf den Schultern von wenigen ortsgebundenen Ärztedynastien sowie auf denen von umherziehenden Wander-Ärzten (*jianghuyi,* 江湖意). In viel größerem Ausmaß hatte jedoch der Niedergang des chinesischen Kaiserreiches Auswirkungen auf das Leben der damaligen Chinesen. Nach den zwei verlorenen Opiumkriegen (1842 und 1860) folgenden Rauschgiftschwemme waren 20 Mio. Süchtige und nach dem Taiping-Aufstand (1851–1864) 20 Mio. Tote zu beklagen. Als auch noch der aus chinesischer Sicht unbedeutende Tributstaat Japan im ersten japanisch-chinesischen Krieg 1895 China demütigte und das konservative Aufbegehren gegen die koloniale Aufteilung Chinas im Boxeraufstand 1901 scheiterte, schickte man junge Chinesen u. a. zur **medizinischen Ausbildung** ins **westliche Ausland** und nach **Japan.** Als diese zurückkehrten, versuchten sie nach dem Zusammenbruch der Qing-Dynastie in der noch jungen chinesischen Republik 1929, die gesamte klassische chinesische Medizin abzuschaffen. Allerdings führte das zu landesweiten Protesten und Streiks sowie zur Gründung von medizinischen Fachgesellschaften. Jedoch war der chinesischen Medizin keine evolutionäre Erneuerung im wissenschaftlichen Diskurs mit der westlichen Medizin vergönnt. Der chinesische Bürgerkrieg der Warlords (1917–1935) sowie der Krieg zwischen rechter Kuomintang und kommunistischer KPC (1927–1949) sowie der zweite chinesisch-japanische Krieg (1937–1945) führten zu einem weiteren **Niedergang** auch der **chinesischen Medizin.**

9.1.4 Die Neuerfindung der Akupunktur

Inmitten dieses Chaos eröffnete 1945 die westlich ausgebildete Ärztin Zhu Lian (1909–1978) die erste **Akupunkturabteilung** am „Norman Bethune Internationaler Frieden Krankenhaus" in Yan´an in der Provinz Shaanxi. Der auf kommunistischer Seite vorherrschende Mangel an Medikamenten und westlich ausgebildeten Ärzten führte dazu, dass Zhu Lian bemerkte, dass notgedrungen mit Akupunkteuren zusammengesetzte Teams weniger Medikamente brauchten als andere. Sie **förderte** die **Akupunktur** und forschte, was 1951 zur Veröffentlichung ihres Buches „Neue Akupunktur" führte**Fehler! Verweisquelle konnte nicht gefunden werden.**·**Fehler! Verweisquelle konnte nicht gefunden werden.**. Auch wenn sie das Gedankengebäude von Leitbahnen zunächst ablehnte, so war ihr Schaffen der Beginn der Akupunktur im heutigen Sinne, welches sich durch die staatliche Förderung und Lenkung in der 1949 gegründeten Volksrepublik China bis Mitte der 1960er-Jahre zur jetzigen Systematik weiterentwickelte. Auf dieses „Traditionelle Chinesische Medizin" genannte Konzept setzt die heutige klinische und Grundlagenforschung auf.

9.2 Entwicklung der klinischen Akupunktur-Forschung

Während der Beginn der westlichen Veröffentlichungen nach 1816 und das Revival nach 1971 eher von neugieriger Begeisterung und Fallberichten geprägt war, wurden in den 1990er- und 2000er-Jahren zunehmend systematische Studien, sogenannte randomisierte, kontrollierte Studien (RCT´s) durchgeführt.

9.2.1 Grundlagen und grundlegende Erkenntnisse

RCT´s verhindern durch die zufällige Zuordnung der zu behandelnden Studienteilnehmer in verschiedene Gruppen, von denen mindestens eine die sogenannte Kontrollgruppe ist, v. a. die willentliche Beeinflussung des Studienergebnisses. Kontrollgruppen stellen einen Referenzpunkt dar, mit der sich die z. B. mit Akupunktur erzielten Ergebnisse vergleichen lassen müssen. Kontrollgruppen können Gruppen sein, in denen keine Behandlung (z. B. Wartelistengruppe), eine vorgetäuschte Behandlung („Placebo" oder „Sham") oder eine konventionelle, schulmedizinische Behandlung stattfindet. Gesteigert wird die inhaltliche Glaubwürdigkeit, wenn die Patienten oder Probanden im Unklaren darüber bleiben, welche Behandlung sie bekommen („einfache Verblindung"), bzw., wenn auch der Behandler nicht weiß, welche Behandlung durchgeführt wird oder wurde („doppelte Verblindung"). Insbesondere Letzteres stellt genauso wie in der Chirurgie bei der Akupunkturforschung eine besondere Herausforderung dar.

Neben der inhaltlichen Glaubwürdigkeit spielt in der Beurteilung von Studienergebnissen die biomathematische Irrtumswahrscheinlichkeit eine große Rolle. So ist es bei einer kleinen Anzahl von Untersuchten möglich, dass es im Vergleich der Studiengruppen zu zufälligen Ungleichverteilungen von spontanen Besserungen des Gesundheitszustandes kommen kann. Das ist mit einer größeren Anzahl von Studienteilnehmern unwahrscheinlicher. Ebenso ist es unwahrscheinlicher, dass sehr große Unterschiede zwischen zwei Gruppen zufällig entstehen. Das Streben nach hoher biomathematischer Glaubwürdigkeit und der Vergleich von Therapieverfahren untereinander (mit kleinen Unterschieden) führte in den vergangenen Jahren zu immer größeren Studien. Letztlich wurden die Studien so groß, dass die Forscherteams nicht mehr in der Lage waren, die Studienbehandlungen selbst durchzuführen („interne Validierung"). So wurden z. B. bei den weiterhin größten Akupunkturstudien weltweit (Gerac – German acupuncture trials) nicht zum Forscherteam gehörende Ärzte und deren Patienten rekrutiert:

Der dadurch auftretende Zielkonflikt der Ärzte, ihre Patienten bestmöglich zu behandeln und dafür eine Vergütung zu bekommen, konnte dazu führen, dass die Studienärzte andere Indikationen oder abweichend vom Studienprotokoll Patienten mit echter statt mit Sham-Akupunktur behandelten. Dem sollte mit einer externen Validierung durch Telefoninterviews begegnet werden. Interessanterweise wurde nur in dem Teil der Gerac-Studien, in denen diese externe Validierung am zuverlässigsten funktionierte aufgrund der unterschiedlichen Punktlokalisierung zwischen den Gruppen, ein signifikanter Unterschied zwischen echter und Sham-Akupunktur gefunden. Da diese methodischen Schwächen im wissenschaftlichen Diskurs kaum bekannt sind, aber drei der vier Gerac-Studien eine z. T. massive Überlegenheit der Akupunkturverfahren gegenüber den schulmedizinischen Verfahren gezeigt haben, hat sich das Zentrum der Forschung weg bewegt von der Frage, ob Akupunktur wirkt, hin zu der Frage, ob es eine spezifische Wirkung der klassischen Akupunkturpunkte gibt, wie sie in diesem Atlas dargestellt werden. Vereinfacht geht es um die Frage, ob „Verum-Akupunktur" (= echte Akupunktur an klassischen Akupunkturpunkten) besser wirkt als „Sham-Akupunktur" (= echte oder vorgetäuschte Akupunktur an Nicht-Akupunkturpunkten).

9.2.2 Bedeutung systematischer Reviews

In den zweihundert Jahren zwischen 1820 und 2019 wurden 31.907 wissenschaftliche Veröffentlichungen und 4.507 RCT´s publiziert. Die hohe Anzahl und die meist geringe Größe führte auch in der Akupunkturforschung in den letzten Jahrzehnten zur zunehmenden Bedeutung systematischer Reviews, die Studien gleicher Indikationen (z. B. Übelkeit und Erbrechen nach Operationen) und gleicher Interventionen (z. B. Akupunktur) zusammenfassen und nach vorgegebenen Kriterien auswerten. Der renommierteste Vertreter der systematischen Reviews ist die „Cochrane Database of Systematic Reviews" als Hüter der *„evidence-based medicine"*. *„Evidence"* ist hier im englischen Wortsinn als „Beweis" zu übersetzen und nicht in die deutschen Bedeutung „Evidenz" zu übernehmen, welche eher die Offensichtlichkeit eines Sachverhaltes meint, die keines Beweises bedarf.

9.3 Cochrane Akupunktur-Reviews

Zur Zeit sind 54 Cochrane Reviews zur Anwendung von Akupunktur bei verschiedenen Indikationen mit 10.197 ausgewerteten Studien gelistet. Jährlich kommen 2–5 neue Reviews hinzu.

- 35 Reviews finden unter den strengen Kriterien noch **keine** oder **keine ausreichende „evidence"** für die Anwendung von Akupunktur für die einzelnen Indikationen. Das heißt i. d. R. nicht, dass Akupunktur bei diesen Erkrankungen nicht wirkt, sondern dass noch nicht genügend aussagekräftige Studien bei diesen Erkrankungen vorhanden sind, um eine Empfehlung für oder gegen die Anwendung von Akupunktur geben zu können.
- Es gibt jedoch bereits die folgenden 19 Reviews, die darüber hinaus gehen (➤ Tab. 9.1).

Tab. 9.1 Ranking von positiver punktspezifischer Wirkung bis hin zu fehlender, klinisch bedeutsamer Wirkung.

Indikation	Evidence	Wirksamkeit	Punktspezifität
Migräne-Prophylaxe	„Vervollständigt"	+	+
Spannungskopfschmerz	„Moderat oder niedrig"	+	+
Postoperative Übelkeit und Erbrechen	„Moderat"	+	+
Polyzystisches ovarielles Syndrom	„Niedrig"	+	+
Prämenstruelles Syndrom	„Sehr niedrig"	+	+
Reizdarmsyndrom	„Moderat" (Sham-Vergleich), „niedrig" (Vergleich zu anderen Therapien	+	–
Gerstenkorn	„Niedrig bis sehr niedrig"	+	Nicht untersucht
Endometriose	„Begrenzt"	+	Nicht untersucht
Geburtseinleitung	„Niedrig bis hoch"	+ (Muttermund-Reife)	–
Geburtsschmerz	Sehr niedrig	+	Nicht untersucht
Lumbaler Rückenschmerz	„Vorhanden"	+ (chronischer Schmerz)	Nicht untersucht
Rheumatoide Arthritis	Sehr niedrig	+ (Elektro-Akupunktur)	Nicht untersucht
Verhinderung von Steißgeburten	„Begrenzt"	+ (Moxibustion)	Nicht untersucht
Diabetische Gastroparese	„Sehr unsicher"	- (Sham)	–
Karpaltunnelsyndrom	„Niedrig bis sehr niedrig"	- (Sham)	–
Epilepsie	„Vorhanden"	–	Entfällt
Schwangerschafts-Sodbrennen	„Sehr schlecht"	–	Entfällt
Hüftarthrose	„Moderat"	– (Sham)	Entfällt
Periphere Gelenk-Osteoarthritis	„vorhanden"	+, aber klinisch unbedeutend	+

Der Auswertung liegen folgende Abfragen zugrunde: Pubmed-Recherche am 31.12.2019, Suchbegriff „acupuncture" mit und ohne Filter „randomized controlled trial" und Cochrane Library-Recherche am 31.01.2029, Suchbegriff „acupuncture" in „Record Title" unter „Advanced search", www.cochranelibrary.com.

9.4 Akupunkturpunkte der positiv punktspezifischen Cochrane-Reviews

Die Cochrane-Reviews, die ab moderater *evidence* eine punktspezifische Wirkung der Akupunktur festgestellt haben, finden sich für die Indikationen **Migräneprophylaxe, Spannungskopfschmerz** und **Vermeidung** von **postoperativer Übelkeit und Erbrechen.** Hinter diesen drei Reviews verbirgt sich eine Vielzahl von Akupunkturpunkten mit Hunderten untersuchter Patienten. In den folgenden Unterkapiteln sind die im Review genannten Akupunkturpunkte der Summe aller Studienpatienten der in den Reviews eingeschlossenen Studien zugeordnet, sofern die Studien die verwendeten Akupunkturpunkte genannt haben.

9.4.1 Migräne-Prophylaxe

(➤ Abb. 9.1)

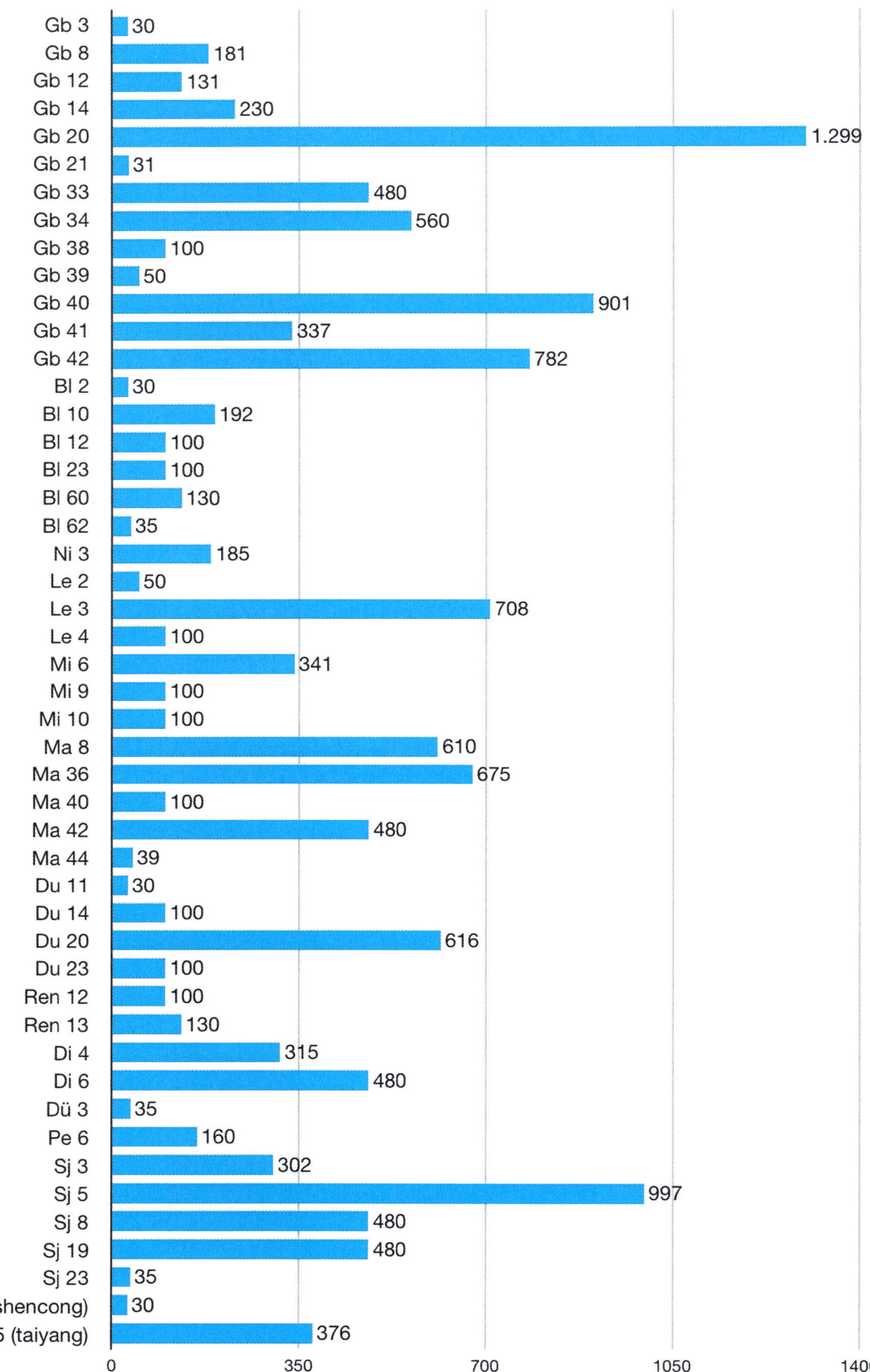

Abb. 9.1 Migräneprophylaxe: Benutzte Akupunkturpunkte der Studien in den Cochrane-Reviews (Auswertung: Hosbach)

9.4.2 Spannungskopfschmerz

(➤ Abb. 9.2)

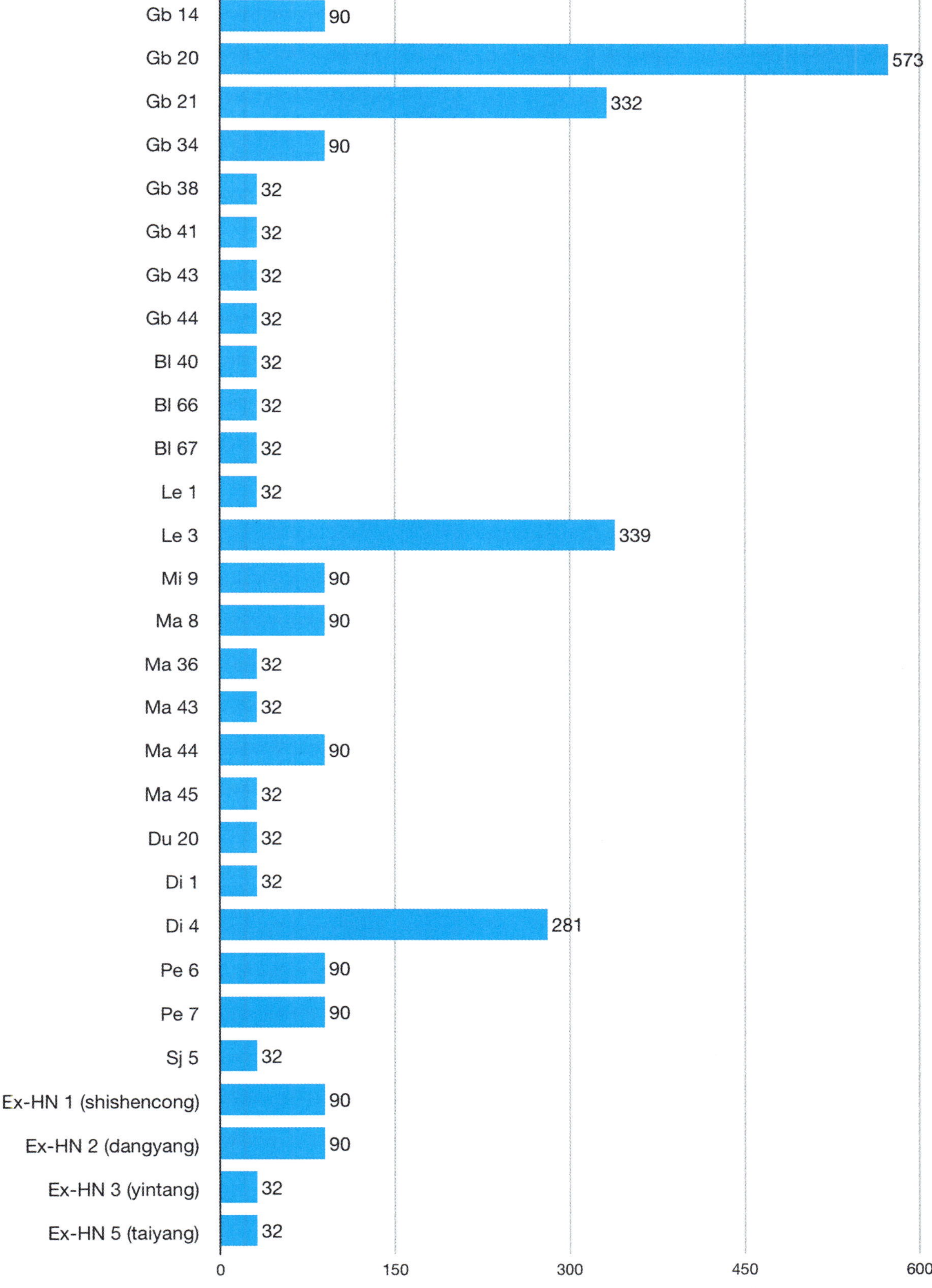

Abb. 9.2 Spannungskopfschmerz: Benutzte Akupunkturpunkte der Studien in den Cochrane-Reviews (Auswertung: Hosbach)

9.4.3 Postoperative Übelkeit und Erbrechen (PONV)

Das Review zur Wirkung von Pe 6 auf PONV ist das bislang einzige Review, welches sich speziell mit der Wirkung eines Akupunkturpunktes bei einer Indikation beschäftigt. Das ist nicht zuletzt ein Resultat der ebenso spezifischen Studienlage: 59 Studien mit zusammen 7667 Teilnehmern wurden in das Review eingeschlossen. Allein die Studien, die die Pe-6-Wirkung mit Sham-Akupunktur verglichen, beinhalten 4742 Teilnehmer (Übelkeit), 5147 Teilnehmer (Erbrechen) bzw. 4622 Teilnehmer (Bedarf an antiemetischer Medikation).

9.5 Fazit

Über 200 Jahre klinische Akupunkturforschung und ein besseres medizinhistorisches Verständnis ermöglichen für ausgewählte Indikationen eine Aussage hinsichtlich der punktspezifischen Wirkung von Akupunktur. Die große Anzahl allein der randomisierten kontrollierten Studien erlaubt keine Einzeldarstellung für die einzelnen Punkte. Aber eine Auswertung der maßgeblichen Reviews hinsichtlich der eingesetzten Punkte erlaubt Rückschlüsse auf besonders wirkungsvolle Punkte und kann zugleich Ausgangspunkt neuer klinischer wie auch Grundlagen-Forschung sein, um die Punktspezifität der Akupunkturwirkung im Vergleich zur Sham-Akupunktur zu untersuchen.

Es mehren sich die Anzeichen dafür, dass die Akupunkturwirkung an Akupunkturpunkten durch die Summe unspezifischer und spezifischer Teilwirkungen getragen wird. Um für einen individuellen Patienten die bestmögliche Wirkung zu erzielen, ist nach wie vor die genaue Kenntnis der Punktlokalisation und -wirkung essentiell, um die punktspezifischen Wirkungen auszunutzen: Akupunktur wirkt und es ist nicht egal, wohin man sticht!

LITERATUR

Andrews B. The making of modern Chinese medicine, 1850-1960. Vancouver: UBC Press, 2014.

Armour M, Ee CC, Hao J et al. Acupuncture and acupressure for premenstrual syndrome. Cochrane Database of Systematic Reviews 2018, Issue 8. Art. No.: CD005290. DOI:https://doi.org/10.1002/14651858.CD005290.pub2.

Bache F. Cases illustrative of remedial effects of acupuncturation. North Amer Med Surg J 1826, 1: 311–321. In: Cassedy JH, Early uses of acupuncture in the U.S. Bull NY Acad Med 1974; 50 (8): 892–906.

Berlioz L. Mémoire sur les maladies chroniques, les évacuations sanguines et l'acupuncture. Croullebois, Paris 1816: 147–150 and 296–311. Unter: www. archive.org/details/BIUSante_31316/page/n151.

Casimiro L, Barnsley L, Brosseau L et al. Acupuncture and electroacupuncture for the treatment of rheumatoid arthritis. Cochrane Database of Systematic Reviews 2005, Issue 4. Art. No.: CD003788. DOI:https://doi.org/10.1002/14651858.CD003788.pub2.

Cheng K, Law A, Guo M et al. Acupuncture for acute hordeolum. Cochrane Database of Systematic Reviews 2017, Issue 2. Art. No.: CD011075. DOI:https://doi.org/10.1002/14651858.CD011075.pub2.

Cheuk DKL, Wong V. Acupuncture for epilepsy. Cochrane Database of Systematic Reviews 2014, Issue 5. CD005062. DOI:https://doi.org/10.1002/14651858.CD005062.pub4.

Choi GH, Wieland LS, Lee H et al. Acupuncture and related interventions for the treatment of symptoms associated with carpal tunnel syndrome. Cochrane Database of Systematic Reviews 2018, Issue 12. Art. No.: CD011215. DOI:https://doi.org/10.1002/14651858.CD011215.pub2.

Churchill JM. A treatise on acupuncturation. Simpkin and Marshall, London 1821: 3–87.

Churchill JM. On Acupuncturation. London Medical Repository 1823; 19 (1): 372–374.

Colquhoun D, Novella SP. Acupuncture is theatrical placebo. Anaesthesia Analgesia 2013; 116 (6): 1360–1363.

Coyle ME, Smith CA et al. Cephalic version by moxibustion for breech presentation. Cochrane Database of Systematic Reviews 2012, Issue 5. Art. No.: CD003928. DOI:https://doi.org/10.1002/14651858.CD003928.pub3.

Diener H-D, Kronfeld K, Boewing G et al. Efficacy of acupuncture for the prophylaxis of migraine: a multicentre randomised controlled clinical trial. Lancet Neurol 2006; 5: 310–316.

Endres HG, Böwing G, Diener H-C et al. Acupuncture for tension-type headache: a multicentre, sham-controlled, patient- and observer-blinded, randomised trial. J Headache Pain 2007; 8: 306–314.

Furlan AD, van Tulder MW, Cherkin D et al. Acupuncture and dry-needling for low back pain. Cochrane Database of Systematic Reviews 2005, Issue 1. Art. No.: CD001351. DOI:https://doi.org/10.1002/14651858.CD001351.pub2.

Haake M, Mueller H-H, Schade-Brittinger C et al. German Acupuncture Trials (GERAC) for Chronic Low Back Pain. Arch Intern Med. 2007; 167 (17): 1892–1898.

Haime A. Notice sur l´Acupuncture, et observations médicales sur ses effets thérapeutiques, Journal Universel des Sciences Médicales 1819; 4 (13): 27–42.

Kim KH, Lee MS, Choi TY et al. Acupuncture for symptomatic gastroparesis. Cochrane Database of Systematic Reviews 2018, Issue 12. Art. No.: CD009676. DOI:https://doi.org/10.1002/14651858.CD009676.pub2.

Lee A, Chan SKC, Fan LTY. Stimulation of the wrist acupuncture point PC6 for preventing postoperative nausea and vomiting. Cochrane Database of Systematic Reviews 2015, Issue 11. Art. No.: CD003281. DOI:https://doi.org/10.1002/14651858.CD003281.pub4.

Lehmann H. Acupuncture in ancient China: How important was it really? J Integr Med. 2013; 11 (1): 45–53.

Lim CED, Ng RWC, Cheng NCL et al. Acupuncture for polycystic ovarian syndrome. Cochrane Database of Systematic Reviews 2019, Issue 7. Art. No.: CD007689. DOI:https://doi.org/10.1002/14651858.CD007689.pub4.

Linde K, Allais G, Brinkhaus B et al. Acupuncture for the prevention of episodic migraine. Cochrane Database of Systematic Reviews 2016, Issue 6. Art. No.: CD001218. DOI:https://doi.org/10.1002/14651858.CD001218.pub3.

Linde K, Allais G, Brinkhaus B et al. Acupuncture for the prevention of tension-type headache. Cochrane Database of Systematic Reviews 2016, Issue 4. Art. No.: CD007587. DOI:https://doi.org/10.1002/14651858.CD007587.pub2.

Manheimer E, Cheng K, Wieland LS et al. Acupuncture for treatment of irritable bowel syndrome. Cochrane Database of Systematic Reviews 2012, Issue 5. Art. No.: CD005111. DOI:https://doi.org/10.1002/14651858.CD005111.pub3.

Manheimer E, Cheng K, Wieland LS et al. Acupuncture for hip osteoarthritis. Cochrane Database of Systematic Reviews 2018, Issue 5. Art. No.: CD013010. DOI:https://doi.org/10.1002/14651858.CD013010.

Musial F. Acupuncture for the treatment of pain – a mega-placebo? Frontiers in Neuroscience, 2019; 13: 1110.

Phupong V, Hanprasertpong T. Interventions for heartburn in pregnancy. Cochrane Database of Systematic Reviews 2015, Issue 9. Art. No.: CD011379. DOI:https://doi.org/10.1002/14651858.CD011379.pub2.

Scharf H-P, Mansmann U, Streitberger K et al. Acupuncture and knee osteoarthritis: A Three-Armed Randomized Trial. Ann Intern Med. 2006; 145 (1): 12–20.

Smith CA, Armour M, Dahlen HG. Acupuncture or acupressure for induction of labour. Cochrane Database of Systematic Reviews 2017, Issue 10. Art. No.: CD002962. DOI:https://doi.org/10.1002/14651858.CD002962.pub4.

Smith CA, Collins CT, Crowther CA et al. Acupuncture or acupressure for pain management in labour. Cochrane Database of Systematic Reviews 2011, Issue 7. Art. No.: CD009232. DOI:https://doi.org/10.1002/14651858.CD009232.

Taylor K. Chinese Medicine in Early Communist China, 1945–1963: A medicine of revolution. London: Routledge 2004.

Tweedale J. A case of anasarka treated by acupuncturation. Lancet 1823; 1 (1): 19–20.

Volkmar B. Die Fallgeschichten des Arztes Wan Quan – Medizinisches Denken und Handeln in der Ming-Zeit. München: Elsevier, 2007.

Xigeng R. Taiyiyuanzhi, Qingdai zhanglu zhuilu, 1971, 169.

Zhu X, Hamilton KD, McNicol ED. Acupuncture for pain in endometriosis. Cochrane Database of Systematic Reviews 2011, Issue 9. CD007864. DOI:https://doi.org/10.1002/14651858.CD007864.pub2.

Literaturverzeichnis

Cecil-Sterman A. Advanced Acupuncture. A Clinic Manual. 2nd ed. New York: Classical Wellness Press, 2018.

Deadman P, Al-Khafaji M, Baker K. A Manual of Acupuncture. East Sussex: Journal of Chinese Medicine Publications, 1998. Deutsch: Handbuch der Akupunktur. 3. A. Kötzting: Verlag Systemische Medizin, 2012.

Ellis A, Wiseman N. Fundamentals of Chinese Acupuncture. Taos (New Mexico) Paradigm Publications, 1991.

Focks C. Leitfaden Chinesische Medizin, Bd. 1. Grundlagen. 7. A. München: Elsevier, 2018.

Focks C. Leitfaden Akupunktur, Bd. 2. Therapie. 7. A. München: Elsevier, 2018.

Focks C, März U. Leitfaden Akupunktur. 3. A. München: Elsevier, 2020.

Hempen C.-H. dtv-Atlas zur Akupunktur. Tafeln und Texte. 15. A. München: dtv, 2020.

Hicks A, Hicks J, Mole P. Five Element Constitutional Acupuncture. Edinburgh, London: Elsevier, Churchill Livingstone, 2004. Deutsch: Konstitutionelle Akupunktur nach den fünf Wandlungsphasen. München: Elsevier, 2008.

Jarret LS. The Clinical Practice of Chinese Medicine. Stockbridge: Spirit Path Press, 2003.

Kirschbaum B. Die 8 außerordentlichen Gefäße in der traditionellen chinesischen Medizin. Uelzen: Medizinisch Literarische Verlagsgesellschaft, 1995.

König G, Wancura I. Praxis und Theorie der Neuen Chinesischen Akupunktur. Bd.1 und 2. Wien: Maudrich, 1979 und 1983.

Larre C, Rochat de la Vallée E. The eight extraordinary meridians. London: Monkey Press, 1997.

Larre C, Schatz J, Rochat de la Vallée E. Survey of traditional Chinese medicine. Laurel: Sophia Press, Tai Sophia Institute, 1986.

Maciocia G. Grundlagen der Chinesischen Medizin. 3. A. München: Elsevier, 2016.

Maciocia G. Diagnostik der chinesischen Medizin. München: Elsevier, 2015.

Maciocia G. Leitbahnen der chinesischen Medizin. München: Elsevier, 2009.

Manaca Y, Itaya K, Birch S. Chasing the Dragon's tail. Taos (New Mexico): Paradigm Publications, 1996.

Matsumoto K, Birch S. Extraordinary vessels. Taos (New Mexico): Paradigm Publications, 1986.

Nguyen van Nghi. Hoang Ti Nei King So QuennBd. 1 und 2, 2. A. Uelzen: Medizinisch Literarische Verlagsgesellschaft, 1996 und 1997.

Nguyen van Nghi: Traditionelle chinesische Medizin – Pathogenese und Pathologie der Energetik in der Chinesischen Medizin. Bd. 1 und 2. 2. A. Uelzen: Medizinisch Literarische Verlagsgesellschaft, 1989 und 1991.

Nielsen A, Gua Sha: A Traditional Technique for Modern Practice. Churchill Livingstone, Edinburgh 1995. Deutsch. Gua sha: Eine traditionelle Technik für die heutige Praxis. Kötzting: Verlag Systemische Medizin, 2015.

Ni Y. Navigating the Channels of Traditional Chinese Medicine. San Diego: Oriental Medicine Center, 1996.

O'Connor J, Bensky D. Acupuncture, a comprehensive text. Shanghai College of Traditional Medicine Seattle: Eastland Press, 1981.

Pabst R, Putz R. Sobotta-Atlas einbändig. München: Elsevier, 2004.

Pirog JE. The Practical application of meridian style acupuncture. Berkeley, California: Pacific View Press, 1996.

Ramakers F. Physiologie und Pathologie der 72 Leitbahnen und Akupunkturtechniken. Kursunterlagen und -mitschriften. Gütersloh, 2003.

Ross J. Akupunktur-Punktkombinationen. Uelzen/Kulmbach: Medizinisch Literarische Verlagsgesellschaft/Mediengruppe Oberfranken, 2013.

Shima M, Chase C. The channel divergences, deeper pathways of the web. Taos (New Mexico): Paradigm Publications, 2001.

Tambirajah, R. Energetik in der Akupunktur. 3. A. München: Elsevier, 2016.

Solinas H, Mainville L, Auteroche B. Atlas of Chinese acupuncture, meridians and collaterals. Quebec: 3-8-3 Publishing, 1998.

State Standard of the People's Republic of China: The location of acupoints. Beijing: Foreign Languages Press, 1990.

Unschuld PU. (Translated and annotated). Nan-Ching. The classic of difficult issues. Berkeley, Los Angeles, London: University of California Press, 1986.

Wang JY, Robertson JD. Applied Channel Theory in Chinese Medicine. Seattle: Eastland Press, 2008.

Wiseman N, Ellis A. Fundamentals of Chinese medicine. Taos (New Mexico): Paradigm Publications, 1994.

Wu J-N (Transl.). Ling shu or the spiritual pivot. Asian Spiritualitiy, Taoist Studies Series, 2. A. Honolulu: University of Hawaii, 2004.

Wiseman N, Feng Y. A practical dictionary of Chinese medicine. Taos (New Mexico): Paradigm Publications, 1997.

Register

Akupunkturpunkte (numerische Bezeichnung)

Akupunkturpunkte (pinyin-Name)

Punktübersicht

Leitbahn Maximalzeit / Punkte		Brunnen-*jing*-Punkt	Quell-*ying*-Punkt	Bach-*shu*-Punkt	Fluss-*jing*-Punkt	Meer-*he*-Punk
yin		Holz	Feuer	Erde	Metall	Wasser
Hand-yin	Lunge 3–5 Uhr	Lu 11 *shaoshang*	Lu 10 *yuji*	Lu 9 *taiyuan*	Lu 8 *jingqu*	Lu 5 *chize*
	Perikard 19–21 Uhr	Pe 9 *zhongchong*	Pe 8 *laogong*	Pe 7 *daling*	Pe 5 *jianshi*	Pe 3 *quze*
	Herz 11–13 Uhr	He 9 *shaochong*	He 8 *shaofu*	He 7 *shenmen*	He 4 *lingdao*	He 3 *shaohai*
Fuß-yin	Milz 9–11 Uhr	Mi 1 *yinbai*	Mi 2 *dadu*	Mi 3 *taibai*	Mi 5 *shangqiu*	Mi 9 *yinlingquc*
	Leber 1–3 Uhr	Le 1 *dadun*	Le 2 *xingjian*	Le 3 *taichong*	Le 4 *zhongfeng*	Le 8 *ququan*
	Niere 17–19 Uhr	Ni 1 *yongquan*	Ni 2 *rangu*	Ni 3 *taixi*	Ni 7 *fuliu*	Ni 10 *yingu*
yang		Metall	Wasser	Holz	Feuer	Erde
Hand-yang	Dickdarm 5–7 Uhr	Di 1 *shangyang*	Di 2 *erjian*	Di 3 *sanjian*	Di 5 *yangxi*	Di 11 *quchi*
	san jiao 21–23 Uhr	SJ 1 *guanchong*	SJ 2 *yemen*	SJ 3 *zhongzhu*	SJ 6 *zhigou*	SJ 10 *tianjing*
	Dünndarm 13–15 Uhr	Dü 1 *shaoze*	Dü 2 *qiangu*	Dü 3 *houxi*	Dü 5 *yanggu*	Dü 8 *xiaohai*
Fuß-yang	Magen 7–9 Uhr	Ma 45 *lidui*	Ma 44 *neiting*	Ma 43 *xiangu*	Ma 41 *jiexi*	Ma 36 *zusanli*
	Gallenblase 23–1 Uhr	Gb 44 *zuqiaoyin*	Gb 43 *xiaxi*	Gb 41 *zulinqi*	Gb 38 *yangfu*	Gb 34 *yanglingqu*
	Blase 15–17 Uhr	Bl 67 *zhiyin*	Bl 66 *zutonggu*	Bl 65 *shugu*	Bl 60 *kunlun*	Bl 40 *weizhong*

Gewebe	*zang*-Organe	*fu*-Organe	*qi*
Einflussreiche-*hui*-Punkte	Le 13 *zhangmen*	Ren 12 *zhongwan*	Ren 17 *danzhong*
Außerordentliche Gefäße	***chong mai***	***yin wei mai***	***du mai***
Öffnungs-/Ankopplungspunkte	Mi 4/Pe 6 *gongsun/neiguan*	Pe 6/Mi 4 *neiguan/gongsun*	Dü 3/Bl 62 *houxi/shenma*

fu-Organ	Dickdarm	*san jiao*
Untere Meer-*xiahe*-Punkte	Ma 37 *shangjuxu*	Bl 39 *weiyang*